Herbert Hof, Rüdiger Dörries

Duale Reihe

Medizinische Mikrobiologie

Die überdurchschnittliche Ausstattung dieses Buches wurde durch die großzügige Unterstützung von einem Unternehmen ermöglicht, das sich seit langem als Partner der Mediziner versteht.

Wir danken der

MLP Marschollek, Lautenschläger & Partner AG

Nähere Informationen hierzu siehe am Ende des Buches.

Duale Reihe

Medizinische Mikrobiologie

Herbert Hof, Rüdiger Dörries

Reihenherausgeber Alexander und Konstantin Bob

unter Mitarbeit von Gernot Geginat

3., komplett überarbeitete und erweiterte Auflage

518 Abbildungen, 198 Tabellen

Thieme

Bibliografische Information Der Deutschen Bibliothek

Die Deutsche Bibliothek verzeichnet diese Publikation in der Deutschen Nationalbibliografie; detaillierte bibliografische Daten sind im Internet über http://dnb.ddb.de abrufbar.

Anschrift der Reihenherausgeber:

Dr. med. Alexander Bob
Weschnitzstraße 4
69469 Weinheim

Dr. med. Konstantin Bob
Weschnitzstraße 4
69469 Weinheim

Zeichnungen: BIPmap GmbH, Mannheim
Layout: Arne Holzwarth, Stuttgart
Umschlaggestaltung: Thieme Verlagsgruppe
Umschlagfoto: Mauritius/Phototake #03197926

Wichtiger Hinweis:

Wie jede Wissenschaft ist die Medizin ständigen Entwicklungen unterworfen. Forschung und klinische Erfahrung erweitern unsere Erkenntnisse, insbesondere was Behandlung und medikamentöse Therapie anbelangt. Soweit in diesem Werk eine Dosierung oder eine Applikation erwähnt wird, darf der Leser zwar darauf vertrauen, dass Autoren, Herausgeber und Verlag große Sorgfalt darauf verwandt haben, dass diese Angabe *dem Wissensstand bei Fertigstellung des Werkes* entspricht.
Für Angaben über Dosierungsanweisungen und Applikationsformen kann vom Verlag jedoch keine Gewähr übernommen werden. *Jeder Benutzer ist angehalten*, durch sorgfältige Prüfung der Beipackzettel der verwendeten Präparate und gegebenenfalls nach Konsultation eines Spezialisten festzustellen, ob die dort gegebene Empfehlung für Dosierungen oder die Beachtung von Kontraindikationen gegenüber der Angabe in diesem Buch abweicht. Eine solche Prüfung ist besonders wichtig bei selten verwendeten Präparaten oder solchen, die neu auf den Markt gebracht worden sind. *Jede Dosierung oder Applikation erfolgt auf eigene Gefahr des Benutzers.* Autoren und Verlag appellieren an jeden Benutzer, ihm etwa auffallende Ungenauigkeiten dem Verlag mitzuteilen.
Geschützte Warennamen (Warenzeichen) werden **nicht** besonders kenntlich gemacht. Aus dem Fehlen eines solchen Hinweises kann also nicht geschlossen werden, dass es sich um einen freien Warennamen handele.

Rüdigerstraße 14, D-70469 Stuttgart
Unsere Homepage: www.thieme.de

Printed in Germany

Satz: Hagedorn Kommunikation, Viernheim
Druck: Appl, Wemding

ISBN 3-13-125313-4 1 2 3 4 5

Inhalt

1 Einführung ... 2
2 Allgemeine Infektionslehre ... 7
3 Grundlagen der antimikrobiellen Chemotherapie 10
4 Diagnostik ... 14

Teil B

1 Einleitung und Grundbegriffe 52

2 Strukturelemente des Immunsystems 54

3 Die Antigenerkennung durch Lymphozyten 82

Teil C

4 Die Ontogenese von Lymphozyten ... 91
5 Mechanismen der angeborenen und der erworbenen Immunität 98
1 Allgemeine Virologie ... 134

Teil D

1 Allgemeine Bakteriologie 266

Teil E

Teil F

2 Medizinisch relevante Pilze . . . 470
1 Allgemeines 498
2 Medizinisch relevante Protozoen 501

Teil G

4 Cestoda (Bandwürmer) ... 572
1 Allgemeines ... 582
2 Wichtige, medizinisch relevante Arthropoden ... 591

1 Einführung 608
2 Arthritis 609
3 Enteritis 612
4 Harnwegsinfektionen 616
5 Hepatitis 619
6 Importierte Infektionen 622
7 Infektionen bei Abwehrschwäche 624
8 Infektionen im Alter 626
9 Infektionen während der Schwangerschaft/Geburt 630
10 Osteomyelitis 633
11 Peritonitis 635
12 Pneumonie 637
13 Sepsis 642
14 STD (sexually transmitted diseases) . 645
15 ZNS-Infektionen 646
1 Einführung 652
2 Aufgabengebiete der Hygiene . 655

Teil I

Teil J

Anschriften

Prof. Dr. med. Herbert Hof
Institut für Medizinische Mikrobiologie
und Hygiene
Klinikum Mannheim
Theodor-Kutzer-Ufer 1–3
68167 Mannheim

Prof. Dr. rer. nat. Rüdiger Dörries
Institut für Medizinische Mikrobiologie
und Hygiene
Klinikum Mannheim
Theodor-Kutzer-Ufer 1–3
68167 Mannheim

PD Dr. med. Gernot Geginat
Institut für Medizinische Mikrobiologie
und Hygiene
Klinikum Mannheim
Theodor-Kutzer-Ufer 1–3
68167 Mannheim

Vorwort

Die 1. und 2. Auflage des Buches Mikrobiologie waren nur wenig unterschiedlich. Die 3. Auflage des Buches, die innerhalb weniger Jahren notwendig geworden ist, wurde nun aber wesentlich verändert, nicht zuletzt auch wegen der Neuen Approbationsordnung für Ärzte. Denn nun ist die Hygiene nicht mehr Teil des ökologischen Stoffgebietes – dieser Begriff ist nicht mehr verwendet –, sondern der Mikrobiologie. Folglich wurde auch in der Dualen Reihe diese Thematik in das Lehrbuch Mikrobiologie integriert – ein schwieriges Unterfangen. Das Lehrfach **Hygiene** unterscheidet sich nämlich grundlegend von den anderen, klassischen Fächern der Medizin; das Wesen der Hygiene besteht darin, eine innere Einstellung („attitude"), das präventive Denken, zu prägen und nicht so sehr das Erlernen von Detailwissen („knowledge") über die Diagnose und Therapie von **Krankheiten** zu vermitteln. Kernpunkt der Hygiene ist nämlich die Erhaltung der **Gesundheit,** d. h. die **Prävention** von Krankheit. Man kann in Form von schriftlichen Elaboraten und Büchern eben nur schwerlich Hygiene vermitteln. Das gelebte Vorbild der Altvorderen wäre die eigentliche, richtige und überzeugende Lehrmethode.
Die Entstehung und der Verlauf von Infektionskrankheiten werden einerseits durch die Virulenz des Erregers bedingt; aber andererseits spielt auch die Infektabwehr dabei eine entscheidende Rolle; daher kommt auch dem Verständnis der **Infektionsimmunologie** eine wichtige Rolle zu.
Die Thematik des neuen Nebenfachs **Infektiologie**, das natürlich von der Sache her nahe mit der Mikrobiologie verwandt sind, wurde ebenfalls in dieses Lehrbuch integriert. Üblicherweise wird in einem Lehrbuch der Mikrobiologie dem Studenten das Gebiet der Infektionskrankheiten vorgestellt, indem die einzelnen **Krankheitserreger** und ihre Eigenschaften beschrieben werden. In der Praxis jedoch präsentiert sich ein Patient dem Arzt mit bestimmten **Symptomen**, die womöglich durch diverse Erreger ausgelöst sein können.
Bei der Darstellung aller dieser Teilbereiche ist nicht das primäre Ziel, nur die naturwissenschaftlichen Grundlagen der Erreger und der Infektabwehr zu erläutern, sondern vor allem auch ihre praktische Bedeutung für die Medizin darzustellen.
Insgesamt umfasst also dieser Fächerkanon ein breites Spektrum von Fakten, was den Umfang des Buches und die Vielfalt des Lernstoffes erklärt. Die Dicke, die den Studenten anfangs schrecken mag, ist dennoch gerechtfertigt, wenn man die Bedeutung sieht, die den Infektionskrankheiten weltweit immer noch zukommt. Infektionen sind die schlimmsten Geißeln der Menschheit!

Mannheim, im Herbst 2004

A

1 Einführung

▶ Definition

1 Einführung

▶ **Definition:** Medizinische Mikrobiologie ist die Lehre von den Ursachen menschlicher Infektionskrankheiten, deren Pathogenese und den möglichen Gegenmaßnahmen, z. B. Impfung und antimikrobielle Chemotherapie.

1.1 Geschichtliche Entwicklung

1.1 Geschichtliche Entwicklung

Infektionskrankheiten sind der Menschheit seit Jahrtausenden phänomenologisch bekannt. Ihr Auftreten wurde entweder als natürlich hingenommen oder auf die Einwirkung höherer Mächte (Götter, Dämonen u. ä.) zurückgeführt. Solche Ereignisse wurden als schicksalhaft oder auch als Strafe für eine verübte Sünde verstanden (Hiob). (Wir würden heute aufgeklärt dazu sagen, dass Krankheit eben auch direkte Folge eines Fehlverhaltens sein kann.) Deshalb gab es strenge Regeln zur Hygiene und zum Sexualverhalten, die meist von Priestern überwacht wurden. Bereits in der hippokratischen Medizin (ab dem 3. Jahrhundert v. Chr.) vertiefte sich die Erkenntnis, dass aus der Umwelt – besonders aus der Luft – Gefahren für die Gesundheit ausgehen können. Sie stützte sich auf die Beobachtung, dass Menschen, die in der Nähe von Sümpfen, Moderwasser oder unter sonstigen ungünstigen, meist feuchtwarmen Klimabedingungen lebten, von bestimmten Erkrankungen (Malaria = Sumpffieber u. ä.) weitaus häufiger betroffen waren als Menschen, die „gute Luft" zum Atmen hatten. Auch das Auftreten von Seuchen und ihr Fortschreiten im Zuge von Katastrophen (Krieg, Sturmfluten, Hungersnöte) wurde als Folge der vielen unbestatteten Leichen, die menschliches Gemeinwesen durch „Leichengifte" belasteten, gedeutet.

Die Lehre von den Miasmen (griech.: Verunreinigungen) – das sind Dämpfe, Dünste, in der Luft enthaltene Giftstoffe – als unbelebte Krankheitsursachen wurde bis zum Ende des 19. Jahrhunderts aufrechterhalten.

Die Lehre von den **Miasmen** (griech.: Verunreinigungen) – das sind Dämpfe, Dünste, in der Luft enthaltene Giftstoffe – hielt sich hartnäckig bis zum Ende des 19. Jahrhunderts. Die Verbesserung der Luft durch Raucherzeugung, Verbrennen wohlduftender Substanzen oder Verschließen der Atemwege durch parfümierte Tücher wurde als Mittel der Wahl zur Abwehr der Miasmen betrachtet.

Unter dem Eindruck der Pestepidemien im 14. Jahrhundert wurde zunehmend die direkte Übertragbarkeit von Infektionskrankheiten (Kontagiosität) diskutiert. Ansteckungsverdächtige Menschen und Waren mussten sich seit 1374 in Venedig einer 40-tägigen („Quarantana") Isolierung unterziehen, daher „Quarantäne".

Die Existenz lebender Ansteckungsstoffe wurde bereits im 16. Jahrhundert durch **Fracastorius** postuliert. Im 18. Jahrhundert gelang es dem Arzt **Antoni van Leeuwenhoeck**, Mikroorganismen erstmals durch ein Mikroskop zu sehen. Der kausale Zusammenhang zwischen dem Auftreten von Seuchen und dem Nachweis von Mikroorganismen blieb jedoch unklar, da man der Überzeugung war, dass durch Urzeugung Leben aus toter Materie entstehen könne.

Im 16. Jahrhundert wurde durch den Veroneser Arzt **G. Fracastorius** zum ersten Mal die Existenz eines **lebenden** Ansteckungsstoffes (Contagium animatum) diskutiert. Erstmals wirklich gesehen hat diese Mikrolebewesen **Antoni van Leeuwenhoeck** aus Delft (Niederlande) um 1670. Mit einem selbst gebauten Mikroskop sah er in Zahnbelag, Speichel und Wassertröpfchen „kleine Tierchen". Die Tatsache allerdings, dass diese winzig kleinen Lebewesen **ursächlich** für die Entstehung von Krankheiten verantwortlich sein können, blieb unerkannt. Vielmehr galt nach wie vor die Lehre von der Urzeugung, der **generatio spontanea**. Die makroskopische Beobachtung von Fäulnis und Verrottung belegte, dass jederzeit aus toter Materie spontan und direkt Leben entstehen kann, weil beobachtet wurde, wie aus einem alten Käse plötzlich Maden hervorkommen, sich aus eiternden Wunden von Tieren plötzlich Fliegen entwickeln oder aus Mist und Kot Würmer auswachsen oder in Fleischsuppe (Bouillon) durch Gärung (Spaltung von Kohlenhydraten) diese Kleinstlebewesen (Bakterien) entstehen.

Erst in der 2. Hälfte des 19. Jahrhunderts konnte der französische Chemiker **Louis Pasteur** diese Vorstellung widerlegen. Mit der Entwicklung des **Henle-Koch-**

Erst in der 2. Hälfte des 19. Jahrhunderts konnte der französische Chemiker **Louis Pasteur** unter Einbeziehung wichtiger Vorerkenntnisse des italienischen Geistlichen **Lazzaro Spallanzani** eindeutig beweisen: Leben kann niemals „de novo" entstehen, sondern immer nur weitergegeben werden. Alles Leben, das

A-1.1 Henle-Koch-Postulat

Original-Wortlaut	***„Übersetzung“***
„Wenn es sich aber nachweisen ließ. . .	
▪ erstens, dass der Parasit in jedem einzelnen Falle der betreffenden Krankheit anzutreffen ist, und zwar unter Verhältnissen, welche den pathologischen Veränderungen und dem klinischen Verlauf der Krankheit entsprechen;	▪ der verdächtige Mikroorganismus (Erreger) muss in jedem Einzelfall nachgewiesen werden, und zwar unter Bedingungen, die dem klinischen Verlauf der Erkrankung und ihren pathologischen Veränderungen im Makroorganismus entsprechen.
▪ zweitens, dass er bei keiner anderen Krankheit als zufälliger und nicht pathogener Schmarotzer vorkommt und	▪ der verdächtige Mikroorganismus darf nicht bei anderen Krankheiten oder im gesunden Menschen nachweisbar sein.
▪ drittens, dass er, von dem Körper vollständig isoliert und in Reinkulturen hinreichend oft umgezüchtet, imstande ist, von Neuem die Krankheit zu erzeugen; dann	▪ Laborkulturen des Erregers müssen in einem anderen Organismus eine identische (Mensch) oder ähnliche Krankheit (Tier) verursachen.
. . . ließ sich in diesem Fall kein anderes Verhältnis mehr zwischen Parasit und Krankheit denken, als dass der Parasit die Ursache der Krankheit ist.“	

A-1.1

aus toter Materie zu entstehen scheint, wurde bereits vorher in Form einer **Kontamination** dorthin verbracht. Nach der Entdeckung der Krätzemilbe als Ursache der Krätze und der Pilze als Erreger des Grinds (Favus) formulierte 1840 **Friedrich Gustav Jacob Henle**, ein Anatom, ein Konzept, unter welchen Bedingungen Parasiten als ursächliche Erreger von Infektionskrankheiten angesehen werden müssen. **Robert Koch** nahm später diese Thesen auf und begründete das bis heute prinzipiell geltende **Henle-Koch-Postulat** (Tab. **A-1.1**). Interessant ist, dass Koch Krankheitserreger generell als „Parasiten“ bezeichnete, während man im engeren Sinne heute darunter nur noch die Protozoen, Würmer und Ektoparasiten („Ungeziefer“) versteht. Auch heute noch gilt die Erfüllung des Henle-Koch-Postulates als „Goldstandard“, wenn es darum geht, Erreger und Krankheit kausal zu vereinigen (siehe aus jüngster Zeit Helicobacter pylori als Verursacher der Gastritis oder Chlamydia pneumoniae als Verursacher von Herzinfarkt). Dennoch darf nicht verschwiegen werden, dass die Erfüllung aller Postulate für die meisten Infektionskrankheiten nicht möglich ist:

- Typische klinische Krankheitsbilder sind nicht selten mit dem Nachweis unterschiedlicher Mikroorganismen vergesellschaftet (z. B. Influenza mit Influenza-A-Viren, Haemophilus-influenzae-Bakterien oder bestimmten Staphylococcus-aureus-Stämmen), ohne dass der jeweilige Nachweis für das Krankheitsgeschehen kausal sein muss.
- Typische klinische Krankheitsbilder werden aber auch von unterschiedlichen Mikroorganismen kausal verursacht (z. B. „Cholera“ durch Vibrio cholerae oder durch bestimmte E.-coli-Stämme).
- Pathogene Mikroorganismen können häufig auch bei völlig Gesunden gefunden werden (Keimträger, Ausscheider).
- Reinkulturen bestimmter pathogener Mikroorganismen (z. B. Viren) sind nicht immer möglich.
- Während Laborpassagen können Virulenzfaktoren verloren gehen.

Postulats wurde die Kausalität zwischen Mikroorganismus und Infektionskrankheit wissenschaftlich begründet: (Tab. **A-1.1**).

Dieses Henle-Koch-Postulat gilt als „Goldstandard“ der Infektionslehre, kann jedoch für viele Infektionskrankheiten nicht in allen Punkten erfüllt werden, z. B. werden pathogene Mikroorganismen auch bei völlig Gesunden gefunden (Keimträger, Ausscheider).

▶ Merke

▶ **Merke:** Der amerikanische Virologe T. M. Rivers ergänzte 1937 das Henle-Koch-Postulat um das **Antikörper-Postulat**: Die **Bildung spezifischer Antikörper** als Folge der Infektion mit einem infektiösen Agens gilt als beweisend für die Ätiologie einer Infektionskrankheit.

▶ Definition

▶ **Definition von Infektionskrankheiten:** Die übliche Flora kann eine positive, physiologische Rolle spielen, indem sie z. B. Stoffwechselprodukte erzeugt, die vom Menschen nutzbringend verwendet werden (Beispiel Vitamin K), oder indem sie andere, gefährliche Erreger verdrängt. Fremdorganismen können den Körper besiedeln, ohne dass dies gleich zu einer Krankheit führt. Selbst wenn solche Fremdorganismen in den Körper eindringen, kann dies ohne erkennbare Konsequenzen bleiben. Und selbst wenn sie sich im Körper vermehren, muss dies nicht zwangsläufig zu einer manifesten Krankheit führen. Also **nicht jede Infektion bedeutet eine Infektionskrankheit!** Nur wenn diese Erreger entzündliche Reaktionen auslösen, spricht man von einer Infektionskrankheit.

Weitere schädliche Folgen ausgelöst durch Mikroorganismen: Gelegentlich können nur die Toxine der Erreger eine Störung der Gesundheit bewirken (**Intoxikation**) bzw. schon der flüchtige Kontakt mit dem Erreger oder dessen Bestandteilen (Antigene) eine **Allergie** auslösen.

Weitere schädliche Folgen ausgelöst durch Mikroorganismen:

- Gelegentlich können allein schon Produkte von Mikroorganismen, sog. **Toxine**, eine Störung der Gesundheit bewirken (**Intoxikation**), ohne dass unbedingt die Produzenten selbst in den Körper eindringen bzw. sich dort vermehren.
- Weiterhin können manche Individuen schon auf bloßen, flüchtigen Kontakt mit lebenden Mikroorganismen oder auch nur ihrer Bestandteile (Antigene) eine **Allergie** entwickeln, die schädliche Folgen wie Asthma, Exanthem, Urtikaria, Rhinitis usw. auslösen können.

Die Fremdorganismen müssen nicht immer Mikroorganismen im Sinne des Wortes sein. Humanpathogene Helminthen (Würmer) zum Beispiel können erhebliche Abmessungen aufweisen.

▶ Merke

▶ **Merke:** Unter dem Begriff Mikroorganismus darf nicht automatisch ein Lebewesen verstanden werden. Eine nicht unerhebliche Anzahl von Infektionskrankheiten wird von Viren oder virusartigen Strukturen verursacht. Es handelt sich hierbei um infektiöse Partikel, die jedoch keinen eigenen Stoffwechsel aufweisen und deshalb im klassischen Sinne auch keine Lebewesen sind.

1.2 Einteilung der Mikroorganismen

1.2.1 Subzelluläre biologische Objekte

Prionen

Als Prionen bezeichnet man infektiöse **proteinhaltige Agenzien**, bei denen sich **keine Nukleinsäuren** nachweisen lassen (infektiöse Eiweiße).

Viroide

Viroide sind **fremde nackte Nukleinsäuren innerhalb einer Zelle**. Ihre Bedeutung als Krankheitserreger für den Menschen ist unklar.

1.2 Einteilung der Mikroorganismen

1.2.1 Subzelluläre biologische Objekte

Prionen

Bei Prionen handelt es sich um **kleine, proteinhaltige Agenzien** (proteinaceous infectious agents) ohne Nukleinsäure (s. auch S. 262). Offensichtlich verbreiten sie sich durch Mechanismen, die nicht auf Vererbung beruhen; ähnlich wie ein Chaperon, welches durch Faltung von Proteinen deren Funktion beeinflusst, können die Prione die Faltung nah verwandter Proteine ändern, was zu pathologischen Konsequenzen führt.

Viroide

Als Viroide bezeichnet man **fremde, nackte Nukleinsäuren innerhalb einer Zelle**. Man kennt sie hauptsächlich als Verursacher von Pflanzenkrankheiten. Ihre Bedeutung für den Menschen ist umstritten.

Viren

Viren sind **obligate Zellparasiten** (Größe: 20–200 nm), die in einem fertigen Partikel (Virion) immer nur einen Typ von Nukleinsäure – also entweder RNA **oder** DNA – enthalten. Dies und die Tatsache, dass sie keine proteinsynthetisierenden Strukturen und keinerlei Mechanismen zur Energiegewinnung aufweisen und sie somit keinen eigenen Stoffwechsel aufrechterhalten können, zeigt, dass es sich um keine „Lebewesen“ im klassischen Sinne handelt. Zum Aufbau der Viren s. S. 135.

Viren

Viren sind **obligate Zellparasiten** ohne eigenen Stoffwechsel. Sie enthalten immer nur eine Nukleinsäure (RNA **oder** DNA). Zum Aufbau von Viren s. S. 135.

1.2.2 Einzellige Mikroorganismen (Protisten)

Im Prinzip kann man zwei Gruppen unterscheiden, nämlich die primitiven Prokaryonten und die höher entwickelten Eukaryonten (Tab. **A-1.2**, S. 6).

1.2.2 Einzellige Mikroorganismen (Protisten)

Man unterscheidet Prokaryonten und Eukaryonten (Tab. **A-1.2**, S. 6).

Prokaryonten

Prokaryonten (pro = vor, karyon = Kern) sind einzellige Lebewesen, die gleichzeitig DNA und RNA besitzen, wobei jedoch das Erbmaterial **nicht** in einem definierten Zellkern gelagert ist, der vom Zytoplasma abgegrenzt ist. Sie werden unterteilt in die Archaebakterien und die Eubakterien, die in der Medizin kurz als Bakterien bezeichnet werden:

Prokaryonten

Prokaryonten sind einzellige Lebewesen, das Erbmaterial (RNA und DNA) ist aber **nicht** in einem Zellkern gelagert. Sie werden unterteilt in die Archaebakterien und Eubakterien.

▶ **Definition: Bakterien** sind einzellige Mikroorganismen, deren Erbmaterial in einem einzigen Chromosom enthalten ist, das frei im Zytoplasma der Zelle liegt, das wiederum von einer zytoplasmatischen Membran umgeben ist. Zusätzlich können noch weitere Strukturen die Hülle ergänzen. Bakterien haben einen komplexen Stoffwechsel, der einen eigenen Proteinsyntheseapparat beinhaltet. Sie vermehren sich ungeschlechtlich durch Querteilung.

◀ **Definition**

Eukaryonten

Eukaryonten

▶ **Definition:** Eukaryonte Zellen (Eukaryonten) besitzen einen von einer Kernmembran umgebenen Nukleus (eu [griech.] = wahrlich; karyon [griech.] = der Kern). Sie besitzen Mitochondrien und ein endoplasmatisches Retikulum.

◀ **Definition**

Für die Mikrobiologie von Interesse sind:

- **Pilze (Fungi, Mycophyta):** Pilze haben einen Zellkern mit teils diploidem, teils haploidem Chromosomensatz, bestehend aus mehreren Chromosomen, eine starre Zellwand und sind bewegungsunfähig. Im Gegensatz zur Pflanze, für die diese Beschreibung ebenfalls zutreffend ist, besitzen sie jedoch **keinen Photosynthesemechanismus** und müssen sich deshalb kohlenstoffheterotroph, d. h. **durch Abbau organischen Materials**, ernähren. Von den mehr als 300 000 Pilzarten sind nur ca. 1 % als Krankheitserreger für den Menschen von Bedeutung (S. 458).
- **Protozoen:** Protozoen besitzen eine Zellmembran, einen – Chromosomen enthaltenden – Zellkern und differenzierte Organellen, die der Fortbewegung und dem Stoffwechsel dienen. Sie leben in der freien Natur oder als Parasiten in anderen Organismen (S. 499).

Von mikrobiologischem Interesse sind:

- **Pilze** (Fungi) unterscheiden sich von Pflanzen dadurch, dass sie **keine Photosynthese** betreiben und deshalb **vom Abbau organischen Materials leben müssen** (heterotrophe Lebensweise).
- **Protozoen** besitzen eine Zellmembran und differenzierte Organellen zur Fortbewegung und Aufrechterhaltung ihres Stoffwechsels.

1.2.3 Mehrzellige Lebewesen

Helminthen (Würmer): Würmer sind vielzellige, dem Tierreich zugehörende Organismen (S. 536).

Arthropoden (Gliederfüßler): Arthropoden sind von medizinischem Interesse, da sie als **Vektoren** (Überträger von Viren, Bakterien, Protozoen) und seltener als direkte Krankheitserreger (z. B. Krätzemilben) in Erscheinung treten (S. 583).

1.2.3 Mehrzellige Lebewesen

Helminthen (Würmer): S. 536.

Arthropoden (Gliederfüßler): als **Vektoren** (Überträger von Viren, Bakterien, Protozoen) und direkte Krankheitsüberträger (z. B. Krätzmilben) von Bedeutung (S. 583).

A-1.2

A-1.2 Unterschied zwischen prokaryonten Zellen (Bakterien) und Eukaryonten (z. B. Pilze, Protozoen)

Prokaryonten	*Struktur*	*Eukaryonten*
▪ zirkuläres Molekül	**DNA**	▪ immer vorhanden (im Kern und in den Mitochondrien)
▪ immer vorhanden	**RNA**	▪ immer vorhanden
▪ keine Kernmembran, DNA liegt als Knäuel im Zytoplasma (Kernäquivalent)	**Nukleus mit Kernmembran**	▪ immer vorhanden
▪ keine Mitochondrien	**Zytoplasma**	▪ Mitochondrien
▪ kein endoplasmatisches Retikulum		▪ endoplasmatisches Retikulum
▪ 70S-Ribosomen		▪ 80S-Ribosomen
▪ Lipiddoppelschicht als zytoplasmatische Membran	**Wand**	▪ Lipiddoppelschicht als zytoplasmatische Membran (Zellwand)
▪ starre Zellwand (Ausnahme: z. B. Mycoplasma)		▪ starre Zellwand nur bei Pilzen
▪ ungeschlechtlich	**Vermehrung**	▪ ungeschlechtlich und häufig auch geschlechtlich
▪ 0,2–5 µm	**Größe**	▪ 1–150 µm

2 Allgemeine Infektionslehre

2.1 Mikroorganismen als Krankheitserreger

Die allermeisten Mikroorganismen leben in der Umwelt des Menschen unter ganz unterschiedlicher ökologischen Bedingungen und haben ein riesiges Repertoire an Stoffwechselleistungen und Adaptationsfähigkeit. Ihre Bedeutung für den Menschen ist enorm, weil sie in jeweils ganz unterschiedlicher Weise die Lebensverhältnisse entscheidend prägen, wobei sich manche als eher nützlich und andere als eher schädlich erweisen.

Nur ganz wenige Mikroorganismen sind **pathogen** und können direkt der Gesundheit des Menschen schaden.

Nur ganz wenige davon sind **pathogen**, d. h. schädlich für die Gesundheit des Menschen. Eigentlich stehen nur diese im Mittelpunkt der medizinischen Mikrobiologie. Im Prinzip lösen sie drei verschiedene Reaktionen aus, nämlich **Allergie, Intoxikation** und **Infektion**.

Wichtig für die Infektionsfolgen sind die **Suszeptibilität** des Patienten und die **Pathogenität** des Erregers.

Die Folgen hängen sowohl von der **Suszeptibilität** (Empfänglichkeit) des Patienten als auch von der **Pathogenität** (Schädlichkeit) des Erregers ab.

Eine Infektion ist dadurch gekennzeichnet, dass die Mikroorganismen nicht nur den Körper besiedeln, sondern auch in ihn eindringen, sich in ihm vermehren und dadurch krankheitserregende, meist entzündliche Reaktionen auslösen.

Die **Kontagiosität** beschreibt die Fähigkeit eines Keimes, eine Infektion hervorzurufen (Tab. **A-2.1**).

Die **Kontagiosität** beschreibt die Fähigkeit eines Keimes, bei Kontakt auch die „Chance“ zu nutzen und eine Infektion hervorzurufen. Im Einzelfall sind dafür viele verschiedene Eigenschaften verantwortlich. Bei hochkontagiösen Keimen reicht oft schon eine kurze Expositionszeit gegenüber einer geringen Keimmenge aus, um eine Krankheit auszulösen. Ein Maß für die Gefährlichkeit von Keimen ist die minimale Infektionsdosis (Tab. **A-2.1**).

Keime haben verschiedene **Virulenzfaktoren** wie Enzyme, Toxine oder Adhäsionsfaktoren. Sie sind entscheidend dafür, wie schnell und wie stark sich ein Erreger im Wirtsorganismus ausbreitet.

Wie schnell und wie stark sich ein Erreger im Wirtsorganismus ausbreitet, hängt neben der Abwehrlage des Wirtes ganz entscheidend von der Aggressivität des Erregers ab. Dazu haben Keime verschiedene **Virulenzfaktoren**, die je nach genetischer Ausstattung und Situation in unterschiedlicher Menge produziert werden können. Dies können Enzyme, Toxine oder Adhäsionsfaktoren sein, die in einer konzertierten Aktion je nach Bedarf zum Zuge kommen.

Die Folgen einer Infektion für Gesundheit und Leben eines Menschen sind in starkem Maße von Wirtsfaktoren abhängig. Die Prognose einer Infektion mit dem Pilz Scedosporium ist sehr schlecht, denn die Mortalität liegt mit > 90 % sehr hoch, obwohl der Pilz nicht sehr pathogen ist. Dieser fast harmlose Umweltkeim kann als typischer **Opportunist** nur einen abwehrgeschwächten Menschen infizieren.

A-2.1 **Minimale Infektionsdosen, die für die Auslösung einer manifesten Infektion eines Erwachsenen notwendig sind.**

A-2.1

Salmonella	$> 10^8$ Keime
Shigella	$> 10^2$ Keime
Lamblien	$> 10^2$ Keime

2.2 Mikroorganismen als Nützlinge bzw. Schädlinge

Der Großteil der Mikroorganismen ist für den Menschen apathogen und essenziell für die Erhaltung des ökologischen Gleichgewichts, z. B. durch Erzeugung von Sulfaten oder Nitrit im Erdreich oder Bindung von N_2 aus der Luft.

Der Mediziner sieht die Mikroorganismen fast immer unter dem Aspekt der **Pathogenität**. Dabei sind unter den Millionen von Keimarten in der Umwelt nur ganz wenige, vielleicht einige Hundert, für den Menschen überhaupt pathogen, und die kommen auch nicht immer und überall vor und sind dann oft nur in geringer Anzahl präsent. Mikroorganismen spielen eine kaum überschätzbare Rolle in der Schaffung von den Grundvoraussetzungen für das Leben von Pflanzen, Tier und Mensch, indem sie den Kreislauf von anorganischer und organischer Materie der Natur mitbestimmen. So schaffen etwa die Sulfit reduzierenden Bakterien im Erdreich Sulfate, welche für die Pflanzen notwendig sind; von anderen Bakteriengesellschaften im Boden wird Ammonium zu Nitrit umgebaut und den Pflanzen angeboten. Andere, die mit den Wurzeln von Leguminosen in Symbiose leben, binden N_2 aus der Luft. In der Erhaltung des ökologischen Gleichgewichtes in der Biosphäre sind Mikroorganismen also essenziell. Einige Keime sind wahre Spezialisten. So haben selbst pathogene, gefürchtete Keime wie Pseudomonas aeruginosa, der Erreger des blaugrünen Wundeiters, und anderer nosokomialer Infektionen, außerhalb des Menschen segensreiche Wirkungen, sie können von Erdöl verseuchte Böden wieder sanieren. Andere Bakterien dagegen produzieren z. B. Methan oder Lachgas, welche als sog. Treibhausgase den Abbau der Ozonschicht in der Stratosphäre beschleunigen und so einen Klimawechsel fördern.

Sie können aber auch indirekt schädlich auf die menschliche Gesundheit wirken. Beispiele hierfür sind eine Minderung der Nahrungsmittelqualität oder auch der -quantität (durch Ernteausfälle).

Indirekt tragen Mikroorganismen ganz wesentlich zur Erhaltung und – auch – zur Gefährdung der Gesundheit bei, z. B. durch ihren Einfluss auf die **Nahrungsmittel**produktion. Einerseits sind manche Mikroorganismen pflanzen- bzw. tierpathogen und durch ihr Wirken kommt es zu erheblichen Ernte- und Ertragsausfällen oder zu einer Verminderung der Qualität der Nahrungsmittel; Mikroorganismen sind also in vielen Fällen Ursache von Hungersnöten und Unterernährung, der größten Geißel der Menschheit. Und andererseits sind manche Mikroorganismen entscheidend für die Produktion, Verbesserung und Verfeinerung von Nahrungsmitteln.

Auch der Mensch selber beherbergt in seiner sog. **natürlichen Flora** apathogene Keime (Abb. **A-2.1**). Sie dienen der Gesundheit z. B. durch Absenkung des pH, durch die Produktion antimikrobieller Wirkstoffe oder auch durch den Entzug

Harmlose Keime kommen aber nicht nur außerhalb des Menschen vor. Eine **natürliche Flora** von mehreren hundert verschiedenen Arten, welche die Mediziner nicht alle kennen, besiedelt den Menschen. Auf der Haut und auf manchen Schleimhäuten findet man ca. 10^{15} Bakterienzellen, während der menschliche Körper selbst nur aus ca. 10^{12} humanen Zellen besteht (Abb. **A-2.1**)! Einige dieser Besiedler sind zwar potenziell pathogen und warten auf ihre

A-2.1

A-2.1 Keimbesiedlung im Mund bis Darm

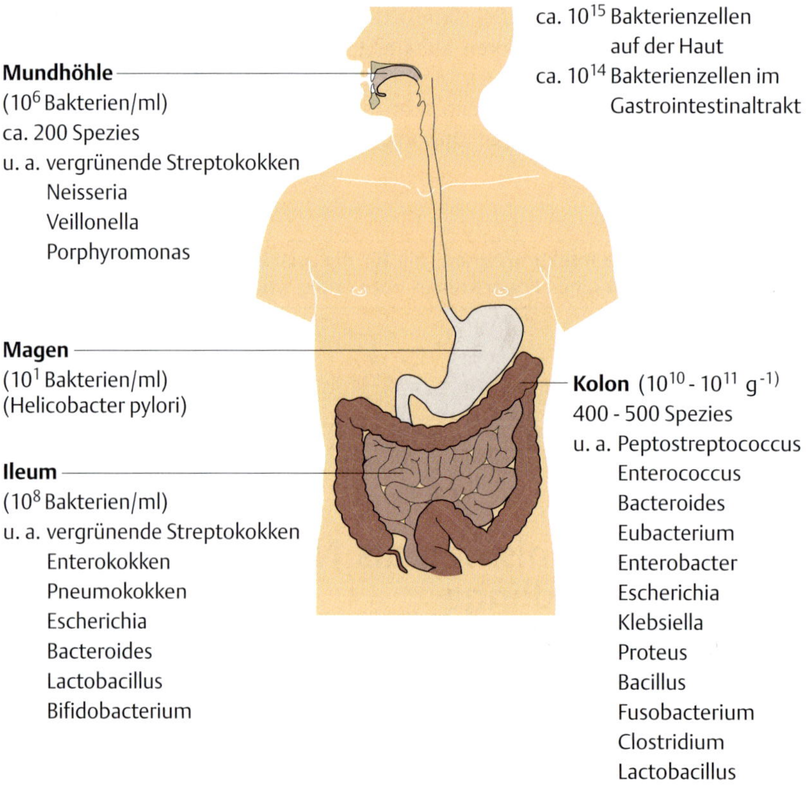

„Chance“, eine Infektion zu erzeugen. Die überwiegende Mehrzahl ist jedoch völlig apathogen, also harmlos. Aber sie sind nicht unwichtig. Manche haben eine Stellvertreterfunktion, d. h. sie verdrängen pathogene Keime durch Entzug der Nährstoffe, durch Absenken des pH bzw. durch Produktion antimikrobieller Wirkstoffe (wie etwa flüchtige Fettsäuren, wie Butyrat, Amidasen, Bacteriocine oder Peroxide). Sie spielen also eine erhebliche Rolle bei der Homöostase der Flora und bei der Unterdrückung von fremden Eindringlingen. Jedes Individuum beherbergt seine ureigensten Kommensalen.

von Nährstoffen, welche von pathogenen Keimen benötigt werden.

Manche Tiere sind essenziell angewiesen auf die Flora, z. B. die Rinder, die im Pansen Keime enthalten, welche Pflanzenfasern spalten können, wozu der animalische Körper gar nicht in der Lage wäre. Bakterien der Gattung Wolbachia leben seit vielen Millionen von Jahren als Endosymbionten in Mikrofilarien von Onchocerca volvulus, dem Erreger der Flussblindheit. Ohne diese Gäste sind die Wirte steril und können sich nicht mehr vermehren.

Auch der Mensch profitiert in vielerlei Hinsicht von seiner Flora (Tab. **A-2.2**). Diese Aspekte der Bedeutung von Mikroorganismen kommen in der Lehre der medizinischen Mikrobiologie oft zu kurz.

Der Nutzen der natürlichen Keimflora für den Menschen ist in Tab. **A-2.2** dargestellt.

A-2.2 Auswirkung der Darmflora

- Anaerobier im Dickdarm **produzieren Vitamin K**
- Bakterielle Metabolite **ernähren die Enterozyten**, die sonst verkümmern würden
- Bakterien **entgiften** z. B. kanzerogene Stoffe
- Bakterien modifizieren aber auch Stoffe, sodass aus Präkanzerogenen **toxische Derivate** entstehen
- **Glucuronidasen**, die massenhaft von den zahlreichen Darmbakterien produziert werden, **beeinflussen die Pharmakologie von Medikamenten**, wie Östrogene und Herzglykoside, die in der Leber glukuronisiert wurden und in der Galle ausgeschieden werden. Nur wenn die bakteriellen Glucuronidasen die Konjugate abspalten, kann die freie Substanz wieder enteral rückresorbiert werden. Ohne diesen enteralen Kreislauf gäbe es keine wirksamen Serumspiegel.

A-2.2

3 Grundlagen der antimikrobiellen Chemotherapie

3 Grundlagen der antimikrobiellen Chemotherapie

3.1 Einführung

3.1 Einführung

Voraussetzung für eine effektive Chemotherapie ist ein selektiver Wirkmechanismus, der im Idealfall nur dem Infektionserreger, nicht aber dem Menschen schadet.

Wenn sich Fremdorganismen in manchen Strukturen und Stoffwechselvorgängen grundlegend von den menschlichen Zellen unterscheiden, so ergibt sich die Möglichkeit, selektiv an diesen speziellen Punkten therapeutisch anzugreifen. Bei Viren, die den menschlichen Stoffwechsel nutzen, ergeben sich bisher recht wenige therapeutische Ansatzpunkte; bei Bakterien sind die Zellwand, die Ribosomen und die DNA recht unterschiedlich, sodass viele Möglichkeiten existieren. Pilze unterscheiden sich in ihrer Zellwand (z. B. Glucan) und ihrer zytoplasmatischen Membran (z. B. Ergosterin anstelle von Cholesterin) ganz erheblich von anderen Zellen, folglich setzen Antimykotika hauptsächlich hier an.

Naturstoffe in Pflanzen und Gewürzen besitzen antimikrobielle Wirkung.

In der Natur kommen Stoffe vor, die eine antimikrobielle Aktivität besitzen, z. B. in Pflanzen, Nahrungsmitteln und vor allem in Gewürzen (Zwiebeln, Knoblauch, Thymian, Oregano, Salbei, Hopfen etc.). Der Mensch nutzt diese Wirkstoffe z. B. zur Konservierung von Speisen, aber kaum zur Therapie von Infektionskrankheiten.

Manche Bakterien produzieren Oligopeptide mit antibakterieller Aktivität, sog. **Bakteriocine**.

Auch in der Welt der Mikroben werden im Lebenskampf gegen die Konkurrenz Waffen eingesetzt. Manche Bakterien produzieren kleine Proteinmoleküle, **Bakteriocine**, welche nah verwandte Mikroorganismen, z. B. der gleichen Art, rasch eliminieren. Für die Erhaltung der Ökologie der Mikrobenflora spielen diese Stoffe eine große Rolle. In der Lebensmittelindustrie werden solche Eigenschaften genutzt, um eventuell pathogene Keime zu beseitigen. Wird z. B. eine Salami mit einem Bakteriocin produzierenden Stamm von Lactobacillus infiziert, so wird dieser über die Bildung von Milchsäure die Reifung der Wurst in Gang setzen und den typischen säuerlichen Geschmack vermitteln; gleichzeitig tötet er durch Bakteriocine die oft vorhandenen pathogenen Listerien ab. Auch der Verzehr von Joghurt mit lebenden Lactobazillen dürfte z. T. durch Bakteriocin-Produktion Einfluss auf die Darmflora nehmen. Hefepilze produzieren ein Killertoxin, welches anfällige Hefezellen umbringt.

Probiotika sind selbst lebende Mikroorganismen, die andere, pathogene Erreger verdrängen oder behindern. Therapeutischer Einsatz, z. B. bei Enteritis.

Solche **Probiotika**, d. h. ungefährliche Lebewesen – meist Bakterien oder Hefepilze –, welche andere pathogene Keime verdrängen, finden zunehmend Interesse und gelegentlich auch therapeutischen Einsatz, z. B. bei Enteritis.

Antibiotika sind Stoffwechselprodukte von Mikroorganismen, welche andere Mikroorganismen angreifen. Die Angegriffenen haben z. T. **Resistenzmechanismen** entwickelt (Tab. **A-3.1**).

Langsam wachsende Bakterien (Streptomyzeten) und Pilze (Penicillium, Cephalosporium) produzieren Stoffe ganz unterschiedlicher chemischer Struktur, die schnell wachsende Bakterien hemmen. Solche **Antibiotika** sind essenziell für das Überleben der Produzenten; selbstverständlich haben die Angegriffenen mit der Zeit Mechanismen entwickelt, diesen Angriffen zu entgehen (Resistenzmechanismen; Tab. **A-3.1**).

Nur wenige dieser natürlichen Antibiotika eignen sich zur Anwendung am Menschen, da entweder die **Bioverfügbarkeit** nicht ausreichend oder die **Verträglichkeit** schlecht ist. Auch können sich unerwünschte Wirkungen einstellen.

Nur wenige dieser natürlichen Antibiotika eignen sich jedoch zur Anwendung als Medikament am Menschen. Dies liegt einerseits daran, dass die **Bioverfügbarkeit** nicht ausreichend ist, wenn z. B. eine Substanz nicht resorbierbar ist; andererseits muss auch die **Verträglichkeit** gut sein – Substanzen mit schwer

A-3.1

A-3.1 Prinzipielle Resistenzmechanismen

1. Behinderung der Penetration des Wirkstoffs in die Zielzelle, sodass das Target nicht erreicht wird.
2. Zerstörung oder Modifikation des Wirkstoffs durch mikrobielle Enzyme, sodass der Stoff nicht mehr an das Target bindet.
3. Veränderung des Targets der Zielzelle, sodass selbst ein unveränderter Wirkstoff nicht mehr bindet.

wiegenden Nebenwirkungen sind nicht einsetzbar. Viele dieser Stoffe haben auch **pleiotrope Effekte**, d. h. sie zeigen neben einer antimikrobiellen Aktivität weitere, unerwünschte Wirkungen. So sind manche Antibiotika gleichzeitig auch Zytostatika.

Heute gibt es daneben eine Vielzahl von synthetischen Stoffen mit antimikrobieller Wirkung, die sog. **Chemotherapeutika**, z. B. Sulfonamide und Chinolone (im allgemeinen Sprachgebrauch werden auch sie oft als Antibiotika bezeichnet).

Chemotherapeutika sind synthetisierte Stoffe mit antimikrobieller Wirkung (z. B. Sulfonamide, Chinolone).

Zu erwähnen sind noch die **endogenen Antibiotika**. In spezialisierten Zellen, z. B. in Granulozyten oder in Paneth-Drüsenzellen der Lieberkühn-Krypten des Dünndarms, sind Oligopeptide mit breiter antimikrobieller Aktivität enthalten, z. B. die **Defensine** bzw. **Cryptdin**. Teils bleiben sie in den Granula der Phagozyten, teils werden sie nach draußen abgegeben und tragen so zur unspezifischen humoralen Abwehr im Blut oder in Sekreten bei. Dieses Wirkprinzip ist übrigens in der Natur weit verbreitet. Insekten, die sonst nur wenige spezialisierte Abwehrmöglichkeiten haben, sind für ihr Leben in bakterienverseuchtem Milieu mit einer Vielzahl solcher endogener Antibiotika ausgestattet. Das ist der Grund dafür, dass Honig nie verschimmelt, während Marmelade ohne Schutz ist. Solche Oligopeptide haben eine sehr breite antibiotische Wirkung. Allerdings gelingt es heute noch nicht, dieses Abwehrsystem effektiv und zielgerecht zu steuern.

Endogene Antibiotika sind antimikrobielle Proteine, die in Körperzellen produziert werden, teils intrazellulär gespeichert und teils sezerniert werden. Solche Oligopeptide haben eine breite antibiotische Wirkung.

Auch eine **Immunmodulation**, z. B. in Form von Hormonen und Zytokinen, kann die Abwehr stärken, obwohl hierbei die Wirksubstanz nicht direkt, sondern indirekt durch Beeinflussung der körpereigenen Reaktionen im Spiel ist.

Auch eine **Immunmodulation**, z. B. in Form von Hormonen und Zytokinen, kann indirekt die Abwehr stärken.

Bei jeglicher Therapie sollten die **Grundregeln der antimikrobiellen Therapie** berücksichtigt werden, die im Folgenden dargestellt werden.

3.2 Grundregeln der antimikrobiellen Therapie

3.2 Grundregeln der antimikrobiellen Therapie

3.2.1 Mikrobiologische Aspekte

3.2.1 Mikrobiologische Aspekte

Indikationsstellung

Indikationsstellung

Zunächst muss geklärt werden, ob überhaupt eine Therapie notwendig ist. Die allermeisten Fehlanwendungen entstehen durch eine unklare **Indikation**. Selbst ein positives Untersuchungsergebnis, z. B. der Nachweis eines koagulasenegativen Staphylococcus in der Blutkultur, kann allein durch eine **Kontamination** zustande gekommen sein; hier ist natürlich jegliche therapeutische Konsequenz überflüssig. Evtl. ist ein positiver Nachweis aber auch nur Zeichen einer **Kolonisation**, z. B. ist der Nachweis von Haemophilus im Bronchialsekret noch kein Beweis, dass eine Bronchitis wirklich dadurch verursacht worden ist. Auch Pilze im Darm sind bei 30 % aller Menschen immer präsent. Allenfalls die Überlegung einer prophylaktischen Gabe von antimikrobiellen Stoffen wäre dann gerechtfertigt. Erst wenn eine oberflächliche Infektion bewiesen ist, und erst recht bei einer systemischen **Infektion** mit Krankheitsfolgen, ist eine Therapie zwingend. Eine chronische, persistierende oder inapparente Infektion mit Toxoplasma, Zytomegalievirus oder HSV 1 muss nicht behandelt werden und kann auch gar nicht kuriert werden.

Vor jeder Antibiotikatherapie sollte man die **Indikation** kritisch überprüfen. Ein positives Untersuchungsergebnis, der Nachweis von Bakterien in einer Kultur, kann durch **Kontamination** zustande gekommen sein oder auch nur Zeichen einer **Kolonisation** sein.

▶ **Merke:** Man muss sich im Klaren darüber sein, dass Kliniker heute in der überwiegenden Zahl der Fälle Antibiotika nicht zur Therapie von nachgewiesenen Infektionen einsetzen, sondern meistens zur Verhütung von Infektionen; vor allem in der Chirurgie ist dies üblich. Der Grat zwischen sinnloser Verschwendung und sinnvoller Prophylaxe ist sehr schmal. Die Entscheidung für den Einsatz von Antibiotika sollte ständig hinterfragt werden. Mit einer strengen Indikationsstellung kann viel Geld eingespart werden.

◀ Merke

Erregerdiagnostik

Eine exakte Erregerdiagnose ist die Voraussetzung für eine gezielte, optimale Therapie. Solange der Feind nicht identifiziert ist, muss man aufgrund von Erfahrungswerten eine **kalkulierte Therapie** (s. S. 289) beginnen.

Erregerdiagnostik

Ist die Frage geklärt, ob eine therapiebedürftige Infektion vorliegt, dann ist eine exakte Erregerdiagnose eine Voraussetzung für eine gezielte, optimale Therapie, da kein Antibiotikum für alle Mikroorganismen gleichermaßen günstig ist. Solange der Feind nicht eindeutig identifiziert ist, muss man aufgrund von Erfahrungswerten (zunächst) eine **kalkulierte Therapie** (s. S. 289) beginnen.

▶ Merke

▶ **Merke:** Oft werden aus Unkenntnis der Erreger ganze Cocktails von Medikamenten eingesetzt.

Empfindlichkeit der Erreger und gezielte Wahl des richtigen Medikamentes

Empfindlichkeit der Erreger und gezielte Wahl des richtigen Medikamentes

Ist ein Keim als Erreger erkannt, gibt es klassischerweise in einigen klinischen Situationen Mittel der ersten Wahl, die zunächst ohne Kenntnis der Empfindlichkeit eingesetzt werden können. Nur wenn sich ein therapeutischer Erfolg nicht einstellt, muss man die Diagnose überdenken oder klären, ob einer der seltenen Fälle von Resistenz besteht.

Basis für eine rationale, **gezielte Therapie** ist neben der Identifikation des Erregers auch die Empfindlichkeitsprüfung. Während diese bei den meisten Bakterien Standard ist, gibt es für Viren, Pilze und Parasiten noch wenige Routinetests.

3.2.2 Pharmakologische Aspekte

Adäquate Applikationsart

3.2.2 Pharmakologische Aspekte

Adäquate Applikationsart

Bei einer topischen Gabe von Antibiotika in Wunden muss bedacht werden, dass die Diffusion durch nekrotisches Gewebe sehr schwierig ist und deshalb diese Antibiotika von außen oft nicht ausreichend tief in das infizierte Gewebe eindringen. Eine lokale Antibiotikagabe ist deshalb meist ineffektiv. Eine Verteilung über den Blutweg liefert Antibiotika über die Kapillaren bis vor Ort, wo dann die **Diffusionsstrecke** nur noch kurz ist. Allerdings – in tote, nicht durchblutete Areale gelangt selbst dann nicht genügend Wirkstoff.

Die **Art der Applikation** entscheidet darüber, ob am Ort der Infektion wirklich ausreichend Wirkstoff ankommt.

Damit am Wirkort auch tatsächlich hohe Spiegel erreicht werden, muss gewährleistet sein, dass die Substanzen auch dorthin gelangen können. So ist gelegentlich eine direkte intrathekale Applikation zwingend, wenn die Blut-Liquor-Schranke zu dicht ist.

Die **Resorption** bei oraler Applikation kann sehr unterschiedlich sein.

Bei oraler Gabe von Ampicillin werden nur ca. 60 % resorbiert; Amoxicillin, das die gleiche antibakterielle Aktivität besitzt, wird zu 80 % resorbiert. Die **Resorption** von Ampicillinestern liegt sogar bei 90 %. Bei parenteraler Gabe sind alle diese Präparate gleichwertig.

Adäquate Dosierung

Ausreichende **Wirkspiegel im Serum**, im Gewebe oder in Sekreten sollten erzielt werden.

Adäquate Dosierung

Generell gilt, dass man im Serum Wirkstoffkonzentrationen erreichen sollte, die über der Empfindlichkeitsgrenze des Erregers liegen. Diese **Serumspiegel** hängen naturgemäß von der Dosis, aber auch von der Art der Substanz ab. Manche Medikamente sind stark beeinflusst von individuellen Eigenschaften des Patienten. Aminoglykosidspiegel schwanken selbst bei jungen, gesunden Menschen recht stark – vor allem dann, wenn die Nieren- oder Leberfunktionen eingeschränkt sind, kann der Metabolismus variieren. Deshalb sollte man die tatsächlich erreichten Serum- bzw. Wirkspiegel bestimmen lassen.

Mit der **Loading dose** werden die Depots aufgefüllt.

Eine **Loading dose** ist in vielen Fällen nützlich, um zunächst Depots aufzufüllen, damit dann bald auch die tatsächliche Verfügbarkeit beginnt.

Gewebespiegel, die eigentlich viel eher zur Bewertung von Substanzen geeignet wären, sind in der Praxis schwer zu bekommen. Bei vielen Medikamenten stellt sich aber mit der Zeit ein steady

Gewebespiegel, die eigentlich viel eher zur Bewertung von Substanzen geeignet wären, sind in der Praxis schwer zu bekommen. Bei vielen Medikamenten stellt sich aber mit der Zeit ein sog. steady state ein, sodass dann auch im Gewebe ein Wirkspiegel erreicht wird. Dennoch sind manche Kompartimente im Körper schwer zugänglich, z. B. die Prostata, das ZNS, Knochen. Einzelne Antibiotika, z. B. Makrolide, werden in großer Menge von Phagozyten auf-

genommen und angereichert. In diesen Vehikeln werden sie an den Ort der Infektion geschleppt, wo sie dann in viel höherer Konzentration als im Serum verbleiben.
Unterschiede im **Sekretionsweg** müssen ebenfalls berücksichtigt werden. Manche Substanzen werden hauptsächlich renal ausgeschieden, erreichen in der Niere hohe Wirkspiegel und sind somit bevorzugt bei Harnwegsinfektionen zu verwenden. So haben z. B. die beiden Cephalosporine Cefotaxim und Ceftriaxon fast identische antimikrobielle Wirkung, aber Cefotaxim wird über die Niere ausgeschieden, während Ceftriaxon zum Großteil über die Leber ausgeschieden wird. Die Chinolone erreichen erhebliche Konzentrationen in den Sekreten auf den Schleimhäuten und können dort wirken; eine Kolonisierung mit Neisseria meningitidis kann damit erfolgreich beendet werden.

state ein, sodass dann auch im Gewebe ein Wirkspiegel erreicht wird.

Unterschiede im **Sekretionsweg** müssen ebenfalls berücksichtigt werden.

Adäquate Applikationsintervalle

Die **Metabolisierungsrate** bestimmt in erster Linie die **Zeit bis zur nächsten Applikation**. Die Halbwertzeit eines Präparates hängt von vielen Faktoren ab: Proteinbindung, Inaktivierung, Eliminierung etc. Beispiel: Ceftriaxon wird wegen einer hohen Bindung an Serumalbumin nur nach und nach über die Galle ausgeschieden. Cefotaxim, das in Bezug auf die direkte antibakterielle Aktivität gleichwertig ist, wird dagegen relativ schnell über die Niere in den Urin ausgeschieden.
Auch die Auswirkungen auf die Erreger müssen bedacht werden. Wenn Antibiotika rasch bakterizid wirken, z. B. Aminoglykoside, dann ist ein hoher Spitzenspiegel für die Effizienz entscheidend, ein lang anhaltender Serumwert dagegen weit weniger – eine hohe Dosis einmal pro Tag ist deshalb ausreichend (außerdem ist noch die Toxizität dabei geringer).

Betalaktam-Antibiotika dagegen wirken erst nach mehreren Stunden Einwirkzeit bakterizid, und somit müssen hohe Serumwerte, die über der Empfindlichkeitsgrenze der Erreger liegen, über einen längeren Zeitraum erhalten bleiben, d. h. die Intervalle müssen kurz sein.

Adäquate Applikationsintervalle

Je nach pharmakologischen und mikrobiologischen Eigenschaften müssen die **Intervalle der jeweiligen Verabreichung geplant werden**.

Wenn Antibiotika rasch bakterizid wirken, z. B. Aminoglykoside, ist ein hoher Spitzenspiegel, aber weniger ein lang anhaltender Serumwert für die Effizienz entscheidend. Eine hohe Dosis einmal pro Tag ist ausreichend.

Betalaktam-Antibiotika wirken erst nach mehreren Stunden Einwirkzeit bakterizid, deshalb müssen hohe Serumwerte – über der Empfindlichkeitsgrenze der Erreger – über einen längeren Zeitraum erhalten bleiben.

Adäquate Dauer

Oft wird eine Therapie zu früh abgesetzt, wenn einzelne Erreger noch in Nischen überleben können und dann eine endogene Exazerbation auslösen. Klassisch ist die Angina tonsillaris mit Streptococcus pyogenes, wo eine Therapie mit Penicillin unbedingt 10 Tage lang erfolgen sollte, auch wenn anscheinend der Erfolg schon früher sichtbar ist. Andererseits bedingt eine lange Therapie – neben den hohen Kosten – ein erhöhtes Risiko der Selektion resistenter Stämme.

Adäquate Dauer

Gelegentlich sollte eine Therapie auch dann noch fortgesetzt werden, wenn die Krankheitszeichen bereits abgeklungen sind, um eine völlige Ausheilung zu erzwingen. Andererseits besteht dann auch ein erhöhtes Risiko für die Entstehung resistenter Stämme.

3.2.3 Toxikologische und ökonomische Aspekte

Toxikologisch: Durch Bestimmung von Spitzenspiegel bzw. Talspiegel muss man bei manchen Präparaten (Aminoglykoside, Glykopeptide) die Dosierung steuern, um erstens eine Wirkungskontrolle und zweitens auch eine Toxizitätskontrolle zu haben.

Ökonomisch: Die Entscheidung, welche Medikamentengruppe eingesetzt werden soll, muss auch unter ökonomischen Aspekten getroffen werden. Bei einer manifesten, schweren Erkrankung ist es sicherlich sinnvoll, zunächst massiv zu intervenieren und dann nach dem Eintritt des Erfolgs zu reduzieren (**Deeskalation**). Vielleicht kann man dann auf orale Therapieformen umsteigen. In einer Situation – z. B. auf der Intensivstation bei jungen, frisch verunfallten Patienten – wo man noch keine Infektion beobachtet, aber erfahrungsgemäß in nächster Zeit damit rechnen muss, sollte man mit Standardpräparaten beginnen und bei Bedarf verstärken.

3.2.3 Toxikologische und ökonomische Aspekte

Toxikologisch: Durch Bestimmung der Medikamentenspiegel erreicht man eine Wirkungs- und Toxizitätskontrolle.

Ökonomisch: Die Entscheidung welche Medikamentengruppe eingesetzt werden soll, muss auch unter ökonomischen Aspekten getroffen werden.

4 Diagnostik

4 Diagnostik

4.1 Anamnese

Berufliche Exposition, sozialer Status, Reiseanamnese, Alter („Kinderkrankheiten“), Kontakt mit Erkrankten, genetische oder erworbene Prädisposition, Impfstatus, bisheriger Verlauf der Krankheit.

4.1 Anamnese

Berufliche Exposition, sozialer Status, Reiseanamnese, Alter („Kinderkrankheiten“), Kontakt mit Erkrankten, genetische oder erworbene Prädisposition und Impfstatus können hilfreiche Hinweise für oder wider das Vorliegen einer bestimmten Infektionskrankheit sein. Der bisherige Verlauf der Krankheit – akut oder chronisch – und subjektiv empfundene Beschwerden sind weitere wichtige Anhaltspunkte.

4.2 Klinische Zeichen

Einige Infektionskrankheiten gehen mit ganz charakteristischen Symptomen einher, sodass der Arzt ohne weiteres eine ziemlich sichere Diagnose stellen kann (Abb. **A-4.1a**, **b**, **c**). Allerdings gibt es auch Fälle, die nicht klassisch verlaufen.

4.2 Klinische Zeichen

Einige Infektionskrankheiten gehen mit ganz charakteristischen Symptomen einher, sodass der Arzt ohne weiteres eine ziemlich sichere Diagnose stellen kann. Bei Röteln, Masern, Windpocken, u. a. bestehen typische Hauteffloreszenzen (Abb. **A-4.1a**, **b**, **c**). Dagegen ist Ikterus zwar ein starkes Verdachtsmoment für das Vorliegen einer Hepatitis, aber kein endgültiger Beweis, weil andere Ursachen ebenfalls dieses Symptom hervorrufen können.

Der stakkatoartige Husten bei Infektion mit Bordetella pertussis erlaubt zumindest eine annähernde Diagnose, vor allem, wenn ein solcher Fall während einer Epidemie auftritt. Allerdings gibt es auch Fälle, die nicht klassisch verlaufen, und daneben können auch manche Viren ganz ähnliche Symptome induzieren, wobei aber die Konsequenzen ganz unterschiedlich wären. Deshalb ist in vielen Fällen eine Bestätigung der Verdachtsdiagnose durch eine eingehende Labordiagnostik sinnvoll.

Die Schwellung von peripheren, drainierenden Lymphknoten und der Milz, dem drainierenden Lymphknoten des Blutes, beobachtet man bei vielen Infektionen.

A-4.1 Typische Hauteffloreszenzen bei Röteln, Masern und Windpocken

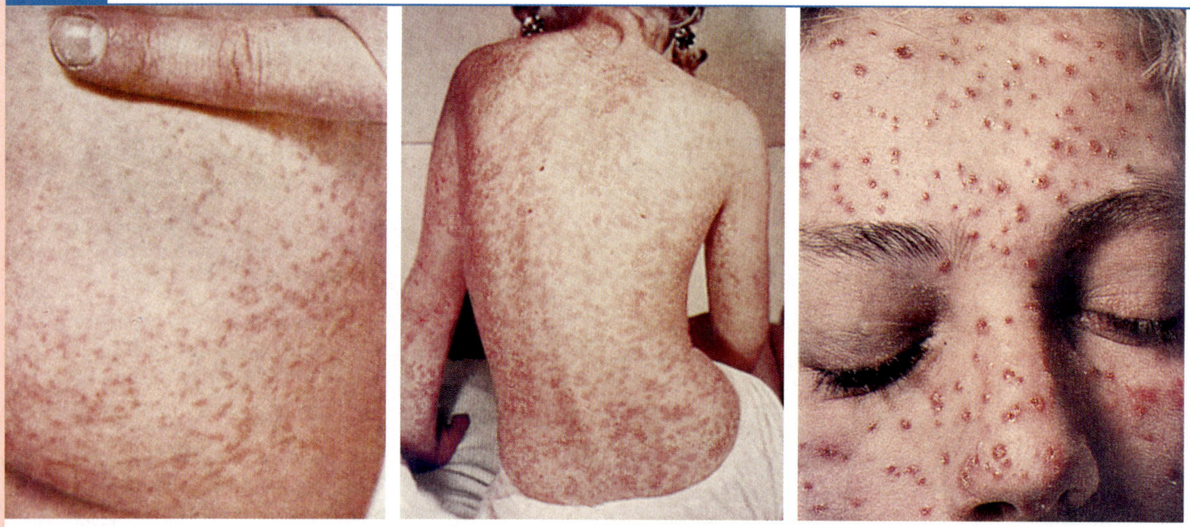

a Bei Röteln sieht man zuerst ein Erythem (d. h. Rötung im Niveau der Haut) und später entwickeln sich Papeln, die leicht das Niveau der Haut überragen (beim Tasten spürt man die Unebenheiten der Haut). Die Einzeleffloreszenz ist etwa stecknadelkopfgroß. Alle Effloreszenzen sind in etwa demselben Entwicklungsstadium.

b Bei Masern besteht ebenfalls ein Erythem und eine leichte Papelbildung; die Einzeleffloreszenz ist jedoch stecknadelspitzengroß; jedoch können gelegentlich die Einzeleffloreszenzen konfluieren und sind dann wie bei Röteln stecknadelkopfgroß. Alle Effloreszenzen sind im gleichen Entwicklungsstadium.

c Bei den Windpocken sieht man gleichzeitig alle Stadien der Effloreszenzen nebeneinander, nämlich Erythem, Papel, Pustel, geplatzte und verschorfte Pusteln.

Fieber ist für viele Infektionskrankheiten ein Leitsymptom, wobei neben der Höhe der erreichten Temperaturen auch der Verlauf der Fieberkurve (Fiebertypen) bewertet werden muss: Während bei den meisten Fieberreaktionen ein abendlicher Temperaturanstieg erwartet wird, entsteht beim Typhus, einer zyklischen Infektion mit kontinuierlicher Freisetzung von Endotoxin, über 1–2 Wochen eine Kontinua auf hohem Niveau (Abb. **A-4.2**). Ein ondulierendes Fieber, welches abfällt, um nach Tagen wieder anzusteigen, ist typisch für die Brucellose. Allgemein bekannt ist auch der zyklische Fieberanfall bei Malaria, nämlich an jedem 3. Tag (Malaria tertiana) oder 4. Tag (Malaria quartana).

Fieber ist ein Leitsymptom für viele Infektionen, wobei neben der Höhe der erreichten Temperaturen auch der Verlauf der Fieberkurve bewertet werden muss (Abb. **A-4.2**).

▶ **Merke:** Das Warnsignal Fieber kann fehlen, z. B. im Alter oder unter antipyretischer Therapie.

◀ **Merke**

A-4.2 Fieberkurven

A-4.2

Manche Infektionskrankheiten induzieren typische Fieberverlaufskurven, wobei die Höhe der Temperatur, die Dauer der Fieberschübe und die zeitlichen Intervalle zwischen den einzelnen Schüben variieren können.

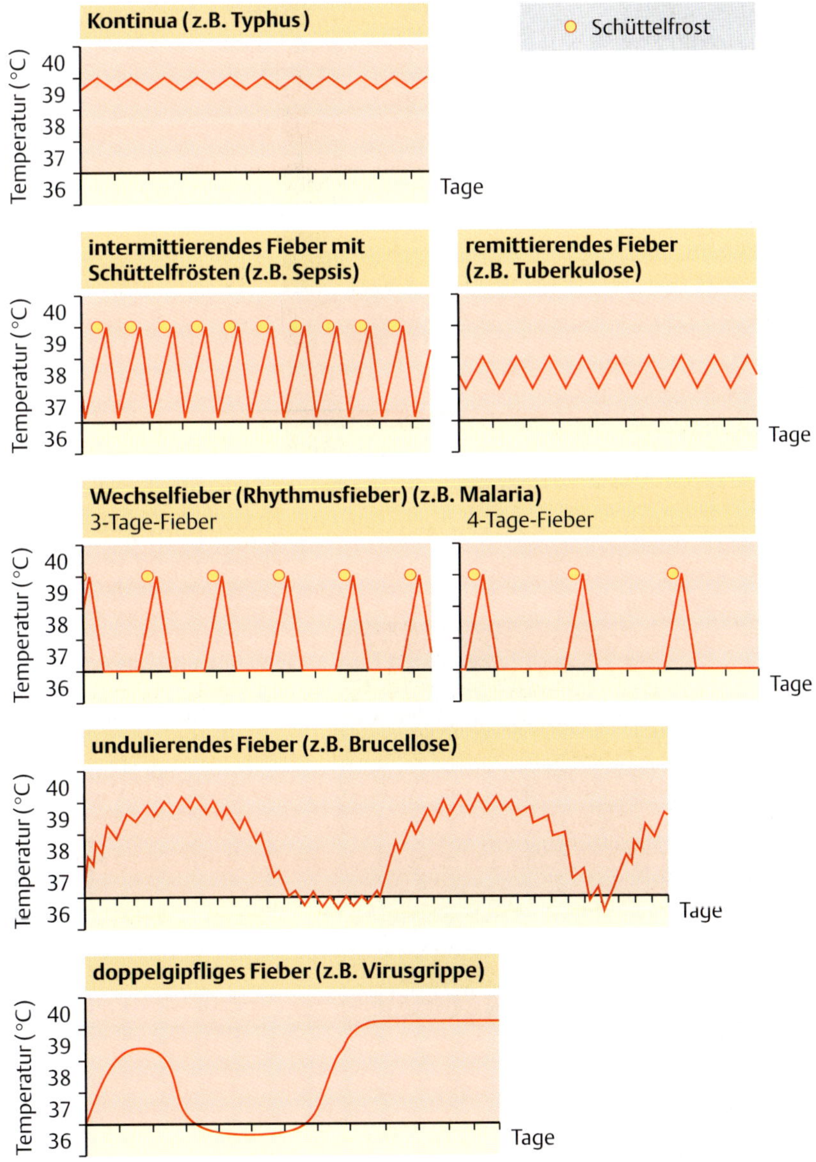

Die Kardinalzeichen der Entzündung sind:
- Rubor (Rötung).
- Calor (Überwärmung).
- Tumor (Schwellung).
- Dolor (Schmerz).
- Functio laesa (Funktionseinschränkung).

Vor 2000 Jahren von Celsus beschrieben und später von Galen ergänzt, gelten **Rubor, Calor, Tumor, Dolor** und **Functio laesa** als Kardinalzeichen der Entzündung, hervorgerufen durch mikrobielle Erreger:
- Durch Freisetzung von Entzündungsmediatoren (Prostaglandine, Kinine u. a.) werden die Gefäße weit gestellt, sodass diese Areale besser durchblutet werden, was **Rubor** und **Calor** zur Folge hat.
- Da auch die Permeabilitätsbarriere des Endothels betroffen ist, kommt es zu einer Extravasation von Lymphe und zu einer Diapedese von Entzündungszellen, sodass das Gewebe an Zellmasse und Turgor zunimmt (**Tumor**).
- Dieser gesteigerte Druck, zusammen mit Entzündungsmediatoren, stimuliert die sensiblen Nervenendigungen, was den Schmerz (**Dolor**) erzeugt.
- Zur Schonung werden solche entzündliche Gebiete (z. B. Gelenke) ruhig gestellt, was eine Funktionseinschränkung (**Functio laesa**) bedeutet.

A-4.3

A-4.3 Infiltration und Extravasation im Röntgenbild

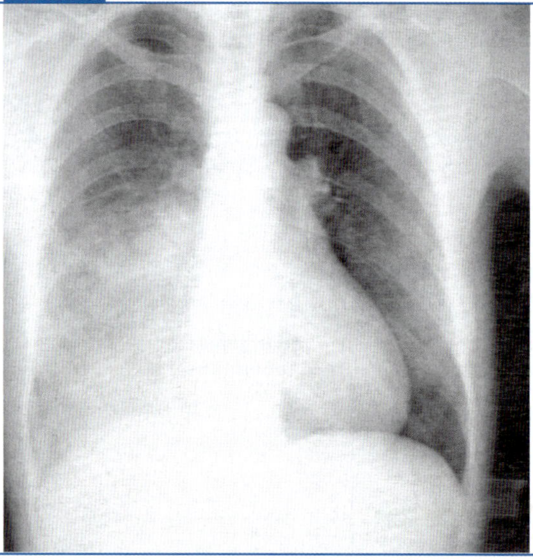

Breitflächige, diffuse Verschattung des rechten Mittel- und Unterlappens bei „Lobär"-Pneumonie.

A-4.4 Verkalkung nach Infektion

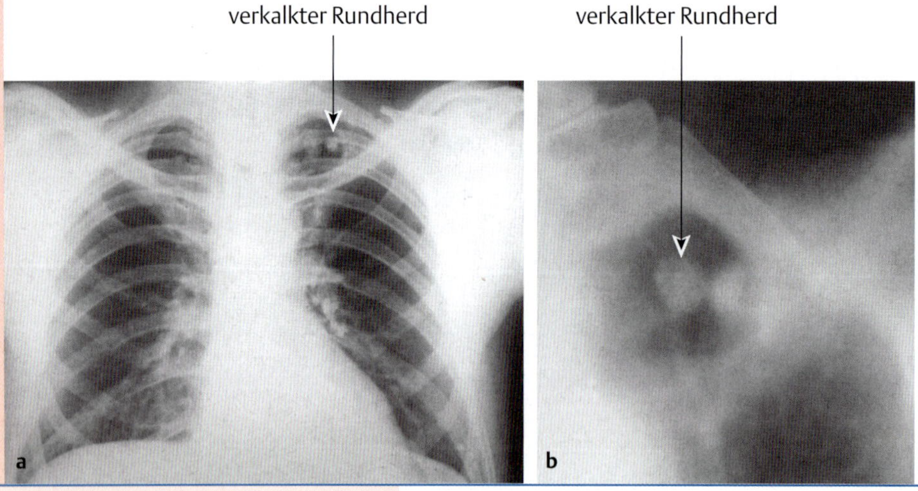

Röntgenaufnahme des Thorax von einem 46-jährigen Mann nach ausgeheilter Tuberkulose. In der linken Lungenspitze 2 ca. 1 cm große kalkdichte Rundschatten (**a**), im Tomogramm deutlich erkennbar (**b**).

4.3 Bildgebende Verfahren

Der Gewebeumbau, der im Verlauf einer Infektion erfolgt (Extravasation, Infiltration, Destruktion), lässt sich auch im Röntgenbild, CT bzw. Ultraschall erfassen (Abb. **A-4.3**). Die Lokalisation und die Art der Zeichnung geben Hinweise für die Ursache, und die Ausdehnung ist ein Maß für die Entwicklung der Erkrankung.
Auch Folgezustände, z. B. Verkalkungen als Zeichen einer abgelaufenen, chronischen Entzündung, lassen sich erkennen (Abb. **A-4.4**).

4.3 Bildgebende Verfahren

Röntgenbild, CT bzw. Ultraschall zeigen gelegentlich typische Veränderungen (Extravasation, Infiltration, Abb. **A-4.3**).

Auch Folgezustände, z. B. Verkalkungen, sind erkennbar (Abb. **A-4.4**).

4.4 Klinisch-chemische Merkmale

Eisenspiegel: Bei Infektionen ganz generell ist der Eisenspiegel (und auch der Kupferspiegel) im Serum erniedrigt, weil diese Elemente aus der Zirkulation in die Gewebsmakrophagen transportiert werden, um so unter anderem den Bakterien einen essenziellen Wachstumsfaktor vorzuenthalten. Eine Hyposiderinämie steigert die unspezifische Infektabwehr, während eine Eisenüberladung, z. B. nach Bluttransfusionen, zu einer Infektanfälligkeit führt. Der Normalwert liegt bei 4–30 µmol/l.

Akute-Phase-Proteine: Das C-reaktive Protein (**CRP**) ist das auffälligste der Akute-Phase-Proteine, neben Serumamyloid A, Haptoglobin, α-Antitrypsin, Fibrinogen, Coeruloplasmin sowie den Komplementfaktoren C3, C4 (Abb. **A-4.5**). Unter dem Einfluss hauptsächlich von IL-1 und IL-6, welche z. B. aus Makrophagen bei Kontakt mit Bakterien freigesetzt werden, kommt es inner-

4.4 Klinisch-chemische Merkmale

Der **Eisenspiegel** im Serum ist bei Infektionen meist erniedrigt (normal 4–30 µmol/l).

Die **Akute-Phase-Proteine**, vor allem das **CRP** (C-reaktives Protein), sind bei Infektionen erhöht (Abb. **A-4.5**). Die Serumspiegel von CRP reagieren empfindlicher als die Blutsenkungsgeschwindigkeit. Der **CRP-Normalwert** beträgt **0–5mg/l**.

A-4.5 Serumproteine während einer „akuten Phase“

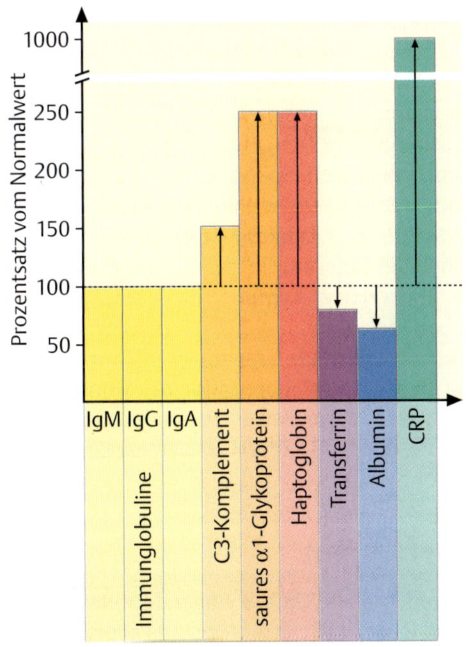

Unmittelbar nach einer Infektion, einem Trauma, einem Herzinfarkt, einem operativen Eingriff oder nach einem Marathonlauf ändert sich die Zusammensetzung der Serumproteine. Der Gehalt mancher Proteine, darunter vor allem das CRP (C-reaktives Protein), steigt rasch und sehr stark an, wogegen andere Werte, wie etwa Komplementfaktor C3, nur wenig erhöht sind.

A-4.6 Wertigkeit von CRP und BSG

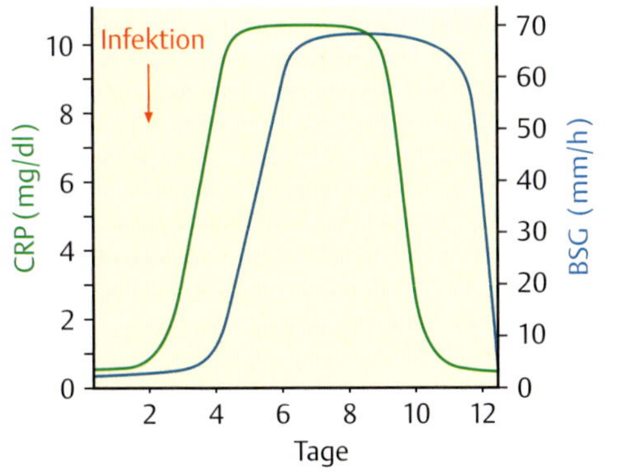

Der Serumgehalt an CRP (C-reaktives Protein) steigt innerhalb weniger Stunden nach dem Reiz an, abhängig vom Ausmaß der Schädigung. Nach dem Geschehen sinkt der Wert bald wieder ab. Dagegen erhöht sich die BSG (Blutsenkungsgeschwindigkeit) erst Tage später und fällt auch erst später wieder ab. Somit ergibt die Bestimmung von CRP ein aktuelleres Bild als die BSG.

A-4.5
A-4.6

halb von wenigen Stunden in den Leberzellen zu einer gesteigerten Synthese und Freisetzung von CRP, einem Protein, das definitionsgemäß mit dem C-Polysaccharid aus der Kapsel von Pneumokokken reagiert.
Darüber hinaus funktioniert es aber als generelles Opsonin und Stimulans für weitere Entzündungsmediatoren und verstärkt somit die unspezifische Infektabwehr. Wenige Stunden bis Tage nach dem Stimulus wird die Synthese von CRP wieder gedrosselt. Die quantitative Bestimmung erlaubt also eine zeitnahe Objektivierung von Entzündungsgeschehen.

Die Höhe der **CRP-Spiegel** verläuft parallel zum Ausmaß der Gewebsschäden und ist aussagekräftiger als z. B. die Blutsenkungsgeschwindigkeit (BSG, Abb. **A-4.6**).

Die Höhe der **CRP-Spiegel** verläuft parallel zum Ausmaß der Gewebsschäden. Eine Verlaufskontrolle der Spiegel gibt ein objektives Maß zur Bewertung von Therapieerfolgen; diese Messwerte sind somit aussagekräftiger als z. B. die Blutsenkungsgeschwindigkeit (BSG), die immer 2 Tage hinter dem CRP-Spiegel herhinkt (Abb. **A-4.6**).

CRP kann aber auch bei nicht infektiösen Prozessen erhöht sein (z. B. bei rheumatoider Arthritis, Morbus Still, Morbus Reiter, Morbus Crohn, Morbus Bechterew).

Auch bei manchen, nicht erregerbedingten Entzündungen steigt das CRP über den **Normalwert von < 5 mg/l** an, z. B. bei der rheumatoiden Arthritis (primär chronischen Polyarthritis), Morbus Still, Morbus Reiter, Morbus Crohn, Morbus Bechterew, während bei anderen, klinisch ähnlichen Bildern der CRP-Spiegel unauffällig bleibt, z. B. bei Lupus erythematodes, Sklerodermie, Colitis ulcerosa. Hier trägt also das CRP zur Differenzialdiagnose bei.

Da CRP auch bei nicht entzündlichen Ursachen (z. B. chirurgischen Eingriffen) produziert wird, ist sein Spiegel dann kein Maß für den Verlauf mehr.

Aber auch bei nicht entzündlichen Ursachen wird CRP produziert, z. B. bei Herzinfarkt mit Gewebsnekrosen und überhaupt nach chirurgischen Eingriffen, sodass dann die CRP-Spiegel leider kein Maß für den Infektionsverlauf mehr sind.

Prokalzitonin wird als Marker für akute bakterielle Infektionen angesehen (normal 0,1µg/l).

Prokalzitonin wird als Marker für akute bakterielle Infektionen propagiert. Innerhalb von 2–6 Stunden nach einem Reiz steigt der Serumwert von normal 0,1µg/l auf bis zu 20µg/l an.

Das **Differenzialblutbild** zeigt bei bakteriellen Infekten meist eine **Leukozytose** mit **Linksverschiebung**. Manche Infektionen, z. B. Typhus, gehen aber geradezu typischerweise mit einer **Leukopenie** einher.
In anderen Fällen kommt es zu einer Veränderung in der Zahl (z. B. **Lymphozytose** bei Keuchhusten) und dem Aussehen der Lymphozyten (z. B. Zellveränderungen bei Mononukleose). Bei HIV-Infektion gehen vor allem $CD4^+$-T-Lymphozyten zugrunde; die Relation zu den $CD8^+$-T-Lymphozyten verschiebt sich.

Differenzialblutbild: Gibt oft wichtige Hinweise. Eine **Leukozytose**, bestehend aus polymorphkernigen Granulozyten, evtl. noch charakterisiert durch eine Häufung von jugendlichen Granulozyten (**Linksverschiebung**), tritt wenige Stunden nach einem bakteriellen Reiz auf, zunächst durch rasche Mobilisierung dieser Zellen aus einer Reserve, sofern der Körper dazu überhaupt noch in der Lage ist. Bei alten Menschen und chronisch Kranken muss man mit einer Knochenmarkinsuffizienz rechnen; auch Neugeborene haben nur einen begrenzten Pool an bereitstellbaren Leukozyten. Später, d. h. nach Tagen, folgen dann auch neu gebildete Granulozyten. Manche Infektionen, z. B. Typhus, gehen aber geradezu typischerweise mit einer **Leukopenie** einher.
In anderen Fällen kommt es zu einer Veränderung in der Zahl und dem Aussehen der Lymphozyten. Absolute und relative **Lymphozytose** sind geradezu klassisch für Keuchhusten, auch bei vielen viralen Infektionen sind mononukleäre lymphozytäre Zellen stärker vermehrt als Granulozyten. Ganz charakteristische **Zellveränderungen** sieht man im peripheren Blut bei Mononukleose. Nach fortschreitender Infektion mit HIV kommt es zu einem Verlust der $CD4^+$- T-Lymphozyten. Die Relation zu den $CD8^+$-Zellen ist verschoben.

4.5 Histologische Verfahren

4.5 Histologische Verfahren

Infektionsfolgen in infizierten Organen können in **makroskopischen und mikroskopischen Untersuchungen von Organen bzw. Biopsien** erkannt werden.

- **Ödem:** Durch eine Schädigung der Kapillarwand wird die **Permeabilität** für eiweißreiche Flüssigkeit erhöht, Folge ist eine **Ödembildung** im Gewebe.

Die eingewanderten Infektionserreger und die darauf folgende entzündliche Reaktion (Inflammation) hinterlassen in den infizierten Organen typische Spuren, die in **makroskopischen und mikroskopischen Untersuchungen von Organen bzw. Biopsien** erkannt werden können:

- **Ödem:** Eine erste Gewebereaktion auf eine mikrobielle Noxe ist die **erhöhte Permeabilität der Kapillarwand**, sodass aus dem Blut verstärkt eiweißreiche Flüssigkeit ins Gewebe gelangt (Extravasation durch **Schrankenstörung**). Die verletzten Areale schwellen dadurch an und die ortsständigen Strukturen werden verdrängt – es bildet sich ein **Ödem**.

A-4.7 **Schema des entzündlichen Granuloms**

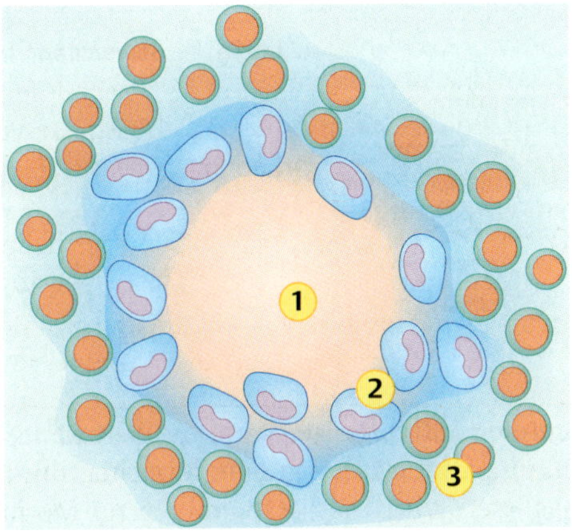

1 Zentrale Nekrose mit vollständiger Homogenisierung der zellulären Elemente (Verkäsung)
2 Rand mit epitheloiden Zellen, d. h. aktivierten Makrophagen, erkennbar an dem großen, gelappten Zellkern und dem großen, zartgefärbten Zytoplasma
3 Wall von kleinzelligen Lymphozyten mit rundem Kern und wenig Zytoplasmasaum. Meist T-Lymphozyten.

A-4.7

- **Eiter**, bestehend aus Granulozyten, die ins infizierte Gewebe eingewandert sind, aus Zelldetritus und eiweißreicher Lymphe, ist charakteristisch für eine akute, meist bakterielle Entzündung. Im Verlauf von Tagen und Wochen wird der Anteil von Makrophagen größer. Am Ende, wenn die Infektion schon fast überwunden ist, treten gehäuft eosinophile Granulozyten auf („eosinophile Morgenröte").
  Durch Bakterien und ihre Produkte können Konsistenz, Farbe und Geruch des Eiters beeinflusst werden, was der erfahrene Kliniker mit zur Diagnose heranzieht. Klassisch ist der blaugrüne Eiter, der nach Lindenblüten duftet, bei Infektionen mit Pseudomonas aeruginosa.
- **Granulome** entstehen bei länger anhaltenden Reizen; bei der Tuberkulose ist das Tuberkulom mit zentraler Verkäsung (wo schon das Gewebe homogenisiert ist) einem Rand mit epitheloiden Zellen, d. h. aktivierten Makrophagen und einem Wall von Lymphozyten (Abb. **A-4.7**) pathognomonisch.
- Gelegentlich sind einzelne Gewebszellen durch den Erreger in ganz charakteristischer Weise umgebaut, z. B. die Eulenaugenzellen bei Zytomegalie oder die Negri-Körperchen im Zytoplasma der Neurone bei Infektion mit Tollwutvirus.

- **Eiter:** Typisch für eine akute bakterielle Infektion ist die Bildung von Eiter, bestehend aus Granulozyten, Zelldetritus, lebenden und toten Bakterien und eiweißreicher Lymphe.
- **Granulome** mit Makrophagen als vorherrschender Zelle, umgeben von Lymphozyten (Abb. **A-4.7**) entstehen oft bei chronischen Entzündungsprozessen.
- Gelegentlich zeigen infizierte Einzelzellen charakteristische Veränderungen (z. B. Eulenaugenzellen bei Zytomegalie).

4.6 Mikrobiologische Diagnostik

4.6.1 Präanalytik

Probenentnahme

4.6 Mikrobiologische Diagnostik
4.6.1 Präanalytik
Probenentnahme

▶ **Merke:** Der Erfolg der labordiagnostischen Maßnahmen hängt entscheidend von der Qualität der eingesandten Untersuchungsprobe ab.

◀ Merke

Die Phase der Präanalytik hängt ab von Art und Herkunft des Materials, sachkundiger Gewinnung, Zeitpunkt der Entnahme, Menge, Sterilität, Lagerung, Transport, exakter Kennzeichnung (Begleitschein) sowie von Zusatzinformationen (z. B. Angabe über gewünschte Teste).
Die Proben können als Tupferabstriche, mittels direkter Materialentnahme oder mittels indirekter Materialentnahme durch Spülen gewonnen werden.

Die Probengewinnung erfolgt durch Abstrich, direkter Materialentnahme oder Spülen.

A-4.1 Wertigkeit von verschiedenen Abnahmetechniken von Material aus den Atemwegen zur Diagnostik von Infektionen (am Beispiel des Nachweises von Pneumocystis jiroveci)

Materialgewinnung	*Vorteil/Nachteil*	*Erfolg*	*Bewertung*
Trachealsekret	Vermischung von lokaler Flora der Trachea mit Mundflora	53 %	+
Bronchialspülung	nur Spülung, dabei Vermischung von lokaler Flora der Trachea mit Mundflora	53 %	+
bronchoalveoläre Lavage (BAL)	mechanische Blockade der Bronchien: Spülung distal davon	82 %	+++
transbronchiale Biopsie	Mundflora wird abgetrennt, stark belastend	83 %	+++

▶ Merke

▶ **Merke:** Bei einer Infektion der unteren Luftwege ist „Sputum" recht wenig aussagekräftig, da oft gar kein Sputum, also Sekret aus dem Bronchialtrakt, sondern Speichel (eben „Spucke") geliefert wird. Dies ist im mikroskopischen Bild leicht zu erkennen, da im Speichel allenfalls Plattenepithelzellen, im Sputum jedoch Eiterzellen und Zylinderepithelzellen zu finden sind. Vor allem beim Schwerkranken werden heute aufwendigere Abnahmemethoden eingesetzt, die entsprechend bessere Resultate erbringen (Tab. **A-4.1**).

Tupferabstriche

Steriles Aufnahmemedium auf einem Holz- oder Kunststoffstiel (Stieltupfer).

Es handelt sich um ein steriles Aufnahmemedium (in der Regel Watte, aber auch bürstenförmig geformte Kunststoffe, oder sich in einem Medium auflösende Biomaterialien, z. B. auf Gelatinebasis), das auf einen Holz- oder Kunststoffstiel aufgetragen ist (Stieltupfer).

Vorteil: einfache Handhabung, Zugang auch zu kleinen Körperhöhlen.

Vorteil: einfache Handhabung, Zugang auch zu kleinen Körperhöhlen (Gehörgang, Nase etc.).

Nachteil: kleine Menge, keine Quantifizierung der Keimflora.

Nachteil: kleine Menge an Untersuchungsmaterial, keine Quantifizierung der Keimflora.

Direkte Materialentnahme

Blut: Die Probenentnahme ist abhängig vom späteren Verwendungszweck:

- **Blutkultur:** 2 × 5–10 ml Venenblut bei Verdacht auf Bakteriämie oder Sepsis.
- **Serologie:** Zum Antikörper- bzw. Antigennachweis sterile Gewinnung ohne Zusätze.
- **PCR** (s. S. 39): Durch EDTA ungerinnbar gemachte Probe.

Blut: Die Entnahme von Blutproben unterscheidet sich abhängig von ihrem späteren Verwendungszweck:

- **Blutkultur:** 2 × 5–10 ml Venenblut zum aeroben und anaeroben Keimnachweis bei Verdacht auf Bakteriämie, Fungämie, Virämie oder Sepsis. Vorher muss die Haut sorgfältig desinfiziert werden, da sonst eine Kontamination mit residenter Flora erfolgt; dennoch bleibt eine Kontaminationsgefahr durch Keime in den Hautkrypten bestehen, z. B. durch Propionibakterien, die durch oberflächliche Desinfektion nicht beseitigt werden (S. 305 und S. 335).
- **Serologie:** Zum Nachweis von spezifischen Antikörpern bzw. Antigenen im Serum muss das Material **steril ohne jegliche Zusätze** gewonnen werden. Das geronnene Blut kann dann entweder sofort zentrifugiert werden, um das Serum vom Blutkuchen zu trennen oder als Vollblut ins Labor geschickt werden. Sollen mehrere Fragestellungen gleichzeitig geklärt werden, ist es empfehlenswert mit dem Labor Rücksprache zu halten über die erforderlichen **Volumina**.
  Da eine einmalige Feststellung der Antikörpermenge (Titer) oft nicht genügt, ist eine spätere Serumprobe nötig, um einen **Titerverlauf** zu sehen.
- **Polymerasekettenreaktion** (PCR, S. 39)**:** Zunächst muss das Blut durch **EDTA** ungerinnbar gemacht werden (Zitrat und Heparin sind wenig geeignet). Die hohe Empfindlichkeit der PCR erlaubt den Nachweis von nur wenigen Genomkopien, sodass bei einer minimalen exogenen Kontamination der Probe falsch positive Befunde entstehen.

▶ **Merke:** Proben, die für die PCR bestimmt sind, sollten daher ausschließlich dafür reserviert werden. Unmittelbar nach der Abnahme sollten sie verschlossen und bis zum Zeitpunkt der Untersuchung im Labor nicht mehr geöffnet werden!

◀ **Merke**

Urin: Die Gewinnung von Mittelstrahlurin ist oft fehlerhaft. Der Patient muss zuvor genau instruiert werden! Vor allem bei Frauen besteht die Möglichkeit der Kontamination mit Hautkeimen; deswegen müssen die Labien vor dem Auffangen des Urins mit Wasser und Seife gereinigt und gespreizt werden. Katheterurin nur, wenn der Blasenkatheter bereits wegen anderer Indikation liegt. Alleinige Katheterisierung der Blase nur zum Zwecke einer Uringewinnung ist nicht sinnvoll (Gefahr iatrogener Infektionen). Vgl. auch S. 616.

Urin: Mittelstrahl- oder Blasenurin nach suprapubischer Punktion.
Die Gewinnung von Mittelstrahlurin ist oft fehlerhaft. Vor allem bei Frauen besteht die Möglichkeit der Kontamination mit Hautkeimen.

Stuhl: pflaumengroße Probe mit handelsüblichem Entnahmesystem (Röhrchen mit Löffelchen) aus Toilette entnehmen, dabei Urinbeimengungen vermeiden.

Stuhl: Probe mit handelsüblichem System entnehmen.

Lungensekret: expektoriertes Sputum oder besser bronchoskopisch entnommenes Sekret, darüber hinaus transtracheales Aspirat oder Lungenpunktionsmaterial (S. 638 und Tab. **A-4.1**).

Lungensekret: Sputum oder bronchoskopisch entnommenes Sekret (Tab. **A-4.1**).

Eiter, Wundsekrete, Punktate, Exsudate, Transsudate, Liquor: flüssiges Material mit Spritze entnehmen.

Eiter, Wundsekret, Punktate, Exsudate, Transsudate, Liquor: mit Spritze entnehmen.

Duodenalsekret und Galle: flüssiges Material in sterilen Röhrchen auffangen.

Duodenalsekret, Galle: im sterilen Röhrchen auffangen.

Gewebe: Biopsiematerial in sterile Behältnisse **ohne Fixierlösung** geben.

Gewebe: Biopsiematerial in sterile Behältnisse geben.

Indirekte Materialentnahme

Spülung von Nasennebenhöhlen, Lunge (BAL = bronchoalveoläre Lavage).

Indirekte Materialentnahme

Spülung von Nasennebenhöhlen, Lunge (BAL).

Probentransport

Beim Probentransport muss einerseits gewährleistet sein, dass die Qualität des Materials nicht leidet; manche Erreger sind z. B. empfindlich gegen Temperatureinflüsse. Eine entscheidende Rolle spielt aber die Zeit; deswegen sollte der Transport ins Labor umgehend erfolgen. Daneben muss aber auch die Sicherheit gewährleistet sein. Die Probenbehälter und die Transportgefäße müssen bei möglichen Unfällen eine Freisetzung von potenziell pathogenen Keimen verhindern.
Bei Versand von infektiösen Untersuchungsmaterialien mit der Post gibt es bestimmte Regeln. Die Probengefäße müssen vor Bruch geschützt werden und die Sendung muss als menschliches Untersuchungsmaterial gekennzeichnet sein. (Abb. **A-4.8**). Der Transport von hochgefährlichen Krankheitserregern der Risikogruppen III und IV (s. S. 48), z. B. Tuberkuloseerreger oder Ebola-Viren per Post ist ausgeschlossen. Dafür stehen dann gesonderte Transportbehälter (Abb. **A-4.8**) für einen speziellen Gefahrguttransport zur Verfügung.

Probentransport

Beim Probentransport kommt es darauf an, dass die Qualität des Materials nicht leidet und dass die Sicherheit gewährleistet ist.

Die Probengefäße müssen bruchgeschützt und die Sendung muss als menschliches Untersuchungsmaterial gekennzeichnet sein. (Abb. **A-4.8**). Hochgefährliche Erreger dürfen nicht per Post transportiert werden.

Tupferabstriche

Tupferabstriche

▶ **Merke:** Tupferabstriche müssen immer in ein Transportmedium verbracht werden!

◀ **Merke**

Ausnahme ist eine unmittelbare Weiterbearbeitung, was in der Praxis jedoch nur sehr selten der Fall sein dürfte. Je nach Fragestellung können dabei Universaltransportmedien (zahlreiche handelsübliche Systeme), Medien für empfindliche Keime oder Spezialmedien für bestimmte Keime (z. B. zur Frage Gonokokken, Helicobacter pylori etc.) verwendet werden. Die Universalmedien sind so ausgelegt, dass bei Bedarf sowohl nach aeroben als auch nach anaeroben Erregern gesucht werden kann. In der Regel sind Transportmedien so zusammengesetzt, dass die eingebrachten Keime dort eine Zeitlang überleben können, wobei jedoch keine Vermehrung stattfindet.

Die Keime können darin eine Zeitlang überleben, ohne sich aber zu vermehren.

A-4.8

A-4.8 Verpackung und Versand von klinischem Untersuchungsmaterial

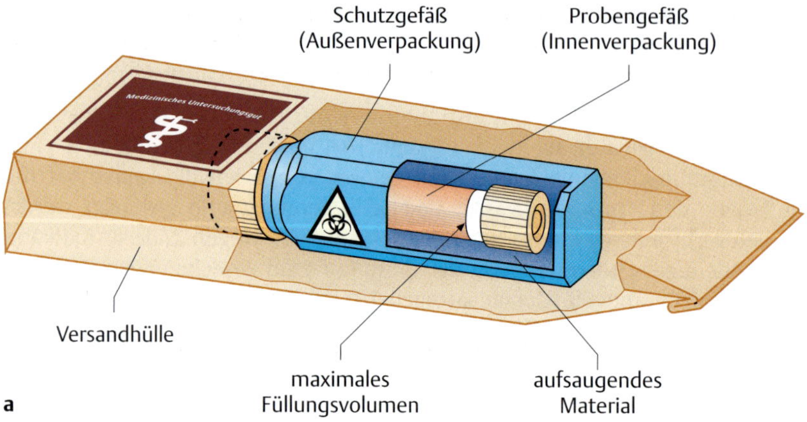

a

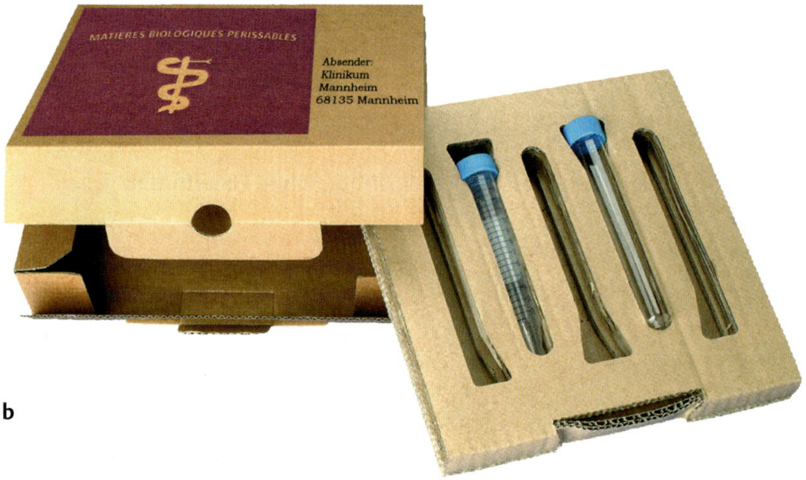

b

a Beim Postversand von potenziell infektiösem Material müssen genaue Vorschriften eingehalten werden, um Gefahr für das Transportpersonal auszuschließen. Die Probe muss in ein **Plastikgefäß** mit einem dichten **Schraubverschluss** aufgenommen werden. Dieses erste Gefäß muss dann in ein zweites, verschraubbares Übergefäß aus bruchsicherem Plastikmaterial verpackt werden, das zusätzlich noch ein Fliestuch enthält, welches ggf. ausgelaufene Flüssigkeit aufsaugen könnte.
b Die Versandhülle muss nicht nur mit Adresse und Absender versehen sein, sondern auch sichtbar das Logo mit dem Äskulapstab enthalten mit dem Hinweis auf „menschliches Untersuchungsgut", damit bei Beschädigung das eventuelle Risiko erkannt werden kann.

Blut

Blutkultur: Bei Sepsisverdacht wird die Blutprobe in zwei Kulturflaschen überführt. Eine wird belüftet, die andere anaerob bebrütet.

Blut

Blutkultur: Bei Verdacht auf Sepsis oder Bakteriämie bzw. Fungiämie muss die Blutprobe sofort in zweifacher Ausführung in ein Anreicherungsmedium (**Blutkulturflaschen**) überführt werden: eine Flasche wird belüftet und dient dem Nachweis von Aerobiern, die andere wird anaerob bebrütet.

▶ Merke

▶ Merke:
- Blutkulturen müssen mehrfach im Abstand von einigen Stunden angelegt werden.
- Wenn der Patient bereits mit Antibiotika behandelt war, können diese auch in der Blutkulturflasche weiter wirken und das Wachstum der Bakterien unterdrücken.

Um solche Fehlerquellen auszuschließen, werden Kunstharze und andere Stoffe dem Nährmedium zugegeben, womit zumindest einige Antibiotika absorbiert werden können. Andererseits können solche Zusätze das Wachstum von hochempfindlichen Keimen behindern. Die beimpften Flaschen sollten bis zum Transport ins Labor bei Zimmertemperatur gelagert werden.

Um Fehler durch eine Antibiotikavorbehandlung auszuschließen, werden Kunstharze zugegeben.

Lysisverfahren (Isolator-System): Dieses Verfahren umgeht elegant solche Probleme, indem das Blut durch Saponin lysiert wird, während die Zellwände von Bakterien und Pilzen dagegen resistent sind. Man kann dann nach Zentrifugieren die Erreger von Blutbestandteilen trennen und mikroskopisch sowie kulturell (sogar quantitativ) nachweisen. Da man dafür auch Spezialnährböden einsetzen kann, gelingt auf diese Weise sogar der Nachweis von Problemkeimen, z. B. Mykobakterien.
Blut zum **Virusnachweis** und für die **Serologie** sollte bei 4 °C gelagert werden.

Beim **Lysisverfahren** (Isolator-System) wird das Blut durch Saponin lysiert, während die Zellwände von Bakterien und Pilzen dagegen resistent sind.

Lagerungstemperatur für Blut zum **Virusnachweis** und für die **Serologie** ist 4 °C.

Urin

Urin wird häufig nicht transportiert, sondern an Ort und Stelle mit der **Eintauchmethode** untersucht. Dabei wird ein vorgefertigter, mit zwei festen Nährmedien beschichteter Objektträger (eine Seite Universalmedium, andere Seite Spezialmedium für gramnegative Bakterien bzw. Pilze) in den Urin eingetaucht und anschließend bebrütet. Ziel ist die Erfassung der Koloniezahl unter der Fragestellung Harnwegsinfekt (s. Abb. **I-1.2**, S. 618).
Koloniezahlen im Morgenurin unter 1000/ml sprechen eher für eine Kontamination (Keimspektrum der vorderen Harnröhre), Koloniezahlen von mehr als 100 000/ml und/oder der Nachweis unphysiologischer Keime für die Harnwegsinfektion.

Urin

Die Untersuchung erfolgt meist vor Ort mit der Eintauchmethode (beschichteter Objektträger). Damit ist eine grobe Quantifizierung möglich.

Stuhl

Je schneller der Stuhl im Labor ist, desto größer ist die Ausbeute bei der mikrobiologischen Diagnostik. Schon die durch die Abkühlung der Fäzes bedingte pH-Verschiebung, aber auch Harnbeimengungen und die ungehemmte Vermehrung der relativ unempfindlichen Normalflora während des Transportes behindern den Nachweis pathogener Keime, wie Salmonellen, Shigellen oder Yersinien, erheblich.

Stuhl

Die bunte Normalflora im Stuhl kann das Wachstum von pathogenen Erregern behindern.

Lungensekret

Sputum sollte erst nach Mundspülung gewonnen werden, um die Kontamination mit Mundflora zu reduzieren. Ggf. kann man die Produktion von Sputum durch Inhalation mit hyperosmolarer NaCl-Lösung induzieren.

Lungensekret

▶ **Merke:** Sputum wird nicht auf Anaerobier untersucht. Bei Verdacht auf Anaerobierinfektion muss deshalb bronchoskopisch entnommenes Sekret, transtracheales Aspirat, Lungenpunktionsmaterial oder bronchoalveoläre Lavage in speziellen Anaerobier-Transportsystemen verwendet werden.

◀ **Merke**

Liquor, Punktate, Exsudate, Transsudate

Hier ist besonders auf die Wahrung der Sterilität bei der Probenentnahme und Versendung zu achten.

Liquor, Punktate, Exsudate, Transsudate

Bei der Probenentnahme und dem Versand muss **Sterilität gewahrt** werden.

▶ **Merke:** Generell gilt für alle anderen direkt oder indirekt gewonnenen Untersuchungsproben: Spezielle Transportmedien sind angezeigt bei Verdacht auf Anaerobierinfektionen, Viren oder spezifische Infektionskrankheiten.

◀ **Merke**

Informationen an das Labor

Die Untersuchungsmaterialien müssen eindeutig gekennzeichnet und einem Untersuchungsauftrag unverwechselbar zugeordnet werden. Dieser sollte enthalten:

Informationen an das Labor

Die Proben sind mit einem detaillierten Untersuchungsauftrag zu versehen.

- eine klare Aufgabenstellung (Zielauftrag/Definitionsauftrag) oder eine Verdachtsdiagnose oder eine Schilderung der wichtigsten anamnestischen und klinischen Daten (Mitwirkungsauftrag/Indikationsauftrag).
- Angaben über eine bereits erfolgte Medikation, besonders bezüglich Antibiotika und Chemotherapeutika.
- Hinweise auf eventuelle Vorbefunde (auch negativer Art).
- Zeit der Probenentnahme.
- Art der Probenentnahme.

▶ Exkurs

▶ **Exkurs:** Einzelheiten der Probenentnahme, des Transportsystems und des Transportweges sollten prinzipiell für den Routinebetrieb und speziell bei besonderen Fragestellungen immer **vorher** mit dem mikrobiologischen Labor abgeklärt werden.

4.6.2 Analytik

Für die Möglichkeiten des Nachweises einer Infektionskrankheit s. Tab. **A-4.2**.

4.6.2 Analytik

Zur endgültigen Klärung einer Diagnose, speziell aber auch für eine gezielte Chemotherapie, ist eine mikrobiologische Untersuchung erforderlich (Tab. **A-4.2**).

A-4.2

A-4.2 Möglichkeiten zum Nachweis einer Infektionskrankheit

direkt	▪ Isolierung des Krankheitserregers mittels Anzucht aus geeignetem Untersuchungsmaterial ▪ mikroskopischer Nachweis nicht anzüchtbarer Organismen ▪ Nachweis von Erregerbestandteilen (d. h. erregerspezifischen Antigenen) ▪ Nachweis erregertypischer Toxine oder Enzyme ▪ Nachweis charakteristischer Genabschnitte, die entweder gruppenspezifisch oder stammspezifisch sein können
indirekt	▪ Nachweis erregerspezifischer Antikörper im Patientenserum ▪ zelluläre Empfindlichkeitsreaktionen („Hauttests“)

Die Treffsicherheit eines Nachweisverfahrens wird charakterisiert durch dessen **Sensitivität**, **Spezifität** und **Prädikativwert**.

Für jede diagnostische Methode, sei sie direkt oder indirekt, muss die Zuverlässigkeit hinterfragt werden. Die Treffsicherheit und damit der Wert einer Methode wird durch die Parameter **Sensitivität**, **Spezifität** und **Prädikativwert** charakterisiert.

Sensitivität: Gibt an, wie viele erkrankte Personen sicher mit dem Test erfasst werden.

Sensitivität: Die Sensitivität gibt an (in %), wie viele an einer Infektion erkrankten Personen mit dem Test sicher erfasst werden; sie berechnet sich nach der Formel:

$$\frac{\text{Zahl der im Test positiv erkannten Kranken} \times 100}{\text{Gesamtzahl aller Erkrankten}}$$

Die höchste Sensitivität liegt theoretisch bei 100 %.

Spezifität: Gibt an, wie viele gesunde Personen mit dem Test sicher als gesund erkannt werden.

Spezifität: Die Spezifität gibt an (in %), wie viele gesunde Personen mit dem Test sicher als gesund erkannt werden; sie berechnet sich nach der Formel:

$$\frac{\text{Zahl der im Test negativ Erkannten} \times 100}{\text{Gesamtzahl aller Negativen}}$$

Die höchste Spezifität liegt theoretisch bei 100 %.

Prädikativwert: Bezeichnet die Wahrscheinlichkeit, mit der ein positives Testergebnis für das Vorliegen einer Infektion spricht.

Prädikativwert: Der Prädikativwert bezeichnet die Wahrscheinlichkeit, mit der ein positives Testergebnis für das Vorliegen einer Infektion spricht (**positiver Prädikativwert**) bzw. die Wahrscheinlichkeit, mit der ein negativer Testausfall eine Infektion sicher ausschließt (**negativer Prädikativwert**).

Untersuchungsmethoden, bei denen sowohl Sensitivität als auch Spezifität 100% aufweisen, existieren nur theoretisch. In der Praxis geht eine hohe Sensitivität immer zu Lasten der Spezifität und umgekehrt. Die Differenzen sind heute bei sehr vielen Testverfahren sehr gering und nähern sich sehr stark der Ideallinie von 100%. Der Prädikativwert ist abhängig von der Häufigkeit der zu diagnostizierenden Erkrankung. Gibt es nur wenige Krankheitsfälle (geringe Prävalenz), so wird der Prädikativwert trotz hoher Sensitivität und Spezifität eines Untersuchungsverfahrens gering (sog. Bayes-Theorem).

Mikroskopie

Bakterien sind im Lichtmikroskop bei 1000facher Vergrößerung gerade noch sichtbar. Hierbei wird eine 100fache Vergrößerung am Objektiv (Linse, die dem Objekt zugewandt ist) durch eine 10fache Vergrößerung am Okular (Linse, durch die eingesehen wird) verstärkt. Wichtig ist eine zusätzliche Bündelung des Lichtes im Bereich des Objektivs. Zu diesem Zweck wird der Luftraum zwischen Objekt und Linse durch ein spezielles Öl (Immersionsöl), ersetzt, das die Lichtbrechung verändert. Pilze und Protozoen sind sehr viel größer und können bereits bei 40facher und kleinerer Objektivvergrößerung sichtbar gemacht werden (40er Objektiv × 10facher Okular), wobei hierzu die Verwendung von Immersionsöl nicht erforderlich ist.
Im Lichtmikroskop können Bakterien, Pilze und Protozoen im lebenden oder toten Zustand besehen werden. Zu unterscheiden sind **Nativ**- (in der Regel ungefärbte mit lebenden Keimen) und **fixierte** (gefärbte mit abgetöteten Keimen) **Präparate**.

Mikroskopie

Im Lichtmikroskop sind Bakterien bei 1000facher Vergrößerung gerade noch sichtbar. Die Auflösung wird durch Immersionsöl verbessert. Pilze und Protozoen sind bereits bei 400facher Vergrößerung gut erkennbar.

Nativpräparate

Nativpräparate („wet mount“) dienen der Betrachtung lebender Mikroorganismen, oftmals zur Fragestellung der aktiven Beweglichkeit. Solche Präparate sind in der Regel ungefärbt (Ausnahme: seltene Vitalfärbungen) und deshalb kontrastarm. Zur Darstellung von Kryptokokken werden Tuschepartikel (nicht Tinte) zugegeben. Die großen, kapseltragenden Pilze verdrängen die Tuschepartikel und sind somit als große, helle Löcher in der Tusche zu sehen (Abb. **A-4.9**). Die Dunkelfeldmikroskopie erleichtert das Auffinden von beweglichen Bakterien, wie z. B. **Treponema pallidum**.

Nativpräparate

Ungefärbte Präparate dienen der Betrachtung lebender Mikroorganismen. Zur Darstellung von Kryptokokken werden Tuschepartikel zugegeben (Abb. **A-4.9**).

A-4.9 Liquor mit Kryptokokken und Leukozyten im Nativpräparat plus Tusche (40er-Objektiv)

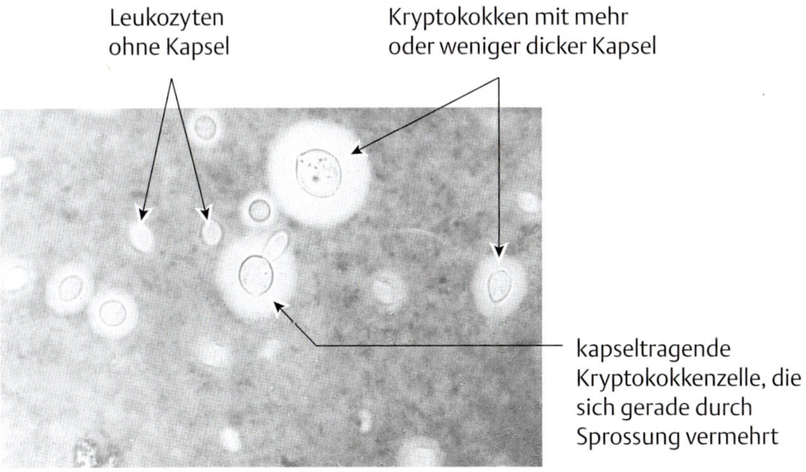

Die winzigen Tuschepartikel sind gleichmäßig suspendiert und absorbieren das durchtretende Licht, sodass der Hintergrund dunkel erscheint. Da, wo Leukozyten bzw. Kryptokokken die Tuschepartikel verdrängen, kann vermehrt Licht durchtreten. Der Durchmesser der hellen Zonen variiert je nach Dicke der Kapsel der Pilze; die Leukozyten in dem entzündeten Liquor sind dort zu vermuten, wo in einem hellen Fleck keine Kapsel sichtbar ist. Außerdem erkennt man eine Zelle, die sich gerade durch Sprossung vermehrt, was eben ein wichtiges Merkmal für „Sprosspilze“ ist

A-4.9

Gefärbte Präparate

Erst nach Lufttrocknung werden die Objektträger **hitzefixiert**.

Gefärbte Präparate

Die zumeist flüssigen Proben müssen auf dem Objektträger zunächst in der Luft trocknen. Danach werden die Träger dreimal durch die leuchtende Flamme des Bunsenbrenners gezogen, um somit die Materialien zu **fixieren**. Dies bedeutet, dass die Mikroorganismen inaktiviert werden und dass gleichzeitig das Material mit der Oberfläche des Trägers verklebt und darauf festhaftet (gewisse Strukturveränderungen werden in Kauf genommen).

▶ Merke

▶ **Merke:** Mykobakterien sind nicht leicht durch Hitze zu inaktivieren. Also Vorsicht auch mit fixierten Objektträgern!

Zum Nachweis von Parasiten im Stuhl und Blut werden andere Verfahren der Fixierung verwendet.
Die fixierten Objektträger werden gefärbt, wobei für bestimmte Zwecke **spezielle Färbemethoden** eingesetzt werden:

Methylenblaufärbung ist schnell und zeigt die Formen der Bakterien deutlich (Abb. **A-4.10**).

Methylenblaufärbung: monochrome Färbung, die eine rasche, orientierende Information bringt. Dabei können vor allem die Formen der Körperzellen und der Mikroben beurteilt werden (Abb. **A-4.10**).

Fuchsin färbt zarte Bakterienstrukturen deutlich an (Abb. **A-4.11**).

Fuchsinfärbung: monochrome Färbung, wobei manch zartes Bakterium, z. B. Campylobacter und Borrelien, besser zur Darstellung gelangt (Abb. **A-4.11**).

A-4.10

A-4.10 Methylenblau (Meningokokken)

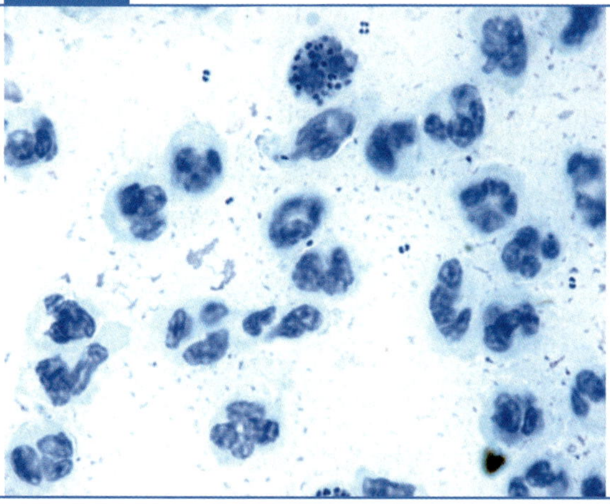

Die monochrome Färbung mit einem Farbstoff, in diesem Fall mit Methylenblau, lässt alle proteinhaltigen Strukturen blau erscheinen.

A-4.11

A-4.11 Fuchsinfärbung (Zellkultur)

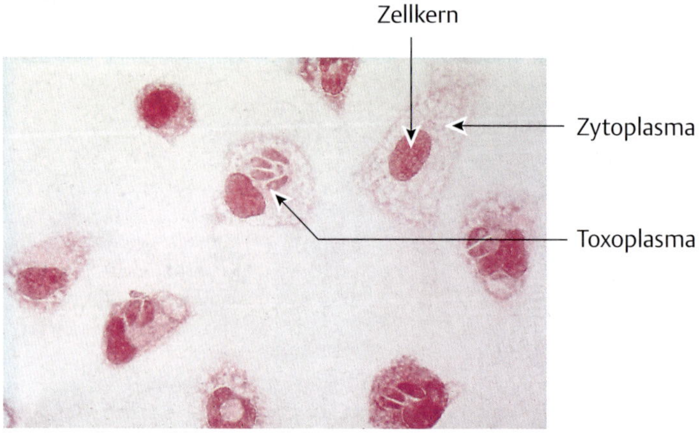

Die monochrome Färbung, diesmal mit Fuchsin, färbt **alle** proteinhaltigen Strukturen rötlich. Man erkennt in der infizierten Zellkultur die Mausperitonealmakrophagen mit ihrem großen, zart angefärbten Zytoplasma und einem ganz intensiv gefärbten Zellkern. Die intrazellulären **Toxoplasmen** sind ebenfalls stark gefärbt und heben sich deutlich vom Zytoplasma ab. Manche der Toxoplasmen haben sich verdoppelt und manche schon vervierfacht.

A-4.12 Gramfärbung

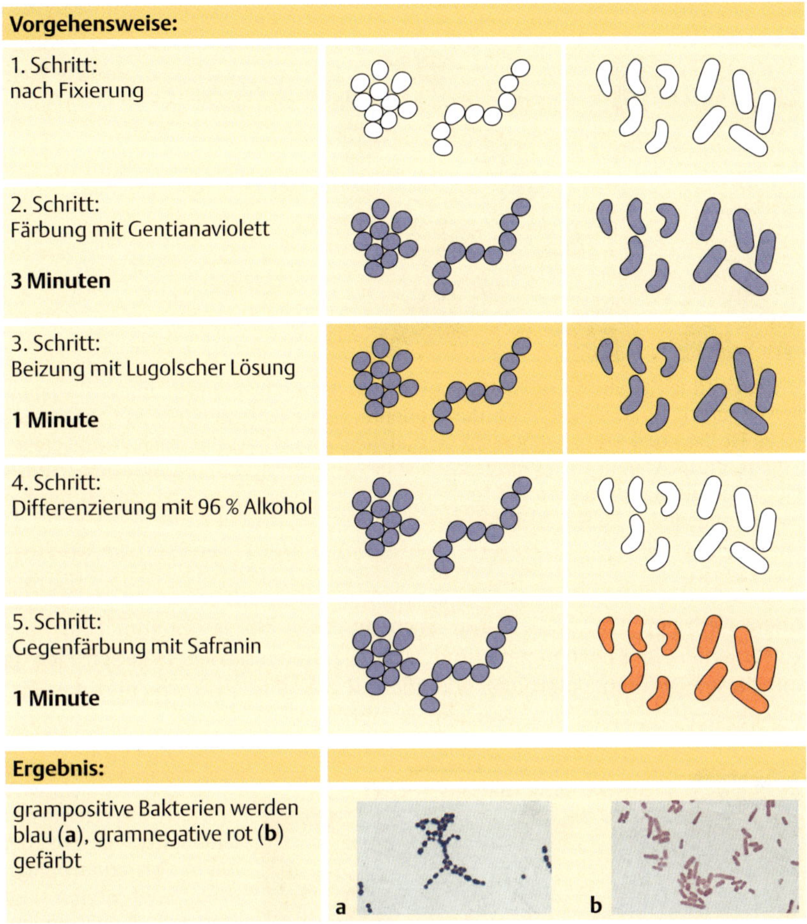

A-4.12

Gramfärbung: Diese geläufige Routinefärbung erlaubt durch Verwendung mehrerer Farbstoffe und Differenzierungsschritte eine Trennung der Bakterien in zwei große Gruppen, nämlich die **grampositiven** (**blau**) und die **gramnegativen** (**rot**) Bakterien. Gefärbt wird der Zellleib; entscheidend für das Halten der Farbe bei der Differenzierung mit Alkohol ist die Zellwandstruktur (siehe hierzu S. 271). Zusätzlich kann man noch die Bakterienform (Kokken, Stäbchen, Spiralen) erkennen. L-Formen, ebenso wie Mykoplasmen und einige andere Bakterien, bleiben jedoch ungefärbt (Abb. **A-4.12**).

Die **Gramfärbung** färbt **grampositive Bakterien blau** und **gramnegative Bakterien rot** (Abb. **A-4.12**).

Neisserfärbung: Differenzialfärbung von metachromatischen „Polkörperchen" (dunkelbraun) und dem Zellleib (gelb) von **C. diphtheriae**.

In der **Neisserfärbung** zeigt **Corynebacterium diphtheriae** deutliche Polkörperchen.

Ziehl-Neelsen-Färbung: Da **Mykobakterien** in ihrer Zellwand Wachse enthalten, bleiben diese Bakterien in wässrigen Farbstofflösungen ungefärbt und entgehen somit der Darstellung in konventionellen Färbemethoden. Robert Koch hat gezeigt, dass die Wachsschicht bei Erwärmung durchlässig wird und diese Bakterien dann Farbstoff, z. B. Phenolfuchsin, aufnehmen, den sie dann auch nicht wieder durch Diffusion abgeben. Da sogar die Behandlung mit Salzsäure/Acetonlösung nicht dekolorisieren kann (Abb. **A-4.13**), gelten diese roten Mykobakterien als **„säurefest"**. Da aber alle Mykobakterien säurefest sind, kann man nicht nur spezifisch die pathogenen Tuberkelbakterien sehen.
Auch manche andere Bakterienarten, z. B. Nocardien, erscheinen zumindest partiell säurefest.

Bei der **Ziehl-Neelsen-Färbung** wird unter Hitze der rote Farbstoff Phenolfuchsin durch die wachshaltige Wand in die Bakterienzelle gebracht. Später schützt die Wand selbst vor aggressiven Entfärbungsmitteln, vor Salzsäure; sie bleibt rot gefärbt (Abb. **A-4.13**) und ist **säurefest** (z. B. Mykobakterien).

A-4.13

A-4.13 Ziehl-Neelsen-Färbung

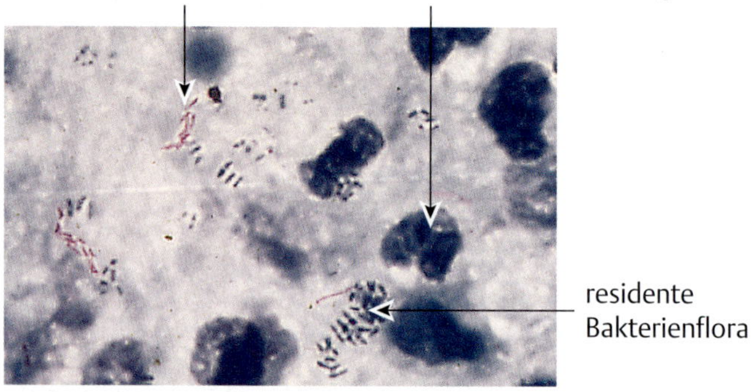

In dem eitrigen Sputum sind die blau gefärbten Entzündungszellen an dem gelappten Kern deutlich zu erkennen. Auch die residente, bunte Bakterienflora der oberen Luftwege ist blau gefärbt, obwohl nach dem ersten Färbeschritt mit Phenolfuchsin alle Strukturen rot waren. Die „säurefesten" Stäbchen von **Mycobacterium tuberculosis**, die trotz Entfärbung mit starker Säure den aufgenommenen roten Farbstoff nicht wieder abgegeben haben, bleiben rot.

Die **Giemsafärbung** wird zum Nachweis einiger Parasiten verwendet (Abb. **A-4.14**).

Giemsafärbung: Plasmodien und Trypanosomen im peripheren Blut sowie Leishmanien in Knochenmark und Lymphknotenausstrichen lassen sich gut mit dieser Differenzialfärbung erkennen, wobei die Kerne rot und das Zytoplasma der Protozoen blau erscheinen (Abb. **A-4.14**).

A-4.14

A-4.14 Giemsafärbung (Blutausstrich)

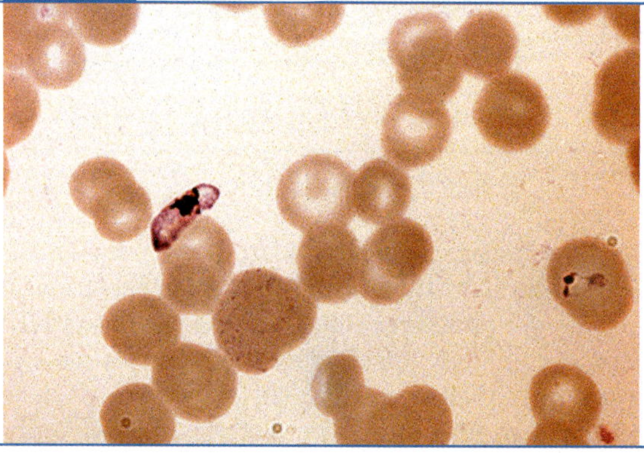

Blutausstrich eines Patienten mit **Malaria tropica**. In einem Erythrozyten sieht man eine doppelkernige **Ringform.** Außerdem ist ein **Gametozyt** zwischen den Erythrozyten zu erkennen.

Grocott-Gomori-Färbung: Pilzelemente erscheinen durch Silbersalze schwarz (Abb. **A-4.15**).

Grocott-Gomori-Färbung: Pilzelemente im Gewebe lassen sich mit den Silbersalzen schwarz anfärben (Abb. **A-4.15**).

A-4.15

A-4.15 Grocott-Gomori-Färbung (Nierenschnitt)

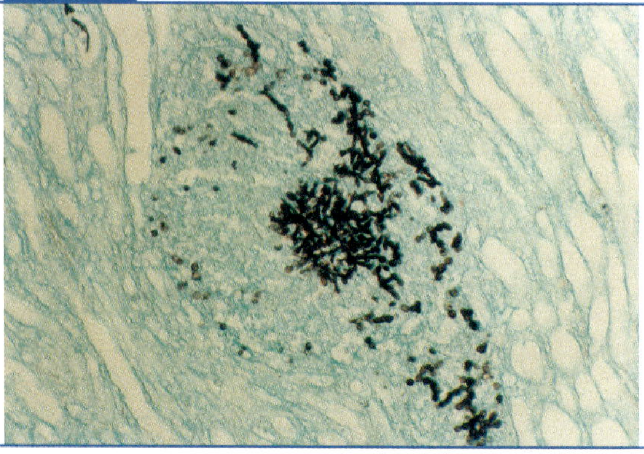

In diesem Gewebsschnitt durch eine Niere sieht man im Bereich des Glomerulums eine nestförmige Ansammlung von Pilzelementen **(Candida albicans)**, die mit Silber schwarz imprägniert sind.

Warton-Starr-Färbung: Durch Silberimprägnierung lassen sich auch Bakterien, z. B. Helicobacter pylori auf der Magenschleimhaut, und andere Bakterien, z. B. Nocardien, im Gewebe nachweisen.

Warton-Starr-Färbung: Silberimprägnierung von Bakterien.

Immunfluoreszenz: Wenn eine Kultur der Erreger nicht möglich ist (speziell bei Viren) und wenn ein Nachweis schnell erfolgen soll, besteht die Möglichkeit, die Erreger aufgrund ihrer charakteristischen Antigenstruktur zu entdecken. Spezifische Antikörper können an die jeweiligen Antigene binden, sodass man den Erreger damit aufspürt (Immunfluoreszenztest, Abb. **A-4.16**). Diese Bindung wird entweder dadurch im Fluoreszenzmikroskop sichtbar gemacht (Abb. **A-4.17**), dass der spezifische Antikörper **direkt** mit Fluoreszein markiert ist oder dass in einem zweiten Schritt (Sandwich-Technik) ein gegen diesen Antikörper gerichteter fluoreszierender Antikörper das Antigen anzeigt (**indirekt**).
Der Immunfluoreszenztest (**IFT**) wird vorwiegend zur Darstellung von **Antigenen** verwendet, die mit Zellen des Patienten assoziiert sind. Erkennt der spezifische Antikörper nur ein Epitop auf dem Erreger, wie dies bei einem monoklonalen Antikörper der Fall ist, besteht das Risiko, dass bei einer Mutation in diesem Antigenbereich der Erreger nicht erfasst wird; deswegen ist ein Cocktail von verschiedenen monoklonalen Antikörpern oder ein polyklonaler Antikörper besser.
Die Erkennung und Interpretation der Fluoreszenz verlangt viel Erfahrung, sodass solche Ergebnisse kritisch gewertet werden müssen. Auch zum Nachweis von Autoimmunkrankheiten wird dieses Verfahren oft eingesetzt.

Immunfluoreszenz: Fluoreszenzmarkierte Antikörper reagieren spezifisch mit entsprechenden Antigenen. Im Fluoreszenzmikroskop sieht man diese Bindung als leuchtende Stellen (Abb. **A-4.17**). Das Prinzip des Immunfluoreszenztests (**IFT**) zeigt Abb. **A-4.16**.

Wenn die Erreger selbst nicht zu entdecken sind, kann man aber wegen **charakteristischer Veränderungen an den Wirtszellen bzw. an der Gewebsreaktion** die Anwesenheit von Krankheitserregern vermuten. Typisch sind die Eulenaugenzellen im Urin, in Lunge, Nieren oder Darmgewebe bei Infektion mit

Charakteristische Veränderungen an Einzelzellen oder am Gewebe geben Hinweise auf spezifische Erreger (Eulenaugenzellen bei Zytomegalie, Negri-Körperchen bei Tollwut, zentrale Verkäsung bei Tbc).

A-4.16 Prinzip des Immunfluoreszenztests (IFT) zum Antigen-Nachweis

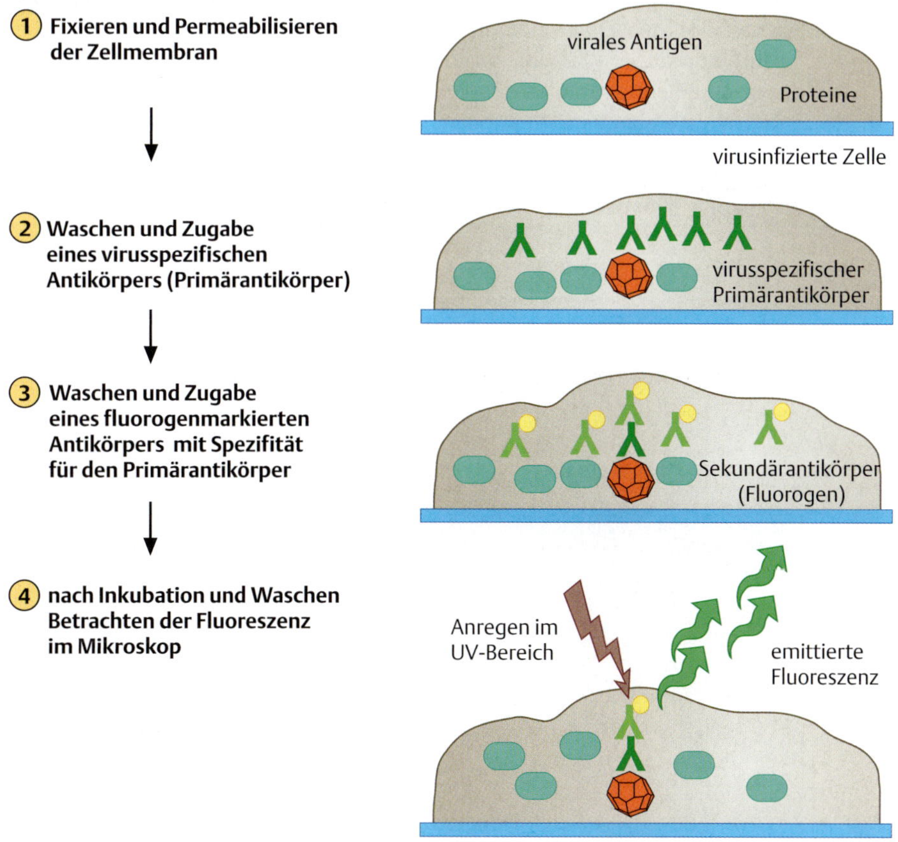

Die infizierten Zellen werden mit Alkohol fixiert (1), gewaschen und mit einem virusspezifischen Primärantikörper inkubiert (2). Nach erneutem Waschen wird ein zweiter Antikörper dazugegeben, der mit einem fluoreszierenden Farbstoff gekoppelt ist und spezifisch für die schwere Kette des Primärantikörpers ist (3). Nach dem Waschen wird die Probe unter dem Fluoreszenzmikroskop betrachtet: virusinfizierte Zellen leuchten nach UV-Anregung auf (4).

A-4.17 Immunfluoreszenz

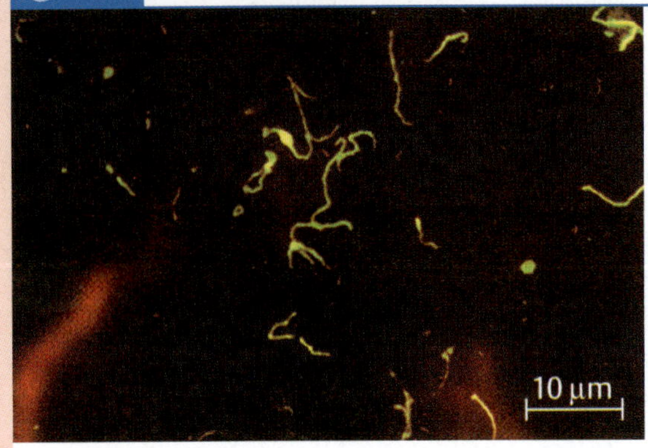

a Bläscheninhalt von der Haut: In dem Punktat einer Hautpustel von einem Patienten mit **Lues** Stadium II können mithilfe fluoreszeinmarkierter polyklonaler Antikörper Bakterien der Art **Treponema pallidum** nachgewiesen werden. Unter dem Fluoreszenzmikroskop leuchten die schraubenförmigen, langen Bakterien grüngelblich auf.

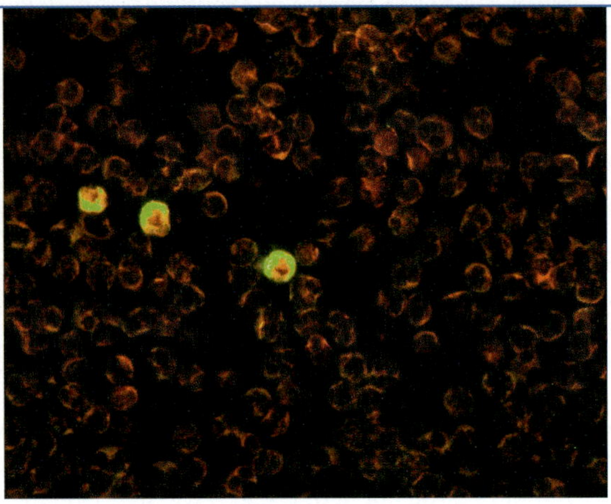

b Zytomegalievirus in Granulozyten im peripheren Blut.

Zytomegalie oder die Negri-Körperchen bei Infektion der Neuronen mit Tollwutvirus. Aufgrund von „spezifischen" granulomatösen Reaktionen mit zentraler Verkäsung, umgeben von epitheloiden Zellen (aktivierten Makrophagen), gegebenenfalls auch mehrkerniger Riesenzellen und einem Wall von Lymphozyten kann die Pathologie den Verdacht auf eine Tuberkulose äußern (s. Abb. **A-4.7**, S. 19).

Elektronenmikroskopie

Submikroskopische Erreger, z. B. **Viren**, können im Elektronenmikroskop erkannt werden (Abb. **A-4.18**).

Elektronenmikroskopie

Für den Nachweis der submikroskopisch kleinen **Viren** wird in manchen Speziallabors die Elektronenmikroskopie eingesetzt (Abb. **A-4.18**). Mit spezifischen Antikörpern lassen sich Viren fangen und anreichern, sodass mithilfe der Immunelektronenmikroskopie z. B. geringe Mengen an Viren im Stuhl bei Enteritis gefunden werden können.

A-4.18

A-4.18 Viren im elektronenmikroskopischen Bild (EM-Bild)

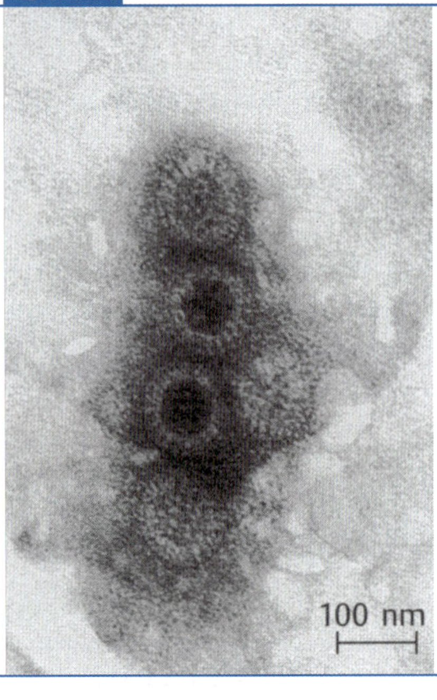

Aus dem Kot eines 1-jährigen Kindes konnten durch Ultrazentrifugation **Rotaviren** angereichert werden, die dann mit dem Elektronenmikroskop dargestellt werden.

Kultur und Differenzierung von Erregern

Die Koch-Postulate (S. 3) fordern für den exakten Beweis einer kausalen Verknüpfung zwischen Krankheit und Erreger eine Anzüchtung. Erst dies bringt also den unumstößlichen Befund.

Kultur und Differenzierung von Erregern

Erst der kulturelle Nachweis des Erregers ist der endgültige Beweis der Erkrankungsursache.

Nachweis der Infektiosität von Viren

Der Nachweis der Infektiosität nutzt die biologischen Eigenschaften eines Virus, seine Wirtszellen auch in vitro infizieren zu können. Da manche Viren aufgrund ihres Bauprinzips sehr fragil sind, stellt dieses Nachweisverfahren sehr hohe Ansprüche an die Qualität des Untersuchungsmaterials.

Die Diagnose einer akuten Virusinfektion über den **direkten Nachweis des infektiösen Agens** ist nur bei möglichst frühzeitiger Abnahme der Probe nach Beginn der klinischen Symptomatik möglich, da infektiöses Virus in der Regel innerhalb weniger Tage nach Beginn der Erkrankung vom Wirt eliminiert wird.

Der Versuch der Virusanzucht kann prinzipiell aus allen **Körpersekreten** und **Flüssigkeiten** des Patienten unternommen werden. In der Regel wird dazu eine geringe Menge des Untersuchungsmaterials unter sterilen Bedingungen auf Einschichtrasen von Zellen verschiedener Herkunft gegeben. Zur Adsorption des Virus wird von den Zellen das Kulturmedium entfernt und gerade so viel Probenmenge auf die Zellen gegeben, dass sie nicht austrocknen. Nach einer Stunde ist die Majorität aller eventuell vorhandenen Viruspartikel an seinen Rezeptor gebunden. Nach einmaligem vorsichtigem Waschen der Kultur wird wieder Kulturmedium aufgefüllt, und die Zellen werden in den nächsten Tagen mindestens alle 24 Stunden auf die Entwicklung eines **zytopathogenen Effekts** (CPE, s. u.) hin überprüft. Da bei unbekanntem Erreger der zur Anzucht geeignete Zelltyp nicht bestimmt werden kann und nicht alle Viren auf nur einem Typ von Zellrasen anwachsen, wird die Probe auf eine Serie verschiedener Zellen verimpft. Natürlich werden auch Zellrasen zur Kontrolle ausschließlich mit sterilem Kulturmedium scheininfiziert bzw. mit einem Laborstamm des unter Verdacht stehenden Virus inokuliert.

Bei manchen Viren gibt der sich entwickelnde zytopathogene Effekt (CPE) erste Hinweise auf das im Inokulat enthaltene Virus. So zeigen große Synzytien mit vielen Zellkernen ein Virus mit fusogenen Eigenschaften an. Trotz solcher Eingrenzungsmöglichkeiten muss zur exakten Identifikation des Virus eine **Typisierung mit Hilfe von spezifischen Antikörpern** vorgenommen werden. Dabei haben sich solche Antikörper besonders gut bewährt, die die Infektiosität des Virus neutralisieren können, da sie meistens eine typspezifische Determinante auf dem Virus erkennen. Dazu wird das angezüchtete Virusmaterial seriell verdünnt und mit einem Satz neutralisierender Antikörper inkubiert. Nach einer Stunde wird das Inokulat auf einen Zellrasen plattiert und die Entwicklung eines CPE überprüft. Diejenige Antikörperpräparation, die einen CPE verhindert, definiert den Serotyp des Virusisolats.

Aus der beschriebenen Vorgehensweise ist ersichtlich, dass die Isolation und Typisierung eines Virus sehr **arbeitsaufwendig** sind und **keinesfalls als ein schnelles Verfahren** gelten können. In Extremfällen, bei sehr langsam wachsenden Viren wie dem Zytomegalievirus können bis zur Identifikation Wochen vergehen. Daher sind Anzuchtversuche keine Maßnahme der schnellen Akutdiagnostik, sondern dienen eher der Bestätigung eines Verdachts oder eines anderen Testsystems. Von allergrößter Bedeutung ist die exakte Identifikation bestimmter viraler Serotypen für die Epidemiologie des betreffenden Erregers.

Nachweis der Infektiosität von Viren

Der Nachweis der Infektiosität nutzt die biologischen Eigenschaften eines Virus, seine Wirtszellen aus in vitro infizieren zu können.

Der **direkte Nachweis des infektiösen Agens** ist nur bei möglichst frühzeitiger Probenentnahme möglich.

Zur Anzucht eines Virus wird eine geringe Menge des Untersuchungsmaterials unter sterilen Bedingungen auf Einschichtrasen von Zellen verschiedener Herkunft gegeben, und die Zellen werden in den nächsten Tagen mindestens alle 24 Stunden auf die Entwicklung eines zytopathogenen Effekts hin überprüft.

Zur exakten Identifikation des angezüchteten Virus wird eine **Typisierung mithilfe von spezifischen Antikörpern** vorgenommen werden. Nach Aussaat des Inokulats auf einen Zellrasen wird die Entwicklung eines zytopathogenen Effekts (CPS) überprüft. Diejenige Antikörperpräparation, die einen CPE verhindert, definiert den Serotyp des Virusisolats.

Aus der beschriebenen Vorgehensweise ist ersichtlich, dass die Isolation und Typisierung eines Virus sehr **arbeitsaufwendig** sind und **keinesfalls als ein schnelles Verfahren** gelten können.

▶ **Merke:** Virale Serotypen sind über ihre Neutralisierbarkeit durch homotypische Antikörperpräparate definiert.

◀ **Merke**

Kultur von Bakterien und Pilzen

Ansprüche an das Nährmedium: Da das Genom der Bakterien klein ist, müssen neben den Grundstoffen wie Wasser und Elektrolyte auch komplexe Faktoren aus der chemischen Gruppe der Kohlenhydrate, Lipide, Proteine und Vitamine vorhanden sein, um ein Überleben zu gewährleisten. Einzelne Bakterien sind

Kultur von Bakterien und Pilzen

Ansprüche an das Nährmedium: Die meisten Bakterien geben sich mit einem komplexen Gemisch von anorganischen und organischen Stoffen zufrieden **(Uni-**

versalnährmedien). Nicht jeder Nährboden ist für jedes Bakterium geeignet. Daher gibt es **Spezialnährböden** für einzelne Erreger, ferner **Elektivnährmedien**, die bestimmte Keime fördern, oder **Selektivnährmedien**, die unerwünschte Keime unterdrücken.

so anspruchsvoll, dass es bis heute nicht gelungen ist, sie auf künstlichen Nährböden zu züchten, z. B. Tropheryma whippelii. Üblicherweise wird zur Anzucht ein Set von unterschiedlichen **Universalnährmedien** verwendet, wobei die Erfahrung zeigt, dass dem Gros der medizinisch relevanten Erreger diese Angebote genügen. Daneben müssen aber auch **Spezialnährböden** für einzelne Erreger bereitgehalten werden. Manchmal ist es wichtig, in **Elektivnährmedien** das Wachstum einzelner Erreger zu fördern bzw. in **Selektivnährmedien** das anderer zu unterdrücken. Außerdem werden chemische Inhibitoren, pH-Wert-Unterschiede, bestimmte Salzkonzentrationen oder Antibiotikazusätze verwendet, um einzelnen Bakterien Vorteile zu verschaffen. Endo-Agar bzw. Mc-Conkey-Agar verhindern durch Zugabe von bestimmten Farbstoffen und Gallensalzen das Wachstum grampositiver Bakterien.

Temperaturoptimum: Die meisten pathogenen Bakterien haben ein **Wachstumsoptimum bei 37 °C**, daher wirkt Fieber hemmend auf ihre Vermehrung.

Temperaturoptimum: Die meisten pathogenen Keime haben ihr **Wachstumsoptimum um 37 °C**. Höhere Temperaturen hemmen das Wachstum vieler Erreger, was die Wirkung von Fieber erklärt. Ein vermindertes Wachstum zeigen manche Bakterien bei niedrigeren Temperaturen, wobei einige, z. B. Yersinien und Listerien, sich sogar noch bei 4 °C vermehren. Dies wird als Selektivvorteil bei der **Kälteanreicherung** genutzt.

pH-Wert: Die meisten Bakterien bevorzugen einen neutralen pH-Wert. Stark saure Verhältnisse sind für pathogene Bakterien tödlich. Der Säuremantel der Haut und das physiologischerweise saure Milieu der Scheide stellen Barrieren für pathogene Erreger dar.

pH-Wert: Die meisten Bakterien bevorzugen einen **neutralen pH-Wert**. Stark saure Verhältnisse, d. h. pH-Werte < 4,5, sind für pathogene Bakterien tödlich. Dies ist auch der Grund, warum der Magen normalerweise keimarm ist und dort nur spezialisierte Bakterien überleben, wie etwa Helicobacter pylori. Der Säuremantel der Haut und das physiologischerweise saure Milieu der Scheide stellen Barrieren für pathogene Erreger dar. In einer Phagozytosevakuole entstehen durch die Wirkung von H^+-Pumpen ebenfalls recht schnell niedrige pH-Werte, was die Abtötung der internalisierten Bakterien begünstigt. Dagegen haben Keime, welche die Ansäuerung der Vakuole verzögern (Salmonella) oder verhindern (Legionella) eine Chance, in der Vakuole zu überleben. Manche Spezialisten, wie etwa Coxiella burnetii lieben jedoch den niedrigen pH in der Phagozytosevakuole. Durch Ansäuerung der In-vitro-Kultur lassen sich die meisten Bakterien unterdrücken, während z. B. Sprosspilze noch ungestört wachsen (Sabouraud-Agar, pH 5,6). Einige Bakterien lieben dagegen ein leicht alkalisches Milieu, z. B. Choleravibrionen.

Sauerstoff: Aerobe Bakterien verwenden Sauerstoff als essenziellen Protonenakzeptor.

Anaerobe Bakterien verwenden dagegen organische Protonenakzeptoren. Sauerstoff ist für sie schädlich. Viele aerobe Bakterien, z. B. Darmbakterien, können aber auch auf anaerobe Stoffwechselwege umschalten, sie heißen dann **fakultativ anaerob**.

Sauerstoff: Aerobe Bakterien wachsen unter Anwesenheit von Sauerstoff und nutzen ihn als Akzeptor für Protonen, die im Stoffwechsel anfallen und in überschüssiger Menge toxisch wären.
Die **Anaerobier** dagegen nutzen organische Stoffe (Pyruvat, Laktat) als Protonenakzeptoren. O_2 ist für sie schädlich, wobei einige extrem empfindlich reagieren (obligate Anaerobier). Die medizinisch relevanten Anaerobier sind allerdings ziemlich aerotolerant, d. h. dass sie eine kurzzeitige O_2-Exposition überleben. Erst nach einigen Stunden werden sie irreversibel gestört. Viele aerobe Bakterien, z. B. Darmbakterien, können aber auch auf anaerobe Stoffwechselwege umschalten, sie heißen dann **fakultativ anaerob**.

▶ **Exkurs**

▶ **Exkurs:** Auch externe Stoffe, z. B. 5-Nitroimidazole (Metronidazol, Ornidazol) können als Protonenakzeptoren dienen. Dabei wird die Nitrogruppe zu toxischen Intermediärprodukten reduziert, welche die DNA der betroffenen Bakterienzelle schädigen. Solche Substanzen sind also antibiotisch wirksame Mittel mit ausschließlicher Wirkung gegen Anaerobier (einschließlich Protozoen, wie Trichomonas, Giardia, Amöben; s. auch S. 287).

Capnophile Bakterien bevorzugen reduzierte O_2-Spannungen, z. B. 10 % CO_2-Anteil im Gasgemisch, d. h., sie wachsen schlechter in Raumluft.

Agar: Die agarhaltigen Nährböden begründeten den Erfolg des Labors von Robert Koch und gehen auf ein indonesisches Puddingrezept zurück.

Agar: Die medizinisch-technische Assistentin Lina Hesse, Ehefrau von Walter Hesse, Assistent bei Robert Koch, verwendete alte Familienrezepte der holländischen Verwandtschaft, die sie früher in Indonesien von Einheimischen über-

A-4.19 Fraktioniertes Ausstreichen

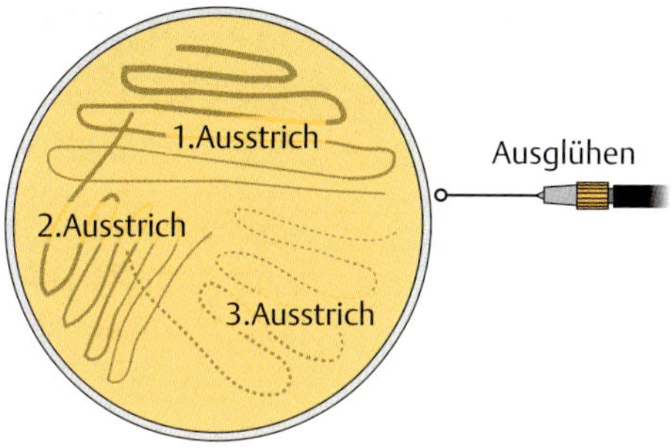

In mehreren Verdünnungsschritten wird das Untersuchungsmaterial auf der Oberfläche einer Agarplatte verteilt. Während im ersten Teil viele Bakterien nebeneinander liegen und die Kolonien konfluieren, sind im 2. und erst recht im 3. Ausstrich die Keime vereinzelt. Die Kolonien, die nach Bebrütung daraus entstehen, liegen separat. Solche Einzelkolonien werden für die weitere Charakterisierung benötigt.

A-4.19

nommen hatten. Danach wurden Puddingspeisen nicht mit Gelatine, sondern mit Agar verfestigt. Diese agarhaltigen Nährböden waren Voraussetzung für den Erfolg des Labors von Robert Koch.

Agar ist ein Polysaccharid aus getrockneten Fäden von Meerestangpflanzen, die zu feinem Pulver zerrieben werden. In Wasser ist Agar zunächst unlöslich, nach Erhitzen auf 100 °C wird dieses Polysaccharid löslich. Bei Temperaturen unter 45 °C wird die agarhaltige Lösung schlagartig fest, d. h. bei Brutschranktemperatur von 37 °C hat eine Nährlösung mit Agar ideale Konsistenz, während Gelatine bei dieser zur Anzucht von Erregern notwendigen Temperatur bereits flüssig zu werden beginnt. Die Zugabe von 0,5–1,5 % pulverisierten Agars verfestigt das Nährmedium so, dass das Erregermaterial an der Oberfläche ausgestrichen werden kann, wobei sich dann am Ort der Inokulation eine Kolonie entwickelt. Durch das **fraktionierte Ausstreichen** (Abb. **A-4.19**) gelingt es, auch aus dichten Bakteriensuspensionen **Einzelkolonien** zu isolieren.

Agar ist ein Polysaccharid aus Tang; es wirkt als Geliermittel und verfestigt flüssige Nährmedien. Auf solchen festen Nährböden kann man durch **fraktioniertes Ausstreichen** Einzelkolonien züchten (Abb. **A-4.19**).

Die einzelnen Bakterienarten haben oft charakteristische **Koloniemorphologien** auf einem Nähragar (Abb. **A-4.20**). Die Oberfläche kann zerklüftet und trocken (rau) oder speckig-glänzend (glatt) oder schleimig sein. Die Kolonie kann erhaben oder flach sein, groß oder stecknadelspitzenklein. Der Rand kann rund und glatt oder auch unscharf bis zirzinös sein. Die Farbe einer Kolonie, ebenso wie der Geruch, kann schon auf ein bestimmtes Bakterium hinweisen.

Die einzelnen Bakterienarten haben oft charakteristische Koloniemorphologien auf einem Nähragar (Abb. **A-4.20**).

Reduplikation: Die Reduplikationszeit der schnellwüchsigen Bakterien beträgt unter günstigen Bedingungen ca. 20 Minuten, was bedeutet, dass in dieser kurzen Zeit alle der essenziellen Strukturen neu gebildet werden! Schnellwüchsig sind die allermeisten der medizinisch relevanten Bakterien, wie Staphylokokken, Streptokokken oder Enterobacteriaceae. Solche Keime wachsen also innerhalb von 24 Stunden durch **binäre Teilung** zu Milliarden von Einzelzellen (Tab. **A-4.3**), die alle untereinander identisch sind, weil sie aus einer Mutterzelle entstanden sind. Solche Zellansammlungen erscheinen auf festem Nährboden als eine Kolonie, in flüssigem Nährmedium entsteht eine Trübung.

Reduplikation: Die übliche Reduplikationszeit beträgt 20–30 Minuten, d. h., dass in dieser extrem kurzen Zeit alle Strukturen neu gebildet werden (Tab. **A-4.3**).

Einzelne Bakterien, z. B. Nocardien und vor allem Mykobakterien, haben deutlich längere Generationszeiten, nämlich bis zu 24 Stunden, sodass erkennbare Kolonien erst nach mehreren Tagen und sogar Wochen entstehen.

Einzelne Bakterien, wie Nocardien und Mykobakterien, teilen sich langsam, etwa alle 24 Stunden.

Wertigkeit: In der Praxis besteht die Schwierigkeit darin, den positiven Befund richtig zu werten. Eine Präsenz von Erregern in unsterilem Gewebe, z. B. auf Haut und Schleimhäuten, kann nicht zwischen bloßer Besiedelung und einer Infektion unterscheiden. Bei der Untersuchung von Sputum, Rachenabstrichen, Urinen stellen sich solche Fragen automatisch. Auch bei sterilem Gewebe, z. B. Blut, kann ein positiver Befund entweder durch Kontamination mit residenter Flora der Haut oder durch Kontamination im Labor entstehen.

◎ A-4.20

◎ A-4.20 **Beispiele für Koloniemorphologie und -farben**

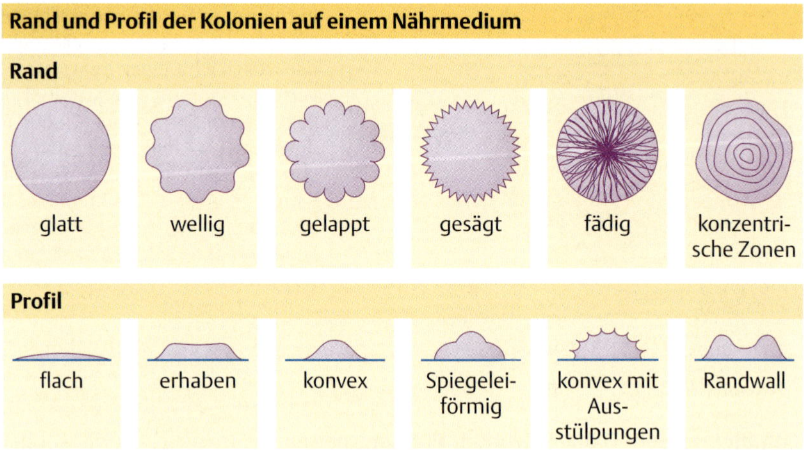

Farbe und Beschaffenheit der Kolonien

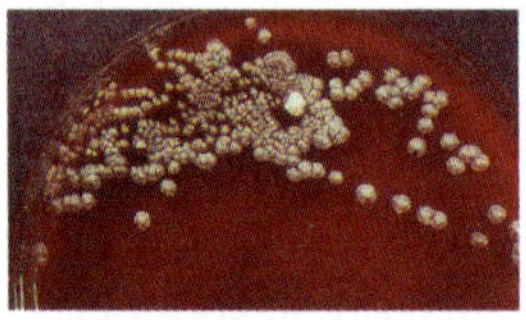
weiße, trockene Kolonie (z.B. Nocardia)

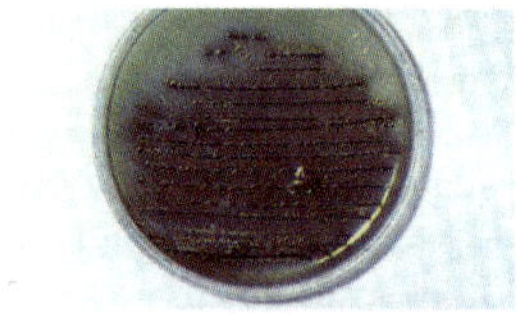
schwarze, feuchte Kolonie (z.B. Salmonella)

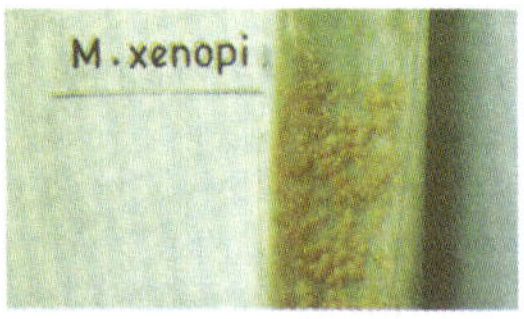

gelbe, trockene Kolonie (z.B. Mycobacterium)

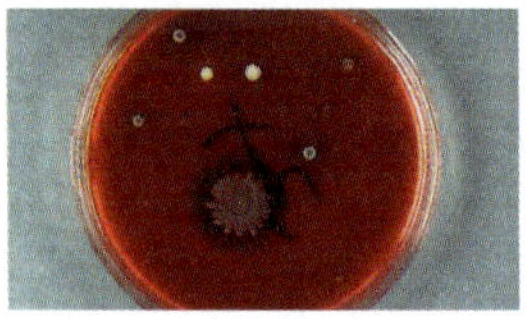
große, zackige Kolonie (z.B. Bacillus)

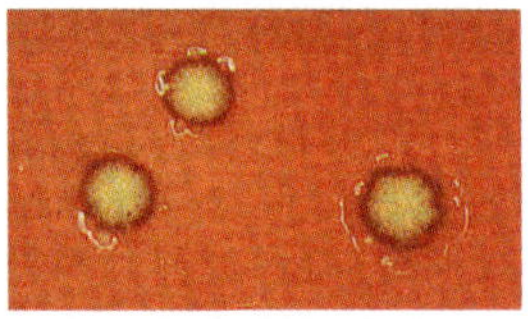
gelappte Kolonie (z.B. Chryseomonas)

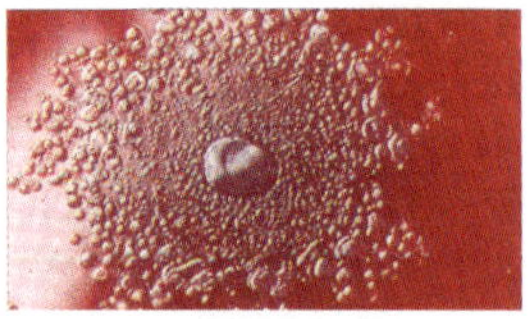
Kolonie mit Satelliten (z.B. Clostridium)

≡ A-4.3

≡ A-4.3 **Durch binäre Teilung wachsen Bakterien innerhalb von 24 Stunden zu Milliarden von Einzelzellen**

Pro Stunde = 2 Teilungen

Anfangskeimzahl	**1**	9 Stunden	262 144
1 Stunde	4	10 Stunden	1 048 576
2 Stunden	16	11 Stunden	4 194 304
3 Stunden	64	12 Stunden	16 777 216
4 Stunden	256	13 Stunden	67 108 864
5 Stunden	1 024	14 Stunden	268 435 456
6 Stunden	4 096	15 Stunden	1 073 741 824
7 Stunden	16 384	16 Stunden	4 294 967 296
8 Stunden	65 536	17 Stunden	17 179 869 184

Es folgen **Differenzierung** und **Typisierung**, z. B. der Nachweis bestimmter Virulenzfaktoren.

Die **Differenzierung** und **Typisierung** sind dann weitere Schritte zur Bewertung des Befundes. Zunehmend wird auch der Nachweis von Virulenzfaktoren wichtig, unerlässlich sind z. B. der Toxinnachweis bei Corynebacterium diphtheriae oder der Nachweis von Verotoxin bei einem Isolat von Escherichia coli aus dem Stuhl.

Differenzierung und Diagnose: Aufgrund morphologischer, biochemischer, immunologischer und genetischer Differenzierungsmerkmale werden Bakterien in **Familien, Gattungen (Genus)** und **Arten (Species)** eingeteilt. Die vollständige Bezeichnung eines Bakteriums besteht in einem Gattungsnamen (Großbuchstabe) und einem Epitheton ornans, der Artenbezeichnung, z. B. Listeria monocytogenes. Häufig ist es erforderlich, eine Art noch in **Vare** (Typen) einzuteilen, wobei Kulturen mit gemeinsamen Merkmalen zusammengefasst werden.

Bakterienarten lassen sich außerdem in verschiedene **Phagovare** differenzieren, wozu spezifische Phagen eingesetzt werden (**Phagentypisierung** oder **Lyso-**

Differenzierung und Typisierung: Aufgrund genetischer und biochemischer Differenzierungsmerkmale werden Bakterien in **Familien, Gattungen (Genus)** und **Arten (Species)** eingeteilt. Eine weitere Einteilung in **Vare** (Typen) erfolgt anhand gemeinsamer Kulturmerkmale.

A-4.4 Differenzierung von Bakterien an Hand verschiedener Merkmale

Merkmale	*Kriterien*	*Prinzip*	*Methode*
morphologisch	Form	Kugel, Stäbchen, Schraube	Lichtmikroskop
	Größe	Haufen, Ketten	
	Färbeverhalten	grampositiv, -negativ	
	Kapsel	ja/nein	
	Geißel	Zahl, Anordnung	
	Sporen	ja/nein, Farben	
physiologisch	spezifisches Enzymmuster	Nachweis dieser Enzyme durch Substratabbau	Farbreaktion (Farbumschlag des Indikatormediums durch pH-Änderung → **„bunte Reihe"**, Abb. **A-4.21**)
chemisch	spezifisches Muster kurzkettiger Fettsäuren	(v. a. bei Anaerobiern)	Gaschromatographie
serologisch	spezifische Antigenstrukturen	Einsatz verschiedener Antiseren	Sichtbarmachung der Antigen-Antikörper-Reaktion mit verschiedenen serologischen Verfahren (S. 37) neben der Bestimmung der Bakterienart ist zusätzlich eine Feintypisierung verschiedener Bakterienarten durch Nachweis von O- und H-Antigenen möglich (**Serovarietät**, z. B. bei Salmonella enterica)
genetisch	**genetic fingerprinting** (spezifisches Muster von Nukleotidsequenzen)	Zerschneidung des gesamten Genoms durch **Restriktionsenzyme**, die ganz speziell nur zwischen exakt definierten Nukleotidsequenzen ansetzen	gelelektrophoretische Auftrennung der so entstandenen DNA-Bruchstücke nach Länge und Ladung (= restriction fragment length polymolphism, RFLP), das **Muster der DNA-Banden** erlaubt die Identifikation des Bakteriums (Abb. **A-4.22**)
	Ribotyping (Feintypisierung)	die 16S-rRNA besitzt einige hoch konservierte und bei allen Bakterien identische Sequenzen. Daneben liegen semikonservierte und somit für einzelne Bakteriengruppen charakteristische Abschnitte.	Nachweis solcher kodierender Regionen auf der DNA mittels Gensonden, d. h. durch Hybridisierung mit spezifischen DNA-Fragmenten und Erfassung durch Polymerasekettenreaktion (PCR, s. S. 39)
Pathogenitätsfaktoren	Präsenz von **Virulenzfaktoren**	Fimbrien, Toxine u. a.	durch Bioassays oder genetische Analysen (Der reine Erregernachweis, z. B. E. coli im Stuhl oder Corynebacterium diphtheriae im Rachenabstrich, macht häufig keine Aussage über deren Pathogenität!)
Biotypisierung (Differenzierung verschiedener Phagovare)	**Phagentypisierung**	mit einem Set bekannter Phagen gelingt es, Einzelisolate zu charakterisieren, indem diese Zellen durch solche Phagen lysiert werden.	
	Lysogenotypie (Nachweis temperenter Phagen)	unter bestimmten chemischen oder physikalischen Bedingungen können solche Prophagen, die sich im Genom des Bakteriums versteckt haben, induziert werden, sich zu vermehren, was dann zur Lysis der Bakterien führt. Die freigesetzten Phagen können dann identifiziert werden.	

A-4.21 **„Bunte Reihe"**

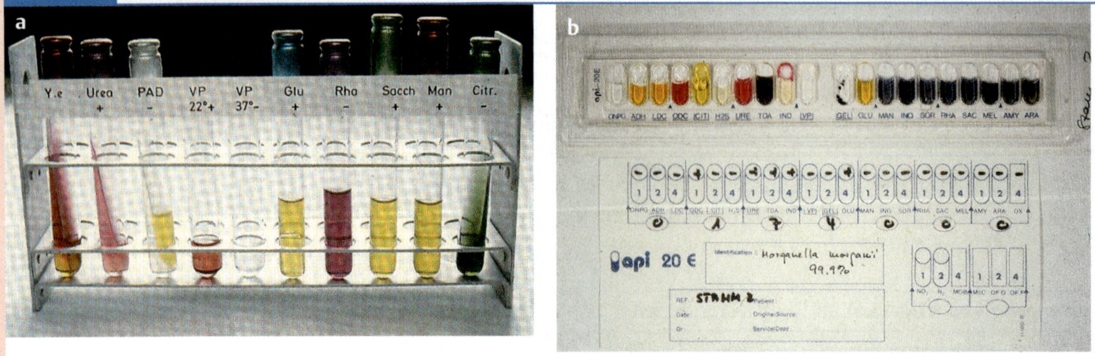

Die Stoffwechselleistungen werden in verschiedenen Teströhrchen untersucht, wobei nach Zugabe der Indikatorreagenzien ein buntes Bild entsteht.

a In der konventionellen Reihe fällt Yersinia enterocolitica auf wegen ihres typischen Farbmusters (z. B. Urease +, **V**oges **P**roskauer + bei 22 °C).

b Heute bedient man sich meist industriell hergestellter Testsysteme, die einfach zu beimpfen sind. In diesem Beispiel fällt Morganella morganii wegen ihres typischen Farbmusters auf (z. B. Urease +, Indol +).

A-4.22

A-4.22 **Restriction fragment length polymorphism (RFLP)**

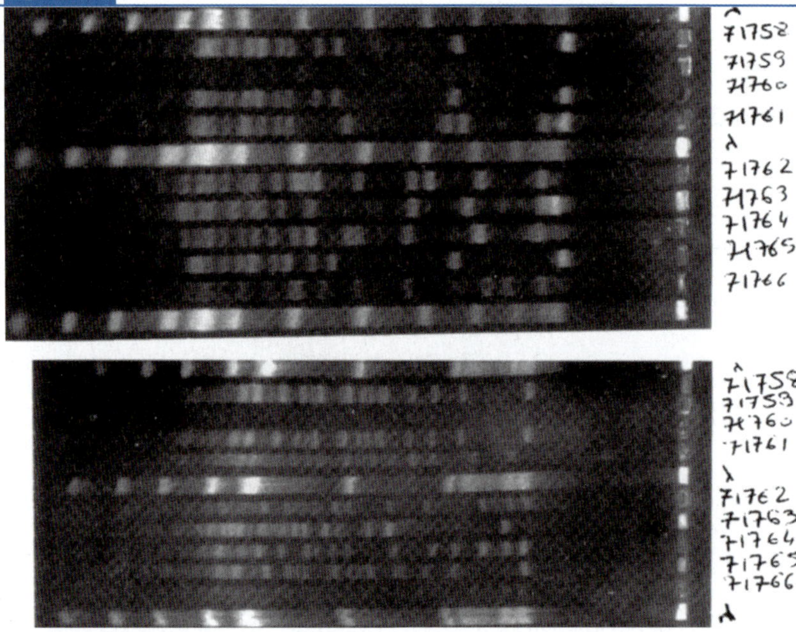

Charakteristische Muster von DNA-Banden entstehen nach Zerschneiden der bakteriellen DNA von Listeria monocytogenes mittels Apa 1 bzw. Sma 1, speziellen Restriktionsenzymen, die nur an bestimmten Oligonukleotidsequenzen angreifen. Die unterschiedlich langen DNA-Stücke werden danach in der Gelelektrophorese getrennt. Nach Schneiden mit Apa 1 **(a)** sehen die Isolate 71758, 71760 und 71765 ähnlich aus. Nach Schneiden mit Sma 1 **(b)** scheint der Stamm 71765 anders als die beiden vorigen. Folglich dürften nur die Stämme 71758 und 71760 identisch sein, also aus der gleichen Quelle stammen.

typie). Bakteriophagen sind Viren, welche die Bakterienzelle zur Multiplikation nutzen (s. S. 267). Die Adhäsion der Phagen an die Bakterienoberfläche, der erste Schritt für eine erfolgreiche Infektion, ist dabei kritisch abhängig von ganz speziellen Rezeptor-Liganden-Verhältnissen.

Zu den Differenzierungsmethoden siehe Tab. **A-4.4**.

Zur Differenzierung von Bakterien werden verschiedene Merkmale und Methoden herangezogen (Tab. **A-4.4**).

Antigennachweise

Wenn der kulturelle Nachweis von Viren, Bakterien oder Pilzen gar nicht oder nur verspätet gelingt, kann der Nachweis von spezifischen Produkten aus einem Viruspartikel oder aus dem Zytoplasma bzw. der Zellwand von zellulären Erregern weiterhelfen.

Dazu gibt es verschiedene Methoden der Mikroskopie wie etwa die **Immunfluoreszenz** (s. S. 29) oder der Immunologie, wie etwa die **Agglutination** (Abb. **A-4.23**, Prinzip s. S. 43) oder der „capture enzyme immunoassay" (**EIA**, Abb. **A-4.24**). Beim Nachweis viraler Antigene ist der EIA allerdings solchen

Antigennachweise

Der Antigennachweis erfolgt mittels Immunfluoreszenz (S. 29), Agglutinationstests (Abb. **A-4.23**, Prinzip s. S. 43) oder Enzymimmunassay (EIA, **A-4.24**).

A-4.23 Antigen-Nachweis durch Latexagglutination

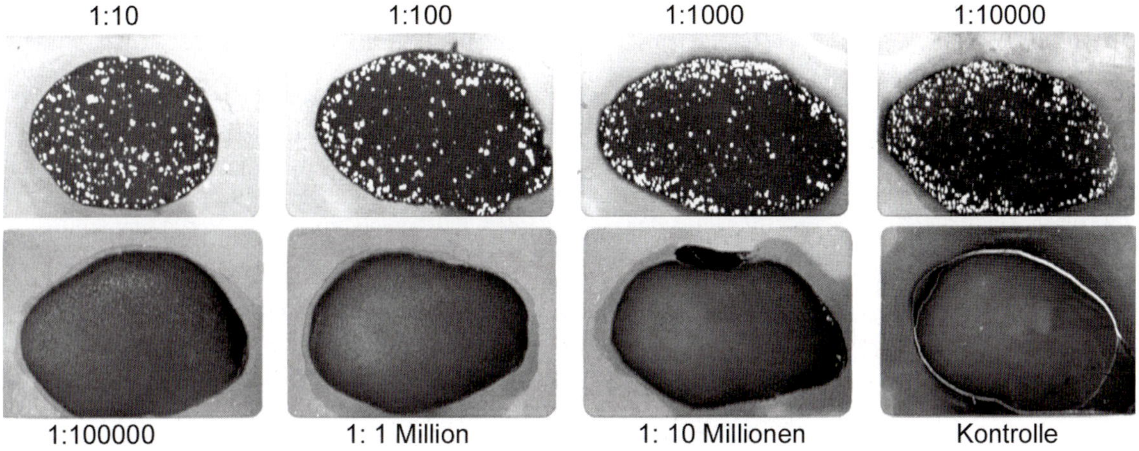

Nachweis von Cryptococcus-Antigen im Liquor eines AIDS-Patienten mittels quantitativem Latexagglutinationstest.

A-4.24 Prinzip des „capture"-Enzymimmunassays (EIA) zum Antigen-Nachweis

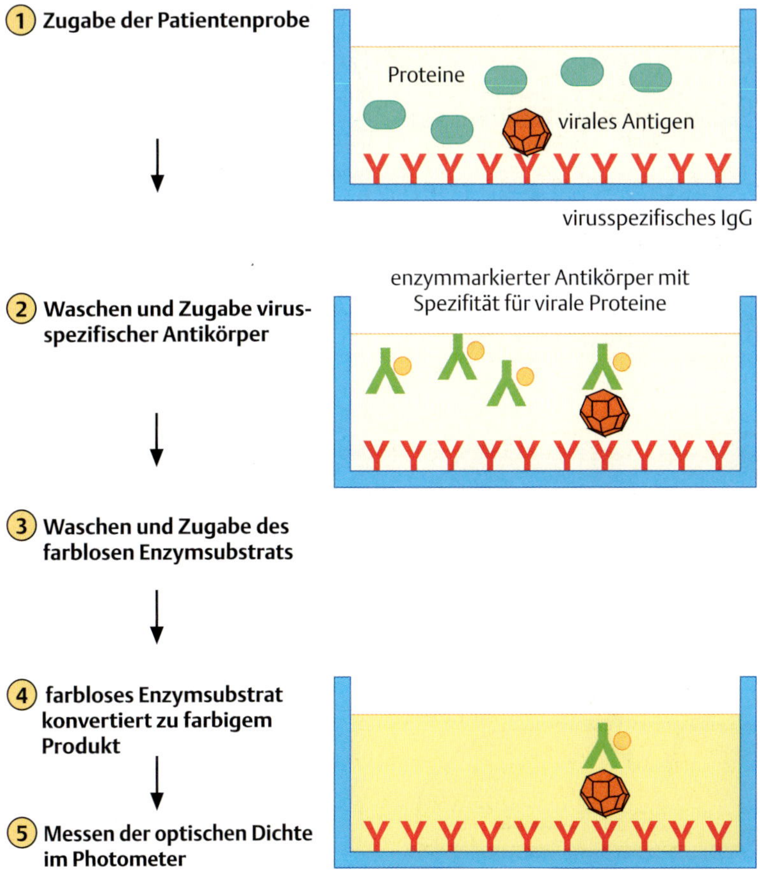

Partikel werden durch einen Antikörper gebunden, der am Boden eines Napfes einer Mikrotiterplatte adsorbiert ist (1). Nach Entfernen des ungebundenen Materials wird das gebundene Antigen mit einem zweiten spezifischen Antikörper aufgesucht (2), der mit Enzymen wie z. B. Alkalischer Phosphatase markiert ist. Nach erneutem Waschen wird ein farbloses Substrat zugegeben (3), das durch das am Antikörper gebundene Enzym in ein farbiges Produkt umgewandelt wird (4). Die optische Dichte der Lösung ist ein Maß für die Menge des in der Patientenprobe vorhandenen Antigens (5).

Infektionen vorbehalten, bei denen exzessiv viel Virus produziert und ausgeschieden wird, da die kritische antigene Masse, bei der noch ein Signal zu erwarten ist, sehr hoch sein muss (z. B. Rotavirusenteritiden mit bis zu 10^{12} Viruspartikeln pro Gramm Stuhl).

Nachweis von Nukleinsäuren von Mikroorganismen

Wesentlich empfindlicher als der Nachweis eines Antigens ist die Detektion des Genoms, seiner Bruchstücke oder der Nachweis von RNA.

Nukleinsäurehybridisierung: Nukleinsäure des Erregers, die entweder im Zellkern oder im Zytoplasma der infizierten Zelle vorliegt, kann nach Denaturierung in Einzelstränge mit einem synthetischen komplementären Oligonukleotid unter Renaturierungsbedingungen Doppelstränge ausbilden **(Hybridisierung)**. Wird dieses Oligonukleotid mit einem detektierbaren Marker versehen (radioaktiv- oder fluoreszenzmarkierte Nukleotide, chemisch modifizierte Nukleotide), können solche Hybride aufgesucht werden (Abb. **A-4.25**).

Nachweis von Nukleinsäuren von Mikroorganismen

Wesentlich empfindlicher als der Nachweis eines Antigens ist die Detektion des Genoms eines Mikroorganismus, seiner Bruchstücke oder der Nachweis von RNA-Transkripten. Von den zahlreichen Techniken, die zu diesem Zweck entwickelt wurden, sollen an dieser Stelle zwei für die Diagnostik bedeutsame Ansätze vorgestellt werden:

Nukleinsäurehybridisierung: Das Verfahren der Nukleinsäurehybridisierung wurde schon in den 70er Jahren zum Aufsuchen viraler DNA experimentell eingesetzt. Nukleinsäure des Erregers, die entweder im Zellkern oder im Zytoplasma der infizierten Zelle vorliegt, kann nach Denaturierung in Einzelstränge mit einem synthetischen komplementären Oligonukleotid unter Renaturierungsbedingungen Doppelstränge ausbilden **(Hybridisierung)**. Wird dieses Oligonukleotid mit einem detektierbaren Marker versehen (radioaktiv- oder fluoreszenzmarkierte Nukleotide, chemisch modifizierte Nukleotide), können solche Hybride aufgesucht werden. Bei Anwendung dieses Verfahrens im Gewebeschnitt oder in der Zellkultur können einzelne infizierte Zellen identifiziert werden (In-situ-Hybridisierung [ISH]). Das Prinzip ist in Abb. **A-4.25** dargestellt. Bei Anwendung nach Extraktion der Nukleinsäure und Adsorption an einen Filter wird ihre Präsenz in der Probe demonstriert („Dot"- oder „Slot-blot"-Hybridisierung), und bei Verfeinerung der Technik ist die extrahierte virale Nukleinsäure auch quantifizierbar.

Prinzipiell kann die Hybridisierung natürlich sowohl zum Nachweis von RNA als auch DNA verwendet werden, wobei die Detektion von RNA aufgrund ihrer höheren Fragilität und dem verbreiteten Vorkommen von RNA-abbauen-

A-4.25 Prinzip der In-situ-Hybridisierung (ISH) am Beispiel von Virusinfektionen

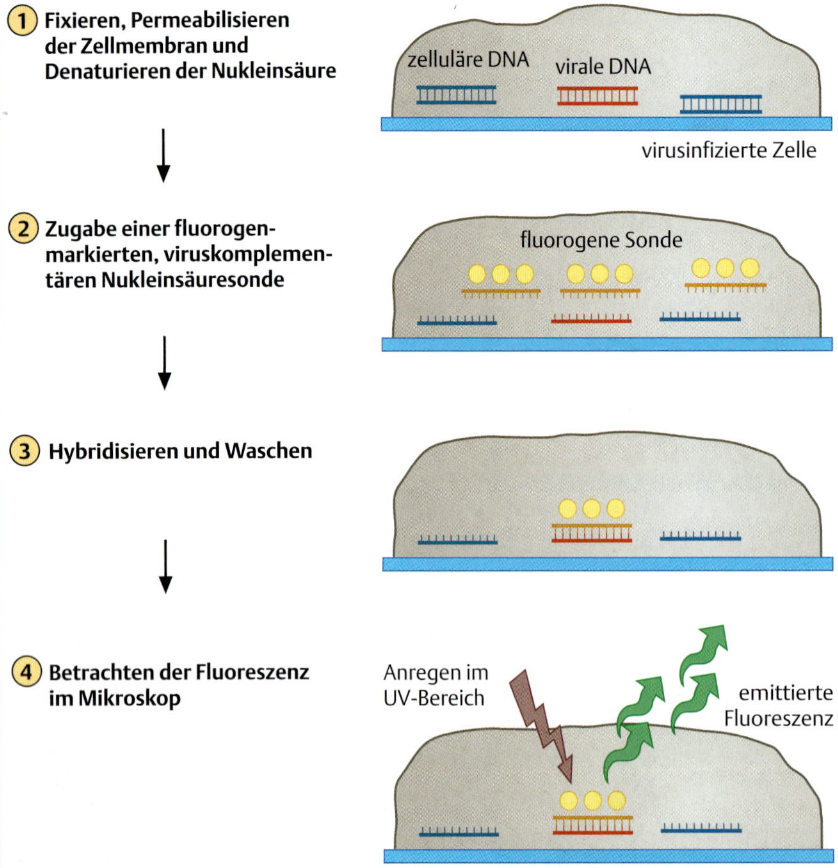

Virale Nukleinsäure wird nach Denaturieren in Einzelstränge (**1**) mit einem synthetischen komplementären Oligonukleotid versetzt, das fluoreszenzmarkierte Nukleotide enthält (**2**). Die gebildeten Doppelstränge (Hybridisierung [**3**]) können im Fluoreszenzmikroskop identifiziert werden (**4**).

den RNAsen technisch diffiziler ist. Die Empfindlichkeit dieser Methodik wird ganz entscheidend durch die Anzahl der vorhandenen Genomkopien in der klinischen Probe bestimmt.

Polymerasekettenreaktion (PCR): Die PCR hat die Nachweisempfindlichkeit für Nukleinsäuren weit über das Maß der Hybridisierung hinausgeschoben. Dies wurde möglich, da die PCR durch den millionenfachen Amplifikationsschritt der gesuchten Nukleinsäure in ihrer Empfindlichkeit weitgehend unabhängig von der Anzahl der in der Probe vorliegenden Genomkopien ist. Nicht nur theoretisch, sondern auch praktisch ist der Nachweis eines einzelnen Genoms durch die PCR möglich. In der diagnostischen Routine liegen die Nachweisgrenzen bei etwa 50–200 Genomkopien/ml.
Die Vorgehensweise bei der PCR wird in Abb. **A-4.26** erklärt. Daraus geht hervor, dass prinzipiell nur DNA-Sequenzen zu vervielfältigen sind. Dennoch kann durch das Vorschalten eines Transkriptionsschritts auch die Erbinformation von RNA-Viren (S. 135) mithilfe der PCR amplifiziert werden. Nach Extraktion der RNA aus der klinischen Probe wird diese mithilfe der retroviralen Enzyme reverse Transkriptase (RT) in eine ds(±)cDNA umgeschrieben, die anschließend der PCR unterzogen wird. Bei der **reversen Transkription** der RNA können je nach Wahl der Oligonukleotidprimer für die RT ausschließlich virale RNA-

Polymerasekettenreaktion (PCR): Die PCR ist durch den millionenfachen Amplifikationsschritt der gesuchten Nukleinsäure in ihrer Empfindlichkeit weitgehend unabhängig von der Anzahl der in der Probe vorliegenden Genomkopien. In der diagnostischen Routine liegen die Nachweisgrenzen bei etwa 50–200 Genomkopien/ml.

Die Vorgehensweise bei der PCR wird in Abb. **A-4.26** erklärt.

A-4.26 Polymerasekettenreaktion (PCR)

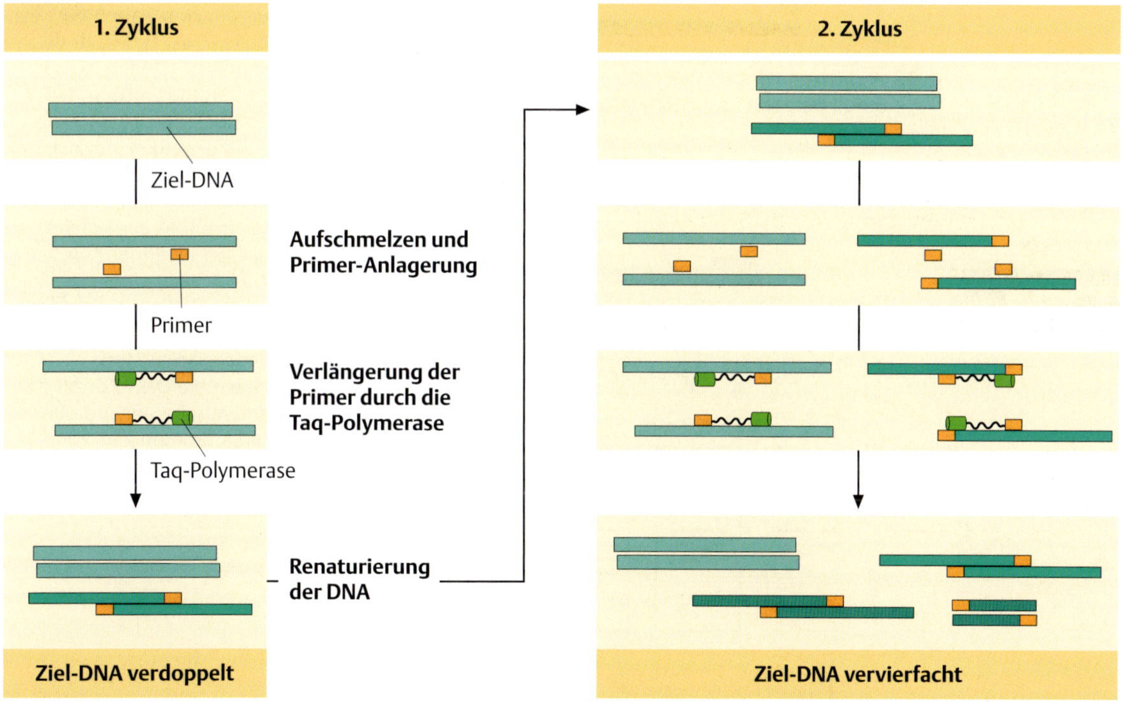

Die **PCR** erlaubt die millionenfache selektive **Vervielfältigung** einer bestimmten **DNA-Sequenz**. Die Spezifität dieser Reaktion für eine ausgesuchte Sequenz in der Ziel-DNA wird durch die Verwendung von **spezifischen Oligonukleotidprimern** erreicht, die die ausgesuchte Sequenz sowohl auf dem (+)- als auch auf dem (–)Strang der Ziel-DNA begrenzen. Nach Aufschmelzen der Ziel-DNA in zwei Einzelstränge lagern sich die Oligonukleotidprimer an ihre komplementären Sequenzen in der DNA an und die zugesetzte DNA-Polymerase synthetisiert ausgehend von beiden Primern neue DNA-Stränge. Dieser Vervielfältigungsschritt kann in einem Reaktionsansatz mehrfach wiederholt werden, da durch die Thermoresistenz der verwendeten DNA-Polymerase die neusynthetisierten DNA-Stücke aufgeschmolzen werden können und die in der Lösung im Überschuss vorhandenen Oligonukleotidprimer dadurch nicht nur wieder an die parentalen DNA-Stränge, sondern auch an die neusynthetisierten Stränge anlagern. Nach einer 40fachen Wiederholung dieses Zyklus liegen etwa 1 Milliarde Kopien der ausgesuchten DNA-Sequenz vor. Das Produkt der Amplifikation kann in einem Agarosegel nach elektrophoretischer Auftrennung sichtbar gemacht werden, indem in den Elektrophoresepuffer ein DNA-interkalierendes Agens wie Ethidiumbromid (EtBr) eingeschlossen wird. EtBr lagert sich in den DNA-Doppelstrang ein, so dass die DNA nach Bestrahlung mit UV ein rosafarbenes sichtbares Licht ausstrahlt. Da von der Positionierung der Oligonukleotidprimer die exakte Größe des amplifizierten Abschnittes bekannt ist, kann im Vergleich zu einem DNA-Größenstandard überprüft werden, ob das erwartete Amplicon entstanden ist.

In den letzten Jahren hat sich durch die Verfeinerung der Technik die Möglichkeit ergeben, die Zahl der Genomkopien pro Volumeneinheit mithilfe der PCR zu bestimmen (kompetitive PCR). Die Methodik ist in Abb. **A-4.27** dargestellt. **Damit wurde die PCR zu einem wichtigen Werkzeug bei der Bestimmung der Erregerbeladung eines Patienten.**

Moleküle umgeschrieben werden oder die gesamte mRNA, die in der Probe enthalten ist.

Zunächst wurde die PCR nur bei solchen Infektionen als diagnostisches Werkzeug verwendet, bei denen die Anzucht des Erregers unmöglich war oder nur sehr wenig Viruspartikel in die Körperflüssigkeiten abgegeben wurden. In den letzten Jahren hat sich durch die Verfeinerung der Technik die Möglichkeit ergeben, die Zahl der Genomkopien pro Volumeneinheit mithilfe der PCR zu bestimmen. **Damit wurde die PCR zu einem wichtigen Werkzeug bei der Bestimmung der Erregerbeladung eines Patienten.** Insbesondere bei den persistierenden Infektionen, die einer Chemotherapie zugänglich sind, wird sie verwendet, um den Erfolg der Therapie zu kontrollieren (HIV, virale Hepatitiden). Die Methodik der **kompetitiven PCR** ist in Abb. **A-4.27** dargestellt. Die Quantifizierung beruht auf einem kompetitiven System. Zu einer konstanten Menge an DNA aus der Patientenprobe werden steigende Mengen einer DNA gegeben, die um die gleichen Oligonukleotidprimer kompetieren wie die DNA der klinischen Probe. In den meisten Fällen ist eine solche kompetitive DNA in ein Plasmid kloniert (s.S. 268), sodass beliebige Mengen davon produziert werden können. Um nach der PCR zu unterscheiden, welche DNA

A-4.27 Prinzip der kompetitiven PCR

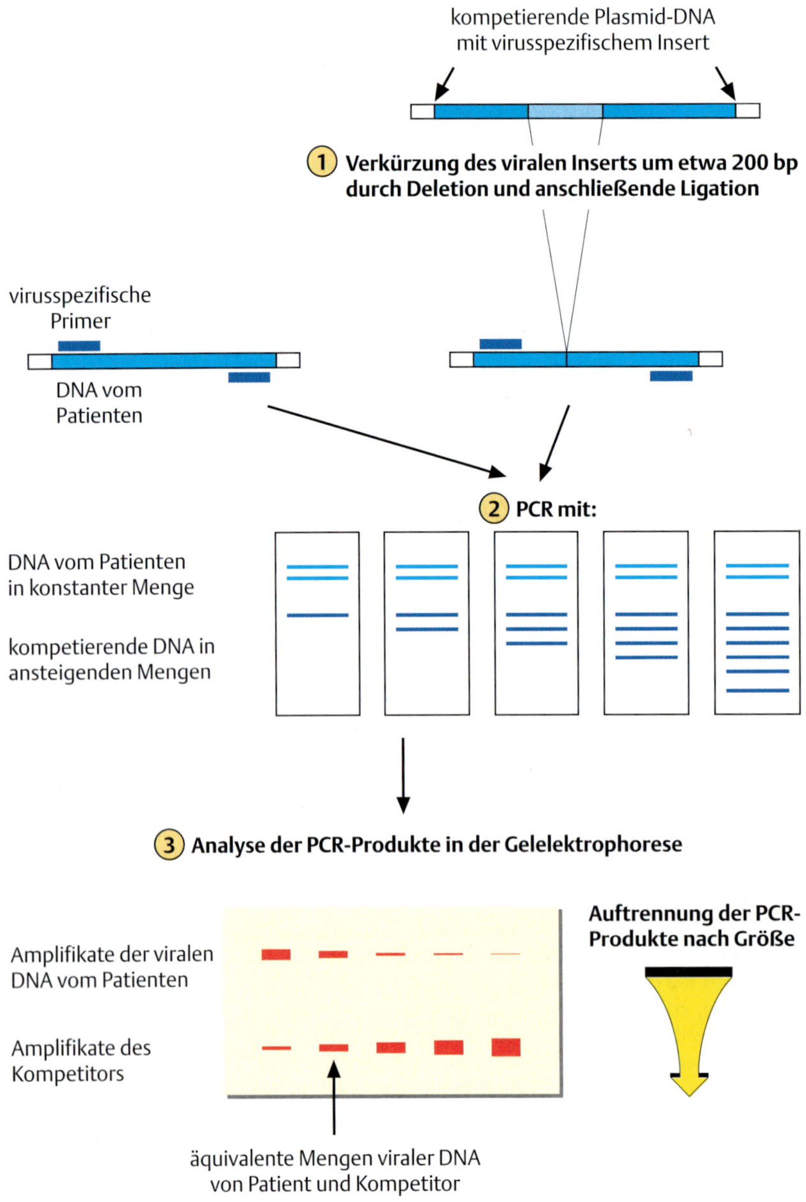

Für das Test-System wird eine DNA in ein Plasmid kloniert (s.S. 268), die um die gleichen Oligonukleotidprimer kompetiert wie die vom Patienten gewonnene virale DNA. Um nach der PCR unterscheiden zu können, welche DNA amplifiziert wurde, wird in den Kompetitor eine Deletion gesetzt (1). Zur Quantifizierung werden zur konstanten Menge an DNA aus der Patientenprobe steigende Mengen Kompetitor-DNA gegeben (2). In der Gelelektrophorese wird bei niedriger Kompetitorkonzentration zunächst nur das längere Amplikon des Patienten sichtbar, später sind zwei Banden zu erkennen. Sind beide Banden gleich stark (50 %-Punkt), kann die DNA-Konzentration der Patientenprobe anhand der bekannten Kompetitorkonzentration abgeschätzt werden (3).

amplifiziert wurde – die des Patienten oder der Kompetitor –, wird in den Kompetitor oftmals eine Deletion gesetzt, sodass bei identischen Oligonukleotidprimern im Vergleich zum Amplikon der Patienten-DNA ein kürzeres Produkt entsteht. Bei sehr niedrigen Konzentrationen an Kompetitor wird zunächst nur das längere Amplikon des Patienten bei der Analyse im Gel sichtbar sein. Mit steigenden Mengen des Kompetitors wird er auch zunehmend amplifiziert (im Gel erscheinen 2 Amplikons, das kürzere des Kompetitors und das längere des Patienten). Schließlich wird es einen Punkt geben, an dem gleich viel Kompetitor und Patienten-DNA amplifiziert wurden (zwei Banden identischer Stärke im Gel). Da die Konzentration des zugegebenen Kompetitors exakt bekannt ist, kann an diesem 50 %-Punkt die Konzentration der Patientenprobe abgeschätzt und in Genomäquivalente umgerechnet werden.

Diagnostische Wertigkeit: Prinzipiell ist der Nachweis eines Erregers oder seiner Bausteine in klinischen Proben von sehr hoher diagnostischer Aussagekraft, da die Präsenz unzweifelhaft eine Infektion des Patienten anzeigt. Mit zunehmender Sensitivität der Testsysteme (PCR) treten jedoch immer häufiger Schwierigkeiten auf, aus der Präsenz des Erregers auch zwingend auf ein bestimmtes Erkrankungsbild schließen zu können. Gerade bei solchen Infektionen, die lebenslang im Menschen persistieren, wie etwa Herpes- oder Polyomavirusinfektionen, ist der **Nachweis von Erreger-DNA nicht unbedingt auch mit einer klinischen Symptomatik verbunden**, da es offensichtlich im Verlauf des Lebens häufiger zu subklinischen Aktivierungen der Persistenz kommt, die keine sichtbaren Konsequenzen für den Patienten haben. Daher müssen positive Befunde aus der PCR immer sehr sorgfältig im Zusammenhang mit dem klinischen Zustand des Patienten gesehen und die Plausibilität des Befundes mit dem klinisch tätigen Arzt abgestimmt werden.

Diagnostische Wertigkeit: Die Präsenz von Erreger-Nukleinsäure in einer Probe zeigt unzweifelhaft eine Infektion des Patienten an. Mit zunehmender Sensitivität der Testsysteme (PCR) kann aber nicht mehr zwingend aus der Präsenz des Erregers auf ein bestimmtes Erkrankungsbild geschlossen werden. Bei lebenslang persistierenden Infektionen ist der **Nachweis von Erreger-DNA nicht unbedingt auch mit einer klinischen Symptomatik verbunden.**

Serologie

Grundlagen

▶ **Definition:** Wenn ein direkter Nachweis der Erreger nicht gelingt, weil evtl. das infizierte Gebiet für eine Probenentnahme unerreichbar ist, der Keim schon längst verschwunden oder der Erreger nicht anzüchtbar ist, bleibt noch der indirekte Beweis mittels Nachweis von spezifischen Antikörpern.

◀ **Definition**

Bei Antigenkontakt kommt es zunächst zur **IgM-Produktion**, die nur kurze Zeit anhält. (Zumindest bei Proteinantigenen ist dies der Fall, nicht aber bei Kohlenhydrat- und Lipidantigenen.) Später werden dann **IgG-Antikörper** gebildet, wobei die Subklassen unterschiedliche chemische Strukturen bevorzugen (Teichonsäuren führen zur Bildung von IgG_2). Auch die Affinität der Antikörper nimmt im Verlaufe einer Immunreaktion zu.

IgM-Antikörper gelten als Hinweis für eine frische Infektion. Später, im Verlauf einer Erkrankung werden auch **Antikörper der Klasse IgG** gebildet.

Wenn auch in der unmittelbaren Folge nach Antigenexposition große Mengen von Antikörpern gebildet werden, nimmt danach im Laufe von Wochen, Monaten und Jahren die Produktion wieder ab. Die Bestimmung der exakten Menge an spezifischen Antikörpern im Serum oder Liquor ist aber technisch schwierig. Früher wurden meist Titer bestimmt, d. h. die höchste Serumverdünnung, die gerade noch in der Lage ist, eine positive Reaktion zu erreichen. Beweisend ist meist nur ein Titerverlauf. In den meisten Fällen erlaubt erst eine Titerveränderung in einer zweiten Probe, 2–3 Wochen später abgenommen, die Entscheidung, ob die Antikörperproduktion beginnt, anhält oder bereits abfällt.

Die Bestimmung der exakten Menge an spezifischen Antikörpern im Serum oder Liquor ist aber technisch schwierig. Früher wurden meist Titer bestimmt, d. h. die höchste Serumverdünnung, die gerade noch in der Lage ist, eine positive Reaktion zu erreichen. Beweisend ist meist nur ein Titerverlauf.

▶ **Merke:** Ein Titer ist keine absolute Antikörpermenge, sondern abhängig von Laborpersonal, Antigenpräparation, Technik. **Beweisend ist meist nur ein Titerverlauf.**
Heute werden zunehmend Einheiten/ml (bzw. international Units/ml) angegeben, wofür man Standardseren mit definierten Antikörpermengen mitführen muss.

◀ **Merke**

Da die Antikörperproduktion erst mit zeitlicher Verzögerung auf den Antigenreiz hin erfolgt, ist die **Serologie in der akuten Phase wenig hilfreich**.

Der Nachteil liegt darin, dass die Immunreaktion erst mit zeitlicher Verzögerung (ca. 8 Tage) zum Antigenkontakt erfolgt, d. h., dass **in der akuten Phase oft noch keine Antikörper messbar sind**, sondern erst nach der Genesung, sodass die Information für den Patienten zu spät kommt. Für epidemiologische Erkenntnisse, d. h. für die Mitmenschen, mag dies dennoch wichtig sein.

▶ **Merke**

▶ **Merke:** Andererseits ist das Vorhandensein von spezifischen Antikörpern nur ein Beweis einer früheren, abgelaufenen Infektion (Seronarbe).

Diagnostische Wertigkeit: Die Plausibilität eines Antikörperbefundes kann nur in enger Abstimmung mit dem behandelnden Arzt bzw. bei ausreichender Information des Laborarztes über den Patienten geprüft werden.

Diagnostische Wertigkeit: Probleme, die bei der diagnostischen Verwertung von Antikörperbestimmungen auftreten können, sind immunsuppressive Behandlungen von Patienten, vorangegangene Impfungen oder die Gabe von Immunglobulinpräparaten zu therapeutischen oder prophylaktischen Zwecken. Es muss an dieser Stelle daher nachdrücklich betont werden, dass die Plausibilität eines Antikörperbefundes nur in enger Abstimmung mit dem behandelnden Arzt bzw. bei ausreichender Information des Laborarztes über den Patienten geprüft werden kann.

Verfahren

Neutralisationstests: Der Neutralisationstest (Abb. **A-4.28**) basiert auf dem Prinzip, dass ein pathogenes Antigen unwirksam wird, wenn seine Epitope durch einen spezifischen Antikörper blockiert sind.

Verfahren

Neutralisationstests: Wenn die Epitope auf einem Antigen durch den spezifischen Antikörper blockiert sind, so wird auch deren Funktion neutralisiert. Ein Toxin verliert somit seine Gefährlichkeit. So kann z. B. das Zytotoxin Streptolysin O von Streptococcus pyogenes, das auch Erythrozytenmembranen „durchlöchert“, durch Patientenserum neutralisiert werden, sodass dann die

A-4.28 Prinzip des Neutralisationstests (NT) am Beispiel einer viralen Infektion

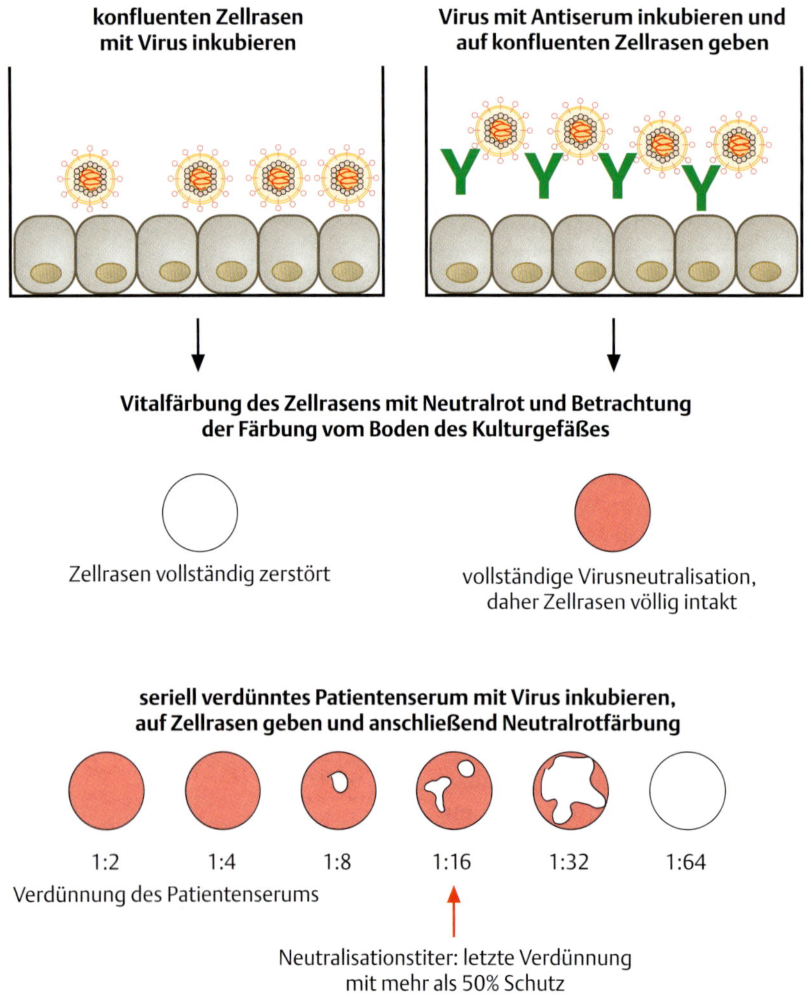

Bei diesem Test macht man sich zunutze, dass in der Patientenprobe befindliche Antikörper die Zerstörung eines konfluenten Zellrasens durch das Virus verhindern. Beim NT wird eine bestimmte Menge an infektiösen Viruspartikeln mit Verdünnungen des Patientenserums inkubiert und die Mischung auf eine empfindliche Zellkultur gegeben. Die stattgefundenen Zerstörungen werden sichtbar gemacht, indem mit einem Farbstoff gefärbt wird, der nur von lebenden Zellen aufgenommen wird. Die letzte Verdünnung der Probe, die noch einen über 50 %igen Schutz der Zellkultur vor Infektion bewirken konnte, wird als **Neutralisationstiter** bezeichnet.

Lysis nicht mehr gelingt. Ein Virus verliert seine Infektiosität, weil bereits die Adsorption der Oberflächenstrukturen an die Rezeptoren der Wirtszelle unterbunden wird (Abb. **A-4.28**).

Präzipitationsreaktionen (Abb. **A-4.29**).

Präzipitationsreaktionen: Da jedes Antikörpermolekül 2 (oder sogar mehrere, z. B. IgM) Antigenbindungsstellen besitzt, kann also ein einziger Antikörper je 1 Epitop auf 2 verschiedenen Antigenmolekülen binden. Bei Antigen und Antikörpermischungen in äquivalen Verhältnissen können somit Vernetzungen entstehen (Abb. **A-4.29**). Solche Molekülverbände sind als Präzipitate mit dem bloßen Auge sichtbar, z. B. in der Ouchterlony-Technik, wo sowohl Antigen als auch Antikörper in einem Agargel allmählich aufeinander zu diffundieren und bei Äquivalenz eine Präzipitationslinie entsteht. Zur Identifikation von unbekannten Antikörpern, aber viel öfter noch für die Erkennung von unbekannten Antigenen (z. B. Immunelektrophorese, Elek-Test) ist dieser Test einsetzbar.

Agglutinationsreaktionen (Abb. **A-4.30** und **A-4.31**).

Agglutinationsreaktionen: Kommen die Epitope nicht auf löslichen Antigenen vor, sondern als Teile von ganzen Partikeln (Bakterien, Pilze, Erythrozyten), entwickelt sich durch die Antikörperbrücken eine **Agglutination** (Abb. **A-4.30a**). Wenn Latexpartikel, d. h. Polystyrolpartikel mit einer Größe von

A-4.29 Immunpräzipitation

A-4.29

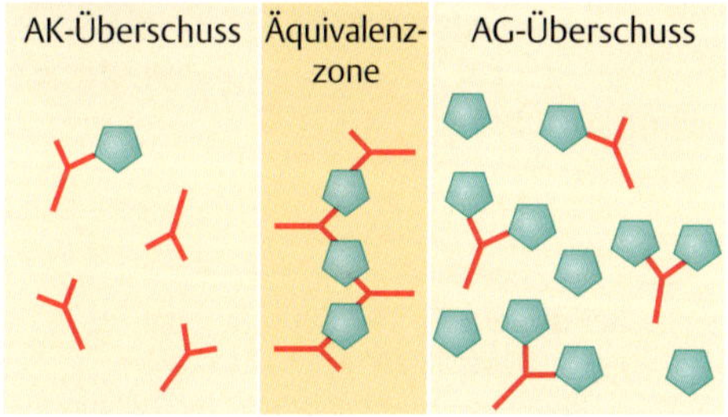

Die schematische Darstellung zeigt, dass nur im Äquivalenzbereich von Antikörper und passendem Antigen eine Vernetzung der Partner stattfindet. Sowohl bei Antikörperüberschuss als auch bei Antigenüberschuss bleiben die Proteinmoleküle in Lösung.

A-4.30 Agglutinationstechniken

A-4.30

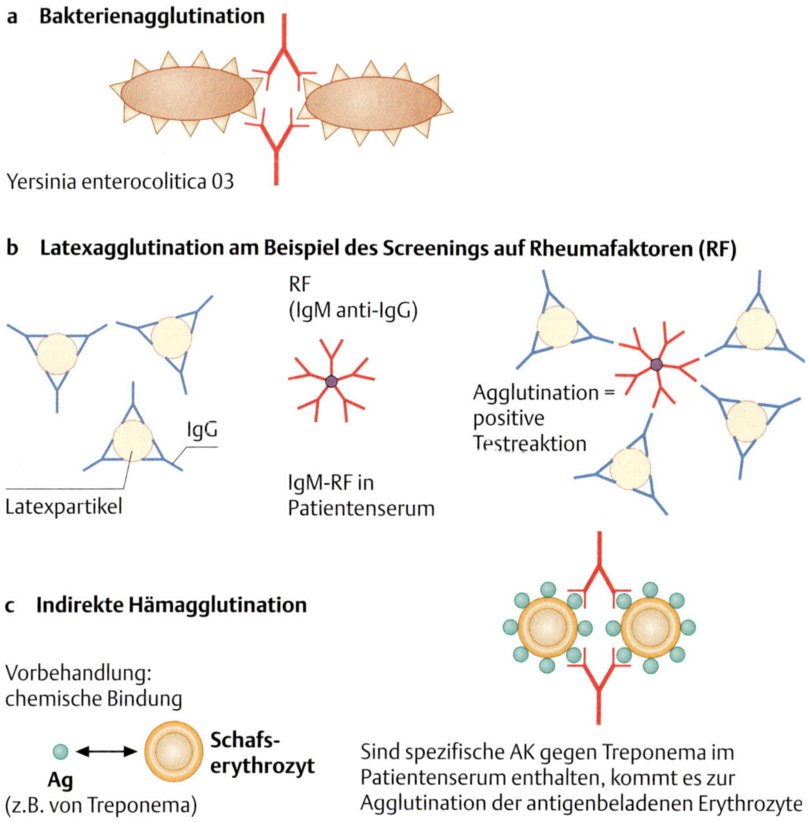

A-4.31 Prinzip des Hämagglutinationshemmtests (HAH) am Beispiel einer Virusinfektion

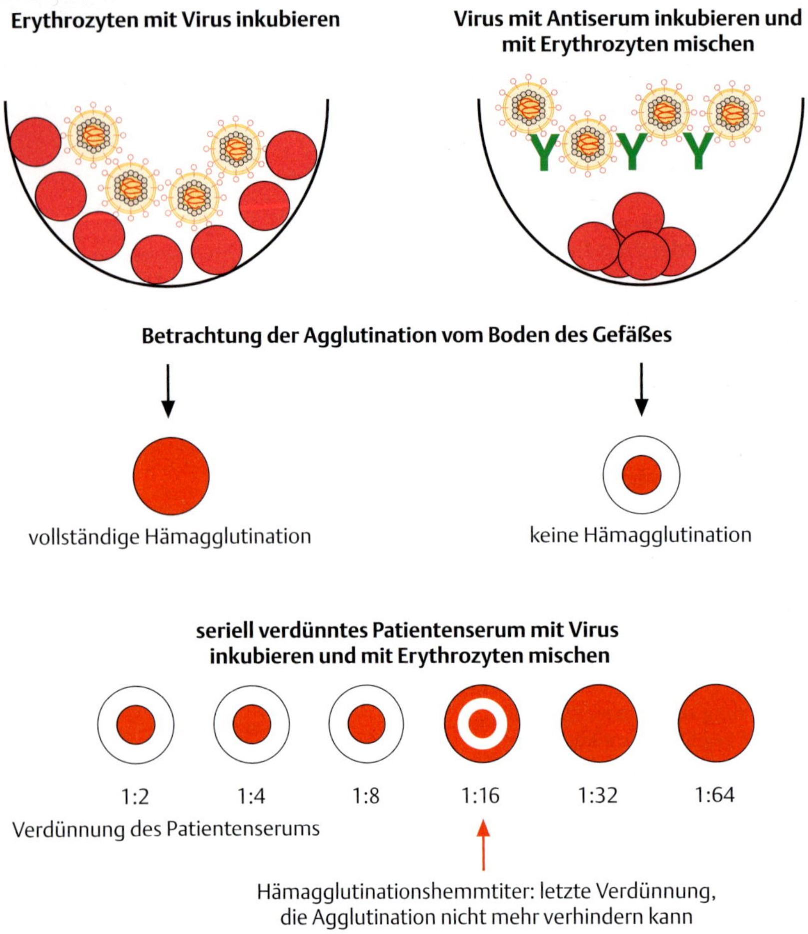

Diesem Test liegt zugrunde, dass die im Patientenserum enthaltenen Antikörper die Agglutination von Erythrozyten durch ein virales Glykoprotein (Hämagglutinin) verhindern. Die Erythrozyten sammeln sich daher in der Spitze des Napfes an, wogegen sie sich bei Hämagglutination mattenartig auf dem Napfboden absetzen. Für den Test wird verdünntes Patientenserum mit dem Virus inkubiert und dann mit Erythrozyten vermischt. Die Probenverdünnung, die eine Hämagglutination durch eine vorgegebene Virusmenge gerade noch verhindern kann, wird als Hämagglutinationshemmtiter bezeichnet.

0,2–0,8 µ, als Träger von Antigen fungieren, können sie durch Antikörper im Patientenserum agglutiniert werden (Abb. **A-4.30b**). Natürlich können umgekehrt auch bekannte Antikörper an diese Kunststoffpartikel gebunden werden, sodass dann unbekannte Antigene identifiziert werden können. Auch Erythrozyten (vom Hammel oder von Vögeln) können mit Fremdantigen beladen werden und durch Patientenantikörper agglutiniert werden . Beim TPHA (**T**reponema-**p**allidum-**H**äm**a**gglutinations-Test) werden Erythrozyten mit Treponemen-Antigen beschickt; hatte der Patient jetzt oder irgendwann früher eine Infektion mit diesen Bakterien, so würden diese die Erythrozyten mit dem fremden Antigen agglutinieren. (Abb. **A-4.30c**)

Der **Hämagglutinationshemmtest (HAH)** wird wie der NT durchgeführt, mit dem Unterschied, dass die in der Patientenprobe nachzuweisenden Antikörper nicht mit der Zerstörung eines suszeptiblen Zellrasens interferieren, sondern die Agglutination von Erythrozyten durch ein virales Glykoprotein, das Hämagglutinin (HA), verhindern (Abb. **A-4.31**).

Der **Hämagglutinationshemmtest (HAH)** wird wie der Neutralisationstest (s. o.) durchgeführt, mit dem Unterschied, dass die in der Patientenprobe nachzuweisenden Antikörper nicht mit der Zerstörung eines suszeptiblen Zellrasens interferieren, sondern die Agglutination von Erythrozyten durch ein virales Glykoprotein, das Hämagglutinin (HA), verhindern (Abb. **A-4.31**). Damit ist die Verwendung dieses Tests natürlich nur bei solchen Infektionen möglich, die von hämagglutinierenden Viren verursacht werden. Da das Hämagglutinin dieser Viren für die Adsorption an die Wirtszelle und damit für eine Infektion unerlässlich ist, haben Antikörper, die an das Hämagglutinin binden, in den meisten Fällen auch virusneutralisierende Eigenschaften. Als **Hämagglutinationshemmtiter** wird die Probenverdünnung bezeichnet, die eine Hämagglutination durch eine bestimmte Virusmenge gerade noch verhindern kann.

Komplementbindungsreaktion (KBR): Nach Bindung eines spezifischen Antikörpers der Klasse IgM, aber auch von IgG, an das entsprechende Antigen, wird am Fc-Stück des Antikörpers eine Komplementbindungsstelle frei, sodass zugefügtes Meerschweinchenkomplement verbraucht wird. Dieses steht dann nicht mehr für die Indikatorreaktion, bestehend aus Hammelerythrozyten und Ambozeptor (Antikörper gegen Hammelerythrozyten vom Kaninchen) zur Verfügung. Obwohl diese zweite Immunreaktion im Reagenzglas abläuft, werden die Erythrozyten mangels Komplement nicht lysiert (Abb. **A-4.32**).
Dieses Prinzip der KBR kann für viele, z. B. für die Wassermann-Reaktion zum Nachweis von Antikörpern gegen Treponema pallidum, doch nicht für alle Antigene verwendet werden.
Die praktische Anwendung der KBR scheitert auch dann, wenn das Patientenserum selbst Komplement verbraucht, ohne vorher mit Antigen reagiert zu haben, z. B. wenn bestimmte Medikamente (Zytostatika) oder mikrobielle Produkte mit Komplement direkt interferieren. Ein Serum, was solche **Eigenhemmung** aufweist, ist für eine KBR untauglich.

Komplementbindungsreaktion (KBR, Abb. **A-4.32**).

Enzymimmunoassay (EIA): Wenn eine Antigen-Antikörperreaktion stattgefunden hat, kann man die gebundenen Antikörper mit markierten Anti-Humanglobulinen detektieren. Diese markierten Antikörper können entweder gezielt gegen IgM, IgG oder IgA gerichtet sein. Die Markierung der Antikörper erfolgt mit einem Enzym, z. B. alkalische Phosphatase oder Meerrettichperoxidase; die

Enzymimmunoassay (EIA, Abb. **A-4.33**).

A-4.32 Komplementbindungsreaktion

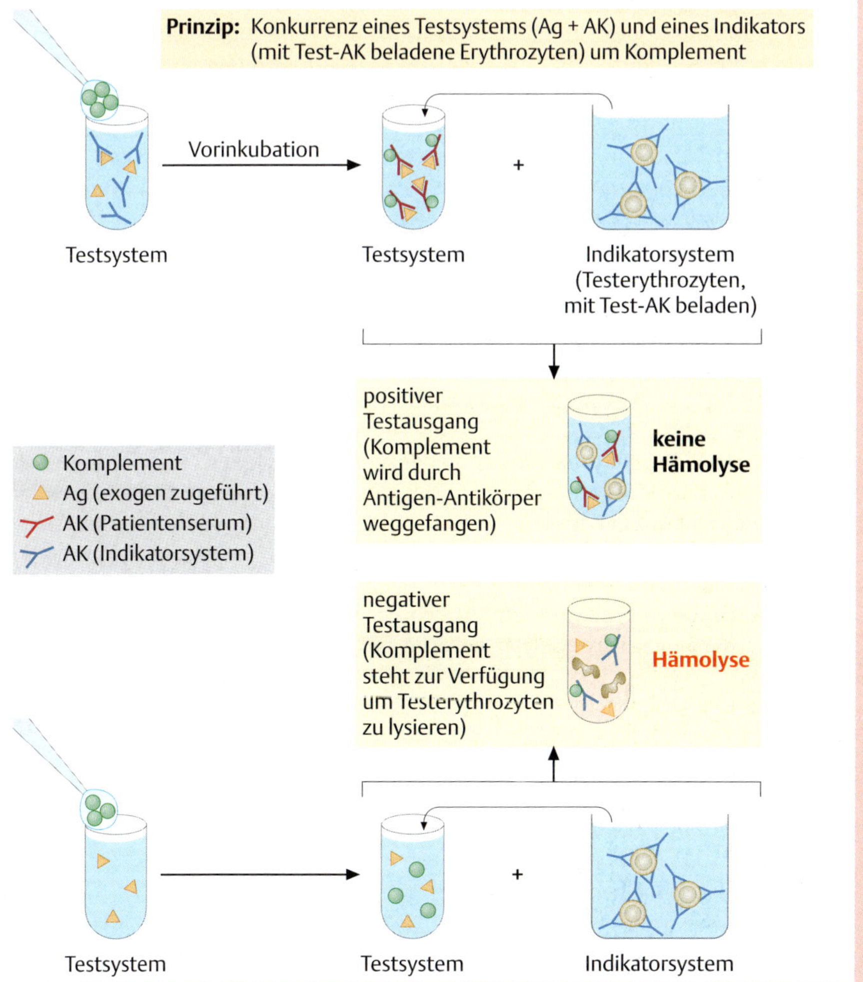

A-4.32

A-4.33

A-4.33 **Enzymimmunoassay (EIA) zum Antikörper-Nachweis**

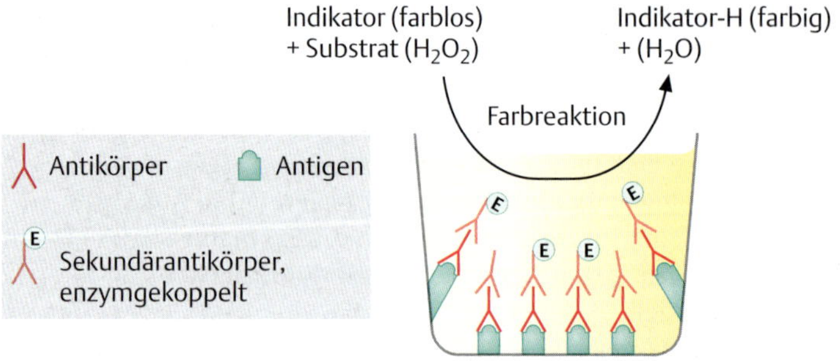

Nachweis spezifischer AK gegen ein AG mittels enzymmarkierter Sekundärantikörper (Konjugat)

Die Präsenz hoher virusspezifischer IgM-Titer in einer einzigen Serumprobe wird als Hinweis für eine aktuelle Infektion verstanden. Vorsicht ist bei dieser Interpretation jedoch geboten, wenn es sich um eine Infektion mit Viren handelt, die eine lebenslange Persistenz etablieren.

Menge der gebundenen Antikörper kann danach mittels einer Enzymreaktion quantitativ bestimmt werden (Abb. **A-4.33**).
Die Möglichkeit im EIA, durch Verwendung isotypenspezifischer Sekundärantikörper die vom Patienten gebildeten Antikörper zu differenzieren, hat die serologische Diagnose akuter Infektionen wesentlich verbessert. **So wird die Präsenz hoher spezifischer IgM-Titer in einer einzigen Probe als Hinweis für eine aktuelle Infektion verstanden.** Vorsicht ist bei dieser Interpretation jedoch geboten, wenn es sich um eine Infektion mit Erregern handelt, die eine lebenslange Persistenz etablieren. Hier kann es auch bei Aktivierungen einer seit langem subklinisch persistierenden Infektion zu erneuter IgM-Synthese kommen. In diesem Fall würde es sich nicht um eine Primärinfektion mit dem Agens handeln.

▶ Exkurs

▶ **Exkurs:** Diese sehr spitzfindig anmutende Differenzierung hat einen hohen prognostischen Stellenwert, wenn etwa **während der Schwangerschaft eine Infektion mit dem Zytomegalievirus** serologisch diagnostiziert wird. Handelt es sich um eine Primärinfektion der Mutter, besteht für den Fötus eine ernst zu nehmende Gefahr der intrauterinen Schädigung, handelt es sich um eine Aktivierung einer persistierenden Infektion, ist dieses Risiko wesentlich geringer. Tatsächlich kann die intrauterine Infektion durch Bestimmung des virusspezifischen IgM im Serum des Embryos freigestellt werden, da ab der 19.–20. Schwangerschaftswoche dieser in der Lage ist, selbständig mit der Synthese von IgM auf die Infektion zu antworten. Da diese Antikörperklasse zu groß ist, um die Plazenta zu passieren, ist ihr Nachweis im kindlichen Blutkreislauf (Prä- oder postnatal durch Nabelschnurpunktion) ein eindeutiger Hinweis auf eine akute Infektion. Im Gegensatz dazu sind Antikörper der IgG-Klasse plazentagängig. Maternale IgG sind bis zu 8 Monate nach der Geburt noch nachweisbar. Daher ist ihre Demonstration bei Säuglingen zunächst kaum zu deuten, wenn nicht auch der Status der Mutter bezüglich der IgG-Titer bekannt ist.

▶ **Merke:** Der Nachweis erregerspezifischer Antikörper in einer klinischen Probe ist nur ein indirekter Hinweis auf eine Infektion. Da erregerspezifische Antikörper oftmals lebenslang persistieren, ist ihr Nachweis in einer einzelnen Serumprobe kein ausreichender Beweis für eine akut stattfindende Infektion.
Bei Verzicht auf die Bestimmung des Antikörperisotyps und Messung der Antikörper in ihrer Gesamtheit (z. B. beim NT oder HAH) kann nur die Bestimmung der Titer in zwei aufeinanderfolgenden Proben **(mindestens 14 Tage Abstand)** über den Zustand der Infektion Auskunft geben. Nur **Titerunterschiede**, die **größer oder gleich einem Faktor 4** sind, können bei der Bewertung berücksichtigt werden. Steigt der Titer zwischen den beiden Proben um mindestens diesen Faktor an, kann davon ausgegangen werden, dass der Patient sich in der akuten Phase der Infektion befindet, fällt er um mindestens diesen Faktor ab, ist der Patient in der postakuten Phase. Ist keine Bewegung bei den Titern erkennbar, kann keine Aussage über die Akuität einer möglichen Infektion gemacht werden. Da bei vielen Infektionen eine signifikante Antikörperbildung erst 8–12 Tage nach der Infektion einsetzt, erfolgt ihr Nachweis bei sehr kurzen Inkubationszeiten, wie etwa nach Infektion mit Rhino- oder Influenzaviren, oftmals erst nach Abklingen der klinischen Symptomatik.

◀ Merke

Indirekter Immunfluoreszenztest (Abb. **A-4.34**).

Indirekter Immunfluoreszenztest (IFT): Wenn Antigene auf einem Objektträger fixiert sind, so können spezifische Antikörper im Patientenserum daran binden. Diese Patientenantikörper werden dann im zweiten Schritt mit fluoreszeinmarkierten Antikörpern gegen IgM, IgG oder IgA erkannt. Eine Titerbestimmung erlaubt eine semiquantitative Bestimmung (Abb. **A-4.34**).

Immunoblot (Western-Blot) (Abb. **A-4.35**).

Immunoblot (Western-Blot): Hierbei werden einzelne Antigene im Agargel elektrophoretisch nach Größe und Ladung getrennt und im zweiten Schritt in derselben Reihenfolge durch Elektrophorese auf Nitrozellulosefilterpapier übertragen. Diese Filterstreifen können mit Patientenserum inkubiert werden. Wenn spezifische Antikörper gegen die einzelnen Antigene vorhanden sind, so werden diese an die jeweiligen Antigenbanden gebunden. Mittels enzymmarkiertem Antihuman-Antikörper können diese gebundenen Antikörper sichtbar gemacht werden (Abb. **A-4.35**).

A-4.34 Indirekter Immunfluoreszenztest zum Antikörper-Nachweis

A-4.34

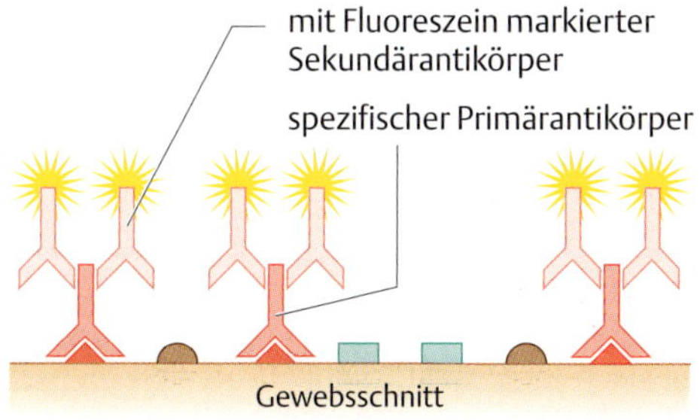

A-4.35 Prinzip des Western-Blot

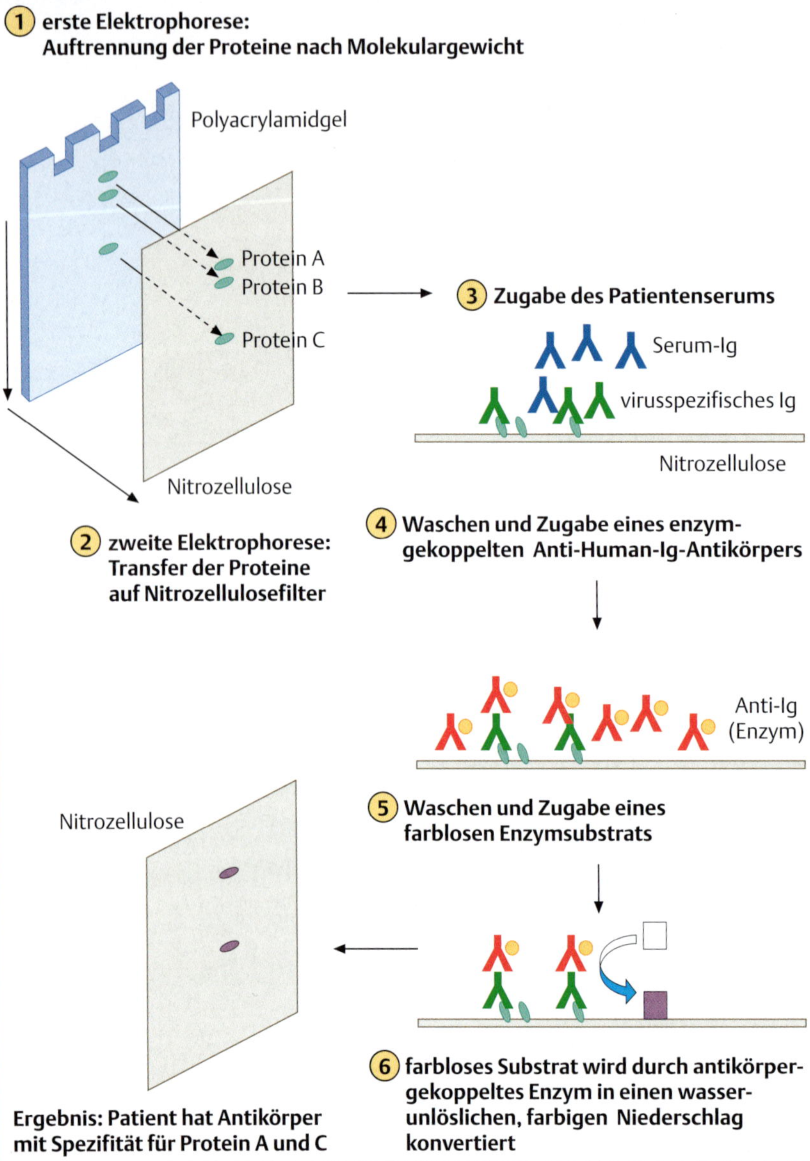

Nach der Auftrennung eines Erregerpartikels in seine Proteinuntereinheiten in einem vertikalen denaturierenden Polyacrylamidgel (1) werden die Polypeptidketten in einer zweiten Elektrophorese im 90°-Winkel zur Laufrichtung der ersten Elektrophorese auf ein Nitrozellulosefilter transferiert (2), wo sie für die zugegebenen Patientenantikörper frei zugänglich sind (3). Die gebundenen Antikörper werden wie im EIA mit einem Sekundärantikörper nachgewiesen (4–6).

4.7 Umgang mit potenziell pathogenen Mikroorganismen

Mikroorganismen werden aufgrund ihrer Gefährlichkeit für medizinisches Personal und für die Bevölkerung in 4 Kategorien eingestuft (Tab. **A-4.5**).

Mikroben werden nach ihrer Gefährlichkeit für den Menschen in 4 Kategorien eingestuft (Tab. **A-4.5**). Dabei wird berücksichtigt, dass einerseits die Person, die mit dem Keim direkt umgeht, gefährdet sein kann, aber andererseits bei akzidenteller Freisetzung diese Erreger auch für die Bevölkerung eine Gefahr darstellen könnten. Im Infektionsschutzgesetz (IfSG) § 44 ist die Erlaubnispflicht und in § 49 die Anzeigepflicht für den Umgang mit solchen Keimen geregelt. Die fachliche Qualifikation der Personen sowie die räumlichen Gegebenheiten sind für die Genehmigung ausschlaggebend.
Der Umgang mit gentechnisch veränderten Organismen (GVO) unterliegt noch weitergehenderen Auflagen (s. u.).

A-4.5 Klassifizierung der Gefährlichkeit von Mikroorganismen

A-4.5

Risikogruppe I	**keine oder nur geringe Gefahr für Beschäftigte und Bevölkerung** ▪ z. B. Bacillus subtilis, Escherichia coli K12, Lactobacillus bulgaricus ▪ Viren, die zur Lebendimpfung gegen Mumps, Masern, Röteln und Poliomyelitis eingesetzt werden ▪ Schimmelpilze der Gattungen Cladosporium und Penicillium ▪ Sprosspilze, wie Geotrichum und die meisten Candida-Arten ▪ apathogene Darmamöben
Risikogruppe II	**mäßiges Risiko für Beschäftigte und Bevölkerung** ▪ z. B. Bordetella pertussis, Staphylococcus aureus, Streptococcus pyogenes, Salmonella spp., Shigella ▪ Herpes-simplex-Virus, Influenza-Virus, Hepatitis-A-Virus, Rotaviren ▪ Cryptococcus neoformans, Aspergillus ▪ Trichomonas vaginalis, Toxoplasma gondii; Ascaris
Risikogruppe III	**hohes Risiko für Beschäftigte – geringes Risiko für Bevölkerung** ▪ z. B. Yersinia pestis, Rickettsia prowazeki, Chlamydia trachomatis; FSME-Virus, Gelbfiebervirus; Coccidioides immitis, Histoplasma capsulatum
Risikogruppe IV	**hohes Risiko für Beschäftigte und Bevölkerung** ▪ z. B. Ebola-Virus, Maul- und Klauenseuche-Virus

4.7.1 Arbeiten mit gentechnisch veränderten Organismen (GVO)

Im Gentechnikgesetz ist festgelegt, dass besondere bauliche und organisatorische Auflagen erfüllt sein müssen, bevor mit gentechnisch veränderten Mikroorganismen gearbeitet werden darf. Je nach Risikostufe sind unterschiedliche Maßnahmen erforderlich, um das unbeabsichtigte Verbreiten solcher Organismen zu verhindern. Diese Arbeiten müssen der Behörde gemeldet und genehmigt sein.

4.7.1 Arbeiten mit gentechnisch veränderten Organismen (GVO)

Bevor mit gentechnisch veränderten Mikroorganismen gearbeitet werden darf, müssen besondere bauliche und organisatorische Auflagen erfüllt sein.

B

1 Einleitung und Grundbegriffe

1 Einleitung und Grundbegriffe

Das Immunsystem stellt die evolutionäre Antwort auf die potenzielle Bedrohung durch infektiöse Agenzien dar. Ohne Kenntnisse immunologischer Vorgänge kann die Pathobiologie infektiöser Erreger nicht verstanden werden. Das folgende Kapitel soll daher ein immunologisches Basiswissen vermitteln, um den Verlauf und Ausgang von Infektionserkrankungen besser verstehen zu können. Immunologische Mechanismen spielen zwar auch eine wesentliche Rolle bei der Zerstörung von Tumoren und bei der Kontrolle der körperlichen Integrität (Transplantatabstoßung), doch würde der Einschluss dieser Themen den Rahmen und die Aufgabe dieses Buches sprengen. Aus den gleichen Gründen sollen auch pathologische Veränderungen des Immunsystems wie Allergien oder Autoimmunität an dieser Stelle nicht besprochen werden.

Einteilung des Immunsystems: Die immunologische Abwehr von Infektionserregern wird von angeborenen und erworbenen Mechanismen getragen (Tab. **B-1.1**):
- Die **unspezifische bzw. angeborene** („natürliche") Immunabwehr ist nur bedingt spezifisch;
- die **spezifische bzw. adaptive** („erworbene") Immunabwehr ist hochspezifisch für das infektiöse Agenz.

Einteilung des Immunsystems: Grundsätzlich kann die immunologische Abwehr infektiöser Erreger in zwei Kategorien eingeteilt werden (Tab. **B-1.1**):
- **unspezifisch bzw. angeboren** (**„natürlich"**): Diese erste, sehr schnelle Immunantwort stellt eine unspezifische Abwehrmaßnahme gegen infektiöse Erreger dar, d. h. es findet nur eine Unterscheidung zwischen „körpereigen" und „körperfremd" statt, ohne dass der Erreger als solcher identifiziert wird;
- **spezifisch bzw. adaptiv** (**„erworben"**): Für die Induktion dieser langsameren Immunantwort ist das spezifische Erkennen des Erregers notwendig. Der Erkennungsprozess führt zur Differenzierung besonderer immunologischer Effektorzellen und zur Ausbildung eines immunologischen Gedächtnisses, welches bei erneutem Kontakt mit dem gleichen oder ähnlichen Infektionserreger eine deutlich beschleunigte Rekrutierung spezifischer Effektorzellen erlaubt. Es stellt damit die Basis für eine oft lebenslange Immunität dar.

▶ Definition

▶ **Definition:** Unter Immunität wird der Schutz vor einer durch einen bestimmten Erreger hervorgerufenen Erkrankung verstanden.

B-1.1

B-1.1 Vergleich von angeborener und erworbener Immunabwehr

	angeboren („natürlich")	*erworben („adaptiv")*
Spezifität	▪ gering	▪ hoch
Kinetik	▪ sofort bis wenige Tage	▪ > 3 Tage
Gedächtnis	▪ nein	▪ ja
humorale Mediatoren	▪ Lysozym ▪ Komplement ▪ Akute-Phase-Proteine	▪ Antikörper
zelluläre Mediatoren	▪ NK-Zellen ▪ Phagozyten ▪ γ/δ-T-Zellen	▪ α/β-T-Zellen

NK-Zellen = Natürliche Killerzellen (S. 65)

Leukozyten stellen die zellulären Komponenten der angeborenen und der erworbenen Immunabwehr dar (Tab. **B-1.2**).

Zelluläre Träger sowohl der unspezifischen als auch der spezifischen Antwort sind die weißen Blutzellen (**Leukozyten**), die alle aus einer hämatopoetischen Stammzelle des Knochenmarks entstehen und durch Differenzierung und Reifung in verschiedenen Kompartimenten des Körpers ihre spezifischen Eigenschaften erwerben (Tab. **B-1.2**).

Aufgaben des Immunsystems: Das Immunsystem muss bei Toleranz gegenüber körpereigenen Strukturen eine Vielzahl von körperfremden Substanzen (**Antigene**) erkennen und eliminieren.

Aufgaben des Immunsystems: Die delikateste Aufgabe des Immunsystems ist die Erkennung und Zerstörung einer ungeheuren Vielzahl körperfremder Substanzen (**Antigene**) bei gleichzeitiger Toleranz gegenüber körpereigenen Bausteinen. Irrtümer bei dieser Differenzierung zwischen „Selbst" und „Nicht-

B-1.2 Leukozyten

morphologische Einteilung	*funktionelle Einteilung*
▪ **polymorphkernige Leukozyten** (PMNs) **oder auch Granulozyten:** stark granulozytäre Zellen mit viellappigem Kern (Neutrophile, Eosinophile und Basophile) ▪ **mononukleäre Leukozyten:** Monozyten und Lymphozyten inkl. natürlicher Killerzellen	▪ **Granulozyten und Monozyten:** unspezifische Eliminierung von infektiösen Pathogenen durch phagozytische Eigenschaften und Fähigkeit zur Ausschüttung toxischer Substanzen ▪ **Lymphozyten:** Träger der spezifischen Immunantwort

B-1.2

selbst" können autoaggressive Immunreaktionen mit schwerwiegenden klinischen Komplikationen auslösen. Um dieser Aufgabe gerecht zu werden, bilden Zellen des Immunsystems **Rezeptoren** aus, mit deren Hilfe im Prinzip nur Antigene, nicht aber körpereigene Strukturelemente erkannt werden. Andere Rezeptoren ermöglichen die Kommunikation zwischen den an der Immunabwehr beteiligten Zellen.

2 Strukturelemente des Immunsystems
▶ Definition
▶ Merke

2 Strukturelemente des Immunsystems

▶ **Definition:** Das Immunsystem stellt eine Kombination aus lymphatischen Organen, vernetzten Blut- und Lymphgefäßen und den sehr mobilen Leukozyten dar. Erst durch Zusammenwirken dieser Komponenten kann es seiner Überwachungs- und Verteidigungsfunktion gerecht werden.

▶ **Merke:** Das Immunsystem kann nicht an einer Stelle des Körpers lokalisiert werden.

2.1 Organe des Immunsystems
2.1.1 Primäre lymphatische Organe
▶ Synonym
▶ Definition
Das Knochenmark

2.1 Organe des Immunsystems

2.1.1 Primäre lymphatische Organe

▶ **Synonym:** Zentrale lymphatische Organe.

▶ **Definition:** Primäre lymphatische Organe sind Orte der Genese von Zellen des Immunsystems. Zu ihnen werden das Knochenmark und der Thymus gezählt.

Das Knochenmark

Anatomie: Als Knochenmark wird die zelluläre Substanz in der Spongiosa der Knochen bezeichnet. Grundsätzlich wird zwischen Fettmark und rotem Mark unterschieden. Während bei der Geburt nur rotes Mark vorliegt, steigt im Alter der Anteil des Fettmarks an. Verschiebungen zugunsten des Anteils an rotem Mark sind jedoch bei erhöhter Erythropoese in besonderen Situationen wie Blutverlusten oder Senkung des Sauerstoffpartialdrucks zu beobachten.

Feinbau und Funktion: Pluripotente Stammzellen stellen als blutbildende Zellen zusammen mit unreifen Stadien von Lymphozyten sowie unreifen und reifen Stadien von Monozyten, Erythrozyten, Granulozyten und Thrombozyten das Parenchym des roten Marks dar, welches in das retikuläre Bindegewebe (Stroma) eingelagert ist. Neu entstandene Blutzellen werden aus dem Knochenmark von einem dichten Netz von Sinusoiden abgeleitet.

▶ Merke

▶ **Merke:** Im Knochenmark entstehen alle zellulären Elemente des Blutes aus einer pluripotenten Stammzelle.

▶ Exkurs

▶ **Exkurs:** Eine systemische Schädigung des Knochenmarks kann zu einer sog. **Panzytopenie** (Erythrozyten-, Leukozyten- und Thrombozytenmangel) führen mit Anämie, Infektanfälligkeit und Blutungsneigung. Mögliche Ursachen sind „idiopathisch" (unbekannt), ionisierende Strahlen oder Medikamente.

Im Knochenmark entstehen und reifen **B-Lymphozyten** (B = **b**one marrow dependend).

Das Knochenmark ist Ort der **Reifung** von **B-Lymphozyten** (**b**one marrow dependend). B-Lymphozyten sind für ihre Differenzierung in hohem Maße von Kontakten mit Stromazellen des Knochenmarks abhängig und verlassen nach Reifung den Ort ihrer Genese, um im Körper über Blut- und Lymphbahnen zu rezirkulieren.

Der Thymus

Anatomie: Der von einer kollagenen Bindegewebshülle umgebene, zweilappige Thymus liegt oberhalb des Herzens und ist durch Septen in kleine Läppchen (Lobi) untergliedert. In das epitheliale Stroma sind zahlreiche **T-Lymphozyten** (**t**hymus dependend) bzw. deren Vorläuferzellen (**Thymozyten**) eingelagert. Ihre Dichte nimmt vom Rand (Kortex) bis zum Inneren (Mark) des Thymus ab (Abb. **B-2.1**).

Funktion: Thymozyten aus dem Knochenmark durchwandern den Thymus vom Kortex in Richtung Medulla. Dabei nimmt der Reifegrad der Thymozyten beständig zu.

Der Thymus

T-Lymphozyten (T = **t**hymus dependend) entstehen im Knochenmark und reifen im Thymus (Abb. **B-2.1**).

▶ **Merke:** Der Thymus ist Ort der Reifung der T-Lymphozyten.

◀ Merke

Eine wichtige Rolle für die Differenzierung und Selektion von Thymozyten zu T-Lymphozyten spielen Makrophagen und dendritische Zellen (S. 63), die aus dem Knochenmark in den Thymus eingewandert sind. Sie sind zusammen mit reifen T-Lymphozyten vor allem in der Medulla lokalisiert. Wie reife B-Zellen treten reife T-Zellen in den Blutkreislauf ein und rezirkulieren im Körper über Blut- und Lymphbahnen.

▶ **Definition:** Nach ihrer Differenzierung aus ihren Reifungsorganen (Thymus und Milz) in den Blutkreislauf entlassene Lymphozyten, die noch keinen Antigenkontakt hatten, werden auch als **naive Lymphozyten** bezeichnet.

◀ Definition

B-2.1 Struktur und Funktion des Thymus

B-2.1

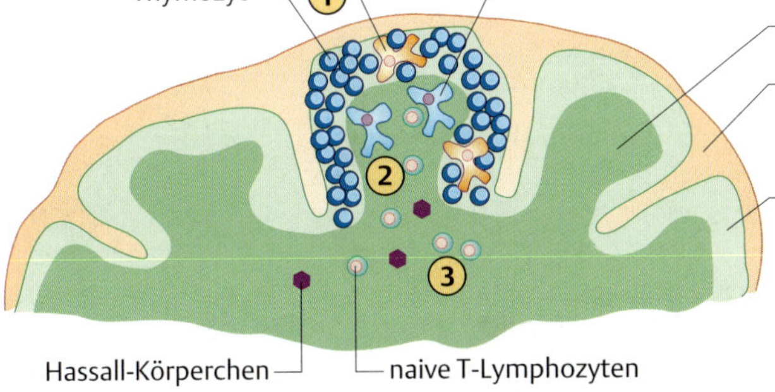

Der Thymus ist von einer kollagenen Bindegewebshülle umgeben, die durch Ausbildung von Fortsätzen das Organ in kleine Läppchen unterteilt. Thymozyten aus dem Knochenmark treten über den Blutkreislauf in den Kortex des Thymus ein und beginnen mit Hilfe der Thymusepithelzellen ihre Reifung zum T-Lymphozyten (**1**). Im Verlauf ihrer Differenzierung wandern T-Lymphozyten vom Kortex Richtung Medulla. Im Grenzbereich zwischen Kortex und Medulla werden sie von dendritischen Zellen und Makrophagen aus dem Knochenmark auf Reaktivität gegen Selbst- oder auch Autoantigene geprüft (**2**). Nur solche T-Zellen, die nicht autoreaktiv sind, verlassen den Thymus und treten in den Blutkreislauf ein (**3**). Autoreaktive Zellen sterben durch Apoptose.

2.1.2 Sekundäre lymphatische Organe

2.1.2 Sekundäre lymphatische Organe

▶ Synonym

▶ **Synonym:** Periphere lymphatische Organe.

▶ Definition

▶ **Definition:** Unter sekundären lymphatischen Organen werden alle lymphatischen Organe zusammengefasst, in denen die adaptive Immunantwort organisiert wird. Dazu zählen Milz, Lymphknoten und Mukosa-assoziiertes lymphatisches Gewebe (MALT).

Aufbau: Prinzipiell gibt es in allen sekundären lymphatischen Organen morphologisch abgrenzbare Bereiche, die bevorzugt B- oder T-Lymphozyten beherbergen.

In den peripheren lymphatischen Organen wird die spezifische Immunantwort durch Lymphozyten ausgelöst (Abb. **B-2.2**).

Funktion: Funktionell entsprechen die sekundären lymphatischen Organe einem großen Marktplatz, auf dem Antigene aus Organen und dem Blutkreislauf präsentiert werden. Bei Erkennen dieser Antigene durch rezirkulierende Lymphozyten wird in mehreren Schritten die spezifische Immunantwort ausgelöst (Abb. **B-2.2**):

B-2.2

B-2.2 **Rezirkulation von Lymphozyten**

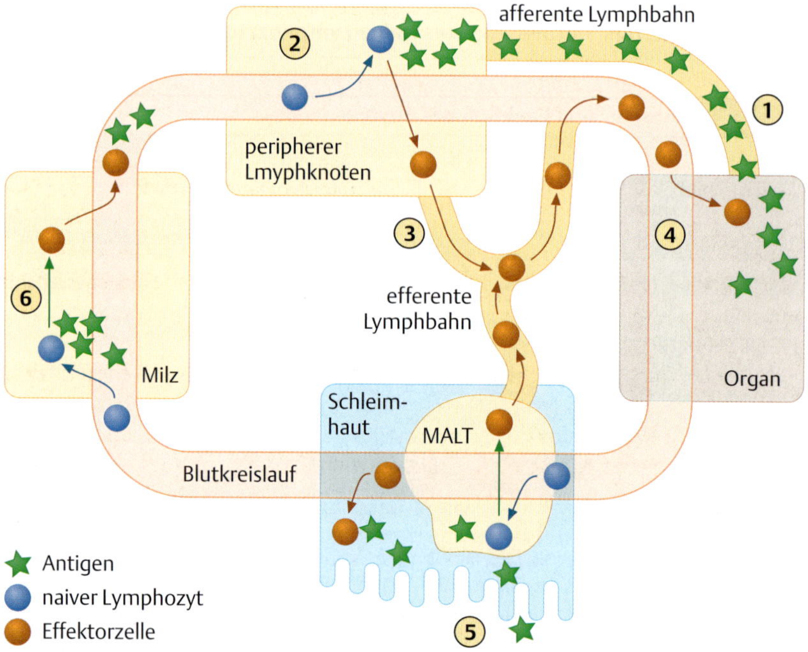

Bei Eindringen eines Infektionserregers (Antigen) in ein Organ werden Bruchstücke davon über afferente Lymphbahnen in die nächsten regionalen Lymphknoten verbracht (**1**). Im Lymphknoten treten rezirkulierende naive Lymphozyten aus dem Blutkreislauf aus und durchwandern das lymphatische Gewebe (**2**). Erkennen sie erregerspezifische Strukturen, werden sie aktiviert und differenzieren zu Effektorzellen, die das lymphatische Gewebe in der efferenten Lymphbahn verlassen (**3**) und über den Ductus thoracicus in den Blutkreislauf eintreten. An aktivierten Endothelzellen verlassen Effektorlymphozyten wieder den Blutkreislauf, treten in das Gewebe ein und vernichten den eingedrungenen Infektionserreger (**4**). Antigene, die in den Schleimhäuten lokalisiert sind, werden im Mukosa-assoziierten lymphatischen Gewebe (MALT) den extravasierten naiven Lymphozyten präsentiert (**5**). Auch hier fließen differenzierte Effektorzellen über efferente Bahnen ab und treten wieder in den Blutkreislauf ein. In der Milz treffen naive Lymphozyten auf Antigene, die sich im Blutkreislauf befinden und in die periarteriellen Ansammlungen von Lymphozyten verbracht werden (**6**). Antigenspezifische Lymphozyten werden zu Effektorzellen differenziert, die über die abführende Vene wieder in den Blutkreislauf eintreten.

- **Extravasation naiver Lymphozyten:** Naive Lymphozyten (s. o.) verlassen in den sekundären lymphatischen Organen den Blutkreislauf.
- **Differenzierung zu Effektorzellen:** Erkennt ihr Antigenrezeptor das angebotene Antigen, kommt es zu einer Phase massiver Zellteilung mit nachfolgender Differenzierung zu Effektorzellen.
- **adaptive Immunantwort:** Diese Effektorzellen verlassen die Organe über die abführenden Gefäßbahnen und erreichen über den Blutkreislauf die Orte, an denen das Antigen in den Organismus eingedrungen ist. Hier üben sie die während ihrer antigenabhängigen Differenzierungsphase erworbenen Effektorfunktionen aus.

◀ Definition

▶ **Definition:** Effektorzellen der adaptiven Immunreaktion sind differenzierte Lymphozyten, die ihre Fähigkeit zur Abwehr von Infektionserregern und zur Eliminierung von Antigenen ausüben, ohne dass eine weitere Stimulierung notwendig ist.

◀ Merke

▶ **Merke:** Die sekundären lymphatischen Organe sind die Orte der **Präsentation von Antigenen und deren Erkennung durch naive Lymphozyten**. Dieses löst die Differenzierung der Lymphozyten zu Effektorzellen und somit die spezifische Immunantwort aus.

Lymphozyten, die keinen passenden Antigenrezeptor besitzen und daher nicht in eine Immunantwort verwickelt sind, erhalten Signale zum weiteren Überleben und zum Rezirkulieren, damit ihre Chancen auf ein Zusammentreffen mit „ihrem“ Antigen erhöht werden.

Die Milz

Die Milz

Anatomie: Die Milz liegt als größtes sekundäres lymphatisches Organ unterhalb des Zwerchfells mit Kontakt zu Niere und Magen. Von ihrer Bindegewebskapsel ausgehende Trabekel bilden das Gerüst für das dazwischenliegende retikuläre Bindegewebe. Dessen größter Anteil wird von der roten Pulpa gebildet. Innerhalb der roten Pulpa lassen sich helle Punkte ausmachen, die durch Leukozyten gebildete **weiße Pulpa**.
Äste der A. lienalis verlaufen nach Durchtritt durch die Milzkapsel zunächst entlang der Trabekel. Auf ihrem weiteren Weg zweigen sie sich auf und treten in die Pulpa ein. Dort werden sie von Lymphozyten umgeben, die sich in Form einer länglichen oder kugeligen Hülle anordnen. In dieser **periarteriolen Hülle** teilt sich die zentrale Arterie pinselartig in Arteriolen auf, die nachfolgend im Gewebe Kapillaren ausbilden. Der venöse Abfluss erfolgt über venöse Sinus und Pulpa- bzw. Trabekelvenen in die V. lienalis.

In der weißen Pulpa der Milz bilden T-Lymphozyten eine periarterielle Hülle (**PALS**) aus, auf der B-Lymphozyten in Follikeln angeordnet sind (Abb. **B-2.3**).

Feinbau: In den periarteriolen Hüllen findet sich eine sehr charakteristische Anordnung der T- und B-Lymphozyten (Abb. **B-2.3**). Während die T-Zellen die zentrale Arteriole direkt umgeben (**peri**arteriolar **l**ymphoid **s**heath, **PALS**), bilden B-Zellen Follikel aus, die auf der PALS angeordnet sind. PALS und B-Zell-Follikel werden von einer Rand- oder Mantelzone umgeben, die T- und B-Lymphozyten enthält. An den Kontaktstellen zwischen PALS und B-Zell-Follikeln lassen sich Zonen aufgelockerter Zelldichte mit großen Lymphozyten erkennen (**Keimzentrum**).

Funktion: Da die Milz keine afferenten Lymphbahnen hat, werden die Antigene über die zuführende Arterie von dendritischen Zellen herangebracht und den Lymphozyten präsentiert.

◀ Exkurs

▶ **Exkurs:** Nach Verlust der Milz (Splenektomie) besteht eine erhöhte Infektanfälligkeit, die zu einer oft tödlichen Sepsis führen kann („overwhelming post splenectomy infection“, OPSI; s. S. 316).

B-2.3 **Struktur und Funktion der Milz**

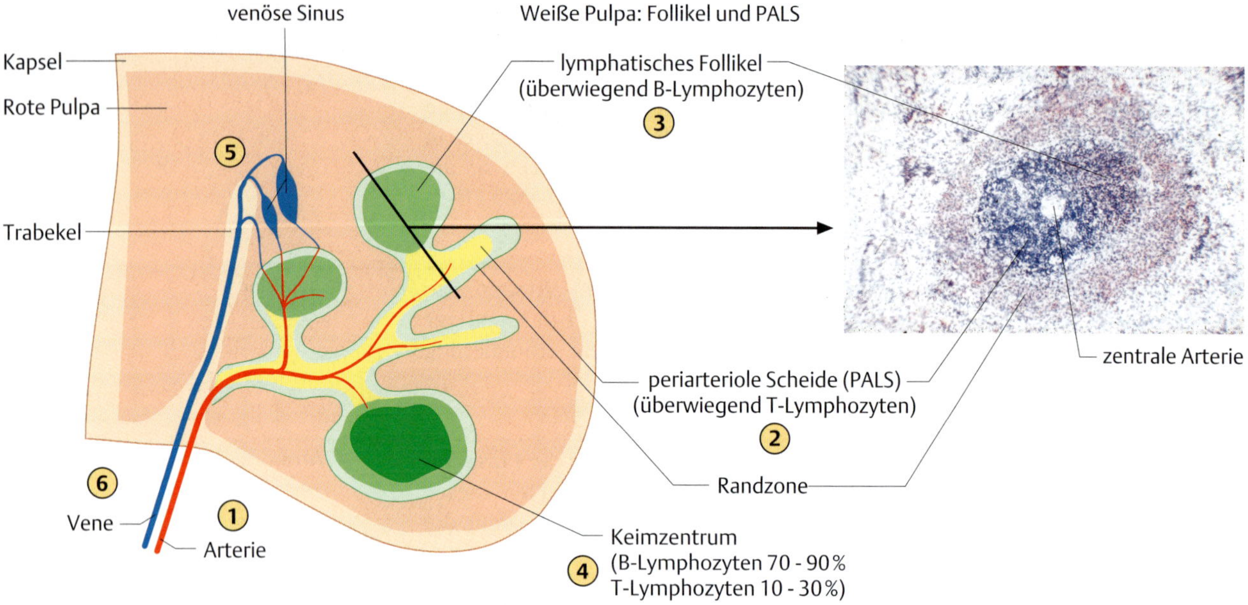

Die Milz wird von einer Bindegewebskapsel umgeben, die durch Fortsätze (Trabekel) in das Organ ein Gerüst für das retikuläre Bindegewebe ausbildet. Der größte Anteil dieses Bindegewebes stellt die rote Pulpa dar, in der sich Ansammlungen von Leukozyten in Form der weißen Pulpa befinden. Lymphozyten treten über die zuführende Arterie in die Milz ein (**1**). T-Lymphozyten lagern sich als periarteriole Scheide (PALS) um fein verästelte Arteriolen ab (**2**), B-Lymphozyten sind als lymphatische Follikel auf der PALS angeordnet (**3**) und stellen einen großen Teil der Lymphozyten dar, die sich in der Randzone der weißen Pulpa befinden. Bei Erkennung eines Antigens in der PALS bildet sich in den Follikeln ein Keimzentrum aus, in dem B-Lymphozyten mit der Hilfe von T-Lymphozyten in antikörperproduzierende Plasmazellen differenzieren (**4**). Effektor-Lymphozyten werden über venöse Sinus (**5**) der abführenden Vene zugeführt und verlassen so die Milz (**6**).
Histologisches Bild: Ein Gefrierschnitt von der Milz einer Ratte wurde mit einem spezifischen Antikörper für B-Lymphozyten gefärbt. Der rote Farbniederschlag kennzeichnet die Lokalisation der B-Zellen.

Neben ihrer Rolle als Organ des Immunsystems hat die Milz auch die Funktion, in der roten Pulpa gealterte rote Blutkörperchen abzubauen.

Die Lymphknoten

In den Lymphknoten (Abb. **B-2.4**) siedeln sich T-Lymphozyten unterhalb der Rindenregion (parakortikal) an. Follikel von B-Lymphozyten finden sich in der Rindenregion (kortikal).

Die Lymphknoten

Anatomie: Der Aufbau der Lymphknoten ähnelt mit Kapsel und Trabekeln dem der Milz. Zwischen retikulärem Gewebe und der Bindegewebskapsel liegt der Randsinus, über welchen die Lymphe aus den afferenten Lymphbahnen den Lymphknoten erreicht.

Feinbau: Das retikuläre Bindegewebe ist mit Lymphozyten durchsetzt, welche typischerweise in den Randbereichen (Kortex) eine höhere Dichte als im Zentrum (Medulla) aufweisen (Abb. **B-2.4**). Kortikal finden sich überwiegend B-Lymphozyten, die sich in Follikeln organisieren. Hier liegen – ähnlich wie in den B-Zellfollikeln der Milz – **Keimzentren** (S. 57). Von den kortikalen B-Zellbereichen werden **Markstränge** in die Medulla fortgesetzt. T-Lymphozyten halten sich gemeinsam mit antigenpräsentierenden dendritischen Zellen parakortikal Richtung Medulla auf.

Funktion: Mit der Lymphe werden Antigene aus den Geweben bzw. antigenpräsentierende dendritische Zellen oder Makrophagen herangeführt (S. 107). Die dendritischen Zellen lokalisieren sich in den parakortikalen T-Zellbereichen.

B-2.4 **Struktur und Funktion eines Lymphknotens**

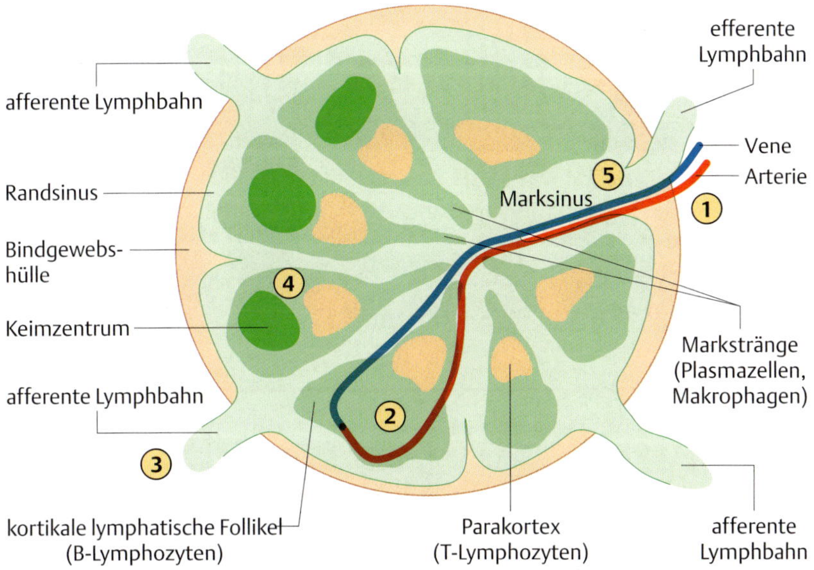

Ähnlich der Milz wird auch ein Lymphknoten von einer Bindegewebshülle umgeben, die Trabekel in das Organ vortreibt. Zwischen dem retikulären Gewebe und der Kapsel liegt der Randsinus, in den die afferenten Lymphbahnen aus den Organen münden. Rezirkulierende Lymphozyten treten über die zuführende Arterie in den Lymphknoten ein (**1**) und verlassen an besonderen venösen Epithelien den Blutkreislauf (**2**). T-Lymphozyten wandern in die parakortikalen Bereiche, während B-Lymphozyten sich in den kortikalen lymphatischen Follikeln ansiedeln. Über die afferenten Lymphbahnen werden Antigene aus den Organen herangeführt (**3**) und nachfolgend den extravasierten Lymphozyten präsentiert. Bei Erkennung eines Antigens wird eine spezifische Immunantwort ausgelöst, in deren Verlauf es zur Ausbildung eines Keimzentrums kommt, in dem B-Lymphozyten mit Hilfe von T-Lymphozyten differenzieren (**4**). Differenzierte Effektorlymphozyten werden über den Marksinus und die efferente Lymphbahn wieder dem Blutkreislauf zugeführt (**5**).

B-2.4

Das schleimhautassoziierte lymphatische Gewebe

Das schleimhautassoziierte lymphatische Gewebe

▶ **Synonym:** mucosa-associated lymphoid tissue (MALT).

◀ Synonym

▶ **Definition:** Zum schleimhautassoziierten lymphatischen Gewebe (MALT) zählen das bronchienassoziierte (BALT) und das darmassoziierte (gut-associated, GALT) lymphatische Gewebe mit Tonsillen, Blinddarm und den Peyer-Plaques des Dünndarms.

◀ Definition

Anatomie und Feinbau: Da die Gesamtheit der Schleimhäute eine riesige Oberfläche darstellt, die von Infektionserregern überwunden werden kann, enthält das MALT so viele Lymphozyten wie alle anderen lymphatischen Gewebe des Körpers zusammen.

Das MALT zeigt, wenn auch in abgewandelter Form, den typischen Aufbau eines sekundären lymphatischen Organs. Am Beispiel der **Peyer-Plaques** des Dünndarms wird dies deutlich (Abb. **B-2.5**):

Ein großer **B-Zellfollikel** liegt innerhalb der Darmwand und wird zur luminalen Seite des Darms durch eine Schicht von speziellen Epithelzellen abgegrenzt. Diesen fehlt im Gegensatz zu anderen Darmepithelzellen der typische Bürstensaum. Sie bilden eine Kuppel über dem lymphatischen Gewebe (Dome) und sind in der Lage, Antigene aus dem Darmlumen transzellulär zu den Peyer-Plaques zu transportieren.

Im lymphatischen Gewebe des Darmes bilden B-Lymphozyten große Follikel in der Darmwand, zwischen denen kleinere Ansiedlungen von T-Lymphozyten angeordnet sind (Abb. **B-2.5**).

B-2.5

B-2.5 **Aufbau der Peyer-Plaques**

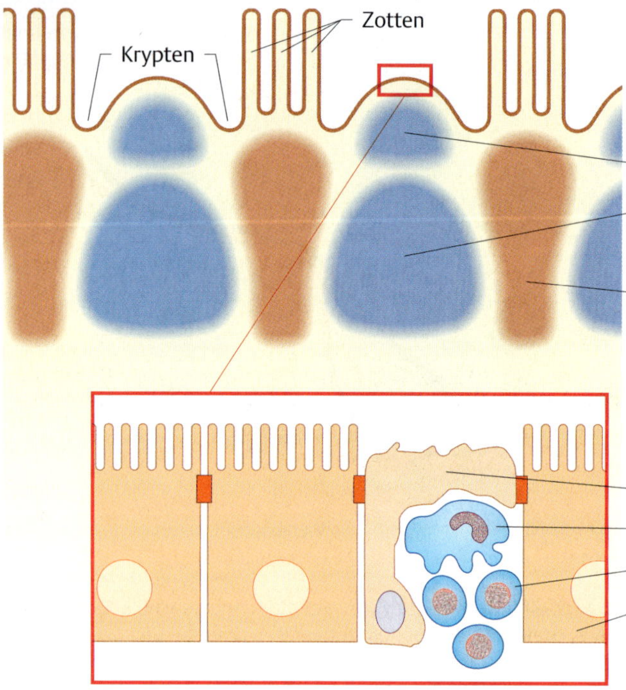

Der **T-Zellbereich** ist deutlich kleiner als bei anderen sekundären lymphatischen Geweben. Die T-Zellen sind überwiegend zwischen den großen B-Zellfollikeln angeordnet, in deren luminal zugewandten Enden auch die Keimzentren angesiedelt sind.

Funktion: Im MALT werden Antigene von den gastrointestinalen, respiratorischen und anderen Schleimhäuten gesammelt und den Lymphozyten zur Erkennung zugänglich gemacht.

2.2 Zellen des Immunsystems

Die Zellen des Immunsystems entwickeln sich aus einer pluripotenten Stammzelle des Knochenmarks (Abb. **B-2.6**).

2.2 Zellen des Immunsystems

Ausgehend von einer pluripotenten hämatopoetischen Stammzelle im Knochenmark werden in einem ersten Schritt Vorläuferzellen mit eingeschränktem Differenzierungspotenzial entwickelt. Es entstehen eine **myeloische** und eine **lymphoide Stammzelle** (Abb. **B-2.6**).

▶ Merke

▶ **Merke:** Entstehung, Reifung und Differenzierung von Zellen des Immunsystems werden durch die Expression einer Vielzahl von membranständigen Proteinen begleitet, die geeignet sind, den jeweiligen Entwicklungsstand der Zelle zu umschreiben. Diese Membranproteine werden mit Hilfe der **CD-** („**c**luster of **d**ifferentiation"-)Nomenklatur bezeichnet. Gegenwärtig gibt es über 200 katalogisierte CD-Moleküle, die fortlaufend durchnummeriert sind.

B-2.6 Die Entwicklung von blut- und gewebeständigen Zellen aus der hämatopoetischen Stammzelle

B-2.6

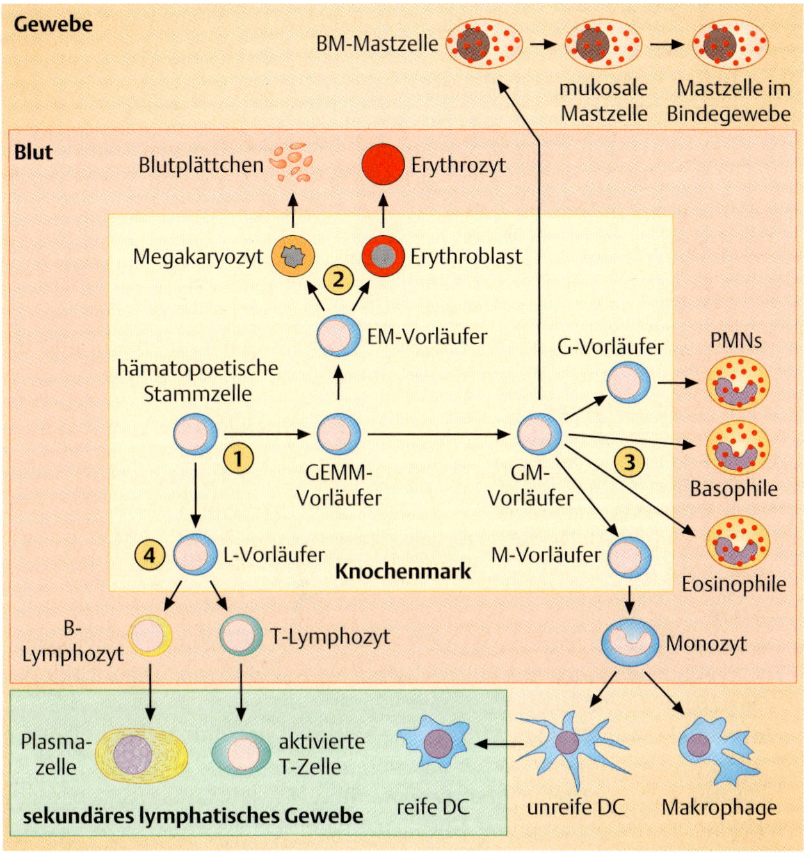

Ausgehend von einer pluripotenten hämatopoetischen Stammzelle werden mit Hilfe von Wachstums- und Differenzierungsfaktoren verschiedene Zelllinien entwickelt. Die myeloische Zelllinie führt zunächst zu einer Vorläuferzelle aus der sich **G**ranulozyten, **E**rythrozyten, **M**egakaryozyten und **M**akrophagen entwickeln können (**GEMM-Vorläufer**) (**1**). Aus den GEMM-Kolonien differenzieren über einen weiteren Erythrozyten/Megakaryozyten-(EM-)Vorläufer die Erythroblasten und Megakaryozyten, aus denen sich schließlich die Erythrozyten und Plättchen des Blutes ableiten (**2**). Die GEMM-Vorläufer lassen sich in Granulozyten/Makrophagen-(**GM-**)**Vorläufer** differenzieren, die Ausgangspunkt einer Reihe von immunologisch wichtigen Zellen sind (**3**). Dazu gehören die Mastzellen, die Granulozyten oder auch PMNs (engl. **p**oly**m**orph**n**uclear granulocytes), die von einem Granulozyten-(**G-**)**Vorläufer** gebildet werden. Basophile und Eosinophile können sich direkt aus dem GM-Vorläufer entwickeln. Er ist auch Ausgangspunkt der Monozyten/Makrophagen-Reihe. Aus den im Blut rezirkulierenden Monozyten können sich gewebeständige Makrophagen und dendritische Zellen entwickeln. Dendritische Zellen werden nach Antigenaufnahme im Gewebe mobil und wandern in sekundäre lymphatische Organe, wo sie den T-Lymphozyten Antigene präsentieren. Für die lymphoide Zelllinie ist die hämatopoetische Stammzelle Ausgangspunkt der Entwicklung (**4**). Über lymphozytäre (**L-**)**Vorläufer** entwickeln sich B- und T-Lymphozyten, die aus dem Blutkreislauf in sekundäre lymphatische Organe extravasieren können und dort antigenspezifisch aktiviert werden.

2.2.1 Die myeloische Zelllinie

Aus der gemeinsamen myeloischen Stammzelle (GEMM-Vorläufer) werden die Vorläuferzellen für die **Granulozyten/Monozyten-Reihe** (GM-Vorläufer) und die Blutplättchen/Erythrozyten-Reihe (EM-Vorläufer) differenziert (Abb. **B-2.6**).

2.2.1 Die myeloische Zelllinie

Aus der myeloischen Stammzelle entwickeln sich die Vorläuferzellen für die Granulozyten/Monozyten-Reihe und die Blutplättchen/Erythrozyten-Reihe (Abb. **B-2.6**).

▶ Merke

▶ **Merke:** Die Granulozyten/Monozyten-Vorstufe ist der Ausgangspunkt für die Entwicklung einer Reihe von im Blutkreislauf zirkulierenden (Granulozyten und Monozyten) und gewebeständigen (Makrophagen, Mastzellen und dendritische Zellen) Zellen, die wichtige Funktionen bei der **unspezifischen Immunabwehr** übernehmen und in vielen Fällen auch als Hilfszellen der spezifischen Immunantwort dienen.

Auf Grund ihrer die adaptive Immunantwort unterstützenden Eigenschaften werden diese Zellen auch **akzessorische Zellen** der spezifischen Immunabwehr genannt. Zu ihnen zählen Granulozyten, Mastzellen, Makrophagen und dendritische Zellen (s. auch Tab. **B-1.2**).

Granulozyten

▶ Merke

Granulozyten

▶ **Merke:** Granulozyten stehen an „vorderster Abwehrfront" beim Eindringen fremder Substanzen oder pathogener Keime. Sie machen ca. 60–70 % der Blut-Leukozyten aus.

Lokalisation: Bei entzündlichen Vorgängen werden Granulozyten über chemotaktische Faktoren (Chemokine) in großer Zahl aus dem Blut an den Ort der Entzündung rekrutiert. Sie verlassen am entzündlichen Endothel die Blutgefäße und stoßen in das Gewebe vor.

Granulozyten wie die **Neutrophilen**, **Eosinophilen** und die **Basophilen** sind wesentliche Effektorzellen der natürlichen Immunität, die durch Phagozytose und Ausschüttung von Granula zur Infektabwehr beitragen.

Funktion:

- **Neutrophile Granulozyten** (**ca. 90 %**): Sie haben, ähnlich den Makrophagen, ausgeprägte **phagozytäre Eigenschaften** und sind in der Lage, bakterizide Substanzen zu produzieren.
- **Eosinophile Granulozyten** (**2–4 %**): Sie zeichnen sich durch eine hohe Dichte von Rezeptoren für Antikörper aus, deren Besetzung zu einer massiven **Ausschüttung von vorgefertigten Granula** führt. Diese Granula sind besonders effektiv bei der Bekämpfung eines parasitären Befalls.
- **Basophile Granulozyten** (< **1 %**): Ihre Funktion ist weitaus weniger klar, doch sind sie wahrscheinlich ebenfalls in die Abwehr von Parasiten verwickelt.

Monozyten/Makrophagen

Monozyten/Makrophagen sind phagozytierende Zellen des Blutes bzw. der Gewebe. Makrophagen können sich aus Blutmonozyten entwickeln, die den Blutkreislauf verlassen und in das Gewebe einwandern.

Monozyten/Makrophagen

Lokalisation: Während Monozyten im Blut rezirkulieren, handelt es sich bei Makrophagen um gewebständige Zellen. Makrophagen wandern z. T. schon während der Ontogenese in das Gewebe ein oder entwickeln sich aus Monozyten, die aus dem Blutkreislauf in das Organ eingetreten sind. Da Blutmonozyten bereits viele Eigenschaften mit den Makrophagen teilen (z. B. Phagozytose), werden sie manchmal auch als zirkulierende Makrophagen bezeichnet. Beispiele für Makrophagen sind die die Kupffer-Sternzellen der Leber oder die Mikroglia-Zellen des ZNS.

Nach **Phagozytose** von Erregern werden diese von Makrophagen proteolytisch verdaut und Bruchstücke davon im Kontext mit MHC-Molekülen (S. 83) exprimiert. T-Lymphozyten können diesen MHC/Peptid-Komplex mit ihrem Antigenrezeptor erkennen und mit der präsentierenden Zelle interagieren.

Funktion: Makrophagen und Monozyten tragen Rezeptoren, die in der Lage sind, Bakterien zu binden und anschließend die **Phagozytose** der Erreger durch den Makrophagen bzw. Monozyten zu vermitteln. Phagozytierte Antigene können nach intrazellulärem Abbau (**Degradation**) zusammen mit bestimmten Molekülen (major histocompatibility complex, **MHC**, S. 83) auf der Oberfläche präsentiert und so der Erkennung durch T-Zellen zugänglich gemacht werden. Die Bindung einer T-Zelle an den MHC/Antigen-Komplex führt zu einer Aktivierung des Makrophagen, die in der Regel eine Ausschüttung toxischer Substanzen oder Chemokinen zur Folge hat.

▶ Merke

▶ **Merke:** Makrophagen und Monozyten erfüllen aufgrund ihrer **phagozytären** und **zytotoxischen Eigenschaften** wesentliche Funktionen bei der unspezifischen Immunabwehr. Durch die Fähigkeit zur **Antigenpräsentation** stellen sie außerdem ein wichtiges Bindeglied zur adaptiven Immunantwort dar.

Dendritische Zellen

Lokalisation: Die dendritischen Zellen (DCs) entwickeln sich aus im Blut befindlichen Vorläuferzellen durch Migration in das Parenchym von Organen (z. B. Langerhans-Zellen der Haut). Dort differenzieren sie unter lokalen Einflüssen zu einem Zelltypus, der sehr langlebig ist und eine nur geringe Austauschrate zeigt. Einige von ihnen rezirkulieren aber auch im Blutkreislauf. In diesem ruhenden Zustand werden sie auch als unreife dendritische Zellen bezeichnet.

Funktion: Bei Aktivierung im Rahmen infektiöser Prozesse weisen dendritische Zellen eine sehr starke phagozytierende Aktivität auf. Mit zunehmendem Aktivierungsstatus steigern sie zusätzlich massiv die Expression von MHC-Molekülen (S. 83) und gehen damit von einem antigenphagozytierenden Zustand in einen antigenpräsentierenden Zustand über. Gleichzeitig lösen sie sich aus dem Gewebeverband und wandern mit der abfließenden Lymphe in die nächsten regionalen Lymphknoten, wo sie in den parakortikalen Bereichen den T-Zellen antigene Peptide im Kontext der MHC-Moleküle präsentieren. Mit diesen Aktivierungsprozessen ist der Übergang von der unreifen zur reifen dendritischen Zelle verbunden.

Dendritische Zellen

Dendritische Zellen (DCs) sind durch ihr Potenzial zur antigenspezifischen Aktivierung naiver T-Lymphozyten charakterisiert. Sie können als sessile Zellen im Gewebe eindringende Antigene aufnehmen, prozessieren und Peptide im Kontext mit MHC-Molekülen präsentieren.

Nach der Prozessierung von Antigenen werden sie mobilisiert und wandern über die drainierende Lymphe in die nächsten regionalen Lymphknoten, wo sie den naiven T-Lymphozyten Antigene präsentieren und diese bei Erkennen des Antigens aktivieren.

▶ **Merke:** Dendritische Zellen stellen durch ihre Fähigkeit zur **Phagozytose** und **Stimulierung einer spezifischen Antwort von T-Lymphozyten** eine Nahtstelle zwischen der unspezifischen und der spezifischen Immunantwort dar. Im Gegensatz zu Makrophagen können sie das Gewebe verlassen und über die Lymphe zu den regionalen Lymphknoten gelangen.

◀ **Merke**

Mastzellen

Lokalisation: Mastzellen sind als gewebeständige Zellen überwiegend gefäßnah lokalisiert. Besonders zahlreich sind sie in den Bindegeweben unterhalb der Epithelien, der Submukosa des Gastrointestinal- und des Respirationstraktes und der Haut.

Funktion: Bei Besatz bestimmter Rezeptoren im Rahmen einer spezifischen Immunantwort schütten Mastzellen im Sekundenbereich gefäßerweiternde Granula und proinflammatorische Zytokine aus (Prostaglandine, Leukotriene, Histamin, Tumornekrosefaktor, S. 103). Als Folge kommt es zu einer erhöhten Diffusion von Substanzen und Flüssigkeit aus dem Blut in das Gewebe einschließlich einer erleichterten transendothelialen Migration von Blutzellen.

Mastzellen

Mastzellen sind gewebeständige Zellen, die überwiegend gefäßnah lokalisiert sind.

Sie schütten bei Aktivierung vasoaktive Substanzen und proinflammatorische Zytokine aus.

▶ **Exkurs:** Dieser Vorgang spielt eine wichtige Rolle bei allergischen Reaktionen vom Soforttyp (Typ I).

◀ **Exkurs**

▶ **Merke:** Mastzellen vermitteln bei Entzündungsreaktionen den Anstieg der Blutgefäßpermeabilität.

◀ **Merke**

2.2.2 Die lymphoide Zelllinie

Aus der lymphoiden Stammzelle gehen die Vorläuferzellen der **Lymphozyten** und der **natürlichen Killerzellen** hervor (Abb. **B-2.6**).

2.2.2 Die lymphoide Zelllinie

Aus der lymphoiden Stammzelle entstehen Vorläuferzellen der **Lymphozyten** und der **natürlichen Killerzellen** (Abb. **B-2.6**).

Lymphozyten

Lymphozyten

▶ **Merke:** Lymphozyten sind die zellulären Träger der **spezifischen** Immunantwort. Sie sind in der Lage, Antigene spezifisch zu erkennen und zu eliminieren.

◀ **Merke**

Haben naive Lymphozyten in den sekundären lymphatischen Organen den Blutkreislauf verlassen, kann es dort zum Erstkontakt mit einem Antigen kommen. Nach antigenspezifischer Aktivierung, Vermehrung (s. u.) und Differenzierung zu Effektorzellen treten sie über drainierende Lymphbahnen und den Ductus thoracicus wieder in den Blutkreislauf ein. Als aktivierte Zellen sind sie in der Lage, praktisch jedes Organ zu erreichen, wo sie durch die Gefäßwand in das Gewebe vordringen und ihre Effektorfunktionen wahrnehmen (Abb. **B-2.2**).

Die Antigenerkennung durch die Lymphozyten in den sekundären lymphatischen Organen erfolgt mit Hilfe eines **Antigenrezeptors**, der für jeden Lymphozyten individuell ist. Bei Kontakt mit dem passenden Antigen entsteht durch Zellteilung ein Zellklon, in dem alle Zellen identische Antigenrezeptoren tragen (**klonale Selektion**, Abb. **B-2.7**).

Lymphozyten besitzen zur Erkennung von Antigenen bestimmte Rezeptoren. Dieser jeweilige **Antigenrezeptor** ist ein höchst individuelles Kennzeichen eines jeden naiven Lymphozyten, da es keine zwei Zellen mit einem identischen Rezeptor gibt. Angesichts der vielen möglichen antigenen Strukturen, die zur immunologischen Abwehr erkannt werden müssen, ist diese Rezeptorvielfalt eine sinnvolle Einrichtung. Nach Antigenkontakt eines einzelnen Lymphozyten wird diese Zelle in eine Phase der Zellteilung getrieben, so dass ein Zellklon entsteht, in dem alle Zellen den identischen Antigenrezeptor tragen. Dieser Vorgang wird auch als **klonale Selektion** bezeichnet (Abb. **B-2.7**).

▶ Merke

▶ **Merke:** Nur bei solchen B- bzw. T-Lymphozyten, deren Antigenrezeptor durch Bindung an ein Antigen aktiviert wird, kommt es zur Zellproliferation.

B-2.7

B-2.7 Klonale Selektion

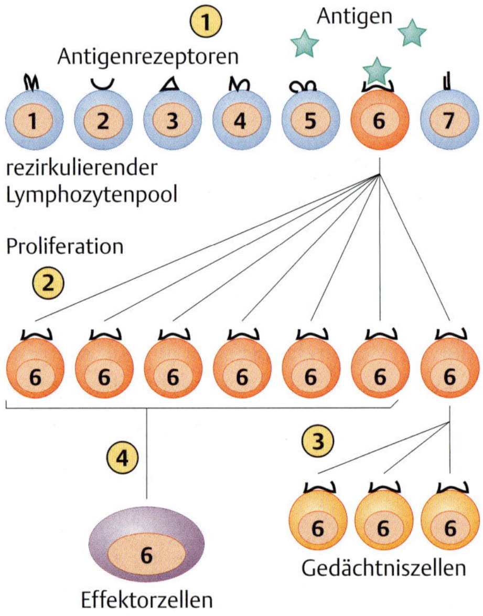

Jeder Lymphozyt besitzt zur Erkennung eines Antigens einen individuellen Rezeptor mit einzigartiger Passform (dargstellt durch die Lymphozyten 1 bis 7) (**1**). Die Erkennung eines Antigens, welches z. B. nur mit dem Rezeptor auf dem Lymphozyten Nr. 6 interagieren kann, wird ausschließlich diesen Lymphozyten aktivieren und zu seiner massenhaften Vermehrung führen. Es entsteht ein Zellklon, in dem alle Zellen den gleichen Antigenrezeptor tragen (**2**) und aus dem sich Gedächtniszellen (**3**) und Effektorzellen differenzieren (**4**).

B-Lymphozyten

▶ Merke

▶ **Merke:** B-Lymphozyten sind u. a. verantwortlich für die **humorale** (durch Antikörper vermittelte) **Immunität**.

Der Antigenrezeptor von B-Lymphozyten (**BCR**) stellt ein membranständiges Immunglobulinmolekül dar, welches Antigene erkennen und binden kann.
B-Zellen produzieren lösliche Kopien ihres BCRs in Form von antigenspezifischen Antikörpern, die auch nach außen sezerniert werden und so die humorale Immunität bedingen.

Antigenrezeptor: B-Lymphozyten bilden zum Zweck der Antigenerkennung ein membranständiges Immunglobulin aus (B cell receptor, **BCR**, s. auch S. 71), welches lösliche Antigene erkennen und binden kann.

Antikörperbildung: Nach Erkennung eines Antigens mit anschließender Vermehrung und Differenzierung in Effektorzellen sezernieren B-Zellen lösliche Kopien ihres BCRs in Form von **Antikörpern**. Nach diesem finalen Differenzierungsschritt werden sie mit dem Begriff **Plasmazellen** umschrieben. Die sezernierten Antikörper sind in der Lage, hochspezifisch an den entsprechenden antigenen Strukturen zu binden und diese damit zu neutralisieren (S. 124).

T-Lymphozyten

▶ **Merke:** T-Lymphozyten sind u. a. verantwortlich für die **zellvermittelte Immunität**, wobei sie ihre Funktion über antigenspezifische T-Zell-Rezeptoren an der Oberfläche ausüben.

Antigenrezeptor: Die T-Lymphozyten entwickeln ebenfalls einen Antigenrezeptor (T cell receptor, **TCR**), der sich jedoch fundamental vom BCR unterscheidet. Der TCR ist nicht in der Lage, lösliche Antigene zu erkennen und es werden keine Kopien produziert, die in die Umgebung abgegeben werden. Dieser **stets membranständige** Rezeptor kann nur sehr kleine Bruchstücke eines Antigens erkennen und das auch nur dann, wenn diese Bruchstücke in den MHC-Molekülen (S. 83) von antigenpräsentierenden Zellen angeboten werden.

T-Zell-Subklassen: Es existieren zwei Subklassen von T-Lymphozyten:
- **$CD4^+$-T-Zellen** tragen das CD4-Molekül. Sie übernehmen regulatorische Funktionen in der Immunantwort und interagieren sehr intensiv mit den Makrophagen und den B-Lymphozyten.
- **$CD8^+$-T-Zellen** tragen das CD8-Molekül und differenzieren zu zytotoxischen T-Lymphozyten, die in der Lage sind, infizierte körpereigene Zellen zu erkennen und zu zerstören.

Beide CD-Moleküle (S. 89) sind zur Stabilisierung des Antigenerkennungsprozesses durch den TCR notwendig, wobei $CD4^+$-T-Zellen „ihre" antigenen Peptide in Kombination mit anderen MHC-Molekülen erkennen als $CD8^+$-T-Zellen (S. 89).

T-Lymphozyten

◀ Merke

Der Antigenrezeptor von T-Lymphozyten (**TCR**) ist ein membranständiges Molekül, welches nur zellgebundene Bruchstücke von Antigenen im Kontext mit körpereigenen MHC-Molekülen erkennt und an dem Antigen/MHC-Komplex bindet.

Man unterscheidet zwei T-Zell-Subklassen:
- **$CD4^+$-T-Zellen:** Sie tragen als Korezeptor das CD4-Molekül (S. 89) und spielen in der Immunantwort eine regulatorische Rolle.
- **$CD8^+$-T-Zellen:** Sie tragen das CD8-Molekül (S. 89) und differenzieren zu zytotoxischen T-Zellen.

Natürliche Killerzellen (NK-Zellen)

▶ **Merke:** Im Gegensatz zu den B- und T-Lymphozyten, die aufgrund der sehr spezifischen Antigen-Erkennung dem spezifischen Immunsystem angehören, sind die natürlichen Killerzellen „Grenzgänger" zwischen unspezifischem und spezifischem Immunsystem.

Rezeptor: Natürliche Killerzellen tragen Rezeptoren, deren Aktivierung durch eine andere Zelle die sofortige Zerstörung der kontaktierenden Zelle (Zielzelle) zur Folge hat. Auslöser der Aktivierung sind Auffälligkeiten der Zielzelle hinsichtlich ihrer MHC-Moleküle, z. B. eine zu geringe Dichte dieser Moleküle oder aber eine veränderte Struktur. Kann die Zielzelle allerdings durch eine „normgerechte" Expression ihrer MHC-Moleküle eine Rezeptorklasse auf NK-Zellen bedienen, die eine negative Rückkopplung auf den „Killerapparat" haben, unterbleibt die zytotoxische Reaktion (S. 67).
Diese unmittelbare Reaktionsfähigkeit weist die NK-Zellen als Zellen der unspezifischen Immunität aus und grenzt sie sehr deutlich von den $CD8^+$-T-Lymphozyten ab. Andererseits zeigen sie durch ihr relativ komplexes Repertoire an Rezeptoren zur Erkennung von MHC-Molekülen eine gewisse Verwandtschaft zu den T-Lymphozyten.

Natürliche Killerzellen (NK-Zellen)

◀ Merke

Natürliche Killerzellen können mit ihren Rezeptoren die normgerechte Expression von MHC-Molekülen auf anderen Zellen prüfen und bei Abweichungen den Tod der Zelle auslösen.

2.3 Rezeptoren auf Zellen des Immunsystems

Ein dichtes Netzwerk von Rezeptoren ermöglicht die Vermittlung der für die Immunabwehr wichtigen Effekte wie z. B. die kontrollierte Reifung und Differenzierung, die Ausübung von Effektorfunktionen und die gezielte Eliminierung von Zellen des Immunsystems durch „programmierten Selbstmord" (Apoptose).
Funktionell können die von den Zellen des Immunsystems exprimierten Rezeptoren in zwei große Gruppen unterteilt werden:

2.3 Rezeptoren auf Zellen des Immunsystems

Rezeptoren auf Zellen des Immunsystems dienen der Erkennung von körperfremden Substanzen und zur interzellulären Kommunikation.

- Rezeptoren zur Erkennung und Eliminierung körperfremder Strukturen (s. u.) und
- Rezeptoren für die interzelluläre Kommunikation.

Interagiert der Rezeptor mit einem passenden Gegenstück (**Ligand**), kommt es zur Signalübertragung in das Zellinnere.

Die Aktivierung dieser Rezeptoren führt zu einer Signalübertragung in das Innere der Zelle. Diese wird ausgelöst durch die Interaktion eines Rezeptors mit einem passenden „Gegenstück" (**Liganden**). Der Ligand kann entweder eine Struktur auf einer anderen Zelle sein oder ein löslicher Botenstoff (**Zytokin**).

Da es für das Verständnis unzweckmäßig ist, hier alle bisher beschriebenen Rezeptoren des Immunsystems abzuhandeln, werden im Folgenden nur die für die Regulation und die Abwehr infektiöser Erreger wichtigsten Rezeptoren besprochen.

2.3.1 Rezeptoren zur Erkennung körperfremder Strukturen

2.3.1 Rezeptoren zur Erkennung körperfremder Strukturen

Phagozytierende Zellen des Immunsystems tragen u. a. Rezeptoren, die zur Erkennung und Bindung eindringender Krankheitserreger befähigt sind. Dieser Bindungsprozess löst die Phagozytose des Rezeptor/Erreger-Komplexes aus und führt damit zur Vernichtung des Erregers durch proteolytischen Verdau im Phagosom.

▶ Merke

▶ **Merke:** Die Spezifität der Rezeptoren phagozytierender Zellen ist bei weitem nicht so hoch wie die der Antigenrezeptoren von Lymphozyten, doch können Antigengruppen von körpereigenen Substanzen differenziert werden, die auch unter dem Begriff PAMPs (**p**athogen **a**ssociated **m**olecular **p**atterns) zusammengefasst werden.

C-Typ-Lektine

C-Typ-Lektine werden von phagozytierenden Zellen zur Bindung von kohlenhydrathaltigen Strukturen auf Infektionserregern und deren Aufnahme genutzt (Abb. **B-2.8**).

C-Typ-Lektine

Lektine sind Proteine, die mindestens eine, oftmals aber auch mehrere Domänen besitzen und Kohlenhydratreste erkennen und binden können (carbohydrate recognition domain, **CRD**) (Abb. **B-2.8**). Dadurch sind sie in der Lage, mit bestimmten bakteriellen und viralen Zuckerresten zu interagieren. Die Ca^{2+}-Abhängigkeit dieser Verbindungen führte zu dem Begriff „C"-Typ.

C-Typ-Lektin-Rezeptoren auf Makrophagen und dendritischen Zellen

s. Tab. **B-2.1**.

C-Typ-Lektin-Rezeptoren auf Makrophagen und dendritischen Zellen

Von Makrophagen und dendritischen Zellen werden hauptsächlich drei **Phagozytose-auslösende** C-Typ-Lektine exprimiert (Tab. **B-2.1**).

▶ Exkurs

▶ **Exkurs:** Interessanterweise kann DC-SIGN mit den Zuckeranteilen der intensiv glykolisierten Hüllproteine von Lentiviren (HIV und SIV, S. 224) und Filoviren (Ebolavirus, S. 208) interagieren. Obwohl diese Viren bei Bindung ebenfalls in ein Endosom aufgenommen werden, führt dieser Prozess nicht zu einer anschließenden Degradation der Viruspartikel im Lysosom. Zumindest HIV hat Wege gefunden, sich nicht von DC-SIGN zu lösen und als infektiöses Partikel mit dem Rezeptor wieder an die Zelloberfläche transportiert zu werden. Die Folgen dieses Mechanismus sind dramatisch. Durch den engen DC-SIGN/ICAM-3 vermittelten Kontakt zwischen dendritischer Zelle und T-Lymphozyten können infektiöse HIV-Partikel, die mit DC-SIGN assoziiert sind, mit hoher Effizienz auf die T-Zellen übertragen werden.

B-2.1 C-Typ-Lektin-Rezeptoren auf Makrophagen und dendritischen Zellen

Rezeptor	*Vorkommen*	*Eigenschaften*	*Liganden*	*Effekt*
Mannoserezeptor (MR, CD 206) (Abb. **B-2.8**)	Makrophagen, Endothelzellen	8 CRDs	▪ endständige einzelne Mannosereste (z. B. auf Hefen und bestimmten Bakterien)	▪ Endozytose des Rezeptor/Ligand-Komplexes mit nachfolgendem intrazellulärem Transport in Endo- und Lysosomen der Zelle ▪ Dissoziation des MR von der aufgenommenen Substanz und erneute Wanderung an die Zelloberfläche
DEC 205 (CD 205)	dendritische Zellen	10 CRDs	▪ kohlenhydrathaltige Substanzen (natürliche Liganden bisher nicht beschrieben)	▪ Zusammen mit Liganden Aufnahme in die Zelle und Transport in Lysosome (dort erfolgt die proteolytische Spaltung des Liganden und Einlagerung der Bruchstücke in MHC-Moleküle)
DC-SIGN (**d**endritic **c**ell **s**pecific ICAM-3 **g**rabbing **n**on-integrin, CD 209) (Abb. **B-2.8**)	dendritische Zellen	1 CRD (Zusammenlagerung zu Tetrameren führt zu Affinitätssteigerung für seinen Liganden)	▪ komplexe Anordnungen von Mannoseresten ▪ ICAM-3 (intercellular adhesion molecule, Expression ausschließlich auf Leukozyten)	▪ Vermittlung der Phagozytose ▪ Stabilisierung der Kontaktfläche zwischen T-Lymphozyt und dendritischer Zelle bei der Präsentation von antigenen Peptiden durch DC-SIGN/ICAM-3 Interaktionen

Regulatoren der natürlichen Killerzellen

Zur Ausübung und Regulierung ihrer Effektorfunktionen benötigen NK-Zellen eine Reihe von Oberflächenrezeptoren (Abb. **B-2.8**). Die wichtigsten sind die KARs (**k**illing **a**ctivatory **r**eceptors) und KIRs (**k**illing **i**nhibitory **r**eceptors).

KARs: Über die Killerzellen-aktivierenden Rezeptoren ist noch relativ wenig bekannt. Die Aktivierung von KARs führt zu einer Signalübertragung in die Zelle, die letztlich die **Ausschüttung zytotoxischer Granula** und damit den Tod der Zielzelle auslöst.

KIRs: Die Aktivität der KARs wird durch die KIRs gegenreguliert. Sie üben ihre KAR-blockierende Aktivität nur aus, wenn die kontaktierte Zelle ihre MHC-Moleküle in ausreichender Dichte und Qualität exprimiert. Ist das nicht der Fall, wird die Zelle durch Interaktion mit den KARs getötet.

Regulatoren der natürlichen Killerzellen

NK-Zellen regulieren ihre Aktivität über „killing activatory"- und „killing inhibitory"-Rezeporen (KARs und KIRs, Abb. **B-2.8**).

Die Aktivierung der KARs führt zur Ausschüttung zytotoxischer Granula.

Bei normgerechter Expression von MHC-Molekülen durch die Zielzelle inhibieren die KIRs die Aktivität der KARs.

B-2.8 C-Typ-Lektine

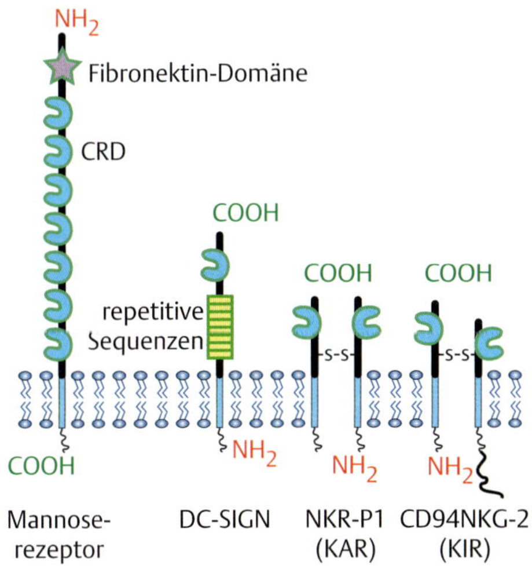

C-Typ-Lektine besitzen eine oder mehrere Domänen, die an Carbohydraten in der mikrobiellen Hülle binden (CRDs).
CRD = carbohydrate recognition domain;
DC-SIGN = dendritic cell specific ICAM-3 grabbing non integrin;
KAR = killing activatory receptor;
KIR = killing inhibitory receptor

B-2.8

TOLL-ähnliche Rezeptoren

TOLL-ähnliche Rezeptoren (Abb. **B-2.9**) können auf phagozytierenden Zellen eine Reihe molekularer Strukturen (z. B. Lipide, Nukleinsäuren) binden, die von Infektionserregern stammen.

Die Bindung löst eine Signalkaskade aus und führt zur transkriptionellen Stimulation der Zelle.

TOLL-ähnliche Rezeptoren

TOLL-ähnliche Rezeptoren (TLRs, toll-like receptors) finden sich sowohl im Menschen als auch in Pflanzen. Die wichtigsten TLRs und ihre Funktion sind in Abb. **B-2.9** zusammengefasst. Der Name leitet sich vom TOLL-Gen der Taufliege Drosophila ab. Dieses Gen kodiert für einen Rezeptor, der wichtige Funktionen bei der Embryogenese innehat.

Liganden: Wie die C-Typ-Lektine können auch die TLRs der Makrophagen und dendritischen Zellen pathogenspezifische Komponenten erkennen und binden, wie z. B. Lipoproteine, Lipopolysaccharide oder bakterielle DNA-Abschnitte.

Effekte: Die Bindung des Liganden führt bei TLRs nicht zur Phagozytose des Pathogens, sondern es kommt zur Signaltransduktion mit einer nachfolgenden **Aktivierung der transkriptionellen Aktivität** der Zelle. Im Zuge dieser Aktivierung werden Proteine exprimiert, die regulatorische Wirkung auf die ablaufende Immunantwort haben (z. B. Zytokine). Gleichzeitig wird die Expression membranständiger Moleküle hochreguliert, ohne die die Induktion einer spezifischen Immunantwort nicht möglich ist. Hierzu gehören vor allem die sog. B7-Moleküle, die für die Kostimulierung von antigenspezifischen T-Lymphozyten notwendig sind (S. 107).

B-2.9 Struktur und Liganden der TOLL-ähnlichen Rezeptoren (TLRs)

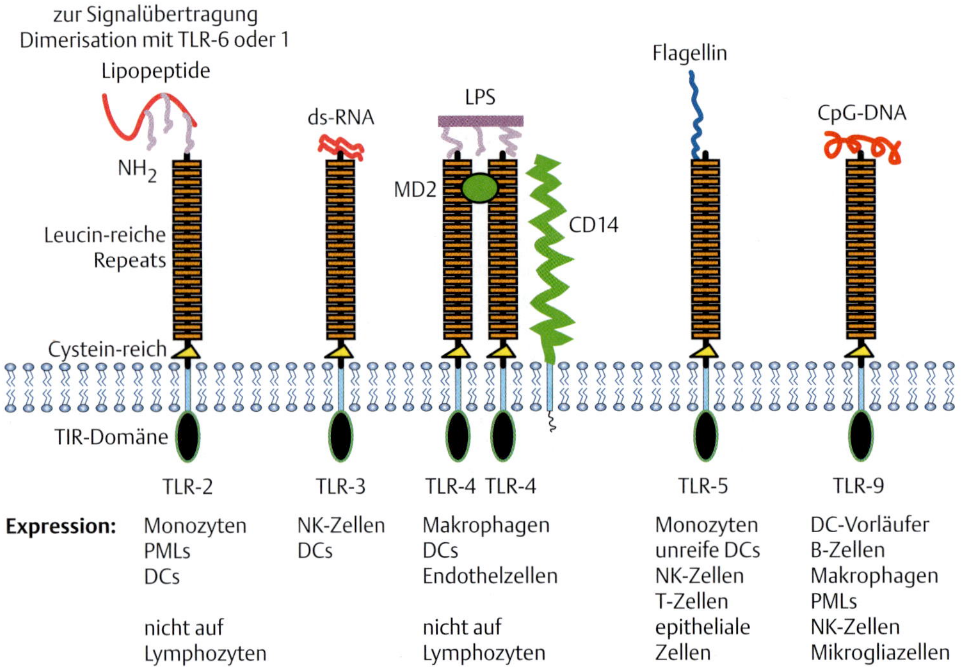

Toll-ähnliche Rezeptoren (TLRs) binden verschiedene mikrobielle Strukturelemente, wie bestimmte DNA-Formen oder Lipide. Sie sind strukturell sehr ähnlich und weisen in ihrer Polypetidkette Regionen mit Leucin-reichen Repeats auf, die von TLR zu TLR unterschiedlich groß sein können. Kurz oberhalb der Zellmembran findet sich eine **Cystein-reiche Region** und im Zytoplasma eine signalübertragende **TIR-**(TOLL and interleukin-1 receptor-)**Domäne**. Die Liganden für die verschiedenen TLRs sind sehr konservierte mikrobielle Strukturen wie Lipopeptide, Doppelstrang-(ds-)RNA, Lipopolysaccharide (LPS), Flagellin und CpG-DNA (CpG = Das Auftreten von Cytidin-Guanosin-Dinukleotiden im Kontext von bestimmten bakteriellen DNA-Sequenzen).

Fc-Rezeptoren

Fc-Rezptoren finden sich auf phagozytierenden Zellen einschließlich der B-Lymphozyten (Tab. **B-2.2** und Abb. **B-2.10a**).

Fc-Rezeptoren

Fc-Rezeptoren stellen eine Rezeptorfamilie dar, die auf Zellen des Immunsystems und hier insbesondere auf den akzessorischen Zellen weit verbreitet sind. Eine Übersicht der wichtigsten Fc-Rezeptortypen ist in Tab. **B-2.2** zu finden. Der prinzipielle Aufbau ist in Abb. **B-2.10a** dargestellt.

B-2.2 Fc-Rezeptoren

B-2.2

Rezeptor	*Expression*	*Ligand*	*Wirkung*
FcγRI (CD 64)	▪ Neutrophile* ▪ Eosinophile ▪ Makrophagen ▪ DCs	IgG_1	▪ Phagozytose ▪ Stimulation des „respiratory burst“ (S. 102)
FcγRII-A (CD 32)	▪ Makrophagen ▪ Langerhans-Zellen ▪ Neutrophile ▪ Eosinophile	IgG_1	▪ Phagozytose ▪ bei Eosinophilen Ausschüttung von Granula
FcγRII-B2 (CD 32)	▪ Makrophagen ▪ Neutrophile ▪ Eosinophile	IgG_1	▪ Phagozytose ▪ Hemmung der Aktivierung
FcγRII-B1 (CD 32)	▪ B-Zellen ▪ Mastzellen	IgG_1	▪ keine Phagozytose ▪ Hemmung der Aktivierung
FcγRIII (CD 16)	▪ NK-Zellen ▪ Makrophagen ▪ Neutrophile ▪ Eosinophile ▪ Mastzellen	IgG_1	▪ bei NK-Zellen antikörperabhängige Zytotoxizität
FcεRI	▪ Mastzellen ▪ Eosinophile* ▪ Basophile	IgE	▪ hochaffiner Rezeptor ▪ Degranulation bei Vernetzung des IgE
FcαRI (CD 89)	▪ Makrophagen ▪ Neutrophile ▪ Eosinophile	IgA_1 IgA_2	▪ Phagozytose ▪ antikörperunabhängige Zytotoxizität

* nicht konstitutiv

Liganden: Bildlich gesprochen können die Fc-Rezeptoren den Stiel des Y-förmigen Antikörpermoleküls binden. Dieser Stiel lässt sich proteolytisch vom Antikörpermolekül abspalten und aufgrund seiner Struktur auch kristallisieren. Daher wird dieses Fragment auch als **Fc** („**f**ragment **c**rystallizable“) bezeichnet. Im Fc sind die Domänen lokalisiert, die die biologischen Funktionen des Moleküls vermitteln, wie z. B. Komplementaktivierung und eben Bindung an Fc-Rezeptoren (siehe auch S. 117).

Effekte: Akzessorische Zellen können durch Bindung von Immunkomplexen aus Infektionserregern und Antikörpern über Fc-Rezeptoren und anschließende Phagozytose der Komplexe zur **spezifischen Eliminierung von Infektionserregern** beitragen. Außerdem hat das Engagement der Fc-Rezeptoren durch vernetzte Antikörper auch aktivierende Effekte auf die Zelle, die sich u. a. in einer Hochregulierung der Zytokinsynthese ausdrücken.

Sie binden das Fc-Stück von Immunglobulinen. Sind diese Immunglobuline durch Antigene vernetzt, wird die Fc-bindende Zelle entweder zur Phagozytose oder zur Sekretion von Effektormolekülen (z. B. zytotoxische Granula) stimuliert.

Komplementrezeptoren (CRs)

Komplementrezeptoren (CRs)

Komplementrezeptoren kommen hauptsächlich auf phagozytierenden Zellen und B-Lymphozyten, aber auch auf Endothelzellen und Erythrozyten vor. Sie können zwar funktionell in einer Gruppe zusammengefasst werden, strukturell zeigen sie jedoch deutliche Unterschiede (Tab. **B-2.3**, Abb. **B-2.10b**).

Liganden: CRs vermitteln die Bindung an Komplementuntereinheiten (Cs), die im Verlauf der Aktivierung der Komplementkaskade entstehen (s. auch S. 99).

Effekte: Die häufigste Konsequenz einer solchen Interaktion ist die **Stimulierung der phagozytischen Aktivität** der entsprechenden Zelle. Hierbei spielen insbesondere der CR1 und der CR3 eine wesentliche Rolle, die C3-Komplementkomponenten binden können. Weiterhin dienen sie der **Chemotaxis**,

Komplementrezeptoren (Tab. **B-2.3**, Abb. **B-2.10b**) erlauben phagozytierenden Zellen Infektionserreger zu binden und aufzunehmen, die mit Untereinheiten des Komplementsystems bedeckt sind (Opso-

B-2.3

B-2.3 Komplementrezeptoren

Rezeptor	*Expression*	*Ligand*	*Funktion*
CR1 (CD 35)	▪ Erythrozyten ▪ Makrophagen ▪ Monozyten ▪ PMNs ▪ FDCs ▪ B-Zellen	C3b, C4b iC3b	▪ Stimulation der Phagozytose ▪ Konversation von C3b, C4b
CR2 (CD 21)	▪ B-Zellen ▪ FDCs	C3d, iC3b, C3dg	▪ Untereinheit des B-Zell-Korezeptors
CR3 (CD 11b/CD 18)	▪ Makrophagen ▪ Monozyten ▪ PMNs	iC3b	▪ Stimulation der Phagozytose
CR4 (CD 11c/CD 18)	▪ Makrophagen ▪ Monozyten ▪ PMLs ▪ DCs	iC3b	▪ Stimulation der Phagozytose
C5a-R	▪ Endothelzellen ▪ Mastzellen ▪ Phagozyten	C5a	▪ Bindung aktiviert Signalmoleküle
C3a-R	▪ Endothelzellen ▪ Mastzellen ▪ Phagozyten	C3a	▪ Bindung aktiviert Signalmoleküle

PMNs: Polymorphkernige Leukozyten
FDC: Follikulär dendritische Zelle (S. 115)

B-2.10

B-2.10 Fc-Rezeptoren und Komplementrezeptoren

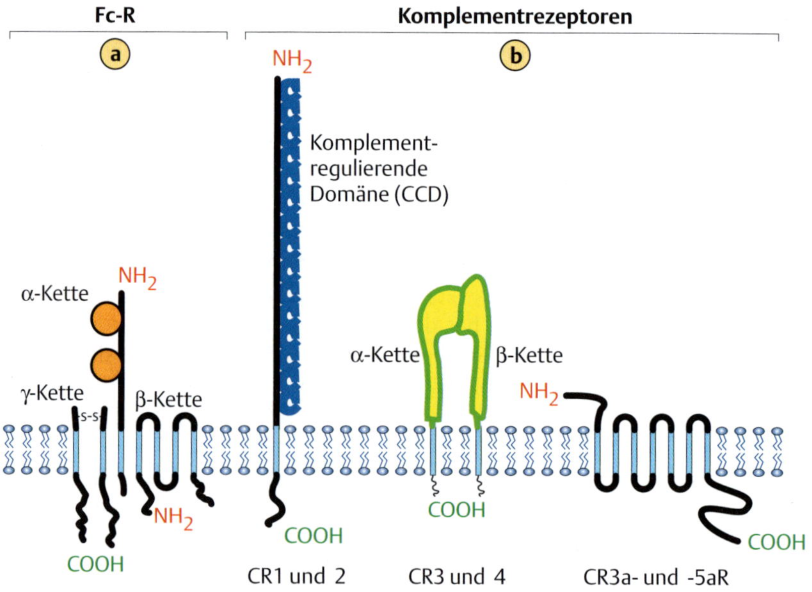

Fc-Rezeptoren (**a**) können das Fc-Fragment von Immunglobulinen aufnehmen, die selbst mit ihren Antigenbindungsstellen spezifisch Infektionserreger komplexiert haben. Komplementrezeptoren (**b**) binden Komponenten des Komplementsystems, die auf mikrobiellen Oberflächen abgelagert sind.
Fc = fragment crystallizable; R = receptor, CR = complement receptor; CCD = complement control domain; NH_2 = aminoterminales Ende der Polypeptidkette; COOH = carboxyterminales Ende der Polypeptidkette

d. h. dass rezeptortragende Zellen sich entlang eines Gradienten an Komplementuntereinheiten in Richtung eines Entzündungsherdes bewegen. Da Bakterien selbst oder Bakterien/Antikörper-Komplexe die Komplementkaskade aktivieren können und dabei die Bakterien mit Komplementuntereinheiten beladen werden, ermöglichen die CRs die Erkennung von pathogenen Erregern bzw. locken phagozytierende Zellen zu den Orten bakterieller Replikation.

nisierung). Außerdem vermitteln sie die Chemotaxis mobiler Zellen entlang eines Konzentrationsgradienten von Komplementuntereinheiten.

Spezifische Antigenrezeptoren der Lymphozyten

Spezifische Antigenrezeptoren der Lymphozyten

Die bisher beschriebenen Rezeptoren zur Erkennung fremder Partikel weisen eine geringe Spezifität auf. Ihre genetische Information ist in stark konservierter Form im Genom der Zelle enthalten. Da aufgrund der ungeheuren strukturellen Vielfalt von potenziell pathogenen Fremdsubstanzen die Antigenrezeptoren mindestens eine vergleichbare Variabilität aufweisen müssen, konnte dieses relativ einfache Bauprinzip im Zuge der Entwicklung einer hochspezifischen Immunantwort nicht aufrechterhalten werden.

▶ **Merke:** Die Antigenrezeptoren der Lymphozyten stellen durch ihre einzigartig hohe Spezifität und gleichzeitige Variabilität die Grundlage für die **spezifische Immunität** dar.

◀ Merke

B-Zell-Antigenrezeptor (BCR)

B-Zell-Antigenrezeptor (BCR)

Kommt es zur Bindung eines Antigens an den membranständigen Antigenrezeptor der B-Lymphozyten (s. auch S. 82), werden in der Zelle Differenzierungsprozesse in Gang gesetzt, die schließlich mit der Sekretion einer Vielzahl löslicher Kopien des BCR enden.

▶ **Merke:** Antikörper sind sezernierte Kopien der BCRs, die an Antigene binden können und damit zu deren Eliminierung beitragen.

◀ Merke

Struktur des BCR: Das Y-förmige Antikörper- bzw. BCR-Molekül kann in zwei Bereiche unterteilt werden (Abb. **B-2.11**):

- **C-Region** (konstanter Bereich): Die C-Region umfasst den „Stamm" des Y und die daran anschließenden Hälften der beiden „Arme", wobei sie nur vier oder fünf unterschiedliche Formen annehmen kann. Sie besitzt **biologische Effektorfunktionen**, die bei der Interaktion mit Zellen im Zuge der Immunabwehr genutzt werden.
- **V-Region** (variabler Bereich): Die V-Region als vorderer Teil der beiden „Arme" ist bei jeder naiven B-Zelle einzigartig. Die V-Region jedes „Armes" ist der **Ort der Antigenbindung**. Ein BCR- bzw. Antikörpermolekül hat also zwei identische Antigenbindungsstellen.

Der BCR entspricht in seiner Struktur einem Immunglobulinmolekül mit einem zusätzlichen transmembranösen Teil am Carboxyende des Moleküls (Abb. **B-2.11**). Der konstante Teil (**C-Region**) des Moleküls vermittelt biologische Funktionen (z. B. Bindung im Fc-Rezeptor). Am aminoterminalen (variablen) Ende (**V-Region**) besitzt der BCR zwei Antigenerkennungsstellen, mit denen Antigene direkt gebunden werden.

Aufbau und Klassifizierung: Die biochemische Analyse des Moleküls zeigt, dass es jeweils aus **4 Polypeptidketten** aufgebaut ist, welche kovalent über Disulfidbrücken verbunden sind. Gemeinsames Strukturelement aller Ketten ist die Immunglobulindomäne, die durch eine bestimmte dreidimensionale Faltung der Kette ausgebildet wird und innerhalb eines Moleküls mehrfach zu finden ist. Die Polypeptidketten lassen sich in zwei Gruppen einteilen (Abb. **B-2.11**):

- **schwere (H-)Ketten:** Zwei identische H-Ketten bilden Stamm und Arme des Y. Es gibt 5 Hauptklassen von schweren Ketten (**Isotyp μ, δ, γ, α** und **ε**). Die schweren Ketten bestimmen durch ihre Struktur die biologischen Eigenschaften des Moleküls und erlauben eine Klassifizierung der Immunglobuline;

Der BCR ist aus 4 Polypeptidketten aufgebaut, die über Disulfidbrücken miteinander verbunden sind (Abb. **B-2.11**):

- **schwere (H-)Ketten:** Zwei identische schwere Ketten bilden Stamm und Arme des Moleküls. Es gibt fünf Hauptklassen von H-Ketten (**Isotyp μ, δ, γ, α** und **ε**).

▶ **Merke:** Die Immunoglobulin-Klassen werden mit Bezug auf die schwere Kette mit IgM, IgD, IgG, IgA und IgE bezeichnet.

◀ Merke

B-2.11 Rezeptoren zur spezifischen Antigenerkennung bei der adaptiven Immunität

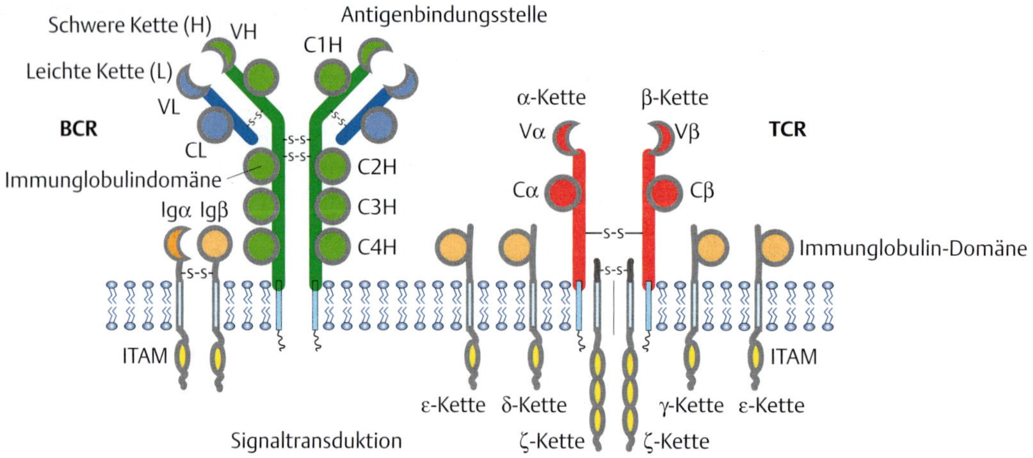

B- und T-Lymphozyten besitzen zur Antigenerkennung spezifische Rezeptoren. Gemeinsames strukturelles Grundelement beider Rezeptoren ist die **Immunglobulindomäne**, eine Faltung der Polypeptidkette mit typischer 3D-Struktur.
Der **BCR** gleicht in seinem Aufbau einem Immunglobulinmolekül, mit dem Unterschied, dass zur Verankerung in der Zellmembran am carboxyterminalen Ende eine Transmembranregion vorhanden ist. Der erste BCR, der von einer naiven B-Zelle exprimiert wird, ist ein monomeres IgM. Die beiden schweren Ketten des IgM bestehen jeweils aus 4 konstanten Domänen (**CH1** bis **CH4**) und einer variablen Domäne (**VH**), die zur Ausbildung der Antigenbindungsstelle beiträgt. Die beiden leichten Ketten besitzen jeweils eine konstante (**CL**) und eine variable Domäne (**VL**), die mit der VH-Domäne die Antigenbindungsstelle formt. Alle 4 Ketten sind kovalent über Disulfidbrücken miteinander verbunden. Da der BCR selber bei Antigenbindung kein Signal in das Zellinnere weiterleiten kann, ist er mit zusätzlichen Polypeptidketten assoziiert (**Igα** und **Igβ**), an deren zytoplasmatischen Carboxyenden signalübertragende Domänen (**ITAMs** = **i**mmunoreceptor **t**yrosine **a**ctivation **m**otifs) platziert sind.
Der **TCR** ist ein heterodimeres Molekül aus einer **α-** und einer **β-Kette**, die jeweils eine konstante (**Cα, Cβ**) und eine variable Domäne (**Vα, Vβ**) aufweisen. Wie beim BCR auch bilden die variablen Domänen die Antigenbindungsstelle des Rezeptors aus. Auch der TCR hat selbst keine Möglichkeiten zur Signalübertragung in das Zellinnere. Er ist daher mit einem Komplex aus 4 verschiedenen Polypeptidketten assoziiert (**δ-, ε-, γ-** und **ζ-Kette**), die zum Teil mehrere ITAMs tragen. Die δ-, ε- und γ-Ketten werden auch unter dem Begriff **CD3-Komplex** zusammengefasst.

- **leichte** (**L-**)**Ketten:** An die Arme des Moleküls sind zwei identische L-Ketten angelagert. Es gibt zwei Isotypen an L-Ketten (λ- und κ-Kette).

- **leichte** (**L-**)**Ketten:** Zusätzlich sind an die Arme des Y zwei identische L-Ketten gekoppelt. Zwei verschiedene leichte Ketten sind beschrieben (λ- und κ-Kette). Ein Ig-Molekül enthält entweder zwei κ- oder zwei λ-Ketten, nie je eine. Funktionell sind zwischen den in allen Ig-Klassen vorkommenden κ- und λ-tragenden Molekülen keine Unterschiede bekannt.

Sowohl die schweren als auch die leichten Ketten tragen mit ihrem vorderen (aminoterminalen) Ende zur Ausbildung des variablen antigenbindenden Bereiches und mit ihrem hinteren (carboxyterminalen) Ende zum konstanten Bereich bei. Die beiden antigenbindenden Arme sind durch eine außerordentlich flexible Gelenkregion in den schweren Ketten sehr beweglich.

Spezifität: Zunächst war schwer vorstellbar, wie eine derartige Vielfalt von strukturell sehr ähnlichen, aber eben nicht identischen Rezeptormolekülen im Genom Platz findet. Erst Mitte der 70er Jahre des 20. Jahrhunderts stellte sich heraus, dass dafür zwei Prozesse verantwortlich sind:

- Umlagerung einer bestimmten Anzahl in der Keimbahn angelegter Gensegmente im Genom und
- eine zufällige, nicht gerichtete Verknüpfung dieser Elemente in der DNA einer B-Zelle.

Wie kommt es nun zum Zusammenbau dieser eigenartigen Kombination aus scheinbar unendlicher Vielfalt im variablen Bereich und der sehr begrenzten Variabilität im konstanten Bereich? Das Grundprinzip ist vereinfacht in Abb. **B-2.12** dargestellt.

Somatische Rekombination: Die Information für den BCR liegt in unterschiedlichen Bereichen der DNA im Genom der hämatopoetischen Stammzelle des Knochenmarks. Dort kodiert eine beschränkte Anzahl von Gensegmenten für bestimmte Bauteile in submolekularer Größe, wobei die V-Regionen der leichten und der schweren Ketten nicht nur aus einem, sondern aus mehreren kleinen Gensegmenten zusammengesetzt werden. Ausgehend von dieser **Keimbahnkonfiguration** finden während der Differenzierung zu einer naiven B-Zelle Umlagerungen der Gensegmente (V- und C-Gensegmente) statt, die für die variable und konstante Region kodieren (**somatische Rekombination**).

Die V-Regionen der leichten und der schweren Ketten werden von mehreren kleinen Gensegmenten kodiert. Während der Differenzierung zu einer naiven B-Zelle kommt es zur Umlagerung dieser Gensegmente (**somatische Rekombination**).

B-2.12 Die Konstruktion des B-Zellantigenrezeptors

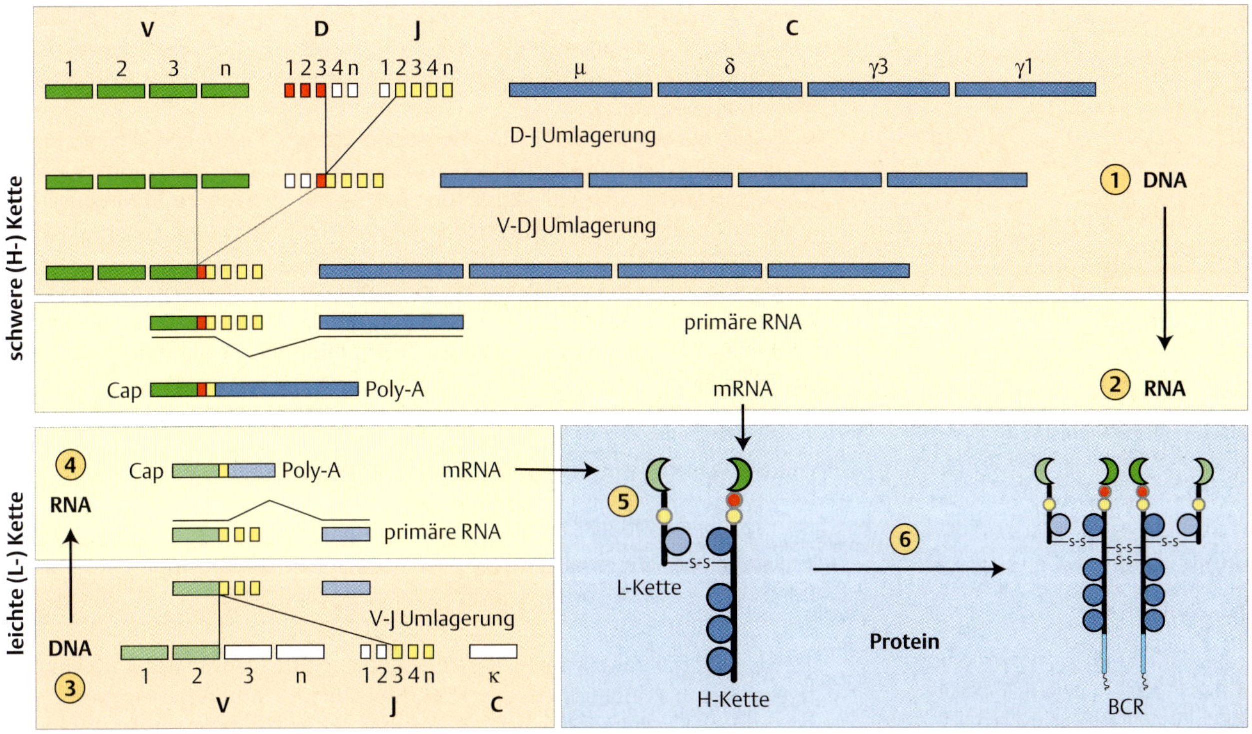

Die genetische Information für die Bausteine des BCRs liegt bei den Vorläufern zur B-Zelle in der so genannten Keimbahnkonfiguration vor.
Für den Zusammenbau der **schweren Kette** des Moleküls findet sich eine gewisse Anzahl verschiedener Gensegmente, die für unterschiedliche variable Teile codieren (**V**), und die Segmente die für die verschiedenen konstanten Teile der Kette codieren (**Cμ, Cδ, Cγ1** usw.). Dazwischen sind mehrere kleine Gensegmente eingelagert, die **D-** (von **d**iversity) und die **J-Segmente** (von **j**oining). Im Verlauf der B-Zellontogenese finden nun zunächst Umlagerungen in der zellulären DNA statt (**1**). Erst wird ein beliebiges J- Element mit einem beliebigen D-Element verbunden (**D-J-Umlagerung**). Die DNA, die dazwischenliegt, wird ausgeschnitten und geht der Zelle verloren. Dann wird das neu entstandene DJ-Element an ein beliebiges V-Element angelagert (**V-DJ-Umlagerung**). Für den ersten BCR, den eine B-Zelle exprimiert, wird nun ein primäres RNA-Transkript angefertigt, das den VDJ-Komplex und die Exons enthält, die für den konstanten Teil der μ-Kette kodieren (**2**). Die gesamte Information, die zwischen dem VDJ-Komplex und dem Cμ Teil liegt, wird durch „splicing" ausgeschlossen, so dass schließlich eine mRNA entsteht, die für eine komplette μ-Kette kodiert.
Die Prozesse zur Konstruktion zu einer **leichten Kette** verlaufen ähnlich. Im Bild ist beispielhaft die Zusammensetzung der leichten κ-Kette dargestellt. Bei den leichten Ketten gibt es keine D-Elemente, sondern nur J-Elemente zwischen den Elementen für den variablen und den konstanten Teil Cκ (**3**). Daher findet auch nur eine Umlagerung statt, nämlich die Anlagerung eines J- an ein beliebiges V-Element. Aus dem primären RNA-Transkript wird die Information zwischen umgelagertem VJ-Element und dem Cκ-Teil durch „splicing" ausgeschlossen, es entsteht eine mRNA, die für eine leichte κ-Kette codiert (**4**).
Nach Translation der mRNAs für μ- und κ-Kette (**5**) können die Polypeptide zu einem kompletten BCR in Form eines monomeren IgMs zusammengebaut werden (**6**).

Die Vielfalt an verschiedenen BCRs mit unterschiedlichen Antigenerkennungsstellen wird nach dem Zufallsprinzip generiert (Abb. **B-2.12**). Vier Mechanismen sind daran beteiligt:

- **Umlagerung und Rekombination** von genetischen Segmenten, die für den BCR codieren (s. o.);
- **ungenaue Verknüpfungen** der DNA bei den Rekombinationsereignissen;
- **unterschiedliche Kombinationen** der 4 Polypeptidketten des BCR und
- **gehäufte Mutationen** in der Antigenbindungsstelle nach antigener Aktivierung der B-Zelle.

Vielfalt der V-Region: Zu der ungeheuren Vielfalt der antigenerkennenden variablen Regionen des BCR tragen mehrere Umstände bei:

- **Kombinatorische Vielfalt:** Sowohl bei den leichten als auch bei den schweren Ketten existiert eine unterschiedlich große Anzahl solcher genetisch fixierter Segmente. Welche von diesen Segmenten umgelagert werden, bleibt dem Zufall überlassen.
- **Vielfalt durch ungenaue Verknüpfungsvorgänge** (junctional diversity): Bei der somatischen Rekombination der Gensegmente sind besondere DNA-modifizierende Enzyme beteiligt. Durch ihre Eigenschaft, nach dem Zufallsprinzip bei der Verknüpfung loser DNA-Enden einzelne Nukleotide zu entfernen oder hinzuzufügen, wird weitere Vielfalt erzeugt.
- **Vielfalt durch Kombination leichter und schwerer Ketten:** Zumindest theoretisch kann jede leichte Kette mit jeder schweren Kette zu einem Rezeptormolekül zusammengefügt werden. Tatsächlich gibt es aber weniger kombinatorische Vielfalt, da nicht alle Kombinationen ein stabiles Rezeptormolekül ergeben.
- **Vielfalt durch somatische Mutationsereignisse:** Nachdem alle Umlagerungen zur Produktion eines fertigen Rezeptors abgeschlossen sind, kommt es bei der antigenspezifischen Aktivierung der B-Zelle gehäuft zu Mutationsereignissen in den variablen Bereichen des Moleküls (Hypermutationsaktivität, s. auch S. 116).

Rechnet man alle Möglichkeiten, die sich durch die vier genannten Prozesse für die Entstehung eines spezifischen BCR ergeben, kommt man auf die ungeheure Zahl von etwa 10^{11} denkbaren BCRs, die ein menschliches Immunsystem produzieren kann.

T-Zell-Antigenrezeptor (TCR)

T-Zell-Antigenrezeptor (TCR)

Obwohl der T-Zell-Antigenrezeptor dem BCR strukturell sehr ähnlich ist, gibt es fundamentale funktionelle Unterschiede.

▶ Merke

▶ **Merke:** Im Gegensatz zu B-Lymphozyten können T-Lymphozyten mit ihrem TCR keine in Lösung vorliegenden antigenen Strukturen erkennen.

Der Antigenrezeptor der T-Zellen (TCR, Abb. **B-2.11**) ist ein heterodimeres Molekül, das nur Bruchstücke von Antigenen erkennt, die im Kontext von körpereigenen MHC-Molekülen präsentiert werden müssen.

TCRs sind darauf angewiesen, dass ihnen kleine Bruchstücke des Antigens (**antigene Epitope**) – eingebettet in MHC-Molekülen – von körpereigenen Zellen präsentiert werden. Somit hat der TCR bei der Antigenerkennung schwierige Aufgaben zu meistern:

- **Erkennung wirtseigener MHC-Moleküle:** Da die Struktur dieser Moleküle in einem Individuum nicht variiert, müssen auch beim TCR relativ strukturkonservative Regionen vorhanden sein, die MHC-Moleküle erkennen können.
- **Erkennung körperfremder Strukturen:** Auf der anderen Seite muss es Bereiche geben, die die ganze Vielfalt von exogenen antigenen Peptiden detektieren können.

Struktur und Aufbau: Wie der BCR gliedert sich auch der TCR in eine variable Region zur Antigenerkennung und eine konstante Region im membranassoziierten Teil. Allerdings setzt sich der TCR nur aus zwei Polypeptidketten zusammen (α- und β-Kette), stellt also eine heterodimere Struktur dar (Abb. **B-2.11**).

Seine Vielfalt wird nach ähnlichen Kriterien wie bei der Konstruktion des BCR erzeugt (Abb. **B-2.13**).

Somatische Rekombination: Auch der TCR wird von unterschiedlichen Gensegmenten kodiert, die durch somatische Rekombination umgelagert werden (Abb. **B-2.13**). Die nachfolgenden Spliceereignisse des primären RNA-Transkripts führen schließlich zu einer mRNA, die für funktionelle α- und β-Ketten kodiert. Diese Prozesse laufen im Zuge der Reifung der T-Lymphozyten im Thymus ab.

Im Gegensatz zum BCR tragen allerdings keine Mutationsereignisse nach Aktivierung der T-Zelle zur Variabilität bei.

Vielfalt der V-Region: Dadurch, dass für die α-Kette des TCR sehr viel mehr Segmente zur Verfügung stehen als für die L-Kette des BCR, wird die Diversität des TCRs in deutlich höherem Maße von der rekombinatorischen Vielfalt bestimmt

B-2.13 **Konstruktion des T-Zellantigenrezeptors**

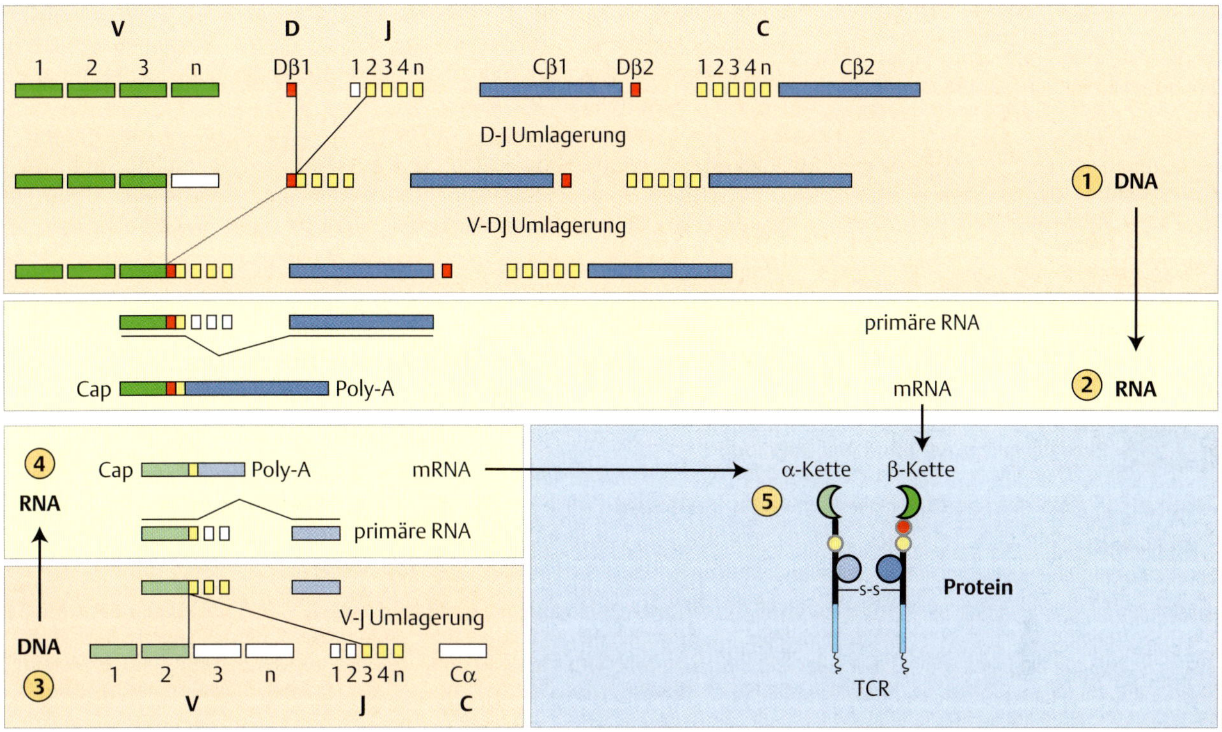

Die Prinzipien zur Konstruktion des BCRs finden sich beim Zusammenbau des TCRs wieder. Der TCR besteht aus einer **α-** und einer **β-Kette**, wobei die β-Kette nach dem Schema einer schweren Kette des BCRs und die α-Kette wie eine leichte BCR-Kette zusammengesetzt wird.
Bei der **β-Kette** kommt es also zunächst zur **D-J-Umlagerung**, gefolgt von der **V-DJ-Umlagerung** (**1**). Durch „splicing" wird aus dem primären RNA-Transkript die Information zwischen umgelagertem **VDJ-Segment** und dem benutzten konstanten Segment Cβ ausgeschlossen und die mRNA codiert für eine komplette β-Kette (**2**).
Analog zur leichten Kette des BCR findet bei der **α-Kette** des TCR nur eine **V-J-Umlagerung** statt (**3**) und die mRNA entsteht durch „splicing" des primären RNA Transkriptes zwischen VJ-Element und dem konstanten Cα Segment (**4**).
α- und β-Kette werden schließlich über eine Disulfidbrücke zu einem funktionsfähigen TCR verbunden (**5**).

als die des BCR. Daneben spielt auch eine junktionale Vielfalt eine Rolle. Im Gegensatz zum BCR tritt aber keine weitere Steigerung der Vielfalt durch Hypermutationen im TCR im Verlauf der T-Zellreifung oder Differenzierung auf.

γ/δ-T-Lymphozyten: Zusätzlich zu T-Lymphozyten mit dem α/β-TCR gibt es solche mit einem TCR, der aus einer γ/δ-Kette zusammengesetzt ist. Die Gensegmente für diese TCRs werden entsprechend den Prinzipien der α/β-Ketten konstruiert. Die Funktion dieser γ/δ-T-Zellen ist relativ unbekannt. Offensichtlich sind einige von ihnen in der Lage, antigene Strukturen ohne MHC-Assoziation zu erkennen. Damit würde der γ/δ-TCR solcher Zellen funktionell eher einem BCR entsprechen.

2.3.2 Rezeptoren für die interzelluläre Kommunikation

2.3.2 Rezeptoren für die interzelluläre Kommunikation

Sowohl bei unspezifischen als auch spezifischen Immunantworten gibt es eine rege Kommunikation zwischen den beteiligten Zellen. Zu diesem Zweck haben solche Zellen eine Vielzahl von Rezeptoren ausgebildet, die geeignet sind, mit anderen Rezeptoren zu interagieren oder lösliche Botenstoffe zu binden.

Rezeptoren zur Adhäsion und Migration

Leukozyten benötigen für die Adhäsion an andere Zellen und ihre Mobilität eine Vielzahl von Rezeptoren, die strukturell sehr unterschiedlichen Molekülgruppen zugeordnet werden können (Tab. **B-2.4**).

Während Interaktionen mit Endothelzellen über die **Selektine** zunächst die Fließgeschwindigkeit von Leukozyten im Blut reduzieren und für eine lockere Anbindung an die Gefäßwand sorgen, verstärken **Integrine** und Rezeptoren aus der **Immunglobulinsuperfamilie** diese Interaktionen und ermöglichen schließlich die

Rezeptoren zur Adhäsion und Migration

Die Zellen des Immunsystems sind sehr mobil. Um diese Mobilität zu gewährleisten, existiert sowohl auf ihrer Oberfläche als auch im Gewebe selbst eine Reihe von Rezeptoren. Die wichtigsten dieser Rezeptoren können drei Gruppen zugeordnet werden: den Selektinen, den Integrinen und der Immunglobulin (Ig)-Superfamilie (Tab. **B-2.4**).

Selektine: Selektine sind Rezeptoren mit einer Lektindomäne (Abb. **B-2.14**). Unterschiede in der Lektindomäne erlauben eine funktionelle Unterteilung der Selektine. Von größerer Bedeutung sind die L-, P- und E-Selektine.

Integrine: Integrine sind Heterodimere, die durch nichtkovalente Zusammenlagerung von einer großen α- mit einer kleineren β-Kette ausgebildet werden (Abb. **B-2.14**). Bedeutsam für die Adhäsion sind die Integrine **LFA-1** (**l**ymhpocyte **f**unction **a**ntigen-1) und die **VLAs** (**v**ery **l**ate **a**ntigens).

B-2.4 Rezeptoren zur Adhäsion und Migration

Subtyp	*Expression durch*	*Ligand*	*Wirkung*	*Bemerkungen*
Selektine				
L-Selektin (CD 62L)	▪ naive T-Zellen	sog. Adressine auf Endothelzellen venöser Gefäße lymphatischer Organe	zeigt den naiven T-Zellen durch lockere Anbindung der Zelle an das Endothel den Ort an, an dem sie in das lymphatische Gewebe eintreten können	diese Interaktion erlaubt noch nicht den Durchtritt durch das Endothel. Dazu werden weitere Rezeptoren aus der Selektin- und der Immunglobulin-Superfamilie benötigt
P-Selektin (CD 62P)	▪ Endothelzellen im pathologisch veränderten Gewebe	auf Leukozyten exprimierte Untereinheiten von Glykoproteinen	helfen insbesondere Effektorzellen der unspezifischen Immunität, Orte zu identifizieren, an denen sie in das Gewebe extravasieren können	erscheint nach Stimulation der Endothelzelle durch entzündliche Botenstoffe innerhalb von wenigen Minuten an der Zelloberfläche
E-Selektin (CD 62E)	▪ Endothel	(siehe P-Selektin)	bremst die Fließgeschwindigkeit von Leukozyten	Synthese und Expression erst innerhalb von Stunden nach weiterer Stimulierung der Endothelzelle
Integrine				
LFA-1 (CD 11a/ CD 18)	▪ Lymphozyten ▪ Granulozyten ▪ Monozyten ▪ Makrophagen	Adhäsionsmoleküle aus der Immunglobulin-Superfamilie (bes. ICAM-1, s. u.) extrazelluläre Matrixproteine (z. B. Fibrinogen)	vermittelt die transendotheliale Migration (Abb. 108) durch eine sehr starke Adhäsion bei Kontakten zwischen T-Zellen und antigenpräsentierenden Zellen Stabilisierung der interzellulären Wechselwirkungen beim Antigenerkennungsprozess durch den TCR	die Bindung von Integrinen an ihre Liganden erfolgt bei der Zellmigration meist erst nach Engagement der Selektinrezeptoren der jeweiligen Zelle
VLA-4 (CD 49d)	▪ weit verbreitet, u. a. aktivierte Zellen	Fibrinogen VCAM-1	(siehe Ig-Superfamilie unter VCAM-1)	–
Immunglobulin-Superfamilie				
ICAM-1	▪ aktivierte Endothelzellen	dienen als Liganden für Integrine	durch Bindung an Integrine verstärkte Adhäsion von ▪ Lympho- und/oder Granulozyten an Endothelzellen (Migration) oder ▪ Lymphozyten an antigenpräsentierenden dendritischen Zellen	–
ICAM-2	▪ ruhende Endothelzellen ▪ dendritische Zellen			–
PECAM	▪ aktivierte Granulozyten	PECAM-Moleküle anderer Zellen	da PECAM auch im intrazellulären Spalt der Endothelzellen ausgebildet ist, können die Granulozyten mit Hilfe von PECAM/PECAM-Interaktionen parazellulär die Blutgefäßwand durchdringen	–
VCAM-1 (CD 106)	▪ Endothel ▪ Zellen	VLA-4 auf Lymphozyten	verstärkt die Adhäsion von aktivierten T-Lymphozyten an das Endothel	–

B-2.14 Rezeptoren zur Adhäsion und Migration

B-2.14

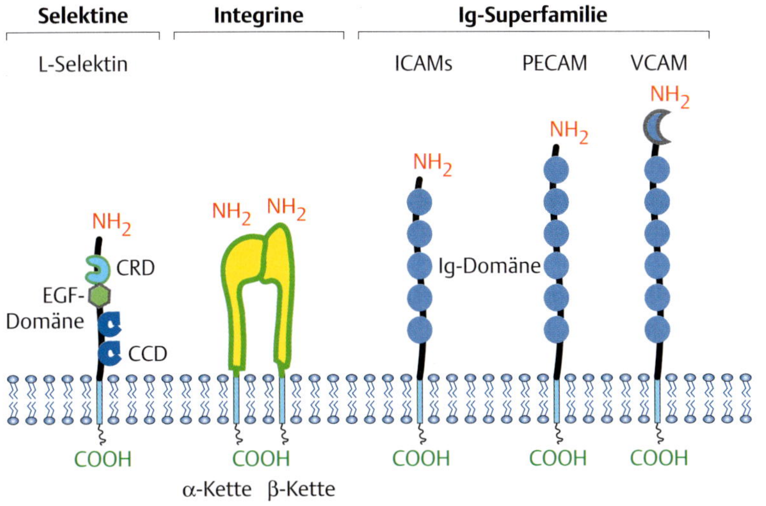

Die Selektine, Integrine und die Mitglieder der Immunglobulin (Ig)-Superfamilie ICAM (inter cellular adhesion molecule), PECAM (platelet-endothelial cell adhesion molecule) und VCAM (vascular cell adhesion molecule) sind wichtig bei Adhäsion und Migration. CRD = carbohydrate recognition domain; CCD = complement control domain

Ig-Superfamilie: Die Ig-Superfamilie umfasst eine Vielzahl von Rezeptormolekülen. Sie bestehen aus einer unterschiedlichen Anzahl von Immunglobulindomänen (bestimmte Faltung der Polypeptidkette), wie sie bereits bei den Immunglobulinen beschrieben wurden (Abb. **B-2.11**, s. auch S. 71). Die wichtigsten Moleküle für die Zelladhäsion und Migration sind die **ICAMs 1** und **2** (**inter**cellular **a**dhesion **m**olecules), **VCAM-1** (**v**ascular **c**ell **a**dhesion **m**olecules) und **PECAM** (**p**latelet-**e**ndothelial **c**ell **a**dhesion **m**olecules) (Abb. **B-2.14**).

Extravasation von Leukozyten in das Gewebe (Abb. **B-2.14**).

Rezeptoren bei der Interaktion von Lymphozyten mit antigenpräsentierenden Zellen

Zur antigenspezifischen Aktivierung von B- und T-Lymphozyten ist nicht nur die Wechselwirkung zwischen Antigen und Antigenrezeptor notwendig. Bestimmte Rezeptor/Liganden-Paare vermitteln den engen Kontakt zwischen Lymphozyt und antigenpräsentierender Zelle und geben nach Antigenerkennung kostimulatorische Signale, die die Differenzierung zur Effektorzelle auslösen (Tab. **B-2.5**).

Rezeptoren bei der Interaktion von Lymphozyten mit antigenpräsentierenden Zellen

s. Tab. **B-2.5**.

B-2.5 Wichtige Rezeptoren bei der Interaktion zwischen Lymphozyten und antigenpräsentierenden Zellen

Rezeptor	*Expression*	*Ligand*	*Wirkung*	*Bemerkung*
CD 40	▪ B-Lymphozyten ▪ Makrophagen ▪ DCs	CD 40L auf antigenpräsentierenden Zellen	ein **notwendiges Aktivierungssignal** bei der antigenspezifischen Aktivierung von naiven B-Lymphozyten	weiter Effekte: Stimulierung der Zytokinproduktion bei Makrophagen und DCs
CD 2	▪ T-Lymphozyten	LFA-3 (CD 58) auf antigenpräsentierenden Zellen	lockere Anlagerung von T-Lymphozyten an antigenpräsentierende Zellen	–
CD 28	▪ Untergruppen von T-Zellen ▪ aktivierte B-Zellen	B7-Moleküle auf DCs (S. 107)	ein **notwendiges Signal** bei der antigenspezifischen Aktivierung von naiven T-Lymphozyten	–
LFA-1 (CD 11a/CD18)	▪ Lymphozyten ▪ Granulozyten ▪ Monozyten ▪ Makrophagen	ICAM-1 und ICAM-2 auf antigenpräsentierenden Zellen	stabilisiert die Bindung zwischen T-Lymphozyten und antigenpräsentierenden Zellen	auch B-Lymphozyten benutzen bei Kontakt mit $CD4^+$-T-Lymphozyten LFA-1/ICAM-1-Interaktion
ICAM-3 (CD 50)	▪ naive T-Lymphozyten	DC-SIGN auf DCs	stabilisiert die Bindung zwischen naiven T-Lymphozyten an DCs	–

Rezeptoren für Zytokine

Zytokinrezeptoren auf Leukozyten binden Wachstums- und Differenzierungsfaktoren, die für die Entwicklung der Zellen und ihre Regulierung im Rahmen einer Immunantwort benötigt werden (Tab. **B-2.6**, Abb. **B-2.15**).

Rezeptoren für Zytokine

Die Zytokinrezeptoren binden Liganden, die zur Regulation der Differenzierung und des Überlebens von Zellen des Immunsystems notwendig sind (Hämatopoetine, Interferone, Tumornekrosefaktor, Chemokine). Unter Umständen findet die Bindung des Liganden zunächst an eine Untereinheit des Rezeptors statt und erst danach lagert sich aus anderen Untereinheiten ein vollständiger Rezeptorkomplex zusammen, der zur Signalübertragung in das Zellinnere geeignet ist.
Es handelt sich dabei um eine sehr umfangreiche Gruppe von Rezeptoren, die in mehrere Superfamilien aufgeteilt werden (Tab. **B-2.6**, Abb. **B-2.15**). Aus Gründen der Übersichtlichkeit und des Verständnisses soll nur auf die wesentlichen eingegangen werden.

Rezeptoren aus der Hämatopoietin-Superfamilie

In der Superfamilie der Hämatopoietinrezeptoren finden sich zahlreiche Interleukin- und andere Rezeptoren für Wachstumsfaktoren (Tab. **B-2.6**, Abb. **B-2.15**).

Rezeptoren aus der Hämatopoietin-Superfamilie

Zu dieser Familie gehören eine Reihe von Interleukinrezeptoren (IL-R) und Rezeptoren für andere Wachstumsfaktoren, die bei Bindung ihres jeweiligen Liganden Wachstums- und Differenzierungssignale an die Zelle übermitteln (Tab. **B-2.6**).
Als typisches Beispiel soll an dieser Stelle der Interleukin-2-Rezeptor (**IL-2R**) vorgestellt werden (Abb. **B-2.15**).

Ligand und Effekte: Ligand des IL-2R ist Interleukin 2, ein Wachstumsfaktor für T-Lymphozyten. Seine Bindung an den IL-2R führt zur Induktion einer starken Proliferation der IL-2R-exprimierenden Zelle. Nicht aktivierte T-Lymphozyten tragen konstitutiv eine niedrig affine Version des IL-2R, weshalb ruhende T-Zellen große Mengen an IL-2 zur Induktion der Proliferation benötigen. Bei Aktivierung der Zelle entsteht durch Umlagerungen seiner Polypeptidketten ein für IL-2 hochaffiner Rezeptor. Bereits aktivierte Zellen reagieren auf wesentliche geringe Konzentrationen des Zytokins.

▶ **Exkurs**

▶ **Exkurs:** Der Wirkstoff Sirolimus (Rapamycin) hemmt die Wirkung von IL-2 am IL-R2, indem er in die durch die Liganden/Rezeptor-Bindung ausgelöste Signalkaskade eingreift. Dadurch wird die Proliferation der T-Zellen gehemmt und eine Immunsuppression erzielt. Einsatzbereich von Sirolimus ist v. a. die Hemmung der Transplantatabstoßung nach Nierentransplantation.

Rezeptoren aus der Interferon-Superfamilie

Interferonrezeptoren (INF-R) vermitteln regulierende Signale in der Immunantwort und lösen virusabwehrende Mechanismen von Zellen aus (Tab. **B-2.6**, Abb. **B-2.15**).

Rezeptoren aus der Interferon-Superfamilie

Interferon-Rezeptoren (INF-R) sind nicht nur auf Zellen des Immunsystems, sondern auch auf anderen Zellen (z. B. Fibroblasten) zu finden. Ein wichtiger Vertreter der INF-Rs zur Vermittlung intrazellulärer Kommunikation bei der Immunabwehr ist der **INF-γR** (Abb. **B-2.15**).
Ligand und Effekte: Interferone (s. auch S. 104) stellen wichtige Botenstoffe für die Regulation von Immunantworten dar und lösen zum Teil ausgesprochen effektive virostatische Abwehrmechanismen in einer infizierten Zelle aus (Tab. **B-2.6**). Der INF-γR ist ein entfernter Verwandter der Hämatopoetinrezeptoren (Abb. **B-2.15**). Die Übertragung des Signals in den Zellkern erfolgt beim INF-γR durch zytoplasmatische Einlagerung von signalübertragenden Proteinen.

Rezeptoren aus der NGF-(nerve cell growth factor-)Superfamilie

In der NGF-Superfamilie sind Rezeptoren enthalten, die regulatorisch bei der Entwicklung von Lymphozyten und entzündlichen Prozessen wirken (Tab. **B-2.6**, Abb. **B-2.15**). Außerdem vermitteln sie Todessignale an die ligandentragende Zelle und führen so zum programmierten Zelltod (Apoptose).

Rezeptoren aus der NGF-(nerve cell growth factor-)Superfamilie

Effekte: Die von diesen Rezeptoren vermittelten Effekte reichen von regulatorischen Signalen bei der Lymphozytendifferenzierung über proentzündliche Stimuli bis hin zur Vermittlung von „Todessignalen" in Form eines programmierten Zelltodes (Apoptose, Tab.). Folglich sind diese Rezeptoren nicht nur auf Zellen des Immunsystems, sondern auf zahlreichen anderen somatischen Zellen exprimiert. Funktionell von großer Bedeutung sind die Tumornekrosefaktor-**(TNF-)Rezeptoren** (TNF-R1 und 2), **Fas** und **CD40** (Abb. **B-2.15**).

Liganden: Liganden für diese Rezeptorgruppe sind Zytokine der TNF-Familie, die als lösliche oder membrangebundene Proteine vorliegen. Die wichtigsten Vertreter sind **TNF-α** und **TNF-β**, die von Makrophagen, NK-Zellen, T- und B-Lymphozyten produziert werden und wichtige Mediatoren für lokale Entzündungsreaktionen sind.

Liganden sind Zytokine der TNF-(Tumornekrosefaktor-)Familie.

TNF-R1 und 2 (CD 120a und CD 120b): TNF-R1 und 2 sind beide hochaffine Rezeptoren für TNF-α und TNF-β. Ihre Aktivierung hat mehrere Effekte:

- **lokal:** Die Aktivierung der TNF-R auf Endothelzellen führt zu einer erhöhten Gefäßpermeabilität und der Hochregulierung der Selektine mit verstärkter Adhäsion von Leukozyten. Sie vermitteln somit proinflammatorische Effekte. Außerdem wird die Mobilität von dendritischen Zellen gesteigert;
- **systemisch:** Systemische Folgen der TNF-R-Aktivierung sind die Induktion von Fieber, die Ausschüttung von Akutphaseproteinen in der Leber, eine erhöhte Mobilisierung von Proteinen und Energie im Muskel;
- **zytotoxisch:** TNF-R1, nicht jedoch TNF-R2, besitzt an seinem intrazellulären Teil eine „Todesdomäne", die bei Aktivierung des Rezeptors über bestimmte Enzymsysteme eine DNAse aktiviert, welche in den Kern einwandert und die DNA fragmentiert. Dieser Zelltod wird auch als **Apoptose** bezeichnet und stellt einen wichtigen Kontrollmechanismus zur Regulierung des Überlebens von Zellen des Immunsystems dar.

Die Bindung von TNF an seine Rezeptoren **TNF-R1** und **2** kann verschiedene Effekte auslösen:

- lokal werden dendritische Zellen mobilisiert und Endothelien aktiviert;
- systemisch werden Fieber und Akutphaseproteine induziert und
- der TNF-R1 kann Todessignale bei Bindung von TNF auslösen.

Fas (CD 95): Ebenfalls in die Klasse der „Todesrezeptoren" gehört Fas (Abb. **B-2.15**), da auch er bei Bindung an seinen Liganden (Fas-L) Apoptose auslöst. Der Fas-L (CD 178) wird von T-Lymphozyten nach ihrer Aktivierung exprimiert. Fas/Fas-L-Interaktionen sind daher sehr effektiv bei der Kontrolle von Zellwachstum, wie etwa bei der Limitierung lymphoider Zellteilung nach antigenspezifischer Aktivierung. Außerdem dient dieser Signalweg natürlich auch als Effektorsystem bei der Zerstörung von unerwünschten somatischen Zellen, wie etwa virusinfizierten Zellen oder Tumorzellen.

Die Interaktion von **Fas** mit seinem Liganden Fas-L löst in der Fas-tragenden Zelle Apoptose aus.

CD40: CD40 ist ein Rezeptor, der auf **antigenpräsentierenden Zellen** exprimiert wird. Hierzu zählen in diesem Zusammenhang auch B-Lymphozyten, da sie in der Lage sind, Antigene aufzunehmen, zu prozessieren und im Kontext mit MHC-Molekülen zu präsentieren (S. 114). Obwohl strukturell verwandt mit den „Todesrezeptoren" TNF-R1 und FAS, besitzt CD40 keine apoptoseauslösende Domäne am zytoplasmatischen Ende (Abb. **B-2.15**). Vielmehr vermittelt das Engagement von CD40 durch den CD40-Liganden (CD40L) stimulierende Signale zwischen den beteiligten Zellen (s. S. 114).

Obwohl **CD40** strukturelle Ähnlichkeiten mit „Todesrezeptoren" zeigt, vermittelt das Engagement dieses Rezeptors keine Apoptose, sondern stimulierende Signale zwischen den Zellen bei der antigenspezifischen Aktivierung.

Rezeptoren der STS-(seven transmembrane spanning-)Superfamilie

Aufbau und Einteilung: Alle Rezeptoren dieser Superfamilie besitzen sieben membrandurchspannende α-Helices und werden daher auch unter dem Begriff 7-TMS (transmembrane spanning) zusammengefasst (Abb. **B-2.15**). Zu ihnen gehören die **Chemokinrezeptoren** (Tab. **B-2.6**). Aufgrund typischer Aminosäuresequenzen in ihren Liganden können sie in weitere Untergruppen eingeteilt werden:

- **CCR:** Rezeptoren für Chemokine, die in ihrem aminoterminalen Bereich zwei benachbarte Cysteine (CC-Chemokine) besitzen;
- **CXCR:** Rezeptoren für Chemokine, die zwischen den beiden Cysteinen eine Position aufweisen, die variabel besetzt werden kann (C**X**C), und
- **CR** und **CXXXCR** (CX_3CR): Rezeptoren für seltene Chemokine mit nur einem Cystein bzw. mehreren variablen Positionen.

Manche Rezeptoren weisen aufgrund ihrer sehr ähnlichen Bauweise eine gewisse Promiskuität hinsichtlich ihrer Liganden auf. Solche Rezeptoren können verschiedene Chemokine aus einer Untergruppe binden.

Rezeptoren der STS-(seven transmembrane spanning-)Superfamilie

Zu den Rezeptoren der STS-Superfamilie gehören die **Chemokinrezeptoren** (Tab. **B-2.6**, Abb. **B-2.15**). Bei Bindung von Chemokinen kann eine Vielzahl von Effekten ausgelöst werden, u. a. auch die Chemotaxis von Zellen des Immunsystems.

Liganden: Chemokine werden bevorzugt von phagozytierenden Zellen des Immunsystems produziert, sind allerdings auch im Syntheserepertoire anderer Zellen zu finden. Chemokine bilden eine sehr große Familie von kleinen Poly-

Chemokine werden u. a. von Phagozyten produziert und bilden eine große Familie von kleinen Polypeptiden.

peptiden mit sehr ähnlicher oder identischer Struktur und sind in eine Vielzahl physiologischer und pathologischer Ereignisse verwickelt (z. B. Tumorwachstum, Wundheilung, Transplantatabstoßung, T-Zelldifferenzierung, AIDS oder auch Arteriosklerose). An dieser Stelle sollen nur die chemotaktischen Aspekte ihrer Wirkweise besprochen werden.

▶ Merke

▶ **Merke:** Als auf Zellen des Immunsystems chemotaktisch wirkende Zytokine gehören Chemokine zu den ersten Zytokinen, die im Verlauf einer Infektion gebildet werden.

So werden sie etwa in infizierten Gewebebereichen in hoher Konzentration lokal sezerniert und bilden einen Konzentrationsgradienten aus, der als Leitsystem für Chemokinrezeptor-tragende Zellen der Immunabwehr dient.

B-2.15 Rezeptoren für Zytokine

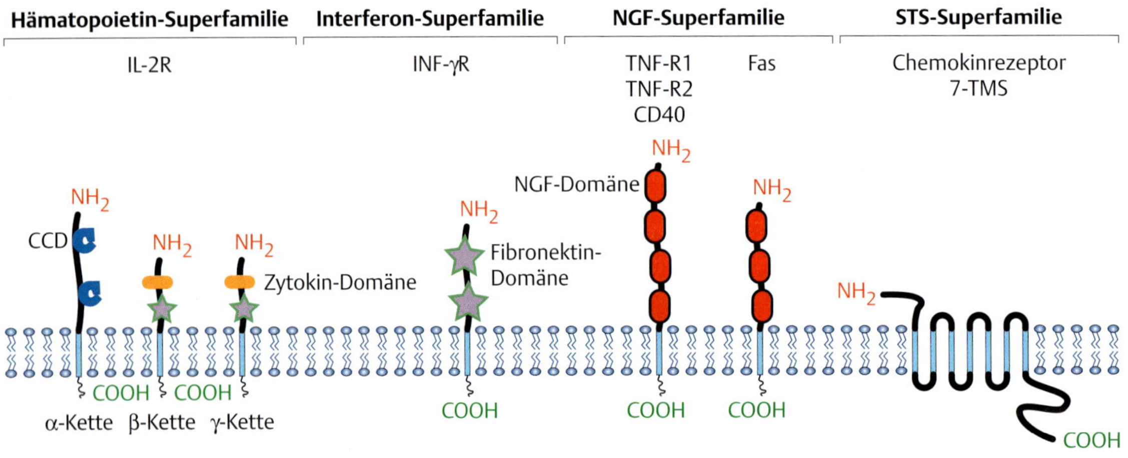

Die Interleukin-(IL-) und Interferon-(IFN-)Rezeptoren dienen der Bindung von Wachstums- und Differenzierungsfaktoren. Rezeptoren der „nerve growth factor“-(NGF-)Superfamilie können Todessignale vermitteln (TNF-RI, -RII und Fas) oder für die Differenzierung von Zellen wichtige Signale vermitteln (CD40). Die Chemokinrezeptoren sind für die Chemotaxis von mobilen Zellen von großer Bedeutung.
CCD = complement control domain; TNF = Tumornekrosefaktor; 7-TMS = seven transmembrane spanning

B-2.6 Auswahl wichtiger Zytokinrezeptoren

Rezeptor	*Expression**	*Ligand*	*Wirkung*
Hämatopoietin-Superfamilie			
IL-2R	▪ T-Lymphozyten	IL-2	▪ Proliferation von T-Lymphozyten
IL-3R	▪ hämatopoetische Zellen	IL-3	▪ synergistische Wirkung mit anderen Wachstumsfaktoren bei der Hämatopoese
IL-4R	▪ B-Zellen ▪ TH1-Zellen (S. 110) ▪ Mastzellen	IL-4	▪ Aktivierung von B-Zellen ▪ Isotypenswitch bei Antikörperproduktion (S. 117) ▪ Suppression von TH1-Zellen
IL-5R	▪ Eosinophile	IL-5	▪ Wachstum und Differenzierung von Eosinophilen
IL-6R	▪ B-Zellen, T-Zellen ▪ Hepatozyten	IL-6	▪ Wachstum und Differenzierung von Lymphozyten ▪ Induktion von Akutphase-Proteinen
IL-12R	▪ NK-Zellen ▪ $CD4^+$-T-Zellen	IL-12	▪ Aktivierung von NK-Zellen ▪ Differenzierung von TH1-Zellen
Interferon-Superfamilie			
IFN-α/βR	▪ weit verbreitet	IFN-α und -β	▪ virostatisch ▪ Stimulation der MHC-Klasse-I-Expression (s. auch S. 84)
IFN-γR	▪ Makrophagen ▪ B-Zellen ▪ TH2-Zellen (S. 110)	IFN-γ	▪ Aktivierung von Makrophagen ▪ Induktion der Expression von MHC-Molekülen der Klasse I und II ▪ Isotypenswitch bei der Antikörperproduktion ▪ hemmt TH2-Zellen
IL-10R	▪ Makrophagen ▪ B-Lymphozyten	IL-10	▪ anit-inflammatorisch ▪ Inhibierung von Makrophagen
NGF-(nerve growth factor-)Superfamilie			
TNF-RI	▪ weit verbreitet	TNFα und β	▪ Aktivierung von Endothelzellen ▪ Apoptose ▪ proinflammatorisch ▪ Mobilisierung von DCs
TNF-RII	▪ Hämatopoetische Zellen	TNFα und β	▪ Apoptose ▪ proinflammatorisch
Fas	▪ in vivo Verteilung unbekannt	FasL	▪ Apoptose
CD 40	▪ B-Zellen ▪ Makrophagen ▪ DCs	CD40L	▪ kostimulatorisches Signal bei der Aktivierung von B-Zellen ▪ Stimulation von Makrophagen
STS-(seven transmembrane spanning-)Superfamilie			
IL-8R	▪ Neutrophile ▪ naive T-Zellen	IL-8	▪ Chemotaxis ▪ Aktivierung von Neutrophilen zur Degranulation
Chemokinre-zeptoren	▪ Phagozyten ▪ Lymphozyten	Chemokine	▪ Chemotaxis ▪ Aktivierung von Phagozyten und Lymphozyten
Immunglobulin-Superfamilie			
IL-1R	▪ Makrophagen ▪ T-Zellen ▪ Monozyten ▪ Endothelzellen ▪ zentralnervöse Zellen	IL-1	▪ Aktivierung von T-Zellen und Makrophagen ▪ Induktion von Fieber
nicht zugeordnet			
TGF-βR	▪ weit verbreitet	TGF-β	▪ hemmt das Zellwachstum ▪ anti-inflammatorisch ▪ induziert Freisetzung von IgA ▪ hemmt die Aktivierung von TH1-Zellen

* Aufzählung nicht vollständig

3 Die Antigenerkennung durch Lymphozyten

3 Die Antigenerkennung durch Lymphozyten

Angesichts der Tatsache, dass noch nicht im Detail besprochen wurde, wie sich aus einer Stammzelle B- und T-Lymphozyten entwickeln, erscheint die Beschäftigung mit den Umständen der Antigenerkennung etwas verfrüht. In diesem Kapitel wird jedoch klar, dass die Ontognese lymphoider Zellen ohne die Grundsätze der Antigenerkennung nicht verständlich ist.

3.1 Antigenerkennung durch B-Lymphozyten

Die Erkennung von Antigenen durch B-Lymphozyten folgt den Prinzipien der Antigen-Antikörperbindung, da der Antigenrezeptor der B-Zelle (BCR) strukturell einem Antikörpermolekül gleicht.

3.1 Antigenerkennung durch B-Lymphozyten

B-Zellrezeptoren (BCR) sind im Gegensatz zu T-Zellrezeptoren (TCR) in der Lage, lösliche Antigene zu binden. Daher kann ein B-Lymphozyt ein komplettes, in Lösung befindliches Viruspartikel oder eine Bakterienzelle über den BCR an seiner Oberfläche binden. Die Vorgänge der Antigenbindung am BCR entsprechen den Antikörper-Antigen-Wechselwirkungen, da die strukturellen Unterschiede zwischen membranständigem BCR und sezerniertem Antikörper am carboxyterminalen Ende lokalisiert sind (BCR hydrophob, Antikörper hydrophil).

Die Antigenbindungsstelle des BCR wird durch die dreidimensionale Struktur der aminoterminalen Enden von schwerer und leichter Polypeptidkette geformt (Abb. **B-3.1**).

Antigenbindungsstelle des BCR: Die dreidimensionale Struktur der Antigenbindungsstelle wird von den Aminosäuresequenzen der beiden schweren und leichten Polypeptidketten und deren Wechselwirkungen untereinander bestimmt (Abb. **B-3.1**). Aufgrund dieses Konstruktionsprinzips ergibt sich für jeden BCR eine sehr individuelle Bindungsgrube für dreidimensionale Fremdstrukturen, die wie ein Schlüssel in das Schloss der Antigenbindungsstelle passen müssen.

Die Antigenbindungsstelle kann aufgrund ihres beschränkten Raumes nicht ein komplettes partikuläres Antigen, sondern lediglich submolekulare Strukturen binden. Solche passenden Teilstrukturen heißen **antigene Epitope**.

Antigenes Epitop: Natürlich ist in der Bindungsstelle nicht genügend Platz für das gesamte Antigen, sondern nur für eine Teilstruktur, die aus einer begrenzten Anzahl von Bausteinen (Aminosäuren, Zuckerresten, etc.) besteht. Diese passende Teilstruktur des Antigens wird als **antigenes Epitop** bezeichnet. Bei großen Proteinen oder gar Viren und Bakterien ist eine Vielzahl unterschiedlicher antigener Epitope zu finden, von denen jedes in einen individuellen BCR hineinpasst.

B-3.1

B-3.1 Bindung eines antigenen Epitops in der Antigenbindungsstelle eines Antikörpers

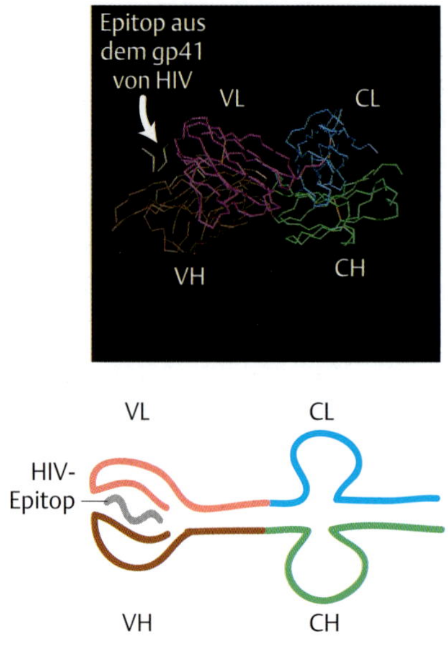

Die variable Domäne der leichten Kette (**VL**) und die variable Domäne der schweren Kette (**VH**) eines Antikörpermoleküls bilden die Bindungstasche für die nicht kovalente Einlagerung einer antigenen Struktur. Dargestellt ist das **Fab** (**f**ragment **a**ntigen **b**inding) eines Antikörpers mit Spezifität für ein antigenes Epitop aus dem Hüllprotein gp41 des Humanen Immundefizienzvirus (HIV). Die zugrunde liegenden Sequenzdaten für das 3D-Modell wurden der Molecular Modeling Database (MMDB) des National Center for Biotechnology Information (NCBI) entnommen. Das 3D-Modeling wurde mit dem Programm Cn3D durchgeführt, ebenfalls beim NCBI erhältlich.

Antikörper-Antigen-Bindung: Die Bindung des antigenen Epitops ist eine nicht kovalente Interaktion, die von mindestens vier verschiedenen Kräften bestimmt wird: Elektrostatische Anziehungskräfte, Wasserstoffbrückenbildung, van-der-Waals-Kräfte und schließlich hydrophobe Wechselwirkungen. Die Bindung des Antigens an den BCR bzw. den Antikörper ist reversibel, d. h. sie kann durch verschiedene Mechanismen wieder aufgehoben werden (z. B. Veränderungen des pH oder der Salzkonzentration).

Die Bindung von antigenen Epitopen in der Antigenbindungsstelle des BCR ist nicht kovalent und reversibel. Die Bindungsstärke wird von elektrostatischen Kräften, Wasserstoffbrückenbildung, van-der-Waals-Kräften und hydrophoben Wechselwirkungen bestimmt.

Hypermutationsaktivität: Im Gegensatz zum TCR wird im Verlauf einer Immunantwort die Passform der engagierten BCRs immer besser. Dieser Umstand ist Resultat einer bemerkenswerten Mutationsaktivität in wenigen eng umschriebenen Bereichen der Sequenzen, die für die Antigenbindungsstelle kodieren. Diese Hypermutationsaktivität während der Vermehrung der antigenaktivierten B-Zelle führt zu Veränderungen in der Aminosäuresequenz des antigenbindenden Bereiches. B-Zellen, die dabei Rezeptoren mit besserer Passform generieren als der Ursprungsrezeptor, werden durch den besseren Kontakt mit dem Epitop bei der Expansion bevorzugt.
Zu einem Austausch von Aminosäuren kommt es besonders häufig in bestimmten Abschnitten der variablen Bereiche von schwerer und leichter Kette, den sog. **hot spots**. Diese Regionen werden auch complementary determining regions (**CDRs**) genannt, da sie die Hauptinteraktionspunkte mit dem antigenen Epitop darstellen. Die weniger häufig mutierenden Bereiche der variablen Regionen werden auch als frame work (**FR-Regionen**) bezeichnet.

Die Passform der Antigenbindungsstelle wird bei einer antigenspezifischen Aktivierung und Vermehrung der B-Zelle durch Hypermutationsereignisse verändert. Solche Zellen, die einen besser passenden Rezeptor generieren, werden bei Vermehrung und Differenzierung bevorzugt.

Signalübertragung durch den BCR: Die Bindung eines Antigens an den BCR löst über Hilfsrezeptoren eine Signalkaskade aus, die bis in den Kern der Zelle reicht und dort die An- und Abschaltung der Transkription verschiedener Gene auslöst. Die mit der Signalübertragung in den Zellkern verbundenen Veränderungen des Proteinexpressionsmusters leiten die B-Zelle schließlich in einen Zustand über, der – je nach Umgebung und Art des Antigens – unterschiedliche Konsequenzen haben kann. Das Spektrum der möglichen Antworten reicht von der Einleitung des programmierten Selbstmords (Apoptose) bis hin zur klonalen Expansion und nachfolgend zur Differenzierung in eine antikörperproduzierende Zelle. Außerdem spielen für die Weichenstellungen bei der B-Zellantwort auch T-Lymphozyten eine ganz entscheidende Rolle (s. S. 114).

Die Bindung eines Antigens am BCR führt zu einer Signalübertragung in den Zellkern und damit zu Veränderungen in der transkriptionellen Aktivität der Zelle. Die damit verbundenen Änderungen in der Proteinexpression können abhängig vom Antigen unterschiedliche Effekte haben und reichen von der Apoptose bis hin zur klonalen Expansion und Differenzierung in eine antikörpersezernierende Plasmazelle.

3.2 Antigenerkennung durch T-Lymphozyten

Da eine T-Zelle nicht in der Lage ist, ein Viruspartikel oder eine Bakterienzelle direkt zu binden, ist sie darauf angewiesen, kleinste Bruchstücke des Antigens (i. d. R. kurze Peptide aus wenigen Aminosäuren) zusammen mit **MHC-Molekülen** (major histocombatibility complex) auf der Zelloberfläche präsentiert zu bekommen.

3.2 Antigenerkennung durch T-Lymphozyten

Der TCR kann nur antigene Bruchstücke erkennen (antigene Peptide), die in Molekülen des Haupthistokompatibilitätskomplexes (**MHC**) eingelagert sind.

3.2.1 MHC-Moleküle

3.2.1 MHC-Moleküle

▶ **Synonym:** HLA (human leukocyte antigens), Transplantationsantigene.

◀ **Synonym**

Die erstmals im Zusammenhang mit der Immunantwort bei Transplantationen aufgefallenen MHC-Moleküle werden als zelleigene Proteine am endoplasmatischen Retikulum (ER) synthetisiert und gelangen über den Golgi-Apparat an die Zelloberfläche.

▶ **Merke:** Die MHC-Moleküle sind von grundsätzlicher Bedeutung für eine T-Zell-vermittelte Immunantwort.

◀ **Merke**

MHC-Klasse-I-Moleküle

Zur Expression der MHC-Klasse-I-Moleküle s. Tab. **B-3.1**.

▶ Merke

MHC-Klasse-I-Moleküle

Vorkommen: MHC-Klasse-I-Moleküle finden sich auf nahezu allen kernhaltigen Zellen des Körpers (Tab. **B-3.1**).

▶ **Merke:** Antigene Peptide in Klasse-I-Molekülen werden von **CD8$^+$**-T-Lymphozyten erkannt.

Das CD8-Molekül übernimmt durch Interaktion mit dem MHC-Klasse-I-Molekül eine stabilisierende Funktion bei der Bindung des TCR an das MHC-Molekül.

B-3.1

B-3.1 Expression von MHC-Molekülen

Zelltyp	***Klasse I***	***Klasse II***
Zellen des Immunsystems		
T-Lymphozyten	+++	(+)*
B-Lymphozyten	+++	+++
Makrophagen	+++	++
Dendritische Zellen	+++	+++
Andere Zellen		
Leberzellen	+	–
Nervenzellen	(–)#	–
Erythrozyten	–	–

* humane T-Lymphozyten sind Klasse II positiv
\# induzierbar bei geschädigten Nervenzellen

MHC-Klasse-I-Moleküle sind heterodimere Moleküle aus einer schweren α-Kette und einem nicht kovalent assoziierten β2-Mikroglobulin (Abb. **B-3.2**).

Bis auf wenige Ausnahmen exprimieren alle Zellen MHC-Klasse-I-Moleküle.

Aufbau: Es handelt sich um heterodimere Moleküle aus einem stabilisierenden **β2-Mikroglobulin** und einer schweren im MHC-Komplex kodierten **α-Kette**, welche den peptidbindenden Spalt ausbildet (Abb. **B-3.2**).

Der Mensch exprimiert auf seinen kernhaltigen Zellen 3 verschiedene Klasse-I-Moleküle (HLA-A, -B und -C), die sich vor allen Dingen in der Struktur ihrer Bindungsstelle für antigene Peptide unterscheiden. Da mütterliche und väterliche Klasse-I-Moleküle gleichzeitig exprimiert werden (kodominante Expression), tragen kernhaltige Zellen sechs MHC-Klasse-I-Moleküle, die unterschiedliche Peptide binden können.

Die α-Kette bildet den peptidbindenden Spalt aus. Peptide, die in den Spalt eines bestimmten MHC-Klasse-I-Moleküls passen, weisen an den Kontaktstellen zum MHC-Molekül ähnliche oder sogar identische Aminosäurseitenketten auf.

Peptidbindender Spalt: In den Spalt passen Peptide, die eine Länge von 8–10 Aminosäuren besitzen und deren Enden mit Verankerungsstellen (bestimmte Aminsosäureseitenketten) mit dem MHC-Molekül in enge Wechselwirkung treten. Alle Peptide, die in ein bestimmtes MHC-Klasse-I-Molekül passen, besitzen an den Verankerungsstellen zum MHC-Molekül gleiche oder zumindest sehr ähnliche Aminosäureseitenketten. Sollte das antigene Peptid nicht exakt die richtige Länge haben aber die richtigen Aminosäuren in den Verankerungsstellen besitzen, kann das Peptid oftmals durch „Verbiegen des Rückrats" bzw. durch Überragen aus der Tasche mit dem Carboxyende im Spalt gebunden werden. Häufig haben Peptide, die in ein MHC-Klasse-I-Molekül passen, am Carboxyende hydrophobe Eigenschaften. Aufgrund dieser Bindungseigenschaften können in einem MHC-Klasse-I-Molekül relativ viele Peptide binden und den CD8$^+$-T-Lymphozyten präsentiert werden. Die Einlagerung eines Peptids übt stabilisierende Wirkung auf das heterodimere MHC-Molekül aus.

B-3.2 Struktur der MHC-Moleküle der Klassen I und II

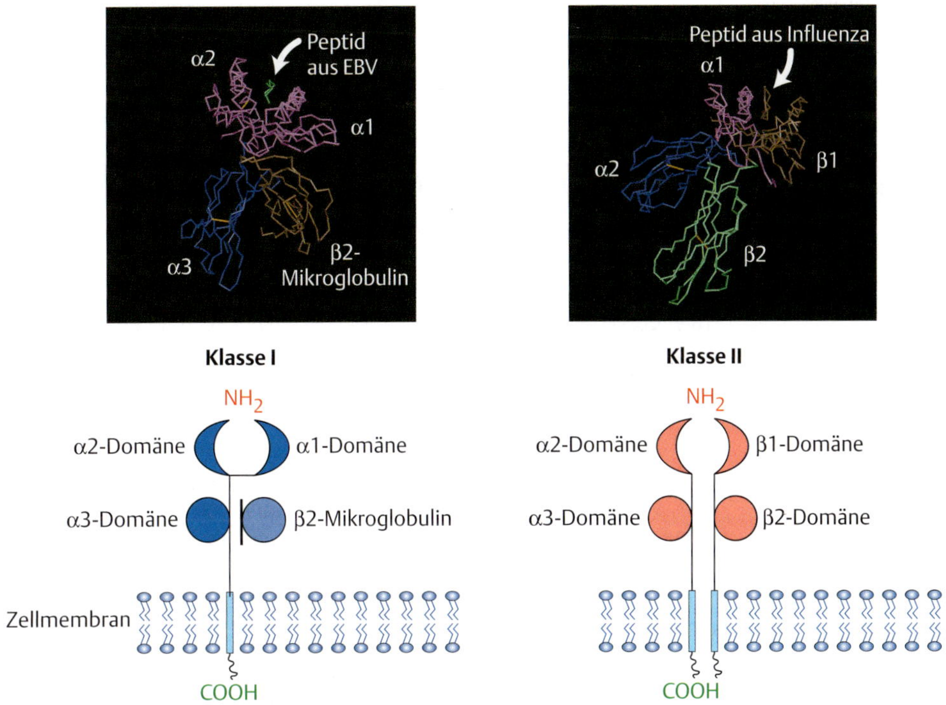

Das **MHC-Klasse-I-Molekül** besteht aus einer schweren **α-Kette** mit 3 Domänen α1, α2 und α3 und einem nicht kovalent angelagerten **β2-Mikroglobulin**. Die α1- und α2-Domänen bilden die Bindungstasche für antigene Epitope aus, die vom TCR im Kontext mit dem MHC-Molekül erkannt werden. In der 3D-Darstellung des Moleküls ist in die Bindungstasche ein Epitop aus dem Epstein-Barr Virus (EBV) eingelagert.
Klasse-II-Moleküle setzen sich aus einer **α-** und **β-Kette** mit jeweils 2 Domänen (α1, α2 bzw. β1, β2) zusammen. Der peptidbindende Spalt wird von der α1- und der β1-Domäne gebildet. Im 3D-Modell ist ein Peptid aus dem Influenzavirus in der Bindungstasche enthalten.
Die zugrunde liegenden Sequenzdaten für die 3D-Modelle wurden der Molecular Modeling Database (MMDB) des National Center for Biotechnology Information (NCBI) entnommen. Das 3D-Modeling wurde mit dem Programm Cn3D durchgeführt, ebenfalls beim NCBI erhältlich.

MHC-Klasse-II-Moleküle

Vorkommen: Ihre Expression erfolgt durch immunologisch relevante Zellen (Tab. **B-3.1**).

MHC-Klasse-II-Moleküle

Zur Expression der MHC-Klasse-II-Moleküle s. Tab. **B-3.1**.

▶ **Merke:** Antigene Peptide in MHC-Klasse-II-Molekülen werden von **CD4**$^+$-T-Lymphozyten erkannt.

◀ **Merke**

Auch hier sorgt das CD4-Molekül durch Interaktion mit dem MHC-Klasse-II-Molekül für eine Stabilisierung des Antigenrezeptor/MHC-Komplexes.

Aufbau: Das Klasse-II-Molekül setzt sich aus zwei Ketten (α- und β-Kette) zusammen, die ebenfalls im MHC-Komplex kodiert sind. Beide Ketten haben einen Transmembranteil, mit dem sie in der Zellwand verankert sind (Abb. **B-3.2**). Mindestens drei verschiedene Klasse-II-Moleküle (DP, DQ und DR) werden auf antigenpräsentierenden Zellen des menschlichen Immunsystems exprimiert. Wie die Klasse-I-Moleküle auch unterscheiden sie sich in der Feinstruktur ihrer peptidbindenden Taschen und werden ebenfalls kodominant exprimiert.

MHC-Klasse-II-Moleküle sind Heterodimere aus einer α- und einer β-Kette, die am aminoterminalen Ende den peptidbindenden Spalt ausbilden (Abb. **B-3.2**). Ihre Expression ist auf Zellen des Immunsystems beschränkt.

Peptidbindender Spalt: Bei Klasse-II-Molekülen wird der peptidbindende Spalt durch Beteiligung beider Ketten gebildet. Er ist an den Enden offen, so dass die gebundenen Peptide wesentlich länger sein können als im Klasse-I-Molekül.

Die Peptide, die in den Spalt passen, sind länger als diejenigen, die in die Klasse-I-Moleküle passen, da der peptidbindende

Spalt von Klasse-II-Molekülen an beiden Enden offen ist. Außerdem weisen diese Peptide keine ähnlichen Aminosäureseitenketten zur Verankerung auf, wie sie bei Klasse-I-bindenden Peptiden zu finden sind.

Auch fehlen die konservativen Verankerungspunkte in der Aminosäuresequenz, die im Klasse-I-Molekül vorliegen. Vielmehr liegt das gebundene Peptid in einer Längsfurche und kann durchaus mit vielen Aminosäuren aus den Enden der Tasche herausragen. Meistens werden längere Peptide jedoch durch Peptidasen auf eine Länge zwischen 13 und 17 Aminosäuren zurechtgeschnitten.

3.2.2 Variabilität von MHC-Molekülen

Um möglichst viele verschiedene antigene Peptide zu binden und präsentieren zu können, sind MHC-Moleküle hochvariabel. Zur Variabilität tragen **Polygenie** (mehrere Gene für MHC-Moleküle) und ein sehr hoher **Polymorphismus** (viele Varianten innerhalb des beschränkten Satzes an MHC-Genen) bei.

3.2.2 Variabilität von MHC-Molekülen

Zur spezifischen immunologischen Abwehr einer Vielzahl von verschiedenen Infektionserregern müssen MHC-Moleküle in der Lage sein, sehr viele verschiedene antigene Peptide den T-Lymphozyten zu präsentieren. Dies wird durch zwei verschiedene Strategien erreicht:

- **Polygenie:** Für die MHC-Moleküle kodieren mehrere Gene.
- **Polymorphismus:** Innerhalb des beschränkten Satzes der MHC-Moleküle kommt es zur Entwicklung zahlreicher Varianten. So sind für das Klasse-I-HLA-B-Molekül fast 400 Varianten, für die β-Kette des Klasse-II-DR-Moleküls etwas mehr als 300 Varianten beschrieben. Hierbei sind die Unterschiede zwischen den einzelnen allelen Formen besonders in den Abschnitten der Aminosäuresequenz lokalisiert, die in der Präsentationstasche mit den eingelagerten Peptiden interagieren.

Wenn eine große Anzahl unterschiedlicher Varianten bei den MHC-Molekülen ein Garant für eine optimale Abwehrbereitschaft gegenüber Infektionserregern ist, warum wurden dann nicht noch wesentlich mehr allele Formen dieser Moleküle entwickelt? Möglicherweise hängt das damit zusammen, dass mit einer steigenden Menge an MHC-Varianten das Risiko wächst, dass auch körpereigene Peptide in die Präsentationstasche passen. Dann müssten bei jeder neu entstehenden MHC-Variante alle T-Lymphozyten mit einem diese Selbstpeptide erkennenden Antigenrezeptor eliminiert werden. Offensichtlich hat das Immunsystem einen fein tarierten Gleichgewichtszustand zwischen optimaler Präsentation von Fremdpeptiden und minimaler Präsentation von Selbstpeptiden erreicht.

Für alle Infektionserreger übt der Mechanismus der antigenen Präsentation in den MHC-Molekülen natürlich einen sehr hohen Selektionsdruck aus, da gegen jedes präsentierbare Peptid eine zelluläre Immunantwort generiert werden kann. Um diesem Druck zu entgehen, verfolgen Infektionserreger zwei Strategien:

- **Störung des Präsentationsmechanismus** durch spezifische Proteine (S. 166) oder
- **Mutationen** in erregerspezifischen Peptiden mit der Folge, dass diese in bestimmten MHC-Molekülen nicht mehr binden können.

3.2.3 Die Beladung von MHC-Molekülen mit antigenen Peptiden

3.2.3 Die Beladung von MHC-Molekülen mit antigenen Peptiden

Wie erreichen nun die antigenen Peptide das Innere des Endoplasmatischen Retikulums (ER) und somit den Produktionsort der MHC-Moleküle und über welche Mechanismen gelangen sie in den Präsentationsspalt der MHC-Moleküle?

Antigenprozessierung

Antigenprozessierung

▶ Definition

▶ **Definition:** Fragmentierung der antigenen Polypeptidketten auf die für das MHC-Molekül „richtige" Peptidlänge. Die antigenen Peptide stellen Bruchstücke von größeren Polypeptidketten dar, die aus der Umgebung einer antigenpräsentierenden Zelle ihren Weg in deren Zytoplasma gefunden haben.

Das Prinzip der Antigenprozessierung und Präsentation erlaubt es der spezifischen Immunantwort, die Vielzahl der eindringenden Fremdsubstanzen einschließlich der Infektionserreger für T-Lymphozyten erkennbar zu machen. Grob können solche Fremdsubstanzen in zwei Gruppen eingeordnet werden:

- **intrazellulär replizierende Krankheitserreger:** Diese sind in der Lage, körpereigene Zellen zu infizieren und sich in deren Zytoplasma bzw. Zellkern zu vermehren. Peptide solcher Erreger werden grundsätzlich in Klasse-I-Molekülen präsentiert;
- **extrazelluläre, im Endosom der Zelle befindliche Erreger:** Solche Substanzen und Infektionserreger liegen eigentlich extrazellulär vor, erreichen aber durch Phagozytose, Endozytose oder Pinozytose das vesikuläre Kompartiment bestimmter Zellen. Peptide von extrazellulären, im Endosom der Zelle befindlichen Substanzen werden zur Präsentation in Klasse-II-Molekülen vorbereitet.

Peptide interzellulär replizierender Infektionserreger werden in MHC-Klasse-I-Molekülen präsentiert, Peptide von extrazellulären Erregern, die sich nach Phagozytose im Endosom befinden, werden in MHC-Klasse-II-Molekülen präsentiert.

Klasse-I-Präsentationsweg

Klasse-I-Präsentationsweg

▶ **Merke:** Der Klasse-I-Präsentationsweg beginnt mit dem Abbau von Proteinen, die sich im Zytoplasma der Zelle befinden.

◀ **Merke**

Polypeptidabbau im Proteasom: In einer Zelle werden ständig neue Proteine synthetisiert und nicht mehr benötigte abgebaut (Abb. **B-3.3**). Diese Abbaufunktion wird im Zytoplasma von einem zylindrischen Komplex von Proteasen (**Proteasom**) wahrgenommen. Durch das Proteasom werden natürlich nicht nur zelluläre Polypeptidketten abgebaut sondern auch solche, die bei der Vermehrung intrazellulärer Infektionserreger entstehen. Hier sind insbesondere die Viren zu nennen, da sie obligat intrazelluläre Vermehrungszyklen haben. Aber auch einige Bakterien können intrazellulär replizieren. Um in den peptidbindenden Spalt eines MHC-Klasse-I-Moleküls zu gelangen, müssen die bei der Fraktionierung entstandenen Peptide an den Ort der Biosynthese von MHC-Klasse-I-Moleküle verbracht werden.

Polypeptide von **intrazellulären** Erregern werden durch zelluläre Proteasen im Proteasom in kleine Peptide gespalten.

Transport der Teilpeptide in das ER: Die durch die Aktivität des Proteasoms entstandenen Peptide werden durch ein aktives Transportersystem durch die Membran in das Lumen des ER verbracht. Die Proteine, die dieses Transportersystem ausbilden, heißen **TAP-1** und **TAP-2** (**t**ransporters associated with **a**ntigen **p**rocessing) und ihre genetische Information ist ebenfalls im MHC-Komplex kodiert. Interessant ist, dass der Transporterkomplex bevorzugt Peptide transportiert, die am Carboxyende hydrophobe oder basische Aminosäureseitenketten besitzen und somit ein wichtiges Kriterium zur Bindung im Klasse-I-Molekül erfüllen.

Die Peptidfragmente gelangen mit Hilfe besonderer Transporterproteine (**TAPs**) in das Lumen des endoplasmatischen Retikulums, wo sie bei Passform für den peptidbindenden Spalt in MHC-Klasse-I-Moleküle eingelagert werden.

Beladung der MHC-Moleküle: Die schweren α-Ketten der MHC-Klasse-I-Moleküle werden am ER synthetisiert und zunächst durch Anlagerung des **Calnexins** (ein Chaparonprotein) in einem partiell gefalteten Zustand stabilisiert. Wenn an den Komplex aus Klasse-I-α-Kette und Calnexin das β2-Mikroglobulin angelagert wird, löst sich das Calnexin und das immer noch nur teilweise gefaltete Klasse-I-Molekül lagert sich an die Proteine des TAP-Komplexes an. Sollte hier ein antigenes Peptid in das ER transportiert werden, welches in die Tasche passt, wird durch die Einlagerung des Peptids das MHC-Molekül in seine endgültige Form gefaltet. Dieser trimere Komplex aus MHC-Klasse-I-α-Kette, β2-Mikroglobulin und antigenem Peptid wird nun über den Golgi-Apparat an die Zelloberfläche gebracht und dient dort als Ligand für eine $CD8^+$-T-Zelle, die einen entsprechend passenden Rezeptor ausgebildet hat.

Der trimere Komplex aus antigenem Peptid, schwerer α-Kette und β2-Mikroglobulin des MHC-Klasse-I-Moleküls wird über den Golgi-Apparat an die Zelloberfläche transportiert und dort T-Lymphozyten präsentiert.

Präsentation bei nicht infizierten Zellen: Was wird jedoch in den Klasse-I-Molekülen präsentiert, wenn die Zelle nicht infiziert ist? Wie bereits erwähnt, werden nicht nur Polypeptidketten von intrazellulären Erregern durch das Proteasom verdaut, sondern auch alle Proteine, die von der Zelle nicht mehr benötigt werden. Tatsächlich finden sich in den MHC-Klasse-I-Molekülen uninfi-

B-3.3

B-3.3 Wege zur Präsentation von Peptiden in MHC-Klasse-I- oder Klasse-II-Molekülen

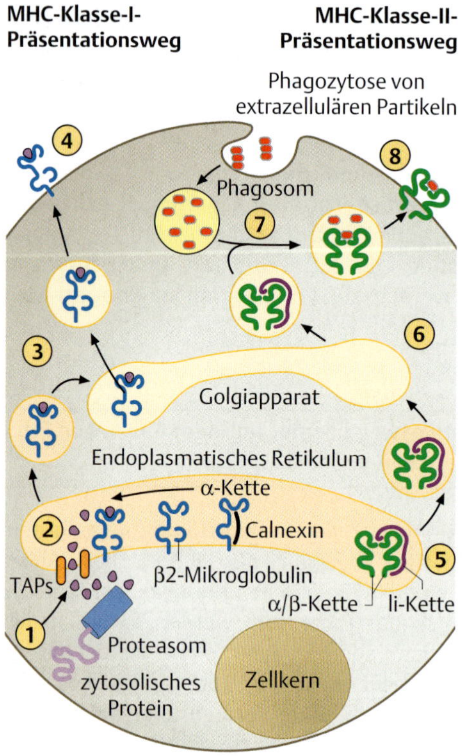

Bei der Präsentation von antigenen Peptiden in MHC-Molekülen werden für Klasse-I- und Klasse-II-Moleküle grundsätzlich zwei verschiedene Wege genommen. Im Zytoplasma werden in Proteasomen nicht mehr benötigte zelluläre Proteine, aber auch Polypeptide von intrazellulären Infektionserregern, proteolytisch verdaut und die entstandenen Peptide aktiv über ein Transportersystem in das endoplasmatische Retikulum (ER) transportiert (**1**). Hier treffen die Peptide auf neu entstehende Klasse-I-Moleküle, und wenn sie in den peptidbindenden Spalt der α-Kette passen, formiert sich ein trimerer Komplex aus Peptid, α-Kette des Klasse-I-Moleküls und dem β2-Mikroglobulin (**2**). Der Komplex wird über den Golgi-Apparat an die Zelloberfläche transportiert (**3**) und kann dort von einem passenden TCR eines T-Lymphozyten erkannt werden (**4**). MHC-Klasse-II-Moleküle werden, wie Klasse-I-Moleküle, ebenfalls im endoplasmatischen Retikulum synthetisiert. Um zu verhindern, das zytosolische Peptide, die über das Transportersystem in das ER gelangt sind, in der peptidbindenden Tasche eingelagert werden, wird die Bindungsstelle zunächst durch eine weitere Polypeptidkette, die li-Kette, blockiert (**5**). Der Komplex wird über den Golgi-Apparat Richtung Zelloberfläche transportiert (**6**), wobei die Klasse II enthaltenden Vesikel mit dem Phagosom der Zelle fusionieren (**7**). Im Phagosom befinden sich proteolytisch verdaute Antigene. Die li-Kette wird in einem mehrstufigen Prozess abgebaut und die frei werdende Bindungsstelle mit Peptiden beladen, die in den Spalt passen. Die beladenen Klasse-II-Moleküle werden an die Zelloberfläche verbracht, wo sie T-Lymphozyten mit passendem TCR zugänglich sind (**8**). (TAP = transporters associated with antigen processing)

zierter Zellen Peptide aus solchen zellspezifischen Proteinen. Damit steigt natürlich das Risiko, dass eine T-Zelle, die einen dafür passenden TCR konstruiert hat, autoaggressiv gegen diese Zelle vorgeht. Wie das Immunsystem dieser Gefahr begegnet, wird im nächsten Kapitel besprochen.

Klasse-II-Präsentationsweg

Klasse-II-Präsentationsweg

Der Antigenprozessierungs- und Präsentationsweg für MHC-Klasse-II-Moleküle unterscheidet sich fundamental vom Klasse-I-Weg (Abb. **B-3.3**).

▶ Merke

▶ **Merke:** In den Klasse-II-Präsentationsweg gelangen alle Fremdsubstanzen und Erreger, die von der Zelle aus dem extrazellulären Raum in ein Endosom aufgenommen wurden, sich also nicht direkt im Zytoplasma befinden.

Aus diesem Grund befinden sich Klasse-II-Moleküle überwiegend auf Zellen des Immunsystems mit phagozytierenden Eigenschaften oder Lymphozyten.

Polypeptide von phagozytierten **extrazellulären** Erregern werden im Endosom proteolytisch gespalten. MHC-Klasse-II-

Polypeptidabbau im Endosom: Im Endosom herrscht zunächst ein neutraler pH, doch mit der Wanderung des Endosoms Richtung Kern wird das Milieu durch Einstrom von H^+-Ionen immer saurer. Das ist die Voraussetzung für die Aktivität saurer endosomaler Proteasen, die den Abbau der aufgenommenen Proteine einleiten. Außerdem fusionieren die Endosomen mit Lysosomen der Zelle, die ebenfalls saure Proteasen enthalten und zur Degradation der Proteine beitragen. So entstehen Peptide von sehr unterschiedlicher Länge, die in der Präsentationsrinne von MHC-Klasse-II-Molekülen binden können. Allerdings müssen die MHC-Klasse-II-Moleküle dazu zunächst von ihrem Entstehungsort unbeschadet bis in die Endosomen verbracht werden.

Moleküle erreichen das Endosom von ihrem Syntheseort im endoplasmatischen Retikulum kommend mit Hilfe von Golgi-Vesikeln.

Transport der Klasse-II-Moleküle zum Endosom: Damit die Klasse-II-Moleküle nicht schon im ER mit Peptiden beladen werden, die über das TAP-Transportersystem in das ER gelangt sind, wird ihre Bindungsrinne durch eine Polypeptidkette blockiert. Dieser Komplex macht sich auf den Weg vom ER zu einem sauren Endosom.

Ihr peptidbindender Spalt ist zunächst durch eine besondere Polypeptidkette blockiert, die eine vorzeitige Beladung der Moleküle mit Peptiden im ER verhindert.

Beladung der MHC-Moleküle: Im sauren Endosom wird der Komplex für mehrere Stunden zurückgehalten. In diesem Zeitraum beginnen Proteasen, die Blockade der Bindungsrinne in einem mehrstufigen Prozess abzubauen. Nach Beladung des Spalts mit einem Fremdpeptid werden die MHC-Klasse-II-Peptid-Komplexe an die Zelloberfläche transportiert und stehen dort als T-Zell-Liganden zur Verfügung.

Nach Abbau der blockierenden Kette im Endosom ist der peptidbindende Spalt frei für passende antigene Peptide. Der Komplex aus MHC-Klasse-II-Molekül und eingelagertem Peptid wird an die Zelloberfläche transportiert und dort T-Lymphozyten präsentiert.

3.2.4 Der Komplex aus TCR, Korezeptor und MHC-Molekül

CD4 und CD8 als Korezeptoren

Die Entscheidung darüber, ob eine T-Zelle mit ihrem TCR an einem MHC-Klasse-I/Peptid-Komplex oder einem Klasse-II/Peptid-Komplex bindet, wird bei ihrer Reifung im Thymus getroffen. Am Ende dieser Reifung exprimiert ein T-Lymphozyt neben seinem TCR noch einen **Korezeptor** zur Antigenerkennung, entweder das **CD8-** oder das **CD4-Molekül**. Die Expression dieser Korezeptoren ist auf reifen T-Zellen exklusiv, d. h. eine Zelle exprimiert entweder CD4 oder CD8. Doppelt positive Zellen finden sich physiologischerweise nur als Zwischenstadium zur reifen Zelle im Thymus (s. S. 95).

3.2.4 Der Komplex aus TCR, Korezeptor und MHC-Molekül

CD4 und CD8 als Korezeptoren

Reife T-Lymphozyten exprimieren entweder das CD4- oder das CD8-Molekül als Korezeptoren. Beide Moleküle stabilisieren die Interaktion des TCR mit dem MHC/Peptid-Komplex bei der Antigenerkennung.

Aufbau des CD4-Moleküls: Das CD4-Molekül ist ein Monomer, welches aus vier extrazellulären Immunglobulindomänen (D1–4), einem Transmembranteil und einem zytoplasmatischen Fortsatz aufgebaut ist (Abb. **B-3.4a**). Das CD4-Molekül des T-Lymphozyten bindet an MHC-Klasse-II-Moleküle der antigenpräsentierenden Zelle. Die nachfolgende Interaktion des zytoplasmatischen Anteils des CD4 mit Signaltransduktionsmolekülen führt zu einer Verstärkung des Signals, welches vom TCR in die Zelle übermittelt wird. Dies hat einen Anstieg der Sensitivität der T-Zelle für die antigenspezifische Erkennung zur Folge.

Während das monomere CD4-Molekül (Abb. **B-3.4a**) mit MHC-Klasse-II-Molekülen interagiert, kann das CD8-Molekül (Abb. **B-3.4b**) nur an MHC-Klasse-I-Antigenen binden.

Aufbau des CD8-Moleküls: CD8-Moleküle sind Heterodimere, die aus einer α- und einer β-Kette mit jeweils einer Ig-Domäne aufgebaut sind (Abb. **B-3.4b**). Das CD8-Molekül bindet so an das MHC-Klasse-I-Molekül, dass die peptidbindende Tasche für Interaktionen mit dem TCR zugänglich bleibt. Die Signalübertragung übernimmt der zytoplasmatische Teil der α-Kette. Sie erfolgt analog zu der des CD4.

▶ **Merke:** Beide Korezeptoren der T-Lymphozyten stabilisieren durch ihre Interaktion mit den MHC-Molekülen der antigenpräsentierenden Zelle die TCR/MHC-Bindung und tragen durch ihre zytoplasmatischen Anteile zur Signaltransduktion und -verstärkung in das Zellinnere bei.

◀ **Merke**

B-3.4

B-3.4 Korezeptoren für die Erkennung von Antigenen durch T-Zellen

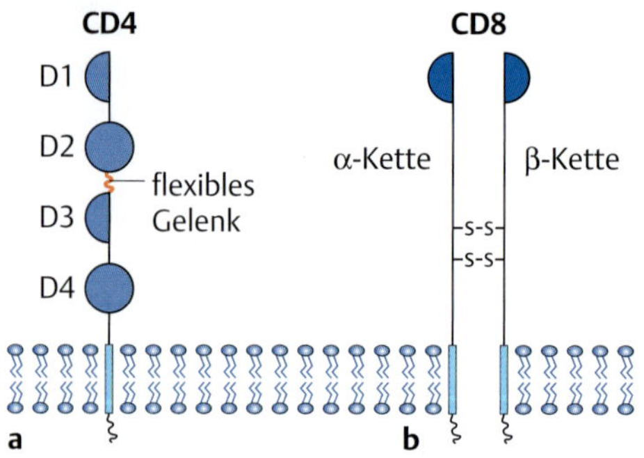

Signaltransduktion nach Antigenbindung

Signaltransduktion nach Antigenbindung

Nach Interaktion von TCR und Korezeptor mit dem MHC/Peptid-Komplex kommt es zur Signaltransduktion in den Kern des T-Lymphozyten. Diese Signalübermittlung ist kein Alles-oder-Nichts-Phänomen, sondern kann sehr fein abgestufte Aktivierungsprozesse in der T-Zelle auslösen.

Durch die gleichzeitige Interaktion von Korezeptor und TCR mit einem MHC/Peptid-Komplex reagieren T-Lymphozyten auf bis zu 100fach niedrigere Antigenmengen als ohne Engagement des Korezeptors. Die Frage, welche Strukturen eigentlich vom TCR auf dem MHC/Peptid-Komplex exakt erkannt werden, lässt sich nicht einfach beantworten. Sicher ist jedoch, dass beide, das antigene Peptid und das MHC-Molekül selbst, bei der Erkennung von Bedeutung sind.
Sobald der TCR mit Hilfe seines Korezeptors mit dem MHC/Peptid-Komplex interagiert, kommt es zu einer Signaltransduktion in den Zellkern und anschließender Aktivierung von Transkriptionsfaktoren. Diese binden an entsprechende Domänen in der DNA und bewirken dadurch die Expression von Genen, die den Aktivierungszustand der T-Zelle regulieren. Abhängig vom MHC/Peptid-Komplex mit dem der TCR interagiert, kann die Aktivierung der T-Zelle auch unvollständig sein, d. h. statt Induktion der Zellteilung und der Synthese von Zytokinen kann auch nur die Zytokinsynthese aktiviert werden. Mit anderen Worten: Der TCR ist nicht nur ein einfacher Ein- und Ausschalter, sondern kann fein abgestufte Signale vermitteln.

4 Die Ontogenese von Lymphozyten

4 Die Ontogenese von Lymphozyten

Das Immunsystem muss bei der Ontogenese von Lymphozyten einen schwierigen Spagat vollbringen. Auf der einen Seite muss ein unglaublich großes Repertoire von Antigenrezeptoren mit unterschiedlicher Spezifität geschaffen werden, auf der anderen Seite sollte trotz dieser Vielfalt verhindert werden, dass Antigenrezeptoren mit Spezifität für körpereigene Strukturen entstehen.

Bei der Reifung von Lymphozyten in den primären lymphatischen Organen steht das Immunsystem vor einer seiner delikatesten und schwierigsten Aufgaben. Auf der einen Seite ist es wünschenswert, wenn nach dem Zufallsprinzip eine sehr große Vielfalt an verschiedenen Antigenrezeptoren auf B- und T-Lymphozyten generiert wird. Nur so kann das Immunsystem der Flut von Krankheitserregern eine protektive und sehr punktgenaue Antwort entgegensetzen. Auf der anderen Seite steigt mit der Vielfalt der Antigenrezeptoren natürlich das Risiko, dass körpereigene Strukturen erkannt werden und es zu einer Autoimmunreaktion kommt. Um diese Aufgabe zu bewältigen, kommen bei der Entwicklung von B- und T-Lymphozyten bestimmte Selektionsprinzipien zum Tragen, die helfen sollen, den schwierigen Balanceakt zwischen möglichst großem Rezeptorrepertoire bei minimalem autoreaktivem Potenzial zu bewältigen. Dass dieses nicht immer gelingt, lässt sich an der nicht unbeträchtlichen Vielfalt von Autoimmunerkrankungen ablesen.

4.1 Die Reifung von B-Lymphozyten

4.1 Die Reifung von B-Lymphozyten

Unter dem lokalen Einfluss von Wachstumsfaktoren und der Wechselwirkung von B-Zellvorläufern mit den Stromazellen des Knochenmarks werden aus den hämatopoetischen Stammzellen B-Lymphozyten differenziert.

▶ **Merke:** Die Interaktion mit den Stromazellen des Knochenmarks ist für die Differenzierung zur B-Zelle essenziell.

◀ **Merke**

Mit zunehmender Differenzierung wandern die B-Zellen vom inneren Knochenrand (Endost) in die Markhöhle. Von dort aus machen sie sich auf den Weg in die peripheren lymphatischen Organe wie der Milz, wo sie letzte Schritte ihrer Reifung zur naiven, rezirkulierenden B-Zelle vollziehen.

Für die Reifung von B-Lymphozyten ist der enge Kontakt mit den Stromazellen des Knochenmarks unerlässlich, da sie die notwendigen Wachstums- und Differenzierungsfaktoren wie **SCF** (stem cell factor), **SDF-1** (stromal cell derived factor) und **IL-7** (Interleukin 7) zur Verfügung stellen.

Entwicklungsfaktoren: An der Reifung der B-Lymphozyten sind verschiedene Entwicklungsfaktoren beteiligt:

- **SCF** (**stem cell factor, Stammzellfaktor**): SCF ist als membranständiger Wachstumsfaktor auf den Stromazellen einer der frühesten bekannten Differenzierungsfaktoren auf dem Weg von der lymphoiden Vorläufer- zur B-Zelle. Unter dem Einfluss von SCF werden **frühe Pro-B-Zellen** in die Proliferation getrieben. Mit dem Übergang in den **späten Pro-B-Zellstatus** wird die Zelle für weitere Reifungsschritte zunehmend abhängig von Interleukin 7 (IL-7).
- **SDF-1** (**stromal cell derived factor**): Außerdem spielt das permanent von Knochenmarksstromazellen produzierte Chemokin SDF-1 eine wichtige Rolle. Durch seine chemotaktischen Eigenschaften sorgt SDF-1 wahrscheinlich dafür, dass die frühen B-Zellstadien im Knochenmark zurückgehalten werden.

4.1.1 Schritte des Reifungsprozesses

4.1.1 Schritte des Reifungsprozesses

Die einzelnen Schritte für die Entwicklung von B Zellen im Knochenmark lassen sich gut durch die somatischen Rekombinationsereignisse charakterisieren, die zur Ausbildung des BCR führen (Abb. **B-4.1**).

Die einzelnen Schritte dieses Reifungsprozesses sind durch die Expression einer Reihe von membrangebundenen Rezeptoren gekennzeichnet. Die somatischen Rekombinationsvorgänge, die bei der Entstehung des BCR ablaufen, stellen gute „Meilensteine“ zur Charakterisierung der B-Zellreifung dar (Abb. **B-4.1**).

B-4.1 Die Ontogenese von B-Lymphozyten

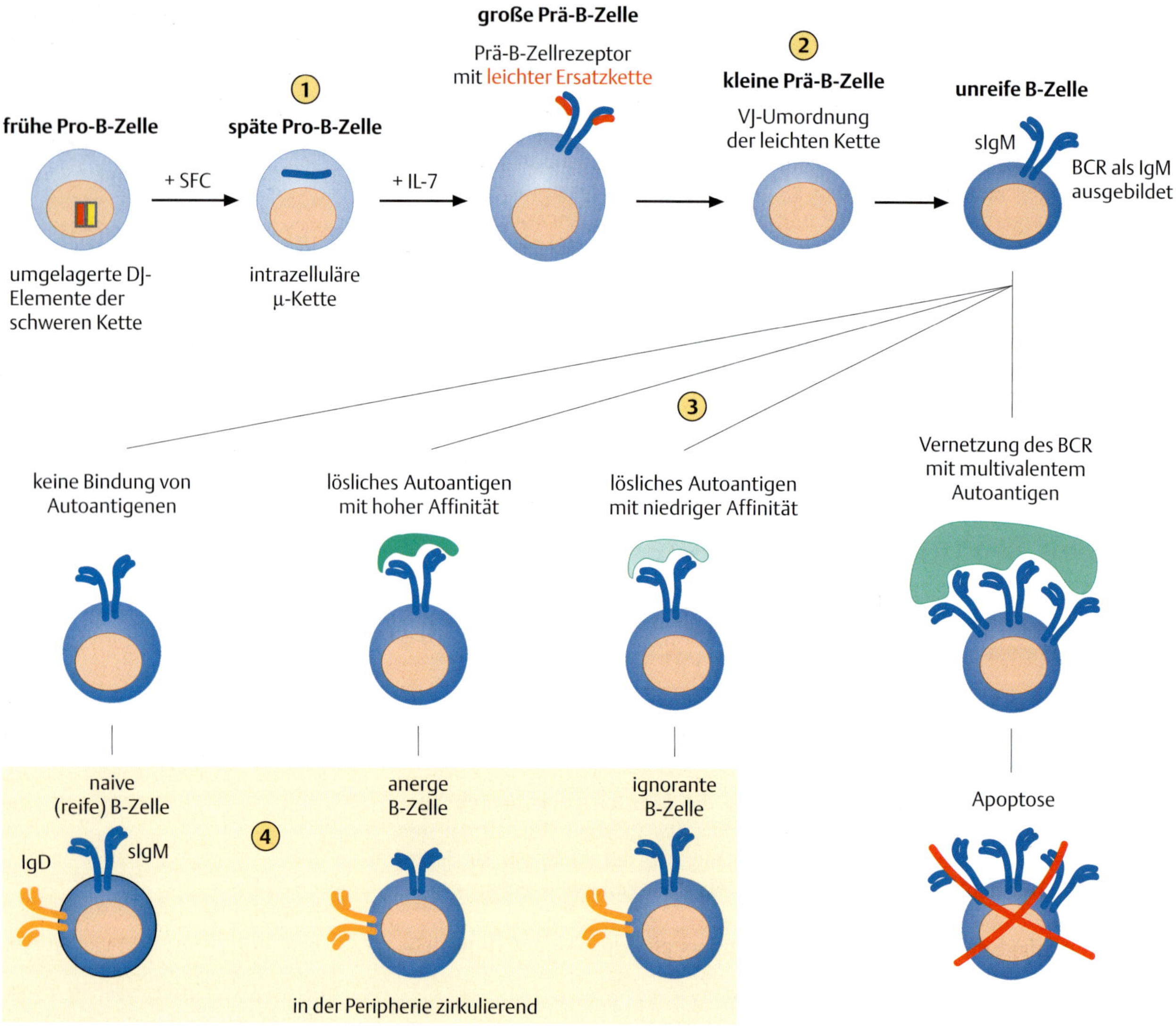

B-Lymphozyten durchlaufen während ihrer Ontogenese im Knochenmark verschiedene Entwicklungsstadien, die sich mit den Prozessen zur Konstruktion eines BCRs umschreiben lassen. Die **frühe Pro-B-Zelle** weist bereits umgelagerte DJ-Elemente der schweren Kette ihres Antigenrezeptors auf. Unter dem Einfluss von Wachstumsfaktoren wie dem SCF (stem cell factor) differenzieren die Zellen zur **späten Pro-B-Zelle**, die bereits eine intrazelluläre Expression einer kompletten µ-Kette aufweist (**1**). Insbesondere IL-7 treibt die Entwicklung weiter zur **großen Prä-B-Zelle**, die einen Prä-B-Zellrezeptor exprimiert, in dem die noch fehlenden leichten Ketten durch ein ähnliches Polypetid vertreten werden. Nach einer Proliferationsphase entstehen **kleine Prä-B-Zellen**, die nunmehr die VJ-Umlagerungen zur Konstruktion einer leichten Kette vornehmen (**2**) und daraus geht dann die **unreife B-Zelle** hervor, die einen funktionsfähigen BCR in Form eines monomeren membranständigen IgM (sIgM) exprimiert. Das weitere Schicksal dieser Zellen wird durch ihre Reaktivität mit Autoantigenen bestimmt (**3**). In der Zirkulation tauchen schließlich verschiedene B-Lymphozyten auf, die neben dem sIgM einen weiteren BCR, das IgD, exprimieren und sich in ihrer Reaktionsbereitschaft für Antigene unterscheiden (**4**). Zellen, deren Rezeptor keine Autoantigene erkennen, stellen das Repertoire an B-Lymphozyten dar, welches zur Erkennung und Abwehr von eindringenden Antigenen zur Verfügung steht. Anerge B-Zellen in der Peripherie sind areaktiv, da sie im Verlauf ihrer Entwicklung lösliche Autoantigene mit hoher Affinität gebunden haben. Sie sterben aus Mangel an Kontakten, bei denen ihnen Wachstumsfaktoren zur Verfügung gestellt werden. Ignorante B-Zellen haben lösliche Autoantigene mit so niedriger Affinität gebunden, dass daraus keine weiteren Konsequenzen entstanden sind. Sie sind potenziell autoreaktiv, müssen aber für ihre Differenzierung Hilfe von autoreaktiven T-Lymphozyten bekommen, um tatsächlich Autoantikörper zu sezernieren.

Von der lymphoiden Stammzelle zur unreifen B-Zelle

Entwicklung zur großen Prä-B-Zelle: Während in der **lymphoiden Stammzelle** alle für den BCR kodierenden Segmente noch in der Keimbahnkonfiguration vorliegen, werden beim Übergang in das **frühe Pro-B-Zellstadium** die ersten Umlagerungen zur Konstruktion der schweren Kette vorgenommen (Umlagerung der D- und J-Elemente). Bis zu diesem Zeitpunkt befinden sich die Gensegmente für die leichten Ketten immer noch in Keimbahnkonfiguration. Mit der Rekombination eines V-Elementes mit dem umgelagerten DJ-Element tritt die Zelle in den **späten Pro-B-Zellstatus** über.

▶ **Merke:** Frühe und späte Pro-B-Zellen exprimieren noch kein Immunglobulin an der Zelloberfläche.

Beim nächsten Schritt entsteht ein primäres RNA-Transkript, welches neben dem umgelagerten variablen Bereich der schweren Kette auch die Exons für den konstanten Bereich der schweren **μ-Kette** enthält. Nach Splicen dieses primären RNA-Transkripts kann nun eine vollständige schwere μ-Kette exprimiert werden. Diese Kette liegt hauptsächlich intrazellulär vor und ist mit einem Stellvertreter für die leichte Kette assoziiert. In dieser Form erscheint der Komplex transient an der Zelloberfläche und stellt den **Prä-B-Zellrezeptor** dar. In diesem Reifegrad bezeichnet man die Zelle als **große Prä-B-Zelle**.

Entwicklung zur kleinen Prä-B-Zelle: Durch mehrfache Teilung entstehen aus der großen Prä-B-Zelle **kleine Prä-B-Zellen**. Diese beginnen mit der Verknüpfung der Gensegmente, die für eine komplette leichte Kette notwendig sind. Nachdem eine funktionsfähige L-Kette entstanden ist, können nun durch Zusammenlagerung mit der schweren μ-Kette komplette monomere **IgM-Moleküle** synthetisiert und an die Zelloberfläche gebracht werden. Mit der Expression eines funktionsfähigen BCRs – in Form des IgM – an ihrer Oberfläche hat die Zelle das Stadium einer **unreifen B-Zelle** und somit einen entscheidenden Punkt für ihre Weiterentwicklung erreicht.

Von der lymphoiden Stammzelle zur unreifen B-Zelle

Folgende Eigenschaften lassen sich den einzelnen Entwicklungsstufen zuordnen:
- **Lymphoide Stammzelle** → Gene des BCR in Keimbahnkonfiguration.
- **Frühe Pro-B-Zelle** → DJ-Elemente der schweren Kette umgelagert.
- **Späte Pro-B-Zelle** → VDJ-Elemente der schweren Kette umgelagert.

◀ Merke

- **Große Prä-B-Zelle** → Intraplasmatische Expression einer kompletten schweren μ-Kette. Assoziation der μ-Kette mit einem Polypeptid, welches die leichte Kette des Rezeptors vertritt und damit membranständige Expression eines **Prä-BCR**.
- **Kleine Prä-B-Zelle** → Beginn der Umlagerungen von Gensegmenten zur Ausbildung einer leichten Kette für den BCR.
- **Unreife B-Zelle** → membranständige Expression eines monomeren **IgM** als funktionsfähiger BCR.

Negative und positive Selektion

▶ **Merke:** Für das weitere Schicksal der **unreifen B-Zelle** ist die Art der körpereigenen Antigene (Autoantigene) verantwortlich, auf die die Zelle im Knochenmark trifft.

Die Antigenspezifität des neu entstandenen BCRs ist durch das zufällige Rearrangement seiner DNA bestimmt. Darin liegt natürlich das Risiko, dass BCRs entstehen, die körpereigene Proteine (**Autoantigene**) erkennen können, also autoreaktiv sind. Um dieses weitgehend auszuschließen, durchläuft die unreife B-Zelle eine Art Prüfprogramm, welches mit Überleben (positive Selektion) oder Tod (negative Selektion) der Zelle endet (Abb. **B-4.1**). Dieses Prüfprogramm läuft zunächst noch im Knochenmark ab und wird in den sekundären lymphatischen Geweben komplettiert.

Bindung an multivalente Autoantigene und Rezeptorediting: Bindet der Antigenrezeptor große multivalente Autoantigene (Antigene mit repetitiver Expression des gleichen antigenen Epitops), die zu einer Vernetzung der BCRs führen, wird in der Zelle das „Selbstmordprogramm" ausgelöst, die Zelle stirbt. Erstaunlicherweise gibt es aber an dieser Schalterstellung noch einen Ausweg für die Zelle, der mit dem Begriff **Rezeptorediting** umschrieben wird. Manche B-Zellen erfahren bei Bindung multivalenter Autoantigene zunächst nur einen Entwicklungsstopp, der es ihnen erlaubt, weitere Versuche zur Umordnung von L-Ketten zu unternehmen. Kommt es dabei zu einer produktiven Umlagerung, entsteht ein BCR neuer Antigenspezifität. Unter der Voraussetzung, dass dieser neue BCR nicht mehr mit multivalenten Autoantigenen interagiert, überlebt die Zelle. Entsteht dagegen wieder ein autoreaktiver Rezeptor, stirbt sie endgültig.

Negative und positive Selektion

◀ Merke

Die Qualität des BCRs einer unreifen B-Zelle wird im Knochenmark auf mögliche Autoreaktivität geprüft (Abb. **B-4.1**). Je nach Reaktionsbereitschaft mit Autoantigenen fällt das Ergebnis der Prüfung unterschiedlich aus. Der BCR erkennt:

- **Große multivalente Autoantigene** → Apoptose der Zelle

- **Lösliche Autoantigene mit hoher Affinität** → Zelle wird anerg (d. h. areaktiv)

Bindung an lösliche Autoantigene mit hoher Affinität: Eine abgestufte Reaktion der Zelle erfolgt bei Bindung von gelösten Autoantigenen. Binden diese mit hoher Affinität und bleibt der Vernetzungsgrad der BCRs dabei niedrig, so wird die B-Zelle in einen **anergen** (d. h. areaktiven) Zustand versetzt und in die Zirkulation entlassen. Der anerge Zustand ist auch bei erneutem Kontakt mit dem Antigen nicht aufhebbar. Auch bei Hilfe durch Wachstumsfaktoren, die von T-Lymphozyten zur Verfügung gestellt werden, gelingt es nicht, diese „Tiefschlafphase" zu beenden.

- **Lösliche Autoantigene mit niedriger Affinität** → Zelle wird ignorant (d. h. es kann durch das Antigen keine Reaktion mehr provoziert werden, die Zelle bleibt aber reaktiv)

Bindung an lösliche Autoantigene mit niedriger Affinität: Sind es dagegen nur wenige lösliche Autoantigene, die im Knochenmark mit niedriger Affinität auf den BCR treffen, wird die Zelle **ignorant** gegenüber dem Antigen. Dies bedeutet, dass die von der Bindung des Antigens ausgehende Signalstärke zu schwach ist, um eine Reaktion in der B-Zelle zu provozieren. Auch diese Zellen werden in die Peripherie zur Zirkulation entlassen, sind aber im Gegensatz zu den anergen Zellen reaktiv. Solche Zellen stellen natürlich ein gewisses Gefahrenpotenzial hinsichtlich der Entwicklung einer Autoimmunerkrankung dar.
Dieser Vorgang bleibt aber meist folgenlos, da zum einen die Zelle nicht zwingend auf ihr Autoantigen treffen muss und zum anderen eine B-Zelle für die Differenzierung in eine antikörperproduzierende Plasmazelle auch Hilfe von einer T-Zelle benötigt, die in diesem Fall ebenfalls autoreaktiv sein müsste. Im nächsten Kapitel wird ersichtlich, dass aber gerade bei der Ontogenese von T-Lymphozyten eine rigorose Kontrolle hinsichtlich autoreaktiver TCRs stattfindet und damit die Möglichkeit der Differenzierungshilfe für autoreaktive B-Lymphozyten deutlich eingeschränkt wird.

- **Kein Autoantigen** → Zelle schließt sich nach endgültiger Reifung in peripheren lymphatischen Organen dem rezirkulierende B-Zellpool an.

Zellen ohne Autoantigenbindung: Die größte und wichtigste „Untergruppe" bilden schließlich die unreifen B-Lymphozyten, die einen BCR generiert haben, der im Knochenmark auf kein Autoantigen trifft. Diese B-Zellen verlassen ungehindert den Ort ihrer Genese und tragen nach ihrer endgültigen Reifung in einem peripheren lymphatischen Organ zu dem großen Pool der rezirkulierenden B-Lymphozyten bei, die mit ihren vielfältigen Rezeptorspezifitäten das B-Zellrepertoire eines Individuums formen.

Reifung zu naiven B-Lymphozyten

Reifung zu naiven B-Lymphozyten

Der finale Reifungsschritt von B-Zellen findet in den peripheren lymphatischen Organen – insbesondere in der Milz – statt.

In den peripheren lymphatischen Organen werden letzte Reifungsschritte der B-Zelle zum **naiven B-Lymphozyten** abgeschlossen, die sich u. a. auch in der Expression eines weiteren membranständigen Immunglobulins in Form eines **IgD-Moleküls** ausdrücken (Abb. **B-4.1**).

Entwicklung zum naiven B-Lymphozyten: Durch alternatives Splicen eines primären RNA-Transkripts exprimieren die Zellen nach Erreichen der sekundären lymphatischen Organe zusätzlich zu ihrem monomeren IgM einen Ig-Rezeptor mit einer schweren δ-Kette, welcher als **IgD** an der Oberfläche erscheint (Abb. **B-4.1**). Solche B-Lymphozyten rezirkulieren zwischen lymphatischen Geweben und Blutkreislauf und werden als **naive B-Lymphozyten** bezeichnet, solange sie noch keinen Kontakt mit „ihrem" Antigen hatten. Die Funktion des IgD ist bis heute nicht genau verstanden. Möglicherweise führt die Erkennung eines Antigens über den IgD-Rezeptor zu einer qualitativ anderen Aktivierung der Zelle als bei Engagement des IgM-BCR.

Schicksal der anergen Zellen: Die ebenfalls in den Pool der rezirkulierenden Zellen eingegangenen anergen Zellen regeln den Transport ihrer monomeren IgMs an die Oberfläche deutlich herunter und zeigen eine gestörte Signalübertragung in den Zellkern. Auch die Bindung von Antigen an das oberflächenständige IgD kann diese gestörte Signalkaskade nicht durchbrechen. Damit werden diese B-Zellen zunehmend von Kontakten mit antigenspezifischen T-Lymphozyten ausgeschlossen. Dies führt dazu, dass ihre Lebensdauer sich gegenüber den anderen B-Lymphozyten deutlich verringert und sie schließlich aus Mangel an Überlebenssignalen in Form von T-Zell-Wachstumsfaktoren sterben.

4.2 Die Reifung von T-Lymphozyten

Die Produktion der T-Lymphozyten im Thymus erreicht vor der Pubertät ihren Höhepunkt und nimmt im weiteren Verlauf des Lebens ab, ohne jedoch vollständig eingestellt zu werden. Es wird also in jungen Jahren ein T-Zell-Repertoire aufgebaut, welches den Grundstock für die T-Zell-Immunität legt.

4.2 Die Reifung von T-Lymphozyten

4.2.1 Schritte des Reifungsprozesses

T-Zellvorläufer wandern aus dem Knochenmark in den Thymus ein und beginnen in dessen Kortex ihre Differenzierung zur naiven T-Zelle. Während ihrer Reifung wandern sie unter Kontakt mit den Stromazellen in Richtung Medulla. Die Thymusstromazellen bilden dabei das für die Ontogenese der T-Lymphozyten notwendige Mikromilieu.
Vergleichbar zu den B-Lymphozyten können als „Meilensteine“ der T-Zellentwicklung die Expression eines funktionsfähigen Antigenrezeptors (TCR) und die membranständige Expression bestimmter Korezeptoren (CD4 und CD8) gesehen werden (Abb. **B-4.2**).

4.2.1 Schritte des Reifungsprozesses

T-Zellvorläufer, die vom Knochenmark in den Thymus einwandern, differenzieren dort zu reifen, naiven T-Lymphozyten. Dabei wandern sie vom Kortex Richtung Medulla.

Die einzelnen Entwicklungsschritte lassen sich anhand der Ausbildung des TCR und der Expression der Korezeptoren CD4 und CD8 verfolgen (Abb. **B-4.2**).

Stadium der doppelten Negativität

Beim Eintritt der T-Vorläuferzellen in den Thymus werden weder CD4- noch CD8-Moleküle exprimiert und die Gensegmente des TCR befinden sich noch in Keimbahnkonfiguration. Hinsichtlich der CD4/CD8-Expression werden solche Zellen daher als doppelt negativ (DN) bezeichnet. Auch die signalübertragenden Moleküle des CD3-Komplexes werden auf den DN-Zellen noch nicht exprimiert. Die Polypeptidketten des CD3-Komplexes sind eng mit den beiden Ketten des TCR assoziiert und dienen bei Engagement des TCR der Signalübertragung in den Zellkern. Damit können diese Zellen als CD3-, TCR-, CD4-, CD8-negativ charakterisiert werden.
Die β-Kette des TCR wird zunächst mit einer α-Ersatzkette verpaart und damit ein Vorläufer des TCR erzeugt. Dieser **Prä-TCR** wird mit den signalübertragenden CD3-Molekülen ergänzt, die jedoch noch in geringer Dichte exprimiert werden.

Stadium der doppelten Negativität

Stadium der doppelten Negativität (DN) → DN hinsichtlich CD4 und CD8, kein CD3, Gensegmente des TCR in Keimbahnkonfiguration.

Dann Übergang zur Ausbildung einer TCR-β-Kette und Ausbildung eines **Prä-TCRs** mit einer α-Ersatzkette.

Stadium der doppelten Positivität

Die T-Zellen treten in eine Phase der Zellteilung ein, in deren Verlauf es zur Induktion der Genexpression für CD4- und CD8-Moleküle kommt. Diese werden schließlich beide an der Zelloberfläche exprimiert. Damit gehen die Zellen vom Stadium der doppelten Negativität in den Zustand der doppelten Positivität (DP) für CD4 und CD8 über. Nun beginnen die Umlagerungsprozesse in der DNA, die zur Entstehung einer funktionsfähigen α-Kette führen, welche die α-Ersatzkette im Prä-TCR ersetzt. Die Zelle wird zum doppelt positiven, TCR-tragenden T-Zellvorläufer, der die meisten der im Thymus zu findenden Zellen der T-Reihe stellt. Allerdings wird der TCR noch in sehr geringer Dichte an der Zelloberfläche exprimiert.

Stadium der doppelten Positivität

Stadium der doppelten Positivität (DP) → DP hinsichtlich CD4 und CD8, CD3 ist exprimiert und Ausbildung eines kompletten TCRs durch Herstellung einer funktionsfähigen TCR α-Kette.

Stadium der einfachen Positivität

Die Entscheidungsstrukturen für den Fortgang der Entwicklung dieser Zellen sind sehr komplex, da der TCR in der Lage sein muss, sowohl fremdartige Peptidstrukturen als auch eigene MHC-Moleküle zu erkennen.

Stadium der einfachen Positivität

Negative Selektion: Jede T-Zelle, die einen TCR generiert hat, der nicht in der Lage ist, mit MHC-Molekülen zu interagieren, ist für den Organismus vollkommen nutzlos. Tatsächlich ist dies bei den meisten der DP-Zellen der Fall. Sie werden sterben, da ihr TCR keine Signale empfangen kann (Abb. **B-4.2**).

Positive Selektion: Solche Zellen, die dagegen MHC-Moleküle erkennen, werden zunächst die Expression ihres TCRs hochregulieren. Je nachdem, ob ihr TCR besser mit einem MHC-Klasse-I- oder Klasse-II-Molekül interagieren

Stadium der einfachen Positivität → **Negative Selektion** für TCRs, die keine eigenen MHC-Moleküle erkennen, **positive Selektion** für TCRs, die eigene MHC-Moleküle erkennen.

CD4 oder CD8 werden je nach Passform des TCR an MHC-Klasse-I oder -II herunterreguliert.

B-4.2 Die Ontogenese von T-Lymphozyten

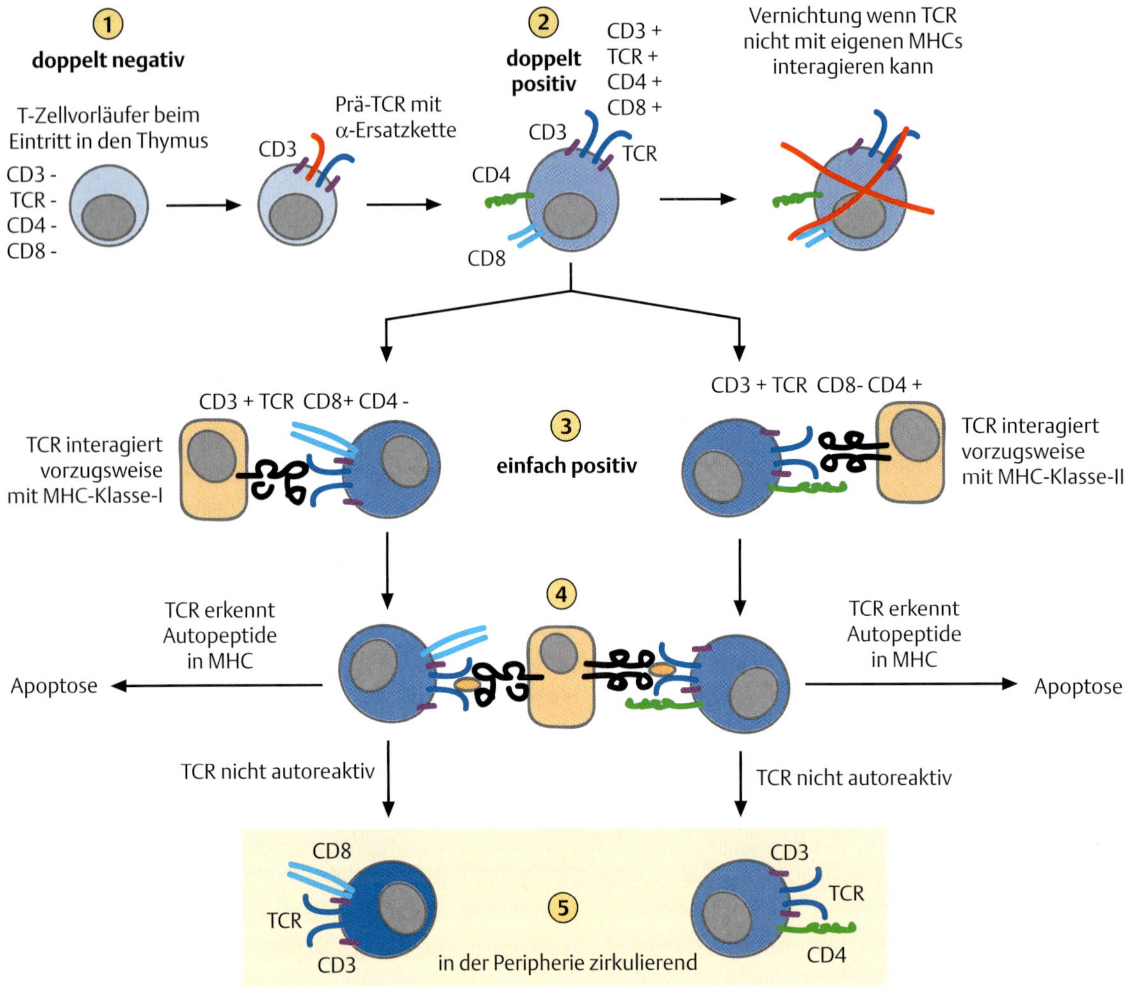

Wie bei den B-Lymphozyten auch lässt sich die Entwicklung von T-Lymphozyten im Thymus mit der Konstruktion des TCRs und der Expression verschiedener Oberflächenmoleküle umschreiben. T-Zellvorläufer, die in den Thymus eintreten, exprimieren weder einen TCR noch CD3, 4 oder 8. Hinsichtlich der CD4- und CD8-Expression werden sie als **doppelt negativ** bezeichnet (**1**). Zunächst wird dann die β-Kette des TCRs konstruiert und im Verbund mit einer α-Ersatzkette auf der Oberfläche exprimiert. Gleichzeitig kommt es zu einer schwachen Expression des CD3. Schließlich wird die α-Ersatzkette des TCR duch eine vollständige α-Kette ersetzt und sowohl CD4 als auch CD8 exprimiert (**2**), die Zellen sind **doppelt positiv** für CD4 und CD8. Nun wird der TCR auf Reaktivität mit MHC-Molekülen geprüft. Nur solche Zellen, die mit ihrem TCR MHC-Moleküle erkennen, entwickeln sich weiter, die anderen sterben durch Apoptose. Je nachdem, ob der TCR eher mit MHC-Klasse-I- oder Klasse-II-Molekülen interagieren kann, wird die Expression von CD8 bzw. CD4 verstärkt und die Expression des nicht benötigten Korezeptors herunterreguliert. Die Zellen werden **einfach positiv** hinsichtlich CD4 und CD8 (**3**). Diese Zellen werden nun auf Autoreaktivität geprüft. Dendritische Zellen und Makrophagen aus dem Knochenmark präsentieren körpereigene Petide im Kontext mit MHC-Klasse-I- oder -II-Molekülen. T-Lymphozyten, die solche Komplexe erkennen, werden durch Apoptose eliminiert (**4**). Idealerweise finden sich abschließend in der Peripherie nur T-Lymphozyten, die körperfremde Peptide in körpereigenen MHC-Molekülen erkennen (**5**).

kann, wird schließlich entweder das CD4- oder das CD8-Molekül nicht mehr exprimiert, die Zelle wird zur einfach positiven TCR-tragenden Zelle.

Reifung zur naiven T-Zelle

Reifung zur naiven T-Zelle

Nach dem Übergang zur einfach positiven T-Zelle gibt es noch eine weitere „Bewährungsprobe“, die die Zellen auf ihrem Weg zur reifen naiven T-Zelle bestehen müssen:

Naive T-Zelle → einfach CD4 oder CD8 positive Zellen werden auf Autoreaktivität ihres TCR geprüft und vernichtet, wenn

In der Übergangszone zwischen Kortex und Medulla des Thymus präsentieren überwiegend dendritische Zellen eine Vielzahl von körpereigenen Peptiden im Kontext mit MHC-Molekülen. In der Medulla wird diese Funktion durch

Makrophagen wahrgenommen (Abb. **B-4.2**). Sollte eine T-Zelle einen TCR ausgebildet haben, der irgendeines dieser Autoantigene in der Bindungstasche des entsprechenden MHC-Moleküls erkennt, so wird sie noch im Thymus durch Einleiten der Apoptose eliminiert.

Autoantigene im Kontext mit MHC-Molekülen erkannt werden.

▶ **Merke:** Das Resultat des zweifachen Selektionsprozesses im Thymus (positiv beim Erkennen von MHC-Molekülen und negativ beim Erkennen von Autoantigenen) ist eine T-Zelle mit einem TCR, der ausschließlich Fremdpeptide in eigenen MHC-Molekülen erkennen kann.

◀ **Merke**

Erst nach dieser letzten Hürde können die dann naiven T-Lymphozyten den Thymus verlassen und eine weitere Rezeptorspezifität zum T-Zellrepertoire des Individuums beitragen.

Nicht autoreaktive Zellen (ca. 2 % aller Thymozyten) verlassen den Thymus als naive, rezirkulierende T-Zelle.

Wie konsequent die Selektion von T-Lymphozyten im Thymus ist, lässt sich daran erkennen, dass nur 2 % der Thymozyten, die in den Thymus eintreten, diesen auch als differenzierte T-Zelle verlassen. Dass dieses System allerdings nicht völlig fehlerfrei arbeitet, zeigt die Vielzahl verschiedener Autoimmunerkrankungen.

5 Mechanismen der angeborenen und der erworbenen Immunität

5 Mechanismen der angeborenen und der erworbenen Immunität

Während in den vorangegangenen Kapiteln die für das Verständnis von Infektionskrankheiten notwendigen Grundlagen der Immunologie erläutert wurden, sollen nachfolgend die Mechanismen besprochen werden, die bei der Abwehr von Infektionserregern zum Tragen kommen.

Die Immunantwort gegen infektiöse Organismen organisiert sich in einem vernetzten System von unspezifischen und spezifischen Abwehrmaßnahmen, mit dem Ziel der vollständigen Eliminierung aller eindringenden Erreger.

Phasen der Immunantwort: Das Immunsystem der Wirbeltiere reagiert bei Eindringen eines infektiösen Agenz mit einer abgestuften Antwort, die in drei Phasen verläuft:

- **Phase 1:** In den ersten Stunden nach Invasion des Erregers wird der Versuch unternommen, durch bereits vorhandene, aber unspezifische Effektorsysteme die Infektion einzugrenzen.
- **Phase 2:** Nach Überwindung dieser ersten Barrieren durch den Erreger werden frühe Abwehrreaktionen induziert, deren Hauptaktivitäten in den ersten 4 Tagen nach Eintritt der Erreger liegen.
- **Phase 3:** Mit der Aktivierung der phagozytierenden Zellen der angeborenen Immunität wird schließlich über die Sekretion immunregulatorischer Proteine die Phase der sehr komplexen adaptiven Immunität eingeleitet.

▶ Merke

▶ **Merke:** Die ersten beiden Phasen werden zur angeborenen Immunität, die erregerspezifischen Maßnahmen der Phase 3 zur erworbenen Immunität gerechnet.

Tatsächlich ist die scharfe Abgrenzung dieser einzelnen Stufen nicht möglich, vielmehr ist die immunologische Abwehr ein fein abgestimmtes Zusammenspiel verschiedener Maßnahmen mit einem einzigen Ziel: Vernichtung des eindringenden Erregers bei minimaler Schädigung des infizierten Wirtes.

5.1 Die angeborene Immunität

5.1.1 Physikalische und chemische Barrieren

5.1 Die angeborene Immunität

5.1.1 Physikalische und chemische Barrieren

Um sich erfolgreich in einem Wirt durchzusetzen, muss es dem infektiösen Agens gelingen, Organe zu besiedeln, die seine Replikation erlauben. Diesem dauerhaft stattfindenden Invasionsversuch von Viren, Bakterien, Parasiten und Pilzen werden zunächst physikalische und chemische Barrieren entgegengesetzt.

Physikalische Barrieren

Die **verhornte Haut** und die **Schleimhäute** bilden als Teil der natürlichen Immunabwehr eine erste Barriere gegen das Eindringen von Infektionserregern.

Physikalische Barrieren

Haut: Einen sehr wirksamen Schutz vor einer Vielzahl von Erregern bieten dabei die äußeren Epithelien des Körpers (**verhornte Haut**). Natürlich ist der protektive Charakter der äußeren Epithelien nicht mehr bei verletzter Haut gegeben (z. B. nach Biss, Insektenstich oder Nadelstichverletzungen). An solchen Stellen besteht ein sehr hohes Risiko für den Eintritt von Erregern in den Organismus.

Schleimhaut: Obwohl die Schleimhäute ebenfalls einen gewissen protektiven Charakter gegenüber infektiösen Krankheitserregern haben, bieten sie ungleich bessere Eintrittschancen in den Organismus als die äußeren Epithelien. Das liegt u. a. daran, dass die inneren Epithelien eine Reihe von membranständigen Rezeptoren tragen, die sie aus funktionellen Gründen benötigen. Diese können von Infektionserregern zur Anheftung an die Zelle genutzt werden. So sind die Schleimhäute des Respirations-, Gastrointestinal- und des Urogenitaltraktes bevorzugte Eintrittsorte für viele Mikroorganismen. Um diesen Zugangsweg wenigstens teilweise zu blockieren, werden die Zellen mit einer **Schleimschicht**

aus zahlreichen Glykoproteinen nach außen abgeschirmt. Durch **Zilienbildung** und deren Beweglichkeit wird ein Transportsystem geschaffen, welches eindringende Partikel wieder in die Umwelt befördert. Neben diesem sehr effektiven Transportsystem gibt es noch **Spüleffekte** wie z. B. durch Harn im Urogenitalbereich oder die Darmperistaltik, die geeignet sind, Mikroorganismen aus dem Körper zu entfernen.

Chemische Barrieren

Substanzen mit mikrozider Wirkung: Die Oberflächenepithelien produzieren eine Reihe von Substanzen mit mikrozider Wirkung:

- **Säuren:** Fett- und Milchsäuren aus Talg- und Schweißdrüsen der Haut stellen für den Erreger ungünstige pH-Verhältnisse her. Auch die Magensäure sorgt mit ihrem sehr niedrigen pH für ein erregerfeindliches Milieu.
- **Enzyme:** Bekannt sind die antibakteriell wirkende Enzyme Lysozym in der Tränenflüssigkeit, im Speichel und im Schweiß sowie das Pepsin im Darm. Lysozym ist in der Lage, das Murein vieler Bakterien zu spalten und damit Schäden in der bakteriellen Zellwand zu verursachen. Pepsin ist eine Protease mit sehr breitem Substratspektrum und kann daher auch Proteine von Mikroorganismen attackieren.
- **Peptide:** Diese kationischen Oligopeptide besitzen eine breite antibakterielle Wirkung und zerstören überwiegend die Zellmembran von Bakterien. Beispiele sind die α-Defensine spezieller Zellen der Darmschleimhaut oder die verwandten β-Defensine der Lungenepithelien.

Chemische Barrieren

Als chemische Barriere gegen eindringende Infektionserreger bilden Oberflächenepithelien Substanzen mit mikrozider Wirkung. Dazu zählen **Säuren**, **Enzyme** und **kationische Oligopeptide**.

Surfactant-Proteine: Die oberflächenwirksamen Surfactant-Proteine im Flüssigkeitsfilm der Lungenalveolen bilden eine Substanzklasse, die eine Schnittstelle zu den zellulären Komponenten der angeborenen Immunität bilden. Sie können die Oberfläche von Bakterien besetzen und bilden dadurch Erkennungsstrukturen für Rezeptoren auf phagozytierenden Zellen, womit die Phagozytose und Vernichtung von Bakterien erleichtert wird.

Zur Markierung werden Erreger mit **Surfactantproteinen** oder Komponenten des **Komplementsystems** beladen (Abb. **B-5.1**). Dieser Vorgang erleichtert phagozytierenden Zellen des Immunsystems die Aufnahme.

▶ **Merke:** Dieses Abwehrprinzip, nämlich die Beladung von bakteriellen Oberflächen mit Proteinen für eine erleichterte Phagozytose, wird als **Opsonisierung** bezeichnet.

◀ **Merke**

Komplementsystem: Das hitzelabile Komplement ist ein normaler Bestandteil des Blutplasmas und spielt u. a. auch für die Opsonisierung von Bakterien eine bedeutende Rolle. Es besteht aus unterschiedlichen Proteinen, die miteinander in Wechselwirkung treten und durch enzymatische Aktivitäten verschiedene Effektormoleküle für die Infektabwehr generieren können. Das Prinzip besteht darin, dass eine mit Hilfe einer anderen Komponente aus einer Vorstufe entstandene enzymatisch aktive Komponente eine weitere in eine aktivierte enzymatische Form überführt (Komplementkaskade, Abb. **B-5.1**).
Für die Opsonisierung ist die Umwandlung der C3-Komponente in die C3a- und C3b-Moleküle entscheidend. Während das C3a-Molekül eine wichtige Rolle bei Entzündungsreaktionen spielt (s. u.), opsonisiert das **C3b** die Bakterienoberfläche und erleichtert damit den phagozytierenden Zellen die Aufnahme des Erregers. **Makrophagen** und **neutrophile Granulozyten** besitzen mit den Komplementrezeptoren CR1 und CR3 (Tab. **B-2.3**, S. 70) die dazu notwendigen Rezeptoren.

▶ **Exkurs:** Bei einem angeborenen **Mangel der C3-Komponente** des Komplementsystems ist insbesondere die Anfälligkeit für bakterielle Infektionen erhöht, da die zur Opsonisierung benötigten C3b-Moleküle nicht gebildet werden können.

◀ **Exkurs**

Außer für die Opsonisierung befähigte Produkte entstehen dabei auch solche, die entzündliche Zellen anlocken oder eine lytische Zerstörung von Zellen herbeiführen können (Abb. **B-5.1**). Für die Aktivierungswege des Komplementsystems s. S. 126.

B-5.1

B-5.1 Komplementsystem

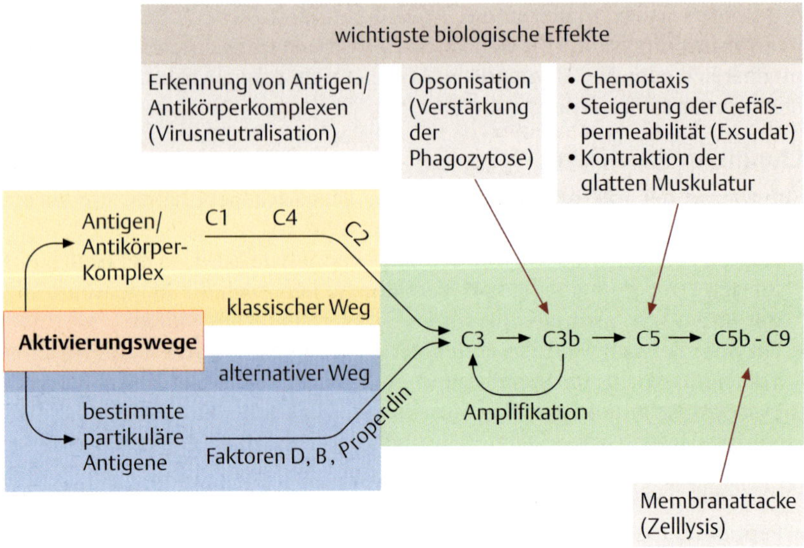

Der **klassische Aktivierungsweg** des Komplementsystems setzt die Bindung von Antikörpern an das Antigen voraus. Am Fc-Stück von Antikörpern der Klasse IgM und IgG (aber nicht von IgA) wird dabei eine Bindungsstelle für den Faktor C1 zugänglich. Ist dann erst einmal C1 gebunden, verläuft die Kaskade der Aktivierung der weiteren Komplementfaktoren ab. Beim **alternativen Aktivierungsweg** bindet gleich C3 an mikrobielle Strukturen (z. B. an raue Bakterien), wodurch dann die restlichen Komplementfaktoren schrittweise aktiv werden. Die einzelnen Intermediärprodukte zeigen unterschiedliche biologische Wirkungen.

5.1.2 Zelluläre Abwehr durch Phagozyten

Nach Überwinden der physikalischen und chemischen Barrieren werden Infektionserreger von **phagozytierenden Zellen** der natürlichen Immunantwort eliminiert.

5.1.2 Zelluläre Abwehr durch Phagozyten

Gelingt es infektiösen Agenzien, die physikalischen und chemischen Barrieren des Wirtsorganismus zu überwinden und in das tiefer liegende Gewebe einzuwandern, stehen zunächst gewebsständige phagozytosebefähigte **Makrophagen** zu ihrer Elimination bereit. Sie finden sich in großer Zahl im Verdauungs- und Respirationstrakt, im Bindegewebe, in der Milz und als gefäßauskleidende Zellen in der Leber.

Erkennung der Erreger durch die Makrophagen

Zu den wichtigsten Rezeptoren, mit denen Makrophagen Infektionserreger aufnehmen, zählen der **Mannoserezeptor**, der **Komplementrezeptor** und der **Fc-Rezeptor** (Abb. **B-5.2**).
Während der Mannoserezeptor konservierte Strukturen auf der Membran von Infektionserregern erkennt, binden Komplementrezeptoren Untereinheiten des Komplementsystems, mit denen der Erreger bedeckt sein kann. Fc-Rezeptoren nehmen dagegen Antikörper auf, die bereits mit Erregern komplexiert sind (Tab. **B-2.1**–**B-2.3**).

Erkennung der Erreger durch die Makrophagen

Zur Erkennung von Infektionserregern nutzen die Makrophagen eine Reihe von Rezeptoren mit geringer Erregerspezifität. Jeder Rezeptortyp nutzt einen anderen Angriffspunkt zur Phagozytose von Mikroorganismen (Abb. **B-5.2**). Die drei wichtigsten Rezeptortypen sind:

- **Mannoserezeptor** (C-Typ-Lektin, Tab. **B-2.1**, S. 67): Der Mannoserezeptor kann mit Bakterien ohne weitere akzessorische Proteine interagieren und löst bei seiner Aktivierung Phagozytose aus.
- **Komplementrezeptoren** (Tab. **B-2.3**, S. 70): Komplementrezeptoren werden wirksam, wenn der Erreger bereits durch Komplementkomponenten als Eindringling markiert wurde.
- **Fc-Rezeptoren** (Tab. **B-2.2**, S. 69): Fc-Rezeptoren kommen erst zum Einsatz, wenn bereits ausreichend viele spezifische Antikörper an ihren antigenen Strukturen auf dem eindringenden Erreger gebunden haben. Das Fc-Stück der Antikörper interagiert dann mit dem Fc-Rezeptor der Makrophagen und vermittelt die Phagozytose des Antikörper/Erreger-Komplexes (Abb. **B-5.2**). Voraussetzung ist allerdings, dass mehrere Fc-Rezeptoren durch multiplen Antikörperbesatz auf dem Bakterium quervernetzt werden. Die

dadurch erzeugte Immobilität der Fc-Rezeptoren führt zur Aktivierung des Makrophagen.

▶ **Merke:** Der letztgenannte Mechanismus zeigt deutlich, dass Effektorsysteme der natürlichen und der erworbenen Immunität nicht isoliert nebeneinander wirksam werden, sondern dass die zellulären Komponenten der angeborenen Immunität eine sehr effiziente Ergänzung der erworbenen Immunität darstellen. Häufig werden diese Zellen daher auch als Hilfs- oder **akzessorische Zellen** der spezifischen Immunreaktion bezeichnet.

◀ Merke

B-5.2 **Makrophagen als Zellen der natürlichen Immunabwehr**

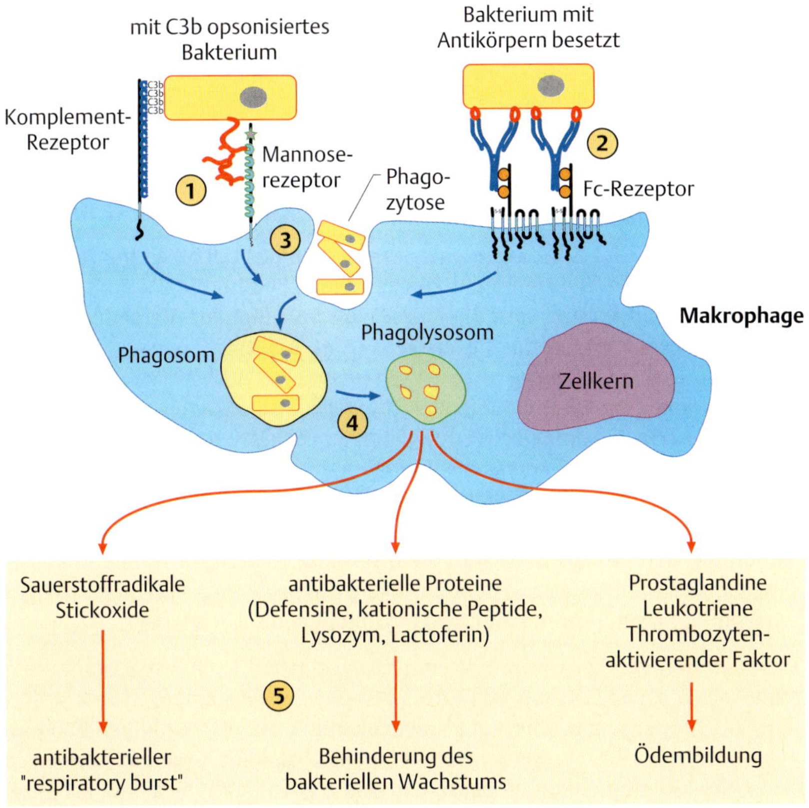

B-5.2

Makrophagen besitzen Rezeptoren, die bei Bindung an einen Infektionserreger dessen Phagozytose auslösen und damit zu seiner Vernichtung beitragen. Drei Rezeptortypen sind für diese Effektorfunktion besonders nützlich: Komplement-, Mannose- und Fc-Rezeptor. Der Komplementrezeptor ist geeignet an Komplementkomponenten zu binden, mit denen bakterielle Erreger beladen sein können. Der Mannoserezeptor erkennt endständige Mannosereste, wie sie auf manchen Bakterien oder Hefen zu finden sind. Beide Rezeptortypen erkennen stark konservierte Strukturen auf Pathogenen, die auch unter dem Begriff **p**athogen **a**ssociated **m**olecular **p**atterns (PAMPs) zusamengefasst werden (**1**). Der Fc-Rezeptor hingegen verleiht dem Makrophagen – wenn auch indirekt – die Fähigkeit zur spezifischen Elimination von Pathogenen beizutragen. Dies geschieht durch Bindung und Phagozytose von Antikörpern, die Infektionserreger spezifisch komplexiert haben (**2, 3**). Die Phagozytose und der anschließende enzymatische Verdau der aufgenommenen Substanzen im Phagolysosom (**4**) führt zu einer Aktivierung der Zelle, die sich in der Induktion verschiedener Effektormechanismen bemerkbar macht (**5**).

Phagozytose

▶ **Definition:** Die Phagozytose ist ein aktiver Prozess, bei dem die Infektionserreger zunächst von der Zellmembran des Makrophagen umschlossen und dann in ein Vesikel (Phagosom) aufgenommen werden.

Nach Phagozytose in ein Phagosom werden Infektionserreger im sauren Milieu eines Phagolysosoms enzymatisch verdaut und damit zerstört.

Durch Ansäuerung des Phagosoms wird ein bakteriostatisches Milieu geschaffen, und nach Fusion solcher Phagosomen mit den zytoplasmatischen Lysosomen entsteht ein **Phagolysosom**, in dem es zur Zerstörung der Bakterien kommt. Dazu tragen eine Reihe von Proteinen und Peptiden des Lysosoms bei, die eine starke bakterizide Wirkung entfalten.

Dieser Vorgang aktiviert im Makrophagen die Freisetzung eine Reihe antibakterieller Wirkstoffe, wie Sauerstoffradikale und Stickstoffoxide (Abb. **B-5.2**).

Die Phagozytose selbst löst auch die Freisetzung weiterer antibakterieller Wirkstoffe aus, die zum Teil intrazellulär wirken, aber auch an die Umgebung abgegeben werden (Abb. **B-5.2**). Dazu gehören toxische Sauerstoffradikale und Stickstoffoxide, die durch lysosomale Enzyme in einem Prozess hergestellt werden, der auch als **respiratorischer Burst** bezeichnet wird. Weiterhin werden Defensine, kationische Peptide, Lysozym und Lactoferrin produziert. Lactoferrin ist ein Eisen bindendes Protein und kompetiert damit um Eisenionen, die für manche Bakterien von existenzieller Bedeutung sind.

Entzündungsreaktion

Häufig folgt auf das Eindringen eines Erregers in das Gewebe eine starke Entzündungsreaktion. Die typischen Zeichen einer Entzündung wie Schwellung, Erwärmung und Rötung sind die Folgen von bedeutenden Veränderungen im Blutgefäßsystem am Ort des Geschehens (Abb. **B-5.3**).

Verschiedene durch aktivierte Makrophagen freigesetzte Wirkstoffe begünstigen eine lokale Entzündungsreaktion (Abb. **B-5.3**), die von einer erhöhten Gefäßpermeabilität und in dessen Folge von einem verstärkten Einstrom von Leukozyten in das Gewebe begleitet sind.

Mechanismus der Ödembildung: Verschiedene, von aktivierten Makrophagen sezernierte Effektormoleküle (Prostaglandine, Leukotriene und Thrombozyten-aktivierende Faktoren) sowie die Komplementkomponente C5a führen zum Anstieg der Gefäßpermeabilität, senken die Flussgeschwindigkeit des Blutes und wirken chemotaktisch auf andere Entzündungszellen. Die Permeabilitätserhöhung der Gefäße führt zu einem erhöhten Flüssigkeitseinstrom in das Gewebe (Ödembildung), mit dem die lokale Konzentration von immunologisch wirksamen Plasmaproteinen ansteigt (Komplement, Antikörper).

Die Extravasation von Neutrophilen an Orten der Entzündung wird durch Hochregulierung von Adhäsionsmolekülen am Endothel durch TNF-α aus aktivierten Makrophagen und chemotaktische Faktoren, wie die Komplementkomponente C5a und/oder IL-8, gefördert.

Extravasation von Leukozyten: Weitere Faktoren, die nach Erregerkontakt von Makrophagen vor Ort ausgeschüttet werden – insbesondere TNF-α –, lösen eine Hochregulierung von Adhäsionsmolekülen auf dem Blutgefäßendothel aus, so dass es zu einer Extravasation von **neutrophilen Granulozyten** kommt. Auch die Komplementkomponente C5a und das von aktivierten Makrophagen sezernierte IL-8 (s. u.) üben eine chemotaktische Wirkung auf die im Blutstrom befindlichen neutrophilen Granulozyten aus.

B-5.3 Typisches Bild einer Entzündung

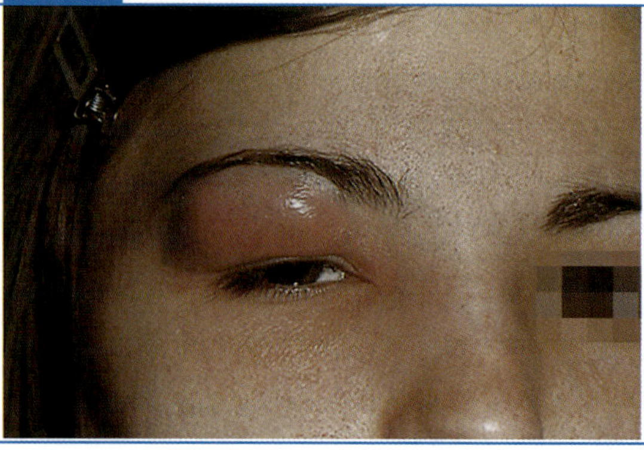

Gefäßveränderungen im Bereich des Furunkels führen zum typischen Bild einer Entzündung: Schwellung des Gewebes durch Ödembildung und Rötung durch Erwärmung.

Nach Übertritt in das Gewebe tragen diese durch ihre starke phagozytische Aktivität zur Elimination des eingedrungenen Erregers bei, sterben jedoch nach vollzogener Phagozytose massenhaft vor Ort und sind damit stark an der **Eiterbildung** beteiligt.
Bei den Rezeptoren, die von Neutrophilen zur Phagozytose benutzt werden, handelt es sich in erster Linie um Komplementrezeptoren zur Bindung an opsonisierte Bakterien, aber auch um Fc-Rezeptoren, wie sie auf Makrophagen zu finden sind.

Nach Phagozytose eindringende Infektionserreger sterben Neutrophile vor Ort und tragen damit zur Eiterbildung bei.

▶ **Merke:** Den Makrophagen kommt eine zentrale Rolle als Effektoren und Regulatoren der angeborenen Immunität zu. Durch ihre phagozytische Aktivität tragen sie zur Eliminierung der eingedrungenen Erreger bei und durch die Sezernierung regulatorisch wirksamer Moleküle organisieren sie die lokale Entzündungsreaktion.

◀ **Merke**

5.1.3 Induzierbare Effektorsysteme

Bei den von aktivierten **Makrophagen** sezernierten immunologisch wirksamen Regulatorsubstanzen handelt es sich in erster Linie um **Zytokine**, die auf andere Zellen der Immunabwehr stimulierend wirken bzw. deren Mobilität stark erhöhen.
Damit wird der Übergang von der ersten, stets präsenten „Abwehrfront" zu den **induzierbaren Effektorsystemen** der angeborenen Immunität markiert. Diese stellen schließlich eine Verknüpfung zur letzten Phase der immunologischen Antwort, den spezifischen erworbenen Immunreaktionen, her. Hierbei spielen neben den Makrophagen auch die NK-Zellen eine wichtige Rolle, da sie Zytokine produzieren können, die stark regulierend für T-Lymphozyten sind.

5.1.3 Induzierbare Effektorsysteme

Die durch das Eindringen von Infektionserregern aktivierten Makrophagen setzen Zytokine frei, die regulierend auf andere Zellen des Immunsystems einwirken.

Zytokine

Makrophagen beginnen nach Kontakt mit einem Infektionserreger mit der Synthese einer Reihe kleiner Proteine, den Zytokinen. Diese tragen zur lokalen und systemischen Organisation der angeborenen Immunität bei und dienen der Regulierung von spezifischen Immunreaktionen, die in der späten Phase der angeborenen Immunität schon angelaufen sind.
Aus historischen Gründen werden auch heute noch viele Zytokine als Interleukine (IL) bezeichnet und zu ihrer Abgrenzung die fortlaufende numerische Aufzählung gewählt (z. B. IL-1, -2, usw.). Die Interleukine sind jedoch funktionell eine sehr heterogene Gruppe, so dass ihre Zusammenfassung unter einem Nummernsystem heute nicht mehr sinnvoll erscheint.
Die wichtigsten Zytokine sind IL-1, IL-6, der Tumornekrosefaktor TNF-α, IL-8 und IL-12.

Zytokine

Interleukin-1 und -6: IL-1 und IL-6 erfüllen bei Infektion durch einen Erreger mehrere Funktionen:

- **Aktivierung von Endothelzellen** durch IL-1 mit erleichterter Migration von Entzündungszellen in das Gewebe.
- **Stimulation von T-Lymphozyten** durch IL-1 und 6. IL-6 regt auch B-Zellen zur Antikörpersynthese an.
- **Auslösung von Fieber** als systemische Wirkung.
- **Stimulation der IL-6-Synthese** durch IL-1 als enger Verknüpfungspunkt zur spezifischen Immunabwehr.
- **Stimulation der Synthese von Akutphase-Proteinen** in der Leber (synergistisch mit TNF-α). Diese von Hepatozyten produzierten Proteine enthalten wichtige Abwehrstoffe der angeborenen Immunität. Darunter finden sich z. B. die antibakteriellen Proteine Surfactant A und D und das mannanbindende Lektin, die bei Bindung an Bakterien eine opsonisierende Wirkung haben (s. S. 99).

IL-1, -6, -8, -12 und TNF-α sind wesentliche Zytokine, die von aktivierten Makrophagen ausgeschüttet werden und die verschiedene lokale und systemische Wirkungen erzielen:
IL-1 und **IL-6**:

- Aktivierung von Endothelzellen, T-und B-Lymphozyten,
- Auslösung von Fieber,
- Stimulation der Synthese von Akut-Phase Proteinen in der Leber (synergistisch mit TNF-α).

TNF-α:
- Steigerung der Gefäßpermeabilität,
- Hochregulation von Adhäsionsmolekülen,
- Stimulation von Blutplättchen,
- Mobilisierung von dendritischen Zellen.

Tumornekrosefaktor-α: Die Synthese von TNF-α wird über TOLL-ähnliche Rezeptoren vermittelt (S. 68). Der bekannteste dieser Rezeptoren ist **TLR-4**, dessen Aktivierung durch Bindung im Blut befindlicher bakterieller Lipopolysaccharide ausgelöst wird.
TNF-α hat vier wesentliche Funktionen:
- **Steigerung der lokalen Gefäßpermeabilität:** Die Folge ist ein verstärkter Eintritt von Plasmaproteinen (z. B. Komplement) in das Gewebe.
- **Induktion der Hochregulation von Adhäsionsmolekülen:** Dieser Effekt erleichtert die Extravasation von Leukozyten.
- **Stimulation der Blutplättchen:** Durch Auslösung der Gerinnung in kleinen Blutgefäßen wird die Ausbreitung von bakteriellen Erregern über den Blutstrom begrenzt.
- **Mobilisierung von dendritischen Zellen:** Nach Aufnahme und Prozessierung von Antigenen lösen sich dendritische Zellen aus dem Gewebeverband und fließen in die regionalen Lymphknoten ab.

▶ Exkurs

▶ **Exkurs:** Bei einer systemischen bakteriellen Infektion kann eine erhöhte Ausschüttung von TNF-α durch Leber- und Milzmakrophagen zu einem lebensbedrohlichen **septischen Schock** führen. Die durch hohe TNF–αSpiegel gesteigerte Gefäßpermeabilität führt zu einer deutlichen Reduktion des Blutvolumens, einer erhöhten Gerinnungsneigung des Blutes und einem Kollaps der Gefäße. Folge kann ein tödliches Multiorganversagen sein.

IL-8 und **IL-12**:
- Chemotaxis und Degranulation von Neutrophilen (IL-8),
- Stimulation von NK-Zellen (IL-12).

Interleukin-8 und -12: Während IL-1, -6 und TNF-α sowohl lokale als auch systemische Wirkungen haben, beschränkt sich die Aktion von IL-8 und IL-12 eher auf lokale Ereignisse.
- **IL-8** mobilisiert durch chemotaktische Stimuli neutrophile Granulozyten und unterstützt ihre Degranulation (S. 102).
- **IL-12** stellt über die NK-Zellen eine sehr wichtige Verbindung zur spezifischen Immunität dar. IL-12 stimuliert die Aktivität von NK-Zellen, die insbesondere bei der angeborenen Abwehr viraler Infektion von großer Bedeutung sind (s. u.). Die so aktivierten NK-Zellen produzieren erhebliche Mengen an Interferon-γ und greifen damit in die Regulation von antigenspezifischen $CD4^+$-T-Lymphozyten ein (S. 111).

Interferone (IFN) und natürliche Killerzellen

Interferone und **NK-Zellen** sind Effektoren der natürlichen Immunität, die sich insbesondere gegen intrazellulär replizierende Erreger richten.

Interferone (IFN) und natürliche Killerzellen

Bisher war bei den induzierbaren Abwehrmechanismen zur angeborenen Immunität fast ausschließlich von bakteriellen Erregern und deren Abwehr durch Makrophagen die Rede. Daneben gibt es mit dem **Interferonsystem** und den **natürlichen Killerzellen** (NK-Zellen) jedoch weitere humorale und zelluläre Abwehrstrategien der unspezifischen Immunität, die sehr stark gegen sich intrazellulär vermehrende Krankheitserreger gerichtet sind. Dazu gehören natürlich alle Viren, aber auch bestimmte Parasiten, wie Leishmanien oder besondere Bakterienarten, wie z. B. die Listerien.

Interferone

Interferone

▶ Definition

▶ **Definition:** Interferone sind Zytokine, die die Replikation von Viren unterbinden können und nichtinfizierte Zellen resistent gegen eine Virusinfektion machen.

Einteilung: Bei den Interferonen werden α-, β- und γ-Interferon (IFN-α, IFN-β, IFN-γ) unterschieden. Während zum IFN-α eine ganze Familie miteinander verwandter Proteine gehört, gibt es für das IFN-β nur ein codierendes Gen. Für IFN-γ ist beim Menschen die Expression von zwei monomeren Formen beschrieben, die sich in der Glykolisierung unterscheiden.

▶ **Merke:** IFN-α und -β wirken ausgesprochen virostatisch, IFN-γ ist dagegen ein wesentlicher Mediator bei unspezifischen und spezifischen Immunreaktionen.

◀ Merke

Synthese: Die Synthese von Interferonen beschränkt sich nicht auf die Zellen des Immunsystems, sondern wird in praktisch allen virusinfizierten Zielzellen induziert. Man geht davon aus, dass insbesondere das Auftreten von doppelsträngiger RNA, entweder als virales Genom oder als Intermediärprodukt der viralen Replikation, die Synthese von Interferonen auslöst.

Interferon-α und **-β** entwickeln ausgesprochen virostatische Eigenschaften, indem sie in der Zelle die Synthese von Enzymen induzieren, die RNA zerstören und die Proteinsynthese blockieren. Außerdem stimulieren sie die Expression von MHC-Klasse-I-Molekülen.

Wirkung von IFN-α und -β: IFN-α und -β verhindern nicht nur in der produzierenden Zelle die virale Vermehrung, sondern können nach Sekretion durch die infizierte Zelle auch an IFN-Rezeptoren der Nachbarzellen binden und signalisieren damit auch nichtinfizierten Zellen die bedrohliche Situation. Der IFN-Rezeptor leitet bei Bindung von IFN-α und -β das Signal weiter und induziert damit die Synthese von Enzymen, die einer Virusreplikation entgegenwirken. Diese bewirken die Bildung von RNAsen, die RNA zerstören bzw. Blockade der Produktion von Proteinen (zur genaueren Darstellung der Wirkweise siehe S. 165).
Außer der virostatischen Wirkung zeigen IFN-α und -β auch eine Vernetzung zur spezifischen Immunabwehr, indem sie die MHC-Klasse-I-Moleküle auf den Zellen hochregulieren. Damit wird die Erkennbarkeit von infizierten Zellen für $CD8^+$-zytotoxische-T-Lymphozyten deutlich verbessert. Zusätzlich stimulieren sie zusammen mit IL-12 auch die Aktivität der natürlichen Killerzellen, die eine unspezifische zelluläre Abwehr gegen intrazelluläre Erreger aufbauen.

▶ **Exkurs:** Interferon-α (IFN-α) wird auf Grund seiner virostatischen Wirkung auch therapeutisch eingesetzt (vgl. S. 178).

◀ Exkurs

Wirkung von IFN-γ: IFN-γ ist ein Botenstoff, der stimulierende Wirkung auf Zellen des Immunsystems ausübt. Besonders Makrophagen steigern nach IFN-γ-Exposition ihre Aktivität. Dies äußert sich insbesondere in der Hochregulierung der MCH-Moleküle der Klasse I und II und der damit verbundenen Verbesserung der Präsentation antigener Peptide.

NK-Zellen

NK-Zellen überwachen die regelhafte Expression von MHC-Klasse-I-Molekülen. Zellen, die Abweichungen von der normalen MHC-Expression aufweisen, werden zerstört (Abb. **B-5.4**).

NK-Zellen besitzen funktionell zwei unterschiedliche Rezeptortypen (KAR und KIR, s. S. 67). MHC-Moleküle der Klasse I sind die bevorzugten Liganden für die KIRs, so dass eine Zelle mit ausreichenden MHC-Klasse-I-Molekülen nicht von NK-Zellen zerstört wird (Abb. **B-5.4a**). Viele Virusinfektionen hemmen jedoch die Expression der MHC-Klasse-I-Moleküle, da die infizierte Zelle über diese von $CD8^+$-T-Lymphozyten erkannt und nachfolgend deren Lyse ausgelöst wird. Sollte die MHC-Dichte dabei unter eine kritische Grenze fallen, werden die KIRs der NK-Zelle nicht mehr aktiviert und die KARs vermitteln eine Zytolyse, die sich der gleichen Mechanismen bedient, wie sie von $CD8^+$-T-Lymphozyten genutzt werden. Es werden Granula ausgeschüttet, die in die Zielzelle eindringen und hier die Enzymkaskade auslösen, die zum programmierten Selbstmord der Zelle führt (Abb. **B-5.4b**).

B-5.4

B-5.4 NK-Zellen bei der natürlichen Immunabwehr durch NK-Zellen vermittelte Zytolyse

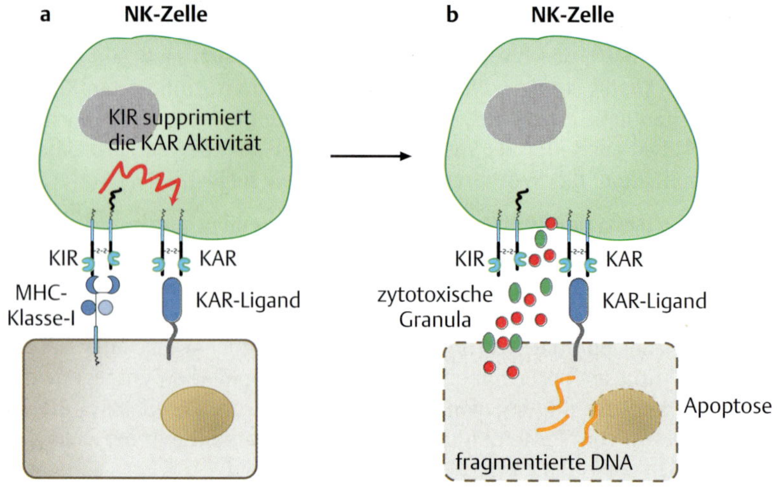

Natürliche Killerzellen regulieren ihre Aktivität über zwei Rezeptortypen, den **KIRs** (killing inhibitory receptors) und den **KARs** (killing activatory receptors). Mit den KIRs wird die regelhafte Expression von MHC-Klasse-I-Molekülen auf Zellen geprüft (**a**). Werden sie normgerecht exprimiert, supprimieren KIRs die KARs, so dass die überwachte Zelle keinen Schaden nimmt. Gibt es Abweichungen, wie z. B. zu geringe Dichte der MHC-Moleküle, entfällt die supprimierende Wirkung der KIRs und die Bindung von KARs an ihre Liganden löst die Ausschüttung von zytotoxischer Granula aus (**b**).

5.2 Die erworbene Immunität

5.2 Die erworbene Immunität

Sollte es den Effektorsystemen der angeborenen Immunität nicht gelingen, eindringende Infektionserreger zu eliminieren, wird der Übergang zu einer erregerspezifischen, adaptiven Antwort eingeleitet. Dieser Übergang ist fließend, da viele Zytokine, die von phagozytierenden Makrophagen sezerniert werden, auch Einfluss auf Zellen der spezifischen Abwehr nehmen können.

▶ Merke

▶ **Merke:** Ein wesentlicher Unterschied zwischen natürlicher und erworbener Immunität liegt in der Spezifität der zur Erkennung des Erregers verwendeten Rezeptoren.

Die spezifische Immunantwort lässt sich in drei Phasen aufteilen:

- **afferente Phase:** Erregerspezifische Antigene werden in die sekundären lymphatischen Organe verbracht und dort präsentiert;
- **Induktionsphase:** Antigenspezifische Lymphozyten werden bei Erkennen ihres Antigens aktiviert und in Effektorzellen differenziert;
- **efferente Phase:** Effektorzellen erreichen über den Blutkreislauf die Orte, an denen der Erreger repliziert und beenden die Infektion durch Eliminierung des Erregers.

Während die Zellen der angeborenen Immunität identische keimbahnkonfigurierte Rezeptoren mit geringer Spezifität und Variabilität benutzen, zeichnen sich die Antigenrezeptoren der spezifischen Immunität durch rekombinierte DNA Sequenzen aus, die dazu führen, dass jede Zelle einen Rezeptor mit einzigartiger Spezifität trägt.

Phasen der spezifischen Immunantwort: Weiterhin wird die spezifische Immunreaktion – im Gegensatz zur angeborenen Immunreaktion – nicht am Ort der Infektion selbst ausgelöst, sondern in den **sekundären lymphatischen Organen**. Hierbei werden drei Phasen unterschieden:

- **afferente Phase** (s. u.): Die Information über das Eindringen eines Erregers wird bis in die sekundären lymphatischen Organe getragen und dort den Zellen der spezifischen Immunität (Lymphozyten) in verständlicher Form zugänglich gemacht;
- **Induktionsphase** (S. 109): Bei Erkennung einer antigenen Struktur werden Lymphozyten in den sekundären lymphatischen Organen aktiviert, durch Zellteilung expandiert und in Effektorzellen differenziert;
- **efferente Phase** (S. 118): Effektorzellen verlassen die lymphatischen Gewebe über Lymph- oder Blutbahnen (Milz) und erreichen über den Blutkreislauf die Orte der Infektion, wo sie mit Hilfe ihrer Effektormechanismen zur Eliminierung der Pathogene beitragen. Dabei kommt es wieder zu zahlreichen Verflechtungen mit den Zellen der natürlichen Immunität.

5.2.1 Die afferente Phase

Unter den phagozytierenden Zellen, die bei Eindringen eines Erregers über die Epithelien in das Gewebe an der Abwehrreaktion beteiligt sind, befinden sich nicht nur gewebeständige Makrophagen und infiltrierende neutrophile Granulozyten, sondern auch dendritische Zellen.

Dendritische Zellen

Rezeptoren und Phagozytose: Dendritische Zellen besitzen die gleichen Rezeptoren zur Erkennung eindringender Infektionserreger wie die Makrophagen (Abb. **B-5.5**). Neben den phagozytosevermittelnden Rezeptoren – wie dem DEC 205 (s. S. 66) – exprimieren sie aber auch regulatorisch wirksame TOLL-ähnliche Rezeptoren (TLRs). Diese Rezeptorausstattung erlaubt es ihnen, Krankheitserreger anhand pathogenspezifischer Muster zu binden, zu phagozytieren und in Lysosomen abzubauen. Bruchstücke davon werden schließlich in den zunächst noch niedrig exprimierten MHC-Molekülen präsentiert.

Mobilisierung bzw. Aktivierung: Unter dem Einfluss des von aktivierten Makrophagen produzierten TNF-α beginnt nun die dendritische Zelle, sich auf ihren Weg in die nächsten regionalen lymphatischen Gewebe zu machen (Abb. **B-5.5**). Zu ihrer Mobilisierung trägt auch die Bindung von Antigenen an den DEC 205, den Mannoserezeptor, die TLRs und die Komplementrezeptoren bei, welche zusätzlich die Synthese von IL-6, -12, -18 und Interferon auslöst. Diese wirken in autokriner Form auf die produzierende Zelle und bewirken so z. B. die erhöhte Expression von MHC-Molekülen. Außerdem wird die Synthese von zwei für die Aktivierung von T-Lymphozyten sehr wichtigen Molekülen stimuliert, die unter dem Begriff **„B7-Moleküle"** zusammengefasst wer-

5.2.1 Die afferente Phase

Dendritische Zellen

Dendritische Zellen (DCs) können über phagozytosevermittelnde Rezeptoren, wie z. B. DEC-205, Infektionserreger aufnehmen und proteolytisch verdauen. Gleichzeitig werden sie bei Bindung von infektiösen Agenzien an ihre Toll-ähnlichen Rezeptoren (TLRs) aktiviert (Abb. **B-5.5**).

Die Aktivierungsvorgänge während der Phagozytose von Infektionserregern führt zu einer Mobilisierung der DCs (Abb. **B-5.5**). Sie fließen mit der drainierenden Lymphe in die nächsten regionalen Lymphknoten bzw. über den Blutkreislauf in die Milz, wenn es sich um Antigenaufnahme im Blutkreislauf handelt. Zusätzlich wird die Expression der sog. **B7-Moleküle** stimuliert, die für die Aktivierung der T-Lymphozyten wichtig sind.

B-5.5 Die afferente Phase einer spezifischen Immunantwort

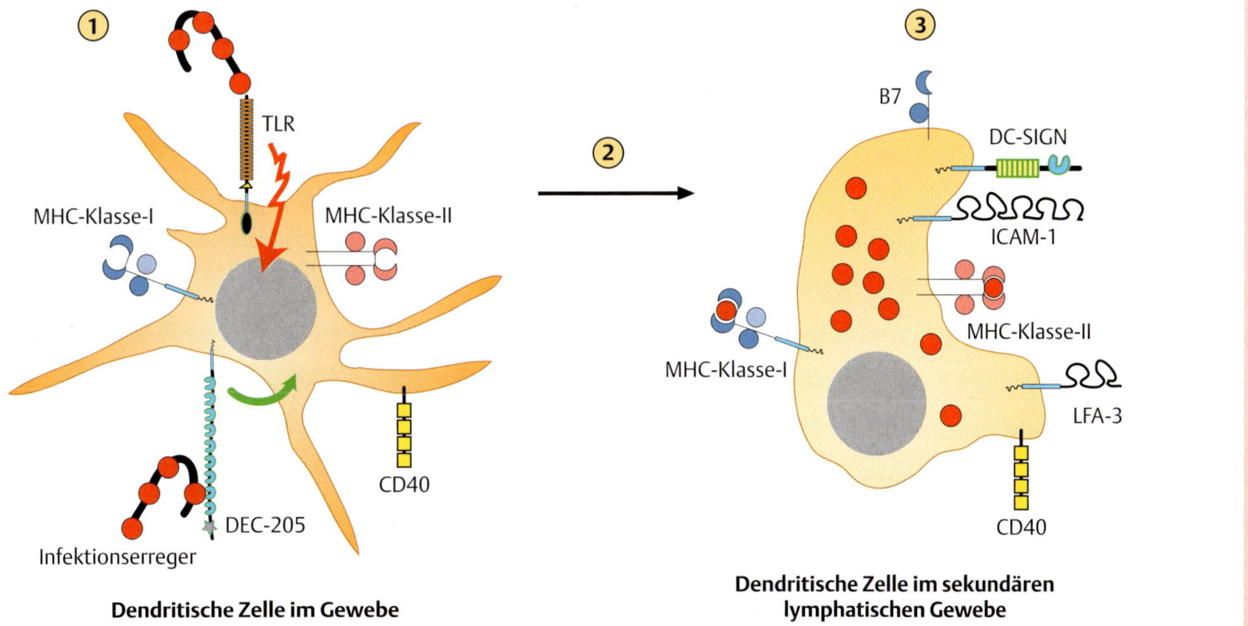

Eine zentrale Funktion bei der Initiierung einer spezifischen Immunantwort tragen **dendritische Zellen** (DCs). Sie sind in der Lage, im Gewebe Infektionserreger zu binden (**1**). Bei Bindung an den DEC-205-Rezeptor werden die Erreger phagozytiert und nach Degradation antigene Peptide von ihnen in MHC-Klasse-I- und -II-Molekülen präsentiert. Bindung an TLRs führt zu einer starken aktivierenden Signalübertragung in die Zelle. Als Folge löst sich die Zelle aus dem Gewebeverband und fließt mit der drainierenden Lymphe in die nächsten regionalen Lymphknoten ab (**2**). Bei ihrer Ankunft im Lymphknoten siedelt sich diese phänotypisch und funktionell stark veränderte Zelle in den parakortikalen T-Zellbereichen an. Auf ihrer Oberfläche werden immunstimulatorische Moleküle, wie B7 und CD40, exprimiert und eine Reihe von Rezeptoren für die interzelluläre Adhäsion (DC-SIGN, ICAM-1 und LFA-3) ist hochreguliert. Die DC ist jetzt keine antigenprozessierende Zelle mehr, sondern bietet auf den sehr stark hochregulierten MHC-Molekülen antigene Peptide den rezirkulierenden T-Lymphozyten an (**3**).

den. Die B7-Moleküle sind Mitglieder der Ig-Superfamilie. Sie bilden jeweils Homodimere aus und besitzen 2 extrazelluläre Ig-Domänen, die stark glykolisiert sind, einen Transmembranteil und einen zytoplasmatischen Anteil zur Signalgebung.
Unter den zahlreichen rezeptorvermittelten Aktivierungssignalen ist die TLR-4 ausgelöste Stimulierung relativ gut verstanden. Die Bindung von bakteriellen Lipopolysacchariden an TLR-4 induziert die Synthese von Zytokinen und B7-Molekülen.
Beim Lösen aus dem Gewebeverband verliert die dendritische Zelle wesentliche für sie typische Eigenschaften. So kann sie nicht mehr phagozytieren und Proteine prozessieren, wohl aber zusammen mit den stark hochregulierten MHC-Molekülen Peptide dauerhaft präsentieren. Morphologisch hat sie sich ihrem neuen Status als mobile Zelle durch Ausbildung eines zytoplasmatischen Saums angepasst (**Schleierzelle**).

Bei Ankunft in den sekundären lymphatischen Organen siedeln sich DCs in den T-Zellbereichen an und präsentieren über stark hochgeregelte MHC-Moleküle antigene Epitope (Abb. **B-5.5**) .

Ankunft im sekundären lymphatischen Organ: Bei ihrer Ankunft im sekundären lymphatischen Organ exprimiert die dendritische Zelle außer den Zelladhäsionsmolekülen LFA-1, LFA-3, ICAM-1, ICAM-2 und DC-SIGN (s. Tab. **B-2.4**, S. 76) auch noch B7-Moleküle. Außerdem produziert sie ein Chemokin, welches eine attraktive Wirkung auf reife aber naive T-Lymphozyten hat. Die eingewanderten dendritischen Zellen siedeln sich auch in den parakortikalen Bereichen des lymphatischen Gewebes an, wo sie den vorbeiziehenden naiven T-Lymphozyten ihre antigenen Peptide anbieten (Abb. **B-5.5**).

T-Lymphozyten

Naive, rezirkulierende T-Lymphozyten können an besonderen venösen Epithelien der Lymphknoten aus dem Blutkreislauf in das lymphatische Gewebe extravasieren.

T-Lymphozyten

Extravasation: Naive T-Lymphozyten besitzen ein Rezeptorrepertoire, welches es ihnen ermöglicht, an besonderen Stellen der venösen Gefäße im sekundären lymphatischen Organ mit dem Gefäßendothel zu interagieren und in das lymphatische Gewebe überzutreten. Die beteiligten Rezeptoren bei der Adhäsion sind vor allen Dingen Selektine (s. S. 76). Unter Mithilfe der LFA-1/ICAM-1-Interaktionen dringen dann die T-Zellen durch das Endothel in das Lymphgewebe vor (Abb. **B-5.6**).

Dort treten sie zunächst über antigenunabhängige Rezeptorinteraktionen mit DCs in Verbindung (Abb. **B-5.6**).

Ankunft im sekundären lymphatischen Organ: Bei der Passage durch das sekundäre lymphatische Organ binden die T-Zellen mit Hilfe ihrer Oberflächenmoleküle (LFA-1, CD2 und ICAM-3) an die entsprechenden Liganden auf den antigenpräsentierenden Zellen (ICAM-1, LFA-3 und DC-SIGN) (Abb. **B-5.6**).

▶ **Merke**

▶ **Merke:** Diese Interaktionen zwischen antigenpräsentierender Zelle und T-Lymphozyt werden nicht durch TCR/MHC/Peptid-Bindungen stabilisiert, solange die T-Zelle noch auf der Suche nach ihrem passenden MHC/Peptid-Komplex ist.

Dabei proben sie die Passform ihres TCRs für das von den DCs präsentierte antigene Epitop. Sollte ein TCR besonders gut auf den MHC/Peptid-Komplex passen, verstärken sich die Bindungen zwischen T-Lymphozyt und DC und die antigenspezifische Stimulierung der T-Zelle beginnt.

Vielmehr dienen diese lockeren Anlagerungen dazu, die Passform des TCR bezüglich des MHC/Peptid-Komplexes auf der antigenpräsentierenden Zelle zu proben. Dieses Durchwandern des lymphatischen Gewebes durch die T-Lymphozyten und das Proben ihres TCR auf seine Passfähigkeit hat zwei bedeutende Effekte:

- es erhöht sich die Wahrscheinlichkeit, dass eine T-Zelle auf „ihr" Antigen trifft, und
- nur solche T-Lymphozyten, die auf ihren Wanderungen durch die lymphatischen Gewebe regelmäßig durch Kontaktversuche mit dendritischen Zellen ihren Antigenrezeptor proben, erhalten durch den engen Kontakt Überlebenssignale von den dendritischen Zellen, die ihre Langlebigkeit (Jahre) und damit Nützlichkeit für die immunologische Überwachung sichern.

Kommt es schließlich dazu, dass ein TCR gut passt, verstärkt dieser Erkennungsprozess die Affinitäten der Integrininteraktionen, so dass die T-Zelle ihre Wanderung beendet. Der Vorgang der antigenspezifischen Stimulation setzt ein.

B-5.6 **Extravasation und Passage von naiven T-Lymphozyten in sekundäre lymphatische Gewebe**

B-5.6

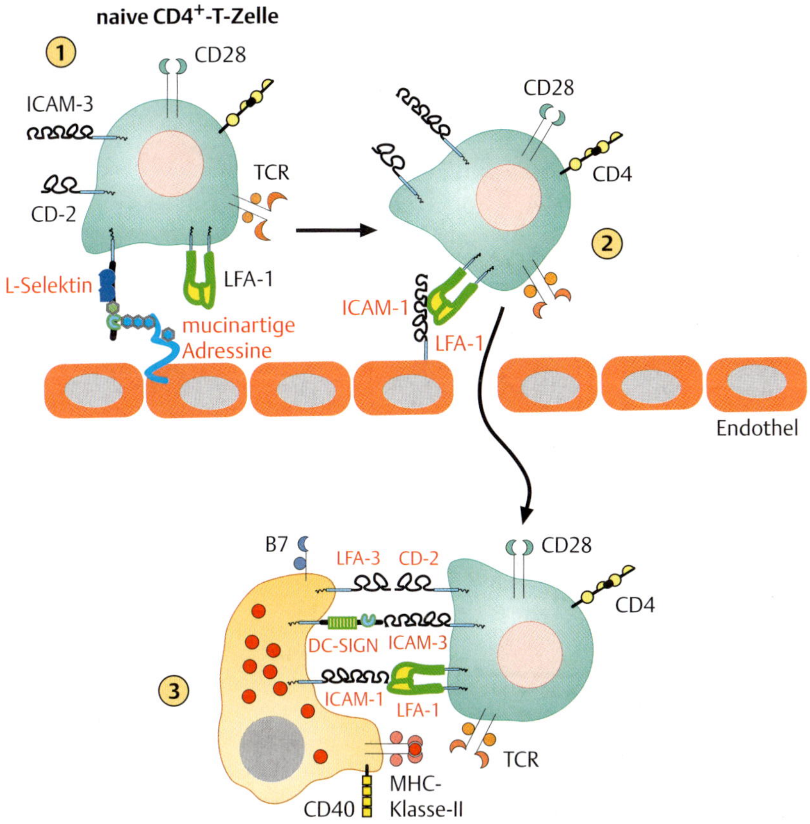

Naive rezirkulierende T-Lymphozyten besitzen eine Rezeptorausstattung, die es ihnen erlaubt, an speziellen venösen Endothelien von lymphatischen Geweben den Blutkreislauf zu verlasssen. Der Vorgang ist hier beispielhaft für eine $CD4^+$-T-Zelle dargestellt. Zur Verlangsamung ihrer Fließgeschwindigkeit nutzen die Lymphozyten L-Selektin zur Interaktion mit Adressinen (mucinartige Rezeptoren) (**1**). Nach dieser lockeren Anlagerung kommt es zu einer deutlich festeren Adhäsion, bei der das lymphozytäre Integrin LFA-1 und das ICAM-1 auf dem Endothel interagieren. Dieses Rezeptor-/Ligandenpaar spielt auch eine Rolle bei der nun folgenden transendothelialen Migration des Lymphozyten (**2**). Im lymphatischen Gewebe wandern die T-Zellen in die von ihnen bevorzugten Bereiche, wo sich dendritische antigenpräsentierende Zellen befinden. Über die Ligandenpaare CD2/LFA-3, ICAM-3/DC-SIGN und LFA-1/ICAM-1 treten T-Lymphozyt und DC in Kontakt (**3**). Diese zunächst antigenunabhängige Interaktion ermöglicht der T-Zelle, die Passform ihres TCRs für die MHC/Peptid-Komplexe auf der DC zu prüfen.

5.2.2 Die Induktionsphase

Stimulierung der T-Zellantwort

Signale zur kompletten T-Zell-Aktivierung: Zur kompletten Aktivierung von naiven T-Lymphozyten durch antigenpräsentierende dendritische Zellen reicht die Erkennung eines MHC/Peptid-Komplexes mit dem Antigenrezeptor (**Signal 1**) allein nicht aus (Abb. **B-5.7**). Durch dieses Signal wird zunächst auf der T-Zelle der CD40-Ligand (CD40L) verstärkt exprimiert. Seine Bindung an CD40 (S. 79) auf der antigenpräsentierenden dendritischen Zelle reguliert die Expression von B7-Molekülen hoch. Mit der B7/CD28-Interaktion ist das für die T-Zell-Aktivierung notwendige **2. Signal** gegeben und die T-Zellen treten in eine Phase intensiver Zellteilungen ein (Abb. **B-5.7**). Kommt es nicht zu einer Interaktion der B7-Moleküle auf den dendritischen Zellen mit dem CD28-Molekül auf den T-Lymphozyten, bleibt eine Aktivierung der T-Zelle aus, sie wird areaktiv oder anergisch.

5.2.2 Die Induktionsphase

Stimulierung der T-Zellantwort

Naive T-Lymphozyten benötigen für ihre antigenspezifische Aktivierung mindestens 2 Signale (Abb. **B-5.7**):
- **1. Signal** → die spezifische Interaktion des TCR mit dem MHC/Peptid-Komplex,
- **2. Signal** → Interaktion von CD28 mit den dendritischen B7-Molekülen.

B-5.7 Induktion einer primären antigenspezifischen T-Zellantwort

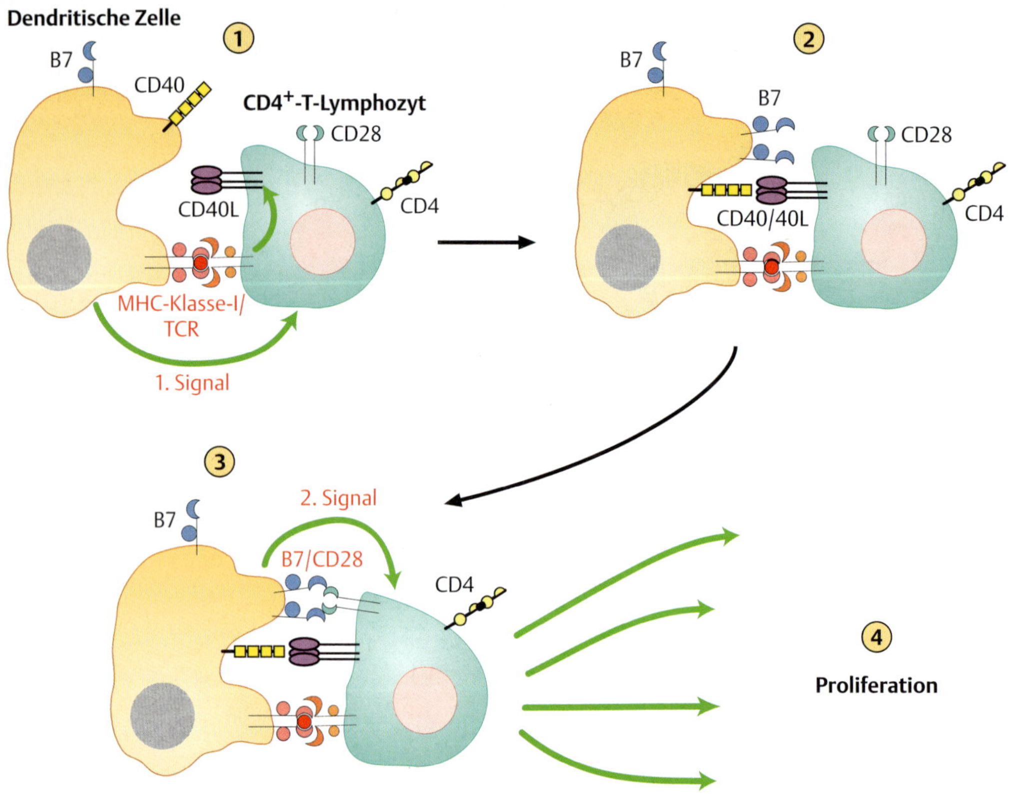

Ist eine Bindung zwischen dem TCR und dem MHC/Peptid-Komplex möglich, wird darüber ein Aktivierungssignal in den Zellkern der T-Zelle geschickt, die nun beginnt, den Liganden für CD40 (CD40L) hochzuregulieren (**1**). Neben diesem **1. Signal** für eine antigenspezifische Aktivierung benötigt die T-Zelle ein 2. Signal. Die Voraussetzungen für dieses **2. Signal** werden durch die CD40/CD40L-Interaktion geschaffen. Sie führt zu einer starken Hochregulation von B7-Molekülen auf der DC (**2**). Damit ist es dem CD28-Rezeptor auf der T-Zelle möglich über B7-Moleküle ein zweites Aktivierungssignal zu erhalten (**3**), womit die massenhafte Vermehrung der T-Zelle eingeleitet wird (**4**).

T-Lymphozyten treten nach antigenspezifischer Aktivierung durch DCs in eine starke **Proliferationsphase** ein. Für diese klonale Selektion ist IL-2 als Wachstumsfaktor notwendig. T-Lymphozyten produzieren und nutzen dieses Interleukin in autokriner Weise.

Proliferationsphase: Die aktivierten T-Zellen beginnen damit, den notwendigen Wachstumsfaktor IL-2 zu produzieren, den sie in autokriner Weise selbst binden und damit ihre Vermehrung vorantreiben. Die Proliferationsphase kann mehrere Tage dauern und führt schließlich dazu, dass tausende von T-Lymphozyten mit identischem Antigenrezeptor entstanden sind (klonale Selektion). In der späten Phase dieser klonalen Selektion beginnen die Zellen – ebenfalls unter dem Einfluss von IL-2 – einen Differenzierungsvorgang, der zur Ausbildung ihrer typischen Effektorfunktionen dient.

Anschließend differenzieren die expandierten Zellen unter dem Einfluss von Zytokinen in **Effektorzellen**.

Effektorzelle: Die T-Zelle hat sich in eine Effektorzelle verwandelt und dringt über das Lymph- und Blutgefäßsystem zum Ort der Infektion vor. In diesem Zustand werden bei jeder Interaktion des T-Zell-Antigenrezeptors mit einem passenden MHC/Peptid-Komplex ihre Effektorfunktionen abgerufen, ohne dass noch ein weiterer Kontakt mit kostimulatorischen Molekülen notwendig wäre.

Bei der Differenzierung in T-Effektorzellen im lymphatischen Gewebe schlagen $CD4^+$- und $CD8^+$-T-Zellen allerdings unterschiedliche Wege ein, die nachfolgend vorgestellt werden sollen.

$CD4^+$-T-Zellen

$CD4^+$-T-Lymphozyten können in mindestens zwei Subklassen differenzieren (**TH1-** und **TH2-Zellen**).

TH1- und TH2-Zellen: Nach antigenspezifischer Stimulierung durch dendritische Zellen können die $CD4^+$-Zellen in zwei funktionell unterschiedliche Effektorzelltypen mit der Bezeichnung TH1 und TH2 differenzieren (TH-Zelle = T-Helferzelle).

▶ **Merke:** Diese beiden Zelltypen unterscheiden sich insbesondere durch das Zytokinprofil, welches sie sezernieren.

◀ Merke

Während bei den TH1-Zellen die Ausscheidung von IF-γ, IL-2 und TNF-β dominiert, sind es bei TH2-Zellen die Zytokine IL-4, IL-5, IL-10, IL-13 und der Wachstumsfaktor TGF-β.

Differenzierung: Bei der Differenzierung der $CD4^+$-Zellen in TH1 oder TH2 spielen im Wesentlichen zwei Faktoren eine wichtige Rolle:

- **IL-12:** Der Einfluss von IL12 führt zu einer Weiterentwicklung zur **TH1-Zelle**. Ob IL-12 von einer dendritischen Zelle produziert wird, hängt wiederum stark vom Typ des Erregers ab. So ist bekannt, dass sehr viele Viren, aber auch einige Bakterien bei Kontakt mit dendritischen Zellen die Produktion von IL-12 induzieren, während dies bei Kontakt mit Parasiten unterbleibt.
- **Menge und Qualität des präsentierten Peptids:** Vereinfacht kann gesagt werden, dass viele peptidbeladene MHC-Moleküle, an die der TCR mit hoher Affinität bindet, eher eine TH1-Antwort auslösen, während wenige peptidbeladene MHC-Moleküle, an die der TCR nur mit niedriger Affinität bindet, meistens zu einer TH2-Antwort führen.

Dieses fein regulierte System, dessen Komplexität bei weitem noch nicht geklärt ist, sorgt dafür, dass abhängig vom dominierenden CD4-T-Zelltyp die Effektorphase dieser Zellen entweder eher von **zellulären** Mechanismen (**TH1**, S. 119) oder **humoralen** Mechanismen (**TH2**, S. 121) bestimmt wird.

TH1-Zellen entstehen bei starker IL-12 Produktion durch die dendritische Zelle und durch NK-Zellen. In erster Linie treten sie als Regulatoren einer Entzündung durch Interaktion mit Makrophagen in Erscheinung, helfen B-Lymphozyten aber auch beim Wechsel der sezernierten Antikörperisotypen.
TH2-Zellen assistieren vornehmlich den B-Lymphozyten bei ihrer antigenspezifischen Stimulierung.

$CD8^+$-T-Zellen

Die $CD8^+$-T-Zellen benötigen zu ihrer Aktivierung und zum Eintritt in die klonale Expansionsphase sehr starke Signale, die oftmals die gleichzeitige Aktivierung einer $CD4^+$-T-Zelle durch die identische dendritische Zelle notwendig macht (Abb. **B-5.8**). Diesen Helfereffekt von $CD4^+$-T-Lymphozyten bei der Aktivierung von $CD8^+$-T-Lymphozyten erklärt man sich durch CD40L/CD40-Inter-

$CD8^+$-T-Zellen

Naive $CD8^+$-T-Lymphozyten brauchen für ihre Aktivierung sehr starke Signale (Abb. **B-5.8**). Diese werden häufig durch $CD4^+$-T-Lymphozyten ermöglicht, die sich zur gleichen Zeit in Kontakt mit der stimulierenden dendritischen Zelle befinden.

B-5.8 Anitgenspezifische Aktivierung von $CD8^+$-T-Lymphozyten

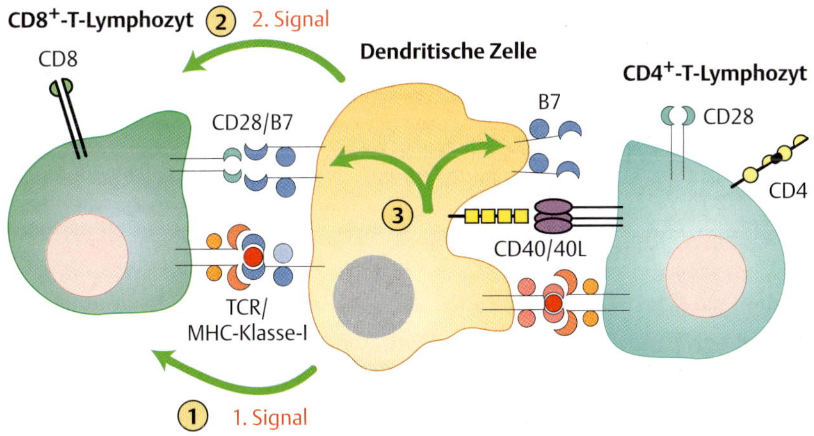

$CD8^+$-T-Lymphozyten benötigen sehr starke Signale für eine antigenspezifische Aktivierung. Wie für $CD4^+$-T-Lymphozyten auch, müssen 2 Signale gegeben werden: Die Interaktion von TCR und MHC/Peptid-Komplex (**1**) und die Wechselwirkung zwischen CD28/B7-Molekülen (**2**). Das zweite Signal kann verstärkt werden, wenn gleichzeitig $CD4^+$-T-Lymphozyten mit der DC interagieren, da sie über CD40/CD40L-Interaktion eine deutliche Hochregulierung von B7-Molekülen verursachen (**3**), von der auch $CD8^+$-T-Zellen profitieren.

B-5.8

aktionen zwischen $CD4^+$-T-Zelle und dendritischer Zelle, die zu einer verstärkten Expression von B7-Molekülen auf der dendritischen Zelle führen. Damit wird das kostimulatorische 2. Signal wesentlich verstärkt, das auch $CD8^+$-T-Lymphozyten neben der Antigenerkennung durch ihren TCR benötigen. Der weitere Verlauf über Expansions- und Differenzierungsphase entspricht dem der $CD4^+$-T-Zellen.

Stimulierung der B-Zellantwort

Naive, rezirkulierende B-Lymphozyten treten, wie naive T-Zellen, in die sekundären lymphatischen Organe ein und siedeln sich nach kurzer Passage durch die T-Zellbereiche in B-Zellfollikeln an (Abb. **B-5.9**).

Stimulierung der B-Zellantwort

Auch naive B-Zellen rezirkulieren im Blutkreislauf und extravasieren in die sekundären lymphatischen Gewebe. Nach dem Austritt in das Gewebe finden sie sich nur sehr kurzfristig im T-Zell-abhängigen Bereich und wandern zügig in die B-Zell-Zonen des Organs, wo sie Anhäufungen in Form **primärer Follikel** bilden (Abb. **B-5.9**).

B-5.9

B-5.9 Antigenspezifische Aktivierung von B-Lymphozyten

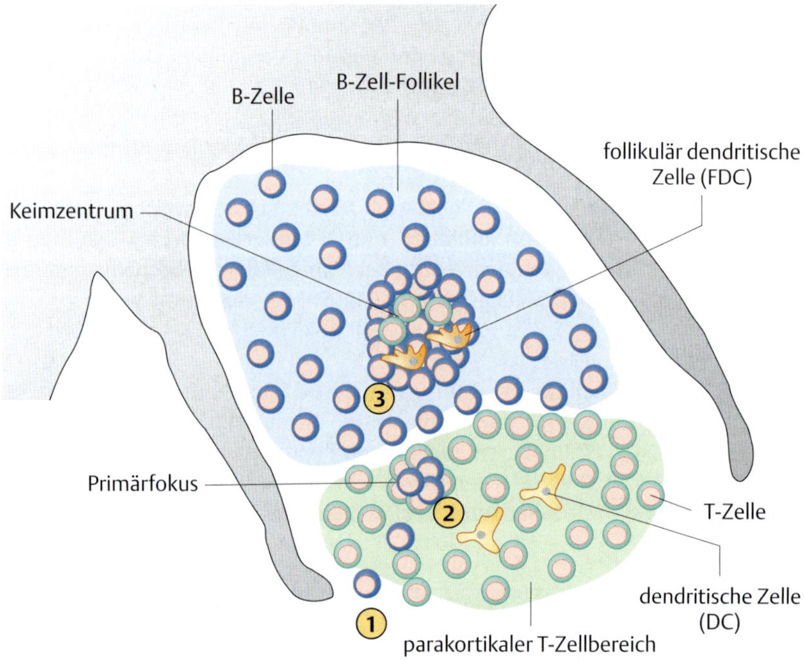

In den Lymphknoten extravasierte B-Lymphozyten durchwandern auf ihrem Weg in die B-Zellfollikel die parakortikalen T-Zellbereiche (**1**). Bei spezifischem Kontakt mit einem Antigen und Hilfe von $CD4^+$-T-Lymphozyten formt sich ein Primärfokus, in dem erste IgM produzierende Plasmazellen entstehen (**2**). Einige dieser Plasmazellen wandern mit ihren Helfer-T-Lymphozyten in die B-Zellfollikel ein und formen ein Keimzentrum, in dem es zur Expansion der B-Lymphozyten und zur Anpassung der Antikörperantwort kommt (**3**).

Frühe Phase der B-Zellaktivierung

Treffen sie während ihrer Passage im T-Zellbereich auf ein passendes Antigen, bleiben sie zunächst vor Ort und werden aktiviert.

▶ Merke

Frühe Phase der B-Zellaktivierung

Sollten naive B-Zellen noch in der T-Zell-Zone ein Antigen erkennen, erhöhen sie die Expression von Adhäsionsmolekülen und Chemokinrezeptoren und werden dadurch in der T-Zell-Zone zurückgehalten.

▶ **Merke:** Diese Lokalisation ist deshalb sinnvoll, da eine antigenspezifische B-Zelle für ihre Expansion und Differenzierung unbedingt die Assistenz einer bereits antigenspezifisch aktivierten $CD4^+$-T-Zelle benötigt.

Dieser Prozess wird noch dadurch kompliziert, dass für die erfolgreiche T-Zell-Hilfe in der Regel B- und T-Zelle das identische Antigen erkennen müssen. Die Chancen dafür sind natürlich in den T-Zell-Zonen am höchsten, da hier Aktivierung und Differenzierung der T-Lymphozyten stattfindet.

Wie für T-Lymphozyten auch, sind zur antigenspezifischen Aktivierung von B-Lymphozyten mindestens 2 Signale notwendig:

Signale zur kompletten B-Zellaktivierung: Im Gegensatz zu T-Lymphozyten müssen für B-Lymphozyten antigene Epitope nicht im Kontext mit MHC-Molekülen präsentiert werden. Der BCR ist in der Lage, extrazelluläre antigene Epitope zu erkennen und zu binden. Dies kann durchaus ein Epitop auf einem kompletten Virus sein, so dass das gesamte Viruspartikel über den BCR eingefangen wird. Bei guter Passform wird durch die Bindung ein Signal in das Zellinnere gegeben und schließlich wird der Komplex aus BCR und gebundenem Antigen internalisiert und einem Phagolysosom zugeführt. Damit ist ohne weiteren Zellkontakt bereits das **Signal 1** zur Aktivierung gegeben (Abb. **B-5.10**). Das Signal 2 muss nun, wie bei den T-Lymphozyten auch, durch eine andere Zelle gegeben werden.

Signal 1: Der BCR kann im Gegensatz zum TCR partikuläre Antigene in Lösung erkennen und binden. Nach Phagozytose des BCR/Antigen-Komplexes durch die B-Zelle wird das Antigen im Phagolysosom proteolytisch gespalten und Peptide daraus im Kontext mit MHC-Klasse-II-Moleküls an der Oberfläche präsentiert (Abb. **B-5.10**).

B-5.10 **Hilfe von CD4⁺-T-Lymphozyten bei der antigenspezifischen Aktivierung von B-Lymphozyten**

B-5.10

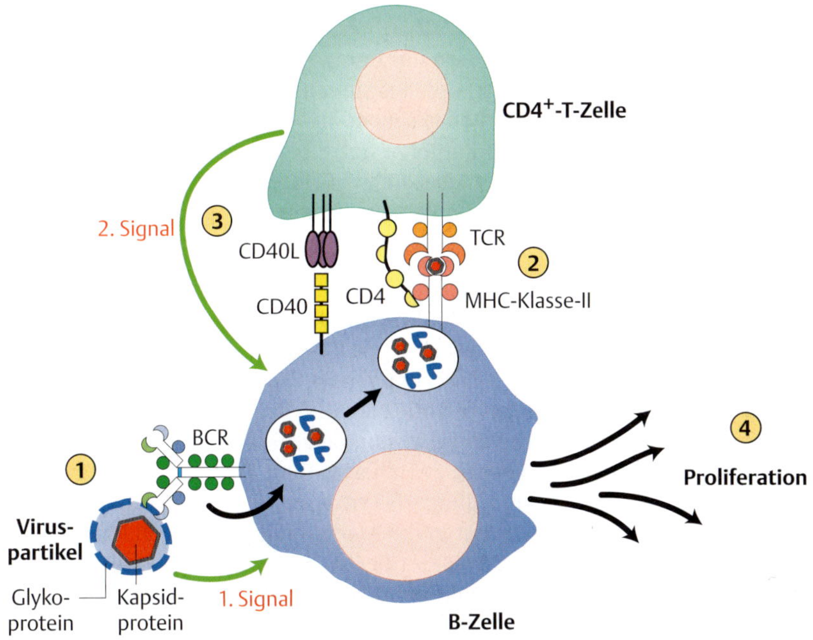

Wie bei T-Zellen auch, sind für die antigenspezifische Aktivierung von B-Zellen 2 Signale erforderlich. **Signal 1** wird gegeben, wenn die B-Zelle mit ihrem Antigenrezeptor (BCR) ein Antigen binden kann (**1**). Der BCR/Antigen-Komplex wird internalisiert und enzymatisch verdaut. Passen Peptide in die MHC-Klasse-II-Moleküle, werden sie an der Oberfläche präsentiert und von solchen CD4⁺-T-Lymphozyten erkannt, die mit dem gleichen Peptid von einer dendritischen Zelle aktiviert wurden (**2**). Die CD4⁺-T-Zelle stellt das **2. Signal** in Form des CD40-Liganden zur Verfügung, der durch Interaktion mit dem CD40 auf der B-Zelle (**3**) ihre Expansionsphase einleitet (**4**). Hinweis: Die antigene Struktur, die vom BCR erkannt wird, muss nicht identisch sein mit dem Peptid, welches anschließend im MHC-Klasse-II-Molekül präsentiert wird. Hier ist dargestellt die Bindung des BCRs an ein virales Hüllprotein. Nach Internalisierung wird das Virus enzymatisch verdaut. Dabei werden auch Peptide aus dem inneren viralen Kapsidprotein freigesetzt. Passen diese Peptide in das MHC-Klasse-II-Molekül und findet sich eine entsprechende T-Zelle, wird die B-Zelle differenzieren und Antikörper gegen das virale Hüllprotein sezernieren.

Die B-Zelle wird also zur antigenpräsentierenden Zelle für CD4⁺-T-Lymphozyten (Abb. **B-5.10**).

Antigenpräsentation durch die B-Zelle: B-Lymphozyten können nach Aufnahme des BCR/Antigen-Komplexes und dessen Abbau Peptide in der Bindungsrinne des MHC-Klasse-II-Moleküls an die Zelloberfläche bringen. Die B-Zelle wird damit zu einer antigenpräsentierenden Zelle für $CD4^+$-T-Lymphozyten (Abb. **B-5.10**).

▶ Merke

▶ **Merke:** Von der B-Zelle im MHC-Klasse-II-Molekül präsentierte Peptide müssen für die Erkennung durch $CD4^+$-T-Lymphozyten zwar aus dem aufgenommenen Antigen stammen, aber durchaus nicht identisch mit der antigenen Struktur sein, an die der BCR gebunden hat.

So ist es möglich, dass eine B-Zelle, deren BCRs spezifisch für bestimmte Glykoproteine in einer Virushülle sind, das Virus bindet und internalisiert. Nach proteolytischer Spaltung des kompletten Virus werden alle entstandenen Peptide, die in das MHC-Klasse-II-Molekül passen, an der Oberfläche präsentiert (Abb. **B-5.10**). Darunter können natürlich auch Peptide sein, die aus dem Inneren des Viruspartikels stammen und daher vom BCR gar nicht gesehen werden konnten. Wurde aber eine $CD4^+$-T-Zelle bereits durch diese MHC-Klasse-II/Peptid-Kombination von einer dendritischen Zelle stimuliert, so wird sie diese Kombination natürlich auch auf der B-Zelle erkennen.

Signal 2: Erkennt eine aktivierte $CD4^+$-T-Zelle mit dem MHC-Klasse-II-Molekül der B-Zelle ein antigenes Peptid, welches sie zuvor bei ihrer eigenen Aktivierung auf einer dendritischen Zelle gesehen hat, gibt sie der B-Zelle weitere Differenzierungshilfe in Form von Zytokinen.

Antigenerkennung durch $CD4^+$-T-Zellen: Aktivierte $CD4^+$-T-Lymphozyten prüfen mit ihrem TCR, ob eine B-Zelle zusammen mit MHC-Klasse-II-Molekülen ein antigenes Peptid präsentiert, welches sie schon selbst bei ihrer Aktivierung durch eine dendritische Zelle gesehen haben. Erkennt eine Effektor-$CD4^+$-T-Zelle den MHC/Peptid-Komplex auf einer B-Zelle, schüttet sie beim Zell/Zell-Kontakt Zytokine aus. Insbesondere $CD4^+$-T-Zellen vom TH2-Typ stellen dabei Wachstumsfaktoren und Rezeptoren zur Verfügung, die für die weitere Differenzierung des B-Lymphozyten in eine antikörperproduzierende Zelle nötig sind.

Das entscheidende Signal für die weitere klonale Selektion und Differenzierung für die B-Zelle ist der Kontakt des CD40-Liganden auf der T-Zelle mit dem CD40-Molekül auf der B-Zelle (Abb. **B-5.10**). Nach antigenspezifischer Aktivierung der B-Zelle mit Hilfe von $CD4^+$-T-Lymphozyten bilden die aktivierten Zellen an der Grenze von T- und B-Zellbereich einen **Primärfokus** aus, in dem sich in den folgenden Tagen einige B-Lymphozyten zu IgM-sezernierenden **Plasmazellen** entwickeln, die den Fokus Richtung Markstränge und efferenter Lymphbahn verlassen.

Bildung eines Primärfokus: Für die nun folgende klonale Expansion von B-Lymphozyten ist die Aktivierung des CD40 des B-Lymphozyten mit dem CD40-Liganden auf der helfenden T-Zelle notwendig (**Signal 2**, Abb. **B-5.10**). Unter Einfluss des von der T-Zelle ausgeschütteten IL-4 beginnen die B-Lymphozyten ihre Zellteilungen. Dabei formen sie zusammen mit den $CD4^+$-T-Lymphozyten einen Primärfokus an der Grenze zwischen B- und T-Zell-Zone. Im Laufe der folgenden Tage differenzieren einige B-Lymphozyten in antikörperproduzierende **Plasmazellen** und wandern in die Markstränge des Lymphknotens bzw. in die rote Pulpa der Milz. Dort sezernieren sie für wenige Tage Antikörper und gehen dann durch programmierten Selbstmord zugrunde.
Diese erste frühe Versorgung mit erregerspezifischen Antikörpern hat für den Wirt natürlich protektive Wirkung, dient aber wahrscheinlich auch dazu, erregerspezifische Antigene in Form von Immunkomplexen in den B-Zellfollikeln festzuhalten. Damit sind die frühe Phase der B-Zellaktivierung und die Induktion einer humoralen (antikörpergestützten) Immunantwort abgeschlossen.

Späte Phase der B-Zellaktivierung

Einige aktivierte B- und $CD4^+$-T-Lymphozyten wandern aus dem Primärfokus in den B-Zellfollikel ein, wo es dann zu heftigen Teilungsreaktionen der B-Zellen kommt. Es bildet sich ein **Keimzentrum** aus, dessen Inneres von proliferierenden, antigenspezifischen B-Lymphozyten angefüllt ist (Abb. **B-5.9** und **B-5.11**).

Späte Phase der B-Zellaktivierung

Bildung des Keimzentrums: In der späteren Phase der humoralen Immunantwort kommt es zu einer Anpassung und einer Art Nachbesserung der Antwort. Einige antigenspezifische B-Lymphozyten wandern aus dem Primärfokus in Begleitung von $CD4^+$-T-Lymphozyten in die primären B-Zell-Follikel ein, die von der Masse der extravasierten aber nicht stimulierten B-Lymphozyten gebildet werden. In dieser Umgebung formen die aktivierten Neuankömmlinge aus dem Primärfokus ein Keimzentrum (Abb. **B-5.9** und **B-5.11**). Die Mehrheit der im Keimzentrum enthaltenen Lymphozyten wird von sich teilenden B-Zellen gestellt, etwa 10 % stellen die begleitenden und für die nachfolgenden Differenzierungsschritte absolut notwendigen T-Lymphozyten dar.

B-5.11 Antigenabhängige Differenzierung von B-Lymphozyten im Keimzentrum

B-5.11

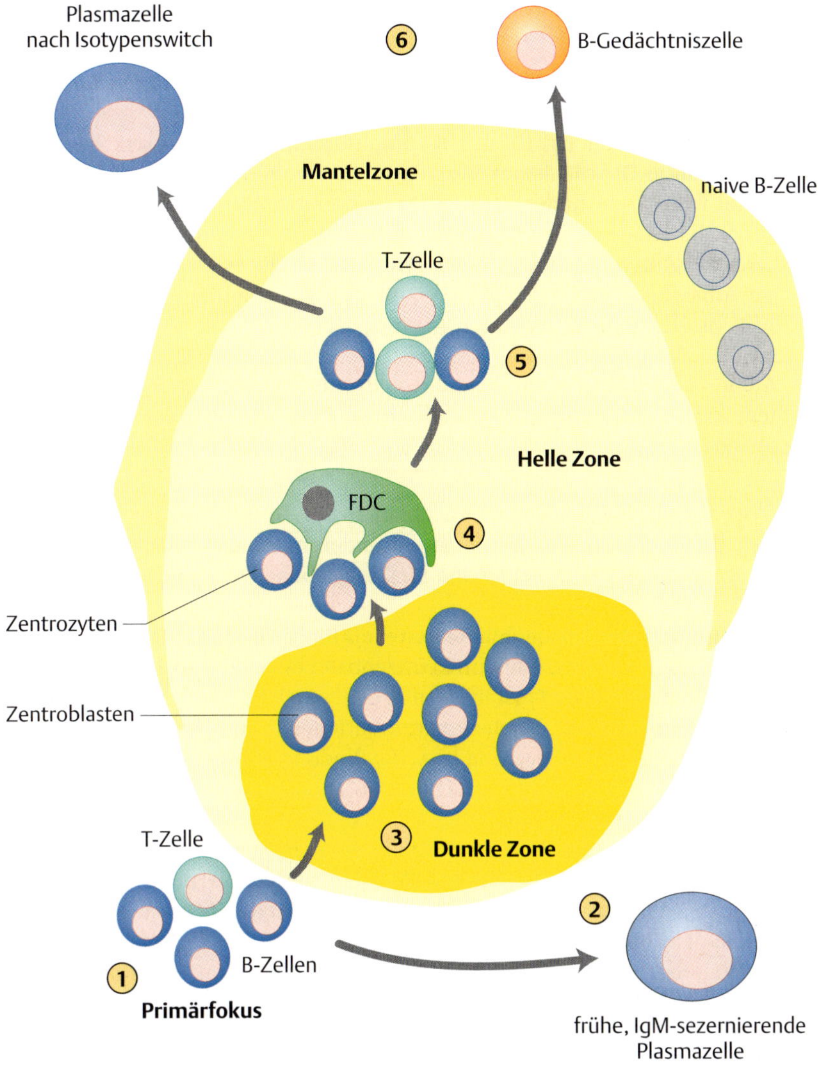

Nach erstem Kontakt mit einem Antigen bekommen B-Lymphozyten Differenzierungshilfe von $CD4^+$-T-Lymphozyten und formieren einen Primärfokus im Grenzbereich zwischen B-Zellfollikel und parakortikalem T-Zellbereich (**1**). Daraus gehen erste IgM-sezernierende Plasmazellen hervor (**2**). Einige von den aktivierten B-Lymphozyten wandern in Begleitung ihrer Helfer-T-Zellen in den B-Zellfollikel und bilden hier ein Keimzentrum aus. In einer dunklen Zone des Keimzentrums finden sich stark proliferierende B-Lymphozyten (Zentroblasten) mit geringer BCR-Dichte (**3**), in einer hellen Zone solche mit geringer Teilungsrate aber dichter BCR-Expression (Zentrozyten). In der Übergangszone zwischen dunkler und heller Zone sind follikulär dendritische Zellen (FDCs) eingelagert, die an der Oberfläche Komplexe aus früh synthetisierten Antikörpern und Antigenen gebunden haben. Während der heftigen Zellteilung der Zentroblasten werden Mutationen in den kodierenden Bereichen für die Antigenbindungsstelle akkumuliert. Führt dieses zu einem besser passenden BCR, so wird die Zelle bevorzugt weiter differenziert. Die Passprobe für den BCR wird an den Immunkomplexen auf den FDCs vorgenommen (**4**). Selektionierte B-Lymphozyten mit hochaffinem BCR können nachfolgend unter Einwirkung von Zytokinen noch einen Isotypenswitch durchlaufen, bei dem die Antigenbindungsstelle des BCRs mit einem konstanten Teil einer anderen schweren Kette verknüpft wird (**5**). Am Ende stehen Plasmazellen zur Verfügung, die Antikörper mit hoher Spezifität für ihr Antigen aber mit unterschiedlichen biologischen Eigenschaften sezernieren. Aus dem expandierten B-Zellpool werden außerdem langlebige B-Gedächtniszellen rekrutiert (**6**).

Aufbau des Keimzentrums: In den Keimzentren findet eine massive Zellteilung von B-Lymphozyten statt, so dass ein solches Zentrum die umgebenden ruhenden B-Lymphozyten immer weiter an den Rand des Follikels (Mantelzone) drängt. In der inneren Struktur eines solchen Keimzentrums lassen sich zwei charakteristische Bereiche erkennen (Abb. **B-5.11**):

- **„dunkle" Zone:** Sie besteht aus dichtgepackten proliferierenden B-Lymphozyten, die nur sehr wenige BCRs tragen (Zentroblasten).
- **„helle" Zone:** Hier halten sich B-Lymphozyten mit geringerer Teilungsrate und erhöhter Oberflächenexpression von BCRs auf (Zentrozyten). Eingelagert in die helle Zone finden sich follikulär dendritische Zellen (FDCs), die auf ihrer Oberfläche dicht gepackt Komplexe aus früh synthetisierten Antikörpern und Antigenen bereithalten. Dadurch kommt es zu einer starken lokalen Anreicherung, an denen B-Lymphozyten vermutlich die Qualität ihres BCRs proben und verbessern können (s. u.).

▶ Merke

▶ **Merke:** Die in der hellen Zone des Keimzentrums vorhandenen dendritischen Zellen sind nicht zu verwechseln mit den dendritischen Zellen der T-Zellaktivierung!

Im Verlauf der im Keimzentrum ablaufenden Differenzierungsprozesse erfahren B-Lymphozyten wesentliche Veränderungen, die auf die Qualität der Antikörperantwort entscheidenden Einfluss haben:

Die hohe Zellteilungsrate bei den B-Lymphozyten in den Keimzentren erlaubt durch eine hohe Mutationsfrequenz in den antigenbindenden Bereichen des BCRs Veränderungen in seiner Passform für das Antigen.

Hypermutation der Antigenbindungsstelle/Affinitätsreifung: Die heftigen Zellteilungen, die B-Lymphozyten im Keimzentrum durchführen, begünstigen eine hohe Frequenz von Basenaustauschen in den variablen Bereichen des Ig-Rezeptors (Hypermutationen). Solche Punktmutationen führen zu einer Vielzahl von varianten BCRs, die die Spezifität bzw. die Bindungsstärke des Rezeptors verändern können (s. auch S. 83). Die Art der Mutation entscheidet über das weitere Schicksal der B-Zelle.

Viele Mutationen führen zu schlechter passenden, manche zu besser passenden Rezeptoren. Die Güte des Rezeptors wird an den Antigen/Antikörper-Komplexen auf den follikulären DCs geprobt. Zellen mit besser passendem Rezeptor bekommen ein Wachstumsvorteil, bei schlechter oder gar nicht passendem Rezeptor wird die Zelle apoptotisch.

Mutationen, die die Struktur des Antikörpers massiv verändern, führen häufig dazu, dass der Rezeptor überhaupt nicht mehr synthetisiert wird oder gar nicht bzw. schlechter mit dem antigenen Epitop interagieren kann. Solche Zellen haben in der Konkurrenz um die Bindung an das Antigen natürlich einen Nachteil gegenüber solchen Zellen, bei denen Mutationen in den Kontaktstellen zum Epitop durch Aminosäuretausch eine bessere Passform des Rezeptors entstanden ist. Die schlecht bindenden Zellen sterben durch Apoptose (negative Selektion), die besser bindenden Zellen überleben (positive Selektion).

Da bei jeder Zellteilung solche Hypermutationsereignisse auftreten und die Passform des Rezeptors immer wieder neu geprüft wird, kommt es im Verlauf dieser Proliferationsphase zu einer Anreicherung von B-Lymphozyten mit ausgezeichneten Bindungsqualitäten für die im Keimzentrum vorliegenden Antigene (Affinitätsreifung). Hat das Keimzentrum seine maximale Größe erreicht, ist es angefüllt mit den Nachkommen von nur einigen wenigen B-Lymphozyten, die die rigorose „Selektionsmaschinerie" hinsichtlich der Bindungsqualität ihres Antigenrezeptors überlebt haben.

Änderung des sezernierten Antikörperisotyps/Isotypenswitch: Neben der Optimierung des BCRs läuft in den Keimzentren ein weiterer bedeutungsvoller Prozess ab, der nicht die Qualität der Antigenbindung verbessert, sondern die **biologischen Eigenschaften** der produzierten Antikörper beeinflusst.

Für die Konstruktion der schweren Kette des BCRs wird die Information für den konstanten Teil der **µ-Kette** genutzt (S. 71).

▶ Merke

▶ **Merke:** Bis zur Einwanderung in die Keimzentren handelt es sich bei dem BCR und den ersten sezernierten Antikörpern einer aktivierten B-Zelle um den Immunglobulintyp **IgM**.

Der IgM-Antikörper ist aus fünf monomeren IgM-Molekülen und einen zusätzlichen Polypeptidkette (J-Kette) zusammengesetzt (Abb. **B-5.12**). Da dieser frühe Antikörper bereits vor den Hypermutationsereignissen im Keimzentrum sezerniert wird, hat er eine vergleichsweise **niedrige Affinität**. Dieser Nachteil wird jedoch durch die hohe Zahl der Antigenbindungsstellen wieder kompensiert. Aufgrund des Konstruktionsprinzips und der daraus resultierenden Größe des Moleküls ist diese Antikörperklasse überwiegend im **Serum** zu finden, wo sie aufgrund ihrer hohen Bindungskapazität Pathogene binden und vernetzen kann.

Da Infektionserreger jedoch nicht nur über die Blutbahn eindringen und sich ausbreiten können, sondern sich auch im Gewebe vermehren, werden Antikörper mit der gleichen Antigenspezifität auch in anderen Kompartimenten des Körpers benötigt. Die Lösung für dieses Problem bietet der **Isotypenswitch**. Die Eigenschaften, die ein Antikörper zur Entfaltung seiner Effektorfunktionen an möglichst vielen Plätzen des Organismus haben muss, sind im konstanten Teil seiner schweren Kette lokalisiert. Hier finden sich biologische Merkmale wie z. B. Plazentagängigkeit, die Fähigkeit zur Komplementaktivierung oder zur Bindung an einem Fc-Rezeptor (Tab. **B-5.1**). Aktivierte IgM-produzierende B-Zellen, die in die Keimzentren einwandern, können nun den konstanten Teil der schweren μ-Kette gegen einen anderen konstanten Teil austauschen, ohne dabei die Antigenbindungsstrukturen in den variablen Teilen zu verändern. So entstehen nach Produktion von IgM neue BCRs und nachfolgend die bekannten sezernierten Immunglobulinklassen (Isotypen) IgA, IgG, IgE (Abb. **B-5.12**).

Im Zuge der späten Reifung von B-Lymphozyten kann durch erneute rekombinatorische Ereignisse im Genom der Zelle der konstante Teil von der schweren Kette der sezernierten Antikörpermoleküle ausgetauscht werden, ohne dass der aminoterminale, antigenbindende Bereich verändert wird. Durch diesen auch als **Isotypenswitch** bezeichneten Vorgang kann eine B-Zelle nachfolgend auf ihre erste IgM-Synthese auch Antikörper der anderen Subklassen wie IgG, IgA oder IgE sezernieren, ohne dass die Bindungseigenschaften für das Antigen verändert werden (Abb. **B-5.12**).

B-5.12 Immunglobuline

B-5.12

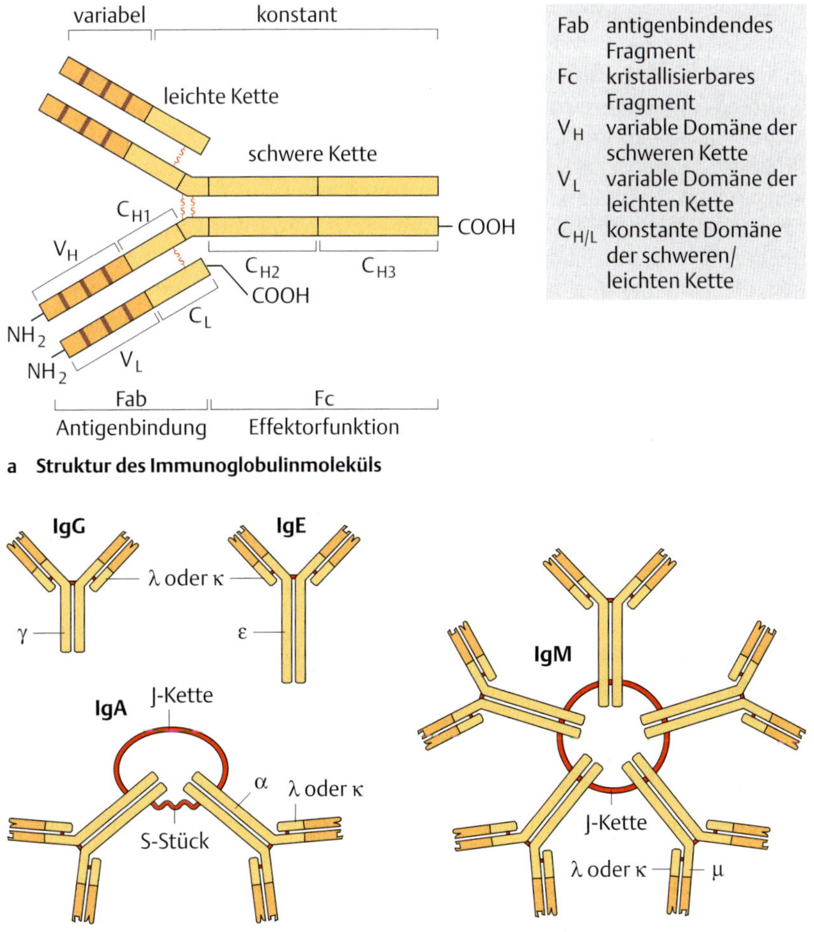

a Struktur des Immunoglobulinmoleküls

b Immunglobulinklassen

B-5.1 Klassen der menschlichen Immunglobuline

	IgG	IgA	IgM	IgD	IgE
H-Kette	**Gamma**	**Alpha**	**Mü**	**Delta**	**Epsilon**
L-Kette	κ oder λ	κ oder λ	κ oder λ	κ oder λ	κ oder λ
Unterklassen	IgG_1–IgG_4	IgA_1, IgA_2	IgM_1, IgM_2	–	–
Molekulargewichte	150 monomer	180 monomer oder dimer	900 pentamer	150–380 monomer	195 monomer
spez. Antigenbindungsstellen	2	2 oder 4	10	2	2
Komplementfixierung	+	–	+	–	–
Plazentagängigkeit	+	–	–	–	–
Verteilung					
▪ Blut	+++	++	+++	±	±
▪ Interstitium	+++	+	+	±	±
▪ Sekrete	±	+++	++	±	±
Serumhalbwertszeit (Tage)	21	< 4	< 4	< 4	< 4
Bindung an Zellrezeptoren					
▪ Neutrophile	++	±	–	–	–
▪ Makrophagen	++	–	–	–	±
▪ Basophile	±	–	–	–	++
▪ Mastzellen	±	–	–	–	++

Da im konstanten Teil der schweren Ketten die biologischen Eigenschaften von Antikörpern, wie z. B. Bindung von Komplement oder Plazentagängigkeit lokalisiert sind, entstehen so Antikörper, die in die verschiedenen Kompartimente des Körpers vordringen können und lokal zur Eliminierung des Infektionserregers beitragen (Tab. **B-5.1**).

Ausgelöst wird dieser Isotypenswitch durch den Einfluss von Zytokinen, die während der Differenzierungsphase der B-Zellen in den Keimzentren zur Verfügung stehen. Über die Signalwirkung der Zytokine werden in der B-Zelle Prozesse ausgelöst, die eine erneute Rekombination auf Genomebene bewirken. So ist z. B. das IL-4, welches von **TH2-Zellen** produziert wird, ein Auslöser für den switch von IgM- zur IgE-Produktion. Dieser Antikörpertyp spielt v. a. bei der Abwehr von Parasiten eine bedeutende Rolle. Andere Zytokine bewirken die Umschaltung zu verschiedenen IgG-Subklassen und manche üben dabei auch einen hemmenden Einfluss auf die Umschaltung zu anderen Isotypen aus.

Am Ende der antigenspezifischen B-Zelldifferenzierung stehen **Plasmazellen**, die hochaffine Antikörper mit Zugangsmöglichkeiten zu fast allen Kompartimenten des Körpers sezernieren.

Plasmazellen: Am Ende dieser sehr komplexen Entwicklungsphase in den Keimzentren stehen also B-Lymphozyten bereit, die Antikörper mit optimaler Passform für ihr antigenes Epitop und mit biologischen Eigenschaften produzieren, die einen Einsatz im ganzen Körper möglich machen. Derartige Plasmazellen verlassen die Keimzentren und dringen teilweise in erregerbefallene Organe ein, andere siedeln sich als langlebige Antikörperproduzenten im Knochenmark an.

▶ Merke

▶ **Merke:** Die Plasmazelle ist die Antikörper-produzierende Form des B-Lymphozyten.

5.2.3 Die efferente Phase

Effektorlymphozyten verlassen nach ihrer Differenzierung die sekundären lymphatischen Gewebe und erreichen über drainierende Gefäßbahnen den Blutkreislauf.

5.2.3 Die efferente Phase

Die efferenten lymphatischen Bahnen, auf denen Effektorlymphozyten die Lymphknoten verlassen, werden gebündelt und münden schließlich am Ductus thoracicus in den Blutkreislauf. Damit ist für die Lymphozyten prinzipiell jede Körperregion erreichbar.

„Homing" der Effektorlymphozyten: Der Mechanismus des Austritts der Effektorlymphozyten in das Gewebe (homing) ist noch nicht vollständig geklärt.

▶ **Merke:** Die Bindung an das Gefäßendothel und die Extravasation von aktivierten T-Zellen ist antigenunabhängig, d. h. es sind dazu keine Wechselwirkungen zwischen TCR und MHC-Molekülen notwendig.

◀ **Merke**

Diese antigenunabhängige Extravasation führt natürlich auch dazu, dass jede beliebige aktivierte T-Zelle an einem entzündeten Endothel austreten kann, so dass – insbesondere in der Frühphase einer Infektion – die Zahl der für den Erreger spezifischen T-Lymphozyten am Infektionsort niedrig sein kann. Allerdings verweilen solche „nicht zuständigen" T-Lymphozyten mit einer anderen Antigenspezifität nicht lange im Gewebe.

Sie können antigenunabhängig an jedem aktivierten und entzündeten Endothel extravasieren.

Die $CD4^+$-T-Effektorzellen

Die $CD4^+$-T-Effektorzellen

▶ **Synonym:** T-Helferzellen (TH-Zellen).

◀ **Synonym**

Bei den Effektormechanismen, mit denen aktivierte und differenzierte $CD4^+$-T-Lymphozyten in das Infektionsgeschehen eingreifen, müssen die unterschiedlichen Funktionen von $CD4^+$-T-Lymphozyten in Form der TH1- und TH2-Zellen beachtet werden. Beide Zelltypen üben ihre Effektorfunktionen durch die Sekretion von Zytokinen im direkten Kontakt über den TCR/MHC/Peptid-Komplex mit anderen Zellen aus. Allerdings unterscheiden sich dabei die erzielten Effekte ganz wesentlich durch die Art der Zytokine, die sezerniert werden (S. 111).

$CD4^+$-TH1-Zellen

$CD4^+$-TH1-Zellen

▶ **Merke:** Die wesentlichen Funktionen von TH1-Zellen liegen in ihrer Rolle als **Regulatorzelle bei Entzündungsreaktionen**. Insbesondere durch Interaktion mit antigenpräsentierenden Makrophagen tragen TH1-Zellen zur Abwehr von Infektionserregern und hier insbesondere von Bakterien bei.

◀ **Merke**

In der Regel können intrazellulär vorhandene Bakterien mit Hilfe der Phagolysosomen zerstört werden. Insbesondere solche Bakterien, die sich im Phagosom vermehren, haben aber Mechanismen entwickelt, die dies verhindern, z. B. indem sie die Fusion von Phagosom mit dem Lysosom stören. Dieses Problem wird durch aktivierte TH1-Zellen gelöst.

Regulation von Entzündungsreaktionen: Nach Erkennung und Bindung des MHC/Peptid-Komplexes durch den spezifischen TCR werden Signale in die T-Zelle geliefert, die innerhalb von Stunden die Synthese und Sekretion von **IFN-γ** induzieren und die Expression des **CD40-Liganden** hochregulieren (Abb. **B-5.13**). Sowohl die Bindung von IFN-γ an den makrophagenständigen IFN-γ-Rezeptor als auch die Interaktion des CD40L mit dem CD40 auf der Makrophagenmembran stimuliert die Makrophagen zur Synthese einer Reihe von antibakteriellen und toxischen Substanzen, z. B. Sauerstoffradikalen und Stickoxid (NO). Außerdem wird die Fusionsaktivität von Phago- mit Lysosomen beschleunigt. Begleitend wird nach Hochregulierung von TNF-α-Rezeptoren auf dem Makrophagen auch noch dessen autokrine Versorgung mit dem TNF-α induziert, welches synergistisch mit IFN-γ auf den Makrophagen einwirkt. Die Regulation dieser von Makrophagen ausgelösten Reaktionen durch die TH1-Zelle ist ausgesprochen sinnvoll, da die sezernierten antibakteriellen Peptide und Proteasen auch schädigend auf das umgebende Gewebe wirken können.
Zusätzlich sezernieren die von TH1-Zellen stimulierten Makrophagen auch IL-12, welches die Weiterentwicklung noch nicht differenzierter $CD4^+$-T-Lymphozyten in Richtung TH1-Zelle vorantreibt.

TH1-Effektorzellen sind Regulatoren von Entzündungsreaktionen und interagieren dabei mit Makrophagen. Erkennen sie mit ihrem TCR antigene Peptide im Kontext mit MHC-Klasse-II-Molekülen auf gewebeständigen Makrophagen, werden diese durch Zytokine und Rezeptorinteraktionen zur Synthese von proinflammatorischen, toxischen und antibakteriellen Substanzen stimuliert (Abb. **B-5.13**).

Neben ihrer proinflammatorischen Wirkung üben TH1-Effektorzellen noch zahlreiche andere regulatorische Funktionen bei immunologischen Abwehrmaßnahmen aus, darunter auch Hilfe für den Isotypenswitch bei der Antikörperproduktion (Abb. **B-5.13**).

Differenzierungshilfe für B-Lymphozyten: Obwohl die meisten TH1-Zellen in die entzündlichen Gewebe extravasieren, werden einige Zellen schon in den lymphatischen Geweben als Effektorzelle aktiv. TH1-Zellen können aufgrund des von ihnen sezernierten Zytokinmusters bei der Differenzierung von antigenspezifischen B-Lymphozyten assistieren und Isotypenwechsel steuern, eine Aufgabe, die allerdings überwiegend von den TH2-Zellen wahrgenommen wird.

Weitere Effekte: Die TH1-Zellen sezernieren aber auch Zytokine, die im weitesten Sinne zur Regulierung von Abwehrmechanismen dienen. Darunter befinden sich die Auslösung von Apoptose, die Stimulierung der Proliferation von T-Lymphozyten, die Differenzierung von Makrophagen im Knochenmark, die Stimulierung von Endothelzellen und die Attraktion von Leukozyten aus dem Blut.

▶ Merke

▶ **Merke:** Die angeborene und die erworbene Immunantwort sind keineswegs getrennt operierende Abwehrmechanismen, sondern ergänzen sich sehr wohl im Sinne einer Effizienzsteigerung.

Eine Übersicht über die verschiedenen Effekte, die TH1-Zellen auslösen können, findet sich in Abbildung **B-5.13**.

B-5.13

B-5.13 TH1-Zellen-Effektorzellen

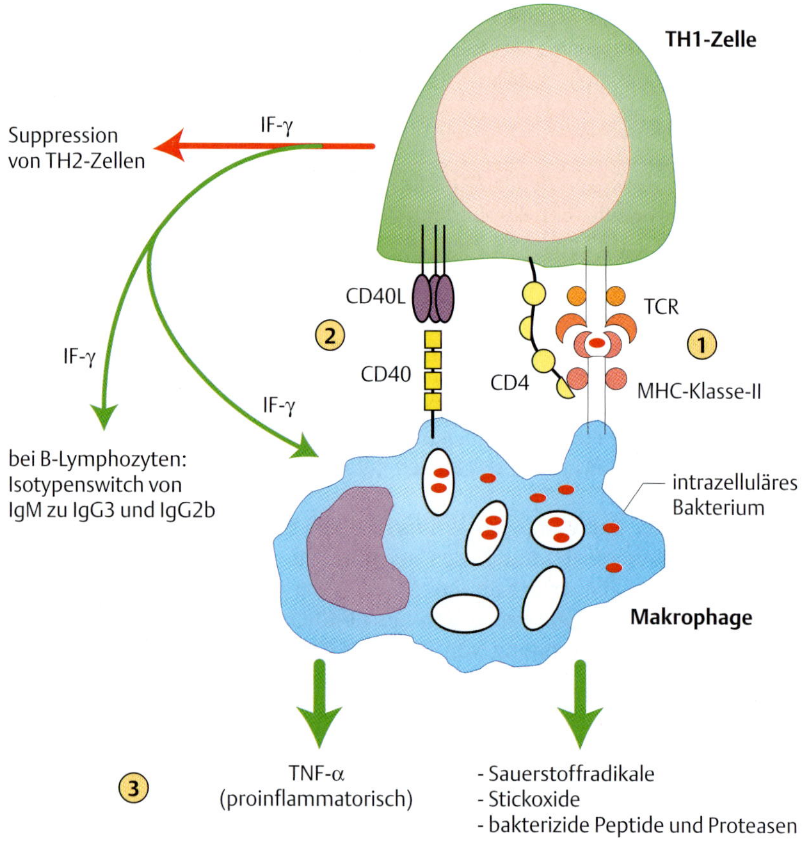

TH1-Effektorzellen wirken proinflammatorisch. Sie interagieren im Gewebe mit Makrophagen, die nach Antigenaufnahme aktiviert wurden und im Kontext mit MHC-Klasse-II-Molekülen antigene Peptide präsentieren (**1**). Durch das Engagement des CD40L mit dem makrophagenständigen CD40 und der Ausschüttung des für TH1-Zellen charakteristischen IFN-γ wird der Makrophage weiter stimuliert (**2**). Dieses führt zur Sekretion von proinflammatorischem TNF-α und toxischen Substanzen (Sauerstoffradikale, Stickoxide und bakterizide Wirkstoffe) (**3**). Daneben hat die TH1-Zelle auch regulatorische Wirkung bei der Auslösung spezifischer Immunreaktionen. Sie supprimiert über IFN-γ TH2-Zellen und löst mit dem gleichen Zytokin bei B-Lymphozyten den Isotypenswitch von IgM zu IgG_3 und IgG_{2b} aus.

CD4⁺-TH2-Zellen

CD4⁺-TH2-Zellen

▶ **Merke:** Die Effektorfunktionen der TH2-Zellen beschränken sich im Wesentlichen auf die **Differenzierungshilfe für B-Lymphozyten**.

◀ Merke

TH2-Effektorzellen produzieren Zytokine und exprimieren Rezeptoren, die geeignet sind, die Differenzierung von B-Lymphozyten zu Antikörperproduzenten voranzutreiben (Abb. **B-5.14**). Die Hilfe ist zielgerichtet, da die T-Zelle mit ihrem TCR das gleiche antigene Peptid im MHC-Klasse-II-Molekül des B-Lymphozyten entdeckt, mit dem sie selbst durch eine dendritische Zelle aktiviert wurde.

Differenzierungshilfe für B-Lymphozyten: Ihr produziertes Zytokinmuster ist geeignet, sowohl die primäre B-Zellaktivierung zu induzieren, als auch den „switch" zu bestimmten Immunglobulinisotypen auszulösen (Abb. **B-5.14**). So ist es das IL-4, welches den Isotypenwechsel von IgM-Produktion hin zu IgG1 und IgE induziert, und das IL-5, welches die Synthese von IgA verstärkt. Mit dem IL-4 induzierten „switch" zur IgE-Synthese und der Synthese von IL-5 kommen TH2-Zellen eine wichtige Rolle bei der **Abwehr von Parasiten** zu. IL-5 steigert die Produktion und Freisetzung von eosinophilen Granulozyten aus dem Knochenmark und parasitenspezifisches IgE kann in Rezeptoren von Eosinophilen gebunden werden.

Weiterhin produzieren TH2-Zellen Zytokine, die den Isotypenswitch bei der Produktion von Antikörpern unterstützen und solche, die antiinflammatorisch wirken (Abb. **B-5.14**).

Antiinflammatorische Effekte: Die von den aktivierten TH2-Lymphozyten sezernierten Zytokine IL-10 und der TGF-β sind ausgesprochen antientzündlich wirksam. Beide wirken supprimierend auf TH1-Zellen und unterbinden damit die proinflammatorischen Aktivitäten, die TH1-Zellen durch ihre Interaktion mit Makrophagen auslösen. Während TGF-β direkt auf TH1-Zellen durch Bindung an seinen Rezeptor und anschließende Signaltransduktion wirksam wird, hat IL-10 indirekte Konsequenzen für TH1-Zellen, da es primär an seinen Rezeptor auf Makrophagen bindet und damit ihre stimulierende Wirkungen auf TH1-Zellen unterbricht.

▶ **Exkurs:** Die antientzündliche Wirkung von IL-10 muss sehr effektiv sein, da manche großen DNA-haltige Viren ein Homolog des zellulären IL-10-Gens in ihrem Genom beherbergen (z. B. das Epstein-Barr Virus, EBV). EBV-infizierte Zellen synthetisieren dieses vIL-10 (v = viral) und bremsen damit proinflammatorische Aktivitäten, die offensichtlich die Vermehrung des EBV stören.

◀ Exkurs

B-5.14 TH2-Effektorzellen

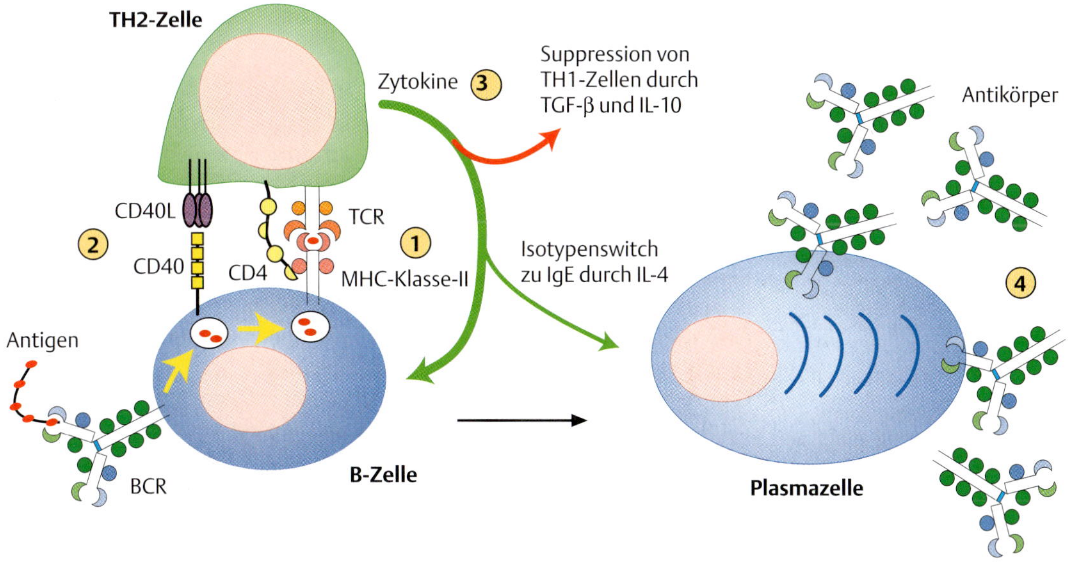

TH2-Effektorzellen wirken insbesondere als Helferzellen bei der antigenspezifischen Aktivierung von B-Lymphozyten. Sie binden über ihren TCR an MHC/Peptid-Komplexe, die von B-Lymphozyten präsentiert werden (**1**). Durch Engagement des CD40L mit dem B-zellständigen CD40 (**2**) und durch die Sekretion verschiedener Zytokine (**3**) wird die B-Zelle in die Vermehrung und weitere Differenzierung zur antikörperszernierenden Plasmazelle getrieben (**4**). Außerdem wirken TH2-Zellen durch die Sekretion von TGF-β und IL-10 supprimierend auf TH1-Zellen und damit antiinflammatorisch. Von TH2-Zellen produziertes IL-4 fördert den Isotypenswitch zu IgE.

Die $CD8^+$-T-Effektorzelle

▶ **Synonym:** Zytotoxische T-Zelle.

Obwohl neueste Erkenntnisse dafür sprechen, dass es auch bei differenzierten $CD8^+$-T-Lymphozyten abgrenzbare Untergruppen gibt, sollen an dieser Stelle aus Verständnisgründen die Effektor-$CD8^+$-T-Lymphozyten als Einheit behandelt werden.

▶ **Merke:** Die $CD8^+$-T-Effektorzelle ist das entscheidende Werkzeug der adaptiven Immunität, um Zellen zu zerstören, in deren Zytoplasma eine Vermehrung von Krankheitserregern stattfindet.

Obwohl es unter den zytoplasmatisch vermehrten Erregern auch einige Bakterien und Parasiten gibt, sind es in der Mehrheit **Viren**, die alle obligat intrazellulär vermehrt werden müssen. $CD8^+$-T-Lymphozyten sind in der Lage, solche „Virusfabriken" effizient zu zerstören. Da potenziell jede Körperzelle Ziel einer viralen Infektion sein kann und bis auf wenige Ausnahmen alle Körperzellen konstitutionell MHC-Klasse-I-Moleküle exprimieren, ist die $CD8^+$-T-Zelle mit einem TCR, der peptidbeladene MHC-Klasse-I-Moleküle erkennt, für ihre Aufgabe gut gerüstet.

Zytotoxische $CD8^+$-Effektor-T-Lymphozyten zerstören infizierte Zielzellen, die in ihren MHC-Klasse-I-Molekülen das gleiche erregerspezifische Peptid präsentieren, durch das die T-Zelle von DCs aktiviert wurde. Dabei binden die T-Zellen zunächst antigenunabhängig an einer potenziellen Zielzelle über Adhäsionsmoleküle.

Antigenerkennung durch $CD8^+$-T-Lymphozyten: Nach Differenzierung im sekundären lymphatischen Gewebe extravasieren $CD8^+$-T-Lymphozyten in das infizierte Gewebe. Erste Zell/Zell-Kontakte werden im Gewebe über die LFA-1/ICAM-1-Interaktion hergestellt. Diese antigenunabhängige Bindung gibt der $CD8^+$-T-Zelle Zeit für die Suche nach MHC-Klasse-I/Peptid-Komplexen, die vom TCR erkannt werden können. Sollten keine passenden Klasse-I-Moleküle vorhanden sein, löst sich die $CD8^+$-T-Zelle und probt die Nachbarzellen. Bei geeigneter Passform des TCR auf einen MHC-Klasse-I/Peptid-Komplex wird die Affinität der LFA-1/ICAM-Interaktionen erhöht und die T-Zelle tötet ihre Zielzelle. Während $CD4^+$-T-Effektorzellen an ihren Zielzellen (Makrophagen) für viele Stunden verbleiben, dauert der Kontakt von $CD8^+$-T-Zellen mit ihren Zielzellen nur wenige Minuten. Der Tod der Zielzelle tritt jedoch erst wesentlich später ein. Offensichtlich lösen $CD8^+$-Zellen ein Programm aus, welches auch in Abwesenheit der Effektorzelle zum Tod führt („Todeskuss", Abb. **B-5.15**).

Erst wenn der TCR an den MHC-Klasse-I /Peptid-Komplex binden kann, verstärkt sich die Adhäsion und die T-Zelle entlässt porenbildende Proteine, die sich in die Membran der Zielzelle einlagern und den Durchtritt einer Reihe von ebenfalls sezernierten Enzymen erlauben. Diese Enzyme lösen in der Zielzelle die Signalkaskade aus, die zur Apoptose führt (Abb. **B-5.15**).

Mechanismus des „Todeskuss": $CD8^+$-T-Lymphozyten haben Effektormechanismen, die die Apoptose in der Zielzelle auslösen und die bei Bindung des TCRs an MHC-Klasse-I/Peptid-Komplexe abgerufen werden. Die Signalvermittlung erfolgt durch Ausschüttung von Granula durch die $CD8^+$-T-Zelle in den sehr engen interzellulären Raum. Diese Granula besteht aus zwei wesentlichen Komponenten:

- **Perforine:** Die Perforine polymerisieren in der Membran der Zielzelle und bilden dabei zylindrische Poren mit hydrophiler Innen- und lipophiler Außenseite. Durch diese Poren werden die in den Granula enthaltenen Granzymes in das Zytoplasma der Zielzelle geleitet.
- **Granzymes:** Sie bestehen aus einer Ansammlung von Serinproteasen, die im Zytoplasma der Zielzelle die Apoptosekaskade aktivieren können.

Unmittelbar nach Ausschüttung der zytotoxischen Granula werden diese neu synthetisiert. so dass nach Lösen von der zerstörten Zielzelle sofort mit der Attacke auf eine neue Zielzelle begonnen werden kann.

▶ **Merke:** Die zytotoxische Granula sind ein hochgefährliches Werkzeug der adaptiven Immunreaktion und können beträchtliche Gewebeschäden auslösen.

B-5.15 CD8⁺-T-Effektorzellen

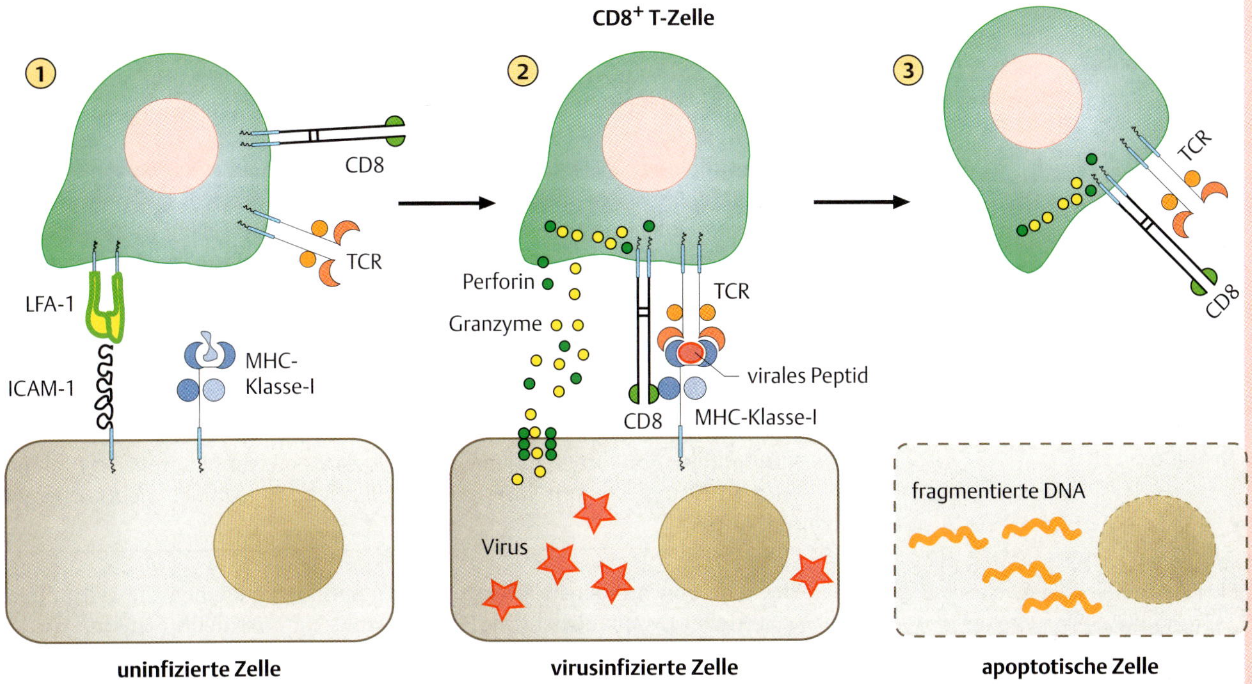

$CD8^+$-T-Effektorzellen wirken zytotoxisch auf infizierte Zellen. Sie adhärieren zunächst antigenunabhängig über LFA-1/ICAM-1-Interaktion an Zellen und prüfen, ob ihr TCR mit den MHC-Klasse-I/Peptid-Komplexen der kontaktierten Zelle interagieren kann (**1**). Ist dieses nicht der Fall, löst sich die $CD8^+$-T-Zelle und prüft eine weitere Zelle. Sollte es zu einer stabilisierten Bindung zwischen TCR und MHC/Peptid-Komplex kommen, schüttet die T-Zelle Perforine und Granzymes in den interzellulären Spalt aus. Perforine führen zur Porenbildung in der Membran der Zielzelle, durch die Granzymes in das Zytoplasma vordringen können (**2**). Hier lösen sie die Signalkaskade der Apoptose aus. Die Zielzelle stirbt und die $CD8^+$-T-Zelle setzt ihre Patrouille fort (**3**).

Deshalb ist diese „Waffe" auch nicht auf Breitenwirkung ausgerichtet, sondern nur sehr zielgenau auf eine bestimmte infizierte Zelle. Diese räumliche Beschränkung der Wirksamkeit wird vor allen Dingen durch polare Ausschüttung der Granula in den sehr engen interzellulären Spalt zwischen T- und Zielzelle erreicht. Hat sich jedoch in einem Organ ein Virus bereits über große Bereiche ausgedehnt, bevor eine wirksame $CD8^+$-T-Zellantwort in das Gewebe rekrutiert wurde, kann es nachfolgend bei Einfluss von virusspezifischen $CD8^+$-Effektor-T-Zellen zu schweren Komplikationen kommen.

▶ **Exkurs:** Ein gutes Beispiel dafür ist die Virushepatitis B. Das Hepatitis-B-Virus (HBV) zeigt eine vergleichsweise geringe Zytotoxizität, d.h. die vom Virus selbst ausgelösten Gewebeschäden halten sich in Grenzen. Problematisch wird jedoch die insbesondere im Erwachsenenalter heftige Antwort der zytotoxischen $CD8^+$-T-Lymphozyten, die virusinfizierte Hepatozyten in großen Mengen zerstören. Hier spricht man auch von einer immunpathologischen Komponente der Virushepatitis.

◀ **Exkurs**

Rezeptor-vermittelte Apoptose: Neben der durch Granula vermittelten Zytotoxizität können $CD8^+$-T-Lymphozyten auch durch Rezeptorinteraktion Apoptose in Zielzellen induzieren. Diese über die „Todesrezeptoren" Fas/Fas-L (S. 79) induzierte Apoptose wird auch von $CD4^+$-T-Zellen beherrscht. Da auf Effektor-T-Zellen häufig die Koexpression von Fas und Fas-L zu beobachten ist, können sich solche Zellen auch gegenseitig töten, wenn sie einander nahe genug kommen. Man vermutet, dass dieser Mechanismus benutzt wird, um nach Eliminierung infizierter Zellen die noch vorhandenen Effektor-T-Zellen zu vernichten und damit die Immunreaktion zu beenden.

Alternativ zur Sekretion von apoptoseauslösenden Enzymen können $CD8^+$-Effektor-T-Lymphozyten auch Apoptose über Todesrezeptoren, wie dem Fas Molekül und seinem Liganden FasL, auslösen. Da häufig Fas und FasL gleichzeitig auf aktivierten T-Lymphozyten zu finden sind, nimmt man an, dass Fas/FasL Interaktionen auch zur gegenseitigen Eliminierung von T-Lymphozyten am Ende einer Immunantwort beitragen.

Die B-Effektorzelle

Effektor-B-Lymphozyten sezernieren Antikörper, die an partikulären Antigenen in Lösung oder dem Gewebe direkt und ohne weitere Hilfsmoleküle binden. Antikörper tragen somit zur Eliminierung von extrazellulären Infektionserregern und Toxinen bei.

Bei einer zellfreien Ausbreitung des Erregers im Blut, wie sie z. B. bei manchen Viren zu beobachten ist, ist eine Eingrenzung durch direkte T-Effektormechanismen nicht möglich, da T-Lymphozyten nur Fragmente des Erregers im Kontext mit MHC-Molekülen auf der Zelloberfläche erkennen. Außerdem werden von vielen Bakterien Toxine produziert und sezerniert (Exotoxine), die zu schweren zellulären Funktionsstörungen führen können. Auch diese Toxine können in ihrer Wirksamkeit nicht durch T-Lymphozyten inhibiert werden. Diese Lücken in der spezifischen Abwehr werden durch B-Lymphozyten und den von ihnen sezernierten Antikörpern geschlossen. Im Wesentlichen begründet sich die Wirksamkeit von Antikörpern auf drei Mechanismen:

- Neutralisation
- Komplementsystem (s. auch S. 99)
- Bindung an Fc-Rezeptoren (s. auch S. 68)

Neutralisation durch Antikörper

▶ Definition

▶ **Definition:** Antikörper, die mit den biologischen Eigenschaften von Proteinen oder Infektionserregern interferieren, bezeichnet man als **neutralisierende Antikörper**.

Antikörper interferieren durch Bindung an Infektionserreger und Toxine mit deren biologischen Eigenschaften (**Neutralisation**). Meist wird dabei die Adsorption von Pathogenen oder Toxinen an zelluläre Rezeptoren verhindert (Abb. **B-5.16**).

Blockade von Antigenstrukturen: Solche Antikörper können die Wirksamkeit bakterieller Exotoxine neutralisieren, indem sie am Toxin die Strukturen besetzen, die zur Bindung an einen zellulären Rezeptor notwendig sind. Auf dieser Basis funktioniert z. B. der hochwirksame Impfstoff gegen das Tetanustoxin. Auf dem gleichen Prinzip gründet sich die neutralisierende Wirkung von Antikörpern gegenüber Infektionserregern. Alle Viren und viele Bakterien binden mit bestimmten Oberflächenstrukturen an die Rezeptoren von Wirtszellen. Antikörper verhindern diese Bindung an die Zielzelle, indem sie mit ihren antigenbindenden Domänen die Strukturen besetzen, die für die Interaktion mit dem zellulären Rezeptor zugänglich sein müssen (Abb. **B-5.16**).

▶ Merke

▶ **Merke:** Bei Viren ist die Neutralisation durch Antikörper immer mit dem Verlust der Infektiosität verbunden, da ohne die Bindung an einen zellulären Wirtszellrezeptor das Virus nicht in die Zelle vordringen und damit keine Virusvermehrung stattfinden kann.

Bei Viren kann der dichte Besatz mit Antikörpern selbst bei erfolgreicher Adsorption an die Zelle nachfolgend die notwendige Freisetzung der viralen Nukleinsäure unterbinden (Abb. **B-5.16**).

Behinderung der Virusreplikation: Zusätzlich kann die Bindung von Antikörpern auch nachfolgende Schritte der Virusreplikation behindern (Abb. **B-5.16**). Bei sehr dichtem Besatz des Viruspartikels mit Antikörpern kann selbst nach erfolgreicher Adsorption und Eindringen des Partikels in die Zelle die Freisetzung der viralen Nukleinsäure im Zytoplasma nur unvollständig gelingen. Dieser für das Virus zwingend notwendige Prozess erfordert sterische Umlagerungen in den viralen Proteinen, die die Nukleinsäure verpacken. Die Bindung von Antikörpern kann diesen Umlagerungsprozess sehr behindern.

Antikörper der IgG- und der IgA-Klasse haben besonders effektive neutralisierende Eigenschaften, da sie aufgrund ihrer speziellen Struktur Zugang zu vielen Kompartimenten des Körpers haben.

Behinderung der Anheftung von Bakterien: Bakterien nutzen häufig Adhäsine, um sich an Zelloberflächen anzuheften. Das geschieht unabhängig davon, ob das Bakterium anschließend in die Zelle eindringt oder die Anheftung an die Zelle das Überleben begünstigt. Antikörper können, wie bei den Viren auch, diese Bindung wirksam verhindern, indem sie die dazu notwendigen Strukturen auf der Bakterienoberfläche besetzen.

▶ Merke

▶ **Merke:** Bei der Neutralisation haben sich Antikörperisotypen **IgG** und **IgA** als besonders wirksam erwiesen.

Während IgG-Antikörper im Blut selbst aber auch im Gewebe wirksam werden, werden IgA-Antikörper durch einen

IgG: Der häufigste im Blut vorkommende Isotyp, das IgG, entfaltet seine neutralisierende Wirkung im Blut selbst oder – aufgrund seiner ausgezeichneten Diffusionseigenschaften – auch im infizierten Gewebe. Auch der maternale

B-5.16 **Neutralisation durch Antikörper**

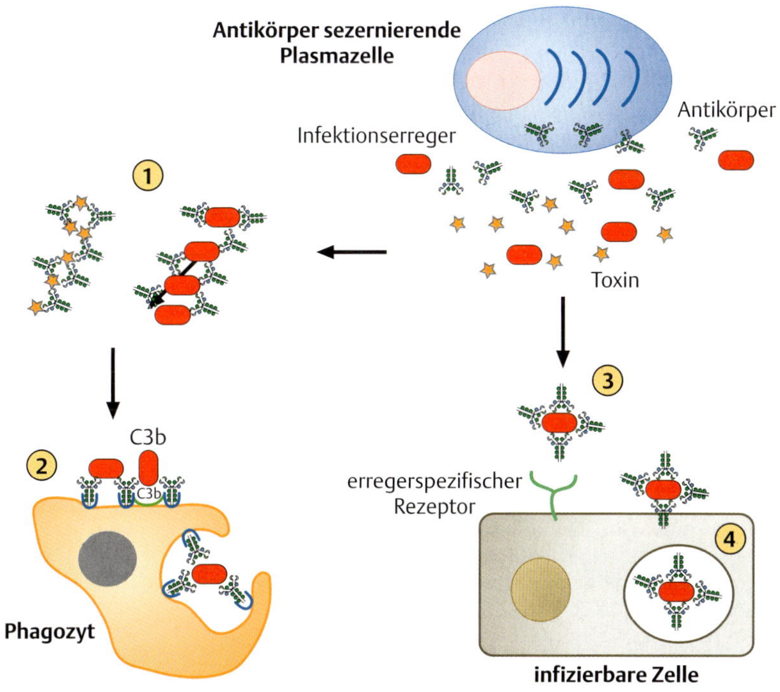

Von Plasmazellen sezernierte Antikörper können neutralisierende Wirkung für Toxine und Infektionserreger haben. Toxine oder infektiöse Partikel, die über Antikörper vernetzt und in Komplexe überführt sind (**1**), werden über Fc-Rezeptor-vermittelte Phagozytose eliminiert (**2**). Dieser Effekt kann durch Beladung der Erreger mit Komplement verstärkt werden, da Phagozyten Komplementrezeptoren besitzen. Die Infektiosität von Erregern wird durch Bindung von Antikörpern neutralisiert, wenn die Struktur, die durch den Antikörper besetzt wird, für den Erreger zur Adsorption an seiner Zielzelle essenziell ist (**3**). Aber selbst bei Adsorption und Penetration eines antikörperbesetzten Viruspartikels in die Zelle kann der Antikörper noch neutralisierende Wirkung entfalten, indem er die zur Freisetzung der Nukleinsäure notwendige Destabilisierung des Viruspartikles behindert (**4**).

B-5.16

Schutz des Fetus wird in der Schwangerschaft von IgG-Antikörpern übernommen, da sie durch die Plazenta in den kindlichen Blutkreislauf gelangen.

IgA: IgA findet sich überwiegend in den Sekreten der Schleimhäute, die von vielen pathogenen Erregern als bevorzugte Eintrittspforte in den Wirt genutzt werden. Da sich in den Sekreten selbst keine antikörperproduzierenden Zellen befinden, müssen IgA-Antikörper die Zellen des Schleimhautepithels überwinden, um an den Ort ihrer Wirksamkeit zu gelangen (Abb. **B-5.17**). Tatsächlich finden sich IgA-produzierende Plasmazellen im Bindegewebe unterhalb des Epithels. Um den Transport durch die Epithelzelle zu ermöglichen, haben IgA-Antikörper eine besondere Struktur. Sie bestehen aus zwei IgA-Molekülen, die über eine J-Kette miteinander verbunden sind. Diese IgA-Dimere binden an der basolateralen Seite der Epithelzelle an den Poly-Ig-Rezeptor und werden mit diesem internalisiert. Mit Hilfe eines Transportvesikels werden die Komplexe durch das Zytoplasma der Zelle geschleust und an der apikalen Seite wieder ausgeschieden. Dabei wird der Poly-Ig-Rezeptor enzymatisch verdaut und nur der extrazelluläre Teil des Rezeptors bleibt an dem IgA-Dimer gebunden. Diese sekretorische Komponente hat möglicherweise protektive Wirkung für das im Sekret befindliche IgA, indem es den proteolytischen Abbau des Antikörpers verhindert.

besonderen Transportmechanismus in die Sekrete der Schleimhäute entlassen (Abb. **B-5.17**).

▶ Exkurs

▶ **Exkurs:** Als häufigster angeborener Immundefekt kommt der **selektive IgA-Mangel** mit einer Häufigkeit von ca. 1:600 vor. Als Ursache für die erniedrigte Konzentration an IgA im Serum und auf den mukosalen Oberflächen wird eine B-Zell-Reifungsstörung (Mangel an IgA-Plasmazellen) bzw. eine Störung der IgA-Sekretion diskutiert. Klinisch äußert sich der selektive IgA-Mangel durch häufige bronchopulmonale Infektionen und rezidivierende Durchfälle. Eine kausale Therapie ist nicht möglich.

B-5.17

B-5.17 Ausschleusen von IgA in das Darmlumen

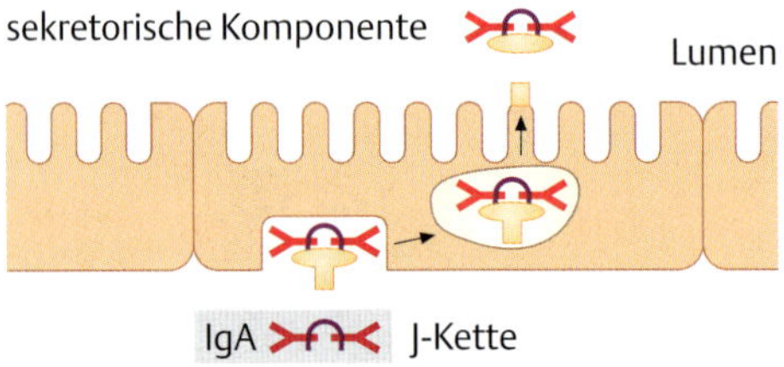

Zunächst wird von einer Plasmazelle in der Submukosa **monomeres IgA** hergestellt. Solche Immunglobuline gelangen nur ins Blut. Wenn jedoch zwei monomere IgA-Moleküle mittels eines **J-Stücks** zu einem Großmolekül verbunden werden, so findet dieses **dimere IgA** einen passenden Rezeptor an der Rückseite der Epithelzellen. Nach Bindung an diesen Zellrezeptor wird das dimere IgA zusammen mit dem Zellrezeptor als zusätzliches Gelenkstück internalisiert und transzellulär auf die Frontseite transportiert. Dort wird es ausgeschieden, wobei es den Zellrezeptor als **secretory piece** mitnimmt. Dieses neuartige Gesamtmolekül ist nun ziemlich stabil gegenüber Proteasen und kann so längere Zeit auf der Schleimhaut bestehen. Auf der Schleimhaut unmittelbar noch vor den Epithelzellen entsteht somit ein „immunologischer Anstrich".

Aktivierung des Komplementsystems

Antikörper können die Komplementkaskade auslösen, die am Ende zur Lyse einer Zielzelle führt (klassischer Weg). Voraussetzung dafür ist ein dichter Besatz der Zielzelle, sodass die Komplementkomponente C1 an die Fc-Stücke von benachbarten Antikörpermolekülen binden kann.

Aktivierung des Komplementsystems durch Antikörper

Die proentzündliche Wirkung einzelner Komplementkomponenten wurde bereits bei den Mechanismen der angeborenen Immunität besprochen (S. 99). Daneben hat das Komplementsystem aber auch **zytotoxische Effekte**. Die Komplementkaskade kann über drei Wege ausgelöst werden:

- **Klassischer Weg** durch Antigen/Antikörper-Komplexe. Dieser Weg ist v. a. im Rahmen der adaptiven Immunität von Interesse. Voraussetzung für den klassischen Weg der Komplementaktivierung ist eine genügend hohe Dichte an Antikörpermolekülen, da der erste Schritt in der Kaskade nur vollzogen werden kann, wenn mindestens 2 der 6 Bindungsstellen, die die Komplementkomponente C1 für Fc-Stücke besitzt, eine Bindung eingehen. Dieses ist nur möglich, wenn sich zwei Antikörper so nahe aneinander befinden, dass die Größe des C1 ausreicht, um an beiden Fc-Stücken zu binden. Der bei einer Antikörperantwort zuerst synthetisierte Antikörper-Isotyp IgM besitzt als Pentamer 5 Fc-Stücke, so dass ausreichend Bindungskapazität für C1 auf einem Molekül vorhanden ist (Abb. **B-5.18**).

▶ Merke

▶ **Merke:** IgM ist als serumständiger Antikörper hervorragend geeignet, nach Bindung an ein Bakterium die Komplementkaskade auszulösen und damit die Zerstörung des Pathogens zu erreichen.

- **Alternativer Weg** durch direkte Anlagerung des Komplementproteins C3 an mikrobielle Oberflächen (Opsonisierung des Bakteriums, S. 99).
- **MBL-(Mannan-bindendes-Lektin-)Weg** durch die Bindung von an der Bakterienoberfläche befindlichen Mannose durch ein serumständiges mannanbindendes Lektin.

Zytotoxische Effekte der Komplementaktivierung: Die Komplementkomponente C9 trägt zur Zerstörung von Bakterien bei, indem sie sich unter Porenbildung in die Zellmembran einlagert. Durch diesen sog. **membrane attack complex** gelangen Wasser oder Enzyme in die Zelle, was wiederum ein Verlust der Zellintegrität und somit eine Zerstörung des Bakteriums bewirkt (Abb. **B-5.18**).

Am Ende der Kaskade bilden C9-Komponenten Poren in der Zellmembran, die durch Wassereinstrom den Tod der Zelle auslösen.

B-5.18 Antikörper-vermittelte Lyse von Bakterien

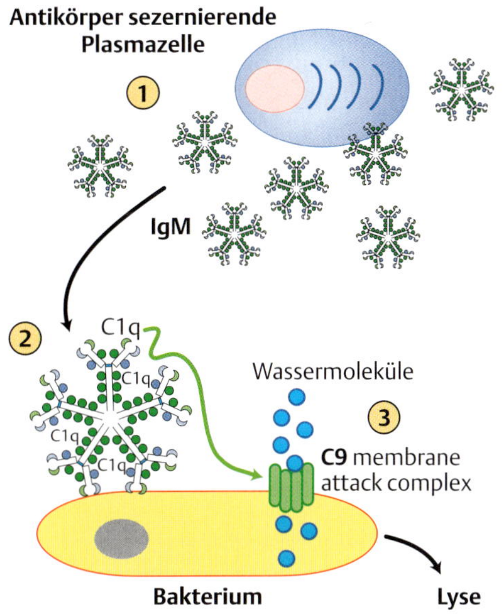

Insbesondere IgM-Antikörper können aufgrund ihrer multimeren Struktur sehr effizient die Komplementkaskade durch Bindung des C1q auslösen (**1**). Ist das Antikörpermolekül auf der Oberfläche eines Bakteriums gebunden (**2**), führt die Komplementkaskade zur Ausbildung des „membrane attack complexes“, der durch Polymerisation von C9 Komplementkomponenten Poren in die bakterielle Zellwand einfügt. Eindringendes Wasser löst die Lyse der Zelle aus (**3**).

B-5.18

Bindung von Antikörpern am Fc-Rezeptor

Die Fc-Rezeptoren von den akzessorischen Zellen der spezifischen Immunität (Phagozyten, NK-Zellen und Granulozyten) können Antikörper mit deren Fc-Stück binden und dann ein Signal zum Abruf der Effektormechanismen in das Zellinnere transportieren. Sie zeigen eine hohe Präferenz für bestimmte Immunglobulinsubklassen und sind nicht gleichförmig auf alle akzessorische Zellen verteilt (Tab. **B-2.2**).

Bindung von Antikörpern am Fc-Rezeptor

Auslösung der Effektorfunktion: Um zu vermeiden, dass jede Bindung einzelner und möglicherweise in Lösung befindlicher Antikörpermoleküle ohne gebundenes Antigen die Effektorfunktionen auslöst, müssen zur Signalübertragung in das Zellinnere bestimmte Voraussetzungen erfüllt werden. Sie findet erst statt, wenn mehrere Fc-Rezeptoren besetzt und diese Rezeptoren über die gebundenen Antikörper quervernetzt sind. Eine solche Quervernetzung wird erreicht, wenn
- auf einem größeren Antigen viele Epitope mit Antikörpern besetzt sind, z. B. wenn ein Bakterium oder ein virales Partikel dicht mit Antikörpern bedeckt ist, oder
- lösliche Antigene wie Toxine über Antikörper durch Quervernetzung in einen Antigen/Antikörper-Komplex überführt wurden (Abb. **B-5.16**).

Die Konsequenzen einer Quervernetzung von Antikörpern, die in Fc-Rezeptoren gebunden sind, unterscheiden sich von Zelltyp zu Zelltyp.

Die Bindung von Antikörper/Antigen-Komplexen in Fc-Rezeptoren von Phagozyten, NK-Zellen, Mastzellen und Granulozyten löst durch die damit verbundene Vernetzung der Rezeptoren unterschiedliche Effektorfunktionen in den betroffenen Zellen aus:

Quervernetzung bei Phagozyten: Bei den Phagozyten (Makrophagen, Neutrophile, dendritische Zellen) wird die **Phagozytose** durch den an der Oberfläche komplexierten Antigen/Antikörper-Komplex stimuliert. Die phagozytische Aktivität kann über Komplementrezeptoren noch verstärkt werden, wenn die Antikörper an einem durch C3b-Komplementkomponenten opsonisiertes Bak-

- **Phagozyten** → die gebundenen Antigen/Antikörper-Komplexe werden phagozytiert und damit das Antigen eliminiert (Abb. **B-5.16**).

terium gebunden sind (Abb. **B-5.16**). Die aufgenommenen Komplexe werden in ein Phagosom überführt und nach Fusion mit Lysosomen enzymatisch abgebaut. Dieser Mechanismus verstärkt die Bemühungen der natürlichen Immunabwehr zur schnellen Eliminierung von eindringenden Krankheitserregern, da sie schon nach Auftreten der ersten Antikörper nach Isotypenswitch den Phagozyten über die Bindung von Antikörpern ein zielgerichtetes Vorgehen bei der Eliminierung von Pathogenen erlaubt.

- **NK-Zellen** → Quervernetzung von Fc-Rezeptoren durch Antikörper, die an zellulären Strukturen gebunden sind, führen zur Ausschüttung zytotoxischer Granula (Abb. **B-5.19**).

Quervernetzung bei NK-Zellen: Bei NK-Zellen löst die Bindung von quervernetzten Antikörpern im Fc-Rezeptor die **Freisetzung zytotoxischer Granula** aus. Diese Granula enthalten, wie die der $CD8^+$-T-Lymphozyten, Perforin und Granzymes und können daher bei Bindung der NK-Zelle an eine Antikörper-besetzte Zielzelle die Apoptose auslösen (Abb. **B-5.19**).

▶ **Merke**

▶ **Merke:** Makrophagen und NK-Zellen binden mit ihren Fc-Rezeptoren Antikörper, die bereits mit einem Antigen vernetzt sind.

Quervernetzung bei Mastzellen und Granulozyten: Bei Mastzellen, Basophilen und Eosinophilen bewirkt die Bindung von Antikörpern über Fc-Rezeptoren und die nachfolgende Vernetzung der Antikörper durch Bindung von Antigenen eine Ausschüttung ihrer Granula (**Degranulation**, Abb. **B-5.19**).

B-5.19

B-5.19 Auslösung der Degranulation bei NK-Zellen und Mastzellen durch Bindung vernetzter Antikörper

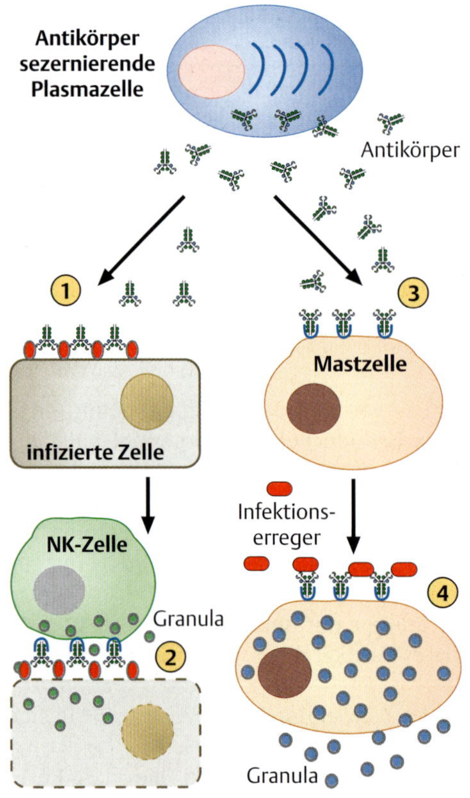

Bei Infektionen mit behüllten Viruspartikeln werden im Zuge der viralen Replikation Hüllproteine des Virus in die Membran der Wirtszelle eingelagert. Antikörper mit Spezifität für solche Virusproteine können an diesen Antigenen binden und sie vernetzen (**1**). NK-Zellen besitzen Fc-Rezeptoren, mit denen sie die Fc-Stücke der membrangebundenen Antikörper aufnehmen. Durch die damit verbundene Vernetzung der Rezeptoren wird die NK-Zelle zur Sekretion zytotoxischer Granula stimuliert (**2**). Der geschilderte Mechanismus ist in vitro nachzuweisen, seine in vivo Bedeutung wird diskutiert. Mastzellen besitzen ebenfalls Fc-Rezeptoren. Hier binden Antikörper, die nicht bereits durch Antigene komplexiert sind (**3**). Derart „bewaffnet" kann die Mastzelle spezifisch Infektionserreger binden, was dann durch Vernetzung der Fc-Rezeptoren die Sekretion von Granula auslöst (**4**). Diese Granula enthält chemoattraktive und vasoaktive Substanzen.

▶ **Merke:** Mastzellen, Eosinophile und Basophile exprimieren u. a. auch einen hochaffinen Fc-Rezeptor mit Spezifität für IgE (FcεR) der monomere – also noch nicht Antigen-gebundene – IgE-Moleküle bindet.

◀ Merke

Mastzellen und Basophilen exprimieren den FcεR konstitutiv, während die rezirkulierenden Eosinophilen erst nach Aktivierung Fc-Rezeptoren für IgE hochregulieren.
Die Aktivierung dieser mit IgE „bewaffneten“ Zellen geschieht bei Besetzung der Antigenbindungsstellen durch multivalente Antigene, die eine Vernetzung der IgEs herbeiführen. Solche Antigene können auch Allergene sein, die ebenso wie größere Parasiten nach Vernetzung der IgEs die Degranulation von Mastzellen im Sekundenbereich auslösen. In diesen Granula befinden sich neben **chemoattraktiven Zytokinen**, die zur Rekrutierung von entzündlichen Zellen beitragen, auch stark **vasoaktive Substanzen** (Prostaglandine, Leukotriene, Histamin). So führt das ausgeschüttete Histamin zu einer deutlichen Steigerung der Durchblutung und einer Gefäßerweiterung, in deren Folge es zu einem starken Einstrom von Flüssigkeit in das Gewebe kommt. Damit wird Antikörpern und Zellen des Immunsystems ein erleichterter und sehr schneller Zugang in das Gewebe verschafft.
Diese sehr schnelle Reaktion und die Lokalisation der Mastzellen unterhalb der Epithelien deutet darauf hin, dass diese Zellen bei der unmittelbaren Verteidungsreaktion gegenüber eindringenden Pathogenen beteiligt sind. Von besonderer Bedeutung ist dabei offensichtlich die Abwehr größerer Parasiten. Bei Wurmbefall z. B. kommt es regelmäßig zu einem starken Anstieg der Eosinophilen im Blut und Gewebe (Eosinophilie) und zu einer Anhäufung von Mastzellen im Darm (Mastozytose).

- **Mastzellen, Granulozyten und Eosinophile** → Bei Bindung von IgE-Molekülen im hochaffinen Fc-Rezeptor und anschließender Vernetzung der gebundenen IgEs mit einem Antigen kommt es zur Degranulation der Zellen (Abb. **B-5.19**). Die Granula enthält Zytokine und vasoaktive Substanzen.

5.2.4 Das Gedächtnis der adaptiven Immunantwort

Am Ende der Effektorphase einer adaptiven Immunantwort werden die daran beteiligten Lymphozyten zum allergrößten Teil durch Apoptose und Phagozytose eliminiert. Im Zuge der Antwort werden jedoch einige Zellen generiert, die unter Wahrung ihrer Antigenspezifität in einen besonderen Zustand übergehen, der sich durch sehr geringe Zellteilungsraten und Langlebigkeit über Jahre auszeichnet. Dieser Pool an Lymphozyten bildet die Grundlage für das **immunologische Gedächtnis**, welches bei erneuter Exposition mit dem gleichen Infektionserreger zu einer deutlich beschleunigten spezifischen Abwehr führt (ca. 10- bis 100fach mehr Lymphozyten mit Spezifität für das Antigen als bei einem Erstkontakt). Die Grundlagen der Gedächtnisreaktion können besonders gut bei Impfmaßnahmen, wie etwa der Tetanusimpfung, untersucht werden, da hier die exakten Zeitpunkte der Erst- und Zweitimmunisierung bekannt sind.

5.2.4 Das Gedächtnis der adaptiven Immunantwort

Bei jeder primären spezifischen Immunantwort werden aus dem Pool der reaktiven Lymphozyten einige in einen langlebigen rezirkulierenden Status überführt. Diese **Gedächtniszellen** stellen bei einer zweiten Exposition mit dem gleichen Antigen eine breitere Ausgangsbasis für eine spezifische Abwehrreaktion dar als sie bei einem Erstkontakt anzutreffen ist. Die Sekundärantwort erreicht daher wesentlich schneller ein Niveau, welches eine erfolgreiche Abwehr sicherstellt. Impfungen verdeutlichen dieses Prinzip sehr eindrucksvoll (Abb. **B-5.20**).

B-Gedächtniszellen

Bei der **Erstimmunisierung** kommt es zur Induktion einer primären Immunantwort mit der Produktion von relativ schwach affinen IgM-Antikörpern und folgendem Isotypenswitch zu IgG und IgA.

Erstimmunisierung: Bei der ersten Verabreichung des Impfstoffes kommt es zu einer signifikanten IgM-Antwort, die sich durch die Synthese von relativ schwach affinen Antikörpern auszeichnet (Abb. **B-5.20**). Mit Verzögerung treten dann nach dem Isotypenswitch der B-Lymphozyten die antigenspezifischen IgG- und IgA-Antikörper auf, deren Affinität deutlich höher ist. Diese Beobachtungen entsprechen den bereits diskutierten Abläufen bei der Induktion einer primären Antwort. Nach Beendigung der Primärantwort und Eliminierung des Antigens ist festzustellen, dass die Zahl der für dieses Antigen spezifischen B-Lymphozyten um ein Vielfaches höher (10- bis 100fach) ist als vor der Immunisierung. Das zeigt deutlich, dass nicht alle antigenspezifischen B-Lymphozyten am Ende der Primärantwort eliminiert wurden.

Bei der **Zweitimmunisierung** kommt es zu einer schnellen IgG-Antwort durch die unmittelbare Aktivierung von B-Gedächtniszellen.

Zweitimmunisierung: Bei einer zweiten Immunisierung mit dem gleichen Antigen gibt es nur noch eine schwache IgM-Antwort, aber eine sehr schnelle IgG-Antwort, die sich sowohl quantitativ als auch qualitativ von der Primärantwort unterscheiden lässt (Abb. **B-5.20**). Bei einer solchen Sekundärantwort ist ein sehr rascher Anstieg hochaffiner IgG-Antikörper zu verzeichnen. Dieser ist auf die unmittelbare Aktivierung solcher B-Lymphozyten zurückzuführen, die bereits bei der Primärantwort ihren Isotypenswitch durchgeführt haben und als langlebige **B-Gedächtniszellen** rezirkulieren.

B-5.20

B-5.20 Schematische Darstellung einer Grundimmunisierung mit Totimpfstoff

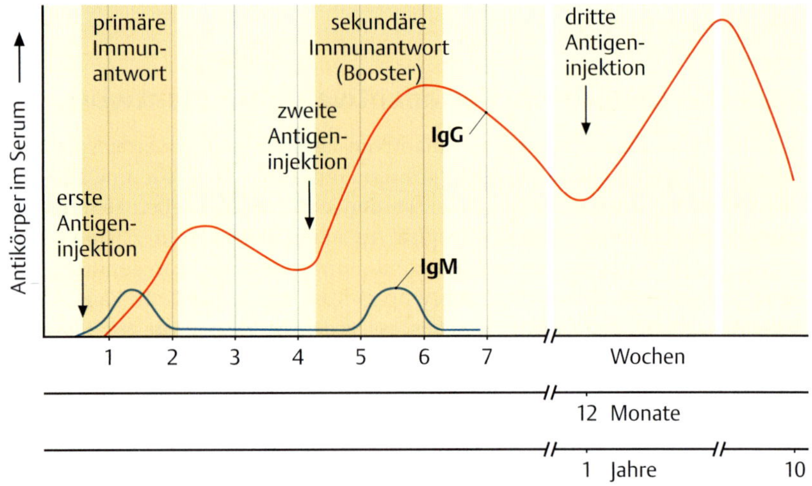

Erst 10–14 Tage nach einer ersten Injektion von bestimmten Totimpfstoffen kommt es zu einer Antikörperproduktion, und diese ist auch nur recht schwach (**Primärantwort**), selbst wenn ein immunologisches Adjuvans, wie etwas Aluminiumhydroxid, dazugegeben wurde, um das Priming zu verstärken. Wenn nach einem zeitlichen Abstand von mehreren Wochen eine Zweitinjektion desselben Antigens erfolgt (**Boosterinjektion**), verläuft diese **Sekundärantwort** deutlich rascher und steiler und besser ab, denn nicht nur die Menge, sondern auch die **Affinität** der Antikörper nimmt zu; jetzt werden vor allem Antikörper der Klasse IgG gebildet. Spätestens jetzt kann man auch mit einem Schutz rechnen, obwohl dieser nicht lange anhält. Folglich muss dann nach einem längeren Abstand von mehreren Monaten eine weitere Antigeninjektion erfolgen, um wirklich über Jahre hinweg über einen zuverlässigen Schutz zu verfügen. Nach einer solchen **Grundimmunisierung** hält das immunologische Gedächtnis über Jahrzehnte an, so dass dann immer nur noch in langen Intervallen Einzelinjektionen als **Auffrischimpfung** verabreicht werden müssen.

T-Gedächtniszellen

T-Gedächtniszellen

Da T-Lymphozyten bei Aktivierung keine Veränderungen an ihrem TCR mehr erfahren, ist die Differenzierung zwischen primärer und sekundärer T-Zellantwort deutlich schwieriger als bei den B-Lymphozyten. Auch hier gilt jedoch, dass die Anzahl der T-Lymphozyten, die für ein bestimmtes Peptid spezifisch sind, nach einer primären Immunantwort 100- bis 1000fach über dem Niveau vor der Antwort verbleibt. Diese T-Gedächtniszellen gleichen phänotypisch eher den T-Effektorzellen, d. h. ihre Wanderungen durch den Körper führen sie nicht – wie die naiven T-Lymphozyten – primär durch die lymphatischen Organe, sondern sie können aufgrund ihrer Oberflächenrezeptoren auch direkt in das Gewebe extravasieren.

Die Forschung auf dem Gebiet der T-Gedächtniszellen macht zur Zeit sehr rasche Fortschritte, so dass es sicherlich in naher Zukunft gelingen wird, diese Zellen eindeutig durch phänotypische und funktionelle Eigenschaften von den naiven und den frisch aktivierten Effektor-T-Lymphozyten abzugrenzen.

C

1 Allgemeine Virologie

1.1 Ursprünge der Virologie und ihr Weg zur modernen Biowissenschaft

1 Allgemeine Virologie

1.1 Ursprünge der Virologie und ihr Weg zur modernen Biowissenschaft

Vor etwa 100 Jahren wurden Viren als **unsichtbare** und **nicht filtrierbare** Agenzien von den Bakterien abgegrenzt.

Im ausgehenden 19. Jahrhundert äußerten Wissenschaftler die Vermutung, dass es infektiöse Krankheitserreger geben müsse, die sich in ihren Eigenschaften sehr deutlich von den Bakterien unterscheiden. Zu diesem Zeitpunkt war bereits klar, dass sich Bakterien selbständig in Kulturmedien vermehrten, dass sie im Mikroskop sichtbar waren und sie aufgrund ihrer Größe durch Filter kleiner Porengröße zurückgehalten wurden. Diese unbekannte Art von Erregern, die Erkrankungen wie die Tollwut, die Maul- und Klauenseuche oder die Pocken verursachten, waren in vitro nicht zu züchten, sondern konnten nur im Experiment von Tier zu Tier durch Inokulation infektiöser Gewebe oder Flüssigkeiten weitergegeben werden. Da sich durch Passagen in Tieren die Infektiosität des Krankheitserregers nicht **ausverdünnen** ließ, wurde schon bald die Vermutung laut, dass diese Erreger in dem frisch inokulierten Tier replizieren. Es waren die **Schüler von Robert Koch, Friedrich Löffler** und **Paul Frosch**, denen ein für die weitere Entwicklung der medizinischen Virologie entscheidendes Experiment gelang. Sie konnten die Maul- und Klauenseuche von einem Tier auf das andere übertragen, obwohl sie das Inokulat vor Einbringen in das gesunde Tier durch einen bakteriendichten Filter gegeben hatten. Wie auf alle Infektionserreger wurde damals auch auf diese neuartigen Agenzien der Begriff Virus (lat. Schleim, Gift) angewendet. Zur Abgrenzung zu den Bakterien wurden sie jedoch als **unsichtbare, nicht filtrierbare und nicht züchtbare Viren** bezeichnet.

Anfang des 20. Jahrhunderts wurden wesentliche Infektionserkrankungen wie **Gelbfieber, Tollwut, Poliomyelitis oder Masern** den nicht filtrierbaren und unsichtbaren Viren zugeordnet.

Nach diesem sehr wichtigen Schritt der experimentellen Virologie vor etwa 100 Jahren konnte zu Beginn des 20. Jahrhunderts in rascher Reihenfolge die Ätiologie verschiedener Erkrankungen auf nicht filtrierbare Erreger zurückgeführt werden: **Gelbfieber** (Reed 1901), **Tollwut** (Remlinger und Riffat-Bey 1903), **Poliomyelitis** (Landsteiner und Popper 1909) und **Masern** (Goldberger und Anderson 1911). Das erste Virus, das im Bindegewebe von Geflügel Tumoren auslösen konnte, wurde 1911 von Rous nachgewiesen **(Rous-Sarkom-Virus).**

Von der histochemischen Darstellung viraler Einschlusskörper in Zellen um 1900 vergingen 30–40 Jahre bis zur routinemäßigen Anzucht von Viren im bebrüteten Hühnerei und zur Sichtbarmachung im Elektronenmikroskop. Erst mit Beginn der 50er Jahre konnten sie in animalen Gewebekulturen vermehrt werden.

Je mehr Erkrankungen als virusinduzierbar erkannt wurden, desto dringlicher wurde der Wunsch der Wissenschaftler, diese Erreger ohne die aufwendigen Inokulationen in Tiere nachweisen und vermehren zu können. **Färbemethoden** in infiziertem Gewebe ließen immerhin schon um die Jahrhundertwende intrazelluläre Einschlusskörperchen sichtbar werden, die aus Ablagerungen viraler Partikel oder Proteine stammten (z. B. die nach **Negri** genannten Einschlusskörper in tollwutinfizierten Nervenzellen). Bis zur routinemäßigen Vermehrung von Viren vergingen jedoch noch weitere 30 Jahre, als der Erreger der verheerenden Spanischen Grippe, das Influenzavirus, im bebrüteten Hühnerei gezüchtet werden konnte. Mit der Erfindung des **Elektronenmikroskops** wurde ein weiteres Enigma der Viren enthüllt: Die bisher invisiblen Agenzien wurden sichtbar. Das Vacciniavirus wurde 1938 durch **Ruska** elektronenmikroskopisch dargestellt. Ein weiterer Durchbruch für die humanmedizinische Virologie gelang **Enders** und Mitarbeitern zum Ausgang der vierziger Jahre des vergangenen Jahrhunderts. Sie konnten das Poliomyelitisvirus in embryonalen menschlichen Zellkulturen vermehren und legten damit die **Grundlagen zur Herstellung der meisten heute gebräuchlichen Vakzinen gegen virale Infektionen.**

Die Kristallisation von Viren zeigte, dass sie **keine selbstreplizierenden Lebewesen** sein konnten.
Der Nachweis, dass die proteinfreie Nukleinsäure eines Virus zur Synthese kompletter infektiöser Viruspartikel ausreicht, war ein wichtiger Schritt in die moderne molekulare Virologie.

Parallel zu den Methoden der Vermehrung von Viren in Gewebekultur entwickelten sich auch Techniken zu ihrer **Anreicherung** und **Reinigung** (z. B. die Ultrazentrifugation), und damit wurde Zug um Zug auch ihre Ultrastruktur aufgeklärt. Schon 1935 gelang die **Kristallisation des Tabakmosaikvirus** (Stanley) und damit der **Nachweis, dass Viren keine Lebewesen sind.** Wenig später zeigte sich, dass kristallisierbare Viren nicht nur aus Proteinen, sondern stets auch aus Nukleinsäuren, entweder DNA oder RNA bestehen. Zu Beginn der

50er Jahre wurde schließlich klar, dass die reine Nukleinsäure ohne die verpackenden Nukleoproteine ausreicht, um in einer Zelle die Synthese eines kompletten infektiösen Virus zu ermöglichen (1952 und 1956; Hershey, Chase, Fraenkel-Conrat, Gierer und Schramm).
Mit dem **Nachweis des Prinzips der „infektiösen Nukleinsäure“** waren die ersten Schritte auf dem Weg zur molekularen Virologie getan, auf dem in den folgenden vier Jahrzehnten ganz entscheidende Erkenntnisse auch über die Organisation und Regulation der eukaryoten Genexpression gewonnen wurden. Die schnelle Entwicklung und Anwendung von Verfahren wie „Restriktionsmapping“, Klonierung, Sequenzierung und gezielte Mutagenese in der Virologie haben die Grundlagen zu den modernen biotechnologischen Techniken gelegt. Die **gentechnische Herstellung rekombinanter Impfstoffe**, die **Vakzinierung mit DNA-Molekülen** und die **Gentherapie mithilfe viraler Vektoren** sind nur einige Beispiele innovativer Verfahren, die aus der Virologie kamen oder zumindestens von der Virologie stark geprägt sind.

Die Entwicklung **gentechnologischer Verfahren** hat die Aufklärung der viralen Genomorganisation und der Vermehrungsstrategien von Viren möglich gemacht.

Heute und in Zukunft **wird uns die molekulare Virologie vieles über den Ablauf intrazellulärer Prozesse lehren, die über das Schicksal seiner Vertebratenzelle entscheiden**. Beispiele dafür sind virusspezifische Proteine, die den Zellzyklus steuern, indem sie Suppressoren der Zellteilung inaktivieren und den programmierten Selbstmord (Apoptose) einer Zelle durch Inaktivierung der dabei wirksamen Enzyme verhindern. Solche Eingriffe in den Zellzyklus haben uns die Entstehung von Tumoren verständlich gemacht und damit den Weg zu ihrer Therapie geebnet, und die Strategien, die Viren im Laufe ihrer Evolution entwickelt haben, um dem Druck der Immunantwort zu entgehen, helfen uns komplexe Vorgänge wie die Antigenpräsentation in der Immunabwehr besser zu verstehen.

Die intrazellulären Wechselwirkungen zwischen viralen und zellulären Proteinen und die damit verbundenen pathologischen Veränderungen der Wirtszelle tragen zur Aufklärung zellulärer Regulationsmechanismen bei.

1.2 Virion und Virus

1.2 Virion und Virus

◀ Definition

▶ **Definition:** Unter **Virion** wird ausschließlich das extrazelluläre, physikalisch-chemisch definierte und komplette Partikel verstanden. Seine biologischen Eigenschaften bleiben unberücksichtigt. Bei dem Begriff Virus werden die infektiösen Eigenschaften eines Virions mit eingeschlossen.
Ein **Virus** ist ein mindestens aus Proteinen und Nukleinsäure zusammengesetztes Partikel, das in der Lage ist, in eine Wirtszelle einzudringen und unter Schädigung dieser Zelle die Produktion von Nachkommenviren auszulösen.

1.2.1 Zusammensetzung und Struktur

1.2.1 Zusammensetzung und Struktur

Chemische Zusammensetzung

Chemische Zusammensetzung

Bei hohem Reinheitsgrad viraler Präparationen können gängige biochemische Methoden angewendet werden, um die stoffliche Zusammensetzung von Viren zu analysieren. Solche Analysen haben ergeben, dass die verschiedenen Bausteine **(Nukleinsäure, Proteine,** z. T. auch **Lipide)** in unterschiedlicher Form und Mengenverhältnissen vorkommen.

Viren sind mindestens aus **Nukleinsäuren** und **Proteinen** und z. T. auch **Lipiden** zusammengesetzt. Diese Bausteine kommen in unterschiedlicher Form und Mengenverhältnissen vor.

Nukleinsäure: Die genomische Nukleinsäure liegt in einem Viruspartikel **entweder als DNA oder RNA** vor (Tab. **C-1.1**). Der Anteil der Nukleinsäure am Gesamtgewicht eines Virions schwankt zwischen 1 und 30 %.

Nukleinsäure: Die Nukleinsäure liegt in einem Viruspartikel **entweder als DNA oder RNA** vor (Tab. **C-1.1**).

◀ Merke

▶ **Merke:** Niemals finden sich genomische RNA und DNA gemeinsam in einem Viruspartikel!

C-1.1 Virale Nukleinsäurestruktur

Nukleinsäure	*Struktur*	*Besonderheiten*
DNA	in der Regel **doppelsträngig (dsDNA)**: ▪ **linear** oder ▪ **zirkulär:** Die Zirkel können an ihren Enden kovalent geschlossen (Polyomaviren) oder durch Basenpaarung nur kohäsiv aneinandergelagert (Hepatitis-B-Virus) sein.	**Parvoviren** besitzen eine einzelsträngige DNA (ssDNA). Die DNA der **Hepatitis-B-Viren** ist im Prinzip doppelsträngig, aber zu einem großen Teil als inkompletter Einzelstrang vorhanden.
RNA	häufig **einzelsträngig (ssRNA)**: ▪ **ss(+)RNA:** Die RNA besitzt die **Polarität einer mRNA**, d. h. sie kann sofort von der Zelle in Protein translatiert werden. ▪ **ss(–)RNA:** Die RNA hat **anti-mRNA-Polarität**, d.h eine virale RNA-Polymerase muss subgenomische (+)Strang-Kopien herstellen, die dann als mRNA für die Herstellung des virusspezifischen Proteins dienen. ▪ **Ambisense-Charakter:** In wenigen Fällen (z. B. Bunyaviren oder Arenaviren) ist ein Teil desselben RNA-Moleküls ss(+)RNA, ein anderer Teil ss(–)RNA.	Manche Viren besitzen – unabhängig von der Art der RNA – ein **segmentiertes Genom** (z. B. die **Orthomyxoviridae** mit 6–8 ss(–)RNA-Molekülen oder die **Reoviridae** mit 10 ds(±)RNA-Molekülen). **Reoviridae** besitzen eine **Doppelstrang-RNA**, in der beide Polaritäten auf zwei gepaarten Strängen vertreten sind (ds(±)RNA).

Proteine: Die auf der viralen Nukleinsäure kodierten Proteine machen die Hauptmasse des Virions aus. Sie werden unterschieden in:
- **Strukturproteine** zur Verpackung des Genoms.
- **Regulatorische Proteine** zur Vervielfältigung und Transkription der Erbinformation.
- **Enzyme** werden z. T. in das komplette Partikel verpackt. Beispiele hierfür sind RNA-Transkriptasen der Orthomyxoviren, die (–)Strang-RNA in eine mRNA transkribieren, oder die RNA-abhängige DNA-Polymerase (reverse Transkriptase) der Retroviren.
- Viren mit großem Genom kodieren unter Umständen Proteine, die **funktionelle Wirtszellanaloga** darstellen (z. B. Zytokine).

Proteine: Proteine tragen in der Hauptsache zur Masse des Virions bei. Die auf der viralen Nukleinsäure kodierten Proteine können eingeteilt werden in:

- **Strukturproteine:** Die Strukturproteine dienen der Verpackung des Genoms. Diese Verpackung muss einerseits stabil genug sein, um die Nukleinsäure gegenüber Umwelteinflüssen effektiv zu schützen, gleichzeitig muss sie die Freisetzung der Nukleinsäure nach Eindringen des Virus in die Zelle erlauben. Im einfachsten Fall kodiert ein Virus für nur ein einziges Strukturprotein, wie etwa das Tabakmosaikvirus, im kompliziertesten Fall, wie etwa beim Pockenvirus oder den Herpesviren, werden mehr als 30 verschiedene Strukturproteine auf dem Genom kodiert.
- **Regulatorische Proteine:** Sie stehen im Dienst der Vervielfältigung und Transkription der Erbinformation.
- **Enzyme:** Bei manchen Viren werden außer dem Genom auch Enzyme in das komplette Partikel verpackt. Beispiele hierfür sind RNA-Transkriptasen der Orthomyxoviren, die ss(–)RNA in eine mRNA transkribieren, oder die RNA-abhängige DNA-Polymerase (reverse Transkriptase) der Retroviren, die eine Kopie des ss(+)RNA-Genoms in Form einer dsDNA herstellen kann. Neben diesen nukleinsäurespezifischen Enzymen gibt es auch strukturelle Enzyme, die etwa in der Hülle des Virus lokalisiert und für die Interaktion des Partikels mit der Wirtszelle von Bedeutung sind. Hier ist die Neuraminidase der Orthomyxoviren zu nennen, die zur Abspaltung von Neuraminsäureresten an gezuckerten Rezeptoren für das Virus dient.
- **Funktionell analoge Wirtsproteine:** Insbesondere bei den Viren mit relativ großem DNA-Genom (Herpesviren mit bis zu 220 Kilobasenpaaren [Kbp]) sind nicht nur virusspezifische Strukturproteine und Enzyme kodiert, sondern auch solche Proteine, die für die Replikation in einer Zelle zwar nicht essenziell, wohl aber für das Überleben des Virus im Wirt extrem wichtig sind. Hierbei handelt es sich häufig um funktionell analoge Wirtsproteine, wie etwa Zytokine oder deren Rezeptoren in löslicher Form.

Lipide: Manche Viren umhüllen beim Verlassen ihrer Wirtszelle das in Protein verpackte Genom mit einer **doppelten Lipidhülle**, die aus der Membran der Wirtszelle stammt. Viren, die eine Lipidhülle zur Verpackung benutzen, sind extrem empfindlich gegen fettlö-

Lipide: Manche Viren umhüllen beim Verlassen ihrer Wirtszelle das in Protein verpackte Genom mit einer **doppelten Lipidhülle**, die aus der Membran der Wirtszelle stammt. In diese Lipidhülle, die bis zu 40 % der Masse eines Partikels ausmachen kann, werden **virale Glykoproteine** eingelagert, die einen zytoplasmatischen, einen transmembranen und einen extrazellulären Teil besitzen. Viren, die eine Lipidhülle zur Verpackung benutzen, sind extrem empfindlich gegen fettlösende Chemikalien, wie etwa Detergenzien oder Ether. Der Verlust der Hülle bei Behandlung mit solchen Chemikalien ist stets auch mit dem Verlust der Infektiosität verbunden, da die in der Hülle befindlichen viralen Glykoproteine ebenfalls verloren gehen.

sende Chemikalien, wie etwa Detergenzien oder Ether.

Größe und Baupläne

Alle Viren sind aus den oben genannten Bausteinen (Nukleinsäure, Proteine und gegebenenfalls Lipide) aufgebaut. Sowohl die Ermittlung ihrer Größe als auch die Aufklärung ihrer Baupläne wurden wesentlich durch die Möglichkeiten der Elektronenmikroskopie bestimmt. Aufgrund der doch sehr beschränkten Erbinformation von Viren gibt es nur einige wenige mögliche Konstruktionen, die alle Notwendigkeiten für eine erfolgreiche Vermehrung der Erbinformation in sich vereinigen. Die Bauelemente und Konstruktionsprinzipien, die sich bei allen Viren wiederfinden, sind in Abb. **C-1.1** zusammengefasst.

Das virale Genom liegt nicht ungeschützt vor, sondern ist stets mit Protein verpackt. Die Proteinhülle des Genoms stellt das **Kapsid** dar. Kapside setzen sich aus symmetrisch angeordneten Bausteinen zusammen, die als **Kapsomere** bezeichnet werden. Kapsomere können aus nur einer einzigen Polypeptidkette bestehen (Tabakmosaikvirus) oder aus mehreren verschiedenen Polypeptiden zusammengesetzt sein, wie etwa beim Poliovirus. Der Komplex aus Kapsid und Nukleinsäure wird als **Nukleokapsid** eines Virus bezeichnet.

Je nach Anzahl der verwendeten Proteine und dem Typ der Nukleinsäure ergeben sich bei den Nukleokapsiden zwei typische Formen:

- Die **helikale Symmetrie** einer spiralförmig angeordneten Nukleinsäure, die in nur einem Protein verpackt ist, und
- die **kubische Symmetrie** in Form eines Ikosaeders, welche durch Verwendung von Kapsomeren aus mehreren Polypeptidketten zu einem Vieleck mit verschiedenen Symmetrieachsen führt, mit dessen Innenseiten die Nukleinsäure direkt assoziiert ist.

In manchen Fällen, wie etwa dem HIV, ist die Nukleinsäure nicht direkt mit dem Kapsid verbunden, sondern zunächst mit einem Nukleoprotein beladen. Dieser Komplex ist erst mit einer weiteren kapselähnlichen Proteinstruktur umgeben, die dann als **„core“**, Kern oder Kapsid bezeichnet wird.

Größe und Baupläne

Aufgrund der sehr beschränkten Erbinformation von Viren gibt es nur einige wenige mögliche Baupläne, die alle Notwendigkeiten für eine erfolgreiche Vermehrung der Erbinformation in sich vereinigen (Abb. **C-1.1**).

Kapside setzen sich aus symmetrisch angeordneten Proteinbausteinen zusammen, den **Kapsomeren**. Der Komplex aus Kapsid und Nukleinsäure wird als **Nukleokapsid** eines Virus bezeichnet.

Je nach Anzahl der verwendeten Proteine und dem Typ der Nukleinsäure ergeben sich bei den Nukleokapsiden zwei typische Formen: die **helikale Symmetrie** und die **kubische Symmetrie**, d. h. ein Vieleck mit verschiedenen Symmetrieachsen.

C-1.1 Aufbau von Viruspartikeln

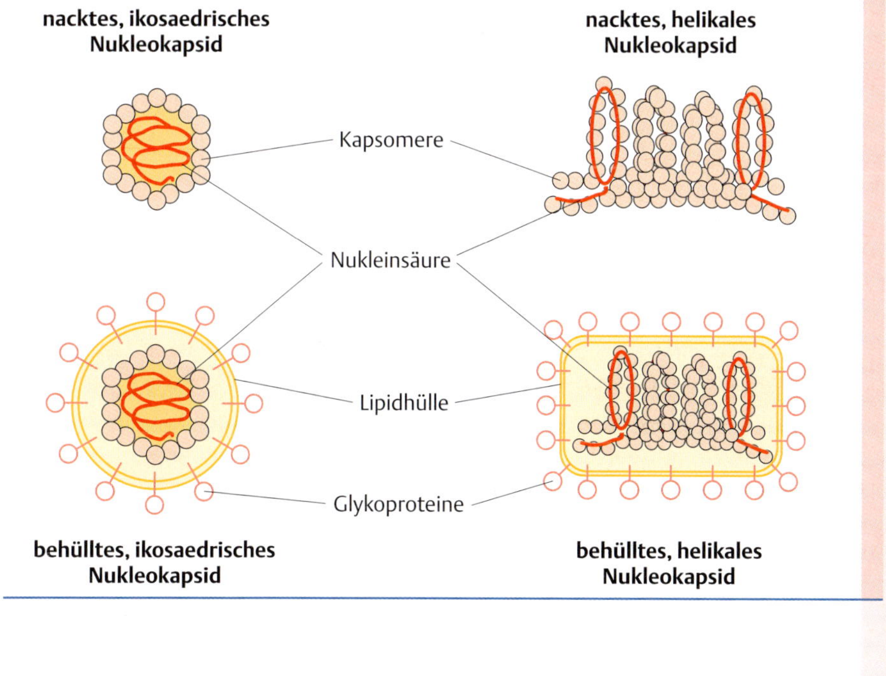

C-1.1

Die Nukleokapside können die gesamte Virusstruktur darstellen **(nackte Viren)** oder mit einer doppelten Lipidhülle umgeben sein, in die virale Glykoproteine eingelagert sind **(behüllte Viren)**.

Die Kapside oder Nukleokapside können wie beim Tabakmosaikvirus oder beim Poliovirus die gesamte Virusstruktur darstellen **(nackte Viren)** oder mit einer doppelten Lipidhülle umgeben sein, in die virale Glykoproteine eingelagert sind **(behüllte Viren)**. Beispiele dafür sind das Masern-, Mumps-, Röteln- oder das ausgerottete Pockenvirus. Der zelluläre Ursprung dieser Lipidhülle bedingt, dass in ihr auch zelluläre Transmembranproteine enthalten sein können. So ist bekannt, dass das humane Immundefizienzvirus HIV in seiner Lipidhülle menschliche MHC-Moleküle (s. S. 83) trägt. Während die viral kodierten Glykoproteine in der Lipidhülle überwiegend der Bindung des Virus an seinen zellulären Rezeptor dienen, ist die funktionelle Bedeutung der zufällig mitgenommenen zellulären Proteine nicht klar.

Trotz der sehr beschränkten Vielfalt an Bausteinen und Konstruktionsprinzipien umfasst die **Größe der verschiedenen Viruspartikel** einen weiten Bereich, von etwa 20 nm (Parvoviren) bis 300 nm (Pockenviren).

Trotz der sehr beschränkten Vielfalt an Bausteinen und Konstruktionsprinzipien umfasst die **Größe der verschiedenen Viruspartikel** einen weiten Bereich, von den Kleinsten mit nur 20 nm (Parvoviren) bis hin zu den Riesen, wie dem Pockenvirus, die mit 300–400 nm an die untere Grenze der Bakterien anschließen und mit bestimmten Techniken auch im Lichtmikroskop sichtbar gemacht werden können.

1.2.2 Abgrenzung zu anderen Mikroorganismen

1.2.2 Abgrenzung zu anderen Mikroorganismen

Aus den geschilderten Eigenschaften von Viren lassen sich relativ leicht Differenzierungskriterien zu anderen Mikroorganismen wie Bakterien, Pilzen und Parasiten ableiten. Zwei wesentliche Charakteristika sind Viren eigen und werden nicht mit anderen Mikroorganismen geteilt:

▶ Merke

▶ **Merke:** Viren enthalten nur RNA **oder** DNA (s. o.) und sind **nicht zur eigenständigen Replikation befähigt**. Die benötigen zwingend den Biosyntheseapparat und die verschiedenen morphologischen Kompartimente einer Zelle, um Nachkommen zu produzieren.
Aus diesen Eigenschaften ergibt sich eine wichtige therapeutische Konsequenz: **Im Gegensatz zu Bakterien sind Viren völlig unempfindlich gegenüber Antibiotika!**

1.3 Molekulare Virologie und Genetik

1.3.1 Methoden zur Analyse der Genomstruktur

1.3 Molekulare Virologie und Genetik

1.3.1 Methoden zur Analyse der Genomstruktur

Restriktionsanalyse: DNA kann **sequenzspezifisch** durch bakterielle **Endonukleasen** zerschnitten werden (Tab. **C-1.2**). Bei der Restriktionsanalyse wird genomische virale DNA einem Verdau mit einem solchen Restriktionsenzym unterworfen (Abb. **C-1.2**).

Restriktionsanalyse: In den 70er und 80er Jahren des 20. Jahrhunderts wurden **bakterielle Endonukleasen** entdeckt, die DNA **sequenzspezifisch** schneiden (restringieren) können. In Tab. **C-1.2** sind einige Beispiele solcher Enzyme mit ihren Erkennungssequenzen aufgelistet. Der Name leitet sich stets von der Bakterienart ab, aus der das Enzym isoliert wurde (z. B. Eco R1 = ein Enzym aus **E. coli**). Heute ist eine Vielzahl solcher Enzyme bekannt. Bei der sog. **Restriktionsanalyse** können mithilfe dieser Enzyme physikalische Genomkarten von Viren angefertigt werden (Abb. **C-1.2**). Je nachdem, wie häufig die vom Enzym erkannte Sequenz im Gesamtgenom auftritt, gibt es mehr oder wenige Genomfragmente unterschiedlicher Länge, die in einem Gel elektrophoretisch aufgetrennt werden können.

Klonierung viraler Gene: Die Klonierung von viralen Genen, z. B. durch Rekombination mit bakterieller Erbinformation, ist mithilfe von Restriktionsenzymen möglich. Die technischen Einzelheiten sind in Abb. **C-1.3** erklärt.

Klonierung viraler Gene: Das sequenzabhängige Schneiden von DNA bildet auch die Grundlage zur Klonierung viraler Gene. Da Restriktionsenzyme DNA unabhängig von ihrer Herkunft schneiden, kann man mit einem Enzym eine virale DNA schneiden und eine identische Schnittstelle etwa in einer bakteriellen DNA produzieren. Diese Tatsache bildete die Grundlage für die Klonierung und Rekombination von viralen Genen mit bakterieller Erbinformation. Bakterien tragen zirkuläre, extrachromosomale DNA, die so genannten **Plasmide** (s. S. 268). In ihnen sind für das Bakterium wesentliche biologische Informatio-

C-1.2 Restriktionsenzyme

C-1.2

Name	*Quelle*	*Erkennungssequenz*
▷ Alu I	**A**rthrobacter **lu**teus	A G C T ↑
▷ Bam HI	**B**acillus **am**yloliquefaciens	G G A T C C ↑
▷ Eco RI	**E**scherichia **co**li	G A A T T C ↑
▷ Pvu I	**P**roteus **vu**lgaris	C G A T C G ↑
▷ Sal I	**S**treptomyces **al**bus	G T C G A C ↑
▷ Xma I	**X**anthomonas **ma**lvacerum	C C C G G G ↑

↑ = Schnittstelle

C-1.2 Restriktionsanalyse einer DNA

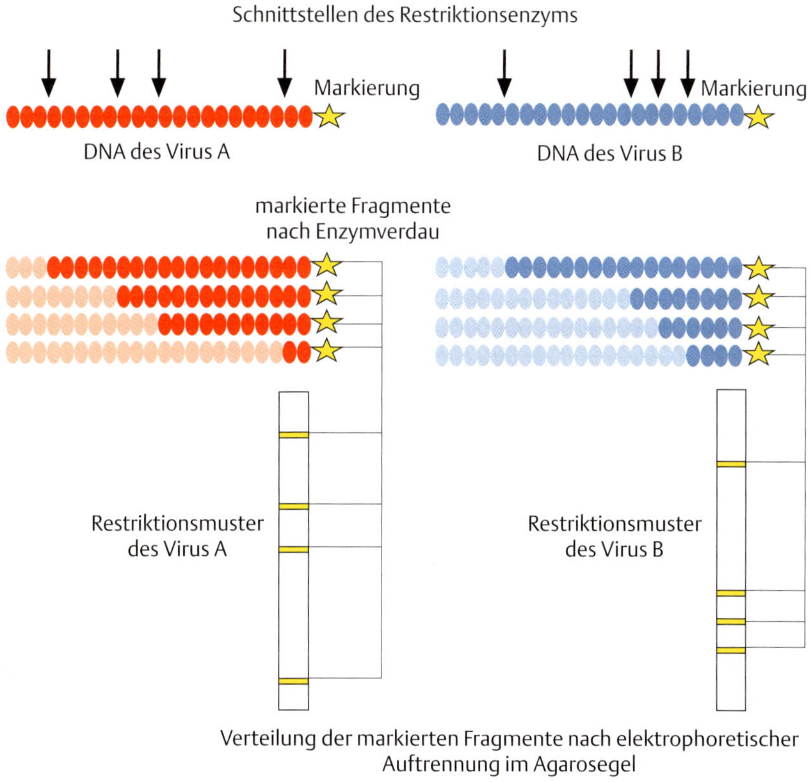

Nach Isolierung und Reinigung der DNA kann ihr Ende mit einem detektierbaren Molekül **markiert** werden (solche Markierungen können radioaktiv, aber auch kleine Moleküle wie das Biotin sein). Anschließend wird die so markierte DNA einem Verdau mit einem **Restriktionsenzym** unterworfen. Je nachdem, wie häufig die vom Enzym erkannte Sequenz im Gesamtgenom auftritt, gibt es mehr oder wenige **Genomfragmente unterschiedlicher Länge**. Werden diese Fragmente in einer Elektrophorese der Größe nach aufgetrennt, anschließend auf einem Nitrozellulosefilter transferiert und mithilfe der endständigen Markierung detektiert, ergibt sich ein für dieses Genom **typisches Bandenmuster**. Schneidet man mit dem gleichen Enzym die DNA zweier verwandter, aber nicht identischer Viren, ergeben sich aufgrund der Sequenzunterschiede unterschiedliche Restriktionsmuster. Das Restriktionsmapping ist daher eine ausgezeichnete Technik, um DNA-Viren relativ unkompliziert und schnell innerhalb einer Familie auf ihre genomische Verwandtschaft hin zu untersuchen. **RNA-Viren** können diesem Verfahren natürlich nicht direkt unterzogen werden. Die Isolierung der bei Retroviren vorhandenen **reversen Transkriptase** (RT) macht jedoch auch die Erbinformation von RNA-Viren auf dem indirekten Weg der Restriktionsanalyse zugänglich. Dieses Enzym nutzt RNA als Matrize, um eine doppelsträngige, der RNA komplementäre DNA anzufertigen (cDNA), die dann von Restriktionsenzymen geschnitten werden kann.

C-1.3 Die Klonierung viraler DNA

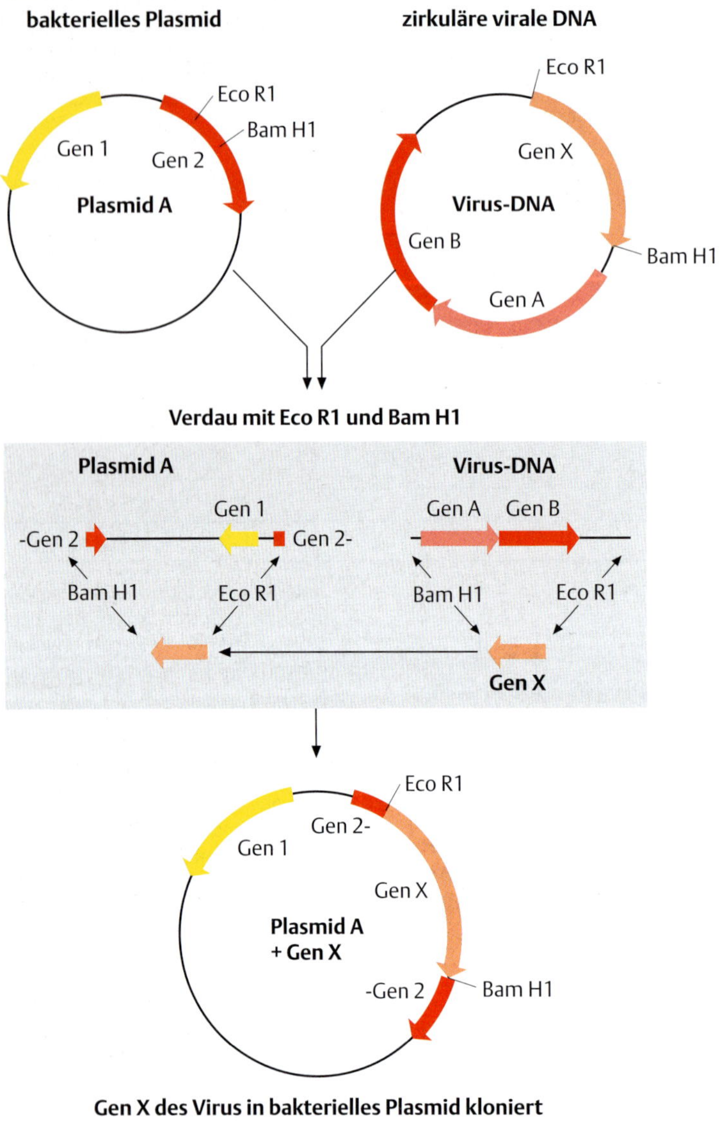

Finden sich in einem Plasmid die gleichen Restriktionsstellen wie auf einer viralen DNA, können beide Nukleinsäuren geschnitten werden und die virale Information kann sich in der Schnittstelle des Plasmids an den homologen Basen einlagern. Die kovalente Einbindung der viralen DNA erfolgt dann mithilfe von Ligasen, die den noch offenen DNA-Doppelstrang schließen. Der Vorteil eines solchen Vorgehens wird schnell klar: Nach Einführen eines viralen Gens oder gar des gesamten viralen Genoms in ein solches Plasmid wird bei jeder bakteriellen Zellteilung die virale DNA ebenfalls dupliziert.

nen gespeichert, wie etwa Antibiotikaresistenzen. Plasmide werden ebenso wie die genomische DNA bei der Zellteilung dupliziert und an die Nachkommen weitergegeben. Plasmide haben die Fähigkeit, relativ große Stücke an Fremd-DNA aufzunehmen, ohne dass ihre Vervielfältigung und Funktionalität darunter leidet (Abb. **C-1.3**).

Kettenabbruchreaktion und PCR: Wichtige Verfahren zur Sequenzierung sind die Kettenabbruchreaktion nach **Sanger** (Abb., **C-1.4**) und die Polymerase-Kettenreaktion **(PCR,** Abb. **A-4.26** S. 39).

Kettenabbruchreaktion und PCR: Zur vollständigen Entschlüsselung der viralen Erbinformation und zur Zuordnung phänotypischer Eigenschaften zum Genotyp des Virus muss die exakte Sequenz der Basen in einer viralen Nukleinsäure bestimmt werden. Die **Sequenzierung von DNA nach Sanger**, die auch die **Kettenabbruchreaktion** genannt wird, erlaubt die relativ rasche und präzise Bestimmung der Basenabfolge. Das Prinzip ist in Abb. **C-1.4** gezeigt. Das Verfahren der Sequenzierung wurde durch die Entwicklung der **Polymerase-Kettenreaktion (PCR)** wesentlich beschleunigt. Diese Technik erlaubt die millionenfache selektive Vervielfältigung einer ausgesuchten DNA-Sequenz (vgl. Abb. **A-4.26**, S. 39).

C-1.4 Sequenzierung einer Nukleinsäure

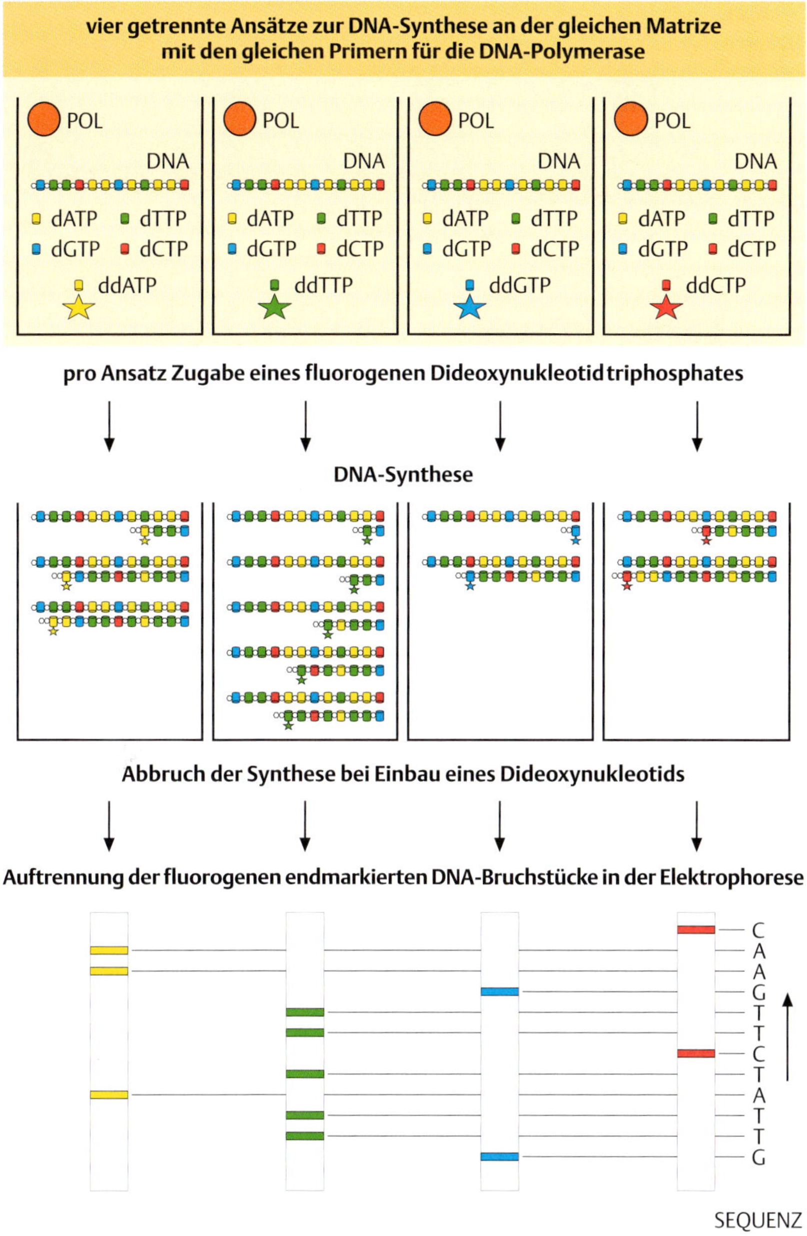

Nach **Klonierung** einer **viralen DNA** in ein **Plasmid** und der Überführung dieses Plasmids in einen Einzelstrang wird in vier getrennten Ansätzen mit einem komplementären Oligonukleotid, das nahe oder in der Klonierungsschnittstelle hybridisiert **(„primer“)**, ein Startpunkt für eine DNA-Polymerase geboten. In die vier Reaktionsgefäße werden die zur DNA-Synthese notwendigen Deoxynukleosidtriphosphate (dNTP) – also Deoxyadenosintriphosphat (dATP), Deoxycytidintriphosphat (dCTP), Deoxytriphosphatguanosin (dGTP) und Deoxythymidintriphosphat (dTTP) – gegeben. Allerdings wird in jeweils einen Reaktionsansatz zusätzlich ein **markiertes** (radioaktiv oder fluoreszent) **Di**deoxynukleosidtriphosphat (**d**dNTP) gegeben. Im ersten Ansatz ddATP*, im zweiten Ansatz ddCTP*, im dritten ddGTP* und im vierten ddTTP*. ddNTP tragen am 3′-C-Atom des Zuckerrings statt der für die Elongation der DNA notwendigen OH-Gruppe lediglich ein H-Atom, sodass die Polymerase bei der zufälligen Verwendung eines solchen ddNTP stecken bleibt und es zum **Kettenabbruch** kommt. Das bis dahin synthetisierte Stück trägt stets als letzte Base das markierte ddNTP. Werden die unterschiedlich langen neusynthetisierten Stränge in einem Gel der Größe nach aufgetrennt, gibt es für jeden der vier Ansätze ein Bandenmuster, welche die Positionen der einzelnen Basen innerhalb der neusynthetisierten Stränge festlegt. Damit kann die **Sequenz** der **Basenabfolge** „gelesen“ werden.

Kombiniert man die Technik der PCR mit der Kettenabbruchreaktion nach Sanger, kann eine **zyklische Sequenzierungsreaktion** einer ausgesuchten DNA-Sequenz durchgeführt werden.

1.3.2 Genomorganisation von Viren der Vertebraten

1.3.2 Genomorganisation von Viren der Vertebraten

Unter Nutzung der beschriebenen molekularbiologischen Techniken ist es gelungen, die Genomorganisation der Vertebratenviren aufzuklären. Viren nutzen ihre in der Größe sehr beschränkte Erbinformation extrem effizient.

„Splicen“: Bei den Viren der Vertebraten ist die im Genom gespeicherte Information für ein Protein (Gen) **nicht notwendigerweise kolinear** mit der mRNA. Die

„Splicen“: Wie bei den Eukaryonten auch ist bei den Viren der Vertebraten die im Genom gespeicherte Information für ein Protein (Gen) **nicht kolinear** mit der mRNA. Das heißt, dass die Information für ein Protein nicht unbedingt ununterbrochen an einer Stelle des Genoms liegt, sondern durchaus in mehre-

C-1.5 „Splicen“ von primären RNA-Transkripten

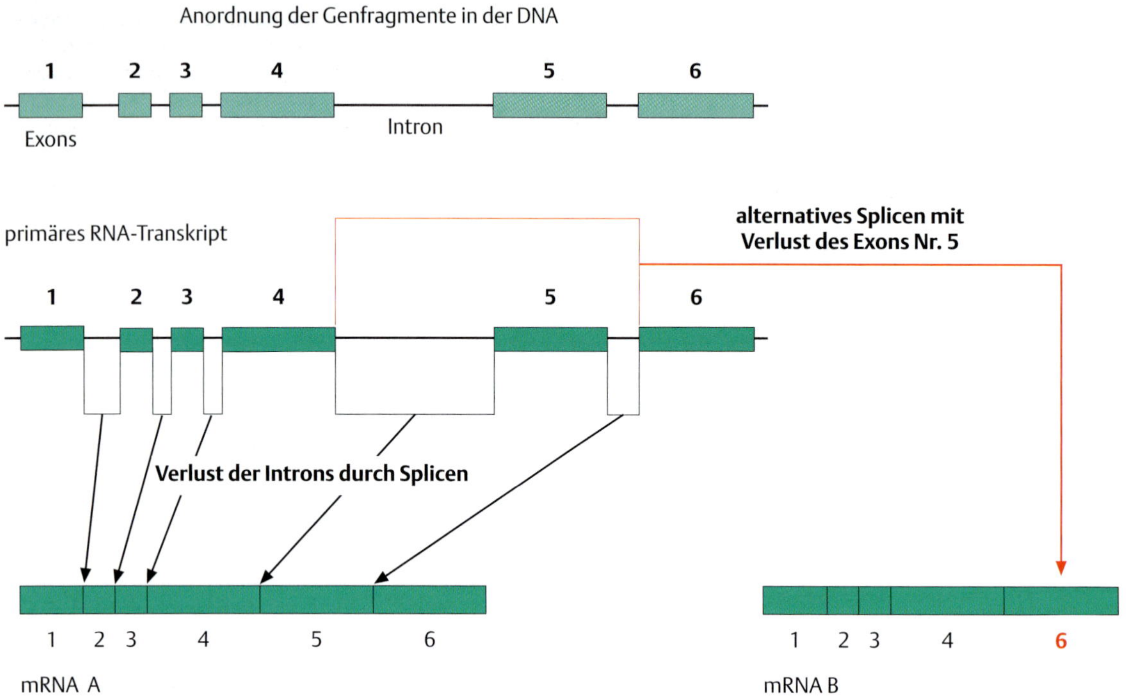

Die funktionelle RNA entsteht durch das **Entfernen** der nicht kodierenden Sequenzen **(Introns)** und die **Verknüpfung** der kodierenden Sequenzen **(Exons)**. Das alternative „Splicen“ des primären RNA-Transkripts erlaubt die Nutzung eines einzigen Transkripts für mehrere Proteine.

Expression des korrekten Proteins wird durch Entfernen nicht kodierender Sequenzen **(Introns)** aus dem primären RNA-Transkript und erneutem Verknüpfen der kodierenden Sequenzen **(Exons)** erreicht (Abb. **C-1.5**).

ren Fragmenten über das Genom verteilt sein kann. Die Expression des korrekten Proteins wird wie bei den Eukaryonten durch „Splicen“ des primären RNA-Transkripts in eine funktionelle mRNA erreicht. Dabei werden nicht kodierende Sequenzen **(Introns)** entfernt und die kodierenden Sequenzen **(Exons)** miteinander verknüpft (Abb. **C-1.5**). Alternatives „Splicen“ des primären RNA-Transkripts erlaubt außerdem die Nutzung eines einzigen Transkripts für mehrere Proteine.

Überlappende Gene: Durch überlappende Gene wird die in der Basensequenz des Genoms gespeicherte Information mehrfach genutzt. Überlappungen entstehen
1. durch **zusätzliche Startcodons** in einem Leserahmen oder
2. durch **Verschiebung des Leserasters** (Abb. **C-1.6**).

Überlappende Gene: Durch überlappende Gene wird die in der Basensequenz gespeicherte Information **mehrfach** genutzt. Solche Überlappungen können auf zwei Ebenen beobachtet werden:
1. Innerhalb des Leserahmens für ein Protein ist ein **alternatives Startcodon** für ein zweites Protein enthalten. Dieses zweite Protein macht dann also nur einen Teil des ersten aus (Abb. **C-1.6**).
2. Durch **Verschiebung des Leserasters** um eine Base bei der Translation kann die Erbinformation auf einem Nukleinsäurestrang in verschiedenen Leserahmen genutzt werden.

Abhängig von der Natur des viralen Genoms (Einzel- oder Doppelstrang, DNA oder RNA, positive oder negative Polarität des RNA-Genoms, segmentiertes Genom) sind die Strategien zu seiner Transkription und Replikation sehr unterschiedlich. Auf die verschiedenen Wege zur Umsetzung der Erbinformation wird im Rahmen des Kapitels 1.5 (S. 147) näher eingegangen, in dem die vollständigen Replikationszyklen unterschiedlicher Viren vorgestellt werden.

C-1.6 Kodierungskapazität von viraler Nukleinsäure

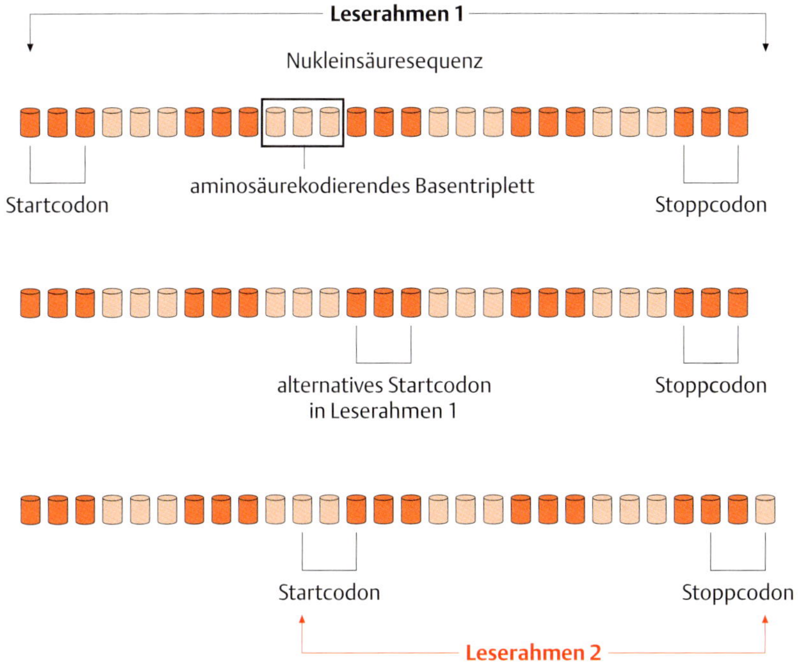

Durch überlappende Gene wird die in der Basensequenz gespeicherte Information mehrfach genutzt. Überlappungen sind möglich durch: **a** zusätzliche Startcodons in einem Leserahmen, **b** Verschiebung des Leserasters um eine Base.

1.3.3 Evolution viraler Erbinformationen

Die Sequenzierung viraler Genome hat sehr schnell klar gemacht, dass diese Nukleinsäuren zur erfolgreichen Durchsetzung ein hohes Maß an Flexibilität und Anpassungsfähigkeit haben müssen. Insbesondere dem steten Selektionsdruck durch das Immunsystem der Vertebraten kann nur durch konstante Evolution des Genoms begegnet werden. In diesem Entwicklungsprozess werden solche Genomvarianten erfolgreich sein, die geeignet sind, sich der humoralen und zellulären Immunantwort ihres Wirtes weitgehend zu entziehen („immune evasion"). Dabei hat sich eine Eigenschaft der Viren als besonders vorteilhaft erwiesen: Aufgrund ihrer extrem kurzen Replikationszeiten können in einem Wirt sehr viele Nachkommenviren erzeugt werden. Damit steigt die Chance für die Entstehung varianter Formen, die möglicherweise eine bessere Anpassung an den Wirt aufweisen.

Fehler bei der Replikation des Genoms: Diese Fehler entstehen bei Viren, die eine RNA als Genom besitzen, relativ häufiger als bei DNA-haltigen Viren. Der Grund liegt darin, dass RNA synthetisierende Enzyme (RNA-Polymerasen) keine Möglichkeit haben, die Richtigkeit ihres neusynthetisierten Stranges zu kontrollieren, während DNA replizierende Enzyme (DNA-Polymerasen) zu solchen Überprüfungen fähig sind. Daher wird bei RNA-Replikationsvorgängen je 10^3–10^6 Basen eine falsch eingebaut, während dies bei DNA-Polymerasen alle 10^8–10^{11} Basen geschieht. Diese durch Lesefehler entstehenden Mutationen bilden die Grundlage für genetisch variante Formen der Virusart. Viele von den Mutationen sind wahrscheinlich letal für das Virus, andere haben keine Konsequenzen, manchmal jedoch ändert schon der Austausch einer einzigen Aminosäure die pathogenen Eigenschaften des Virus grundlegend.

Austausch genetischer Information: Der Austausch genetischer Information zwischen DNA-haltigen Viren ist durch **homologe Rekombination** möglich (Abb. **C-1.7a**). Auch RNA-haltige Viren können durch einen besonderen Mechanismus der Rekombination Erbinformation austauschen. Beim so genannten **„Copy-choice"-Mechanismus** kann eine RNA-abhängige RNA-Polymerase

1.3.3 Evolution viraler Erbinformationen

Dem steten Selektionsdruck durch das Immunsystem der Vertebraten können Viren nur durch konstante Evolution ihres Genoms begegnen. In diesem Entwicklungsprozess werden solche Genomvarianten erfolgreich sein, die geeignet sind, sich der humoralen und zellulären Immunantwort ihres Wirtes weitgehend zu entziehen („immune evasion").

Fehler bei der Replikation des Genoms: Da RNA-Polymerasen im Gegensatz zu DNA-Polymerasen keine Kontrolle über die Korrektheit der von ihr synthetisierten neuen Nukleinsäurestränge haben, wird bei RNA-Replikationsvorgängen je 10^3–10^6 Basen eine falsch eingebaut (bei DNA-Polymerasen nur etwa alle 10^8–10^{11} Basen). Diese Mutationen bilden die Grundlage für genetisch variante Formen der Virusart. Ob diese jedoch von biologischer Bedeutung sind, zeigt sich erst in der Auseinandersetzung mit den Abwehrmechanismen des Wirtes.

Austausch genetischer Information: Der Austausch genetischer Information zwischen DNA-haltigen Viren ist durch **homologe Rekombination** möglich (Abb. **C-1.7a**). Der **„Copy-choice"-Mechanismus** (Abb. **C-1.7b**) erlaubt vor allem (+)Strang-

C-1.7 Rekombination von viralen Genomen

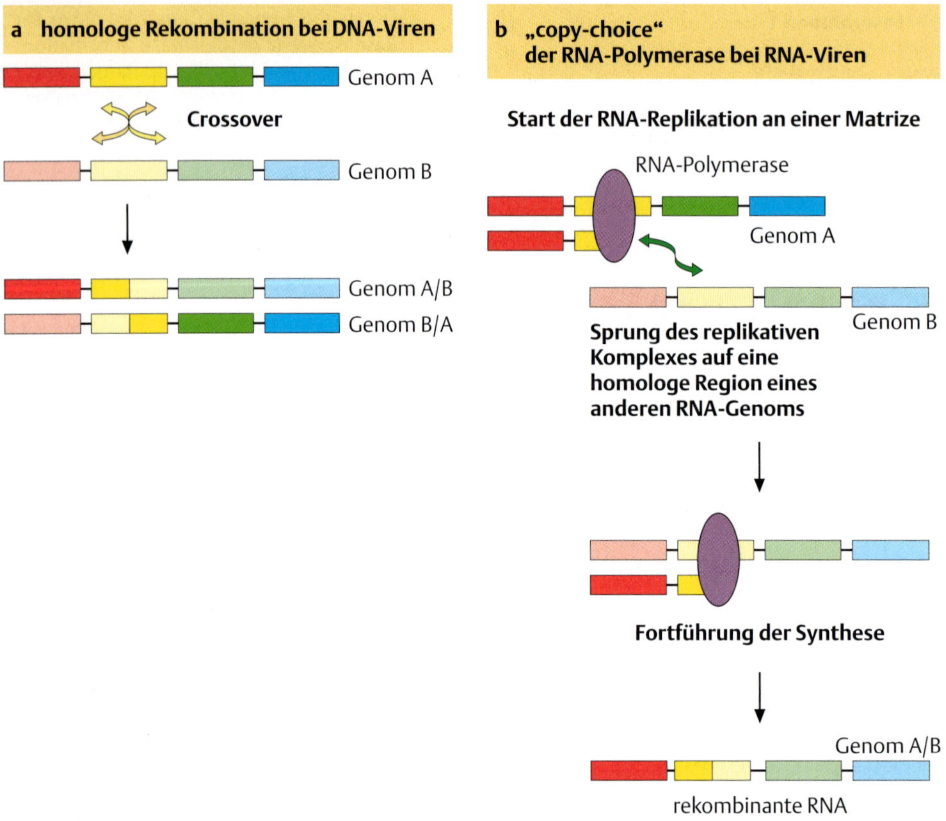

C-1.8 Reassortment viraler Erbinformation bei segmentierten Genomen

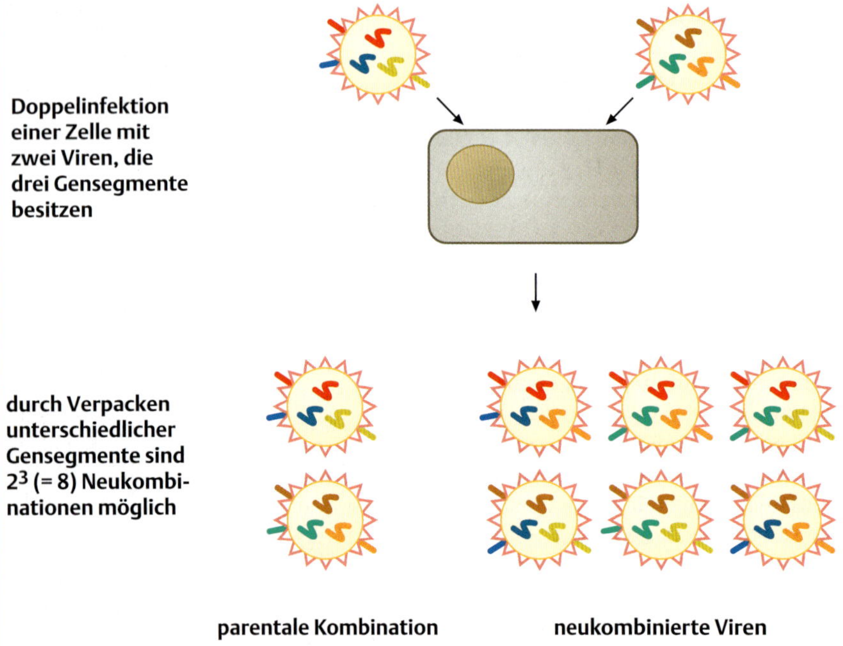

unter Mitnahme des naszierenden RNA-Stranges auf eine andere RNA-Matrize überspringen und dort die Synthese des neuen Stranges zu Ende bringen (Abb. **C-1.7b**). Diese Art der Rekombination ist bei (+)Strang-RNA-Viren häufiger als bei (–)Strang-RNA-Viren, da die letztere Gruppe zur Replikation des Genoms nicht nur eine RNA-abhängige Polymerase benötigt, sondern einen dichtgepackten Komplex von Nukleinsäure, Polymerase und Nukleoprotein. Dieses komplexe Arrangement macht den Wechsel der Matrize während des Synthesevorgangs nahezu unmöglich.

Die Verwendung von fragmentierten Genomen (mehrere Stücke Nukleinsäure bilden die gesamte Erbinformation) erlaubt den Austausch von einzelnen Fragmenten zwischen Viren der gleichen Spezies **(Reassortment)**. Damit ist ein hohes Maß an genetischer Variabilität möglich (Abb. **C-1.8**).

RNA-Viren die Rekombination ihres Genoms. Dabei kann eine RNA-Polymerase unter Mitnahme des naszierenden RNA-Stranges auf die homologe Region einer andere RNA-Matrize überspringen und dort die Synthese des neuen Stranges beenden.

Die Verwendung von fragmentierten Genomen erlaubt den Austausch von einzelnen Fragmenten zwischen Viren der gleichen Spezies **(Reassortment)** (Abb. **C-1.8**).

1.4 Taxonomie

1.4.1 Ordnungen, Familien, Genera und Arten

Auf der Basis der gesammelten morphologischen, molekularen und biologischen Eigenschaften von Viren wurde eine Klassifikation von Viren vom „International Committee on Taxonomy of Viruses" (ICTV) erarbeitet. Folgende Ordnungsbegriffe werden genutzt:

- **Ordnung:** Sie fasst Virusfamilien zusammen, die sich ähnlich sind und von Mitgliedern anderer Ordnungen und Familien abgegrenzt werden können. Ordnungen enden mit der Bezeichnung **-virales**. Beispiel: Die Mononegavirales, eine Gruppe von Einzelstrang-(Mono-)RNA-Viren, deren Genom negative (nega) Polarität hat und daher nicht direkt als mRNA translatiert werden kann. Drei Familien bilden die Ordnung, nämlich die **Paramyxoviridae**, die **Rhabdoviridae** und die **Filoviridae**.
- **Familie:** In einer Virusfamilie werden Gattungen von Viren zusammengefasst, die ähnliche Eigenschaften aufweisen und sich von Mitgliedern anderer Familien durch ihre Morphologie, ihr Genom und ihre Vermehrungsstrategie abgrenzen lassen. Familien enden mit der Bezeichnung **-viridae.** Beispiel: Die Picornaviridae. Ihr Name leitet sich von pico (klein) und RNA (das Genom aller Mitglieder der Familie) her, umfasst also eine Gruppe von kleinen RNA-haltigen Viren. Die Familie setzt sich aus den Gattungen **Entero-, Cardio-, Rhino-, Aphtho-** und **Hepatovirus** zusammen.
- **Subfamilie:** Subfamilien tragen die Bezeichnung **-virinae.** Die Einführung dieses Taxons trägt der Tatsache Rechnung, dass sich selbst innerhalb einer Familie noch systematische Unterschiede zusammenfassen lassen, die mehrere Gattungen betreffen. Beispiel: Die Familie Herpesviridae wird in drei Subfamilien unterteilt, die Alpha-, Beta- und Gammaherpesvirinae, wobei die Subfamilie Alpha die schnell replizierenden Herpes-simplex-Virusähnlichen Viren, die Subfamilie Beta die sehr langsam replizierenden Zytomegalievirusähnlichen Viren und die Subfamilie Gamma lymphotrope Viren enthält.
- **Gattung:** In einer Gattung werden Virusarten zusammengefasst, die gemeinsame Eigenschaften besitzen und von Mitgliedern anderer Genera unterschieden werden können. Eine Virusgattung endet mit der Bezeichnung **-virus.** Beispiel: Hepatovirus. Diese zu den Picornaviridae gehörende Gattung enthält zur Zeit nur eine Art, nämlich das Hepatitis-A-Virus.
- **Art:** Die Virusart oder auch -spezies ist eine nur sehr schwierig zu definierende Kategorie. Der Begriff der Spezies hat seinen Ursprung in der Biologie und umschreibt eine Gruppe von Lebewesen, die durch Verpaarung Nachkommen gleicher Art erzeugen können. Da in dieser Form der Begriff nicht auf eine Virusart angewendet werden kann, hat das ICTV 1991 eine Definition getroffen, die auf dem Vorschlag von van Regenmortel basiert. Danach ist eine Virusart eine **polythetische Klasse** von Viren, die durch Replikation einen Stammbaum ausbildet und eine ökologische Nische einnimmt. Poly-

1.4 Taxonomie

1.4.1 Ordnungen, Familien, Genera und Arten

Die Klassifikation der Viren enthält folgende Ordnungsbegriffe:

- **Ordnung:** Sie fasst Virusfamilien zusammen, die sich ähnlich sind und von Mitgliedern anderer Ordnungen und Familien abgegrenzt werden können. Ordnungen enden mit der Bezeichnung **-virales.**
- **Familie:** In einer Virusfamilie werden Gattungen von Viren zusammengefasst, die ähnliche Eigenschaften aufweisen und sich von Mitgliedern anderer Familien durch ihre Morphologie, ihr Genom und ihre Vermehrungsstrategie abgrenzen lassen. Ihre Endung lautet **-viridae.**
- **Subfamilien:** Sie tragen die Bezeichnung **-virinae.**
- **Gattung:** Sie fasst Virusarten zusammen, die gemeinsame Eigenschaften besitzen und von Mitgliedern anderer Genera unterschieden werden können. Eine Virusgattung endet mit der Bezeichnung **-virus.**
- **Art:** Die Virusart ist eine polythetische Klasse von Viren, die durch Replikation einen Stammbaum ausbildet und eine ökologische Nische einnimmt. Arten werden mit **-virus** bezeichnet (im Gegensatz zur Gattung jedoch **nicht kursiv** geschrieben).

C-1.9a Übersicht über die wichtigsten humanpathogenen Virusfamilien

a RNA-Viren

Familie	Gattung	wichtige Arten	Eigenschaften	schematischer Bauplan
Picornaviridae	Enterovirus Hepatovirus Rhinovirus Cardiovirus	Polio-, Echo-,Coxsackie-Viren Hepatitis-A-Virus Rhinovirus 1-117 Mengo-, EMC-Virus	Größe: 24–30 nm Kapsid: kubisch Hülle: nein Genom: RNA,ss (+)	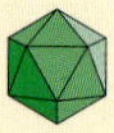
Caliciviridae	Norovirus	Norwalkvirus	Größe: 27–30 nm Kapsid: kubisch Hülle: nein Genom: RNA,ss (+)	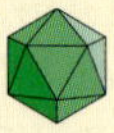
Hepeviridae	Hepevirus	Hepatitis-E-Virus	Größe: 33 nm Kapsid: kubisch Hülle: nein Genom: RNA,ss (+)	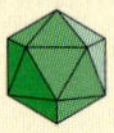
Reoviridae	Coltivirus Reovirus Rotavirus	Colorado-Zeckenfieber-Virus Reovirus 1–3 Rotaviren	Größe: 60–80 nm Kapsid: kubisch Hülle: nein Genom: RNA,ds segmentiert	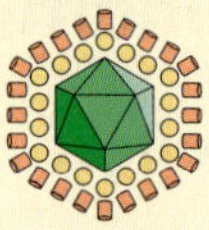
Coronaviridae	Coronavirus	Coronaviren	Größe: 80–220 nm Kapsid: helikal Hülle: ja Genom: RNA,ss (+)	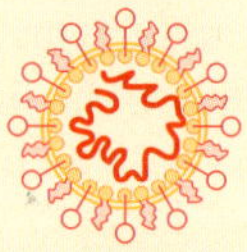
Togaviridae	Alphavirus Rubivirus	Sindbis-Virus Rötelnvirus	Größe: 60–70 nm Kapsid: kubisch Hülle: ja Genom: RNA,ss (+)	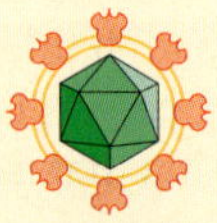
Flaviviridae	Flavivirus Hepacivirus	Gelbfiebervirus FSME-Virus Hepatitis-C-Virus	Größe: 40 nm Kapsid: kubisch Hülle: ja Genom: RNA,ss (+)	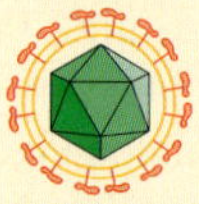
Arenaviridae	Arenavirus	LCM-, Lassa-Virus	Größe: 50–300 nm Kapsid: Komplex Hülle: ja Genom: RNA,ss (+/–) segmentiert	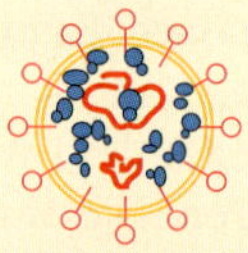
Filoviridae	Marburgvirus Ebolavirus	Lake-Viktoria-Marburg-Virus Zaire-Virus	Größe: 80x Filament (nm) Kapsid: helikal Hülle: ja Genom: RNA,ss (–)	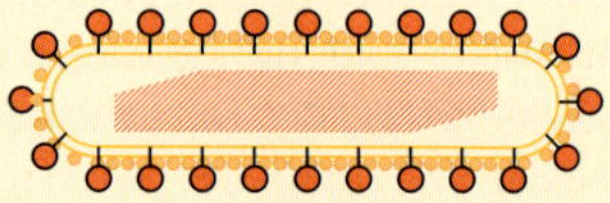
Bunyaviridae	Orthobunyavirus Nairovirus Phlebovirus Hantavirus	California-Enzephalitis-Virus Krim-Kongo-Virus Phlebotomus-Fieber-Virus Hantaan-Virus	Größe: 100 nm Kapsid: helikal Hülle: ja Genom: RNA,ss (–) segmentiert	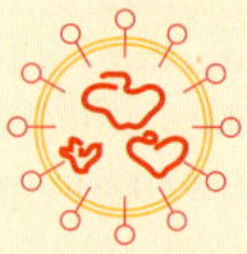
Orthomyxo-viridae	Influenza virus	Influenza-A-, -B-, -C-Virus	Größe: 80–120 nm Kapsid: helikal Hülle: ja Genom: RNA,ss (–) segmentiert	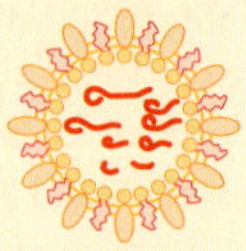
Paramyxo-viridae	Pneumovirus Paramyxovirus Rubulavirus Morbillivirus	Respiratory syncytial virus Parainfluenzavirus 1 und 3 Mumpsvirus Masernvirus	Größe: 150–300 nm Kapsid: helikal Hülle: ja Genom: RNA,ss (–)	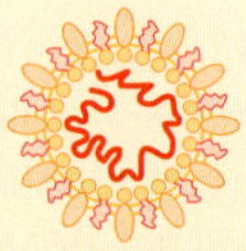
Rhabdoviridae	Lyssavirus	Tollwutvirus	Größe: 60–180 nm Kapsid: helikal Hülle: ja Genom: RNA,ss (–)	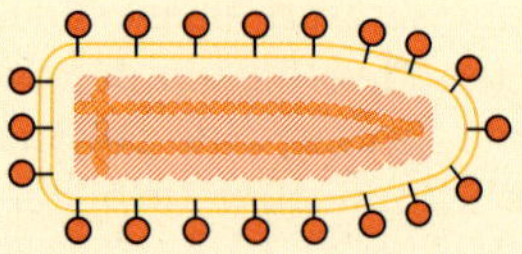

C-1.9b Übersicht über die wichtigsten humanpathogenen Virusfamilien

b DNA-Viren

Familie	Gattung	wichtige Arten	Eigenschaften	schematischer Bauplan
Retroviridae	Deltaretrovirus Lentivirus	HTLV I und II HIV 1 und 2	Größe: 100 nm Kapsid: Komplex Hülle: ja Genom: RNA,ss (+) segmentiert	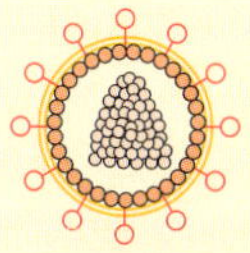
Herpesviridae	Simplexvirus Varicellovirus Cytomegalovirus Roseolovirus Lymphokryptovirus	Herpes-simplex-Virus Varizellen-/Zoster-Virus Zytomegalievirus Humanes Herpesvirus 6 Epstein-Barr-Virus	Größe: 100/200 nm Kapsid: kubisch Hülle: ja Genom: DNA, ds	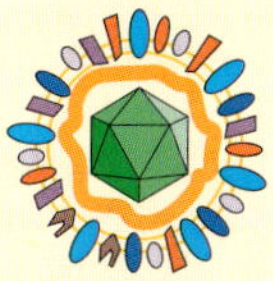
Papillomaviridae	Papillomavirus	Warzenvirus	Größe: 55/45 nm Kapsid: kubisch Hülle: nein Genom: RNA, ds	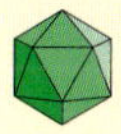
Polyomaviridae	Polyomavirus	BKV, JCV	Größe: 55/45 nm Kapsid: kubisch Hülle: nein Genom: RNA, ds	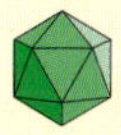
Parvoviridae	Erythrovirus	Parvovirus B 19	Größe: 19–25 nm Kapsid: kubisch Hülle: nein Genom: RNA, ss	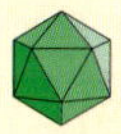
Adenoviridae	Mastadenovirus	Adenoviren	Größe: 70–90 nm Kapsid: kubisch Hülle: nein Genom: RNA, ds	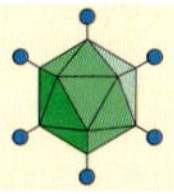
Poxviridae	Orthopox Parapox	Variola-, Vacciniavirus Orf	Größe: 230–350 nm Kapsid: komplex Hülle: ja Genom: DNA, ds	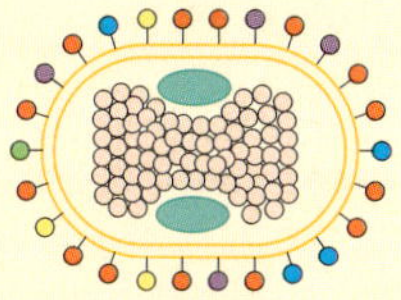
Hepadna-viridae	Orthohepadnavirus	Hepatitis-B-Virus	Größe: 27/42 nm Kapsid: kubisch Hülle: ja Genom: DNA, ds/ss	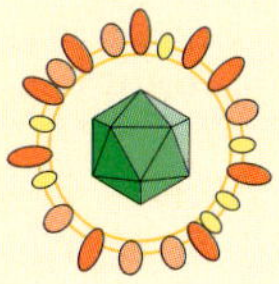

thetisch heißt, dass verschiedene Eigenschaften bei einzelnen Mitgliedern der Klasse in unterschiedlichen Kombinationen auftreten können. Arten werden mit **-virus** bezeichnet (im Gegensatz zur Gattung jedoch **nicht kursiv** geschrieben)**.** Beispiel: Mumpsvirus, Masernvirus oder auch Herpes-simplex-Virus.

Neu auftretende Viren werden unter Berücksichtigung ihrer biochemischen, biologischen, strukturellen und genetischen Eigenschaften entweder bestehenden Familien oder einer neuen, eigenen Familie zugeordnet. In Abb. **C-1.9** sind die wichtigsten humanpathogenen Virusfamilien zusammengefasst.

1.5 Virus und Wirtszelle

1.5 Virus und Wirtszelle

1.5.1 Vermehrungszyklus

1.5.1 Vermehrungszyklus

Bei der obligat intrazellulären Vermehrung von Viren können verschiedene Stadien des Replikationszyklus voneinander abgegrenzt werden. Abhängig vom Bauplan des Virus treten dabei zelluläre und virale Proteine in Wechselwirkung, was mit sehr unterschiedlichen Konsequenzen für die Wirtszelle verbunden sein kann (hierzu siehe Kapitel 1.5.2, S. 155). Im Folgenden werden die subsequenten Schritte besprochen, die von der Bindung des Virus an seine Wirtszelle bis zur Ausschleusung neu synthetisierter Nachkommenviren führen.

Adsorption

Adsorption

Die Bindung eines Virus an seine Wirtszelle wird durch ein Rezeptor-Liganden-Paar vermittelt, das für jedes Virus spezifisch ist. Als **zelluläre** Bindungsstrukturen dienen dabei häufig **membranständige Proteine**, deren normale Funktion in der Übertragung extrazellulärer Signale in das Zytoplasma Zelle besteht. Auf **viraler** Seite wird zur Anbindung eine **Polypeptidstruktur** ausgebildet, die geeignet ist, an einer Domäne des zellulären Proteins zu binden (Schlüssel-Schloss-Prinzip).

Die Bindung eines Virus an seine Wirtszelle wird durch ein Rezeptor-Liganden-Paar vermittelt, das für jedes Virus spezifisch ist. Als **zelluläre** Bindungsstrukturen dienen dabei häufig **membranständige Proteine**, deren normale Funktion in der Übertragung extrazellulärer Signale in die im Zytoplasma lokalisierten Signalkaskaden der Zelle besteht, wie z. B. Moleküle der Immunglobulin-Superfamilie (CD4, ICAM-1) oder der Komplement-(C3-)Rezeptor. Auf **viraler** Seite wird zur Anbindung an solche zellulären Rezeptoren eine **Polypeptidstruktur** ausgebildet, die aufgrund ihrer dreidimensionalen Struktur und ihrer elektrostatischen Ladungen geeignet ist, an einer Domäne des zellulären Proteins zu binden. Diese Bindungsvorgänge sind sicherlich ähnlich zu verstehen wie die Bindung eines antigenen Epitops in seine Bindungsstelle am Antikörper (Schlüssel-Schloss-Prinzip). Die physikochemischen Grundlagen und die sehr hohe Spezifität der Adsorption eines Virus an seine Wirtszelle bestimmen den Charakter dieses Ereignisses.

Die Adsorption hat keine chemotaktische Grundlage, ist bis zum Beginn der Penetration reversibel und bestimmt u. a. die hohe Spezifität vieler Viren für ihren Wirt.

Der Vorgang der Adsorption ist ein statistisches Ereignis, das **keine chemotaktische Grundlage** hat. Die Bindung ist nicht kovalent und daher bis zum Beginn der Penetration ohne Schädigung des Partikels **reversibel**, wenn sie nicht irreversible Strukturveränderungen im Viruskapsid auslöst. Die Spezifität der Adsorption für solche Zellen, die den entsprechenden Rezeptor ausbilden (**Zellspezifität**), bestimmt u. a. auch die hohe Spezifität vieler Viren für ihren Wirt (**Speziesspezifität**).

Sie kann verhindert werden durch Bindung eines Liganden für den Rezeptor oder durch Bindung eines Antikörpers an die Domäne des Liganden oder Rezeptors (Abb. **C-1.10**).

Die Adsorption kann häufig auf zwei Ebenen verhindert werden (Abb. **C-1.10**):
1. **Besetzung des zellulären Rezeptors** durch Bindung des physiologischen oder eines artifiziellen Liganden.
2. **Bindung eines Antikörpers** mit Spezifität für die beteiligte Domäne auf dem viralen Liganden oder die Bindungsdomäne des zellulären Rezeptors.

C-1.10 Virusadsorption und Blockade

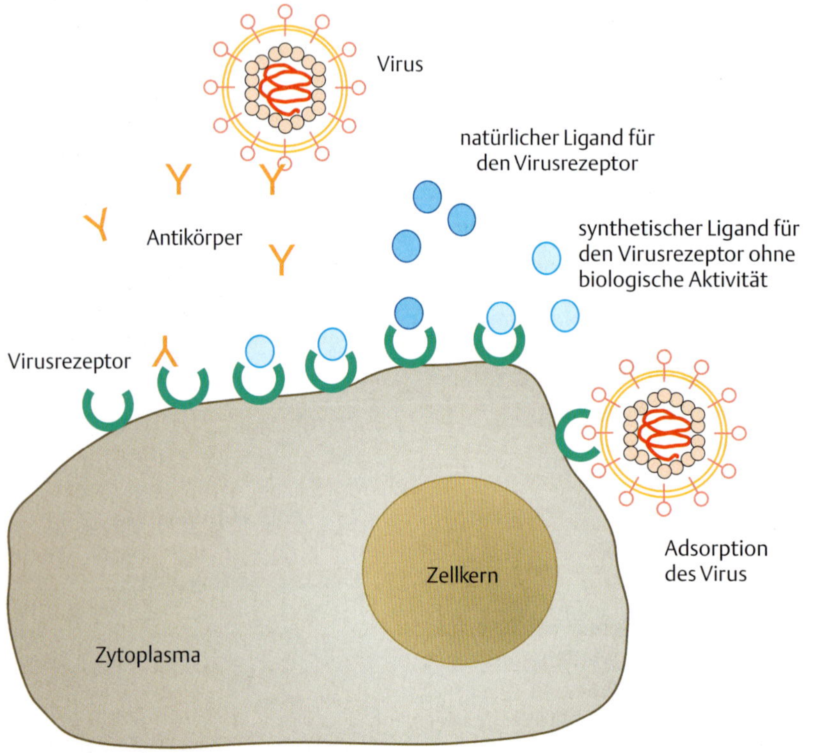

Die Adsorption des Virus kann verhindert werden durch die Bindung eines natürlichen oder synthetischen Liganden für den Rezeptor oder eines Antikörpers mit Spezifität für die Domäne des viralen Liganden bzw. zellulären Rezeptors.

Die für die Adsorption genannten Charakteristika gelten sowohl für nackte Viren, die Proteine ihres Nukleokapsids zur Bindung verwenden, als auch für behüllte Viren, die für diesen Vorgang ein funktionell eigenständiges Protein in die Lipidhülle eingelagert haben. In den meisten Fällen handelt es sich dabei um Glykoproteine, wobei Form und Art des Zuckeranteils die Spezifität der Bindung mitbestimmen. Aus der Einlagerung der für die Adsorption notwendigen Glykoproteine in die Lipidhülle erklärt sich auch die hohe Empfindlichkeit der behüllten Viren gegenüber Detergenzien und andere fettlösende Chemikalien.

◀ Merke

▶ **Merke:** Mit dem Verlust der Lipidhülle gehen auch die für die Adsorption notwendigen Glykoproteine verloren; das verbleibende Nukleokapsid ist nicht in der Lage, an die Wirtszelle zu absorbieren.

Penetration

Penetration

Sie erfolgt bei nackten und behüllten Viren auf unterschiedliche Weise.

Für das weitere Vordringen in die Zelle muss nach der Adsorption die Zellmembran der Wirtszelle mindestens vom Nukleokapsid des Virus überwunden werden. Dabei gehen nackte und behüllte Viren zum Teil unterschiedliche Wege.

Bei **nackten Viren** löst die Bindung an den zellulären Rezeptor häufig die Destabilisierung der Nukleokapsidstruktur aus. Der Durchtritt durch die Membran erfolgt durch:

- **Translokation des gesamten Viruspartikels in das Zytoplasma**, wobei die Integrität des Kapsids völlig verloren geht, oder

Nackte Viren: Bei nackten Viren löst die Bindung an den zellulären Rezeptor häufig die Destabilisierung der Nukleokapsidstruktur aus. Damit wird die intrazelluläre Freisetzung der im Inneren des Nukleokapsids verpackten Nukleinsäure vorbereitet. Der Durchtritt durch die Membran kann nun auf zweierlei Weise erfolgen:

- **Energieabhängige Translokation des gesamten Viruspartikels in das Zytoplasma:** Hierbei geht die Integrität des Kapsids völlig verloren und damit der Vorgang der Penetration nahtlos in das „uncoating", das Freisetzen der Nukleinsäure, über. Ein Beispiel dafür ist die Invasion der Zelle durch Poliovirus.

C-1.11 Adsorption, Penetration und Uncoating von Orthomyxoviren

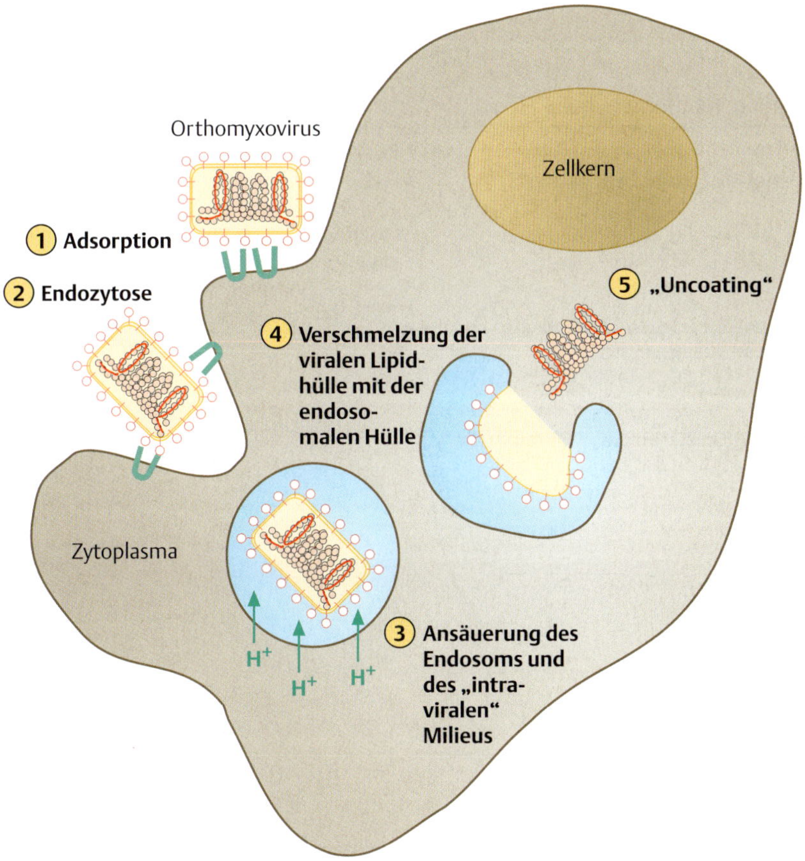

Influenzavirus penetriert nicht durch die Zellmembran, sondern wird nach der Adsorption (1) von der Zelle endozytiert (2). Die fusogene Domäne des viralen Hämagglutinins kann erst nach proteolytischer Abspaltung des äußeren Teils des Hämagglutinins freigelegt werden. Dazu sind trypsinähnliche Proteasen notwendig, aber auch ein sehr saures Milieu (3). Als Folge der intraviralen Ansäuerung wird das Nukleokapsid destabilisiert und die Freisetzung der RNA-Moleküle vorbereitet. Nach Abspaltung des äußeren Teils des Hämagglutinins fusioniert der verbleibende Teil des Proteins der Lipidhülle mit der Membran des Endosoms (4), und es kommt zum Uncoating (5).

- **Endozytose**, bei der die Zelle den Virus-Rezeptor-Komplex in ein zytoplasmatisches Vesikel aufnimmt.

- **Endozytose:** Die Zelle nimmt den Virus-Rezeptor-Komplex in ein zytoplasmatisches Vesikel auf. Die anschließende Destabilisierung des Nukleoproteins wird häufig durch eine Verschiebung des pH-Milieus in solchen Vesikeln eingeleitet.

Die Penetration von **behüllten Viren** ist mit der Fusion der eigenen Lipidhülle mit Membranen der Wirtszelle verbunden.

Behüllte Viren: Sie weisen einen anderen Penetrationsweg auf, der mit der Fusion der eigenen Lipidhülle mit Membranen der Wirtszelle einhergeht. Ein Weg, den z. B. die Herpes-, Masern-, oder auch Retroviren gehen, ist die Fusion ihrer Lipidhülle mit der Zellmembran. Diese Viren sind dazu in der Lage, weil sie in ihrer Lipidhülle Proteine tragen, die extrem hydrophob sind und damit in die Zellmembran eindringen können. Obwohl auch behüllt und mit einem fusogenen Glykoprotein ausgestattet, geht das zu den **Orthomyxoviridae** gehörende Influenzavirus einen anderen Weg der Penetration (Abb. **C-1.11**).

Uncoating

Im Zuge der Penetration insbesondere von **RNA-Viren** wird das Nukleokapsid derartig destabilisiert, dass es unmittelbar nach Eindringen in die Zelle zerfällt und die Nukleinsäure damit freigesetzt wird.

DNA-haltige Viren müssen ihr Genom unbeschadet mindestens bis an die Kernmembran bringen, um dort ihre DNA durch die Poren der Membran in den Nukleus zu entlassen. Dazu wird das Nukleokapsid entlang des Zytoskeletts bis an die Kernporen transportiert. Dort wird über zelluläre Proteine ein virusspezifischer Transport der DNA in den Kern ausgelöst (Abb. **C-1.12**).

Uncoating

Penetration und „uncoating" (Freisetzen der Nukleinsäure aus dem Nukleokapsid) gehen häufig nahtlos ineinander über. Dabei wird das Nukleokapsid durch die Penetration derartig destabilisiert, dass es unmittelbar nach Eindringen in die Zelle zerfällt und die Nukleinsäure damit freigesetzt wird. Das gilt insbesondere für **RNA-haltige Viren**, da die weitere Prozessierung ihrer Nukleinsäure in der Regel im Zytoplasma der Zelle stattfindet.

DNA-haltige Viren müssen dagegen ihr Genom unbeschadet durch das Zytoplasma mindestens bis an die Kernmembran bringen, um dort ihre DNA durch die Poren der Membran in den Nukleus zu entlassen. Nur hier finden sich die zellulären Enzyme, die zur „Handhabung" von DNA geeignet sind. Eine Ausnahme bildet lediglich das Pockenvirus, das eine eigene DNA-Transkriptions- und Synthesemaschinerie mitbringt, die im Zytoplasma einer Zelle funktionell ist. Nach der Penetration beispielsweise der Herpesviren wird daher das Nukleokapsid entlang des Zytoskeletts bis an die Kernporen transportiert. Dort wird über zelluläre Proteine ein virusspezifischer Transport der DNA in den Kern ausgelöst; die leere Proteinhülle zerfällt (Abb. **C-1.12**).

C-1.12 Adsorption, Penetration und Uncoating von Herpesviren

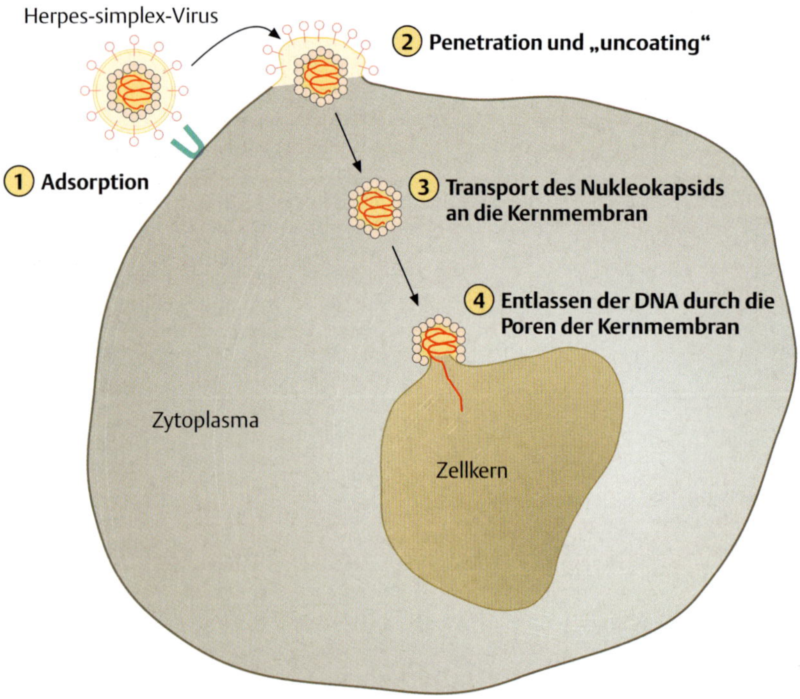

Nach Adsorption (1) und Penetration (2) wird das Nukleokapsid entlang des Zytoskeletts bis an die Poren der Kernmembran transportiert (3). Über zelluläre Proteine erfolgt ein virusspezifischer Transport der DNA in den Zellkern (4); die leere Proteinhülle zerfällt.

Vermehrung

Im Verlauf ihrer Evolution haben Viren unterschiedliche Strategien umgesetzt, die zu ihrer erfolgreichen intrazellulären Vermehrung führen. Hierbei bestimmt die **Art des viralen Genoms** den Ablauf der Ereignisse bis zum Zusammenbau eines kompletten neuen Viruspartikels. Bei allen Unterschieden müssen drei Dinge gewährleistet sein:

1. die **Replikation** (Vervielfältigung) des kompletten viralen Genoms,
2. die **Expression** virusspezifischer Proteine durch Transkription und Translation viraler Erbinformation und
3. die **Morphogenese** (Zusammenbau und Reifung) neuer kompletter Viruspartikel aus den synthetisierten virusspezifischen Bausteinen.

Vermehrung

Zur erfolgreichen intrazellulären Vermehrung müssen gewährleistet sein:

1. die **Vervielfältigung** des kompletten viralen Genoms
2. die **Expression** virusspezifischer Proteine
3. die **Morphogenese** neuer kompletter Viruspartikel aus den synthetisierten virusspezifischen Bausteinen

Viren mit ss(+)RNA-Genom

Typische Vertreter dieses Typs sind die Mitglieder der **Picornavirusfamilie**. Da die genomische RNA in ihrer Polarität einer mRNA entspricht, kann sie nach ihrer Freisetzung sofort an zelluläre Ribosomen binden und in einer ersten Runde in ein einziges großes Polyprotein translatiert werden. Aus diesem Polyprotein wird eine RNA-abhängige RNA-Polymerase ausgeschnitten, die von der einzigen vorhandenen ss(+)RNA viele ss(–)RNA-Kopien herstellt. Diese Kopien dienen als Matrize sowohl zur Produktion von mRNA für die virale Proteinsynthese (Transkription und Translation) als auch zur Produktion der neuen ss(+)RNA-Genome für die Nachkommenviren (Replikation). Bei der Proteinsynthese wird von der genomgroßen mRNA ein großes Polyprotein produziert, das autokatalytisch in die notwendigen Strukturproteine und Enzyme zerkleinert wird. Sind neue ss(+)RNA und virale Strukturproteine in ausreichender Menge vorhanden, beginnt die Morphogenese neuer Viruspartikel (Abb. **C-1.13**).

Viren mit ss(+)RNA-Genom

s. Abb. **C-1.13**.

C-1.13 Replikationsstrategie eines ss(+)Strang-RNA-Virus

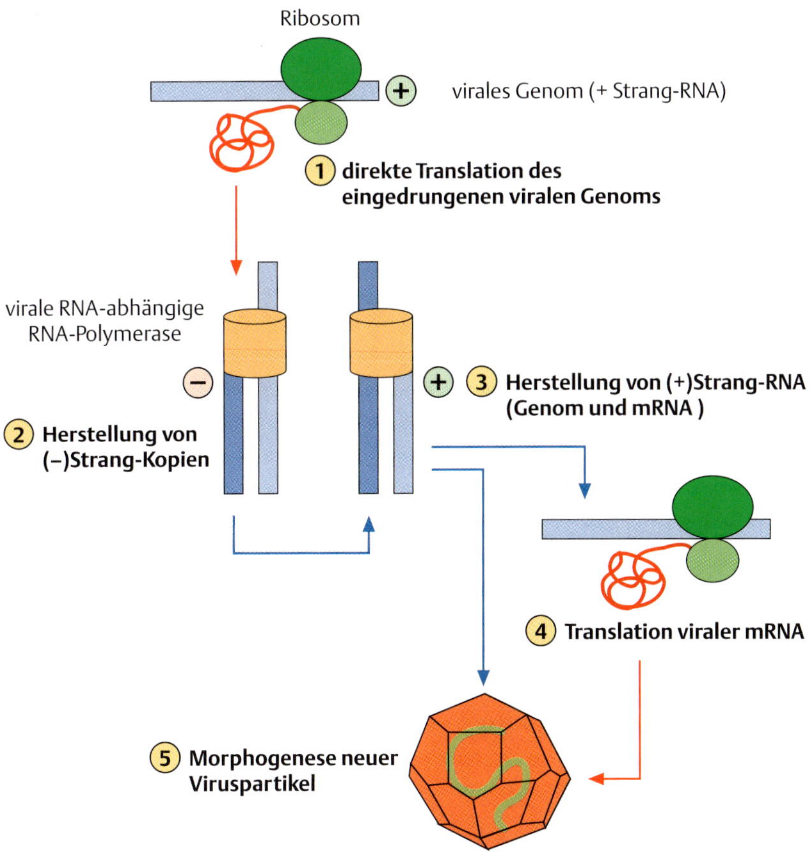

Die genomische RNA entspricht in ihrer Polarität einer mRNA und wird sofort nach dem Eindringen translatiert (1). Unter den synthetisierten Proteinen ist eine RNA-abhängige RNA-Polymerase, die von der einzigen ss(+)RNA ss(–)RNA-Kopien herstellt (2). Diese dienen als Matrize für die Synthese der neuen ss(+)RNAs für die Nachkommenviren (Replikation [3]) sowie von mRNA, die für die weitere Synthese virusspezifischer Proteine benötigt wird (Transkription [3] und Translation [4]). Sind genügend ss(+)RNA und Proteine produziert, beginnt die Morphogenese der neuen Viruspartikel (5).

Obwohl **Retroviren** ebenfalls eine ss(+)RNA als Genom aufweisen, bringen sie ein Paket von Enzymen im Nukleokapsid in die Zelle, die in der Lage sind, aus dem Genom eine ds(±)DNA zu synthetisieren und diese in das zelluläre Genom zu integrieren. Eine wesentliche Rolle spielt dabei das Enzym reverse Transkriptase (RT), das entgegen dem biologischen Dogma von einer mRNA eine komplementäre (c)DNA synthetisieren kann. Im Zuge dieses Synthesevorganges wird die genomische ss(+)RNA vollständig abgebaut. Die (c)DNA kann anschließend mithilfe einer virusspezifischen Integrase in das zelluläre Genom integriert werden. In diesem Zustand, der auch als **Provirus** bezeichnet wird, kann das Virus für lange Zeit **latent persistieren** (es werden keine infektiösen Partikel produziert). Bei Stimulation der Wirtszelle, etwa durch Zytokine und ihren Eintritt in die Proliferation, wird auch die Transkription des Provirus begonnen. Die von zellulären Enzymen transkribierte virale RNA ist von (+)Strang-Polarität und wird zum einen als neues Genom für neu synthetisierte Partikel benutzt, zum anderen nach Transport in das Zytoplasma und „Splice"-Vorgängen auch als mRNA für virusspezifische Proteine. Darunter befinden sich auch solche, die zur Morphogenese neuer Partikel notwendig sind.

Viren mit ss(−)RNA-Genom

s. Abb. **C-1.14**.

Viren mit ss(−)RNA-Genom

Viren, die ein (−)RNA-Genom besitzen (z. B. **Masern-** oder **Tollwutvirus**), haben grundsätzlich das Problem, dass nach dem „uncoating" keine zellulären Enzyme vorhanden sind, die ein Umschreiben in mRNA erlauben. Sie entlassen daher beim „uncoating" einen Komplex aus RNA und damit assoziierten Proteinen (Ribonukleoprotein oder RNP) in das Zytoplasma, in dem sich auch eine

C-1.14 Replikationsstrategie eines ss(−)Strang-RNA-Virus

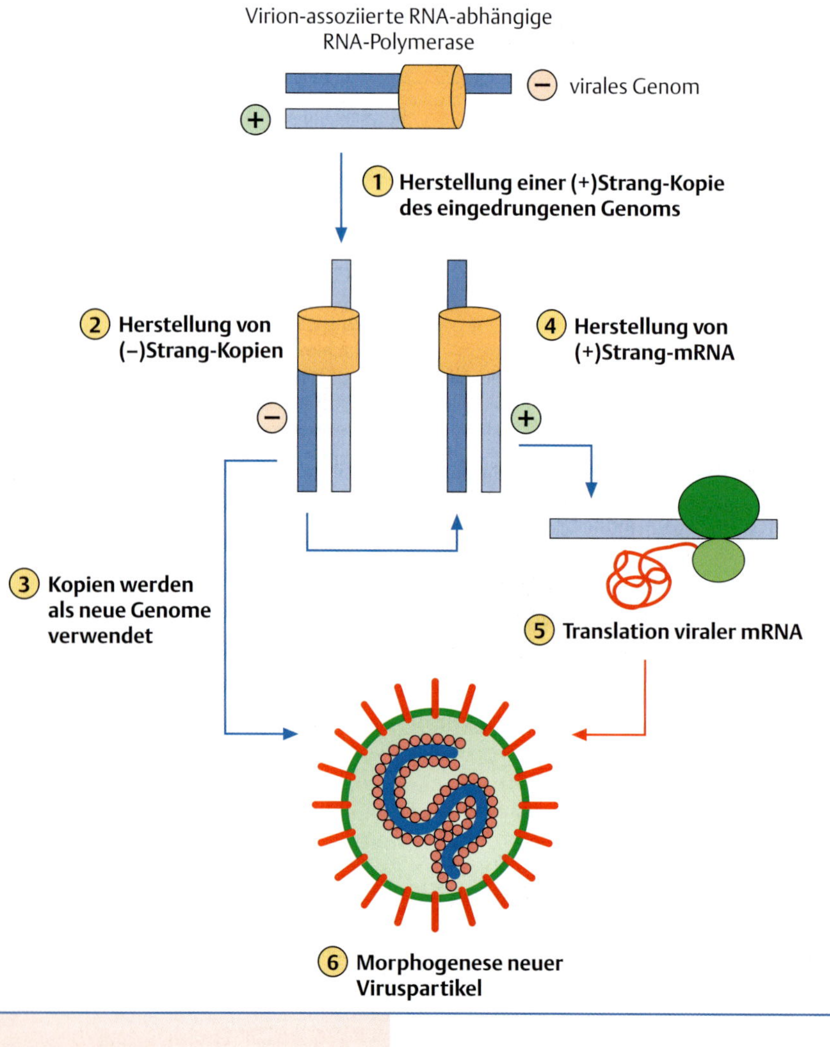

Viren mit (−)RNA-Genom entlassen beim Uncoating einen Komplex aus RNA und damit assoziierten Proteinen in das Zytoplasma. Von der RNA-abhängigen RNA-Polymerase werden komplementäre (+)Strang-Kopien hergestellt (1), die als Matrize für die Herstellung vieler (−)Strang-Kopien dienen (2). Diese (−)Stränge können als neue Genome verwendet werden (3), dienen aber auch zum Abschreiben von virusspezifischer RNA (4), die in Proteine translatiert wird (5). Sind genügend Strukturproteine und ss(−)RNA-Genome synthetisiert, beginnt die Morphogenese (6).

RNA-abhängige RNA-Polymerase befindet, die in der Lage ist, (+)Strang-RNA zu synthetisieren (Abb. **C-1.14**). Die RNA-Polymerase stellt von dem eingedrungenen Genom zunächst eine vollständige (+)Strang-Kopie her, die als Matrize für die Herstellung vieler (–)Strang-Kopien dient. Diese (–)Stränge können einerseits als neue Genome verwendet werden, dienen andererseits jedoch auch zum Abschreiben von virusspezifischer mRNA, von der schließlich die viralen Proteine durch den zellulären Syntheseapparat translatiert werden. Die Morphogenese beginnt, wenn genügend ss(–)RNA-Genom und Strukturproteine synthetisiert wurden.

Viren mit ds(±)RNA-Genom

Rotaviren sind ein typisches Beispiel für dsRNA-Viren. Bei ihnen kann die eigene RNA-Polymerase in einem unsymmetrischen Transkriptionsvorgang nur den (–)Strang der dsRNA in proteinkodierende mRNAs abschreiben. Von den mRNA-Molekülen werden Proteine translatiert, die unter Bildung charakteristischer Ansammlungen so genannte **Virusfabriken** im Zytoplasma bilden. In den Virusfabriken werden von den (+)Strang-mRNA-Molekülen neue genomische dsRNA-Moleküle synthetisiert. Über eine Reihe von weiteren Reifungsschritten, bei denen die Strukturproteine (Glykoproteine) der äußeren Proteinhülle eingebaut werden, kommt es zur Ausbildung und Ausschleusung des kompletten Partikels.

Viren mit ds(±)RNA-Genom

Bei dsRNA-Viren (z. B. Rotaviren) transkribiert die viruseigene RNA-Polymerase nur den (–)Strang in mRNA. Die davon translatierten Proteine bilden Ansammlungen im Zytoplasma (sog. Virusfabriken), in denen aus der (+)Strang-mRNA neue dsRNA synthetisiert wird.

Viren mit ds(±)DNA-Genom

Hierzu gehört die große Familie der **Herpesviridae**. Sie müssen nach der Penetration zunächst ihre dsDNA in den **Zellkern** verbringen, da nur hier die für die primäre Transkription notwendigen RNA-Polymerasen vorhanden sind. Dies wird dadurch erreicht, dass das Nukleokapsid entlang der intrazellulären Aktinfäden an die Kernmembran transportiert und die DNA dann unter Beteiligung virusspezifischer Proteine durch die Membranporen in den Kern verbracht wird. Hier werden die zur viralen Proteinsynthese notwendigen mRNAs transkribiert und nach Transport in das Zytoplasma in virale Proteine translatiert. Unter diesen Proteinen befinden sich neben den Strukturproteinen auch solche, die nach Rückkehr in den Kern die virale genomische DNA duplizieren (virale DNA-Polymerase). Schließlich erfolgt die Morphogenese neuer Viruspartikel in einer komplexen Sequenz von Verpackungsereignissen im Kern, am endoplasmatischen Retikulum und an der Zellmembran (Abb. **C-1.15**).

Eine absolute Sonderstellung unter den DNA-Viren nimmt das **Hepatitis-B-Virus** (HBV) ein. Es besitzt ein ds(±)DNA-Genom, das jedoch über einen weiten Abschnitt nur unvollständig doppelsträngig ist. Nur der (–)Strang hat die volle Genomlänge, während der (+)Strang der DNA inkomplett ist. Nach dem „uncoating" wird mit dem Kapsid die DNA durch das Zytoplasma an den Kern transportiert. Im Zellkern wird dann der Doppelstrang durch die zelluläre DNA-Synthesemaschinerie komplettiert. Anschließend beginnt die Transkription durch die zelluläre RNA-Polymerase. Die produzierten RNA-Spezies umfassen einmal **subgenomische mRNAs**, die exklusiv für die Hüllproteine und das mit dem Zellzyklus interagierende x-Protein kodieren, und **mRNAs von genomischer Größe**, die einmal zur Herstellung des genomischen (–)Strangs der DNA dienen und zum anderen als mRNA für die Polymerase (P) und das „Core"-HBc-Protein. Die RNA mit Genomgröße wird einschließlich der Polymerase im Zytoplasma in einen Kern verpackt. Die Polymerase hat eine Reverse-Transkriptase-Funktion, wie sie auch bei den Retroviridae bekannt ist. Sie schreibt von dem verpackten RNA-Strang einen (–)DNA-Strang unter Abbau der RNA-Matrize. Schließlich wird der (–)DNA-Strang durch Synthese des (+)Stranges ergänzt. Die Gründe für die inkomplette (+)Strang-Synthese sind nicht verstanden. Möglicherweise setzt zu diesem Zeitpunkt bereits die Umhüllung des Virus am endoplasmatischen Retikulum ein, in dessen Membranen die viralen Glykoproteine bereits eingelagert sind.

Viren mit ds(±)DNA-Genom

s. Abb. **C-1.15**.

C-1.15 Replikationsstrategie eines dsDNA-Virus

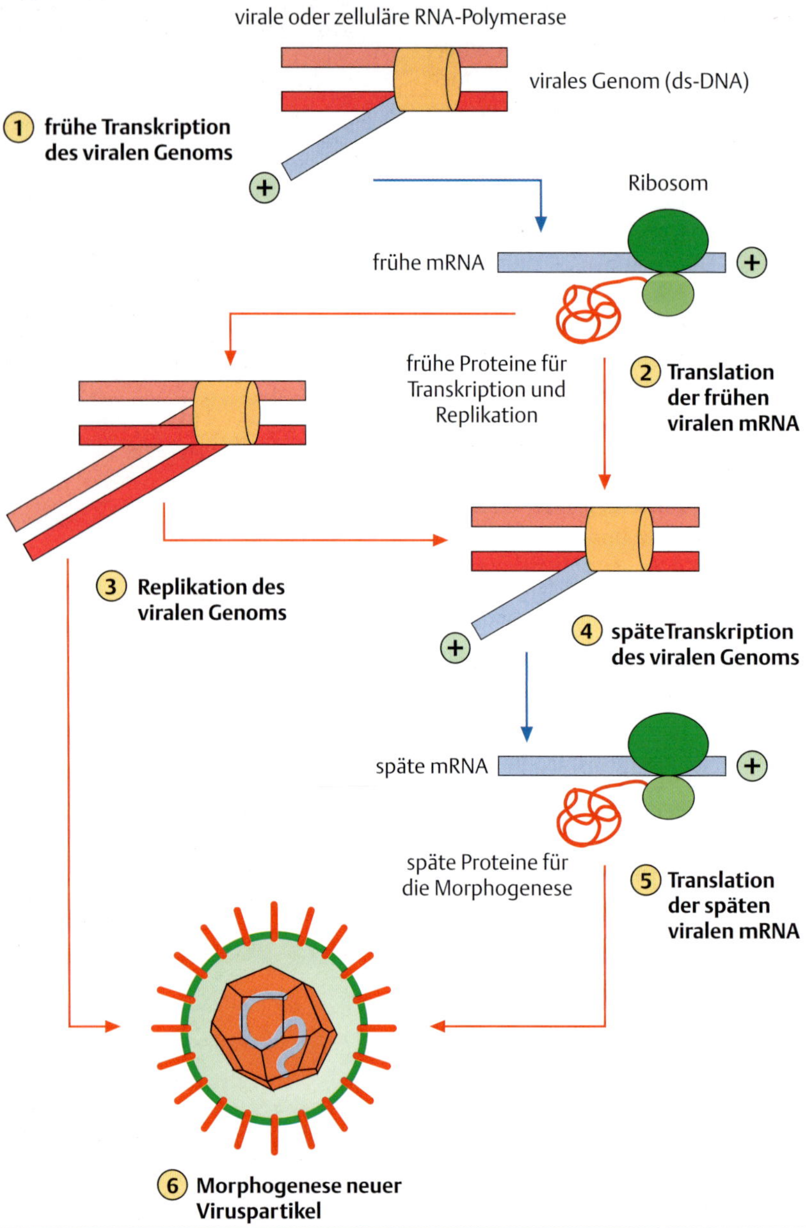

Bei Herpesviren wird das Genom in zeitlich gestaffeltem Ablauf gebildet. In der „Immediate-early"-(IE-)Phase transkribieren zelluläre RNA-Polymerasen Genombereiche, die für wichtige regulatorische Proteine kodieren (1). Die mRNAs werden im Zytoplasma translatiert (2) und die synthetisierten Regulatoren zurück in den Kern transportiert. Sie wirken dort als Aktivatoren für die Transkription der „Early"-(E-)Proteine. Unter diesen Proteinen befinden sich vor allem solche, die an die virale Nukleinsäure binden und das Genom duplizieren können (virale DNA-Polymerase [3]). Während der Genomduplikation werden auch die „late" (späten) mRNAs transkribiert (4) und im Zytoplasma in die vielen Strukturproteine translatiert (5), die für die Morphogenese (6) erforderlich sind.

Morphogenese und Ausschleusung

Während der Morphogenese müssen neu synthetisierte Genome mit Struktur- und Nichtstrukturproteinen zu einem kompletten Virion verpackt werden.

Zur korrekten Verpackung dienen Signale, wie kurze spezifische Nukleinsäuresequenzen, die zur Wechselwirkung mit den Verpackungsproteinen führen.

Nach der initialen Anlagerung zwischen viralem Genom und einem oder mehreren

Morphogenese und Ausschleusung

Die Grenzen zwischen Replikation, Morphogenese und Ausschleusung von Nachfolgeviren sind nicht in allen Fällen scharf zu definieren. Während der auf die Replikation folgenden Morphogenese müssen neu synthetisierte Genome mit Struktur- und Nichtstrukturproteinen zu einem kompletten Virion verpackt werden. Ein kritischer Punkt bei diesem Prozess ist die **Zuordnung der Nukleinsäure zu dem entstehenden Kapsid**.

Als Verpackungssignal für Proteine dienen kurze spezifische Nukleinsäuresequenzen, die z. B. bei einzelsträngigen RNA-Viren zur Ausbildung charakteristischer Faltungen führen. Bei ds(±)DNA-Viren wirken bestimmte Basensequenzen als Erkennungssignal für Verpackungsproteine, ähnlich wie es für die Anlagerung von Transkriptionsfaktoren bekannt ist.

Im Gegensatz zu dieser initialen Anlagerung zwischen viralem Genom und einem oder mehreren Strukturproteinen ist die sich anschließende **Verpackung** des gesamten Genoms nicht an eine definierte Sekundär- oder Tertiärstruktur gebunden. Entscheidende Kriterien sind hier vielmehr die Größe der zu verpackenden Nukleinsäure und ihre elektrostatische Interaktion mit geladenen Gruppen der Kapsidproteine. Dabei kann die Nukleinsäure über ihre gesamte Größe mit Nukleokapsidproteinen in Wechselwirkung treten, wie bei helikal angeordneten Nukleokapsiden, oder nur an einigen wenigen Punkten Kontakte mit den Kapsidproteinen aufweisen, wie bei der Verpackung in Form eines Ikosaeders (Beispiel: Poliovirus). Orte solcher Verpackungsprozesse können entweder das Zytoplasma sein (z. B. Picornaviridae) oder auch der Zellkern (z. B. Polyomaviren).

Strukturproteinen sind für die sich anschließende Verpackung des gesamten Genoms in das Kapsid die Größe der zu verpackenden Nukleinsäure und ihre elektrostatische Interaktion mit geladenen Gruppen der Kapsidproteine entscheidend.

Für **nackte Viren** sind mit der kompletten Verpackung der Nukleinsäure alle notwendigen Reifungsschritte abgeschlossen und die Phase der **Ausschleusung** beginnt. In der Regel wird dies bei nackten Viren durch den Tod und die Disintegration der Wirtszelle erreicht, wobei die Akkumulation von viralen Proteinen häufig eine toxische Wirkung auf die Zelle hat.

Für **nackte Viren** sind mit der kompletten Verpackung der Nukleinsäure alle Reifungsschritte abgeschlossen und die **Ausschleusung** beginnt, meist durch den Tod und die Disintegration der Wirtszelle.

▶ **Merke:** Im Gegensatz dazu ist bei **behüllten Viren** der letzte Schritt der Morphogenese, nämlich die Umhüllung des Kapsids mit einer zellulären Lipidmembran, gleichzeitig auch mit der Ausschleusung des Partikels verbunden.

◀ **Merke**

Die Orte der Umhüllung können unterschiedlich sein („Budding" an der Zellmembran, Kernmembran oder an den Membranen des endoplasmatischen Retikulums; Abb. **C-1.16**). Im Gegensatz zu den nackten Viren muss es bei diesem Ausschleusungsverfahren nicht zum sofortigen Tod der Zelle kommen.

Die Orte der Umhüllung können unterschiedlich sein (Abb. **C-1.16**).

C-1.16 „Budding" behüllter Viren an zellulären Membranen

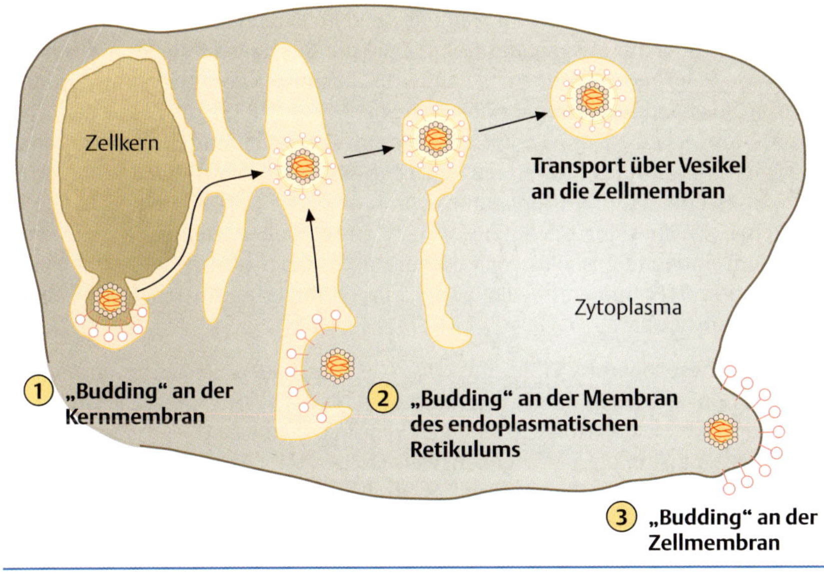

Die Umhüllung des Kapsids mit einer zellulären Lipidmembran ist gleichzeitig mit der Ausschleusung bzw. Abschnürung (= „budding") eines neuen Virions verbunden. Die Orte der Umhüllung können unterschiedlich sein: Herpesviridae knospen in den Raum zwischen innerer und äußerer Kernmembran (1) in die zytoplasmatischen Zisternen und gelangen dann in Vesikeln an die Zelloberfläche. Coronaviridae lagern sich an die Membran des endoplasmatischen Retikulums an (2) und werden ebenfalls in Vesikeln an die Zellmembran transportiert. Paramyxoviridae umhüllen ihr Nukleokapsid beim Austritt aus der Zelle an der äußeren Zellmembran (3).

1.5.2 Zytopathogener Effekt

Die Konsequenzen einer viralen Infektion für die Wirtszelle hängen ganz entscheidend von der Vermehrungsstrategie des infizierenden Agens ab. Neben der zunächst folgenlosen latenten Persistenz episomaler Genome, wie beim Herpes-simplex-Virus, reicht das Spektrum der zytopathogenen Effekte vom Zelltod innerhalb weniger Stunden nach Infektion (Poliovirus) bis hin zur Immortalisierung der Zelle durch Deregulierung des Zellzyklus (Papillomaviren). In jedem Fall haben Viren Möglichkeiten entwickelt, den kompletten Syn-

1.5.2 Zytopathogener Effekt

Viren haben Möglichkeiten entwickelt, den kompletten Syntheseapparat der Zelle (Nukleinsäure- und Proteinsynthese), so zu beeinflussen, dass vorzugsweise virale Produkte hergestellt werden.

theseapparat der Zelle (Nukleinsäure- und Proteinsynthese) so zu beeinflussen, dass vorzugsweise virale Produkte hergestellt werden.

Intrazelluläre Ereignisse

Die Viren greifen auf unterschiedlichen Ebenen in den Zellstoffwechsel ein:

Intrazelluläre Ereignisse

Die Ebenen, auf denen Viren steuernd in die zellulären Stoffwechselvorgänge eingreifen, sind sehr vielschichtig. Prinzipiell lassen sich dabei fünf große Bereiche für Interaktionen erkennen:

Transkriptionsapparat: Ein sehr direkter Weg des Eingriffs in den zellulären Stoffwechsel ist die Blockade der zellulären Transkription durch **RNA-Viren**.

Transkriptionsapparat: Ein sehr direkter Weg des Eingriffs ist die Blockade der zellulären Transkription durch **RNA-Viren**. Als Konsequenz werden keine neuen zellulären mRNA-Moleküle gebildet, und damit steht der intrazelluläre Pool an Nukleotiden vorzugsweise der viralen RNA-Synthese zur Verfügung. Verursacher von schweren Seuchen bei Pferden und Rindern produzieren zum Beispiel eine kleine RNA, die in den Zellkern transportiert wird und dort durch Bindung an einem für die Transkription wichtigen zellulären Protein die weitere Transkription blockiert.

DNA-Viren interagieren mit zellulären Transkriptionsfaktoren z. B. durch Einbringen virusspezifischer Proteine, was die Transkription der viralen DNA ermöglicht.

DNA-Viren haben eine ganze Palette von sehr subtilen Interaktionsmöglichkeiten mit der zellulären Transkriptionsaktivität entwickelt. Eine sehr erfolgreiche Strategie ist z. B. das Einbringen virusspezifischer Proteine, die mit zellulären Transkriptionsfaktoren in einer Weise wechselwirken, dass die Transkription der viralen DNA möglich wird.

Zelluläre RNA-Prozessierung: Der Transport zellulärer mRNA aus dem Kern kann durch virale Proteine blockiert werden.

Zelluläre RNA-Prozessierung: Neben der direkten Beeinflussung der Transkription haben Viren Möglichkeiten, die posttranskriptionelle Prozessierung zellulärer RNA entscheidend zu beeinflussen. So wird beispielsweise der Transport zellulärer mRNA aus dem Kern durch Proteine des Herpes-simplex-Virus blockiert.

Translationsapparat: Zelluläre mRNAs haben an ihrem 5′-Ende eine besondere Struktur ausgebildet („cap"), die die Bindung an die Ribosomen begünstigt. **Picornaviridae** wie das Poliovirus blockieren die Bindung zellulärer mRNA durch Zerstörung eines dazu notwendigen Proteins. Das Genom des Virus hat mRNA-Qualität und kann über spezielle RNA-Strukturen ohne cap an den Ribosomen binden.

Translationsapparat: Auch die Translation zellulärer mRNA kann Angriffspunkt einer viralen Intervention sein. Zelluläre mRNAs haben an ihrem 5′-Ende eine besondere Struktur ausgebildet („cap"), die die Bindung an die Ribosomen begünstigt. **Picornaviridae**, wie das Poliovirus, haben keine cap-Struktur, sondern weisen so genannte „internal ribosomal entry sites" (IRES) auf, die es dem viralen Genom erlauben, ohne „cap" am Ribosom zu binden und die Translation zu initiieren. Ein virales Protein, das im Lauf des posttranslationalen Spaltungsprozesses entsteht, induziert nun die proteolytische Spaltung eines zellulären Proteins, welches für die Bindung der cap-tragenden zellulären mRNA am Ribosom notwendig ist. Als Folge kommt es zu einer bevorzugten Translation ungecapter RNA und damit schließlich zum kompletten Abstellen der zellulären Proteinsynthese.

DNA-Syntheseapparat: Viren mit DNA-Genom haben Wege gefunden, die Replikation von DNA-Molekülen zu steuern. Dabei kann die zelluläre DNA-Synthese reduziert oder stimuliert werden.

DNA-Syntheseapparat: Viren mit DNA-Genom haben Wege gefunden, die Replikation von DNA-Molekülen zu steuern. Je nach Virus werden dabei zum Teil konträre Ziele verfolgt. Zum einen kann die zelluläre DNA-Synthese reduziert werden. Sinn dieser Vorgehensweise wäre z. B., den intrazellulären „Pool" der DNA-Bausteine vorzugsweise der viralen DNA-Synthese zuzuführen oder zelluläre DNA-replizierende Proteine für die Synthese viraler DNA freizuhalten. Zum anderen können Viren aber auch durch Interaktion mit zellulären Proteinen eine unkontrollierte Zellproliferation auslösen, wenn die Replikation ihres eigenen Genoms davon abhängig ist. Diese ist insbesondere bei den tumorauslösenden Viren wie den **Papilloma-**, **Polyoma-** oder bestimmten **Herpesviren** der Fall.

Modifikation zellulärer Proteine: Viren können für Enzyme kodieren, die zelluläre Proteine modifizieren. Die Produkte von viral kodierten Onkogenen sind häufig Proteinkinasen oder virale Proteasen. Diese sind in der Lage, auch zelluläre Proteine zu spalten.

Modifikation zellulärer Proteine: Obwohl Viren bei ihrer Reifung sehr wohl an den zahlreichen zellulären proteinmodifizierenden Enzymen partizipieren, stellen einige von ihnen doch eigene Enzyme bereit, die oftmals auch zelluläre Proteine modifizieren, ein Vorgang, der durchaus nicht folgenlos für die Zelle sein kann. Beispiele dafür wären etwa die Produkte von viral kodierten Onkogenen, die häufig Proteinkinaseaktivität besitzen, oder virale Proteasen der Myxo- und Retroviren, die auch zelluläre Proteine spalten.

Morphologische Veränderungen

Äußeres Zeichen aller dieser pathologischen Veränderungen im Stoffwechsel einer viralen Wirtszelle sind die zum Teil dramatischen Veränderungen ihrer Morphologie, mit der klassischerweise die zytopathogenen Effekte einer viralen Infektion umschrieben werden. Bei **zytolytischen Infektionen** wird der normale Zellstoffwechsel durch die virale Replikation derartig gestört, dass die betroffene Zelle ihre Integrität nicht mehr aufrechterhalten kann und unter Freisetzung neuer Viruspartikel stirbt. Grund dafür kann z. B. der Abbruch der zellulären Proteinsynthese sein, der irgendwann die Zelle zerstören muss, da wichtige Erhaltungsfunktionen nicht mehr wahrgenommen werden können. Aber auch die Anhäufung viraler Produkte, wie Strukturproteine, die zum Teil intrazellulär kristallisieren können, kann den Tod der Zelle aufgrund toxischer Wirkung zur Folge haben. Erst in den letzten Jahren ist klar geworden, dass Viren auch **Auslöser der zellulären Apoptose** sein können. Dieses zelluläre Selbstmordprogramm ist ein durchaus physiologischer Vorgang, der z. B. die heftige klonale Expansion von Lymphozyten beenden kann oder bei fehlgeschlagenen Versuchen, eine geschädigte DNA zu reparieren, zur Aufgabe dieser Zelle durch Selbstmord führt. Frühe mikroskopisch sichtbare Zeichen des Zelltodes sind die Abrundung der Zelle, die Anhäufungen von granulären Strukturen oder von Vakuolen im Zytoplasma und ihr Lösen aus dem Gewebeverband.

Ein sehr typischer zytopathogener Effekt ergibt sich bei den viralen Infektionen, die zur **Synzytienbildung** führen. Viren, die zum Eintritt in die Zelle oder zum „uncoating" ein fusogen wirkendes Glykoprotein in ihrer Hülle tragen (z. B. Masernvirus oder HIV), sind damit in der Lage, Verschmelzungen zwischen Zellmembranen durchzuführen. Da diese Glykoproteine im Verlauf der viralen Replikation intrazellulär gebildet und zum Zwecke der Ausschleusung in die Zellmembran eingelagert werden, können Verschmelzungen mit nicht infizierten Nachbarzellen auftreten. So eröffnet sich dem Virus eine Ausbreitungsform, die den extrazellulären Raum meidet und damit das Risiko einer Neutralisation durch Antikörper ausschließt. Setzt sich dieser Prozess fort, können in vitro zum Teil riesige Fusionsprodukte (Synzytien, Abb. **C-1.17**) mit sehr vielen Zellkernen beobachtet werden.

Führt die Infektion einer Zelle zu ihrer **Immortalisierung**, werden damit auch die Regelmechanismen der Kontaktinhibition außer Kraft gesetzt. In Gewebekulturen bei nichttransformierten Zellen führt der Kontakt zu Nachbarzellen zum Einstellen der Proliferation. Daher bildet sich ein nur einschichtiger Zellrasen aus. Die Aufhebung dieses Mechanismus führt bei transformierten Zellen zum Überwachsen nichttransformierter Zellen in Form von Anhäufungen von Zellen und Ablösungen großer Zellklumpen.

Auf der Basis dieser Beobachtung lassen sich transformierende Viren in Form von **fokusbildenden Einheiten (FFU)** quantifizieren. Nach Aussaat einer verdünnten Virussuspension auf suszeptible (d. h. für die Infektion empfängliche) Zellen wird der Zellrasen durch ein halbfestes Medium in Weichagar überschichtet. Transformierte Zellen wachsen zu kleinen sichtbaren Kolonien aus, die sich durch die Überlagerung mit Agar nicht als sekundäre Foci aussäen können. Jeder Fokus ist daher aus einem Viruspartikel entstanden. Aus dem Verdünnungsfaktor lässt sich auf die Viruskonzentration in der Ausgangssuspension schließen.

Morphologische Veränderungen

Äußeres Zeichen aller dieser pathologischen Veränderungen im Stoffwechsel einer viralen Wirtszelle sind die Veränderungen ihrer Morphologie, die als zytopathogener Effekt einer viralen Infektion umschrieben werden. Bei **zytolytischen Infektionen** wird der normale Zellstoffwechsel durch die virale Replikation derartig gestört, dass die betroffene Zelle ihre Integrität nicht mehr aufrechterhalten kann.

Ein sehr typischer zytopathogener Effekt ergibt sich bei den viralen Infektionen, die zur **Synzytienbildung** führen (Abb. **C-1.17**). Viren, die zum Eintritt in die Zelle oder zum „uncoating" ein fusogen wirkendes Glykoprotein in ihrer Hülle tragen (z. B. Masernvirus oder HIV), sind damit in der Lage, Verschmelzungen zwischen Zellmembranen durchzuführen.

Führt die Infektion einer Zelle zu ihrer **Immortalisierung**, werden damit auch die Regelmechanismen der Wachstumsinhibition durch Zell-zu-Zell-Kontakt außer Kraft gesetzt.

1.6 Pathogenese

1.6.1 Eindringen in den Wirt

Da Viren obligat intrazelluläre Parasiten sind, müssen sie zunächst in ihren Wirt eindringen, um eine für sie geeignete Zielzelle zu finden, in der sie ihren kompletten Vermehrungszyklus durchführen können (siehe Kapitel 1.5.1, S. 147).

1.6 Pathogenese

1.6.1 Eindringen in den Wirt

Die **Schleimhäute** des Auges, des Respirations-, des Gastrointestinal- und des Urogenitaltraktes sind die häufigsten Eintrittspforten für Viren. Die Infektion gelingt nur bei einer ausreichend hohen Dosis infektiöser Partikel.

Die **Schleimhäute** des Auges, des Oropharynx, des Respirations-, des Gastrointestinal- und des Urogenitaltraktes sind die **häufigsten Eintrittspforten** für Viren. Wesentlich für den Erfolg des Virus ist dabei eine genügend hohe Dosis an infektiösen Partikeln, die sicherstellt, dass einigen wenigen Partikeln das Durchdringen von Schleimschichten gelingt und darunter liegende Epithelzellen infiziert werden können.

Im Gegensatz zu unverletzten Schleimhäuten stellt die unverletzte verhornte Haut eine für Viren undurchdringliche Barriere dar. Bei **Verletzung** ist dieser Schutz jedoch nicht mehr gegeben (Eindringen von Warzen- und Hepatitisviren).

Im Gegensatz zu unverletzten Schleimhäuten stellt die unverletzte verhornte Haut des Menschen eine für Viren undurchdringliche Barriere dar. Bei Verletzung ist dieser Schutz jedoch nicht mehr gegeben. Für warzenauslösende Papillomaviren ist die auch marginal verletzte Haut eine regelmäßige Eintrittspforte. Aber auch solche Viren, die bei parenteralem Eindringen in den Blutkreislauf erfolgreich ihren Wirt infizieren (Hepatitis B, C und D, HIV), können die **verletzte Epidermis** als Invasionsweg nehmen.

Vektoren können durch **Stich** oder **Biss** die Epidermis durchdringen und dabei das Virus in den Wirt einbringen (Gelbfieber, Tollwut).
Unter den verletzungsbedingten Invasionswegen müssen auch das **parenterale Eindringen** bei intravenösem Drogenabusus und bei medizinischen oder paramedizinischen Tätigkeiten subsumiert werden.

Virusinfizierte Vektoren, die in der Lage sind, die unverletzte Haut zu durchdringen, stellen ebenfalls eine potenzielle virale Infektionsquelle dar. Hierunter sind Vektoren zu verstehen, die durch **Stich** oder **Biss** die Epidermis durchdringen und dabei das Virus in den Wirt einbringen können. Beispiele dafür sind das durch Mücken übertragene Gelbfiebervirus oder das durch warmblütige Wirbeltiere übertragene Tollwutvirus. Unter den verletzungsbedingten Invasionswegen muss in diesem Zusammenhang sicherlich aber auch das **parenterale Eindringen** bei intravenösem Drogenabusus und bei medizinischen oder paramedizinischen Tätigkeiten subsumiert werden (Transfusion, Gabe von Blutprodukten, Transplantationen, Akupunktur, Tätowieren, Ohrlochstechen).

Abb. **C-1.17** fasst die wichtigsten Invasionswege zusammen.

In Abb. **C-1.17** sind die wichtigsten Invasionswege von humanmedizinisch bedeutsamen Viren zusammengefasst.

C-1.17 Virale Invasionswege humanmedizinisch bedeutsamer Viren

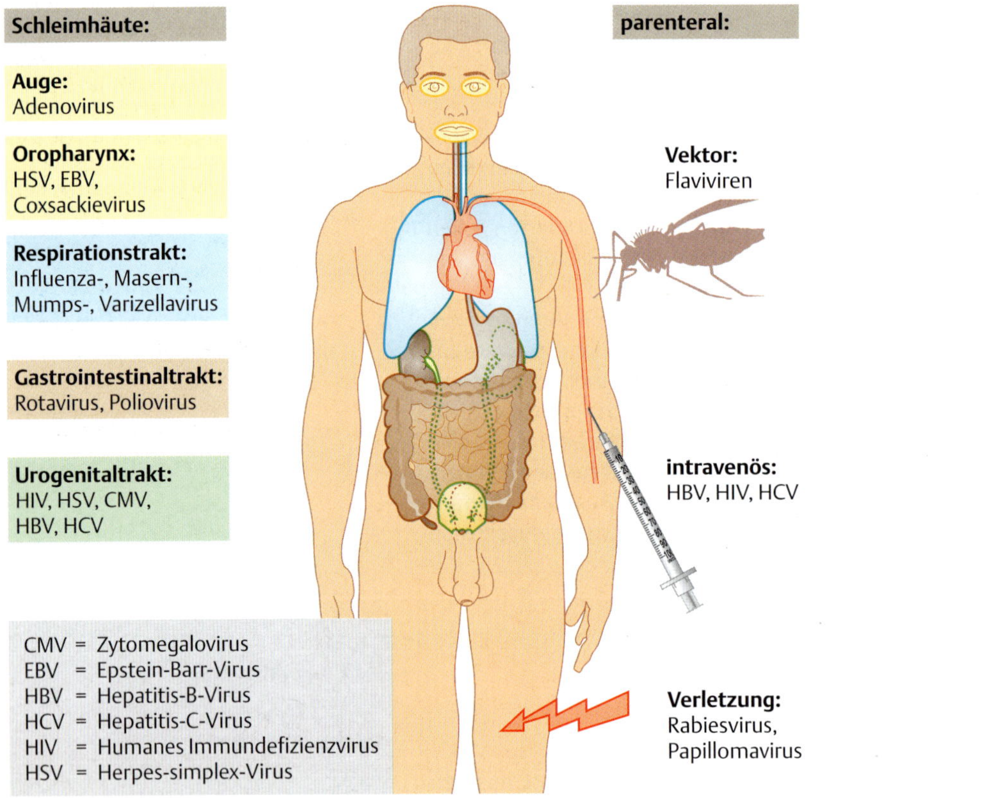

Die Schleimhäute des Auges, des Oropharynx, des Respirations-, des Gastrointestinal- und des Urogenitaltraktes sind die häufigsten Eintrittspforten für Viren. Die unverletzte verhornte Haut stellt dagegen eine Barriere für Viren dar. Bei Verletzung, Stich oder Biss kann diese Barriere jedoch überwunden werden und zu einer Infektion des Wirtes führen.

1.6.2 Primärreplikation

Nach der Überwindung der äußeren Barrieren und dem Eindringen in eine Zielzelle an der Eintrittspforte werden zunächst einige Replikationsrunden durchlaufen, um eine genügend hohe Anzahl von Nachkommenviren für die weitere Invasion des gleichen Wirtes oder für den sofortigen Übertritt auf einen neuen Wirt bereitzustellen.

1.6.2 Primärreplikation

Nach der Überwindung der äußeren Barrieren und dem Eindringen des Virus in eine Zielzelle am Eintrittsort werden zunächst einige Replikationsrunden durchlaufen.

1.6.3 Ausbreitung im Körper

Wesentlich für die weitere Verbreitung ist an dieser Stelle seine Fähigkeit, die meist stark polarisierten Zellen der Eintrittspforte (z. B. Flimmerepithel des Respirationstraktes) nicht nur apikal, sondern auch basolateral in das unterliegende Gewebe zu verlassen (Abb. **C-1.18**). Gelingt dies, werden damit in der Regel auch die **drainierenden (afferenten) lymphatischen Gefäßsysteme** erreicht. Auch die Infektion von **Gewebemakrophagen**, wie etwa den Langerhanszellen in den Haut- und Schleimhautbereichen, eröffnet über die Wanderung dieser Zellen in die nächsten regionalen Lymphknoten den Weg in das afferente lymphatische System. Selten, aber denkbar, ist auch der Eintritt in **kleinste Blutkapillaren**, insbesondere bei verletzungsbedingtem Eintritt.

1.6.3 Ausbreitung im Körper

Verlässt das Virus seine primären Zielzellen nicht nur apikal, sondern auch basolateral in das unterliegende Gewebe, werden damit in der Regel auch die **drainierenden (afferenten) lymphatischen Gefäßsysteme** erreicht (Abb. **C-1.18**). Entweder zellassoziiert oder als freies Partikel erreicht das Virus über die Lymphbahn die nächstgelegenen lymphatischen Gewebe.

C-1.18 Ausbreitung einer Virusinfektion im Wirt

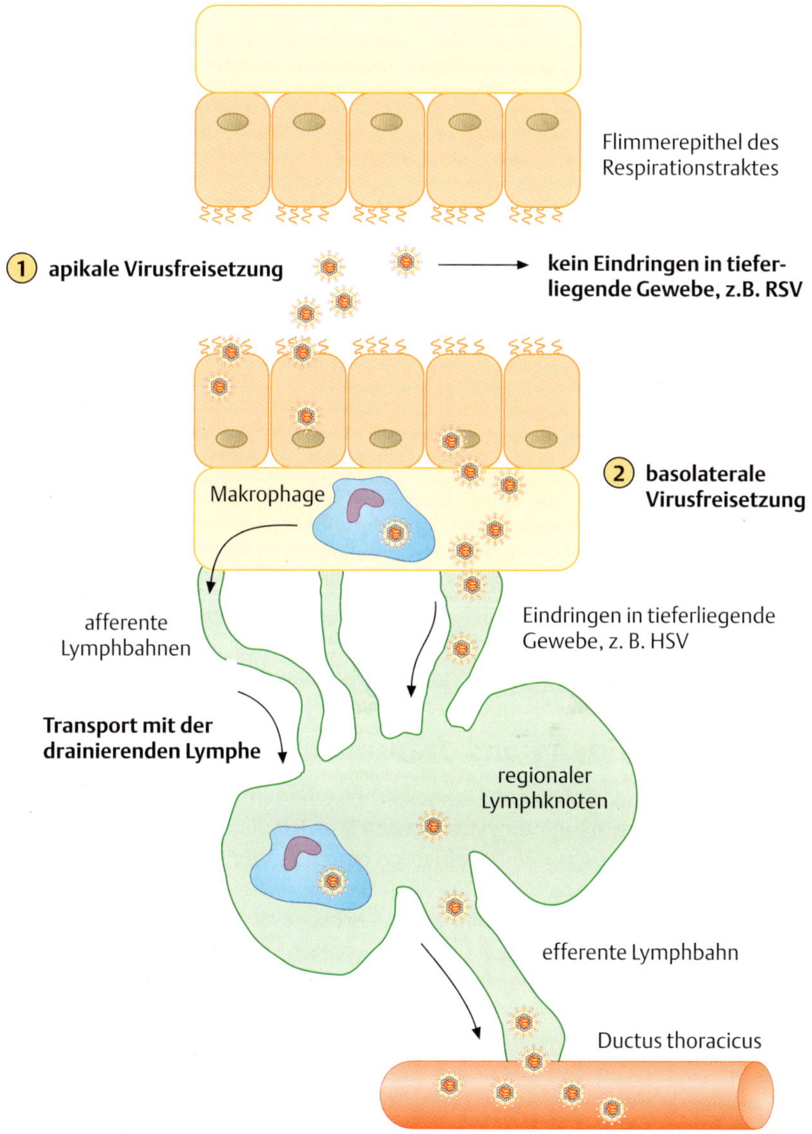

Nach Infektion der Epithelzellen am Eintrittsort wird die weitere Ausbreitung der Infektion wesentlich durch die Fähigkeit des Virus bestimmt, die Zellen an der Eintrittspforte apikal (1) oder basolateral (2) zu verlassen. Bei ausschließlich apikaler Freisetzung wird das Virus nach einer Replikationsphase sofort wieder ausgeschieden, während bei basolateralem Austritt das Virus über lymphatische Gefäße die nächsten regionalen Lymphknoten erreichen kann. Dieses geschieht nicht nur durch Drainage extrazellulärer Viruspartikel, sondern auch durch Wanderung infizierter geweberesidenter Makrophagen in die Lymphknoten. Über die efferenten lymphatischen Bahnen der Lymphknoten gelangt das Virus am Ductus thoracicus in den Blutkreislauf. Bei der sich anschließenden hämatogenen Verteilung (Virämie) kann dann prinzipiell jedes Organ des Körpers erreicht werden.

Insbesondere bei solchen Viren, die in der Lage sind, Zellen des Immunsystems bzw. dessen Hilfszellen wie z. B. Makrophagen zu infizieren, ist nach Erreichen der **regionalen Lymphknoten** oftmals eine **weitere Replikationsphase** zu beobachten.
Mit der abfließenden Lymphe erreicht das Virus schließlich den Ductus thoracicus und somit den **Blutkreislauf**. Damit hat das Virus Zugangsmöglichkeit zu praktisch allen Organsystemen des Körpers (**erste Virämie**).

Insbesondere bei solchen Viren, die in der Lage sind, Zellen des Immunsystems bzw. dessen Hilfszellen wie z. B. Makrophagen zu infizieren, ist nach Erreichen der **regionalen Lymphknoten** oftmals eine **weitere Replikationsphase** zu beobachten. Gleichzeitig wird zu diesem Zeitpunkt ein erster Kontakt der eindringenden Viren mit dem spezifischen Immunsystem stattfinden, der zur Proliferation der daran beteiligten Lymphozyten führt. Mit der abfließenden Lymphe erreicht das Virus schließlich durch die efferenten Gefäßsysteme den Ductus thoracicus und tritt dort in den **Blutkreislauf** ein. Damit beginnt eine **erste Virämie,** die dem Virus Zugangsmöglichkeit zu praktisch allen Organsystemen des Körpers verschafft. Für die Verbreitung im Blutkreislauf werden zwei Wege gewählt:

1. als **freie** Viruspartikel im Plasma (z. B. Enteroviren oder Togaviren) oder
2. **zellgebunden** (Lentiviren mit Monozyten/Makrophagen, Epstein-Barr-, Zytomegalie- und Masernvirus mit Lymphozyten, Herpes-simplex-Virus mit Blutplättchen).

Bis zum Erreichen ihres endgültigen Zielorgans können Viren noch in einem weiteren Organ eine Replikationsphase durchführen (z. B. Milz oder Leber). Im Zuge einer sich anschließenden **sekundären Virämie** manifestiert sich die Infektion dann häufig in dem finalen Organ.

Abhängig von der Rezeptorspezifität oder den besonderen Ansprüchen an das intrazelluläre Milieu können Viren bis zum Erreichen ihres endgültigen Zielorgans noch in einem weiteren Organ eine Replikationsphase durchführen. Betroffen sind davon stark durchblutete Organe wie Leber und Milz, aber auch die Schleimhäute des Gastrointestinaltraktes. Im Zuge einer **sekundären Virämie** manifestiert sich die Infektion dann häufig unter Ausbildung der typischen klinischen Symptome in dem finalen Organ.

Neurotrope Viren wie Herpes- oder Tollwutviren treten nach lokaler Primärreplikation in Nervenzellfortsätze ein und wandern retrograd in Richtung **Zentralnervensystem**.

Einen besonderen Weg der Ausbreitung im Wirt nehmen **neurotrope Viren**, wie Herpes- oder Tollwutviren. Nach lokaler Primärreplikation treten sie in Nervenzellfortsätze ein und wandern retrograd in Richtung **Zentralnervensystem.** Während Herpesviren in der Regel in den nächstgelegenen Ganglien diesen Invasionsweg unterbrechen und in die Latenz eintreten, setzen Rabiesviren ihren Weg bis in die Neurone des Gehirns fort.

1.6.4 Organmanifestation

Bei massiver Vermehrung von Viren in einem Organ kommt es zu funktionellen Störungen, die bis hin zum Organversagen und damit zum Tod des Patienten führen können.
Handelt es sich bei dem Virus um ein **schnell replizierendes Virus**, werden die infizierten Zellen bei der Virusfreisetzung **lysiert**. Bei **langsam replizierenden Viren** mit geringem zytopathogenem Effekt trägt die einsetzende **zelluläre Immunantwort** mit zur Schädigung des Organs bei, da sie virusinfizierte Zellen zerstört.

Bei massiver Vermehrung von Viren in einem Organ kommt es zu funktionellen Störungen, die bis hin zum Organversagen und damit zum Tod des Patienten führen können. Die Ursachen für solche Schädigungen können in Abhängigkeit vom infizierenden Virus auf verschiedenen Ebenen gesucht werden. Handelt es sich um **schnell replizierende Viren**, wie etwa dem Poliovirus, werden die infizierten Zellen bei der Virusfreisetzung **lysiert**. Wird die Ausbreitung einer solchen Infektion nicht schnell genug über das Immunsystem eingedämmt, werden große Bereiche des Organs durch viral ausgelöste Zytolyse beeinträchtigt. Bei **langsam replizierenden Viren**, die wenig zytopathogene Effekte ausüben, trägt die einsetzende **zelluläre Immunantwort** mit zur Schädigung des Organs bei, da sie virusinfizierte Zellen zerstört und über die Attraktion und Aktivierung entzündlicher Mono- und Granulozyten zur lokalen Ausschüttung toxischer Substanzen beiträgt. Dieses ist der wesentliche Grund für Störungen der Leberfunktion bei der viralen Hepatitis durch das HBV.

1.6.5 Ausscheidung und Transmission

Da auch bei den unempfindlichsten Viren der **Erhalt der Infektiosität außerhalb eines Wirtes zeitlich begrenzt** ist, muss der extrakorporale Zeitraum möglichst kurz gehalten werden.

Zur erfolgreichen Durchsetzung seiner genetischen Information muss ein Virus nach der Vermehrung der eingedrungenen Partikel viele neue Wirte infizieren. Je nach Vermehrungsstrategie verbleiben dem Virus dafür nur wenige Tage bis hin zu Jahren und Jahrzehnten. Da auch bei den unempfindlichsten Viren der **Erhalt der Infektiosität außerhalb eines Wirtes zeitlich begrenzt** ist, muss der extrakorporale Zeitraum möglichst kurz gehalten werden.

Man unterscheidet **horizontale Übertragungen** (Infektion von Individuum zu Individuum) und **vertikale Übertragung** (von den Eltern auf die Nachkommen). Manche Viren werden über **Vektoren** wie

Die Ausscheidungs- und Übertragungswege sind in Tab. **C-1.3** zusammengefasst. Prinzipiell wird zwischen einem horizontalen und einem vertikalen Übertragungsmodus unterschieden. **Horizontale Übertragungen** umschreiben den Vorgang der Infektion von Individuum zu Individuum, die **vertikale Übertragung** findet immer von den Eltern auf die Nachkommen statt. Bei Übertra-

C-1.3 Ausscheidungs- und Übertragungswege viraler Infektionen

Übertragung von Mensch zu Mensch			
Quelle des Virus	***Weg***	***Medium***	***typische Beispiele***
Respirationstrakt	aerogen	feinste Aerosole	Influenzavirus, Rhinovirus
Oropharynx	Schmierinfektion bei engem Körperkontakt	Speichel	EBV, CMV, Mumpsvirus, HSV, HHV 6
Urogenitaltrakt	Geschlechtsverkehr (GV)	Samenflüssigkeit, Zellen hämatopoetischen Ursprungs	HIV, CMV, Hepatitis-B-Virus
Haut und Schleimhaut	Schleimhautkontakt (GV, perinatal), epidermale Zellen	Bläscheninhalt, infizierte Zellen	HSV, Papillomaviren
Intestinaltrakt	fäkal-oral	Fäzes	Rotavirus, Enterovirus, Hepatovirus
Brustdrüsen	oral	Milch	exogene Retroviren (HIV, HTLV)
Blut	parenteral (Injektion) transplazentar	Blut oder Blutprodukte, infizierte Plazentazellen	Hepatitis B, C und D
Ei- oder Samenzelle	Befruchtung	DNA	endogene Retroviren (HERV)
Organe	Transplantation	im Organ verbliebene Zellen hämatopoetischen Ursprungs oder infizierte Zellen des Organs	CMV, Tollwut, Erreger der Creutzfeldt-Jakob-Erkrankung
Übertragung auf den Menschen durch Vektoren			
Vektor	***Weg***	***Medium***	***typische Beispiele***
Arthropoden	Stich oder Biss	Speichel, Blut	Bunyavirus, FSME-Virus, Gelbfiebervirus
Wild-, Haus und Weidetiere	Biss, Belecken der verwundeten Haut, aerogen	Speichel, Urin	Tollwutvirus, Lassa-Fieber-Virus

gungen zwischen menschlichen Wirten können sämtliche Körperflüssigkeiten und Ausscheidungen das Übertragungsmedium sein. Manche Viren werden dagegen über **Vektoren**, wie z. B. Insekten, von Mensch zu Mensch übertragen. Einige Virusinfektionen des Menschen stellen **Zoonosen** dar, d. h. aus einem tierischen Reservoir dringt das Virus akzidentell in den Menschen ein, der dann allerdings Endwirt ist und das Virus nicht weiter überträgt.

Insekten von Mensch zu Mensch übertragen (Tab. **C-1.3**). Einige Virusinfektionen des Menschen sind **Zoonosen**, d. h., aus einem tierischen Reservoir dringt das Virus akzidentell in den Menschen ein.

Um nicht auszusterben, besteht für manche Viren ein sehr **hoher „Übertragungsdruck"**. Betroffen sind davon solche Viren, die entweder **sehr schnell am Eintrittsort replizieren und dort auch wieder ausgeschieden werden**, ohne weiter in den Wirt vorzudringen (Rhinoviren), und solche Viren, die **kein extrahumanes Reservoir** haben und **keine Persistenz** etablieren können. Entweder besitzen solche Viren eine hohe physikochemische Stabilität, um für lange Zeiträume auch außerhalb eines Wirtes infektiös zu bleiben (Picornaviridae), oder sie sind sehr kontagiös und werden daher außerordentlich effizient übertragen. Ein typisches Beispiel dafür ist das Masernvirus, dessen einziges Reservoir der Mensch ist und das, bis auf eine extrem seltene Situation, nicht im Wirt persistieren kann. Dieses Virus würde aussterben, wenn die Menschheit nur für wenige Wochen soweit vereinzelt werden könnte, dass die Distanz groß genug ist, um eine aerogene Übertragung auf einen suszeptiblen Menschen zu verhindern. Das heißt, dass dieses Virus in einem **relativ kurzen Zeitraum** auf den Kontakt mit einem nichtimmunen Menschen angewiesen ist, wenn es seine genetische Information weitertragen will.

Viren, die entweder **sehr schnell am Eintrittsort replizieren und dort auch wieder ausgeschieden** werden (Rhinoviren), und solche Viren, die kein extrahumanes Reservoir haben oder keine Persistenz etablieren können, haben ein **enges Zeitfenster**, in dem sie auf einen neuen nichtimmunen Wirt treffen müssen, wenn sie sich weiter ausbreiten wollen.

Weniger eng ist das Zeitfenster einer erfolgreichen Übertragung bei **lang persistierenden Viren**, die auf dem sexuellen Weg übertragen werden können (z. B. Zytomegalievirus oder HIV), oder bei Viren, die die Möglichkeit haben,

Weniger eng ist das Zeitfenster für eine erfolgreiche Übertragung bei **lang persistierenden Viren** (z. B. Zytomegalievirus oder HIV) oder bei Viren, die die Möglichkeit haben, neben der Zirkulation im Menschen sich auch in einem **tierischen Reservoir** aufzuhalten, um von dort wieder in die menschliche Population eindringen zu können (Influenzaviren, wahrscheinlich auch Rotaviren).

sich neben der Zirkulation im Menschen auch in einem **tierischen Reservoir** aufzuhalten und von dort wieder in die menschliche Population eindringen können (Influenzaviren, wahrscheinlich auch Rotaviren). Persistierende Viren können sich für viele Jahre in einem einzigen Wirt aufhalten ohne den Zwang einer Übertragung. Diese Strategie erlaubt es dem Virus auch, in relativ kleinen menschlichen Populationen zu überleben, in denen sich bei geringem Austausch relativ schnell eine Immunität in allen Individuen etabliert. Der Kontakt zu nur einem einzigen nichtimmunen Individuum innerhalb vieler Jahre kann die erfolgreiche Übertragung für das Virus bedeuten. Geradezu perfekt haben sich die **humanen Retroviren** an ihren Wirt angepasst. Abgesehen davon, dass die exogenen Retroviren wie HIV oder HTLV sich in das Genom ihres Wirtes integrieren können und somit bei jeder Zellteilung ebenfalls dupliziert werden, haben endogene Retroviren durch **Integration ihres Genoms in die Keimbahn** sichergestellt, dass diese Information offensichtlich seit vielen Millionen Jahren immer auf die Nachfolgegeneration übertragen wird. Allerdings handelt es sich hier um Fragmente von Retroviren, die zwar häufig noch ihre typischen genombegrenzenden Sequenzen aufweisen, ansonsten aber replikationsdefizient sind. Man schätzt, dass etwa 1 % des menschlichen Genoms aus solchen retroviralen Genfragmenten besteht. Ob diese in der Evolution konservierten retroviralen Sequenzen für den Menschen eine funktionelle Bedeutung haben, ist nicht bekannt.

1.7 Immunabwehr

Prinzipiell ist zwischen **unspezifischen** und **spezifischen** Abwehrmaßnahmen zu unterscheiden.

1.7 Immunabwehr

In allen Phasen einer viralen Infektion von Wirbeltieren einschließlich des Menschen bestimmen Effektormechanismen der Immunantwort Verlauf und Ausgang. Die Prinzipien von Induktion und Differenzierung immunologischer Abwehrmechanismen wurden bereits an anderer Stelle in diesem Buch erläutert (S. 52). Hier soll daher nur auf die Besonderheiten der viralen Abwehr eingegangen werden. Prinzipiell ist wie bei bakteriellen Infektionen auch zwischen **unspezifischen** und **spezifischen Abwehrmaßnahmen** zu unterscheiden. Während die unspezifischen Reaktionen sofort beim viralen Eindringen zur Verfügung stehen, benötigen spezifische Reaktionen bis zu ihrer voll ausgebildeten Effektorphase im Durchschnitt etwa 12 Tage. Welchen Charakter diese Abwehrreaktion dann hat, protektiv oder pathogenetisch, hängt entscheidend vom infizierenden Virustyp ab.

1.7.1 Unspezifische Abwehr

Interferone: Bei der Replikation von Viren wird die Transkription der Interferongene durch virale Produkte selbst oder durch virusveränderte zelluläre Transkriptionsfaktoren induziert (vgl. S. 104).

1.7.1 Unspezifische Abwehr

Interferone: Ein erster, sehr schnell bereits am Eintrittsort des Virus rekrutierter Abwehrmechanismus des Wirtes ist die **Induktion der Interferonsynthese**. Während die Interferone-α und -β (IFN-α und IFN-β) eine ausgesprochen virostatische und proliferationshemmende Wirkung haben, ist Interferon-γ (IFN-γ) ein wichtiges Zytokin der immunologischen Signalübertragung und der Effektorphase von T-Lymphozyten (vgl. auch S. 104). Bei der Replikation von Viren wird die Transkription der Interferongene durch virale Produkte selbst oder durch virusveränderte zelluläre Transkriptionsfaktoren induziert. Die Interferone werden von der produzierenden Zelle sezerniert und können in Nachbarzellen durch Signaltransduktion über zellmembrangebundene Rezeptoren ebenfalls die Interferonsynthese induzieren und damit einen antiviralen Status schon in der uninfizierten Zelle herstellen.

Interferone führen zur Expression von zwei Enzymen, die mit der Proteinsynthese der Zelle interferieren, nämlich die **Proteinkinase R** (PKR) und die **2′5′-Oligo-Adenylat-Synthetase**. Die PKR blockiert durch Phosphorylierung von Initiationsfaktoren die Proteinsynthese, während das Produkt

Interferone führen zur Expression von zwei Enzymen, die mit der Proteinsynthese der Zelle interferieren, nämlich die **Proteinkinase R** (PKR) und die **2′5′-Oligo-Adenylat-Synthetase** (Abb. **C-1.19**). Die PKR blockiert durch Phosphorylierung von Initiationsfaktoren die Proteinsynthese, während die Adenylat-Synthetase einen eher indirekten Weg der Hemmung auslöst. Sie polymerisiert Adenosintriphosphate, die an ein RNA-abbauendes Enzym (Ribonuklease L) anlagern und dieses Enzym dadurch stimulieren. Diese RNAse zerschneidet ein-

C-1.19 Induktion des antiviralen Status durch Interferon

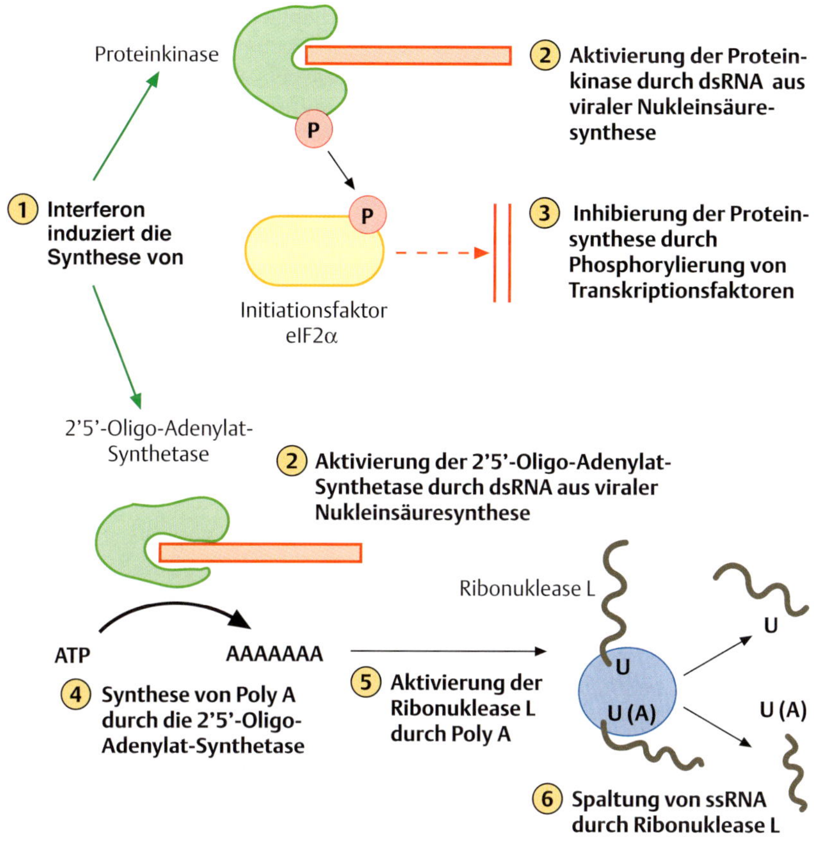

Interferone induzieren die Synthese von zwei Enzymen, die mit der Proteinsynthese der Zelle interferieren (1): die Proteinkinase R (PKR) und die 2′-5′-Oligo-Adenylat-Synthetase. Diese werden nach Bindung doppelsträngiger RNA aktiv (2). Die PKR blockiert durch Phosphorylierung die Proteinsynthese (3), die Adenylat-Synthetase bewirkt die Polymerisation von Adenosintriphosphat zu Poly A (4), das an die Ribonuklease L anlagert. Dadurch wird dieses Enzym dazu stimuliert, einzelsträngige RNA-Moleküle zu zerschneiden (5), sodass Einzelstrang-RNA-Genome von eingedrungenen Viren zerstört werden, gleichzeitig aber auch zelleigene mRNA-Moleküle (6).

zelsträngige RNA-Moleküle und zerstört dadurch sowohl mRNA-Moleküle der Zelle als auch Einzelstrang-RNA-Genome von eingedrungenen Viren. In der Konsequenz ist durch die Blockade der Proteinsynthese ein vollständiger Replikationszyklus für das infizierende Virus in dieser und den Nachbarzellen nicht mehr möglich. Die virostatische Wirkung von Interferonen hat zu dessen gentechnischen Herstellung und teilweise erfolgreichen Verwendung in der Therapie persistierender Virusinfektionen geführt (S. 178).

der Adenylat-Synthetase eine Ribonuklease stimuliert, die einzelsträngige RNA (einschließlich der zellulären mRNA) zerschneidet (Abb. **C-1.19**).

Natürliche Killerzellen: Neben diesen humoralen unspezifischen Abwehrmaßnahmen haben die höheren Wirbeltiere auch ein **zelluläres unspezifisches Abwehrsystem** entwickelt. Die natürlichen Killerzellen (NK-Zellen) sind in der Lage, Zellen zu zerstören. Sie sind eng mit der humoralen unspezifischen Abwehr vernetzt, da die Interferone α und β ihre Aktivität wesentlich steigern. Ihr wesentlicher Vorteil gegenüber den antigenspezifischen T-Lymphozyten ist ihre **sofortige Aktionsbereitschaft** nach erfolgter Signalübertragung.

Natürliche Killerzellen: Die höheren Wirbeltiere haben auch ein **zelluläres unspezifisches Abwehrsystem** entwickelt. Natürliche Killerzellen (NK-Zellen), sind in der Lage, Zellen zu zerstören (s. auch S. 105).

Die Rezeptoren der NK-Zellen entsprechen nicht der klassischen Struktur eines Antigenrezeptors der T-Lymphozyten, folglich erkennen sie ihre Zielzellen auch nicht über MHC-Klasse-I-Molekül-/Peptid-Komplexe. Dennoch ist die Expression der MHC-Klasse-I-Moleküle für die Regulation von Killerzellen von Bedeutung, da die Abwesenheit oder eine verminderte Expressionsdichte von MHC-Klasse-I-Molekülen zur Auslösung der zytolytischen Aktivität von NK-Zellen führt (s. auch S. 105). In diesem Zusammenhang ist es von besonderem Interesse, dass verschiedene Viren die Expression von MHC-Molekülen der Klasse I verhindern, um der Erkennung durch spezifische T-Lymphozyten zu entgehen (s. Abb. **C-1.21**, S. 167). In diesem Fall kann davon ausgegangen werden, dass solche Zellen durch NK-Zellen getötet werden können.

Die zytolytische Aktivität von Killerzellen wird durch die Abwesenheit oder eine verminderte Expressionsdichte von MHC-Klasse-I-Molekülen ausgelöst.

1.7.2 Spezifische Abwehr

Je nach Ausbreitungsstrategie des Virus kommt der afferenten und der efferenten Phase der Immunreaktion eine unterschiedliche Bedeutung zu (s. auch Kapitel Immunologie S. 52). An der Kontrolle viraler Infektionen sind insbesondere beteiligt:

1. Die **Neutralisation** extrazellulärer Viruspartikel durch Antikörper und Phagozytose des Komplexes
2. Die **Zerstörung** infizierter Zellen durch zytotoxische T-Lymphozyten.

1.7.2 Spezifische Abwehr

Aufgrund des obligat intrazellulären Replikationsmodus aller Viren kommt der **zellulären Abwehr** bei viralen Infektionen eine ungleich höhere Bedeutung zu als bei bakteriellen Infektionen. Dies bedeutet jedoch nicht, dass die humorale Abwehrreaktion durch spezifische Antikörper bei Virusinfektionen bedeutungslos wäre. Vielmehr kommt es sehr auf die Vermehrungs- und Ausbreitungsstrategie des Virus an, welcher die beiden Effektorarme zu einem bestimmten Zeitpunkt der Infektion am wirksamsten ist. Die wesentlichen Prinzipien der erregerspezifischen Abwehr sind detailliert im Kapitel Immunologie (S. 52) besprochen. An dieser Stelle soll daher nur noch einmal daran erinnert werden, dass zur Kontrolle viraler Infektionen zwei wesentliche Effektormechanismen der adaptiven Immunität beitragen:

1. Die **Neutralisation** extrazellulärer Viruspartikel durch Komplexierung mit virusspezifischen Antikörpern und die Eliminierung dieser Komplexe durch phagozytierende Zellen und
2. die **spezifische Zerstörung** virusinfizierter Zellen durch zytotoxische T-Lymphozyten.

Erst der koordinierte Einsatz beider Effektorsysteme kann schließlich eine Virusinfektion erfolgreich überwinden.

1.7.3 Immunevasion

1.7.3 Immunevasion

Die effizienten Abwehrmaßnahmen der unspezifischen und spezifischen Immunantwort üben einen sehr starken Selektionsdruck auf das infizierende Virus aus. Es verwundert daher nicht, dass in der Evolution des genetischen Materials von Viren Möglichkeiten zur Flucht aus diesem Selektionsdruck entstanden sind.

Flucht aus der immunologischen Kontrolle

Die Kombination aus sehr hoher Reproduktionsfrequenz des Genoms und den dabei gemachten Fehlern führt zur Produktion von varianten Genomen (s. auch S. 143), welche u. U. durch eine oder mehrere **Mutationen** zwar noch replikationsfähig sind, aber eine für die immunologische Erkennung wichtige Determinante verloren haben.

Flucht aus der immunologischen Kontrolle

Mutation: Ein ganz wesentlicher Fluchtweg von Viren wurde bereits bei der Evolution viraler Genome beschrieben (s. S. 143). Die Kombination aus sehr hoher Reproduktionsfrequenz des Genoms und den dabei gemachten Fehlern erlaubt es, abhängig von der Natur des viralen Genoms, eine mehr oder weniger große Anzahl von varianten Genomen zu produzieren. Damit steigt die Wahrscheinlichkeit, dass Fluchtvarianten entstehen, die durch eine oder mehrere Mutationen zwar noch replikationsfähig sind, aber eine für die immunologische Erkennung wichtige Determinante verloren haben. Allein die Veränderung der 3-D-Faltung einer Polypeptidkette durch einen einzigen Aminosäureaustausch kann das Binden eines neutralisierenden Antikörpers unmöglich machen.

Immunsuppression

Viren können zeitweise oder dauerhaft die Immunantwort ihres Wirtes durch **Infektion der Lymphozyten oder der antigenpräsentierenden Zellen** supprimieren. Zu diesen Viren gehört sicherlich das HIV, aber auch Masern-, Epstein-Barr-, Zytomegalie-, Varicella- und Mumpsvirus können durch Infektionen immunologisch wichtiger Zellen eine transiente Immunsuppression verursachen.

Immunsuppression

Ein sehr direktes Vorgehen gegen die spezifische Immunantwort haben solche Viren entwickelt, die zeitweise oder dauerhaft die Immunantwort ihres Wirtes durch **Infektion der Lymphozyten oder der antigenpräsentierenden Zellen** supprimieren. Zu diesen Viren gehört sicherlich das HIV, aber auch Masern-, Epstein-Barr-, Zytomegalie-, Varicella- und Mumpsvirus können durch Infektion immunologisch wichtiger Zellen eine transiente Immunsuppression verursachen. Häufig handelt es sich dabei um Infektionen der regulatorisch wichtigen T-Lymphozyten, aber auch Infektionen der antigenpräsentierenden Dendriten und Makrophagen können zu erheblichen Störungen der Immunantwort führen, da solche Zellen nach Infektion häufig keine koordinierte Signalübertragung bei der Stimulation von T-Lymphozyten mehr vornehmen können.

Manipulation der Immunantwort

Das Genom von Viren kann Gene tragen, die in vitro nichtessenziell sind, aber für eine erfolgreiche Durchsetzung in ihrem Wirt benötigt werden. Diese **nichtessen-**

Manipulation der Immunantwort

Andere Viren haben sehr viel subtilere Formen der Interferenz mit der immunologischen Abwehr entwickelt. Die Sequenzierung und Manipulation weiterer Teilbereiche der DNA großer Viren, wie etwa der Herpes- oder Pockenviren, hat gezeigt, dass solche Viren in ihrem Genom zahlreiche Informationen tragen, die sie für einen vollständigen Replikationszyklus in vitro nicht benötigen, wohl aber für eine erfolgreiche Durchsetzung in ihrem Wirt. Aber auch RNA-Viren haben so genannte **nichtessenzielle Gene**, in denen sich häufig Informationen verbergen, deren Realisierung im Wirt zu funktionellen Veränderungen in der infizierten Zelle führen kann oder Konsequenzen für die Regulation der immunologischen Abwehr hat.

ziellen Gene kodieren für Proteine, die in der Wirtszelle funktionelle Veränderungen hervorrufen oder die immunologische Abwehr regulieren können.

Interferenz mit dem Komplementsystem: Neben der lytischen Funktion bei Bakterien haben bestimmte intermediäre Untereinheiten des Komplementsystems auch eine stimulierende Wirkung auf die phagozytische Aktivität von Makrophagen. Im Verlauf einer Virusinfektion bilden sich Immunkomplexe aus Viruspartikeln und virusspezifischen Antikörpern, die zu einer Aktivierung der Komplementkaskade und zur Ausbildung dieser stimulatorischen Untereinheiten führen können. Weiterhin binden Antikörper an virusspezifischen Glykoproteinen in der Zellmembran und lösen die Komplementkaskade aus, ein Vorgang, der zumindestens in vitro zur Lyse der infizierten Zelle führen kann. Der Ablauf dieser Kaskade wird sehr sorgfältig von Faktoren im Serum kontrolliert, die in der Regel den Aktivierungspfad negativ regulieren. **Vaccinia**- und **Herpesviren** kodieren für Proteine, die diesen negativen Regulierungsfaktoren sehr ähnlich sind. Das Vacciniaprotein des Gens C21L wird von den infizierten Zellen sezerniert und bindet extrazellulär sowohl C3b- als auch C4b-Komponenten des Komplementsystems. Damit werden sowohl klassische als auch alternative Aktivierungswege des lytischen C9-(„membrane attack complex"-)Komplexes blockiert und möglicherweise die infizierte Zelle dadurch vor Lyse geschützt (s. auch S. 127). Ähnliche Funktionen übt das Glykoprotein C des Herpes-simplex-Virus aus.

Interferenz mit dem Komplementsystem: Der Ablauf der Komplementkaskade wird sehr sorgfältig von Faktoren im Serum kontrolliert, die in der Regel den Aktivierungspfad negativ regulieren. **Vaccinia**- und **Herpesviren** kodieren für Proteine, die diesen negativen Regulierungsfaktoren sehr ähnlich sind. Damit werden sowohl klassische als auch alternative Aktivierungswege des lytischen C9-(„membrane attack complex"-)Komplexes blockiert und möglicherweise die infizierte Zelle dadurch vor Lyse geschützt (s. auch S. 127).

Blockade der Interferonwirkung: Eine wesentliche Abwehrmaßnahme der unspezifischen Immunantwort ist die Synthese von Interferonen, welche die virale Replikation über die Blockade der Proteinsynthese und Destruktion von (ss)RNA hemmen können. Wie im Abschnitt „Unspezifische Abwehr" (S. 98) geschildert, beruht diese Hemmung auf der Induktion zweier Enzyme, die jedoch erst nach Bindung doppelsträngiger RNA-Moleküle aktiv werden (vgl. Abb. **C-1.19**, S. 163). **Adenoviren**, **Epstein-Barr-Virus (EBV)** und **HIV** kodieren für kleine RNA-Moleküle, die durch entsprechende Sekundärstrukturen in die Bindungsstelle der Proteinkinase R passen, ohne jedoch damit das Enzym in einen aktiven Zustand zu versetzen. Damit kann die Proteinsynthese ungehindert fortgesetzt werden. Einen noch wirkungsvolleren Weg der Interferonblockade haben z. B. **Vaccinia**- und **Reoviren** gefunden, die kleine, dsRNA-bindende Proteine synthetisieren. Durch die Komplexierung der dsRNA mit diesen Proteinen ist die RNA weder in der Lage, die Proteinkinase PKR noch die Adenylat-Synthetase zu aktivieren, womit die virostatische Effektorfunktion von Interferon vollständig blockiert ist (Abb. **C-1.20**).

Blockade der Interferonwirkung: Adenoviren, EBV und HIV kodieren für kleine RNA-Moleküle, die durch entsprechende Sekundärstrukturen in die Bindungsstelle der durch Interferon induzierten Proteinkinase R passen, ohne jedoch damit das Enzym in einen aktiven Zustand zu versetzen. Damit wird die blockierende Wirkung von Interferon auf die Proteinsynthese aufgehoben.
Vaccinia- und Reoviren blockieren die Interferonwirkung, indem sie ein Protein synthetisieren, das an die dsRNA bindet, die dadurch weder die Produktion noch die Adenylat-Synthetase aktivieren kann (Abb. **C-1.20**).

Homologe von immunregulatorischen Wirtsproteinen: Erst in den letzten Jahren wurde zunehmend deutlich, dass insbesondere große DNA-Viren eine Vielzahl von Proteinen synthetisieren, die regulatorisch in die spezifische Immunantwort eingreifen können. Dabei werden von Viren zwei Wege verfolgt. Zum einen produzieren sie **Homologe zu Zytokinen oder Chemokinen** des Wirtes, und zum anderen tragen sie die **Information zur Synthese von Zytokin- oder Immunglobulinrezeptoren** in ihrer löslichen Form. Damit bietet sich ihnen die Möglichkeit, in den völlig physiologischen Regulationsvorgang von Zytokinausschüttung und ihrer Inaktivierung durch Bindung an lösliche Rezeptoren gezielt einzugreifen. Die DNA des B-lymphotropen **Epstein-Barr-Virus (EBV)** kodiert zum Beispiel für ein Homologon des Zytokins Interleukin 10 (IL-10). Dieses Zytokin ist ein Wachstums- und Differenzierungsfaktor für B-Lymphozyten (Wirtszelle für EBV) und gleichzeitig ein starker Suppressor für einen T-Lymphozytentyp, der die Abwehr gegen das EBV steuert.

Homologe von immunregulatorischen Wirtsproteinen: Viren können durch Produktion von Homologen zu Zytokinen oder Chemokinen des Wirtes und zu deren Rezeptoren in löslicher Form in den völlig physiologischen Regulationsvorgang von Zytokinausschüttung und ihrer Inaktivierung gezielt eingreifen. Die DNA des B-lymphotropen Epstein-Barr-Virus (EBV) kodiert zum Beispiel für ein Homologon des Zytokins Interleukin 10 (IL-10).

C-1.20 **Blockade der Interferonwirkung durch virale Produkte**

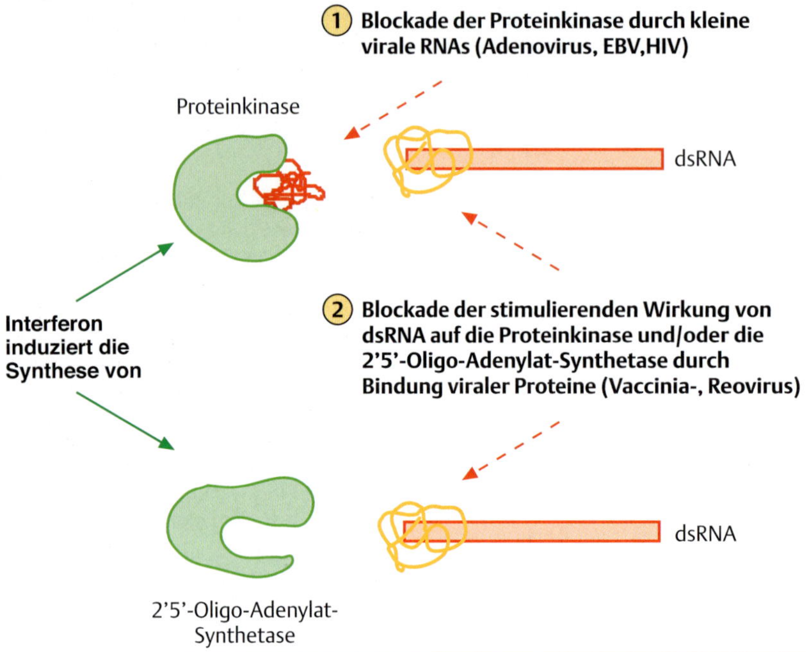

Gezeigt sind zwei Möglichkeiten: (1) Durch kleine RNA-Moleküle, die die Bindungsstellen der Proteinkinase besetzen, ohne das Enzym jedoch zu aktivieren, wird die hemmende Wirkung dieses Enzyms auf die Proteinsynthese blockiert. (2) Durch kleine Proteine, die an die dsRNA binden, kann die virale dsRNA weder die Proteinkinase noch die 2′5′-Oligo-Adenylat-Synthetase aktivieren, so dass die Interferonwirkung vollständig blockiert ist.

Blockade der Antigenpräsentation in MHC-Molekülen: Viren haben verschiedene Möglichkeiten gefunden, die Präsentation ihrer Peptide in den MHC-Molekülen einer infizierten Zelle (Abb. **B-3.3**, S. 88) zu unterbinden. Damit ist die infizierte Zelle für das Immunsystem nicht mehr als solche erkennbar. Grundsätzlich werden zwei Prinzipien dabei verfolgt (Abb. **C-1.21**):
1. die Blockade des Peptidtransports in das endoplasmatische Retikulum und
2. die Blockade oder Veränderung des Transportweges von Peptid/MHC-Komplexen in die Zellmembran.

Blockade der Antigenpräsentation in MHC-Molekülen: Die Zerstörung virusproduzierender Zellen durch MHC-Klasse-I-restringierte zytotoxische T-Lymphozyten ist ein wesentliches Werkzeug der spezifischen Immunantwort, das dazu geeignet ist, eine Virusinfektion endgültig zu beenden. Deshalb haben Viren verschiedene Möglichkeiten gefunden, die Präsentation ihrer Peptide in den MHC-Molekülen einer infizierten Zelle zu unterbinden. Damit ist die infizierte Zelle für das Immunsystem nicht mehr als solche erkennbar und ihr Erhalt als Virusproduktionsstätte sichergestellt. Die Präsentation viraler Peptide (Abb. **B-3.3**, S. 88) wird an verschiedenen Schaltstellen des Prozesses unterbunden. Grundsätzlich sind zwei Wege erkennbar:
1. die **Blockade des Peptidtransports** in das endoplasmatische Retikulum und
2. die **Blockade oder Veränderung des Transportweges** von Peptid/MHC-Komplexen in die Zellmembran.

Herpes-simplex-Virus (HSV) Typ 1 ist ein Vertreter der ersten Strategie. Ein virales Protein „verstopft" die Poren des Transportkomplexes in der Membran des endoplasmatischen Retikulums (ER), sodass die neu entstehenden MHC-Klasse-I-Moleküle nicht mehr mit Peptiden beladen werden können und deshalb instabil werden.

Adenovirus und Zytomegalovirus sind in der Lage, den Transportweg bereits beladener MHC-Klasse-I-Moleküle umzudirigieren und damit der immunologischen Erkennung zu entgehen. Die Strategien, die beide Viren gewählt haben, sind jedoch unterschiedlich (Abb. **C-1.21**).

C-1.21 Interferenz viraler Proteine mit der Präsentation von Peptiden in MHC-Klasse-I-Molekülen

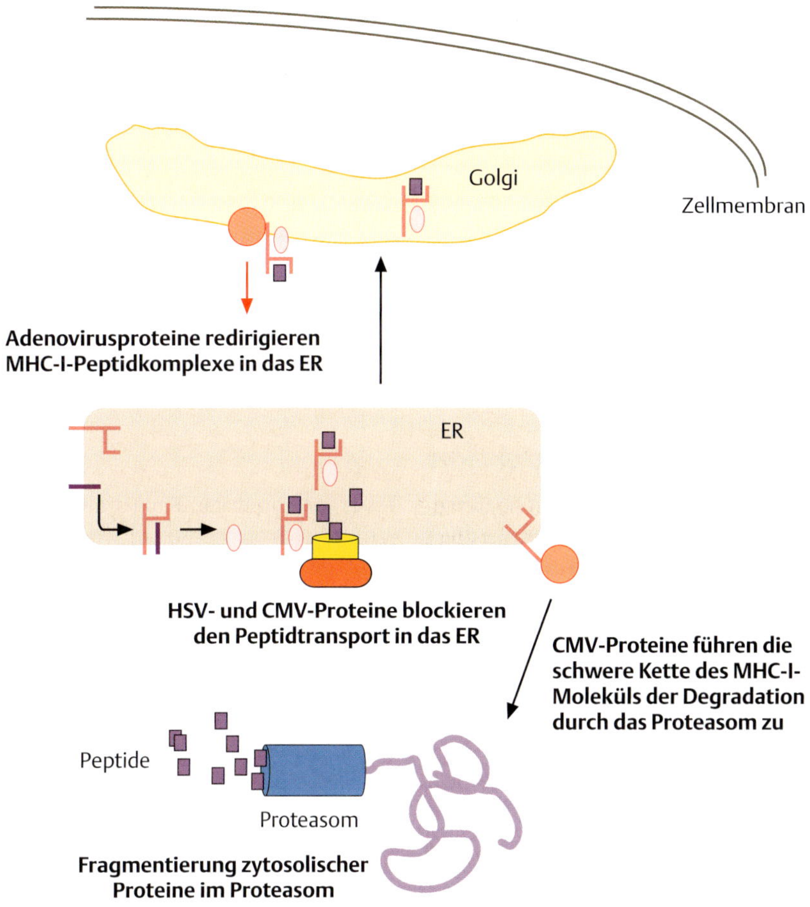

Viren können der immunologischen Erkennung entgehen durch: **1.** Blockade des Peptidtransportes in das endoplasmatische Retikulum (ER), z. B. bei HSV durch Verstopfen der Poren des Transportkomplexes mit einem Protein. Dadurch werden die neu entstehenden MHC-Klasse-I-Moleküle nicht mehr mit Peptiden beladen. **2.** Veränderung des Transportweges von Peptid-/MHC-Komplexen in die Zellmembran, z. B. bei Adenoviren und Zytomegalievirus (CMV). Das E3-19k-Protein des Adenovirus ist ein Transmembranprotein mit einem etwa 100 Aminosäuren großen Teil im Lumen des ER. Darauf befinden sich zwei wichtige funktionelle Domänen, einmal die Fähigkeit an MHC-Klasse-I-Moleküle zu binden, und zum anderen eine Signalstruktur, die das Zurückhalten des Moleküls im ER bewirkt (Retentionssignal). Lagert sich nun E3-19k an das MHC-Klasse-I-Molekül an, wird dieser Komplex nur bis in das cis-Golgi-Netzwerk vordringen und von dort in das ER zurücktransportiert. Das Produkt des US11-Gens des humanen CMV verhindert dagegen wahrscheinlich die Ablösung der naszierenden schweren Kette des MHC-Klasse-I-Moleküls vom ribosomalen Translokationskomplex in das ER. Die schweren Ketten verbleiben im Zytosol, wo diese sehr schnell proteolytisch abgebaut werden und damit die Entstehung funktioneller MHC-Klasse-I/Peptid-Komplexe verhindert wird.

1.8 Verlaufsformen viraler Infektionen

Wie das Wettrennen zwischen dem infizierenden Virus und der immunologischen Abwehr des Wirtes ausgeht, hängt von einem komplexen Wechselspiel der beteiligten Partner ab.

Wichtig ist zunächst einmal der **genetische** Hintergrund des Wirtes, auf den das Virus trifft. Die Passform der generierten viralen Peptide in die allele Form der genetisch determinierten MHC-Moleküle des Wirtes ist dabei genauso von Bedeutung wie eine genetisch fixierte Tendenz, eher humoral oder zellulär zu antworten. Auch die **Geschwindigkeit**, mit der die virusspezifische Effektorphase rekrutiert wird, prägt den klinischen Verlauf einer Virusinfektion ganz entscheidend. Ist die Antwort schnell und sehr spezifisch, wird die Infektion über Antikörper im Zielorgan auf sehr kleine Bereiche eingegrenzt, und die zytotoxische zelluläre Antwort kann die Infektion häufig subklinisch beenden. Ist die Antwort langsam und gibt dem Virus Zeit, sich in große Bereiche des Organs auszubreiten, kann die zytotoxische Abwehr selbst pathogenetisch sein, da die immunologische Zerstörung der infizierten Bereiche klinisch relevante Ausfälle des Organs verursacht (z. B. Hepatitis B, s. S. 256). Auch genetisch bestimmte, durch Infektion erworbene oder iatrogene **Schäden des Immunsystems** beeinflussen, abhängig von ihrem Ausmaß, den Verlauf einer viralen Infektion. Bei totaler Immuninkompetenz („severe combined immunodeficiency", SCID) stellen die meisten Virusinfektionen eine tödliche Bedrohung dar, während bei

1.8 Verlaufsformen viraler Infektionen

Der Verlauf der Virusinfektion hängt u. a. ab von:

- dem genetischen Hintergrund des Wirtes
- der Geschwindigkeit, mit der die virusspezifische Effektorphase rekrutiert wird
- evtl. bestehenden Schäden des Immunsystems
- der Zytopathogenität des Virus
- den viralen Strategien, die Abwehrmaßnahmen zu unterlaufen.

einem klinisch kaum wahrnehmbaren Defekt in der IgA-Produktion allenfalls Probleme bei Schleimhautinfektionen auftreten.
Auf der anderen Seite bestimmt der **Virustyp** den Verlauf. Schnell replizierende Viren mit starker Zytopathogenität und Tropismus für essenzielle Organe (Myokarditis durch Coxsackieviren) verursachen bei der Primärinfektion größere klinische Probleme als solche Viren, die sich eher langsam ausbreiten und eine geringe Zytopathogenität aufweisen (CMV) und/oder sich auf die Replikation an der Eintrittspforte beschränken (Rhinoviren). Auch die mehr oder weniger ausgefeilten viralen Strategien, die Abwehrmaßnahmen des Immunsystems zu unterlaufen, haben natürlich Einfluss.

Es gibt zwei typische Formen einer Virusinfektion: die **akute Infektion** und die **persistierende Infektion**.

Aus all diesen in ihrer Vollständigkeit schwer zu erfassenden Wechselwirkungen zwischen Virus und Wirt bilden sich zwei typische Formen einer Virusinfektion:
- die **akute** Infektion und
- die **persistierende** Infektion.

1.8.1 Akute Virusinfektion

1.8.1 Akute Virusinfektion

Die zeitlich begrenzte akute Infektion endet meist mit Eliminierung des Virus durch die Immunantwort und Ausbildung eines immunologischen Gedächtnisses.

Die akute Infektion ist von begrenzter Dauer, und an ihrem Ende stehen in der Regel die vollständige Eliminierung des Virus durch die Immunantwort und die Etablierung eines immunologischen Gedächtnisses für das verursachende Virus.

1.8.2 Persistierende Virusinfektion

1.8.2 Persistierende Virusinfektion

Bei unvollständiger Eliminierung, Flucht des Virus aus der immunologischen Kontrolle oder Zerstörung des Immunsystems durch das Virus kommt es zu einer persistierenden Form der Infektion (Tab. **C-1.4**):
- Bei der **chronischen Persistenz** werden komplette infektiöse Viruspartikel synthetisiert.
- Bei der **latenten Persistenz** entsteht kein infektiöses Virus, aber die virale Erbinformation wird erhalten und u. U. sogar vermehrt.

Wenn es der Immunantwort nicht gelingt, den Erreger vollständig zu eliminieren, sich das Virus einer immunologischen Kontrolle entzieht oder das Immunsystem zerstört, kommt es zu einer persistierenden Form der Infektion, die durchaus lebenslang andauern kann. In Tab. **C-1.4** sind die bekanntesten persistierenden Virusinfektionen zusammengefasst. Grundsätzlich lassen sich **zwei Formen** der Persistenz differenzieren:
- eine **chronische Persistenz**, bei der komplette infektiöse Viruspartikel synthetisiert werden und
- eine **latente Persistenz**, bei der kein infektiöses Virus entsteht, aber die virale Erbinformation erhalten und unter Umständen sogar vermehrt wird. Die Latenz kann in gänzlicher Abwesenheit viraler Proteinexpression stattfinden oder nur die Synthese von einigen wenigen viralen Nichtstrukturproteinen erlauben, die zur Handhabung des viralen Genoms notwendig sind.

Je nach Niveau der verbliebenen Virusproduktion und dem Virustyp besteht ein **Übertragungsrisiko auf bisher uninfizierte Personen**, insbesondere dann, wenn sich die Produktion und Ausscheidung infektiöser Partikel mit einer subklinischen Persistenz paaren und der Patient sich durch Abwesenheit einer wahrnehmbaren Erkrankung subjektiv als nicht kontagiös ansieht.

Bei persistenten Infektionen kommt es nach einer klinisch mehr oder weniger ernsthaften Primärinfektion zu einer vollständigen Erholung des Patienten, die auch mit einem deutlichen Rückgang der Produktion infektiöser Partikel bis hin zur Latenz verbunden ist. Je nach Niveau der verbleibenden Virusproduktion und dem Virustyp besteht ein **Übertragungsrisiko auf bisher uninfizierte Personen**. Dieses Risiko ist dann hoch, wenn sich die Produktion und Ausscheidung infektiöser Partikel mit einer subklinischen Persistenz paaren, wie es etwa in der Frühphase der Infektion mit HIV oder der parenteral übertragenen Hepatitis C der Fall ist und der Patient sich durch Abwesenheit einer wahrnehmbaren Erkrankung subjektiv als nicht kontagiös ansieht.

Bei persistierenden Infektionen kann die Viruslast im Patienten über die Jahre nur gering schwanken oder aber stetig ansteigen. Ist letzteres der Fall (sog. **„slow virus infections“**) kann es nach vielen Jahren zu einem erneuten klinischen Ausbruch mit Todesfolge führen.

Während bei einigen persistierenden Infektionen die Viruslast im Patienten über die Jahre nur geringen Schwankungen unterworfen ist, steigt sie bei anderen stetig an und kann nach vielen Jahren zu einem erneuten klinischen Ausbruch mit Todesfolge führen. Beispiele für die letztgenannte Form der Persistenz, die auch mit dem Begriff **„slow virus infection“** (langsame Virusinfektion) belegt wird, sind die subakute sklerosierende Panenzephalitis (SSPE) nach Masernvirusinfektion, die progressive Rubellapanenzephalitis (PRPE) und AIDS nach Infektion mit HIV.
Die molekularen Mechanismen, die zur Etablierung und Aufrechterhaltung der Persistenz führen, sind bei einigen Viren relativ gut verstanden, bei anderen jedoch nur sehr bruchstückhaft. In jedem Fall muss bei einer persistenten Infektion der Erreger Wege gefunden haben, die immunologischen Effektor-

C-1.4 Persistierende Virusinfektion

DNA-Viren	***hauptsächliche Orte der Persistenz***	***mögliche klinische Konsequenz***
Herpes-simplex-Virus (HHV1 und 2)	Neurone von sensorischen Ganglien	bei Reaktivierung: Herpes labialis oder genitalis
Varizella-Zoster-Virus	Neurone von sensorischen Ganglien	bei Reaktivierung: Herpes zoster
Zytomegalievirus	Zellen und Organe des Immunsystems?	akut: Pneumonie, Retinitis bei Immuninkompetenz: Enzephalitis, Pneumonie, Transplantatabstoßung
Epstein-Barr-Virus	B-Lymphozyten	lymphoide Tumoren, Nasopharynxkarzinom
Humane Herpesviren 6 und 7	T-Lymphozyten	akut: Exanthema subitum bei Immuninkompetenz: Enzephalitiden durch HHV6 bei HHV7 bisher keine gesichert
Hepatitis-B-Virus	Leberzellen, Zellen des Immunsystems?	chronische Hepatitis, Leberkarzinom
Adenovirus	Zellen und Organe des Immunsystems	bisher keine gesichert
Papillomaviren	epitheliale Haut- und Schleimhautzellen	benigne und maligne Tumoren der Haut
Parvovirus B19	erythroide Vorläuferzellen im Knochenmark	aplastische Krise bei hämolytischer Anämie
Polyomavirus (JC und BK)	Niere, Zentralnervensystem, lymphoide Zellen	bei Immuninkompetenz oder Tumor: progressive multifokale Leukenzephalopathie (PML)
RNA-Viren	***hauptsächliche Orte der Persistenz***	***mögliche klinische Konsequenzen***
humanes T-Zell-Leukämievirus	Zellen und Organe des Immunsystems u. a. Gewebe	adulte Leukämie, zentralnervöse Erkrankungen
humanes Immundefizienzvirus (HIV)	Zellen und Organe des Immunsystems	AIDS, opportunistische Infektionen und Tumoren
Masernvirus	Zentralnervensystem (seltenes Ereignis)	subakute sklerosierende Panenzephalitis
Rubellavirus	Zentralnervensystem (seltenes Ereignis)	progressive Rubellapanenzephalitis
Hepatitis-C-Virus	Leberzellen, Zellen des Immunsystems?	chronische Hepatitis, Leberkarzinom

mechanismen zu unterlaufen. Während bei einer Infektion mit dem HIV das Immunsystem über die Jahre systematisch zerstört wird und damit eine persistente Infektion verständlich wird, sind persistierende Infektionen bei immunologisch gesunden Menschen nicht so offenkundig erklärbar. Sehr wahrscheinlich hängt die erfolgreiche lebenslange Persistenz eines Virus in einem immunkompetenten Wirt von einer sehr differenzierten Strategie der viralen Genexpression ab, die aus einem Wechsel zwischen einem nichtproduktiven, immunologisch unerkannten Status der Latenz mit einem produktiven Zyklus in einem Organ eingeschränkter immunologischer Überwachung wie etwa dem zentralen Nervensystem besteht. Beispiele hierfür sind das Epstein-Barr-Virus (EBV, S. 240) oder das **Herpes-simplex-Virus (HSV1**, S. 230**)**, wobei Letzteres einen besonderen Weg der Persistenz geht:

Nach peripherer Infektion der Mund- oder Genitalschleimhäute wandert HSV1 retrograd in den innervierenden Nervenzellfortsätzen in die nächsten Ganglien und etabliert dort eine latente Infektion. Im Mundbereich sind das die Ganglien des Trigeminus. Soweit die Latenz bis heute verstanden ist, wird durch Transkription des viralen Genoms eine besondere Art von RNA synthetisiert, die in ihrer Polarität eine zur mRNA gegenläufige Orientierung hat („anti-sense") und komplementär zu mRNAs von ganz frühen Proteinen des Virus ist. Diese so genannten **LATs** („latency associated transcripts") verhindern also durch Hybridisierung an die entsprechende mRNA deren Translation. Da HSV1 auf diese sehr frühen Transkripte zur Replikation unbedingt angewiesen ist, wird also keine Virusvermehrung in den Ganglien stattfinden. Bei aller Plausibilität dieser Beobachtungen muss allerdings erwähnt werden, dass dies sicherlich nicht der einzige Kontrollmechanismus ist. Vielmehr spielen auch die Bindung

Nach Infektion der Mund- oder Genitalschleimhäute wandert das **Herpes-simplex-Virus 1 (HSV1)** in den Nervenzellfortsätzen in die nächsten Ganglien. Die Latenz dieser Infektion beruht u. a. auf der Synthese von sog. **LATs** („latency associated transcripts"), viralen RNAs, die in ihrer Polarität eine zur mRNA gegenläufige Orientierung haben und komplementär zu mRNAs von ganz frühen Proteinen des Virus sind. Durch Hybridisierung an die entsprechende mRNA wird deren Translation verhindert. Da HSV1 auf diese sehr frühen Transkripte zur Replikation unbedingt angewiesen ist, findet keine Virusvermehrung in den Ganglien statt.

Die **subklinische Latenz** des HSV1 kann durch bisher nicht vollständig verstandene Regulationsmechanismen aufgehoben werden. Z. B. können die erhöhte Exposition des Wirtes mit UV-Licht und hormonelle Umstellungen zu einer Reaktivierung der Replikation führen.

verschiedener zellulärer Transkriptionsfaktoren an die virale DNA und Interaktionen zwischen T-Lypmphozyten und virusinfizierter Zelle eine wesentliche Rolle bei der Aufrechterhaltung der Latenz.
Diese **subklinische Latenz** kann durch bisher nicht vollständig verstandene Regulationsmechanismen aufgehoben werden. Zum Beispiel können die erhöhte Exposition des Wirtes mit UV-Licht und hormonelle Umstellungen zu einer Reaktivierung der Replikation führen. Viruspartikel werden dann entlang der Nervenbahnen wieder in die Peripherie transportiert und infizieren dort wiederum Zellen der Schleimhaut an der ursprünglichen Eintrittspforte. Sind damit klinische Zeichen einer starken Entzündung verbunden, spricht man von **Rekrudeszenz**, bei Abwesenheit solcher Symptome von **Rekurrenz**. Einer möglichen Attacke von seiten des zellulären Immunsystems während dieser replikativen Phase in den Schleimhäuten kann das Virus wirksam mit einer Blockade der Peptidpräsentation in den MHC-Klasse-I-Antigenen begegnen.

1.9 Prophylaxe und Therapie von Virusinfektionen

1.9.1 Prophylaxe

1.9 Prophylaxe und Therapie von Virusinfektionen

1.9.1 Prophylaxe

Die wichtigsten Maßnahmen zur Prophylaxe von Virusinfektonen sind neben der Einhaltung eines hohen Hygienestandards die Desinfektion und die Impfung.

Hygienemaßnahmen

(s. auch S. 652)
Allgemeine Hygienemaßnahmen sind nur bei solchen Virusinfektionen erfolgreich, die **fäkal-oral übertragen** werden.

Hygienemaßnahmen

Zu Hygiene und Desinfektion s. auch S. 652.
Allgemeine Hygienemaßnahmen sind bei Virusinfektionen nur in bestimmten Fällen von Erfolg gekrönt. Hierbei handelt es sich überwiegend um solche Infektionen, die **fäkal-oral übertragen** werden, wie etwa das Hepatitis-A-, Polio- und Coxsackievirus sowie ECHO- und Rotaviren. Ein hoher persönlicher Hygienestandard, die fachgerechte Aufbereitung von Abwässern und die Vermeidung der Kontamination von Lebensmitteln können die Infektkette wirksam unterbinden.

Das Resultat chemischer oder physikalischer Desinfektionsmaßnahmen hängt wesentlich von der Beschaffenheit des Virions und des umgebenden Mediums ab.

Das Resultat chemischer oder physikalischer Desinfektionsmaßnahmen hängt wesentlich von der Beschaffenheit des Virions und des umgebenden Mediums ab. Für alle Virusspezies gleichermaßen gültige Regeln gibt es nicht, jedoch lässt sich sagen, dass hochgereinigte, behüllte Viren empfindlicher gegenüber Desinfektionsverfahren sind als nackte Viren in stark proteinhaltiger Umgebung.

Chemische Desinfektion: Die hohe Empfindlichkeit behüllter Viren gegenüber chemischer Desinfektion lässt sich durch den schnellen Verlust der Lipidhülle (und damit der für die Adsorption notwendigen Glykoproteine) bei Behandlung mit fettlösenden Detergenzien oder Alkoholen erklären.

Chemische Desinfektion: Die hohe Empfindlichkeit **behüllter Viren** gegenüber chemischer Desinfektion lässt sich durch den schnellen Verlust der Lipidhülle (und damit der für die Adsorption notwendigen Glykoproteine) bei Behandlung mit fettlösenden Detergenzien oder Alkoholen erklären. So wird die Infektiosität eines **gereinigten** HIV-Präparates in weniger als 5 Minuten bei Behandlung mit 70 % Äthanol um mehr als 4 $\log_{10}$-Stufen vermindert. Diese Werte sind jedoch nicht direkt in die im Alltag notwendigen Desinfektionsmaßnahmen zu übertragen, da hier das Virus in der Regel in Körperflüssigkeiten mit hohen organischen Beimengungen vorliegt und damit die Einwirkdauer erheblich länger sein muss.

Nackte Viren sind in der Regel umweltresistenter als behüllte Viren.

Nackte Viren sind in der Regel umweltresistenter als behüllte Viren. Mitglieder der Picornaviridae (z. B. Poliovirus, Hepatitisvirus A) können mehrere Monate in Abwässern ihre Infektiosität erhalten und sind in der Lage, die Magen-Darm-Passage bei pH-Werten bis zu 3,0 unbeschadet zu überstehen. Da sie relativ resistent gegenüber Alkoholen sind, müssen zu ihrer effektiven chemischen Inaktivierung daher proteindenaturierende Reagenzien, wie Halogene, Aldehyde, Phenole oder Gase wie Äthylenoxid eingesetzt werden (s. S. 687).

Physikalische Desinfektion: Viren sind empfindlich gegenüber Einwirkung von Hitze, UV- oder Röntgenbestrahlung. Wie bei der chemischen Inaktivierung gilt auch hier, dass allgemeingültige Regeln nicht aufgestellt werden können. In gereinigter Form und in wässriger Umgebung genügen oftmals wenige Minuten bei 60 °C (bei HIV 2–5 Minuten), um durch **Hitzedenaturierung** der viralen Proteine die Infektiosität eines Viruspräparates zu vernichten. Es gilt jedoch zu beachten, dass starke organische Verunreinigungen und der Entzug von Wasser (etwa nach Gefriertrocknung) einen für die Infektiosität protektiven Charakter haben. Die üblichen Verfahren des **Autoklavierens** sind geeignet, virale Infektionen vollständig zu inaktivieren (s. S. 674).
Die schädigende Wirkung kurzwelliger oder ionisierender **Strahlen** auf die Infektiosität eines Virus beruht zum großen Teil auf **nichtreparablen Veränderungen** im Genom, UV-Bestrahlung ist jedoch aufgrund seiner geringen Eindringtiefe als alleinige Desinfektionsmaßnahme bei Viren nicht zu empfehlen.
Weniger aussichtsreich bis unmöglich ist die hygienische Kontrolle **aerogen übertragener Viren**, wie etwa der Rhino- oder Influenzaviren, da zum einen diese Viren schon vor Auftreten der klinischen Symptomatik ausgeschieden werden und zum anderen nicht jeder infizierte Mensch unter Quarantäne gestellt werden kann. Auch die **durch Insekten übertragenen Virusinfektionen** sind nur schwer zu kontrollieren, Maßnahmen, die zur Bekämpfung des Vektors getroffen werden, haben in vielen Fällen gesundheitsschädliche Folgen (Insektizide) oder führen zu keiner vollständigen Ausrottung des Vektors. Erfolgreicher sind zumindestens in den Industrienationen Maßnahmen zur Kontrolle der **durch Nager oder Haustiere übertragenen Viruserkrankungen**. So ist durch gezielte Vakzinierungsprogramme in der Fuchspopulation Mitteleuropas die Tollwut in verschiedenen Bereichen fast vollständig verschwunden.
Beim Umgang mit menschlichem **Blut** und **Blutprodukten** haben präventive Maßnahmen, wie Reihenuntersuchungen von Blutkonserven, verfeinerte Sterilisierungsmaßnahmen und Aufklärung über Risiken auch zu einer beträchtlichen Reduktion der Infektionen mit Hepatitis- und Immundefizienzviren geführt. Schwierigkeiten bestehen hier allerdings immer noch in einer möglichst breiten Erfassung derjenigen, die chronische Träger solcher Viren sind und damit ein latentes Risiko für Uninfizierte darstellen. Weitere intensive Aufklärungsarbeit, besonders in den Hochrisikogruppen, kann hier zu einer weiteren Eindämmung führen.

Physikalische Desinfektion: Viren sind empfindlich gegenüber Einwirkung von Hitze, UV- und Röntgenbestrahlung, allerdings haben starke organische Verunreinigungen und der Entzug von Wasser (etwa nach Gefriertrocknung) einen für die Infektiosität protektiven Charakter. **Autoklavieren** (s. S. 674) inaktiviert virale Erreger vollständig.

Wenig aussichtsreich bis unmöglich ist die hygienische Kontrolle **aerogener oder durch Insekten übertragener Virusinfektionen**. Aerogen übertragene Viren werden schon vor Auftreten der klinischen Symptomatik ausgeschieden und Maßnahmen, die zur Bekämpfung des Vektors getroffen werden, haben in vielen Fällen gesundheitsschädliche Folgen (Insektizide).

Beim Umgang mit menschlichem **Blut** oder **Blutprodukten** haben präventive Maßnahmen, wie Reihenuntersuchungen von Blutkonserven, verfeinerte Sterilisierungsmaßnahmen und Aufklärung über Risiken auch zu einer beträchtlichen Reduktion der Infektionen mit Hepatitis- und Immundefizienzviren geführt.

Impfung (Vakzinierung)

Zu Details siehe S. 692.

Impfung (Vakzinierung)

Details siehe S. 692.

1.9.2 Chemotherapie

Obwohl nicht zuletzt durch die HIV-Pandemie die Anstrengungen zur Chemotherapie von Virusinfektionen in den letzten Jahren wesentlich erhöht wurden und dabei deutliche Fortschritte zu verzeichnen sind, ist eine kausale Chemotherapie viraler Infektionen noch weit von den Möglichkeiten der antibiotischen Behandlung bakterieller Infektionen entfernt. Ein Grund dafür ist sicherlich die Tatsache, dass Viren als obligat intrazelluläre Parasiten wesentliche Signal- und Synthesewege ihrer Wirtszelle nutzen und damit ein Eingriff häufig auch eine empfindliche Störung der Wirtszelle nach sich zieht. Erst in den letzten Jahren wurden Möglichkeiten aufgedeckt, spezifische virale Funktionen zu stören, ohne damit die Zelle und den Wirt zu sehr zu belasten.
Rekapituliert man an dieser Stelle noch einmal kurz den Replikationszyklus eines Virus (Abb. **C-1.22**) ist erkennbar, dass es verschiedene Möglichkeiten gibt, in diesen Prozess einzugreifen.

1.9.2 Chemotherapie

Eine kausale Chemotherapie viraler Infektionen ist noch weit von den Möglichkeiten der antibiotischen Behandlung bakterieller Infektionen entfernt.

▶ **Merke:** Die überwiegende Anzahl an virostatischen Drogen greift auf der Ebene der **Nukleinsäurereplikation** ein.

◀ Merke

C-1.22

C-1.22 **Replikationszyklus eines DNA-Virus**

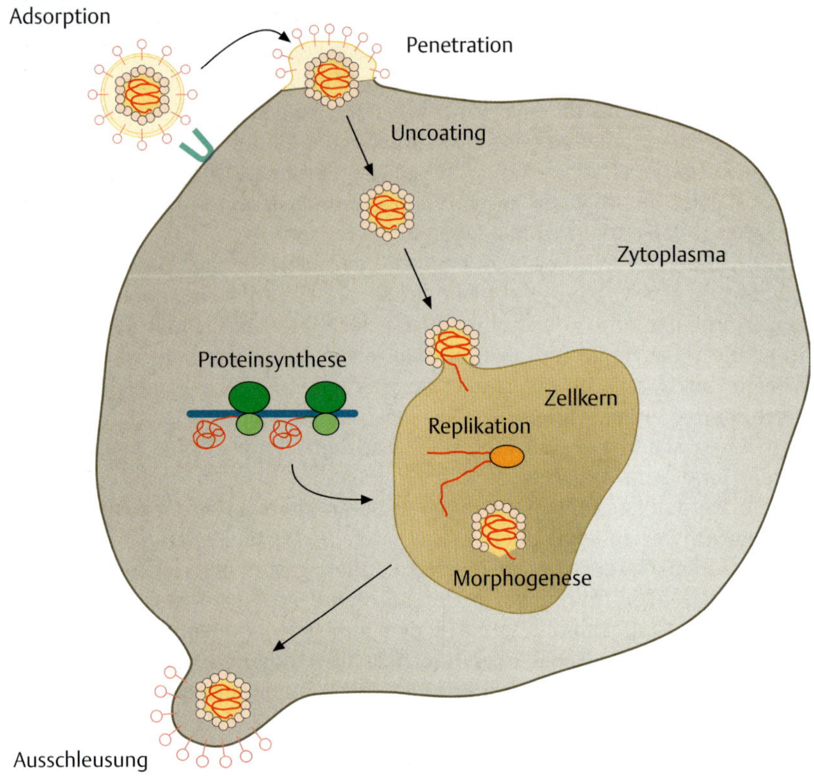

Zwar gibt es In-vitro-Ansätze, die schon die **Adsorption** des Virus an seine Zelle unterbinden können, doch sind diese noch nicht am Patienten anwendbar (z. B. Blockade der HIV-Adsorption an seinem Korezeptor durch nicht funktionelle Chemokinanaloga), bzw. befinden sich noch in der klinischen Prüfung.

Amantadin

Bei der **Penetration** und dem **„uncoating"** steht mit dem **Amantadin** zumindestens für **Influenzaviren** eine wirksame Droge zur Verfügung, die sowohl prophylaktisch als auch therapeutisch wirkt (Abb. **C-1.23**).

Bei der **Penetration** und dem **„uncoating"** gibt es zumindest für **Influenzaviren** eine wirksame Droge, die sowohl prophylaktisch als auch therapeutisch wirkt: das **Amantadin** (Abb. **C-1.23**). Influenzaviren benötigen zum erfolgreichen Freisetzen ihres Nukleokapsids eine Ansäuerung des „intraviralen" Milieus, d. h. es müssen H^+-Ionen durch die Lipidhülle des Virions einströmen können. Um dies zu ermöglichen, ist in der Lipidmembran durch Polymere des viralen Proteins M2 ein säureabhängiger Kationenkanal ausgebildet. Die saure Umgebung des Endosoms öffnet diesen Kanal für den Durchtritt von H^+-Ionen. Amantadin, mit seiner ausgesprochenen Käfigstruktur, tritt ebenfalls in diesen Kanal ein, bleibt durch Interaktion mit definierten Aminosäureresten in der Pore stecken und blockiert damit den Influx von H^+-Ionen. In der Konsequenz kann damit der Replikationszyklus des Influenzavirus nicht ablaufen, da die Freisetzung der Nukleinsäure nicht möglich ist.

Amantadin wirkt gegen Influenza A, nicht aber gegen Influenza B.

Allerdings bilden sich relativ schnell innerhalb weniger Therapietage resistente Viren, so dass eine langfristige Therapie mit Amantadin nicht möglich ist. Das Medikament eignet sich jedoch durchaus im Zuge einer Grippeepidemie, die Infektionsfolgen zu mildern bzw. eine klinische Manifestation zu verhindern, wenn es innerhalb der ersten 48 Stunden nach Auftreten der ersten Symptome verabreicht wird. Außerdem kann das Medikament verwendet werden, wenn die Impfung gegen Influenza A kontraindiziert ist, oder zur Überbrückung der Zeit, die zum Eintritt der Schutzwirkung nach Impfung nötig ist. Amantadin wirkt gegen Influenza A, nicht aber gegen Influenza B.

C-1.23 Wirkweise von Amantadin bei Influenzaviren

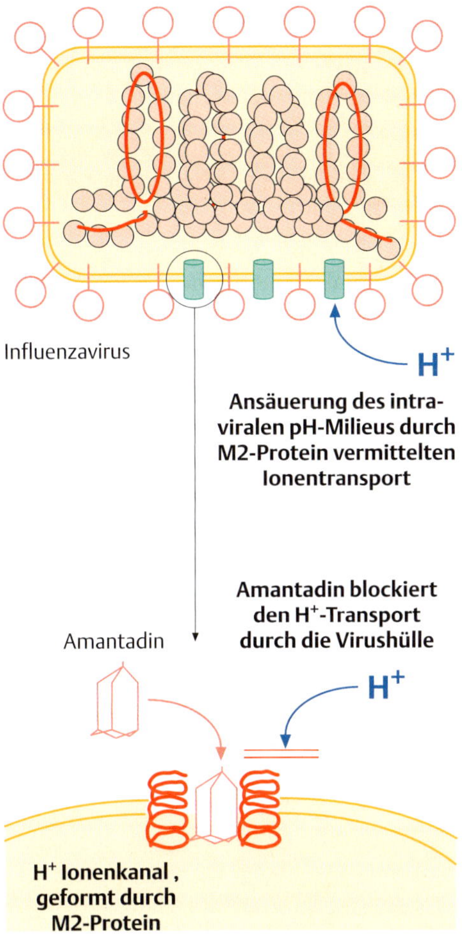

Amantadin blockiert die zur Freisetzung des Nukleokapsids notwendige intravirale Ansäuerung, indem es den H^+-Ionenkanal in der Virushülle blockiert, der durch das M2-Protein gebildet wird. Als Folge kann der Influenzavirus nicht replizieren, da die Nukleinsäure nicht freigesetzt wird.

C-1.23

Enzyminhibitoren (Nukleosidanaloga)

Der Eingriff in die **Replikation** ist bei den **Herpesviren** besonders erfolgreich, da sie über eigene Enzyme verfügen, die die Nukleoside für die DNA-Synthese vorbereiten. Es handelt sich bei den entsprechenden Chemotherapeutika fast ausnahmslos um **Nukleosidanaloga**, die bei Verwendung zur DNA-Synthese zum Kettenabbruch am neusynthetisierten Strang führen. Der therapeutische Einsatz dieser Substanzen ist nur möglich, weil virale Enzyme wesentlich promiskuitiver in Bezug auf die von ihnen akzeptierten Substrate sind und die wirksame Konzentration zu ihrer effektiven Inhibierung deutlich niedriger liegt als bei den analogen zellulären Enzymen.

Enzyminhibitoren (Nukleosidanaloga)

Bei diesen Substanzen handelt es sich um **Nukleosidanaloga**, die zum Kettenabbruch am neusynthetisierten DNA-Strang führen.

Aciclovir: Am Beispiel von Aciclovir soll die Wirkweise bei der Infektion mit Herpes-simplex-Virus verdeutlich werden (Abb. **C-1.24**). Aciclovir ist ein **Guanosinanalogon**, das von der Thymidinkinase (TK) des HSV1 als Substrat zur Phosphorylierung zum Aciclovirmonophosphat (Ac-MP) akzeptiert wird. Die TK des HSV1 bindet Aciclovir etwa 200-mal besser als die zellulären TKs. Ac-MP wird anschließend über zelluläre Kinasen weiter zum Triphosphat phosphoryliert und ist in dieser Form ein Substrat für DNA-Polymerasen. Die DNA-Polymerase von HSV1 hat eine wesentlich höhere Affinität für dieses Substrat als die zelluläre DNA-Polymerase. Die DNA-Synthese bricht bei Verwendung des Ac-TP als Baustein ab, da aufgrund der inkompletten Ribose keine 3′-5′-Verknüpfung stattfinden kann. Eine weitere Folge ist auch das „Festfrieren" der DNA-Polymerase auf dem inkompletten DNA-Strang, so dass dieses Enzym auch nicht mehr für einen erneuten Syntheseversuch zur Verfügung steht.

Aciclovir ist ein Guanosinanalogon, das von der Thymidinkinase (TK) des HSV1 als Substrat zur Phosphorylierung zum Aciclovirmonophosphat (Ac-MP) akzeptiert wird und letztendlich zum Abbruch der viralen DNA-Synthese führt (Abb. **C-1.24**).

C-1.24 Abbruch der DNA-Synthese von Herpes-simplex-Virus durch Aciclovir

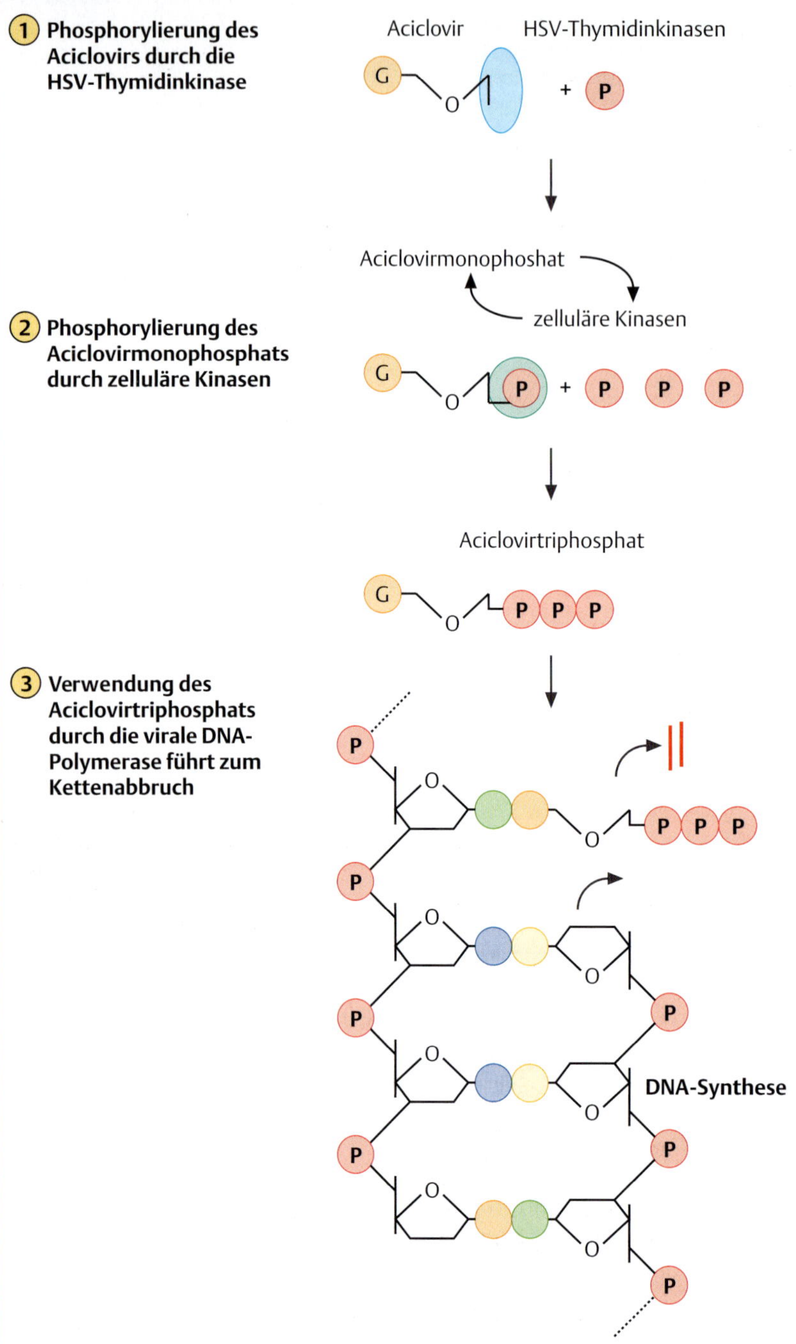

Aciclovir ist ein Guanosinanalogon, das von der Thymidinkinase von HSV1 als Substrat zur Phosphorylierung zum Aciclovirmonophosphat genutzt wird (1). Nach Phosphoylierung durch zelluläre Kinasen (2) entsteht Aciclovirtriphosphat, das von der viralen DNA-Polymerase mit hoher Affinität verwendet wird. Da aufgrund der inkompletten Ribose keine 3′-5′-Verknüpfung stattfinden kann, bricht die DNA-Synthese an dieser Stelle ab (3).

▶ Merke

▶ **Merke:** Die Wirksamkeit dieses Medikaments ist außerordentlich gut, und Aciclovir stellt das **Medikament der Wahl zur Therapie der HSV1 verursachten Enzephalitis** dar.

Eine Resistenzbildung ist häufig.

Allerdings kann es recht schnell zur Ausbildung einer Resistenz kommen, die in den meisten Fällen in einer Mutation der TK zu suchen ist. Da die TK für das Virus nicht essenziell ist, produzieren die Virusvarianten entweder gar keine TK mehr und überlassen die gesamte Phosphorylierung den zellulären TKs, oder die virale TK ist so mutiert, dass sie das originale Guanosin dem Aciclovir vorzieht. Auch Mutationen in der viralen DNA-Polymerase können zur Resistenzbildung führen.

Valaciclovir: Die Verträglichkeit von Aciclovir ist gut, doch die Resorption ist langsam. Deshalb geht man heute mehr und mehr dazu über, Aciclovir als sog. „Prodrug" in Form von Valaciclovir zu verabreichen. Valaciclovir (Abb. **C-1.25**) wird in der Leber rasch in L-Valin und Aciclovir umgesetzt. Dadurch erhöht sich die Bioverfügbarkeit im Vergleich zu Aciclovir um das 3- bis 5fache.

Valaciclovir besitzt eine höhere Bioverfügbarkeit als Aciclovir.

Ganciclovir: Andere Herpesviren wie etwa das **Zytomegalievirus** (CMV) sind weit weniger empfindlich gegenüber Aciclovir, da sie keine Thymidinkinase besitzen. Allerdings hat sich das Ganciclovir (Abb. **C-1.25**) als gutes Therapeutikum bei Infektionen mit CMV erwiesen. Das Produkt des CMV-Gens UL 97 hat die Eigenschaften einer Kinase, die Ganciclovir phosphoryliert und damit der viralen DNA-Polymerase verfügbar macht. Auch hier kommt es zum Kettenabbruch bei der DNA-Synthese.

Ganciclovir (Abb. **C-1.25**) hat sich als gutes Therapeutikum bei Infektionen mit dem Zytomegalievirus erwiesen, welches auf Grund fehlender TK weit weniger empfindlich für Aciclovir ist als das HSV1.

Foscarnet: Bei viraler Resistenzentwicklung gegen Ganciclovir steht als Therapeutikum das Ameisensäurederivat Foscarnet zur Verfügung, welches als **direkter Polymerasehemmer** ohne vorangehende Phosphorylierung wirksam wird. Allerdings ist dieses Präparat **sehr toxisch**.

Cidofovir: Schließlich muss noch das Cidofovir als therapeutische Alternative bei **CMV-Infektionen** erwähnt werden. Cidofovir ist ein **Cytosinanalogon** und liegt bereits als Monophosphat vor. Nach weiterer Phosphorylierung durch zelluläre Kinasen kompetiert es schließlich mit dem Deoxycytosin beim Einbau in den neuentstehenden viralen DNA-Strang. Wie Foscarnet auch ist dieses Medikament **hochtoxisch** und wird daher bei sonst nicht mehr therapierbaren CMV-Retinitiden verwendet.

Foscarnet und **Cidofovir** sind sehr toxische Medikamente, die bei Ganciclovir resistenten CMV-Infektionen eingesetzt werden.

Ribavirin: Ribavirin ist ein synthetisches Nukleosidanalogon, das **Guanosin** ähnelt und ein breiteres Wirkumsspektrum besitzt (Abb. **C-1.25**). Es inhibiert sowohl RNA- als auch DNA-Viren, hat sich aber insbesondere bei der Therapie von Infektionen mit RNA-Viren wie RSV, HIV, HAV, Masern-, Influenza-, Parainfluenza-, Lassa- und Bunyavirus bewährt. Ein wesentlicher Wirkmechanismus ist die **Blockade des Enzyms Guanylyltransferase** (Abb. **C-1.26**). Dieses Enzym ist an der Ausbildung der 5′-„cap"-Struktur an den eukaryoten und einigen viralen mRNAs beteiligt, indem es an das 5′-Ende der RNA ein Guanosintriphosphat unter Beibehaltung der drei Phosphatgruppen in einer unüblichen 5′-5′C-Atom-Brücke bindet.

Ribavirin ist ein synthetisches Nukleosidanalogon, das Guanosin ähnelt (Abb. **C-1.25**). Unter mehreren möglichen Inhibierungsmechanismen ist die **Blockade des Enzyms Guanylyltransferase** hervorzuheben (Abb. **C-1.26**).

▶ **Merke:** Die Wirkung von Ribavirin ist daher nicht virusspezifisch, sondern blockiert generell die Ausbildung von „caps", sodass **auch die Wirtszelle massiv geschädigt** wird. Bei lebensbedrohlichen Infektionen, wie mit dem Lassavirus oder dem RSV bei Kleinkindern, wird diese Schädigung in Kauf genommen.

◀ **Merke**

Azidothymidin: Besonders große Fortschritte wurden in den letzten Jahren bei der Therapie der **HIV-Infektion** gemacht. Die Tatsache, dass dieses Virus ein Enzym benutzt, das der Mensch nicht verwendet, hat das Interesse sehr früh auf die Inhibierung dieses Enzyms fokussiert. Dieses Enzym, **reverse Transkriptase (RT)**, nutzt das Virus, um sein RNA-Genom in einen DNA-Doppelstrang umzuschreiben. Schon bald wurde das Azidothymidin (AZT) entwickelt, das die Elongation des komplementären DNA-Moleküls verhindert (Abb. **C-1.27**). AZT trägt als **Thymidinanalogon** am 3′-Kohlenstoff des Zuckers statt einer OH- eine Azidogruppe. Dadurch kann die zur Elongation notwendige Brücke zwischen 3′- und 5′-C-Atomen der benachbarten Nukleotide nicht gebildet werden und die weitere Synthese von komplementärer DNA bricht ab.

Azidothymidin (AZT) wird zur Behandlung der HIV-Infektion eingesetzt. Es inhibiert die Elongation des komplementären DNA-Moleküls durch die retrovirale reverse Transkriptase (Abb. **C-1.27**).

Da AZT sozusagen passgenau auf das Enzym geschneidert wurde, ist es nicht verwunderlich, dass sich bei einem derartig essenziellen Protein bald resistente Virusvarianten mit einer mutierten RT entwickelt haben. Daher ist man

HIV bildet allerdings AZT-resistente Varianten aus. Daher ist man heute gezwungen, immer neue RT-Inhibitoren zu entwickeln. Heute wird zusätzlich noch ein

C-1.25

C-1.25 Strukturformeln einiger wichtiger Virostatika

Nukleosidanaloga

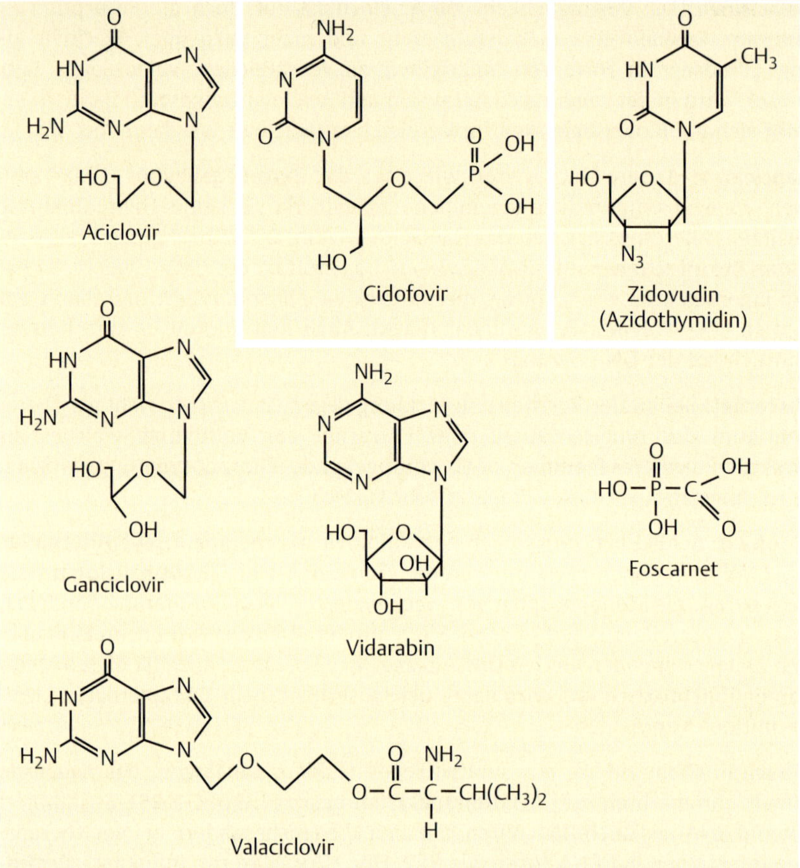

C-1.26

C-1.26 Einfluss von Ribavirin auf die cap-Bildung

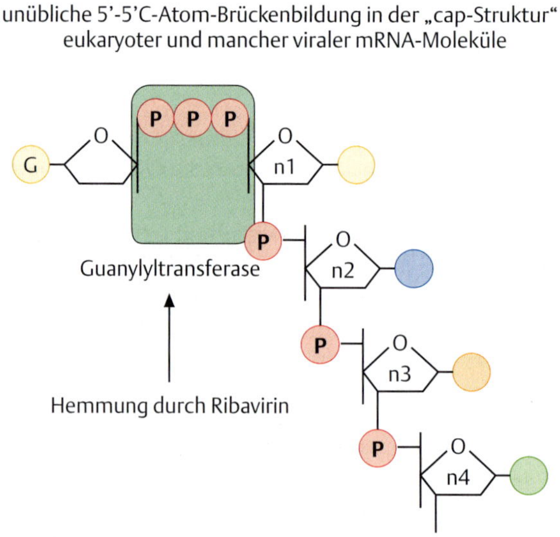

Der wesentliche Wirkmechanismus besteht in der Blockade der Guanylyltransferase. Dieses Enzym ist an der Ausbildung der 5'-cap-Struktur von eukaryoten und einigen viralen mRNAs beteiligt, indem es an das 5'-Ende der RNA ein Guanosintriphosphat bindet, wobei eine unübliche 5'-5'C-Atom-Brücke unter Beibehaltung der drei Phosphatgruppen entsteht. Ribavirin blockiert die cap-Bildung generell, sodass auch die Wirtszelle massiv geschädigt wird.

C-1.27 **Blockade der retroviralen reversen Transkription durch Azidothymidin (AZT)**

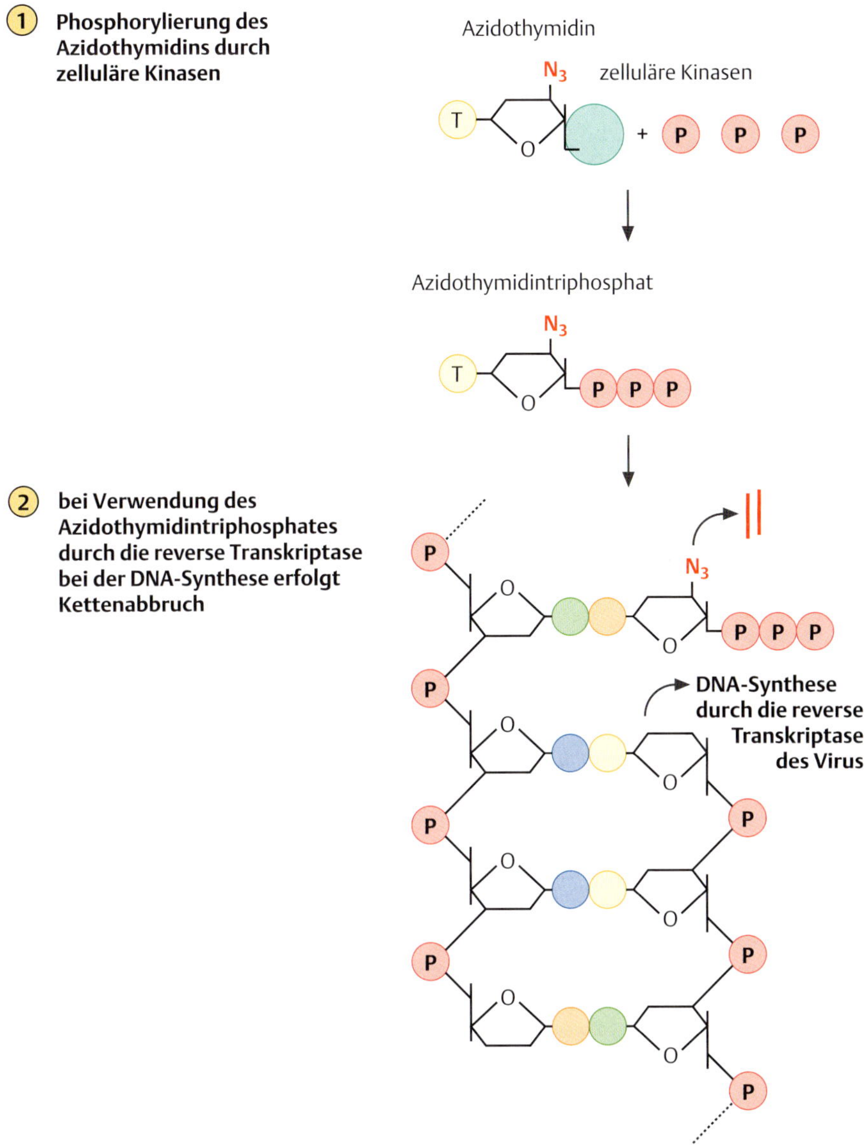

AZT ist ein Thymidinanalogon, das am 3′-C-Atom des Zuckers statt einer OH- eine Azidogruppe trägt. Dadurch kommt es beim Umschreiben des viralen RNA-Genoms in einen DNA-Doppelstrang durch die reverse Transkriptase zum Kettenabbruch. Allerdings gibt es bereits AZT-resistente Viren mit mutierter reverser Transkriptase, die keine Affinität für AZT besitzt.

heute gezwungen, immer neue RT-Inhibitoren zu entwickeln und diese bei der Behandlung kombiniert einzusetzen. Ein ganz entscheidender Durchbruch kam schließlich, als ein **Hemmer der viralen Protease** entwickelt wurde. Diese Protease ist für das Virus unerlässlich, um ein korrektes posttranslationales Arrangieren der viralen Struktur zu erlauben. Werden nun **Dreifachkombinationen zweier RT-Hemmer mit einem Proteasehemmer** zur Therapie verwendet, führt dies zu erstaunlichen Erfolgen. Die $CD4^{+}$-T-Lymphozyten erreichen sehr schnell fast normale Werte, und durch die Wiederherstellung der immunologischen Kompetenz reduzieren sich die Probleme mit opportunistischen Infektionen. Die Patienten erfahren eine nachdrückliche Verbesserung ihrer Lebensqualität. Bei aller Euphorie muss jedoch im Bewusstsein bleiben, dass mit dieser Therapie zwar die Kontrolle über das Virus möglich ist, nicht jedoch dessen Eliminierung aus dem Wirt. Nach Absetzen der Pharmaka kommt es sehr schnell zum Wideranstieg der viralen Beladung auf prätherapeutische Werte. Außerdem muss bei der extremen Variabilität dieses Virus mit der Ausbildung von Resistenzen auch gegen diese drei Medikamente gerechnet werden.

Proteasehemmer eingesetzt. Die viral kodierte Protease ist für HIV unerlässlich, um ein korrektes posttranslationales Arrangieren der viralen Struktur zu erlauben. Bei Verabreichung der **Dreifachkombination aus zwei RT-Hemmern und einem Proteasehemmer** erfahren manche Patienten eine nachdrückliche Verbesserung ihrer Lebensqualität. Bei aller Euphorie muss jedoch im Bewusstsein bleiben, dass mit dieser Therapie zwar die Kontrolle über das Virus möglich ist, nicht jedoch dessen Eliminierung aus dem Wirt.

Interferon-α

Die **virostatische Wirkung** von Interferon-α (IFN-α) wird nach der Klonierung und rekombinanten Expression dieses Zytokins auch therapeutisch genutzt. Bei persistierenden Hepatitiden nach Infektion mit HBV und HCV kann der Versuch unternommen werden, das Virus durch IFN-α dauerhaft zu eliminieren.

Interferon-α

Die **virostatische Wirkung** von Interferon-α (IFN-α) wird nach der Klonierung und rekombinanten Expression dieses Zytokins auch therapeutisch genutzt. Bei persistierenden Hepatitiden nach Infektion mit HBV und HCV kann der Versuch unternommen werden, das Virus durch IFN-α dauerhaft zu eliminieren. Allerdings gelingt dieses bestenfalls bei 25 % der Patienten mit chronischer Hepatitis C. Gründe dafür sind bekannte Resistenzen bestimmter HCV-Genotypen, aber sicherlich auch die Tatsache, dass Interferone eine sehr frühe Abwehrmaßnahme des Körpers darstellen und eher geeignet sind, die Manifestation einer akuten Infektion zu verhindern als eine bereits etablierte persistierende Infektion zu beenden. Daher nimmt man an, dass die immunomodulatorischen Effekte von IFN-α möglicherweise für die Überwindung der Infektion wichtiger sind als die direkten antiviralen Wirkungen.

2 Spezielle Virologie

Eine Übersicht über die klinischen Manifestationen viraler Infektionen gibt Tab. **C-2.1**.

2 Spezielle Virologie

Zu klinischen Manifestationen von Virusinfektionen s. Tab. **C-2.1**.

C-2.1 Klinische Manifestationen viraler Infektionen

klinische Manifestationen	*ätiologische Virusgattungen*			*klinische Proben zur Diagnostik*
Myokarditis, Perikarditis	Enterovirus	RNA	S. 181	Rachensekret, Rektalabstrich, Stuhl
	Influenzavirus	RNA	S. 211	Nasopharynxsekret, Rachensekret
Enzephalitis, Meningitis	Alphavirus	RNA	S. 195	Serum, CSF
	Flavivirus	RNA	S. 199	Serum, CSF
	Enterovirus	RNA	S. 181	Rachensekret, Fäzes, CSF
	Rubulavirus	RNA	S. 215	Rachensekret, CSF, Urin
	Lentivirus	RNA	S. 224	CSF, Blut
	Herpes-simplex-Virus	DNA	S. 230	Rachensekret, CSF
	Lyssavirus	RNA	S. 220	Speichel, Hirnautopsie
	Polyomavirus	DNA	S. 247	CSF, Hirnbiopsie
	Arenavirus	RNA	S. 205	CSF, Serum
prä- und perinatale Komplikationen	Zytomegalievirus	DNA	S. 237	Blut, Rachensekret, Urin
	Herpes-simplex-Virus	DNA	S. 232	Blut, Rachensekret, Hautvesikelflüssigkeit, CSF
	Enterovirus	RNA	S. 181	Blut, Rachensekret, Rektalabstrich, Stuhl
	Hepatitis B-Virus	DNA	S. 256	Blut
	Erythrovirus	DNA	S. 248	Blut
	Rubivirus	RNA	S. 197	Rachensekret, Urin, CSF
Konjunktivitis	Adenovirus	DNA	S. 250	Konjunktivalabstriche
	Herpes-simplex-Virus	DNA	S. 230	Konjunktivalabstriche
Hautläsionen				
▪ vesikulär	Herpes-simplex-Virus	DNA	S. 230	Vesikelflüssigkeit
	Enterovirus	RNA	S. 181	Vesikelflüssigkeit
▪ makulopapulös	Varizellavirus	DNA	S. 234	Vesikelflüssigkeit, Blut
	Roseolovirus	DNA	S. 238	Blut
	Enterovirus	RNA	S. 181	Rachensekret, Rektalabstrich, Stuhl
	Morbillivirus	RNA	S. 216	Rachen- und respiratorische Sekrete, Urin
	Erythrovirus	DNA	S. 248	Blut
	Rubivirus	RNA	S. 197	Rachen- und respiratorische Sekrete, Urin
gastrointestinale Komplikationen	Mastadenovirus	DNA	S. 250	Rektalabstrich, Stuhl
	Rotavirus	RNA	S. 192	Stuhl
	Zytomegalievirus	DNA	S. 237	Stuhl, Kolonbiopsie
genitale Läsionen und Warzen	Herpes-simplex-Virus	DNA	S. 232	Vesikelinhalt
	Papillomavirus	DNA	S. 244	Gewebeprobe
Hepatitis	Hepatovirus	RNA	S. 186	Blut
	Hepatitis-B-Virus	DNA	S. 256	Blut
	Hepacivirus	RNA	S. 203	Blut
	Hepatitis-E-Virus	RNA	S. 189	Blut

C-2.1 Klinische Manifestationen viraler Infektionen (Fortsetzung)

klinische Manifestationen	*ätiologische Virusgattungen*			*klinische Proben zur Diagnostik*
Parotitis, Orchitis	Rubulavirus	RNA	S. 215	Speichel, Rachensekret, Urin
respiratorische Komplikationen	Influenzavirus	RNA	S. 211	Rachen- und Nasopharynxsekret
	Mastadenovirus	DNA	S. 250	Rachen- und Nasopharynxsekret
	Zytomegalievirus	DNA	S. 237	Bronchoalveolarlavage
	Paramyxovirus	RNA	S. 214	Rachen- und Nasopharynxsekret
	Rubulavirus	RNA	S. 215	Rachen- und Nasopharynxsekret
	Pneumovirus	RNA	S. 219	Rachen- und Nasopharynxsekret
	Rhinovirus	RNA	S. 186	Rachen- und Nasopharynxsekret
undifferenziertes Fieber	Zytomegalievirus	DNA	S. 237	Blut, Urin
	Lymphocryptovirus	DNA	S. 240	Blut
	Lentivirus	RNA	S. 224	Blut
	Enterovirus	RNA	S. 181	Blut, Rachensekret, Rektalabstrich, Stuhl
	Flavivirus	RNA	S. 199	Blut
urologische Probleme	Mastadenovirus	DNA	S. 250	Urin, Stuhl, Rektalabstriche
	Polyomavirus	DNA	S. 247	Urin

CSF = cerebrospinal fluid = Liquor cerebrospinalis

2.1 RNA-Viren

2.1.1 Picornaviridae

Klassifikation: s. Tab. **C-2.2** und Tab. **C-2.3**.

C-2.2

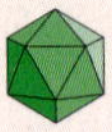

C-2.3

2.1 RNA-Viren

2.1.1 Picornaviridae

Klassifikation: Zur Klassifikation der Picornaviridae s. Tab. **C-2.2** und Tab. **C-2.3**.

C-2.2 Klassifikation der Picornaviridae

▪ Nukleinsäure	lineare ss(+)RNA (7,2–8,4 Kb*)
▪ Kapsidtyp	Ikosaeder
▪ Virusgröße	22–30 nm
▪ Hülle	nackt

* Kb = Kilobasen; als Maß für die Größe des Genoms

C-2.3 Humanpathogene Gattungen und Arten

Gattung	*Art*	Serotypen*
Enterovirus	▪ Poliovirus	3
	▪ Coxsackievirus A	23
	▪ Coxsackievirus B	6
	▪ ECHO-Virus	31
	▪ Enterovirus	4
Rhinovirus	▪ Rhinovirus	mehr als 110
Cardiovirus		1 oder mehr
Aphthovirus	▪ Maul- und Klauenseuche-Virus	mindestens 7
Hepatovirus	▪ Hepatitis-A-Virus	1

* Serotypen: Virusarten einer Gattung oder einer Serogruppe, die mithilfe von monospezifischen Antiseren individuell neutralisierbar sind.

Enterovirus

Polioviren

Bedeutung: Polioviren sind die Verursacher der **Poliomyelitis** („Kinderlähmung"), einer die graue Substanz des Rückenmarks betreffenden Erkrankung (griech. polios = grau, myelos = Rückenmark).

Epidemiologie: Aufgrund einer massiven Impfkampagne in den letzten Jahren steht das Poliovirus kurz vor seiner globalen Ausrottung (Zahl der 2003 gemeldeten Fälle: 784). Poliovirus kommt weltweit vor. Es werden **3 Serotypen** unterschieden, die mit I bis III bezeichnet werden. Jeder Serotyp für sich allein ist in der Lage, die Poliomyelitis zu verursachen. Polioepidemien werden meist von **Typ I** (ca. 85 % der Fälle) und Typ II (ca. 3 %) verursacht. Sporadische Fälle gehen auf das Konto von Typ III. Gegen jeden Serotyp können spezifische Antikörper gebildet und somit eine Immunität erzeugt werden. Es kommt jedoch nicht zur Ausbildung einer Kreuzneutralisation.

▶ **Merke:** Ein sicherer Schutz vor Poliomyelitis existiert erst, wenn Immunität gegen alle drei Serotypen besteht.

Die Infektion erfolgt durch orale Aufnahme des Virus über kontaminiertes Trinkwasser und Lebensmittel. Der Kontagionsindex (= Zahl der erkrankten Personen bezogen auf 100 der Infektion ausgesetzten Personen) ist für jeden Serotyp unterschiedlich, insgesamt aber gering. Die Viren werden in großen Mengen mit dem Stuhl ausgeschieden, und zwar nicht nur von klinisch Erkrankten, sondern auch von der Masse der Infizierten mit inapparentem Verlauf.
Die Poliomyelitis ist in Ländern mit geringem Hygienestandard als Erkrankung im Kleinkindalter eher selten. Die hohe Durchseuchungsrate der Bevölkerung – Infizierte mit inapparentem klinischem Verlauf erfahren eine stille Feiung – bewirkt, dass Neugeborene einen entsprechenden „Nestschutz" besitzen (plazentagängige, mütterliche spezifische Antikörper der Klasse IgG schützen für ca. 6 Monate den Säugling). Der geringe Hygienestandard bedingt, dass sich das Kind innerhalb dieser Zeit selbst infiziert und immunisiert, ohne Gefahr zu laufen, krank zu werden.
Polioerkrankungen treten in den gemäßigten Zonen bevorzugt in der warmen Jahreszeit auf (Häufungsgipfel August).

Pathogenese: Die weitaus meisten Infektionen verlaufen subklinisch (98–99 %). Nach oraler Aufnahme vermehrt sich das Virus zunächst in den Zellen des Oropharynx, des Intestinaltraktes und der mesenterialen Lymphknoten. Durch hämatogene Streuung können die Viren das Zentralnervensystem erreichen, wo sie ihre eigentlichen Zielzellen finden (**motorische Neuronen** in den Vorderhörnern des Rückenmarks und in der Hirnrinde) und diese durch Zytolyse zerstören.

Klinik: Nach einer Inkubationszeit von durchschnittlich 1–3 Wochen (2 Tagen bis 5 Wochen) beginnt die Krankheit mit uncharakteristischen Allgemeinsymptomen wie Fieber, Kopf- und Gliederschmerzen. Nach ca. 3 Tagen entwickeln sich Pharyngitis und Tonsillitis. Eine abdominelle und neurologische Symptomatik schließt sich an, die unter Umständen differenzialdiagnostische Schwierigkeiten bereitet. Auf dieses **Initialstadium** folgt das **präparalytische Stadium** (Abb. **C-2.1**), in dem sich unter erneutem Fieberanstieg eine abakterielle Meningitis mit erhöhtem Liquordruck, Pleozytose (bis 500/3 Zellen) und leichte Eiweißvermehrung (30–70 mg/dl) ausbildet. Daneben kann auch ein adynamisches Stadium mit Areflexie, Tremor und allgemeiner Muskelschwäche beobachtet werden. Das präparalytisch-meningitische Stadium dauert wenige Stunden bis maximal 3 Tage, das adynamische Stadium 2–4 Tage. Die Krankheit kann dann in das **paralytische Stadium** einmünden. Charakteristisch sind die Morgenlähmungen. Eigenreflexe fehlen, die Muskulatur ist schlaff und schmerzhaft. Mit dem Eintritt der Lähmungen kommt es zur lyti-

Enterovirus

Polioviren

Bedeutung: Poliovirus ist Verursacher der **Poliomyelitis**.

Epidemiologie: Vom Erreger der Polio existieren **3 Serotypen** (Typ I–III). Jeder von ihnen kann eine Polio verursachen. Gegen jeden einzelnen Typ kann der Wirt neutralisierende Antikörper produzieren, eine Kreuzneutralisation besteht nicht.

◀ **Merke**

Die Infektion erfolgt oral.
Bei Erkrankten und bei Infizierten mit inapparentem Verlauf werden große Mengen der umweltresistenten Viren mit den Fäzes freigesetzt.

In Ländern mit geringem Hygienestandard ist die Poliomyelitis im Kleinkindalter eher selten, da sich die Krankheit wegen des hohen Durchseuchungsgrades der Bevölkerung (stille Feiung schon der Neugeborenen noch während des „Nestschutzes") nicht durchsetzen kann.

Polioerkrankungen treten bevorzugt im Sommer auf.

Pathogenese: Nach Vermehrung in den Zellen des Intestinaltraktes und der Mesenteriallymphknoten erreicht das Virus durch hämatogene Streuung das ZNS, wo es sich in den **motorischen Neuronen** vermehrt und diese lysiert.

Klinik: Das **Initialstadium** beginnt mit uncharakteristischen Allgemeinsymptomen. Während des **präparalytischen Stadiums** können sich eine Meningitis und ein adynamisches Stadium mit Areflexie u. a. entwickeln. Das präparalytische Stadium kann nach ca. 1 Woche in das klassische **paralytische Stadium** übergehen (Abb. **C-2.1**). Dieses ist gekennzeichnet durch schlaffe Lähmungen der Muskulatur, die sich vor allem in den Morgenstunden ausprägen. Je nach Lokalisationsort unterscheidet man:

- **spinale Form** (häufigste Form, ca. 80 % schlaffe Lähmung): hauptsächlich der Extremitätenmuskulatur. Bei Beteiligung

von Interkostalmuskulatur und Zwerchfell muss künstlich beatmet werden.
- **bulbopontine Form** (schwerste Form): Durch Befall der Gehirnnerven kommt es zu Störungen des Atem- und Kreislaufzentrums, was rasch zum Tode führen kann.
- **enzephalitische Form** (sehr selten): Enzephalitis mit allen Folgeerscheinungen.

schen Entfieberung. Je nach Lokalisation (Kombinationen sind möglich) unterscheidet man:

- **spinale Form** (ca. 80% der paralytischen Verlaufsform) mit schlaffen Lähmungen hauptsächlich der Extremitätenmuskulatur. Wird die Interkostalmuskulatur oder das Zwerchfell betroffen, tritt unbehandelt der Tod durch Erstickung ein (künstliche Beatmung).
- **bulbopontine Form**, die besonders bei Erkrankungen im Erwachsenenalter oder bei älteren Kindern beobachtet wird. Es ist die gefährlichste Form der Poliomyelitis, bei der die Hirnnerven X, XI und XII betroffen sind. Durch Störung des Atem- und Kreislaufzentrums kann rasch der Exitus eintreten.
- **enzephalitische Form**, die sehr selten ist und sich durch eine Enzephalitis mit Bewusstseinstrübungen, Krampfanfällen, psychopathologischen Wesensveränderungen u. a. manifestiert.

▶ Merke

▶ **Merke: Mehr als 90%** aller Infektionen mit Poliovirus verlaufen **klinisch inapparent**. Die klinisch manifeste Erkrankung kann während jeder Phase enden, muss also keineswegs bis zum klassischen paralytischen Stadium gehen. **Mehr als 99%** der klinisch manifesten Erkrankungen enden als nicht paralytische Form **(minor illness)**. **Weniger als 1%** entwickeln die paralytische Form **(major illness)**.

Krankheitsfolgen: Im Zuge einer Post-Poliomyelitis-Atrophie kann sich der Zustand auch nach Jahren noch verschlimmern.

Krankheitsfolgen: Die Lähmungserscheinungen bilden sich innerhalb von Stunden bis maximal 3 Tagen aus. Bis zur 8. Krankheitswoche können sich die Ausfallerscheinungen geringfügig bessern. Im Allgemeinen ist nach 2 Jahren der irreversible Endzustand der Krankheit erreicht. Es kann jedoch noch

C-2.1

C-2.1 **Stadien der Poliomyelitis**

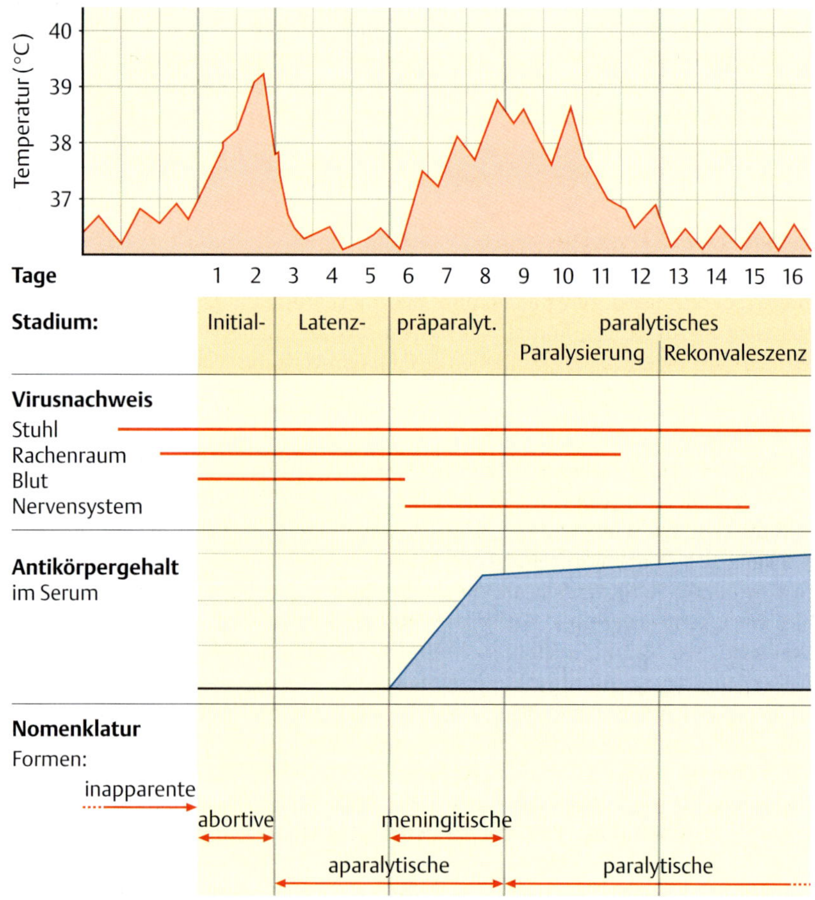

nach Jahren eine weitere Verschlimmerung eintreten, entweder im Zuge einer langsamen progredienten Post-Poliomyelitis-Atrophie oder als akuter Schub mit weiteren Nerven- und Muskelschäden.

Diagnostik: Die Viren können in Zellkulturen aus Rachenspülwasser (in den ersten Tagen der Infektion), Stuhl und Blut isoliert werden. Sehr selten gelingt eine Anzucht aus Liquor. Im Serum kann ein KBR-Titeranstieg oder ein Anstieg neutralisierender Antikörper die klinische Diagnose absichern.

Diagnostik: Virusisolierung in Zellkulturen aus Rachenspülwasser, Stuhl, Blut oder Liquor. KBR- und neutralisierende Antikörpertiter stützen den klinischen Befund.

▶ **Merke:** Bei einem Versuch der direkten Virusisolierung muss das Untersuchungsmaterial (Rachenspülflüssigkeit, Stuhl, Blut. Liquor) möglichst schnell gekühlt in ein virologisches Labor gebracht werden. Bei serologischen Untersuchungen sollte sofort nach Krankheitsverdacht eine Serumprobe genommen werden, da sich nur so Titerverläufe mit der KBR oder neutralisierenden Antikörpern im Laufe des weiteren Krankheitsgeschehens beobachten lassen.

◀ **Merke**

Therapie: Eine spezifische kausale Therapie ist nicht möglich. Es muss symptomatisch behandelt werden (evtl. künstliche Beatmung, orthopädische Versorgung der bleibenden Schäden etc.).

Therapie: Eine kausale Therapie ist nicht möglich.

Prophylaxe: Die geringe Größe der Erreger (Trinkwasserfilter wirkungslos) sowie ihre große Umweltpersistenz, die besonders bei niedrigen Temperaturen (Trinkwasser) ein monatelanges Überleben garantiert, machen expositionsprophylaktische Maßnahmen außerordentlich unsicher. Um so wichtiger sind dispositionsprophylaktischen Maßnahmen im Sinne der **Schutzimpfung**.
Es existieren zwei Arten von Schutzimpfungen gegen Poliomyelitis:

- Impfung nach **Sabin** (Lebendimpfstoff, **oral**)
- Impfung nach **Salk** (Totimpfstoff, **parenteral**)

Bei der Impfung nach Sabin handelt es sich um einen **Lebendimstoff**, bei dem **alle drei Typen** von Poliovirus oral verabreicht werden. Eine Grundimmunisierung liegt vor, wenn die Impfdosis im Abstand von 6–8 Wochen (Mindestabstand!) zweimal verabreicht wurde. Eine dritte Dosis nach 12 Monaten wird empfohlen.

Prophylaxe: Es existieren zwei Schutzimpfungen gegen Poliomyelitis:

- ein **Lebendimpfstoff** (Sabin), bei dem alle drei Serotypen oral verabreicht werden
- ein **Totimpfstoff** (Salk).

▶ **Merke:** Nach 10 Jahren sollte eine Auffrischung erfolgen. Weitere Auffrischungen im Abstand von jeweils 10 Jahren sind angezeigt bei erhöhtem Expositionsrisiko (Reisen in warme Länder).

◀ **Merke**

Die Gefahr, dass nach der Impfung passagere Paresen auftreten, ist gering (1 Fall bei 6,7 Millionen Impfungen). Nach der Impfung scheidet der Impfling Polioviren mit dem Stuhl aus. Eine prinzipielle Gefahr für die häusliche Gemeinschaft kann nicht generell verneint werden, vor allem wenn immundefiziente Personen in ihr leben.
Mithilfe dieses Impfstoffes gelang weltweit eine anhaltende Verdrängung der Poliomyelitis. In den Industrienationen werden seit vielen Jahren keine autochthonen Poliomyelitiden mehr beobachtet. Alle Erkrankungsfälle in diesen Ländern sind entweder auf importierte Infektionen oder auf Impfzwischenfälle (siehe der klinische Fall) zurückzuführen. Um solche Zwischenfälle zu vermeiden, hat sich die ständige Impfkommission (STIKO) am Robert-Koch-Institut (RKI) entschlossen, seit März 1998 in Deutschland **zur Regelimpfung den Impfstoff nach Salk (Totimpfstoff)** zu empfehlen.

Nach der Impfung mit Lebendimpfstoff scheidet der Impfling Viren aus, was evtl. eine Gefahr für immundefiziente Mitmenschen darstellen kann.

Um Impfzwischenfälle zu vermeiden wird seit März 1998 der **Totimpfstoff** nach Salk zur **Regelimpfung** von der STIKO empfohlen.

▶ **Merke:** Bei Poliomyelitisausbrüchen wird die gefährdete Bevölkerung durch eine **aktive Schutzimpfung** immunisiert **(Riegelungsimpfung)**. Dies ist eine der wenigen Ausnahmen von der allgemeinen Impfregel:
„Keine aktive Schutzimpfung bei Inkubationsverdacht!“

◀ **Merke**

▶ Klinischer Fall

▶ **Klinischer Fall.** Ein 58-jähriger Mann bemerkte eine zunehmende Bewegungsschwäche und Schmerzen im Bereich der unteren Extremität. 3 Tage nach dem Auftreten der ersten Symptome suchte er einen Arzt auf. Am 5. Krankheitstag hatte sich eine schlaffe proximale Lähmung entwickelt, sodass ein Aufstehen aus der Hocke nicht mehr möglich war. Unter dem Verdacht einer Parese wurde er zunächst in ein allgemeines Krankenhaus eingewiesen und 2 Tage später in ein Fachkrankenhaus verlegt.
Anamnestisch wurde bekannt, dass der Patient 15 Tage vor Auftreten der ersten Symptome im Rahmen der Vorbereitung einer Reise in die Türkei eine erstmalige Impfung mit trivalenter oraler Poliovakzine (OPV) erhalten hatte. Frühere Impfungen konnten nicht eruiert werden. Die darauf erhobene Verdachtsdiagnose auf eine vakzineassoziierte paralytische Poliomyelitis (VAPP) konnte durch Untersuchungen am Nationalen Referenzzentrum für Poliomyelitis und Enteroviren bestätigt werden: Aus Stuhlproben konnte wiederholt Poliovirus Typ 3 isoliert und als sabinähnlich, d. h. als Impfvirus, bestimmt werden. Die Diagnose gründet sich auf dem zeitlichen Zusammenhang zwischen Impfung und Auftreten der ersten Krankheitszeichen (mögliches Intervall 7–30 Tage nach Impfung) und der Isolierung des Impfvirus.
(Quelle: Epidemiologisches Bulletin 26/98 des Robert-Koch-Institutes, Berlin)

Coxsackieviren, ECHO-Viren, Enteroviren

Bedeutung: Coxsackie-, ECHO- und Enteroviren können eine Vielzahl unterschiedlicher Erkrankungen auslösen, die sich nicht auf ein Organ beschränken.

Coxsackieviren, ECHO-Viren, Enteroviren

Bedeutung: Im Gegensatz zu den Polioviren verursachen die übrigen humanpathogenen Enteroviren keine organspezifischen Infektionskrankheiten, sondern sind Verursacher einer Reihe unterschiedlicher Erkrankungen (s. u.). Die Nomenklatur der drei Virusarten ist deshalb auch in stetigem Fluss. So wurde z. B. das Coxsackie-A-23-Virus zum ECHO-Virus 9; das ECHO-Virus 34 zum Coxsackie A 24, das ECHO-Virus 10 zum Reovirus Typ 1 und das ECHO-Virus 28 zum Rhinovirus 1 A erklärt. 1969 hat man schließlich beschlossen, neue Typisolate nicht mehr als Coxsackie- oder ECHO-Viren zu klassifizieren, sondern sie als Enteroviren-Spezies fortlaufend zu nummerieren. Unter diesen Umständen ist es sinnvoll, Coxsackie-, ECHO- und Enteroviren gemeinsam zu besprechen.

▶ Definition

▶ **Definition: Coxsackieviren** wurden 1948 aus dem Stuhl Polioverdächtiger in der Stadt Coxsackie im US-Bundesstaat New York isoliert, und zwar in neugeborenen Mäusen. Man unterscheidet die Gruppe A mit 23 und die Gruppe B mit 6 Serogruppen.
Der Begriff **ECHO-Viren** ist das Akronym aus „**e**nteric **c**ytopathogenic **h**uman **o**rphan" und umfasst Enteroviren, die in Zellkulturen einen zytopathogenen Effekt erzeugen. In der virologischen Forschung bezeichnete man humane Virusisolate, die keiner Krankheit zugeordnet werden konnten, also auch bei Gesunden gefunden wurden, als „Waisen" (engl. orphan).

Epidemiologie: Die Übertragung erfolgt fäkal-oral.

Epidemiologie: Die Übertragung aller Enteroviren erfolgt fäkal-oral durch Schmutz- und Schmierinfektionen über Trinkwasser und kontaminierte Lebensmittel.

Pathogenese: Coxsackie- und ECHO-Viren sind zytolytisch. Nach primärer Vermehrung in den lymphatischen Geweben des Oropharynx und des Darms erreichen sie auf dem hämatogenen Weg ihre Zielorgane.

Klinik: s. Tab. **C-2.4**.

Pathogenese: Ebenso wie Polioviren verursachen Coxsackie- und ECHO-Viren die Lyse ihrer Zielzellen. Die Viren treten in den Verdauungstrakt ein, vermehren sich zunächst oropharyngeal und erreichen über eine Virämie je nach Tropismus unterschiedliche Organe des Wirtes. Die Inkubationszeit liegt zwischen 2 und 40 Tagen.

Klinik: Die durch Cocksackie- und ECHO-Viren hervorgerufenen Krankheitsbilder sind in Tab. **C-2.4** zusammengefasst.

Diagnostik: Die Anzüchtung in Zellkulturen ist möglich, aufwendig und in der Praxis wenig gebräuchlich. Serologische Befunde unterstützen die klinsche Diagnose, sind jedoch in der Regel nicht beweisend. Die Diagnose erfolgt häufig klinisch als Ausschlussdiagnose.

Diagnostik: Eine Virusisolierung in Zellkulturen und die Typisierung durch neutralisierende Antikörper sind prinzipiell möglich, jedoch muss stets abgewogen werden, ob der extrem große Aufwand (über 60 verschiedene Antiseren müssen teilweise eingesetzt werden) sich angesichts der therapeutischen Konsequenz wirklich lohnt. Die Diagnose erfolgt häufig klinisch als Ausschlussdiagnose. Serologische Bestimmungen sind dabei hilfreich, aber in der Regel spezifisch nicht beweisend. Für den Nachweis von Viren der Gattung Enterovirus steht ein PCR-Test (s. S. 39) zur Verfügung.

C-2.4 Durch Cocksackie- und ECHO-Viren hervorgerufene Krankheitsbilder

Krankheitsbild	*Erreger*	*Klinik*
Epidemische Myalgie (Pleurodynie, Bornholmer Krankheit)	▪ Coxsackie-B-Viren ▪ seltener auch Coxsackie-A-Viren und ECHO-Viren	typisch ist ein stechender Brustschmerz, der sich bei Bewegungen verstärkt und von Fieber begleitet wird. Die Symptome dauern 2–4 Tage und verschwinden dann in der Regel vollständig. Rückfälle sind möglich.
Jugendlicher Diabetes mellitus	▪ Coxsackie-B-Viren (in 10 % aller Fälle)	Nierenversagen, Blindheit, kardiovaskuläre Komplikationen
Infektionen des Respirationstraktes	▪ Coxsackie A, Coxsackie B, ECHO-Viren, Enterovirus 71 (bei Kindern auch Enterovirus 68)	Bronchitis bis Pneumonie
Infektionen des Gastrointestinaltraktes	▪ Enteroviren ▪ seltener auch ECHO-Viren und Coxsackie-A-Viren	Diarrhö, Pankreatitis, Hepatitis
Herpangina (Abb. **C-2.2a**)	▪ Coxsackie-A-Viren	vor allem Kleinkinder in den Sommermonaten sind betroffen. Typisch sind plötzlich einsetzendes hohes Fieber, Rachenentzündung und gastrointestinale Beschwerden, im hinteren Gaumenbereich kleine Bläschen mit rotem Hof, die zur Eruption neigen und sich nach 10–14 Tagen zurückbilden, wobei auch die übrigen Symptome verschwinden.
Infektion des Rachenraumes	▪ Coxsackie A 10	ähnlich der Herpangina, aber keine Bläschen, sondern feste weißgelbliche Papeln im Rachenraum. Klinisch dominiert eine Pharyngitis mit lokaler Lymphknotenschwellung.
Makulopapulöse Hautinfektionen	▪ Coxsackie-A-Viren, Coxsackie-B-Viren und ECHO-Viren („Boston"-Exanthem)	Exanthem
Kombiniertes „Hand- und Fußexanthem mit Mundenanthem" (Abb. **C-2.2b**)	▪ Coxsackie-A-Viren A4, 5, 9, 10, 16 ▪ Enterovirus 71	Bläschen auf der Haut von Händen (besonders Daumen) und Füßen (besonders Großzehen) sowie in der Mundschleimhaut. In der Regel kommt es innerhalb von 2 Wochen zur narbenlosen Abheilung.
Augeninfektionen	▪ ECHO-Virus 7 und 11, Coxsackie A14, A24 und B2 und Enterovirus 70	hämorrhagische Konjunktivitis
Poliomyelitis-ähnliche Erkrankungen	▪ Coxsackie-A-, Coxsackie-B-, ECHO- und Enteroviren Typ 70 und 71	Meningitis und Paralyse **Für die Praxis bedeutet dies:** Poliomyelitisähnliche Symptome können von allen Enterovirus-Arten verursacht werden!
Kardiale Erkrankungen	▪ Coxsackie-B-Viren	Peri- und Myokarditis
„Sommergrippe"	▪ Coxsackie- und ECHO-Viren	uncharakteristische, fiebrige Erkrankung in den Sommermonaten

C-2.2 Durch Coxsackie-Virus hervorgerufene Krankheitsbilder

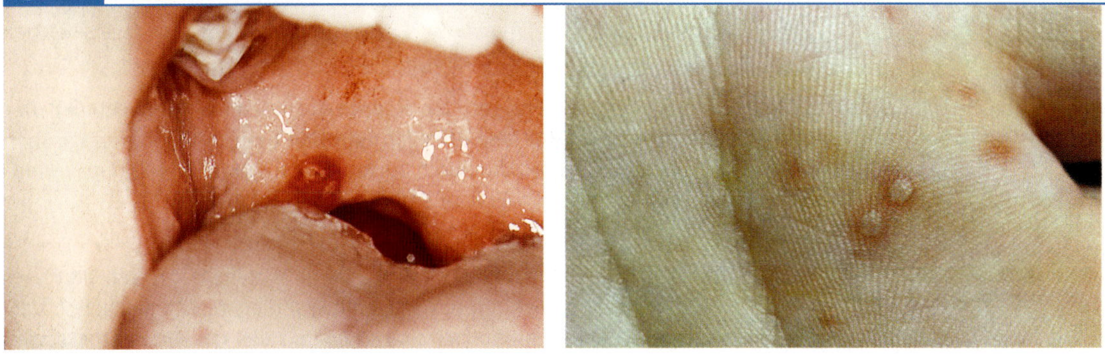

a Herpangina (Coxsackie-A-Virusinfektion): Anamnese 3 Tage. Typisch sind die weißlichen Bläschen mit entzündetem Rundhof im Bereich des weichen Gaumens, der Tonsillen und der Uvula.

b Hand-Fuß-Mund-Krankheit: Coxsackie-Viren verursachen palmare Pusteln mit erythematösem Randsaum, die gleichzeitig auch in der Mundschleimhaut auftreten.

Therapie: Keine kausale Therapie möglich.
Prophylaxe: Nicht möglich.

Therapie: Eine kausale Therapie ist in keinem der Fälle möglich.
Prophylaxe: Eine gezielte Prophylaxe ist nicht möglich.

Rhinovirus

Bedeutung: Erreger des banalen Schnupfens.

Bedeutung: Rhinoviren sind die Erreger des **banalen Schnupfens** (common cold).

Epidemiologie: Rhinoviren sind weltweit verbreitet. Die Infektion erfolgt durch Tröpfchenübertragung oder Schmierinfektionen direkt von Mensch zu Mensch.

Epidemiologie: Rhinoviren sind weltweit verbreitet. Die Infektion erfolgt durch Tröpfchenübertragung oder Schmierinfektionen direkt von Mensch zu Mensch. Einige Serotypen zirkulieren in umgrenzten Patientenpopulationen zum Teil für Jahre. Geschätzt werden etwa 2–5 Infektionen/Individuum/Jahr. Die Infektionen haben einen Häufigkeitsgipfel im Spätsommer und Frühjahr.

Pathogenese: Nach Eintritt des Virus in den Nasen-Rachen-Raum kommt es innerhalb von 48 Stunden zu fokalen Zerstörungen des Schleimhautepithels.

Pathogenese: Rhinoviren haben zytolytische Eigenschaften für Epithelzellen des Nasen-Rachen-Raumes. Nach Eintritt des Virus kommt es innerhalb von 48 Stunden zu fokalen Zerstörungen des Epithels. Großflächige Nekrosen bleiben aus. Die Infektion bleibt in der Regel lokalisiert. Nur in Ausnahmefällen kommt es bei Kindern zur Abwanderung in die tieferen Atemwege mit der Ausbildung einer Bronchitis oder Bronchopneumonie.

▶ **Exkurs**

▶ **Exkurs:** Bei Asthma-Patienten kann eine Infektion mit Rhinoviren zu einer Exazerbation akuter asthmatischer Symptome und/oder zu einer Verstärkung des entzündlichen Geschehens im Respirationstrakt führen. Eine Ursache hierfür ist die Hochregulierung des Zelladhäsionsmoleküls ICAM-1 (S. 77) durch das entzündliche Geschehen. ICAM-1 ist auch der Rezeptor für verschiedene Rhinoviren, so dass eine erhöhte Anfälligkeit bei asthmatischen Patienten für solche Infektionen vorliegt. Gleichzeitig regulieren Rhinoviren das ICAM-1 nach oben, womit eine Verstärkung der Entzündungsreaktion oder die Auslösung asthmatischer Komplikationen einhergeht.

Klinik: Rhinitis. Bakterielle Superinfektionen sind häufig.

Klinik: Nach einer Inkubationszeit von 1–4 Tagen kommt es zur Rhinitis mit anfangs wässriger, später schleimig-eitriger Sekretion. Bakterielle Superinfektionen sind häufig und können das Krankheitsbild erheblich verschlimmern.

Krankheitsfolgen: Die Immunität ist typenspezifisch (bei über 110 Serotypen keine Sicherheit).

Krankheitsfolgen: Eine sich ausbildende Immunität ist nur kurzzeitig und typenspezifisch und bietet bei über 110 Serotypen keine Sicherheit vor erneuter Infektion.

Diagnostik: Wird in der Praxis nicht durchgeführt.

Diagnostik: In der Praxis wird eine Erregerdiagnostik des Schnupfens nicht durchgeführt.

Therapie: Nur symptomatisch.

Therapie: Eine kausale Therapie ist nicht möglich.

Prophylaxe: Gezielte prophylaktische Maßnahmen sind zur Zeit nicht möglich.

Prophylaxe: Auch wenn es sich beim Schnupfen um eine medizinisch harmlose Erkrankung handelt, wird das subjektive Wohlbefinden des Betroffenen doch erheblich beeinträchtigt. Gezielte prophylaktische Maßnahmen, etwa durch eine Schutzimpfung, sind zur Zeit nicht möglich.

Hepatovirus

Hepatitis-A-Virus (HAV)

Bedeutung: HAV ist der Erreger der **Hepatitis epidemica (Hepatitis A)**.

Bedeutung: HAV ist der Erreger der **Hepatitis epidemica (Hepatitis A)**. Der Begriff Hepatitis A wurde in den 40er Jahren ohne Kenntnis des ätiologischen Agens zur Abgrenzung gegen die durch Serum übertragbare und anders verlaufende Hepatitis B eingeführt. Erst in den 70er Jahren konnte HAV als Auslöser der Hepatitis A identifiziert werden.

Epidemiologie: HAV ist weltweit verbreitet. Besonders häufig tritt die Hepatitis A jedoch in Ländern mit schlechten hygienischen Verhältnissen auf. Aufgrund seiner außerordentlichen Stabilität bleibt das Virus über Monate in Abwässern infektiös

Epidemiologie: HAV ist weltweit verbreitet. Die Prävalenz der durch HAV verursachten Hepatitis ist jedoch nur in Ländern mit schlechten hygienischen Verhältnissen hoch. In Deutschland hat sich aufgrund des deutlich verbesserten hygienischen Standards die Durchseuchungsrate in den letzten 2 Jahrzehnten von ehemals 50 auf etwa 10 % gesenkt. Die fäkal ausgeschiedenen Viren sind sehr resistent gegen physikochemische Beeinträchtigungen und können wie andere Enteroviren auch über Monate in Ab- und Trinkwasser stabil bleiben. Durch orale Aufnahme verseuchten Wassers oder kontaminierter Lebensmittel kommt es zur Infektion. Da Viruspartikel bereits 14 Tage vor Ausbruch der Krankheit ausgeschieden werden und ca. zwei Drittel der Infizierten in der Regel nicht hospitalisiert werden, kann die Infektion nicht allein durch seuchenhygienische Maßnahmen eingedämmt werden.

und erreicht so auf dem fäkal-oralen Weg seinen Wirt.

Pathogenese: Die Schritte, die vom Eintritt des Virus in den Gastrointestinaltrakt zur Infektion der Hepatozyten führen, sind nicht komplett verstanden. Das Maximum der Virusausscheidung wird noch vor Auftreten der klinischen Symptome erreicht, wobei die Viruspartikel über die Gallenwege in den Darm gelangen und von dort mit dem Stuhl den infizierten Wirt verlassen. Zu diesem Zeitpunkt findet sich auch eine Virämie, in deren Folge das Virus in extrahepatischen Orten wie Milz, Niere, Tonsillen und Speichel gefunden wird. Diese Befunde deuten an, dass HAV möglicherweise zu einem frühen Zeitpunkt der Infektion in den sekundären lymphatischen Geweben des Oropharynx replizieren kann. Obwohl HAV zu den Picornaviridae gehört, zeigt das Virus in vivo zum Zeitpunkt der maximalen Virusproduktion nicht das typische histopathologische Bild, welches bei Mitgliedern dieser Virusfamilie durch massive zytolytische Gewebebeschädigungen auffällt. Infizierte Zellen zeigen ballonartige Veränderungen, sind geschwollen und weisen ein undifferenziertes Zytoplasma auf. Erst mit Einsetzen der inflammatorischen Reaktion finden sich Nekrosen im periportalen Bereich mit mononukleären Infiltraten. Daher wird von einer erheblichen immunpathogenetischen Komponente bei der Hepatitis A ausgegangen. Der entstehende zelluläre Debris wird von Kupfferzellen phagozytiert, die auch Wochen nach Rekonvaleszenz noch eine Hypertrophie aufweisen können. Gelegentlich kann sich diese fokale Nekrose zu weiträumigen Zerstörungen des Leberlappens ausweiten. Sind etwa drei Viertel aller Hepatozyten betroffen, führt dies zum Tode.

Pathogenese: Nach oraler Aufnahme erreicht HAV über den Gastrointestinaltrakt die Leber. Die Replikation in Hepatozyten führt zur Ausschüttung viraler Partikel über die Gallenwege in den Darm und zur Ausscheidung im Stuhl. Die Nekrosen in der Leber sind nicht ausschließlich auf die Zytopathogenität des Virus zurückzuführen, sondern auch auf die zelluläre Immunantwort des Wirtes, die zur Zerstörung infizierter Hepatozyten beiträgt.

Klinik: Abhängig vom Lebensalter bei Infektion sind sehr unterschiedliche klinische Verläufe zu beobachten. Bei Kindern verläuft die Infektion in der überwiegenden Mehrzahl der Fälle subklinisch (ca. 90 %), während bei Erwachsenen nur etwa 10 % der Infektionen ohne Symptome bleiben. In beiden Fällen kommt es jedoch in mehr als 99 % zu einer vollständigen Ausheilung. Chronifizierungen können nicht beobachtet werden, wohl aber gelegentlich eine protrahierte Virusausscheidung und die Präsenz viraler RNA im Patienten über Monate. Die Mortalität der fulminanten Hepatitiden ist im Kindesalter extrem niedrig und steigt bei den über 40-Jährigen auf etwa 2 %. **Typische Symptome** nach einer 2–6-wöchigen Inkubationszeit sind abrupt einsetzende **Übelkeit, Fieber, Müdigkeit** und **Myalgien.** Der typische **Ikterus** wird durch die Ausscheidung von dunkelbraunem Urin **(Bilirubinurie)** eingeleitet und äußert sich durch eine gelbliche Färbung von Haut und Schleimhäuten.

Klinik: Bei Kindern verläuft die Infektion mehrheitlich subklinisch (ca. 90 %), während nur 10 % der Erwachsenen ohne Symptome bleiben. Nach einer 2–6-wöchigen Inkubationszeit treten abrupt **Übelkeit, Fieber, Müdigkeit** und **Myalgien** auf, die von einem **Ikterus** (gelbliche Verfärbung der Haut) und einer **Bilirubinurie** gefolgt werden.

Diagnostik: Methode der Wahl ist der **Antikörpernachweis im Serum**. Bereits zu Beginn der Krankheit lassen sich spezifische IgM- und meist auch IgG-Antikörper nachweisen (Anti-HAV).
Das Hepatitis-A-Antigen (HAV-Ag) lässt sich bereits 14 Tage vor Ausbruch der Krankheit im Stuhl nachweisen (Antigen-EIA, Abb. **C-2.3**).

Diagnostik: Methode der Wahl ist der **Antikörpernachweis im Serum** (Abb. **C-2.3**).

Prophylaxe: Es existiert ein **Totimpfstoff**, der nach zweimaliger Applikation (Schema 0–6 Monate) eine mindestens 10 Jahre andauernde Immunisierung gewährleistet. Kurzfristig kann auch eine i. m.-Gabe von 5 ml NIG (Normalimmunglobulin) für den Erwachsenen (2 ml für Kinder) für ca. 6 Wochen Schutz bieten. Ein im Handel befindliches, mit Anti-HAV angereichertes Immunglobulin kann niedriger dosiert werden.

Prophylaxe: Es existiert ein **Totimpfstoff,** der nach zweimaliger Applikation eine mindestens 10 Jahre andauernde Immunisierung gewährleistet.

C-2.3

C-2.3 Klinisch-serologischer Verlauf der Hepatitis A

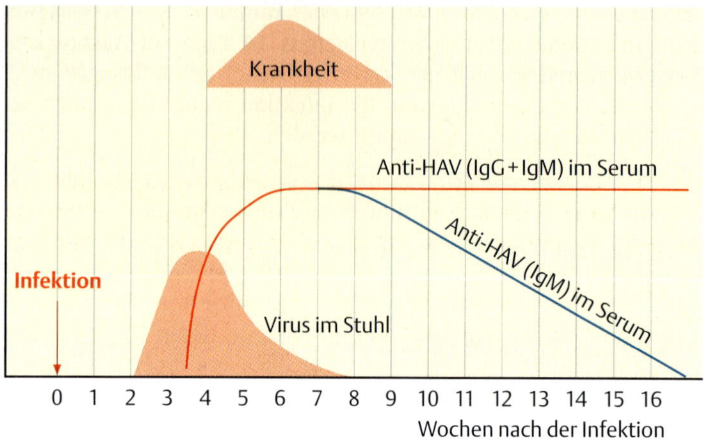

2.1.2 Caliciviridae

Klassifikation: s. Tab. **C-2.5**.

Humanmedizinisch wichtige Arten: Norwalk-Gruppe.

2.1.2 Caliciviridae

Klassifikation: Caliciviren haben ihren Namen von kelchförmigen Vertiefungen, die sich auf der Kapsidoberfläche befinden (calix, lat. Kelch).
Tab. **C-2.5** zeigt die Klassifikation der Caliciviren. Sie beinhalten humanmedizinisch wichtige Gattungen und Arten. Die Klassifikation der Caliciviren ist im Fluss, da bis heute nur wenige Untersuchungen vorliegen. Nach molekularbiologischen Analysen wurden das **Norwalkvirus** und die norwalkähnlichen der Familie Caliciviridae zugeordnet und die ehemalige Gattungsbezeichnung „norwalkähnliche Viren“ in „Norovirus“ umbenannt.

C-2.5

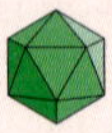

C-2.5 Klassifikation der Caliciviridae

▪ Nukleinsäure	lineare ss(+)RNA
▪ Kapsidtyp	Ikosaeder
▪ Virusgröße	35–40 nm
▪ Hülle	nackt

Norovirus

Norwalkvirus

Bedeutung: Norwalkvirus verursacht akute **Gastroenteritiden**.

Norovirus

Norwalkvirus

Bedeutung: Für die Identifizierung erwies sich eine epidemische **Gastroenteritis** 1968 in Norwalk, Ohio, als sehr wichtig. Obwohl damals kein Erreger identifizierbar war, konnte nach Filtration von Stuhlproben durch bakteriendichte Filter in Freiwilligen innerhalb von 24 Stunden eine Gastroenteritis ausgelöst werden, die mit Übelkeit und heftigem Erbrechen verbunden war. Aus diesen Stuhlproben gelang erst 1972 die Identifikation des Erregers mithilfe der Immunelektronenmikroskopie. Das Norwalk-Agens zählt als das erste, das im Zusammenhang mit nichtbakteriellen Gastroenteritiden sichtbar gemacht wurde.

Epidemiologie: Die Infektion erfolgt oral durch kontaminierte Lebensmittel oder direkte Schmierinfektionen. Betroffen sind vor allem Kinder im Schulalter.

Epidemiologie: Die Übertragung erfolgt oral durch Schmierinfektionen von Mensch zu Mensch oder über kontaminierte Lebensmittel. Das Virus wird von Erkrankten in hoher Anzahl mit dem Stuhl ausgeschieden. Die Infektion betrifft vor allem Kinder im Schulalter. Die Prävalenz von Antikörpern mit Spezifität für Norwalkvirus steigt jedoch deutlich langsamer im Verlauf des Lebens an als bei den Rotaviren (S. 192) und erreicht in Industrienationen etwa 50 % im Alter von 40–50 Jahren.

Pathogenese: Bioptisches Material von Freiwilligen nach Calicivirusinfektion zeigt verkürzte und verbreiterte Villi im Jejunum. Die Epithelzellen der unterliegenden Mukosa sind jedoch nicht infiziert und bleiben intakt. Bei Rekonvaleszenz kommt es zur vollständigen Rückbildung der Mikrovilli in den präinfektiösen Normalzustand.

Pathogenese: Der zytopathogene Effekt durch Caliciviren führt zu verkürzten und verbreiterten Villi im Jejunum bei intakten Epithelzellen der unterliegenden Mukosa.

Klinik: Nach der Infektion kommt es urplötzlich zu einem 1–2 Tage währenden Brechdurchfall mit abdominellen Krämpfen. Das Krankheitsbild verläuft gutartig und kommt ohne Therapie nach ca. 48 Stunden zum Stillstand. Im Gegensatz zu den Rotaviren, die im Kindesalter Gastroenteritiden mit einer schweren Diarrhö auslösen, überwiegen bei den Caliciviren Übelkeit und Erbrechen als klinische Zeichen der Infektion.

Klinik: Kurzzeitiger Brechdurchfall mit abdominellen Krämpfen. Gutartiger, ca. 48 Stunden anhaltender Verlauf.

Krankheitsfolgen: Bei alten, sehr jungen oder geschwächten Patienten kann die Krankheit zum Tode führen.

Krankheitsfolgen: Seltene Todesfälle bei geschwächten Personen.

Diagnostik: Caliciviren sind bis heute nicht anzüchtbar. Der Erregernachweis erfolgt mittels Immunelektronenmikroskopie, durch Antigennachweis (RIA, EIA) oder durch RT-PCR im Stuhl. Allerdings scheint die RT-PCR unempfindlicher als der Antigennachweis zu sein, da im Stuhl zwar viel Antigen, aber wenig komplette Viruspartikel vorhanden sind.

Diagnostik: Durch Elektronenmikroskopie oder Antigennachweis oder RT-PCR im Stuhl.

Therapie: Eine kausale Therapie ist nicht möglich.

Therapie: Symptomatisch.

Prophylaxe: Wie bei allen fäkal-oral übertragenen Erregern von Gastroenteritiden, kann nur ein hoher Hygienestandard die Infektionskette unterbrechen.

Prophylaxe: Hoher Hygienestandard.

2.1.3 Hepeviridae

Klassifikation: s. Tab. **C-2.6**. Die Familie der Hepeviridae beinhaltet als humanpathogene Gattung nur das Genus Hepevirus.

2.1.3 Hepeviridae

Klassifikation: s. Tab. **C-2.6**.

C-2.6 Klassifikation der Hepeviridae

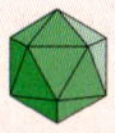

▪ Nukleinsäure	lineare ss(+)RNA (7,5Kb)
▪ Kapsidtyp	Ikosaeder
▪ Virusgröße	27–30 nm
▪ Hülle	nackt

Hepevirus

Hepatitis-E-Virus (HEV)

Bedeutung: HEV ist – wie HAV auch – Auslöser von akuten Hepatitiden. Weltweit gesehen ist es der wichtigste Verursacher von **enteral übertragbaren Non-A-non-B-Hepatitiden.** Trotz der Ähnlichkeit zwischen HAV und HEV im Hinblick auf Übertragungsmodus und der verursachten klinischen Symptome bestehen keine Verwandtschaften zwischen den Viren auf der genomischen Ebene.

Bedeutung: HEV ist weltweit gesehen der wichtigste Verursache von **enteral übertragbaren Non-A-non-B-Hepatitiden**.

Epidemiologie: HEV wird fäkal-oral übertragen und stellt daher vorwiegend in Ländern mit schlechten hygienischen Verhältnissen ein Problem dar. Direkte, von Person zu Person stattfindende Übertragungen scheinen möglich, ihre Bedeutung ist jedoch noch unklar. Klinisch tritt die durch HEV verursachte Hepatitis meistens in Form großer Ausbrüche in Erscheinung. In den Industrienationen sind dagegen nur sporadisch auftretende Fälle, häufig als Importinfektion nach Auslandsaufenthalt, beschrieben. Nach Einführung der ersten EIA zum Nachweis HEV-spezifischer Antikörper konnten genauere Bilder zur weltweiten Seroprävalenz entworfen werden. Überraschenderweise liegen die gewonnenen Werte in den geographischen Regionen mit häufigen Ausbrüchen deutlich niedriger als erwartet (maximal 25 % Seroprävalenz) und in

Epidemiologie: HEV wird fäkal-oral übertragen und tritt klinisch in Ländern mit geringem Hygienestandard in Form großer Ausbrüche von NANB-Hepatitiden auf. In Deutschland erscheint die Hepatitis E eher sporadisch und dann häufig als Reiseinfektion.

den Regionen mit vereinzeltem Auftreten einer Hepatitis E deutlich höher als vorausgesagt (bis zu 3 % Seroprävalenz).

Pathogenese: Nach Aufnahme des Virus dringt HEV in die Leber vor und wird bei Replikation in den Hepatozyten über die Gallengänge in den Darm abgegeben. Histopathologisch zeigen sich Infiltrationen von Lymphozyten im Portalbereich und damit assoziiert fokale Nekrosen des Gewebes. Die besonders schweren Verläufe der Infektion bei Schwangeren mit einer Todesrate von bis zu 20 % sind noch nicht befriedigend erklärt.

Pathogenese: Nach Aufnahme des Virus meist über kontaminiertes Trinkwasser dringt HEV auf bisher noch unbekanntem Wege in die Leber vor und wird bei Replikation über die Gallengänge in den Darm abgegeben. Eine Virämie besteht schon vor Ausbruch der Erkrankung, und Studien mithilfe der PCR in freiwillig Infizierten deuten an, dass die maximale Viruskonzentration im Stuhl kurz vor Auftreten des Ikterus erreicht ist. Histopathologisch zeigen sich Infiltrationen von Lymphozyten im Portalbereich und damit verbunden fokale Nekrosen des Gewebes. An der Entzündungsreaktion sind offensichtlich auch Kupfferzellen beteiligt, und virusinfizierte Hepatozyten zeigen ballonartige Aufblähungen. Insgesamt wird der virusspezifischen Immunantwort durchaus eine pathogenetische Komponente zugerechnet. Die besonders schweren Verläufe der Infektion bei Schwangeren mit einer Todesrate von bis zu 20 % sind noch nicht befriedigend erklärt. Es erscheint jedoch möglich, dass dabei die Zerstörung von Kupfferzellen eine wichtige Rolle spielt. Mit der Schädigung dieser Zellen verlieren Hepatozyten zum einen ihre Protektion vor Toxinen, und zum anderen kommt es zu einer erhöhten endotoxinvermittelten lokalen Ausschüttung von Zytokinen.

Klinik: Eine HEV-induzierte Hepatitis gleicht klinisch anderen viral bedingten Hepatitiden. Nach etwa 30 Tagen Inkubation werden prodromale Zeichen wie **Abgeschlagenheit** bei etwa einem Viertel der Infizierten von einem **Ikterus** gefolgt. Bei Schwangeren häufig tödlicher Verlauf.

Klinik: Eine HEV-induzierte Hepatitis lässt sich klinisch nicht von den anderen viral ausgelösten Hepatitiden abgrenzen. Die Inkubationszeit beträgt ungefähr 30 Tage, nach denen die Krankheit schleichend mit **unspezifischen Symptomen** wie Abgeschlagenheit und Appetitlosigkeit beginnt. Nur ein Viertel der Infizierten zeigt schließlich einen **Ikterus**. Im Kleinkindalter verlaufen HEV-Infektionen meistens subklinisch. Besonders gefährdet sind **Schwangere** im letzten Trimenon, bei denen häufig fulminante Verläufe mit Todesfolge auftreten.

Diagnostik: Zur Serodiagnostik können EIA herangezogen werden. Der Nachweis des Erregers ist mithilfe der RT-PCR in Stuhlproben möglich.

Diagnostik: Zur Serodiagnostik können EIA herangezogen werden, die die Bestimmung von HEV-spezifischen IgM- und IgG-Antikörpern erlauben. Bei etwa 90 % der Infizierten kann 1–4 Wochen nach Beginn der Symptome IgM nachgewiesen werden. Außerdem bietet sich der Nachweis viraler RNA mithilfe der RT-PCR im Stuhl an. Die elektronenmikroskopische Darstellung der Viruspartikel im Stuhl ist zwar prinzipiell möglich, doch nicht sehr empfindlich.

Therapie: Eine kausale Therapie gibt es nicht.

Therapie: Es gibt keine Therapie für die Hepatitis E.

Prophylaxe: Hoher öffentlicher und persönlicher Hygienestandard.

Prophylaxe: Die hygienischen Maßnahmen zur Prophylaxe entsprechen denen bei der Hepatitis A. Sauberes Trinkwasser und hohe persönliche Hygiene sind unerlässliche Voraussetzung für die erfolgreiche Kontrolle.

2.1.4 Reoviridae

Klassifikation: s. Tab. **C-2.7** und Tab. **C-2.8**.

2.1.4 Reoviridae

Klassifikation: s. Tab. **C-2.7** und Tab. **C-2.8**.

C-2.7

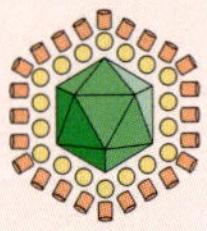

C-2.7 Klassifikation der Reoviridae

▪ Nukleinsäure	lineare ds(±)RNA (10–12 Segmente, 16–27 Kb)
▪ Kapsidtyp	Ikosaeder
▪ Virusgröße	60–80 nm
▪ Hülle	nackt

C-2.8 Humanpathogene Gattungen der Reoviridae

Gattung	*Serogruppen**	*Serotypen*
Reovirus		3
Rotavirus	A B (C)	10
Coltivirus	Coloradozeckenfieber	4
Orbivirus	Changuinola Kemerova Lembombo Orungo	4

* Die Serogruppe fasst die Serotypen zusammen, die neben ihren individuellen serologisch abgrenzbaren Antigenen noch ein gruppenspezifisches Antigen ausbilden, das allen Serotypen gemein ist, z. B. die Rotaviren mit den Serogruppen A–F, wobei die Gruppe A 10 Serotypen enthält. Das gruppenspezifische Antigen ist auf dem viralen Protein VP6, die typenspezifischen Antigene sind auf dem VP7 und dem VP4 lokalisiert.

C-2.8

Reovirus

Bedeutung: Eine Zuordnung zu bestimmten Krankheiten ist schwierig. Der Name ist das Akronym von „**r**espiratory **e**nteric **o**rphan", was ausdrückt, dass das Virus bei Erkrankungen des **Respirationstraktes**, des **Intestinaltraktes**, aber eben auch bei symptomlosen Personen isoliert werden kann.

Epidemiologie: Reovirus ist weltweit verbreitet und infiziert wahrscheinlich viele Säugerspezies einschließlich der domestizierten Tiere. Inwieweit Haustiere als Reservoir für die humane Infektion dienen, ist unklar. Die Übertragung des Virus erfolgt auf dem aerogenen und dem fäkal-oralen Weg. Im Alter von 1 Jahr findet sich eine Serokonversion von etwa 25 %, die bis zum 3. Lebensjahr auf 75 % ansteigt. Die Mehrheit der Infektionen tritt sporadisch auf. Eine saisonale Häufung der Infektionen ist nicht zu beobachten.

Pathogenese: Da die überwiegende Mehrheit der humanen Reovirusinfektion subklinisch oder sehr mild verläuft, ist über die Pathogenese solcher Infektionen wenig bekannt. Untersuchungen bei experimentellen Infektionen der Maus geben folgendes Bild: Nach oraler Aufnahme bindet das Virus an M-Zellen in den Peyer-Plaques. Diese Zellen sind für den Transport von Makromolekülen aus dem Lumen des Darms in die interzellulären Räume des unterliegenden Gewebes verantwortlich. Reoviren nutzen diesen Transportweg, um in die Peyer-Plaques vorzudringen. Nach Transport in die Peyer'schen Plaques werden die benachbarten epithelialen Zellen des Ileums infiziert. Ähnlich überwinden sie die Mukosa des Lungengewebes, wo sie die dort ansässigen M-Zellen zum Eindringen in den Wirt verwenden. In der Regel bleibt die Infektion lokalisiert. Für die gelegentlich weitere Ausbreitung im Körper können verschiedene Wege beschritten werden. So ist eine Ausbreitung von den Peyer-Plaques über die mesenterialen Lymphknoten in die Milz beschrieben worden, aber auch die Infektion von Neuronen in der Umgebung der Peyer-Plaques. Von dort erreicht das Virus über den Nervus vagus den Hirnstamm. Der hämatogenen Ausbreitung kann der Befall verschiedener Organsysteme wie Herz, Leber und Lunge folgen.

Klinik: Nach einer Inkubationszeit von 1–3 Tagen kommt es je nach Lokalisation entweder zu einer Infektion des oberen Respirationstraktes, die von einer milden **Rhinitis** (Reovirus Typ 3) bis zu einer fiebrigen **Pharyngitis** reicht, oder zu **Durchfällen** mit kolikartigen Schmerzen.

Reovirus

Bedeutung: Reoviren lassen sich nur schwer bestimmten Krankheiten zuordnen. Sie verursachen beim Menschen Infektionen der **oberen Atemwege** oder des **Intestinums**.

Epidemiologie: Das Reovirus ist global verbreitet. Die Übertragung erfolgt aerogen und fäkal-oral. Bis zum 3. Lebensjahr sind 75 % der Kinder sero-positiv für reovirusspezifische Antikörper.

Pathogenese: Wahrscheinlich tritt das Virus nach oraler oder aerogener Aufnahme durch die lokalen lymphatischen Gewebe von Darm und Lunge in die benachbarten Epithelzellen ein. In der Regel bleibt die Infektion lokalisiert, die gelegentliche Ausbreitung vom Darm bis hin in das ZNS kann über die Infektion benachbarter Nervenzellen am Eintrittsort und Transport über den Nervus vagus vorkommen. Eine hämatogene Aussaat des Virus in andere Organsysteme ist ebenfalls möglich.

Klinik: Eine milde **Rhinitis** oder **Pharyngitis** sowie **gastrointestinale** Probleme können auftreten.

Typ 3 wird angeschuldigt, während der Schwangerschaft Gallengangatresien zu verursachen. Reovirusisolationen bei Hepatitis, Meningitis und Enzephalitis sind beschrieben, ihre Bedeutung jedoch unklar.

Diagnostik: Kultureller Nachweis, Bestimmung spezifischer Antikörper mit KBR, HHT oder NT.

Diagnostik: Der kulturelle Nachweis aus Stuhl, Rachensekret, Blut, Liquor und anderen Materialien ist möglich. Serologisch können Reovirusinfektionen mit KBR, neutralisierenden Antikörpern und Hämagglutinationstest aufgezeigt werden.

Therapie und Prophylaxe: Weder therapeutische noch prophylaktische Maßnahmen sind möglich.

Therapie: Eine kausale Therapie ist nicht möglich.

Prophylaxe: Spezielle prophylaktische Maßnahmen sind nicht möglich.

Rotavirus

Bedeutung: Rotaviren gehören zu den häufigsten Verursachern von **Gastroenteritiden bei Kindern**.

Bedeutung: Rotaviren sind die häufigsten Verursacher von hospitalisierungspflichtigen **Gastroenteritiden bei Kindern**. Im Erwachsenenalter sind klinisch overte Infektionen selten, aber nicht ausgeschlossen (geriatrische Patienten, Gruppe-B-Ausbrüche in China). Der Name leitet sich vom runden, radförmigen Aussehen der Viren ab (rota, lat. = Rad).

Epidemiologie: Rotaviren sind weltweit verbreitet. Die Übertragung des Virus erfolgt auf dem fäkal-oralen Weg. Viruskonzentrationen im Stuhl erkrankter Personen, eine sehr gute Resistenz des Virus gegenüber Umwelteinflüssen und hohe Kontagiosität führen **bis zum 3. Lebensjahr zu** einer **Durchseuchung** von **über 90 %**.

Epidemiologie: Rotaviren sind weltweit verbreitet. Die Übertragung des Virus erfolgt auf dem fäkal-oralen Weg. Es werden aber auch aerosole Übertragungswege diskutiert. Die Viren haben eine hohe Kontagiosität, und erkrankte Personen scheiden sehr große Mengen des Virus mit dem Stuhl aus (10^9–10^{12} Partikel/g Stuhl). Seroepidemiologische Untersuchungen zeigen **eine Prävalenz** $\approx$ **90 %** von spezifischen Antikörpern **bis zum 3. Lebensjahr**. Da diese hohe Seroprävalenz bis in das Erwachsenenalter aufrechterhalten wird, kann von wiederholten subklinischen Infektionen im Verlauf des Lebens ausgegangen werden. Nosokomiale Infektionen sind auf Säuglingsstationen häufig, wobei Neugeborene eher subklinisch infiziert werden.

▶ Merke

▶ **Merke:** Von den geschätzten 125 Mio. durch Rotavirus verursachten Gastroenteritiden in den Entwicklungsländern verlaufen 18 Mio. Fälle sehr schwer (Altersgruppe < 5 Jahre) mit etwa 900 000 jährlichen Todesfällen. Die entsprechenden Zahlen der Industrieländer (Beispiel USA): 1 Mio. schwere Erkrankungen (Altersgruppe 1–4 Jahre) mit 150 Todesfällen jährlich.

Pathogenese: Nach oraler Aufnahme infiziert das Virus die Enterozyten der Dünndarmzotten. Die Infektion ist zytolytisch und führt zu einer signifikanten Verkürzung der duodenalen Zotten. Resorptionsstörungen sind die Folge.

Pathogenese: Nach oraler Aufnahme infiziert das Virus die Dünndarmzotten, wobei ausschließlich die Enterozyten der Villusspitze und nicht diejenigen der Krypten infiziert werden. Die Infektion ist zytolytisch. Die betroffenen Zellen weisen eine starke Vakuolisierung auf; sie lösen sich aus dem Gewebeverband. Als Folge ist eine drastische Verkürzung der Villi des Duodenums zu verzeichnen, damit verbunden sind Resorptionsstörungen. Nach Einsetzen der Immunantwort wird das Virus eliminiert, und nach 6–7 Tagen sind die Villi durch kryptische Enterozyten wieder vollständig aufgebaut.

Klinik: Es kommt zu wässrigen bis schleimigen, farblosen bis gelbbraunen Durchfällen (kein Blut!).

Klinik: Nach einer Inkubationszeit von 1–3 Tagen kommt es zu wässrigen bis schleimigen, farblosen bis gelbbraunen **Durchfällen** (kein Blut!), welche mit Erbrechen vergesellschaftet sein können. Die Temperatur ist nur geringfügig erhöht (38 °C).

Diagnostik: Die Diagnose erfolgt durch **direkten Virusnachweis im Stuhl** (elektronenoptisch oder ELISA) oder serologisch durch Nachweis von IgM und IgG.

Diagnostik: Die Diagnose wird in der Regel durch **direkten Virusnachweis im Stuhl** (ELISA oder elektronenoptisch) gestellt. Serologisch lassen sich spezifische Antikörper nachweisen (sowohl IgM wie IgG). Die Virustypisierung erfolgt durch Gelelektrophorese des Virusgenoms.

Therapie: Eine kausale Therapie ist nicht möglich.

Therapie: Eine kausale Therapie ist nicht möglich, doch lässt sich durch Substitution des Flüssigkeitsverlustes die Dehydrierung bei Kleinkindern und u. U. der tödliche Ausgang der Infektion verhindern.

Prophylaxe: Rotavirusinfektionsausbrüchen in Krankenhäusern, Kinderheimen und ähnlichen Einrichtungen kann nur durch peinlich eingehaltene Hygiene begegnet werden. Verschiedene Rotavirusvakzine befinden sich zur Zeit in der klinischen Erprobung. Am vielversprechendsten stellen sich dabei Reassortanten zwischen animalen und humanen Virustypen dar, die auf einem animalen Hintergrund das virale Protein VP7 eines humanen Erregers exprimieren.

Prophylaxe: Hoher Hygienestandard. Verschiedene Impfstoffe befinden sich zur Zeit in Erprobung.

Orbi- und Coltivirus

Bedeutung: Orbi- und Coltiviren werden durch Arthropoden (z. B. Zecken und Stechmücken) übertragen. Die menschenpathogenen Arten sind in Tab. **C-2.3** aufgeführt. Mit Ausnahme der Eyach-Viren (Neckartal), des Tribec- (Tschechien, Slowakei, Italien) und des Lipovnik-Virus kommen sie in Europa nicht vor.
Größte Bedeutung hat das **Colorado-Zeckenfiebervirus** (CTF-Virus) aus dem Genus Coltivirus. Zwar wurde mit dem Eyach-Virus ein naher Verwandter des CTF-Virus in Deutschland und Frankreich aus Ixodes ricinus (gemeiner Holzbock) isoliert, doch ist die Humanpathogenität des Virus umstritten.

Orbi- und Coltivirus

Bedeutung: Orbi- und Coltiviren (Tab. **C-2.3**) werden durch Arthropoden (z. B. Zecken und Stechmücken) übertragen. Große Bedeutung hat das **Colorado-Zeckenfiebervirus**.

Epidemiologie: Das **CTF-Virus** ist in den bewaldeten Teilen der Rocky Mountains zwischen 1 000 und 3 000 Meter Höhe in den USA und Kanada verbreitet. Dieses entspricht dem Lebensraum der Zeckenart Dermacentor andersoni. Das Virus wird durch Stich der Zecke auf den Menschen übertragen. Am häufigsten treten CTF-Infektionen zwischen März und September (90 % zwischen April und Juli) auf. Der Mensch ist Endwirt; ein Fall der Übertragung von Mensch zu Mensch durch Bluttransfusion ist beschrieben. Etwa 70 % der Fälle treten bei Erwachsenen auf (höchste Inzidenz zwischen 20–29 Jahren). Der Grund dafür liegt im Freizeitverhalten dieser Altersgruppe, die besonders häufig bei „Outdoor"-Aktivitäten vertreten ist.

Epidemiologie: Das CTF-Virus ist in den Rocky Mountains verbreitet. Es wird durch die Zecke Dermacentor andersoni übertragen. 90 % der Infektionen treten zwischen April und Juli auf.

Pathogenese: Das Virus infiziert im Menschen Knochenmarksvorläufer der Erythrozyten. Es repliziert in Erythroblasten und wird auf Retikulozyten und Erythrozyten passagiert. In der Folge ist eine über Monate andauernde prolongierte Virämie zu beobachten, bei der das Virus in Erythrozyten rezirkuliert. Begleitend sind Veränderungen des Blutbildes zu beobachten (Leukopenie, Thrombozytopenie, toxische Granulierung von Neutrophilen), histopathologische Schäden finden sich im Herzen, Skelettmuskeln selten im ZNS mit Schwellungen endothelialer Zellen und milden perivaskulären Infiltraten.

Pathogenese: Das Virus infiziert Knochenmarksvorläufer der Erythrozyten. Während der monatelangen Virämie sind Blutbildveränderungen zu beobachten.

Klinik: Die Krankheitssymptomatik hat große Ähnlichkeit mit dem durch Rickettsien verursachten Rocky Mountain spotted fever (S. 445), kann von diesem jedoch leicht durch das Fehlen des typischen Exanthems unterschieden werden. Die Inkubationszeit beträgt zwischen 1 und 15 Tage. Der Beginn der akuten Phase ist durch ein abruptes Einsetzen von Fieber, Kopfschmerz und Übelkeit gekennzeichnet. Sie dauert 5–10 Tage und ist manchmal von 1–2 remittierenden Fieberschüben gefolgt. Bei etwa der Hälfte der Patienten kommt es zu einer verlängerten Rekonvaleszenz, die von allgemeinem Unwohlsein, Myalgien und Arthralgien begleitet ist. Die Krankheit verläuft in der Regel mild, nur selten wird eine Einbeziehung des ZNS beobachtet.

Klinik: Die Symptomatik gleicht der beim Rocky Mountain spotted fever (S. 445), allerdings fehlt das typische Exanthem. Die akute Phase mit abruptem Fieber, Kopfschmerz und Übelkeit dauert 5–10 Tage.

Diagnostik: Die Diagnose wird in der Regel serologisch durch KBR, ELISA oder Hämagglutinationstest gestellt. Die Virusanzüchtung ist häufig erfolgreich.

Diagnostik: Serologisch durch KBR, ELISA oder Hämagglutinationstest.

Therapie: Eine kausale Therapie ist nicht möglich.

Therapie: Es gibt keine kausale Therapie.

Prophylaxe: Sinnvoll wäre der Einsatz von Zeckenrepellents (z. B. Diethyltoluamid) zur Abwehr des Zeckenbefalls.

Prophylaxe: Zeckenrepellents.

2.1.5 Coronaviridae

Klassifikation: s. Tab. **C-2.9** und Tab. **C-2.10**.

2.1.5 Coronaviridae

Klassifikation: s. Tab. **C-2.9** und Tab. **C-2.10**.

C-2.9

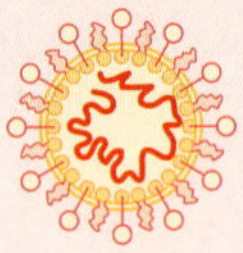

C-2.9 Klassifikation der Coronaviridae

▪ Nukleinsäure	ss(+)RNA
▪ Kapsidtyp	helikal
▪ Virusgröße	80–220 nm
▪ Hülle	ja

C-2.10

C-2.10 Humanpathogene Gattungen und Arten der Coronaviridae

Gattung	*Serogruppen*	*Serotypen*
Coronavirus	I, II, III	14, davon 3 humanpathogene
Torovirus	–	5

Das Genus **Coronavirus** kennt 3 Serogruppen mit zahlreichen Serotypen, die jedoch fast alle tierpathogen sind. Drei humanpathogene Typen sind serologisch und genotypisch charakterisiert (OC 43, 220-E und SARS-Coronavirus). Es erscheint jedoch sicher, dass weitere Typen in der menschlichen Population kursieren. Die Erreger haben ihren Namen von dem keulenförmigen, in der Lipidhülle verankerten Glykoprotein (Spike), dessen Anordnung dem Virus ein charakteristisches elektronenmikroskopisches Bild gibt (corona, lat. = Kranz). Der Genus **Torovirus** hat seinen Namen von der typischen Form seines Nukleokapsids (torus, lat. = Wulst). Da Toroviren überwiegend tierpathogen sind, soll an dieser Stelle nicht näher auf sie eingegangen werden. (Anmerkung: Es gibt Hinweise, dass Toroviren im Menschen respiratorische Komplikationen und Enteritiden auslösen können).

Coronavirus

Bedeutung: Das humane Coronavirus ist Verursacher banaler **Infekte des Respirationstraktes** und wird über Tröpfcheninfektion verbreitet.

Als Auslöser für das schwere akute respiratorische Atemwegssyndrom (**SARS**) wurde 2003 ein neues Coronavirus (**SARS-CoV**) identifiziert. Mit hoher Wahrscheinlichkeit handelt es sich dabei um eine Zoonose.

Coronavirus

Bedeutung: Humanes Coronavirus ist in der Regel Verursacher banaler **Infekte des Respirationstraktes**. Es tritt hauptsächlich bei Erwachsenen in den Wintermonaten auf und ist für ca. 10–15 % der Erkältungskrankheiten verantwortlich. Die Übertragung erfolgt durch Tröpfcheninfektion.
Die Auffassung, dass respiratorische Infektionen mit Coronaviren grundsätzlich als harmlos einzustufen sind, musste im Verlauf des Jahres 2003 revidiert werden. Ende 2002 traten in Südchina gehäuft atypische Pneumonien auf, die häufig tödlich endeten. Anfang 2003 breitete sich diese bis dahin unbekannte Infektionserkrankung weltweit aus. Von etwa 8000 Erkrankten verstarben 744 (Quelle: Epidemiologisches Bulletin des Robert-Koch-Institutes 8/2004). Ursache dieser als schweres akutes respiratorisches Syndrom (**SARS**) bezeichneten Erkrankung ist ein neues Coronavirus (**SARS-CoV**), welches mit hoher Wahrscheinlichkeit aus einem tierischen Reservoir stammt.

Pathogenese: Lähmung der Zilien des respiratorischen Flimmerepithels.

Pathogenese: Die Viren befallen die Flimmerepithelien des Respirationstraktes, wo sie die Zilienbewegung lähmen.

Klinik: Bei banalen Infektionen treten **Rhinitis**, Kopfschmerzen und Husten auf.

SARS ist gekennzeichnet durch schnell einsetzendes Fieber, Husten, Myalgien und Atemnot (Letalität bei 11 %).

Klinik: Nach einer Inkubationszeit von ca. 3 Tagen entsteht eine **Rhinitis** mit Kopfschmerz und Husten, Fieber kann auftreten, ist aber nicht obligat. Selten kommt es zur Ausbildung einer Pneumonie oder Pleuritiden.
SARS ist klinisch durch schnell einsetzendes Fieber, trockenen Husten, Myalgien und Atemnot charakterisiert. Die Letalität liegt bei etwa 11 %. Leichte und asymptomatische Verläufe sind jedoch ebenfalls beschrieben.

Diagnostik: Der Nachweis erfolgt serologisch durch KBR oder Immunfluoreszenz an den Epithelzellen des Respirationstraktes.

Diagnostik: Die Anzüchtung der Viren gelingt nur auf Flimmerepithelien in menschlichen embryonalen Tracheakulturen und ist deshalb für die Routinediagnostik nicht praktikabel. Die Diagnose erfolgt serologisch durch KBR oder Immunfluoreszenztest an epithelialen Zellen des Respirationstraktes. Für den Nachweis von SARS-CoV steht die RT-PCR zur Verfügung.

Therapie: Eine kausale Therapie ist nicht möglich.

Therapie: Eine kausale Therapie ist nicht möglich.

2.1.6 Togaviridae

Klassifikation: s. Tab. **C-2.11** und Tab. **C-2.12**.

C-2.11 Klassifikation der Togaviridae

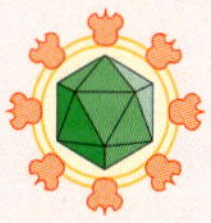

▪ Nukleinsäure	ss(+)RNA (9,7–11,8 Kb)
▪ Kapsidtyp	Ikosaeder
▪ Virusgröße	40–70 nm
▪ Hülle	ja

C-2.12 Humanpathogene Gattungen und Arten der Togaviridae

Gattung	***Art***
Alphavirus	▪ siehe Tab. **C-2.13**
Rubivirus	▪ Rubellavirus

Togaviren besitzen eine Lipidhülle, die das Virion wie mit einer Toga umhüllen (Name!).
Früher wurden **Alphaviren** als ARBO-Viren (**ar**thropode **bo**rne) bezeichnet. Diese Nomenklatur wurde aufgegeben, da sich Übertragungswege einerseits und molekulargenetische Zuordnungen andererseits nicht miteinander verbinden lassen.

Alphavirus

Bedeutung: Mit insgesamt 25 Arten und zahlreichen geographischen Varianten stellen Alphaviren eine große Virusgattung dar. Alphaviren sind human- und tierpathogen. Die Folgen einer Infektion reichen von subklinischen Verläufen über wenig differenzierte fieberhafte Erscheinungen bis hin zur Enzephalitis. Alphavirusinfektionen sind in Europa selten, müssen aber als Import- oder Reiseinfektionen beachtet werden.

Epidemiologie: Alphaviren werden durch verschiedene **blutsaugende Vektoren** auf zahlreiche Vertebraten übertragen und bei Stich oder Biss an den Vektor zurückgegeben. Sie sind als Gattung, nicht jedoch als einzelne Art weltweit anzutreffen. Die größte Verbreitung haben **Sindbis-Virus** und seine Verwandten, die in Europa, Afrika, Süd- und Südostasien und auf dem indischen Subkontinent Infektionen verursachen.

Pathogenese: Alphaviren können in zwei Gruppen aufgeteilt werden: solche, die vornehmlich **Arthropathien** verursachen, und solche, die zu einer **Enzephalitis** führen (Tab. **C-2.13**). Über die Pathogenese im Menschen ist relativ wenig bekannt, doch Rückschlüsse aus Infektionen bei Tieren erlauben die Annahme, dass Virämie und Erreichen der Zielorgane im Menschen ähnlich ablaufen. Die Enzephalitis auslösenden Viren infizieren sehr wahrscheinlich zentralnervöse Endothelzellen. Da Alphaviren starke zytolytische Eigenschaften haben, erreichen sie das zentralnervöse Gewebe durch Zerstörung der Endothelzellen. Im ZNS infizieren sie vorwiegend Nervenzellen. Gelenkinfiltrierende Virusarten lösen durch zytolytische Infektion eine Arthritis aus. In beiden Fällen, der zentralnervösen und der Infektion der Gelenke, sind u. U. immunologische Abwehrreaktionen an den pathogenetischen Prozessen beteiligt.

Klinik: Die klinischen Erscheinungsformen einer Alphavirusinfektion sollen an zwei typischen Vertretern verdeutlicht werden, dem Arthritis auslösenden Chikungunya-Virus (**CHIK-Virus**) und den Enzephalitis verursachenden **W**estern- und **E**astern-**E**quine-**E**nzephalitisviren (**WEE-** und **EEE-Virus**):

2.1.6 Togaviridae

Klassifikation: s. Tab. **C-2.11** und Tab. **C-2.12**.

Alphavirus

Bedeutung: Alphavirusinfektionen sind in Europa selten, müssen aber als Import- oder Reiseinfektionen beachtet werden.

Epidemiologie: Alphaviren werden durch **blutsaugende Vektoren** auf Vertebraten übertragen. **Sindbisvirus** und seine Verwandten haben die größte Verbreitung (Europa, Afrika, Süd- und Südostasien und indischer Subkontinent).

Pathogenese: Enzephalitis auslösende Viren erreichen wahrscheinlich durch zytolytische Infektion zentralnervöser Endothelzellen das ZNS und infizieren dort vorwiegend Nervenzellen. Gelenkinfiltrierende Virusarten lösen durch zytolytische Infektion **Arthritis** aus. In beiden Fällen sind auch immunologische Abwehrreaktionen Teil der Pathogenese.

Klinik:
- **Arthritis:** Nach 1–6 Tagen Inkubationszeit beginnt die Erkrankung mit abrupt einsetzenden Gelenkschmerzen, häufig Fieber (bis 39°C) mit biphasischem Verlauf. Myalgien und Übelkeit.

C-2.13 Humanpathogene Alphaviren

Virusart	*Krankheitsbild*	*Überträger*	*Vorkommen*
▪ Virus der östlichen Enzephalitis	Enzephalitis	Aedes, Culex, Culiseta	östliches Nord- und Südamerika
▪ Virus der westlichen Enzephalitis	Enzephalitis	Aedes, Culex, Anopheles	westliches Nord- und Südamerika
▪ Sindbis-Virus	Dengue-Syndrom	Culex	Afrika, östlicher Mittelmeerraum, Sizilien, Süd- und Südostasien, Australien
▪ Virus der venezuelischen Enzephalitis	Enzephalitis	Aedes, Culex, Mansonia, Psorophora	Nord- und Südamerika
▪ Everglades-Virus	Enzephalitis	Aedes, Culex, Mansonia	Florida
▪ Mucambo-Virus	Enzephalitis	Aedes, Culex, Mansonia	Südamerika
▪ Semliki-Forest-Virus	Enzephalitis	Aedes	Afrika
▪ Chikungunya-Virus	Fieber, Exanthem, Arthritis	Aedes	Afrika, Indien, Südostasien
▪ Mayaro-Virus	Fieber, Exanthem, Arthritis	Haemagogus	Amazonasgebiet, Trinidad
▪ O'nyong-nyong-Virus	Fieber, Exanthem, Arthritis	Anopheles	Afrika
▪ Ross-River-Virus	Fieber, Exanthem, Arthritis	Culex	Australien, Westpazifik

- **Enzephalitis:** Nach einem fiebrigen Prodromalstadium von bis zu 11 Tagen kommt es zum Einsetzen enzephalitischer Symptome, wie Fieber, Benommenheit und Bewusstseinsstörungen. Komatöse Patienten zeigen Tremor und Muskelzucken, Krämpfe und Herdsymptome

- **CHIK-Infektionen** wurden als Importinfektionen nach Rückkehr aus Indonesien beobachtet. Nach 1–6 Tagen Inkubationszeit beginnt die Erkrankung mit abrupt einsetzenden Gelenkschmerzen, häufig Fieber (bis 39°C) mit biphasischem Verlauf, Myalgien und Übelkeit. Im weiteren Verlauf entwickelt sich ein makulopapulöses Exanthem, und die Gelenkbeschwerden können für Monate persistieren. In ganz seltenen Fällen kann es zu Hämorrhagien kommen.
- **EEE-Virus** kann zu schweren Enzephalitiden mit einer Mortalität von etwa 50–75% führen. Nach einem fiebrigen Prodromalstadium von bis zu 11 Tagen kommt es zum Einsetzen enzephalitischer Symptome, wie Fieber, Benommenheit und Bewusstseinsstörungen. Komatöse Patienten zeigen Tremor und Muskelzucken, Krämpfe und Herdsymptome. Der Tod tritt wenige Tage nach Hospitalisierung ein.

Diagnostik: Erregernachweis durch Anzucht, Antigen-EIA oder RT-PCR. Virusspezifische Antikörper können mit verschiedenen serologischen Methoden ebenfalls nachgewiesen werden.

Diagnostik: In Deutschland gibt es nur sehr wenige Laboratorien, die eine Diagnostik von Alphavirusinfektionen durchführen. Viele der Viren können in der Akutphase der Infektion in Gewebekultur angezüchtet werden. Weiterhin stehen EIA zum Antigennachweis und die RT-PCR als Nukleinsäurenachweis für manche Viren zur Verfügung. Verschiedene serologische Methoden zum virusspezifischen IgG- und IgM-Nachweis können durchgeführt werden.

Therapie: Keine kausale Therapie.

Therapie: Eine kausale Therapie ist nicht möglich.

Prophylaxe: Durch Vermeidung von Insektenstichen.

Prophylaxe: Verwendung von Insektenrepellents und schützende Kleidung.

▶ **Merke**

▶ **Merke:** Erkrankung und Tod an virusbedingten Meningoenzephalitiden sowie Verdacht, Erkrankung und Tod an virusbedingtem hämorrhagischem Fieber sind nach Infektionsschutzgesetz **meldepflichtig**.

▶ **Klinischer Fall**

▶ **Klinischer Fall.** Nach einer einmonatigen Indonesienreise stellt sich eine 36-jährige Frau in einer tropenmedizinischen Ambulanz mit Hand- und Kniegelenksbeschwerden vor. Sie berichtete von plötzlich auftretendem Fieber bis 39°C, einem leicht juckenden, makulopapulösen Exanthem an Brust, Rücken und den Oberschenkelinnenseiten sowie über Arthralgien der Hand und Sprunggelenke. Die Patientin war bei bereits abgeheiltem Exanthem schon nach 3 Tagen wieder fieberfrei, die Gelenkbeschwerden persistierten jedoch. Die Schmerzintensität stieg nach einer Phase der Rückläufigkeit wieder an. Die Anamnese zeigte keine Auffälligkeiten während der Reise. Für die Diagnose war ein serologischer Befund wesentlich, der einen stark erhöhten Antikörpertiter gegen das Chikungunyavirus ergab (1:128). In Verbindung mit den Arthralgien wurde die Diagnose einer CHIK-Infektion gestellt. Neben den hier dargestellten monatelang persistierenden Arthralgien können auch Arthritiden (Schwellung, Rötung, Funktionseinschränkungen) das Erkrankungsbild komplexieren. Die Beschwerden lassen sich in der Regel durch nichtsteroidale Antiphlogistika beherrschen. (Quelle: Epidemiologisches Bulletin 40/96 des Robert-Koch-Institutes, Berlin)

Rubivirus

Rubellavirus

Bedeutung: Der Genus Rubivirus kennt nur eine Art, das **Rubellavirus**. Dieses verursacht die relativ harmlose Infektionskrankheit **Röteln** (engl. German measles), die besonders bei Kindern und Jugendlichen auftritt. Infektionen während der Schwangerschaft können **schwere Embryomyopathien** hervorrufen.

Epidemiologie: Rubellavirus ist weltweit verbreitet. Einziges Erregerreservoir ist der Mensch. Die Übertragung erfolgt aerogen durch Tröpfchen. Im Gegensatz zu Infektionen mit Masern- und Varizellavirus ist die Suszeptibilität niedriger, und es kommt häufig zu **subklinischen Infektionsverläufen**. Die Durchseuchung erreicht etwa 50% in der Altersgruppe der 10-Jährigen. In den Ländern gemäßigter Klimazonen treten neben sporadischen Infektionen auch kleiner Epidemien auf. Alle 3–4 Jahre zeigt sich eine erhöhte Inzidenz akuter Rubellavirusinfektionen.

Pathogenese: Rubellavirus tritt in den Respirationstrakt ein. Nach initialer Replikation in den lymphoiden Geweben des Nasopharynx kommt es zur Ausbreitung in die regionalen Lymphknoten. Nach einer weiteren Replikationsphase, die zur klinisch wahrnehmbaren **Lymphodenopathie** führt, erscheint das Virus etwa 8 Tage nach Primärinfektion im Blut und wird in den Nasopharynx und mit dem Stuhl ausgeschieden. Mit der virämischen Phase wird schließlich die Haut erreicht, wo es zur Ausbildung des typischen Exanthems kommt, und das Virus wird im Urin ausgeschieden. Obwohl mit der einsetzenden Immunantwort zellfreies Virus im Blut kaum noch nachweisbar ist, bleibt auch nach Abklingen des Exanthems eine Virusausscheidung in Sekreten des Nasopharynx bestehen. Die Ansteckungsgefahr beginnt ca. 1 Woche vor Ausbruch des Exanthems.

Klinik: Infektionen mit dem Rubellavirus werden sowohl im frühen Kindesalter als auch beim Erwachsenen von milden Symptomen begleitet. Prodromale Zeichen der Infektion wie Konjunktivitis oder Kopfschmerzen sind nicht immer zu beobachten. Etwa 5–6 Tage nach Eintritt des Virus in den Körper können sich Schwellungen der zervikalen Lymphknoten zeigen, die beim Erwachsenen schmerzhaft sein können. Nach weiteren 10 Tagen tritt das typische Exanthem auf (Abb. **C-2.4**), das von mildem Fieber begleitet sein kann (Abb. **C-2.5**). Es besteht klassischerweise aus kleinen, nicht konfluierenden hellroten Flecken, die zuerst hinter dem Ohr sichtbar werden und sich dann von kranial nach kaudal über den ganzen Körper ausbreiten. In der Mehrzahl der Fälle ist das Exanthem das erste klinische Zeichen der Infektion; es kann aber auch vollständig fehlen. In der Regel tritt dann in wenigen Tagen die Genesung ein. Komplikationen der Infektion sind selten, doch sind chronisch persistierende Arthropathien und eine spät einsetzende Enzephalitis (progressive Rubellapanenzephalitis, PRP) beschrieben.

Erfolgt eine Rötelninfektion in der **Schwangerschaft** und ist die Frau nicht immun, so muss in Abhängigkeit vom Schwangerschaftsstand (je früher, desto schwerer) mit mehr oder minder schweren **Embryopathien** gerechnet werden. 1941 wurden diese rötelnbedingten Missbildungen von Gregg erstmals beschrieben. Betroffen sind alle Organe, die sich gerade in der Entwicklung befinden (Organogenese). Das klassische **Gregg-Syndrom** ist gekennzeichnet durch Taubheit, Katarakt und Fallot-Tetralogie. Neben Ohr, Auge und Herz

Rubivirus

Rubellavirus

Bedeutung: Das **Rubellavirus** ist Verursacher der **Röteln** und **schwerer Embryomyopathien** bei Infektionen während der Schwangerschaft.

Epidemiologie: Einziges Erregerreservoir ist der Mensch. Die Übertragung erfolgt aerogen durch Tröpfchen. Die 10-Jährigen sind zu etwa 50% seropositiv für rubellavirusspezifische Antikörper.

Pathogenes: Rubellavirus tritt in den Respirationstrakt ein, befällt die regionalen lymphoiden Gewebe und erreicht schließlich auf dem hämatogenen Weg die Haut, wo es zur Ausbildung des typischen Exanthems kommt. Die Ausscheidung erfolgt über Sekrete des Nasopharynx und den Urin.

Klinik: Etwa 5–6 Tage nach Eintritt des Virus in den Körper können sich Schwellungen der zervikalen Lymphknoten zeigen und weitere 10 Tage später tritt das typische Exanthem, begleitet von mildem Fieber, auf (Abb. **C-2.4**, **C-2.5**). Das Exanthem beginnt hinter dem Ohr und breitet sich von kranial nach kaudal über den ganzen Körper aus, kann aber auch völlig fehlen. Komplikationen wie Enzephalitis sind sehr selten.

Bei einer Rötelninfektion muss eine nicht immune schwangere Frau mit einer Embryopathie rechnen. In Abhängigkeit vom Schwangerschaftsstand werden die im Entstehen begriffenen Organe des Kindes geschädigt. Das klassische **Gregg-Syndrom** ist gekennzeichnet durch Taubheit, Katarakt und Fallot-Tetralogie.

C-2.4

C-2.4 **Makulopapulöses Exanthem**

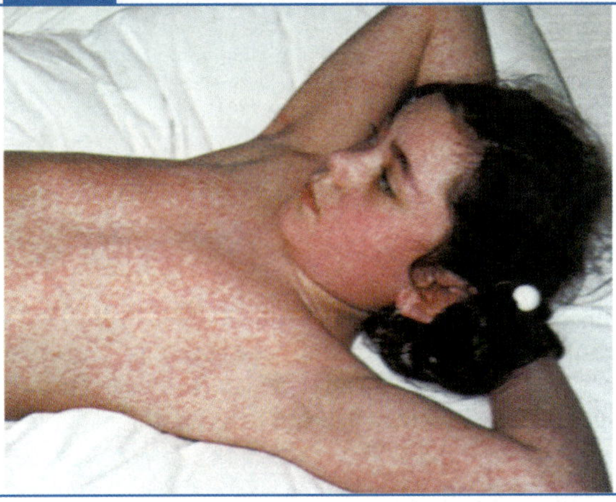

Runde und ovale, relativ kleine und gering erhabene, weit auseinanderstehende, mitunter von einem anämischen Hof umgebene, rosarote Flecken.

C-2.5

C-2.5 **Verlauf der Röteln**

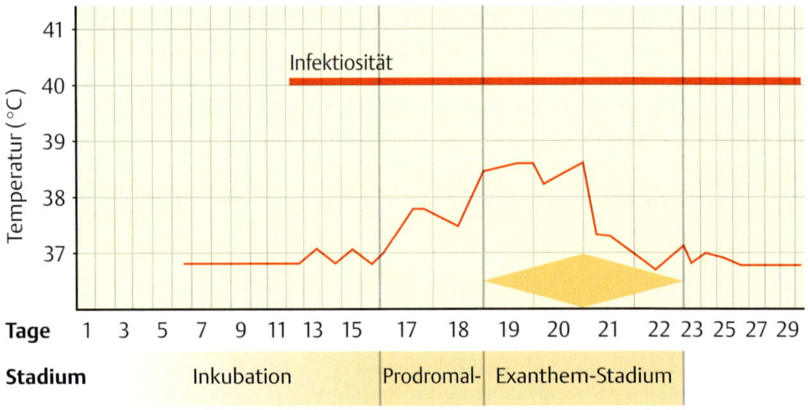

können auch innere Organe, Zähne, Skelett, Muskulatur und ZNS betroffen sein. Entwicklungsstörungen allgemeiner Art (geringes Geburtsgewicht, offene vordere Fontanelle, Wachstumsretardierung) sind häufig.

Diagnostik: Der Erregernachweis kann durch RT-PCR geführt werden. In der Regel werden virusspezifische Antikörper mit EIA oder HAH bestimmt.

Diagnostik: Der Erregernachweis durch Virusanzucht ist schwierig und wird in der Routine selten durchgeführt. Mithilfe der RT-PCR kann virale Nukleinsäure zur pränatalen Diagnostik in intrauterin entnommenem kindlichem Blut, der Amnionzottenbiopsie oder im Fruchtwasser nachgewiesen werden. Virusspezifische Antikörper können mit dem Hämagglutinationshemmtest oder EIA bestimmt werden.

Therapie: Falls notwendig, symptomatisch.

Therapie: Eine kausale Therapie ist nicht möglich, eine symptomatische in der Regel nicht nötig.

Prophylaxe:

Prophylaxe:

▶ Merke

▶ **Merke:** Nach einer Immunisierung ab dem 15. Lebensmonat, am besten in Kombination mit einer Schutzimpfung gegen Masern und Mumps, empfiehlt sich dringend eine **zweite Impfaktion im Alter von ca. 12 Jahren**. Hier sollten nach Möglichkeit **alle Kinder** (also auch Knaben als Überträger der Krankheit) ohne Ansehen des Immunstatus durchgeimpft werden. Frauen im gebärfähigen Alter (und mit Kinderwunsch) sollten gegen Röteln immunisiert sein.

Auch im Erwachsenenalter kann eine aktive Schutzimpfung mit einem **Lebendimpfstoff** vorgenommen werden. In diesem Falle muss jedoch eine Schwangerschaft zum Zeitpunkt der Impfung (Schwangerschaftstest) und für zwei Zyklen ausgeschlossen werden. Dabei handelt es sich jedoch um eine reine Vorsichtsmaßnahme. Es ist bis heute kein einziger Fall bekannt geworden, bei dem eine Rötelnschutzimpfung eine Embryopathie begründet hätte.

Erwachsene können geimpft werden **(Lebendimpfstoff)**, eine Schwangerschaft muss dann zum Zeitpunkt der Impfung und für die beiden folgenden Zyklen ausgeschlossen werden.

▶ **Merke:** Eine nachgewiesene Rötelninfektion während einer Schwangerschaft wird bis zum 3. bis 4. Schwangerschaftsmonat als Indikation für eine Interruptio anerkannt. Eine Schutzimpfung nach oder kurz vor Eintritt einer Schwangerschaft bedingt hingegen keinen Schwangerschaftsabbruch. Erkrankung und Tod an einer Rötelnembryopathie sind **meldepflichtig**.

◀ **Merke**

2.1.7 Flaviviridae

Klassifikation: s. Tab. **C-2.14** und Tab. **C-2.15**.

2.1.7 Flaviviridae

Klassifikation: s. Tab. **C-2.14** und Tab. **C-2.15**.

C-2.14 Klassifikation der Flaviviridae

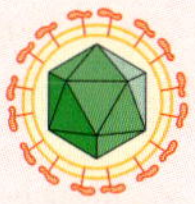

▪ Nukleinsäure	ss(+)RNA (9,5–10,7 Kb)
▪ Kapsidtyp	sphärisch, genaue Form nicht bekannt
▪ Virusgröße	45–60 nm Durchmesser
▪ Hülle	ja

C-2.15 Humanpathogene Gattungen der Flaviviridae

Gattung	***Art***
Flavivirus	▪ siehe Tab. **C-2.16**
Hepacivirus	▪ Hepatitis C

Flavivirus

Bedeutung: Bedeutende Erkrankungen bei den Flaviviren sind die **Frühsommer-Meningoenzephalitis (FSME)**, das **Gelbfieber** und das **Dengue-Fieber** (Tab. **C-2.16**). Ein weiteres Genus der Flaviviren, Pestvirus, ist ohne humanpathologische Bedeutung, enthält jedoch wichtige tierpathogene Erreger wie das Virus der Schweinepest.

Bedeutung: Mitglieder der Gattung Flavivirus sind Verursacher von **Frühsommer-Meningoenzephalitis (FSME)**, von **Gelbfieber** und **Dengue-Fieber** (Tab. **C-2.16**).

Virus der Frühsommer-Meningoenzephalitis (FSME)

Epidemiologie: Die europäische Frühsommer-Meningoenzephalitis kommt in Deutschland, Österreich, der Schweiz, in Ungarn, in der Tschechischen Republik, Slowakischen Republik, im ehemaligen Jugoslawien, in Polen, in den baltischen Staaten, Russland und Skandinavien vor. Die Übertragung erfolgt überwiegend durch die Schildzecke **Ixodes ricinus** (gemeiner Holzbock) in unterschiedlich großen und geographisch gestreuten Endemiegebieten (S. 591 und im Internet unter www.rki.de/INFEKT/INFEKT.HTM). Die Viren werden von Kleinsäugern, wie Igeln, Mäusen, Maulwürfen etc. beherbergt. Die meisten Infektionen erfolgen im Mai und Juni. Ein weiterer Häufungsgipfel wird im September beobachtet. Eine Übertragung durch Rohmilch (Kuh-, Schaf- und Ziegenmilch) ist möglich, jedoch sehr selten.

Epidemiologie: Die Übertragung des Virus erfolgt durch die Zecke **Ixodes ricinus**, Reservoir sind Kleinsäuger.

Pathogenese: Nach Inokulation in die Haut vermehrt sich das Virus zunächst lokal und erreicht über die drainierenden lymphatischen Gefäße die regionalen Lymphknoten. Von hier tritt es über efferente Lymphbahnen in den Ductus thoracicus und damit in den Blutkreislauf. In der sich anschließenden Virämie

Pathogenese: Nach Inokulation in die Haut und erster lokaler Vermehrung erreicht das Virus über die drainierenden lymphatischen Gefäße die regionalen Lymphknoten, von wo es über den Ductus

C-2.16 Humanpathogene Flaviviren

Bedeutung	*Virusart*	*Krankheitsbild*	*Überträger*	*Vorkommen*
bedeutend	Virus der zentraleuropäischen FSME	Enzephalitis	Ixodes ricinus	Europa
	Gelbfieber-Virus	Gelbfieber	Aedes	Zentralafrika, Mittel
	Dengue-Virus (1–4)	Dengue-Fieber	Aedes	weltweit
wichtig	Virus der russischen FSME	Enzephalitis	Ixodes ricinus	Eurasien
	Louping-Ill-Virus	Enzephalitis	Ixodes ricinus	England, Irland
	Japanisches B-Enzephalitis-Virus	Enzephalitis	Aedes, Culex, Anopheles	Japan, China, Indien, Südostasien
weitere	Kyasanur-Forest-Virus	hämorrhagisches Fieber, Enzephalitis	Zecken	Indien
	Murray-Valley-Enzephalitis-Virus	Enzephalitis	Culex	Australien
	Omsk-hämorrhagisches Fieber-Virus	hämorrhagisches Fieber	Zecken	Russland
	Powassan-Virus	Enzephalitis	Ixodes, Dermacentor	Nordamerika, Russland
	Rocio-Virus	Enzephalitis	Aedes	Südamerika
	St. Louis-Enzephalitis-Virus	Enzephalitis	Culex	Mittelwesten der USA
	West-Nile-Virus	Fieber	Culex, Mansonia	Afrika, Eurasien

thoracicus zu einer Aussaat in verschiedene extralymphatische Organe kommt. Die Histopathologie zentralnervöser Komplikationen ist durch neuronale Degeneration und Gliaknötchen charakterisiert.

besiedelt das Virus extraneurale Organe wie Binde-, Muskel- und Drüsengewebe. Nach einer weiteren Replikationsphase wird das zentrale Nervensystem auf dem hämatogenen Weg erreicht. Der Eintritt in das ZNS erfolgt wahrscheinlich durch Infektion zerebraler Endothelzellen. Histopathologisch äußert sich die ZNS-Infektion durch meningeale und perivaskuläre Entzündungsreaktionen, neurale Degeneration und Gliaknötchen. Besonders empfindlich gegenüber FSME-Virus sind die Nervenzellen der Vorderhörner des Rückenmarks.

Klinik: Die Krankheit zeigt einen typischen **biphasischen Verlauf**:
1. Phase: grippeartige Symptome (Virämie), danach beschwerdefreies Intervall.
2. Phase: Meningoenzephalitis.

Klinik: Die weitaus meisten Infektionen (80–90 %) verlaufen subklinisch. Klinisch relevante Infektionen zeigen einen typischen **biphasischen Krankheitsverlauf:** Nach einer Inkubationszeit von ca. 1 Woche (3–14 Tagen) entwickeln sich unspezifische grippeartige Symptome (leichtes Fieber, Kopf-, Muskel- und Gliederschmerzen, gastrointestinale Beschwerden), die meist weniger als 1 Woche andauern. Nach einem beschwerdefreien Intervall von 1 Woche (kann auch fehlen) kommt es zu hohem Fieber (bis 40 °C) und zum Befall des ZNS. Die akute Meningitis tritt hauptsächlich bei Kindern auf, dauert ca. 1 Woche und heilt meist ohne Spätfolgen aus. Bei über 40-Jährigen kommt es häufig zur Meningoenzephalitis mit Somnolenz, akuten Psychosen und Koma. Diese Phase dauert 1–2 Wochen.

Krankheitsfolgen: Die Letalität liegt bei ca. 1 %. Bei Erwachsenen können paralytische Spätformen auftreten.

Krankheitsfolgen: Die Letalität liegt bei ca. 1 %. Bei Erwachsenen können paralytische Spätformen auftreten. 5–10 Tage nach der Entfieberung kommt es zu Lähmungen vorwiegend der oberen Extremitäten, die sich differenzialdiagnostisch von Poliolähmungen nicht unterscheiden lassen.

Diagnostik: Serologische Verlaufsbeobachtungen (Titeranstieg) sichern die klinische Diagnose.

Diagnostik: Während der Virämie in der ersten Phase der Krankheit können die Viren in Zellkulturen oder Babymäusen isoliert werden, jedoch wird die Krankheit zu diesem Zeitpunkt meist noch nicht erkannt. Serologischen Aussagen (Titeranstieg) bei verschiedenen Untersuchungsmethoden (Neutralisations-, Hämagglutinationshemmtest, KBR, IgG- und IgM-ELISA etc.) kommt die größere Bedeutung zu.

Therapie: Symptomatisch.

Therapie: Eine kausale Therapie ist nicht möglich.

Prophylaxe: Eine **aktive** Schutzimpfung **(Totimpfstoff)** gibt nach dreimaliger Grundimmunisierung (Schema: 0–1

Prophylaxe: Es existiert eine **aktive** Schutzimpfung mit einem **Totimpfstoff**, der nach dreimaliger Verabreichung (Schema: 0 – 1 Monat – 1 Jahr; Variationen möglich) einen **Schutz für 3 Jahre** gibt. Für Nichtimmunisierte steht weiterhin ein Hyperimmunserum zur Verfügung, das jedoch möglichst frühzeitig nach dem Zeckenstich (spätestens nach 4 Tagen) verabreicht werden muss. Spätere Gaben des Immunglobulins können zu einer Verstärkung der klinischen Symptomatik führen. Nach Anordnung des Paul-Ehrlich-Institutes darf derzeit eine **passive Immunisierung** (Immunoglobulingabe) bei Kindern gegen FSME bis 14 Jahre grundsätzlich nicht durchgeführt werden. Dieses betrifft nicht die aktive Schutzimpfung.

Monat–1 Jahr) **Schutz für ca. 3 Jahre**. Für Nichtimmunisierte existiert ein **Hyperimmunserum**, das spätestens 4 Tage nach Zeckenstich verabreicht werden muss.

▶ **Merke:** Erkrankung und Tod an FSME ist als Virus-Meningoenzephalitis nach dem Infektionsschutzgesetz **meldepflichtig**.

◀ **Merke**

Gelbfiebervirus

Epidemiologie: Gelbfieber ist im tropischen Afrika (zwischen dem 15. nördlichen und dem 16. südlichen Breitengrad) sowie im tropischen Mittel- und Südamerika endemisch. Ganz Asien, Australien und Ozeanien sind gelbfieberfrei.
Vektoren für Gelbfieberviren sind Stechmücken der Arten **Aedes** und **Haemagogus**. Wirt ist entweder der erkrankte Mensch (**Stadtgelbfieber**) oder Affe (**Dschungelgelbfieber**).

Pathogenese: Die pathogenetischen Ereignisse einer Gelbfiebervirusinfektion werden weitgehend aus experimentellen Infektionen von Rhesusaffen abgeleitet. Über den von Flaviviren bekannten Ausbreitungsmodus im infizierten Wirt (Haut → regionaler Lymphknoten → Ductus thoracicus → Virämie) kommt es zu manifesten Organinfektionen (Leber, Milz, Knochenmark, Herz- und Skelettmuskel), bei denen die **Leber** das wesentliche Ziel darstellt. Nach initialer Präsenz des Virus in den Kupfferzellen werden Hepatozyten zytolytisch infiziert. Histopathologisch sind nekrotische Zellen in der Mitte des Leberlappens zu erkennen.

Klinik: Der Krankheitsverlauf ist typischerweise **biphasisch**: Nach einer Inkubationszeit von 3–6 Tagen entwickelt er sich **uncharakteristisch** mit Schüttelfrost (bis 40 °C Fieber), Kopf-, Muskel-, Gliederschmerzen und Erbrechen. Dieses Stadium dauert etwa 3–4 Tage. Nach einem relativ beschwerdefreien Intervall von 1–2 Tagen, in dem die Krankheit auch zum Stillstand kommen kann, beginnt die zweite Phase. Hier dominieren **Schädigungen von Leber und Niere**, in besonders schweren Fällen auch des Herzens. Die Schädigung der Leber führt zur Bilirubinämie mit **Ikterus**. Gerinnungsstörungen verursachen **Haut- und Organblutungen**. Blutige Stühle und Kaffeesatzerbrechen können vorkommen. Die Nierenschädigung manifestiert sich in Albumin-, Zylinder- und Mikrohämaturie, Oligo- und selten Anurie kommen vor. Der toxische Herzmuskelschaden führt zu einem Pulsanstieg bei sinkender Körpertemperatur **(Faget-Syndrom)**. Das ZNS ist bei dieser Krankheit nicht betroffen, obwohl selbstverständlich Angst- und Erregungszustände vorkommen. Das klinische Bild bietet differenzialdiagnostisch enorme Schwierigkeiten.

Krankheitsfolgen: Bei Erkrankungen mit Manifestation der zweiten Phase liegt die Letalität bei 60–70 %. Bedingt durch die leichteren Fälle wird die Gesamtletalität für das Gelbfieber mit 2–5 % angegeben.

Diagnostik: Während der Virämie in der ersten Phase der Krankheit können die Viren in Zellkulturen oder Babymäusen isoliert werden, jedoch wird die Krankheit zu diesem Zeitpunkt meist noch nicht erkannt. Serologischen Aussagen (Titeranstieg) bei verschiedenen Untersuchungsmethoden (Neutralisations-, Hämagglutinationshemmtest, KBR, IgG- und IgM-ELISA etc.) kommt die größte Bedeutung zu.

Therapie: Eine kausale Therapie ist nicht möglich.

Gelbfiebervirus

Epidemiologie: In den Tropen (Afrika, Südamerika) endemisch. Asien, Australien und Ozeanien sind gelbfieberfrei.

Vektoren sind Stechmücken (**Aedes, Haemagogus)**. Wirt ist der erkrankte Mensch bzw. Affe.

Pathogenese: Wesentliches Zielorgan ist die **Leber**, die auf dem hämatogenen Weg erreicht wird. Nekrosen in der Mitte des Leberlappens sind auf die zytolytische Infektion von Hepatozyten zurückzuführen.

Klinik: Die Krankheit zeigt einen typischen **biphasischen Verlauf**:
- 1. Phase: **grippeartige Symptome** (Virämie). Danach beschwerdefreies Intervall
- 2. Phase: Eine **massive Schädigung der Leber** führt zu Gerinnungsstörungen, die sich in Haut- und Organblutungen manifestieren, eine **Nierenbeteiligung** zur Oligo- und Anurie. Toxische Myokardschäden sind möglich. Das ZNS ist nicht betroffen.

Krankheitsfolgen: Mit Eintritt der 2. Phase liegt die Letalität bei 60–70 %.

Diagnostik: Serologischen Verlaufsbedingungen (Titeranstieg bei verschiedenen Untersuchungsmethoden) kommt die größte Bedeutung zu.

Therapie: Symptomatisch.

Prophylaxe: Eine **aktive Impfung** (Lebendimpfstoff), die jedoch nur in speziellen, von der WHO lizensierten Impfstellen verabreicht wird, schützt für 10 Jahre. Schwangere im 1. Trimenon und Kinder unter 1 Jahr sollten nicht geimpft werden.

Prophylaxe: Für exponierte Personen (Reisende in tropischen Regionen Afrikas, Mittel- und Südamerikas) existiert eine **aktive Impfung** mit einem Lebendimpfstoff. Eine einmalige Injektion schützt für 10 Jahre. Die Gelbfieberimpfung ist gut verträglich. Da jedoch kein stabiler Impfstoff existiert, dieser vielmehr unmittelbar vor der Impfung aus einer Virusaufschwemmung hergestellt werden muss, bleibt die Gelbfieberimpfung auf spezielle, von der WHO autorisierte Impfstellen beschränkt.

▶ Merke

▶ **Merke:** Gelbfieberkranke müssen **isoliert** werden, um eine Weiterverbreitung der Viren durch Stechmücken zu unterbinden.

Dengue-Fieber-Virus

Epidemiologie: Europa ist von Dengue frei. Weltweit ist die Krankheit im Anstieg begriffen.

Die Übertragung erfolgt durch **Aedes aegypti**.

Dengue-Fieber-Virus

Epidemiologie: Dengue-Viren sind weltweit verbreitet. Noch 1920 kam es zu Epidemien in Griechenland. Heute ist Europa von Dengue frei. Dengue-Fieber ist in Süd- und Mittelamerika, Westafrika, Südostasien und im westpazifischen Ozean endemisch. Die Zahl der Erkrankungsfälle ist weltweit im Anstieg begriffen. Man rechnet mit 10 000 bis 100 000 Kranken pro Jahr.
Von den Dengue-Viren existieren vier Serotypen. Reservoir der Viren ist der Mensch. Die Übertragung erfolgt durch die Stechmücke **Aedes aegypti**.

Pathogenese: Die Pathogenese von Dengue-Virusinfektionen ist nicht vollständig verstanden. Wahrscheinlich kommt es zur Zerstörung von infizierten Monozyten und/oder durch ihre Interaktion mit $CD4^+$-T-Lymphozyten zu systemisch wirkenden Zytokinausschüttungen.

Pathogenese: Die Pathogenese von Dengue-Virusinfektionen ist nicht völlig verstanden. Die gängigste Arbeitshypothese geht von einer Infektion der Monozyten aus, die eine Dengue-Virus-spezifische Aktivierung von $CD4^+$- und $CD8^+$-T-Lymphozyten zur Folge hat. Als Konsequenz der von $CD8^+$-T-Zell-vermittelten Attacke auf infizierte Monozyten und der Interaktion dieser Zellen mit $CD4^+$-T-Lymphozyten kommt es zu einer massiven Zytokinausschüttung (IL-1, IL-2, TNF-α). Die systemische Wirkung dieser Zytokine erhöht die Kapillarpermeabilität; Folge sind Hämorrhagien und Schocksymptome. Möglicherweise werden diese Effekte noch gesteigert, wenn eine zweite Infektion mit einem kreuzreaktiven Virustyp erfolgt, da die bereits vorhandenen Antikörper eine verstärkte Aufnahme des Virus in die Monozyten über Fc-Rezeptor-vermittelte Phagozytose von Immunkomplexen ermöglicht (antikörperabhängiges Enhancement).

Klinik: Es werden drei Krankheitsbilder unterschieden:
- das **Dengue-Fieber**, das insgesamt als gutartig eingestuft werden kann und sich durch eine grippeartige Symptomatik manifestiert
- das schwere **hämorrhagische Dengue-Fieber**, bei dem Haut- und Organblutungen imponieren
- das häufig durch Gehirnmassenblutungen letal endende **Dengue-Schocksyndrom**.

Klinik: Klinisch können drei Krankheitsbilder unterschieden werden:
- das **Dengue-Fieber**, das sich nach einer Inkubationszeit von 1–2 Wochen mit Schüttelfrost (bis 40 °C Fieber), Kopf-, Glieder- und Muskelschmerzen manifestiert. Die Krankheit ist insgesamt **gutartig**. Nach dem 7. Tag setzen die Entfieberung und Genesung ein (Synonym: 7-Tage-Fieber). Während der Krankheitsphase kommt es charakteristischerweise zu einem flüchtigen makulopapulösen Exanthem sowie zu starken Muskelschmerzen in den Beinen.
- Das **hämorrhagische Dengue-Fieber**, das durch Haut- und Organblutungen imponiert, verläuft weitaus **schwerer**. Klinisch finden sich Petechien, starkes Nasenbluten, Bluterbrechen, Meläna und Hämaturien. Eine weitere Steigerung des Krankheitsbildes führt zum
- **Dengue-Schocksyndrom:** Es kommt zu massiven Organblutungen, die auch das ZNS erfassen (Massenblutung ins Gehirn) und dann häufig (10–40 %) **letal** enden.

▶ Klinischer Fall

▶ **Klinischer Fall.** Nach einer Geschäftsreise nach Indien erkrankte ein 58-jähriger Mann mit Unwohlsein, Erbrechen und Fieber. Bei anhaltendem Fieber wurde er zum Ausschluss einer Malaria in einer Infektionsklinik aufgenommen. Das Fieber hielt mit einer Unterbrechung bis zum 7. Tag nach Erkrankungsbeginn an. Es bestanden eine Thrombozyto- und eine Leukopenie. Am 3. Krankheitstag entwickelte sich ein feinfleckiges stammbetontes Exanthem. 11 Tage nach Krankheitsbeginn konnte der Patient beschwerdefrei entlassen werden.
Eine Infektion mit Dengue-Virus wurde sowohl durch Anstieg des virusspezifischen Antikörpertiters in zwei Serumproben mittels IFT nachgewiesen als auch durch nested PCR. (Quelle: Epidemiologisches Bulletin 44/96 des Robert-Koch-Institutes, Berlin)

Krankheitsfolgen: Wegen der unterschiedlich schweren Verlaufsformen der Krankheit variiert die Letalität erheblich. Im Mittel liegt sie bei 1–3 %, kann bei den schweren Formen jedoch bis auf 80 % ansteigen.

Diagnostik: Das Virus lässt sich aus dem Blut akut erkrankter Personen isolieren. Serologisch können Antikörper mit dem HAH, CF und EIA nachgewiesen werden, doch aufgrund der starken Kreuzreaktivität zwischen den Serotypen ist die exakte Identifizierung des Virustyps kaum möglich.

Therapie: Eine kausale Therapie ist nicht möglich. Gezielte unterstützende Maßnahmen wie Ersatz von Plasma, Heparinbehandlung bei massiver Blutgerinnung und Bluttransfusionen bei schweren Hämorrhagien können bei rechtzeitigem Beginn die Letalität bei schweren Schocksyndromen auf ca. 1 % senken.

Prophylaxe: Eine spezielle Prophylaxe existiert nicht. Isolierung der Erkrankten und Bekämpfung der Vektoren, besonders in den Elendsvierteln, kann langfristig zum Erfolg führen. Touristen kann nur der Gebrauch von Repellents empfohlen werden.

Virus der japanischen B-Enzephalitis

Diese Erkrankung ist im gesamten ostasiatischen Raum verbreitet. Sie setzt abrupt mit Fieber, Unwohlsein und Erbrechen ein. Später kann der Patient desorientiert und hypererregbar sein. Bei schweren Verläufen folgen verschiedene neurologische Symptome (Muskelsteifheit, grober Tremor der Extremitäten, Paresen, zitternde Augenbewegungen, pathologische Reflexe), die in den komatösen Zustand übergehen. Nach 5–9 Tagen tritt der Tod ein. Die Übertragung des Virus erfolgt durch Aedes-, Anopheles- und Culex-Arten. Die Letalität (ca. 40 %) und die Rate bleibender ZNS-Schäden (ca. 30 %) sind hoch. Eine aktive Immunisierung ist prinzipiell möglich, der Impfstoff ist in Deutschland jedoch nicht zugelassen.

Hepacivirus

Hepatitis-C-Virus (HCV)

Bedeutung: Hepatitis-C-Virus wird für 80–90 % aller **Posttransfusionshepatitiden** verantwortlich gemacht. Weiterhin besteht eine hohe Assoziation zwischen der chronischen HCV-Infektion und dem Auftreten eines **hepatozellulären Karzinoms (HCC)**. Der Nachweis des Virus gelang erst 1989 und zunächst ausschließlich auf dem molekularbiologischen Weg. Ein Non-A-non-B-(NANB-) kontaminiertes Faktor-VIII-Präparat wurde auf Schimpansen verimpft und aus dem Plasma dieser Tiere nach Nukleinsäureextraktion eine Expressionsbibliothek angelegt. Unter 10^6 Expressionsklonen wurde der Klon 5-1-1 von Antikörpern eines NANB-Patienten erkannt. Dieser Klon bildete die Grundlage zur Aufklärung der genomischen Organisation des HCV und zur Herstellung der ersten Enzymimmunoassays für die Serodiagnostik.

Epidemiologie: HCV ist weltweit verbreitet. Hauptübertragungsweg für HCV ist die perkutane Exposition mit kontaminiertem Blut. Daher stellen Transfusionen von HCV-haltigem Blut, Blutprodukten und „needle sharing" bei Drogenabusus ein hohes Risiko dar. Weiterhin kommt es gelegentlich bei Transplantationen zur Infektion des Organempfängers. Inokulation durch Nadelstichverletzung im Krankenhausbereich führen in etwa 3 % der Fälle zu einer HCV-Infektion, wenn das Blut von einem Anti-HCV-positiven-Patienten stammt. Nichtperkutane Übertragungswege sind möglich; der genaue Mechanismus ist jedoch nicht in allen Fällen verstanden. So besteht ein erhöhtes Risiko einer HCV-Infektion bei Prostituierten und männlichen Homosexuellen, aber auch Haushaltskontakte mit HCV-positiven Personen führen unter Umständen zu einer HCV-Infektion. Bei etwa 40 % der HCV-Infektionen treffen keine der bisher bekannten Risikofaktoren zu. Prinzipiell ist die perinatale Mutter-Kind-Übertragung möglich. Sie ist jedoch sicher weniger häufig als bei HBV-tragen-

Krankheitsfolgen: Die Letalität liegt bei 1–3 %, kann jedoch bei den schweren Verlaufsformen erheblich höher sein.

Diagnostik: Der Erregungsnachweis kann durch Anzucht aus dem Blut geführt werden. Serologisch können Antikörper mit dem HAH, CF und EIA nachgewiesen werden.

Therapie: Symptomatisch.

Prophylaxe: Eine spezielle Prophylaxe existiert nicht. Gebrauch von Repellents.

Virus der japanischen B-Enzephalitis

Diese Erkrankung, deren Erreger durch Stechmücken übertragen wird, ist im gesamten ostasiatischen Raum verbreitet. Eine aktive Schutzimpfung wird von Reisenden zunehmend nachgefragt. Der entsprechende Impfstoff ist in der Bundesrepublik Deutschland jedoch nicht im Handel.

Hepacivirus

Hepatitis-C-Virus (HCV)

Bedeutung: Hepatitis-C-Virus wird für 80–90 % aller **Posttransfusionshepatitiden** verantwortlich gemacht. Chronische HCV-Infektionen tragen zur Entstehung eines **Leberkarzinoms (HCC)** bei.

Epidemiologie: HCV ist weltweit verbreitet. Hauptübertragungsweg für HCV ist die perkutane Exposition mit kontaminiertem Blut. Nichtperkutane Übertragungswege sind jedoch auch möglich. Mutter-Kind-Übertragungen kommen perinatal vor, wobei das Risiko deutlich unter dem von HBV liegt.

den Müttern und hängt sehr von der viralen Beladung der Mutter ab. Bei Doppelinfektionen der Mutter mit HIV und HCV steigt das Risiko der perinatalen Infektion von HCV jedoch stark an (bis zu 30 % sind berichtet).

Pathogenese: Nach Infektion der Hepatozyten zeigt sich der zytopathogene Effekt durch virales Antigen und mikrotubuläre Strukturen im Zytoplasma. Der Tod der infizierten Hepatozyten wird sicherlich auch durch die intensiv in das Lebergewebe infiltrierenden zytotoxischen T-Lymphozyten verursacht.

Pathogenese: Die frühe Phase der HCV-Infektion ist wenig verstanden. Aus experimentellen Infektionen des Schimpansen ist bekannt, dass schon 3 Tage nach Inokulation die ersten HCV-Genome im Blut nachweisbar sind. HCV-RNA persistiert dann im Blut mindestens bis zum Auftreten erhöhter Transferasespiegel, die Ausdruck der ablaufenden Leberschädigung sind. Nach Infektion der Hepatozyten entwickelt sich ein typischer zytopathogener Effekt, der durch intraplasmatisches Antigen und der Ausbildung von mikrotubulären Strukturen im Zytoplasma gekennzeichnet ist. Obwohl anzunehmen ist, dass HCV als Mitglied der Flavivirusfamilie eine starke Zytopathogenität aufweist, trägt die virusspezifische Immunantwort im Lebergewebe sicherlich erheblich zur Pathogenese bei. Dieses drückt sich durch eine deutlich erhöhte Expression von MHC-Klasse-I-Molekülen im entzündeten Gewebe und die Infiltration von $CD8^+$-zytotoxischen T-Lymphozyten mit Spezifität für HCV-Peptide aus (s. auch S. 123).
Extrahepatische Orte der Infektion erscheinen möglich, da mit Hilfe der In-situ-Hybridisierung und der RT-PCR HCV-RNA in enger Assoziation mit mononukleären Zellen des Blutes gefunden werden kann. Ob es sich dabei jedoch um eine wirklich produktive Infektion handelt, kann aufgrund der sehr geringen Zahl an positiven Zellen bis jetzt noch nicht zweifelsfrei bestätigt werden.

Klinik: Nach einer mittleren Inkubationszeit von 7–8 Wochen kommt es in der Mehrzahl der Fälle zu einer unspezifischen grippeähnlichen Erkrankung bzw. zu einem anikterischen Verlauf der Infektion. Nur bei einem Viertel der Patienten ist eine klinisch wahrnehmbare, aber dennoch milde Hepatitis mit typischen Zeichen eines Ikterus festzustellen. Bei chronischen Verläufen ist mit der Entstehung eines **hepatozellulären Karzinoms** zu rechnen.

Klinik: Nach einer mittleren Inkubationszeit von 7–8 Wochen kommt es in der Mehrzahl der Fälle zu einer unspezifischen grippeähnlichen Erkrankung bzw. zu einem anikterischen Verlauf der Infektion. Nur bei einem Viertel der Patienten ist eine klinisch wahrnehmbare, aber dennoch milde Hepatitis mit typischen Zeichen eines Ikterus und dem Anstieg der Transaminasen festzustellen. Fulminante Verläufe sind sehr selten (< 1 %). Typisch für die HCV-Infektion ist die **langanhaltende Virämie**, die in eine **chronische Hepatitis** übergehen kann. Hiervon sind etwa 50 % der Patienten betroffen, die eine HCV-Infektion nach Transfusion erleben. Diese chronische Verlaufsform kann durch klinische Schübe auffällig werden, und unter Umständen entwickelt sich das Bild einer chronisch aktiven Hepatitis mit schweren Veränderungen der Transaminasen, verbunden mit einer schlechten Prognose. Schließlich muss auch noch etwa 20–30 Jahre nach Primärinfektion mit einer Leberzirrhose und einem sich daraus entwickelnden **hepatozellulären Karzinom** gerechnet werden.

Diagnostik: EIA zur Serodiagnostik und Nachweis des Erregers mit der RT-PCR. Zur Therapieüberwachung ist die quantitative RT-PCR notwendig.

Diagnostik: Zur Serodiagnostik stehen **EIA** zur Verfügung, die auf der Basis von rekombinanten oder Peptidantigenen die Bestimmung HCV-spezifischer Antikörper erlauben. Eindeutig sensitiver ist jedoch der **Nachweis viraler RNA** mithilfe der **RT-PCR**. Mit dieser Technik kann die virale Belastung des Patienten bestimmt werden. Sie bildet die Grundlage zur Therapieüberwachung bei Behandlung chronischer HCV-Hepatitiden mit Interferon. Gleichzeitig ist es möglich, die Infektion mit therapieresistenten HCV-Genotypen zu erkennen.

Therapie: Unter Monotherapie mit Interferon-α wird nur bei einem Fünftel der Patienten die Virusreplikation dauerhaft unterdrückt. Vielversprechender sind Kombinationstherapien mit Interferon-α und Ribavirin.

Therapie: Obwohl HCV durchaus sensitiv für eine Behandlung mit **Interferon-α** ist, wird nur in einem Viertel aller Behandlungen eine dauerhafte Unterdrückung der HCV-Replikation und damit auch eine Normalisierung der Lebertransaminasen erreicht. In vielen Fällen einer primär erfolgreichen Unterdrückung der viralen Vermehrung und bei anschließendem Absetzen der Therapie steigt sowohl die virale Beladung als auch die Transaminasenaktivität wieder an. Möglicherweise spielt dabei die Ausbildung von Antikörpern gegen das verabreichte Interferon im Patienten eine Rolle. Bei solchen Patienten, bei denen die Therapie wirkungslos bleibt, kann ein interferonresistenter Genotyp des Virus vorliegen.
Diese Situation hat sich durch Einführung einer Kombinationstherapie mit IF-α und dem Ribavirin wesentlich gebessert. Unter dieser Therapie wurden doppelt so hohe Ansprechraten wie bei einer Monotherapie mit IF-α erreicht,

d. h. dass bei bis zu 45 % der behandelten Personen auch ein Jahr nach Therapieende keine HCV-RNA mehr im Blut nachweisbar war. Eine weitere Verbesserung ist von der Verwendung so genannter PEG-Interferone zu erwarten. Dabei ist das Interferon mit Polyethylenglykol komplexiert, woraus eine wesentliche längere Halbwertszeit des Interferons im Blut resultiert und ein konstant hoher Serumspiegel über eine Woche nach einmaliger Gabe aufrechterhalten wird.

Prophylaxe: Prophylaktische Maßnahmen sind bisher auf sorgfältige Untersuchungen von Blutkonserven und Vermeidungsstrategien bezüglich einer perkutanen Exposition beschränkt.

Prophylaxe: Sorgfältige Überwachung von Blutkonserven und -produkten, Vermeidung einer perkutanen Exposition.

2.1.8 Arenaviridae

Klassifikation: s. Tab. **C-2.17**. Die Familie der Arenaviridae beinhaltet nur die humanpathogene Gattung Arenavirus.

2.1.8 Arenaviridae

Klassifikation: s. Tab. **C-2.17**.

C-2.17 Klassifikation der Arenaviridae

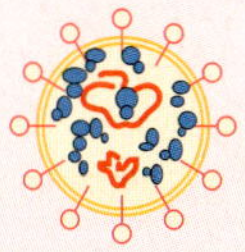

▪ Nukleinsäure	ss(-)RNA (2 Segmente, teilweise ambisense*, 10–14 Kb)
▪ Kapsidtyp	komplex
▪ Virusgröße	50–300 nm
▪ Hülle	ja

* Die RNA trägt positive und negative Polarität auf demselben Molekül.

Arenavirus

Die humanmedizinisch wichtigsten Arten der Gattung Arenavirus sind in Tab. **C-2.18** dargestellt. Außerdem gibt es neun nicht humanpathogene Arten.
Arenaviren enthalten „sandartige" Granula (Name: arenosus, lat. = sandig). Durch das Studium der Arenaviren konnten wichtige Mechanismen der infektionsbedingten, besonders der zellvermittelten Immunität gewonnen werden.

Arenavirus

Zu den humanmedizinisch bedeutenden Arten s. Tab. **C-2.18**.

C-2.18 Humanpathogene Arten der Arenaviridae

Art	*Vorkommen*	*Krankheit*
▪ Virus der lymphozytären Choriomeningitis (LCM)	Europa, Asien Amerika	lymphozytäre Choriomeningitis
▪ Lassavirus	Westafrika	Lassa-Fieber
▪ Juninvirus	Argentinien	argentinisches hämorrhagisches Fieber
▪ Machuporvirus	Bolivien	bolivianisches hämorrhagisches Fieber

Virus der lymphozytären Choriomeningitis (LCM-Virus)

Epidemiologie: Das LCM-Virus kommt nur in Europa, Amerika und Asien vor (Isolate aus Afrika sind umstritten).
Die Übertragung der Viren erfolgt durch infizierte Hausmäuse und gelegentlich durch syrische Goldhamster, die durch Mäuse infiziert wurden. Direkte Übertragungen von Mensch zu Mensch kommen nicht vor, andere Zwischenwirte als die Hausmaus sind nicht bekannt.

Virus der lymphozytären Choriomeningitis (LCM-Virus)

Epidemiologie: Die Übertragung erfolgt durch infizierte Hausmäuse oder Goldhamster.

Pathogenese: Die pathologischen Ereignisse einer LCMV-Infektion im Menschen sind kaum bekannt. Bei den wenigen gut dokumentierten schweren

Pathogenese: Die pathologischen Ereignisse einer LCMV-Infektion im Menschen sind kaum bekannt. Tödlich verlaufende Infektionen gleichen denen des Lassavirus.

und tödlich verlaufenden Infektionen zeigt sich ein ähnliches Bild wie bei den Arenavirusinfektionen, die sich als hämorrhagisches Fieber äußern (siehe Lassavirus). Ein histopathologisch aufgearbeiteter Fall einer LCMV-induzierten Meningoenzephalitis zeigt mononukleäre Zellinfiltrate in den Meningen und um die zerebralen Gefäße. In den tiefen ZNS-Bereichen treten Gliaknötchen auf, und virales Antigen kann in kortikalen Neuronen entdeckt werden.

Klinik: Das Vollbild LCM ist selten. Typisch ist ein **biphasischer Verlauf**, der mit **grippeartiger Symptomatik** beginnt und in einer zweiten Phase in eine **meningitische oder enzephalitische Form** übergehen kann.

Klinik: Das Vollbild der lymphozytären Choriomeningitis (LCM) ist selten. Leichte Fälle bleiben meist unerkannt. Nach einer Inkubationszeit von 1–2 Wochen entwickelt sich die Krankheit unter den uncharakteristischen Symptomen eines **grippalen Infekts**. Schmerzen beim Bewegen der Augen und geschwollene Lymphknoten sind differenzialdiagnostische Hinweise. Selten kommt es zu einer einseitigen Parotitis oder einer Pneumonie. Nach einigen Tagen heilt die Krankheit aus. In einer zweiten Phase kann eine Meningitis auftreten, die in der Regel komplikationslos überstanden wird. Die lymphozytäre Choriomeningitis kann jedoch in diesem Stadium in eine **enzephalitische oder meningoenzephalitische Form** übergehen. Vermehrtes Schlafbedürfnis, Blasen- und Mastdarmstörungen sowie Bewusstseinstrübungen sind klinische Zeichen.

Krankheitsfolgen: Die Prognose ist insgesamt gut. Bei Infektionen während der Schwangerschaft Abort oder Embryopathie.

Krankheitsfolgen: Die Prognose ist insgesamt gut. Todesfälle treten selten auf. Während der langen Rekonvaleszenz können eine schmerzhafte Orchitis und eine Alopezie auftreten. Infektionen während der Schwangerschaft führen zu Abort oder Embryopathien.

Diagnostik: Sowohl Virusanzüchtung als auch serologische Diagnostik kommen zum Einsatz.

Diagnostik: In der Frühphase der Krankheit kann der Erreger aus Blut oder Liquor in der Babymaus angezüchtet werden. Serologische Bestimmungen sind im Fluoreszenztest bereits nach einer Woche, bei der KBR ab der 2. und im Neutralisationstest ab der 6. Woche positiv.

Therapie: Keine Therapie.

Therapie: Eine kausale Therapie ist nicht möglich.

Prophylaxe: Kontakt mit Hausmäusen vermeiden.

Prophylaxe: Besonders Schwangere sollten keinen direkten Kontakt mit Hausmäusen haben.

Lassavirus

Epidemiologie: Lassafieber kommt nur in Westafrika vor. Die Erreger werden in der Regel durch Nager übertragen, aber auch von Mensch zu Mensch.

Lassavirus

Epidemiologie: Lassafieber kommt natürlicherweise nur in Westafrika, hauptsächlich in Liberia und Sierra Leone, vor. Bis zu 50 % der Bevölkerung sind seropositiv. Die Übertragung erfolgt durch den Kleinnager Mastomys natalensis, eine Art Hausmaus. Untersuchungen haben gezeigt, dass mehr als 50 % der Kleinnager Mastomys natalensis Virusträger sind, besonders solche, die in menschlichen Siedlungsbereichen gefangen werden. Infektionen von Mensch zu Mensch sind möglich.

Pathogenese: Hinweise auf die Pathogenese der Lassavirusinfektion kommen aus experimentellen Infektionen von Meerschweinchen mit dem Pichindevirus. Wesentliche Zielzelle des Virus sind Makrophagen, die wahrscheinlich über die Ausschüttung von Zytokinen wie TNF-α und IL-6 zu den Nekrosen in Leber und Milz beitragen.

Pathogenese: Ähnlichkeiten zwischen der Pathologie der Lassafieberinfektionen im Menschen und der experimentellen Infektion von Meerschweinchen mit dem Pichindevirus (Mitglied der Arenaviridae, aber nicht humanpathogen) geben Hinweise auf die Pathogenese des Lassafiebers. Etwa 7 Tage nach Primärinfektion, in denen Fieber und Gewichtsverlust zu beobachten sind, beginnt die virämische Phase. Zu diesem Zeitpunkt sind Makrophagen am häufigsten infiziert. Im Verlauf der Infektion steigt die Zahl der infizierten Makrophagen an, bis schließlich auch epitheliale Zellen virales Antigen tragen. Da Bereiche nekrotischer Schäden in den betroffenen Geweben (Leber, Milz) weitaus größer sind als die Verteilung viraler Antigene und die intestinalen Infektionen vorwiegend durch infizierte Makrophagen charakterisiert sind, wird angenommen, dass die Ausschüttung entzündlicher Mediatoren wie TNF-α und IL-6 eine wichtige pathogenetische Komponente ist. Diese und andere lösliche Mediatoren wie Leukotriene, PAF oder Endorphine können auch zu den beobachteten Beeinträchtigungen der Herz- und Lungenfunktion in den infizierten Tieren beitragen.

Klinik: Die Inkubationszeit beträgt 1–2 Wochen. Dann kommt es für ca. 11 Tage zu einer grippeähnlichen Symptomatik mit Fieberspitzen am Morgen und Abend bis 40 °C. Ab dem 2. Krankheitstag dominieren retrosternale Schmerzen, Abdominalkrämpfe, Arthralgien, Kopfschmerzen und Erbrechen. Häufig findet sich eine pharyngitische Komponente mit Tonsillitis und trockenem Husten. Ein makulopapulöses Exanthem, das den ganzen Körper, am Kopf beginnend, erfasst, ist nicht obligat. Konjunktivitis, Petechien und Organeinblutungen müssen prognostisch schlecht bis infaust eingestuft werden.

Klinik: Ein grippeartiges Krankheitsgeschehen wird durch eine gastrointestinale und pulmonale Symptomatik erweitert. Ein Ganzkörperexanthem kann auftreten. Petechien und Organeinblutungen müssen als prognostisch schlecht bis infaust eingestuft werden.

Krankheitsfolgen: Pleura- und Perikardergüsse sowie Nierenversagen, ZNS-Beteiligung und Pneumonien können das Krankheitsbild erheblich komplizieren. Die Letalität beträgt im Durchschnitt ca. 15 %, bei den schweren hospitalisierten Fällen ca. 40 %.

Krankheitsfolgen: Die Letalität ist mit 15–40 % sehr hoch. Pleura- und Perikarderguss, Nierenversagen, ZNS-Beteiligung und Pneumonie.

Diagnostik: Der direkte Erregernachweis ist in Zellkulturen möglich, EIA zum Nachweis des viralen Antigens im Blut sind vorhanden. Allerdings wird der Antigennachweis mit der Serokonversion des Patienten negativ. Auch die RT-PCR ist zum Nachweis der viralen RNA geeignet. Für isotypspezifische Antikörperbestimmungen wurden EIA und IFT etabliert. Aus Sicherheitsgründen wegen der extrem hohen Infektiosität des Untersuchungsmaterials dürfen die Untersuchungen jedoch nur in Hochsicherheitslabors durchgeführt werden.

Diagnostik: Virologische und serologische Untersuchungen dürfen wegen der hohen Infektiosität des Erregers nur in speziellen Hochsicherheitslabors durchgeführt werden.

Therapie: Eine kausale Therapie ist nicht möglich. Bei Einsatz von **Ribavirin** im Anfangsstadium der Krankheit kann die Rate an schweren Verläufen gesenkt werden.

Therapie: Im Anfangsstadium **Ribavirin**.

Prophylaxe: Erkrankte müssen strikt isoliert werden. Ihre Ausscheidungen müssen desinfiziert werden, um die Infektionskette (Hausmaus–Mensch) zu durchbrechen. Bei der Pflege der Kranken ist größte Vorsicht geboten. Hygienerichtlinien sind strengstens zu beachten (Schutzkleidung, Gesichtsschutz, Unterdruckzelte etc.).

Prophylaxe: Erkrankte müssen strikt isoliert werden.

Juninvirus, Machupovirus

Das Juninvirus ist der Erreger des **argentinischen hämorrhagischen Fiebers**, das in den ländlichen Provinzen von Argentinien auftritt.
Das Machupovirus verursacht das **bolivianische hämorrhagische Fieber**, das auf den Osten Boliviens beschränkt ist.
In beiden Fällen sind frei lebende Mäuse und sonstige Kleinnager Virusträger. Betroffen sind Landarbeiter, die bei der Ernte auf den Mais- und Kornfeldern von den Tieren gebissen werden oder mit ihrem Urin in Kontakt kommen. Übertragungen von Mensch zu Mensch sind nicht möglich.
Klinisch resultiert ein hämorrhagisches Fieber mit Gerinnungsstörungen, Haut- und Organblutungen. Die Letalität beim argentinischen hämorrhagischen Fieber liegt zwischen 10 und 20 %. Das bolivianische hämorrhagische Fieber verläuft insgesamt weniger dramatisch. Spezifische therapeutische und prophylaktische Maßnahmen sind nicht möglich.

Juninvirus, Machupovirus

Das Juninvirus ist der Erreger des **argentinischen hämorrhagischen Fiebers**, das Machupovirus verursacht das **bolivianische hämorrhagische Fieber**.

In beiden Fällen sind frei lebende Mäuse und sonstige Kleinnager Virusträger. Betroffen sind Landarbeiter, die bei der Ernte auf den Mais- und Kornfeldern von den Tieren gebissen werden oder mit deren Urin in Kontakt kommen. Übertragungen von Mensch zu Mensch sind nicht möglich.

2.1.9 Filoviridae

Klassifikation: s. Tab. **C-2.19**. Die Filoviridae gehören zur Ordnung der Mononegavirales und beinhalten zwei Gattungen, Marburg- und Ebolavirus. Viren der Familie Filoviridae sind sehr lange, filamentöse Partikel. Sie weisen teilweise Verzweigungen auf oder bilden U- und 6er-Formen. Die humanmedizinisch wichtigen Gattungen zeigt Tab. **C-2.20**.

2.1.9 Filoviridae

Klassifikation: s. Tab. **C-2.19** und Tab. **C-2.20**.

C-2.19 Klassifikation der Filoviridae

▪ Nukleinsäure	ss(-)RNA (19,1 Kb)
▪ Kapsidtyp	helikal
▪ Virusgröße	60–80 nm Durchmesser, 1000–14 000 nm Länge
▪ Hülle	ja

C-2.19

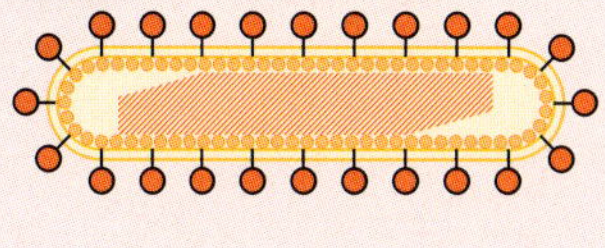

C-2.20

C-2.20 Humanpathogene Gattungen und Arten der Familie Filoviridae

Gattung	*Art*	*Vorkommen*
▪ Marburgvirus	Lake Victoria Marburg Virus	Zentralafrika
▪ Ebolavirus	Zaire Virus	Zaire Sudan

Marburgvirus, Ebolavirus

Lake Victoria Marburgvirus, Zaire Virus

Es handelt sich um Erreger, die noch wenig erforscht sind, sehr selten auftreten, dann jedoch ein **starkes hämorrhagisches Fieber** verursachen, das mit hoher Letalität behaftet ist. Untersuchungen dürfen nur in speziellen Hochsicherheitslabors durchgeführt werden. Eine kausale Therapie ist nicht möglich.

Marburgvirus, Ebolavirus

Lake Victoria Marburgvirus, Zaire Virus

Epidemiologie: Das Virusreservoir ist bei beiden Viren unbekannt. Erkrankungen mit diesen Erregern sind ausgesprochen selten, verlaufen aber spektakulär. Das **Lake Victoria Marburgvirus** aus der Gattung Marburgvirus wurde 1967 entdeckt, als 31 Personen in Marburg, Frankfurt und Belgrad erkrankten, die mit der labormäßigen Bearbeitung von Organen aus afrikanischen Meerkatzen beschäftigt waren. Bei einigen konnte eine direkte Ansteckung von Mensch zu Mensch nachgewiesen werden. Die Letalität betrug 20 %.
Das **Zaire Virus** aus der Gattung Ebolavirus (Ebola ist ein Fluss in Zaire) verursachten 1976 zwei gleichartige Epidemien im Norden von Zaire und im Südsudan. Insgesamt erkrankten mindestens 600 Menschen, mehr als 50 % verstarben. In der ersten Hälfte des Jahres 1995 kam es ebenfalls in Zaire zu einem Ausbruch, in dessen Folge 316 Personen infiziert wurden, von denen 245 verstarben. Zu Beginn des Jahres 1996 wurden in Gabun 27 Fälle diagnostiziert. Als Übertragungsweg dominierten Schmierinfektionen. Der ursprüngliche Ausgangspunkt konnte nicht eruiert werden.

Pathogenese: Die pathogenetischen Grundlagen dieser für den Menschen sehr gefährlichen Virusinfektion sind nur teilweise und vorwiegend aus experimentellen Infektionen im Affen bekannt. In diesen Tieren sind nekrotische Schäden im Leberparenchym mit der Präsenz viraler Antigene verbunden. Makrophagen sind früh nach experimenteller Infektion infiziert, und Endothelzellen können ebenfalls die Virusreplikation unterstützen. In situ können intravaskuläre Fibrinablagerungen beobachtet werden. Erhöhte Gefäßpermeabilität, interstitielle pulmonäre Ödeme und eine Fehlfunktion der Nierentubuli mit begleitendem Schocksyndrom lassen sich möglicherweise durch die verstärkte Ausschüttung systemisch wirkender Zytokine wie TNF-α erklären. In vitro konnte die Sekretion von TNF-α durch mit Ebolavirus infizierten Makrophagen demonstriert werden.

Klinik: Beide Viren verursachen ein **starkes hämorrhagisches Fieber** mit Verbrauchskoagulopathie und massiven Organ- und Hautblutungen, die terminal zum Exitus im Schockzustand führen.

Diagnostik: Virusisolierungen, -züchtungen und serologische Untersuchungen sind möglich, dürfen jedoch nur in Hochsicherheitslaboratorien vorgenommen werden.

Therapie: Eine kausale Therapie ist nicht möglich.

2.1.10 Bunyaviridae

Klassifikation: s. Tab. **C-2.21** und Tab. **C-2.22**.

2.1.10 Bunyaviridae

Klassifikation: s. Tab. **C-2.21** und Tab. **C-2.22**.

C-2.21

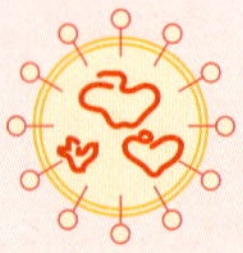

C-2.21 Klassifikation der Bunyaviridae

▪ Nukleinsäure	ss(-)RNA (3 Segmente, teilweise ambisense, 11-21 Kb)
▪ Kapsidtyp	helikal
▪ Virusgröße	80–100 nm
▪ Hülle	ja

C-2.22 Humanpathogene Gattungen und Arten der Bunyaviridae

Gattung	*Art*
Orthobunyavirus	mehr als 150 Arten oder Subtypen, die in 19 Serogruppen zusammengefasst werden, von Bedeutung in Europa: ▪ Tahyna-Virus ▪ Inkoo-Virus
Phlebovirus	3 Serogruppen, mehr als 45 Arten, von Bedeutung in Europa: ▪ Pappataci-Fieber
Nairovirus	34 Arten, die in 6 Serogruppen untergliedert sind, von Bedeutung in Europa: ▪ Krim-Kongo-hämorrhagisches Fieber
Hantavirus	Von Bedeutung in Europa: ▪ Hantaan-Virus ▪ Puumula-Virus

C-2.22

Bedeutung: Die Vielfalt der mehr als 200 Bunyavirusarten spiegelt sich auch in ihrer klinischen Bedeutung wider. Von kurzen, ungeklärten Fieberattacken über Meningitiden und Enzephalitiden bis zu schwerem hämorrhagischem Fieber mit renalem Syndrom erstrecken sich die Krankheitsbilder. Nachfolgend soll nur auf einige wesentliche Aspekte eingegangen werden.

Bedeutung: Die Krankheitsbilder erstrecken sich von kurzen Fieberattacken über Meningitiden und Enzephalitiden bis zu schwerem hämorrhagischem Fieber mit renalem Syndrom.

Orthobunyavirus

In Europa sind nur die **Tahyna-Viren** (Vorkommen in Mitteleuropa, Erregerreservoir: Igel und Kaninchen) und die **Inkoo-Viren** (Vorkommen in Finnland, Erregerreservoir: Elche, Rentiere) von Interesse. Sie werden durch **Aedes** und **Culiseta** übertragen, gehören zur Serogruppe der California Enzephalitis Viren und verursachen eine **grippeartige Symptomatik,** selten eine Pneumonie oder Meningitis.

Im Mittelwesten der USA sind das **California-Enzephalitis-Virus**, das **La-Crosse-Virus**, das **Jamestown-Canyon-Virus** und das **Snowshoe-hare-Virus** endemisch. Besonders Kinder werden häufig betroffen. Ein Drittel aller dort durch Arthropoden verursachten virusbedingten **Enzephalitiden** geht auf das Konto dieser Bunyaarten. Die Enzephalitis ist mit hohem Fieber und Krampfanfällen – die in etwa 10 % der Fälle auch nach Heilung weiterbestehen – vergesellschaftet.

Das **Oropouche-Virus** führt regelmäßig während der Regenzeit in Brasilien zu Epidemien mit Tausenden von Erkrankten. Für 2–5 Tage stellt sich eine grippeartige Symptomatik ein, die durch Lichtscheu und meningitische Zeichen erschwert wird. Die Prognose ist insgesamt gut.

Orthobunyavirus

In Europa sind nur **Tahyna-Viren** (Vorkommen in Mitteleuropa, Erregerreservoir: Igel und Kaninchen) und **Inkoo-Viren** (Vorkommen in Finnland, Erregerreservoir: Elche, Rentiere) von Interesse. Sie werden durch **Aedes** und **Culiseta** übertragen, gehören zur Serogruppe der California Enzephalitis Viren und verursachen eine **grippeartige Symptomatik**, selten eine Pneumonie oder Meningitis.

Phlebovirus

Wie der Name sagt, fungieren als Überträger Schmetterlingsmücken (Phlebotomusarten). Das **Phlebotomus-Fieber-Virus** ist heute in Europa nur noch mit seinem Typ Toskana vertreten. Es verursacht das **Pappataci-Fieber** (engl. sandfly fever), eine Krankheit, die sich u. a. durch Fieber (bis 40 °C), Lichtscheu, Nackensteife und Arthralgien auszeichnet. Der Krankheitsverlauf ist jedoch gutartig.

Phlebovirus

Überträger sind Schmetterlingsmücken. Der Typ Toskana verursacht das **Pappataci-Fieber** (Fieber bis 40 °C, Lichtscheu, Nackensteife, Arthralgien). Der Krankheitsverlauf ist gutartig.

▶ **Klinischer Fall.** Zwei Wochen nach mehreren Sandfliegenstichen in der Toskana erkrankte ein 47-jähriger Mann an einem akuten allgemeinen Krankheitsgefühl, zu dem nach zwei weiteren Tagen schwere Kopfschmerzen und Lichtscheu traten. Die am 3. Krankheitstag beginnende Nackensteifigkeit führte zur Einweisung in ein Krankenhaus. Im Folgenden bildete sich eine einseitige Parese des Nervus abducens mit Doppelbildern aus.

Im Liquor ergab sich eine Lymphozytose; Blutbild und übrige Laborparameter verblieben im Normbereich.

Eine Sandfliegenfieberinfektion vom Serotyp Toskana (SFTOS) wurde durch Titerverläufe im IFT und bei einer Nachuntersuchung der Seren mittels EIA bestätigt. Ein Virusnachweis war nicht möglich. Nach 15 Tagen wurde der Patient entlassen und litt noch einige Wochen unter Kopfschmerzen, Doppelbildern, Müdigkeit und Schlafstörungen.

(Quelle: Epidemiologisches Bulletin 32/96 des Robert-Koch-Instituts, Berlin)

◀ **Klinischer Fall**

Das **Rift-Valley-Fieber-Virus** wurde lange Zeit ausschließlich als tierpathogen betrachtet. 1977 kam es dann jedoch zu einer Epidemie in Ägypten, wobei ca. 20 000 Menschen erkrankten und ungefähr 600 starben. Neben einem relativ harmlosen, grippeartigen Krankheitsbild kommt es zu Komplikationen, die mit hoher Letalität behaftet sind: Enzephalitis (Letalität 10 %) und hämorrhagische Diathese (Letalität 50 %). Erblindungen, die auch nach Überstehen der Krankheit bleiben, sind häufig.

Nairovirus

Eine durch Zecken übertragene Infektion mit dem **Krim-Kongo-hämorrhagisches-Fieber-Virus** äußert sich außer im hämorrhagischen Fieber auch als benigne fieberhafte Infektion.

Nairoviren werden durch Zecken übertragen. Bedeutsam ist das **Krim-Kongo-hämorrhagisches-Fieber-Virus**, das ein mit hoher Letalität behaftetes hämorrhagisches Fieber verursachen kann oder sich als benigne fieberhafte Infektion manifestiert.

Hantavirus

▶ Merke

▶ **Merke:** Hantaviren unterscheiden sich von allen anderen Bunyaviren dadurch, dass die Infektion nicht durch Arthropoden, sondern durch **Schmierinfektionen** auf den Menschen erfolgt.

Hantaviren verursachen nach Schmierinfektion **hämorrhagisches Fieber mit renalem Syndrom** bis zum Nierenversagen.

Die weltweit vorkommenden Hantaviren (**Hantaan-Virus** und **Puumala-Virus**) verursachen das **hämorrhagische Fieber mit renalem Syndrom**. Die Krankheit beginnt mit Kopf-, Glieder-, Abdominalschmerzen, Diarrhö und Erbrechen. Am 3.–4. Krankheitstag entwickelt sich eine hämorrhagische Diathese, verbunden mit einer progressiven Oligurie. Die Letalität der Erkrankung wird ausschlaggebend durch die hämorrhagische Symptomatik oder das Eintreten eines akuten Nierenversagens bestimmt. In der Regel bessert sich die Symptomatik nach weiteren drei Tagen, und die Patienten genesen.

Im Frühjahr 1993 traten im Südwesten der USA erste Fälle eines akuten Lungensyndroms auf, welches einem Hantavirus (Sin-Nombre-Virus) zugeordnet werden konnte. Das Virus wird von infizierten Nagern über Exkremente wie Urin, Stuhl und Speichel übertragen. Nach einem grippeähnlichen Prodromalstadium kommt es innerhalb weniger Tage zur Ateminsuffizienz mit einer hohen Mortalität (ca. 60 %).

Diagnostik: In der virämischen Anfangsphase könnten die Viren isoliert werden, sofern man in dieser Phase an diese Erkrankung denkt. Dies ist in der Praxis unüblich und aufwendig. Serologische Untersuchungen sind Speziallabors vorbehalten.

Diagnostik: Bei sehr vielen Bunyavirusinfektionen wird die Diagnose, wenn überhaupt, klinisch gestellt. Prinzipiell können in der virämischen Anfangsphase der Krankheiten die Viren isoliert und in der Regel auch gezüchtet werden, jedoch ist dieses Verfahren in der Praxis unüblich und auch wirklich aufwendig. Serologische Untersuchungen führen meist zu erheblichen Interpretationsschwierigkeiten und können in der Praxis nur im Speziallabors durchgeführt werden.

Therapie: Symptomatisch.

Therapie: Eine kausale Therapie ist nicht möglich.

Prophylaxe: Repellents.

Prophylaxe: Eine spezifische Prophylaxe ist nicht möglich. Der Einsatz von Repellents ist empfehlenswert.

▶ Klinischer Fall

▶ **Klinischer Fall.** Ein 46-jähriger Mann erkrankte an Sehstörungen und eine Woche später an einer schweren Lumbago. In den folgenden Tagen kamen sich steigernde starke Kopfschmerzen, allgemeine Schwäche und schließlich hohes Fieber dazu. Wegen eines akuten Infektes und einem beginnenden Nierenversagen wurde der Patient in ein Krankenhaus eingewiesen. Hier manifestierte sich ein akutes Nierenversagen, und eine Hantavirusinfektion wurde serologisch gesichert. Zwei Wochen nach Aufnahme konnte der Patient, wenn auch geschwächt, als geheilt entlassen werden.

Anamnestisch ergab sich, dass der Patient sich mit sehr hoher Wahrscheinlichkeit mehrere Wochen vorher beim Umgang mit Gartenerde infiziert hat. Die industriell hergestellte sehr grobe Gartenerde wurde längere Zeit in aufgeschnittenen Plastiksäcken unter dem Balkon des Patienten gelagert, in einem Bereich, aus dem aufgrund von Geräuschen auf die Gegenwart von Mäusen schließen ließ. Das relativ grobe Material wurde vom Patienten vor dem Ausbringen mit bloßen Händen zerkleinert. Hierbei kam es möglicherweise zum Eindringen des Virus über Mikrotraumen der Haut oder durch Inhalation von feinem Staub.

(Quelle: Epidemiologisches Bulletin 32/96 des Robert-Koch-Instituts, Berlin)

2.1.11 Orthomyxoviridae

Klassifikation: s. Tab. **C-2.23** und Tab. **C-2.24**.

2.1.11 Orthomyxoviridae

Klassifikation: s. Tab. **C-2.23** und Tab. **C-2.24**.

C-2.23 Klassifikation der Orthomyxoviridae

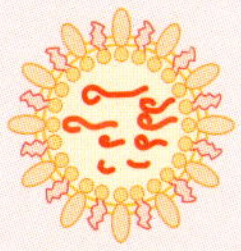

▪ Nukleinsäure	ss(-)RNA segmentiertes Genom: ▪ Influenza A und B 8 Moleküle ▪ Influenza C 7 Moleküle ▪ Thogotovirus 6 Moleküle ▪ 10–13,6 Kb
▪ Kapsidtyp	helikal
▪ Virusgröße	80–120 nm
▪ Hülle	ja

C-2.24 Humanpathogene Gattungen u. Arten der Orthomyxoviridae

Gattung	*Art*	*Serotypen*
Influenzavirus A, B	▪ Influenza	A und B
Influenzavirus C	▪ Influenza	C

Influenzavirus A, B und C

Orthomyxoviridae zeichnen sich durch ein **segmentiertes Genom** aus. Die Influenzaviren A und B besitzen 8 RNA-Moleküle, wovon jedes Molekül für ein einzelnes virales Protein kodiert. Das Nukleokapsidprotein induziert bei Immunisierung im Tier typspezifische Antikörper, mit deren Hilfe die einzelnen Serotypen differenziert werden können. In der Lipidhülle des Virus sind zwei weitere Proteine spikeförmig lokalisiert, das Hämagglutinin (H) und eine Neuraminidase (N). H und N sind auf verschiedenen RNA-Molekülen kodiert, können also bei Doppelinfektionen verschiedener Virustypen im gleichen Wirt untereinander getauscht werden. Dieser Vorgang wird als **Reassortment** bezeichnet und stellt die Grundlage für eine erhebliche Variabilität bei den Influenzaviren dar.

Influenzavirus A, B und C

Die Typisierung in **Influenza-A-, -B- und -C-Viren** erfolgt durch die Antigenität des Nukleoproteins. Weiterhin sind in der Lipidhülle der Viren die Proteine Hämagglutinin (Antigen H) und Neuraminidase (Antigen N) spikeförmig angeordnet.

Man unterscheidet bei **Influenza-A-Viren** bis heute 14 verschiedene Hämagglutinine (H1 bis H14) und 9 unterschiedliche Neuraminidasen (N1 bis N9), die allerdings nicht alle bei menschlichen Infektionen gefunden werden. Aus der Vielzahl der Kombinationsmöglichkeiten zwischen H- und N-kodierenden RNA-Molekülen resultieren die einzelnen Virussubtypen (Beispiel: H1N1 war 1918 der Verursacher der „spanischen Grippe", H2N2 1957 Verursacher der „asiatischen Grippe", H3N2 1968 Verursacher der „Hongkong-Grippe"). Bei Influenza-A-Viren entstehen besonders viele Varianten durch Reassortment, da neben dem Menschen auch zahlreiche Tierarten, vor allem Vögel, vom Virus als Wirt akzeptiert werden. Die Neukombination von N- und H-Antigen wird als **Antigen-Shift** bezeichnet.

Daneben kommt es durch mangelnde Präzision der RNA-duplizierenden, virusspezifischen Polymerase auch zu Veränderungen innerhalb der H- und N-Antigene (Veränderungen in der Aminosäurensequenz infolge von Punktmutationen). Dabei bekommen solche Virusvarianten eine Selektionsvorteil, deren H- und/oder N-Proteine so verändert sind, dass eine Neutralisation durch Antikörper des Wirtes nicht mehr möglich ist. Die kontinuierliche Veränderung bestehender Antigenmuster bezeichnet man als **Antigen-Drift**.

Aus der Vielzahl der Kombinationsmöglichkeiten zwischen H- und N-kodierenden RNA-Molekülen resultieren die einzelnen Virussubtypen. Die Neukombination von N- und H-Antigen wird als **Antigen-Shift** bezeichnet. Daneben kommt es auch zu Veränderungen innerhalb der H- und N-Antigene (Veränderungen in der Aminosäurensequenz infolge von Punktmutationen). Die kontinuierliche Veränderung bestehender Antigenmuster bezeichnet man als **Antigen-Drift**.

▶ **Merke:** Der **Antigen-Shift** wird für die großen Grippepandemien verantwortlich gemacht, die im Abstand von 10–20 Jahren stattfinden. Der **Antigen-Drift** macht sich durch kleine Grippeepidemien bemerkbar, die in Wellen von 2–3 Jahren auftreten.

◀ Merke

Bedeutung: Influenzaviren verursachen weltweit Grippe.

Epidemiologie: Influenzaviren lösen explosionsartige Epidemien aus, die sich insbesondere nach Antigen-Shift zu einer Pandemie ausweiten können. Unter dem Druck der neutralisierenden Antikörperantwort werden Virusvarianten begünstigt (Antigen-Drift), die durch Mutationen im Hämagglutinin schlechter neutralisierbar sind und damit wieder in eine bereits infizierte Population eindringen können.

Pathogenese: Zielzellen für das Virus sind die epithelialen zilientragenden Zellen des Respirationstraktes, die sich durch zytopathogene Effekte aus dem Gewebeverband lösen. Begleitend tritt eine entzündliche Reaktion in der Submukosa auf (Abb. **C-2.6**).

Klinik:

- **Influenza-A-Viren** besitzen unter den Influenzaviren die höchste Pathogenität. Neben einer fiebrigen Rhinitis und Pharyngitis dominieren Myositis und häufig bakterielle Superinfektionen. Primäre Pneumonien und Komplikationen bei anderen inneren Organen sowie des ZNS werden prognostisch als ungünstig betrachtet.

C-2.6

Bedeutung: Influenzaviren sind weltweit Auslöser der Influenza oder Grippe.

Epidemiologie: Es gibt keine Hinweise für persistierende Infektionen durch Influenzaviren. Das Virus wird von einem infizierten Individuum in eine Population eingebracht und löst dann eine explosionsartige, in der Regel aber begrenzte Epidemie aus. Nachfolgende Epidemien entstehen durch Eindringen der gleichen oder einer neuen Virusvariante in die Population. Insbesondere nach Antigen-Shift kann es zu Pandemien kommen, die mit einer erheblichen Mortalität verbunden sein können. So hat 1918 die Pandemie mit einem H1N1-Virus weltweit ca. 18 Millionen Opfer gefordert. Die Immunitätslage spielt für den klinischen Verlauf einer Influenzavirusinfektion eine bedeutende Rolle. Bei Ausbruch der H3N2-Virus-(Hongkong-Virus-)Pandemie 1968 war nur etwa die halbe Mortalitätsrate zu verzeichnen wie 1957 bei der H2N2-Pandemie. Grund dafür war sicherlich die protektive Wirkung der N2-spezifischen immunologischen Gedächtnisreaktion in den Individuen, die 1957 bereits mit dem H2N2-Virus infiziert wurden und 1968 mit dem H3N2-Virus wiederum mit dem gleichen N-Molekül Kontakt bekamen.

Pathogenese: Influenza A verursacht im gesamten Respirationstrakt pathologische Veränderungen (Abb. **C-2.6**). Unkomplizierte Infektionen sind durch entzündliche Bereiche in Larynx, Trachea und Bronchi gekennzeichnet, die von Ödemen in der Mukosa begleitet sein können. Zielzellen für das Virus sind die epithelialen zilientragenden Zellen, die durch zytopathogene Effekte der viralen Replikation so geschädigt werden, dass sie sich aus dem Gewebeverband lösen. Es stellt sich eine Entzündungsreaktion ein, die durch in die Submukosa einwandernde Neutrophilen und monokuläre Zellen charakterisiert ist. Etwa eine Woche nach Infektion beginnt die Wiederherstellung des zilientragenden Epithels.

Klinik:

- **Influenza-A-Viren:** Unter den Influenzaviren besitzen sie die höchste Pathogenität für den Menschen. Nach einer Inkubationszeit von 1–5 Tagen, in der sich die Viren in den Schleimhäuten des Nasopharynx vermehren, setzen eine fiebrige (bis 41 °C) Rhinitis und Pharyngitis ein. Kopf-, Glieder- und Muskelschmerzen (Myositis), verbunden mit Übelkeit und Appetitlosigkeit, werden vom Patienten subjektiv als besonders belastend betrachtet. Die Myositis in den unteren Extremitäten führt bei Kindern häufig zur Gehunfähigkeit. Bakterielle Superinfektionen, vor allem mit Kokken und Hämophilus, die früher die hohe Letalität der Grippe bestimmten, sind heute antibiotisch beherrschbar. Nach 6 Tagen sollten die Patienten wieder fieberfrei sein. Rhinitis, Husten und allgemeine Schwäche bleiben jedoch noch für 1–2 Wochen bestehen. Eine Beteiligung der unteren Atemwege wird prognostisch als ungünstig betrachtet, wenn es sich dabei um eine primäre Influenza-A-Pneu-

C-2.6 Infektion durch Influenzaviren

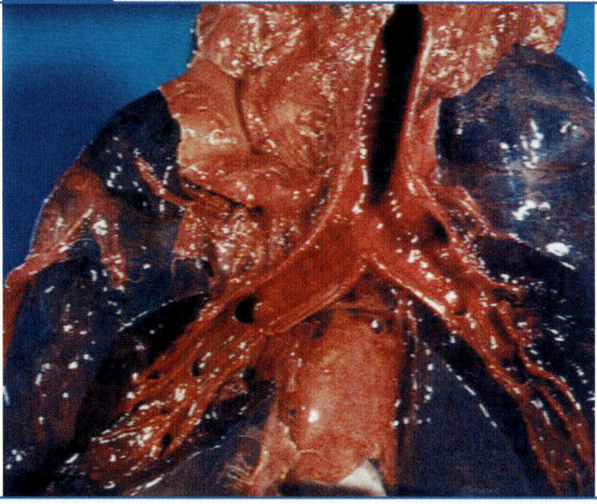

Hämorrhagische Grippe-Tracheitis.

monie handelt. Gefürchtet sind Verlaufsformen, bei denen innere Organe oder das ZNS in Mitleidenschaft gezogen werden.

- **Influenza-B-Viren:** Influenza-B-Virusinfektionen sind klinisch nicht von Influenza-A-Infektionen zu unterscheiden. Sie verlaufen jedoch etwas milder und sind seltener.
- **Influenza-C-Viren** werden sehr selten isoliert. Der Krankheitsverlauf ist im Allgemeinen sehr mild und auf die oberen Atemwege beschränkt. Das Influenza-C-Virus spielt humanmedizinisch im Spektrum der Influenzaviren praktisch keine Rolle.

- **Influenza-B-Virusinfektionen** sind von denen der A-Viren klinisch nicht zu unterscheiden, verlaufen aber milder.
- **Influenza-C-Viren** spielen klinisch praktisch keine Rolle.

Diagnostik: Obwohl die Diagnose, vor allem bei epidemieartigem Auftreten der Krankheit, klinisch gestellt wird, ist es wichtig, **Virusisolationen** vorzunehmen. Durch ein internationales Programm, an dem zahlreiche Labors überall in der Welt beteiligt sind, sollen möglichst schnell und zuverlässig die jeweils aktuellen Erregerantigene erfasst werden und in die nationalen Impfstoffproduktionen eingehen.
Influenzaviren können in der Allantoishöhle von Hühnerembryonen sowie in Zellkulturen isoliert werden. Als Untersuchungsmaterial eignen sich Rachenspülwasser und Nasensekret. Wichtig ist, dass diese Isolation nur in der Frühphase der Krankheit gelingt (1. bis 2. Krankheitstag, Untersuchungsmaterial möglichst in Trockeneis verpackt schnellstens in ein virologisches Labor bringen!). Später kann die Krankheit auch serologisch diagnostiziert werden. Dazu stehen sowohl die Hämagglutinationstest als auch Enzymimmunsassays zur Verfügung.

Diagnostik: Obwohl die Diagnose, vor allem bei epidemieartigem Auftreten der Krankheit, klinisch gestellt wird, ist es wichtig, **Virusisolationen** vorzunehmen. Durch ein internationales Programm, an dem zahlreiche Labors überall in der Welt beteiligt sind, sollen möglichst schnell und zuverlässig die jeweils aktuellen Erregerantigene erfasst werden und in die nationalen Impfstoffproduktionen eingehen.

Therapie: Eine kausale Therapie ist bedingt möglich. Die antiviralen Substanzen **Amantadin** (100 mg/d über 4 Wochen) oder **Rimantadin** werden sowohl zur erweiterten **Prophylaxe** – neben der Schutzimpfung – als auch zur Therapie mit gutem Erfolg eingesetzt. Es handelt sich um Wirkstoffe, die die Freisetzung des viralen Genoms verhindern.
Neuerdings steht in Deutschland mit **Zanamivir** ein Therapeutikum zur Verfügung, welches durch Blockade der viralen Neuraminidase die Ausschleusung des Virus aus der Wirtszelle blockiert. Das Medikament ist bei Influenza-A- und -B-Infektionen wirksam. Um eine Verkürzung der Erkrankungsdauer zu erreichen muss es jedoch innerhalb der ersten 48 Stunden nach Erkrankungsbeginn verwendet werden. Die oft uncharakteristischen Symptome einer Influenzainfektion erschweren daher den gezielten und rechtzeitigen Einsatz von Zanamivir.
Die häufig eintretenden bakteriellen Superinfektionen müssen je nach Erregerisolation antibiotisch behandelt werden.

Therapie: Die antiviralen Substanzen **Amantadin** (100 mg/d über 4 Wochen) oder **Rimantadin** werden sowohl zur erweiterten **Prophylaxe**, als auch zur Therapie mit gutem Erfolg eingesetzt. Neuerdings steht in Deutschland mit **Zanamivir** ein Therapeutikum zur Verfügung, welches durch Blockade der viralen Neuraminidase die Ausschleusung des Virus aus der Wirtszelle blockiert. Das Medikament ist bei Influenza-A- und -B-Infektionen wirksam.

Prophylaxe: Eine Influenza-Schutzimpfung ist zu empfehlen für alle Personen über 60 Jahre, Personen, die wegen einer bestehenden Grunderkrankung durch eine Influenzainfektion besonders gefährdet sind, Berufsgruppen mit einem besonderen Expositionsrisiko (hierzu zählen „öffentliche" Berufe und medizinisches Personal) sowie Patienten mit Immunschwäche jeder Art (angeboren, erworben, iatrogen). Es handelt sich um einen Totimpfstoff, dessen Antigene jeweils jährlich nach den Empfehlungen der WHO neu zusammengestellt werden. Kinder unter 6 Monaten und Schwangere im ersten Trimenon sollten nicht geimpft werden. Die Impfung ist jährlich im Frühherbst zu wiederholen (0,5 ml i. m. jeweils des aktuellen Impfstoffes). Kinder von 6 Monaten bis 6 Jahren erhalten die Dosis als Grundimmunisierung geteilt (2 × 0,25 ml i. m. im Abstand von mindestens 4 Wochen); zur jährlichen Auffrischung genügt dann 1 × 0,25 ml i. m. Die Immunisierung sollte im Spätherbst möglichst sofort nach Bereitstellung der aktuellen Impfstoffe durch die Hersteller erfolgen.

Prophylaxe: Eine Schutzimpfung (Totimpfstoff) ist zu empfehlen bei:
- Personen > 60 Jahre
- Personen, die durch eine Grunderkrankung besonders gefährdet sind
- Berufsgruppen mit besonderem Expositionsrisiko (öffentliche Berufe, medizinisches Personal)
- Patienten mit Immunschwäche jeder Art.

▶ **Merke:** Influenza gehört nur insoweit zu den namentlich meldepflichtigen Erkrankungen, als der **direkte Nachweis** des Virus, nicht jedoch die Erkrankung **meldepflichtig** ist.

◀ Merke

▶ Klinischer Fall

▶ **Klinischer Fall.** Ein 11-jähriges Mädchen musste beim schulischen Schwimmunterricht aus dem Wasser geborgen werden, nachdem es zu einem starken Kräfteverlust kam. Zuvor hatte das Kind über Halsschmerzen geklagt. Zwei Tage später (Sonntag) wurde das Kind von einem diensthabenden Arzt unter der Diagnose Virusinfekt behandelt, ohne dass es Hinweise auf einen ernst zu nehmenden Verlauf gab. Am nächsten Tag wurde das Mädchen in moribundem Zustand dem Hausarzt vorgestellt, der die sofortige notärztliche Versorgung veranlasste. Bereits 10 Minuten nach Einlieferung in die Kinderklinik verstarb das Mädchen.
Bei der Obduktion fand sich eine schwere hämorrhagische Pneumonie mit Pleuraerguss. Daneben bestand eine eitrige Tonsillitis. Aus dem Lungengewebe konnte Influenza-B-Virus angezüchtet werden, und bakteriologisch wurde massenhaft Staphylococcus aureus aus Lunge, Pleuraexsudat, Perikarderguss, der Bronchial-, Tracheal- und Mundschleimhaut angezüchtet. In den Schleimhäuten des Respirationstraktes und im Herzpunktionsblut wurde außerdem Streptococcus pyogenes A gefunden.
Bei dieser Erkrankung handelte es sich um eine akute hämorrhagische Tracheobronchitis und Pneumonie aufgrund einer Infektion mit Influenzavirus B und bakterieller Überinfektion mit Staphylokokken und Streptokokken, die zu einer fulminanten Sepsis führten.
(Quelle: Epidemiologisches Bulletin 8/97 des Robert-Koch-Instituts, Berlin)

2.1.12 Paramyxoviridae

2.1.12 Paramyxoviridae

Klassifikation: s. Tab. **C-2.25** und Tab. **C-2.26**.

Klassifikation: s. Tab. **C-2.25** und Tab. **C-2.26**.

C-2.25

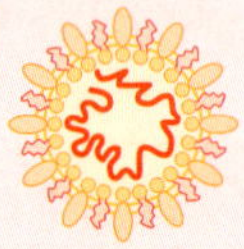

C-2.25 Klassifikation der Paramyxoviridae

▪ Nukleinsäure	ss(-)RNA (16–20 Kb)
▪ Kapsidtyp	helikal
▪ Virusgröße	150–300 nm
▪ Hülle	ja

C-2.26

C-2.26 Humanpathogene Gattungen und Arten der Paramyxoviridae

Gattung	*Art*	*Serotypen*
Paramyxovirus	▪ Parainfluenzavirus	1, 3
Rubulavirus	▪ Newcastle disease virus	
	▪ Mumpsvirus	
	▪ Parainfluenzavirus	2, 4
Morbillivirus	▪ Masernvirus	
Pneumovirus	▪ Respiratory syncytial virus (RSV)	

Außerdem gibt es einige tierpathogene Arten, darunter das Hundestaupevirus, das 1988 für das große Seehundsterben an der Nord- und Ostsee verantwortlich gemacht wurde.

Paramyxovirus

Parainfluenzavirus Typ 1 und 3

Paramyxovirus

Parainfluenzavirus Typ 1 und 3

Bedeutung: Parainfluenzaviren sind wesentliche Auslöser respiratorischer Probleme im Kleinkindalter.

Epidemiologie: Die Übertragung erfolgt aerogen durch Tröpfcheninfektion. Kinder bis zu 3 Jahren sind häufig betroffen. Im Alter von 10 Jahren sind 90 % der Kinder seropositiv für parainfluenzaspezifische Antikörper.

Bedeutung: Parainfluenzaviren verursachen einen beträchtlichen Anteil akuter respiratorischer Infektionen bei Kleinkindern.

Epidemiologie: Die Übertragung erfolgt aerogen durch Tröpfcheninfektion. Betroffen sind vorwiegend Kleinkinder bis zu 3 Jahren in den gemäßigten Klimazonen. Eine saisonale Häufung der Infektionen ist in der kühleren Jahreszeit zu erkennen. Die Durchseuchung schreitet im Kindesalter rasch voran, und im Alter von 10 Jahren sind 90 % der Kinder seropositiv für parainfluenzaspezifische Antikörper. Nosokomiale Infektionen kommen auf Säuglingsstationen durchaus vor. Insbesondere bei Beatmung der Patienten im Sauerstoffzelt ist zu beachten, dass die Abluft hohe Viruskonzentrationen in Aerosolen enthält.

Pathogenese: Parainfluenzaviren infizieren primär die Schleimhäute des Nasen-Rachen-Raumes, können sich jedoch auf den gesamten Tracheobronchialraum ausbreiten. Es kommt zu starken Entzündungsreaktionen mit Ausschüttung proinflammatorischer Zytokine, wie Interferon-γ und TNF-α. Damit kann eine Epiglottitis verbunden sein, und durch übermäßige Schleimbildung sind gerade bei Kleinkindern Obstruktionen der Atemwege möglich.

Pathogenese: Parainfluenzaviren können sich von den Schleimhäuten des Nasen-Rachen-Raumes auf den Tracheobronchialraum ausbreiten. Entzündungen mit übermäßiger Schleimbildung und Schwellungen der Kehlkopfschleimhaut führen zu Obstruktionen der Atemwege.

Klinik: Parainfluenzaviren Typ 1 und 3 verursachen vor allem bei Kindern eine grippeartige Erkrankung mit Fieber, Husten, Rhinitis, Bronchitis und Pseudokrupp. Pneumonien können vorkommen. Bakterielle Superinfektionen sind häufig.
Infektionen mit Parainfluenzavirus Typ 2 führen zu ähnlichen klinischen Bildern wie bei Typ 1, verlaufen jedoch in der Regel milder.

Klinik: Grippeähnliche Symptome mit Fieber, Husten, Bronchitis und Pseudokrupp bestimmen bei Kleinkindern den klinischen Verlauf der Infektion.

Diagnostik: Parainfluenzaviren lassen sich problemlos in Zellkulturen anzüchten. Die Bestimmung virusspezifischer Antikörper ist ebenfalls möglich. In der Regel wird die Diagnose jedoch klinisch gestellt.

Diagnostik: Die Diagnose wird in der Regel klinisch gestellt.

Therapie: Eine kausale Therapie ist nicht möglich.

Prophylaxe: Ein Impfschutz existiert nicht. Bei der hohen Durchseuchungsquote in der Bevölkerung sind expositionsprophylaktischen Maßnahmen kein Erfolg beschieden.

Therapie und Prophylaxe: Keine wirksamen Maßnahmen bekannt.

Rubulavirus

Newcastle disease virus

Es handelt sich primär um den Erreger der **Geflügelpseudopest**. Beim Menschen verursacht er **Konjunktivitiden**. Die Infektion erfolgt durch Kontakt mit erkrankten Tieren und betrifft fast ausschließlich Landwirte, Geflügelzüchter und ähnliche Berufe.

Der Erreger der **Geflügelpseudopest** kann gelegentlich auch Menschen befallen und **Konjunktivitiden** verursachen.

Mumpsvirus

Bedeutung: Das Mumpsvirus ist der Erreger der **Parotitis epidemica** oder Mumps (mump, engl. = schmollen), volkstümlich auch Ziegenpeter genannt.

Bedeutung: Das Mumpsvirus ist der Erreger der **Parotitis epidemica** (Mumps).

Epidemiologie: Mumps ist weltweit verbreitet. Die Krankheit tritt meist epidemisch im Kindesalter auf, bevorzugt in der kalten Jahreszeit. Bei ca. 30 % der Infizierten verläuft die Krankheit inapparent. Die Infektion erfolgt aerogen durch Tröpfchen, selten durch Schmierinfektionen (Speichel, Urin) – direkt von Mensch zu Mensch.

Epidemiologie: Mumps ist weltweit verbreitet. Das Virus wird aerogen übertragen und verursacht überwiegend im Kindesalter eine Erkrankung. Asymptomatische Infektionen sind möglich.

Pathogenese: Mumpsvirus infiziert primär die Epithelien des oberen Respirationstraktes, des Gastrointestinaltraktes oder der Augen. Nach initialer Replikation kommt es zur Aussaat in die regionalen Lymphknoten, von wo aus nach weiteren Replikationsschritten eine erste Virämie zur Infektion weiterer Organe wie Speicheldrüsen, Brustdrüsen, Testes, Ovarien, ZNS und Pankreas führt. Kurz nach Beginn der klinischen Symptomatik kann das Virus aus dem Blut isoliert werden, ein Anzeichen dafür, dass sich eine weitere virämische Phase anschließt, bei der das Virus von den bereits infizierten Organen in den Blutkreislauf abgegeben wird. Mit dem Eintreten in die klinische overte Phase der Infektion wird das Virus im Urin und in der Brustmilch ausgeschieden. Auf der mikroskopischen Ebene zeigen sich in der Speicheldrüse Infiltrate von polymorphnukleären Zellen, und in den Testes treten Hämorrhagien auf.

Pathogenese: Nach Eintritt des Virus über die Epithelien des oberen Respirationstraktes, des Gastrointestinaltraktes oder der Augen und Übertritt in die regionalen Lymphknoten folgt eine Virämie, bei der verschiedene Organe erreicht werden. Nach Replikation schließt sich eine weitere Virämie an, und bei Auftreten der typischen Symptome wird das Virus auch über Urin und Brustmilch ausgeschieden.

Klinik: Die Inkubationszeit beträgt 12–26 Tage. Fieber tritt für 3–5 Tage auf, steigt jedoch selten über 39 °C. Diagnostisches Leitsymptom ist die schmerzhafte Schwellung erst der einen, nach 1–2 Tagen auch der anderen Parotis (Abb. **C-2.7**; abstehende Ohren!).
Prinzipiell können die Viren alle drüsigen Organe des Körpers befallen. Häufig sind neben der Parotis auch die Glandulae sublinguales und submandibulares befallen. Ungefähr ein Viertel der männlichen postpubertären Patienten

Klinik: Diagnostisches Leitsymptom ist die beidseitige schmerzhafte Schwellung der Parotis (Abb. **C-2.7**; abstehende Ohren!). Prinzipiell können die Viren alle drüsigen Organe des Körpers befallen. Ungefähr ein Viertel der männlichen postpubertären Patienten erkrankt an einer schmerzhaften Orchitis mit Gefahr der Hodenatrophie.

C-2.7

C-2.7 Mumps (Parotitis epidemica)

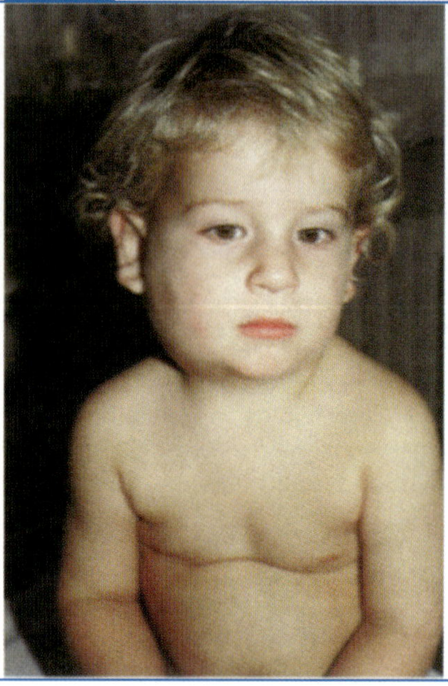

Der Befall der Ohrspeicheldrüse beginnt fast immer einseitig mit einer teigigen, nicht scharf abgrenzbaren, schmerzhaften Schwellung vor und unter dem Ohr, die oft das Ohrläppchen abstehen lässt.

erkrankt an einer schmerzhaften Orchitis mit Gefahr der Hodenatrophie und Unfruchtbarkeit. Bei weiblichen Erkrankten sind in ca. 15 % die Ovarien und die Brustdüsen betroffen. In 5–10 % der Fälle ist eine Meningoenzephalitis oder Meningitis zu beobachten. Der Befall des Pankreas ist schmerzhaft und mit Übelkeit und Erbrechen verbunden. Die Diagnose der Pankreatitis kann durch Bestimmung der Amylase im Serum gestützt werden (Ca. 5 % der Erkrankungsfälle).

Diagnostik: Die Diagnose wird klinisch gestellt.

Diagnostik: Die Virusisolierung aus Speichel, Urin, Blut und eventuelle Liquor ist in Zellkulturen möglich, jedoch nicht gebräuchlich. Eine Reihe gebräuchlicher Testsysteme (KBR, HAH, NT, EIA, HIG) stehen zur Bestimmung mumpsvirusspezifischer Antikörper zur Verfügung. Die Diagnose wird häufig klinisch gestellt.

Therapie: Symptomatisch.

Therapie: Eine kausale Therapie ist nicht möglich.

Prophylaxe: Es steht ein Lebendimpfstoff zur Verfügung.

Prophylaxe: Es steht ein Lebendimpfstoff zur Verfügung, sowohl als Monopräparat als auch als Kombinationsimpfstoff gegen Mumps und Masern oder gegen Mumps, Masern und Röteln.

▶ Merke

▶ **Merke:** Zur Abwendung der Mumpskomplikationen sollten alle Kinder ab dem 15. Lebensmonat geimpft werden.

Morbillivirus

Masernvirus

Bedeutung: Infektionen mit dem Masernvirus können insbesondere in Ländern mit Mangelernährung zu einer lebensbedrohlichen Erkrankung führen.

Morbillivirus

Masernvirus

Bedeutung: Masernvirusinfektionen treten typischerweise in der Kindheit auf. In den entwickelten Industrienationen sind schwerwiegende Komplikationen selten, in den Entwicklungsländern stellt Masernvirus jedoch insbesondere bei Mangelernährung eine ernsthafte Gefahr für Kinder dar. Noch heute werden weltweit etwa 1 Million Todesfälle durch Masernvirusinfektion angenommen.

Epidemiologie: Der einzige Wirt für Masernvirus ist der Mensch. Die Übertragung erfolgt auf aerogenem Weg. In fast

Epidemiologie: Der einzige Wirt für Masernvirus ist der Mensch. Da das Virus nur eine geringe genomische Variabilität aufweist, erscheint seine komplette Ausrottung möglich. Die Suszeptibilität nichtimmuner Menschen ist sehr

C-2.8 **Verlauf der Masern**

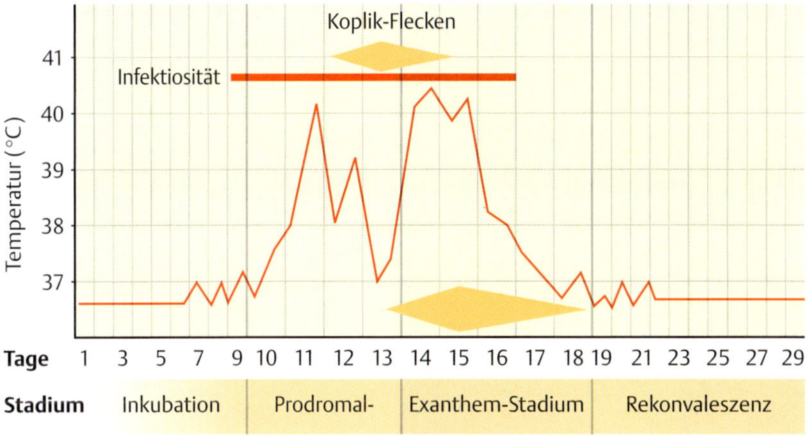

C-2.8

hoch. In 95–98 % aller Fälle kommt es bei Infektion ohne Altersbeschränkung und ohne Geschlechterprävalenz auch zum klinischen Bild der Masern. Die Übertragung erfolgt auf aerogenem Weg durch Tröpfchen.

100 % aller Infektionen nichtimmuner Menschen kommt es zum klinischen Bild der Masern.

Pathogenese: Nach Eintritt des Virus in den Nasen-Rachen-Raum und eher geringer initialer Replikation erreicht das Virus die regionalen Lymphknoten. Da Masernvirus ausgesprochen **lymphotrop** ist, führt die sich nun anschließende Replikationsphase zu einer transienten Lymphopenie, die mit Defiziten des Immunsystems einhergeht. So ist die Stimulierbarkeit von T-Lymphozyten durch Mitogene reduziert und die In-vitro-Antwort von Gedächtnis-T-Lymphozyten auf Antigene stark beeinträchtig. Nach hämatogener Aussaat infiziert das Virus schließlich seine typischen Zielorgane wie **Haut** und obere **Atemwege**. Das Exanthem ist wahrscheinlich kein direkter Effekt viraler Zytopathogenität, sondern eher das Resultat einer virusspezifischen zellulären Immunantwort mit den dazugehörigen lokalen Zytokinausschüttungen. Bei komplikationsreichen Verläufen wird auch das **ZNS** infiziert, und sowohl der **untere Respirationstrakt** als auch das **Mittelohr** kann in Mitleidenschaft gezogen werden.

Pathogenese: Das Virus ist sehr **lymphotrop** und verursacht nach Replikation in den lymphatischen Geweben eine transiente Lymphopenie mit begleitender Immunsuppression. Nach hämatogener Aussaat erreicht das Virus die **Haut** und obere **Atemwege**. Die einsetzende zelluläre Immunantwort führt schließlich zu dem typischen Exanthem (Abb. **C-2.8**).

Klinik: Nach einer Inkubationszeit von ca. 2 Wochen entwickelt sich eine unspezifische katarrhalische Symptomatik. Bereits in diesem Stadium scheidet der Patient Viren aus, ist also infektiös. Es entwickelt sich nun eine **Entzündung der oberen Atemwege** mit Rhinitis, Pharyngitis, Laryngitis, Tracheitis und Bronchitis. Pneumonien sind möglich, jedoch selten. Häufig besteht auch eine **Konjunktivitis** mit Lichtscheu und eine Blepharitis. Die Temperatur steigt auf über 39 °C (Abb. **C-2.8**).

Klinik: Zunächst katarrhalische Symptomatik. In diesem Stadium scheidet der Patient Viren aus und entwickelt eine **Entzündung der oberen Atemwege**, häufig auch eine **Konjunktivitis**. Pneumonien sind selten. In der Mundschleimhaut erscheinen die **Koplik-Flecken** (ca. 2 mm

C-2.9 **Koplik-Flecken bei Masern**

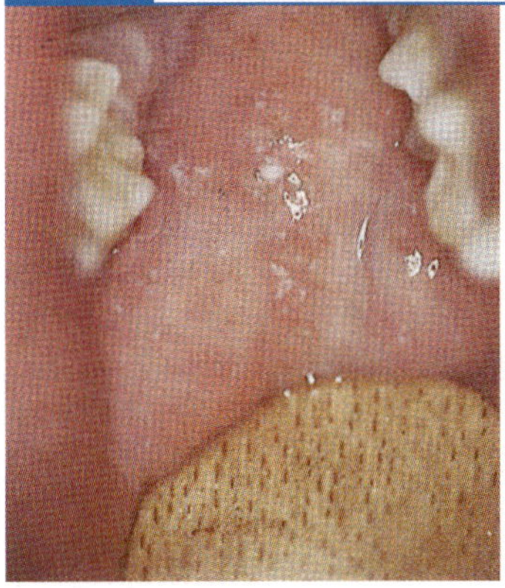

Weißliche, kalkspritzerähnliche, festhaftende Stippchen mit leicht gerötetem Hof an der Wangenschleimhaut in Höhe der vorderen unteren Backenzähne, seltener an anderen Stellen der Mundschleimhaut oder im Bereich der Konjunktiven.

C-2.9

C-2.10

C-2.10 **Masernexanthem**

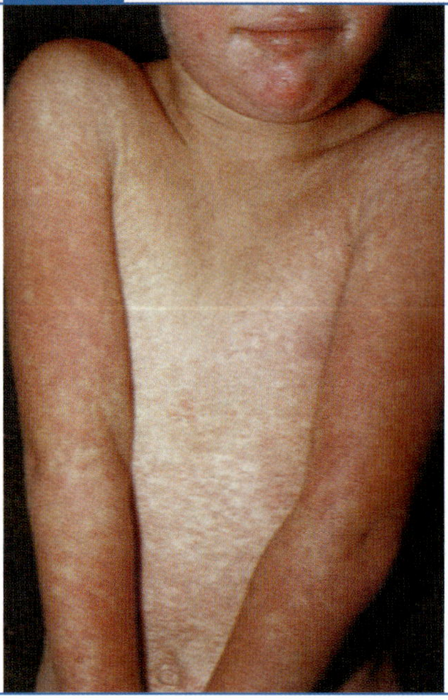

Großfleckiger, unregelmäßig begrenzter, rotvioletter, leicht erhabener, teilweise konfluierender Ausschlag, der am 4. Krankheitstag hinter den Ohren, am Hals und im Gesicht mit hellroten, klein- bis mittelgroßen Flecken beginnt und sich innerhalb von 3 Tagen abwärts über Stamm und Extremitäten ausbreitet.

große, weiße, „kalkspritzerartige" Makulä in der Wangenschleimhaut, Abb. **C-2.9**).

In der Mundschleimhaut erscheinen die **Koplik-Flecken**. Es handelt sich dabei um ca. 2 mm große, weiße, „kalkspritzerartige" Makulä in der Wagenschleimhaut, beidseits gegenüber den Molaren (Abb. **C-2.9**).

Unter Temperaturanstieg bis 41 °C entsteht das makulopapulöse **Masernexanthem** (Abb. **C-2.10**). An der Stirn oder hinter den Ohren beginnend, erfasst es das ganze Integument.

Unter Anstieg der Temperatur bis 41 °C entsteht das makulopapulöse **Masernexanthem** (Abb. **C-2.10**). An der Stirn oder hinter den Ohren beginnend, erfasst es das ganze Integument, wo es nach ca. 10 Tagen bräunlich abblasst und kleieförmig schuppt. Als Komplikation können Hämorrhagien auftreten, die als so genannte „schwarze Masern" meist an den Extremitäten dominieren.

Krankheitsfolgen: Komplikationsreich sind die **Masernenzephalitiden**:

- **akute, postinfektiöse Form:** Sie hat mit ca. 25 % eine hohe Letalität.
- **akute, progressive Form:** Ihr Auftreten gilt als infaust.
- **subakute sklerosierende Panenzephalitis (SSPE):** Sie ist selten und betrifft ausschließlich Kinder und Jugendliche, die nach wenigen Monaten unter Persönlichkeitsveränderungen und Abbau geistiger Leistungen versterben. Sie tritt etwa 7–8 Jahre nach Primärinfektion auf („slow virus infection").

Krankheitsfolgen: Komplikationsreich sind die **Masernenzephalitiden**. Man unterscheidet drei Formen:

- **akute, postinfektiöse Form:** Sie wird mit einer Autoimmunreaktion gegen Neuralgewebe erklärt, da aus dem Liquor betroffener Patienten T-Lymphozyten mit Spezifität für basisches Myelinprotein (Strukturprotein der Myelinscheiden im ZNS) isoliert werden können, ohne dass Masernvirus im ZNS nachzuweisen ist. Die Letalität ist mit durchschnittlich 25 % hoch.
- **akute, progressive Form:** Ihr Auftreten gilt als infaust. Sie ist eine seltene Komplikation bei Patienten mit eingeschränkter Immunkompetenz.
- **subakute, sklerosierende Panenzephalitis (SSPE):** Sie betrifft ausschließlich Kinder und Jugendliche, die nach wenigen Monaten unter Persönlichkeitsveränderungen und Abbau geistiger Leistungen versterben. Die sehr seltene SSPE ist das Resultat einer typischen **„slow virus infection"**, da sie etwa 7–8 Jahre nach Primärinfektion mit Masernvirus als eine entzündliche Erkrankung des ZNS auftritt, bei der im Hirnparenchym große Mengen an Masernvirus nachweisbar sind. Typischerweise findet sich eine extrem hohe intrathekale virusspezifische Antikörpersynthese, die sich elektrophoretisch in Form eines restringierten Bandenmusters in der Immunglobulinfraktion des Liquors nachweisen lässt. Trotz dieser heftigen lokalen Antikörpersynthese ist der Verlauf dieser Erkrankung progredient und endet stets tödlich.

Eine Masernerkrankung kann außerdem vorübergehend die zelluläre Immunität so unterdrücken, dass eine Tuberkulose exazerbiert, wobei der Tuberkulintest vorübergehend negativ wird (fehlende zelluläre Reaktion).

Diagnostik: Die Diagnose wird in der Regel klinisch gestellt. Die Anzucht des Erregers ist zwar prinzipiell in primären Affennierenzellen aus Nasen-Rachen-Sekret oder einem Konjunktivalabstrich möglich, doch in der Regel sehr schwierig und daher selten erfolgreich. Zum Nachweis masernvirusspezifischer Antikörper stehen die KBR, der HAH, der NT und der EIA zur Verfügung. Mithilfe des EIA ist die Differenzierung virusspezifischer Antikörperisotypen (IgG, IgM) möglich.

Diagnostik: Die Diagnose wird klinisch gestellt. Anzucht des Erregers ist zwar aus Nasen-Rachen-Sekret möglich, in der Regel wird jedoch mit serologischen Testsystemen die virusspezifische Antikörperantwort bestimmt.

Therapie: Eine kausale Therapie ist nicht möglich.

Therapie: Symptomatisch.

Prophylaxe: Es steht ein Lebendimpfstoff zur Verfügung, sowohl als Monopräparat als auch als Kombinationsimpfstoff gegen Masern und Mumps oder gegen Masern, Mumps und Röteln. Die Empfehlungen der STIKO (Ständige Impfkommission am Robert-Koch-Institut) sehen eine zweite Masernimpfung zur Einschulung vor, um Impflücken zu schließen und Impfversager abzusichern.
Kleinkinder im ersten Lebensjahr, die gegenüber Masern exponiert sind, sollten prophylaktisch mit Standardimmunglobulinpräparaten behandelt werden. In diesem Lebensalter sind Masern mit hoher Letalität behaftet, und eine aktive Schutzimpfung ist nicht möglich.

Prophylaxe: Es steht ein Lebendimpfstoff zur Verfügung. Die neuesten Empfehlungen sehen eine zweite Masernimpfung zur Einschulung vor, um Impfversager abzusichern.

▶ **Merke:** Zur Abwendung der Masernkomplikationen sollten alle Kinder ab dem 15. Lebensmonat geimpft werden.

◀ Merke

Pneumovirus

Pneumovirus

Respiratory syncytial virus (RSV)

Respiratory syncytial virus (RSV)

Bedeutung: Das Virus kommt weltweit vor und bedingt in Zellkulturen die Ausprägung von Synzytien vielkerniger Riesenzellen (Name!). Es befällt epidemieartig hauptsächlich Säuglinge und Kleinkinder und führt zu **Atemwegsinfektionen**.

Bedeutung: Das Virus befällt epidemieartig hauptsächlich Säuglinge und Kleinkinder und führt zu **Atemwegsinfektionen**.

Epidemiologie: RSV ist global verbreitet und führt jedes Jahr mit einer gewissen saisonalen Häufigkeit (Spätherbst) zu klinischen Ausbrüchen. Das Virus ist hochkontagiös, mehr als 50 % der Kinder unter einem Jahr werden exponiert, wovon etwa 40 % unter Ausbildung overter Symptome infiziert werden. Ab dem 3. Lebensjahr liegt eine 100 %ige Serokonversion für RSV-spezifische Antikörper vor. Dennoch ist mit der Infektion keine lebenslange Protektion verbunden, obwohl nachfolgende Infektionen deutlich milder verlaufen.

Epidemiologie: RSV ist global verbreitet und hochkontagiös. Ab dem 3. Lebensjahr liegt eine 100 %ige Serokonversion für RSV-spezifische Antikörper vor.

▶ **Merke:** Aufgrund der hohen Kontagiosität besteht ein **deutliches Risiko für nosokomiale Infektionen auf Säuglingsstationen**.

◀ Merke

Pathogenese: RSV infiziert die Epithelzellen des oberen Respirationstraktes. Da das Virus ausgesprochen starke Fusionskapazität besitzt, ist eine Ausbreitung durch Zell-zu-Zell-Fusion wahrscheinlich. Die Nekrose solcher Synzytien, entzündliche Exsudate und die Versperrung der Luftwege durch Vereinigung können zu erheblichen Problemen führen. Bei Abstieg des Virus in den unteren Respirationstrakt sind Ödembildung und Kollaps der Alveolen möglich.

Pathogenese: RSV infiziert die Epithelzellen des oberen Respirationstraktes und führt durch Zellfusionen zu Nekrosen, die in Verbund mit entzündlichen Exsudaten erhebliche Probleme bei der Atmung verursachen.

Klinik: Drei Viertel aller Infektionen bei Säuglingen verlaufen im Nasopharynxbereich als Rhinitis harmlos. Komplikationen wie Otitis media werden öfter beobachtet. Schwerere Verlaufsformen mit **Bronchiolitis** und **Pneumonie** sind möglich.
Bei der Bronchiolitis zeigt sich Hyperinflation. Charakteristisch für Infektionen des unteren Respirationstraktes sind ein sich verschlechternder Husten, Tachypnoe und manchmal Dyspnoe (postnatal).

Klinik: Die Infektion verläuft häufig als harmlose Rhinitis; schwere Komplikationen wie **Bronchiolitis** und **Pneumonie mit Dyspnoe** können auftreten.

Diagnostik: Die Viren sind aus Nasensekret und Rachenspülflüssigkeit in menschlichen Zellkulturen kultivierbar. (Ausbildung von Synzytien aus Riesenzellen). Sie sind allerdings außerordentlich labil. Das **Untersuchungsmaterial**

Diagnostik: Üblicherweise werden RSV-spezifische Antikörper mithilfe von KBR, IFT und EIA nachgewiesen. Die Anzucht ist aus Rachenspülflüssigkeit möglich, aber aufgrund der Labilität des Virus schwierig.

darf nicht eingefroren werden, da hierbei die Erreger inaktiviert werden. Diese Untersuchungsmethode bleibt deshalb Sonderfällen vorbehalten. Serologisch sind die KBR, der IFT und der EIA üblich.

Therapie: Versuche mit **Ribavirin** sind vielversprechend, aber sehr aufwendig, da die Substanz vorzugsweise als Aerosol zugeführt werden sollte.

Therapie: Die Therapie kann bislang nur symptomatischer Natur sein. Versuche mit **Ribavirin** sind zwar erfolgversprechend, aber sehr aufwendig, da das Chemotherapeutikum vorzugsweise bei Sauerstoffbeatmung als **Aerosol** zugeführt werden sollte.

2.1.13 Rhabdoviridae

Klassifikation: s. Tab. **C-2.27** und Tab. **C-2.28**. Aus der Familie der Rhabdoviren hat nur das **Rabiesvirus** als Erreger der **Tollwut** praktische humanmedizinische Bedeutung.

2.1.13 Rhabdoviridae

Klassifikation: s. Tab. **C-2.27** und Tab. **C-2.28**. Rhabdoviren sind in der Natur weit verbreitet und können in zahlreichen Tier- und Pflanzenarten nachgewiesen werden. Für den Menschen sind das **Rabiesvirus** als Erreger der **Tollwut** und das Virus der vesikulären Stomatitis (VS-Virus) von Interesse. Letzteres verursacht bei Tieren Schleimhautinfektionen im Maul und befällt gelegentlich auch Menschen.

C-2.27

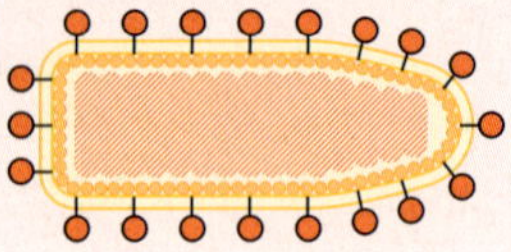

C-2.27 Klassifikation der Rhabdoviridae

▪ Nukleinsäure	ss(-)RNA (13–16 Kb)
▪ Kapsidtyp	helikal
▪ Virusgröße	50–90 nm Durchmesser, 130–380 nm Länge
▪ Hülle	ja

C-2.28

C-2.28 Humanpathogene Gattungen und Arten der Rhabdoviridae

Gattung	*Art*	*Krankheit*
Lyssavirus	▪ Rabiesvirus	Tollwut
Vesikulovirus	▪ VS-Virus	Vesikuläre Stomatitis (= VS)

Lyssavirus

Rabiesvirus

Bedeutung: Die Krankheit verläuft stets tödlich.

Epidemiologie: Das Tollwutvirus zeigt eine weite, wenn auch keine globale Verbreitung. In Deutschland ist die Infektion extrem selten. Zunehmend treten jedoch klinische Fälle nach Übertragung des Virus in Übersee (Indien, Südostasien) auf.
Man unterscheidet die **silvatische** von der **urbanen Tollwut**.

Lyssavirus

Rabiesvirus

Bedeutung: Rabiesvirus ist der Erreger der stets tödlich verlaufenden Tollwut.

Epidemiologie: Das Tollwutvirus zeigt eine weite, wenn auch keine globale Verbreitung. In jüngster Zeit musste die Annahme aufgegeben werden, dass Australien frei von Tollwut ist. Die erste autochthone in Australien stattgefundene Tollwutübertragung wurde 1996 bei einer Frau dokumentiert, die verletzte Fledermäuse der Gattung Pteropus gepflegt hat und dabei gebissen wurde. Bei dem Virus handelt es sich um einen bisher nicht bekannten Serotyp, der vorläufig mit Lyssavirus-7 bezeichnet wird. In Europa sind nur Skandinavien, England, Irland und die iberische Halbinsel frei von Tollwutvirus. Generell wird unterschieden zwischen der **silvatischen Tollwut**, bei der Wildtiere (Füchse, Rehe, Marder etc.) das Erregerreservoir stellen, und der **urbanen Tollwut**, bei der (streunende) Haustiere hauptsächlich Hunde, eine Gefahr für den Menschen darstellen.
Während Kontakt mit dem Virus und der klinische Ausbruch einer Tollwutinfektion in Deutschland selbst ein seltenes Ereignis sind, werden in den letzten 10 Jahren zunehmend Importinfektionen aufgrund der gestiegenen Reiseaktivitäten registriert. Insbesondere Reisende in Indien und dem südostasiatischen Raum sollten das Risiko beachten, da hier eine sehr hohe Prävalenz der Tollwut unter den streunenden Hunden zu verzeichnen ist.

Das Virus wird in der Regel durch den Biss eines tollwütigen Tieres übertragen. Möglich, jedoch selten ist auch eine Infektion

Das Virus wird in der Regel durch den Biss eines tollwütigen Tieren übertragen. Möglich ist auch eine Infektion durch Belecken von Hautwunden (Mikroläsionen!) durch tollwütige Tiere. Aerogene Infektionen durch Einatmen fledermauskothaligen Staubes sind beschrieben, ebenso orale Infektionen durch Genuss kontaminierten rohen Fleisches. Die einzige bislang bekannte Übertragung von Mensch zu Mensch erfolgte über Hornhauttransplantate.

durch andere Übertragungswege, z. B. durch Genuss kontaminierten rohen Fleisches.

▶ **Klinischer Fall.** Ein 32-jähriger Italiener entwickelte etwa einen Monat nach seiner Rückkehr aus Nepal ein Krankheitsbild mit hohem Fieber, Laryngealspasmen und einer Hydrophobie. Der Patient wurde in eine Infektionsklinik eingewiesen wo er 2 Tage später verstarb.
Der Mann wurde etwa 4 Wochen zuvor von einem streunenden Hund in Pokara, Nepal gebissen. Der vor Ort konsultierte Arzt hielt nach Reinigung und Desinfektion der Wunde und Überprüfung des Tetanusstatus weitere Maßnahmen für nicht angezeigt. Die Diagnose Tollwut konnte post mortem durch Virusnachweis gesichert werden, der isolierte Virusstamm konnte als indischer Typ des Rabiesvirus eingeordnet werden. Der Ehefrau, engen Verwandten des Erkrankten und einem Krankenpfleger im häuslichen Bereich wurde zu einer postexpositionellen Tolwutimmunisierung geraten.
(Quelle: Epidemiologisches Bulletin 3/96 des Robert-Koch-Institutes, Berlin)

◀ **Klinischer Fall**

Pathogenese: Das Wildvirus (**„Straßenvirus“**) verharrt zunächst für 3 Tage an der Eintrittspforte, wo es sich in der Muskulatur und im Bindegewebe vermehrt. Es wandert dann im Axoplasma der Nervenfasern in das ZNS, wo eine zweite Vermehrungsphase stattfindet. Die Wanderungsgeschwindigkeit beträgt etwa 3 mm pro Stunde. Vom ZNS aus streuen die Erreger, wiederum die Nervenbahnen benutzend, in periphere Organe.

Pathogenese: Nach 3-tägiger Vermehrung in der Muskulatur und im Bindegewebe der Eintrittspforte wandert das Virus im Axoplasma der Nervenfasern in das ZNS. Dort findet eine zweite Vermehrungsphase statt mit anschließender axonaler Streuung in periphere Organe.

Klinik: Die Inkubationszeit ist unterschiedlich lang. Sie liegt zwischen 10 Tagen und 6 Monaten, aber auch von einem einzelnen Extremfall von 7 Jahren wurde berichtet. Je näher die Eintrittspforte dem Gehirn liegt, desto kürzer ist die Inkubationszeit (Verletzungen im Gesichtsbereich). Die Krankheit verläuft in **mehreren Stadien**, die jedoch nicht alle auftreten müssen:
- **Prodromalstadium:** Für 2–4 Tage tritt allgemeines, jedoch unspezifisches Krankheitsgefühl auf mit Fieber, Erbrechen, Kopfschmerz u. ä.
- **Sensorisches Stadium:** Es kann, muss jedoch nicht auftreten. Bis zu 6 Tagen kommt es zu Schmerzen oder Juckreiz im Bereich der Verletzungsstelle. Depressionen, Angstgefühle und vegetative Verstimmungen sind Vorboten des
- **Exzitationsstadiums:** Krämpfe und schmerzhafte Spasmen des Larynx und Pharynx, die durch den Anblick von Wasser – Hydrophobie – ausgelöst werden, sind charakteristisch. Geringste Umweltreize, wie Geräusche, Licht und selbst Luftbewegungen, führen zu unkontrollierten Wutanfällen mit Schreien, Beißen und Schlagen. Der Tod tritt frühestens nach 3 Tagen ein, oder die Krankheit geht in das
- **paralytische Stadium** über, das jedoch in 20 % der Fälle auch unter Umgehung des Exzitationsstadiums erreicht wird. Es ist gekennzeichnet durch eine aufsteigende Paralyse, die der Patient bei vollem Bewusstsein erlebt und die nach spätestens 14 Tagen durch Exitus infolge Asphyxie endet.

Manifestiert sich das Exzitationsstadium, so spricht man von der **wilden Wut**, tritt das paralytische Stadium auf, von der **stillen Wut**.

Klinik: Die Krankheit verläuft in mehreren Stadien, die jedoch nicht alle auftreten müssen:
- **Prodromal- und sensorisches Stadium** sind durch unspezifisches Krankheitsgefühl, Schmerzen oder Juckreiz im Bereich der Verletzungsstelle und Depressionen gekennzeichnet.
- **Exzitationsstadium:** Krämpfe und Spasmen des Larynx und Pharynx (ausgelöst durch den Anblick von Wasser) sind charakteristisch. Geringste Umweltreize führen zu unkontrollierten Wutanfällen mit Schreien, Beißen und Schlagen. Der Tod tritt frühestens nach 3 Tagen ein, oder Übergang in das
- **paralytische Stadium**, das auch unter Umgehung des Exzitationsstadiums erreicht werden kann. Es ist gekennzeichnet durch eine aufsteigende Paralyse, die nach spätestens 14 Tagen durch Exitus infolge Asphyxie endet.

Krankheitsfolgen: Klinisch overte Infektionen des Menschen mit Rabiesvirus **führen immer zum Tod**, der bei vollem Bewusstsein über Tage erlebt wird. In der Literatur sind weltweit nur zwei Fälle von Heilungen zu finden, die jedoch nicht unumstritten sind.

Krankheitsfolgen: Klinisch overte Infektionen des Menschen **führen immer zum Tod**, der bei vollem Bewusstsein über Tage erlebt wird.

Diagnostik: Wird die Diagnose gestellt, ist es zu spät. Bei Verdacht kann gegebenenfalls die Beobachtung des tollwutverdächtigen Tieres Klarheit bringen. Dieses geht spätestens nach 14 Tagen zugrunde. Post mortem können im Hirn von Mensch und Tier charakteristische zytoplasmatische Zelleinschlüsse histologisch dargestellt werden (Negri-Körperchen). Intra vitam kann das Virus durch Immunfluoreszenz aus Hautbiopsaten u. ä. in Speziallabors dargestellt werden.

Diagnostik: Die Diagnose erfolgt in erster Linie anamnestisch und klinisch. Die Beobachtung und Untersuchung des tollwutverdächtigen Tieres sind sehr hilfreich.

Da die Antikörperproduktion erst sehr spät einsetzt, sind serologische Untersuchungen zu diagnostischen Zwecken nicht sinnvoll. Sie werden jedoch in Speziallabors zur Überprüfung nach Schutzimpfungen durchgeführt. Dabei

Da die Antikörperproduktion erst sehr spät einsetzt sind serologische Untersuchungen nicht sinnvoll. In Speziallabors können

Überprüfungen nach Schutzimpfungen durchgeführt werden.

kommt der „Rapid Fluorescent Focus Inhibition Test" (RFFIT) zum Einsatz. Eine durch Immunfluoreszenz sichtbar gemachte Virusvermehrung in Zellkulturen wird durch Anwesenheit von Antikörpern aus menschlichem Untersuchungsserum gehemmt.

Therapie: Symptomatisch.

Prophylaxe: Beste Prophylaxe ist die Schutzimpfung, die mit einem Totimpfstoff (inaktiven Viren aus Zellkulturen) heute komplikationslos vorgenommen werden kann. Hierbei ist zu unterscheiden zwischen einer **prä-** und einer **postexpositionellen Immunisierung**:

Die präexpositionelle Immunisierung erfordert 4, die postexpositionelle 6 Impfdosen. Bei entsprechender Indikation (größeren Verletzungen etc.) muss **simultan zur aktiven Immunisierung** eine **passive mit Hyperimmunglobulin** durchgeführt werden.

Therapie: Eine kausale Therapie ist nicht möglich.

Prophylaxe: Das Tollwutvirus ist relativ labil. Temperaturen von 60 °C zerstören es innerhalb von 5 Minuten. Durch Kochen wird es in Sekundenschnelle inaktiviert. Auch Sonneneinstrahlung vernichtet es. In Tierkadavern kann es jedoch längere Zeit aktiv bleiben. Beste Prophylaxe ist die Schutzimpfung, die mit einem Totimpfstoff (inaktive Viren aus Zellkulturen) heute komplikationslos vorgenommen werden kann. Hierbei ist zu unterscheiden zwischen einer **prä- und einer postexpositionellen Immunisierung**:

- **Präexpositionelle Tollwutimpfung:** Impfung an den Tagen 0-28-56 oder (Schnellimmunisierung) 0-7-21. Eine vierte Dosis nach einem Jahr erzeugt einen Impfschutz für 2–5 Jahre.
- **Postexpositionelle Tollwutimpfung:** Impfung an den Tagen 0-3-7-14-30-90. Erfolgte ein Kontakt der Schleimhäute mit Tierspeichel, bestehen größere Bissverletzungen, besonders im Gesichts- oder Halsbereich, oder ist die Tollwut des Tieres bewiesen, so folgt **zusammen** mit der Gabe des **aktiven Impfstoffes** eine **Simultanbehandlung mit Tollwut-Hyperimmunglobulin.** Dieses wird zur Hälfte in die Umgebung der Wunde infiltriert und zur Hälfte i. m. appliziert.

▶ **Merke**

▶ **Merke:** Von großer Wichtigkeit ist die sofortige Reinigung der Wunde. Tollwutviren werden von 70 %igem Ethylalkohol oder 0,1 % quaternärer Ammoniumbase inaktiviert. Genauso wichtig wie die Tollwutprophylaxe ist die Tetanusprophylaxe!
Nach dem Infektionsschutzgesetz sind der Verdacht, die Erkrankungen und der Tod an Tollwut zu **melden**. Weiterhin die Verletzung eines Menschen durch ein tollwutkrankes oder -verdächtiges Tier sowie die Berührung eines solchen Tierkörpers.

2.1.14 Retroviridae

Klassifikation: s. Tab. **C-2.29** und Tab. **C-2.30**.

2.1.14 Retroviridae

Klassifikation: s. Tab. **C-2.29** und Tab. **C-2.30**. Retroviren besitzen eine reverse Transkriptase, die es ihnen ermöglicht, die Information ihrer Plus-Einzelstrang-RNA auf die DNA zu übertragen und damit eine RNA-abhängige DNA-Synthese zu betreiben.

C-2.29

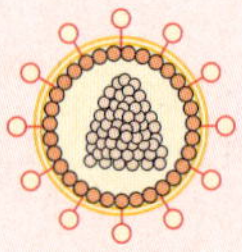

C-2.29 Klassifikation der Retroviridae

▪ Nukleinsäure	ss(+)RNA (2 identische Moleküle, 7–11 Kb)
▪ Kapsidtyp	Ikosaeder oder konisch
▪ Virusgröße	80–100 nm
▪ Hülle	ja

C-2.30

C-2.30 Humanpathogene Gattungen und Arten der Retroviridae

Gattung	*Art*
Deltaretrovirus	▪ HTLV I ▪ HTLV II
Lentivirus	▪ HIV 1 ▪ HIV 2

HTLV Humanes-T-Zell-Leukämie-Virus
HIV Humanes Immundefizienz-Virus

Deltaretrovirus

Humanes T-Zell-Leukämie-Virus (HTLV)

Bedeutung: HTLV 1 wurde 1980 als erstes pathogenes Retrovirus des Menschen von R. Gallo entdeckt. Sein nächster Verwandter, das HTLV 2, konnte 1982 ebenfalls von Gallo aus einem Patienten mit Haarzell-Leukämie isoliert werden. HTLV I und II sind Mitglieder der Gattung Deltaretrovirus, zu denen auch die onkogenen Viren Simian-T-Zell-Leukämie-Virus und Bovines Leukämie-Virus gerechnet werden. HTLV ist Verursacher einer **T-Zell-Leukämie,** die ausschließlich **im Erwachsenenalter** auftritt.

Epidemiologie: Infektionen mit dem HTLV 1 kommen vor allem in **Japan** vor. Weitere Verbreitungsgebiete sind Asien, die Karibik, Südamerika und Afrika. In Japan sind etwa 1 Mio. Menschen infiziert, die Seropositivität für HTLV-spezifische Antikörper schwankt je nach Region zwischen 35 % und 1 % in endemischen Gebieten. In Europa kommt HTLV selten vor und ist auf Risikogruppen, wie intravenöse Drogenkonsumenten und Menschen aus den Verbreitungsgebieten beschränkt.
Das Virus wird auf drei Wegen übertragen:

1. **Vertikale Übertragung** von HTLV-infizierten Müttern auf den Fetus durch transplazentare Passage HTLV-infizierter Lymphozyten oder postnatale Infektion über die Brustmilch.
2. **Geschlechtsverkehr:** Hierbei stellt offensichtlich die Übertragung von Mann zu Frau die Regel, der umgekehrte Weg die Ausnahme dar.
3. **Bluttransfusion:** Bemerkenswert ist, dass – im Gegensatz zu HIV – Blutplasma offensichtlich nicht infektiös ist, da HTLV stark zellassoziiert ist.

Pathogenese: HTLV integriert sich bei Patienten in das Genom von T-Lymphozyten. Bei Infektion integriert das Virus wahrscheinlich in vielen T-Lymphozyten an verschiedenen Stellen der DNA (polyklonale Verteilung). Im Verlauf der Jahre werden dann bestimmte Lymphozytenklone selektioniert, so dass bei einem individuellen Leukämiepatienten in der Regel nur noch T-Zellen zu finden sind, bei denen das Virus entweder immer an der gleichen Stelle (monoklonale Verteilung) oder nur an sehr wenigen verschiedenen Stellen der DNA (oligoklonal) inseriert ist. Zwischen einzelnen Patienten sind die Insertionsstellen jedoch immer unterschiedlich. Daraus ist zu schließen, dass die Integrationsstelle in der DNA keine Rolle für die Entartung der betroffenen Zellen spielt. Chromosomenabnormitäten sind in HTLV-infizierten Lymphozyten häufig zu beobachten, insbesondere dann, wenn es sich um eine akute Verlaufsform der Leukämie handelt. Durch die HTLV-Infektion wird eine heftige Proliferation ausgelöst, wobei das viral kodierte tax-Protein eine transaktivierende Wirkung auf zelluläre Promotoren hat. Diese proliferierenden Klone stellen dann die Grundlage für die sich entwickelnden malignen T-Zellklone dar.

Klinik: Nach symptomatischer Primärinfektion bleiben die meisten Patienten lebenslang symptomfrei (asymptomatische Träger), können das Virus aber übertragen. Eine **akute Leukämie** entwickelt sich etwa 20–30 Jahre nach Primärinfektion. Die Patienten weisen mehr als 5 % abnorme Lymphozyten (Zellen mit blütenförmigem oder gelapptem Kern) und eine Hyperkalzämie auf. Die mittlere Überlebenszeit beträgt 6 Monate. Milz, Lymphknoten und Leber sind vergrößert und Hautläsionen durch infiltrierende, leukämische Zellen häufig. Weniger aggressiv sind die **chronischen Verlaufsformen**, bei denen bis zu 5 % abnormale Lymphozyten auftreten und eine Hyperkalzämie fehlt. Typischerweise treten Hautläsionen auf, aber eine Beteiligung von Leber und Milz wie bei der akuten Leukämie ist nicht zu beobachten. Allerdings kann die chronische Form der Erkrankung in einen akuten Verlauf übergehen. Die selten mit einer HTLV-Infektion verbundene tropische spastische Paraparese (TSP) oder auch HTLV-1-assoziierte Myelopathie (HAM) zeichnet sich durch Schwäche und Spasmen der Extremitäten aus. Außerdem treten Harn- und Stuhlinkontinenz, Babinski-Zeichen und periphere Sensibilitätsstörungen auf. Die neurologische Symptomatik lässt sich wahrscheinlich auf Infiltrationen von

---

Deltaretrovirus

Humanes T-Zell-Leukämie-Virus (HTLV)

Bedeutung: HTLV ist Verursacher einer **T-Zell-Leukämie**, die ausschließlich **im Erwachsenenalter** auftritt.

Epidemiologie: Verbreitungsgebiete für HTLV sind vorwiegend **Japan**, die Karibik, Südamerika und Afrika.

Das Virus wird übertragen durch:

1. **diaplazentar** auf den Fetus bei HTLV-tragender Mütter
2. durch **Geschlechtsverkehr** und
3. durch **Bluttransfusion**.

Pathogenese: HTLV integriert in das Genom von T-Lymphozyten. Durch die Infektion wird eine heftige Proliferation ausgelöst, bei der die transaktivierende Wirkung des viralen tax-Proteins von Bedeutung ist. Auf der Basis der polyklonal proliferierenden T-Lymphozytenklone entstehen einzelne maligne T-Zellklone.

Klinik: Eine **akute Leukämie** kann sich 20–30 Jahre nach Primärinfektion entwickeln und führt nach etwa 6 Monaten zum Tode. Weniger aggressiv sind **chronische Leukämien** ohne Beteiligung von Leber und Milz. Selten sind tropische spastische Paraparese (TSP) und HTLV-I-assoziierte Myelopathie (HAM) mit einer Entmarkungsmyelitis bzw. Enzephalomyelitis.

T-Lymphozyten in das Rückenmark der betroffenen Patienten erklären, die zu einer Entmarkungsmyelitis führen. Bei manchen Patienten bestehen auch paraventrikuläre Entmarkungen des Gehirns.

Diagnostik: Der Nachweis HTLV-spezifischer Antikörper scheitert häufig an der sehr schwach ausgebildeten humoralen Immunantwort der Patienten. Erfolgreicher ist der Virusnachweis proviraler Gensequenzen mit der **PCR**.

Diagnostik: Obwohl EIA und Agglutinationsteste zum Nachweis HTLV-spezifischer Antikörper zur Verfügung stehen, ist die Serodiagnostik mit Problemen verbunden. Diese sind vor allen Dingen darin begründet, dass die Antikörpertiter bei Patienten relativ niedrig sind und dadurch Virusträger nicht zuverlässig entdeckt werden. Bei positivem Antikörpernachweis ist der Befund immer mit einem weiteren Testsystem, wie etwa dem Western Blot, zu bestätigen. Wesentlich empfindlicher ist die **PCR**, mit der proviarale Gensequenzen von HTLV in Lymphozyten nachgewiesen werden können. Außerdem erlaubt diese Technik durch Wahl der entsprechenden Primer die Differenzialdiagnose zwischen HTLV-1- und -2-Infektionen.

Prophylaxe und Therapie: Zur Zeit sind keine Maßnahmen bekannt.

Prophylaxe und Therapie: Zur Zeit stehen weder Impfstoff noch wirksame Chemotherapeutika zur Verfügung.

Lentivirus

Humanes Immundefizienz-Virus (HIV)

Bedeutung: HIV 1 und 2 lösen im Menschen eine **tödlich verlaufende Immundefizienz (a**cquired **i**mmuno**d**eficiency **s**yndrome, **AIDS)** aus.

Bedeutung: HIV 1 und 2 lösen im Menschen eine **tödlich verlaufende Immundefizienz** (**a**cquired **i**mmuno**d**eficiency **s**yndrome, **AIDS**) aus. Während HIV 2 im Wesentlichen ein Virus Westafrikas ist und durch seinen Genotyp als ein näherer Verwandter des affenspezifischen „simian immunodeficiency virus" (SIV) charakterisiert werden konnte, hat HIV 1 eine Pandemie ausgelöst, deren Konsequenz aufgrund der jahrelangen subklinischen Persistenz des Virus erst in den kommenden Jahren zur vollen Geltung kommen wird. Dies trifft vor allem die Länder des afrikanischen Kontinents und Südostasiens, in denen 85 % aller HIV-Infizierten leben.

Epidemiologie: HIV wird insbesondere durch Geschlechtsverkehr und bei intravenösem Drogenabusus durch blutkontaminierte Kanülen übertragen.
Tab. **C-2.31** informiert über die globale Verbreitung bestimmter Virussubtypen.

Epidemiologie: HIV wird insbesondere durch Geschlechtsverkehr und bei intravenösem Drogenabusus durch blutkontaminierte Kanülen übertragen. Weitere Infektionsmöglichkeiten bestehen während der Schwangerschaft durch transplazentares Eindringen des Virus in den Fetus, bei Brusternährung von Säuglingen durch HIV-infizierte Mütter, iatrogen bei Transplantation oder Transfusion von Blut bzw. Blutprodukten, bei künstlicher Insemination und bei paramedizinischen Tätigkeiten wie z. B. Tätowieren. Der Ausgangspunkt der HIV-Pandemie ist bis heute nicht exakt festlegbar, doch lässt die globale Verteilung bestimmter Virussubtypen, die über die Sequenz des Hüllproteins „env" definiert wurden (Tab. **C-2.31**), Rückschlüsse auf die Ausbreitungswege des Virus zu. Während die Verbreitung des Subtyps B in den Industrieländern (Amerika, Europa, Japan, Ozeanien) wahrscheinlich ihren Ausgangspunkt in der Anfang der 80er Jahre ablaufenden Epidemie in den Vereinigten Staaten hat, sind die in Asien vertretenen Subtypen C und E möglicherweise aus dem südlichen und zentralen Afrika eingeschleppt worden.

In Deutschland sind nach wie vor Männer mit gleichgeschlechtlichen Kontakten Hauptrisikogruppe (Tab. **C-2.32**).

In Deutschland waren Ende 2003 etwa 43 000 Menschen von HIV/AIDS betroffen. Als Hauptinfektionsweg gilt nach wie vor der homosexuelle Kontakt unter Männern (Tab. **C-2.32**). Weltweit lebten 2003 etwa 42 Millionen Menschen mit HIV.

Pathogenese: Die Pathogenese des HIV-verursachten AIDS ist nur unvollständig aufgeklärt. Möglicherweise kommt es durch Infektion antigenpräsentierender Zellen zu einer gestörten Rekrutierung und Differenzierung von $CD4^+$-T-Lymphozyten, sodass der tägliche durch Infektionen und physiologischen Zelltod verursachte Verlust dieser Lymphozyten nicht mehr kompensiert werden kann (= „Tap-and-drain"-Hypothese).

Pathogenese: Die Pathogenese des AIDS ist nur unvollständig aufgeklärt. Nach Eindringen des Virus – insbesondere über Schleimhäute – werden die dort residenten Langerhanszellen infiziert, die als antigentransportierende Zellen das Virus in die regionalen Lymphknoten weitertragen und sich hier in den parakortikalen Bereichen als antigenpräsentierende Zelle (APC) für T-Lymphozyten ansiedeln. Da das Virus das CD4-Molekül als Korezeptor nutzt, kommt es in den lymphatischen Geweben zur massiven Infektion der CD4-tragenden T-Lymphozyten, die bei ihrer Rezirkulation durch das lymphatische Gewebe Kontakt zu den APC haben. Über die lymphatischen Bahnen und den Blutkreislauf breitet sich das Virus in andere primäre und sekundäre lymphatische Organe aus (Milz, Thymus, Knochenmark) und infiltriert möglicherweise

C-2.31 Globale Verteilung von genetischen HIV-Typen und -Subtypen

C-2.31

	HIV 1		HIV 2
Region	**Gruppe M (major)**	**Gruppe O (outlier)**	–
▪ Nordafrika	vereinzelt B		
▪ Ostafrika	C		
▪ Zentralafrika	A, C, D, E, G, H	O	
▪ Westafrika	A	O	A, B, C, D, E
▪ Südafrika	C		
▪ Nordamerika	B		
▪ Mittelamerika	B		
▪ Südamerika	B		
▪ Europa mit Russland	B		
▪ Naher Osten	B		
▪ Indien	C		
▪ Südostasien	B, E		
▪ Japan	B		
▪ Ozeanien (einschl. Australien)	B		

A–H = Einzelne HIV-Subtypen, O = fasst alle Viren der hochvarianten „Outlier"-Gruppe zusammen.

C-2.32 HIV/AIDS in Deutschland 2003

C-2.32

Infektionswege		**Neuerkrankungen**	
Homosexuelle Männer	50 %	Männer	84 %
Herkunft aus HPL*	23 %	Frauen	16 %
Heterosexuelle Kontakte	18 %	davon:	
i. v. Drogenabusus	9 %	homosexuelle Männer	45 %
Mutter-Kind-Übertragung	< 1 %	i. v. Drogenabhängige	18 %
		Menschen aus HPL*	13 %

* HPL = Hochprävalenzländer (HIV-Prävalenz in der Bevölkerung > 1 %)
Quelle: Epidemiologisches Bulletin A/2003 des Robert-Koch-Institutes

unter Nutzung von Monozyten als „Trojanisches Pferd" das zentrale Nervensystem. Neuere Kalkulationen gehen von einer täglichen Produktion von ca. 10^9 Viruspartikeln aus. Ebenso viele CD4-tragende T-Lymphozyten werden täglich zerstört, wobei nicht nur die zytopathogenen Eigenschaften von HIV selbst, sondern auch die Zerstörung durch CD8-tragende T-Lymphozyten und die Induktion von Apoptose durch HIV-infizierte APC eine wesentliche Rolle spielen. Dieser Zustand bleibt so lange subklinisch, bis die in Mitleidenschaft gezogenen lymphatischen Gewebe nicht mehr in der Lage sind, den täglichen Verlust an CD4-tragenden T-Lymphozyten durch Produktion naiver Zellen oder Expansion von Gedächtniszellen zu kompensieren. Nach der „Tap-and-drain"-Hypothese läuft sozusagen das Reservoir an CD4-tragenden T-Zellen leer (drain), da die zerstörte Architektur der Rekrutierungsstätten für diese Zellen (Knochenmark, Thymus, Lymphknoten) keinen Zufluss (tap) mehr erlaubt. Mit dem Tod der CD4-T-Lymphozyten fällt der Regulator aller spezifischen Immunreaktionen aus, und der Infizierte wird daher in zunehmendem Maße sowohl mit einer Vielzahl opportunistischer Infektionen als auch mit Tumoren konfrontiert, die schließlich zum Tode führen.

Klinik: Einteilung der klinischen Stadien siehe Tab. **C-2.33**. Die klinische Manifestation des AIDS ist durch eine Vielzahl **opportunistischer Infektionen,** dem Auftreten von **malignen Tumoren** und häufig durch zentralnervöse Komplikationen gekennzeichnet.

Klinik: Die Infektion mit HIV wird in mehrere klinische Stadien eingeteilt:
- **Akute Infektion:** Die Primärinfektion bleibt häufig unbemerkt, da sie entweder subklinisch oder mit einer milden **mononukleoseähnlichen** Erkrankung verbunden ist. Nur in jedem 3. bis 5. Fall treten vorübergehende Schwellungen der Lymphknoten auf.
- **Subklinische Persistenz:** Nach Abklingen der Symptomatik der Primärinfektion wird der Patient wenige Wochen später seropositiv für HIV-spezifische Antikörper, und eine oft jahrelang andauernde klinisch stumme Persistenz kann beginnen. In dieser Zeit ist das Immunsystem zwar noch in der Lage, die Infektion zu kontrollieren, doch der Patient ist, wenn auch mitunter auf niedrigem Niveau, Virusproduzent und kann die Infektion weitergeben.
- **Lymphadenopathie:** Der Beginn der klinisch overten Phase der Infektion zeigt sich häufig mit einer über Monate persistierenden Anschwellung von einem oder mehreren Lymphknoten (**L**ymph**a**denopathie-**S**yndrom, **LAS**). Die akute Infektion, die subklinische Persistenz und die Lymphadenopathie werden klinisch unter **Kategorie A** der HIV-Infektion (Tab. **C-2.33**) zusammengefasst. Diese Phase kann übergehen in den
- **„AIDS-related complex" (ARC):** Hierbei sind die ersten opportunistischen Infektionen zu verzeichnen, aber auch chronische Fieberzustände, Diarrhöen, Nachtschweiß und Gewichtsverlust sind charakteristisch **(Kategorie B)**. Schließlich kommt es zum Vollbild des

C-2.33

C-2.33 Klinische Kategorien der HIV-Infektion

Kategorie	*Erkrankung*
A	▪ asymptomatische HIV-Infektion ▪ persistierende generalisierte Lymphadenopathie (LAS) ▪ akute, symptomatische (primäre) HIV-Infektion (auch in der Anamnese)
B	▪ bakterielle Pneumonie, Meningitiden oder Septikämien ▪ oropharyngeale Candida-Infektionen ▪ vulvovaginale Candida-Infektionen, die entweder chronisch (länger als einen Monat) oder nur schlecht therapierbar sind ▪ zervikale Dysplasien oder Karzinom ▪ konstitutionelle Symptome wie Fieber über 38,5 °C, Diarrhö länger als 4 Wochen oder ungewollter Gewichtsverlust von 5–10 % ▪ orale Haarleukoplakie ▪ Herpes zoster bei Befall mehrerer Dermatome oder nach Rezidiven ▪ idiopathische thrombozytopenische Purpura ▪ Lungentuberkulose ▪ periphere Neuropathien
C	▪ Pneumocystis-jiroveci-Pneumonie (Abb. **C-2.11a**) ▪ Toxoplasma-Enzephalitis ▪ ösophageale Candida-Infektion oder Befall von Bronchien, Trachea oder Lungen ▪ chronische Herpes-simplex-Ulzera oder Herpes-Bronchitis, -Pneumonie oder -Ösophagitis ▪ CMV-Retinitis (Abb. **C-2.11b**) ▪ generalisierte CMV-Infektion (nicht von Leber oder Milz) ▪ rezidivierende Salmonellen-Septikämien ▪ extrapulmonale Kryptokokkeninfektionen ▪ chronische intestinale Infektion mit Isospora belli ▪ disseminierte oder extrapulmonale Histoplasmose ▪ Infektionen mit Mycobacterium avium complex oder M. kansasii, disseminiert oder extrapulmonal ▪ Kaposi-Sarkom (Abb. **C-2.11c**) ▪ maligne Lymphome (Burkitt-, immunoblastisches oder primäres zerebrales Lymphom) ▪ HIV-Enzephalopathie ▪ progressive multifokale Leukenzephalopathie ▪ Wasting-Syndrom

C-2.11 Assoziierte Erkrankungen bei HIV-Infektion der klinischen Kategorie C

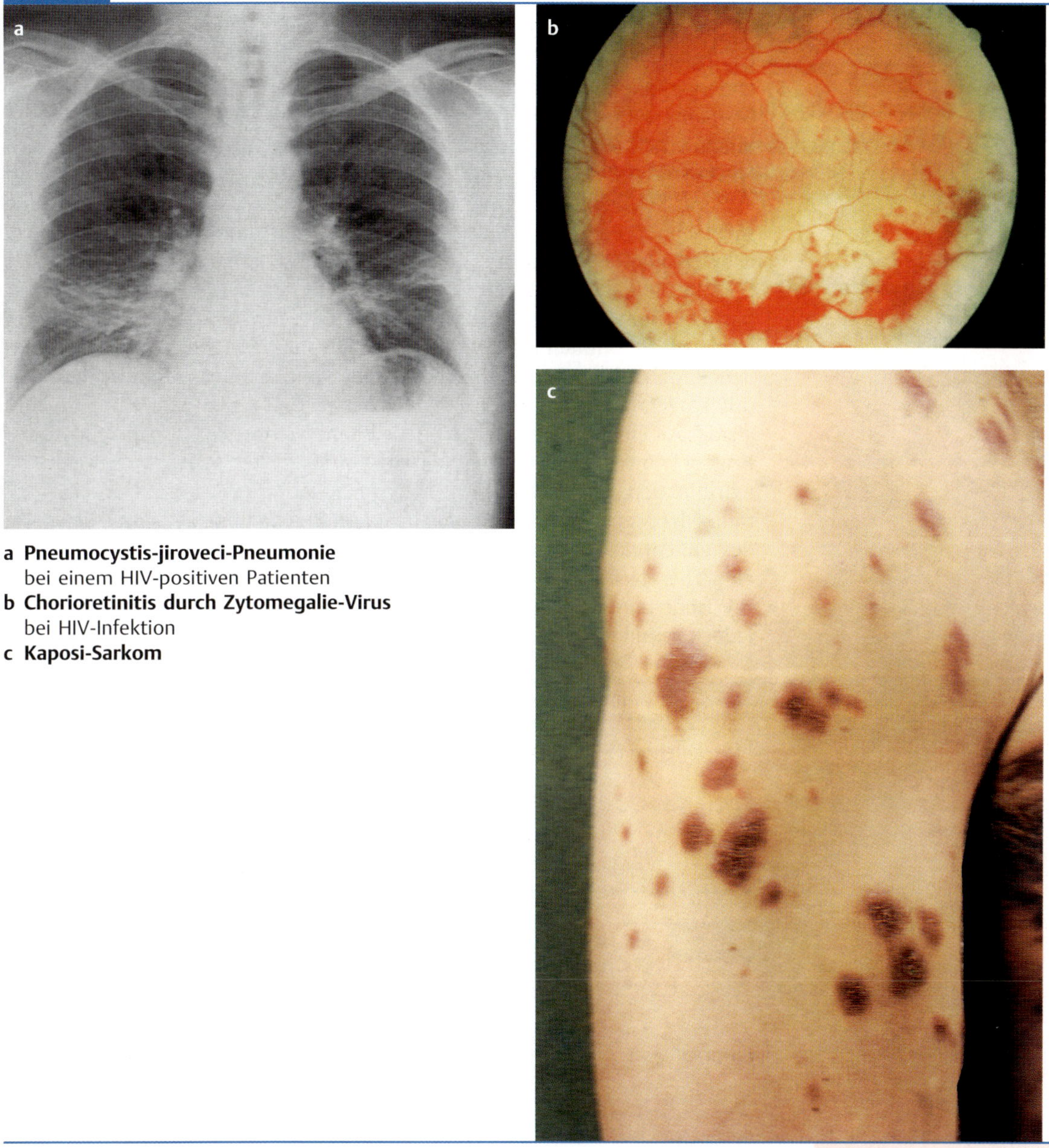

a **Pneumocystis-jiroveci-Pneumonie** bei einem HIV-positiven Patienten
b **Chorioretinitis durch Zytomegalie-Virus** bei HIV-Infektion
c **Kaposi-Sarkom**

- **AIDS:** Dieses Stadium ist gekennzeichnet durch eine Vielzahl opportunistischer Infektionen (Abb. **C-2.11a** und **b**), durch das Auftreten des möglicherweise von HIV 8 (Humanes Herpesvirus 8) verursachten **Kaposi-Sarkoms** (Abb. **C-2.11c**) und mitunter durch eine zentralnervöse Symptomatik, die sich durch zunehmenden geistigen Verfall bis hin zur **Demenz** auszeichnet **(Kategorie C)**.

Diagnostik: Folgende Möglichkeiten werden diagnostisch eingesetzt:
- **HIV-Antikörpernachweis:** Mittels gentechnisch hergestellter Antigenpräparationen werden IgG-Antikörper gegen HIV nachgewiesen. Es handelt sich um einen einfachen Screening-Test mittels Enzymimmunoassay, der bei positivem Ausfall durch einen anderen Test (z. B. Western Blot) bestätigt werden muss. Die heute verwendeten Tests werden bereits 3 Wochen nach Infektion positiv.
- **HIV-Antigennachweis:** Dieser wird 2–3 Wochen nach Infektion positiv, kann also die „Diagnostiklücke" nicht schließen. Nachgewiesen wird ebenfalls

Diagnostik:
- **HIV-Antikörpernachweis:** wird 3 Wochen nach Infektion positiv, muss aber durch einen anderen Test bestätigt werden.
- **HIV-Antigennachweis:** 2–3 Wochen nach Infektion positiv, 2–3 Monate

später negativ um im Stadium des manifesten AIDS wieder positiv zu werden.

- **HIV-Nukleinsäurenachweis:** Der Nukleinsäurenachweis von HIV ist möglich: 1. als DNA im Genom der Wirtszelle und 2. als virale genomische RNA im Viruspartikel. Zum Nachweis der proviralen DNA wird die PCR gewählt, zum Nachweis der viralen RNA wird diese in vitro mithilfe einer exogen zugegebenen RT zunächst in cDNA umgeschrieben und dann das Produkt einer PCR unterzogen (RT-PCR, S. 39).
  Die virale Beladung des Patienten hat hohe prognostische Bedeutung und dient als Parameter zum Therapiemonitoring (Tab. **C-2.34** und Tab. **C-2.35**).
- **HIV-Isolierung:** wird nur in wenigen Einzelfällen durchgeführt.

C-2.34

C-2.35

mittels Enzymimmunoassay das Kapsidprotein p24. Der Test wird 2–3 Monate nach Infektion negativ, um irgendwann später wieder positiv zu werden, oft im Zusammenhang mit klinischen Symptomen von AIDS

- **HIV-Nukleinsäurenachweis:** Wie alle Retroviren hat HIV eine Replikationsstrategie, die das Umschreiben der genomischen viralen RNA in eine komplementäre Doppelstrang-DNA beinhaltet (cDNA). Dieser Schritt wird von einem viral kodierten Enzym der reversen Transkriptase (RT) durchgeführt. Die cDNA wird in das Genom der Wirtszelle integriert, ein Zustand, der als Provirus bezeichnet wird. Bei Aktivierung der Zelle wird vom Provirus virale mRNA und genomische Plus-Strang-RNA geschrieben. Der Nukleinsäurenachweis von HIV kann also auf zwei Ebenen durchgeführt werden: 1. als DNA im Genom der Wirtszelle und 2. als virale genomische RNA im Viruspartikel. Zum Nachweis der proviralen DNA wird die PCR gewählt, zum Nachweis der viralen RNA wird diese in vitro mithilfe einer exogen zugegebenen RT zunächst in cDNA umgeschrieben und dann das Produkt einer PCR unterzogen (RT-PCR, S. 39). Beide Verfahren sind wesentlich empfindlicher als der Antigennachweis und schließen daher weitgehend das diagnostische Fenster (Abwesenheit von Antikörpern) in den ersten Wochen nach der Primärinfektion. Die RT-PCR wird in ihrer quantitativen Version zur Bestimmung der Menge der viralen Genkopien im Blut benutzt. Die virale Beladung des Patienten hat hohe prognostische Bedeutung und dient als Parameter zum Therapiemonitoring (Tab. **C-2.34** und Tab. **C-2.35**).
- **HIV-Isolierung:** Die Virusisolierung ist möglich, wird für die Routinediagnose jedoch selten durchgeführt.

C-2.34 Laborkategorien der HIV-Infektion

Laborkategorien	*CD4+-Lymphozyten pro mm³*	*Lymphozyten pro mm³*
1	> 500	> 2 000
2	< 499 > 200	< 1 999 > 1 000
3	< 200	< 1 000

C-2.35 Klassifikation der durch HIV verursachten Krankheitsbilder nach CDC/WHO

	Klinische Kategorien		
Laborkategorien	*A*	*B*	*C*
1	A1	B1	C1
2	A2	B2	C2
3	A3	B3	C3

Stadium I: A1, A2, B1
Stadium II: A3, B2, B3
Stadium III: C1, C2, C3

Therapie: Zur Chemotherapie wird eine **Kombination von Reverse-Transkriptase-(RT)-Hemmern und Proteasehemmern** (S. 171) verwendet. Während die Nukleosidanaloga die virale RT blockieren, wird durch die Proteasehemmer die HIV-spezifische Protease blockiert, die für den korrekten Zusammenbau des Virus unerlässlich ist. Bei klinischen Studien konnte so die Virusbeladung im Blut auf unter 20 Kopien/ml reduziert werden.

Therapie: Stand noch vor wenigen Jahren die Beherrschung der opportunistischen Infektionen im Mittelpunkt aller therapeutischer Bemühungen, so hat die Entwicklung von Pharmaka in den letzten Jahren eine kausale Therapie der HIV-Infektion immer erfolgreicher gemacht. Heute können durch Verwendung mehrerer Substanzen bei der Behandlung von AIDS-Patienten erstaunliche Verbesserungen des klinischen Bildes herbeigeführt werden und damit sowohl die Lebensqualität verbessert als auch die Überlebenszeit verlängert werden. An die Stelle von pauschalen Therapieplänen treten mehr und mehr **individuell abgestimmte Strategien**, die als Grundlage stets die virale Beladung des Patienten haben. Bei 10 000 Viruskopien/ml Blut wird mit einer Kombinationstherapie begonnen. Zur Chemotherapie wird eine **Kombination von Reverse-Transkriptase-(RT)-Hemmern und Proteasehemmern** (S. 171) verwendet.

Unter den RT-Hemmern finden sich nukleosidähnliche (NRTI) und nicht-nukleosidähnliche (NNRT). Während die RT-Hemmer mit der Umschreibung des viralen Genoms in eine DNA interferieren, wird durch die Proteasehemmer die HIV-spezifische Protease blockiert, die für den korrekten Zusammenbau des Virus unerlässlich ist. Bei klinischen Studien konnte so die Virusbeladung im Blut auf unter 20 Kopien/ml reduziert werden. Als Resultat kommt es zu einem deutlichen Anstieg an CD4-Zahlen, opportunistische Infektionen treten in den Hintergrund und die Überlebenszeit steigt. Bei allem Optimismus muss jedoch davon ausgegangen werden, dass zur Zeit jedenfalls ein vollständiges Verdrängen des Virus aus dem Patienten nicht möglich ist, und neuere Daten berichten auch von einer zunehmenden Resistenzbildung des Virus. Daher kommt der Prophylaxe nach wie vor eine herausragende Bedeutung zu.

Prophylaxe:
- Geschlechtsverkehr mit unbekannten Partnern oder Partnern, die noch andere Intimkontakte pflegen, sollte nur mit Kondom erfolgen.
- Bereitstellung von sterilem Instrumentarium für spritzende Drogenkonsumenten.
- Paare mit einem positiven Partner sollten vor der Zeugung eines Kindes das Risiko einer Übertragung des Virus auf den Fetus sehr genau bedenken. Etwa 15–20 % aller Neugeborenen HIV-positiver Mütter sind ebenfalls infiziert.
- Für Medizinalberufe: Alle Schutzmaßnahmen gegen Hepatitis B decken auch das Infektionsrisiko gegen HIV. Hierzu gehören das Tragen von Schutzhandschuhen, wenn Kontakt mit menschlichen Körpersekreten besteht. Tragen von Gesichtsschutz und gegebenenfalls Schutzbrille bei Aerosolbildung und die Benutzung von Desinfektionsmitteln, die nachweislich gegen Hepatitis B wirksam sind.

Prophylaxe:
- Kein Geschlechtsverkehr mit unbekannten Partnern oder Partnern, die noch andere Intimkontakte pflegen, ohne Kondom.
- Bereitstellung von sterilem Instrumentarium für Drogenabhängige.
- Schutzmaßnahmen wie gegen Hepatitis B.

▶ **Merke:** AIDS ist **nicht** hochkontagiös. Der Umgang mit HIV-Infizierten erfordert keine außergewöhnlichen Schutzmaßnahmen.

◀ **Merke**

2.2 DNA-Viren

2.2.1 Herpesviridae

Klassifikation: s. Tab. **C-2.36** und Tab. **C-2.37**.

2.2 DNA-Viren

2.2.1 Herpesviridae

Klassifikation: s. Tab. **C-2.36** und Tab. **C-2.37**.

C-2.36 Klassifikation der Herpesviridae

Nukleinsäure	lineare dsDNA (124–235 Kb)
Kapsidtyp	Ikosaeder
Virusgröße	150–200 nm
Hülle	ja

C-2.36

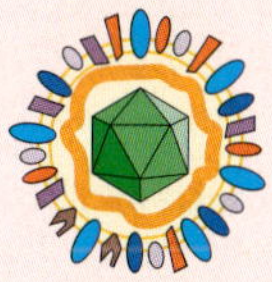

C-2.37 Humanpathogene Gattungen und Arten der Herpesviridae

Subfamilie	*Gattung*	*Art*
Alphaherpesvirinae	**Simplexvirus**	Herpes-simplex-Virus 1, 2 (HHV* 1 und 2); Herpes B
	Varicellavirus	Varicella-Zoster-Virus (HHV 3)
Betaherpesvirinae	**Zytomegalievirus**	Zytomegalievirus (HHV 5)
	Roseolovirus	HHV 6A, 6B, 7
Gammaherpesvirinae	**Lymphocryptovirus**	Epstein-Barr-Virus (HHV 4)
	Rhadinovirus	HHV 8

* HHV = humanes Herpesvirus

C-2.37

Bedeutung: Die Humanpathogenität der Herpesviren ist sehr vielschichtig. Man unterscheidet:
- **Alphaherpesviren:** (zellzerstörend, breites Wirtsspektrum)
- **Betaherpesviren:** (vergrößern die befallene Zelle, Zytomegalie!)
- **Gammaherpesviren:** (enges Wirtsspektrum, lymphotrop)

Bedeutung: Herpesviren kommen weltweit bei Mensch und Tier mit ca. 100 klassifizierten Arten vor. Die humanpathogenen Herpesviren verteilen sich auf drei Subfamilien:
- **Alphaherpesvirinae:** kurzer Replikationszyklus, breites Wirtsspektrum, Zellzerstörung
- **Betaherpesvirinae:** längerer Replikationszyklus, eingeschränktes Wirtsspektrum, Vergrößerung der befallenen Zellen (Zytomegalie!)
- **Gammaherpesvirinae:** starke Einschränkung des Wirtsspektrums (vorwiegend B- und T-lymphotrop), unterschiedlich langer Replikationszyklus, Zellzerstörung und mögliche unkontrollierte Zellvermehrung.

Herpesviren persistieren im Körper **lebenslang** und können durch exo- und endogene Einflüsse Ursache unterschiedlichster rezidivierender Erkrankungen werden.

Nach häufig subklinischer oder milder Primärinfektion **persistieren Herpesviren lebenslang** in einer latenten oder chronischen Form. Durch bisher nicht vollständig verstandene Mechanismen kann die Persistenz in eine reaktivierte Infektion überführt werden. Als Folge solcher Reaktivierungen kann es zu rezidivierenden Erkrankungen kommen.

Epidemiologie: Durchseuchung der Bevölkerung:
- **HHV 1:** 95 % (Schmierinfektion im Kindesalter)
- **HHV 2:** 15 % (Infektion nach der Geschlechtsreife).

Epidemiologie: 90 % der erwachsenen Bevölkerung sind mit **HHV 1** durchseucht. Primärkontakte mit dem Virus erfolgen durch Tröpfchen- und Schmierinfektionen bereits in der Kindheit. **HHV-2-Infektionen** werden erst nach der Geschlechtsreife in größerem Umfang erworben. Ca. 15 % unserer Bevölkerung weisen Antikörper auf.

Simplexvirus

Humanes Herpesvirus Typ 1 (HHV 1)

▶ **Synonym**

▶ **Synonym:** Herpes-simplex-Virus, HSV 1

Bedeutung: HHV 1 ist Erreger des **Herpes labialis** und anderer Infektionen im Gesichts- und Kopfbereich.

Bedeutung: Herpes-simplex-Virus Typ 1 ist der Erreger des **Herpes labialis** und anderer Infektionen im Gesichts- und Kopfbereich (Gingivostomatitis, Keratokonjunktivitis, Ösophagusulzerationen, Enzephalitis).

Epidemiologie: Der Mensch ist das einzige bekannte Reservoir für das ubiquitäre HHV 1. Die Primärinfektion findet am häufigsten im Säuglings- und Kindesalter durch reaktivierte Infektionen bei engen Kontaktpersonen statt.

Epidemiologie: HHV 1 ist weltweit verbreitet. Der Mensch ist das einzige bekannte Reservoir. Übertragungen des Virus setzen einen **engen körperlichen Kontakt** voraus. Die Primärinfektion findet am häufigsten im Säuglings- und Kindesalter statt und hat meistens ihre Quelle in Rezidiven der Mutter oder auch des Pflegepersonals auf Säuglingsstationen. Übertragungen im Jugend- oder Erwachsenenalter erfolgen auch bei sexuellen Kontakten. Bevorzugte Eintrittspforte für das Virus sind Zellen der verletzten Haut oder Schleimhaut im Lippenbereich. Die Durchseuchungsrate mit HHV 1 liegt je nach Alter und sozioökonomischem Umfeld zwischen 50 und 90 %.

Pathogenese: Nach initialer Replikation in Haut- und Schleimhautzellen dringt das Virus in Nervenzellfortsätze ein und wird retrograd in die assoziierten Ganglien transportiert.

Pathogenese: Nach Eintritt in den Mundbereich repliziert das Virus zunächst lokal in Haut- und Schleimhautzellen. Es kann sich dann entweder durch Ausschleusen neuer Viruspartikel oder aber durch Fusion infizierter mit uninfizierten Nachbarzellen weiter ausbreiten. Bei Fusionsereignissen werden unbehüllte Nukleokapside in die fusionierten Zellen weitergegeben. Das Virus dringt schließlich in Nervenzellfortsätze ein und wird durch retrograden Transport in die entsprechenden Ganglien transportiert (Ganglion trigeminale bei Eintritt in den Mundbereich).

▶ **Merke**

▶ **Merke:** Die **Ganglien** sind **Ort der Latenz**. In den infizierten Nervenzellen liegt das Genom zirkularisiert in episomaler Form vor, und nur wenige virale Produkte sind zum Erhalt dieses nichtreplikativen Zustandes notwendig.

Bei endo- und exogenen Stimuli kann es erneut zur Replikation kommen. Neusynthetisiertes Virus wandert über die Nervenzellfortsätze in die Peripherie und infiziert Haut- bzw. Schleimhautzellen. Man

Verschiedene endogene (Stress, hormonelle Veränderungen) und exogene (UV-Einstrahlung, immunsuppressive Medikamente) Stimuli können einen erneuten vollständigen Replikationszyklus auslösen. Neugebildete Partikel erreichen über die Nervenfortsätze die Peripherie und führen zu Reinfektion von Schleimhautzellen, von denen das Virus auf Kontaktpersonen übertragen werden kann. Solche endogenen Reinfektionen **(Rezidive)** können asymptomatisch ablaufen **(Rekurrenz)** oder mit klinischen Symptomen wie ulzerierenden Bläschen auf der Lippenschleimhaut verbunden sein **(Rekrudeszenz)**.

unterscheidet **Rekurrenz** (asymptomatische Virusvermehrung) und **Rekrudeszenz** (Exazerbation, d. h. klinisch manifeste Läsionen).

Klinik: Nach einer Inkubationszeit von ca. 1 Woche kommt es nur in ca. 10 % aller Primärinfektionen zu klinischen Erscheinungen. Nur bei 1 % treten die klassischen klinischen Symptome auf: Aufschießen kleiner Bläschen auf der Schleimhaut, die rasch ulzerieren und zu Krustenbildung neigen und mit allgemeinem – bei Kindern oftmals schwerem – Krankheitsgefühl, Fieber („Fieberbläschen"), Schluckbeschwerden und einer lokalen Lymphadenopathie vergesellschaftet sind.

Klinik: Nur bei 1 % aller Primärinfektionen kommt es zum klassischen Krankheitsbild: Aufschießen kleiner Bläschen auf der Schleimhaut, die rasch ulzerieren und Krusten bilden, Fieber und Schmerzen.

Häufigste Form der Erstmanifestation ist eine **Gingivostomatitis (Stomatitis aphthosa,** Abb. **C-2.12**) mit Pharyngitis. Betroffen sind hauptsächlich Kinder. Die Krankheit kommt in der Regel nach 2, in schweren Fällen nach 3 Wochen zur „Heilung", worunter jedoch nur ein Verschwinden der klinischen Symptome zu verstehen ist.

Häufigste Form der Erstmanifestation ist die **Stomatitis aphthosa** (Abb. **C-2.12**) und Pharyngitis. Betroffen sind hauptsächlich Kinder.

Häufigste Form der Exazerbationen manifester HHV-1-Infektionen ist der infektiöse **Herpes labialis**.

Häufigste Form der Exazerbation ist der infektiöse **Herpes labialis** (HHV 1).

▶ **Merke:** Die Virusausscheidung über den Bläscheninhalt (Infektionsgefahr!) besteht für ca. 1 Woche.

◀ **Merke**

Exazerbationen verlaufen kürzer und leichter als die Primärinfekte. Sie sind streng auf die Lippen und die Mundwinkel lokalisiert und heilen ohne Narbenbildung ab.

Krankheitsfolgen: Als Komplikationen oder Sonderformen einer Herpes-simplex-Typ-1-Infektion können auftreten:

- **Eczema herpeticatum:** Die durch ein Ekzem vorgeschädigte Haut ist besonders empfänglich für Herpesviren (Abb. **C-2.13**). Häufig durch Verschleppung (Autoinokulation), werden mehr oder minder große Hautpartien befallen, wobei nicht selten bakterielle Superinfektionen Ursache letaler Verläufe sind.

Krankheitsfolgen: Sonderformen der Herpes-simplex-1-Infektion können sein:

- **Eczema herpeticatum** (Abb. **C-2.13**).

C-2.12 Gingivostomatitis herpetica

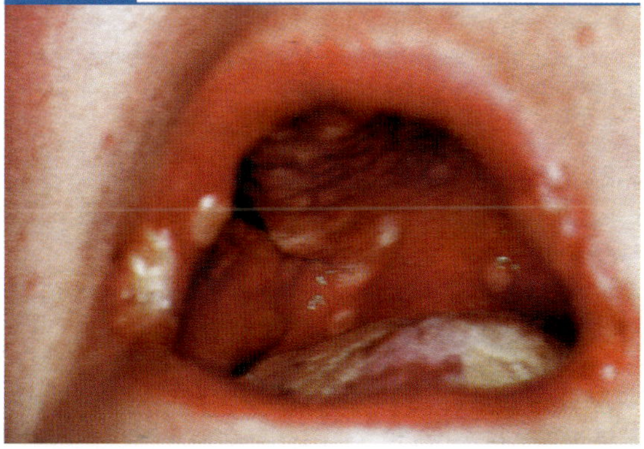

Intensive, schmerzhafte Rötung der Mund-, Lippen- und Zungenschleimhaut mit zahlreichen, fibrinbedeckten Aphthen, die sich aus schubweise auftretenden Bläschen entwickeln.

C-2.13 Eczema herpeticatum

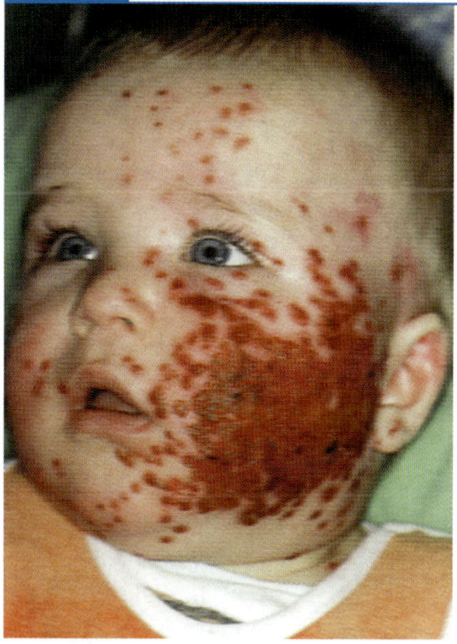

Im Ekzembereich finden sich zahlreiche, linsengroße, einzeln oder in Gruppen stehende Bläschen und Pusteln, die durch Platzen ulzerieren und verkrusten.

C-2.12

C-2.13

- **Erythema multiforme:** Durch Ekzeme, Verbrennungen oder andere Traumatisierungen (im Medizinalbereich Panaritien an den Fingern!) geschädigte Haut ist besonders empfänglich für Herpesvirusinfektionen.
- HHV-1-Infektionen manifestieren sich am Auge als **Keratitis dendritica** oder als **Keratitis disciformis**.
- HHV-1-Infektionen im ZNS bedingen eine mit hoher Letalität behaftete **Enzephalitis**.

- **Weitere Hautmanifestationen:** Häufig wird ein **Erythema multiforme** durch eine HHV-1-Infektion ausgelöst. Traumatische Herpesinfektionen finden sich immer wieder bei Verbrennungsopfern sowie an den Fingern (Panaritien) von Personen, die in Medizinalberufen tätig sind.
  Beschrieben ist weiterhin der **Herpes gladiatorum** der sich gelegentlich bei Ringern beobachten lässt.
- **Infektion am Auge:** Bei Befall der Kornea kommt es zur **Keratitis dendritica**, bei Beteiligung tieferer Hornhautschichten zur **Keratitis disciformis**. Im ersteren Fall kommt es zu typischen, verästelten, sehr schmerzhaften Hornhautulzerationen, im zweiten Fall zu einer scheibenförmigen Keratitis, oftmals ohne Hornhautgeschwür.
- **Enzephalitis:** In sehr seltenen Fällen kann sowohl als Folge einer Erstinfektion als auch durch Exazerbation persistierender Herpesinfektionen eine Enzephalitis auftreten, meist im Bereich der Temporallappen. Neurologische Dauerschäden nach Überstehen der Krankheit und eine hohe Letalität (70 % bei unbehandelten Patienten) sind charakteristisch für diese Form der Enzephalitis.

Diagnostik, Therapie und Prophylaxe: s. S. 234.

Diagnostik, Therapie und Prophylaxe: siehe S. 234.

Humanes Herpesvirus Typ 2 (HHV 2)

▶ **Synonym**

▶ **Synonym:** Herpes-simplex-Virus 2, HSV 2

Bedeutung: Herpes genitalis und **Herpes neonatorum** werden hauptsächlich vom HHV Typ 2 verursacht.

Bedeutung: Herpes-simplex-Virus Typ 2 ist der Erreger des **Herpes genitalis** und hauptsächlicher (jedoch nicht ausschließlicher) Verursacher des **Herpes neonatorum**.

Epidemiologie: Überwiegende Eintrittspforte für HHV 2 ist die Genitalschleimhaut, seltener der orale Bereich. Die Durchseuchung steigt mit Eintritt in die Pubertät stetig auf etwa 15 % in Mitteleuropa an. Präpubertäre Infektionen sind perinatal möglich.

Epidemiologie: Wie HHV 1 wird auch HHV 2 durch Schmierinfektion übertragen. Überwiegend Eintrittspforte ist jedoch die Genitalschleimhaut (85 %), seltener der orale Bereich (15 %). Die Präferenz von HHV 2 für Infektionen des Genitaltraktes liegt nicht in der Unfähigkeit des Virus, Hautzellen im Oropharynx zu infizieren, sondern eher in den sakralen Ganglienzellen, die für die Aufrechterhaltung der HHV-2-Latenz offensichtlich geeigneter sind als die Trigeminusganglien. Aufgrund der Übertragung beim Geschlechtsverkehr steigt die Durchseuchung mit der Pubertät an und erreicht etwa 15 % in Mitteleuropa. Meistens handelt es sich bei HHV-2-Infektionen um so genannte „initiale" oder Sekundärinfektionen, die als exogene Neuinfektion bei bereits bestehender orofazialer HHV-1-Infektion auftreten. Präpubertäre Übertragungen sind perinatal möglich, wenn die Mutter zur Geburt an einer Primärinfektion oder einem Rezidiv erkrankt ist.

Pathogenese: Die Übertragung erfolgt in der Regel durch Sexualkontakt aus bestehenden Herpesläsionen. Rekurrenz und Rekrudeszenz erfolgen in analoger Weise wie bei HHV-1-Infektionen.

Pathogenese: Die Viren vermehren sich zunächst in der Schleimhaut und gelangen dann innerhalb weniger Tage über axonalen Transport in die Lumbosakralganglien, wo sie nach Ausheilung der peripheren Läsionen latent persistierend verbleiben können. Reaktivierung, Rekurrenz und Rekrudeszenz erfolgen in analoger Weise wie bei HHV 1. Die Rezidivhäufigkeit ist allerdings bei HHV-2-Infektionen (über 60 %) deutlich höher als bei HHV-1-Infektionen (ca. 10–20 %). Infolge Schmierinfektionen können HHV-2-Läsionen auch im Mund- und Gesichtsbereich oder in anderen Körperregionen auftreten.

Klinik: Bläschen und kleine Ulzera auf Haut und Schleimhaut treten beim Mann bevorzugt am Präputium und der Glans auf, bei der Frau sind vor allem Vulva und Vagina betroffen (Abb. **C-2.14**).

Klinik: Neben Fieber und Schwellung der Inguinallymphknoten sind bei beiden Geschlechtern Bläschen und kleine Ulzera auf Haut und Schleimhaut der Genitale, eventuell aber auch perianal und rektal zu beobachten (Abb. **C-2.14**). Beim Mann finden sich die Läsionen bevorzugt an Präputium und Glans, bei der Frau im Bereich der Vulva und Vagina. Daneben können auch Urethra, Zervix, Endometrium und Eileiter betroffen sein. Beim Mann kann es neben einer Urethritis zu einer Prostatitis kommen.

C-2.14 **Herpes genitalis**

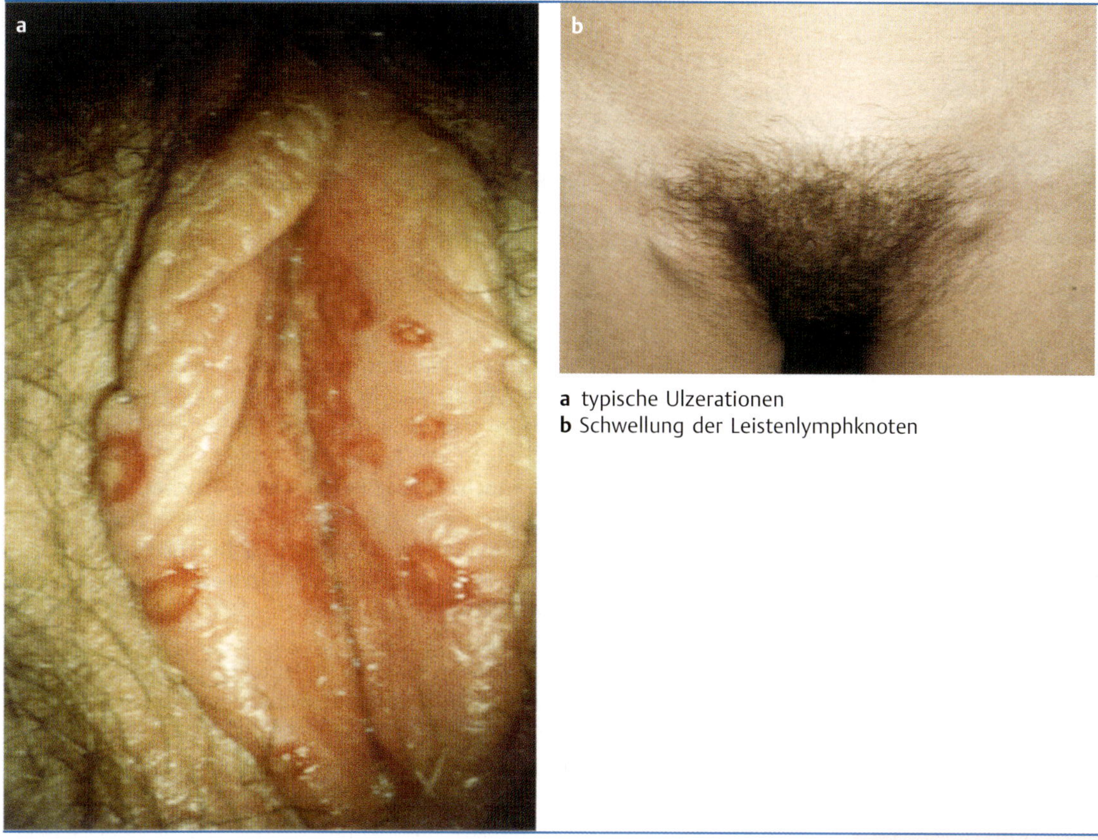

a typische Ulzerationen
b Schwellung der Leistenlymphknoten

Krankheitsfolgen: Schwerwiegende Folge einer Herpes-simplex-Virus-Infektion im Genitalbereich der Frau ist der **Herpes neonatorum**. Die Häufigkeit dieser Infektion liegt bei ca. 8 pro 100 000 Neugeborene. Frühgeborene und unreife Säuglinge sind besonders gefährdet. In der Regel erfolgt die Infektion im Geburtskanal, wenn die Mutter während der Entbindung unter einer Erstinfektion leidet. Bei Rezidiven liegt das Risiko, an den Folgen einer generalisierten Herpesinfektion zu erkranken, für den Säugling bedeutend niedriger, da maternale Antikörper eine Virämie unterbinden können. Diese Antikörper schützen jedoch nicht vor der neuronalen Ausbreitung des Virus, womit für das Neugeborene eine ernst zu nehmende Bedrohung in Form einer Enzephalitis mit schwersten Folgen entsteht. Bei Verdacht ist unverzüglich eine Therapie einzuleiten (Abb. **C-2.15**). Pränatale Infektionen des Feten oder nosokomiale Übertragung des Virus auf das Neugeborene sind selten, jedoch prinzipiell möglich.

Krankheitsfolgen: Schlimmste Folge einer Herpes-simplex-Virus-Infektion im Genitalbereich der Frau ist der **Herpes neonatorum**, bei dem sich das Neugeborene in den Geburtswegen infiziert, besonders bei Erstinfektionen der Mutter. Bei Rezidiven ist infolge diaplazentar übertragener Antikörper das Infektionsrisiko für das Kind geringer.

▶ **Exkurs:** Wird eine Herpes-simplex-Virus-Infektion präpartal erkannt, empfiehlt sich eine Kaiserschnittentbindung.

◀ **Exkurs**

C-2.15 **Herpes neonatorum**

C-2.15

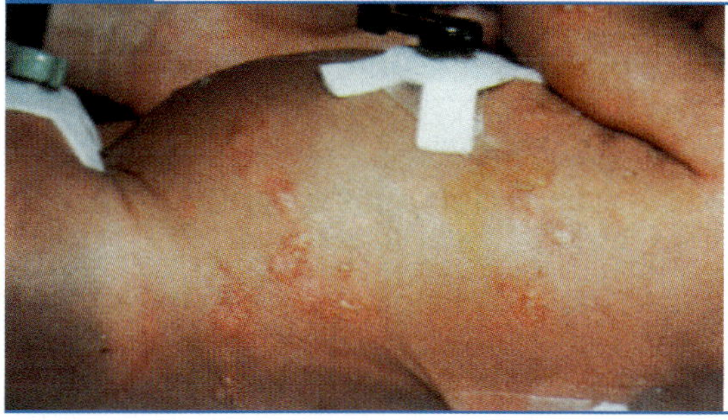

Die Beteiligung von HHV 2 an der Entstehung des Zervixkarzinoms wird diskutiert.

Diagnostik: Bei Verdacht auf HSV-Enzephalitis ist eine Anzüchtung aus Liquor meist nicht möglich. Hier muss die virale Nukleinsäure durch PCR nachgewiesen werden. Serologische Untersuchungen sind in der Regel wegen der hohen Durchseuchungsrate der Bevölkerung nicht aussagekräftig. Der direkte Nachweis von Virusantigen im Gewebe und die elektronenoptische Virusdarstellung sind ebenfalls möglich.

▶ Merke

Therapie: Aciclovir (S. 173) ist das Mittel der Wahl bei akuten Infektionen. Rezidive werden dadurch jedoch nicht verhindert.

Prophylaxe: Keine spezifische Prophylaxe möglich.

▶ Merke

Herpesvirus simiae

Es handelt sich um einen Erreger einer meist letal verlaufenden Enzephalitis, die durch Affen auf den Menschen übertragen wird.

Varicellavirus

Humanes Herpesvirus Typ 3 (HHV 3)

▶ Synonym

Bedeutung: Das HHV 3 ist Erreger der **Windpocken** (Varizellen) und der **Gürtelrose** (Zoster).

Epidemiologie: Varicella-Zoster-Virus ist ein sehr kontagiöses Agens, das sowohl

Die klinische Symptomatik reicht von der leichten lokalen Infektion bis zu tödlichen Verlaufsformen. Bei Infektionen bis zur 7. Lebenswoche liegt die Letalität bei 65 %, sofern das ZNS oder innere Organe betroffen sind.
Die Beteiligung von HHV 2 an der Entstehung des Zervixkarzinoms wird diskutiert.

Diagnostik: Herpes-simplex-Viren können aus Bläscheninhalt angezüchtet werden. Dabei sind erste Ergebnisse nach ca. 3 Tagen zu erwarten. Wesentlich schneller, insbesondere bei Verdacht auf Enzephalitis, ist der direkte Nachweis von HSV-DNA in der klinischen Probe mithilfe der PCR. Der Nachweis virusspezifischer Antigene (Immunfluoreszenz) und Nukleinsäure (In-situ-Hybridisierung) aus infiziertem Gewebe (Zellen, nicht Bläscheninhalt) ist möglich.
Der direkte elektronenmikroskopische Nachweis gelingt nur bei sehr hoher Virusdichte (10^7 Partikel/ml) und hat den Nachteil, dass eine Klassifizierung innerhalb der Familie Herpesviridae morphologisch nicht möglich ist.
Serologische Untersuchungen sind nicht aussagekräftig. Antikörper gegen Herpes-simplex-Virus sind wegen der hohen Durchseuchungsrate in der Bevölkerung weit verbreitet. Auch Beobachtungen von Titerverläufen geben keine Garantie für eine beweisende Diagnose, da die Antikörperbildung offensichtlich auch unspezifisch stimuliert werden kann. Bei Erstinfektionen führt jedoch die Beobachtung einer Serokonversion, vor allem der Nachweis spezifischer IgM-Antikörper, zur Diagnose.

▶ **Merke:** Bei Verdacht auf HSV-Enzephalitis unbedingt frühzeitig Therapie einleiten und Diagnose durch PCR im Liquor cerebrospinalis sicherstellen.

Therapie: Mittel der Wahl bei Herpes-simplex-Virus-Infektionen ist **Aciclovir** (Acyloguanosin, S. 173), das als Guanosinanalogon in die virale DNA eingebaut wird und zum DNA-Kettenabbruch führt. Persistierende Viren in den Ganglien bleiben unbeeinflusst, sodass nach Absetzen des Medikamentes Rezidive möglich sind. Resistente Herpes-simplex-Stämme sind beschrieben.

Prophylaxe: Eine spezifische Immunprophylaxe ist nicht möglich. Die vorbeugende Therapie mit Aciclovir bei immunsupprimierten Patienten ist wegen möglicher Nebenwirkungen nicht unumstritten.

▶ **Merke:** Zellen im nach Papanicolaou gefärbten Zervixabstrich mit typischen intranukleären Einschlusskörperchen können eine Herpesinfektion nicht beweisen, sind jedoch ein wichtiges Verdachtsmoment.

Herpesvirus simiae

Dieses Virus aus der Subfamilie der Alphaherpesvirinae ist Erreger einer meist letal verlaufenden Enzephalitis, die jedoch sehr selten auftritt und erst seit 1932 bekannt ist. Der Mensch infiziert sich über Affenbiss oder -kratzer; eine direkte Infektion von Mensch zu Mensch wurde bislang nur einmal (1987) beschrieben.

Varicellavirus

Humanes Herpesvirus Typ 3 (HHV 3)

▶ **Synonym:** Varicella-Zoster-Virus, VZV

Bedeutung: Das Varicella-Zoster-Virus ist ein weltweit verbreitetes Virus, das für zwei Infektionskrankheiten verantwortlich zeichnet: die **Varizellen** oder **Windpocken** (engl. chicken pox) und den **Zoster (Gürtelrose)**.

Epidemiologie: Varicella-Zoster-Virus ist ein sehr kontagiöses Agens, das sowohl durch Kontakt mit dem infektiösen Inhalt der typischerweise auftretenden Bläschen auf der Haut als auch aerogen übertragen wird. Mehr als 95 % der Infektionen werden klinisch apparent. Der Durchseuchungsgrad steigt steil vom etwa 3. Lebensjahr bis auf 80–90 % im Erwachsenenalter an. Wie alle Herpesviren verursacht auch HHV 3 eine lebenslange Persistenz, die bei Rezidiven aus der latenten Form zu dem typischen Bild des Zoster überwiegend bei älteren Patienten jenseits des 5. Lebensjahrzehnts führt.

durch Kontakt mit dem infektiösen Inhalt von Hautläsionen als auch aerogen übertragen wird. Die Durchseuchung erreicht 80–90 % im Erwachsenenalter.

Pathogenese: Die Eintrittspforten in den menschlichen Körper sind die Schleimhaut des oberen Respirationstraktes und die Konjunktiven. Nach Replikation in den regionalen Lymphknoten kommt es noch während der Inkubationszeit zu einer ersten Virämie, in deren Folge das Virus Milz und Leber besiedelt. Von hier aus breitet sich das Virus über infizierte mononukleäre Zellen in einer zweiten virämischen Phase mukokutan aus. Infektiöses Virus wird anschließend als Aerosol ausgeschieden, und die Infektion epidermaler Zellen endet durch ausgeprägte zytopathogene Effekte in den bei **Windpocken** typischen **makulopapulären Hautläsionen**. In dieser Phase werden auch die Zellen der Lumbosakralganglien infiziert. Viele Jahre später (typischerweise nach dem 45. Lebensjahr) kommt es zur **Reaktivierung des Virus mit Entzündung des befallenen Ganglions**. Typisch sind die scharf begrenzten, einseitige auftretenden, sehr schmerzhaften Läsionen der Haut im Versorgungsbereich der vom betroffenen Ganglion ausgehenden sensiblen Nerven (häufig in den mittleren Thorakalsegmenten, daher der Name **„Gürtelrose“**). Auslösend für einen Zoster kann auch eine Neuinfektion sein.

Pathogenese: Nach Eintritt über die Schleimhäute des oberen Respirationstraktes und die Konjunktiven erreicht das Virus über die regionalen Lymphknoten Milz und Leber, infizierte mononukleäre Zellen tragen zur weiteren Verbreitung des Virus bei. Der zytopathogene Effekt führt zu **makulopapulären Hautläsionen**. Typischerweise nach dem 45. Lebensjahr kommt es zur **Reaktivierung des Virus** mit Entzündung des befallenen Ganglions. Im Versorgungsbereich seiner sensiblen Nervenfasern treten scharf begrenzte, einseitige, sehr schmerzhafte Hautläsionen auf (häufig in den mittleren Thorakalsegmenten, daher der Name **„Gürtelrose“**).

Klinik: Nach einer Inkubationszeit von ca. 2 Wochen tritt ein **Exanthem** auf, das sich vom Stamm über das Gesicht und die Extremitäten ausbreitet. Da sich die Effloreszenzen rasch ausbilden, kommt es zum „bunten Bild“, bei dem neben Bläschen (elliptische Form, parallel zur Längsachse der Hautfalten) auch Pusteln, Papeln und Krusten dominieren (Abb. **C-2.16**). Ein Wangenschleimhautexanthem ist obligat, Handflächen und Fußsohlen bleiben frei, das Allgemeinbefinden ist in der Regel nicht wesentlich gestört. Fieber tritt in ca. einem Drittel der Erkrankungsfälle auf. Das Krankheitsbild dauert etwa eine Woche. Die Hauterscheinungen heilen dann juckend narbenlos ab.

Klinik: Typisch für die Krankheit ist ein **Exanthem**, das nach einer Inkubationszeit von ca. 2 Wochen auftritt. Die Vielfältigkeit der Effloreszenzen (gleichzeitig Bläschen, Pusteln, Papeln, Krusten) ist charakteristisch (Abb. **C-2.16**). Handflächen und Fußsohlen bleiben frei. Die Hauterscheinungen heilen juckend narbenlos ab.

Krankheitsfolgen: Häufigste Komplikation ist eine bakterielle Superinfektion der Hauteffloreszenzen, die wegen starken Juckreizes aufgekratzt werden, sich entzünden und dann unter Narbenbildung abheilen.

Krankheitsfolgen: Häufig ist eine bakterielle Superinfektion der Hauteffloreszenzen.

C-2.16 Varizellen

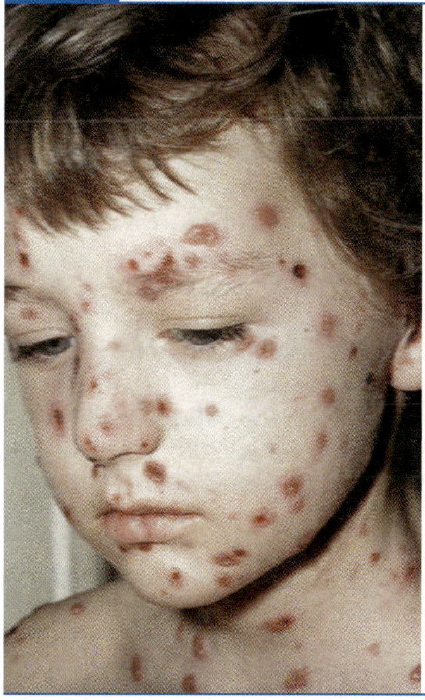

Das Bild zeigt die Polymorphie des Windpockenausschlages: rote Flecken, Papeln, Bläschen, Krusten.

C-2.16

C-2.17

C-2.17 **Zoster**

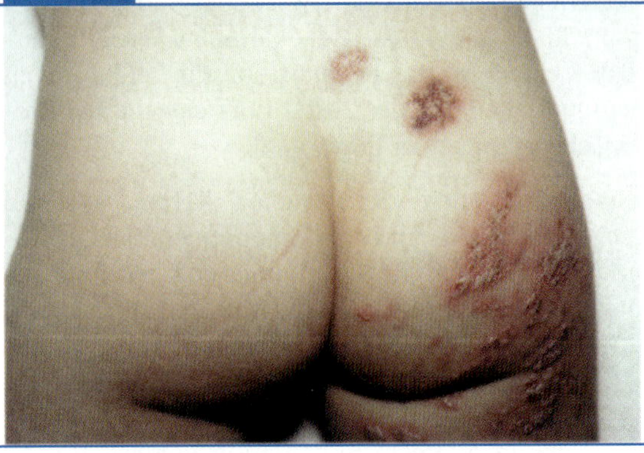

Kleinere und größere, dicht stehende, z. T. konfluierende Bläschen mit wässrigem Inhalt, die halbseitig segmental auf gerötetem Grund lokalisiert sind.

Bei Immunsupprimierten ist ein Organbefall oder die generalisierte Infektion mit hoher Letalität behaftet. Embryopathien sind selten. Infiziert sich das Kind unter der Geburt (Varizellenerkrankung der Mutter 7 Tage vor bis 2 Tage post partum), führt dies zu schweren Windpocken beim Neugeborenen.
Eine **generalisierte Infektion** tritt bei stark reduzierter Abwehr auf.

Bei immunkompetenten Patienten treten spezifische Komplikationen (Pneumonie, Otitis, Nephritis, Meningoenzephalitis und Polyradikuloneuritis) nur sehr selten auf. Bei Immunsupprimierten kann die Krankheit als generalisierte Infektion mit hoher Letalität (bis 40 %) behaftet sein. Äußerst selten sind Embryopathien, wenn Gravide an Windpocken erkranken (ZNS-, Augenschäden, Extremitätenhypoplasien). In der Frühphase der Schwangerschaft führt eine Varizelleninfektion zum Abort. Eine Infektion des Kindes in utero in der Spätphase der Schwangerschaft führt bei diesen zu Bläschen- und Narbenbildung. Tritt eine Windpockenerkrankung 7 Tage vor oder 2 Tage nach der Geburt bei der Mutter zutage, so besteht das Risiko, dass das Kind eine schwere Varizellenerkrankung durchmacht. Bei stark reduzierter Abwehr kann eine **lebensbedrohliche generalisierte Infektion** unter Befall der Lunge (Pneumonie) auftreten.

Die **rekurrente Infektion** ist streng auf das Hautsegment lokalisiert, das von den sensiblen Nerven versorgt wird, dessen Ganglion befallen ist. Sie manifestieren sich mit Hyperästhesien und dem Aufschießen eines Exanthems, das mit dem bei Windpocken identisch ist (Abb. **C-2.17**). Beim **Zoster ophthalmicus** ist der das Auge versorgende Trigeminusast befallen, beim **Zoster oticus** das Corpus geniculatum.

Die **Reaktivierung** des Varicella-Zoster-Virus kündigt sich durch intermittierende oder auch kontinuierliche Schmerzen und Hyper- oder Parästhesien in den betroffenen Hautarealen an. Einige Tage später kommt es zum Aufschießen des Exanthems, das sich morphologisch nicht von den Varizellen unterscheidet, im Regelfall aber streng auf das Hautarel lokalisiert ist, das der befallene Nerv sensibel versorgt (Abb. **C-2.17**). Gleichzeitig wird das Allgemeinbefinden deutlich reduziert. Fieber, Lichtscheu, Kopfschmerzen und lokale Lymphknotenschwellung sind charakteristische Krankheitszeichen. Beim **Zoster ophthalmicus** ist der Ast des Trigeminus betroffen, der das Auge versorgt. Andere Trigeminusäste erkranken selten. **Zoster oticus** entsteht bei Befall des Corpus geniculatum. Neben Hauterscheinungen am äußeren Ohr dominieren Schädigungen des Gehörs (Taubheit, Tinnitus).

Diagnostik: Das Krankheitsbild bei Windpocken oder des Zosters ist so charakteristisch, dass sich in der Regel eine Labordiagnose erübrigt.

Diagnostik: Das klinische Bild bei Varizellen und Zoster ist so charakteristisch, dass sich eine Virusanzucht erübrigt. Auch auf den direkten Virusnachweis mittels Elektronenmikroskopie aus Bläscheninhalt zur Differenzierung von echten Pocken und Windpocken kann heute verzichtet werden. Bei Verdacht auf zentralnervöse Invasion durch Varicella-Virus ist der Nachweis viraler DNA im Liquor cerebrospinalis durch PCR zu empfehlen.

Varizellenerkrankungen hinterlassen eine langjährige Immunität. Der Nachweis entsprechender Antikörper (ausgenommen der durch die KBR) zur Klärung der Abwehrlage ist in der Schwangerschaft und für epidemiologische Studien geeignet.

Varizellenerkrankungen hinterlassen eine langjährige Immunität. Der Nachweis spezifischer Antikörper kann mittels eines IgM- und IgG-ELISA vorgenommen werden. Kommt es zum Zoster, so ist in der Regel ein deutlicher Anstieg der IgG-Antikörper nachweisbar.
Mit der KBR sind häufig bereits wenige Monate nach der Primärinfektion keine Antikörper mehr nachweisbar. Die Methode eignet sich deshalb nicht für epidemiologische Studien oder zur Klärung der Abwehrlage, z. B. in der Schwangerschaft.

Therapie: Der Einsatz von Aciclovir evtl. in Verbindung mit Interferon oder Zoster-

Therapie: Prinzipiell ist ein Einsatz von Aciclovir (Acycloguanosin), teilweise in Kombination mit Interferon oder Zoster-(Hyper-)Immunglobulin (ZIG), möglich. Eine solche Behandlung wird jedoch nur empfohlen bei immunsupprimier-

D

ten Kindern, Varizellenpneumonie, Windpockenerkrankung bei Erwachsenen und sehr schmerzhaften Verläufen von Zoster. Neuerdings hat sich Valaciclovir, eine Prodroge des Aciclovirs, bei der Behandlung von Zoster als vorteilhaft erwiesen. Valaciclovir hat eine deutlich höhere Bioverfügbarkeit als Aciclovir.

immunglobulin ist nur bei besonders gefährdeten Personenkreisen indiziert.

Prophylaxe: Seit 2004 wird von der ständigen Impfkommission am Robert Koch-Institut die Imfpung von 9–17-jährigen Jugendlichen ohne Varizellen-Anamnese empfohlen (www.rki.de/INFEKT/INFEKT.HTM). Patienten, für die eine Varizelleninfektion eine besondere Gefährdung darstellt (z. B. akute Leukämie, Immunschwächen jeder Art, immunsuppressive Therapie etc.), können sich durch eine einmalige Injektion mit dem Lebendimpfstoff aktiv immunisieren lassen.
Bei Expositionsgefährdung für nichtimmune, jedoch gefährdete Personen sollte eine passive Immunprophylaxe mit Zosterimmunglobulin (ZIG) durchgeführt werden (z. B. Neugeborene von Müttern, die 7 Tage vor bis 2 Tage nach der Geburt an Varizellen erkrankt sind, oder Schwangere nach Varizellenkontakt innerhalb von 48 Stunden).

Prophylaxe: Eine aktive Immunisierung mit einem Lebendimpfstoff wird für 9–17jährige Jugendliche ohne Varizellen-Anamnese empfohlen.

Eine passive Immunisierung mit Zosterimmunglobulin ist möglich.

Zytomegalievirus (CMV)

Humanes Herpesvirus Typ 5 (HHV 5)

▶ **Synonym:** Zytomegalievirus, CMV

Zytomegalievirus (CMV)

Humanes Herpesvirus Typ 5 (HHV 5)

◀ **Synonym**

Bedeutung: Das Zytomegalievirus ist das größte Virus innerhalb der Herpesviridae, unterscheidet sich jedoch sonst morphologisch nicht von den anderen Viren dieser Familie. Eine Infektion führt zur Riesenzellbildung (Name: griech. cytos = Zelle, megas = groß) und langsam einsetzender Zytopathologie.

Bedeutung: Eine Zytomegalievirus-Infektion führt zur Riesenzellbildung und langsam einsetzender Zytopathologie.

Epidemiologie: Das humane HHV 5 ist weltweit verbreitet. In den Industrieländern bleibt die Durchseuchung bis zur Pubertät auf relativ gleichbleibendem Niveau, um dann mit Aufnahme sexueller Kontakte bis etwa 70 % im Erwachsenenalter anzusteigen. Die Infektionen erfolgen durch Zellen des Speichels, Blut, Samenflüssigkeit und Zervixsekret. Weiterhin kann das Virus iatrogen bei Gewebetransplantationen und/oder Gabe von Blutprodukten übertragen werden.

Epidemiologie: Das humane HHV 5 ist weltweit verbreitet. In den Industrienationen steigt ab der Pubertät durch zunehmende Sexualkontakte die Durchseuchung stetig bis etwa 70 % an. Iatrogene Übertragungen sind möglich.

Pathogenese: Nach häufig inapparenter Infektion, meistens durch Speichel, infiziert das Virus primär Zellen der Speicheldrüse. In vivo sind duktale Epithelzellen das präferenzielle Ziel des Virus. Der zytopathogene Effekt entwickelt sich langsam und ist durch typische Einschlusskörper charakterisiert, die CMV-infizierten Zellen oftmals ein charakteristisches Aussehen im Lichtmikroskop geben **(Eulenaugenzellen)**. Die weitere sehr langsame Ausbreitung in fast alle Organe des Körpers bleibt im immunologisch kompetenten Wirt in der Regel klinisch inapparent. Das Virus bleibt lebenslang persistent, wobei der genaue Ort der Persistenz unbekannt ist. Da jedoch in vielen Organen CMV-DNA nachweisbar ist (Speicheldrüsen, Leukozyten, Myokard, Nebenniere, Endothelien, Leber, Milz, Knochenmark, Lunge), muss man von einer generalisierten Infektion des Wirtes ausgehen.

Pathogenese: Das Virus repliziert primär in Zellen der Speicheldrüse. Es entwickelt sich ein typischer zytopathogener Effekt **(Eulenaugenzellen)**, und das Virus breitet sich langsam auf fast alle Organe des Körpers aus. Die lebenslange Persistenz des Virus verläuft in der Regel subklinisch.

Klinik: Aus didaktischen Gründen empfiehlt sich eine Einteilung der Krankheitsverläufe nach dem Zeitpunkt der Primärinfektion:

- **Pränatale HHV-5-Infektion:** Findet während einer Schwangerschaft eine Primärinfektion bei der Frau statt, so muss in bis zu 40 % mit einer intrauterinen Infektion des Fetus gerechnet werden. 90 % der konnatal infizierten Kinder sind bei der Geburt symptomlos, davon zeigen 10–15 % Spätfolgen in Form von Hörschäden. 5 % zeigen uncharakteristische Zeichen, wie geringes Geburtsgewicht, Ikterus u. ä. Bei 5 % treten schwere Störungen, wie Hepatosplenomegalie, Gerinnungsstörungen, Mikrozephalie und im späteren Leben geistige (Lernstörungen) und körperliche Behinderungen (Hörschaden, Zahndefekte etc.) zutage. Eine Risikozuordnung zum Schwangerschaftsmonat, in dem die Infektion erfolgt, ist nicht möglich.

Klinik: Man unterscheidet:

- **Pränatale CMV-Infektionen:** Nur bei 5–10 % aller infizierten Feten treten nach der Geburt schwere körperliche und geistige Schäden auf, während bei 90 % keinerlei Symptome zu verzeichnen sind. Eine Risikozuordnung zum Schwangerschaftsmonat, in dem die Infektion erfolgt, ist nicht möglich.

- **Perinatale Infektionen** verlaufen bei reifen Neugeborenen asymptomatisch. Etwa ein Viertel aller Neugeborenen wird während der Geburt infiziert.
- **Postnatale CMV-Infektionen** verlaufen fast immer asymptomatisch oder werden durch leichte unspezifische Krankheitsbilder manifest.
  Anders liegen die Verhältnisse bei Personen mit Immunschwäche, Malignomen oder nach Organtransplantationen. Hier können schwerste generalisierte Infektionen letal enden.

- **Perinatale HHV-5-Infektion:** Etwa ein Viertel aller Neugeborenen wird während der Geburt infiziert. Ursache dafür ist die relativ häufige Reaktivierung einer persistierenden CMV-Infektion der Mutter während der Schwangerschaft. Bei reifen Kindern verläuft die Infektion asymptomatisch.
- **Postnatale HHV-5-Infektion:** Bei Kindern verläuft eine CMV-Infektion in der Regel meist asymptomatisch.
  Bei Erwachsenen verläuft eine CMV-Erstinfektion fast immer symptomatisch, wobei in schweren Fällen eine Hepatitis oder eine Pneumonie auftreten kann. Meistens werden jedoch auch hier nur sehr milde, unspezifische Krankheitsbilder ausgeprägt.
  Anders liegen die Verhältnisse bei Patienten mit Immunschwäche, Malignomen und nach Organtransplantationen. Hier können schwerste generalisierte Infektionen letal enden. Als Krankheitsbilder besonders hervorzuheben sind die CMV-bedingte Retinitis bei AIDS und die Infektion der Mesangialzellen der Niere, die bei Transplantaten die Abstoßung herbeiführt.

Diagnostik: Die Virusanzüchtung aus Urin, Bronchiallavage u. a. ist möglich. In Granulozyten kann durch Immunfluoreszenz das virale pp65-Antigen nachgewiesen werden. Noch schneller und wesentlich empfindlicher ist der Nachweis viraler Nukleinsäure mithilfe der **PCR**.

Diagnostik: Die Virusanzüchtung aus Urin, Bronchiallavage u. a. ist möglich. Während zytopathische Effekte in der Zellkultur erst nach 3–4 Wochen eine positive Anzucht bestätigen, kann durch Bestimmung von sehr frühen viralen Antigenen (immediate early antigens) in der Zellkultur bereits nach 18 Stunden eine Diagnose erhoben werden. In Granulozyten kann durch Immunfluoreszenz das virale pp65-Antigen nachgewiesen werden. Noch schneller und wesentlich empfindlicher ist der Nachweis viraler Nukleinsäure mithilfe der **PCR**. Dieses Verfahren empfiehlt sich bei Verdacht von CMV-Komplikationen bei AIDS (Retinitis, Pneumonie, Enzephalitis, Schleimhautulzera) und bei Organ- und Knochenmarkstranplantationen.
Die serologische Diagnostik ist bei CMV-Infektionen nicht selten mit Fehlern behaftet, und ihre klinische Interpretation macht häufig Schwierigkeiten. Der Nachweis spezifischer IgM-Antikörper oder IgG-Titeranstieg mittels ELISA ist für eine akute Infektion beweisend, eine negative Serologie schließt sie jedoch nicht aus. Wegen der hohen Durchseuchungsrate ist der alleinige Nachweis von IgG-Antikörpern nicht aussagekräftig.

Therapie: Bei Pneumonie, Retinitis und Enzephalitis Ganciclovir.

Therapie: Zur Behandlung der CMV-induzierten Pneumonie, Retinitis und Enzephalitis hat sich Ganciclovir bewährt.

Prophylaxe: Hyperimmunseren stehen zur passiven Immunisierung für gefährdete Personenkreise zur Verfügung.

Prophylaxe: Für immunsupprimierte Patienten, insbesondere vor Organ- oder Knochenmarktransplantationen, stehen Hyperimmunseren zur i. m. oder i. v. Applikation zur Verfügung. Allgemeinen hygienischen Maßnahmen zur Expositionsprophylaxe sind in der Regel kein Erfolg beschieden.

▶ Exkurs

▶ **Exkurs:** Häufigste Ursache intrauteriner Fruchtschädigungen sind heute nicht etwa Toxoplasmose oder Rötelnerkrankungen während der Schwangerschaft, sondern CMV-Infektionen. Im Rahmen der Schwangerschaftsvorsorge sollte deshalb bei allen Frauen eine CMV-Antikörperbestimmung vorgenommen werden (Titerverlauf, Serokonversion).

Roseolovirus

Humanes Herpesvirus 6 (HHV 6)

Bedeutung: Infektionen mit HHV 6A sind bisher mit keiner Erkrankung verbunden; HHV 6B verursacht das **Exanthema subitum**.

Epidemiologie: Das Virus wird vermutlich durch Speichel von Erwachsenen auf Säuglinge übertragen. Im Alter von 3 Jahren liegt beinahe vollständige Durchseuchung vor.

Roseolovirus

Humanes Herpesvirus 6 (HHV 6)

Bedeutung: HHV 6 wurde erst in jüngerer Zeit entdeckt (1986). Das Virus zeigt eine gewisse Verwandtschaft mit HHV 5 auf der genomischen Ebene. Zwei Subtypen 6A und 6B sind beschrieben. Während HHV 6B eindeutig mit dem klinischen Bild des **Exanthem subitum** verbunden ist, konnten HHV 6A bisher keine krankheitsauslösenden Eigenschaften zugeordnet werden.

Epidemiologie: Bereits im Alter von 3 Jahren liegt eine fast 100 %ige Durchseuchung vor. Das Virus wird sehr wahrscheinlich durch Speichel von Erwachsenen auf Säuglinge übertragen. Es wurde außerdem in 10–20 % von untersuchten Vaginalsekreten gefunden.

Pathogenese: HHV 6 ist lymphotrop und infiziert vorzugsweise CD4-tragende T-Lymphozyten. In vitro zeigt sich nach Infektion Synzytienbildung. Da das Virus offensichtlich die gleichen Zielzellen wie das humane Immundefizienzvirus HIV nutzt und Doppelinfektionen mit beiden Viren vorkommen, erscheint es nicht unwahrscheinlich, dass zwischen beiden Viren intrazelluläre Wechselwirkungen auf molekularer Ebene bestehen, zumal frühe HHV-6-Proteine den HIV-Promoter im LTR transaktivieren können. Das Virus persistiert sowohl latent als auch produktiv, da offenbar permanent infektiöses Virus im Speichel nachzuweisen ist.

Pathogenese: HHV-6 ist lymphotrop und infiziert vorzugsweise CD4-tragende T-Lymphozyten. Durch seine fusogenen Eigenschaften werden vielkernige Synzytien ausgebildet.

Klinik: Die im frühen Kindesalter verlaufenden Primärinfektionen bleiben in den meisten Fällen asymptomatisch. Das **Exanthema subitum** ist durch einen raschen Fieberanstieg (nicht selten mit Fieberkrampf) gekennzeichnet, welcher in ca. 7–17 Tagen nach Infektion einsetzt (Abb. **C-2.18**). Mit dem Abklingen des Fiebers nach 3 Tagen kommt es zu einem kurzzeitigen Exanthem; Lymphknotenschwellungen sind möglich, und sehr selten ist eine zentralnervöse Beteiligung zu verzeichnen. Unter **Immunsuppression**, z. B. bei Transplantationspatienten, kann es zu **Reaktivierungen** aus der Latenz kommen. Als Folge treten Abstoßungsreaktionen bei Nierentransplantaten auf (Infektion der tubulären Epithelzellen) und interstitielle Pneumonie bei knochenmarktransplantierten Patienten.

Klinik: Infektionen im frühen Kindesalter bleiben in den meisten Fällen asymptomatisch. Das **Exanthema subitum** ist durch einen raschen Fieberanstieg, kurzzeitiges Exanthem und Lymphknotenschwellung gekennzeichnet (Abb. **C-2.18**). **Komplikationen** können bei **Transplantationspatienten unter Immunsuppression** auftreten.

C-2.18 **Verlauf des Exanthema subitum**

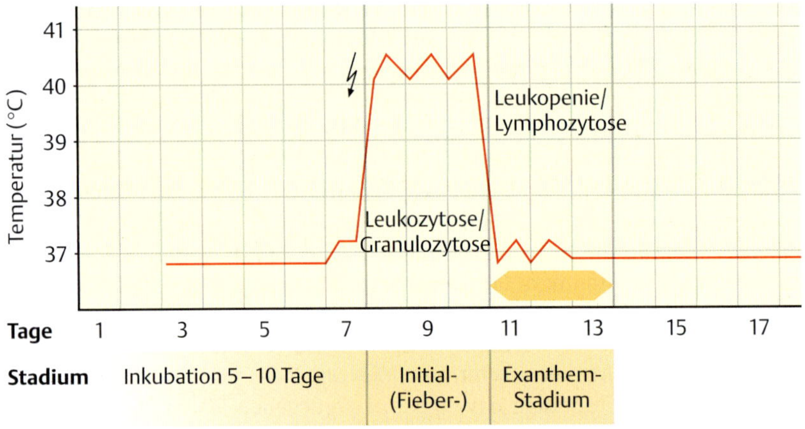

C-2.18

Diagnose: Das Virus kann aus Speichel oder Rachenspülwasser in Lymphozytenkulturen angezüchtet oder seine Nukleinsäure in Blutlymphozyten mit der PCR nachgewiesen werden. Zur serologischen Diagnostik sind mit der indirekten Immunfluoreszenz sowohl IgM- als auch IgG-Antikörper durch Bindung an HHV-6-infizierte Lymphozyten nachweisbar.

Diagnose: Die Virusanzucht aus Speichel und Rachenspülwasser ist möglich. Die virale Nukleinsäure kann mit der PCR in Lymphozyten entdeckt werden. Antikörper sind mit dem IFT nachweisbar.

Therapie: Wie bei CMV auch, scheinen Ganciclovir und Foscarnet virostatisch zu wirken.

Therapie: Ganciclovir und Foscarnet als Virostatika.

Prophylaxe: Es steht kein Impfstoff zur Verfügung, daher beschränken sich prophylaktische Maßnahmen auf die Vermeidung der Exposition.

Prophylaxe: Nicht möglich.

Humanes Herpesvirus 7 (HHV 7)

Bedeutung: Da mit HHV-7-Infektionen bisher keine erkennbare Erkrankung verbunden ist, bleibt seine Bedeutung zunächst unklar. Offensichtlich ist es wie HHV 6 auch T-lymphotrop und benutzt wie HIV das CD4-Molekül zur Adsorption an seine Zielzelle. Aufgrund seiner bisherigen Apathogenität soll nicht näher auf das Virus eingegangen werden.

Humanes Herpesvirus 7 (HHV 7)

Bedeutung: Mit HHV 7 konnten bisher keine Erkrankungen in Verbindung gebracht werden.

Lymphokryptovirus

Humanes Herpesvirus Typ 4 (HHV 4)

▶ Synonym

Bedeutung: EBV ist der Erreger der **infektiösen Mononukelose (Pfeiffer'sches Drüsenfieber)** und an der Entstehung **maligner Tumoren** beteiligt.

Epidemiologie: Das ubiquitäre EBV wird durch Speichel übertragen **(„kissing disease")** und infiziert seinen Wirt persistent. In den Industrienationen erreicht die Durchseuchung bis zum 15. Lebensjahr etwa 40 %, um dann steil auf 80–90 % im Erwachsenenalter anzusteigen.

Pathogenese: Nach initialer Replikation in undifferenzierten Zellen des Rachens und Zungenrandes infiziert das Virus gewebeinfiltrierende B-Lymphozyten und die Speicheldrüse. Durch Immortalisation wird die infizierte B-Zelle klonal expandiert. Die meisten dieser Zellen werden zwar von zytotoxischen $CD8^+$-T-Lymphozyten eliminiert, doch kann in den wenigen überlebenden Zellen ein latente Infektion etabliert werden. Latent infizierte B-Zellen werden nicht vom Immunsystem erkannt. Nach immunologischer Stimulation produzieren sie jedoch erneut infektiöse Viruspartikel.

C-2.19

Lymphokryptovirus

Humanes Herpesvirus Typ 4 (HHV 4)

▶ **Synonym:** Epstein-Barr-Virus, EBV

Bedeutung: HHV 4 ist der Erreger der **infektiösen Mononukleose (Pfeiffer'sches Drüsenfieber)** und spielt eine wesentliche Rolle bei der Entstehung **maligner Erkrankungen**, wie dem Burkitt-Lymphom (BL), dem Nasopharynxkarzinom (NPC) und verschiedenen lymphoproliferativen Syndromen.

Epidemiologie: Wie alle Herpesviren ist HHV 4 ubiquitär verbreitet und infiziert seinen Wirt persistent. Es wird über den Speichel ausgeschieden und auch übertragen. Der **hauptsächliche Übertragungsmodus liegt im Küssen**, daher wurde der mit der Primärinfektion auftretenden Mononukleose auch der Name **„kissing disease"** gegeben. In den Industrienationen erreicht die Durchseuchung bis zum 15. Lebensjahr etwa 40 %, um dann mit der Pubertät steil auf 80–90 % im Erwachsenenalter anzusteigen. In den Entwicklungsländern beträgt die Durchseuchung aufgrund der niedrigeren Hygienestandards schon bei den unter 3-Jährigen praktisch 100 %. Iatrogene Übertragungen bei Transplantationen sind berichtet. Insbesondere HHV 4-seronegative Empfänger sind gefährdet.

Pathogenese: Nach Eintritt in den Mundraum infiziert das Virus zunächst undifferenzierte Zellen des Rachens und Zungenrandes. Hier kommt es auch zur Weitergabe an gewebeinfiltrierende B-Lymphozyten, die unmittelbar nach Infektion immortalisiert werden. Offensichtlich stellen diese unbegrenzt wachsenden B-Lymphozyten ein ausgezeichnetes Ziel für virusspezifische zytotoxische T-Lymphozyten (CTL) des Wirtes dar, sodass im Immunkompetenten der allergrößte Teil der EBV-infizierten Lymphozyten eliminiert wird. In einigen wenigen Zellen gelingt es dem Virus jedoch, einen latenten Zustand zu etablieren. Durch ein ausgefeiltes System streng kontrollierter viraler Genexpression wird in ruhenden, rezirkulierenden B-Lymphozyten nur ein einziges Protein, das LMP2, exprimiert. Solche Zellen werden offensichtlich nicht durch CTL eliminiert. Sie stellen das Reservoir für Reaktivierungen und erneute Infektionen von Epithelzellen dar. Werden solche latent infizierten B-Lymphozyten in den lymphatischen Geweben stimulierenden Signalen durch T-Lymphozyten ausgesetzt, kann die Latenz des Virus zunächst teilweise aufgehoben werden, indem das episomal vorliegende DNA-Genom vermehrt wird. Abhängig von den weiteren Signalen (Zytokinen, Interaktion mit T-Zellliganden) kann dies zu einem lytischen produktiven Replikationszyklus und/oder wieder in die Latenz in ruhenden Gedächtniszellen führen.

C-2.19 Rachenbefund bei Mononucleosis infectiosa (Pfeiffer'sches Drüsenfieber)

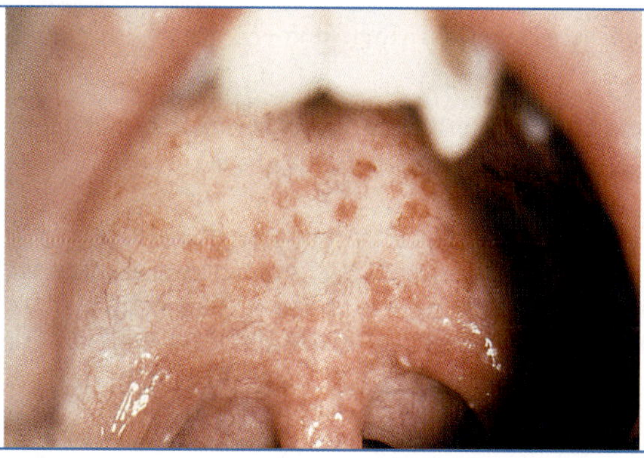

Teils aphthöses, teils polsterartig erhabenes Exanthem, leichtes Uvulaödem.

Klinik und Krankheitsfolgen:

- **Infektiöse Mononukleose:** Nach einer Inkubationszeit von 2–8 Wochen (Faustregel: je jünger der Patient, desto kürzer die Inkubationszeit) kommt es zu einer **fiebrigen Angina**, die sich häufig durch einen ausgeprägten Foetor ex ore auszeichnet (Abb. **C-2.19**). Schwellungen der zervikalen axillären und inguinalen Lymphknoten sowie ein weicher Milztumor folgen. Es besteht die Gefahr einer Milzruptur und einer Hepatitis mit Ikterus. Andere Organbefälle, z. B. des Herzens, der Nieren, der Gelenke, der Lunge oder des Gehirns, sind selten. Sie werden in der Literatur als Folge einer „chronisch aktiven EBV-Infektion" bezeichnet.

Klinik und Krankheitsfolgen:

- **Infektiöse Mononukleose:** Das Krankheitsbild wird durch eine **fiebrige Angina** dominiert (Abb. **C-2.19**), die durch Lymphknoten- und Milzschwellung ergänzt wird. Milzruptur und Hepatitis sowie selten Befall anderer Organe können auftreten.

▶ **Klinischer Fall.** Eine 63-jährige Patientin entwickelte über 3 Wochen Halsschmerzen, Schluckbeschwerden, Gewichtsabnahme, Appetitlosigkeit und subfebrile Temperaturen. Sie wurde mit dem typischen Bild einer infektiösen Mononukleose in eine Infektionsklinik aufgenommen. Alle Befunde, wie der typische Rachenbefund, Schwellungen der zervikalen und nuchalen Lymphknoten, Hepato- und Splenomegalie, entsprachen denen einer Primärinfektion eines jugendlichen Patienten. Es bestand eine begleitende Hepatitis mononucleosa. Serologisch konnten heterophile Antikörper und im EIA IgM-Antikörper gegen das EBV-EA und VCA (Tab. **C-2.38**) nachgewiesen werden. Diese und die klinischen Befunde sprachen eindeutig für eine Primärinfektion mit HHV 4. Sehr wahrscheinlicher Infektionsgrund war die Angewohnheit der Patientin, die Essensreste ihrer Enkel mit demselben Besteck aufzuessen und auch die restlichen Getränke auszutrinken.
(Quelle: Epidemiologisches Bulletin 45/97 des Robert-Koch-Institutes, Berlin)

◀ **Klinischer Fall**

- **Burkitt-Lymphom:** Das Burkitt-Lymphom ist ein in **Äquatorialafrika endemischer Tumor**, der in anderen Teilen der Welt nur sporadisch auftritt. Auffällig ist, dass die afrikanische Form geographisch auf die Bereiche beschränkt ist, in denen auch die Malaria endemisch ist. Die Tatsache, dass in den Gegenden Afrikas, in denen die Malaria zurückgedrängt wird, es auch zu einer deutlich niedrigen Inzidenz des Burkitt-Lymphoms kommt, zeigt die enge pathogenetische Verzahnung der beiden Erkrankungen an. Der Tumor tritt hauptsächlich bei Jungen im Lebensalter von 6–7 Jahren auf (etwa 15 pro 100 000 Kinder). In fast allen afrikanischen Burkitt-Lymphomen lässt sich das HHV-4-Genom finden, während bei den sporadisch auftretenden Erkrankungen nur in jedem fünften Fall HHV 4 nachgewiesen werden kann. Die offensichtlichen **Zusammenhänge zwischen Auftreten von Malaria und Burkitt-Lymphom** sind noch nicht geklärt, doch hat sich gezeigt, dass mit einer Malariaattacke eine deutlich verringerte EBV-spezifische Zytotoxizität verbunden ist. Daher erscheint es möglich, dass EBV-transformierte B-Lymphozyten nicht wie üblicherweise durch CTL eliminiert werden, sondern prolongiert proliferieren. Dadurch erhöht sich die Chance, dass B-Lymphozytenklone entstehen, die die in Burkitt-Lymphom-Zellen regelmäßig beobachteten chromosomalen Translokationen des zellulären c-myc-Gens aufweisen. Die Translokation dieses für die Zellproliferation wichtigen Gens in die Nähe eines Immunglobulinlokus und seine unregulierte konstitutionelle Expression mögen den Grundstein für die Entstehung eines monoklonalen Burkitt-Lymphoms legen (Abb. **C-2.20**).
- **Nasopharynxkarzinom (NPC):** NPC tritt als monoklonaler Tumor mit einer Inzidenz von 98 pro 100 000 der Bevölkerung **Südchinas** auf. Die Assoziation von NPC und HHV 4 ergibt sich aus der Tatsache, dass in den undifferenzierten Tumoren EBV-DNA gefunden werden kann und dass maligne Epithelzellen virale Antigene exprimieren. Alle Seren von Patienten mit undifferenziertem NPC haben hochtitrige Antikörper gegen EBV-Antigene, und explantierte maligne Epithelzellen aus NPC können Viruspartikel produzieren. Als Kofaktor für die Entstehung des NPC werden einmal genetische Gründe angenommen, da südchinesische Immigranten in den USA noch sehr lange das erhöhte Risiko eines NPC tragen, und zum anderen auch spezifische Ernährungsgewohnheiten in Südchina wie starker Konsum von gepökeltem Fleisch (Nitrosamine) und phorbolesterhaltigem Kräutertee. Beide Substanzklassen können in vitro die latente HHV-4-Infektion in einen produktiven Zyklus treiben.

- **Burkitt-Lymphom:** Das Burkitt-Lymphom ist ein **in Äquatorialafrika endemischer Tumor**, der in anderen Teilen der Welt nur sporadisch auftritt. Während fast alle afrikanischen Tumoren das HHV-4-Genom enthalten, trägt nur jedes fünfte sporadisch auftretende Burkitt-Lymphom EBV-DNA. In diesem Fall sind Translokationen des c-myc-Gens in die Nähe eines Immunglobulinlokus zu beobachten.

- **Nasopharynxkarzinom (NPC):** Das NPC tritt als monoklonaler Tumor mit einer Inzidenz von 98 pro 100 000 der Bevölkerung **Südchinas** auf. In allen Tumoren wird EBV-DNA gefunden. Als Kofaktor für die Entstehung des NPC werden genetische Gründe und spezifische Ernährungsgewohnheiten in Südchina angenommen.

C-2.20

C-2.20 **Burkitt-Lymphom im Oberkiefer bei einem Jungen aus einem Gebiet mit endemischer Falciparum-Malaria**

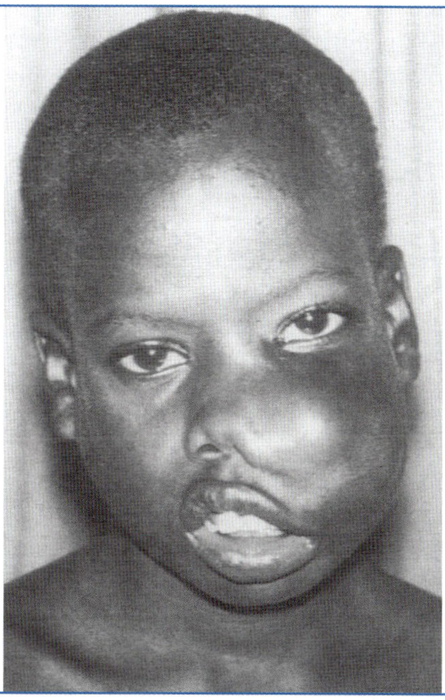

C-2.38 **Nachweis von Antikörpern gegen spezifische Epstein-Barr-Virusantigene**

Antigen	*Antikörpernachweis*
VCA (Virus-Kapsid-Antigen)	Bildung von Antikörpern in der Frühphase der Erkrankung IgM: 4–12 Wochen nachweisbar IgG: lebenslang nachweisbar
EA („early antigen", Frühantigen)	Bereits wenige Tage nach Infektion lassen sich Antikörper nachweisen, allerdings produzieren 10–20 % aller Patienten keine Antikörper gegen EA. Die Antikörper gegen EA sind ca. 12 Monate nach Infektion nicht mehr nachweisbar.
EBNA (Epstein-Barr nuclear antigen)	späte Ausbildung von IgG-Antikörpern ca. 6–8 Wochen nach der Infektion, dann lebenslange Persistenz
MA (Membran-Antigene)	virale Glykoproteine, die in der Zellmembran infizierter, virusproduzierender Zellen eingebaut sind. Antikörper gegen diese Antigene wirken neutralisierend und sind sowohl in der Früh- als auch in der Spätphase der Infektion nachweisbar.
Testverfahren	
Paul-Bunnell-Test	Nachweis von früh auftretenden heterophilen Antikörpern durch Agglutinationsreaktion
Henle-Test	fluoreszenztechnischer Nachweis spezifischer Antikörper unter Verwendung der entsprechenden Antigene des Epstein-Barr-Virus

- **B-Lymphoproliferatives Syndrom:** Bei immundefizienten Kindern kann es nach ausbleibender Antwort der zytotoxischen T-Lymphozyten zu uneingeschränkter Expansion EBV-transformierter B-Lymphozyten kommen.

Diagnostik: In der Hauptsache dient die Bestimmung verschiedener HHV-4-spezifischer Antikörper im EIA der Diagnose und Eingrenzung des Stadiums der Infektion (Tab. **C-2.38** und Abb. **C-2.21**).

- **B-Lymphoproliferatives Syndrom:** Bei Kindern mit angeborener Immundefizienz kommt es manchmal zu einer massiven polyklonalen Expansion HHV-4-transformierter B-Lymphozyten, die rasch tödlich verläuft. Grund dafür könnte die ausbleibende CTL-Antwort sein, die in Immunkompetenten zur Zerstörung der transformierten B-Zellen führt.

Diagnostik: Die Anzucht des Virus in Nabelschnurleukozyten ist zwar prinzipiell möglich, wird in der Routine aber kaum genutzt. Mithilfe der PCR ist das HHV-4-Genom in Biopsien gut darstellbar. In der Hauptsache dient die Bestimmung verschiedener HHV-4-spezifischer Antikörper im EIA der Diagnose und Eingrenzung des Stadiums der Infektion (Tab. **C-2.38** und Abb. **C-2.21**).

C-2.21 **Infektion mit dem Epstein-Barr-Virus**

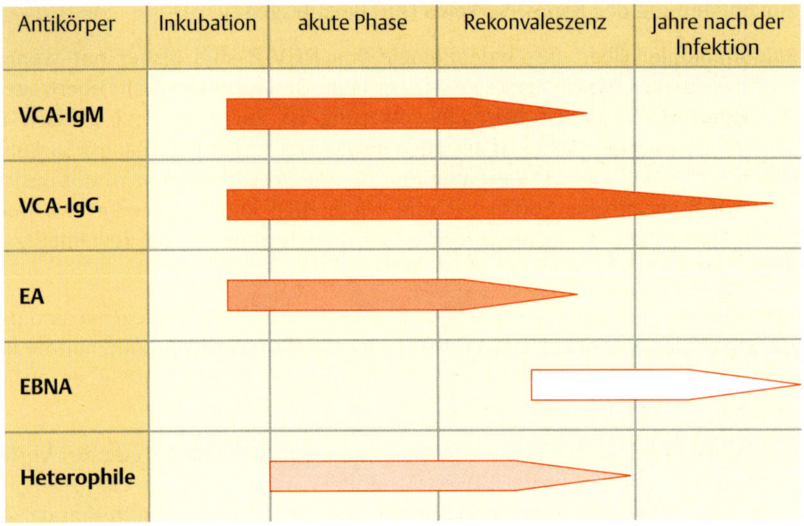

Diagnose und Eingrenzung des Infektionsstadiums anhand von EBV-spezifischen Antikörpern im EIA

C-2.22 **Blutbild bei infektiöser Mononukleose: Pfeiffer-Zellen**

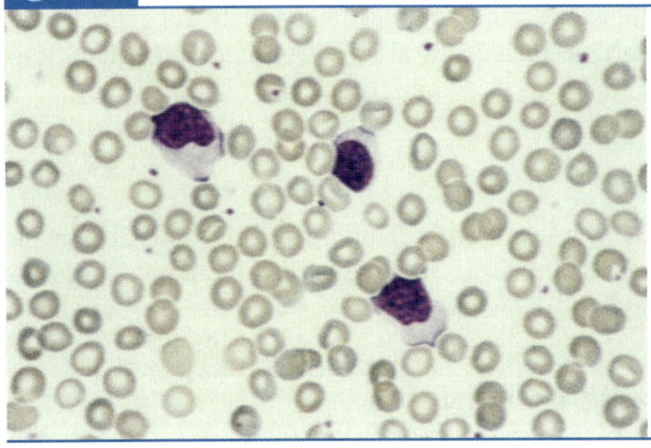

C-2.22

Therapie: Zur Zeit noch keine spezifische Therapie.

Therapie: Der Einsatz von Nukleosidanaloga befindet sich noch in klinischer Erprobung.

Prophylaxe: Erfolgversprechende prophylaktische Maßnahmen existieren nicht.

Prophylaxe: Dispositionsprophylaktische Maßnahmen (Schutzimpfungen) existieren zur Zeit noch nicht. Bei der hohen Durchseuchungsrate der Bevölkerung ist expositionsprophylaktischen Maßnahmen in der Regel kein Erfolg beschieden.

◀ **Exkurs**

▶ **Exkurs:** Die bei infektiöser Mononukleose im Blutbild auftretenden mononukleären Zellen werden von unerfahrenen Untersuchern gerne mit Paramyeloblasten verwechselt. Die daraus resultierende Diagnose: „akute Leukämie" sollte deshalb niemals – auch nicht verdachtsweise – ausgesprochen werden; es sei denn, sie ist von einem Fachmann bestätigt worden (Abb. **C-2.22**).

Rhadinovirus

Rhadinovirus

In der Gattung Rhadinovirus befinden sich außer dem HHV 8 auch wichtige primatenpathogene Herpesviren mit onkogenem Potenzial wie Herpesvirus ateles und Herpesvirus saimiri.

Humanes Herpesvirus 8 (HHV 8)

Bedeutung: HHV 8 trägt vermutlich zur Entstehung des **Kaposi-Sarkoms** (KS) bei.

Epidemiologie: Möglicherweise wird HHV 8 beim Geschlechtsverkehr übertragen. Die Durchseuchung der Normalbevölkerung ist zur Zeit nicht geklärt.

Pathogenese: Das Virus stimuliert möglicherweise über bisher unbekannte Mechanismen die Angiogenese.

Diagnostik: Zur Zeit nur in wissenschaftlichen Labors durch PCR und Western Blot möglich.

Therapie und Prophylaxe: Zur Zeit sind keine Maßnahmen bekannt. Kaposi-Sarkom: Strahlentherapie, evtl. Chemotherapie.

Humanes Herpesvirus 8 (HHV 8)

Bedeutung: HHV 8 wurde 1994 erstmalig beschrieben und steht in Verdacht, zur Entstehung des **Kaposi-Sarkoms** (KS) beizutragen.

Epidemiologie: Über die Epidemiologie von HHV 8 sind bisher nur wenige Daten verfügbar. Möglicherweise wird es beim Geschlechtsverkehr übertragen. Die Durchseuchung der Normalbevölkerung ist zur Zeit nicht geklärt. Es scheint jedoch, dass das Virus aus allen bekannten Formen des Kaposi-Sarkoms isolierbar ist und fast alle Patienten mit diesem an sich seltenen Tumor positiv für HHV-8-spezifische Antikörper sind. Unter AIDS kommt es jedoch zu einer deutlich erhöhten KS-Inzidenz, HHV 8 wird auch in den Fällen regelmäßig in den Tumorzellen gefunden.

Pathogenese: Die pathogenetischen Ereignisse einer HHV-8-Infektion sind nur unzulänglich verstanden. Das Virus lässt sich in Spindelzellen und Endothelien der Haut nachweisen, wo es möglicherweise die Angiogenese über bisher unbekannte Mechanismen stimuliert.

Diagnostik: Zur Zeit stehen noch keine routinemäßigen Testsysteme zur Verfügung. In wissenschaftlichen Labors kommen Western Blot zur Charakterisierung der Antikörperantwort und die PCR zum Virusnachweis zum Einsatz.

Therapie und Prophylaxe: Es gibt weder therapeutische noch präventive Maßnahmen gegen die HHV-8-Infektion. Das Kaposi-Sarkom ist sehr strahlensensibel, Hautläsionen werden meist radiotherapeutisch behandelt. Bei aggressivem Verlauf und Organbefall werden auch Zytostatika eingesetzt. Die Behandlung hat beim HIV-assoziierten Kaposi-Sarkom nur palliativen Charakter.

2.2.2 Papillomaviridae

Klassifikation: s. Tab. **C-2.39**.

Klassifikation: s. Tab. **C-2.39**. Die Familie der Papillomaviridae enthält nur die humanpathogene Gattung Papillomavirus, in der sich das humane Papillomavirus mit zahlreichen Serotypen findet.

C-2.39 Klassifikation der Papillomaviridae

▪ Nukleinsäure	zirkuläre dsDNA (5–8 Kb)
▪ Kapsidtyp	Ikosaeder
▪ Virusgröße	45–55 nm
▪ Hülle	nackt

Papillomavirus

Humane Papillomaviren (HPV)

Bedeutung: HPV sind Verursacher von meist **gutartigen Haut-** und **Schleimhauttumoren (Warzen)**, tragen jedoch auch zur Entstehung **maligner Entartungen** bei.

Epidemiologie: Bei 50 % der Jugendlichen finden sich HPV-spezifische Antikörper. Erreger kutaner Warzen werden durch Kontakt mit virushaltigem Warzenmaterial übertragen, Erreger genitaler Warzen durch Geschlechtsverkehr.

Papillomavirus

Humane Papillomaviren (HPV)

Bedeutung: HPV sind Verursacher einer Vielzahl von in der Regel **gutartigen Haut-** und **Schleimhauttumoren (Warzen)**. Von den heute mehr als 70 bekannten Serotypen tragen einige als ein Kofaktor ursächlich zu der Entstehung **maligner Entartungen** der Haut bei.

Epidemiologie: Bei Kindern unter 5 Jahren sind Hautwarzen eher selten, doch schon bei 10 % der schulpflichtigen Kinder finden sich Hautwarzen an irgendeiner Körperstelle, und bei etwa 50 % der Jugendlichen finden sich HPV-spezifische Antikörper. Die Übertragung derjenigen HPV-Typen, die Warzen im kutanen Bereich verursachen, geschieht durch Kontakt mit erregerhaltigem Warzenmaterial. Aufgrund ihrer physikalisch sehr stabilen Form sind diese Viren aber auch durch viruskontaminierte Gegenstände im familiären Bereich, in Schwimmbädern oder Sportstätten mit gemeinschaftlichen Duschbädern übertragbar. HPV-Typen, die Warzenbildung im Genitalbereich auslösen, werden durch Geschlechtsverkehr übertragen und gelegentlich bei der Geburt auf

das Neugeborene. Solche Infektionen können sich später im jugendlichen Alter in Form von Papillomen im Nasopharynx und Larynx äußern.

Pathogenese:

- **Benigne Tumoren:** Zum Eintritt von HPV in die äußere Haut sind geringste Läsionen ausreichend. Das Virus besiedelt Zellen der epithelialen Basalschicht. Durch eine exakt kontrollierte virale Genexpression kommt es zur Replikation des Genoms in Form einiger weniger Kopien, die episomal in der Zelle vorliegen. Bei der Teilung virusgenomhaltiger, undifferenzierter Zellen des Stratum basale auf dem Weg zur Differenzierung in Keratinozyten werden multiple virale Genomkopien an die Nachkommenzellen weitergegeben. Erst die differenzierten Zellen des Stratum corneum erlauben den vollen viralen Replikationszyklus. Voraussetzung für den produktiven Vermehrungszyklus des Virus ist allerdings die Proliferation der Wirtszelle. Durch Interaktion der viralen Proteine E6 und E7 mit wirtszellspezifischen antiproliferativen Tumorsuppressorproteinen wie p53 und EB 105 wird deren Funktion behindert und somit die Zellteilung aufrechterhalten. Als Folge kommt es zur Ausbildung der Warze und gleichzeitig zu einer massiven Virusproduktion in den obersten Zellschichten. Damit verbunden sind Zelltod und Freisetzung infektiöser Viruspartikel.
- **Maligne Tumoren:** In den letzten Jahren wurden wesentliche Fortschritte bei der Aufklärung der molekularen Mechanismen erzielt, die zur bösartigen Transformation von HPV-infizierten Hautzellen insbesondere im Genitalbereich führen. Ein wesentlicher Punkt ist dabei, dass in den meisten malignen Tumorzellen das virale Genom in die Wirtszell-DNA integriert und nicht wie bei den gutartigen Tumoren episomal vorliegt. Bei dieser Integration wird häufig ein wichtiges virales Gen zerstört, welches zum einen für den vollen Replikationszyklus von HPV notwendig ist und zum anderen die Expression der viralen E6- und E7-Proteine kontrolliert. Durch die daraus folgende Überexpression von E6 und E7 werden vermehrt die zellulären Tumorsuppressorproteine inhibiert; es kommt zur Transformation der Zelle. Neben diesen direkt auf der viralen Genomebene wirkenden Mechanismen zur Überexpression von E6/E7 sind noch weitere Zusammenhänge mit der Expression zellulärer Gene bekannt, die zur einer vermehrten Expression von E6/E7 führen, auf deren detaillierte Besprechung jedoch an dieser Stelle verzichtet werden soll. Allein die Infektion mit HPV ist allerdings nicht ausreichend für die Entstehung eines Tumors. Vielmehr müssen weitere bisher noch nicht vollständig verstandene exogene Einflüsse hinzukommen, die schließlich aus einer transformierten eine Tumorzelle werden lassen. Dies drückt sich auch in der sehr langen Zeit zwischen Infektion und Entstehung eines Tumors aus, die mehrere Dekaden betragen kann.

Pathogenese:

- **Benigne Tumoren:** HPV-spezifische Proteine inhibieren antiproliferativ wirkende zelluläre Protein (Tumorsuppressorproteine). Die infizierten Keratinozyten werden in der S-Phase gehalten und produzieren infektiöse Viruspartikel. Die ungehemmte Proliferation führt zur Ausbildung einer Warze, deren oberste Zellen durch die virale Replikation absterben.
- **Maligne Tumoren:** Im Gegensatz zu den benignen Warzen, ist bei den malignen Tumoren HPV-DNA häufig in die zelluläre Nukleinsäure integriert. Dadurch werden die viralen Proteine überexprimiert, die zelluläre Tumorsuppressorproteine inaktiviert. In der Folge kommt es zur Transformation der Zielzelle. Diese langandauernde Transformation bildet die Grundlage, die in Verbund mit exogenen Faktoren schließlich nach 20–30 Jahren zur Entstehung eines malignen Tumors führt.

▶ **Merke:** Es bleibt also festzuhalten, dass die Infektion mit bestimmten HPV-Typen nicht zwingend zu einem Tumor führt, das Risiko dafür jedoch wesentlich erhöht.

◀ **Merke**

Klinik: Die von HPV verursachten warzenförmigen Veränderungen der Haut (Abb. **C-2.23**) sind in der Regel gutartig und bilden sich spontan zurück. Diese Rückbildung wird auch der Aktivität einfließender CTL zugeschrieben, die insbesondere bei kleineren Läsionen im Warzenbereich die Chance erhalten, in die Haut oberhalb der Basalmembran vorzudringen. Die klinischen Formen HPV-assoziierter benigner und maligner Tumoren sind in Tab. **C-2.40** zusammengefasst. Grob lässt sich eine Unterteilung in solche HPV-Typen vornehmen, die präferenziell Warzenbildung in der Haut verursachen, und solchen, die als Primärinfektionsort die Schleimhäute vorziehen. Unter den letzteren können wiederum Virustypen ausfindig gemacht werden, die den Oropharynx und Larynx besiedeln, und solche, die im Anogenitaltrakt Warzenbildungen verursachen.

Klinik: Die von HPV verursachten warzenförmigen Veränderungen der Haut (Abb. **C-2.23**) sind in der Regel gutartig und bilden sich spontan zurück. Grob lässt sich eine Unterteilung in solche HPV-Typen vornehmen, die präferenziell Warzenbildung in der Haut verursachen, und solchen, die als Primärinfektionsort die Schleimhäute vorziehen. Die benignen und malignen HPV-assoziierten Tumoren sind in Tab. **C-2.40** zusammengestellt.

C-2.23 **Warzen**

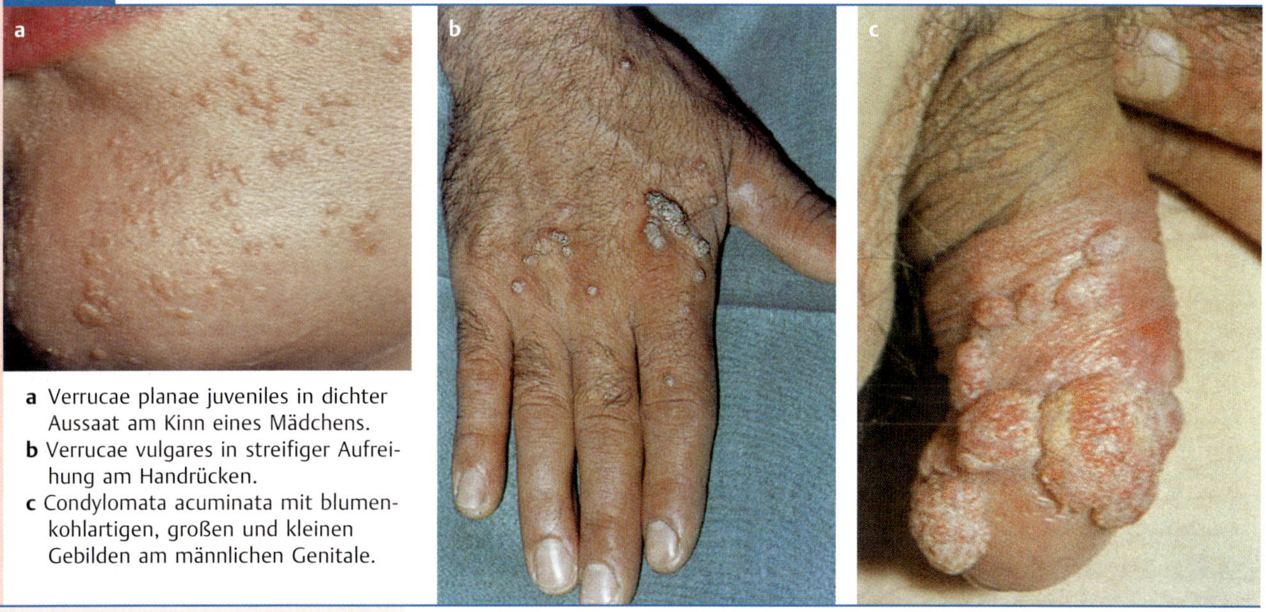

a Verrucae planae juveniles in dichter Aussaat am Kinn eines Mädchens.
b Verrucae vulgares in streifiger Aufreihung am Handrücken.
c Condylomata acuminata mit blumenkohlartigen, großen und kleinen Gebilden am männlichen Genitale.

C-2.40 **Krankheitsbilder durch Papillomaviren**

Ohne Entartungstendenz	*Dominante HPV-Typen*	*Mit Entartungstendenz*	*Dominante HPV-Typen*
▪ Verruca vulgaris (vulgäre Warze)	2, 4	▪ Epidermolysis verruciformis (Flachwarzen)	5, 8, 14, 17, 20, 47
▪ Verruca plantaris (tiefe Fußsohlenwarze)	1, 4	▪ Condyloma acuminatum (Spitzenkondylom)	6, 11, 40, 42–44
▪ Verruca plana (Flachwarze)	3, 10, 28, 41	▪ Condyloma planum (flaches Kondylom)	6, 11, 16, 18, 31 u. a.
▪ Mosaikwarzen	2	▪ Riesenkondylom (Buschke-Löwenstein)	6, 11
▪ filiforme Warzen (oft bei Metzgern)	7	▪ Larynxpapillom	6, 11
▪ fokale, epitheliale Hyperplasie (Heck)	13, 32	▪ bowenoide Papulose	16, 18
▪ Konjunktivalpapillome	6, 11	▪ zervikale intraepitheliale Neoplasien	16, 18, 31, 45

Diagnostik: Eine Infektion mit HPV wird in Biopsiematerial durch Nachweis der viralen DNA bestätigt.

Diagnostik: Eine Infektion mit HPV wird in Biopsiematerial durch Nachweis der viralen DNA entweder mithilfe der In-situ-Hybridisierung oder der PCR bestätigt. Zur Risikoabschätzung hinsichtlich einer möglichen malignen Entartung sollte auch der Zustand der viralen DNA untersucht werden (episomal oder integriert in das zelluläre Genom).

Therapie: Ätzungen, Kryotherapie, Interferon-α, Fluorouracil, evtl. chirurgische Entfernung.

Therapie: Die chirurgische Abtragung ist sicherlich die Ultimo ratio, wird jedoch nicht selten von Patienten abgelehnt. Ätzungen und Kryotherapie werden ebenso eingesetzt wie Interferon-α oder Fluorouracil.

Prophylaxe: Hygienische Maßnahmen zur Verhinderung der Übertragung von Papillomaviren sind zu empfehlen.

Prophylaxe: Ein direkter Übergangsweg von Papillomviren durch Warzen ist sicher. Auch Autoinokulationen kommen häufig vor. Hygienische Maßnahmen, z. B. in Schwimmbädern oder anderen Stätten mit indirektem Hautkontakt, sind deshalb angezeigt.

2.2.3 Polyomaviridae

Klassifikation: s. Tab. **C-2.41**.

2.2.3 Polyomaviridae

Klassifikation: s. Tab. **C-2.41**. Die Polyomaviridae beinhalten nur die Gattung Polyomavirus.

C-2.41 Klassifikation der Polyomaviridae

▪ Nukleinsäure	zirkuläre dsDNA (7,5 Kb)
▪ Kapsidtyp	Ikosaeder
▪ Virusgröße	45–55nm
▪ Hülle	nackt

C-2.41

Polyomavirus

BK- und JC-Virus (BKV, JCV)

Bedeutung: Die beiden einzigen humanpathogenen Mitglieder der Gattung Polyomavirus sind die mit dem Affenpolyomavirus SV40 eng verwandten BKV und JCV. Ihren Namen erhielten beide Viren von den Initialen der Patienten, von denen sie erstmals isoliert wurden. Während BKV verschiedene **Komplikationen der Harnwege** auslösen kann, ist die einzige Erkrankung, die mit JVC verbunden ist, die tödlich verlaufende **progressive multifokale Leukoenzephalopathie** (PML).

Polyomavirus

BK- und JC-Virus (BKV, JCV)

Bedeutung. Das Polyomavirus BKV ist Auslöser verschiedener **Harnwegskomplikationen**, JVC verursacht eine **tödlich verlaufende primäre Entmarkung des ZNS** (progressive multifokale Leukoenzephalopathie, PML).

Epidemiologie: Über den Verbreitungsmodus beider Viren ist sehr wenig bekannt. Auffällig ist die sehr hohe Durchseuchung der Bevölkerung mit BKV und JCV (100% bzw. 80–90% im Erwachsenenalter). Beide Viren etablieren nach Primärinfektion eine lebenslange Persistenz; Orte dieser Persistenz sind in beiden Fällen die Niere, sicherlich auch das zentrale Nervensystem, und neuere Daten sprechen auch für Leukozyten. Da BKV und JCV regelmäßig bei Beeinträchtigungen der immunologischen Kompetenz (z.B. Schwangerschaft) im Urin ausgeschieden werden, kann man annehmen, dass die Übertragung oral durch Schmierinfektion erfolgt.

Epidemiologie: Über den Verbreitungsmodus beider Viren ist sehr wenig bekannt. Auffällig ist die sehr hohe Durchseuchung der Bevölkerung mit BKV und JVC (100% bzw. 80–90% im Erwachsenenalter).

Pathogenese: Nach primärer Infektion und hämatogener Ausbreitung in verschiedene Organe persistiert die zirkuläre virale DNA episomal in den Zielzellen. Über die Regulation der Latenz ist bisher wenig bekannt. Durch noch unbekannte Signalwege kann diese persistierend latente Form in eine produktive Replikationsphase überführt werden. Bei JCV kann es dabei zu einer zytolytischen Zerstörung der zentralnervösen Oligodendrogliazelle kommen, die in bildgebenden Verfahren **multifokale primäre Entmarkungsherde** erkennen lässt. und in dem klinischen Bild der **PML** endet. Voraussetzung für eine solche letal verlaufende Aktivierung der JCV-Replikation ist in der Regel eine schwere Immunsuppression oder eine lymphoproliferative Erkrankung wie Leukämie. Daher ist verständlich, dass die an sich seltene Komplikation PML unter AIDS deutlich zugenommen hat (etwa 5–8% der AIDS-Patienten versterben an einer PML).

Pathogenese: Nach primärer Infektion und hämatogener Ausbreitung in verschiedene Organe persistiert die zirkuläre virale DNA episomal in den Zielzellen. Unter schwerer Immunsuppression kommt es zu intensiven viralen Replikation, die bei JCV mit einer lytischen Infektion der Oligodendrogliazellen und damit mit einer progressiven Leukoenzephalopathie (PML) enden kann.

Klinik: Symptome einer primären Polyomavirusinfektion fehlen bei JCV, bei BKV sind sie gelegentlich im Kindesalter mit respiratorischen Problemen und Zystitis verbunden. Bei Immunsupprimierten kommen durch Aktivierung einer BKV-Infektion hämorrhagische Zystitis und Stenosen der Harnleiter, bei AIDS-Patienten subakute Meningoenzephalitiden vor. Die durch JCV-Aktivierung verursachte PML zeigt eine graduelle Entwicklung mit Beeinträchtigung der mentalen Fähigkeiten sowie mit Seh-, Sprach- und Bewegungsstörungen. Dann folgt eine schnelle Progression zu Dementia, Blindheit, Paralyse und Tod (etwa 6 Monate nach Beginn).

Klinik: Symptome einer primären Polyomavirusinfektion fehlen bei JCV, bei BKV sind sie gelegentlich im Kindesalter mit respiratorischen Problemen und Zystitis verbunden. Bei aktivierten Infektionen unter Immunsuppression zeigen sich bei BKV u.U. hämorrhagische Zystitis oder Meningoenzephalitis, bei JCV als einziges klinisches Bild die progressive Leukenzephalopathie (PML).

Diagnostik: Beide Viren lassen sich im Prinzip in Gewebekultur anzüchten, doch sind die Ansprüche insbesondere von JCV an die Wirtszellen derartig hoch (primäre menschliche Amnion- oder zentralnervöse Zellen), dass ein solches Vorgehen in der Routine nicht praktikabel ist. Der Nachweis viraler DNA mithilfe der PCR stellt dagegen keine Schwierigkeit dar, obwohl aufgrund der sehr nahen Verwandtschaft von BK und JCV auf der genomischen Ebene Vor-

Diagnostik: Der Nachweis viraler DNA durch PCR ist zur Zeit der einzige, in der Routine gangbare Weg. Die diagnostische Wertigkeit eines positiven PCR-Befundes ist zur Zeit jedoch durch die lebenslange Persistenz der Viren auch im ZNS noch unklar.

kehrungen getroffen werden müssen, um eine Differenzialdiagnostik zu erlauben (z. B. Amplifikation von DNA-Abschnitten, die nur für eines der beiden Viren eine Schnittstelle für ein Restriktionsenzym besitzen).
Die diagnostische Wertigkeit eines positiven PCR-Befundes ist zur Zeit jedoch durch die lebenslange Persistenz der Viren auch im ZNS noch umstritten. Da JCV nur unter sehr schwierigen Bedingungen vermehrt werden kann, stehen bis jetzt keine EIA zur Bestimmung von virusspezifischen Antikörpern zur Verfügung. Abhilfe steht allerdings durch die Expression des viralen Proteins VP1 in rekombinanter Form in Aussicht.
Post mortem lässt sich der Nachweis von JCV-DNA im zentralnervösen Gewebe von PML-Patienten mithilfe der In-situ-Hybridisierung führen.

Therapie und Prophylaxe: Zur Zeit nicht möglich.

Therapie und Prophylaxe: Es sind weder therapeutische noch prophylaktische Maßnahmen bekannt.

2.2.4 Parvoviridae

2.2.4 Parvoviridae

Klassifikation: s. Tab. **C-2.42**.

Klassifikation: s. Tab. **C-2.42**. Erythrovirus ist eine bedeutsame humanpathogene Gattung der Parvoviridae.

C-2.42

C-2.42 Klassifikation der Parvoviridae

▪ Nukleinsäure	lineare ssDNA (Plus- oder Minusstrang, ~ 5 Kb)
▪ Kapsidtyp	Ikosaeder
▪ Virusgröße	18–26 nm
▪ Hülle	nackt

Erythrovirus

Humanes Parvovirus B 19

Erythrovirus

Humanes Parvovirus B 19

Bedeutung: Humanes Parvovirus B 19 ist der Verursacher des **Erythema infectiosum** im Kindesalter.

Bedeutung: Humanes Parvovirus B 19 ist der Verursacher des **Erythema infectiosum** im Kindesalter. Es kann schwere aplastische Krisen bei chronischen Anämien auslösen und bei Infektionen in der Schwangerschaft zum Fruchttod führen.

Epidemiologie: Parvovirus B 19 wird bei Kindern und Jugendlichen häufig aerogen übertragen. Durch extrem hohe Konzentrationen an Viruspartikeln während der Virämie sind Übertragungen durch Blutprodukte möglich.

Epidemiologie: Parvovirus B 19 ist weltweit verbreitet. Die Seroprävalenz B 19-spezifischer Antikörper liegt in den westlichen Industrieländern zwischen 40 und 60 %. Aerogen übertragene Infektionen treten besonders häufig bei Kindern und Jugendlichen auf. Da das Virus während der Virämie extrem hohe Konzentrationen im Blut erreicht (bis zu 10^{13} Partikel/ml) und physikochemischen Umwelteinflüssen gegenüber sehr stabil ist, kommen iatrogene Übertragungen bei Gabe von Blutprodukten vor.

Pathogenese: Parvovirus B 19 infiziert vorzugsweise die knochenmarksständigen erythropoiden Vorläuferzellen und führt durch seine Zytotoxizität zu einer **transienten Anämie**.

Pathogenese: Parvovirus B 19 infiziert vorzugsweise die knochenmarksständigen erythropoiden Vorläuferzellen. Diese exquisite Wahl der Zielzelle beruht sicherlich darauf, dass das Virus als einzelsträngiges DNA-Virus besondere Ansprüche an das intrazelluläre Milieu seiner Wirtszelle stellt. Insbesondere ist die produktive Infektion von einer sich teilenden Zelle abhängig und im Gegensatz etwa zu den Papillomaviren ist Parvovirus nicht in der Lage, die Wirtszelle in der S-Phase zu halten. Daher sind die „burst"-(BFU) und „colony"-formenden (CFU) Differenzierungsstadien der erythropoiden Vorläuferzelle besonders geeignete Orte der Replikation. Das Virus ist direkt zytotoxisch und führt dadurch zu einer **transienten Anämie** im infizierten Wirt. Histologisch erkennt man im Knochenmark riesige Pronormoblasten mit nukleären Einschlusskörpern und zytoplasmatischen Vakuolen.

Klinik:

- **Erythema infectiosum:** Die Inkubationszeit beträgt 1–12 Wochen. Ohne Prodromi manifestiert sich ein Exanthem, das im Gesicht beidseits der Nase beginnt, die Mundpartie freilässt, um dann an den Streckseiten der Extremitäten ring- und girlandenförmige Muster auszubilden, die in Form und Farbe fast täglich wechseln (Abb. **C-2.24**). Nach 7–10 Tagen kommt es zur folgenlosen Ausheilung (Abb. **C-2.25**).
- Infektionen während der Schwangerschaft führen in 25 % der Fälle zur Ausbildung eines **Hydrops fetalis** und davon in 70 % zum intrauterinen Fruchttod.
- Patienten mit einer chronischen hämolytischen Anämie können in eine aplastische Krise kommen, da die Zellen des erythropoetischen Systems die Zielzellen der Viren sind.
- Arthralgien (besonders bei Frauen), Pseudoappendizitis, Enteritis, influenzaartige Symptome u. a. sind im Zusammenhang mit Parvovirus-B-19-Infektionen beschrieben worden.

Klinik:

- **Erythema infectiosum:** Charakteristisch sind die ring- und girlandenförmigen Exantheme an den Streckseiten der Extremitäten, die in Form und Farbe fast täglich wechseln (Abb. **C-2.24**).
- Infektionen während der Schwangerschaft führen zum Fruchttod (**Hydrops fetalis**).
- Patienten mit chronischer hämolytischer Anämie können in eine aplastische Krise kommen.
- Weitere Manifestationen, besonders Arthralgien bei Frauen, sind beschrieben worden.

C-2.24 Erythema infectiosum (Ringelröteln)

C-2.24

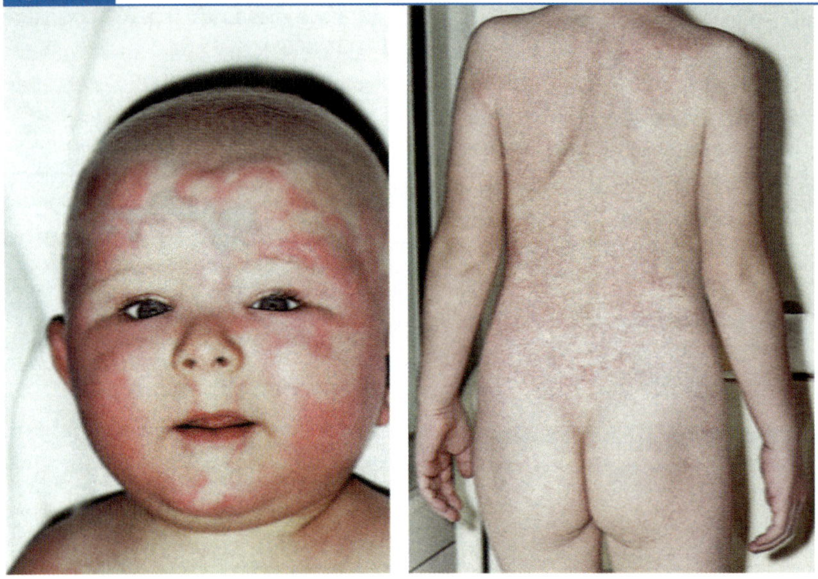

a Schmetterlingsförmiges Gesichtserythem unter Aussparung von Kinn, Lippen und knorpeliger Nase.

b Anschließend makulopapulöse, girlanden- oder ringförmige Exantheme auch am Stamm und besonders an den Streckseiten der Extremitäten.

C-2.25 Verlauf des Erythema infectiosum (Ringelröteln)

C-2.25

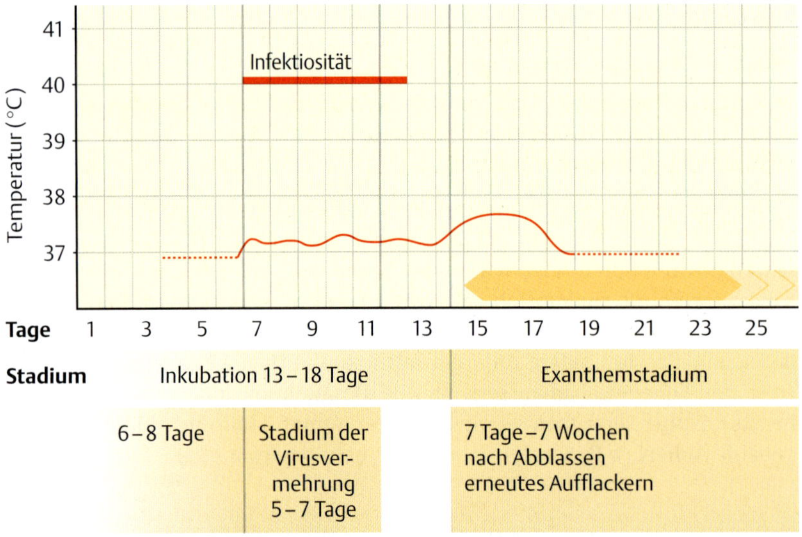

Diagnostik: Serologie und Virusnachweis sind möglich (EIA und PCR).

Diagnostik: Antikörper (IgG und IgM) können mittels ELISA nachgewiesen werden. Humanes Parvovirus B 19 kann mithilfe der PCR im Blut oder bei pränatalen diagnostischen Maßnahmen ab der 16. Schwangerschaftswoche im Fruchtwasser nachgewiesen werden.

Therapie: Mit Immunglobulinpräparaten kann bei Infektion in der Schwangerschaft einer intrauterinen Infektion des Feten begegnet werden.

Therapie: Mit Immunglobulinpräparaten, die einen hohen Parvo-B 19-spezifischen Antikörpertiter aufweisen, kann bei Infektionen in der Schwangerschaft der Übertritt auf den Embryo verhindert werden. Der intrauterine Blutaustausch sollte beim infizierten Feten in Betracht gezogen werden.

Prophylaxe: Schwangere sollten den Kontakt mit Erkrankten meiden.

Prophylaxe: Schwangere sollten keinen Kontakt mit Erkrankten haben (Ausbruch von Ringelröteln im Kindergarten!).

▶ **Merke**

▶ **Merke:** Infektionen während des zweiten Trimenons einer Schwangerschaft können bei Anstieg des Alpha-Fetoproteins vermutet werden.

2.2.5 Adenoviridae

Klassifikation: s. Tab. **C-2.43** und Tab. **C-2.44**.

2.2.5 Adenoviridae

Klassifikation: s. Tab. **C-2.43** und Tab. **C-2.44**. 1953 wurde das Adenovirus erstmals aus Tonsillen und Adenoidgewebe (daher der Name) von Rowe isoliert. Mehr als 80 Adenoviren sind derzeit bekannt, von denen 47 für Menschen pathogen sind.

C-2.43

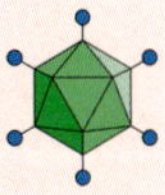

C-2.43 Klassifikation der Adenoviridae

▪ Nukleinsäure	lineare dsDNA (36–38 Kb)
▪ Kapsidtyp	Ikosaeder
▪ Virusgröße	70–90 nm
▪ Hülle	nackt

C-2.44

C-2.44 Humanpathogene Gattungen der Adenoviridae

Genus	*Subgenus*	*Serotypen*
Mastadenovirus	A	12, 18, 31
	B	3, 7, 11, 14, 16, 21, 34, 35
	C	1, 2, 5, 6
	D	8, 9, 10, 13, 15, 17, 19, 20, 22–30, 32, 33, 36–39, 42
	E	4
	F	40, 41

Mastadenoviren

Humane Adenoviren (Serotypen) 1–47

Bedeutung: Adenoviren sind häufige Verursacher von Infektionen des Respirations- und Gastrointestinaltraktes.

Epidemiologie: Adenovirusinfektionen betreffen meist Kinder und junge Erwachsene. Schwimmbad- und Hospitalinfektionen stellen besondere Anforderungen an die Hygiene.

Mastadenoviren

Humane Adenoviren (Serotypen) 1–47

Bedeutung: Adenoviren sind Verursacher zahlreicher Erkrankungen verschiedener Organsysteme. Hauptsächlich betroffen sind Augen, Pharynx, Respirationstrakt und Gastrointestinaltrakt.

Epidemiologie: Adenovirusinfektionen betreffen meist Kleinkinder, Kinder und Jugendliche. Etwa 5 % aller „Erkältungskrankheiten" bei Kleinkindern unter 5 Jahren dürften durch Adenoviren verursacht sein. Akute respiratorische Infektionen treten oft epidemisch bei jungen Erwachsenen in enger Gemeinschaft auf (Soldaten). Schwimmbad- und Hospitalinfektionen im augenärztlichen Bereich stellen besondere Anforderungen an die Hygiene (ausreichende Chlorung des Schwimmbadwassers, subtile Desinfektion augenärztlicher Instrumente). Einige Serotypen werden bei bestimmten klinischen Manifestationen gehäuft isoliert (z. B. Serotyp 5 beim Pertussissyndrom etc.)

Pathogenese: Adenoviren infizieren bevorzugt die Epithelzellen des Auges, des Pharynx, des Respirations- und des Gastrointestinaltraktes. Die Infektion ist zytozidal, da Adenoviren die zelluläre mRNA und Proteinsynthese der Wirtszelle fast vollständig unterbinden. Als Folge der überwiegend viralen Proteinsynthese zeigen sich imponierende intranukleäre Einschlusskörper, die sich elektronenmikroskopisch als Vorstufen des viralen Nukleokapsids erkennen lassen. Durch den Zelltod kommt es zu Läsionen in den infizierten Schleimhäuten. Eine Virämie mit anschließender Enzephalitis oder Multiorganmanifestation ist nur gelegentlich bei Immunsupprimierten zu beobachten.

Pathogense: Adenovirusinfektionen sind zytozidal und verursachen Läsionen in den Schleimhäuten von Augen, Pharynx, Respirations- und Gastrointestinaltrakt.

Klinik: Jede zweite Adenovireninfektion verläuft subklinisch. Nach einer Inkubationszeit von 5–10 Tagen können auftreten:

- **Infektionen der Atemwege:**
  - Tonsillitis
  - Pharyngitis
  - Bronchitis
  - Pneumonie (etwa 10 % aller Pneumonien im Kindesalter)
  - Pertussissyndrom (klinisch vom echten Keuchhusten nicht zu unterscheiden)
  - Pharyngokonjunktivalfieber (kombiniert fiebrige Pharyngitis/Konjunktivitis)
- **Infektionen des Auges:**
  - epidemische Keratokonjunktivitis (Auftreten oftmals im Zusammenhang mit Schwimmbadbesuch)
  - akute hämorrhagische Konjunktivitis
- **Infektionen im Urogenitalbereich:**
  - Zystitis
  - akute hämorrhagische Zystitis (gutartige Makrohämaturie; betroffen sind fast ausschließlich Knaben)
  - Genitalulzera (sexuell übertragbare Infektion)
- **Weitere Infektionen:**
  - Säuglingsenteritis (nach Rotavirus ist Adenovirus der zweithäufigste Auslöser)
  - Meningitis

Bei Immunsuppression sind schwere Verläufe von Adenovirusinfektionen beobachtet worden.

Klinik: Hauptmanifestationsorte für Adenovirusinfektionen sind:

- **Atemwege** mit Tonsillitis, Pharyngitis, Bronchitis, Pneumonie, Pertussissyndrom
- **Auge** mit Konjunktivitis und Keratokonjunktivitis
- **Urogenitalbereich** mit Zystitis und Genitalulzera
- Weiterhin können Säuglingsenteritis und Meningitis auftreten

Bei Immunsuppression sind schwere Verläufe beobachtet worden.

Diagnostik: Die Virusanzüchtung in Zellkulturen hat besondere Bedeutung bei Erkrankung der Atemwege und des Auges. Bei Enteritiden lassen sich Adenoviren elektronenmikroskopisch als Erreger nachweisen. Schnelltests, die Adenoviren im Untersuchungsmaterial nachweisen, beruhen auf Agglutinationsreaktionen, RIA und ELISA. Serologische Untersuchungen sind in der Regel nur bei Kindern sinnvoll, da Erwachsene meist kreuzreaktive Antikörper gegen verschiedene Serotypen aufweisen und die Untersuchungsergebnisse meist schwer interpretierbar sind.

Diagnostik: Der Virusdirektnachweis im Untersuchungsmaterial mit entsprechend markierten Antikörperpräparationen ist die Regel, Die Virusanzucht ist komplizierter, serologische Untersuchungen sind meist schwer interpretierbar.

Therapie: Eine antibiotische Therapie, vor allem bei Augeninfektionen indiziert, dient der Unterdrückung bakterieller Superinfektionen. Bei gesicherter Diagnose kann am Auge auch der Einsatz von Kortikosteroiden sinnvoll sein.

Therapie: Verhinderung von bakteriellen Superinfektionen durch Antibiose ist sinnvoll.

Prophylaxe: Ausschließlich die schon erwähnten speziellen hygienischen Präventionsmaßnahmen können Adenovirusinfektionen verhindern. Ein in den USA entwickelter Impfstoff, der in Deutschland nicht zugelassen ist, wird wegen der großen Anzahl der Serotypen für breite Bevölkerungskreise keine Bedeutung haben.

Prophylaxe: In Deutschland existiert kein Impfstoff gegen Adenovirusinfektionen. Ein Schutz ist nur durch Hygienemaßnahmen gewährleistet.

2.2.6 Poxviridae

Klassifikation: s. Tab. **C-2.45** und Tab. **C-2.46**.

2.2.6 Poxviridae

Klassifikation: Poxviren (pox, engl. = Blattern, Pocken) sind die größten Viren, die wir kennen (Tab. **C-2.45** und Tab. **C-2.46**). Die Familie Poxviridae zerfällt in die Subfamilien Entomopoxvirinae und Chordopoxvirinae. Nur in letzterer finden sich humanpathogene Spezies. Aus diesem Grund ist in Tab. **C-2.46** nur von ihr die Rede.

C-2.45

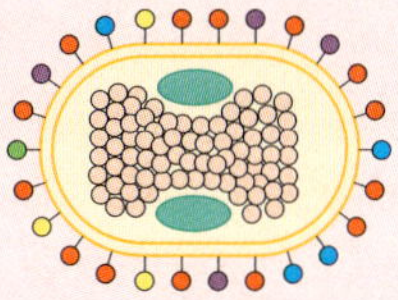

C-2.45 Klassifikation der Poxviridae

▪ Nukleinsäure	lineare dsDNA (130–375 Kb)
▪ Kapsidtyp	bikonkav oder zylindrisch
▪ Virusgröße	170–450 nm
▪ Hülle	ja

C-2.46

C-2.46 Humanpathogene Gattungen und Arten der Poxviridae

Gattung	*Art*	*Primärwirt*
Orthopoxvirus	▪ Variolavirus	Mensch
	▪ Vacciniavirus	Mensch
	▪ Kuhpockenvirus	Kleinnager, evtl. Rind
	▪ Affenpockenvirus	Affen
Parapoxvirus	▪ Melkerknotenvirus	Rind
	▪ Orfvirus	Schafe
Yatapoxvirus	▪ Tanapockenvirus	wahrscheinlich Affen
Molluscipoxvirus	▪ Molluscum-contagiosum-Virus	Mensch

Weiterhin existieren etliche Spezies der Gattungen Ortho-, Para-, Avi-, Capri-, Leporie- und Suipoxvirus, die von veterinärmedizinischer Bedeutung sind.

Orthopoxvirus

Variolavirus

Bedeutung: Das Variolavirus war der **Erreger der menschlichen Pocken**. Einziges Erregerreservoir war der pockenkranke Mensch. Seit 1980 ist die Welt pockenfrei.

Orthopoxvirus

Variolavirus

Bedeutung: Das Variolavirus war der **Erreger der menschlichen Pocken** (Blattern). Einziges Erregerreservoir war der pockenkranke Mensch. In Deutschland wurde 1972 zum letzten Mal eine eingeschleppte Pockenerkrankung gemeldet. Im Oktober 1977 erkrankte in Somalia Ali Maow Maalin als letzter Mensch natürlicherweise an Pocken. Das von der WHO 1967 gestartete Ausrottungsprogramm wurde am 8. Mai 1980 für erfolgreich beendet erklärt. Aus historischen, wissenschaftlichen und epidemiologischen Gründen soll im Rahmen diese Buches dennoch auf die Besprechung des Variolavirus nicht verzichtet werden. Insbesondere die Tatsache, dass 1997 in Zaire eine begrenzte, von Affenpockenvirus verursachte Epidemie im Menschen auftrat, die sich von vorangegangenen Episoden deutlich im Hinblick auf Verbreitung, Ablauf und Übertragung unterschied, gab Anlass zu Diskussionen, ob Mitglieder der Familie Poxviridae über diesen zoonotischen Weg wieder in die menschliche Population eintreten könnten.

Epidemiologie: Infektionen mit dem Pockenvirus traten weltweit auf. Entgegen früherer Annahmen breitete sich das Virus eher langsam und nicht explosionsartig auf dem aerogenen Weg aus. Die Übertragungsrate schwankte zwischen 96 % bei ungeimpften und 4 % bei immunen Personen. Die Eradikation der Erkrankung

Epidemiologie: Erkrankungen durch Variola major traten weltweit auf. Bis in die 50er Jahre dieses Jahrhunderts wurden in weiten Gebieten Südamerikas, Afrikas und Asiens noch jährlich über 5 Pockenfälle pro 100 000 Menschen der WHO gemeldet. Im Gegensatz zu der lange verbreiteten Annahme, Pockenvirus sei ein hochkontagiöses Agens, welches sich bei Eintritt in eine nichtimmune Population explosionsartig ausbreitet, haben sorgfältige epidemiologische Studien gezeigt, dass das Virus eher langsam übertragen wurde. Bis zu 80 Tage konnten in einer kleinen Gruppe von 15 Menschen zwischen erstem

und letztem klinischen Fall beobachtet werden. Auch die Übertragungsraten schwankten je nach Zustand des Infizierten und der Kontaktpersonen erheblich. Kam es in bestimmten Gebieten Pakistans bei 96 % der ungeimpften Haushaltskontakte zu klinisch manifesten Übertragungen, konnten auch sehr niedrige Übertragungsraten von nur 4 % beobachtet werden, wenn sowohl infizierte Personen als auch Haushaltsmitglieder geimpft waren. In Westeuropa wiesen die letzten Erkrankungen durch Importinfektionen in den 60er und 70er Jahren eine deutliche saisonale Verteilung mit Häufung in den Monaten Dezember bis Mai auf. Das größte Risiko trugen dabei Beschäftigte im Gesundheitswesen, die mit der Pflege des Infizierten betreut waren. Da das Virus während des sichtbaren Exanthems regelmäßig auch ein Enanthem im Mund- und Rachenbereich ausbildete, waren **Speicheltröpfchen das häufigste Übertragungsmedium**. Daher traten Erkrankungen nach körperlichem Kontakt mit Infizierten, nach Eindringen von viruskontaminierten Aerosolen in den Respirationstrakt und durch viruskontaminierte Bettwäsche von Patienten auf.

gelang durch eine konsequent durchgeführte Impfkampagne.

Pathogenese: Die Pathogenese der Pockenvirusinfektion konnte nur durch vergleichende Studien in Tiermodellen verstanden werden. Nach Eintritt in den Respirationstrakt und möglicherweise wenigen initialen Replikationsrunden in der Mukosa dringt das Virus in das unterliegende Gewebe vor und wird von Makrophagen in den nächsten regionalen Lymphknoten transportiert. Hier findet eine intensive Replikation statt, und in einer ersten virämischen Phase infiziert das Virus Zellen des organresidenten Makrophagen-/Phagozyten-Systems in Milz, Lymphknoten, Knochenmark, Leber und Lunge. In diesen 10–12 Tagen der Inkubation ist der Patient nicht infektiös, doch nach Freisetzung von Viruspartikeln aus sterbenden Zielzellen siedelt sich das Virus in einer zweiten Virämie in der Haut und den Schleimhäuten des Oropharynx und der Lunge an. Nach Vasodilatation, Anschwellen der Endothelien und vermehrter perivaskulärer Ansammlung von Monozyten dringt das Virus in die Epidermis vor. Die infizierten epidermalen Zellen zeigen ballonartige Veränderungen und Einschlusskörperchen, und ihre Degeneration führt schließlich zu dem charakteristischen Exanthem, welches von einem Enanthem im Oropharynx begleitet wird. Zu diesem Zeitpunkt ist das Patient kontagiös.

Pathogenese: Nach Eintritt in den Körper breitete sich das Virus zunächst in die Makrophagen der lymphatischen Organe, der Leber und der Lunge aus. Nach Replikation in diesen Zellen wurden im Zuge einer weiteren Virämie Zellen der Haut und der Schleimhäute von Oropharynx und Lunge befallen. Die Degeneration der infizierten Zielzellen äußerte sich schließlich in dem typischen Exanthem und in einem Enanthem der Mundschleimhäute.

Klinik: Nach einer Inkubationszeit von 1–2 Wochen kam es zum klassischen Krankheitsbild: Aus völligem Wohlbefinden entwickelte sich ein schweres Krankheitsgefühl mit Kopf- und Gliederschmerzen, Temperaturanstieg bis 40 °C und katarrhalischen Symptomen. Zwischen dem 6. und 10. Krankheitstag setzte das Eruptionsstadium ein, bei dem ein Exanthem aufschießt, das sich wie folgt entwickelte: Macula – Papula – Vesicula – Pustula – Crusta. Im Gegensatz zu den Windpocken zeigten die Effloreszenzen alle das gleiche Stadium (Abb. **C-2.26**). Mit dem Abfall der Krusten nach 1–3 Wochen begann das Rekonvaleszenzstadium, Ansteckungsgefahr bestand 2 Tage vor dem Eruptionsstadium bis zum Abfall der infektiösen Krusten. Als Krankheitsfolgen konnten Narben verbleiben, die sich vor allem im Gesicht manifestierten.
Man unterscheidet drei Verlaufsformen der Pocken:

- **Variola major**, klassische Pocken, wie beschrieben. Etwa ein Viertel bis ein Drittel aller Neuerkrankten verstarb an der Infektion.
- **Variola mitigata** oder **Variolois**, eine abgeschwächte Form, die infolge von Teil- oder Restimmunität in ca. 5 % der Fälle beobachtet wurde. Die Variolois zeigte ein „buntes Bild“ der Effloreszenzen, was zur Folge hatte, das immer eine Abklärung der Diagnose Windpocken/echte Pocken erfolgen musste.
- **Variola minor** wurde vom **Alastrimvirus**, einer Subspezies des Variolavirus, verursacht. Die Krankheit verlief sehr viel milder und kürzer. Das Exanthem war nur schwach ausgeprägt und die Letalität mit etwa 1 % geringer.

Klinik: Klassisch ist der Beginn aus völligem Wohlbefinden mit schwerem Krankheitsgefühl und dem Aufschießen eines Exanthems nach dem 6. Krankheitstag (Eruptionsstadium). Typisch ist das gleiche Stadium der Effloreszenzen mit der Entwicklung: Macula – Papula – Vesicula – Pustula – Crusta.
Ansteckungsgefahr besteht 2 Tage vor dem Eruptionsstadium bis zum Abfall der Krusten.

Man unterscheidet drei Verlaufsformen der Pocken:

- **Variola major** (klassische Form)
- **Variolois** (infolge bestehender Teil- oder Restimmunität abgeschwächte Form)
- **Variola minor** (milde Verlaufsform, verursacht durch das Alastrimvirus)

C-2.26

C-2.26 Pocken

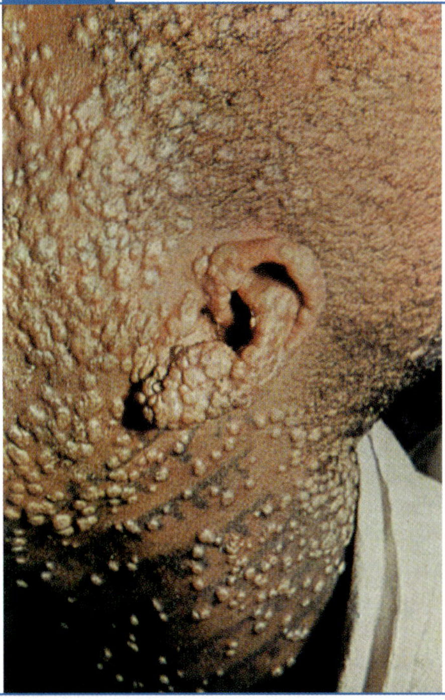

Vacciniavirus

Das Pockenimpfvirus ist für Menschen schwach pathogen. Durch generalisierte Streuung oder Verschleppung von der Impfstelle (Oberarm, z. B. durch Waschen oder Duschen), kam es zu Augeninfektionen, einem **Eczema vaccinatum** (vor allem bei Ekzematikern), einer **Vaccinata generalisata** (vor allem bei Immungeschwächten) oder der gefürchteten **postvakzinalen Enzephalitis**.

Vacciniavirus

1796 führte Edward Jenner die erste Pockenschutzimpfung durch (bereits im Altertum gab es in China, Afrika und der Türkei Versuche, die Pockenerkrankungen durch intrakutane „Immunisierungen" zu verhindern oder abzuschwächen). 1874 wurde die Pockenschutzimpfung in Deutschland Pflicht. Jedes Kind musste innerhalb der ersten 2 Lebensjahre und im 12. Lebensjahr geimpft werden. Genau 100 Jahre später – 1974 – wurde diese gesetzliche Zwangsimpfung aufgehoben. Die Impfung wurde mit einem Pockenvirus vorgenommen, das seit mehr als 100 Jahren in zahlreichen Kulturpassagen bei Mensch und Tier (besonders der Kuh) gezüchtet worden war und im Laufe der Zeit ein breites Wirkungsspektrum erworben hatte. Es besitzt die grundlegenden Eigenschaften des Variola- und des Kuhpockenvirus. Dieses Impf- oder Vacciniavirus ist für Menschen schwach pathogen. Durch generalisierte Streuung oder Verschleppung von der Impfstelle (Oberarm), z. B. durch Waschen oder Duschen, kam es zu Augeninfektionen, einem **Eczema vaccinatum** (vor allem bei Ekzematikern), einer **Vaccinata generalisata** (vor allem bei Immungeschwächten) oder der gefürchteten **postvakzinalen Enzephalitis**. Letztere war mit einer Letalität von 25–50 % behaftet (Abb. **C-2.27**).

C-2.27

C-2.27 Infektion durch Vacciniavirus

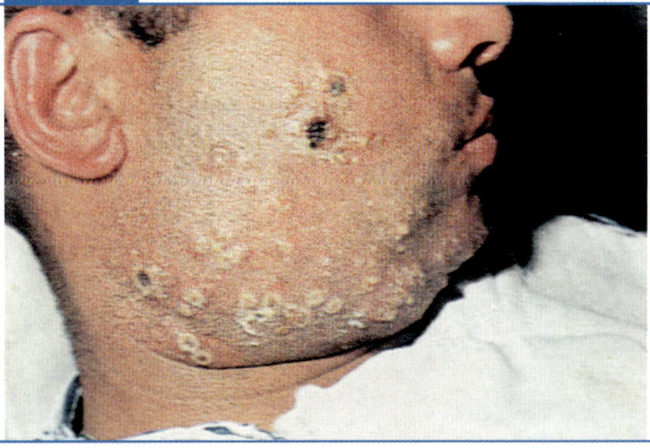

Kuhpockenvirus

Das Kuhpockenvirus ist nicht mit dem Vacciniavirus identisch, wie fälschlicherweise angenommen, obwohl es ähnliche Krankheitsbilder hervorrufen kann. Der primäre Wirt sind nicht Rinder, sondern vielmehr Kleinnager. In jüngster Zeit wurden Infektionen des Menschen durch Katzen beschrieben.

Kuhpockenvirus

In jüngster Zeit werden Infektionen des Menschen über Katzen beschrieben. Die möglichen Krankheitsbilder sind dem des Vacciniavirus ähnlich.

Parapoxvirus

Melkerknotenvirus

Dieses Virus kommt weltweit bei Rindern vor, wo es am Euter oberflächliche Infektionsherde bildet. Durch intensiven Kontakt kann bei Melkern eine Infektion beobachtet werden, die sich als gutartige, 4–8 Wochen andauernde Knotenbildung an den Händen manifestiert.

Parapoxvirus

Melkerknotenvirus

Verursacht gutartige, reversible Hauttumoren. Übertragung durch Rinder.

Orfvirus

Das weltweit vorkommende Virus befällt Lippen, Nüstern und Augen von Schafen und Ziegen. Beim Kontakt können beim Menschen ähnliche Symptome wie bei den Melkerknoten entstehen (Abb. **C-2.28**).

Orfvirus

Ähnliche Symptomatik wie beim Melkerknotenvirus, jedoch Übertragung durch Schafe und Ziegen.

C-2.28 **Orf: genabelter, zentralnekrotischer Knoten**

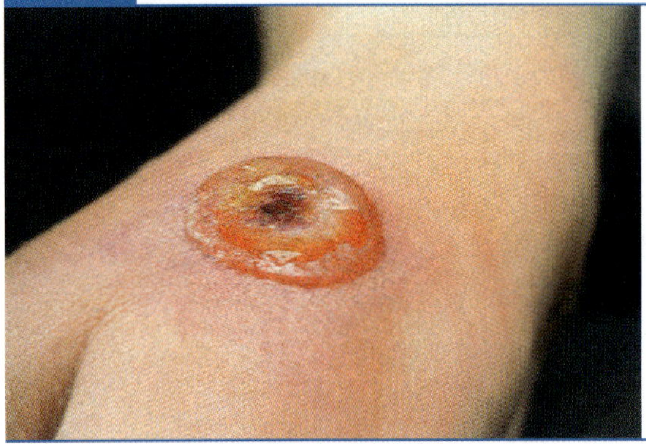

C-2.28

Yatapoxvirus

Tanapoxvirus

Das Tanapoxvirus wurde am Tanafluss (Name!) in Kenia 1957 erstmals beobachtet. Nach Verletzungen durch Affen, vielleicht auch durch Stechmücken sowie durch direkten Kontakt mit erkrankten Menschen, entsteht beim Menschen eine pockenähnliche Symptomatik. Die Erkrankung findet sich in Zentralafrika und Malaysia.

Yatapoxvirus

Tanapoxvirus

Von Affen auf den Menschen übertragene Pockenerkrankung, die bislang nur in Zentralafrika und Malaysia beobachtet wurde.

Molluscipoxvirus

Molluscum-contagiosum-Virus

Der weltweit vorkommende Erreger befällt vor allem Kinder und Jugendliche. Die Übertragung erfolgt direkt oder indirekt, z. B. in Hallenbädern. Nach einer Inkubationszeit von mehreren Wochen (2–20) entwickeln sich ca. 0,5 cm große, weißliche, eingedellte Papeln (**Dellwarzen**, Abb. **C-2.29**), aus denen sich bei Druck eine breiige Masse entleert. Die Effloreszenzen können am ganzen Körper auftreten, Fußsohlen und Handteller bleiben jedoch in der Regel frei. Therapeutisch werden die Papeln mit dem scharfen Löffel entfernt oder eröffnet und mit Silbernitrat oder Jodtinktur verätzt.

Molluscipoxvirus

Molluscum-contagiosum-Virus

Das Virus verursacht die so genannten **Dellwarzen** (Abb. **C-2.29**), Papeln, die mit einer breiigen Zellmasse gefüllt sind. Die Übertragung erfolgt direkt oder indirekt (z. B. im Hallenbad). Kinder und Jugendliche sind bevorzugt betroffen.

C-2.29

C-2.29 Dellwarzen (Mollusca contagiosa)

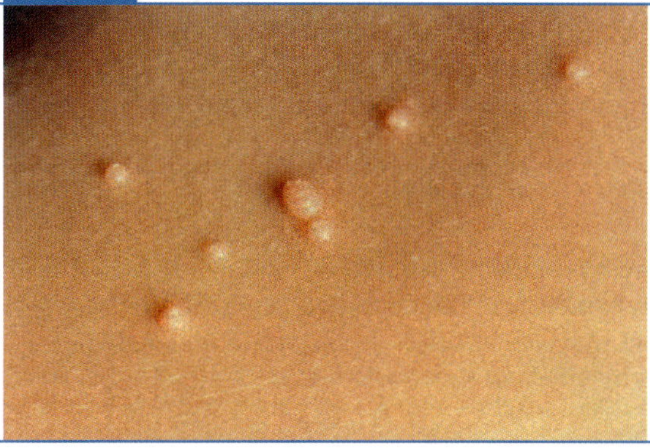

2.2.7 Hepadnaviridae

Klassifikation: s. Tab. C-2.47.

2.2.7 Hepadnaviridae

Klassifikation: s. Tab. **C-2.47**. In der Gattung Orthohepadnavirus findet sich das humanpathogene Hepatitis-B-Virus.

C-2.47

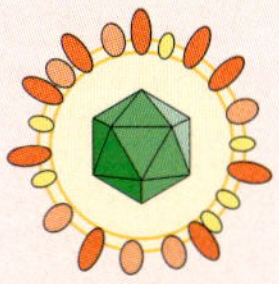

C-2.47 Klassifikation der Hepadnaviridae

▪ Nukleinsäure	dsDNA (teilweise Einzelstrang, zirkulär durch Basenpaarung an den Enden, 3,2 Kb als kompletter Doppelstrang)
▪ Kapsidform	Ikosaeder
▪ Virusgröße	100–200 nm
▪ Hülle	ja

Orthohepadnavirus
Hepatitis-B-Virus (HBV)

Bedeutung: Das Hepatitis-B-Virus verursacht **akute und chronische Hepatitiden** und trägt zur Entstehung **hepatozellulärer Karzinome** bei.

Epidemiologie: Der Mensch ist das einzige bekannte Reservoir für HBV. Das Virus ist in Blut, Sperma, Zervixsekret, Tränenflüssigkeit, Speichel und Muttermilch enthalten, wird aber überwiegend durch **Blut, Blutprodukte** und bei **Sexualverkehr** übertragen. Iatrogene Übertragungen sind überall dort möglich, wo ungenügende Aufbereitung ärztlicher Instrumente oder mangelhaft kontrollierte Blutkonserven zur Verwendung kommen.

Pathogenese: HBV kommt auf dem Blutwege in die Leber.

▶ Merke

Orthohepadnavirus

Hepatitis-B-Virus (HBV)

Bedeutung: Das Hepatitis-B-Virus verursacht **akute und chronische Hepatitiden** und trägt ursächlich zur Entstehung **hepatozellulärer Karzinome** bei. Mit weltweit etwa 350 Millionen chronisch HBV-infizierter Menschen stellt dieses Virus ein sehr bedeutendes humanpathogenes Agens dar.

Epidemiologie: Der Mensch ist das einzige bekannte Reservoir für HBV. Das Virus ist in Blut, Sperma, Zervixsekret, Tränenflüssigkeit, Speichel und Muttermilch enthalten, wird aber überwiegend durch **Blut, Blutprodukte** und bei **Sexualverkehr** übertragen. Iatrogene Übertragungen sind überall dort möglich, wo ungenügende Aufbereitung ärztlicher Instrumente oder mangelhaft kontrollierte Blutkonserven zur Verwendung kommen. Auch intravenöser Drogenabusus mit blutkontaminierten Injektionsnadeln trägt zur Verbreitung des Virus bei. Weitere Risikofaktoren sind Homosexualität mit häufig wechselnden Geschlechtspartnern und Prostitution. Während in den Industrienationen die Seropositivität für HBV bei lediglich etwa 5 % liegt, sind in bestimmten Gebieten Asiens und Afrikas bis zu 80 % der Menschen seropositiv. Die Infektion erfolgt hier sehr häufig perinatal durch chronisch infizierte Mütter.

Pathogenese: HBV kommt auf dem Blutwege in die Leber. Stärker noch als bei den anderen viral ausgelösten Hepatitiden bestimmt bei der Hepatitis B die antivirale Immunantwort das pathogenetische Geschehen.

▶ **Merke:** HBV selbst weist eine sehr geringe Zytopathogenität auf, aber die sehr heftige, durch zytotoxische $CD8^+$-T-Lymphozyten vermittelte Zytolyse infizierter Hepatozyten führt zu starken Gewebsschädigungen.

Sicherlich tragen auch die von T-Lymphozyten ausgeschütteten Zytokine wie etwa TNF-α zu den Nekrosen bei. Verschiedene extrahepatische Zellen können offensichtlich ebenfalls durch HBV infiziert werden. So ist das Virus in mononukleären Zellen des Blutes nachweisbar. Von besonderem Interesse ist der Befall des Knochenmarks, da es hierbei zu Störungen der Hämatopoese kommen kann.
Histopathologisch gleicht die HBV-induzierte Hepatitis den durch HAV (S. 186) verursachten Gewebeschädigungen. In der akuten Verlaufsform zeigen sich bei der Hepatitis B jedoch stärkere parenchymale Leberveränderungen und Entzündungsreaktionen als bei der Hepatitis A. Im Gegensatz dazu sind die periportalen Entzündungen bei der Hepatitis A ausgeprägter als bei der Hepatitis B. Die histopathologischen Bilder einer chronischen Hepatitis B werden folgendermaßen eingestuft und kombiniert: (a) minimale bis schwere entzündlich-nekrotische Reaktion mit (b) keiner bis schwerer Fibrose und Zirrhose.

Neben der direkten Zytolyse tragen auch toxische Zytokine wie TNF-α zu den Gewebeschädigung bei.

Klinik: Die Inkubationszeit beträgt 6 Wochen bis 6 Monate, inapparente oder subklinische Verläufe sind häufig. Man schätzt ca. 6 inapparente Fälle auf eine manifeste Erkrankung. Dem Ikterus (Abb. **C-2.30**) geht meist ein Prodromalstadium mit allgemeinem Krankheitsgefühl, Erbrechen und Übelkeit voraus. Die ikterische Phase währt 2–4 Wochen, das Genesungsstadium ebenfalls mehrere Wochen.

Klinik. Die Inkubationszeit beträgt 6–24 Wochen, inapparente oder subklinische Verläufe sind häufig. Dem Prodromalstadium folgen eine 2–4 Wochen dauernde ikterische Phase (Abb. **C-2.30**) und eine mehrere Wochen währende Genesungsphase.

▶ **Merke:** Als Faustregel gilt: Je jünger der Patient, desto leichter zwar der Krankheitsverlauf, aber desto höher die Chronifizierungsrate.

◀ **Merke**

Perinatale Infektionen verlaufen fast immer subklinisch, führen aber in 80–90 % zu einer chronischen Hepatitis B. Bezüglich des Krankheitsverlaufes bestehen die in Tab. **C-2.48** genannten Möglichkeiten.

Bezüglich des Krankheitsverlaufes bestehen die in Tab. **C-2.48** genannten Möglichkeiten.

C-2.30 Ikterus bei Hepatitis B

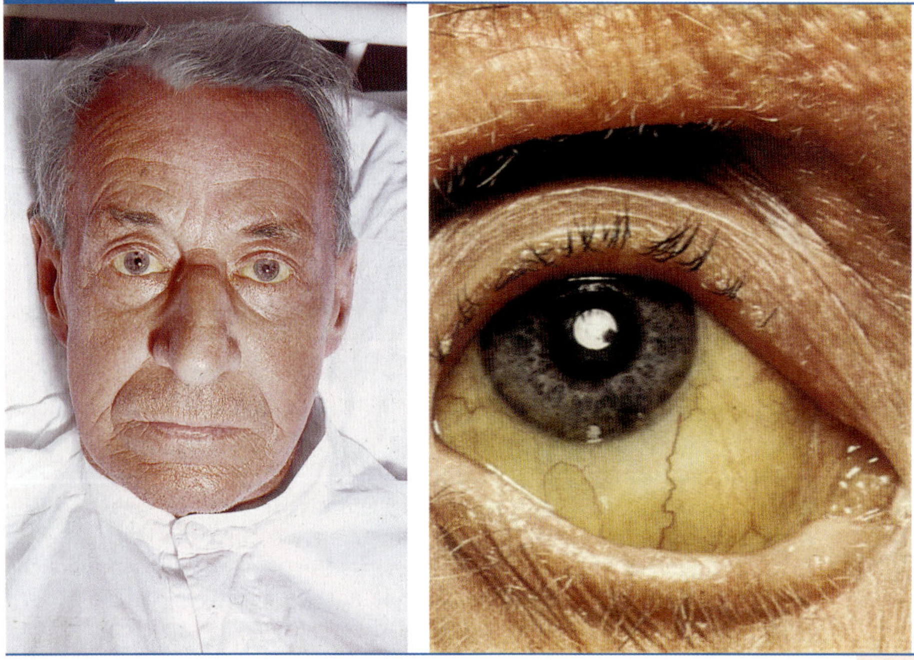

Ikterus bei Hepatitis B bei einem Patienten nach Bluttransfusionen; besonders an den Skleren gut erkennbar.

C-2.48

C-2.48 Mögliche Krankheitsverläufe einer Hepatitis B

Verlaufsform	*Folgen*
gutartig	▪ völlige Heilung und Elimination des Virus
bösartig	▪ hohe Letalität (0,5–1 % der Fälle)
chronisch (5–10 % der Fälle)	▪ gesunder Virusträger ohne klinische Symptome ▪ chronisch persistierende Hepatitis mit Virusvermehrung und geringen Leberschäden ▪ chronisch aggressive Hepatitis mit Virusvermehrung und schweren Leberschäden (Entwicklung einer Leberzirrhose). Auf dem Boden einer chronisch aggressiven Hepatitis kann sich ein primäres Leberkarzinom entwickeln.

Kinder von Müttern mit chronischem Trägerstatus oder akuter HBV-Infektion während der Schwangerschaft unterliegen einem hohen Infektionsrisiko bei der Geburt.

Hepatitis und Schwangerschaft: Kinder von Müttern mit chronischem Trägerstatus oder mit akuter HBV-Infektion unterliegen einem hohen Infektionsrisiko bei der Geburt. Es können dann beim Kind alle Hepatitis-B-Verlaufsformen auftreten. Fruchtschäden infolge einer mütterlichen Infektion sind bislang nicht beschrieben.

▶ Merke

▶ **Merke:** Wegen des hohen Risikos eines hepatozellulären Karzinoms bei chronischer Hepatitis B nach perinataler Übertragung empfiehlt sich die sofortige (innerhalb von 12 Stunden nach der Geburt) kombinierte aktive und passive Impfung aller Neugeborenen von HBs-Antigen-positiven Müttern.

Diagnostik: Eine Virusanzucht gelang nur in Speziallabors. Elektronenoptisch lassen sich HBV darstellen (sog. DANE-Partikel). Mittel der Wahl ist die **Serologie** (Tab. **C-2.49**).

Diagnostik: Eine Virusanzucht ist schwierig und gelang bislang nur in Speziallabors (Anzucht auf transfizierten Hepatomzellen). Elektronenoptisch lässt sich das HBV darstellen und wird dann auch als DANE-Partikel bezeichnet. Mittel der Wahl ist der **serologische Nachweis** verschiedener Virusantigene und der dagegen gebildeten Antikörper (Tab. **C-2.49**). Die virale Beladung eines Patienten kann mit Hilfe der PCR bestimmt werden.

C-2.49

C-2.49 Hepatitis-B-Nachweis serologisch durch Virusantigene und dagegen gebildete Antikörper

Bezeichnung	*Abkürzung*
▪ Hepatitis-B-Surface-Antigen	HBsAG („Australia-Antigen")
▪ Hepatitis-B-Core-Antigen	HBcAG
▪ Hepatitis-B-e-Antigen	HBeAG
▪ IgM- und IgG-Antikörper dagegen	Anti-HBs, Anti-HBc, Anti-HBe

Zum Auftreten der Hepatitismarker und deren diagnostischer Interpretation s. Abb. **C-2.31** und Tab. **C-2.50**.

Zur Überwachung der viralen Beladung wird die **PCR** eingesetzt.

Abb. **C-2.31** zeigt den zeitlichen Verlauf des Auftretens dieser Hepatitismarker während einer akuten Infektion. Tab. **C-2.50** gibt die Labordiagnose und Interpretation bei HBV-Infektionen wieder.
Zur Überwachung der viralen Beladung und als Hinweis für eine mögliche Infektiosität des Patienten bzw. der Kontamination einer Blutkonserve wird in zunehmendem Maße die **PCR** eingesetzt. Durch diese sehr empfindliche Methode kann z. B. im Blut einiger HBe-Antigen-negativer Patienten doch noch HBV-DNA und damit ein Infektionsrisiko nachgewiesen werden.

Therapie: Die Behandlung chronischer HBV-Infektionen mit hohen Dosen von Interferon-α ist nur in einem Viertel der Patienten erfolgreich. Erste klinische

Therapie: Die Behandlung chronischer HBV-Infektionen mit hohen Dosen von Interferon-α ist nur partiell erfolgreich. Nur etwa ein Viertel der Behandelten weist eine deutliche Reduktion der Viruslast auf, die mit einer Serokonversion zu Anti-HBe-Antikörpern einhergeht.

C-2.31 Zeitlicher Verlauf des Auftretens der Hepatitismarker

C-2.31

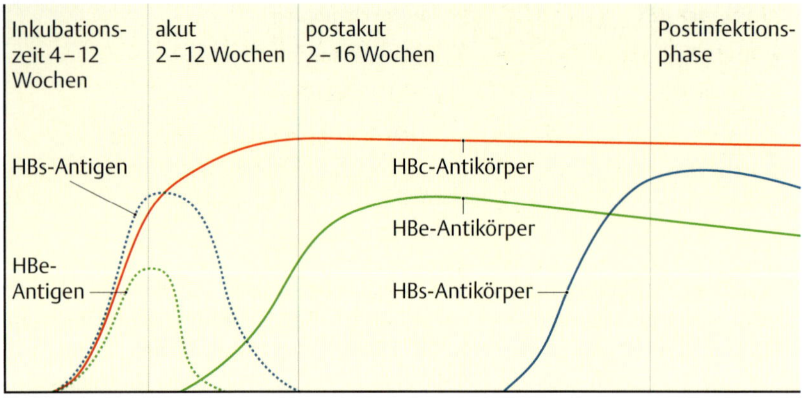

C-2.50 Labordiagnose und Interpretation bei HBV-Infektion

HBs-Ag	*HBe-AG*	*Anti-HBe*	*Anti-HBc-IgM*	*Anti-HBc-IgG*	*Anti-Hbs*	*Interpretation*	*Infektiosität (Blut)*
pos.	pos.	neg.	(pos.)	pos.	neg.	Inkubationszeit	hoch
pos.	pos.	neg.	pos.	pos.	neg.	Akute Hepatitis B	hoch
neg.	neg.	pos.	(pos.)	pos.	pos.	Rekonvaleszenz	keine
neg.	neg.	neg.	neg.	pos.	(pos.)	Zustand nach Schutzimpfung	keine
pos.	pos.	neg.	pos.	pos.	neg.	chronisch aktive Hepatitis	hoch
pos.	neg.	pos.	pos.	pos.	neg.	chronisch aktive Hepatitis	gering
pos.	neg.	(pos.)	neg.	pos.	neg.	persistierende Hepatitis	gering
pos.	neg.	neg.	neg.	pos.	neg.	HBs-Ag-Träger	sehr gering

Da das Hepatitis-B-Virus bei der Vermehrung seines DNA-Genoms von einer RNA-Kopie mithilfe der reversen Transkriptase (RT) DNA-Kopien schreibt, wurden die bei HIV-Infektionen erfolgreich verwendeten **RT-Hemmer** auch bei der Therapie der Hepatitis B eingesetzt. Erste klinische Resultate einer Therapie der chronischen Hepatitis B mit Lamivudin sind vielversprechend. So sinkt bei > 95 % der chronisch Infizierten die Viruslast um mehr als 95 % innerhalb eines Monats. Leider zeigen aber nur 10–30 % der behandelten Patienten nach einem Jahr eine Elimination des Virus mit HBe/Anti-HBe. Serokonversion und Langzeittherapie führen zur Bildung lamivudinresistenter HBV-Stämme. Möglicherweise wird zukünftig eine ähnliche komplexe Zusammenstellung von verschiedenen Virostatika wie bei der Infektion mit dem HIV den therapeutischen Erfolg weiter verbessern.

Resultate bei der Behandlung der chronischen Hepatitis B mit dem **Reverse-Transkriptase-Hemmer** Lamivudin sind vielversprechend.

Prophylaxe: Die strenge Kontrolle von Blutkonserven und Medikamenten, die aus Blutprodukten hergestellt werden, sowie der Gebrauch von Einmalspritzen und -kanülen hat die Rate an iatrogen übertragener Hepatitis B drastisch gesenkt. Subtile Desinfektions- und Sterilisationsmaßnahmen, z. B. im Bereich der Endoskopie, und eine gutfunktionierende Klinik- und Praxishygiene geben zusätzliche Sicherheit. Prinzipiell muss die Devise in Klinik, Praxis und Labor lauten: Jedes Blut, jeder Speichel, aber auch sonstige Körpersekrete sind potenziell infektiös. Der Einmalschutzhandschuh, der nicht steril zu sein braucht, ist deshalb ein unverzichtbares Utensil für jeden, der in medizinischen Bereichen tätig ist. Besteht die Gefahr einer sekrethaltigen Aerosolentwicklung (z. B. zahnärztlicher Bereich), sollte zusätzlich ein Gesichtsschutz getragen werden, um die Atemwege abzuschirmen.

Prophylaxe: Die strenge Kontrolle von Blutkonserven und Medikamenten, die aus Blutprodukten hergestellt werden, sowie der Gebrauch von Einmalspritzen und -kanülen hat die Rate an iatrogen übertragener Hepatitis B drastisch gesenkt. Sichere Desinfektions- und Sterilisationsmaßnahmen schützen den Patienten, Schutzhandschuhe und evtl. Atemmasken den Behandelnden.

C-2.51

C-2.51 Empfehlung zur Hepatitis-B-Auffrischimpfung

Antikörper IU/l	*Auffrischimpfung*
▪ 10–100	nach 3–6 Monaten
▪ 100–1 000	nach 12 Monaten
▪ 1 000–10 000	nach 3,5 Jahren
▪ > 10 000	nach 7 Jahren

Es existiert ein **Totimpfstoff**. Die Immunisierung erfolgt durch 3 Injektionen. Aus der Höhe des Antikörpertiters lässt sich ungefähr abschätzen, wann eine Auffrischung zu erfolgen hat. Ist der Titer sehr niedrig (< 10 IU/l), muss sofort eine 4. Impfung vorgenommen werden. Ansonsten gelten die in Tab. **C-2.51** aufgelisteten Empfehlungen.

Zur **aktiven Schutzimpfung** existiert ein **Totimpfstoff**, bei dem HBsAg verabreicht und eine entsprechende Antikörperbildung initiiert wird. Der Impfstoff, der ursprünglich aus Seren von HBsAg-Trägern gewonnen wurde, wird heute gentechnisch aus Hefezellkulturen hergestellt. Die Immunisierung erfolgt durch 3 Injektionen in den Musculus deltoideus im Abstand von 6 Wochen und 6 Monaten.

4 Wochen nach der letzten Impfung sollte eine serologische Untersuchung durchgeführt werden. Aus der Höhe des Antikörpertiters lässt sich ungefähr abschätzen, wann eine Auffrischimpfung zu erfolgen hat. Ist der Titer sehr niedrig (< 10 IU/l), muss sofort eine vierte Impfung vorgenommen werden. Tab. **C-2.51** gibt Empfehlungen zur Auffrischimpfung in Abhängigkeit vom Antikörpertiter.

Neben dem normalen Erwachsenenimpfstoff gibt es einen Kinderimpfstoff (für Kinder bis 10 Jahre) mit reduzierter Antigendosis und einen Spezialimpfstoff für Dialysepatienten mit erhöhtem Antigenanteil.

Die Hepatitis-B-Schutzimpfung wird für die in Tab. **C-2.52** aufgeführten Personengruppen und als Regelimpfung im Kindes- und Jugendalter empfohlen.

Die aktive Schutzimpfung wird von der Ständigen Impfkommission des Robert-Koch-Instituts für die in Tab. **C-2.52** aufgeführten Personengruppen und als Regelimpfung im Kindes- und Jugendalter empfohlen.

Die simultane Verabreichung von aktivem Impfstoff und HB-Immunglobulinpräparat zur **passiven Immunisierung** ist angezeigt bei:

- Infektionsverdacht bei ungeschützten Personen
- Neugeborenen HBsAg-positiver Mütter.

Für die **passive Immunisierung** stehen spezielle HB-Immunglobulinpräparate (HBIg) zur Verfügung. Diese sollten als Simultanimpfung (zusammen mit der aktiven Immunisierung) bei folgenden Indikationen verabreicht werden:

- ungeschützte Personen bei Verletzungen mit möglicherweise erregerhaltigen Gegenständen (z. B. Kanülen)
- Neugeborene HBsAg-positiver Mütter (in der Regel simultan mit der aktiven Impfung).

▶ Exkurs

▶ **Exkurs:** Selbstverständlich schützt ein Handschuh nicht vor Stichverletzungen. Deshalb: **Niemals die Kunststoffkappe wieder auf die gebrauchte Kanüle stecken**, dabei entstehen nachweislich die meisten Stichverletzungen mit kontaminierten Nadeln.

C-2.52

C-2.52 Personengruppen, für die eine aktive Hepatitis-B-Schutzimpfung empfohlen wird

- HB-gefährdetes medizinisches und zahnmedizinisches Personal; Pflegepersonal in psychiatrischen Einrichtungen und andere Personen mit Infektionsrisiko durch Blutkontakte mit möglicherweise infizierten Personen wie Ersthelfer, Polizisten u. a.
- Dialysepatienten, Patienten mit häufiger Übertragung von Blut oder Blutbestandteilen, vor ausgedehnten chirurgischen Eingriffen (z. B. Operationen unter Verwendung der Herz-Lungen-Maschine)
- Patienten in psychiatrischen Anstalten oder vergleichbaren Fürsorgeeinrichtungen für Zerebralgeschädigte oder Verhaltensgestörte
- Personen mit engem Kontakt mit HBsAg-positiven Personen (z. B. Sexualpartner)
- besondere Risikogruppen, wie z. B. Homosexuelle, Drogenabhängige, Prostituierte, länger einsitzende Strafgefangene
- Reisende in HB-Endemiegebiete bei engen Kontakten zur einheimischen Bevölkerung (Sextourismus)

Deltavirus

Hepatitis-D-Virus (HDV)

Bedeutung: HDV ist Auslöser von **akuten und chronischen Hepatitiden**.

▶ **Merke:** Zum vollständigen Replikationszyklus werden Strukturproteine des HBV benötigt, daher sind durch HDV verursachte Hepatitiden stets mit einer HBV-Infektion verbunden.

Epidemiologie: Hepatitis-D-Virus ist kein komplettes Virus. Dieses subvirale Partikel kann sich nur in Gegenwart eines anderen Hepadnavirus vermehren und ist daher natürlicherweise immer mit HBV vergesellschaftet. Der Grund dafür liegt in der Tatsache, dass das Genom von HDV kein eigenes Hüllprotein kodiert und für den kompletten Zusammenbau eines infektiösen HDV-Partikels das s-Antigen des HBV verwendet wird. HDV wird daher in analoger Weise zu HBV übertragen. Die Infektion kann simultan mit beiden Viren erfolgen, sich aber auch als HDV-Superinfektion auf eine bestehende HDV-Infektion aufpfropfen. Risikogruppen und geographische Regionen der HDV-Prävalenz decken sich mit denen der HBV-Verteilung. Dennoch gibt es bei HBs-Antigen-positiven Personen eine regional unterschiedliche Häufigkeit der Koinfektion mit HDV. Auffällig ist außerdem, dass HDV-Infektionen in den Hochrisikogruppen für HBV und HIV weniger verbreitet sind, ein Umstand, der gegen die häufige Übertragung durch Geschlechtsverkehr spricht.

Pathogenese: HDV repliziert ausschließlich in der Leber und verursacht die gleichen histopathologischen Schäden wie alle anderen Hepatitisviren auch. Entzündliche Nekrosen im Parenchym und/oder im Portalbereich weisen die typischen geschwollenen Hepatozyten auf. Schwere und Ausmaß dieser Veränderungen sind jedoch durch simultane Infektionen mit HBV oder Superinfektion bei chronischer Hepatitis B häufig dramatischer als bei anderen viral bedingten Hepatitiden. Je nach Infektionszeitpunkt mit HDV können in bioptischen Proben Anzeichen einer akuten Hepatitis (Simultaninfektion mit HBV), einer akuten und chronischen Hepatitis (Superinfektion bei chronischer HBV-Infektion) oder einer ausschließlich chronischen Hepatitis (persistierende HDV- und HBV-Infektion) gefunden werden. Im Gegensatz zu den anderen Hepatitisviren wird die immunpathogenetische Komponente der HDV-Infektion als etwas geringer eingeschätzt.

Klinik: Nach einer Inkubationszeit von 3–7 Wochen äußert sich die HDV-Infektion nach einer Phase unspezifischer Symptome wie Müdigkeit und Unwohlsein mit dem typischen Zeichen eines viral induzierten **Ikterus** und **erhöhten Transaminasen** im Blut. Die Simultaninfektion mit HBV führt häufiger als bei HBV allein zu einem fulminanten Verlauf mit einer deutlich erhöhten Mortalität. Superinfektionen bei bestehender chronischer Hepatitis B enden häufig auch in einer chronischen Hepatitis D, und in mehr als der Hälfte der chronischen HDV- und HBV-Hepatitiden entwickelt sich eine **Leberzirrhose**.

Diagnostik: Mit dem EIA kann die Antikörperantwort des Patienten gegen HDV erfasst werden. Allerdings lassen sich HDV-spezifische Antikörper ohne Differenzierung der Antikörperisotypen oft erst spät in der akuten Phase der Infektion und mit niedrigem Titer nachweisen. Besser zur Eingrenzung einer akuten HDV-Infektion eignen sich daher der Nachweis von HDV-spezifischen IgM-Antikörpern oder die Detektion des HD-Antigens bzw. der HDV-RNA im Blut.

Therapie: Zur Zeit gibt es keine zufriedenstellende Therapie einer HDV-Infektion. Zwar ist das Virus Interferon-α-sensitiv, doch zeigt die Behandlung chronischer HDV-Infektionen, ähnlich wie bei der Hepatitis B, nur mäßigen Erfolg.

Prophylaxe: Präventionsstrategien, die eine Exposition mit kontaminiertem Blut oder Blutprodukten vermeiden, und die Vakzinierung gegen Hepatitis-B-Virus werden auch die HDV-Infektion weiter zurückdrängen.

Deltavirus

Hepatitis-D-Virus (HDV)

Bedeutung: HDV ist Auslöser von **Hepatitiden**.

◀ **Merke**

Epidemiologie: HDV wird in analoger Weise zu HBV übertragen, da HDV das s-Hüllprotein des HBV als Baustein verwendet. Die Infektion kann simultan mit beiden Viren erfolgen, sich aber auch als HDV-Superinfektion auf eine bestehende HBV-Infektion aufpfropfen.

Pathogenese: HDV repliziert ausschließlich in der Leber und verursacht die gleichen histopathologischen Schäden wie andere Hepatitisviren auch. Schwere und Ausmaß dieser Veränderungen sind jedoch durch simultane Infektion mit HBV oder Superinfektion bei chronischer Hepatitis B häufig dramatischer als bei anderen viral bedingten Hepatitiden.

Klinik: Eine durch HDV verursachte Hepatitis äußert sich mit **Ikterus** und **erhöhten Transaminasen** im Blut. Fulminante Verläufe sind bei Simultaninfektion mit HBV häufiger als bei alleiniger HBV-Infektion. Superinfektionen führen nicht selten zu einer chronischen Hepatitis D mit einer hohen Rate an **Leberzirrhose**.

Diagnostik: Mit dem EIA kann die Antikörperantwort des Patienten gegen HDV erfasst werden. Akute Infektionen sind durch den Nachweis des HD-Antigens oder der viralen RNA im Blut nachzuweisen.

Therapie: Zur Zeit gibt es keine wirkungsvolle Therapie einer HDV-Infektion.

Prophylaxe: Das Vermeiden einer parenteralen Exposition mit Blut und die Vakzinierung gegen Hepatitis-B-Virus.

2.3 Virusoide, Viroide und Prionen

Virusoide, Viroide und Prionen sind Erreger, die nur teilweise oder gar nicht dem viralen Bauplan entsprechen. Sie sind übertragbar und lösen z. T. schwere Krankheiten aus.

2.3 Virusoide, Viroide und Prionen

Neben den bisher besprochenen konventionellen Viren gibt es noch eine Reihe von Erregern, die nur teilweise oder gar nicht dem typischen Bauplan eines Virus entsprechen. Da sie jedoch ebenfalls übertragbar sind, ähnliche Strukturelemente wie ein Virus aufweisen und zum Teil schwerwiegende Krankheiten auslösen können, sollen sie im Rahmen dieses Buches kurz besprochen werden.

2.3.1 Virusoide

Bei Virusoiden handelt es sich um kleine, mit Proteinen komplexierte RNA-Elemente, die zur Replikation fremde Polymerasen (virale oder zelluläre) benötigen. Unter den Virusoiden finden sich viele pflanzenpathogene Arten.

2.3.1 Virusoide

Virusoide sind kleine, zirkuläre RNA-Elemente, die mit ein oder zwei Proteinen komplexiert sind. Diese Proteine werden nicht von der eigenen Nukleinsäure kodiert, sondern stammen von einem Helfervirus. Die RNA wird vollständig im Zytoplasma entweder von zellulären Polymerasen oder Polymerasen eines Helfervirus vermehrt. Im Gegensatz zu tierischen Zellen kommen Virusoide sehr häufig in Pflanzenzellen vor und stellen bedeutende Pflanzenpathogene dar.

2.3.2 Viroide

Viroide sind zirkuläre RNA-Moleküle, die **nicht** mit Proteinen komplexiert sind. Sie stellen die kleinsten vermehrungsfähigen Nukleinsäuren dar. Wie bei den Virusoiden finden sich auch unter den Viroiden wichtige pflanzenpathogene Arten.

2.3.2 Viroide

Viroide sind kovalent geschlossene zirkuläre RNA-Moleküle, die mit **keinem** Protein komplexiert sind. Ihre Vermehrung wird von zellulären Polymerasen im Zellkern durchgeführt. Sie stellen die kleinsten vermehrungsfähigen Nukleinsäuren dar, und man geht heute davon aus, dass sie sich aus zellulären RNA-Molekülen entwickelt haben, die sich ein „origin of replication" (Startpunkt der Nukleinsäurereplikation) angeeignet haben. Wie bei den Virusoiden finden sich auch unter den Viroiden wichtige pflanzenpathogene Arten.

▶ Merke

▶ **Merke:** Obwohl im strengen Sinne das Hepatitis-D-Virus (siehe S. 261) weder die Definition eines Virusoids noch die eines Viroids erfüllt, zeigt es eindeutige Ähnlichkeiten mit diesen kleinsten replikationsfähigen RNA-Molekülen. HDV besitzt ein einzelsträngiges RNA-Genom, das mit zwei Proteinen komplexiert ist, die im Gegensatz zu einem wirklichen Virusoid in der eigenen RNA kodieren. Die Replikation seiner RNA ist wie bei einem Viroid nicht von einem Helfervirus, sondern von zellulären Polymerasen abhängig. Um sich zu einem infektiösen Partikel zu entwickeln, benötigt HDV außerdem beim Abknospen aus den infizierten Zellen das Hüllprotein des Hepatitis-B-Virus (HBs-Antigen). Nur in dieser Form kann HDV unter Nutzung des zellulären Rezeptors für HBV in neue Wirtszellen eindringen. HDV-Infektionen kommen daher **nur in Kombination mit HBV** vor. Daher kann HDV am besten als Satellitenvirus des HBV umschrieben werden.

2.3.3 Prionen

Prionen sind sehr wahrscheinlich das auslösende Agens von **transmissiblen spongioformen Enzephalopathien (TSE)**. Sie rufen im infizierten Wirt keine Immunantwort hervor, sind klein (10–15 nm), unempfindlich gegenüber herkömmlichen Desinfektionsverfahren und extrem widerstandsfähig gegenüber Hitze, UV- und γ-Bestrahlung. Bis heute konnte ihnen weder eine Nukleinsäure noch ein ihnen originäres Protein zugeordnet werden.

Nach der sog. **Prionhypothese** entstehen sie durch irreversible strukturelle Veränderung eines normalen zellulären Proteins (Prionprotein = PrP^{C}). Dieses pathologisch veränderte Protein ist in der Lage, die Umlagerung von anderen „gesunden" PrP-Molekülen in pathologisch verändertes PrP^{Sc} zu katalysieren.

2.3.3 Prionen

Im Menschen und etwas häufiger im Tier sind **übertragbare spongioforme Enzephalopathien (transmissible spongioform encephalopathy = TSE)** beschrieben, deren Erreger bis heute kontrovers diskutiert werden. Sie weisen für übertragbare Agenzien folgende einzigartige Eigenschaften auf:

- Sie sind sehr klein (10–15 nm).
- Sie rufen im infizierten Wirt keine Immunantwort hervor.
- Sie widerstehen allen herkömmlichen Desinfektionsverfahren.
- Sie sind extrem widerstandfähig gegenüber Hitze, UV- und γ-Bestrahlung.
- Bis heute konnte ihnen weder eine Nukleinsäure noch ein ihnen originäres Protein zugeordnet werden.

Insbesondere der letzte Punkt hat dazu geführt, dass heute die **Hypothese von den Prionen** (proteinaceous infectious particles) als Verursacher von TSE verbreitet akzeptiert ist. Dennoch muss betont werden, dass hierüber kein generelles Einverständnis besteht und die Existenz einer dem infektiösen Agens zugehörigen Nukleinsäure zur Zeit sehr kontrovers diskutiert wird.

Die Prionhypothese geht davon aus, dass die irreversible strukturelle Veränderung eines normalen zellulären Proteins (Prionprotein = PrP^{c}) dieses Protein in die Lage versetzt, die Umlagerung von „gesundem" PrP in pathologisch verändertes = PrP^{sc} zu katalysieren. Da PrP^{sc} resistent gegen Abbau durch Proteinasen ist und nicht mehr normal verstoffwechselt werden kann, wird es im Nervensystem in Form fibrillärer Ablagerungen sichtbar. In Konsequenz führt dieser Prozess zu einer **Degeneration von Nervenzellen**, die im Gewebe durch schwammartige Veränderungen auffällig wird und regelmäßig in wenigen Monaten zum Tod des befallenen Organismus führt. Klinisch äußert sich das Bild dieser **Enzephalopathie** in psychischen Auffälligkeiten, die in eine rasch progrediente Demenz übergehen, Ataxien und klinischen Muskelzuckungen.

Dieser Prozess führt zu einer **Degeneration von Nervenzellen**, die im Gewebe durch schwammartige Veränderungen auffällig wird und in wenigen Monaten zum Tod des befallenen Organismus führt. Klinisch äußert sich diese **Enzephalopathie** in psychischen Auffälligkeiten, die in eine rasch progrediente Demenz übergehen, Ataxien und klonischen Muskelzuckungen.

TSE bei Schafen: Bei Schafen ist die Klinik einer TSE schon seit 200 Jahren als **„Scrapie"** beschrieben, da sich diese Tiere in der klinisch overten Phase sehr intensiv an den Pfosten ihrer Zäune rieben und abstützten, möglicherweise als Ausdruck ihrer Ataxien. Bei Inokulation von Nervenzellgewebe bzw. gereinigtem PrP^{sc} aus Scrapieschafen kann die Erkrankung auf andere Schafe, aber auch über die Speziesgrenze hinweg auf Ziegen, Hamster und Mäuse übertragen werden. Außerdem wurde sie durch Verfütterung von kontaminiertem Fleisch auf Hauskatzen und verschiedene Zootiere (Großkatzen, Huftiere u. a.) übertragen. In Mäusen wurde schließlich die unzweifelhafte Beteiligung des PrP an der Erkrankung nachgewiesen. So genannte „Knockout"-Mäuse, bei denen das PrP molekularbiologisch zerstört wurde, können weder mit PrP^{sc} infiziert werden, noch produzieren sie selbst infektiöses PrP^{sc}. Transgene Mäuse, denen das PrP-Gen des Hamsters eingepflanzt wurde, können, im Gegensatz zu solchen Tieren, die ihr eigenes PrP exprimieren, durch infiziertes Hamstergewebe erkranken.

TSE bei Schafen: TSE ist seit 200 Jahren bei Schafen als **„Scrapies"** bekannt. Die Erkrankung kann auf andere Schafe, aber auch über die Speziesgrenze hinweg übertragen werden.

TSE bei Rindern: Die insbesondere unter britischen Rindern aufgetretene und immer noch präsente **„bovine spongioform encephalopathy" (BSE)** ist das Resultat der ungenügenden Inaktivierung eines TSE-Erregers in Tierkadavern, die in Britannien in großem Ausmaß zu Fleischmehl verarbeitet und zur Rindermast eingesetzt wurden. Die befallenen Tiere zeigen das typische klinische Bild einer TSE mit Ataxien und verändertem Verhalten. Histopathologisch finden sich post mortem die typischen Ablagerungen des PrP^{sc}. Mithilfe des Western Blots kann das pathologische Protein in Hirnmaterial gefunden werden. Der Höhepunkt der Epidemie lag 1992/93; durch das erlassene Verfütterungsverbot von Tiermehl sinken die Fallzahlen stetig ab. Der Erreger der BSE fiel vor allen Dingen durch seine Fähigkeit auf, die Speziesbarriere relativ leicht zu überwinden.

TSE bei Rindern: Die insbesondere unter britischen Rindern aufgetretene und immer noch präsente **„bovine spongioform encephalophathy" (BSE)** ist möglicherweise das Resultat einer ungenügenden Inaktivierung des Scrapie-Erregers in Schafkadavern, die in Britannien in großem Ausmaß zu Fleischmehl verarbeitet und zur Rindermast eingesetzt wurden. Der Erreger der BSE fiel vor allen Dingen durch seine Fähigkeit auf, die Speziesbarriere relativ leicht zu überwinden.

TSE beim Menschen: Auch bei einer menschlichen TSE, der **Creutzfeldt-Jakob-Krankheit (CJK)**, ist aus dem Nervengewebe ein kontagiöses Agens zu isolieren, welches die typische Erkrankung auf andere Lebewesen übertragen kann. Dies funktioniert besonders gut, wenn der Empfänger eine transgene Maus ist, der das menschliche PrP-Gen implantiert wurde. Die CJK wurde erstmals 1920 von den Neurologen Creutzfeldt und Jakob beschrieben. Spätere epidemiologische Untersuchungen haben ergeben, dass es sich um eine seltene Erkrankung handelt (0,5–1 Fall pro 1 Mio. Einwohner). Es werden spontane und familiär bedingte Fälle unterschieden.

Die letzteren werden autosomal dominant vererbt. Analysen des PrP-Gens haben in solchen Fällen stets Mutationen oder Insertionen gezeigt. Auch diese vererbten Erkrankungen führen zu einem PrP, welches kontagiös ist. Eine einfache Übertragung von Mensch zu Mensch scheint es bei der CJK nicht zu geben, doch haben iatrogene Inokulationen die prinzipielle Übertragbarkeit des Erregers unter Menschen aufgezeigt. Sowohl bei Hornhaut- und Duratransplantationen als auch bei Nutzung kontaminierter Elektroden für sterotaktische Eingriffe wurde CJK schon übertragen.

TSE beim Menschen: Bei einer menschlichen TSE, der **Creutzfeldt-Jakob-Krankheit (CJK)** ist aus dem Nervengewebe ein kontagiöses Agens zu isolieren, welches die typische Erkrankung auf andere Lebewesen übertragen kann. Es werden spontane und familiär bedingte CJK-Fälle unterschieden. Bei vererbbarer CJK finden sich im PrP-Gen Mutationen oder Deletionen.

Eine weitere Form der menschlichen TSE ist **„Kuru"**, die durch rituellen Kannibalismus oral übertragen wird.

Eine weitere Form der menschlichen TSE wurde unter dem Begriff **„Kuru"** bekannt. Hierbei handelt es sich um die orale Übertragung des Erregers durch Kannibalismus, wie er in Neuguinea üblich war. Ausgangspunkt war vermutlich ein sporadisch aufgetretener Fall von CJK. Da aus rituellen Gründen das Gehirn von Verstorbenen von den Frauen bestimmter Stämme Neuguineas verzehrt wurde, kam es zu eine Häufung von CJK-Fällen unter den weiblichen Mitgliedern der betroffenen Familien. Nachdem der Übertragungsweg identifiziert und der Kannibalismus unterbunden werden konnte, ist Kuru unter Kontrolle.

Zusammenhänge zwischen tierischen und menschlichen TSE-Formen

Aufgrund der speziesübergreifenden oralen Übertragbarkeit besteht die berechtige Sorge der Infektion des Menschen durch Nahrungsaufnahme.

Die Möglichkeit des TSE-Erregers, auf oralem Weg die Speziesgrenzen zu überwinden, hat zur berechtigten Sorge um seine Übertragbarkeit auf den Menschen durch Nahrungsaufnahme geführt.

Scrapie und CJK: Die direkte Übertragung durch den Verzehr von mit Scrapie kontaminiertem Schaffleisch ist sehr unwahrscheinlich.

Scrapie und CJK: Aufgrund der geringen Zahl der sporadisch auftretenden Fälle von CJK ist die direkte Übertragung durch Verzehr von mit Scrapie kontaminiertem Schaffleisch sehr unwahrscheinlich. Es gab Vermutungen, dass das gehäufte Auftreten von CJK in einer bestimmten Bevölkerungsgruppe Nordafrikas mit einem hohen Verzehr an Schaffleisch einhergeht. Molekulare Analysen zeigten jedoch, dass es sich dabei um eine familiär bedingte CJK-Erkrankung handelt, die sich durch die Mutation im Codon 200 des PrP-Gens auszeichnet. Dieselbe Mutation wurde außerdem bei hereditären CJK-Erkrankungen in Chile und einer großen, in den USA lebenden deutschen Familie gefunden.

BSE und CJK: Die Isolierung und Charakterisierung von PrP aus dem Gehirn **unüblicher CJK-Fälle** haben 1996 gezeigt, dass diese Erreger eher dem in Affen und Katzen übertragbaren BSE-Erreger ähneln als dem klassischen CJK-Erreger.

BSE und CJK: Nachdem die BSE als potenzielle Gefahrenquelle für den Menschen in das Zentrum des öffentlichen Interesses gerückt war, kam es in ganz Europa zur Intensivierung von Forschungs- und Überwachungsarbeiten auf dem Gebiet der TSE. Im März 1996 wurden in Großbritannien mehrere Fälle einer **unüblichen Verlaufsform der CJK** beschrieben. Auffällig war vor allen Dingen das sehr jugendliche Alter der Patienten, es lag mit einem Mittel von 28 Jahren deutlich unter dem der typischen CJK-Fälle (65 Jahre). Auch das klinische Bild war deutlich verschieden: ein protrahierter Verlauf (bis zu 2 Jahre), später Auftritt der Demenz und histopathologisch das typische Bild einer „Kuru"-TSE. Schließlich konnte im Western Blot gezeigt werden, dass das Proteinmuster des „neuen" CJK-Erregers sich von dem der klassischen CJK unterscheidet und mit dem Profil von BSE in Affen, Rind und Katze identisch ist.

▶ Merke

▶ **Merke:** Die Übertragbarkeit des BSE-Erregers auf den Menschen wird heute als gesichert angesehen.

Diagnose einer TSE

Die Diagnose TSE kann intra vitam nur bei Auftreten der typischen klinischen Symptome gestellt werden. Stützenden Charakter hat beim Menschen der Nachweis von zwei Proteinen im Liquor cerebrospinalis, der **neuronspezifischen Enolase** und des **p130**.

Bisher kann die Diagnose einer TSE intra vitam nur bei Auftreten der typischen klinischen Symptome gestellt werden. Stützenden Charakter hat beim Menschen der Nachweis von zwei Proteinen im Liquor cerebrospinalis, der **neuronspezifischen Enolase** und des **p130**. Nur beim Schaf konnte PrP^{sc} bisher in den Tonsillen auch in der klinischen Latenzphase entdeckt werden. Post mortem ist der Nachweis des PrP^{sc} mithilfe immunchemischer Methoden in Hirnmaterial möglich und gilt als pathognomonisch.

1 Allgemeine Bakteriologie

1.1 Struktur und Funktion der Bakterienzelle

Bakterien haben einen zellulären Aufbau (Abb. **D-1.1**).

1.1.1 Genetische Struktur und Organisation – Nukleoid (Kernäquivalent)

Bakterien besitzen ein **einziges, ringförmiges Chromosom** (Nukleoid). Die DNA enthält etwa 10^6 Basenpaare, d. h. ca. 1000 Gene. Im Gegensatz zu den menschlichen Genen sind Bakteriengene in der Regel **singulär**, d. h. bei einem Ausfall kann der Mangel nicht kompensiert werden.

▶ Exkurs

1 Allgemeine Bakteriologie

1.1 Struktur und Funktion der Bakterienzelle

Bakterien haben einen zellulären Aufbau (Abb. **D-1.1**). Im Vergleich zu den Zellen höherer Lebewesen sind Bakterienzellen jedoch einfacher strukturiert.

1.1.1 Genetische Struktur und Organisation – Nukleoid (Kernäquivalent)

Bei Bakterien ist die gesamte genetische Information auf einem **einzigen, ringförmigen Chromosom** (Nukleoid) in Form von doppelsträngiger DNA gespeichert. Im Vergleich zur menschlichen DNA gibt es einige Konstruktionsunterschiede. So ist z. B. das Dinukleotid C-G (Cytidin-Guanosin) in der bakteriellen DNA sehr viel häufiger vorhanden und die Methylierung von Cytosin im bakteriellen Genom fehlt völlig. Die Kette ist mit nur ca. 1 mm und etwa 10^6 Basenpaaren relativ kurz, dies entspricht ca. 1000 Genen. Im Vergleich dazu ist das menschliche Genom etwa 1 m lang und enthält 6×10^9 Basenpaare mit etwa 100 000–150 000 Genen. Während in dem großen menschlichen Genom einige Gene mehrfach (redundant) vorkommen, sind die bakteriellen Gene – bis auf Ausnahmen – **singulär**, d. h. bei Ausfall eines Gens kann dieser Mangel nicht kompensiert werden.

▶ **Exkurs:** Die B-Zellen des menschlichen Immunsystems können mit ihren TOLL-like-Rezeptoren (S. 68) bakterielle DNA-Bruchstücke mit mehrfach hintereinander erscheinenden CpG-Motiven (sog. CpG-Oligonukleotide, p = poly) binden, was zu einer Stimulation der Antikörperproduktion führt.

D-1.1 Aufbau einer Bakterienzelle

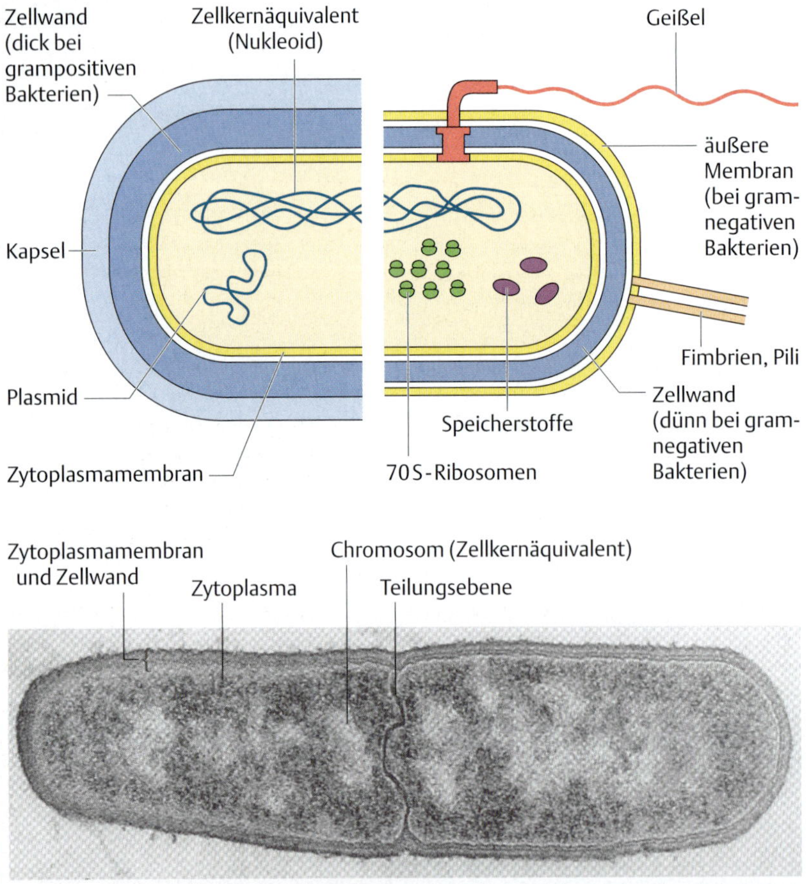

a Schematische Darstellung. Komplexe Strukturen sind am Aufbau beteiligt. Nicht immer sind alle hier aufgeführten Merkmale bei einem Bakterium vorhanden.
b Elektronenmikroskopische Aufnahme eines grampositiven Stäbchenbakteriums (Listeria monocytogenes), das sich gerade teilt.

Die bakterielle DNA liegt fast nackt, ohne Schutz von Histonen und ohne eine Kernmembran im Zytoplasma. Da also bei Bakterien nur ein Kernäquivalent und kein richtiger Zellkern existiert, bezeichnet man diese primitiven Lebewesen als **Prokaryonten**. Die DNA wäre in gestreckter Form erheblich zu lang für die kleine Bakterienzelle und muss somit kompakt verknäuelt werden. Diese energetisch ungünstige Maßnahme gelingt nur durch die enzymatische Aktivität der Gyrasen.

Das bakterielle Chromosom ist nicht geschützt durch Histone oder durch eine Kernmembran, daher bezeichnet man Bakterien als **Prokaryonten**.

▶ **Exkurs:** Die bakteriellen Gyrasen unterscheiden sich so stark von der Topoisomerase II der eukaryontischen Zelle, die dort die gleiche Aufgabe hat, dass sie selektiv gehemmt werden können (Gyrasehemmer als Antiinfektiva).

◀ **Exkurs**

Auch bei Bakterien kodieren Nukleotid-Triplets für je eine Aminosäure. Hierbei kodieren bei Eukaryonten und Prokaryonten vorwiegend dieselben Codons für die gleichen Aminosäuren, allerdings werden gelegentlich von den Bakterienzellen auch andere Codons als bei Eukaryonten bevorzugt verwendet.

Bakterien nutzen z. T. andere Codons als Eukaryonten.

Der Vorgang der Ablesung ist anders als bei eukaryonten Zellen: Während menschliche Zellen viele Introns besitzen, die eigentlich keine nutzbare genetische Information enthalten und nur die eigentlichen informationsenthaltenden Abschnitte (Exons) trennen, fehlen diese bei Bakterien. Ein Splicing der mRNA entfällt demnach. Typisch ist die Aufteilung von ca. 75 % des Genoms in **Funktionseinheiten**, d. h. **Operons** mit Promotorbereichen, Repressorsequenzen, Operatorabschnitten und Strukturgenen. Hierbei kann ein Promotor auch gleichzeitig für mehrere Gene verantwortlich sein, so dass eine polycistronische Ablesung erfolgt. Die Promotoraktivität wird gesteuert durch Einflüsse von Repressor- bzw. Operatoraktivitäten, die wiederum von außen (Temperatur, pH, Ionenstärke, Substratkonzentrationen) in Gang gesetzt werden. Genprodukte, z. B. Enzyme, können also durch Induktion oder Repression entstehen. Die entstandenen Proteine müssen z. T. später noch in die eigentlich aktiven Produkte zerlegt werden.

Auf der Bakterien-DNA gibt es keine Introns, sondern nur Exons. Der überwiegende Teil des Genoms ist in **Funktionseinheiten**, sog. **Operons**, gegliedert. Sie enthalten Regulator- und Strukturgene.

Die Gene, die für ribosomale RNA kodieren, liegen in mehrfacher Kopie vor, weil diese Information oft und rasch abgerufen wird. Die meisten Gene sind jedoch nur in einer Kopie vorhanden. Eine **Mutation** führt damit zu einem durchschlagenden Effekt, da eine Kompensation durch ein Allel von einem diploiden Chromosomensatz nicht möglich ist. Wenn auf einem Strang der DNA-Doppelhelix eine Veränderung des Leserasters auftritt, wird diese Störung sehr genau registriert, z. B. bei einer durch Strahlung oder chemische Mutagene ausgelösten Adduktbildung zwischen zwei benachbarten Nukleotiden. Das SOS-Repair-System wird aktiviert und schneidet den Defekt weit im Gesunden heraus. An dem erhaltenen komplementären Strang wird eine komplette Restauration erreicht und die Lücke wieder geschlossen. Dabei schleichen sich jedoch Webfehler ein („error prone repair mechanism"), so dass Mutationen zurückbleiben (s. auch S. 287).

Außer für ribosomale RNA liegt jede genetische Information nur ein einziges Mal vor. Eine **Mutation** in diesem Gen hat also immer eine phänotypische Konsequenz, da dieser Defekt nicht vom Allel kompensiert werden kann.

Zusätzlich zu den originären Genen können zusätzlich fremde Gene in das Chromosom inkorporiert werden:

- Ein **Transposon**, ein sog. springendes Gen, besitzt flankierende Nukleotidsequenzen, welche für die Integration ins Genom sorgen. Nach Annäherung zweier Bakterien und Zell-zu-Zell-Kontakt (**Konjugation**) wird das Transposon von einer Donorzelle auf eine Rezeptorzelle übertragen. Auf solchen Genabschnitten können z. B. Antibiotikaresistenzen kodiert sein. Wenn sich ein Transposon in ein chromosomales Gen inseriert, führt das zu einer Mutation.
- **Bakteriophagen** sind Viren, die sich speziell an eine Bakterienart oder sogar an eine bestimmte Gruppe innerhalb einer Art adaptiert haben. Nach Anheftung an die Bakterienzelle und deren Penetration wird die Phagen-DNA in die Zelle eingeschleust (**Transduktion**). Das weitere Geschehen ist abhängig von der Art des Phagen (Abb. **D-1.2**). Neben den eigentlichen viralen Gensequenzen können auch zusätzliche Gene auf dem Bakteriophagengenom lokalisiert sein. Diese tragen häufig Informationen für Toxine.

Zusätzlich können fremde Gene inkorporiert werden:

- **Transposons:** springende Gene, die sich ins Chromosom integrieren und durch Konjugation von einer Bakterienzelle auf eine andere übertragen werden. Sie tragen oft Resistenzmerkmale.
- **Bakteriophagen**, die Viren der Bakterien, können ihre DNA in das Bakteriengenom integrieren (Abb. **D-1.2**). Sie tragen oft Informationen für Toxine.

◎ D-1.2

◎ D-1.2 **Transduktion von Genabschnitten durch Bakteriophagen**

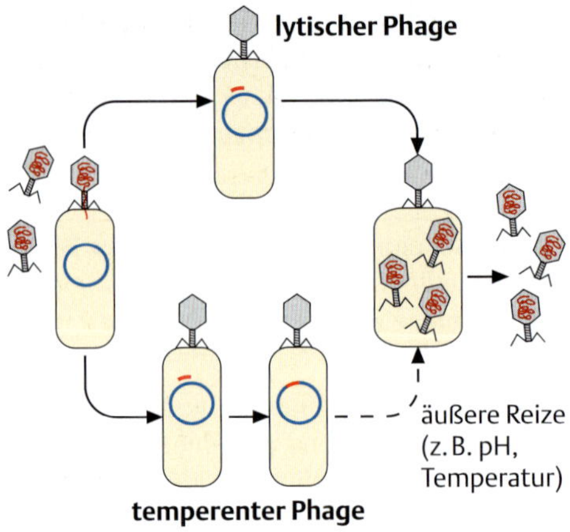

Die Bakteriophagen (Viren) binden mittels Liganden an hochspezifische Rezeptoren auf der Oberfläche von Bakterien. Danach kommt es zur Injektion der viralen DNA in die Bakterienzelle. Dies hat entweder eine massive Vermehrung der Viren mit Zerstörung der Wirtszelle zur Folge (**lytischer Phage**) oder die virale DNA integriert sich in das bakterielle Chromosom und verbleibt in Ruhe (**temperenter Phage**, **Prophage**), bis durch besondere Reize (z. B. pH, Temperatur) eine Replikation der Viren induziert wird. Auf diese Art erwirbt ein Bakterium zusätzliche genetische Information.

▶ Exkurs

▶ **Exkurs:** Erst die Infektion durch einen Bakteriophagen ermöglicht Staphylococcus aureus die Bildung von Fibrinolysin, Corynebacterium diphtheriae die des Diphtherietoxin und Streptococcus pyogenes die Produktion des erythrogenen Toxins (Scharlachtoxin).

Heute lassen sich gezielt DNA-Sequenzen mithilfe von Phagen auf ein Rezeptorbakterium übertragen.

- Bei der **Transformation** wird Fremd-DNA durch physikalische oder chemische Prozesse in das Bakterium eingebracht.

Durch genetische Manipulation können heute in die Bakteriophagen-DNA gezielt neue Gensequenzen integriert und diese Informationen so auf Bakterien transferiert werden.

- Die **Transformation** stellt ein künstliches Verfahren zum Einbringen fremder DNA in eine Bakterienzelle dar. Dabei wird gereinigte „nackte" DNA mithilfe von physikalischen oder chemischen Prozessen durch die Zellwand in die Bakterienzelle übertragen.

Plasmide (extrachromosomale Gene)

Plasmide sind ringförmige, extrachromosomale DNA-Ketten, deren genetische Information weitgehend unabhängig vom Chromosom exprimiert wird. Durch **Konjugation** (S. 267) können sie auf andere Bakterien übertragen werden. Sie tragen oft Gene für **Virulenz** oder **Antibiotikaresistenzen**.

Plasmide (extrachromosomale Gene)

Die Mehrzahl der Bakterien enthält zusätzlich zur chromosomalen DNA auch noch extrachromosomale Erbmaterialien (Plasmide). Manchmal kommen mehrere Kopien eines Plasmids vor, aber es können auch Plasmide unterschiedlicher Größe und Art nebeneinander auftreten. Die Expression der genetischen Information auf der Plasmid-DNA unterliegt nur bedingt der Regulation durch chromosomale Steuerung. Durch **Konjugation** (S. 267) kann Plasmid-DNA entweder nur innerhalb einer Bakterienart oder sogar über Speziesgrenzen hinaus übertragen werden. Wenn Plasmide die genetische Information für **Virulenzfaktoren** (Toxine, Fimbrien) oder für **Antibiotikaresistenzen** enthalten, können sich solche Eigenschaften auf diese Weise ausbreiten.

▶ Exkurs

▶ **Exkurs:** Besitzt zu Beginn einer Antibiotikum-Therapie eine Bakterienart eine plasmidkodierte Resistenz gegen dieses Antibiotikum, können im Therapieverlauf auch andere Bakterienarten im selben Wirt resistent werden. Da alle Keime, die ein solches Plasmid tragen, einen Selektionsvorteil haben, kann es auch bei häufiger Verwendung eines bestimmtes Antibiotikums – z. B. in einer Klinik – zu einer schnellen Ausbreitung eines resistenz-vermittelnden Plasmids kommen. **Hospitalkeime** besitzen oft solche plasmidkodierten Eigenschaften. Auch dort, wo ein Antibiotikum häufig in falscher Indikation bzw. in falscher Dosierung eingesetzt wird, treten resistente Stämme gehäuft auf.

1.1.2 Zytoplasma – Proteinsyntheseapparat

Das Zytoplasma einer Bakterienzelle enthält eine große Anzahl in Wasser gelöster nieder- und hochmolekularer Stoffe, RNA und etwa 20 000 Ribosomen, die für die Eiweiß- und Enzymproduktion verantwortlich sind.

Die **Ribosomen** von eu- bzw. prokaryotischen Zellen unterscheiden sich deutlich in ihrem Proteinaufbau. Im Vergleich zu den 80S (Svedberg-Einheiten) großen Ribosomen der menschlichen Zellen, sind die bakteriellen Ribosomen kleiner, nämlich nur **70S**. Auch die beiden Untereinheiten (30S und 50S) besitzen eine andere ribosomale RNA-Struktur und einen anderen Proteinaufbau (Abb. **D-1.3**). Ein weiterer wichtiger Unterschied zu den eukaryontischen Zellen besteht u. a. darin, dass bei Bakterien die Proteinsynthese durch die Ribosomen immer mit einem f-Methionin (fMet) startet.

1.1.2 Zytoplasma – Proteinsynthese-apparat

Bakterien haben **70S** große **Ribosomen**, die aus einer 30S- und einer 50S-Untereinheit bestehen (Abb. **D-1.3**). Im Gegensatz zu eukaryontischen Zellen startet in Bakterienzellen die ribosomale Proteinsynthese immer mit einem f-Methionin (fMet).

▶ **Exkurs:** Auf dem unterschiedlichen Aufbau eu- bzw. prokaryontischer Ribosomen basiert die selektive Wirkung einiger Antibiotika (z. B. Makrolide, Clindamycin, Chloramphenicol, Tetrazykline oder Aminoglykoside), die die Funktion bestimmter ribosomaler Proteine der Bakterienzelle hemmen, ohne jedoch die Proteinsynthese des Wirtes zu stören (Abb. **D-1.3**, Tab. **D-1.1**).

◀ **Exkurs**

D-1.1 An ribosomalen Untereinheiten ansetzende Antibiotika

Insertionsstelle	*Antibiotikum*	*Bemerkungen*
50S-Untereinheit	▪ Makrolide ▪ Clindamycin ▪ Chloramphenicol	durch gleiche Insertionsstellen keine additive bzw. synergistische Wirkung
	▪ Streptogramine	durch unterschiedliche Insertionsstellen synergistischer Effekt
30S-Untereinheit	▪ Tetrazykline ▪ Aminoglykoside	durch Ansetzen an der 30S-Untereinheit keine Konkurrenz zu anderen Antibiotika, untereinander allerdings antagonistische Wirkung

D-1.1

D-1.3 Aufbau der 70S-Ribosomen der Prokaryonten im Vergleich zu den 80S-Ribosomen der Eukaryonten

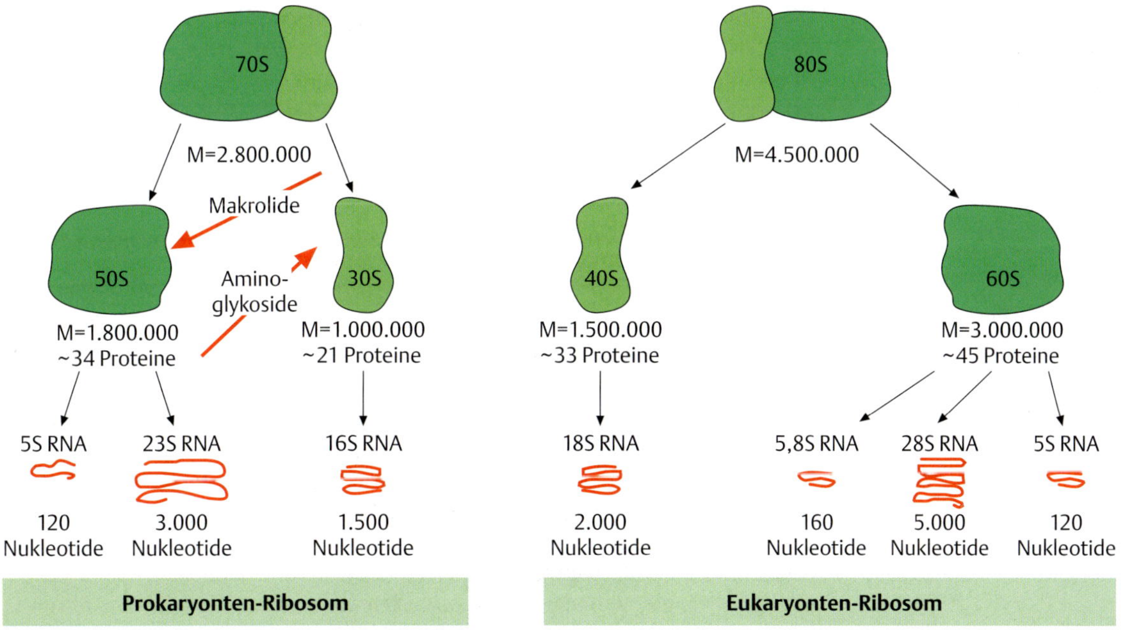

Gewisse Unterschiede in der Struktur der Ribosomen der pro- bzw. eukaryontischen Zellen sind der Grund für die selektive Wirkung mancher Antibiotika auf Bakterien, wenn diese präferenziell ein Target an den 70S-Ribosomen, nicht aber an den 80S-Ribosomen finden.

1.1.3 Zytoplasmatische Membran – Energieproduktionsapparat

Die Zytoplasmamembran der Bakterienzelle besteht aus einer **Phospholipiddoppelschicht**.

1.1.3 Zytoplasmatische Membran – Energieproduktionsapparat

Entsprechend einer biologischen Elementarmembran ist die Struktur der Zytoplasmamembran von Bakterien eine **Phospholipiddoppelschicht**.

▶ Merke

▶ **Merke:** Im Unterschied zur menschlichen Zelle enthält sie **kein Cholesterin**, sondern andere, verwandte Lipide (Tab. **D-1.2**).

Manche bakteriellen Toxine, z. B. Hämolysine, haben als Target Cholesterin und können somit die Membran eukaryotischer Zellen angreifen, während der bakterielle Produzent selbst nicht attackiert werden kann. Einige Fettsäuren bei Bakterien sind bezüglich Länge, Verzweigung und Doppelbindungen recht eigentümlich, so dass man ihr Vorkommen zur Charakterisierung einzelner Arten heranziehen kann.

D-1.2

D-1.2 Ungefähre Lipid-Zusammensetzung verschiedener Zellmembranen (in %)

	Leberzelle	*Erythrozyt*	*Mitochondrien*	*Sprosspilze*	*E. coli*
Cholesterin	17	23	3	0	0
Ergosterin	–	–	–	70	
Phosphatidyl-ethanolamin	7	18	35	–	70
Phosphatidylcholin	24	17	39	–	–
Sphingomyelin	19	18	–	–	–
andere	33	24	23	30	30

Die Zellmembran dient als **selektive Permeabilitätsbarriere**.

Die zytoplasmatische Membran ist entscheidend für den Erhalt der Zelle, da sie die Grenze nach außen darstellt (Barrierefunktion) und durch **selektive Permeabilität** die Stabilität des internen Milieus gewährleistet. Membranassoziierte Proteine gewähren und kontrollieren den Durchlass von Stoffen: Permeasen transportieren Nährstoffe selektiv von außen nach innen, Transferproteine ermöglichen die Sekretion von Proteinen aus der Zelle.

Sie ist außerdem verantwortlich für die **Produktion von Energie** mittels Enzymen der Atmungskette.

Neben der Barrierenfunktion erfüllt diese Membran bei Bakterien auch die Funktion der **Energieproduktion**, da sie Enzyme der Atmungskette enthält, welche ATP freisetzen. Die aerobe Respiration entspricht im Prinzip der Zellatmung von Eukaryonten, bei Anaerobiern findet man ein anderes Enzymsystem als bei Aerobiern (S. 287).

▶ Merke

▶ **Merke:** Bakterienzellen besitzen keine Mitochondrien.

Da Mitochondrien einen bakterienähnlichen Aufbau haben, sind sie wahrscheinlich atavistische Bakterien, die in Symbiose mit der Wirtszelle leben.

Die Mitochondrien der menschlichen Zellen haben einen ähnlichen Aufbau wie Bakterien mit einem autochthonen, ringförmigen DNA-Faden, mit 70S-Ribosomen und eben einer zytoplasmatischen Membran als Träger der Atmungskettenenzyme. Mitochondrien sind also wahrscheinlich atavistische Bakterien, die in Symbiose mit der Wirtszelle leben.

Enzymsysteme für die Synthese der Zellwand **(Transpeptidasen)** sind mit der Zytoplasmamembran assoziiert.

Mit der Zytoplasmamembran assoziiert sind auch andere Enzymsysteme, z. B. für die Synthese der Zellwand. **Transpeptidasen** nehmen hier die Vorstufen auf und schleppen sie während Wachstum und Vermehrung an den Ort der Neusynthese der Zellwand. Die Aktivität der Zellwandsynthese ist nicht gleichmäßig über die gesamte Membran verteilt, sondern fleckförmig dort am größten, wo die Trennung der beiden Bakterienzellen bei der binären Spaltung erfolgt, nämlich am Septum.

▶ **Exkurs:** Diese Transpeptidasen sind das Ziel für die **Betalaktamantibiotika.** Durch die Bindung an das Antibiotikum werden sie in ihrer Funktion gehemmt, was zur Störung des Zellwandaufbaus führt. Die Wand wird schwach, durchlässig und labil.

◀ **Exkurs**

Die Transpeptidasen werden deswegen auch **Penicillinbindeproteine** (**PBPs**) genannt. Jedes Bakterium hat mehrere verschiedene solcher PBPs, z. B. Neisserien 3, Kolibakterien 6, grampositive Bakterien zwischen 5 und 8. Von jedem PBP sind pro Bakterienzelle viele Moleküle präsent, mehrere Dutzend bis mehrere Tausend Kopien. Die Blockade einzelner PBPs führt zu jeweils unterschiedlichen Konsequenzen, da jedes eine etwas andere Funktion hat und nicht alle PBPs gleichermaßen essenziell sind. Wenn z. B. PBP 2 von Kolibakterien behindert wird, dann runden sich die Stäbchenbakterien ab und sehen aus wie Kokken, bei einer Hemmung von PBP 3 unterbleibt die Bildung von Septen, die Einzelzellen trennen sich nicht mehr und es entstehen filamentöse, mehrzellige Verbände.

Die Transpeptidasen werden auch als **Penicillinbindeproteine** (**PBPs**) bezeichnet.

1.1.4 Zellwand

Die meisten Bakterien schützen ihre Zelle durch eine strapazierfähige Zellwand (Abb. **D-1.4**), die nur getrennt durch einen mehr (gramnegativ) oder weniger (grampositiv) deutlichen **periplasmatischen Spalt** der Zytoplasmamembran aufliegt. Das Grundgerüst besteht aus **Peptidoglykan (Murein)**, das netzartig wie ein Korsett die Zelle umgibt (Sacculus) und sie stabilisiert (Abb. **D-1.5**). Die langen Polysaccharidketten (Glykane) werden durch Quervernetzung mittels kurzer Aminosäurestücke verfestigt. Einige dieser Aminosäuren, z. B. die meso-Diaminopimelinsäure, sind ganz charakteristisch und kommen bei Eukaryonten nicht vor. Diese Textur verleiht der Wand eine äußerst hohe Zerreißfestigkeit. In einer Bakterienzelle besteht ein Überdruck von bis zu 2 atü (wie in einem Autoreifen)! Daher lysiert die Zelle, wenn die Zellwand, z. B. durch Antibiotika, geschädigt wird. Wegen der starren Zellwand erübrigt sich auch ein inneres Zytoskelett, wie dies menschliche Zellen in Form von Aktinfilamenten besitzen.

1.1.4 Zellwand

Die meisten Bakterien besitzen eine Zellwand (Abb. **D-1.4**) aus einem Baustein, der sonst in der Natur nicht vorkommt, nämlich Peptidoglykan **(Murein)** (Abb. **D-1.5**).

▶ **Merke:** Bei grampositiven Bakterien liegen viele Mureinschichten übereinander, gramnegative Bakterien dagegen haben nur wenige Lagen (Abb. **D-1.6**).

◀ **Merke**

Je nach Dicke der Zellwand, also nach der Anzahl der Peptidoglykanschichten, lassen sich Bakterien mit der **Gram-Färbung** (siehe S. 27) in zwei Gruppen trennen:

Bei **grampositiven Bakterien** umfasst das Mureinnetz bis zu 40 Schichten, bei **gramnegativen Bakterien** ist es wesentlich dünner (Abb. **D-1.6**).

D-1.4 Bakterienzellwand

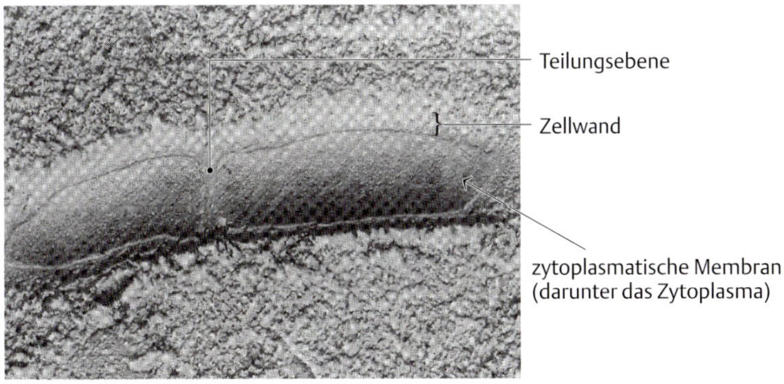

Auf dem elektronenmikroskopischen Bild ist nach Gefrierbruch die Wand teilweise abgebrochen, so dass die darunter liegende zytoplasmatische Membran frei wird.

D-1.5 Chemische Struktur des Peptidoglykans der Zellwand von Bakterien

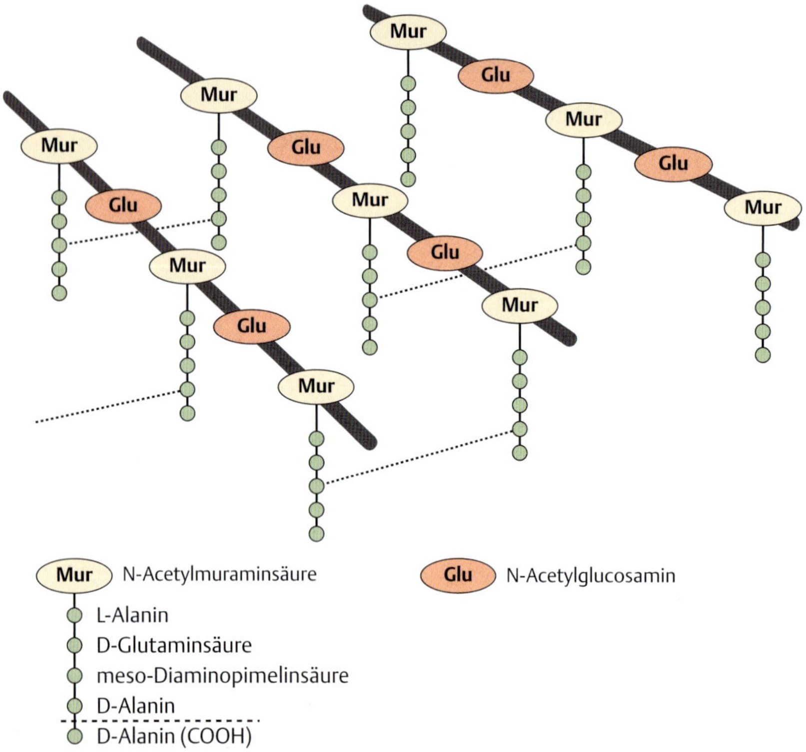

Das Peptidoglykan, das die Bakterienzelle wie ein Sack (Sacculus) umgibt, setzt sich aus zahlreichen, identischen Untereinheiten zusammen. Zunächst bilden sich lange Polysaccharidfäden aus repetitiven Teilstücken, und zwar N-Acetylmuraminsäure und N-Acetylglucosamin. Diese Stränge werden durch Quervernetzung der kurzen Peptidseitenketten an der N-Acetylmuraminsäure zu einem einzigen, netzförmigen Riesenmolekül verwebt.

- Bei **grampositiven Bakterien** kann das Peptidoglykannetz bis zu 40 Schichten dick sein (≙ 15–80 nm) und 30–70 % des Trockengewichts des Bakteriums ausmachen (Abb. **D-1.6a**).
- Dagegen ist das Peptidoglykan bei **gramnegativen Bakterien** nur 10–20 nm dick, was einen Anteil an der Trockenmasse von ca. 10 % entspricht (Abb. **D-1.6b**).

D-1.6 Struktur und Funktion der Bakterienzellwand

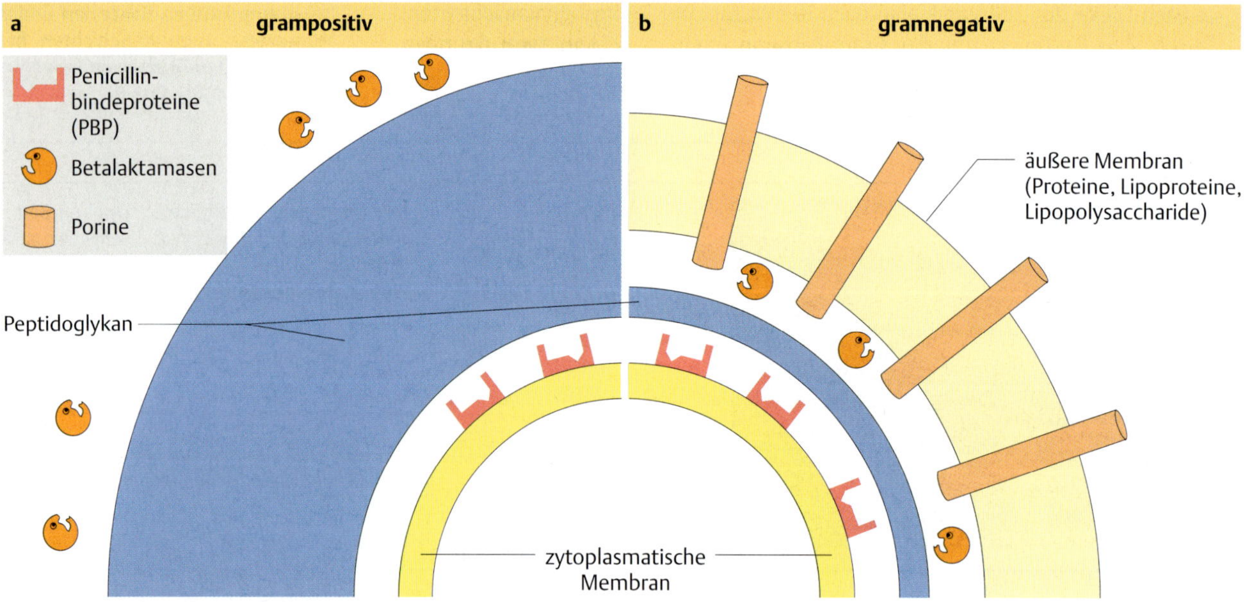

D-1.7 Aufbau der Bakterienzellwand

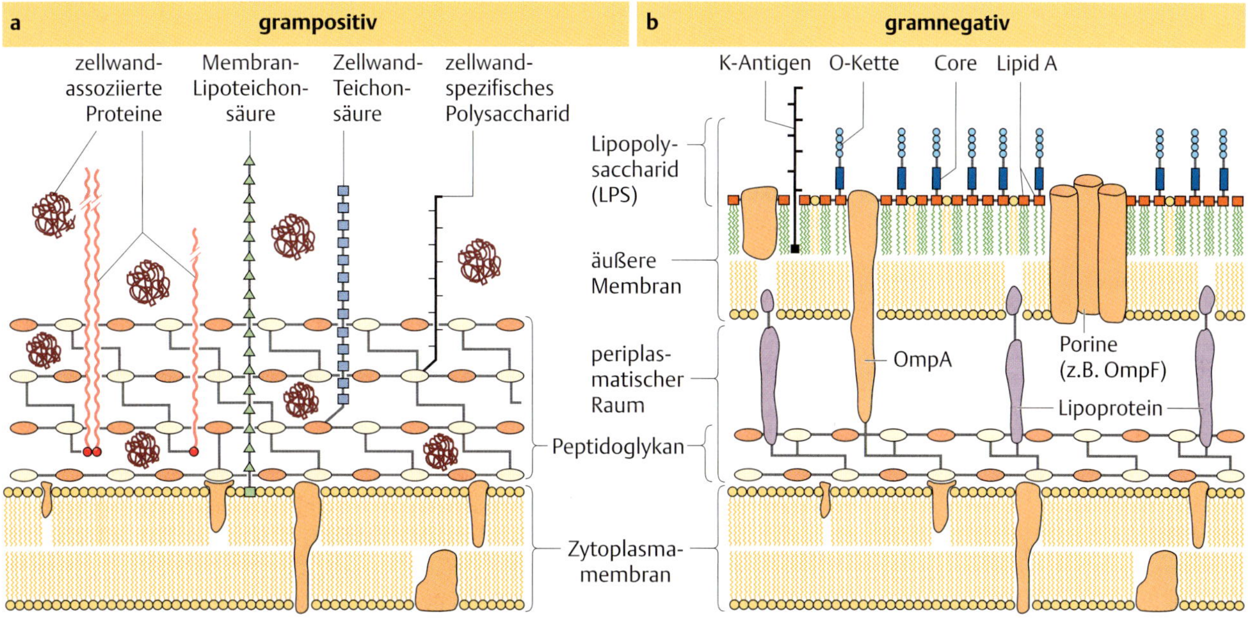

a Charakteristisch für **grampositive Bakterien** sind die dicke Peptidoglykanschicht, die mit dem Peptidoglykangerüst verknüpften Teichonsäuren und die mit ihrem Lipidanteil in der Zellmembran verankerten Lipoteichonsäuren. Die über das Peptidoglykan hinausragenden Proteine dienen der Interaktion mit der Umgebung und als Virulenzfaktoren. Polysaccharidketten können sich zu einer Kapsel verdichten.

b Kennzeichnend für **gramnegative Bakterien** sind die dünne Peptidoglykanschicht sowie die über Proteine damit verbundene äußere Membran. An deren Oberfläche befinden sich Lipopolysaccharide (LPS), die beim Zerfall des Bakteriums als Endotoxine (Pyrogene) wirken. Das äußere Ende des LPS ist das O-Antigen, das für die Typisierung von Bakterien herangezogen wird und für die Virulenz der Zellen ausschlaggebend ist.

Ein weiterer wichtiger Baustein der Zellwand von **grampositiven** Bakterien sind **Teichonsäuren**, die 20–30 % ausmachen. Dabei sind Glycerolstrukturen (3 C-Atome) bzw. Ribitol (5 C-Atome) über Phosphatbrücken zu langen Ketten verbunden, die kovalent mit dem Peptidoglykangerüst verknüpft sind. Manche grampositive Bakterien verwenden auch Teichuronsäuremoleküle. Durch Veresterung mit Lipiden entstehen **Lipoteichonsäuren**, die ebenfalls die Zellwand durchspannen. Ihr Lipidanteil verankert das lange Molekül in der Lipidschicht der Zytoplasmamembran (Abb. **D-1.7**). Diese Strukturen sind bei der Interaktion der Bakterienzelle mit den Wirtszellen, z. B. bei der Adhäsion der Bakterien an Epithelzellen, beteiligt.

Das Peptidoglykan wird bei grampositiven Bakterien durch **Teichonsäuren** und **Lipoteichonsäuren** verstärkt (Abb. **D-1.7**).

▶ **Exkurs:** Die Teichonsäuren und Lipoteichonsäuren rufen beim Menschen eine fieberhafte Reaktion hervor, sie stellen also ein **exogenes Pyrogen** dar. Darüber hinaus lösen sie in manchen Gewebszellen eine ganze Lawine von unterschiedlichen Zytokinen aus. Da diese Bestandteile sich bereits beim lebenden Erreger in gewissem Umfange aus dem Verband der Zellwand lösen und in den Überstand gelangen, stellen diese Bausteine einen **entscheidenden Reiz für eine entzündliche Reaktion** dar.

◀ **Exkurs**

Assoziiert mit der Zellwand können oberflächlich **Proteine** liegen, z. B. das M-Protein bei Streptococcus pyogenes, das Protein A bei Staphylococcus aureus oder das Protein p60 bei Listeria. Solche Proteine an der Oberfläche können zur Kontaktaufnahme mit der Umgebung dienen, wie z. B. das p60, oder diese auch verhindern, wie z. B. das M-Protein, das die Phagozytose durch Leukozyten hemmt. Das Protein A bindet Antikörper am Fc-Stück, verhindert somit die Reaktion mit dem Fab-Stück und stört folglich die Opsonisation, da die Antikörper tragenden Bakterien nicht mehr von den Fc-Rezeptoren der Phagozyten gebunden werden können.

Zusätzlich enthält die Zellwand noch **Proteine**, die für die Interaktion mit der Umgebung (z. B. Adhäsion) und als Virulenzfaktoren fungieren.

Die Zellwand ermöglicht den **Stoffaustausch**:

- von innen nach außen (z. B. Toxine, Enzyme),

Trotz der vielen Schichten ist diese schwammige, poröse Wand für Makromoleküle recht gut zu penetrieren:

- **Im Inneren der Zelle gebildete Stoffe** (z. B. Toxine, Enzyme) werden in großer Menge durchgeschleust. Grampositive Bakterien zeichnen sich dadurch aus, dass sie eine Vielzahl solcher **Exotoxine** bilden, die in großer Quantität im Überstand erscheinen. Auch die Menge an extrazellulären Betalaktamasen (Enzyme, die Betalaktamantibiotika abbauen) ist beträchtlich.

▶ **Exkurs**

▶ **Exkurs:** Immer nur Kochwäsche? Das grampositive Bakterium Bacillus subtilis produziert riesige Mengen von Peptidasen, die in den Überstand sezerniert werden. Solche Enzyme sorgen als Zusätze in den „bioaktiven" Waschmitteln dafür, dass auch Eiweißreste in kleine, wasserlösliche Stücke gespalten werden. Bei 30 °C und bei 60 °C sind solche Enzyme aktiv: Wenn man diese Waschmittel auf 90 °C erhitzt, werden auch diese bakteriellen Proteine denaturiert und dann ist nur noch der Seifen- und Detergenzienanteil wirksam, der eben nur Fettreste löst. Bleiben solche bakteriellen Proteine in der Wäsche zurück, können sie prinzipiell allergische Reaktionen auslösen.

- von außen nach innen (z. B. Penicillin G, Farbstoffe)

- **Stoffe, die von außen in die Bakterienzelle streben**, werden nur bedingt zurückgehalten. Beispielsweise dringt **Penicillin G** ohne Schwierigkeiten durch die Peptidoglykanschicht und gelangt ungehindert an die PBPs. Auch **Farbstoffe** gelangen relativ leicht in die Zelle, so z. B. das bei der Gramfärbung verwendete Gentianaviolett, das nach Vernetzung mit Jod bei grampositiven Zellen durch die dicke Peptidoglykanschicht zurückgehalten wird und durch Alkohol nicht mehr herausgelöst werden kann. Daher erscheinen grampositive Zellen im mikroskopischen Bild dunkelblau. Die dünne Peptidoglykanschicht der gramnegativen Bakterien ermöglicht dagegen die Farbstoffextraktion. Nach Gegenfärbung mit einem Fuchsinfarbstoff erscheinen gramnegative Zellen unter dem Mikroskop daher rot.

Da Bakterien kein inneres Skelett haben, brauchen sie ein Korsett von außen, die Zellwand. Sie verleiht dem Bakterium die typische Form (Abb. **D-1.8**)

- Kugel (Kokkus)
- Stäbchen
- Schraube

Die Zellwand bestimmt außerdem die **Form des Bakteriums** (Abb. **D-1.8**). Es können 3 Grundformen unterschieden werden:

- Ist der Sacculus kugelförmig, so erscheint die Zelle als **Kokkus**.
- Ist die Peptidoglykanschicht gestreckt, so erscheinen diese Bakterien als **Stäbchen**.
- Sind zusätzlich „Kurven" eingebaut, liegen **schraubenförmige Bakterien** vor.

D-1.8 Die verschiedenen Bakterienformen

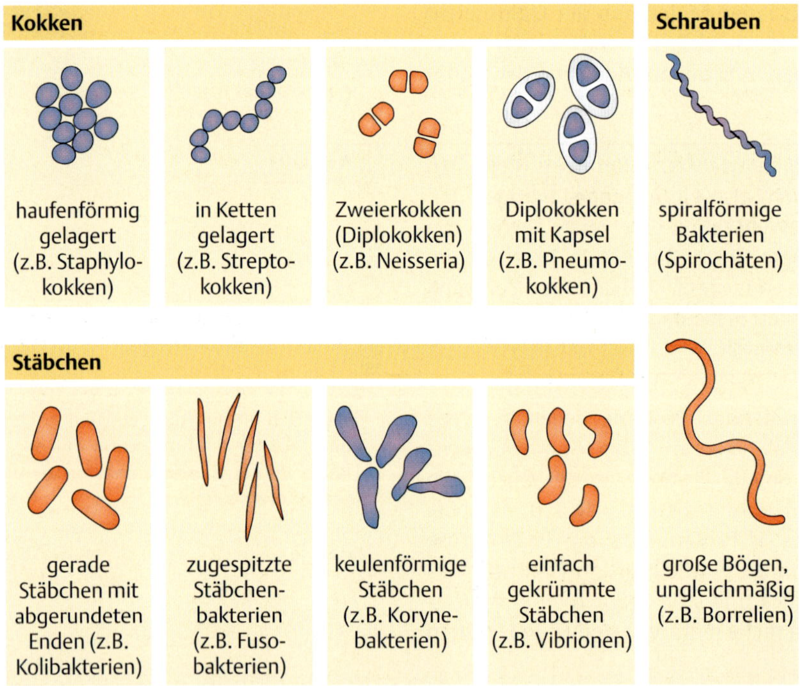

Die Art und Weise, wie das Riesenmolekül des Peptidoglykansacculus geformt ist, bedingt die Form der Bakterienzelle, nämlich kugelförmig, stäbchenförmig oder schraubenförmig. Innerhalb jeder Kategorie gibt es Formvariationen, z. B. dicke oder dünne Stäbchen, lange oder kurze Stäbchen mit runden Enden oder abgehackt oder z. B. Schrauben mit engen, gleichmäßigen Windungen oder mit groben, ungleichen Windungen.

1.1.5 Äußere Membran bei gramnegativen Bakterien

▶ **Merke:** Die dünne Zellwand der **gramnegativen** Bakterien wird komplettiert durch eine **äußere Membran**, eine Lipiddoppelschicht, die neben der Zellmembran eine weitere Barriere darstellt (s. Abb. **D-1.7**, S. 273).

Für im Zellinnern gebildete hydrophile Stoffe ist diese Lipidschicht unüberwindbar. So bleiben Betalaktamasen, andere Enzyme und Toxine im periplasmatischen Spalt zurück. Im Vergleich zu grampositiven Bakterien gelangen nur recht wenige Toxine nach außen (Exotoxine). Im Zuge der Expression von Proteinen durch gentechnisch veränderte Mikroorganismen ist deren mangelhafte Freisetzung gelegentlich ein Problem, da die synthetisierten Proteine im periplasmatischen Spalt bleiben.

Nur über bestimmte, **spezialisierte Proteinkanäle** (**Porine** oder auch **OMP** – outer membrane proteins – genannt), welche die Lipiddoppelschicht durchziehen, ist ein geregelter Stoffaustausch möglich. Unter äußeren Einflüssen, etwa pH-Wert, Ionenstärke und Ionenkonstellation, öffnen oder schließen sich die Porine. Aminopenicilline, noch besser Ureidopenicilline, und auch Cephalosporine und Peneme passieren in der Regel leicht, wogegen Penicillin G draußen bleibt. Bei Pseudomonas aeruginosa sind diese Porine eng und selbst für diese Betalaktamantibiotika schwierig zu passieren. Auch Nahrungsstoffe, z. B. komplexiertes Eisen, werden über Porine transportiert. Außerdem sind diese OMPs gute Antigene. So entwickelt jeder Erwachsene im Laufe seines Lebens entsprechende Antikörper als Folge einer stillen Feiung. Allerdings besitzen manche Bakterien, z. B. Gonokokken, genetisch kodierte Variationen der OMP, so dass im Wirt einfach eine neue Antigenvariation exprimiert wird und die Immunreaktion ins Leere geht. OMP dienen auch Bakteriophagen, Bacteriocinen und konjugativen Pili als Rezeptoren.

Im Gegensatz zur inneren (zytoplasmatischen) Membran enthält die äußere Membran auch Polysaccharide, z. B. das medizinisch besonders wichtige **Lipopolysaccharid** (**LPS**, Abb. **D-1.7b**). Sein Lipidanteil, das **Lipid A**, ist fest in der Lipidschicht verankert, während der lange Polysaccharidrest aus der äußeren Membran herausragt. Aus einer lebenden Zelle wird nur wenig LPS abgegeben. Dieses **Endotoxin** wird aber nach dem Tod der Zelle frei und ist für den Menschen ein extrem aktives **exogenes Pyrogen**, das im Makrophagen die Produktion von IL-1 und TNF anregt, welche ihrerseits als endogene Pyrogene für den Fieberanstieg schlussendlich verantwortlich werden (Abb. **D-1.9**). Der Hauptanteil an der Toxinwirkung kommt dem Lipidanteil zu, welcher bei allen Bakterien gleich ist, die Menge an Endotoxin pro Zelle kann allerdings von Art zu Art variieren.

▶ **Merke: Endotoxin wird bei der Dampfsterilisation nicht inaktiviert!** Infusionsflüssigkeiten müssen deshalb nicht nur frei von lebenden, vermehrungsfähigen Bakterien sein, d. h. **steril**, sondern auch **pyrogenfrei** sein, was bedeutet, dass auch die Bakterienleichen – etwa durch Sterilfiltration – entfernt sein müssen und das Vorhandensein von freiem LPS ausgeschlossen sein muss (S. 678).

Die Polysaccharidketten der äußeren Membran gliedern sich in einen **Kernteil („Core")**, der für ganze Gruppen von Bakterien identisch ist – so haben z. B. alle Salmonellen die gleiche Struktur – und eine variable **O-spezifische Kette**. Diese Oligosaccharidkette kann repetitiv vielfach nacheinander liegen, wodurch die Kettenlänge beeinflusst wird. Je länger, desto glatter (schleimiger) erscheint die Kolonie. Wenn die Kette nur kurz ist oder ganz fehlt, dann erscheinen die Kolonien rau.

▶ **Merke: Raue Bakterien** können Komplement auf dem alternativen Pathway (S. 126) aktivieren, werden somit opsonisiert und schnell eliminiert. Sie sind also **apathogen**. Bei infektiösen Prozessen findet man dagegen **glatte Bakterien**.

1.1.5 Äußere Membran bei gramnegativen Bakterien

◀ **Merke**

Die äußere Membran enthält **spezialisierte Proteinkanäle**, welche selektiv die Durchlässigkeit regulieren. Diese outer membrane proteins (**OMP** oder **Porine**) sind auch gute Antigene und Rezeptoren für Bakteriophagen.

In der äußeren Membran ist das **Lipopolysaccharid** (**LPS**, (Abb. **D-1.7b**) verankert, das nach Zerfall des Bakteriums im Wirt stark toxisch wirkt, hauptsächlich wegen seines Lipidanteils **(Lipid A)**. Dieses **Endotoxin** ist für den Menschen ein extrem aktives **exogenes Pyrogen**, das im Makrophagen die Produktion von IL-1 und TNF anregt, welche ihrerseits als endogene Pyrogene für den Fieberanstieg schlussendlich verantwortlich werden (Abb. **D-1.9**).

◀ **Merke**

Die Polysaccharidketten gliedern sich in einen **Kernteil („Core")** und eine **O-spezifische Kette**. Kurze O-Ketten lassen die Kolonie rau, lange dagegen glatt erscheinen.

◀ **Merke**

D-1.9

D-1.9 **Fieberauslösung durch bakterielle Pyrogene**

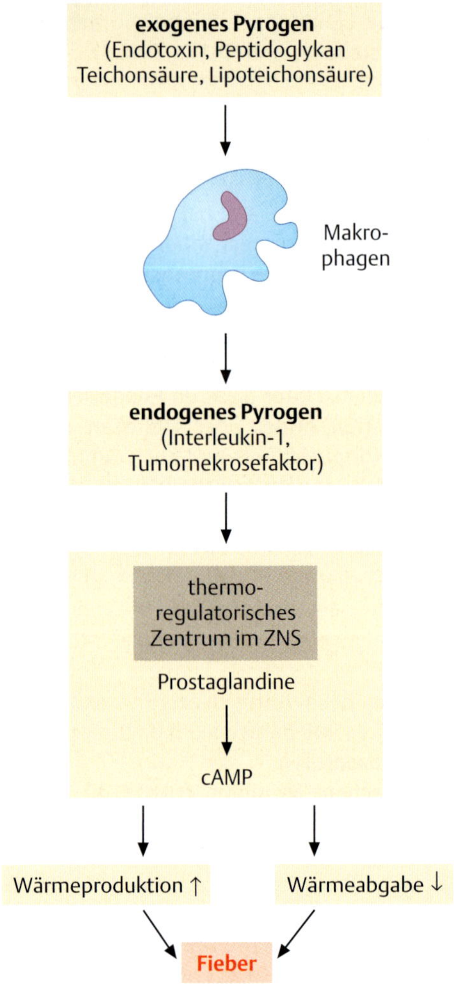

Lipopolysaccharid (LPS) aus der äußeren Membran von gramnegativen Bakterien und in geringerem Maße auch Peptidoglykan, Teichonsäuren und Lipoteichonsäuren aus der Zellwand von grampositiven Bakterien binden an spezielle Rezeptoren (z. B. CD14 und TOLL-like Rezeptoren) an der Membran von Makrophagen. Dadurch wird eine Neuproduktion von Zytokinen, wie TNF-α und IL-1, angeregt. Diese Mediatoren werden innerhalb von 3 Stunden in großer Menge freigesetzt und gelangen in die Zirkulation. An verschiedenen Zielorganen üben sie jeweils ganz unterschiedliche Wirkungen aus. Im Hypothalamus reagiert das Thermoregulationszentrum mit einer Höherstellung des Sollwertes; die neue Solltemperatur wird einerseits durch eine gesteigerte Wärmeproduktion, z. B. durch Muskelarbeit (Schüttelfrost) erreicht, andererseits durch eine verminderte Wärmeabgabe. (Die Haut wird weniger durchblutet, wodurch sie zunächst kalt und blass erscheint.)

Vom Immunsystem werden die Polysaccharidreste als **O-Antigen** erkannt. Bei der serologischen Typisierung werden solche Variationen nachgewiesen.

Die O-Seitenketten sind aufgrund der verschiedenen Zuckermoleküle jeweils sehr spezifisch und induzieren eine Antikörperproduktion, weshalb sie auch **O-Antigen** (Oberflächenantigen) genannt werden. Bei Salmonellen findet man ca. 600 verschiedene O-Antigene. Auch Kolibakterien kann man aufgrund ihrer O-Antigene unterscheiden. Wenn die Antigenexpression mit der Produktion von Virulenzfaktoren korreliert, kann dies zum indirekten Nachweis pathogener Bakterien verwendet werden: So ist z. B. der Stamm O 157 ein gefürchteter Enteritiserreger, da er in der Regel Toxine produziert. Bei Neisserien, Bordetella und Hämophilus fehlen die repetitiven O-Antigen-Stücke des LPS; diese Lipooligosaccharide sind jedoch ebenfalls toxisch.

1.1.6 Zellwanddefekte

Manchmal verlieren normale Bakterien ihre Zellwand ganz oder teilweise. Solche **L-Formen** verhalten sich atypisch. Sie sind gegen zellwandaktive Antibiotika resistent (eine Erklärungsmöglichkeit für **Persister**, s. S. 288), außerdem antigenetisch different und können vom Immunsystem nicht erkannt werden.

1.1.6 Zellwanddefekte

Die meisten zellwandhaltigen Bakterien können unter bestimmten Bedingungen, wie z. B. nach Antibiotikaeinwirkung, ihre Zellwand ganz oder teilweise verlieren und in einer sog. **L-Form** (von **L**ister-Institut in London, wo die zellwandfreien Formen zuerst entdeckt wurden) überleben. Damit verhalten sie sich atypisch: Sie sind gegen zellwandaktive Antibiotika resistent (eine Erklärungsmöglichkeit für **Persister**, s. S. 288), außerdem antigenetisch different und können vom Immunsystem nicht erkannt werden. Das Fehlen der Zellwandbestandteile verringert eine entzündliche Reaktion. Im Gegensatz zu Mykoplasmen (s. u.) regenerieren L-Formen ihre Zellwand bei Wegfallen der Anti-

biotikawirkung wieder, d.h. revertieren in die normale Bakterienform und können dadurch einen Rückfall verursachen.
Chlamydien sind gramnegative Bakterien, insofern aber atypisch, dass sie zwar eine äußere Membran, aber kein Peptidoglykan besitzen.
Mykoplasmen sind überhaupt nicht in der Lage, eine Zellwand zu produzieren. Sie haben statt dessen ein inneres Stützkorsett, das aber keine konstante, charakteristische Form und Größe der Zellen bedingt. In der Gramfärbung erscheinen Mykoplasmen gramnegativ.

Chlamydien haben kein Peptidoglykan, sondern nur eine äußere Membran.

Mykoplasmen haben gar keine Zellwand. dafür ein inneres Stützkorsett.

1.1.7 Fimbrien und Pili

Zusätzlich zu den Adhäsionsmolekülen der Zellwand bzw. der äußeren Membran können manche gramnegative Bakterien spezielle **Mikrofibrillen** ausbilden, auf denen Adhäsionsmoleküle konzentriert sind und die über die Zelloberfläche hinausragen, was die Interaktion mit Wirtszellen begünstigt. Meist sind sie in Vielzahl an der Oberfläche der Bakterien sichtbar (Abb. **D-1.10**).
Die in großer Zahl vorhandenen **Fimbrien** ermöglichen – verglichen mit unbehaarten Bakterien – eine wesentlich bessere **Adhäsion an Schleimhautzellen**. Diese stellt in vielen Fällen einen ersten Schritt für eine Infektion, d.h. für eine Passage der Schleimhautbarriere, dar. Aber auch für den effizienten Einsatz von Toxinen ist eine Annäherung an das Target von Bedeutung. Unbehaarte Bakterien sind meist weniger virulent. **Sexualpili** sind länger als normale Fimbrien und kommen meist nur in Ein- bzw. Zweizahl pro Zelle vor. Sie sind für den Prozess der Konjugation („mating") und für den Transfer von Plasmiden notwendig.
Diese Fimbrien bzw. Pili bestehen aus mehreren Proteinuntereinheiten, die antigenetisch jeweils charakteristisch sind, aber auch innerhalb eines einzigen Bakterienstammes variieren können. Dadurch wird ein Antigenwechsel und damit eine chronische Besiedelung trotz Immunreaktion möglich.

1.1.7 Fimbrien und Pili

Gramnegative Bakterien können **Mikrofibrillen** ausbilden, auf denen Adhäsionsmoleküle konzentriert sind und die aus der Zellwand herausragen (Abb. **D-1.10**).

Fimbrien sind notwendig für eine Adhäsion an Schleimhautzellen, **Sexualpili** für das „mating" und den Plasmidtransfer.

Diese Fimbrien bzw. Pili bestehen aus mehreren Proteinuntereinheiten.

D-1.10 Viele pathogene gramnegative Bakterien tragen auf ihrer Oberfläche Mikrofibrillen

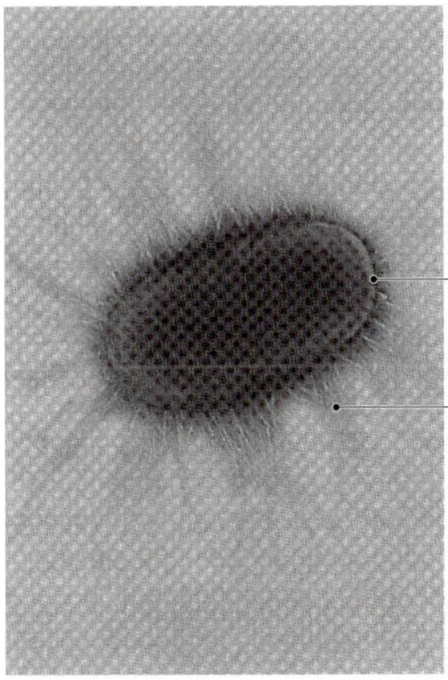

Diese 0,1–0,5 nm dicken Mikrofibrillen (Fimbrien oderPili) sind kurze Proteinhärchen, die aus mehreren gleichen Untereinheiten zusammengesetzt sind. Sie dienen der Adhäsion und haben zusätzlich noch Antigencharakter.

D-1.10

1.1.8 Kapseln

Manche Bakterien haben als Hülle eine polysaccharidhaltige Kapsel (Abb. **D-1.11a**), welche die Kolonie meist glatt und schleimig erscheinen lässt (Abb. **D-1.11b**) (nur bei Bacillus anthracis ist die Kapsel aus Protein). Der Durchmesser der Schleimkapsel kann ein Vielfaches des Bakteriendurchmessers erreichen.

1.1.8 Kapseln

Polysaccharidkapseln sind wichtige Virulenzfaktoren (Abb. **D-1.11**).

D-1.11 Kapsel bildende Bakterien

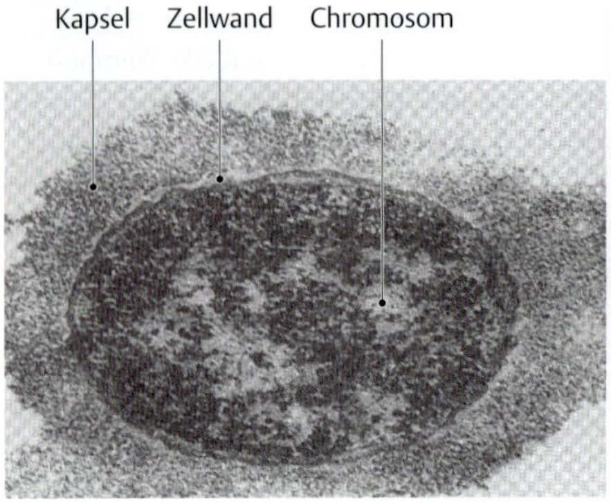

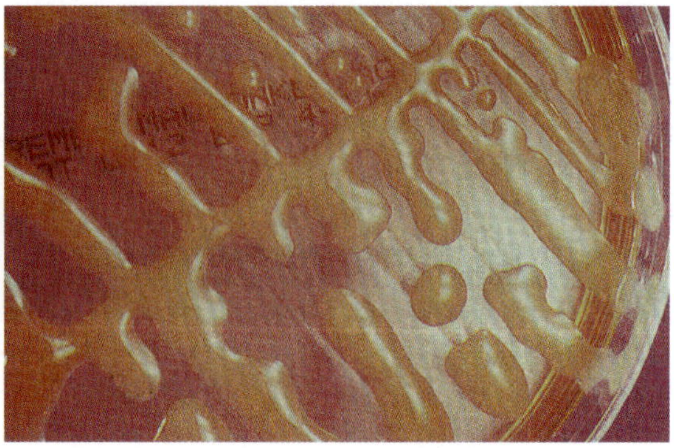

a Diese Bakterienzelle ist außen noch von einer dicken Schicht aus Polysaccharid umgeben. Sie dient als **Adhäsin** und verhindert die Phagozytose, so dass bekapselte Bakterien virulenter sind. Das Immunsystem erkennt diese Strukturen als Antigen und bildet spezifische Antikörper dagegen.

b Solche bekapselten Bakterien wachsen auf festen Nährböden als glatte und schleimige („muköse") Kolonien, wie etwa Klebsiella pneumoniae.

Die Kapsel stellt eine weitere Barriere für den Stoffaustausch dar, verhindert das Austrocknen der Zelle und behindert z. B. auch in einigen Fällen die Penetration von Antibiotika.

▶ Merke

▶ **Merke:** Die wichtigste Funktion der Kapsel ist jedoch der **Schutz vor Phagozytose** etwa durch Verhinderung der Opsonierung durch Komplement.

Dadurch sind bekapselte Bakterien (z. B. Haemophilus influenzae, Klebsiella pneumoniae, Streptococcus pneumoniae) virulenter als unbekapselte. Einzelne humorale Abwehrstoffe, etwa das CRP, reagieren aber auch mit diesen Polysaccharidkapseln und opsonisieren die Erreger, die dann besser phagozytiert werden können.

Unterschiedliche Antigeneigenschaften der Kapselbausteine ermöglichen eine **Serotypisierung**.

Unterschiedliche antigenetische Eigenschaften der Kapselbausteine erlauben eine **Serotypisierung der Kapselträgerbakterien**, z. B. bei Meningokokken. Innerhalb einer Bakterienart kann die Zusammensetzung der Kapsel variieren, so dass sich verschiedene **Kapselserovare** unterscheiden lassen.

1.1.9 Geißeln (Flagellen)

1.1.9 Geißeln (Flagellen)

▶ Merke

▶ **Merke:** Während Kokken alle unbegeißelt und daher unbeweglich sind, besitzen manche Stäbchenbakterien Geißeln, die sie zur Bewegung befähigen. Schraubenbakterien sind selbst ohne Geißeln beweglich, indem sie sich um ihre eigene Achse drehen.

Geißeln sind lange Proteinfäden aus repetitiven **Flagellin-Untereinheiten**, die Stäbchenbakterien Beweglichkeit verleihen (Abb. **D-1.12**).

Die langen, proteinhaltigen Geißeln kommen entweder in Einzahl (**monotrich**) oder in Mehrzahl vor, wobei diese entweder in einem Büschel zusammenstehen (**lophotrich**) oder ringsum (**peritrich**) verteilt sind (Abb. **D-1.12**). Geißeln sind über einen komplizierten Halteapparat in der Zellwand und Zytoplasmamembran verankert, der ihnen ermöglicht, wie ein Propeller um die eigene Achse zu rotieren.

Als **H-Antigene** dienen Geißeln der Serotypisierung.

Die Geißeln verleihen den Bakterien Motilität, so dass diese sich sogar auf der Oberfläche einer Agarplatte wie mit einem **H**auch ausbreiten können. Daher werden sie auch als **H-Antigene** bezeichnet, die zur Serotypisierung von Bakte-

D-1.12 Begeißelte Bakterien, Begeißelungstypen

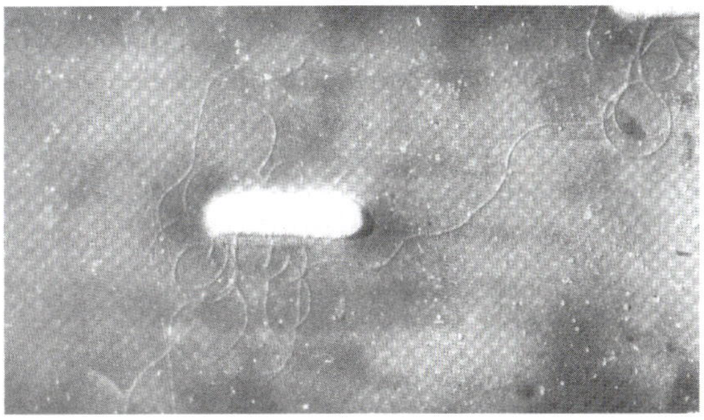

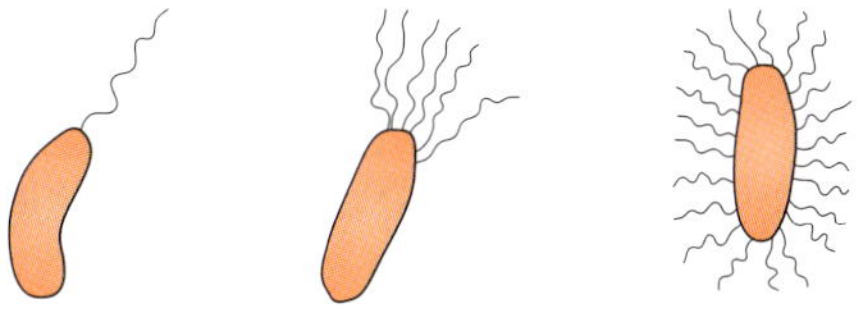

a Peritrich begeißeltes Stäbchenbakterium. Die langen Proteinfäden entspringen an mehreren Stellen aus der Zellwand, in der sie fest verankert sind. Sie dienen der Beweglichkeit. Die Fäden bestehen aus vielen gleichen Untereinheiten, dem Flagellin, das als Antigen („H-Antigen") wirkt.

b Die Geißeln können in Einzahl oder Mehrzahl vorhanden sein; sie können an einer Stelle, evtl. sogar gebündelt, oder an mehreren Positionen aus der Zellwand austreten.

rien beitragen. Sie bestehen aus repetitiven Proteineinheiten, dem **Flagellin**, und sind so fein, dass sie in den üblichen Färbeverfahren gar nicht sichtbar werden.

1.1.10 Sporen

Manche Bakteriengattungen aus der Gruppe der Aerobier (z. B. Bacillus) und Anaerobier (z. B. Clostridium) bilden unter schlechten Wachstumsbedingungen **Sporen**, d. h. **Dauerformen**. Die lebensnotwendigen Zellstrukturen, wie DNA, Ribosomen oder zytoplasmatische Membran, werden dabei auf engstem Raum gespeichert und mit einer wenig durchlässigen Sporenwand umgeben, die vor Austrocknung und anderen Umwelteinflüssen schützt. Selbst Hitze halten solche Sporen aus, trockene Hitze deutlich besser als feuchte (s. Sterilisation S. 674). Wenn solche Sporen in das menschliche Gewebe getragen werden und dort gute Wachstumsbedingungen gegeben sind, keimen sie zu vegetativen Bakterienzellen aus. Die Sporenwand gewährt auch wässrigen Farblösungen keinen Zutritt, so dass Sporen bei Färbung als nicht gefärbte Stellen ausgespart bleiben (Abb. **D-1.13**).

1.1.10 Sporen

Sporen (Abb. **D-1.13**) werden von manchen Bakterien unter ungünstigen Lebensbedingungen produziert (z. B. Clostridium, Bacillus). In dieser **Dauerform** können alle genetischen Informationen widrige Bedingungen besser überstehen. Später kann aus einer Spore wieder ein vegetatives Bakterium auskeimen.

D-1.13 Endständige Sporen bei Clostridium tetani

D-1.13

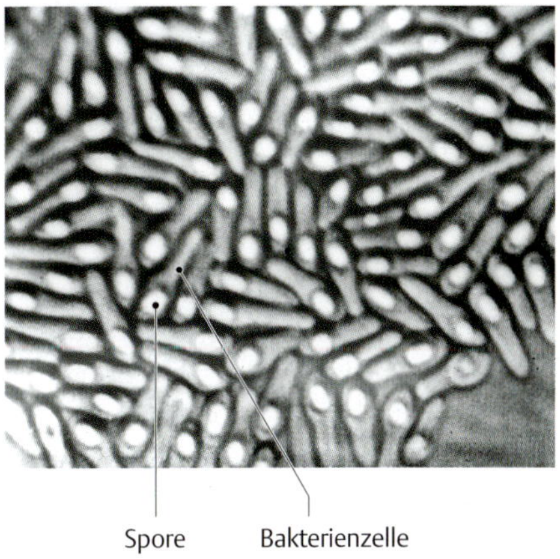

An einem Pol der Bakterienzelle hat sich eine runde Spore entwickelt, wodurch der Leib der Bakterienzelle aufgetrieben erscheint, wie ein Tennisschläger. Die Spore selbst fällt im Lichtmikroskop durch den hohen Brechungsindex in den ungefärbten Bakterienzellen auf. Sie enthält neben allen genetischen Informationen in kompakter Form auch etwas Zytoplasma (z. B. Ribosomen) und hat eine dicke, stabile und wachshaltige Wand, wodurch sie eine gute Überlebenschance in der Umwelt hat. Sie stellt die Dauerform mancher Bakterien dar.

1.2 Grundlagen der antibakteriellen Chemotherapie

▶ Definition

1.2 Grundlagen der antibakteriellen Chemotherapie

▶ **Definition:** Als **antibakterielle Chemotherapie** bezeichnet man die gezielt gegen den Erreger einer Infektionskrankheit gerichtete Behandlung mit dem Vorsatz, diesen zu vernichten oder wenigstens seine Vermehrung zu unterbinden. Hierzu kommen Medikamente zum Einsatz, die nach dem Prinzip der **selektiven Toxizität** die Zelle des Mikroorganismus möglichst effektiv schädigen und die körpereigene Zelle möglichst unbeeinflusst lassen sollen.
Als **Antibiotika** werden antibakteriell wirksame Stoffe bezeichnet, die natürlicherweise vorkommen und von Pilzen oder Bakterien gebildet werden. Synthetisch gewonnene, antimikrobiell wirkende Pharmaka werden unter dem Begriff **antibakterielle Chemotherapeutika** zusammengefasst. Die Nomenklatur ist jedoch nicht streng, sondern vielmehr fließend. In der Regel werden alle Medikamente der antibakteriellen Chemotherapie als „Antibiotika" bezeichnet, was sich schon deswegen empfiehlt, weil der Begriff „Chemotherapie" beim Laien mit der außerordentlich nebenwirkungsreichen chemischen Krebsbehandlung gleichgesetzt wird und entsprechend negativ besetzt ist.

Die rationelle Auswahl des jeweils am besten (auch unter Kostenüberlegungen) geeigneten Therapeutikums setzt folgende Kenntnisse über das Pharmakon voraus:

1.2.1 Wirkspektrum

Die verschiedenen Antibiotika unterscheiden sich mehr oder weniger in ihrem Wirkspektrum.

1.2.1 Wirkspektrum

Ein einziges Antibiotikum für alle Bakterien gibt es nicht. Jedes Antibiotikum hat ein bestimmtes Wirkspektrum. Chemisch nah verwandte Agenzien haben meist ein ähnliches Spektrum; vor allem für die Praxis sind kleinere Unterschiede irrelevant.
Beispielsweise besitzen alle Substanzen aus der Gruppe der Betalaktamantibiotika den Betalaktamring als eigentlich reaktive Gruppe, deren Aktivität jedoch erheblich durch weitere Ringstrukturen beeinflusst wird (Abb. **D-1.14**). Aber auch innerhalb dieser Untergruppen hat wiederum jede der zahllosen Seitenkettenmodifikationen unterschiedliche Eigenschaften zur Folge (Abb. **D-1.15**). Allein in der Gruppe der Cephalosporine gibt es bereits 3 Generationen mit jeweils mehreren Präparaten. Diese unterscheiden sich womöglich bezüglich ihrer direkten antibakteriellen Wirkung, aber auch bezüglich des pharmakologischen Verhaltens.

Manche haben ein **breites Wirkspektrum** (z. B. Tetrazykline) andere nur ein **schmales** (z. B. Sulfone nur gegen Lepra-Erreger).

So genannte **Breitspektrumantibiotika** (Prototyp Tetrazykline) sind gegenüber einer Vielzahl von verschiedenen Bakterien wirksam, wogegen andere Substanzen, die **Schmalspektrumantibiotika**, speziell nur wenige Erreger angreifen (z. B. Sulfone nur gegen Lepra-Erreger).

Zu den gebräuchlichsten Antibiotika s. Tabellen **D-1.3** – **D-1.7**.

Die Tabellen **D-1.3** – **D-1.7** geben – nach Wirkmechanismen geordnet – eine Übersicht über die gebräuchlichsten Antibiotika.

D-1.14 Grundstrukturen der wichtigsten Antibiotika

Betalaktam-Antibiotika

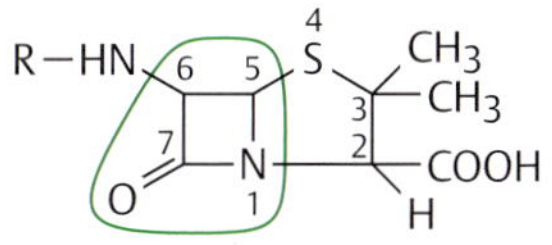

Betalaktamring

Penicilline

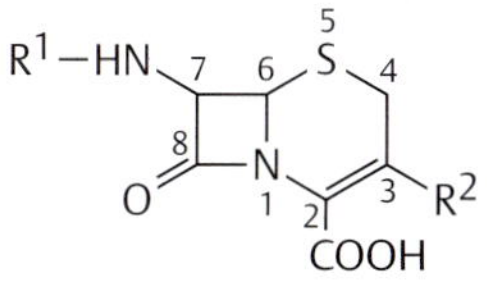

Cephalosporine

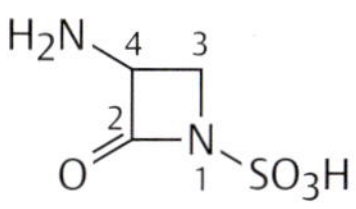

Monobactame

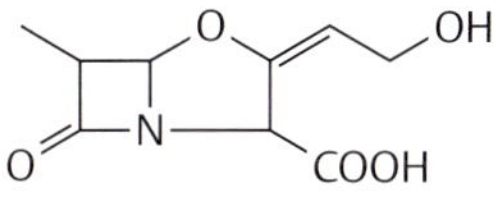

Oxapename (Clavulansäure)

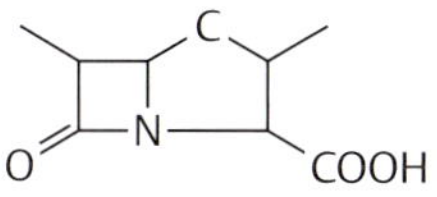

Carbapeneme (Thienamycin)

Aminoglykoside

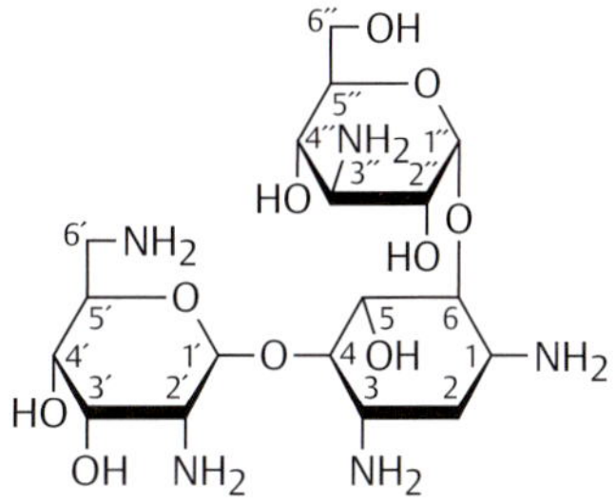

Tobramycin

Tetrazykline

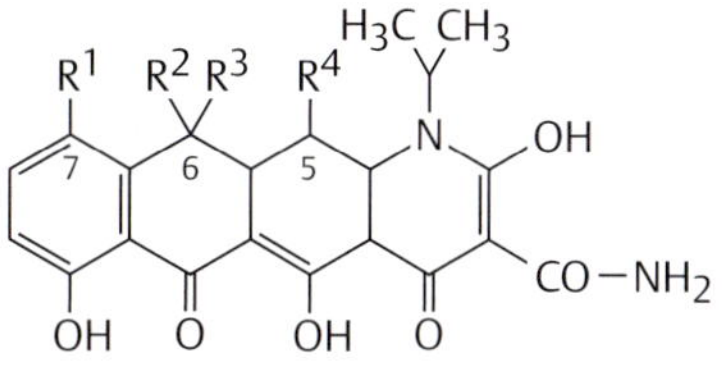

Lincosamide

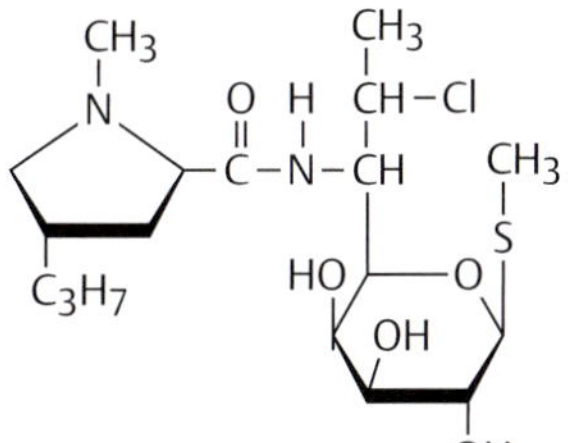

Clindamycin

Makrolide

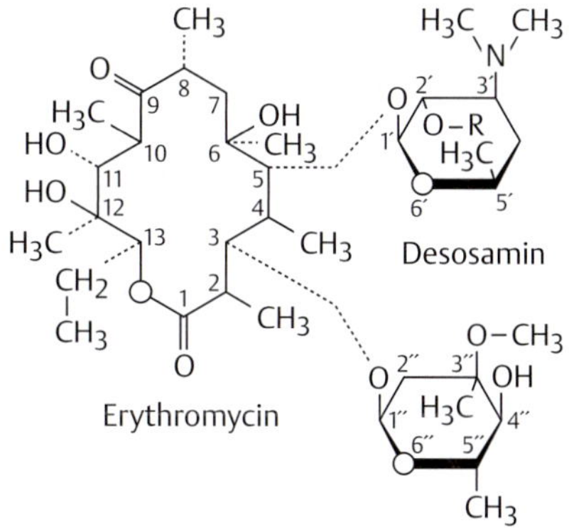

Desosamin

Erythromycin

Cladinose

4-Chinolone

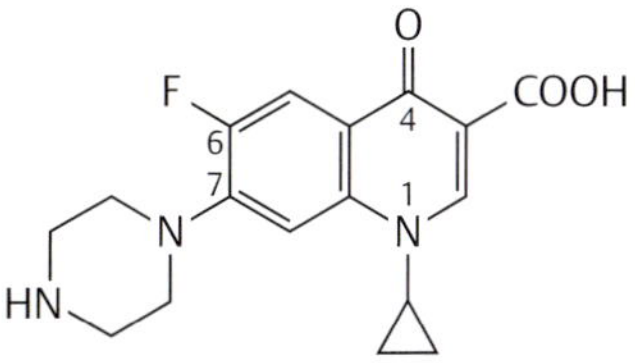

Ciprofloxacin

5-Nitroimidazole

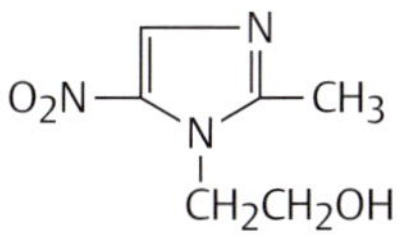

Metronidazol

Sulfonamide

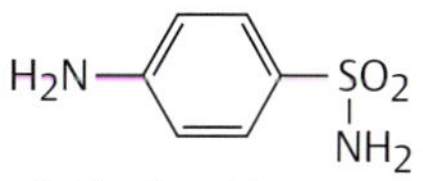

Sulfanilamid

Sulfonamide sind Antagonisten der p-Aminobenzoesäure

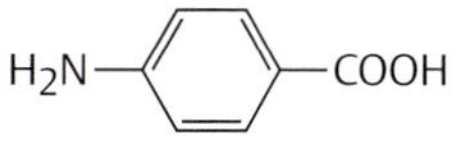

Die gebräuchlichen Antibiotika gehören zu ganz unterschiedlichen chemischen Verbindungen. Innerhalb einer Gruppe gibt es aber oft mehrere Varianten, so dass die Zahl der eingesetzten Antibiotika unüberschaubar geworden ist.

D-1.15 Penicillinderivate

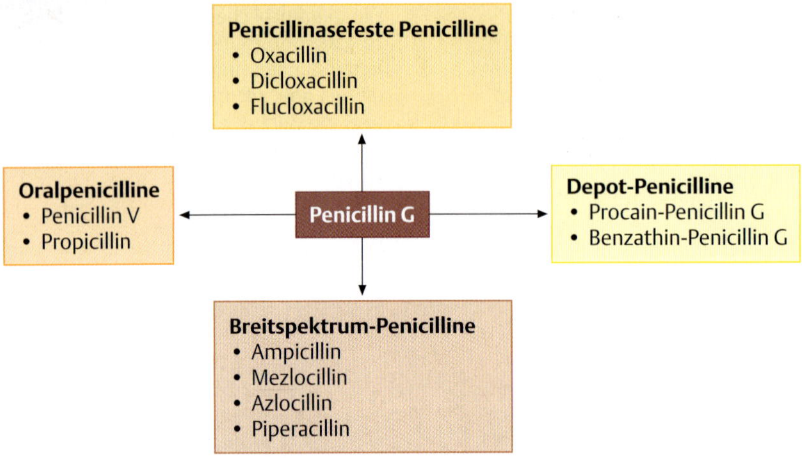

Innerhalb der Gruppe der Betalaktamantibiotika gibt es mehrere Untergruppen. In der Untergruppe der Penicilline existieren zahllose Substanzen mit jeweils unterschiedlichen Seitenketten, die sich dadurch in ihrer direkten antimikrobiellen Wirkung sowie in ihren pharmakologischen Eigenschaften mal mehr und mal weniger unterscheiden.

D-1.3 β-Lactamantibiotika. Sie hemmen die Zellwandsynthese der Bakterien.

Klasse	*Wirkstoff*	*Spektrum/Sicherheit*	*Achtung!*
Penicilline	**klassische Penicilline** ▪ Penicillin G ▪ Benzylpenicillin ▪ Penicillin V ▪ Phenoxymethylpenicillin (säurestabil) ▪ Propicillin	wirksam gegen grampositive Keime und gramnegative Kokken und sogar Pasteurella multocida	nicht wirksam gegen penicillinase-aktive Staphylokokken; Hämophilus-Arten und alle anderen gramnegativen Stäbchenbakterien
	penicillinasefeste Penicilline ▪ Methicillin ▪ Oxacillin ▪ Flucloxacillin	Mittel der Wahl gegen Staphylokokken	nicht wirksam gegen Hospital-Staphylokokken (MRSA) Kontraindikation: schwere Niereninsuffizienz
	Aminopenicilline ▪ Ampicillin ▪ Amoxicillin u. a.	wirksam auch gegen manche Enterobacteriaceae	nicht penicillinasefest, allergisierend
	Carboxylpenicilline ▪ Carbenicillin ▪ Ticarcillin u. a.	wirksam auch gegen viele Enterobacteriaceae und Pseudomonaden	nicht penicillinasefest
	Acylureidopenicilline ▪ Azlocillin ▪ Mezlocillin ▪ Piperacillin	wirksam auch gegen viele Enterobacteriaceae und Pseudomonaden gute Penetrationsfähigkeit	nicht penicillinasefest
Cephalosporine		alle Cephalosporine haben eine Lücke bei Enterokokken!	
	1. Generation ▪ Cefalotin ▪ Cefazolin u. a.	gut wirksam auf Staphylokokken und Streptokokken, schwach gegen Hämophilus, E. coli, Klebsiella	penicillinasefest, empfindlich gegen Cephalosporinasen
	2. Generation ▪ Cefamandol ▪ Cefoxitin ▪ Cefuroxim ▪ Cefotiam	im Vergleich zu 1. Generation verbesserte Wirkung gegen gramnegative Keime	stabil gegen Penicillinase und viele Cephalosporinasen

D-1.3 β-Lactamantibiotika. Sie hemmen die Zellwandsynthese der Bakterien (Fortsetzung).

Klasse	*Wirkstoff*	*Spektrum/Sicherheit*	*Achtung!*
	3a. Generation ▪ Cefotaxim Claforan ▪ Ceftriaxon (Rocephin) ▪ Cefotetan	sehr breites Wirkspektrum mit guter Wirkung gegen gramnegative Bakterien, jedoch im Vergleich zu 1. und 2. Generation schwächere Wirkung gegen grampositive Keime	
	3b. Generation ▪ Ceftazidim Fortum ▪ Cefpirom ▪ Cefepim	auffällig gute Aktivität gegen P. aeruginosa	
	orale Cephalosporine verschiedener Generationen ▪ Cefaclor, ▪ Cefadroxil, ▪ Cefalexin: 1. Generation ▪ Cefpodoxim, ▪ Cefuroxim (Elobact): 2. Generation ▪ Cefixim: 3. Generation		
Peneme	▪ Imipenem ▪ Meropenem	oft wirksam bei Keimen, die gegen Cephalosporine resistent sind	Inaktivierung von Imipenem durch Nierenenzyme (Applikation zusammen mit Cilastatin, einem Enzyminhibitor)
Monobactame	▪ Aztreonam	Enterobacteriaceae, nicht wirksam gegen grampositive Bakterien	
Oxalactame	▪ Clavulansäure ▪ Sulbactam ▪ Tazobactam	Inhibitor von Betalaktamasen; hat selbst nur sehr geringe antibakterielle Aktivitäten Kombination mit Amoxicillin und anderen Penicillinderivaten	anfällig gegen spontane Hydrolyse (angesetzte Lösungen nicht lange stehen lassen!)

D-1.4 Andere Antibiotika, welche die Zellwandsynthese der Bakterien hemmen.

Klasse	*Wirkstoff*	*Spektrum/Sicherheit*	*Achtung!*
Glykopeptide	▪ Vancomycin ▪ Teicoplanin	nur grampositive Bakterien	Ototoxizität, Nephrotoxizität
Fosfomycin		begrenztes Spektrum	gute Penetrationsfähigkeit, schnelle Resistenzentwicklung
Polypeptide	▪ Bacitracin	grampositive Bakterien	zur Systemtherapie (i.v.-Therapie) nicht geeignet
	▪ Polymyxin B ▪ Colistin	gramnegative Stäbchen	reserviert für spezielle Situationen; Neuro- und Nephrotoxizität; rasche Resistenzentwicklung
Ethambutol		Tuberkulose	neurotoxisch

D-1.5 Antibiotika, welche die Proteinsynthese der Bakterien hemmen

Klasse	*Wirkstoff*	*Spektrum/Sicherheit*	*Achtung!*
Aminoglykosidantibiotika	▪ Streptomycin ▪ Gentamicin ▪ Tobramycin ▪ Amikacin ▪ Netilmicin ▪ Sisomicin	Tuberkulose	häufige Resistenzen; Neurotoxizität; Nephrotoxizität; Ototoxizität keine Wirkung gegen Anaerobier, Streptokokken und Enterokokken (als Einzelsubstanz) **Cave:** kontraindiziert bei Schwangerschaft im 1. Trimenon, Neugeborenen und schwerer Niereninsuffizienz
	▪ Neomycin ▪ Paromomycin ▪ Kanamycin	topische und orale Anwendung	
	▪ Spectinomycin	penicillinasepositive Gonokokken	
Makrolide	▪ Erythromycin ▪ Josamycin ▪ Roxithromycin ▪ Clarithromycin ▪ Azithromycin ▪ Spiramycin	wirksam auch gegen intrazelluläre Bakterien	unwirksam gegen Enterobacteriaceae Erythromycin steigert die Motilität der oberen Darmabschnitte; Folge: Bauchgrimmen. Die neueren Derivate haben diese Nebenwirkungen nicht mehr
Lincomycine	▪ Lincomycin ▪ Clindamycin	grampositive Aerobier und Anaerobier sowie gramnegative Anaerobier gute Penetration ins Knochengewebe	**Cave:** Achten auf die eventuelle Entwicklung einer pseudomembranösen Enterokolitis!
Streptogamine	▪ Quinupristin ▪ Dalfopristin	begrenztes Spektrum	
Ketolide	▪ Telithromycin	wie Makrolide	starke intrazelluläre Akkumulation
Tetrazykline	▪ Tetracyclin ▪ Oxytetracyclin ▪ Rolitetracyclin ▪ Doxycyclin ▪ Minocyclin		häufige Resistenzen; Ablagerung in den Milchzähnen und Knochen **Cave:** kontraindiziert bei Schwangerschaft im 1. Trimenon, Kindern und schwerer Niereninsuffizienz
Rifamycine	▪ Rifampicin ▪ Rifabutin	grampositive Erreger, Mykobakterien wirksam auch gegen intrazelluläre Bakterien	
Oxazolidinone	▪ Linezolid	ausnahmslos alle grampositive Bakterien	Thrombozytopenie
Fusidinsäure		grampositive Bakterien	rasche Resistenzentwicklung
Chloramphenicol		breites Wirkungsspektrum; auch gegen Anaerobier	kann aplastische Anämie verursachen **Cave:** kontraindiziert bei Schwangerschaft 1. Trimenon, Neugeborenen

D-1.6 Störung der Folsäuresynthese und diverser anderer Enzymfunktionen in der Bakterienzelle

Klasse	*Wirkstoff*	*Spektrum/Sicherheit*	*Achtung!*
Sulfonamide	▪ Sulfanilamid ▪ Sulfamethoxazol ▪ Sulfadiazin u. a.	wirksam gegen Streptokokken, Pneumokokken, Aktinomyzeten, Nokardien	häufige Resistenzen **Cave:** kontraindiziert bei Schwangerschaft 1. Trimenon, Neugeborenen und schwerer Niereninsuffizienz; Allergie
Diaminopyrimidine **Diaminopyrimidin/ Sulfamethoxazol**	▪ Trimethoprim ▪ Co-trimoxazol	sehr breites Spektrum; nicht wirksam gegen Anaerobier, Rickettsien, Chlamydien, Mykoplasmen	Kombination mit Sulfonamiden sinnvoll: Synergismus **Cave:** kontraindiziert bei Schwangerschaft 1. Trimenon, Neugeborenen und bei schwerer Niereninsuffizienz
Paraaminosalicylsäure	PAS	Tuberkulose	
Nitrofurane	▪ Nitrofurantoin ▪ Furazolidon ▪ Nitrofurazon u. a.	Harnwegsinfekte	**Cave:** kontraindiziert bei Schwangerschaft 1. Trimenon, Neugeborenen und schwerer Niereninsuffizienz neurotoxisch, allergisierend
Isonicotinamid	Isoniazid (INH)	Tuberkulose	neurotoxisch

D-1.7 Wirkung auf die DNA der Bakterien

Klasse	*Wirkstoff*	*Spektrum/Sicherheit*	*Achtung!*
Nitroimidazole	▪ Metronidazol ▪ Tinidazol ▪ Ornidazol	strikte Wirkung auf Anaerobier und verschiedene Protozoen	**Cave:** kontraindiziert bei Schwangerschaft 1. Trimenon, Alkoholgenuss
Chinolone	**1. Generation** ▪ Nalidixinsäure ▪ Norfloxacin	Harnwegsinfektionen mit gramnegativen Keimen	
	2. Generation ▪ Fleroxacin ▪ Ciprofloxacin ▪ Ofloxacin	systemische Infektionen mit Enterobacteriaceae. Sehr gut wirksam gegen Meningokokken auch zur Prophylaxe; mäßige Wirkung gegen Pseudomonaden	Ciprofloxacin wird z. T. über den Darm ausgeschieden. Auch hohe Konzentrationen in Sekreten, z. B. ELF (epithelial lining fluid)
	3. Generation ▪ Levofloxacin	recht gute Wirkung gegen grampositive Kokken; auch gegen Chlamydien und Mycoplasmen	wird vorwiegend renal ausgeschieden
	4. Generation ▪ Moxifloxacin	recht gute Wirkung gegen grampositive Kokken; auch gegen Chlamydien, Mycoplasmen und Anaerobier	

1.2.2 Wirkqualität

Sind antimikrobielle Chemotherapeutika für den Erreger direkt tödlich, sprechen wir von **Bakterizidie**. Diese ist naturgemäß irreversibel. Andere Antibiotika unterdrücken nur das Wachstum der Keimpopulation, sie sind **bakteriostatisch**. Die Bakteriostase hält nur so lange vor, wie eine ausreichende Konzentration des Wirkstoffes am Wirkort vorhanden ist (sog. post antibiotic effect, PAE). Die Wirkung ist somit reversibel. Zwischen Bakterizidie und Bakteriostase gibt es fließende Übergänge, die von der eingesetzten Substanz, ihrer Konzentration im Gewebe, der Erregerart und anderen Faktoren abhängig ist.
Bakterizide Antibiotika werden weiterhin unterteilt in

- **primär bakterizide Antibiotika**, das sind solche, die auch gegen ruhende Keime wirksam sind (Prototyp: Aminoglykoside), und
- **sekundär bakterizide Antibiotika**, die nur bei proliferierenden Bakterienpopulationen zum Zuge kommen (Prototypen: Penicilline, Cephalosporine).

1.2.2 Wirkqualität

Antimikrobielle Chemotherapeutika können für den Erreger direkt tödlich sein **(Bakterizidie)**. Andere Antibiotika unterdrücken das Wachstum der Keimpopulation. Sie sind **bakteriostatisch**.

Weiterhin werden unterschieden:

- **primär bakterizide Antibiotika,** das sind solche, die auch gegen ruhende Keime wirksam sind, und

- **sekundär bakterizide Antibiotika,** die nur bei proliferierenden Bakterienpopulationen zum Zuge kommen.

Bei den bakteriostatisch wirkenden Antibiotika finden sich solche, die immer zur Bakteriostase führen (Prototyp: Sulfonamide), und solche, die nur vorwiegend bakteriostatisch wirken (Prototyp: Tetrazykline).

1.2.3 Wirkmechanismus

1.2.3 Wirkmechanismus

Der besondere Vorteil der Antibiotika beruht darauf, dass diese Medikamente wie eine Wunderdroge („magic bullet") ganz selektiv ein spezielles Target in der Bakterienzelle attackieren, für welches die menschliche Zelle keine analoge Struktur besitzt. Im Idealfall wird also nur der Stoffwechsel der Bakterienzelle geschädigt.

Zu den wichtigsten Wirkmechanismen s. Abb. **D-1.16**.

Abb. **D-1.16** zeigt in einer Übersicht die wichtigsten Wirkmechanismen der Antibiotika.

Störung der bakteriellen Zellwandsynthese: Störung der Mureinquervernetzung.

Störung der bakteriellen Zellwandsynthese: Die Betalaktamantibiotika (Penicilline, Cephalosporine, Peneme, Monobactame) stören die nur in bakteriellen Zellen stattfindende Mureinbiosynthese:

- Verhinderung der Quervernetzung des Mureins durch irreversible Hemmung der Transpeptidase, die den Vorgang steuert,
- enzymatische Zerstörung des Mureins am falschen Ort zur falschen Zeit durch Autolysine,
- durch die fehlerhafte Zellwand und den hohen osmotischen Druck bedingte Lyse der Zelle.

Glykopeptide, Fosfomycin und Polypeptide führen auf verschiedenen molekularen Ebenen ebenfalls zur Störung der Mureinbiosynthese.

Störung der bakteriellen Proteinsynthese: Störung der Translation oder Transkription im genetischen Apparat.

Störung der bakteriellen Proteinsynthese: Aminoglykoside, Tetrazykline, Chloramphenicol und Makrolide sowie Rifampicin hemmen die bakterielle Proteinsynthese durch Störung der Translation an den bakteriellen Ribosomen (s. auch S. 269):

D-1.16

D-1.16 Angriffspunkte der Antibiotika

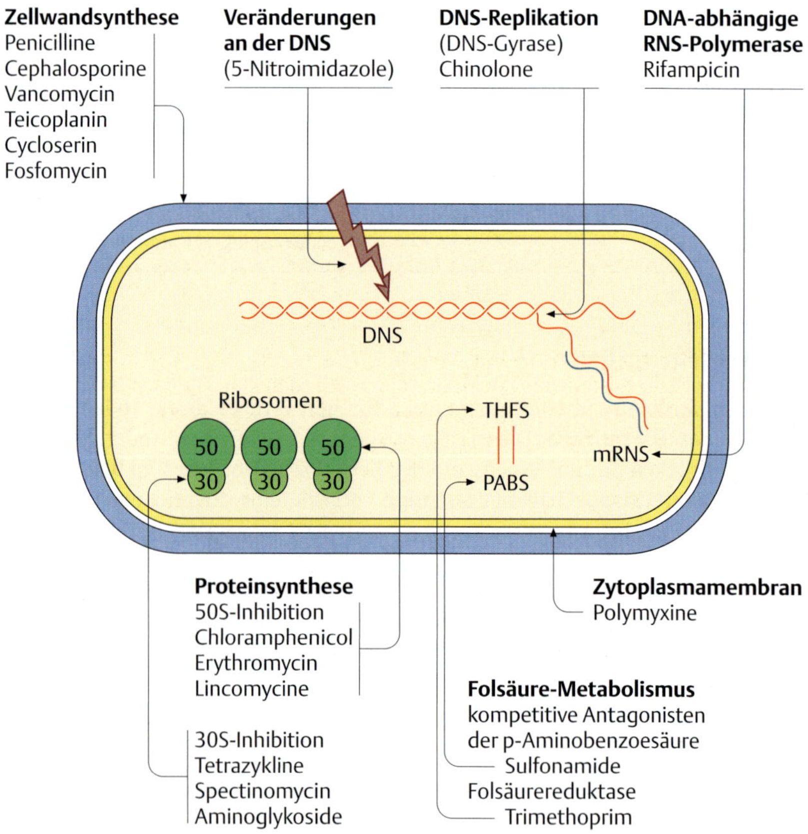

- Falschablesen des genetischen Codes (Miscoding).
- Blockierung der f-Met-Bindung.
- Blockierung des Initialribosoms durch Aminoacyl-tRNA.
- Blockierung des Elongationsribosoms durch Aminoacyl-tRNA.
- Blockierung der DNA-abhängigen RNA-Polymerase.

Störung der bakteriellen Folsäuresynthese: Während menschliche Zellen „fertige" Folsäure aus der Umgebung beziehen, sind Bakterienzellen abhängig von ihrer eigenen Folsäuresynthese, da ihre Zellwände für diesen Stoff undurchlässig sind.

- Sulfonamide haben eine starke Ähnlichkeit in ihrer chemischen Struktur mit p-Aminobenzoesäure, welche zusammen mit dem Enzym Dihydropteroinsäure-Synthetase zur Bildung von Tetrahydrofolsäure (H_4-Folsäure) benötigt wird. Sulfonamide nehmen ihren Platz ein und stören so die bakterielle Folsäuresynthese.
- Trimethoprim blockiert direkt das Enzym Dihydrofolsäure-Reduktase.

In beiden Fällen resultiert eine erhebliche Störung des bakteriellen Stoffwechsels, da die Folsäure als wichtige Vorstufe für die Nukleinsäurebildung nicht zur Verfügung steht.

Störung der bakteriellen Folsäuresynthese: Enzymblockade.

Störung der bakteriellen DNA-Struktur:

- Chinolone hemmen die DNA-Gyrase, ein Enzym, das für die Verdrillung der rechtsgewundenen DNA-Doppelhelix nach links verantwortlich ist. Durch diese Linksverdrillung entsteht in der Bakterienzelle die für die Replikation und Transkription günstigste DNA-Struktur. Chinolone haben eine erheblich höhere Affinität für bakterielle als für zelluläre Gyrase.
- 5-Nitroimidazole sind primär inaktiv. Wenn sie aber nach Aufnahme in die Bakterienzelle von speziell in Anaerobiern vorhandenen Nitroreduktasen reduziert werden, entstehen Intermediärprodukte (Radikale, Nitroso- und Nitrosamingruppen). Diese binden spezifisch an Thymidinnukleotide in der bakteriellen DNA, die ja nicht durch eine Zellkernmembran geschützt ist. Es kommt zur Adduktbildung zwischen zwei auf einem Strang gelegenen Nukleotiden, wodurch das Leseraster verschoben und das Ablesen der genetischen Information empfindlich gestört wird. Bis zu einem gewissen Grad können Bakterien solche induzierten Mutationen wieder reparieren (SOS-repair-System), wobei allerdings „Webfehler" in Form bleibender Mutationen auftreten können.

Störung der bakteriellen DNA-Struktur:

- „Gyrasehemmer"
- Störung des Leserasters

Inhibition von Resistenzmechanismen: Gelegentlich werden antimikrobiell wirksame Antibiotika mit Inhibitoren von Resistenzmechanismen kombiniert. Praktisch wichtig sind die **Betalaktamaseinhibitoren**. Diese Substanzen, wie Clavulansäure, Sulbactam und Tazobactam, besitzen zwar einen Betalaktamring, aber nur eine ganz geringfügige antimikrobielle Aktivität. Sie binden fest an die Betalaktamasen und verhindern so die Zerstörung der Betalaktamantibiotika durch diese bakteriellen Enzyme. Die einzelnen Inhibitoren unterscheiden sich in ihrem Spektrum der mit ihnen interagierenden Betalaktamasen und in der Geschwindigkeit, mit der die Hemmung eintritt. Sie haben also unterschiedliche Effizienz und klinische Wertigkeit.

Inhibition von Resistenzmechanismen: Einige Derivate der Betalaktamantibiotika, die selbst keine direkte antimikrobielle Aktivität mehr besitzen, können aber irreversibel mit der Betalaktamase von Bakterien reagieren und diese blockieren. Diese **Betalaktamaseinhibitoren** haben unterschiedliche Spektren und Geschwindigkeiten.

1.2.4 Resistenz

1.2.4 Resistenz

▶ **Definition:** Eine Bakterienresistenz liegt vor, wenn Bakterien in Anwesenheit therapeutisch relevanter Konzentrationen eines Chemotherapeutikums (Antibiotikums) ihre Vermehrung **nicht** einstellen. Sie sind gegenüber der Wirksubstanz **unempfindlich**.

◀ Definition

Ursachen für Resistenzen

Natürliche Resistenz: Der Wirkmechanismus eines bestimmten Antibiotikums kommt nicht zum Zuge, da die natürlichen, genetisch fixierten Eigenschaften des Bakteriums **keinen Angriffspunkt für das Antibiotikum** bieten.

In jeder Bakterienpopulation existieren **Persister** (gegen Antibiotika unempfindliche Individuen). Sie vermehren sich unter Antibiose aufgrund des Selektionsvorteils und werden dann zum Problem.

Erworbene (übertragene, sekundäre) Resistenz: Resistenz- Transfer-Faktoren **(Plasmide)** können zur Ausbildung von Mehrfachresistenzen führen (s. auch S. 268).

Ursachen für Resistenzen

Natürliche Resistenz: Der Wirkmechanismus eines bestimmten Antibiotikums kommt nicht zum Zuge, da die natürlichen, genetisch fixierten Eigenschaften des Bakteriums **keinen Angriffspunkt für das Antibiotikum** bieten. Es handelt sich also um eine bekannte, immer vorhandene Unempfindlichkeit, die bei der Therapie zu berücksichtigen ist. Beispiel: Penicillin G wirkt nicht bei gramnegativen Stäbchenbakterien, da diese Substanz die äußere Membran nicht überwinden kann. Die Penicillinderivate wie Aminopenicilline (Ampicillin, Amoxicillin) und noch besser die Ureidopenicilline (Azlocillin, Mezlocillin, Piperacillin) passieren diese Schranke recht gut, indem sie sich durch die Porine (Proteinkanäle) der Lipiddoppelschicht zwängen. Diese Penicillinderivate wirken also auch auf gramnegative Stäbchen wie Escherichia coli und haben somit ein breiteres Spektrum als Penicillin G. Pseudomonas aeruginosa hat so enge Poren, dass allenfalls Azlocillin und Piperacillin hindurchpassen. Die Cephalosporine und Peneme penetrieren deutlich besser.
In jeder Bakterienpopulation existieren einzelne Individuen, die durch natürliche, zufällige, sehr seltene Mutationen gegen bestimmte Wirkmechanismen von Antibiotika resistent sind. Es besteht dabei kein Zusammenhang mit vorausgegangenen oder bestehenden Therapiemaßnahmen. Diese **Persister** vermehren sich unter einer Antibiotikatherapie aufgrund ihres Selektionsvorteils und werden dann zum Problem.

Erworbene (übertragene, sekundäre) Resistenz: Die sekundäre Resistenz steht im Zusammenhang mit der Antibiotikatherapie. Neben dem bereits oben beschriebenen Selektionsmechanismus spielt hier der Austausch genetischen Materials zwischen einzelnen Bakterienzellen eine wichtige Rolle. Über Resistenz-Transfer-Faktoren (**Plasmide**) können primär gegen bestimmte Antibiotika empfindliche Keime sogar Mehrfachresistenzen ausbilden (s. S. 268).

D-1.8 Strategien der Bakterien zu Ausbildung von Resistenzen

Strategie	*Mechanismus*	*Erklärung*
Produktion antibiotika-abbauender bzw. modifizierender Enzyme	Betalaktamasen	Hydrolysierung des Betalaktamrings, mehr als 340 Varianten sind bekannt, z. B. Penicillinasen und Cephalosporinasen. Die Bildung erfolgt entweder ungeregelt oder wird durch das Antibiotikum induziert. **ESBLs** (extended spectrum betalactamases) können auch Betalaktamantibiotika spalten, die resistent gegen die üblichen Enzyme sind, wie z. B. Monobactame.
	Aminoglykosidasen	Inaktivierung des Antibiotikums durch verschiedene Bakterienenzyme (Acetyl-, Phospho-, Nukleotidyltransferasen)
	Chloramphenicol-Acetyltransferasen	Inaktivierung des Chloramphenicols durch Acetylierung mittels Bildung des Enzyms Acetyltransferase (z. B. durch Haemophilus sp.)
Ausbildung antibiotika-unempfindlicher Zielstrukturen		Penicillinbindeproteine (PBP) mit geringer Affinität zu Betalaktamantibiotika verhindern deren Wirkung. Die Untereinheit „A" der DNA-Gyrase wird so strukturiert, dass störende Chinolone („Gyrasehemmer") nicht zum Zuge kommen können.
Permeabilitätsbarriere	Störung des aktiven Transports durch die Zytoplasmamembran oder Störung der passiven Diffusion	z. B. verhindert die äußere Membran fast aller gramnegativer Bakterien das Eindringen von Benzylpenicillin, wogegen Ampicillin oder noch besser Ureidopenicilline diese Barriere meist gut überwinden.
aktiver Efflux	in der Zytoplasmamembran lokalisierte Proteine befördern die eingedrungenen Antibiotika wieder aus der Zelle („Pumpen")	z. B. Unwirksamkeit von Tetrazyklinen, Makroliden u. a.

Induzierte Resistenz: Alle gramnegativen Stäbchenbakterien (außer Salmonella) besitzen zumindest eine **chromosomal kodierte Information für eine Betalaktamase**. Nur wenige Bakterien (Enterobacter, Serratia) exprimieren dieses Gen konstitutiv und sind somit von vornherein gegen die meisten Betalaktamantibiotika resistent. Unter einer Therapie mit solchen Stoffen in z. B. unzureichender Dosierung können nach und nach auch bis dahin empfindlich erscheinende Bakterien ohne neue Resistenzgene ihr Verhalten ändern.
Im Gegensatz dazu unterliegt die Produktion **plasmidkodierter** Betalaktamase nicht der Regulation durch das Chromosom. Solche Enzyme werden also ständig produziert, und zwar in großer Menge – ganz besonders wenn das Plasmid in mehrfacher Kopie in einer Bakterienzelle vorliegt.

Induzierte Resistenz: Alle gramnegativen Bakterien besitzen eine **chromosomal kodierte Betalaktamase**, doch wird diese genetische Information nur bei wenigen Arten konstitutiv exprimiert, allenfalls nach Induktion.

Resistenzmechanismen

Die vier wichtigsten Mechanismen sind in (Tab. **D-1.8**) dargestellt.

Resistenzmechanismen

Die wichtigsten Mechanismen sind in Tab. **D-1.8** dargestellt.

Auswahlkriterien für die richtige Antibiotikawahl

Kalkulierte Therapie: Häufig ist anfangs unklar, welche Erreger an einer Infektion beteiligt sind. Dennoch sollte auch vor einer definitiven Abklärung eine Chemotherapie begonnen werden. Die Erfahrung zeigt, dass in bestimmten Situationen in den meisten Fällen ein Standardregime wirksam ist (Tab. **D-1.9**). Die Empfindlichkeit von Bakterien kann je nach Land, Klinik und Station unterschiedlich sein, so dass solche Empfehlungen (Tab. **D-1.9**) nur für eine erste Orientierung gelten.
Oft werden **Kombinationen** eingesetzt, wofür es mehrere Begründungen gibt (Tab. **D-1.10**):

1. Man erreicht eine **Erweiterung des Spektrums**, denn kein Antibiotikum ist in der Lage, alle Erreger anzugreifen, und bei einer kalkulierten Therapie muss man im Zweifelsfall zunächst mit unterschiedlichen Keimarten rechnen.
2. Bei einer **Mischinfektion** mit unterschiedlichen Keimarten ist selbst ein Breitspektrumantibiotikum nicht in der Lage, alle Erreger gleichermaßen zu erfassen. Beispielsweise muss man bei einer Peritonitis mit gramnegativen Stäbchenbakterien, Enterokokken und Anaerobiern rechnen. Selbst wenn es nicht gelingt, absolut alle Erreger zu attackieren, sollten aber zumindest die hauptsächlichen Erreger angegriffen werden. Wenn diese beseitigt sind, haben Begleitkeime kaum mehr eine Chance, allein eine Infektion fortzusetzen.
3. Zwei verschiedene Antibiotika können sich in ihrer Wirkung verstärken und einen **Synergismus** zeigen.
4. Die **Entstehung von resistenten Mutanten** ist bei Präsenz von mehreren Antibiotika statistisch unwahrscheinlich.

Auswahlkriterien für die richtige Antibiotikawahl

Kalkulierte Therapie: Sie basiert auf Erfahrungen; oft werden **Antibiotikakombinationen** eingesetzt (Tab. **D-1.9**).

Die rationalen Begründungen für **Antibiotikakombinationen** sind (Tab. **D-1.10**):

1. **Erweiterung des Spektrums.**
2. Bei **Mischinfektionen** werden gleich mehrere Erreger erreicht.
3. Manche Antibiotika wirken **synergistisch**.
4. Die **Entstehung von Resistenzen** wird verhindert.

D-1.9 Mittel der ersten Wahl

Keime	*Empfohlenes Antibiotikum*
Streptokokken, auch Pneumokokken (außer Enterokokken)	Penicillin
Neisserien	Penicillin
Treponema	Penicillin
Hämophilus	Ampicillin
Anaerobier	Metronidazol
Mykoplasmen	Erythromycin/Tetrazyklin
Chlamydien	Erythromycin/Tetrazyklin

Die Empfehlung beruht auf klinischer Erfahrung, nicht auf In-vitro-Testung der Antibiotikaempfindlichkeit. Man kann primär von der Wirksamkeit dieser Antibiotika ausgehen. Bei klinischem Misserfolg (nach 3–4 Tagen) ist allerdings eine Überprüfung erforderlich (evtl. auch Überprüfung der Diagnose).

D-1.9

D-1.10

D-1.10 Feste Standard-Therapie-Schemata

z. B. **Tuberkulose**:	INH + Streptomycin + PAS (besser Ethambutol oder Pyrazinamid) als Dreierkombination; evtl. Rifampicin als 4. Substanz

Die Kombination hat bessere antibakterielle Wirkung (Synergismus) und verhindert rasche Resistenzentwicklung. Unbedingt!!!

z. B. **Meningitis**:	so lange Erreger und Antibiogramm noch nicht bekannt sind: Cephalosporin + Aminoglykosid (+ Chloramphenicol)
z. B. **Peritonitis**:	Mezlocillin + Metronidazol (+ Aminoglykosid)
z. B. **Enterokokken-Endokarditis**:	Ampicillin + Aminoglykosid (obwohl **in vitro** alle Enterokokken resistent gegen Aminoglykoside sind; trotzdem Synergismus)

allerdings erfordert im Einzelfall das Nichtansprechen auf die Therapie eine kritische Prüfung!

Wenn der Erreger bekannt ist, fällt es naturgemäß leichter, die richtige Wahl für ein Antibiotikum zu treffen. In manchen Situationen ist die Konsequenz vorgegeben (Abb. **D-1.17**).

D-1.17 Empfehlungen zur richtigen Antibiotika-Wahl auf Grund von mikrobiologischen Überlegungen

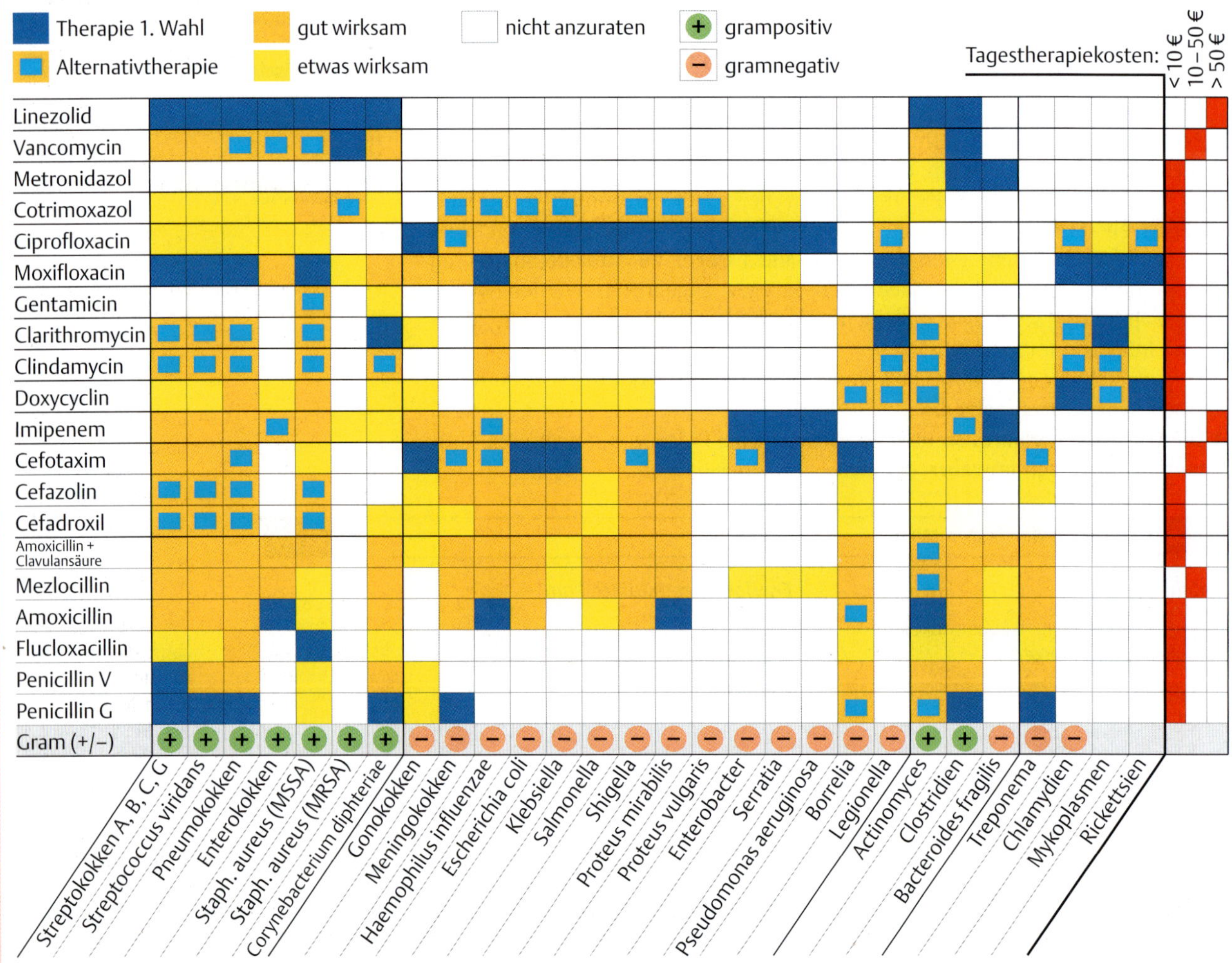

Gezielte Therapie: In den meisten Fällen sollte jedoch eine Bestimmung der Empfindlichkeit gegenüber Antibiotika mittels In-vitro-Testung versucht werden (Antibiogramm).

Gezielte Therapie: Sie beruht auf einer klaren Diagnose und einem Antibiogramm (vgl. Abb. **D-1.17**).

Resistenztestung/Antibiogramm

Bestimmung der minimalen Hemmkonzentration (MHK): In einem geeigneten Nährmedium wird eine Verdünnungsreihe eines Antibiotikums angelegt. Danach wird eine definierte, geringe Menge an Bakterien eingeimpft und bebrütet. Nach 24 Stunden wird abgelesen, ob die Keime sich vermehrt haben (Abb. **D-1.18**). Die niedrigste das Wachstum unterdrückende Konzentration gilt als minimale Hemmkonzentration (MHK). Bei der kritischen Beurteilung dieses Wertes muss man jedoch bedenken, dass die Entstehungsbedingungen recht artefiziell sind (kontinuierliche Konzentration über 24 Stunden, neutraler pH, niedriges Inokulum etc.).
Weiterhin sagt der absolute Wert allein nichts aus über den zu erwartenden Therapieerfolg, denn dieser hängt darüber hinaus auch von den pharmakologischen Eigenschaften eines Medikamentes ab. Deswegen werden zur Bewertung

Resistenztestung/Antibiogramm

Bestimmung der minimalen Hemmkonzentration (MHK): Sie ergibt das exakte Maß für die Empfindlichkeit eines Erregers gegenüber einem bestimmten Präparat (Abb. **D-1.18**). Diese exakten Werte kommen aber unter artefiziellen Bedingungen zustande. Für die praktische Beurteilung des Wertes eines Antibiotikums ist nicht allein die MHK, sondern die Tatsache wichtig, ob im Serum eines Menschen überhaupt ausreichende Wirkspiegel erreicht werden können.

D-1.18 Bestimmung der minimalen Hemmkonzentration (MHK)

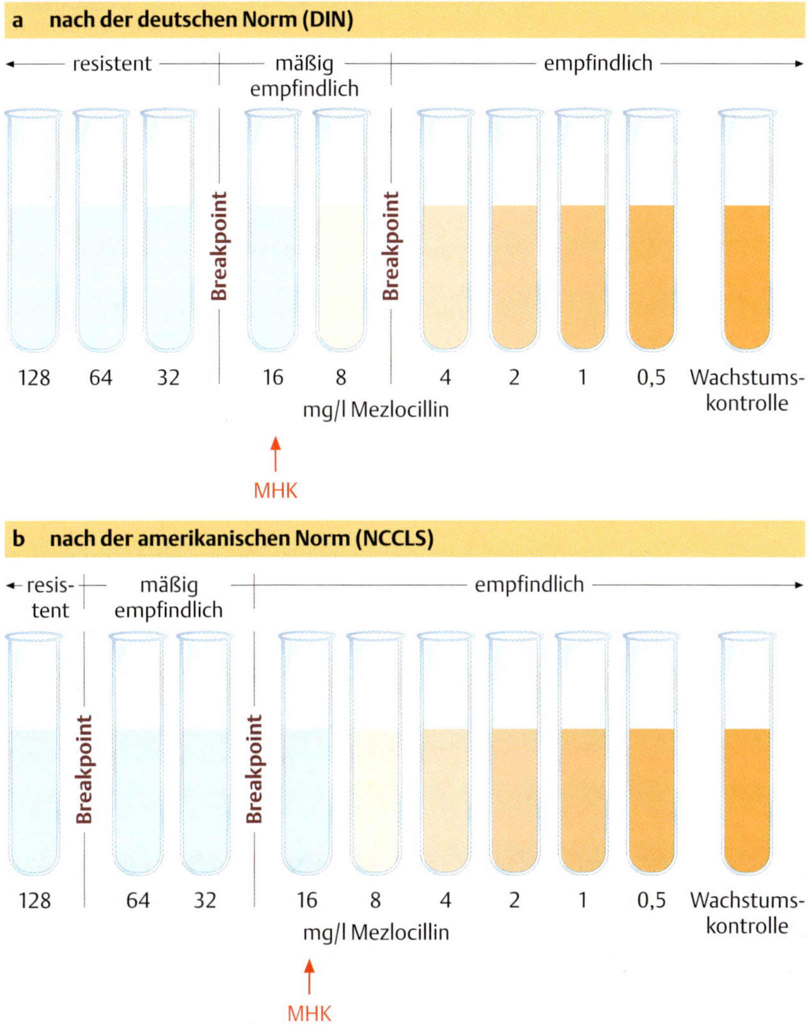

Im Bouillondilutionstest werden Nährlösungen mit absteigenden Konzentrationen des Antibiotikums hergestellt und mit jeweils der gleichen Anzahl von Bakterien beimpft. Während sich die Bakterien in der Wachstumskontrolle (ohne Antibiotikum) sowie bei ganz niedrigen Konzentrationen vermehren und nach 24 Stunden eine Trübung verursachen, wird ihre Vermehrung durch hohe Antibiotikakonzentrationen inhibiert; die Bouillon bleibt klar. Die niedrigste Konzentration, die noch in der Lage ist, das Wachstum der Keime vollständig zu hemmen, wird als **minimale Hemmkonzentration** bezeichnet. Das Schema zeigt die Bestimmung der minimalen Hemmkonzentration (MHK) von Mezlocillin für einen Stamm von E. coli. Die MHK beträgt 16 mg/l, da dies die niedrigste Konzentration ist, bei der noch eine nahezu vollständige Hemmung der Vermehrung (keine Trübung) eintritt.
Die Wertung dieses Messergebnisses ist jedoch je nach Definition der **Breakpoints** durch Normierungsgremien unterschiedlich.

- **a** In der deutschen **DIN** wurden die Breakpoints für Mezlocillin von Experten bei > 4 mg/l bzw. < 16 mg/l festgelegt. Danach erscheint dieser Keim mäßig empfindlich zu sein.
- **b** Nach der amerikanischen **NCCLS** werden die Breakpoints für Mezlocillin bei > 16 mg/l bzw. < 64 fixiert. Danach wird dieser Keim als empfindlich bewertet.

Die Festlegung der Breakpoints hängt ab von den definierten Bedingungen der MHK-Bestimmung (Nährmedium, Bakteriendichte, etc.) sowie der erreichbaren Serumkonzentration bei einem Menschen, der mit einer Standarddosis eines Antibiotikums behandelt wird. (Die jeweiligen Dosierungsempfehlungen, die auf klinischen Erfahrungen basieren, können von Land zu Land schwanken.) Da in anderen Körperflüssigkeiten, z. B. Urin, Schleim etc., unter Umständen ganz andere Konzentrationen erreicht werden können, gilt die Aussage über die Empfindlichkeit eines Stammes nicht unbedingt für jede klinische Situation.
Fazit: Die Empfindlichkeitsprüfung und die Einteilung in die Kategorien empfindlich, mäßig empfindlich oder resistent muss kritisch gewertet werden. Der optimale Einsatz eines Antibiotikums hängt darüber hinaus auch noch von anderen Parametern ab.

sog. **Breakpoints** herangezogen. Das sind Serumspiegel, die nach der Hälfte des üblichen Applikationsintervalls erreicht werden können. Unter Zuhilfenahme dieser normativen Maßstäbe kann man unter Vorbehalt eine Aussage über die Empfindlichkeit des Erregers machen.
Die Erfahrung lehrt, dass eine gewisse Korrelation zwischen MHK und dem therapeutischen Erfolg besteht.

Diffusionstest: Der Diffusionstest ist ein Ersatz für die Bestimmung der MHK in der Praxis (Abb. **D-1.19** und **D-1.20**).

Diffusionstest: Für die Routine ist die exakte Bestimmung der MHK meist zu aufwendig, so dass der einfachere Diffusionstest zur Anwendung kommt. Dabei werden Papierblättchen, die mit einer definierten Menge Antibiotikum getränkt sind, auf eine beimpfte Agarplatte gelegt, wobei das Antibiotikum diffundieren kann und ein Konzentrationsgefälle entsteht. Solange die Wirkstoffkonzentration ausreicht, das Wachstum der Bakterien zu hemmen, bildet sich eine Zone ohne Keimwachstum (Abb. **D-1.19**). Der Durchmesser der Hemmzone steht in einem linearen Verhältnis zur MHK (Abb. **D-1.20**). Die Werte sind jedoch leicht durch äußere Bedingungen zu beeinflussen.

Post-antibiotic effect: Wenn ein Antibiotikum fest an sein Target bindet, kann über längere Zeit hinweg die Wirkung bestehen, ohne dass im externen Milieu noch ausreichend Wirkstoff vorhanden ist.

Post-antibiotic effect: Bei der Entscheidung über die Länge der Applikationsintervalle spielt die Kenntnis über einen post-antibiotic effect eine Rolle. Wenn Aminoglykoside und Makrolide einmal an ihr Target am Ribosom gebunden haben, bleiben sie mehrere Stunden haften und blockieren in dieser Zeit die Vermehrung, selbst wenn im externen Milieu die Antibiotikakonzentration abgesunken ist.

Wirkung von subinhibitorischen Konzentrationen: Auch in niedrigen Konzentrationen, die nicht mehr in der Lage sind, die Vermehrung zu hemmen, können manche Antibiotika die Produktion von Virulenzfaktoren beeinträchtigen.

Wirkung von subinhibitorischen Konzentrationen: Die Hemmung der Vermehrung ist für die Praxis der wichtigste Parameter zur Beurteilung der Effizienz eines Antibiotikums. Manche Substanzen können jedoch bereits in Bereichen weit unter diesen Hemmkonzentrationen die Bildung von Virulenzfaktoren (Fimbrien, Toxinen) behindern und somit zu einem therapeutischen Erfolg beitragen. In einzelnen Konstellationen kommt es dabei jedoch zu einer Stimulierung der Produktion von Toxinen.

Bakterizidie/Bakterizidiekinetik: Als Maß für die Wirksamkeit eines Antibiotikums ist nicht nur die Hemmung der Vermehrung, sondern möglichst auch eine Abtötung zu beurteilen.

Bakterizidie/Bakterizidiekinetik: Vor allem im abwehrgeschwächten Wirt wäre es wichtig, die Bakterien nicht nur zu hemmen, sondern auch irreversibel zu schädigen, d. h. zu töten. Eine solche Aktivität kann in vitro geprüft werden. Definitionsgemäß gilt ein Antibiotikum als **bakterizid**, wenn es nach 24 Stunden in Konzentrationen, die allenfalls doppelt so hoch sind wie die MHK, 99,9 % der Bakterien abtötet. Wichtig ist zudem der Zeitpunkt der Abtötung

D-1.19

D-1.19 Agardiffusionstest zum Nachweis der Empfindlichkeit von Bakterien

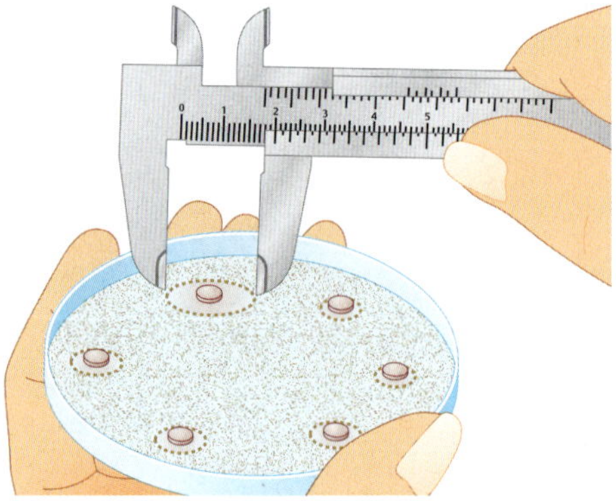

Nachdem die Oberfläche einer Nähragarplatte gleichmäßig mit einer passenden Bakterienmenge beimpft ist, werden **Filterpapierblättchen** aufgelegt, die mit einer vorgegebenen Menge eines Antibiotikums getränkt sind. Wenn das Antibiotikum in den Agar diffundiert, so entsteht ein Konzentrationsgefälle. In der Nähe des Blättchens, wo hohe Konzentrationen herrschen, wird das Wachstum der empfindlichen Keime gehemmt; sobald aber die Konzentration unter einen kritischen Wert absinkt, können die Bakterien sich wieder vermehren. Die **Größe des Hemmhofes** kann exakt gemessen werden und steht in gewissem Verhältnis zur MHK.

D-1.20 Beziehung zwischen Hemmhofdurchmesser und MHK

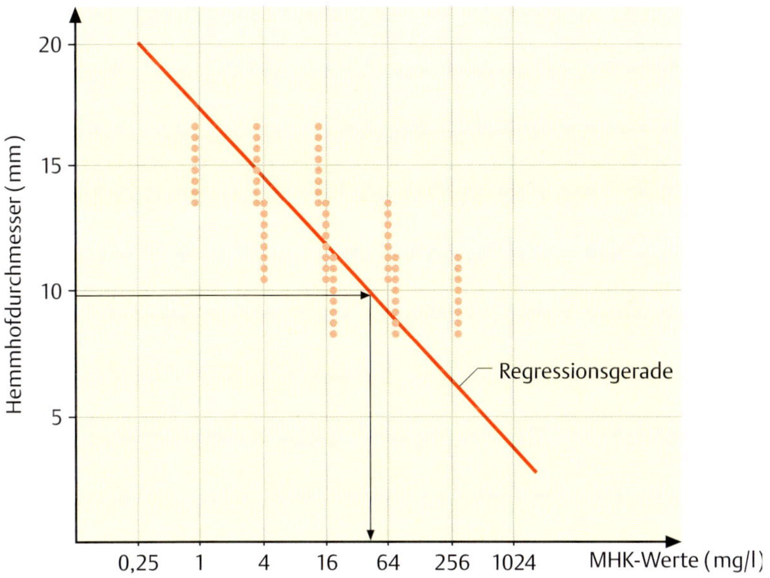

Mithilfe von mehreren Bakterienisolaten wurden für jedes der üblichen Antibiotika und für jedes gängige Bakterium eine Regressionsgerade erstellt (die Angaben dazu schwanken von Land zu Land). Im Labor lässt sich dann aufgrund eines exakt gemessenen Hemmhofdurchmessers auf die eigentliche MHK zurückschließen.

D-1.21 Synergistische Wirkung von Ampicillin und Gentamicin auf Listeria monocytogenes

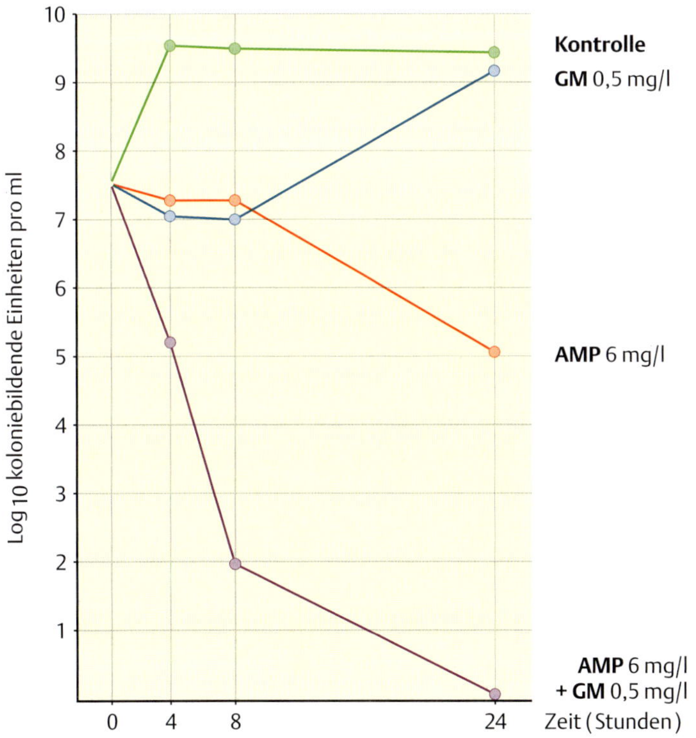

Ohne Antibiotika können sich die Bakterien in einer Flüssigkultur vermehren. Gegenüber dem Ausgangswert steigen die Keimzahlen noch an. Gentamicin (GM) in niedriger Konzentration kann kurzzeitig das Keimwachstum hemmen, bevor dann doch die Vermehrung beginnt. Ampicillin (AMP) allein in einer relativ niedrigen Konzentration kann das Wachstum ebenfalls nur hemmen; erst nach vielen Stunden kommt es zu einer Keimzahlreduktion. Die bakterizide Wirkung von Ampicillin ist also nur schwach. Bei Kombination der beiden schwachen Partner kommt es zu einem Synergismus, so dass die Keimzahl deutlich und rasch abfällt.

nach Exposition. Betalaktamantibiotika sind im Prinzip zwar bakterizid, sie erreichen dieses Ziel aber erst nach 6–8 Stunden, Aminoglykoside und Chinolone dagegen schon in 1 Stunde.

Synergismus/Antagonismus: Wenn mehrere Antibiotika gleichzeitig auf ein Bakterium einwirken, so kann dies synergistische, additive (indifferente) oder antagonistische Auswirkungen haben (Abb. **D-1.21**).

Synergismus/Antagonismus: Kombinationen von verschiedenen Antibiotika können **synergistische, additive (indifferente)**

oder **antagonistische Wirkungen** haben (Abb. **D-1.21**).

Wenn z. B. Ampicillin die Zellwandsynthese von Enterokokken gestört hat, kommt es zu strukturellen Veränderungen. Aminoglykoside können dann durch diese ansonsten für sie impermeable Membran hindurchgelangen und bakterizid wirken, obwohl Enterokokken gegenüber Aminoglykosiden allein immer resistent sind.
Wenn dagegen z. B. eine bakteriostatisch wirksame Substanz, wie Tetrazyklin, die Vermehrung der Bakterien hemmt und somit die Bakterien keine neue Zellwand mehr synthetisieren, ist ein eigentlich bakterizid wirkendes Betalaktamantibiotikum unwirksam.

1.2.5 Pharmakokinetik

1.2.5 Pharmakokinetik

Die Gesetzmäßigkeiten von Resorption, Verteilung im Organismus, Abbau und Ausscheidung sind für die einzelnen Antibiotikagruppen sehr unterschiedlich. Eine genaue Darstellung muss deshalb den Lehrbüchern der Pharmakologie überlassen bleiben.

▶ Merke

▶ **Merke:** Generell gilt: Über die therapeutische Wirkung entscheiden Höhe und Dauer des Blut- und des Gewebespiegels am Ort der Infektion.

Der Serumwert sollte über der MHK liegen. Bei Bakteriostatika sollte ein möglichst gleich bleibender Spiegel über längere Zeit bestehen. Bei bakteriziden Antibiotika ist oft eine hohe Konzentrationsspitze von Vorteil (i. v. Applikation), die eine rasche Elimination der Erreger einleitet (Abb. **D-1.22**).

Das Ziel ist, dass man Serumwerte erreicht, die höher sind als die minimale Hemmkonzentration (MHK) für das jeweilige Bakterium (Abb. **D-1.22**). Dabei ist es günstig, wenn bei bakteriostatisch wirkenden Substanzen ein möglichst gleich bleibender Spiegel über längere Zeit besteht. Schnelle Resorption bei oraler Applikation, nicht zu kurze Halbwertzeit und gute Diffusionseigenschaften können dies gewährleisten. Bei bakteriziden Antibiotika ist oftmals die intravenöse Verabreichung günstiger, da es dann am Infektionsort zu einer hohen Konzentrationsspitze kommt, die eine rasche Elimination der Erreger einleitet.

Antibiotika werden an Serumproteine gebunden und damit inaktiviert, sie werden außerdem metabolisiert und damit antibakteriell inaktiv. Ausscheidung erfolgt über die Nieren, in einigen Fällen auch über die Galle und Fäzes.

Antibiotika werden zu einem bestimmten Anteil an Serumproteine gebunden und damit inaktiviert, solange die Bindung hält. Im Organismus werden die meisten Antibiotika mehr oder minder stark metabolisiert und damit ebenfalls antibakteriell inaktiv. Die Ausscheidung erfolgt vorwiegend über die Nieren, zum Teil auch über die Galle und Fäzes. Im letzteren Fall kann es zur Rückresorption im Darm kommen. Von Fall zu Fall ist auch eine Ausscheidung über Sekrete (z. B. Muttermilch) zu beachten. So ist es auch effektiver, Antibiotika wie z. B. Ciprofloxacin oder Rifampicin zur Eradikation einer oberflächlichen Besiedelung des Rachens mit Meningokokken einzusetzen als z. B. Penicillin, da die erstgenannten Substanzen deutlich stärker über den Schleim der oberen Luftwege eliminiert werden.

D-1.22 Grundkonzept der Antibiotikatherapie

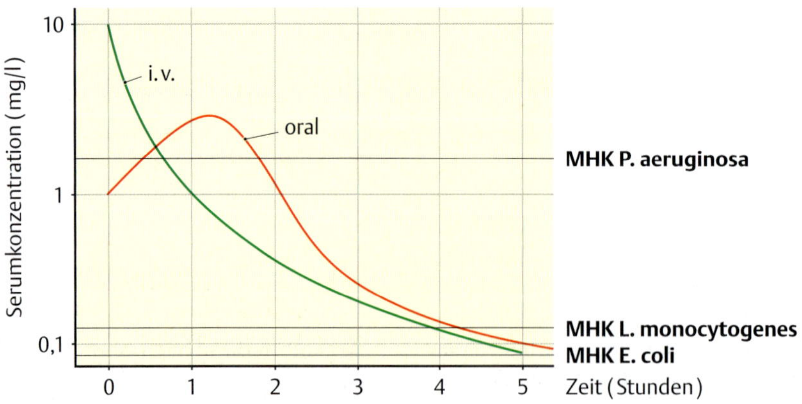

Der Serumwert eines Antibiotikums sollte über dem Wert der MHK liegen. Da die MHK-Werte für die verschiedenen Bakterien aber deutlich differieren, wird in dem virtuellen Beispiel klar, dass eine sichere therapeutische Wirksamkeit bei Infektionen mit E. coli eher erreicht wird als bei Infektionen mit P. aeruginosa. Darüber hinaus wäre es bei manchen Antibiotika (z. B. Betalaktamantibiotika) wichtig, dass die Serumwerte lange Zeit über der MHK liegen, während bei anderen (z. B. Aminoglykoside, Chinolone) vor allem die Höhe des Spitzenwertes für den therapeutischen Erfolg entscheidend ist. Entsprechend muss das Applikationsintervall angepasst werden.

D-1.23 **Nachweis antibakterieller Wirkstoffe in Urin oder Liquor**

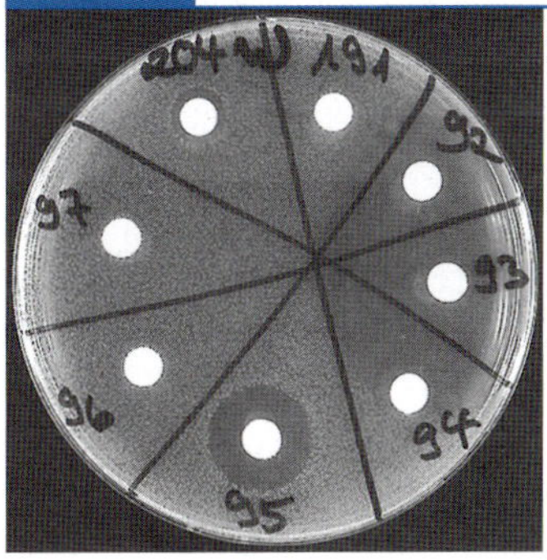

In einem Nähragar werden Sporen von **Bacillus subtilis** als Indikatorkeim eingegossen. Die Platten können bei 4 °C mehrere Wochen aufbewahrt werden, da bei dieser Temperatur ein Auskeimen der Sporen und eine Vermehrung der Bakterien nicht stattfindet. Filterpapierblättchen werden mit einer Körperflüssigkeit des Patienten (z. B. Urin oder Liquor) getränkt und auf die Oberfläche einer Agarplatte aufgelegt, so dass die im Probenmaterial vorhandenen Antibiotika in den Nähragar diffundieren. Die folgende Inkubation der Agarplatte bei 37 °C über 24 Stunden führt zu einer Vermehrung der Bakterien, die den Agar gleichmäßig trüben. Da B. subtilis praktisch gegen alle üblichen Antibiotika empfindlich ist, wird sein Wachstum unterdrückt, wenn in dem entsprechenden Material (hier z. B. in der Probe 95) antimikrobielle Hemmstoffe vorhanden waren. Diese Hemmzone zeigt an, dass antimikrobieller Wirkstoff vorhanden war, man kann aber allein daraus nicht erkennen, welches Antibiotikum vorliegt.

D-1.23

Prüfung auf antimikrobielle Wirkstoffe bzw. Spiegelbestimmungen: Exakte Wirkspiegel von Antibiotika in Serum, Liquor, Lymphe oder Gewebe werden meist mithilfe von chemischen Methoden bestimmt. Aber auch mit **mikrobiologischen Methoden** kann die antimikrobielle Aktivität erfasst werden:

- **Pauschaler Nachweis von antimikrobiellen Wirkstoffen in Urin oder Liquor:** Ein trockenes, steriles Filterblättchen wird mit der Flüssigkeitsprobe des Patienten getränkt und auf die Oberfläche einer Agarplatte gedrückt, so dass der Wirkstoff in den Agar diffundieren kann; es entsteht ein Diffusionsgefälle. Wenn die Hemmkonzentration zu gering wird, können die Sporen von Bacillus subtilis, die zuvor in dem Agar suspendiert worden waren, auskeimen. Die Bakterien vermehren sich bei Bebrütung innerhalb von 24 Stunden zu sichtbaren Kolonien. Wenn hohe Antibiotikakonzentrationen vorhanden sind, wird eine Hemmzone um das Blättchen herum sichtbar (Abb. **D-1.23**). Auf diese Art lässt sich relativ einfach auch die Compliance eines Patienten überprüfen, d. h. ob er regelmäßig seine vorgeschriebenen Antibiotika eingenommen hat.
- **Serumbakterizidietest:** In manchen Situationen, z. B. bei Endokarditis, ist es zwingend erforderlich, dass eine ausreichend hohe Antibiotikakonzentration im Serum erreicht wird, um ein optimales Therapieergebnis zu erzielen. So wird kurz vor einer Antibiotikagabe Blut abgenommen (Talspiegel), eine Verdünnungsreihe in Nährbouillon angelegt und eine Suspension der vom Patienten isolierten Bakterien zugegeben. Nach Bebrütung kann man feststellen, ob eine Hemmung oder sogar eine Abtötung der patienteneigenen Erreger erfolgte. Wenn auch in Verdünnungen über 1:16 wirksame Spiegel nachweisbar sind, ist ein Therapieerfolg zu erwarten.

Die **Effizienz einer Antibiotikatherapie** lässt sich – neben der **Wirkspiegelbestimmung** in Flüssigkeiten mittels chemischer Methoden – überprüfen durch:

- **mikrobiologische Assays** (Abb. **D-1.23**).
- **Serumbakterizidietest**

1.2.6 Verträglichkeit und unerwünschte Wirkungen

Schon bei sachgerechter Anwendung, aber erst recht bei Überdosierung, können unter einer Antibiotikatherapie Nebenwirkungen auftreten (s. auch Tab. **D-1.3** – **D-1.7**, S. 282).

1.2.6 Verträglichkeit und unerwünschte Wirkungen

(siehe auch Tab. **D-1.3** – **D-1.7**, S. 282)

Toxische Wirkungen: Etliche Antibiotika (z. B. Aminoglykoside, Vancomycin, Rifampicin, Isoniazid) sind potenziell toxisch. Diese Toxizität tritt bei Kumulierung des Antibiotikums infolge Ausscheidungsstörungen auf und kann verschiedene Organe betreffen (Blut bildendes System, Leber, Niere, ZNS). Bei entsprechender Kontrolle des aktuellen Blutspiegels sind toxische Nebenwirkungen bei Antibiotikatherapie vermeidbar. Pleiotrope Effekte mancher Antibioti-

Toxische Wirkungen: Toxische Wirkungen beruhen auf Kumulierung bei Ausscheidungsstörungen. Bei entsprechender Kontrolle des aktuellen Blutspiegels sind toxische Nebenwirkungen bei Antibiotikatherapie vermeidbar.

ka, z. B. der Makrolide, die zusätzlich zu den direkt antimikrobiellen Wirkmechanismen noch andere Wirkungen haben, können auch die körpereigenen Infektabwehrmaßnahmen stimulieren oder hemmen.

Allergische Wirkungen: Exantheme bis zum anaphylaktischen Schock.

Allergische Wirkungen: Allergische Nebenwirkungen, die sich als polymorphe Exantheme bis hin zum Lyell-Syndrom oder als tödlicher anaphylaktischer Schock manifestieren, können bei der Therapie mit Penicillinen, Sulfonamiden, Vancomycin, Streptomycin und Nitrofuranen auftreten. Andere Antibiotikaallergien sind selten und finden sich dann fast immer als Kontaktallergie nach lokaler Applikation.

Interaktionen mit anderen Pharmaka: Möglich sind Aktivitätsminderung, synergistische und antagonistische Effekte sowie Einflüsse auf die Pharmakokinetik.

Interaktionen mit anderen Pharmaka: Die Kombination von zwei verschiedenen Antibiotika kann **synergistische, aber auch antagonistische Effekte** haben, ebenso die Kombination mit Nicht-Antibiotika. Andererseits kann eine direkte chemische Interaktion zur gegenseitigen Minderung der Aktivität führen, z. B. bei gleichzeitiger Infusion von Aminoglykosid mit Betalaktamantibiotika. Auch die Pharmakokinetik kann in vielfältiger Weise beeinflusst werden, z. B. durch Änderung der Resorption und Ausscheidung, der Verteilung im Körper und der Metabolisierung. Antibiotika ihrerseits können wesentlich die pharmakologische Wirkung von anderen Medikamenten beeinflussen.

▶ Exkurs

▶ **Exkurs:** In Kontrazeptiva enthaltene Östrogene werden nach Resorption aus dem Dünndarm in der Leber glukuronisiert und mit der Galle ausgeschieden. Die Bakterien der physiologischen Darmflora produzieren in großer Menge Glukuronidasen, die eine Spaltung des Moleküls bewirken. Das freie Östrogen kann nun wieder resorbiert werden. Diese Rückresorption trägt erheblich zum notwendigen Serumspiegel bei. Wird nun durch Antibiotika, die entweder nicht resorbiert oder mit der Galle intestinal ausgeschieden werden, die Darmflora massiv reduziert, unterbleibt die Deglukuronisierung der Östrogene und die verfügbare Menge im Serum sinkt ab. Auf diese Weise kann es trotz Einnahme oraler Kontrazeptiva zu Schwangerschaften kommen.

Biologische Wirkung: Störung der Normalflora; Sekundärinfektionen mit Sprosspilzen oder resistenten Bakterien sind möglich.

Biologische Wirkungen: Sie entstehen durch die bei Antibiotika-Gabe unvermeidliche Beeinflussung der normalen Körperflora und treten häufig unter der Behandlung mit Breitspektrumantibiotika auf. Sekundärinfektionen mit Sprosspilzen oder resistenten Bakterien sind nicht selten.

▶ Merke

▶ **Merke:** Bei einer Therapie mit Antibiotika handelt es sich um eine kausale und keine symptomatische Therapie, mit der bei sinnvollem Antibiotika-Einsatz eine Heilungsrate von über 90 % erzielt werden kann. Eine solche Wirkungsrate wird von keiner anderen Medikamentengattung erreicht! So liegt z. B. der Heilungserfolg von Insulin bei 0 % und auch Herzglykoside helfen, heilen aber nicht. Eine so außerordentliche „Waffe“ sollte man durchdacht einsetzen, damit sie nicht an Wirksamkeit verliert.

2 Spezielle Bakteriologie

2 Spezielle Bakteriologie

2.1 Grampositive Kokken

2.1 Grampositive Kokken

Klassifikation: Für die Humanmedizin wichtige Vertreter unter den grampositiven Kugelbakterien (Kokken) findet man in der Familie der
- **Micrococcaceae** (Staphylococcus, Micrococcus, Kocuria, Stomatococcus) und der
- **Streptococcaceae** (Streptococcus, Enterococcus, Aerococcus, Lactococcus, Leuconostoc, Gemella).

Klassifikation: Die medizinisch wichtigsten grampositiven Kokken gehören zu der Familie der
- **Micrococcaceae** (u. a. Staphylococcus) und der
- **Streptococcaceae** (u. a. Streptococcus).

▶ **Merke:** Die zu den grampositiven Kokken zählenden **Staphylokokken** (Haufenkokken) und **Streptokokken** (Kettenkokken) sind von allergrößter klinischer Bedeutung.

◀ Merke

2.1.1 Staphylokokken

2.1.1 Staphylokokken

Geschichtliches: Berühmte Bakteriologen, wie Robert Koch (1878) und Louis Pasteur (1880), beschäftigten sich mit Staphylokokken. Der schottische Arzt A. Ogston hielt am 9. April 1880 den grundlegenden Vortrag beim 9. Kongress der Deutschen Chirurgischen Gesellschaft in Berlin, in dem er den Begriff Staphylococcus prägte und seine klinische Bedeutung als Eitererreger aufzeigte.

Geschichtliches

▶ **Definition:** Staphylokokken (griech. staphyle, die Traube) sind grampositive, nicht sporenbildende Kugelbakterien von annähernd 1µm Durchmesser, die sich in allen Ebenen des Raumes teilen und sich wegen ihrer Unbeweglichkeit somit in dichten Haufen oder Trauben anordnen (Abb. **D-2.1**).

◀ Definition

Klassifikation: Von klinischem Interesse ist die Unterteilung der Staphylokokken in **koagulasepositive** und **koagulasenegative** Spezies (s. u.). Tabelle **D-2.1** gibt einen Überblick.

Klassifikation: Man unterscheidet **koagulasepositive** und **koagulasenegative** Staphylokokken (Tab. **D-2.1**).

Nachweis: Staphylokokken sind auf gewöhnlichen Nährmedien bei 37 °C gut kultivierbar. Charakteristische Pigmentierungen der Kolonien (porzellanweiß oder elfenbeinfarbig) und spezielles Hämolyseverhalten auf bluthaltigen Nährböden geben wichtige labordiagnostische Hinweise.

Nachweis: Meistens können Staphylokokken unproblematisch kultiviert werden.

D-2.1 Staphylokokken

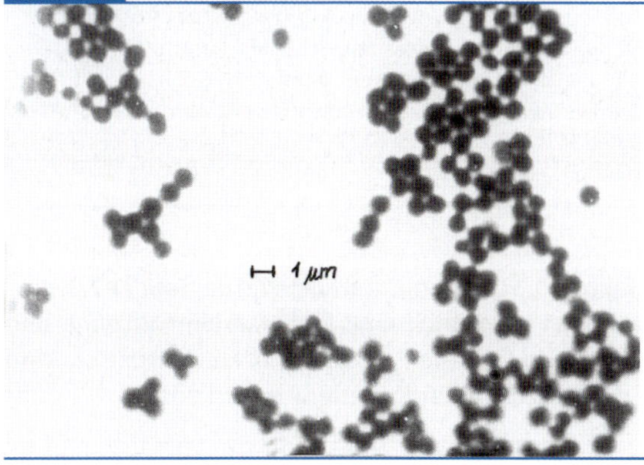

Lichtmikroskopisches Bild der in Trauben oder Haufen gelagerten Kugelbakterien.

D-2.1

D-2.1

D-2.1 Einteilung der Staphylokokken

Koagulasepositiv	▪ Staph. aureus ▪ (Staph. intermedius)
Koagulasenegativ	▪ Staph. epidermidis ▪ Staph. saprophyticus ▪ Staph. haemolyticus ▪ Staph. capitis ▪ Staph. simulans ▪ Staph. hominis ▪ Staph. warneri ▪ weitere 16 Spezies, die beim Menschen selten vorkommen

Koagulasepositive Staphylokokken (Staphylococcus aureus)

Geschichtliches

Besonderheiten, Virulenzfaktoren: Staph. aureus produziert das extrazelluläre Enzym **Koagulase** und das zellwandständige Enzym **Clumpingfaktor**, die beide eine Ausfällung von Fibrin bewirken. Diese Eigenschaft ist ein wichtiger Pathogenitätsfaktor, der auch in der Diagnostik eine große Rolle spielt (Tab. **D-2.2** und Abb. **D-2.2**).

Koagulasepositive Staphylokokken (Staphylococcus aureus)

Geschichtliches: J. v. Daranyi erkannte 1926 die Zusammenhänge zwischen der Plasmakoagulaseaktivität der Staphylokokken und ihrer pathogenetischen Bedeutung. Erst 1948 wurde diese Erkenntnis allgemein akzeptiert.

Besonderheiten, Virulenzfaktoren: Pathogene koagulasepositive Staphylokokken (häufig abgekürzt mit „Staph.") unterscheiden sich von den weniger gefährlichen koagulasenegativen Arten durch eine Reihe von Pathogenitätsfaktoren, die z. T. ausgeschieden werden und z. T. an der Zellwand haften bleiben:

- **Koagulase**, ein extrazelluläres Enzym, ist für die Trennung von pathogenen und weniger pathogenen Arten in der Praxis von Bedeutung (Tab. **D-2.2**) Es bindet im Serum an Prothrombin und aktiviert die Bildung von Fibrin aus Fibrinogen.
- Der **„Clumpingfaktor"**, ein an die Zelloberfläche gebundenes Enzym, zeigt ähnliche Effekte, indem es zur Ausfällung von Fibrin führt (Tab. **D-2.2** und Abb. **D-2.2**).

D-2.2

D-2.2 Nachweismethoden von Staphylococcus

Nachweis von	*Durchführung*
Koagulase	0,5 ml Kaninchenplasma wird mit der fraglichen Bakterienkolonie beimpft und bei 37 °C°C inkubiert. Nach 4, spätestens nach 24 Stunden ist eine Koagulation des Plasmas zu beobachten!
Clumpingfaktor (Objektträgertest)	Auf einem Objektträger wird ein Tropfen Kaninchenserum mit dem Probenmaterial verrieben. Enthält dieses Staph. aureus, so kommt es zu einer Verklumpung (Ausfällung von Fibrin), die mit bloßem Auge beobachtet werden kann. Als Negativkontrolle dient die Suspension in physiol. NaCl-Lösung. Dieser einfache Test wird häufig (teilweise in leicht modifizierter Art) als Schnellnachweis von Staph. aureus im Labor eingesetzt (Abb. **D-2.2**).

Weitere wichtige Virulenzfaktoren von Staph. aureus sind in Tab. **D-2.3** dargestellt.

Weitere wichtige Virulenzfaktoren von Staph. aureus sind in Tab. **D-2.3** dargestellt. Neben diesen Substanzen wird noch eine Reihe anderer Enzyme und Toxine gebildet, darunter auch solche, die spezifisch bakterientoxisch sind und somit eine Hemmung der umgebenden Keimflora bewirken.

▶ Exkurs

▶ **Exkurs:** Zahlreiche Stämme bilden das Enzym **Penicillinase (Betalaktamase)**, das Benzylpenicillin (Penicillin G), Ampicillin und Ureidopenicillin durch Spaltung des β-Laktamringes zerstört und eine Therapie unwirksam macht. Oxacillin, Cephalosporine, Peneme und Oxalactame sind dagegen stabil.

D-2.2 **Objektträgertest zum Nachweis des Clumpingfaktors (Bestätigung eines Staphylococcus-aureus-Befundes)**

D-2.2

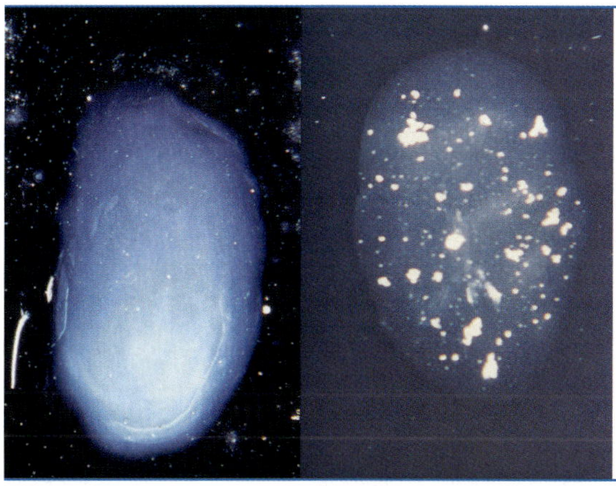

Die verdächtige Kolonie wird in physiologischer NaCl-Lösung verrieben, parallel dazu auch in Kaninchenplasma. Staph. aureus wird sich in der NaCl-Lösung homogen suspendieren lassen (links), im Plasma jedoch durch Fibrinausfällung koagulieren (rechts). Ein koagulasenegativer Stamm wäre auch hier homogen zu suspendieren.

D-2.3 **Weitere wichtige Virulenzfaktoren von Staphylococcus aureus**

Virulenzfaktor	***Bemerkungen***
zellwandständig	
Polysaccharidkapsel	Einige Stämme besitzen eine echte Schleimkapsel, die neben Protein A vor der Phagozytose schützt. Sie geht jedoch unter Kulturbedingungen rasch verloren.
Protein A	Fast alle Stämme besitzen auf ihrer Oberfläche mit Protein A eine Proteinstruktur, an die Immunglobuline mit ihrem F_c-Fragment binden. Durch diese „verkehrte“ Bindung entzieht sich das Bakterium der Phagozytose, da das F_c-Stück als Opsonin, d. h. als Rezeptor für die Makrophagen, nicht mehr zur Verfügung steht. Diese Eigenschaft kann in der Labordiagnostik zur Identifizierung von Staph. aureus verwendet werden.
interzelluläres Adhäsin	Fast alle Staphylokokken, u. a. Staph.-aureus-Stämme, können ein interzelluläres Adhäsin aus linearem Poly-N-Acetylglucosamin produzieren. Solche Schleimsubstanzen sind Grundlage für eine **Biofilm**bildung; innerhalb der Schleimschicht wachsen Mikrokolonien (Abb. **D-2.11b**). Hinter dieser Schutzwand sind die Keime vor der körpereigenen Abwehr sicher.
extrazellulär	
Fibrinolysin	Durch Fibrinolysinbildung kann Staph. aureus ein selbst erzeugtes Fibringerinnsel wieder auflösen. Während am Anfang einer Staph.-aureus-Invasion in den menschlichen Körper die Fibrinausfällung den Erreger schützt, kann Staph. aureus nach entsprechender Vermehrung so den Fibrinschutzwall auflösen, um sich ungestört im Gewebe verbreiten zu können.
Hyaluronidase	Mit dieser Depolymeridase kann sich der Erreger durch Auflösung der Interzellurarsubstanzen im Gewebe ausbreiten.
Hämolysine	Staph. aureus kann vier verschiedene Hämolysine bilden (α-, β-, γ- und δ-Hämolysin), die nicht nur zur Auflösung von Erythrozyten sondern auch von Parenchymzellen führen.
Leukocidin	Ein wichtiger Virulenzfaktor, der Makrophagen und Granulozyten schädigt.
Exfoliatintoxine	Biochemisch lassen sich zwei Proteine unterscheiden (Exfoliatin A und B). Es handelt sich um ein relativ selten (ca. 5 %) von Staph.-aureus-Stämmen gebildetes epidermolytisches Toxin, das eine blasenförmige Abhebung der Haut (Spaltung von Stratum spinosum und Stratum granulosum, staphylokokkenbedingtes Lyell-Syndrom) bewirkt.
Enterotoxine	Fünf Enterotoxine (A–E) lassen sich nachweisen. Nur wenige Stämme von Staph. aureus (ca. 5 %) können eines oder mehrere dieser Enterotoxine bilden. Diese Enterotoxine sind hitzestabil, so dass sie einen außerordentlich wichtigen Faktor in der Lebensmittelhygiene darstellen **(Lebensmittelvergiftungen!)**. Häufigste Vergiftungsquellen sind Milch- und Eiprodukte in allen Variationen sowie Schweinefleisch.
Toxic shock syndrome toxin (TSST)	Das TSST-1 wird nur von ca. 1 % der Staph.-aureus-Stämme produziert. Es wirkt wie ein „Superantigen“, d. h. viele Lymphozyten werden dadurch – unabhängig von ihrer Antigenspezifität – zur Produktion von Zytokinen stimuliert. Diese führen zum Bild des toxischen Schocksyndroms.

D-2.3

D-2.3 **Staphylococcus aureus auf Blutagar**

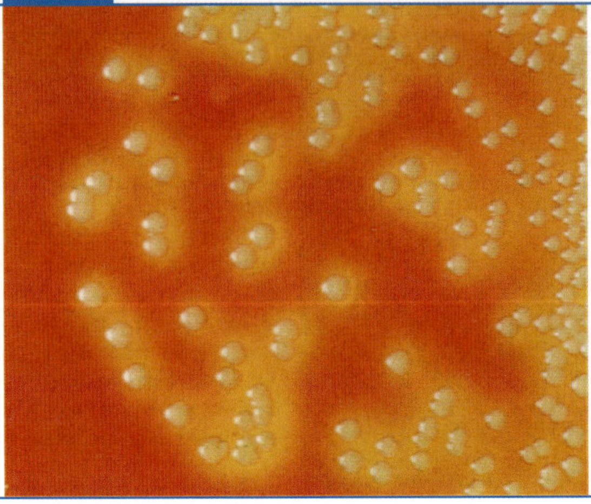

Deutlich ist die Hämolyse um die elfenbeinfarbenen relativ großen Kolonien (Unterschied zu Streptokokken: kleine Kolonien) zu erkennen.

Nachweis: Durch Zusatz von NaCl lässt sich Staph. aureus auch aus Materialien mit üppiger Begleitflora relativ einfach isolieren.

Nachweis: Der kulturelle Nachweis ist meist problemlos möglich. Da Staph. aureus eine hohe NaCl-Toleranz aufweist, kann durch Zusatz von Kochsalz (bis 10 %) zum Nährmedium eine Unterdrückung der Begleitflora erreicht werden. Dies ist vor allem für Lebensmittel- und Stuhluntersuchungen unerlässlich. Die typische Kulturmorphologie, das „goldgelbe", meistens eher elfenbeinfarbene Pigment und die Beta-Hämolyse (Abb. **D-2.3**) sind keine zuverlässigen diagnostischen Kriterien.

▶ Merke

▶ **Merke:** Beweisend ist der Nachweis der Plasmakoagulase oder des Clumpingfaktors.

Daneben ist auch eine biochemische Typisierung („bunte Reihe") möglich.

Pathogenese und Klinik: Koagulase-positive Staphylokokken verursachen nur unter bestimmten Bedingungen Infektionen (z. B. Abwehrschwäche des Organismus).

Pathogenese und Klinik: Koagulasepositive Staphylokokken verursachen eine Reihe klassischer Infektionskrankheiten. Ihre pathogene Potenz wird aber nur unter bestimmten Rahmenbedingungen voll wirksam. Oftmals manifestieren sich Krankheiten bei Abwehrschwächen des Organismus, manchmal müssen bei Gesunden mehrere Pathogenitätsfaktoren des Erregers gemeinsam auftreten, um klinische Befunde zu verursachen.

▶ Merke

▶ **Merke:** Insgesamt muss unterschieden werden zwischen Erkrankungen, die durch das invasive Auftreten der Erreger begründet werden, und solchen, die durch Staph.-aureus-Toxine bedingt sind, auch wenn der Übergang fließend ist (Tab. **D-2.4**).

D-2.4

D-2.4 **Staphylokokkenerkrankungen werden unterschieden in solche, die durch das invasive Auftreten der Erreger begründet werden, und solche, die durch die Toxinbildung der Erreger begründet werden. Der Übergang ist fließend.**

Staphylokokkenerkrankungen invasiver Natur	***Übergangsformen***	***toxinbedingt***
Abszessbildung in der Haut, den Schleimhäuten und inneren Organen, z. B. ▪ Impetigo follicularis ▪ Mastitis puerperalis ▪ Furunkel ▪ Karbunkel ▪ „Plastikinfektionen" ▪ Osteomyelitis, Ostitis ▪ Endokarditis	▪ Dermatitis exfoliativa ▪ Pemphigus neonatorum ▪ Staphylococcal Scalded Skin Syndrome ▪ staphylokokkenbedingtes Lyell-Syndrom ▪ Impetigo contagiosa ▪ toxisches Schocksyndrom	▪ Lebensmittelvergiftungen durch Bildung von fünf hitzestabilen Enterotoxinen ▪ Staphylokokken-Enteritis ▪ Staphylokokken-Enterokolitis

Invasive Staphylococcus-aureus-Erkrankungen:

- **Lokale Infektionen der Haut und Schleimhäute:** Infektionen der Haut und ihrer Anhangsgebilde (hauptsächlich Haarfollikel und Schweißdrüsen) führen zur **klassischen Abszessbildung**. Die Staphylokokken kapseln sich durch Ausbildung eines Fibrinwalles ab. Die Abszesse können von Stecknadelkopfgröße (bei der **Impetigo follicularis**) bis zur Apfelsinengröße bei der **Mastitis puerperalis** reichen. Im Bereich der behaarten Haut entstehen **Furunkel** (Entzündungen der Haarbalgfollikel). Konfluierende Furunkel werden **Karbunkel** genannt (Abb. **D-2.4**). Bei ihnen besteht immer die Gefahr einer **metastatischen Absiedelung** der Keime in tiefere Körperregionen. **Gelber, rahmiger, geruchloser Eiter** ist meist reichlich in den Infektionsherden vorhanden (Abb. **D-2.5**).
- **Infektionen innerer Organe:** Innere Organe können durch Staphylokokken entweder endogen, d. h. lymphogen/hämatogen von peripheren Entzündungsherden aus, oder exogen, d. h. posttraumatisch oder im Zuge operativer Eingriffe, besiedelt werden. Ausgehend von großen Furunkeln oder Karbunkeln kann es zur **Osteomyelitis** oder Ostitis kommen. Als „posttraumatische" Infektion ist die staphylokokkenbedingte Rechtsherz-Endokarditis i. v. Drogensüchtiger zu nennen. Inkorporierte Plastikmaterialien (z. B. Herzklappen, intravasale Katheter, Gefäßprothesen, Hämodialyseshunts) können zum Ausgangspunkt der berüchtigten **„Plastikinfektionen"** werden, die häufig von Staph. aureus verursacht werden. Im Zuge solcher Infektionen kommt es leicht zur Septikämie mit nachfolgend multiplen Metastasen. Diese kann in einen irreversiblen Schock einmünden („Peptidoglykan-Schock").

In einigen Fällen kann Staph. aureus zunächst am Ort der Infektion in eine Ruhephase übergehen und sogar monatelang in der Form von „small colony variants" symptomlos persistieren, bevor dann – auch ohne erkennbaren Anlass – eine Exazerbation geschieht, die wieder zu einer akut-eitrigen Infektion führt.

Invasive Staph.-aureus-Erkrankungen:

- **Lokale Infektionen der Haut und Schleimhäute** äußern sich in Eiterherden (**Abszessen,** Abb. **D-2.5**). Von den Haarbalgfollikeln ausgehende Furunkel können konfluieren (Karbunkel, Abb. **D-2.4**).
- **Infektionen innerer Organe:** Auch posttraumatische oder postoperative Infektionen können innere Organe betreffen. Bei großen Furunkeln besteht die Gefahr der **metastatischen Absiedelung** der Keime und der Entstehung einer Ostitis und Osteomyelitis. Bekannt sind die Rechtsherzendokarditis Drogenabhängiger oder die berüchtigten **„Plastikinfektionen"**, bei denen medizinische Kunststoffimplantate Ausgangspunkt von Septikämien sind.

In Einzelfällen kann Staph. aureus lokal symptomlos persistieren und nach Monaten exazerbieren.

D-2.4 Oberlippenkarbunkel mit zahlreichen eitrigen Einschmelzungsherden

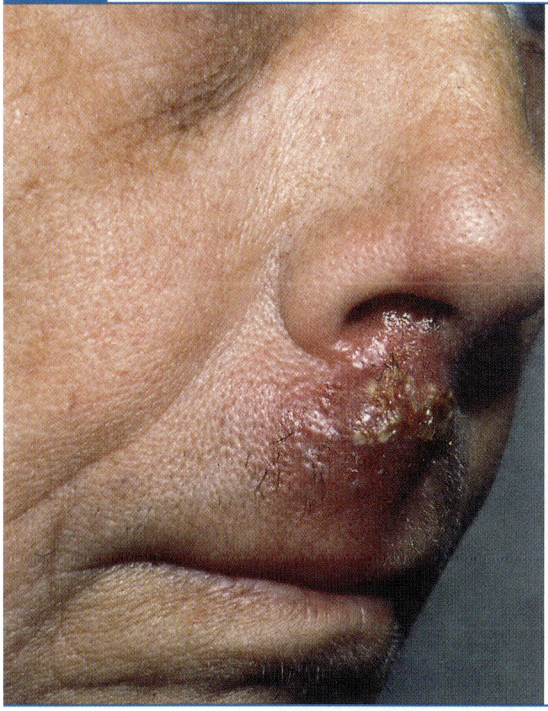

D-2.4

D-2.5 **Staphylokokkeneiter, hier aus einer infizierten Hautwunde, ist gelb, rahmig und geruchlos**

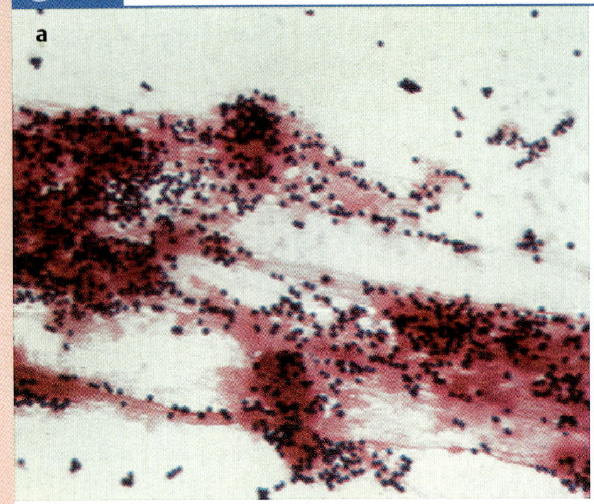

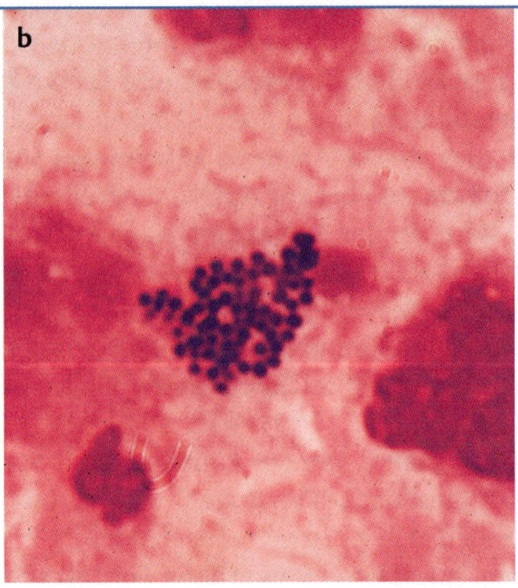

a In der Gramfärbung sieht man massenhaft grampositive Kokken, die meist in Haufen zusammenliegen.
b Neben den grampositiven Kokken in Haufen sind einige Eiterzellen erkennbar.

Übergangsformen zwischen invasiven und toxinbedingten Erkrankungen:

- **Dermatitis exfoliativa:** Staphylokokken, die das Toxin **Exfoliatin** (s. Tab. **D-2.3**) bilden, verursachen diese mit einer großflächigen, blasigen Abhebung der Epidermis einhergehende Erkrankung. Verwandte Krankheitsbilder sind das **Lyell-Syndrom,** der **Impetigo contagiosa** (Abb. **D-2.6** und **D-2.7**).
- **Toxisches Schocksyndrom:** Das TSS (Abb. **D-2.8**) betrifft junge Frauen, die zur Menstruationshygiene Tampons benutzen. Einige Stämme von Staph. aureus, die das TSST-1 bilden (s. Tab. **D-2.3**), können in diesem Millieu große Mengen dieses Toxins bilden.

D-2.6

Übergangsformen zwischen invasiven und toxinbedingten Erkrankungen:

- **Dermatitis exfoliativa:** Diese auch als **Morbus Ritter von Rittershain, Pemphigus neonatorum** oder **Staphylococcal Scalded Skin Syndrome** (SSS) bezeichnete Erkrankung betrifft häufig, jedoch nicht ausschließlich, Säuglinge und Kleinkinder. Verursacher sind Staphylokokken, die das Toxin **Exfoliatin** (s. Tab. **D-2.3**) bilden. Das Krankheitsbild ist durch eine großflächige Epidermolyse gekennzeichnet. Das Krankheitsgeschehen setzt unvermittelt mit einem generalisierten Erythem und Fieber ein. Ähnlich wie bei einer Verbrühung hebt sich die Haut in **großen Blasen** ab. Soweit keine Komplikationen durch Elektrolyt- und Flüssigkeitsverluste auftreten, kommt es zu einem gutartigen Verlauf mit rascher Neubildung der Epidermis. Mit diesem Krankheitsbild verwandt sind das s**taphylokokkenbedingte Lyell-Syndrom** und die **Impetigo contagiosa** (Abb. **D-2.6** und **D-2.7**).
- **Toxisches Schocksyndrom** (toxic shock syndrome, TSS): Dieses Syndrom wurde erstmals 1978 in den USA beschrieben. Betroffen sind junge Frauen, die zur Menstruationshygiene Tampons benutzen, welche aufgrund ihrer hohen Saugfähigkeit lange intravaginal liegen bleiben können. Ca. 30 % aller Frauen beherbergen Staph. aureus in der Scheide, wenn auch nur in geringer Anzahl. Diese können sich nun in den blutgefüllten Tampons stark vermehren und ihre Exotoxine produzieren. Wenn nun – schicksalhaft – ein Stamm vorhanden ist, der die genetische Information für das TSST-1

D-2.6 **Toxische epidermale Nekrolyse (Lyell-Syndrom)**

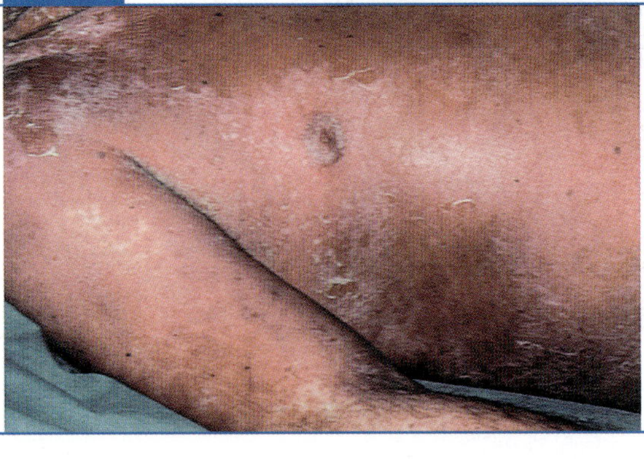

Großflächige Epitheldefekte der Haut bei schwerer Allgemeinsymptomatik. Oft tödlicher Verlauf.

D-2.7 Staphylokokkenbedingte Impetigo contagiosa

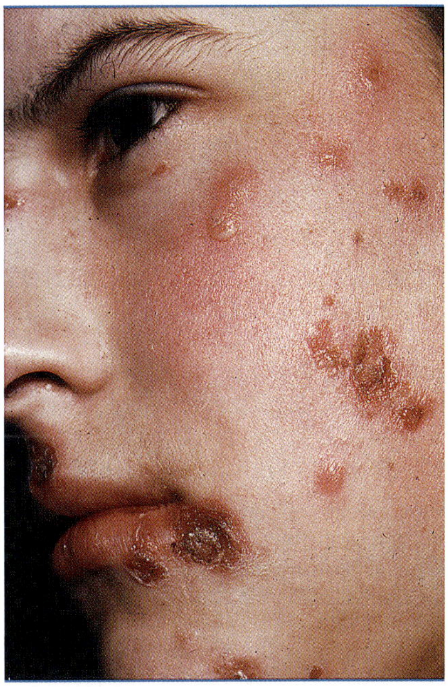

D-2.8 Toxisches Schocksyndrom (toxic shock syndrome)

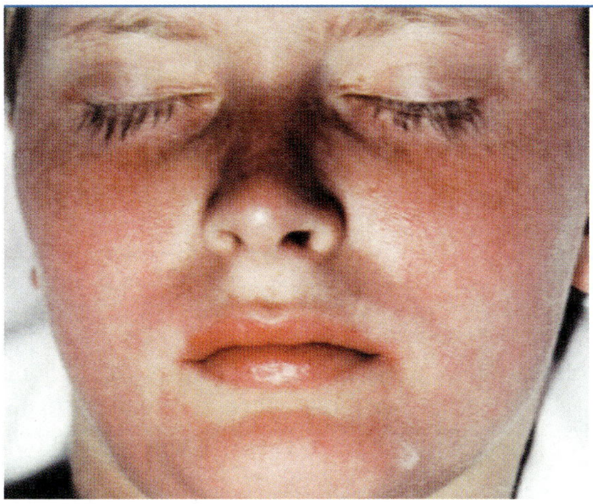

Ödematöses Gesichtserythem mit perioraler Blässe.

D-2.7

D-2.8

(toxic shock syndrome toxin, Tab. **D-2.3**) trägt, was nur in 1 % aller Stämme vorkommt, so kann auch dieses Toxin in großen Mengen gebildet und resorbiert werden. Dies löst systemische Reaktionen wie plötzlich einsetzende Brechdurchfälle, hohes Fieber, Hautrötungen und -ablösungen (Abb. **D-2.8**) und eine variabel ausgeprägte – mitunter lebensbedrohliche – Sepsis aus.

Toxinbedingte Erkrankungen:

- **Lebensmittelvergiftungen** werden bei uns am häufigsten durch **Staphylokokkentoxine** erzeugt und zwar speziell durch Enterotoxin B, das wie ein Superantigen wirkt (Tab. **D-2.5**). Neben kalt genossenen Speisen, wie Mayonnaisen, Salaten und Puddings, können auch gegarte Gerichte Ausgangspunkt einer solchen Lebensmittelvergiftung sein, da die Toxine hitzestabil sind und durch Kochtemperaturen nicht inaktiviert werden. Darüber hinaus ist zu berücksichtigen, dass diese Toxine nicht nur exogen in den Lebensmitteln, sondern auch endogen im Darm produziert werden können. Man unterscheidet:
  - die **Staphylokokken-Enteritis**, bei der nur die oral mit der Nahrung aufgenommenen Enterotoxine wirksam sind und die sich in der Regel durch einen kurzen und komplikationslosen Verlauf auszeichnet, und
  - die **Staphylokokken-Enterokolitis**, die entweder durch die Toxinbildung sehr großer oral aufgenommener stoffwechselaktiver Keimmengen ($> 10^5$/g Nahrung) oder durch eine extreme Vermehrung von Staphylokokken im Darm (ca. 30 % aller Menschen sind Keimträger), z. B. infolge einer Antibiotikatherapie, entsteht.

Toxinbedingte Erkrankungen:
Durch Staphylokokkentoxine verursachte **Enteropathien** sind bei uns die **häufigste Folge von Lebensmittelvergiftungen** (Tab. **D-2.5**). Diese Toxine können sowohl exogen wie endogen gebildet werden. Man unterscheidet:

- Bei der **Staphylokokken-Enteritis** werden die hitzestabilen Toxine in der Regel exogen gebildet und mit der Nahrung aufgenommen.
- Bei der **Staphylokokken-Enterokolitis** erfolgt die Toxinbildung im Darm.

▶ **Merke:** Staphylokokkenbedingte Lebensmittelvergiftungen sind gekennzeichnet durch eine kurze Inkubationszeit, die meist nur 1–2 Stunden beträgt. Der Zusammenhang mit einer vorausgegangenen Nahrungsaufnahme wird vom Patienten fast immer erkannt und ist ein wichtiges differenzialdiagnostisches Kriterium. Fieber, Übelkeit, Erbrechen und Diarrhö sind Kardinalsymptome. Eine spezifische Therapie existiert nicht.

◀ Merke

D-2.5

D-2.5 Lebensmittelvergiftung

Erreger	*Häufigkeit*
Staphylococcus aureus Enterotoxin (A–E)	40 %
Clostridium perfringens	30 %
Bacillus cereus	10 %
Clostridium botulinum	< 5 %
Mykotoxine (Aspergillus flavus, Aspergillus ochraceus, Penicillium roquefortii, Fusarium sp.)	< 5 %

Nachweis: Der Keimnachweis erfolgt stets kulturell. Toxine werden in vitro aus Kulturüberständen nachgewiesen. Für epidemiologische Fragestellungen eignet sich die **Phagendiagnostik** (Lysotypie).

Nachweis: Der Erregernachweis muss **immer kulturell** aus geeignetem Untersuchungsgut (Blut, Wundabstrichen, Stuhl, Nahrungsmittelresten etc.) geführt werden. Die Differenzierung erfolgt biochemisch bzw. durch Nachweis der Koagulase. Der Nachweis der Toxinbildung erfolgt in vitro aus Kulturüberständen mit spezifischen Antiseren. Für epidemiologische Untersuchungen ist die **Phagentypisierung** das Mittel der Wahl. Dabei werden Bakteriophagen eingesetzt, die jeweils nur spezielle Staph.-aureus-Typstämme befallen und lysieren (Lysotypie).

Therapie: Neben der **symptomatischen Therapie** (bei den meisten toxinbedingten Staphylokokkenerkrankungen) und der chirurgischen Intervention (Spaltung von Abszessen, Entfernung von Kunststoffimplantaten) gestaltet sich die **Chemotherapie** schwierig. Ein **Antibiogramm ist bei invasiven Erkrankungen unverzichtbar**, da zahlreiche Stämme Penicillinase produzieren.

Therapie: Bei vielen Staphylokokkenerkrankungen steht die **symptomatische Therapie** im Vordergrund (z. B. bei Lebensmittelvergiftungen). Bei lokalisierten Infektionen ist oft die chirurgische Intervention angezeigt: Spaltung und Drainage von Abszessen, Entfernung von Implantaten.
Bei der **Chemotherapie** müssen die sehr hohe Rate von penicillinasebildenden Erregern (ca. 75 %) sowie Resistenzen gegen Oxacillin und Aminoglykoside berücksichtigt werden. Eine erfolgversprechende Therapie setzt immer ein **gezieltes Antibiogramm** voraus sowie im klinischen Bereich die Konsultation des zuständigen Hospitalhygienikers, der über die ortsüblichen Resistenzmuster Auskunft geben kann.

▶ Merke

▶ **Merke:** Die Wirkung von Chemotherapeutika in einem Abszess ist gering, da die Diffusion der Wirkstoffe durch die Abszesskapsel hindurch erschwert ist. Hohe und lang anhaltende Serumspiegel sind Voraussetzung dafür, dass ausreichend Wirkstoff in den Abszess gelangt. Zudem ist auch das Milieu für Antibiotika suboptimal.

Epidemiologie und Prophylaxe: Staphylokokken sind gegenüber Umwelteinflüssen recht unempfindlich.

30 % aller Menschen beherbergen Staph. aureus auf der Haut (Abb. **D-2.9**) oder den Schleimhäuten (insbes. im Bereich von Nasenvorhof, Kopfhaar, Achseln und Rima ani). Eine spezielle Rolle spielen dabei **o**xacillin**r**esistente **S**taph. **a**ureus (**ORSA**), die – vor allem auf Intensivstationen – Epidemien auslösen. Besonders gefährdet sind Schwerkranke.

Tragen von Kopfschutz, Abschirmung der Atemwege (Gesichtsmaske) und die Händedesinfektion dienen der Sicherheit des Patienten.

Epidemiologie und Prophylaxe: Staphylokokken sind recht widerstandsfähig gegenüber Austrocknung, Sonnenlicht (UV-Resistenz), Hitze (60 °C werden in der Regel für mindestens 15 Minuten toleriert), pH-Veränderungen und Salzgehalt.
Ca. 30 % aller Menschen beherbergen Staph. aureus immer auf der Haut (Abb. **D-2.9**) oder den Schleimhäuten. Ca. 30 % sind ab und zu passager besiedelt. Besonders häufig siedeln Staphylokokken im Bereich von Nasenvorhof, Kopfhaar, Achseln und Rima ani. Von hier aus kann der opportunistisch pathogene Erreger über Händekontakt, direkt über Tröpfchenemission oder indirekt über Staub verbreitet werden und nosokomiale Infektionen begründen. Eine spezielle Rolle als **nosokomiale Erreger** spielen dabei **o**xacillin**r**esistente **S**taph. **a**ureus (**ORSA**), die – vor allem auf Intensivstationen – hartnäckige Epidemien auslösen (in den USA wird anstelle vom Oxacillin das Methicillin verwendet; dort spricht man also von **m**ethicillin**r**esistenten **S**taph. **a**ureus = **MRSA**). Bei schwerkranken Patienten können sie nicht nur asymptomatische Besiedlungen, sondern schwere Infektionen verursachen.
Die Dichte der Keimbesiedelung kann durch Verwendung von antimikrobiellen Seifen und Lotionen reduziert werden. An besonders kritischen Orten, z. B. Nasenvorhöfe, kann die Eliminierung durch antimikrobielle Stoffe, wie Mupirocin, versucht werden.

D-2.9 Schematische Darstellung der Ökologie der Haut

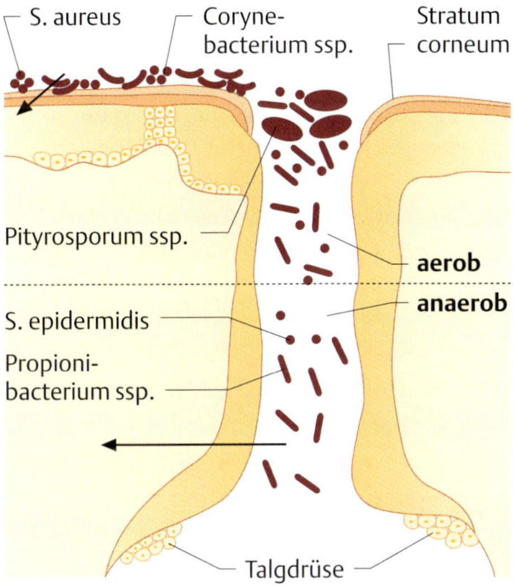

An der Oberfläche der Haut herrschen aerobe Verhältnisse. **Staphylococcus aureus** ist hier bei 30 % der Patienten immer zu finden, neben anderen Keimen wie **Malassezia furfur** und **Staphylococcus epidermidis**. Dieser Keim kann auch in den Krypten der Haut wachsen, wo anaerobe Verhältnisse bestehen; hier gedeihen speziell die anaeroben Korynebakterien, die **Propionibakterien**. Selbst bei ganz sorgfältiger Hautdesinfektion, z. B. mit Alkohol, können in den Krypten einige Keime überleben. Folglich wird es verständlich, dass bei einer Venenpunktion solche Keime über die Nadel in die Blutprobe gelangen. Oft sind also Blutkulturen falsch positiv durch S. epidermidis und Propionibakterien.

D-2.9

Bei medizinischen Berufen ist die Keimträgerrate zu beachten. Keimträger sollten primär durch Hygienemaßnahmen die Übertragung verhindern (Händedesinfektion, Tragen von Mundschutz und Kittel beim Umgang mit gefährdeten Patienten, Tragen von Kopfhaube bei Küchenarbeiten etc.; s. auch S. 664). Lebensmittel werden fast immer anthropogen infolge ungenügender Personalhygiene mit Staph. aureus kontaminiert.

In Medizinalberufen ist die Keimträgerrate zu beachten.

Durch ungenügende Personalhygiene geraten Staph. aureus auf Lebensmittel.

▶ **Merke:** Personen mit Entzündungen im Bereich der Hände haben in einer Küche nichts zu suchen! Kopfhaube und Gesichtsschutz sind für Personal in Großküchen und lebensmittelverarbeitenden Betrieben dringend zu empfehlen.

◀ **Merke**

▶ **Klinischer Fall.** Eine Schulklasse mit 16-jährigen Mädchen aus Nürnberg fährt im Skiurlaub für 1 Woche nach Österreich. Sie sind dort in 2-Bett-Zimmern in einer Pension untergebracht, die baulich nicht ganz einwandfrei ist, denn die Wände und Fußböden sind schadhaft und nachts laufen die Mäuse herum. Viele der Schüler entwickeln eine katarrhalische Infektion der Atemwege. 2 Schülerinnen, die in einem Zimmer untergebracht sind, bleiben am Donnerstag dem Skiunterricht fern, weil sie sich wegen der Menstruation nicht wohl fühlen. Anderntags fühlen sich beide sogar richtig krank mit Fieber, Unwohlsein und Kreislaufproblemen. Der Sportlehrer als Aufsichtsperson verordnet bei diesem „grippalen" Infekt Bettruhe, was aber den Zustand vor allem einer der Schülerinnen nicht bessert. Da aber für Samstag die Rückreise geplant ist, wird keine ärztliche Hilfe in Anspruch genommen. Während der Busfahrt verschlechert sich der Zustand der einen 16-Jährigen rapide. Als sie am Heimatort ankommt ist sie trotz hoher Atemfrequenz zyanotisch, schwach und reagiert kaum mehr auf Ansprache, so dass sie vom Notarzt sofort auf die Intensivstation der Klinik eingewiesen werden muss. Dort stirbt sie trotz eingeleiteter Therapie, darunter auch antibiotische Therapie, nach 2 Tagen an einem septischen Schock mit ARDS (acute respiratory distress syndrome), das mit einer Hepatisation der Lunge (im Röntgenbild eine „weiße" Lunge) einherging, so dass eine Oxygenierung nicht möglich war.
Die lokale Presse fabulierte über eine mysteriöse Virusinfektion, z. B. eine Hantaan-Virus-Infektion (S. 210), die von Mäusen übertragen sei. Die Kultur von Sputum und Scheidensekret bringt aber nach 2 Tagen den Nachweis von Staph. aureus, der dann im Referenzlabor näher untersucht wurde. Nach 14 Tagen war klar, dass dieser spezielle Stamm nicht nur TSST-1, sondern auch Enterotoxin B produzierte. (Auch bei der Zimmernachbarin wurde derselbe Stamm isoliert.) Dieser hatte sich offensichtlich nach einer lokalen Besiedlung bei der Verstorbenen ausgebreitet und auch Pneumonie, vielleicht nach viraler Bahnung, erzeugt. Die massive Toxinbildung war schlussendlich für diesen letalen Ausgang verantwortlich.

◀ **Klinischer Fall**

Koagulasenegative Staphylokokken

Koagulasenegative Staphylokokken gehören zur normalen Flora der Haut und der Schleimhäute. Die wichtigste Spezies ist **Staph. epidermidis** (Abb. **D-2.10**). Neben „Plastikinfektionen“ ist dieser Keim zunehmend für **nosokomiale Infektionen** verantwortlich.

Staph. saprophyticus ist häufig Verursacher von Harnwegsinfektionen.

Koagulasenegative Staphylokokken

Koagulasenegative Staphylokokken gehören zur normalen Flora der Haut und Schleimhäute des Menschen. Der wichtigste Vertreter dieser Gruppe ist **Staph. epidermidis** (Abb. **D-2.10**). Lange Zeit galten koagulasenegative Staphylokokken als apathogen. Heute weiß man, dass diese Keime, vor allem Staph. epidermidis, häufig an **„Plastikinfektionen“** und an **nosokomialen Infektionen** beteiligt sind. Sie besitzen nämlich die Fähigkeit, Schleim zu produzieren; darunter bilden sich Mikrokolonien auf den Plastikkathetern (Biofilm, Abb. **D-2.11**), in denen die Erreger dann vor der Abwehr sowie vor Antibiotika geschützt sind. **Staph. saprophyticus** ist sehr häufig Verursacher von Harnwegsinfekten bei jungen Frauen, weil die Erreger am Uroepithel haften und große Mengen von Urease produzieren.

Therapeutisch sind Infektionen mit koagulasenegativen Staphylokokken oft problematisch, da zahlreiche Antibiotikaresistenzen auftreten können.

D-2.10

D-2.10 Koagulasenegative Staphylokokken (Staph. epidermidis) auf Blutagar

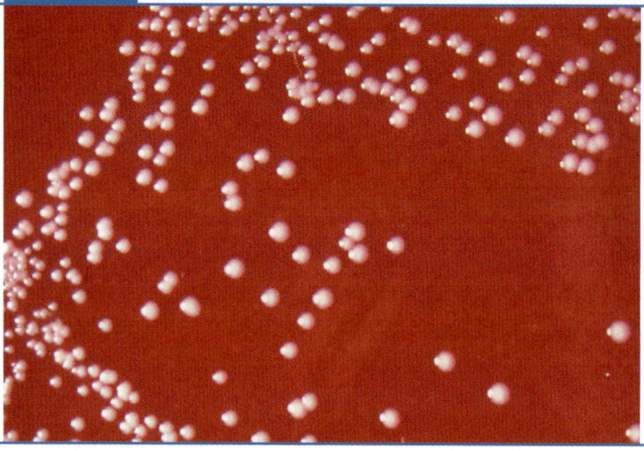

Die fehlende Hämolyse und die weiße Farbe der Kolonien ermöglichen eine grobe Unterscheidung zu Staph. aureus.

D-2.11 Katheterinfektionen

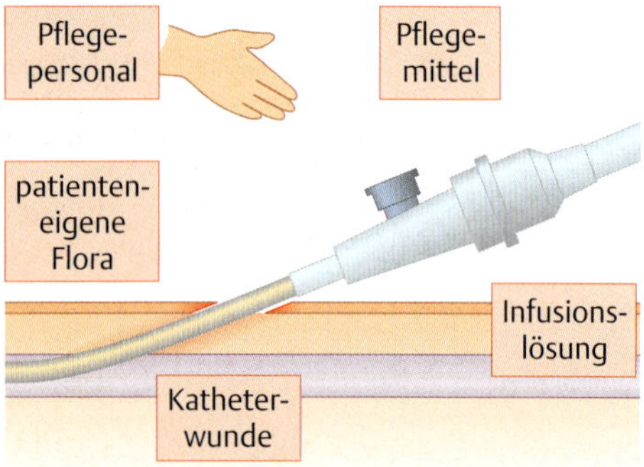

a Infektionswege katheterinduzierter Infektionen. Durch die Hände des Arztes oder durch die eigene Flora des Patienten kann bei der Punktion Staph. epidermidis leicht in den Katheter gelangen (Plastikinfektion), wodurch bald auch eine Reizung der Vene erfolgt, so dass schlussendlich der Katheter entfernt werden muss.

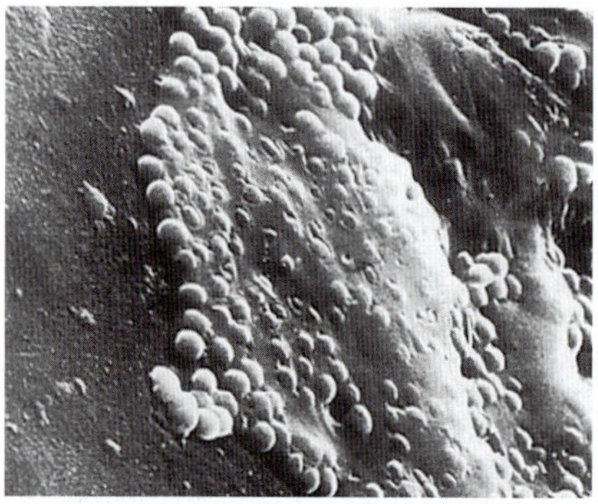

b Schleim produzierende Staph. epidermidis auf der Innenseite eines Plastikkatheters (Biofilm). In dieser Umgebung sind die Keime vor der Körperabwehr und vor Antibiotika weitgehend geschützt. Von solchen Streuquellen kann die umliegende Venenwand infiziert werden oder sogar eine Disseminierung erfolgen.

2.1.2 Streptokokken

Geschichtliches

2.1.2 Streptokokken

Geschichtliches: Streptokokken, d. h. in Kettenform angeordnete Kugelbakterien, verdanken ihren Namen dem Chirurgen Theodor Billroth, der 1874 diese Keime erstmals im mikroskopischen Präparat eines Wundeiters sah und sich dabei an eine Halskette erinnert fühlte.

D-2.12 Streptokokken

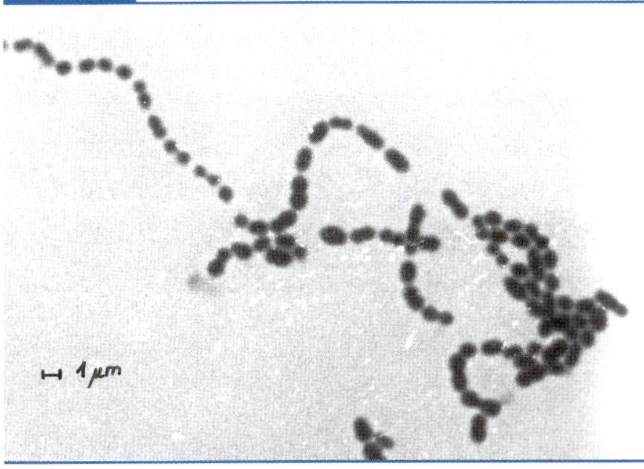

Lichtmikroskopisches Bild der in mehr oder minder langen Ketten gelagerten Kugelbakterien. Die Kettenbildung kann zuverlässig nur aus Bouillonkulturen dargestellt werden.

D-2.12

▶ **Definition:** Streptokokken sind kugelige bis eiförmige Kokken, die sich in gewundenen Ketten (streptos = gewunden) anordnen. Sie sind grampositiv, unbeweglich und zur Sporenbildung nicht befähigt (Abb. **D-2.12**).

◀ **Definition**

Klassifikation: Die Gattung Streptococcus setzt sich aus zahlreichen Arten zusammen, die meist zur Normalflora der menschlichen Haut und Schleimhaut gehören. Nomenklatur und Klassifikation sind bislang im Fluss. In der Praxis hat sich eine Einteilung bewährt, die auf dem Hämolyseverhalten, der Antigenstruktur und dem Sauerstoffbedürfnis beruhen. Hier unterscheiden wir:

- pyogene hämolysierende Streptokokken
- orale Streptokokken
- Pneumokokken
- Laktokokken
- anaerobe Streptokokken
- andere Streptokokken.

Rebecca C. Lancefield schuf eine **serologische Einteilung** der Streptokokken aufgrund des Antigenmusters von Zellwandbestandteilen. Als wichtigstes Differenzierungsantigen findet sich dabei ein Polysaccharid, das als **C-Substanz** (C = engl. carbohydrate) bezeichnet wird. Nach der **Lancefield-Gruppierung** lassen sich die Streptokokken in die Serogruppen A bis W und in solche einteilen, die kein Gruppenantigen besitzen (z. B. Oralstreptokokken und Pneumokokken) (Abb. **D-2.14**).

Nachweis: Der Streptokokken-Nachweis stellt hohe Anforderungen an die Kulturmedien und -bedingungen.

▶ **Merke:** Streptokokken sind fakultativ anaerob, d. h. sie wachsen sowohl mit als auch ohne Luftsauerstoff.

◀ **Merke**

Einige Arten benötigen für ihr Wachstum 5 bis 10 Vol.-% CO_2. Die humanpathogenen Arten wachsen alle bei 37 °C. Für die Kultivierung besonders geeignet sind bluthaltige Nährböden, da hier durch das Hämolyseverhalten wichtige diagnostische Hinweise gegeben werden. Es werden drei **Hämolysearten** unterschieden (Abb. **D-2.13**):

- **α-Hämolyse oder „Vergrünung“:** Durch Freisetzung von H_2O_2 kommt es zur Reduktion des Hämoglobins in den Erythrozyten, welche im Nährboden eingegossen sind. Die Erythrozytenmembran bleibt intakt. Durch die Bildung biliverdinähnlicher Substanzen entsteht eine Zone von schmutzig-graugrüner Farbe um die Bakterienkolonien (Abb. **D-2.13a**). Typische Vertreter: **Streptococcus salivarius, Streptococcus pneumoniae** (Pneumokokken).
- **β-Hämolyse:** Die Streptokokkenkolonien sondern Hämolysine ab, welche die Erythrozyten vollständig auflösen. Um die Kolonien erscheint ein klarer,

Klassifikation: Die Gattung Streptococcus setzt sich aus zahlreichen Arten zusammen:

- pyogene hämolysierende Streptokokken
- orale Streptokokken
- Pneumokokken
- Laktokokken
- anaerobe Streptokokken
- andere Streptokokken.

In der Zellwand der Streptokokken befindet sich eine Polysaccharid-Antigenstruktur **(C-Substanz)**, die es gestattet eine serologische Einteilung der meisten dieser Keime vorzunehmen: **Gruppierung nach Lancefield** (A–W) (Abb. **D-2.14**).

Nachweis: Streptokokken sind anspruchsvoll zu kultivieren.

Ein besonderes diagnostisches Kriterium ist das **Hämolyseverhalten** auf Blutagar. Es werden 3 Hämolysearten unterschieden (Abb. **D-2.13**):

- **α-Hämolyse oder „Vergrünung“:** Durch den Abbau von Hämoglobin entsteht eine Zone von schmutzig-graugrüner Farbe um die Bakterienkolonien (Abb. **D-2.13a**).
- **β-Hämolyse:** Die Streptokokken sondern Hämolysine ab, die die Erythrozyten auflösen. Um die Kolonien erscheint

D-2.13

D-2.13 Hämolyseverhalten bei Streptokokken

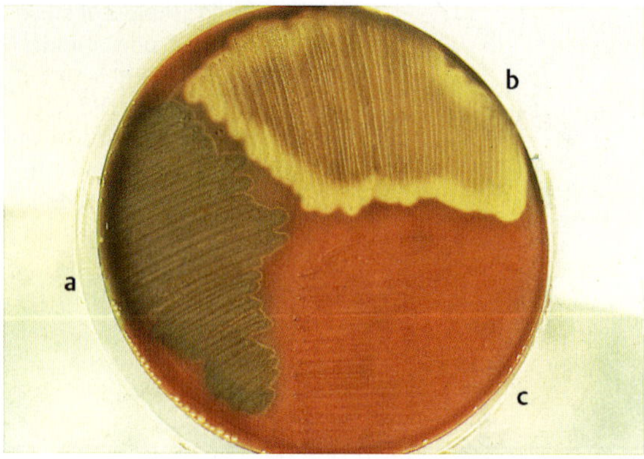

a α-Hämolyse (Vergrünung): Kolonien auf Blutagar sind infolge der Reduktion des Hämoglobins zu einer biliverdinähnlichen Verbindung von einer graugrünen Zone umgeben.
b β-Hämolyse: Die Erythrozyten werden vollständig aufgelöst, um die Kolonien bildet sich ein durchscheinender Hof.
c γ-Hämolyse: Die Kolonien zeigen keinerlei hämolytische Aktivität, es finden sich daher keine Hämolysezonen.

D-2.14

D-2.14 Latex-Objektträger-Test zur Gruppenbestimmung von Streptokokken

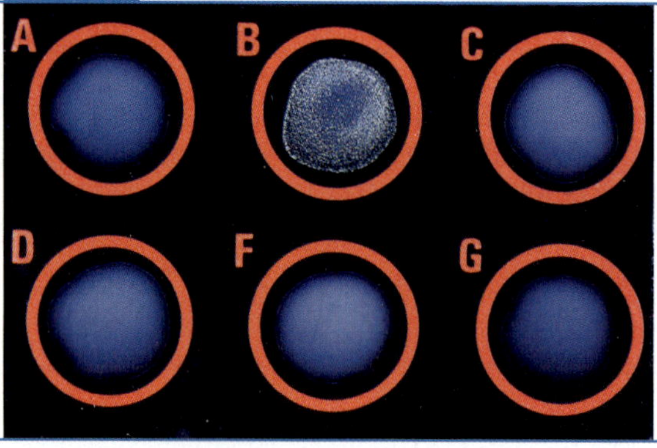

Einreiben des zu prüfenden Isolates in die Suspension aus mit Antikörpern beschichteten Latexpartikeln. Eine positive Reaktion zeigt sich in einer Verklumpung (Antigen-Antikörper-Reaktion). Im Bild ist die Identifizierung von Streptokokken der Serogruppe B dargestellt.

ein klarer, durchscheinender Hof (Abb. **D-2.13b**).
- **γ-Hämolyse:** Es ist keine hämolytische Aktivität zu beobachten (Abb. **D-2.13c**).

durchscheinender Hof (Abb. **D-2.13b**). Typische Vertreter: **Streptococcus pyogenes** (A-Streptokokken), **Streptococcus agalactiae** (B-Streptokokken).
- **γ-Hämolyse:** Es ist keine hämolytische Aktivität zu beobachten (Abb. **D-2.13c**). Dieser Umstand wird merkwürdigerweise als γ-Hämolyse bezeichnet.

Bedeutung: Medizinisch wichtig sind A-Streptokokken, B-Streptokokken und Pneumokokken. Andere Streptokokken sind opportunistisch pathogen.

Bedeutung: Die klassischen Streptokokkenerkrankungen des Menschen werden von A-Streptokokken, B-Streptokokken und Pneumokokken (Streptococcus pneumoniae) verursacht. Die anderen Streptokokken sind als opportunistisch pathogene Keime einzuordnen.

Therapie: Die wichtigsten pathogenen Streptokokken sind gegen Penicillin empfindlich.

Therapie: Streptokokken sind meist empfindlich gegen Benzylpenicillin (Penicillin G). Resistenzen kommen praktisch nur bei vergrünenden Streptokokken vor.

Streptococcus pyogenes (Streptokokken der Serogruppe A)

Virulenzfaktoren: Die wichtigsten Virulenzfaktoren der A-Steptokokken sind in Tab. **D-2.6** darstellt.

Streptococcus pyogenes (Streptokokken der Serogruppe A)

Virulenzfaktoren: A-Streptokokken produzieren eine Reihe von Substanzen, die das Erscheinungsbild bei invasiven und toxinbedingten Infektionskrankheiten prägen (Tab. **D-2.6**).

▶ Merke

▶ **Merke:** Die C-Substanz dient der Gruppeneinteilung, die M-Substanz der Typeneinteilung.

D-2.6 Wichtige Virulenzfaktoren von A-Streptokokken

Virulenzfaktor	*Bemerkungen*
zellwandständig	
C-Polysaccharid	C-Polysaccharid kommt in der **Kapsel** vor.
M-Protein	Von M-Protein gibt es 86 verschiedene Serovarietäten. Es liegt als zusätzliche Proteinschicht auf der Zellwand. M-Protein wirkt stark **antiphagozytär**.
extrazellulär	
Streptokinase (Fibrinolysin)	Streptokinase löst Fibrinausfällungen auf, die im Rahmen der unspezifischen Infektabwehr vom Körper gebildet werden, um Bakterien zu „fesseln", und sorgt somit im Zusammenspiel mit anderen gewebeabbauenden Enzymen wie **Hyaluronidase** und **DN-asen** für die flächenhafte Ausbreitung der Erreger.
Streptolysin O Streptolysin S	Streptolysin O und Streptolysin S schädigen Erythrozyten (Hämolyse), Leukozyten, Makrophagen und andere Zellen (Zytotoxin).
Erythrogene Toxine (A, B, C)	Erythrogene Toxine erzeugen die typischen Haut- und Schleimhauterscheinungen beim Scharlach. Diese werden jedoch nur von Streptokokken gebildet, die von einem lysogenen Phagen infiziert sind. Auch diese Toxine wirken als **Superantigene**, d. h. sie lösen in T-Lymphozyten eine massive Produktion von Zytokinen aus, die einen toxischen Schock verursachen können.

D-2.6

▶ **Exkurs:** Streptokinase wird als **Therapeutikum** zur **Lyse frischer Blutgerinnsel** (Herzinfarkt, Lungenembolie, Venenthrombosen etc.) eingesetzt. Zu Beginn der Behandlung muss die Streptokinase sehr hoch dosiert werden, um die – bei fast allen Menschen vorhandenen – Antikörper zu neutralisieren.

◀ Exkurs

Pathogenese und Klinik: Typisch für Streptokokkeninfektionen ist ihre Tendenz zur **Ausbreitung im Gewebe**. Im Gegensatz zu den Staphylokokken lösen sie abkapselnde Fibrinwälle sofort auf (Streptokinase). Streptokokkeneiter ist dünnflüssig, spärlich und von schmutzig-bräunlicher Farbe (Blutbeimengungen). Ein Hauptmanifestationsort von akuten Erkrankungen mit A-Streptokokken ist der **obere Respirationstrakt**:

- **Streptokokkenpharyngitis: Häufigste** A-Streptokokkenerkrankung, von der vor allem Kinder jenseits des 6. Lebensjahres betroffen sind. Nach einer Inkubationszeit von ca. 3 Tagen kommt es zu einer fieberhaften, schmerzhaften Tonsillitis (Angina tonsillaris). Als Komplikationen können eine Otitis media, ein Peritonsillar- oder Retropharyngealabszess entstehen. Nach überstandener Krankheit können Erreger im Nasopharynx trotz einer Immunreaktion gegen Oberflächenstrukturen, wie z. B. M-Protein, persistieren und durch Tröpfchen auf ein anderes Individuum übertragen werden. 10–20 % der Normalbevölkerung sind asymptomatische Träger von A-Streptokokken.
- **Scharlach** (Tab. **D-2.7**): Eine Sonderform der Streptokokkenpharyngitis ist der Scharlach, bei dem die Streptokokken **erythrogene Toxine** (A, B, C) produzieren. Verantwortlich hierfür ist ein lysogener Phage, mit dem die Bakterien infiziert sind. Betroffen sind nicht nur A-Streptokokken, sondern – allerdings viel seltener – auch solche der Lancefield-Gruppe C und G. Infektionsquelle sind Erkrankte sowie gesunde Keimträger. Neben der Streptokokkenangina (Lokalinfektion) kommt es infolge der Toxinwirkung zur **systemischen Erkrankung** Scharlach. Die erythrogenen Toxine wirken wie Superantigene und stimulieren eine ganze Kaskade von Zytokinen, welche die entzündliche Reaktion verstärken, manchmal sogar exzessiv bis zum Tod.

Pathogenese und Klinik: Typisch für Streptokokkeninfektionen ist ihre **Ausbreitung im Gewebe**, Hauptmanifestationsort von akuten Erkrankungen mit A-Streptokokken ist der **obere Respirationstrakt**:

- **Streptokokkenpharyngitis:** Durch Tröpfcheninfektion verursachte **häufigste** A-Streptokokkenerkrankung. Während der Erkrankung immunisiert sich der Organismus gegen den Erreger über dessen M-Antigenstruktur. Trotzdem können nach überstandener Krankheit Erreger im Nasopharynx persistieren.
- **Scharlach** (Tab. **D-2.7**): Eine Sonderform der Streptokokkenpharyngitis ist der Scharlach. Hier produzieren die Streptokokken **erythrogene Toxine** (A, B, C). Verantwortlich hierfür ist ein lysogener Phage, mit dem die Bakterien infiziert sind. Infektionsquelle sind Erkrankte sowie gesunde Keimträger. Es kommt infolge der Toxinwirkung zur **systemischen Erkrankung** Scharlach. Diese ist begleitet von einem typischen **feinfleckigen Scharlachexanthem** (Abb.

D-2.15

D-2.15 Scharlach

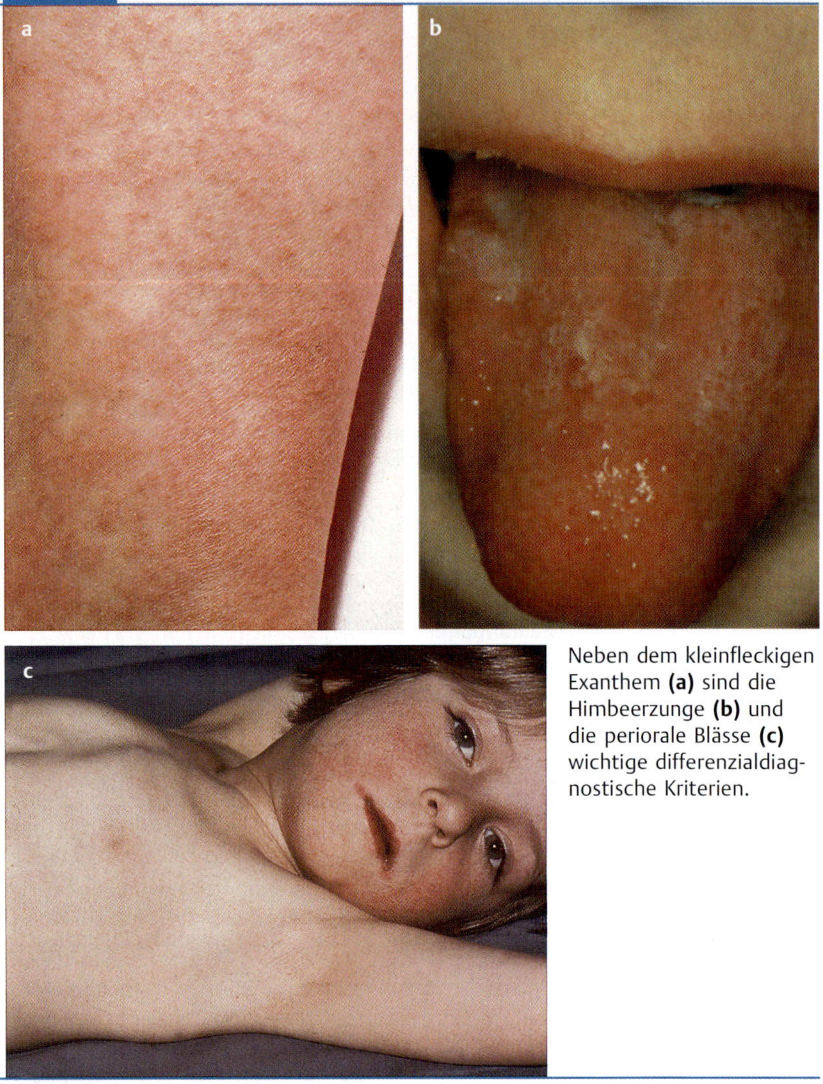

Neben dem kleinfleckigen Exanthem **(a)** sind die Himbeerzunge **(b)** und die periorale Blässe **(c)** wichtige differenzialdiagnostische Kriterien.

D-2.7

D-2.7 Scharlach auf einen Blick

Inkubationszeit	***direkte Ansteckungsfähigkeit von Mensch zu Mensch***	***Wiederzulassung der Erkrankten zu Gemeinschaftseinrichtungen***
1–3 Tage	≥ 3 Wochen	sofort nach Abklingen der klinischen Symptome unter antibiotischer Therapie oder 3 Wochen nach Abklingen der klinischen Symptome, wenn keine Antibiotikatherapie erfolgt ist

D-2.15). Gegen die erythrogenen Toxine entwickelt sich eine Immunität, die jedoch nicht den Erreger betrifft.

Diese hoch fieberhafte Erkrankung ist begleitet von einem typischen **feinfleckigen Scharlachexanthem**, das am Hals beginnt und sich über den Rumpf auf die Beugeseiten der Extremitäten ausdehnt (Abb. **D-2.15a**). Neben dem charakteristischen blassen Mund-Nasen-Dreieck (exanthemfreie Haut) bieten Erdbeer- oder Himbeerzunge wichtige diagnostische Hinweise (Abb. **D-2.15b** und **c**). Mit Beginn der Krankheit ist die Zunge weißlich belegt, am 3. Krankheitstag beginnt sich dieser Belag abzustoßen, und die Zungenpapillen scheinen durch den Restbelag. Am 6. Krankheitstag ist die Abstoßung komplett, und die stark hypertrophierten Papillen geben der Zunge das charakteristische, himbeerartige Aussehen. Gegen die erythrogenen Toxine entwickelt sich eine Immunität, die jedoch nicht den Erreger betrifft.

▶ **Merke:** Da die Immunität gegen die einzelnen Toxine nur teilweise kreuzreaktiv ist, kann man Scharlach auch **wiederholt** entwickeln.

◀ **Merke**

▶ **Merke:** Werden immunisierte Personen von „Scharlachstreptokokken" befallen, entwickelt sich eine Pharyngitis, nicht jedoch das Scharlachexanthem. Trotzdem sind diese Menschen Scharlachüberträger.

◀ **Merke**

Neben den üblichen Streptokokkenfolgeerkrankungen (s. u.) sind toxisch bedingte **Endo-, Myo-** und **Perikarditis** gefürchtete Scharlachkomplikationen.

Gefürchtete Scharlachkomplikationen: Endo-, Myo- und Perikarditis.

Weiterer Lokalisationsort für Streptokokkeninfektionen ist die **Haut**:

- **Impetigo contagiosa:** Diese kontagiöse, durch A-Streptokokken verursachte Pyodermie (Abb. **D-2.16a**) ist eine eitrige Infektion der Epidermis, die nicht mit der staphylokokkenbedingten Impetigo contagiosa verwechselt werden darf.
- **Erysipel:** Bei der sog. Wundrose (Abb. **D-2.16b**) hingegen werden auch die tieferen Hautschichten befallen. Das Erysipel geht mit Fieber und Schüttelfrost, schwerem Krankheitsgefühl und Schmerzen einher. Die befallenen Hautstellen sind rot und heiß, sie grenzen sich scharf vom nicht betroffenen Gewebe ab und breiten sich flächenhaft aus.
- **Phlegmone:** Noch tiefere Infektionen der Haut führen zur Phlegmone (Abb. **D-2.16c**), die entweder aus einer Wundinfektion oder durch hämatogene Streuung entsteht.
- **Wundscharlach:** Werden Wunden mit Erythrotoxin produzierenden Streptokokken infiziert, so entsteht ein Wundscharlach, der sich vom „normalen" Scharlach durch die fehlende Angina tonsillaris unterscheidet.
- **„Killerbakterien":** Neuerdings werden Streptokokken beschrieben, die besonders gefährlich sind, weil sie gleichzeitig mehrere Virulenzfaktoren besitzen (z. B. Proteasen und dem Staphylokokkenenterotoxin ähnliche Superantigene). Dadurch können sie eine rasch fortschreitende, penetrierende Fasziitis

Streptokokkeninfektionen der Haut:

- **Impetigo contagiosa** ist eine eitrige Infektion der Epidermis (Abb. **D-2.16a**).
- **Erysipel:** Bei der Wundrose werden auch tiefere Hautschichten betroffen (Abb. **D-2.16b**). Daneben treten Schüttelfrost, Schmerzen und schweres Krankheitsgefühl auf.
- **Phlegmone:** Hier sind tiefere Bereiche des Gewebes betroffen (Abb. **D-2.16c**).
- **Wundscharlach:** Auslöser ist die Infektion von Wunden mit Erythrotoxin produzierenden Streptokokken.
- **„Killerbakterien"** mit mehreren Virulenzfaktoren lösen eine penetrierende Fasziitis, Myositis und Schock aus (Abb. **D-2.17**).

D-2.16 Streptokokkeninfektionen der Haut

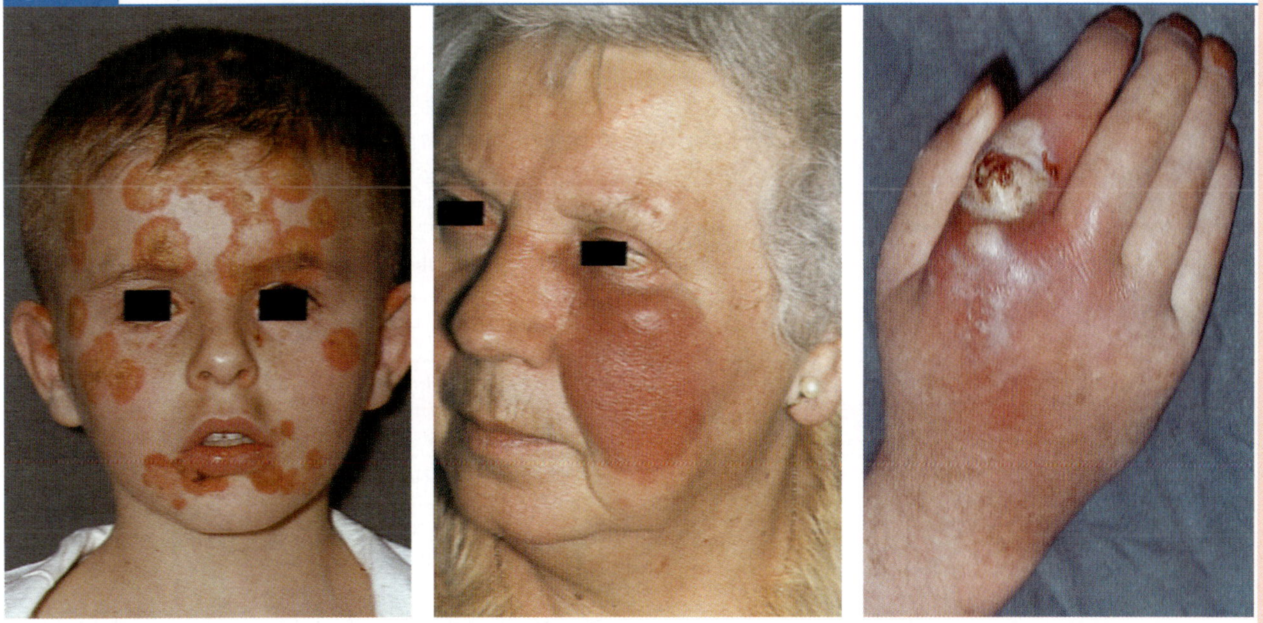

a Impetigo contagiosa durch A-Streptokokken

c Gesichtserysipel

b Phlegmone mit eitriger Einschmelzung am Zeigefinger

D-2.17

D-2.17 Nekrotisierende Faszitis durch A-Streptokokken (sog. „fleischfressende Bakterien")

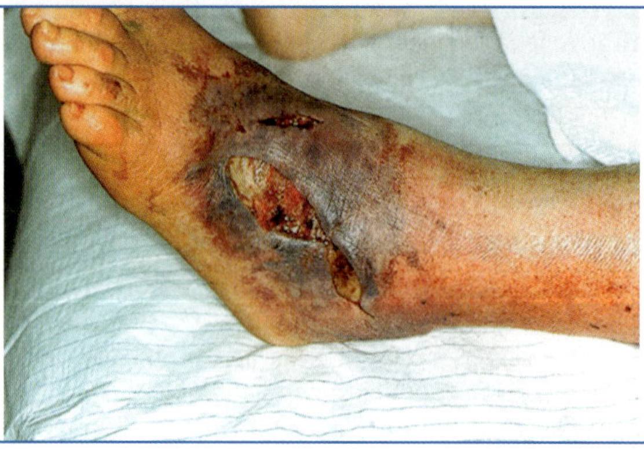

Diese Hautverfärbung gilt als pathognomonisches Zeichen einer nekrotisierenden Fasziitis und erfordert eine sofortige operative Revision.

(„flesh eating bacteria"), Myositis und Schock (STSS = **s**treptococcal **t**oxic **s**hock **s**yndrome) auslösen (Abb. **D-2.17**).

- Die **Puerperalsepsis** als klassische Streptokokkenerkrankung ist heute selten.

- **Puerperalsepsis:** Die von A-Streptokokken verursachte Puerperalsepsis ist heute – dank der Hygienebemühungen von Ignaz Semmelweis im letzten Jahrhundert – selten geworden.

Krankheitsfolgen: Das **akute rheumatische Fieber** und die **akute Glomerulonephritis** sind typische Erkrankungen, die 10–21 Tage nach Streptokokkeninfektionen als immunologische Fehlreaktion auftreten können.
Die frühzeitige antibiotische Behandlung eitriger Anginen verhindert diese Erkrankungen.

Krankheitsfolgen: Im Anschluss an eine invasive Streptokokkenerkrankung des Respirationstraktes kann es mit einer Latenzzeit von durchschnittlich 18 Tagen zu einer Folgekrankheit kommen. In dieser Zeit sind Antikörper gegen das M-Protein der Streptokokken entstanden. Vorausgesetzt, dass die Infektion im Rachen abgelaufen ist und dass bestimmte M-Typen beteiligt waren, kann sich ein **akutes rheumatisches Fieber** entwickeln. Offensichtlich haben manche M-Proteine in einer variablen Domäne eine kurze Aminosäurensequenz, die als Epitop erkannt werden kann; die entstehenden Antikörper reagieren dann mit ähnlichen Epitopen **(antigenic mimicry)** auf den Zellmembranen von Muskel- und Bindegewebszellen. Es handelt sich also um eine Autoimmunkrankheit. Durch die Antigen-Antikörper-Reaktion kommt es zu einer entzündlichen Antwort, die mit Knötchenbildung (Rheumaknötchen) einhergeht. Dies führt zur lokalen Schwellung und Schmerz, begleitet von hohem Fieber. Je nach Lokalisation spricht man von **Weichteilrheumatismus** (z. B. Herz) oder von **Gelenkrheumatismus**. Nach Abklingen der akuten Entzündung kommt es im Laufe von Monaten zur narbigen Umwandlung. Solche Narben neigen dazu zu schrumpfen. An den Herzklappen führt dies zu Strikturen. Solche morphologischen Veränderungen haben schwer wiegende funktionelle Störungen zur Folge. Durch die frühzeitige antibiotische Behandlung eitriger Anginen ist das akute rheumatische Fieber heute selten geworden.
Eine zweite Folgekrankheit ist die **akute Glomerulonephritis**. Sie wird auch nach Streptokokkeninfektionen der Haut beobachtet und tritt 10–21 Tage nach dem Infekt auf. Es handelt sich dabei um eine Immunkomplexvaskulitis, hervorgerufen durch kreuzreagierende Antikörper gegen ein bestimmtes M-Protein (meist M 12) der Streptokokken, die mit antigenen Epitopen der Glomerula reagieren.

▶ Exkurs

▶ **Exkurs:** Die **Purpura Schoenlein-Henoch** ist keine Komplikation nach Streptokokkeninfekt. Sie tritt – vorwiegend bei Kindern – nach einem akuten Infekt des Respirationstrakts auf oder auch nach Medikamentengabe. Immunkomplexe lösen eine Vaskulitis in Niere, Darm und Gelenken aus, die mit Blutungen einhergehen. Oft heilt sie spontan.

Nachweis: Schnellverfahren stützen sich auf den Nachweis von Gruppenpolysaccharid in der Zellwand. Die Spezifität ist recht gut, die Sensitivität noch gering. Die sichere Diagnose erfolgt durch Kultur und Differenzierung des Erregers aus **Wund- und Rachenabstrich** bzw. **Blut**:

- A-Streptokokken wachsen auf Blutagar bei 37 °C in relativ kleinen, von einer **β-Hämolyse** umgebenen grauweißen Kolonien. Das Wachstum, besonders aber die Hämolyse, sind in einer 5 %igen CO_2-Atmosphäre besser (Abb. **D-2.18a**).
- Die typische **Kettenform** ist nur in mikroskopischen Präparaten aus Flüssigmedien in klassischer Weise zu sehen (Abb. **D-2.18b**).
- Für die Differenzierung der A-Streptokokken im Labor eignet sich neben der biochemischen Charakterisierung auch der Bacitracin-Agardiffusionstest. A-Streptokokken zeigen von den β-hämolysierenden Streptokokken die größte Empfindlichkeit gegenüber Bacitracin.
- Eine **Agglutination** von **Latexpartikeln**, die mit Antikörpern gegen das Kapselpolysaccharid A (nach Lancefield) beschichtet sind, kann die Zugehörigkeit der Streptokokken zur Serogruppe A beweisen. Als **Schnelltest** zur Identifikation von S. pyogenes unter anderen β-hämolysierenden Streptokokken ist der Nachweis von Pyrrolidon-Aryl-Amidase (Pyr-Test) geeignet.

Nachweis: Aus **Wund- und Rachenabstrich** bzw. Blut. Charakteristisch ist die β -Hämolyse auf Blutagar (Abb. **D-2.18a**). Die typische Kettenform ist nur im Mikroskop zu sehen (Abb. **D-2.18b**). Neben biochemischen Verfahren wird die **Latexagglutination** (antikörperbeschichtete Partikel) zur Differenzierung eingesetzt.

Zur Erkennung von Folgekrankheiten nach abgelaufener Infektion, wenn der direkte Nachweis von Bakterien nicht mehr gelingt, werden **Antikörper** im Serum bestimmt. In 80 % der Fälle kommt es zur Bildung von Anti-Streptolysin O (ASL-O) und anderen Produkten. Speziell bei Hautinfektionen (z. B. Erysipel) steigt der Titer gegen Streptokokken DN-ase B an. Da Infektionen mit hämolysierenden Streptokokken der Serogruppe A recht häufig – auch inapparent – ablaufen, besitzen die meisten Erwachsenen bereits einen Basiswert an Antikörpern gegen ASL-O, der dann nach einer erneuten Infektion über die Normgrenze von 200 IE/ml ansteigt.

Bestimmungen des **Antikörpertiters** gegen Streptolysin (Anti-Streptolysin O) und DN-ase dienen der Erkennung von Folgekrankheiten nach abgelaufener Infektion, wenn der direkte Nachweis von Bakterien nicht mehr gelingt.

Die Scharlachdiagnose an Patienten mittels Dick-Test (erythrogenes Toxin führt bei Nichtimmunisierten nach intrakutaner Injektion zum lokal begrenzten Scharlachexanthem) und des Schultz-Charlton-Auslöschversuches (intrakutane Injektion von Antikörpern gegen erythrogenes Toxin löscht das Scharlachexanthem lokal aus) wird heute nicht mehr praktiziert.

Therapie:

Therapie:

▶ **Merke:** Bei allen Streptokokken-A-Erkrankungen ist die rechtzeitige und mindestens 10 Tage andauernde Antibiotikatherapie mit Benzylpenicillin (Penicillin G) zur Abwendung der Folgeerkrankungen dringend angezeigt.

◀ **Merke**

D-2.18 Streptokokken

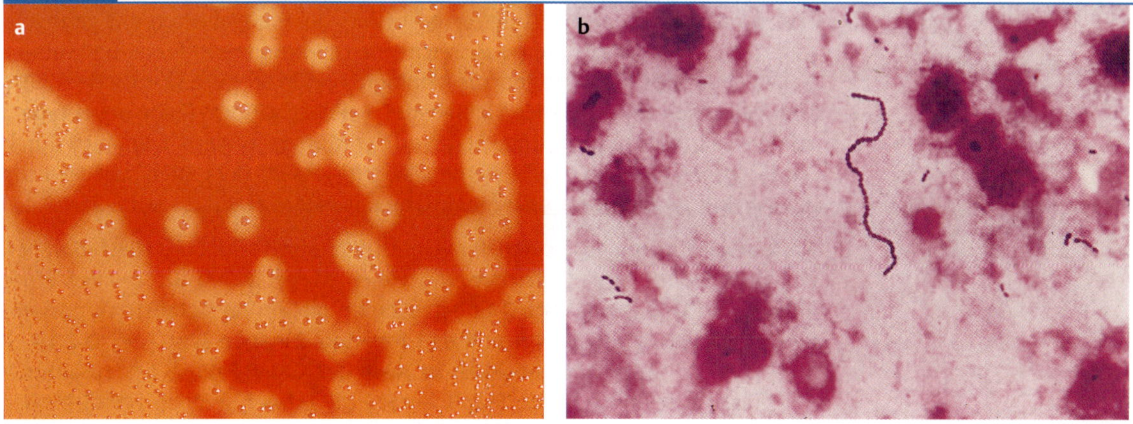

Streptococcus pyogenes
a auf Blutagar.
b im gramgefärbten Eiterpräparat.

Eine Kurzzeittherapie mit einem Oralcephalosporin (z. B. Cefuroximaxetil) über 5 Tage ist gleichermaßen in > 90 % heilend. Entscheidend ist der klinische Befund. Die Therapie kann bei Pharyngitiden, wenn bei der Inspektion eitrige Stippchen gesehen werden und somit ein bakterieller Infekt wahrscheinlich ist, vor dem Erregernachweis begonnen werden. Ein Antibiogramm ist nicht erforderlich. Bei Unverträglichkeit wirkt Erythromycin.

Epidemiologie: Erregerreservoir ist der Mensch, die Ausbreitung erfolgt über **Tröpfchen-** oder **Schmierinfektionen**.

Epidemiologie: Einziges Erregerreservoir ist der Mensch, der die Keime direkt durch **Tröpfchen-** oder **Schmierinfektion** verbreitet. Indirekte Infektionen über Lebensmittel oder Bedarfsgegenstände sind beschrieben, jedoch sehr selten.

Prophylaxe: Unspezifische prophylaktische Maßnahmen gegen Streptokokken-A-Infektionen, z. B. Gurgeln u. ä., sind nicht überzeugend. Evtl. Langzeittherapie mit Penicillin.

Prophylaxe: Unspezifische prophylaktische Maßnahmen gegen Streptokokken-A-Erkrankungen, z. B. Gurgeln u. ä., sind nicht überzeugend. Ist eine Infektion mit Folgekrankheit abgelaufen, droht bei einer Wiederinfektion eine heftige Immunreaktion, noch schlimmer als zuvor. Deswegen ist in solchen Fällen als Rezidivprophylaxe eine Langzeittherapie mit Penicillin angezeigt, oft sogar über viele Jahre!

▶ Exkurs

▶ **Exkurs:** Treten in einer Klinik vermehrt Infektionen mit A-Streptokokken auf, so ist durch Untersuchung des Personals (Rachenabstrich) der Keimträger ausfindig zu machen. Dieser kann durch eine antibiotische Therapie in 80 % saniert werden.

▶ Klinischer Fall

▶ **Klinischer Fall.** In der Kinderabteilung einer pädiatrischen Klinik tritt plötzlich ein Fall von Scharlach auf. Da man an dieser Klinik ein strenges Besuchsverbot für Kinder unter 14 Jahren beachtet (Begründung: Abwendung von Ansteckungen so genannter Kinderkrankheiten während der infektiösen Inkubationszeit), steht man zunächst vor einem Rätsel. Auf Anraten des Klinikhygienikers werden von allen Ärzten und Pflegepersonen Rachenabstriche mit der Fragestellung β-hämolysierende Streptokokken abgenommen. Alle Abstriche sind negativ. Auf intensives Nachfragen findet sich eine Pflegerin, die sich seit ca. 5 Tagen wegen Rachenentzündung im Krankenstand befindet und deshalb nicht erfasst worden ist. Die jetzige Untersuchung bringt zutage, dass die betreffende Frau „Scharlachstreptokokken"-Trägerin ist. Sie selbst ist nach einer durchgemachten Scharlacherkrankung in der Kindheit gegen Scharlach immun geworden, nicht jedoch gegen die Bakterien selbst, die nunmehr eine eitrige Angina tonsillaris verursachen. Eine 10-tägige Penicillintherapie saniert die Pflegerin.

Streptococcus agalactiae (Streptokokken der Serogruppe B)

Bedeutung: Streptokokken-B-Infektionen spielen besonders in der Geburtshilfe eine Rolle.

Streptococcus agalactiae (Streptokokken der Serogruppe B)

Bedeutung: B-Streptokokken sind primär tierpathogen, können jedoch auch beim Menschen Sepsis, Wund- und Harnwegsinfekte erzeugen. Eine besondere Bedeutung aber erlangen sie in der Geburtshilfe, denn sie besiedeln die Geburtswege und gehen intra partum auf das Kind über.

Klinik: Streptokokken-B-Infektionen des Neugeborenen, die innerhalb der ersten Lebenswoche auftreten, stammen immer aus den Geburtswegen der Mutter. Spätere Manifestationen können auch durch das Pflegepersonal verursacht sein. Gefürchtet sind die **Sepsis** und die **Meningitis**, die mit hoher Letalität behaftet ist.

Klinik: Streptokokken-B-Infektionen des Neugeborenen finden sich in einer Häufigkeit von ca. 1 : 1000. Man unterscheidet den **„early onset type"** (innerhalb der ersten Woche post partum), der insbesonders bei Frühgeburten mit geringem Geburtsgewicht auftritt (keine ausreichende Leihimmunität durch die Mutter). Neben einer **Sepsis** ist vor allem die **Meningitis** gefürchtet, die in etwa der Hälfte aller Fälle nach 24–48 Stunden letal endet. Bei der Spätform **(„late onset type")** erfolgt die Infektion nicht unbedingt von der Mutter, sondern kann auch durch das Pflegepersonal verursacht werden. Sie tritt jenseits der ersten Lebenswoche auf. Auch hier dominiert eine Meningitis mit einer Letalität von ca. 25 %.

Nachweis: Kulturell aus Blut, Liquor u. ä.

Nachweis: Kulturell aus geeignetem Untersuchungsmaterial des Neugeborenen wie Blut, Liquor und Abstrichen von vielen Körperstellen als Zeichen einer generellen Besiedelung. Sonst findet man sie oft im Vaginalabstrich oder im Eiter. Die **Typisierung** erfolgt mittels **Latex-Agglutination** (vgl. Abb. **D-2.14**, S. 308). Typisch für B-Streptokokken ist auch der **CAMP-Faktor**, der zusammen mit einer Phospholipase von Staph. aureus die Hämolyse noch verstärkt. Der Antigennachweis direkt im Scheidensekret mittels ELISA wird nur bei massiver Präsenz positiv.

Therapie: Penicillin, eventuell in Kombination mit einem Aminoglykosid, ist das Mittel der Wahl. Auch Ampicillin bzw. Amoxicillin wirkt noch gut.

Epidemiologie: B-Streptokokken können bei 10–20 % aller Frauen in der Scheide nachgewiesen werden. Umstritten ist, ob eine Trägerin unbedingt vor der Geburt des Kindes antibiotisch z. B. mit Ampicillin bzw. Amoxicillin saniert werden soll.

Therapie: Mittel der Wahl ist Penicillin, evtl. in Kombination mit einem Aminoglykosid.

Epidemiologie: B-Streptokokken können bei 10–20 % aller Frauen in der Scheide nachgewiesen werden.

Streptococcus pneumoniae (Pneumokokken)

▶ **Definition:** Pneumokokken sind grampositive, ovale bis lanzettförmige Diplokokken, die von einer Polysaccharidkapsel umgeben sind, welche sich durch geeignete Färbemethoden indirekt darstellen lässt (Abb. **D-2.19**).

◀ Definition

D-2.19 Sputum bei Pneumokokkenpneumonie

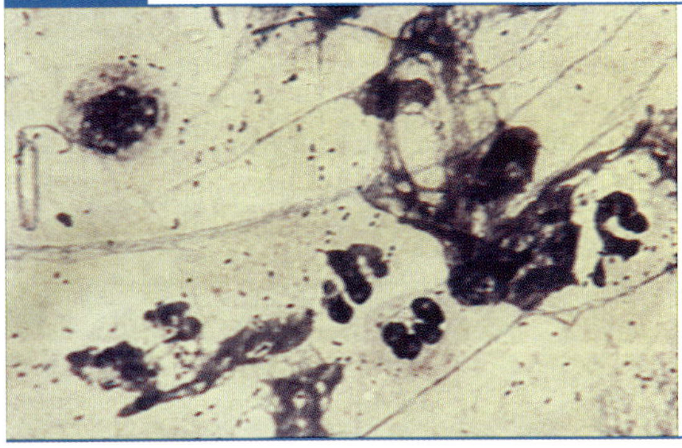

Reichlich Diplokokken (Methylenblaufärbung, 1:400)

D-2.19

Klassifikation: Str. pneumoniae besitzt keine Lancefield-Gruppenantigene. Die Antigenstrukturen der Polysaccharidkapsel gestatten aber eine Unterteilung in 84 Serovare.

Virulenzfaktoren:
- **Polysaccharidkapsel:** Sie ist der wichtigste Pathogenitätsfaktor und wirkt antiphagozytär. Nur bekapselte Pneumokokken lösen Infektion aus.

▶ **Merke:** Je dicker die Kapsel, desto virulenter der Erreger.

- **Hämolysin:** Das Hämolysin der Pneumokokken ist fast identisch mit dem Streptolysin O, dem Listeriolysin, dem Tetanolysin u. a. m. Es lysiert z. B. das Epithel der Nasenhöhle und erlaubt ein Eindringen. Außerdem ist es für Abwehrzellen zytotoxisch und wirkt inflammatorisch.

Bedeutung: Streptococcus pneumoniae ist der klassische Erreger der **Lobärpneumonie**, einer Lungenentzündung, die sich streng innerhalb eines Lungenlappens lokalisiert und von dort in die Blutbahn streut. Diese Art der Infektion ist bei jungen Erwachsenen sehr selten geworden. Dennoch spielt der Erreger auch heute noch eine Rolle bei kleinherdigen Bronchopneumonien, Emphysemen und Lungenabszessen vor allem bei Alten.
Ein weiterer wichtiger Lokalisationsort ist das Ohr; hier verursacht Str. pneumoniae nicht selten eine **Otitis media** (Tab. **D-2.8**) und Mastoiditis.
Auch das **Ulcus serpens corneae** wird durch Pneumokokken verursacht. Aber auch an anderen Körperstellen, z. B. im Darm, kommen Pneumokokken vor. Dort können sie auch Infektionen induzieren, z. B. Appendizitis und Peritonitis.

Streptococcus pneumoniae (Pneumokokken)

Klassifikation: Str. pneumoniae besitzt keine Lancefield-Gruppenantigene.

Virulenzfaktoren:
- **Kapsel:** Nur bekapselte Pneumokokken lösen Infektion aus.

◀ Merke

- **Hämolysin:** Es ist fast identisch mit dem Streptolysin O u. a. Es lysiert z. B. das Epithel der Nasenhöhle und erlaubt ein Eindringen.

Bedeutung: Str. pneumoniae ist der klassische Erreger der **Lobärpneumonie**. Der Erreger spielt weiterhin eine Rolle bei **Infektionen des Ohres** (Otitis media, Tab. **D-2.8**) und des **Auges** (Ulcus serpens corneae).

▶ Merke

▶ **Merke:** Nach **Splenektomie** besteht durch Wegfall dieses „drainierenden Lymphknotens der Blutbahn" eine erhöhte Anfälligkeit gegenüber bekapselten Bakterien, speziell gegen Pneumokokken. In einer solchen Situation kann sich eine **fulminante Sepsis** entwickeln, die innerhalb von Stunden zum Tod führt, noch bevor eine Diagnose oder Therapie erfolgte (overwhelming post splenectomy infection = **OPSI**).

Die **Pneumokokken-Meningitis** ist die zweithäufigste Form der Hirnhautentzündung beim Erwachsenen.

Als sekundäre Folge einer Infektion, selten auch primär, kommt es durch hämatogene Streuung zur **Pneumokokken-Meningitis**, nach der Meningokokken-Meningitis der beim Erwachsenen häufigsten Form der Hirnhautentzündung.

Nachweis: Bei Meningitis kann bereits das **mikroskopische Liquorpräparat** (Abb. **D-2.20**) eine Diagnose ermöglichen. Sonst erfolgt die Diagnose **kulturell** (Abb. **D-2.21**) mit Prüfung der Optochin-Empfindlichkeit.

Nachweis: Bei Meningitis kann bereits das mikroskopische Liquorpräparat eine Diagnose ermöglichen (Abb. **D-2.20**). Der immunologische Antigennachweis im Liquor, Blut (und Urin) hat etwa die gleiche Sensitivität. Die Bakterienkultur erfolgt auf Blutagar, wo Pneumokokken als glatte, oft schleimige Kolonien mit einer zentralen Eindellung wachsen (Abb. **D-2.21**). Es zeigt sich eine α-Hämolyse, eine 5–10 %ige CO_2-Atmosphäre begünstigt das Wachstum. Als zusätzliches diagnostisches Kriterium zur Abgrenzung anderer α-hämolysierender Streptokokken wird die Empfindlichkeit gegen Optochin geprüft (Abb. **D-2.22**).

D-2.8

D-2.8 Erreger von Otitis media

Streptococcus pneumoniae	30 %
Haemophilus influenzae	20 %
Streptococcus pyogenes (A-Streptokokken)	10 %
Staphylococcus aureus	5 %
Branhamella catarrhalis	5 %
Enterobacteriaceae	1 %
Andere (z. B. Anaerobier)	29 %

D-2.20

D-2.21

D-2.20 Gramfärbung von Pneumokokken aus Kultur

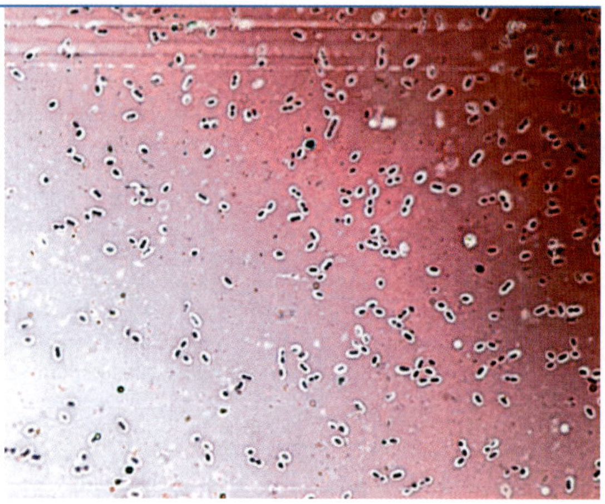

Beachte die Diplolanzettform und die Kapselbildung.

D-2.21 Typische Kulturmorphologie von Streptococcus pneumoniae auf Blutagar

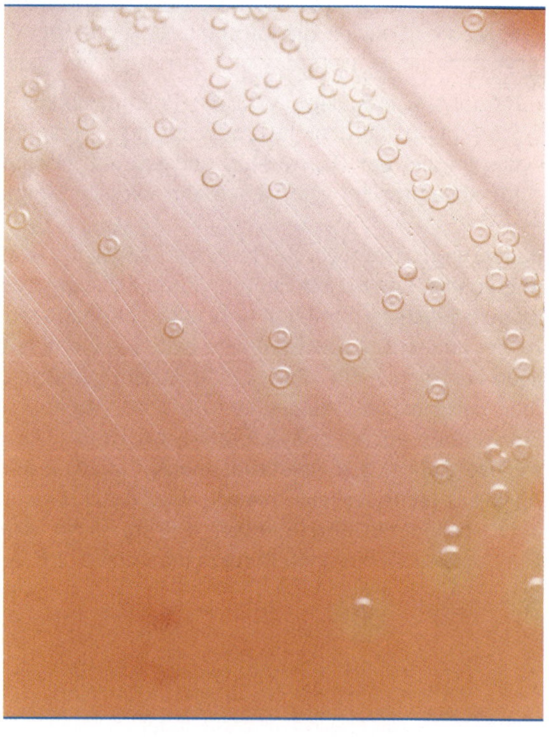

D-2.22 Optochintest zur Schnelldifferenzierung von vergrünenden Streptokokken und Pneumokokken

D-2.22

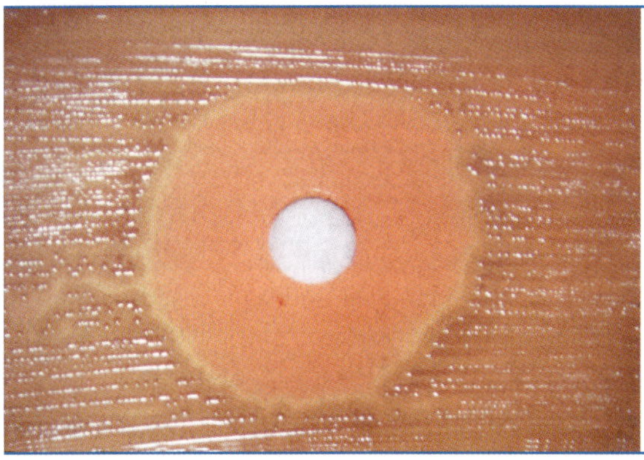

Die Pneumokokken zeigen eine deutliche Wachstumshemmung durch das Optochinplättchen (Hemmhof).

Therapie: Mittel der Wahl ist Penicillin, alternativ wird Erythromycin gegeben oder ein Cephalosporin der III. Generation (Resistenzen sind in Deutschland nur in Einzelfällen beschrieben, dann Einsatz von Vancomycin).

Therapie: Mittel der Wahl ist Penicillin, alternativ Erythromycin oder ein Cephalosporin der III. Generation.

Epidemiologie: Ungefähr 40–70 % aller Menschen sind symptomlose Träger von Pneumokokken. Natürlicher Standort dieser Keime ist der Oropharynx. Krankheitsausbrüche sind fast immer endogener Natur. Prädisponierende Faktoren wie Lungenerkrankungen oder Immundefekte müssen vorhanden sein. Pneumokokken-Septikämien treten häufig nach Splenektomien auf.

Epidemiologie: Ungefähr 40–70 % aller Menschen sind symptomlose Träger von Pneumokokken. Natürlicher Standort dieser Keime ist der Oropharynx.

Prophylaxe: Risikopatienten, z. B. Alte mit chronischen Lungen- und Herzkrankheiten, Diabetes mellitus, Leberzirrhose, Erkrankungen der Niere, der blutbildenden Organe, nach **Splenektomie** u. a., können mit einem **Totimpfstoff aktiv immunisiert** werden. Der Impfstoff enthält die gereinigten Kapselpolysaccharide der 23 am häufigsten vorkommenden Serogruppen. Die Impfung erfolgt bei Erwachsenen in einer Dosis (0,5 ml), bei Kindern in 2 Injektionen von jeweils 0,25 ml im Abstand von 6 Monaten.

Prophylaxe: Als Sonderimpfung für Risikopatienten steht ein **Totimpfstoff zur aktiven Immunisierung** zur Verfügung. Der Impfstoff enthält die gereinigten Kapselpolysaccharide der 23 am häufigsten vorkommenden Serogruppen.

▶ **Merke:** Eine Auffrischimpfung wird wegen möglicher schwerer lokaler Reaktionen nur in Einzelfällen und frühestens nach 5 Jahren vorgenommen.

◀ **Merke**

Ein neuartiger Pneumokokken-Konjugat-Impfstoff, bei welchem gereinigte Polysaccharide von allerdings nur 7 Serovarietäten an ein atoxisches Diphtherietoxin als Träger gebunden sind, kann auch eine Immunreaktion bei Kleinkindern (> 2 Monate) auslösen; diese Impfung schützt zumindest vor den schweren Komplikationen (z. B. Meningitis).

Ein neuartiger Pneumokokken-Konjugat-Impfstoff kann Kleinkinder vor schweren Komplikationen der Infektion schützen.

Oralstreptokokken

Oralstreptokokken

▶ **Definition:** Es handelt sich um unterschiedliche Streptokokkenspezies, deren natürlicher Standort der Rachenraum ist, darüber hinaus aber auch der Intestinaltrakt und die Vagina. Ihre Systematik und Nomenklatur ist im Fluss. Die meisten Oralstreptokokken besitzen kein Antigen nach der Lancefield-Gruppierung. Viele haben α-hämolytische Aktivitäten. Orale Streptokokken werden deshalb auch oft mit dem Sammelbegriff **„vergrünende Streptokokken"** oder **„Viridans-Streptokokken"** belegt. Die Vergrünung ist jedoch nicht obligat, etliche Spezies zeigen keinerlei Hämolyse (γ-Hämolyse).

◀ **Definition**

Klassifikation: Zu den Oralstreptokokken werden die in Tab. **D-2.9** angeführten Streptokokkenspezies gezählt.

Klassifikation: Die in Tab. **D-2.9** aufgeführten Streptokokkenspezies zählen zu den Oralstreptokokken.

D-2.9

D-2.9 Oralstreptokokken

„Salivariusgruppe" (Darmstreptokokken)	Str. salivarius Str. thermophilus Str. bovis
„Mutansgruppe"	Str. mutans Str. cricetus Str. subrinus
„Milleri-Gruppe"	Str. anginosus Str. constellatus Str. intermedius
„Oralisgruppe"	Str. mitior Str. mitis Str. sanguis

Bedeutung: Orale Streptokokken sind die häufigsten **Appendizitis-Erreger**, zu über 50 % Ursache **bakterieller Endokarditiden** und ein wichtiger Faktor bei der Entstehung der **Zahnkaries**.

Bedeutung: Orale Streptokokken erlangen in der Medizin in mehrfacher Hinsicht Bedeutung:

- Sie sind die häufigsten **Appendizitis-Erreger.**
- Sie sind zu über **50 % Ursache bakterieller Endokarditiden.**
- Sie sind ein wichtiger Faktor bei der Entstehung der **Zahnkaries**.

Pathogenese: Streptokokken der **Mutansgruppe** sowie **Str. sanguis** und **Str. mitior** werden neben einigen Actinomycesspezies als **Initiatoren der Zahnkariesbildung** betrachtet.

Pathogenese: Streptokokken der **Mutansgruppe** sowie **Str. sanguis** und **Str. mitior** werden neben einigen Actinomycesspezies als **Initiatoren der Zahnkariesbildung** betrachtet. Diese Bakterienarten zeigen eine besondere Adhärenz für die Glykoproteinstrukturen des Zahnschmelzoberhäutchens. Dort angeheftet, produzieren sie einen Belag aus extrazellulären Polysacchariden, der zahlreichen anderen Bakterien als Lebensraum dient. Diese Plaquekeime bilden ihrerseits organische Säuren, die den Zahnschmelz angreifen und die Kariesentstehung einleiten.

Streptokokken der **Milleri-Gruppe** gelangen z. B. bei Zahnextraktionen in die Blutbahn, wo sie sich auf vorgeschädigten Herzklappen und dem Endokard absiedeln und eine chronische Endokarditis **(Endocarditis lenta)** verursachen können (Abb. **D-2.23**).

Streptokokken der **Milleri-Gruppe** gelangen bei Zahnextraktionen, beim Zähneputzen, aber auch beim normalen Kauen in die Blutbahn, wo sie normalerweise sehr schnell eliminiert werden. Sie können sich jedoch auf rheumatisch vorgeschädigten Herzklappen und dem Endokard absiedeln und dort eine **chronisch verlaufende Endokarditis (Endocarditis lenta)** begründen (Abb. **D-2.23**). Von dort streuen die Bakterien schubweise, so dass man an verschiedenen Körperstellen – z. B. an der Haut – mit septischen Metastasen rechnen muss.

D-2.23

D-2.23 Opfer einer Endocarditis lenta

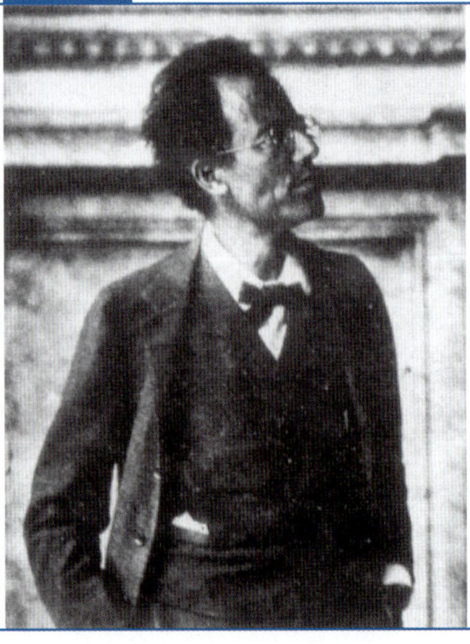

Der Komponist Gustav Mahler ist 1911 im Alter von 51 Jahren vermutlich an einer Endocarditis lenta verstorben.

Nachweis: Der Erregernachweis bei Endokarditis erfolgt aus Blutkulturen. Diese müssen mehrfach durchgeführt werden (wenn möglich zu Beginn von Fieberschüben), da die Keime sich nur intermittierend in der Blutbahn befinden.

Nachweis: Bei Endokarditis erfolgt der Erregernachweis aus Blutkulturen **(mehrfach!)**, wenn möglich zu Beginn von Fieberschüben.

Therapie: Auch hier ist Penicillin das Mittel der Wahl, eventuell in Kombination mit Streptomycin oder Gentamicin. Erythromycin, Clindamycin und Vancomycin können als Alternative eingesetzt werden. Die Antibiotika müssen **hoch dosiert** (z. B. Benzylpenicillin bis 80 Mill. IE/Tag) und **längerfristig** (für 4 bis 6 Wochen) verabreicht werden.

Therapie: Penicillin **hoch dosiert** und **langzeitig** (4–6 Wochen).

Prophylaxe: Es gehört zur Sorgfaltspflicht eines Zahnarztes, vor jeder Zahnextraktion eine Allgemeinanamnese zu erheben. Ergeben sich Hinweise auf Vorschädigungen des Herzens, ist die Behandlung unter Antibiotikaschutz vorzunehmen. Amoxicillin (am besten in Kombination mit Clavulansäure) oder Clindamycin werden empfohlen.

Prophylaxe: Bei Vorschädigung des Herzens ist z. B. eine Zahnbehandlung unter Antibiotikaschutz vorzunehmen.

▶ **Exkurs:** Bei der Isolierung von **Str. milleri** aus einer Blutkultur sollte unbedingt nach pyogenen Abszessen in Leber, Milz, Knochen etc. gefahndet werden. Der Nachweis von **Str. bovis** in der Blutkultur sollte die Suche nach einem Intestinaltumor (Dickdarmkarzinom) veranlassen.

◀ **Exkurs**

2.1.3 Enterokokken

2.1.3 Enterokokken

▶ **Definition:** Enterokokken sind grampositive, meist paarweise angeordnete Streptokokken, die sich auch noch bei pH 9,6 in einem Medium mit 6,5 % Kochsalz vermehren. Sie sind gegen Temperatureinflüsse (10–45 °C) und Gallensalze weitgehend unempfindlich. Die Aesculinspaltung ist eine wichtige diagnostische Stoffwechselleistung.

◀ **Definition**

Klassifikation: Alle humanpathogenen Enterokokken gehören zur Lancefield-Serogruppe D der Streptokokken. Wir unterscheiden:
- **Enterococcus faecalis**
- **Enterococcus faecium**
- Enterococcus durans
- Enterococcus casseliflavus
- Enterococcus hirae
- Enterococcus gallinarum
- sowie weitere, primär nicht humanpathogene Arten.

Klassifikation: Die wichtigsten Vertreter der Enterokokken sind:
- Enterococcus faecalis
- Enterococcus faecium.

Es handelt sich um normale Bewohner des menschlichen Darmes. Sie gehören zur Lancefield-Gruppe D.

Bedeutung: Enterococcus faecalis und **Enterococcus faecium** machen bei ballast- und kohlenhydratreicher, fett- und eiweißarmer Ernährung bis 50 % der aeroben Darmflora aus. **Enterococcus durans** und **Enterococcus casseliflavus** kommen sehr viel seltener beim Menschen vor.
Neben vielen Lokalinfektionen sind Enterokokken vor allem bei **Harnwegsinfektionen** ursächlich beteiligt. Mehr als 50 % aller **chronischen** Harnwegsinfektionen werden durch Enterokokken verursacht. 10–20 % der **akuten** Harnwegsinfektionen sind enterokokkenbedingt, hauptsächlich solche, die nosokomialer Natur sind (Abb. **D-2.24a**).

Bedeutung: Neben vielen Lokalinfektionen spielen die Enterokokken vor allem bei den **Harnwegsinfektionen** eine große Rolle. Mehr als 50 % aller **chronischen** Harnwegsinfektionen werden durch Enterokokken verursacht, 10–20 % der **akuten** Harnwegsinfektionen sind enterokokkenbedingt (Abb. **D-2.24a**).

Nachweis: Blut- und aesculinhaltige Nährmedien sind zur Isolierung bzw. Charakterisierung der Erreger besonders geeignet (Abb. **D-2.24b**).

Nachweis: Kulturell auf blut- und aesculinhaltigen Nährmedien (Abb. **D-2.24b**).

Therapie:

Therapie:

▶ **Merke:** Alle Enterokokken sind *resistent* gegen Benzylpenicillin (Penicillin G) und Cephalosporine!

◀ **Merke**

D-2.24 Enterokokken

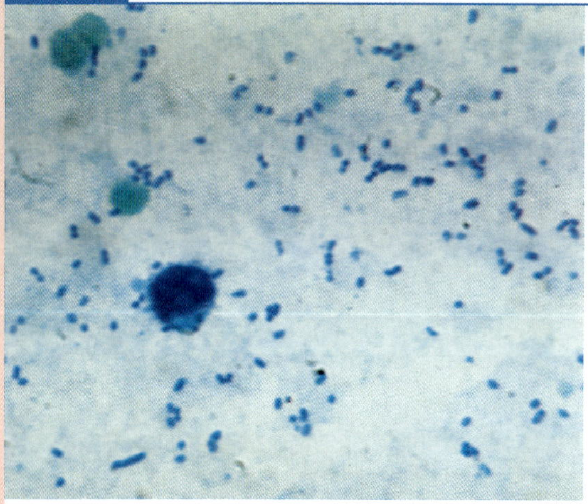

a Harnwegsinfekte durch Enterokokken, Nachweis im Urinsediment (Methylenblaufärbung)

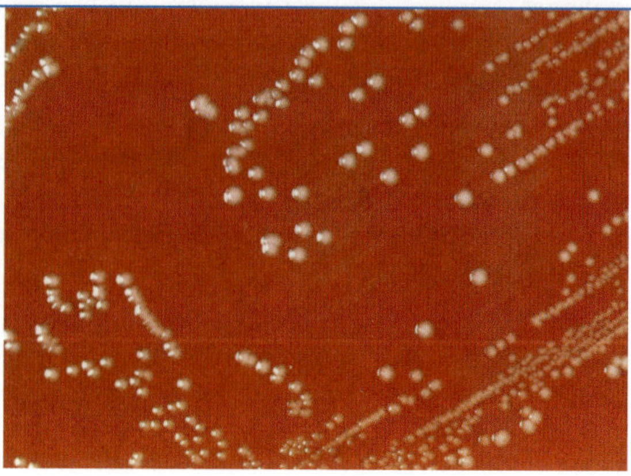

b Enterokokken-Reinkultur auf Blutagar

Es sollten Breitbandpenicilline in Kombination mit Aminoglykosiden eingesetzt werden.

Antibiogramme sind unverzichtbar. Breitbandpenicilline (Ampicillin, Amoxicillin, Mezlocillin) können in Kombination mit Aminoglykosiden eingesetzt werden. Cephalosporine dagegen haben eine Lücke bei Enterokokken. Als Erreger von nosokomialen Infektionen treten in den USA häufig, bei uns nur vereinzelt, vancomycinresistente Enterokokken (VRE) auf.

▶ Exkurs

▶ **Exkurs:** Der Nitritnachweis (Stäbchentest) als Schnelldiagnostik von Harnwegsinfektionen ist bei Enterokokkenbesiedelung stets negativ. Enterokokken sind nicht zur Nitratreduktion fähig. Die reine trockenchemische Diagnostik von Urin kann deshalb eine bakteriologische Untersuchung nicht ersetzen.

2.1.4 Anaerobe Kokken

Peptokokken (anaerobe grampositive Staphylokokken) und **Peptostreptokokken** (anaerobe grampositive Streptokokken) gehören zur **normalen Flora des Menschen** und können **gelegentlich Infektionen** beim Menschen begründen.

2.1.4 Anaerobe Kokken

Strikt anaerobe grampositive und gramnegative Kokken gehören zur Normalflora des Menschen. Ihr natürlicher Standort sind hauptsächlich die **Mundhöhle**, der **Darm** und der **Genitalbereich**. Bei Verschleppung in das Gewebe, z. B. durch Verletzungen, postoperative Wundinfektionen u. ä., können sie **Ursache von Infektionen** sein.
Grampositive anaerobe Staphylokokken werden als **Peptokokken**, grampositive anaerobe Streptokokken als **Peptostreptokokken** klassifiziert.

2.2 Grampositive, aerobe, nicht sporenbildende Stäbchenbakterien

2.2.1 Listerien

2.2 Grampositive, aerobe, nicht sporenbildende Stäbchenbakterien

2.2.1 Listerien

▶ Definition

▶ **Definition:** Listerien sind aerobe, grampositive, nicht sporenbildende, feine Stäbchenbakterien, die sich klassischerweise durch eine Beweglichkeit bei **20 °C** (nicht bei 37 °C) auszeichnen.

Klassifikation: Nur L. monocytogenes und seltener **L. ivanovii** sind von humanmedizinischem Interesse (Tab. **D-2.10**).

Klassifikation: Die Gattung Listeria umfasst 6 Arten, von denen jedoch nur **Listeria monocytogenes** und – in ganz geringem Maße – **Listeria ivanovii** von humanmedizinischer Bedeutung sind (Tab. **D-2.10**).

D-2.10 Die Arten der Gattung Listeria

Spezies	*Humanpathogen*	*Serogruppen*
L. monocytogenes	ja	13
L. ivanovii	(ja)	1
L. innocua	nein	3 (vielleicht mehr)
L. seeligeri	nein	4 (vielleicht mehr)
L. welshimeri	nein	2
L. grayi	nein	–

D-2.10

Bedeutung: Listerien sind in der Umwelt weit verbreitet und können im Erdreich, im Wasser, auf Pflanzen und in Nahrungsmitteln tierischen (Milch, Käse, Wurst) und pflanzlichen Ursprungs (Salat, Pilze) isoliert werden. Als Verursacher von Listeriosen bei Mensch und Tier treten jedoch nur Stämme von **L. monocytogenes** und selten von L. ivanovii auf.

Bedeutung: L. monocytogenes und L. ivanovii sind Erreger von Listeriosen. Alle übrigen Listerien sind apathogen, aber in der Umwelt weit verbreitet.

▶ **Merke:** Die Exposition ist häufig, die Erkrankung ist selten.

◀ Merke

Listeria monocytogenes

Pathogenese: Listerien sind relativ stabil gegen Säure und können deshalb die Magenpassage überstehen, besonders bei kleinen Kindern und alten und kranken Menschen. Ein Aperitif oder eine heiße Suppe lockt die Magensäure und reduziert damit das Risiko einer Listeriose. Listerien binden im Dünndarm an Epithelzellen (vermutlich an M-Zellen in den Peyer'schen Plaques) und induzieren ihre Internalisierung. Im intrazellulären Milieu verschiedener Zellen (Epithelzellen, Mesenchymzellen, professionellen Phagozyten) überleben pathogene Listerien und können sich sogar vermehren. Humorale Antikörper sind gegen solche **intrazellulären Bakterien** unwirksam. Erst wenn T-Lymphozyten durch Zytokinausschüttung die antibakterielle Aktivität der Wirtszellen erhöhen, gelingt die Elimination der Listerien. Ist diese zelluläre Immunabwehr gestört (z. B. bei Leukämie oder unter Kortisontherapie), haben Listerien eine Chance, sich zu halten und eine Erkrankung hervorzurufen.

Listeria monocytogenes

Pathogenese: Listerien müssen als **opportunistisch pathogene Erreger** eingestuft werden, die sich fakultativ **intrazellulär** vermehren und durch eine zellvermittelte Immunreaktion abgewehrt werden. Ein Aperitif oder eine heiße Suppe lockt die Magensäure und reduziert so das Risiko einer Listeriose.

Klinik: Werden große Keimmengen oral aufgenommen (Infektionsdosis unbekannt), kann es zu einer Listeriose kommen, bei der die Symptome eines grippalen Infektes klinisch dominieren. Solche Erkrankungen werden in der Regel überhaupt nicht als Listeriose gedeutet. Bei erworbener, angeborener oder therapeutisch bedingter Abwehrschwäche können **Septikämien** und **Meningoenzephalitiden** entstehen. Schwangere sind deutlich anfälliger. Die Infektion während der Schwangerschaft führt **intrauterin zur Infektion des Fetus**. Diese **Granulomatosis infantiseptica** bedingt in Abhängigkeit vom Zeitpunkt der Infektion einen Abort, eine Frühgeburt oder die Geburt eines mehr oder minder geschädigten Kindes. Bei dieser **konnatalen Listeriose** kommt es zu Abszessen und multipler Granulombildung in der Lunge, dem ZNS und der Haut (Abb. **D-2.25**).

Klinik: Die Listeriose kann mit Symptomen eines grippalen Infektes dominieren.
Bei Abwehrschwäche können Septikämien und Meningoenzephalitiden entstehen. Besonders **gefährlich ist die Infektion während der Schwangerschaft**. Diese **Granulomatosis infantiseptica** des Fetus kann einen Abort, eine Frühgeburt oder die Geburt eines geschädigten Kindes bedingen (Abb. **D-2.25**).

▶ **Merke:** Die Listeriose ist **meldepflichtig**!

◀ Merke

Nachweis: Bei Verdacht einer Listeriose ist der **kulturelle Erregernachweis beweisend**. Es werden heute spezielle Listeriennährböden eingesetzt, auf denen die Keime als kleine, türkisfarbene Kolonien wachsen. Zur Anreicherung macht man sich die Tatsache zunutze, dass Listerien sich bei Kühlschranktemperaturen (5–10 °C) vermehren können (Kälteanreicherung).
Serologische Untersuchungen sind prinzipiell möglich, der Nachweis von Antikörpern gegen Listerien-O- und -H-Antigene ist in der Praxis jedoch wenig aussagekräftig. Denn erstens kommt diese Antikörperproduktion erst nach 10–14

Nachweis: Bei Verdacht einer Listeriose ist nur der **kulturelle Erregernachweis beweisend**.

Serologische Untersuchungen führen in der Praxis meistens nicht zum Erfolg.

D-2.25 Generalisierte Neugeborenenlisteriose

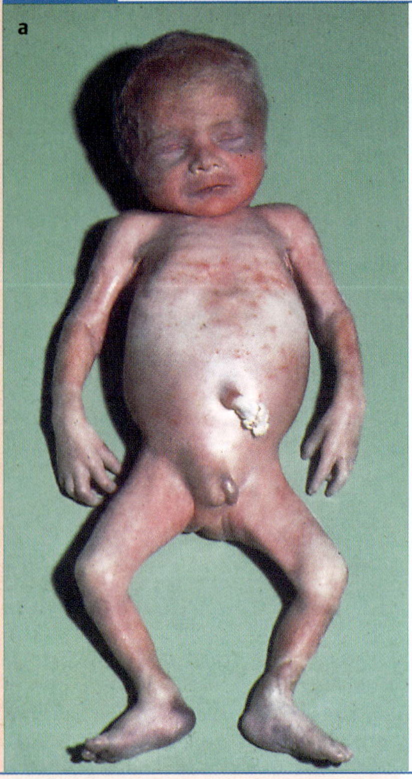

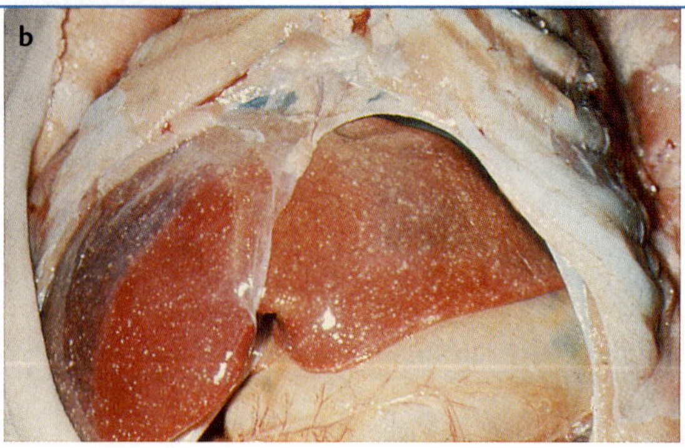

a Ein Neugeborenes, das kurz nach der Geburt an einer disseminierten Infektion mit Listeria monocytogenes verstorben ist (Granulomatosis infantiseptica).

b Nicht nur in der Haut, sondern auch in verschiedenen inneren Organen, z. B. hier in der Leber, sind multiple granulomatöse Infektionsherde zu erkennen.

Tagen richtig in Gang, so dass dieses Hilfsmittel in der akuten Phase versagt. Zweitens ist beim Abwehrgeschwächten die Antikörperproduktion sowieso behindert. Drittens gibt es viele kreuzreagierende Antigene bei anderen Bakterien, so dass selbst ein positiver Antikörpernachweis kein sicherer Beweis für die abgelaufene Listeriose ist.

Therapie: Ampicillin und Aminoglykoside in Kombination.

Therapie: Die Therapie erfolgt mit Ampicillin kombiniert mit Aminoglykosiden, um die Bakterizidie zu verstärken (**D-1.21**, S. 293). Auch Erythromycin, Cotrimoxazol und Tetracycline sind wirksam. Eine Antibiotikatherapie muss mindestens über 14 Tage lang erfolgen, weil sonst ein Rezidiv droht.

Epidemiologie: Die Übertragungswege gehen im Regelfall von **Lebensmitteln** aus. Die Übertragung erfolgt oral, über Haut bzw. Konjunktiven oder auch intrauterin.

Epidemiologie: Der Genuss rohen Fleisches, aber auch der Rinde von Rotschmierkäsearten (Romadur, Brie), Salaten, Gemüse u. a., kann eine Infektion bedingen. Karotten, Tomaten und Äpfel sind dagegen frei von Listerien. Die Übertragung erfolgt oral oder bei Tierkontakt direkt über die Haut oder die Konjunktiven. Während der Schwangerschaft ist eine intrauterine Keimübertragung möglich. Auch Infektionen intra partum sind beschrieben.

2.2.2 Erysipelothrix

Klassifikation: Humanmedizinisch bedeutend ist nur **E. rhusiopathiae**.

2.2.2 Erysipelothrix

Klassifikation: Einzige humanmedizinisch bedeutende Spezies der Gattung Erysipelothrix ist **E. rhusiopathiae**.

Erysipelothrix rhusiopathiae

Erysipelothrix rhusiopathiae

▶ **Definition**

▶ **Definition:** Es handelt sich um ein grampositives, unbewegliches, nicht sporenbildendes, feines Stäbchenbakterium (0,2×1,5 µm).

Bedeutung: E. rhusiopathiae ist der Erreger des **Schweinerotlaufs**. Infektionen beim Menschen begründen das **Erysipeloid** (Abb. **D-2.26**).

Bedeutung: E. rhusiopathiae ist in der Umwelt weit verbreitet und wird vor allem bei zahlreichen Tieren als Kommensale gefunden. E. rhusiopathiae ist der Erreger des **Schweinerotlaufes**, einer meist letal endenden akut septischen Erkrankung des Schweines. Infektionen beim Menschen – betroffen sind Per-

D-2.26 **Erysipeloid der Hand bei einem Metzger**

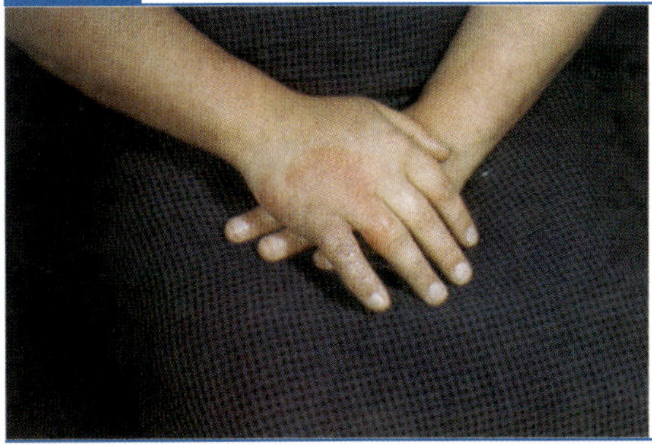

Nach Kontakt mit einem infizierten Schwein traten an den Händen schmerzhafte, entzündlich gerötete Stellen auf, die sich ausbreiteten. Nach 4 Tagen verschwanden die Läsionen wieder ohne Antibiotikatherapie.

D-2.26

sonen mit Kontakt zu tierischen Produkten (Schlachter, Tierärzte, Landwirte, Fischer und Fischhändler) – bedingen das **Erysipeloid** (Abb. **D-2.26**).

Klinik: Nach einer Inkubationszeit von 1–4 Tagen entsteht eine schmerzhafte, dunkelrötliche, eiterfreie Entzündung, die gewöhnlich nach 1–3 Wochen spontan verschwindet.

Klinik: Die nicht eitrige, schmerzhafte Hautentzündung heilt nach 1–3 Wochen spontan ab.

Krankheitsfolgen: Sehr selten treten generalisierte Formen mit Sepsis und Endokarditis auf.

Krankheitsfolgen: Sehr selten generalisierte Formen mit Sepsis und Endokarditis.

Nachweis: Mikroskopisch und kulturell ist der Erreger aus den Hautläsionen und ggf. aus Blut isolierbar.

Nachweis: Der Erregernachweis erfolgt kulturell.

Therapie: Symptomatisch (feuchte Umschläge), ansonsten sind die Erreger empfindlich gegen Benzylpenicillin.

Therapie: Benzylpenicillin.

2.2.3 Korynebakterien

2.2.3 Korynebakterien

▶ **Definition:** Es handelt sich um grampositive, nicht sporenbildende, unbewegliche, pleomorphe Stäbchenbakterien, die als besonderes Charakteristikum häufig – nicht immer – keulenförmige Auftreibungen zeigen (koryne = griech.: Keule).

◀ **Definition**

Klassifikation: Korynebakterien sind in der Umwelt weit verbreitet. Einige Arten sind tier- und pflanzenpathogen. Neben apathogenen Haut- und Schleimhautbewohnern sind für den Menschen die opportunistisch pathogenen Spezies und die Erreger der **Diphtherie** von Interesse. Tab. **D-2.11** gibt einen Überblick über die relevanten humanpathogenen Arten.
Neben den eigentlichen Korynebakterien werden andere grampositive aerobe Stäbchen summarisch als **koryneforme Bakterien** bezeichnet.

Klassifikation: Neben apathogenen Haut- und Schleimhautbewohnern sind für den Menschen die opportunistisch pathogenen Spezies und der Erreger der **Diphtherie** von Interesse (Tab. **D-2.11**).

Nachweis: Die meisten Spezies sind fakultative Anaerobier, einige wachsen nur anaerob. Die humanpathogenen Arten stellen spezifische Nährbodenansprüche.

Nachweis: Die meisten Spezies sind fakultative Anaerobier, einige wachsen nur anaerob.

Corynebacterium diphtheriae

Corynebacterium diphtheriae

Geschichtliches: Die Diphtherie ist seit dem Altertum bekannt. Bis in die Neuzeit trat sie in bis heute ungeklärten periodischen Abständen immer wieder auf und forderte Tausende von Toten, hauptsächlich Kinder. 1765 prägte Francis Home den Begriff „croup" für die Diphtherie, ein schottisches Wort für Heiserkeit. Die als charakteristisches Kennzeichen der Diphtherie auftretenden weißen, durch Einblutungen oft schmutzig-braunen Beläge gaben der Krankheit den Namen „Halsbräune" und 1826 schließlich den Namen Diphtherie (diphthera, griech. die Haut, die Membran). Obwohl 1873 Edwin Klebs die Korynebakterien mikroskopisch beobachtete, gebührt der Verdienst der Erstisolation Friedrich Löffler, der 1884 auf seinem „Löfflerserum" die Erreger darstellen konnte.

Geschichtliches

▶ Definition

▶ **Definition:** C. diphtheriae sind grampositive schlanke Stäbchen mit terminalen keulenförmigen Auftreibungen. Hierbei handelt es sich um Metaphosphate und Calcium, die im Zellkörper abgelagert werden und in der Spezialfärbung nach Neisser als **Polkörperchen** dargestellt werden können (Abb. **D-2.27**). Nur C. diphtheriae und seltener C. pseudodiphtheriticum haben diese Polkörperchen. In der Gramfärbung werden häufig charakteristische Lagerungen der Bakterien in V- oder Y-Form beobachtet, die an chinesische Schriftzeichen erinnern.

D-2.11

D-2.11 Relevante humanpathogene Korynebakterien

Spezies	*Bedeutung*
C. aquaticum	fakultativ pathogen (Isolate bei Bakteriämie)
C. diphtheriae var. gravis	Erreger der Diphtherie
C. diphtheriae var. intermedius	Erreger der Diphtherie
C. diphtheriae var. mitis	Erreger der Diphtherie
C. diphtheriae var. ulcerans	Erreger der Diphtherie
C. diphtheriae (atoxinogen)	apathogener Schleimhautbewohner
C. jeikeium	fakultativ pathogen (Isolate bei Bakteriämie und Sepsis)
C. kutscheri	isoliert aus Nabelschnur- und anderen Lokalinfektionen
C. minutissimum	Erreger des Erythrasma (Pseudomykose der Haut)*
C. pseudodiphtheriticum	apathogen
C. renale	pathogen für Rinder
C. striatum	fakultativ pathogen (Isolate bei Pneumonien)
C. urealyticum	fakultativ pathogen (Isolate bei Harnwegsinfekten)
C. xerosis	apathogen

* Es handelt sich um scharf begrenzte, rote bis braune, kaum schuppende Erytheme, die besonders an den Oberschenkelinnenseiten (Genitale wird nicht befallen!), den Leistenbeugen und Achselfalten auftreten.

D-2.27

D-2.27 Corynebacterium diphtheriae

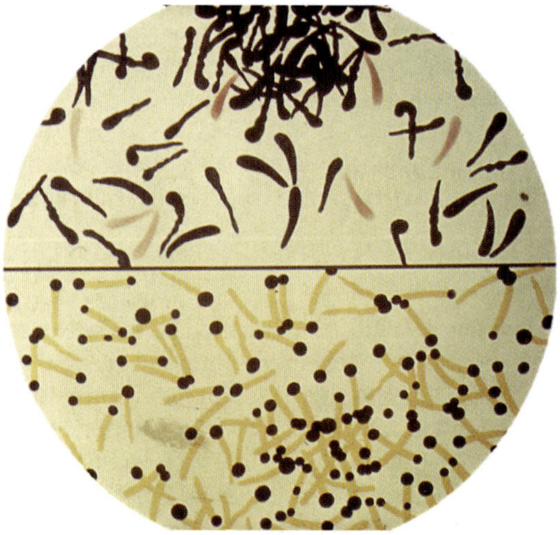

Oben: Die leicht gebogenen, keulenartigen grampositiven Stäbchen unterscheiden sich morphologisch nicht von anderen Korynebakterien. Einzelne Stäbchen haben den Gramfarbstoff schon abgegeben und erscheinen violett („gramlabil"). Vermutlich sind dies tote Bakterien, bei denen die Zellwand schon teilweise degradiert ist.
Unten: In der Neisser-Färbung erscheinen die Zellleiber gelb gefärbt. Typisch für C. diphtheriae ist, dass die Bakterien viele schwarz gefärbte Polkörperchen ausbilden, manchmal sogar an beiden Polen der Bakterienzelle.

D-2.28 Elek-Test

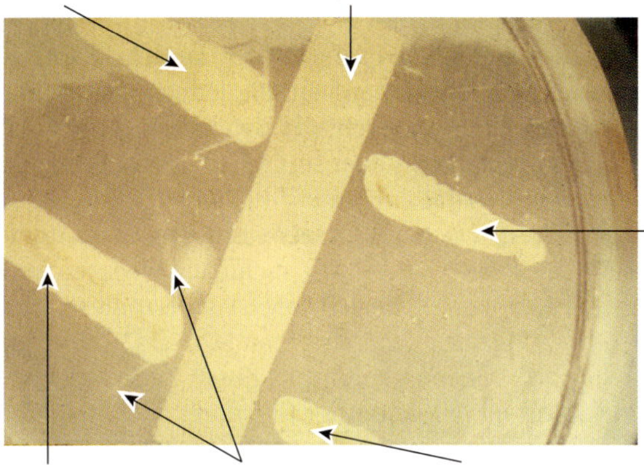

Unter Eisenmangelbedingungen wird verstärkt Diphtherietoxin gebildet. Das Toxin von dem positiven Kontrollstamm ① diffundiert in die Umgebung und trifft auf das spezifische Antitoxin, das auf dem Papierstreifen aufgetragen ist und ebenfalls in alle Richtungen diffundiert. Treffen Toxin und Antitoxin aufeinander (Äquivalenzbereich), kommt es zu einer Präzipitationslinie. Der negative Kontrollstamm ② bildet kein Toxin. Der Patientenstamm ③ ist toxigen, während der Patientenstamm ④ nicht in der Lage ist, Toxin zu bilden.

Klassifikation: Angehörige der Spezies C. diphtheriae, die ein Diphtherietoxin bilden, sind die Erreger der Diphtherie. Es handelt sich dabei um die **Biovarietäten mitis, intermedius** und **gravis**. Diese Bezeichnungen sind historisch gewachsen, da man annahm, mit diesen Bezeichnungen unterschiedliche Stufen der Virulenz von Corynebacterium diphtheriae beschreiben zu können, was jedoch nicht zutrifft.

Klassifikation: Die Unterscheidung der **Biovarietäten mitis, intermedius** und **gravis** hat keine klinische Bedeutung.

Die Varietät **ulcerans** produziert ein Diphtherietoxin, das zwar die gleiche Wirkung hat wie das klassische Diphtherietoxin, jedoch mit einer anderen Antigenstruktur, so dass es mit dem **Elek-Test** (Abb. **D-2.28**) nicht nachgewiesen werden kann.

Die Varietät **ulcerans** produziert ein Diphtherietoxin mit einer anderen Antigenstruktur, daher ist ein Nachweis mit dem **Elek-Test** (Abb. **D-2.28**) nicht möglich.

Pathogenese: Die Pathogenität von Corynebacterium diphtheriae beruht auf der Bildung eines **Exotoxins**. Die genetische Information zur Bildung dieses Toxins wird durch einen lysogenen Phagen kodiert. Nur Stämme, die diesen oder einen verwandten Prophagen enthalten, sind pathogen. Das Toxin besteht biochemisch aus einem hitzelabilen Polypeptid, an dem zwei Untereinheiten (A und B) unterschieden werden können. Das größere B-Stück ist für die Bindung des Moleküls an die Körperzelle und den Durchtritt des kleineren A-Peptids durch die Zytoplasmamembran verantwortlich. In der Zelle blockiert das A-Fragment irreversibel die Proteinsynthese an den Ribosomen. Die Folge ist der Zelltod. Die Schwere des Krankheitsbildes wird letztlich von der Art der zerstörten Körperzelle bestimmt (z. B. Niere, Myokard, Nervenzellen).

Pathogenese: Nur mit einem Phagen infizierte Korynebakterien erzeugen **Diphtherietoxin,** ein Polypeptid, bei dem 2 Fragmente (A und B) unterschieden werden. Fragment B bindet an die Zellmembran, Fragment A blockiert nach Penetration die Proteinsynthese der Zelle und verursacht damit deren Tod.
Die Schwere der Krankheit wird von der Art der zerstörten Körperzelle bestimmt.

Klinik: Die Krankheit beginnt nach einer Inkubationszeit von 3–5 Tagen als Lokalinfektion. Je nach der Eintrittspforte der Erreger (Tröpfchen- oder Schmierinfektion) entsteht eine Rachen-, Nasen-, Augen-, Wund-, Haut-, Nabel- oder Genitaldiphtherie. Das gebildete Toxin führt lokal zu Nekrosen, die einen ganz typischen **Foetor ex ore** bedingen. Abgestorbene Epithelzellen, Fibrin und Entzündungszellen bilden einen Belag, der der Mukosa ziemlich fest anliegt und deshalb als Pseudomembran bezeichnet wird. Im Rachenraum kann diese diphtherische **Pseudomembran** die Atemwege verlegen und zu schwerer Atemnot führen. Massives Krankheitsgefühl, Fieber und Schwellen der regionalen Lymphknoten (weicher Tastbefund) kommen hinzu. Nach 4–5 Tagen hat die Lokalinfektion ihren Höhepunkt erreicht. Bei der Rachendiphtherie kommt es dann innerhalb von Stunden zum massiven Anschwellen des Halses („Cäsarenhals": Schwellung der regionalen Halslymphknoten und Ausbildung eines periglandulären Ödems).

Klinik: Nach der Eintrittspforte der Erreger entsteht eine Rachen-, Nasen-, Augen-, Wund-, Haut-, Nabel- oder Genitaldiphtherie. Abgestorbene Epithelzellen, Fibrin und Entzündungszellen bilden einen Belag, der der Mukosa ziemlich fest anliegt **(Pseudomembran)**. Im Rachenraum kann diese die Atemwege verlegen und zu schwerer Atemnot führen.

Das Diphtherietoxin wird auch in die Zirkulation eingeschwemmt und begründet eine **systemische Intoxikation**, deren Schwere vom jeweiligen Organbefall abhängig ist (Herz, Leber, Nieren, motorische Nerven). Dieses Sta-

Die Toxinwirkung begründet eine **systemische Intoxikation**, deren Schwere vom jeweiligen Organbefall abhängt (Herz,

Leber, Nieren, Nerven). Diese **Spätfolge der Diphtherie** kann den Tod bedeuten (toxisches Kreislaufversagen).

dium kann als **Spätfolge der Diphtherie** auftreten oder im Sinne einer progredienten, im schlimmsten Falle als maligne Diphtherie dominieren. Der Tod tritt im toxischen Kreislaufversagen ein.

Nachweis: Der Nachweis erfolgt zunächst mikroskopisch und dann kulturell unter Einsatz tellurithaltiger Selektivnährmedien.

Nachweis: Einen ersten, schnellen Hinweis gibt der **mikroskopische Nachweis von koryneformen Stäbchen** und von Polkörperchen, die jedoch im Originalmaterial nur wenig ausgeprägt sind. Die Anzüchtung der Erreger aus Abstrichen lokaler Infektionsherde gelingt auf blut- oder serumhaltigen Nährmedien. Für die Erstisolation muss ein Selektivagar zur Unterdrückung der Begleitflora eingesetzt werden. Hierbei macht man sich die Tatsache zunutze, dass Corynebacterium diphtheriae in Anwesenheit von Tellurit nicht nur wachsen kann (im Gegensatz zu den meisten Keimen der Begleitflora), sondern dieses auch noch zum metallischen Tellur reduziert, was zu einer Schwarzfärbung der tellurspeichernden Kolonien führt. Daneben kommt es durch Zuckerabbau zu einer pH-Verschiebung im Sinne einer Säuerung, die durch den Indikator „Wasserblau" sichtbar gemacht wird. Dieses **Clauberg-Nährmedium** zeigt Corynebacterium diphtheriae als schwarzgraue Kolonien mit blauem Hof.

Reinkulturen werden in **Löfflerserum** weitergezüchtet, wo die klassischen Keulenbildungen erfolgt. Die Polkörperchen lassen sich in der **Spezialfärbung nach Neisser** nachweisen.

Der Nachweis der Toxinbildung erfolgt im **Immundiffusionstest nach Elek** (Abb. **D-2.28**) oder im Meerschweinchenversuch (weitgehend verlassen).

Die typischen Keulenformen und damit die Ausbildung der charakteristischen Polkörperchen werden am besten im klassischen **Löfflerserum** erzeugt. Zur Darstellung der Polkörperchen bedient man sich der Spezialfärbung nach Neisser. Die Polkörper werden schwarzblau, der Zellleib hellgelb angefärbt (erinnert an Streichhölzer). Die Speziesdiagnose erfolgt mithilfe der „bunten Reihe". Zur Sicherung der Diagnose sollte immer auch ein Nachweis der Toxinbildung erfolgen. Dies geschieht im **Immundiffusionstest nach Elek** (Abb. **D-2.28**). Der Toxinnachweis im Meerschweinchenversuch (subkutane Injektion einer Erregeraufschwemmung führt bei Toxinbildung zum Tod des Tieres mit entsprechenden Organbefunden) ist heute weitgehend verlassen. Im Speziallabor gibt es auch eine PCR für das Toxin.

Therapie

Therapie: Antitoxin steht nur in Form eines heterologen Serums (Pferdeserum) zur Verfügung (Diphtherie-Antitoxin-Behring).

▶ **Merke**

▶ **Merke:** Bereits bei Verdacht auf Vorliegen einer Diphtherie muss mit einer Antitoxintherapie begonnen werden.

Wie bei allen Anwendungen heterologer Seren muss mit **anaphylaktischen Reaktionen** gerechnet werden. Eine vorherige Intrakutantestung ist anzuraten.

Je nach Schweregrad der Krankheit und Zeitpunkt des Therapiebeginns müssen zwischen 500 und 4000 IE/kg Körpergewicht appliziert werden. Gegebenenfalls ist die Serumgabe zu wiederholen. Wie bei allen Anwendungen heterologer Seren muss mit **anaphylaktischen Reaktionen** gerechnet werden. Die Angst davor darf die Serumtherapie aber nicht verzögern oder gar verhindern. Eine vorherige Intrakutantestung und die Bereitstellung aller Maßnahmen zur Bekämpfung eines anaphylaktischen Schocks sind selbstverständlich. Die Entscheidung für eine Serumtherapie muss meist noch **vor** einer endgültigen mikrobiologischen Diagnose fallen.

Gleichzeitig muss Penicillin oder ein Makrolid gegeben werden.

Gleichzeitig muss durch eine Chemotherapie der weiteren Erregervermehrung begegnet werden. Mittel der Wahl sind Penicillin oder ein Makrolid.

Epidemiologie: Die Keime werden durch Tröpfchen- oder Schmierinfektion übertragen. Gesunde Keimträger sind sehr selten. In Mitteleuropa ist die Rachen-, in den Tropen die Wunddiphtherie die häufigste Manifestation der Krankheit. Der Nachweis ist nach IfSG **meldepflichtig**. Bei uns ist die Inzidenz niedrig, die Letalität aber erschreckend hoch.

Epidemiologie: Die Keime werden durch Tröpfchen- oder Schmierinfektion übertragen. Ansteckungsquelle ist in der Regel ein Erkrankter. Gesunde Keimträger werden in der einheimischen Bevölkerung auf 0,07 % beziffert. Bei Ausländern ist die Trägerquote mit 2,3 % deutlich höher. Es handelt sich dabei um atoxinogenes Corynebacterium diphtheriae, das sein Phagengenom verloren hat, jedoch jederzeit wieder mit einem Phagen lysogenisiert werden kann. Der Nachweis dieser toxinbildenden Bakterien ist nach IfSG **meldepflichtig**. In Mitteleuropa ist die Rachendiphtherie, in den Tropen die Wunddiphtherie die häufigste Form der Krankheit. Die Inzidenz der Diphtherie ist heute sehr gering (Größenordnung ca. 5 Fälle pro Jahr, allerdings mit erheblichen Schwankungen), die Letalität jedoch immer noch erschreckend hoch (22 %).

Prophylaxe: Es existiert die Möglichkeit einer **aktiven Immunisierung mit einem Totimpfstoff**. Dieser Totimpfstoff ist an Aluminiumhydroxid adsorbiert und enthält zusätzlich noch Konservierungsstoffe, die für allergische Reaktionen verantwortlich sein können.

Prophylaxe: Aktive Immunisierung mit einem Totimpfstoff.

▶ **Merke:** Erwachsene nicht mit Kinderimpfstoff impfen! Kinder ab dem 6. Lebensjahr sollen ebenfalls nur noch mit Erwachsenenimpfstoff (d) geimpft werden.

◀ **Merke**

▶ **Exkurs:** Die Schutzimpfung gegen Diphtherie erscheint auf den ersten Blick etwas kompliziert. Es existieren prinzipiell zwei Impfstoffe: ein Impfstoff für Kinder (gekennzeichnet in den Handelspräparaten mit „D") und ein Impfstoff für Erwachsene (gekennzeichnet in den Handelspräparaten mit „d"). Der Impfstoff für Kinder (D) enthält eine **höhere** Antigendosis als der Impfstoff für Erwachsene (d).

◀ **Exkurs**

Darüber hinaus existieren fertige Impfkombinationen für Tetanus (T) und Diphtherie, was sehr sinnvoll ist. Auch hier wird unterschieden zwischen DT (Diphtherie und Tetanus) für Kinder bis 6 Jahre und Td (Tetanus und Diphtherie) für Erwachsene bzw. Kinder über 6 Jahren. Darüber hinaus existiert die fertige Kombination DPT (Diphtherie-Pertussis-Tetanus), die wegen der Keuchhustenkomponente jedoch nur für Kinder im 1. Lebensjahr indiziert ist.
Entsprechend dem Impfschema für Kinder erfolgt eine Auffrischung im 6.–8. Lebensjahr und im 11.–15. Lebensjahr mit dem Erwachsenenimpfstoff, am besten in Kombination mit Tetanus (Td).
Nicht immunisierte Kinder über 6 Jahren sowie Erwachsene können mit d-Impfstoff (Erwachsenenimpfstoff) grundimmunisiert werden. Erwachsene sollten ihre Immunität durch regelmäßige Td-Auffrischung (alle 10–15 Jahre) erhalten.

▶ **Merke:** 90 % der Erwachsenen sind nicht ausreichend geschützt! Eine Titerbestimmung der protektiven Antikörper im Serum kann die Entscheidung für eine Impfung klären.

◀ **Merke**

Die Frage nach dem Bestehen einer Immunität kann prinzipiell auch durch den **Schick-Test** geklärt werden. Nach intrakutaner Injektion von Diphtherietoxin kommt es bei fehlender Immunität zu einer Lokalreaktion. In der Praxis spielt dieser Test aber keine Rolle.

Ob eine Immunität besteht, kann durch den **Schick-Test** geklärt werden oder durch Antikörperbestimmung im Serum.

2.2.4 Nokardien

Nokardien sind Bakterien, die in ihrer Morphologie große Ähnlichkeiten mit den Actinomyzeten aufweisen, sich von diesen jedoch durch ihre **aerobe** Lebensweise unterscheiden. Von medizinischem Interesse sind die Arten **Nocardia asteroides** und **Nocardia brasiliensis**, die Erreger der heute sehr seltenen Nokardiosen. Innerhalb der Art N. asteroides lassen sich noch einige Subspezies differenzieren, darunter **Nocardia farcinica**. Sie erzeugen pyogene Entzündungen mit zentraler Nekrotisierung, die meist bei Abwehrgeschwächten entstehen. Je nach Lokalisation unterscheidet man:

- **pulmonale Nokardiosen:** Lungenabszesse, Pneumonien etc.
- **Oberflächen-Nokardiosen:** Abszesse der Haut mit Lymphbahnbeteiligung
- **systemische Nokardiosen:** Abszessbildung in inneren Organen, Sepsis.

Neben den eigentlichen Nokardien werden auch andere grampositive, aerobe Stäbchen dieser Bakteriengruppe unter dem Sammelbegriff **nokardiaforme Bakterien** subsumiert.
Als Krankheitserreger sind diese Bakterien vermutlich unterschätzt, da sie mehrere Tage brauchen, um eine sichtbare trockene, runzelige Kolonie auf

2.2.4 Nokardien

Nokardien sind den Actinomyzeten ähnlich, unterscheiden sich jedoch von diesen durch ihre **aerobe** Lebensweise. Von medizinischem Interesse sind die Arten **N. asteroides** und **N. brasiliensis**, Erreger der seltenen Nokardiosen. Dabei handelt es sich um pyogene Entzündungen mit zentraler Nekrose. Je nach Lokalisation werden **pulmonale, oberflächliche** oder **systemische** Erkrankungen unterschieden.

D-2.29

D-2.29 Eiter mit Nocardia asteroides

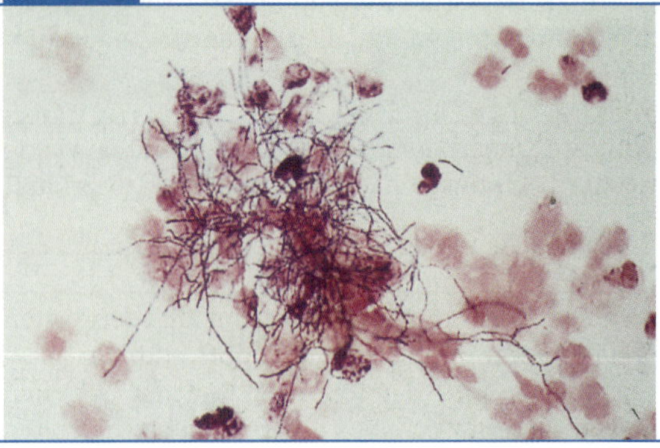

Verzweigte dünne Fäden, z. T. in Stäbchen, z. T. in kokkoide Formen zerfallend.

den üblichen Nährböden zu bilden, so dass sie bei Routineuntersuchung einfach übersehen werden. Vielleicht ergibt sich bei der mikroskopischen Untersuchung ein Hinweis; doch sind diese Bakterien wegen ihrer Lipide in der Zellwand oft nur schwach angefärbt (Abb. **D-2.29**).

2.2.5 Grampositive, aerobe, nicht sporenbildende Stäbchenbakterien von minderer humanpathogener Relevanz

s. Tab. **D-2.12**.

2.2.5 Grampositive, aerobe, nicht sporenbildende Stäbchenbakterien von minderer humanpathogener Relevanz

In Tab. **D-2.12** sind einige der sonstigen, weniger humanpathogen relevanten grampositiven, nicht sporenbildenden, aeroben oder mikroaerophilen Stäbchenbakterien aufgelistet.

D-2.12

D-2.12 Sonstige humanpathogen relevante grampositive, nicht sporenbildende, aerobe oder mikroaerophile Stäbchenbakterien

Gattung	*Bedeutung*
Actinomadura	Actinomadura madurae ist einer von mehreren Erregern, die den „Madurafuß“ verursachen können, eine tumorartige Gewebswucherung, mit Abszessbildung oder Beteiligung der Knochen
Arachnia	Arachnia propionica wird in der Mundhöhle und im weiblichen Genitale gefunden. Der Keim kann lokale Gewebeinfektionen verursachen
Arcanobacterium	Arcanobacterium haemolyticum wird gelegentlich bei Tonsillitiden, jedoch auch aus dem Rachenraum gesunder Menschen isoliert
Nocardiopsis	Verursacher von Lungeninfektionen, septischen Prozessen und Abszessbildungen
Oerskovia	Verursacher von Lungeninfektionen, septischen Prozessen und Abszessbildungen
Rhodococcus	Rhodococcus equi ist als Verursacher von Lungeninfektionen, septischen Prozessen und Abszessbildungen beschrieben, meist bei Abwehrgeschwächten
Rothia	Rothia dentocariosa findet sich häufig in den Zahnplaques und bei Parodontalprozessen
Streptomyces	Verursacher von Lungeninfektionen, septischen Prozessen und Abszessbildungen. Große Bedeutung als Produzent von Antibiotika (z. B. Monobactamen)
Tsukamurella	geringe klinische Bedeutung

2.3 Grampositive, aerobe, sporenbildende Stäbchenbakterien

2.3 Grampositive, aerobe, sporenbildende Stäbchenbakterien

◀ Definition

▶ **Definition:** Sporenbildende Bakterien stellen eine besondere Gruppe von Mikroorganismen dar, die sich dadurch auszeichnen, dass sie in der Lage sind, **stoffwechselinaktive Dauerformen** (Sporen, genauer Bakteriensporen, noch genauer Endosporen) auszubilden, die – zumindest theoretisch – der Bakterienzelle ein unbegrenztes Leben sichern. Die Sporenbildung (Sporulation) wird durch sehr komplexe Faktoren ausgelöst.

Bedeutung: Bakteriensporen sind durch eine sehr viel **höhere physikalische** und **chemische Widerstandsfähigkeit** ausgezeichnet als die sie erzeugende vegetative Bakterienzelle.

Bedeutung: Die **physikalische** und **chemische Widerstandsfähigkeit** der Sporen übertrifft die der sie erzeugenden Zelle.

◀ Merke

▶ **Merke:** Sporen sind gegen Austrocknung, Hitzeeinwirkung (Kochen), Strahlung und gegen Chemikalien (z. B. Desinfektionsmittel) weitgehend unempfindlich.

Für die Resistenz der Bakteriensporen sind thermostabile Enzyme, die Abwesenheit von freiem Wasser sowie der hohe Gehalt an Dipicolinsäure und Kalzium verantwortlich. Die äußere Sporenwand enthält ungewöhnlich viele Disulfidbrücken, auf die die erhöhte Strahlenresistenz zurückgeführt wird. Von insgesamt 13 Gattungen sporenbildender Bakterien sind nur drei von größerer humanmedizinischer Bedeutung.

Für die Resistenz der Sporen sind u. a. thermostabile Enzyme, die Abwesenheit von freiem Wasser sowie ungewöhnlich viele Disulfidbrücken in der Sporenwand verantwortlich.

Klassifikation: Tab. **D-2.13** gibt einen Überblick über die endosporenbildenden Bakteriengattungen und ihre humanmedizinische Bedeutung.

Klassifikation: Einen Überblick über die Sporenbildner gibt Tab. **D-2.13**.

D-2.13 Gattung der endosporenbildenden Bakterien und ihre humanmedizinische Bedeutung

D-2.13

Genus	*Humanpathogene Bedeutung*
Bacillus (aerob)	Infektionserreger, Lebensmittelvergifter
Clostridium (anaerob)	Infektionserreger, Lebensmittelvergifter
Thermoactinomyces (aerob)	als Atemwegsallergen beschrieben

Nachweis: Die Sporen selbst können nur durch spezielle Färbebedingungen dargestellt werden, weil die Wachse in der Sporenwand das Eindringen von wässrigen Farbstofflösungen behindern. Kulturell ist der Nachweis der Sporenbildner in der Regel problemlos möglich, da sich unter geeigneten Kulturbedingungen aus den Sporen wieder vegetative Bakterienzellen ausbilden, die sich in konventioneller Weise, z. B. als Kolonie, darstellen. Spezielle Kulturverfahren (aerob, anaerob), typische Kulturmorphologien und mikroskopische Befunde werden in den entsprechenden Kapiteln dargestellt.

Nachweis: Die Sporen selbst können durch spezielle Färbebedingungen dargestellt werden. Kulturell ist der Nachweis der Sporenbildner in der Regel problemlos möglich, da sich unter geeigneten Kulturbedingungen aus den Sporen wieder vegetative Bakterienzellen ausbilden.

2.3.1 Bazillen

2.3.1 Bazillen

◀ Definition

▶ **Definition:** Unter Bazillen (Bacillus spec.) versteht man grobe, plumpe, aerobe Stäbchenbakterien, die in der Lage sind, pro Zelle eine Endospore zu bilden. Die vegetativen Zellen stellen sich in der Gramfärbung meist als positiv dar, während die Spore ausgespart bleibt.

Klassifikation: Die Gattung Bacillus umfasst zahlreiche Spezies. Nur eine davon ist für den Menschen obligat pathogen, nämlich **Bacillus anthracis**. Die meisten anderen sind als ubiquitär verbreitete Boden- und Wasserbakterien fakultativ

Klassifikation: Die Gattung Bacillus umfasst zahlreiche Spezies. Nur **Bacillus anthracis** ist obligat pathogen. Die meisten anderen sind als ubiquitär verbreitete Boden- und Wasserbakterien fakultativ pathogen oder absolut apathogen (Tab. **D-2.14**).

pathogen oder absolut apathogen. Sie werden in der industriellen Mikrobiologie eingesetzt, z. B. als Antibiotikumproduzenten (**Bacillus polymyxa** erzeugt Polymyxine) oder als Produzenten von extrazellulären Proteasen (**B. subtilis**), die als „bioaktive" Zusätze für Waschmittel verwendet werden (vgl. S. 274). Tab. **D-2.14** gibt einige Bacillus-Arten von humanmedizinischem Interesse wieder.

▶ Exkurs

▶ **Exkurs: B. thuringiensis** wird erfolgreich zur biologischen Bekämpfung gegen Insekten eingesetzt. Bei der Sporulation dieser Bakterien werden große Mengen (30 % des Gesamtproteins) von einer Proform des δ-Endotoxins gebildet. Werden solche Sporen auf Pflanzen gesprüht, so fressen Insektenlarven mit den Blättern auch die Bakteriensporen auf. Im Darm der Insektenlarve entsteht durch enzymatische Spaltung aus der Proform das aktive Toxin, das an ganz spezifische Rezeptoren der Darmepithelien von bestimmten Insekten, nämlich Lepidoptera (Schmetterlinge, Motten), Diptera (Mücken) und Coleoptera (Käfer), bindet. In der Membran der Wirtszelle entsteht dadurch ein Kanal für Elektrolyte, so dass die Zelle durch osmotische Schwellung zum Platzen gebracht wird. Das Insekt frisst nicht mehr und stirbt schlussendlich an einer Sepsis, weil durch die Epithelzerstörung die Darmbarriere durchbrochen ist.

D-2.14

D-2.14 Auswahl einiger Bacillus-Spezies mit humanmedizinischer bzw. umwelthygienischer Bedeutung

B. anthracis	Erreger des Milzbrandes
B. brevis	Antibiotikaproduzent
B. cereus	Lebensmittelvergifter Antibiotikaproduzent fakultativ pathogener Erreger
B. circulans	fakultativ pathogener Erreger Antibiotikaproduzent
B. megaterium	Lebensmittelvergifter fakultativ pathogener Erreger
B. polymyxa	Antibiotikaproduzent
B. pumilis	fakultativ pathogener Erreger Antibiotikaproduzent (Bioindikator für Niedrigtemperatur-Plasmasterilisatoren)
B. sphaericus	fakultativ pathogener Erreger biologisches Insektizid
B. stearothermophilus	Bioindikator zur Überprüfung von Heißluft- und Formaldehydgas-Sterilisatoren sowie von Autoklaven
B. subtilis	fakultativ pathogener Erreger Lebensmittelvergifter Antibiotikaproduzent Bioindikator zum Nachweis der Phenylketonurie (Guthrie-Test) Bioindikator zur Überprüfung von Ethylengas-Sterilisatoren liefert Proteasen (Subtilisin) als Bestandteil bioaktiver Waschmittel
B. thuringiensis	biologisches Insektizid

Bacillus anthracis

Geschichtliches

Bacillus anthracis

Geschichtliches: 1849 beschrieb der Arzt Pollender das Milzbrandstäbchen. Robert Koch gebührt das Verdienst, 1876 die kausale Verknüpfung zwischen dem Erreger und der Krankheit aufgeklärt zu haben.

Im Zweiten Weltkrieg experimentierten die Engländer auf der Insel Gruinard mit Milzbrandsporen zur bakteriologischen Kriegsführung. Bis 1990 war die Insel für Menschen unbewohnbar. Dieser Erreger wird heute immer wieder als potenzielle biologische Waffe erwähnt. Obwohl die internationale Konvention über biologische Waffen selbst jegliche Forschung verbietet, geschweige denn Herstellung und Einsatz, ist ein Laborunfall bekannt geworden. 1979 sind 66 Personen in Jekaterinenburg/Russland an einer Lungeninfektion gestorben, nachdem sie ein Aerosol von Bacillus anthracis eingeatmet hatten.

◀ **Definition**

▶ **Definition:** B. anthracis ist ein ausgesprochen großes, unbewegliches Stäbchenbakterium (bis zu 10 μm lang), das sich grampositiv anfärbt. Die Spore ist mittelständig, oval und stark lichtbrechend. Sowohl in vivo wie unter Kulturbedingungen kommt es zur Kettenbildung. Die Stäbchen sind von einer Polyglutaminsäurekapsel umgeben, die einen bedeutenden Pathogenitätsfaktor darstellt. Im mikroskopischen Bild dominiert die „Bambusform" der Stäbchen, d. h. die Enden sind breiter als die Mitte. Hierbei handelt es sich jedoch um ein präparationsbedingtes Artefakt.

Bedeutung: B. anthracis ist der Erreger des **Anthrax (Milzbrandes)**, einer kontagiösen Zoonose der Weidetiere.

Bedeutung: B. anthracis ist der Erreger des **Anthrax (Milzbrandes)**. Der Milzbrand ist eine kontagiöse Zoonose der Weidetiere. Dafür werden ca. 10 000 Sporen benötigt. Die Tiere nehmen die über Jahrzehnte in der Erde überlebensfähigen Sporen oral auf und verenden an einer schweren generalisierten Sepsis. Bei der Untersuchung der Kadaver imponiert die dunkelrote, vergrößerte Milz.

Pathogenese: Die Infektion des Menschen erfolgt über kranke Tiere bzw. über kontaminierte tierische Produkte. Die Pathogenität beruht auf einer Kapsel, die den Keim vor der Phagozytose schützt, sowie auf der Absonderung eines Exotoxins.

Pathogenese: Die Infektion des Menschen erfolgt direkt über kranke Tiere und indirekt über kontaminierte tierische Produkte. Die Pathogenität von B. anthracis beruht auf der bereits erwähnten Kapsel, die den Keim vor der Phagozytose schützt, sowie auf der Absonderung eines Exotoxins, das bislang noch nicht rein dargestellt werden konnte, von dem man aber weiß, dass es sich aus drei Faktoren zusammensetzt: einer ödembildenden Komponente, einem Letalitätsfaktor und einem Schutzantigen.

Klinik: Es wird unterschieden:
- **Hautmilzbrand** (> 90 %): Aus einer lokalen Entzündung (Pustula maligna, Abb. **D-2.30**) können sich eine **Streuung** und **Absiedlung** des Keimes in inneren Organen entwickeln.
- **Lungenmilzbrand:** durch Inhalation erregerhaltigen Staubes.
- **Darmmilzbrand:** durch die Aufnahme kontaminierter Nahrungsmittel.

Klinik: Je nach Eintrittspforte des Erregers wird unterschieden:
- **Hautmilzbrand** (mehr als 90 % aller humanen Infektionen mit B. anthracis): 8–72 Stunden nachdem der Keim durch kleine Hautverletzungen eingedrungen ist, entwickelt sich eine lokale **„Pustula maligna"** mit schwarzem, nekrotisch zerfallendem Zentrum (Abb. **D-2.30**). Von dieser Stelle aus kann es zu einer **Streuung des Erregers** mit foudroyant verlaufender Septikämie, Meningitis und Absiedlung des Keimes in inneren Organen kommen.
- **Lungenmilzbrand:** Durch Inhalation erregerhaltigen Staubes kommt es zum Lungenmilzbrand, der unter den Symptomen einer atypischen schweren Bronchopneumonie verläuft, die mit Lungenblutungen einhergehen kann.
- **Darmmilzbrand:** Durch die orale Aufnahme kontaminierter Nahrungsmittel entwickelt sich der Darmmilzbrand, der durch Erbrechen und blutige Diarrhöen gekennzeichnet ist.

D-2.30

D-2.30 Milzbrand

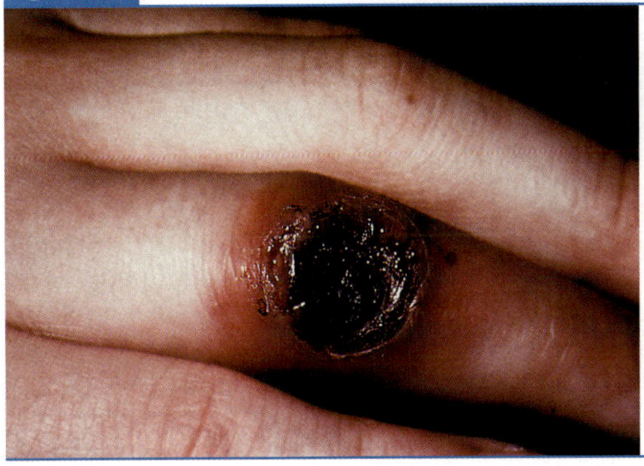

Schwarze, fest haftende Nekrose, von einem noch teilweise erkennbaren Pustelsaum sowie Rötung und Schwellung umgeben (Pustula maligna).

Krankheitsfolgen: Die Letalität des Hautmilzbrandes ist gering, für Lungen- und Darmmilzbrand liegt sie bei ca. 50 %.

Krankheitsfolgen: Die Letalität des Hautmilzbrandes ist bei rechtzeitiger Behandlung heute gering. Lungenmilzbrand und Darmmilzbrand endeten früher fast immer tödlich, auch heute liegt die Letalität noch bei ca. 50 %.

Nachweis: Kulturell je nach Lokalisation aus Blut, Sputum, Stuhl etc. (Abb. **D-2.31**). Der kulturelle Nachweis ist in der Regel problemlos möglich, da der Milzbranderreger nur geringe Ansprüche stellt (Abb. **D-2.32**).

Nachweis: Im Direktpräparat sieht man die typischen grampositiven Stäbchen mit eckigen Enden in kurzen Ketten (Abb. **D-2.31a**). Kulturell erfolgt der Nachweis aus den Hautläsionen und im Blut (Abb. **D-2.31b**), bei Lungenmilzbrand aus Sputum und bei Darmmilzbrand aus Stuhl. Der kulturelle Nachweis ist in der Regel problemlos möglich, da Milzbranderreger nur geringe Ansprüche stellen. Kulturmorphologisch zeigen sich grauweiße, lockige Ausläufer (Medusenhaupt) um die matt glänzende Kolonie. Dies ist jedoch kein Spezifikum, da auch andere Bacillusspezies diese Eigenheit aufweisen (Abb. **D-2.32**). Da von den angezüchteten Keimen eine sehr große Gefahr für Laborpersonal und für die Umgebung ausgeht, sind diese Arbeiten nur unter Bedingungen der Sicherheitsstufe III erlaubt (S. 48).

Therapie: Benzylpenicillin.

Therapie: Mittel der Wahl ist Benzylpenicillin (Penicillin G).

▶ **Merke**

▶ **Merke:** Bei Hautmilzbrand sind chirurgische Maßnahmen kontraindiziert!

Prophylaxe: Schutz vor den Toxinen bietet ein Totimpfstoff.

Prophylaxe: In den USA gibt es einen Totimpfstoff, der nach mehrmaliger Injektion eine Protektion vor den Toxinen dieser Bakterien vermittelt.

D-2.31 Bacillus anthracis

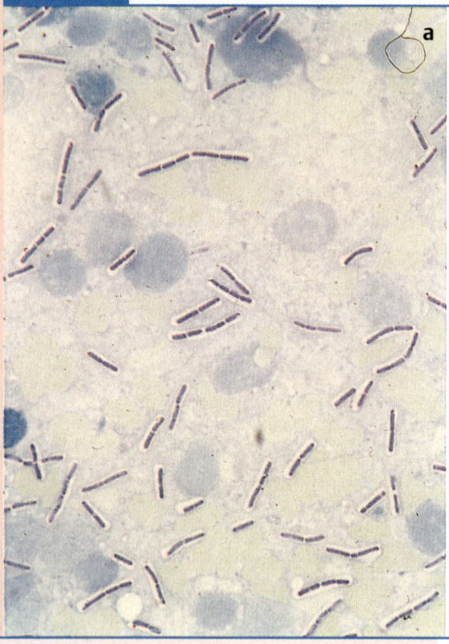

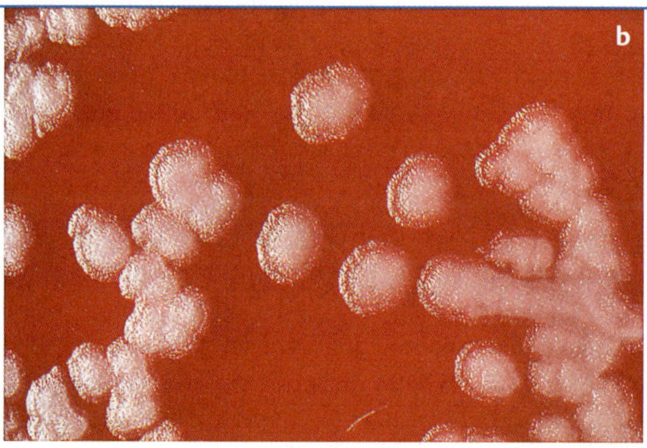

a Methylenblaufärbung: Die teilweise in Kettenform liegenden Stäbchen sind von der Kapsel (heller Hof) umgeben. Typisch sind die kantigen Ecken an den Enden der Stäbchen.
b Kultur auf Blutagar: Die Einzelkolonie ist grauweiß und hat einen leicht gezackten Rand. Die Koloniemitte ist gegen den Rand abgesetzt und leicht erhaben.

D-2.32

D-2.32 Aerober Sporenbildner (Bacillus spec.)

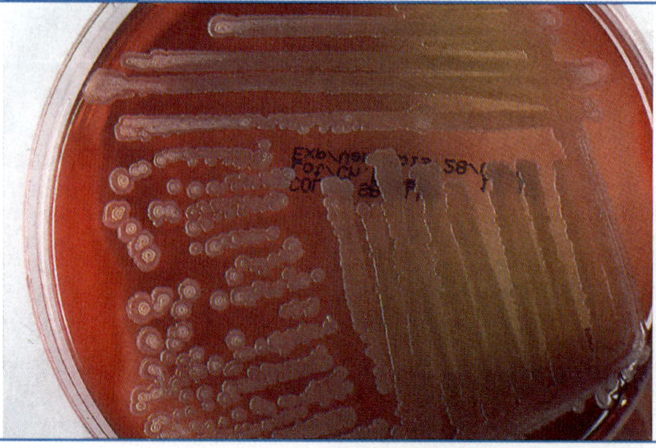

Kulturmorphologie auf Festmedium. Typisch ist die große, unscharf begrenzte, bizarr geformte Kolonie mit trockener Oberfläche und leichter Hämolyse.

Epidemiologie: In der Bundesrepublik Deutschland wurden von 1970 bis 1979 insgesamt 29 Fälle von Anthrax gemeldet und seitdem nur noch ganz vereinzelt.

Epidemiologie: Nur noch ganz vereinzelte Fälle.

▶ **Merke:** Der Milzbrand ist eine **Berufskrankheit**. Nach Infektionsschutzgesetz ist bereits der Krankheitsverdacht **meldepflichtig**. Milzbrandverdacht erfordert schärfste Sicherheitsmaßnahmen, um eine Verbreitung der Sporen zu verhindern.

◀ **Merke**

Bacillus cereus

Bedeutung: B. cereus kommt in der natur ubiquitär vor und ist somit in nahezu allen Rohstoffen von Lebensmitteln vorhanden. Auch während der Verarbeitung kann der Keim dank seiner resistenten Sporen meist überleben. Selbst ein kurzes Aufkochen tötet die Sporen nich ab. Solange der Gehalt $< 10^3$/g ist, gilt ein Lebensmittel noch als unbedenklich. Wenn die Keimzahl größer ist, muss man damit rechnen, dass die Bakterien **im Lebensmittel** eine kritische Menge des **emetischen Toxins** produzieren, das dann mit der Nahrung aufgenommen wird. Es kommt also kurz nach der Nahrungsaufname zu einer **Lebensmittelintoxikation**, die kurzzeitig zu **Erbrechen** führt. Da B. cereus aber auch Proteasen (und viele andere extrazelluläre Enzyme) bildet, welche zu geschmacklichen Veränderungen der befallenen Nahrungsmittel führen, werden gerade stark betroffene Speisen als unappetitlich erkannt und gemieden.
Wenn jedoch viele Sporen in den Dünndarm gelangen und dort auskeimen, können die vegetativen Bakterien **im Darm** ein **Enterotoxin** bilden, das nach einer Inkubationszeit von ca. 12 Stunden eine **Diarrhoe** auslösen kann. Es handelt sich dann also um eine **Lebensmittelinfektion!**

Bacillus cereus

Bedeutung: Diese Bakterien produzieren eine Vielzahl extrazellulärer Enzyme. Für die Pathogenese bedeutungsvoll ist in erster Linie ein Enterotoxin.

▶ **Merke:** Es handelt sich also teilweise um eine Lebensmittelintoxikation, wobei nur das bakterielle Toxin aufgenommen wird, und teilweise um eine Lebensmittelinfektion, wobei die Keime selbst in den Darm gelangen und dort erst das entsprechende Toxin herstellen.

◀ **Merke**

Diagnostik: Oft wird die Erregernatur der Erkrankung gar nicht festgestellt – d. h. die Erkrankung ist eindeutig unterdiagnostiziert –, weil die Symptome im allgemeinen blande und auch schnell (innerhalb von 24 Studnen) wieder vorbei sind. Allenfalls bei Erkrankungen in Gemeinschaftseinrichtungen entsteht Klärungsbedarf. Zumindest das B.-cereus-Enterotoxin kann theoretisch im Tierversuch nachgewiesen werden. Neuerdings stehen EIAs zum Nachweis der Toxine in Lebensmittel zur Verfügung. Bei einer Keimzahl von $> 10^5$/g im Lebensmittel ist Gefahr im Verzug.

Diagnostik: Der Nachweis des Enterotoxins im Lebensmittel gelingt mithilfe immunologischer Verfahren (EIA).

Therapie: Die Erkrankung ist selbstlimitierend und erfordert allenfalls eine symptomatische Therapie.

Therapie: Symptomatische Therapie.

Prophylaxe: Wie alle Lebensmittelintoxikationen kann auch diese Erkrankung durch richtigen Umgang mit Lebensmitteln vermieden werden. Gekochte Speisen sollten nicht mit unerhitzten Speisen und Gerätschaften nachträglich wieder kontaminiert werden, sie sollten ständig und ausreichend gekühlt werden.

Prophylaxe: Ordentliche Küchenhygiene verhindert eine Produktion der Toxine.

2.3.2 Verschiedene „aerobe Aktinomyzeten“

Micropolyspora und **Thermoactinomyces** sind grampositive Stäbchen mit Verzweigungen, die Sporen enthalten können. Als Infektionserreger kommen sie eigentlich nicht in Betracht. Sie vermehren sich aber massiv in feuchtem Heu, in Kompost und ähnlichem organischem Material während der Verrottung. Bakterielle Antigene können dann bei allergischen Patienten Rhinitis, Bronchitis und sogar Pneumonie auslösen. Bei chronischer Exposition entwickeln sich schwere Krankheitsbilder (Pneumokoniosen), z. B. die **Farmerlunge**.

2.3.2 Verschiedene „aerobe Aktinomyzeten“

Micropolyspora und **Thermoactinomyces** können bei Allergikern Rhinitis, Bronchitis und Pneumonien auslösen.

2.4 Grampositive, mikroaerophile bis anaerobe, nicht sporenbildende Stäbchenbakterien

2.4.1 Lactobacillus

▶ Definition

2.4 Grampositive, mikroaerophile bis anaerobe, nicht sporenbildende Stäbchenbakterien

2.4.1 Lactobacillus

▶ **Definition:** Es handelt sich in der Regel um lange, schlanke, gerade, grampositive, nicht sporenbildende Stäbchen, jedoch kommen auch gekrümmte, koryneforme und kokkoide Varianten vor. Sie wachsen am besten unter reduziertem Sauerstoff, d. h. sie sind mikroaerophil (capnophil). Laktobazillen bilden Milchsäure, sind jedoch keine echten Bazillen (Bacillus = aerobe Sporenbildner!).

Klassifikation: Einen Überblick über die Lactobacillus-Arten gibt Tab. **D-2.15**.

Klassifikation: Tab. **D-2.15** gibt einen Überblick über die humanmedizinisch interessanten Arten von Lactobacillus. 38 weite Spezies werden nur außerhalb des Menschen gefunden (z. B. Lactobacillus kefir).

Bedeutung: Laktobazillen werden in über 40 Spezies in der Umwelt (insbes. Lebensmittel) sowie als Angehörige der normalen menschlichen Flora beschrieben (Tab. **D-2.15**). Die in der Vagina natürlicherweise vorkommenden Arten werden als **Döderlein-Stäbchen** bezeichnet (Abb. **D-2.33**). Sie dienen der Aufrechterhaltung des sauren Scheidenmilieus und hemmen so die Vermehrung von Fremdkeimen.

Bedeutung: Über 40 bekannte Arten werden als Milchsäureproduzenten in Käse, Sauerkraut, Fleisch- und Wurstwaren u. a. gefunden. Laktobazillen gehören zur normalen Flora des Menschen. Die in der Vagina vorkommenden Arten werden als **Döderlein-Stäbchen** bezeichnet (Abb. **D-2.33**). Sie bilden aus Glucose Laktat, sind für die Ausbildung eines sauren Scheidenmilieus verantwortlich und hemmen das Wachstum vieler anderer Erreger, z. B. auch durch Produktion von **Bakteriozinen**. Etwa 20 % der Laktobazillen in der Scheide produzieren zusätzlich noch **H_2O_2** und verstärken somit die Resistenz gegen fremde Mikroorganismen, die Entzündung hervorrufen könnten. Während alle anderen Bakterien für das Wachstum Eisenionen benötigen, sind Laktobazillen davon nicht abhängig, denn sie verwenden Cobalt und Molybdän als Kofaktor.
Bei der Joghurtproduktion sind sie neben Streptokokken beteiligt. Der oft verwendete **Lactobacillus bulgaricus** stammt aus dem Stuhl eines hundertjährigen Bulgaren (siehe Probiotika, S. 10).

Generalisierte Infektionen mit Laktobazillen sind sehr selten.

Generalisierte Infektionen mit Laktobazillen sind selten, aber beschrieben (Endokarditis, Urosepsis u. a.)

Therapie: Penicilline oder Cephalosporine

Therapie: Die meisten Erregerstämme sind empfindlich gegen Penicilline oder Cephalosporine.

D-2.15

D-2.15 Humanmedizinisch interessante Lactobacillusspezies und ihr natürlicher Standort im Menschen

Spezies	*Natürlicher Standort*	*Vorkommen außerhalb des Menschen*
L. acidophilus	Vagina, Mundhöhle, Darm	Milchprodukte, Joghurt
L gasseri	Vagina	
L. jensenii	Vagina	
L. crispatus	Vagina	
L. fermentum	Vagina, Mundhöhle, Darm	Milchprodukte
L. iners	Vagina	
L. casei	Mundhöhle, Darm	Milchprodukte
L. brevis	Mundhöhle, Darm	Milchprodukte
L. salivarius	Mundhöhle, Darm	
L. catenaforme	Darm	

D-2.33 Döderlein-Stäbchen im Vaginalabstrich (grampositive Laktobazillen)

D-2.33

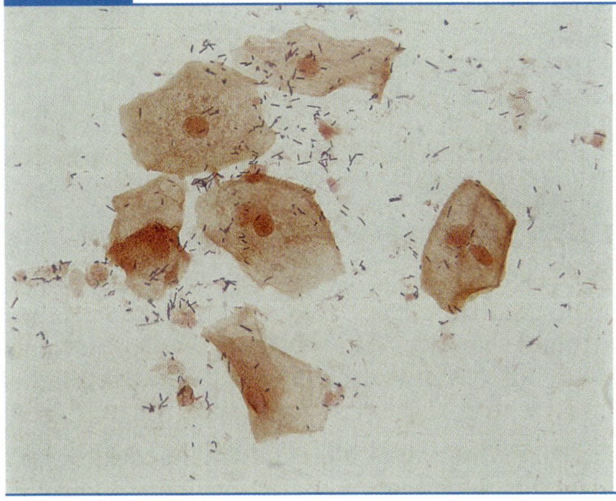

Neben den großen, flachen Plattenepithelzellen mit einem kleinen, kompakten Zellkern, wie sie unter dem Einfluss von Östrogen in der Vagina in großer Zahl vorkommen, sind Laktobazillen als kurze, z. T. auch längere grampositive Stäbchen zu finden. Die Kultur ist zumeist negativ, wenn man nicht unter anaeroben Bedingungen bebrütet.

▶ **Exkurs:** Bei Frauen mit rezidivierenden Scheidenentzündungen (häufig Candidamykosen) ist in der Regel das normale saure, laktobazillenhaltige Scheidenmilieu hochgradig gestört. Zahlreiche naturmedizinisch orientierte Gynäkologen berichten von Heilungserfolgen, die sie mit der Applikation von Joghurt in die Scheide (jeweils über Nacht) erreicht haben.

◀ Exkurs

2.4.2 Bifidobacterium

2.4.2 Bifidobacterium

▶ **Definition:** Bifidobakterien sind anaerobe, unregelmäßig geformte, grampositive Stäbchenbakterien, die erst 1953 in den Blickpunkt des humanmedizinischen Interesses gelangten.

◀ Definition

Bedeutung: Es handelt sich um Bakteriengenera, die zwar in einer großen Speziesvielfalt in der menschlichen Normalflora und in der Umwelt vorkommen, insgesamt jedoch nur von geringem medizinischem Interesse sind.

Bedeutung: Sie kommen in einer großen Speziesvielfalt in der Normalflora und Umwelt vor.

▶ **Merke:** Klinische Befunde mit Beteiligung von Bifidobakterien sind extrem selten.

◀ Merke

▶ **Exkurs:** Die Zusammensetzung der Frauenmilch bewirkt, dass der Darm von gestillten Säuglingen mit Bifidobakterien besiedelt ist, die offensichtlich die Entstehung einer Dyspepsie verhindern. Der gestillte Säugling produziert einen Stuhl von aromatischem, nicht abstoßendem Geruch. Erst unter Kuhmilch- und Mischkosternährung kommt es zur Besiedelung des kindlichen Darmes mit Enterobacteriaceae und strikt anaeroben Bakterien.

◀ Exkurs

2.4.3 Propionibacterium

2.4.3 Propionibacterium

▶ **Definition:** Es handelt sich um koryneforme, pleomorphe, nur selten in Verzweigungen wachsende anaerobe Stäbchenbakterien.

◀ Definition

Klassifikation: Tab. **D-2.16** zeigt die humanmedizinisch interessanten Arten der Gattung Propionibacterium. Es existieren noch weitere, beim Menschen nicht vorkommende Arten.

Klassifikation: Tab. **D-2.16** gibt einen Überblick über die relevanten Spezies.

Bedeutung: P. acnes ist der häufigste Hautkeim des Menschen. Bis zu 100 000 dieser Bakterien pro cm^2 können gefunden werden, besonders in den Krypten der Haut (Abb. **D-2.9**, S. 305).

Bedeutung: P. acnes ist der häufigste Hautkeim des Menschen.

D-2.16

D-2.16 Humanmedizinisch interessante, in der menschlichen Haut vorkommende Arten der Gattung Propionibacterium und ihre klinische Bedeutung

Spezies	*Klinische Bedeutung*
P. acnes	Akne, Komedonen, Abszesse
P. avidum	apathogen
P. granulosum	Akne, Komedonen, Abszesse

▶ Merke

▶ **Merke:** P. acnes ist an der Entstehung der Acne vulgaris und der Ausbildung von Komedonen beteiligt, nicht jedoch deren Ursache (Abb. **D-2.34**).

Bei erhöhtem Androgenspiegel in der Pubertät wird in den Talgdrüsen vermehrt Sekret produziert, das jedoch wegen einer Verhornungsstörung des mehrschichtigen Plattenepithels nicht abfließen kann. Unter den anaeroben Bedingungen können sich Propionibakterien gut vermehren. Da P. acnes das Enzym Lipase besitzt, kann es die Bestandteile im Talg abbauen.

P. acnes findet sich als Verursacher von **Spritzenabszessen**.

P. acnes findet sich außerdem als Verursacher von **Spritzen-** und **sonstigen Abszessen.**

Therapie: Betalaktamantibiotika.

Therapie: Propionibakterien sind gut empfindlich gegen Betalaktamantibiotika und zahlreiche andere Chemotherapeutika.

D-2.34

D-2.34 Ausgedehnte Acne vulgaris mit zahlreichen Komedonen

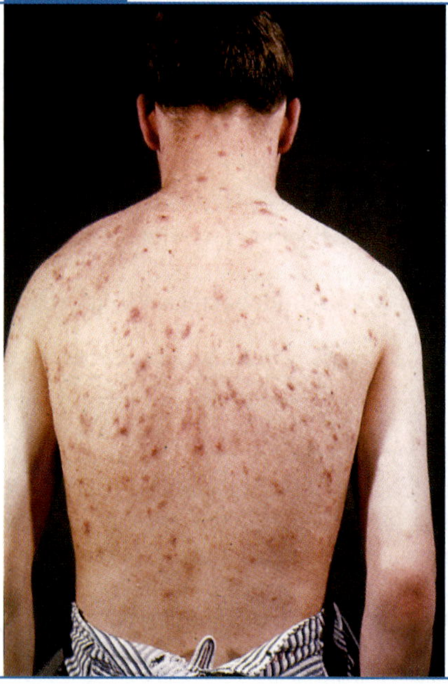

Vor allem an den Körperstellen, wo Talgdrüsen dicht stehen, kommt es zu einer Retention der Sekrete. Die Propionibakterien sitzen in der Tiefe der Hautkrypten, wo fast anaerobe Verhältnisse herrschen; dort können sie sich vermehren und mithilfe von Enzymen den Talg zerlegen, wodurch entzündungsfördernde Stoffe entstehen. Dadurch kommt es zum Influx von Leukozyten und es entsteht Eiter.

2.4.4 Eubacterium

2.4.4 Eubacterium

▶ Definition

▶ **Definition:** Die Gattung Eubacterium enthält strikt anaerobe, grampositive, teilweise aber auch gramlabile Stäbchenbakterien, die nicht den Gattungen Actinomyces, Lactobacillus oder Bifidobacterium zugeordnet werden können.

Klassifikation: Tab. **D-2.17** gibt einen Überblick über die relevanten Spezies.

Klassifikation: Tab. **D-2.17** zeigt einen kleinen Ausschnitt aus der Liste der humanmedizinisch relevanten Spezies und ihre klinische Bedeutung.

D-2.17 Humanmedizinisch relevante Arten der Gattung Eubacterium

Spezies	*Bedeutung*
E. aerofaciens	ca. 10 % der menschlichen Darmflora besteht aus diesem Keim. Durch Streuung können Endokarditiden, Abszesse, Bakteriämien u. a. verursacht werden
E. alactolyticum	Vorkommen in der Mundhöhle. Wundinfektionen, Periodontalerkrankungen sind beschrieben, ebenso Pleuritiden
E. biforme	dieser Keim macht ca. 3 % der Darmflora aus; klinisch ist der Keim nur von geringer Bedeutung
E. brachy	Standort: Mundhöhle. Beteiligt an Periodontalerkrankungen
E. contortum	Standort: Darm. Wundinfektionen und Bakteriämie können vorkommen

D-2.17

2.4.5 Aktinomyzeten

2.4.5 Aktinomyzeten

▶ **Definition:** Aktinomyzeten sind grampositive, nicht sporenbildende, anaerobe Stäbchenbakterien mit sehr variabler Dicke und Länge (Abb. **D-2.35c**). Charakteristisch ist die Bildung von Verzweigungen in Kultur (allerdings nur in frischen Kulturen, in älteren entstehen eher koryneforme Strukturen). Der Name „Strahlenpilz" ist äußerst irreführend, da es sich nicht um Pilze handelt!

◀ Definition

Klassifikation: Tab. **D-2.18** gibt einen Überblick über die humanmedizinisch interessanten Spezies. Außerdem gibt es noch weitere, für den Menschen apathogene Arten.

Klassifikation: Tab. **D-2.18** gibt einen Überblick über die wichtigen Spezies.

Pathogenese: Die Vermehrung der Aktinomyzeten im Gewebe setzt eine Sauerstoffverarmung, ausgedrückt als niedriges Redoxpotenzial, voraus. Obwohl im Tierversuch Reinkulturen von Aktinomyzeten Aktinomykosen verursachen können, dominieren beim Menschen eindeutig die **Mischinfektionen**. Andere capnophile Bakterien, wie Actinobacillus actinomycetemcomitans, Anaerobier, wie Bacteroides- und Fusobakterienarten, sowie fakultative Anaerobier, wie Enterobacteriaceae, Staphylo- und Streptokokken schaffen entsprechende Lebensbedingungen. Es handelt sich um eine **lokale Eiterung**, die sich auf das umliegende Gewebe ausbreitet und dabei als Charakteristikum die **Ausbildung von Fisteln** bewirkt. Die Abszesse werden von Binde- und Granulationsgewebe umgeben und bilden **tumorartige, später nekrotisierende Gebilde derber Konsistenz** (Abb. **D-2.35a**).

Pathogenese: Aktinomykosen sind beim Menschen immer **Mischinfektionen**, bei denen Anaerobier und fakultative Anaerobier für die Bereitstellung des Milieus sorgen. Aktinomykosen sind **lokale**, durch endogene Infektion entstehende **Eiterungen**, die zu Ausbreitungen, zu **Fistelbildung** und **tumorartigen derben Wucherungen** führen (Abb. **D-2.35a**).

Klinik: Je nach Lokalisation unterscheidet man:
- **zervikofaziale** Aktinomykose: Sie ist die häufigste Form und wird meistens durch Actinomyces israelii verursacht. Es handelt sich um eine endogene Infektion, die in der Regel von einer Verletzung in der Mundhöhle ausgeht (Abb. **D-2.35a**).

Klinik: Es werden unterschieden:
- **zervikofaziale** Aktinomykose (häufigste Form)

D-2.18 Humanmedizinisch interessante Spezies der Bakteriengattung Actinomycetes

Gattung	*Bedeutung*
A. israelii	Aktinomykoseerreger
A. naeslundii	Aktinomykoseerreger
A. viscosus	Aktinomykoseerreger (Genitalinfektion der Frau nach Intrauterinpessarapplikation, Infektionen am Auge)
A. odontolyticus	Aktinomykoseerreger
A. meyeri	Periodontalentzündung, Abszesse (nach Menschenbiss!)
A. pyogenes	unspezifische Eiterungen (Pharyngitis, Urethritis)

D-2.18

D-2.35 Aktinomykose

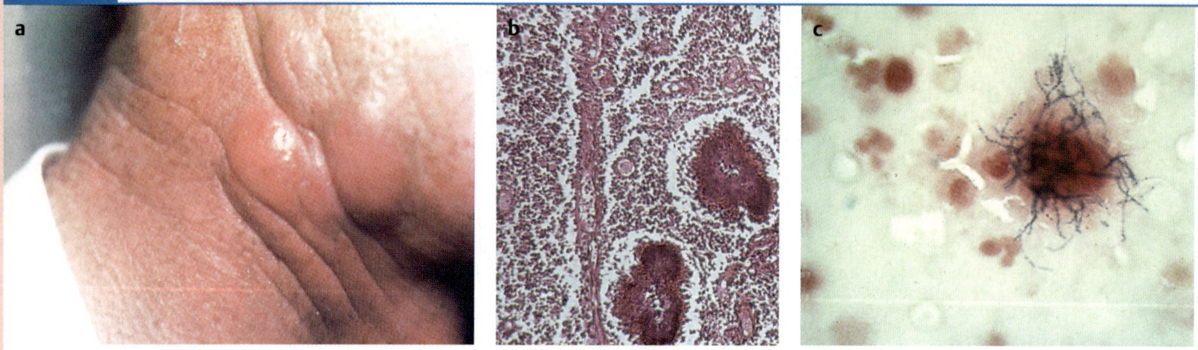

Klinisch tritt die Erkrankung als induzierte Entzündung mit Fistelgängen in Erscheinung, hier eine Schwellung am Hals **(a)**. Im Fisteleiter fallen harte, verkalkte Körnchen auf, die so genannten Drusen, die sich im histologischen Bild als kompakte Konglomerate aus Eiterzellen und Bakterien darstellen **(b)**. In der Gramfärbung erkennt man neben den rot gefärbten Entzündungszellen die grampositiven, gekörnten Fäden, die wie ein Pilzgeflecht aussehen **(c)**, daher die alte Bezeichnung „Strahlenpilz".

- **thorakale** Aktinomykose
- **abdominale** Aktinomykose (nach Darmverletzungen)
- **kutane** Aktinomykose (nach Menschenbiss).

- **thorakale** Aktinomykose: Sie entwickelt sich entweder durch fortgeleitete zervikofaziale Aktinomykosen oder nach Speichelaspiration, seltener durch hämatogene Streuung der Erreger.
- **abdominale** Aktinomykose: Sie geht von Darmverletzungen oder dem weiblichen Genitale aus.
- **kutane** Aktinomykose: Sie ist sehr selten und wird nach Menschenbiss oder anderen Verletzungen mit Speichelkontaminationen beobachtet.

Als **Sonderformen:**
- Aktinomykose des weiblichen Genitale (Intrauterinpessare!)
- Leber-Aktinomykose (hämatogene Streuung)
- Aktinomykose der Tränenkanälchen (Monoinfektion).

Weiterhin sind Aktinomyzeten an der Entstehung von Zahnkaries und Parodontits beteiligt.

Sonderformen sind:
- die Aktinomykose des weiblichen Genitale, die häufig von intrauterinen Verhütungsmaßnahmen ausgeht (z. B. A. viscosus),
- die Aktinomykose der Leber infolge hämatogener Streuung,
- die Aktinomykose der Tränenkanälchen, die meist als Monoinfektion, z. B. von A. odontolyticus oder A. viscosus verursacht wird.

Aktinomyzeten sind auch an der Ätiologie der Zahnkaries und der Parodontitis beteiligt (A. naeslundii, A. meyeri, A. odontolyticus).

Nachweis: Eine Besonderheit der Aktinomyzeten-Infektion ist die Ausbildung von **Drusen**, Ansammlungen von Bakterien, umgeben von einem Lymphozytenwall, aus dem radiär filamentöse Aktinomyzeten herausragen (Abb. **D-2.35b**) (alter Name: **Strahlenpilz**). Das Auffinden der Drusen ist wichtig, da die Kultur und Identifizierung der Erreger aufwendig sind und lange dauern.

Nachweis: Eine Besonderheit der Aktinomyzeteninfektion ist die Ausbildung von **Drusen** (Abb. **D-2.35b**). Dabei handelt es sich um schon makroskopisch sichtbare 1–2 mm große, steinharte Körnchen, die vor allem im Fisteleiter reichlich vorkommen. Mikroskopisch finden sich Ansammlungen von Bakterien, umgeben von einem Lymphozytenwall, aus dem radiär filamentöse Aktinomyzeten herausragen (alter Name: **Strahlenpilz!**). Das Auffinden der Drusen ist ein wichtiges diffelenzialdiagnostisches Kriterium, zumal die Kultur und Identifizierung der Erreger sehr aufwendig sind und mehrere Wochen erfordern.
Der kulturelle Nachweis erfolgt unter anaeroben Bedingungen auf hochwertigen Nährböden. Kontaminationen mit der Mundhöhlenflora sind problematisch und müssen ausgeschlossen werden.

Therapie: Kombination aus chirurgischer und chemotherapeutischer Intervention. Neben den Aktinomyzeten muss **auch die Begleitflora bekämpft werden**. Mittel der Wahl: Aminopenicillin oder Tetrazyklin.

Therapie: Eine Chemotherapie allein reicht aus bei einer anfänglichen Infektion. Für die Therapie von fortgeschrittenen, destruierenden Läsionen ist eine Kombination aus chirurgischer und chemotherapeutischer Intervention nötig. Zu bedenken ist, dass nicht nur die Aktinomyzeten, sondern **auch die Begleitflora bekämpft werden muss**. Mittel der Wahl ist ein Aminopenicillin oder ein Tetrazyklin.

Epidemiologie: Erkrankungsfälle bei Kindern, Jugendlichen oder Senioren sind ungewöhnlich. Männer sind von der zervikofazialen Form 2,5-mal häufiger als Frauen betroffen.

Epidemiologie: Aktinomykosen kommen weltweit vor. Erkrankungsfälle bei Kindern, Jugendlichen oder Senioren sind ungewöhnlich. Dies und die Tatsache, dass Männer bei der zervikofazialen Form 2,5-mal häufiger als Frauen betroffen sind, lässt den Schluss zu, dass möglicherweise hormonelle Einflüsse eine Rolle bei der Ätiologie der Aktinomykosen spielen.

Prophylaxe: Da es sich um endogene Infektionen handelt, ist prophylaktischen Maßnahmen kein Erfolg beschieden.

Prophylaxe: Da es eine endogene Infektion ist, ist keine Prophylaxe möglich.

▶ **Merke:** Bei Verdacht auf eine Aktinomykose, z. B. bei Vorhandensein von Drusen, muss das Untersuchungsmaterial immer in Transportmedien verbracht werden, die für eine Anaerobierdiagnostik geeignet sind.

◀ **Merke**

2.4.6 Tropheryma whippelii

2.4.6 Tropheryma whippelii

▶ **Definition:** Ein neuartiges, grampositives Bakterium, Tropheryma whippelii, ist der Erreger des **Morbus Whipple**, einer chronischen Infektion mit Befall des Intestinaltraktes.

◀ **Definition**

Klinik: Bei ausgeprägtem Krankheitsbild steht die Darmsymptomatik im Vordergrund, nämlich Bauchschmerzen, teilweise Fieber, Malabsorption, Diarrhö, Gewichtsverlust. Zu Beginn treten meist nur uncharakteristische Zeichen auf, wie Lymphadenopathie, Arthritis, Pleuritis, Perikarditis, Hautpigmentierung und Anämie, weshalb im Anfangsstadium selten an diese Krankheit gedacht wird.

Klinik: Bei ausgeprägtem Krankheitsbild steht die Darmsymptomatik im Vordergrund, nämlich Bauchschmerzen, teilweise Fieber, Malabsorption, Diarrhö, Gewichtsverlust.

Nachweis: Die Diagnose wird meist erst im fortgeschrittenen Stadium durch histologische Untersuchung einer Dünndarmbiopsie gestellt, wo man vor allem in der Lamina propria Ansammlungen von Schaumzellen (foamy cells) erkennt. Dies sind Makrophagen, die in ihrem Zytoplasma PAS-positive Materialien gespeichert haben. Man sieht in diesen Arealen auch lebende sowie tote grampositive Bakterien. Teilweise – vor allem in der Submukosa – liegen die Bakterien auch außerhalb der Makrophagen, assoziiert mit Erythrozyten.
Mittels PCR-Amplifikation von ribosomaler RNS konnten diese Bakterien als eine neue, unbekannte Gattung, nämlich **Tropheryma whippelii**, charakterisiert werden, die mit den Aktinomyzeten verwandt sind.

Nachweis: In der Lamina propria liegen Makrophagen mit PAS-positiven, zytoplasmatischen Einschlüssen, darin auch Tropheryma.

Therapie: Unbehandelt verläuft diese Infektion oft tödlich. Die empirische Therapie mit einer Kombination von Penicillin plus Streptomycin für 2 Wochen, gefolgt von einer monatelangen Gabe von Co-trimoxazol, zeigt einige Erfolge.

Therapie: Unbehandelt oft tödlicher Verlauf. Die Kombination von Penicillin plus Streptomycin und Co-trimoxazol zeigt Erfolge.

2.5 Grampositive, anaerobe, sporenbildende Stäbchenbakterien

2.5 Grampositive, anaerobe, sporenbildende Stäbchenbakterien

2.5.1 Clostridium

2.5.1 Clostridium

▶ **Definition:** Clostridien sind **anaerobe**, sporenbildende, in der Regel grampositive (oftmals gramlabile) Stäbchenbakterien.

◀ **Definition**

Klassifikation: Gegenwärtig sind etwa 100 Arten differenziert. Clostridien leben ubiquitär im Erdboden, manche Arten gehören zur normalen Darmflora des Menschen. Unter humanmedizinischen Gesichtspunkten sind folgende vier Erreger bzw. Erregergruppen von Interesse:
- **Clostridium tetani** als Erreger des Tetanus,
- **Clostridium botulinum** als Erreger des Botulismus,
- **Clostridium perfringens** u. a. als Erreger von Gasbrand und Gasödem und
- **Clostridium difficile** als Erreger der pseudomembranösen Kolitis.

Klassifikation: Clostridien leben im Erdboden, manche Arten gehören zur Darmflora des Menschen. Von medizinischem Interesse sind:
- Clostridium tetani
- Clostridium botulinum
- Clostridium perfringens
- Clostridium difficile.

Clostridium tetani

Clostridium tetani

Geschichtliches: Obwohl der Wundstarrkrampf als Krankheit bereits in der Antike bekannt war, konnte der Erreger erst 1886 von Rosenbach in menschlichem Untersuchungsmaterial gesehen und 1889 von Kitasato (einem Schüler

Geschichtliches

D-2.36

D-2.36 Clostridium tetani, lichtmikroskopisches Bild

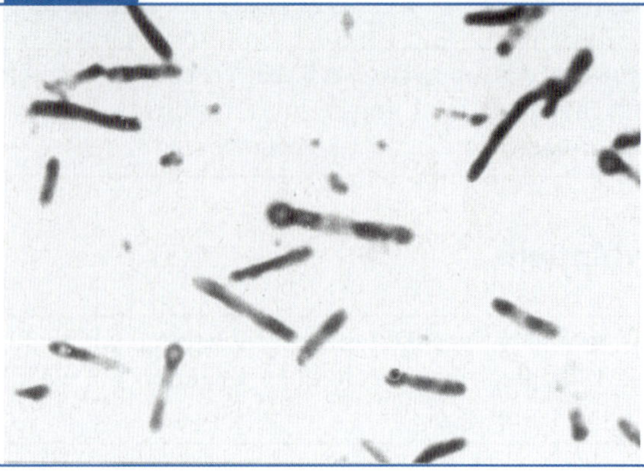

Typisch für die Erreger des Wundstarrkrampfes (Tetanus) ist die Ausbildung einer Endospore im terminalen Bereich des Bakteriums (Trommelschlegel-, Streichholzform).

von Robert Koch) reinkultiviert werden. 1890 gelang Faber mit dem Toxinnachweis der entscheidende Schritt, um zusammen mit Emil v. Behring und Kitasato ein antitoxisches Tetanusserum aus Kaninchen und Pferden zu gewinnen.

▶ Definition

▶ **Definition:** Clostridium tetani ist ein schlankes, durch peritriche Begeißelung lebhaft bewegliches, grampositives (in alten Kulturen auch gramnegatives) Stäbchenbakterium, das terminal runde Sporen ausbilden kann, so dass sich im mikroskopischen Bild die Form eines „Trommelschlegels" ergibt (Abb. **D-2.36**).

Nachweis: Unter **anaeroben** Kulturbedingungen.

Nachweis: Der Nachweis ist unter **anaeroben** Kulturbedingungen meist problemlos möglich. Selten kommt jedoch die richtige Materialprobe zur Untersuchung, so dass der Erregernachweis meist fehlt.

Bedeutung: Erreger des **Tetanus** (Wundstarrkrampf).

Bedeutung: C. tetani ist der Erreger des **Tetanus** (Wundstarrkrampf).

Pathogenese: Wundstarrkrampf (Tetanus) entsteht, wenn Tetanussporen in die Tiefe einer Wunde gelangen, dort unter **anaeroben Bedingungen** auskeimen und ihre Toxine absondern. Die klinische Manifestation der Erkrankung ist dabei durch das Sezernieren eines starken Neurotoxins **(Tetanospasmin)** bedingt.

Die Folge ist eine Übererregbarkeit der Muskulatur auf äußere Reize bei Erhöhung des Muskeltonus ohne Beeinträchtigung des Bewusstseins.

Pathogenese. Wundstarrkrampf (Tetanus) entsteht, wenn Tetanussporen in die Tiefe einer Wunde gelangen, dort unter **anaeroben Bedingungen** – die durch Verschluss der Wunde, Mischinfektionen mit Aerobiern, die den Sauerstoff zehren, oder durch Gewebsuntergang entstehen – auskeimen und ihre Toxine absondern. Die klinische Manifestation der Erkrankung ist dabei primär nicht durch das invasive Verhalten der Erreger bedingt, sondern durch das Sezernieren eines starken Neurotoxins mit dem Namen **Tetanospasmin**, das auch durch Autolyse der Bakterienzellen freigesetzt wird. Das Tetanospasmin blockiert die Hemmung der motorischen Endplatte wahrscheinlich durch Verhinderung der Freisetzung von Neurotransmittern (Glycin und Gamma-Aminobuttersäure) an den Synapsen und hat eine besonders hohe Affinität zum Zentralnervensystem. Weitere beschriebene Toxine sind für das Krankheitsbild offensichtlich ohne Bedeutung.
Das produzierte Toxin gelangt entweder retrograd entlang der Nervenaxone (5 mm/Std.) oder auf dem Blutweg in das ZNS. Dort bindet es an den Vorderhörnern des Rückenmarks oder im Hirnstamm. Groß- und Kleinhirn werden nicht erfasst. Die Folge ist eine Übererregbarkeit der Muskulatur auf äußere Reize bei einer prinzipiellen Erhöhung des Muskeltonus ohne Beeinträchtigung des Bewusstseins.

Klinik: Man unterscheidet:

- **Generalisierter Tetanus:** Ungetrübtes Bewusstsein, akustisch und optisch ausgelöste **tonisch-klonische Krämpfe**. **Lähmungserscheinungen** beginnen oft in der Gesichtsmuskulatur (**Risus sardonicus** und **Trismus**). Die Steifheit der

Klinik: Folgende Krankheitsbilder werden unterschieden:

- **Generalisierter Tetanus:** Der Betroffene erlebt das Krankheitsbild bei ungetrübtem Bewusstsein. Symptomatisch sind v. a. **tonisch-klonische Krämpfe**, die durch akustische und optische Reize ausgelöst werden. **Lähmungserscheinungen** beginnen oftmals in der Gesichtsmuskulatur. Der Mund kann infolge einer Kiefersperre **(Trismus)** nicht mehr geöffnet werden, Spre-

D-2.37 Generalisierter Tetanus

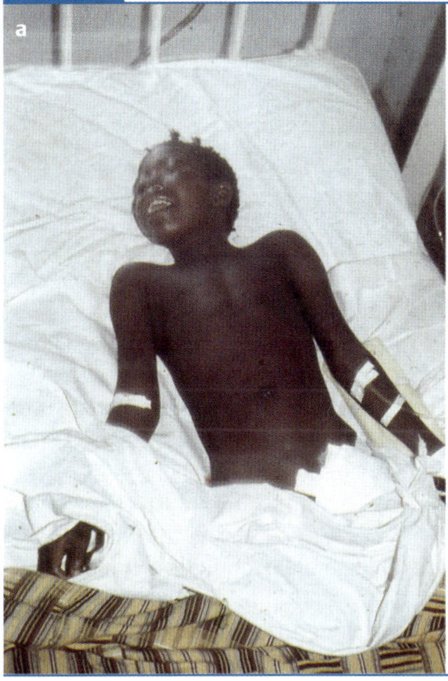

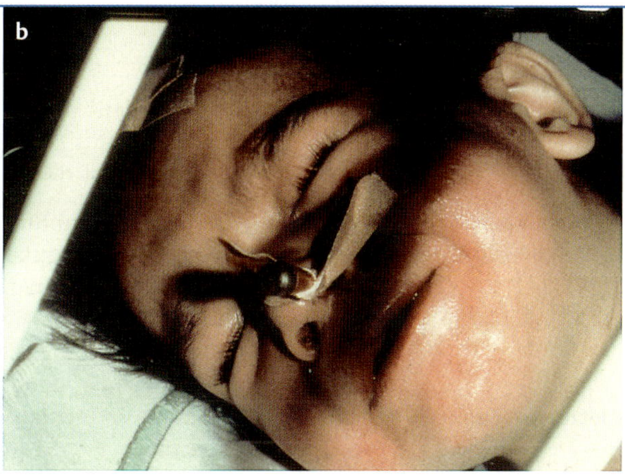

a Tetanus nach Hautverletzung in der Leistenregion bei einem Jugendlichen. Erkennbar sind Opisthotonus (Anspannung der Streckmuskulatur des Stammes) und Risus sardonicus (Kontraktion der Gesichtsmuskulatur).
b Risus sardonicus bei Tetanus.

chen fällt schwer. Die Starre der mimischen Gesichtsmuskulatur führt zum **Risus sardonicus**, einem merkwürdigen, zwischen Lachen und Weinen angesiedeltem Gesichtsausdruck. Durch die Steifheit der Nacken- und Rückenmuskulatur kommt es zum **Opisthotonus**, der Patient liegt überstreckt auf Schultern und Gesäß. Die Bauchmuskulatur ist bretthart. Durch Lähmung von Glottis und Zwerchfell tritt der Erstickungstod ein (Abb. **D-2.37**).

- **Lokalisierter Tetanus:** Er kommt fast ausschließlich bei immunisierten Menschen vor und beschränkt sich auf die unmittelbare Umgebung der Verletzungsstelle. Die Letalität ist deutlich geringer als beim generalisierten Tetanus. Als Sonderform ist der so genannte **Kopftetanus** bekannt, der von Zahnextraktionen und Otitis media ausgeht und mehrere Wochen andauert.
- **Neugeborenentetanus** („Krankheit des 8. Tages"): Besonders in unterentwickelten Ländern ist die Infektion des nekrotischen **Nabels** (daher anaerobes Milieu) von Neugeborenen weit verbreitet, die am 8. Tag post partum auftritt und mit hoher Letalität verbunden ist.

Nacken- und Rückenmuskulatur führt zum **Opisthotonus** (Abb. **D-2.37**). Durch Lähmung von Glottis und Zwerchfell Erstickungstod.

- **Lokalisierter Tetanus:** Meist nur bei immunisierten Menschen bei Beschränkung auf die unmittelbare Umgebung der Verletzungsstelle. Eine Sonderform ist der sog. **Kopftetanus**.
- **Neugeborenentetanus** („Krankheit des 8. Tages"): In unterentwickelten Ländern ist diese **Nabelinfektion** weit verbreitet.

Krankheitsfolgen: Bei generalisiertem Tetanus liegt die Letalität bei jungen Menschen bei ca. 25 % und bei älteren Menschen bei ca. 55 %. Bei lokalisiertem Tetanus beträgt die Letalität ca. 1 %. Die Tetanussterblichkeit in den Entwicklungsländern ist angeblich geringer. Als mögliche Erklärung für dieses Phänomen wird eine stille Feiung durch oral – über kontaminierte Lebensmittel – aufgenommene Tetanustoxine vermutet.

Krankheitsfolgen: Beim generalisierten Tetanus liegt die Letalität bei jungen Menschen bei ca. 25 % und bei älteren Menschen bei ca. 55 %. Bei lokalisiertem Tetanus liegt die Letalität um 1 %.

Nachweis: Die Diagnose Tetanus erfolgt **klinisch** und anamnestisch. Ein kultureller Erregernachweis bleibt meist erfolglos. Der Nachweis des Toxins erfolgt im diagnostischen Tierversuch aus Wundmaterial. Hierzu wird das Untersuchungsmaterial zwei weißen Mäusen in einer Hauttasche in der Schwanzwurzel implantiert. Eine der Mäuse wurde vorher mit Tetanusantitoxin immunisiert. Nach 1–3 Tagen geht das nicht immunisierte Tier unter dem Erscheinungsbild eines Tetanus zugrunde, die immunisierte Maus überlebt.

Nachweis: Die Diagnose Tetanus erfolgt **klinisch**. Ein kultureller Erregernachweis bleibt meist erfolglos. Der Nachweis des Toxins erfolgt im diagnostischen Tierversuch aus Wundmaterial.

Therapie: Chirurgische Wundtoilette mit Entfernung des nekrotischen Gewebes, um die Vermehrung des Erregers und weitere Toxinbildung zu verhindern. Applikation des spezifischen **humanen Hyperimmunserums** (z. B. Tetagam). Sedierung und Gabe von Muskelrelaxanzien vom Curaretyp, Antibiotika (Penicillin oder Tetrazykline), um eine weitere Toxinproduktion zu verhindern.

Therapie: Chirurgische Wundtoilette. Applikation des spezifischen **Hyperimmunserums**. Sedierung und Gabe von Muskelrelaxanzien vom Curaretyp. Penicillin oder Tetrazykline.

▶ Merke

▶ **Merke:** Tetanuskranke sollten isoliert werden, nicht wegen einer Ansteckungsgefahr, sondern um sie vor allen sensorischen Reizen abzuschirmen.

Epidemiologie: Die Inzidenz ist in den industrialisierten Ländern heute gering, in den Entwicklungsländern weitaus höher.

Prophylaxe: Aktive Schutzimpfung mit einem Totimpfstoff. Grundimmunisierung ab dem 3. Lebensmonat. Für die Auffrischung der Impfung gelten folgende Richtlinien:

- **Auffrischungen ohne Verletzungsfälle:** nicht häufiger als im Abstand von 10 Jahren.
- **Bei Verletzungsfällen:** aktive Auffrischungsimpfung wenn letzte Tetanusimpfung vor > 5 Jahren.
- **Bei unbekanntem Impfstatus, fehlender oder unvollständiger Grundimmunisation oder fehlender Auffrischung:** Immunserum und die 1. aktive Impfdosis.

Die Impfung entbindet nicht von einer **sorgfältigen Wundtoilette!**

Epidemiologie: Die Inzidenz der Erkrankung ist in den industrialisierten Ländern heute gering. Meistens sind Personen älter als 80 Jahre betroffen. In den Entwicklungsländern ist die Erkrankungshäufigkeit weitaus höher.

Prophylaxe: Aktive Schutzimpfung mit einem Totimpfstoff (z. B. Tetanol), einem formolinaktivierten Tetanustoxin (Toxoid), das an Aluminiumhydroxidsalz adsorbiert ist, um die Depotwirkung zu verstärken, und zusätzlich versetzt mit Konservierungsmitteln, z. B. Natriumtimerfonat. Grundimmunisierung ab dem 3. Lebensmonat siehe Impfschema Tab. **J-4.4**, S. 700. Für die Auffrischung der Impfung gelten folgende Richtlinien:

- **Auffrischungen ohne Verletzungsfälle** sollten nicht häufiger als im Abstand von 10 Jahren erfolgen. Die STIKO (Ständige Impfkommission des RKI) hält einen Abstand von 10–15 Jahren für ausreichend.
- **Bei Verletzungsfällen** sollte eine aktive Auffrischungsimpfung erfolgen, wenn die letzte Tetanusimpfung länger als 5 Jahre zurückliegt.
- **Bei unbekanntem Impfstatus, fehlender oder unvollständiger Grundimmunisierung oder fehlender Auffrischung** sollte eine Simultanprophylaxe, d. h. Gabe des Immunserums (z. B. Tetagam) und der 1. aktiven Impfdosis (z. B. Tetanol), verabreicht werden (Injektionsstellen jeweils auf der kontralateralen Körperseite). Bei Zweifel über den Impfstatus kann eine Bestimmung der Serumantikörpertiter erfolgen.

Die Impfung entbindet nicht von einer **sorgfältigen Wundtoilette!** Bei chirurgisch schlecht versorgbaren Wunden kann die wiederholte Serumgabe nach 36 Stunden erwogen werden.

▶ Exkurs

▶ **Exkurs:** Alte Menschen sind häufig nicht ausreichend immunisiert! Der Impfstatus von Schwangeren sollte kontrolliert werden, damit durch transplazentare Übertragung von spezifischen Antikörpern der Klasse IgG die Neugeborenen eine Leihimmunität besitzen, die zumindest 3–6 Monate lang vor einer Erkrankung schützt. Somit könnte der lebensgefährliche **Tetanus neonatorum** verhindert werden.

Clostridium botulinum

Geschichtliches

Clostridium botulinum

Geschichtliches: Der schwäbische Dichter Justinus Kerner beschrieb 1820 eine Wurstvergiftung, die er Botulismus (botulus = Wurst) nannte. Als der Privatdetektiv van Ermengen 1896 aus einem Schinken, an dessen Verzehr 3 Menschen unter verdächtigen Umständen gestorben waren, diese toxinbildenden Bakterien isolierte, war die Ätiologie geklärt.

▶ Definition

▶ **Definition:** Es handelt sich um große, grampositive, peritrich begeißelte Stäbchenbakterien, die subterminal eine ovale Spore ausbilden können, die dann das Bakterium auftreibt und ihm die Form eines „Tennisschlägers“ gibt.

Klassifikation: C. botulinum wird nach dem Typ des Toxins klassifiziert, das es phagenkodiert produziert. Wir unterscheiden 7 Typen (Typ A bis G). Für den Menschen sind Typ A, B, und E von Interesse.

Nachweis: Der Erreger kann unter strikt **anaeroben** Bedingungen angezüchtet werden.

Klassifikation: C. botulinum wird nach dem Typ des Toxins klassifiziert, das es phagenkodiert produziert. Wir unterscheiden sieben Typen, die als Typ A bis G bezeichnet werden. Für den Menschen sind Typ A, B und E von besonderem Interesse. Typ F wurde 1960 in Dänemark aus Leberpastete isoliert und hat bislang nur vereinzelt zu Lebensmittelintoxikationen geführt. Typ C und D sind tierpathogen und für den Menschen ohne Bedeutung.

Nachweis: Der Erreger kann unter strikt **anaeroben Bedingungen**, z. B. auf Blutagarplatten, in der Regel problemlos angezüchtet werden. Kulturmorphologisch, biochemisch und serologisch lassen sich C.-botulinum-Stämme in vier Gruppen einteilen, was jedoch für die klinische Praxis nicht sehr bedeutsam ist.

▶ **Merke:** Wichtig ist der Toxinnachweis aus Serum, Erbrochenem oder asservierten Lebensmittelresten.

◀ **Merke**

0,5 ml Serum oder Probenextrakt werden einer Maus intraperitoneal injiziert. Eine zweite Maus erhält neben dem Untersuchungsmaterial eine äquivalente Menge polyvalentes C.-botulinum-Antitoxin. Bei positivem Toxinnachweis wird das ungeschützte Tier unter charakteristischen Symptomen sterben, das geschützte überleben.

Bedeutung: Die Botulinumtoxine, vor allem das Toxin A, sind die **stärksten bakteriellen Gifte**, die wir kennen. Toxin A wirkt bereits in winzigsten Dosen (10^{-8} g) für den Menschen tödlich. Es handelt sich um ein **Neurotoxin**, dessen Wirkung durch die Hemmung der Acetylcholinfreisetzung an der motorischen Nervenendplatte zustande kommt. Die dadurch erfolgte Blockierung der Muskelerregung führt zu entsprechenden Lähmungserscheinungen und letztendlich durch Paralyse der Atemmuskulatur zum Tode.

Bedeutung: Die Botulinumtoxine sind die **stärksten bakteriellen Gifte (Neurotoxin)**. Durch Hemmung der Acetylcholinfreisetzung an der motorischen Endplatte kommt es zur Blockierung der Muskelerregung mit Lähmungserscheinungen und Paralyse der Atemmuskulatur.

▶ **Exkurs:** Toxin A wird als spezifisches Muskelrelaxans **therapeutisch** eingesetzt, und zwar zur Behandlung von Muskelspasmen, z. B. Strabismus und fokalen Dystonien (Blepharospasmus, Torticollis spasticus), wobei allerdings die extrem starke Potenz dieses Toxins peinlichste Sorgfalt erfordert. Kosmetische Erfolge bei der Korrektur von Falten im Gesicht und am Hals können erzielt werden. Die Hemmung der Schweißdrüsenfunktion bekämpft eine Hyperhidrosis.

◀ **Exkurs**

Pathogenese: Es werden folgende Arten des Botulismus unterschieden:

- **lebensmittelbedingter Botulismus:** Bei dieser bedeutendsten Form des Botulismus werden nur die Toxine mit der Nahrung aufgenommen. Die Sporen von C. botulinum werden dabei, meist als Folge von Verunreinigungen mit Erde, in ein anaerobes Milieu gebracht. Dieses findet sich in **Konservendosen** und **Einweckgläsern**, aber auch im Inneren von **Wurst, Schinken** und **Fleischwaren**. Für die Toxinbildung sind weiterhin ein gewisser Proteingehalt im Umgebungsmilieu und ein neutraler pH-Wert Voraussetzung. Gemüsekonserven (z. B. grüne Bohnen) und gekochte, nicht autoklavierte Wurstkonserven sind deshalb eher betroffen als eingemachtes Obst. Kühlung unterdrückt die Auskeimung der Sporen und die Toxinbildung der vegetativen Keime.

Pathogenese: Es werden unterschieden:

- **lebensmittelbedingter Botulismus:** Bei dieser bedeutendsten Form des Botulismus werden die Sporen von C. botulinum in ein anaerobes Milieu (**Konservendosen** und **Einweckgläser**, aber auch das Innere von **Fleischwaren**) gebracht, wo sie auskeimen und Toxine produzieren, die dann mit der Nahrung aufgenommen werden.

▶ **Merke:** Die betroffenen Lebensmittel müssen nicht unbedingt geschmacklich verändert sein. Nicht alle C.-botulinum-Stämme besitzen Proteasen oder Lipasen. Auch die Gasbildung, die bei Konserven zu Bombagen und bei Einweckgläsern zum selbsttätigen Öffnen der Gefäße führt (stets Alarmzeichen für mikrobiologische Aktivitäten!), ist nicht die Regel.

◀ **Merke**

- **Wundbotulismus:** Eine sehr seltene Form des Botulismus, bei der ähnlich wie beim Tetanus eine Wunde mit Sporen von C. botulinum kontaminiert wird. Unter anaeroben Bedingungen können diese **im Gewebe** in die vegetative Form übergehen und Toxine bilden.
- **Säuglingsbotulismus:** Bei der erstmals 1976 in den USA beschriebenen Sonderform des Botulismus wird nicht das Toxin mit der Nahrung aufgenommen, sondern die – für den Erwachsenen völlig ungefährlichen – Bakteriensporen. Diese können offensichtlich im Säuglingsdarm auskeimen und Toxine bilden. Die Sporen sollen besonders durch Verfütterung von Honig in den Darm des Säuglings gelangen.

- **Wundbotulismus:** Sehr seltene Form des Botulismus, bei der die Wunde mit Sporen von C. botulinum kontaminiert wird.
- **Säuglingsbotulismus:** Hierbei wird nicht das Toxin, sondern die Bakteriensporen oral aufgenommen. Diese können offensichtlich im Säuglingsdarm auskeimen und Toxine bilden.

Klinik: Nach einer Inkubationszeit von 18–36 Stunden (in einigen Fällen aber auch erst nach Tagen) treten nur in ca. 30 % der Intoxikationen Übelkeit und Erbrechen auf. Die ersten Lähmungserscheinungen betreffen in der Regel die Augenmuskulatur und äußern sich in **Doppelsehen**, Pupillenstarre und Licht-

Klinik: Erste Lähmungserscheinungen betreffen i. d. R. die Augenmuskulatur. Später erfolgt der Ausfall der Schlund- und Zungenmuskulatur. Versiegen der Speichelsekretion und **Schluckstörungen** sind klassische Symptome. Ein Ileus kann dem **Tod durch Atemlähmung** vorausgehen.

scheu. Später erfolgt der Ausfall der Schlund- und Zungenmuskulatur. Versiegen der Speichelsekretion, Sprechschwierigkeiten („Heiserkeit") und **Schluckstörungen** sind klassische Symptome. Fieber tritt nicht auf. Motilitätsstörungen der Extremitäten und ein Ileus können dem **Tod durch Atemlähmung** (meist nach 3–8 Tagen) vorausgehen. Ausprägung und Letalität des Krankheitsbildes hängen von der aufgenommenen Toxinmenge und der Art des Toxins ab.

Krankheitsfolgen: Die Letalität liegt bei 25–70 %. Beim Säuglingsbotulismus unter 1 %.

Krankheitsfolgen: Die Letalität liegt zwischen 25 und 70 %, je nach Toxinart und -menge. Beim Säuglingsbotulismus liegt die Letalität niedriger (unter 1 %), vorausgesetzt, die Krankheit wird als solche erkannt und die Kinder werden entsprechend ärztlich versorgt.

Therapie: Möglichst frühzeitige Gabe eines **polyvalenten Antitoxins** zur Neutralisierung freier Toxinmengen.

Therapie: Möglichst frühzeitige Gabe eines **polyvalenten Antitoxins** zur Neutralisierung freier Toxinmengen. Entfernung von Toxin durch Magenspülung. Die symptomatische Behandlung steht im Vordergrund.

Epidemiologie: 1995 wurden in Deutschland 12 Fälle gemeldet.

Epidemiologie: Der Botulismus ist eine relativ seltene Erkrankung. Pro Jahr werden in der Bundesrepublik Deutschland ca. 10 Fälle gemeldet, darunter 2–3 Fälle an Säuglingsbotulismus.

Prophylaxe: Botulismustoxine sind hitzelabil. 10-minütiges Kochen oder 30-minütiges Erhitzen auf 80 °C inaktivieren sie.

Prophylaxe: Botulismustoxine sind hitzelabil. 10-minütiges Kochen oder 30-minütiges Erhitzen auf 80 °C inaktivieren sie. Konserven aus bombierten Dosen (nach außen gewölbte Deckel- und Bodenflächen) oder aus selbsttätig geöffneten Einweckgläsern (= Aufhebung des beim Einwecken erzeugten „Vakuums" durch bakterielle Gasbildung) sowie Konserven mit geschmacklichen Veränderungen, wie Säuerung, ranzigem Geruch oder farblichen Veränderungen, sollten auf gar keinen Fall unerhitzt verzehrt werden. Sofern man sich nicht für ein Verwerfen dieser Nahrungsmittel entscheiden kann, müssen sie in der oben beschriebenen Weise hitzebehandelt werden, auch wenn sie später, z. B. als Salatbestandteil, wieder kalt verzehrt werden.

▶ **Merke**

▶ **Merke:** Bereits der Verdacht auf Botulismus ist nach Infektionsschutzgesetz **meldepflichtig**.

▶ **Klinischer Fall**

▶ **Klinischer Fall.** Eine 52-jährige Hausfrau will ihrem Ehemann zum Abendbrot eine Hausmacher-Rotwurstspezialität offerieren. Sie bemerkt eine eigentümliche graue Verfärbung der Wurstmasse und glaubt, einen befremdlichen Geruch wahrzunehmen. Der Ehemann, auf diese Umstände angesprochen, nimmt einen Bissen der Wurstmasse in den Mund, um zu kosten. Da die Probe einen widerlichen Geschmack hat, spuckt er sie aus und spült sich hinterher den Mund mit Wasser. Im Laufe des nächsten Tages klagt er über Müdigkeit und „Kreislaufbeschwerden". Als er spät am Abend angibt, alles nur noch verschwommen zu sehen, holt die Frau den Hausarzt, der den Patienten im Zustand der weitgehenden Schluck- und Sprechunfähigkeit vorfindet. Erst auf intensives Nachfragen erinnert sich die Frau an den Vorfall mit der verdorbenen Wurstkonserve. Während der Hausarzt die sofortige Notfalleinweisung in die Klinik veranlasst, kann die Frau die Wurstkonserve aus dem Mülleimer sicherstellen, woraus später C. botulinum gezüchtet wurde. In der Klinik gestaltet sich die Beschaffung eines polyvalenten Antitoxins unerwarteterweise schwierig. Dieses muss erst aus einem größeren Zentrum eingeflogen werden. Um die Zwischenzeit zu überbrücken, entschließen sich die Klinikärzte zu einer Hämodialyse, um restliche Toxinmengen aus dem Blut zu eliminieren. Alle Maßnahmen führen schließlich zur Genesung des Patienten. Bei späteren Literaturrecherchen zeigte sich, dass solche Fälle schon früher beschrieben wurden und leider auch tödlich ausgegangen sind. Nur die Tatsache, dass der erstzugezogene Hausarzt überhaupt die Idee hatte, dass hier ein Fall von Botulismus vorliegen könne, hat dem Patienten das Leben gerettet.

Clostridium perfringens (Erregergruppe des Gasbrandes)

Clostridium perfringens (Erregergruppe des Gasbrandes/Gasödemes)

▶ **Definition**

▶ **Definition:** Unter Gasbrand, Gasödem, Gasgangrän, Gasphlegmone, malignem Ödem oder Emphysema malignum sive septicum versteht man eine bakterielle Infektionskrankheit mit einer rasch fortschreitenden, mit starken Ödem- und/oder Gasbildung einhergehenden Gewebsnekrose der Muskulatur, in der Regel hervorgerufen durch toxinbildende Clostridien.

Klassifikation: Zu den Erregern dieses Krankheitsbildes gehören:

- Clostridium perfringens
- Clostridium histolyticum
- Clostridium septicum
- Clostridium novyi
- Clostridium haemolyticum
- Clostridium oedematiens

und andere, die meist als Gemisch mehrerer Arten – auch aerober Bakterien – das Krankheitsbild verursachen. Bedeutendster und bestuntersuchter Erreger dieser Gruppe ist **Clostridium perfringens**, der im Nachfolgenden besprochen werden soll.

Klassifikation: Zu den Erregern gehören:

- Clostridium perfringens
- Clostridium histolyticum
- Clostridium septicum
- Clostridium novyi
- Clostridium haemolyticum
- Clostridium oedematiens.

Bedeutendster Erreger ist **Clostridium perfringens**.

▶ **Definition:** Clostridium perfringens ist ein unbewegliches, bekapseltes, sporenbildendes, grampositives Stäbchenbakterium, das ovale Sporen in subterminaler Lagerung ohne Auftreibung des Zellleibes bildet.

◀ **Definition**

Nachweis: Die Diagnose wird in der Regel klinisch gestellt. Die bakteriologische Anzüchtung des Erregers kann wegen des raschen Fortschreitens der Erkrankung nicht abgewartet werden und dient lediglich einer rückwirkenden Bestätigung. Eine rasche Bestätigung eines Gasbrandverdachts kann ein Grampräparat vom progressiven Rand der Läsion erbringen. Typischerweise liegt eine Mischinfektion mit Kokken und eben den großen, plumpen grampositiven Stäbchen vor. Unter den guten Wachstumsbedingungen im nekrotischen Gewebe des Patienten haben sich aber nur ganz selten Sporen gebildet (Abb. **D-2.38**)! Auf Blutagarplatten unter strikt **anaeroben** Bedingungen ist der Nachweis im Regelfall problemlos möglich. Innerhalb von wenigen Stunden lässt sich die typische Gasbildung in flüssigem Medium erkennen. Die Sporenbildung ist in der Kultur jedoch meist nicht beobachtbar.

Bei der **serologischen Typisierung** lassen sich innerhalb der Spezies Clostridium perfringens anhand serologischer und biochemischer Eigenschaften sowie unterschiedlicher Toxinbildungsmöglichkeiten fünf Typen unterscheiden, die mit A bis E bezeichnet werden. Unter Berücksichtigung der Bildung von acht so genannten kleinen Toxinen (z. B. Kappa-Toxin = Kollagenase; Lambda-Toxin = Proteinase; My-Toxin = Hyaluronidase; Ny-Toxin = Desoxyribonuklease) lassen sich weitere Subtypen differenzieren.

Als große, letale Toxine werden das Alpha-Toxin (eine Lecithinase), das Beta-Toxin, das Epsilon-Toxin und das Jota-Toxin, die alle nekrotisierend wirken, bezeichnet.

Allein Clostridium perfringens Typ A lässt sich aufgrund von Kapselantigenen in über 100 serologische Varianten unterteilen. Die Differenzierung ist jedoch Speziallabors vorbehalten und nicht Gegenstand der Routinediagnostik.

Nachweis: Die Diagnose wird klinisch gestellt. Die bakteriologische Anzüchtung des Erregers kann nicht abgewartet werden. In flüssigen Medien erfolgt innerhalb von Stunden eine intensive Gasbildung. Auf Blutagarplatte unter strikt anaeroben Bedingungen.

Eine mikroskopische Untersuchung bringt bei Präsenz von plumpen grampositiven Stäbchen (oft in Mischinfektion mit anderen Bakterien) eine rasche Bestätigung (Abb. **D-2.38**).

Bei der **serologischen Typisierung** lassen sich innerhalb der Spezies Clostridium perfringens anhand serologischer und biochemischer Eigenschaften sowie unterschiedlicher Toxinbildungsmöglichkeiten 5 Typen unterscheiden (A–E).

Bedeutung: Humanmedizinische Bedeutung haben nur Clostridium perfringens **Typ A** (Welch-Fraenkel-Gasbrandbazillus) und **Typ C**.

Bedeutung: Humanmedizinische Bedeutung haben nur C. perfringens **Typ A** und **Typ C**.

D-2.38 Clostridium perfringens

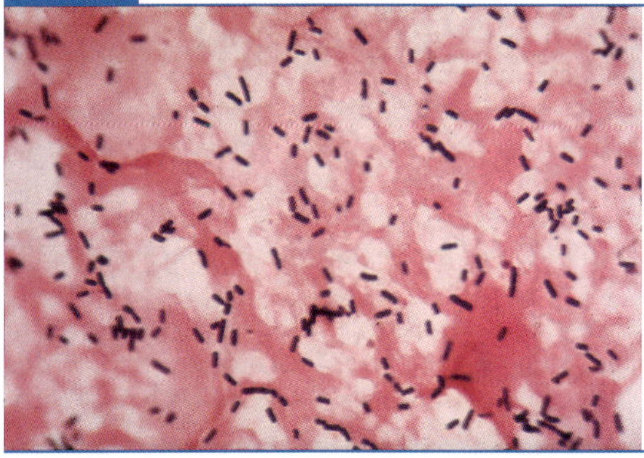

Lichtmikroskopisches Bild. Im nekrotischen Gewebe sind zahlreiche grampositive, plumpe Stäbchen erkennbar. Typischerweise werden unter den günstigen Wachstumsbedingungen im Gewebe keine Sporen gebildet. Während die Abbildung eine Reinkultur von Clostridium perfringens zeigt, liegt in der Praxis meist eine Mischinfektion vor.

D-2.38

D-2.39

D-2.39 **Gasbrand (Gasgangrän)**

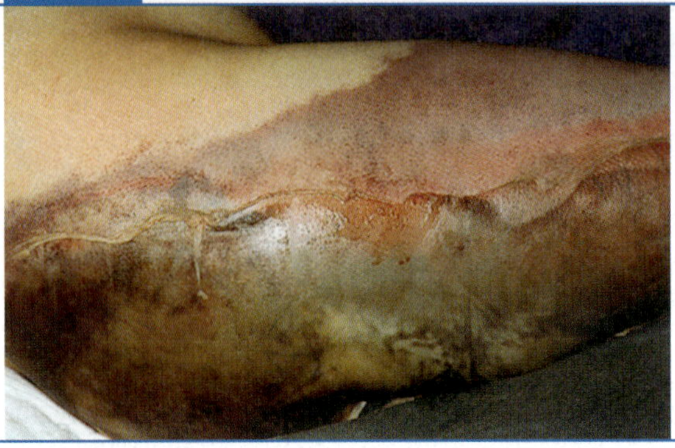

Durch eine postoperative Infektion mit Clostridium perfringens entstandener Gasbrand am Oberschenkel eines Patienten.

Pathogenese: Die Sporen keimen unter anaeroben Verhältnisen aus und bilden nekrotisierende Toxine. Nekrotisches Gewebe dient als Nährstoff, wobei CO_2 entsteht.

Pathogenese: Wenn in einem nekrotischen Gewebe anaerobe Verhältnisse herrschen, können die Sporen auskeimen. Die vegetativen Bakterienzellen vermehren sich und bilden dabei zahlreiche Enzyme und Toxine, die ins umliegende, gesunde Gewebe diffundieren und dort weitere Nekrosen erzeugen. Das nekrotische Gewebe wird als Nährstoff verwendet, wobei als Endprodukt CO_2-Gas entsteht. Ohne äußere Hilfe kommt es zu einem Fortschreiten der Gewebedestruktion.

Es werden 2 Verläufe unterschieden:

- Die **atoxische Infektion** kann als lokalisierte eitrige Entzündung praktisch alle Organe erfassen oder als anaerobe **Clostridien-Zellulitis** auftreten. Es resultiert keine Gewebsnekrose.
- **Gasbrand/Gasödem** kann exogener oder endogener Natur sein. Die Krankheit ist gekennzeichnet durch **Toxinämie** und **aggressive Myonekrose** mit hoher Letalität (Abb. **D-2.39**). Die Gasbildung kann als „Krepitus"-Zeichen wahrgenommen werden. Exogene Infektionen resultieren stets aus tiefen erdverschmutzten Wunden. Endogene, nicht traumatische Infektionen nehmen ihren Ausgang oft vom Darm, insbesondere bei Patienten mit Kolonkarzinom, anderen Grundkrankheiten und Immnsuppression.

Im Prinzip können sich zwei Verläufe entwickeln:

- **atoxische Infektion:** Sie kann als **lokalisierte eitrige Entzündung** praktisch alle Organe erfassen. Neben Unfall- und Kriegsverletzungen sind Spritzenabszesse, Gallenblasenentzündungen, Infektionen im weiblichen Becken sowie Wundinfektionen nach Kolon- oder Rektumkarzinomoperationen häufig. Daneben unterscheiden wir die anaerobe oder **Clostridien-Zellulitis**, bei der sich der Erreger in einer Muskelfaszienloge vermehrt. Es resultiert keine Gewebsnekrose. Eine Toxinämie besteht nicht.
- **Gasbrand/Gasödem:** Die Ursache kann exogen oder endogen sein. Die Krankheit ist gekennzeichnet durch **Toxinämie** und **aggressive Myonekrose** mit hoher Letalität (Abb. **D-2.39**). Die Gasbildung kann als „Krepitus"-Zeichen (wie das Knirschen von Schnee beim Formen eines Schneeballs) wahrgenommen werden. Exogene Infektionen resultieren stets aus tiefen erdverschmutzten Wunden. Weitere Faktoren, wie mangelnde Durchblutung, z. B. durch Abbindung, Kälte, Schock sowie Mischinfektionen mit aeroben Keimen, die dann den Sauerstoff zehren, können zum Entstehen der Krankheit beitragen. Endogene, nicht traumatische Infektionen nehmen ihren Ausgang oft vom Darm, insbesondere bei Patienten mit Kolonkarzinom, anderen Grundkrankheiten und Immunsuppression. Ein uterines Gasödem wird sehr selten bei normalen Geburten, gelegentlich aber nach septischen Aborten beobachtet. Gasbrand und Gasödem können als Spätfolgen von Kriegsverletzungen nach Jahrzehnten an eingeheilten Fremdkörpern (Granatsplittern, Stofffetzen, Holzsplittern) entstehen.

Eine Sonderform des Gasbrandes ist die durch das Beta-Toxin von C. perfringens verursachte **Enteritis necroticans (Darmbrand)**.

Eine Sonderform des Gasbrandes stellt die **Enteritis necroticans**, der so genannte **Darmbrand**, dar. Er wird durch das Beta-Toxin von C. perfringens verursacht, zeigt eine hohe Letalität und trat nach dem Zweiten Weltkrieg in Norddeutschland epidemisch auf.

Voraussetzung für eine **Lebensmittelvergiftung** mit C. perfringens Typ A ist eine sehr hohe Keimzahl (10^6/g) im Lebensmittel. Sie heilt meist nach 24–48 Stunden therapielos aus.

Nicht unerwähnt bleiben soll C. perfringens Typ A als **Lebensmittelvergifter**. Voraussetzung ist allerdings eine sehr hohe Keimzahl (mindestens 10^6 Keime pro Gramm). Durch das gebildete Enterotoxin entwickelt sich eine Enteritis mit Übelkeit, Durchfall und Bauchschmerzen, jedoch ohne Erbrechen und Fieber, die nach 24–48 Stunden auch ohne spezifische Therapie ausheilt (vgl. S. 343).

Klinik: Nach einer Inkubationszeit von nur 5 Stunden kann bereits nach weiteren 5 Stunden der Tod eintreten. Jedoch variie-

Klinik: Das Krankheitsgeschehen bei Gasbrand ist oftmals extrem kurz. Mit einer Inkubationszeit von nur 5 Stunden kann bereits nach weiteren 5 Stunden der Tod eintreten. Jedoch variieren die Krankheitsbilder erheblich, in Abhängigkeit vom betroffenen Organsystem, dem Zustand des Patienten und der Art ärztlicher Gegenmaßnahmen. Typisch sind der **starke Wundschmerz** und die gespannte, ödematös verquollene und rotbraun verfärbte Haut in der Umgebung einer Gasbrandwunde. Der Patient hat Fieber, ist unruhig, aber bei vollem Bewusstsein.

ren die Krankheitsbilder erheblich. Typisch sind der **starke Wundschmerz** und die gespannte, ödematös verquollene rotbraun verfärbte Haut um die Wunde.

Krankheitsfolgen: Die Letalität liegt trotz optimaler Therapie bei 40–60 %. Im Zuge der Therapie können Amputationsmaßnahmen sinnvoll sein, die den Patienten aber natürlich als Krankheitsfolgen belasten.

Krankheitsfolgen: Trotz optimaler Therapie liegt die Letalität bei 40–60 %. Evtl. muss amputiert werden.

Therapie: Die **chirurgische Intervention** ist die Therapie der Wahl. Sorgfältigste Wundtoilette muss so rasch wie möglich durchgeführt werden. Nach Manifestation des Gasödems/Gasbrandes muss das Infektionsgebiet weit eröffnet werden, um dem Luftsauerstoff Zutritt zu verschaffen. Dabei sind Amputationen oftmals unumgänglich. Eine **hyperbare Sauerstofftherapie**, bei der der Patient in einer Druckkammer mehrmals über ca. 2 Stunden mit 300 kPa reinem Sauerstoff beatmet wird, hat sich nicht bewährt. Die Gabe von Antibiotika (Benzylpenicillin = Penicillin G, Cephalosporine) ist als flankierende Maßnahme sinnvoll. Evtl. muss auch die Begleitflora antibiotisch behandelt werden. Die antitoxische Therapie mit Gasbrand-Antiseren ist heute weitgehend verlassen.

Therapie: Das Infektionsgebiet muss im Rahmen einer **chirurgischen Intervention** weit eröffnet werden, um dem Luftsauerstoff Zutritt zu verschaffen. Unterstützung durch Antibiotika, z. B. Penicillin.

Epidemiologie: 1998 wurden in der Bundesrepublik Deutschland 114 Fälle von Gasbrand/Gasödem gemeldet. Angesichts einer guten chirurgischen Grundversorgung der Bevölkerung ist die Krankheit selten geworden.

Epidemiologie: Angesichts einer guten chirurgischen Grundversorgung ist die Krankheit selten.

Prophylaxe: Spezielle prophylaktische Maßnahmen sind nicht möglich. Am wirkungsvollsten wäre die Vermeidung von Wundverschmutzung.

Prophylaxe: Sterile Wundversorgung, gute Operationstechnik.

▶ **Merke:** Der Nachweis von Clostridium spec. aus infizierten Wunden bedeutet wegen des ubiquitären Vorkommens nicht automatisch, dass eine anaerobe Wundinfektion (Gasbrand/Gasödem/Tetanus) vorliegen muss. Andererseits sollte bei einem solchen Befund auch ohne entsprechende klinische Symptomatik an die Möglichkeit gedacht werden, dass ein Gasödem/Gasbrand im Entstehen ist.

◀ **Merke**

Clostridium difficile

Clostridium difficile

▶ **Definition:** Es handelt sich um ein peritrich begeißeltes, bewegliches, grampositives, sporenbildendes Stäbchenbakterium. Die Sporen werden terminal oder subterminal ausgebildet. Sie haben eine ovale Form.

◀ **Definition**

98 % aller Stämme können in 15 Serogruppen eingeteilt werden, von denen sechs (A, G, H, K, S 1–4, X) zytotoxische Potenzen aufweisen.

Bedeutung: C. difficile findet sich in der Stuhlflora von 30–50 % aller Kinder im ersten Lebensjahr. Gesunde Erwachsene sind in 1–4 % Träger. C. difficile ist der Erreger der **pseudomembranösen Kolitis**. Dieses Krankheitsbild tritt häufig unter der Therapie mit Aminopenicillinen, Clindamycin und Cephalosporinen auf, jedoch sind auch Fälle bekannt geworden, bei denen der Krankheit keine Antibiotikagaben vorausgingen.

Bedeutung: C. difficile findet sich in der Stuhlflora. Es ist der Erreger der **pseudomembranösen Kolitis**. Dieses Krankheitsbild tritt häufig, jedoch nicht ausschließlich, unter antibiotischer Therapie auf.

Pathogenese: Der Pathomechanismus wird durch zwei Toxine aufrechterhalten. **Toxin B** schädigt die Zellen des Kolons (Zytotoxin), **Toxin A** ist ein Enterotoxin, das den Elektrolyttransport stört und für Flüssigkeitsverlust und Funktionsstörungen des Darmes verantwortlich ist. Wenn sich durch Störung der üblichen Darmflora die Zahl von C. difficile stark vermehrt hat, können diese Toxinwirkungen in Erscheinung treten.

Pathogenese: Der Pathomechanismus wird durch zwei **Toxine** aufrechterhalten.

Klinik: Es kommt zu kolikartigen Bauchschmerzen mit Diarrhöen, in schweren Fällen unter Abgang von Pseudomembranen. Darmperforationen sind beschrieben. Die Kolonschleimhaut ist endoskopisch mit gelblichen Belägen überzogen (Leukozyten in einer Fibrinmatrix) und ödematös verquollen.

Klinik: Es kommt zu kolikartigen Bauchschmerzen mit Diarrhöen, in schweren Fällen unter Abgang von Pseudomembranen.

Krankheitsfolgen: Bei älteren Menschen liegt die Letalität bei 40 %.

Krankheitsfolgen: Bei älteren und abwehrgeschwächten Menschen liegt die Letalität mit ca. 40 % recht hoch.

Nachweis: Kulturell aus dem Stuhl. Wichtiger ist jedoch der Nachweis von Toxinen (aus bakterienfreiem Stuhlfiltrat).

Nachweis: Kulturell aus dem Stuhl. Wichtiger ist jedoch der Nachweis von Toxinen. Dieser erfolgt aus einem bakterienfreien Stuhlfiltrat, das in Zellkulturen (embryonalen Lungenfibroblasten) auf Zytotoxizität getestet wird, und zwar einmal vor und einmal nach Zugabe eines spezifischen Antiserums. Einfacher ist der immunologische Antigennachweis.

Therapie: Bei Assoziation mit einer Antibiotikatherapie ist diese abzusetzen. In schweren Fällen Gabe von Metronidazol oder Vancomycin (oral).

Therapie: In vielen Fällen ist eine spezifische Therapie nicht notwendig. Soweit eine Assoziation mit einer Antibiotikatherapie besteht, ist diese abzusetzen. In schweren Fällen kann C. difficile direkt angegangen werden. Mittel der Wahl hierfür ist Metronidazol oder Vancomycin (oral).

2.6 Mykobakterien

2.6 Mykobakterien

▶ **Definition**

▶ **Definition:** Mykobakterien sind unbewegliche, nicht sporenbildende Stäbchenbakterien, die einen Zellwandaufbau wie grampositive Bakterien besitzen. Sie lassen sich jedoch mit der Gramfärbung nicht oder nur extrem schlecht darstellen. Grund hierfür ist der hohe Lipidanteil in der Zellwand, der wässrige Farblösungen nicht annimmt. Mykobakterien lassen sich nur unter Einsatz drastischer Methoden (z. B. durch Einwirkung heißer Farblösungen) anfärben. Haben sie jedoch erst einmal Farbstoff angenommen, können sie auch mit Salzsäure-Alkohol-Mischungen nicht wieder entfärbt werden. Aufgrund dieses Verhaltens werden Mykobakterien als **säurefeste Stäbchen** bezeichnet.

Klassifikation: s. Tab. **D-2.19**.

Klassifikation: Tab. **D-2.19** gibt einen Überblick über die humanpathogenen Arten.

D-2.19

D-2.19 Übersicht über die Spezies der Gattung Mycobacterium, soweit sie von humanmedizinischem Interesse sind

Gattung	*Bedeutung*
M. africanum	Tuberkuloseerreger
M. avium	MOTT
M. bovis	Tuberkuloseerreger
M. chelonae	MOTT
M. fortuitum	MOTT
M. genavense	MOTT
M. gordonae	MOTT (?)
M. intracellulare	MOTT
M. kansasii	MOTT
M. leprae	Erreger der Lepra
M. lepraemurium	MOTT
M. marinum	MOTT
M. microti	Tuberkuloseerreger
M. paratuberculosis	MOTT (Morbus Crohn?)
M. tuberculosis	Tuberkuloseerreger
M. ulcerans	MOTT
M. xenopi	MOTT
sowie mehrere weitere nicht humanpathogene Spezies	

MOTT = Nicht tuberkulöse Mykobakterien (MOTT = mycobacteria other than tubercle bacilli) mit humanpathogener Bedeutung

MOTT (?) = Nicht tuberkulöse Mykobakterien mit fraglicher humanpathogener Bedeutung

D-2.20 Gruppeneinteilung nach Runyon

Gruppe	*Wachstums-geschwindigkeit*	*Farbstoffbildung*
Runyon-Gruppe I	langsam wachsende Mykobakterien	nur nach Lichtexposition (photochromogen)
Runyon-Gruppe II	langsam wachsende Mykobakterien	auch im Dunkeln (skotochromogen)
Runyon-Gruppe III	langsam wachsende Mykobakterien	keine Farbstoffbildung
Runyon-Gruppe IV	schnell wachsende Mykobakterien	keine Farbstoffbildung

D-2.20

Nachweis: Mykobakterien lassen sich direkt mit Spezialfärbungen nach Ziehl-Neelsen, Kinyoun oder mit Fluorochrom darstellen. Die meisten Mykobakterien lassen sich auf Spezialnährböden unter strikt aeroben Bedingungen kultivieren. Für die Diagnose wichtig ist dabei ihre **Kulturmorphologie**, insbesonders das **Pigmentationsverhalten** und ihre **Wachstumsgeschwindigkeit**. Die Gruppeneinteilung nach **Runyon** (Tab. **D-2.20**) berücksichtigt dies.

Als schnell wachsende Mykobakterien werden solche verstanden, die innerhalb einer Woche makroskopisch sichtbare Kolonien hervorbringen. Die langsam wachsenden Bakterien benötigen Kulturzeiten bis zu 8 Wochen, da die Verdopplungszeit bis zu 24 Stunden beträgt, während die meisten Bakterien sich innerhalb von 20 Minuten teilen. Die Kulturen werden bei Dunkelheit geführt und anschließend belichtet, um die Farbstoffbildung differenzieren zu können.

Tuberkuloseerreger sind langsam wachsende, keinen Farbstoff bildende Mykobakterien (= Runyon-Gruppe III).

Eine Differenzierung der Isolate erfolgt durch die Prüfung von biochemischen Leistungen, wie Katalase, Niacinbildung, Nitratreduktion. Direkt aus menschlichem Untersuchungsmaterial oder aus Kulturen lässt sich mithilfe der PCR ein Nachweis führen.

Nachweis: Mykobakterien lassen sich mit Spezialfärbungen direkt nachweisen. Für die Diagnose ist jedoch die **Anzucht unerlässlich**. Die Einteilung erfolgt nach **Runyon** in vier Gruppen (Tab. **D-2.20**).

Die Kulturzeiten liegen bei langsam wachsenden Mykobakterien (Gruppe I, II und III) bei bis zu 8 Wochen, bei schnell wachsenden (Gruppe IV) bei einer Woche.

Tuberkuloseerreger gehören zur Gruppe III.

2.6.1 Tuberkuloseerreger

Geschichtliches: Als Robert Koch am 24. März 1882 vor der Berliner Physiologischen Gesellschaft über die Erreger der Tuberkulose berichtete, war dies etwas ungeheuer Revolutionäres. Nicht nur, dass die Tuberkulose, die bislang als rein konstitutionelle Krankheit angesehen wurde, nunmehr zur Infektionskrankheit wurde, nicht nur, dass zahlreiche andere Krankheitsbilder nunmehr als entsprechender Organbefall ein und desselben Erregers erkannt wurden, die Bedeutung der gedanklichen Vorstellungen, die zur Beweissicherung eingesetzt wurden, begründete eine neue Ära ärztlich-wissenschaftlicher Forschung.

2.6.1 Tuberkuloseerreger

Geschichtliches

Epidemiologie: Die Tuberkulose ist weltweit auf dem Vormarsch. Nach über 30-jährigem kontinuierlichem Rückgang nehmen seit 1984 die Erkrankungen wieder zu. 1,7 Milliarden Menschen auf der Welt sind infiziert, 20 Millionen davon haben eine offene Tuberkulose (s. S. 352) und stecken an. 3 Millionen sterben weltweit jährlich an dieser Krankheit. Die höchsten Todeszahlen finden sich in den Entwicklungsländern, allen voran Asien, gefolgt von Afrika und Lateinamerika. Eine besondere Bedeutung erlangt die Tuberkulose im Zusammenhang mit HIV-Infektionen. Inaktive Tuberkulosen (Tuberkelträger) werden bei Vorliegen einer HIV-Infektion aktiv (Schwächung des zellulären Immunsystems). Aktive Tuberkulosen bedingen bei einer zusätzlichen HIV-Infektion die schnelle Ausbildung des Krankheitsvollbildes AIDS. Die WHO geht weltweit von 3 Millionen Doppeltinfizierten aus. Afrika liegt hier an der Spitze, gefolgt von Lateinamerika, Asien und Europa. Bei uns sind ganz überwiegend Erwachsene und besonders alte Menschen erkrankt.

Epidemiologie: Die Tuberkulose ist weltweit auf dem Vormarsch. Dabei besteht offensichtlich ein Zusammenhang mit den HIV-Infektionen. Inaktive Tuberkulosen werden bei HIV-Infektion aktiv. Aktive Tuberkulose fördert die Ausbildung des Krankheitsvollbildes AIDS.

Klassifikation: Als Erreger der menschlichen Tuberkulose besitzen nur **M. tuberculosis** und **M. bovis** (selten) praktische Bedeutung.

Klassifikation: Als Erreger der menschlichen Tuberkulose gelten:

- M. tuberculosis,
- M. bovis,
- M. africanum,
- M. microti.

Die größte Bedeutung hat hierbei **M. tuberculosis.**

Die Übertragung des Erregers Rindertuberkulose **M. bovis** erfolgt über rohe Kuhmilch und führt zur Darmtuberkulose. Heute bei uns sehr selten.

M. bovis wird durch Rinder auf den Menschen übertragen. Vor allem der Genuss roher Kuhmilch führte früher zur primären Darmtuberkulose. Mit der Eliminierung der Rindertuberkulose ist dieser Keim bei uns heute sehr selten geworden; er spielt aber noch eine Rolle in der dritten Welt.

M. africanum ist in Afrika ein weitverbreiteter Tuberkuloseerreger. Es handelt sich dabei jedoch wahrscheinlich nur um eine Variante des klassischen M. tuberculosis.

M. microti verursacht die Tuberkulose der Wühlmaus; von hier kann sie als echter Tuberkuloseerreger auch den Menschen erreichen.

Pathogenese: Der hohe Lipid- und Wachsanteil in der Zellwand der Tuberkuloseerreger ist verantwortlich für

- die schlechte Anfärbbarkeit,
- die lange Generationszeit,
- die erhöhte Widerstandsfähigkeit gegen chemische und physikalische Noxen,
- die Resistenz gegen die meisten der üblichen Antibiotika.

Pathogenese: Mykobakterien bilden keine Toxine. Die äußere Zellwand dieser Keime enthält neben dem üblichen mehrschichtigen Peptidoglykan noch Polysaccharide (Arabinogalactan), Proteine und Phospholipide, vor allem **Glykolipide** und **Wachse** (bis zu 60 % der Bakterientrockensubstanz). Nach ihrer biochemischen Struktur können vier verschiedene Wachse analysiert werden (A bis D). Ein wichtiger Bestandteil sind die Mycolsäuren, die z. T. sehr lange Ketten (z. B. 60 Glieder) bilden, wobei an wenigen Stellen Doppelbindungen vorkommen. Die endgültige Ausprägung wird durch die Wachstumsbedingungen gesteuert. Der hohe Wachs- und Lipidanteil in der Zellwand der Tuberkuloseerreger ist verantwortlich für

- die schlechte Anfärbbarkeit der Bakterien (Säurefestigkeit),
- das langsame Wachstum der Keime (Nährstoffe können nur sehr langsam in das Zellinnere diffundieren),
- die weit gehende Unempfindlichkeit gegenüber chemischen und physikalischen Noxen,
- die Vorgänge im menschlichen Organismus nach der Infektion und
- die geringe Permeabilität für Antibiotika.

Eine chemische Variante, das Trehalose-6,6'-dimycolat, wird als „Cordfaktor" bezeichnet, ein in seiner Bedeutung nicht völlig geklärter nicht immunogener Virulenzfaktor, der sich im Wachs C findet und für die Ausbildung von Bakterienzellaggregaten verantwortlich sein soll, die dann zopfartige Strukturen bilden.

Wachs D hat eine besondere immunologische Fähigkeit: Die immunogene Wirkung anderer Antigene wird verstärkt (Adjuvanswirkung). Der amerikanische Pathologe Jules Freund konnte mit abgetöteten Mykobakterien in einer Wasser-in-Öl-Emulsion diesen Effekt im Tierexperiment nachweisen (Freund-Adjuvans).

▶ **Merke**

▶ **Merke:** Die nicht immunogene Wirkung der Lipide und Wachse in der Zellwand und die sehr langsame Vermehrung bedingen, dass der Erreger beim primären Eindringen in das Gewebe nicht den klassischen Ablauf einer Infektion (= Entzündung) auslöst. Das Eindringen von M. tuberculosis in die Lunge bedingt z. B. zunächst keine Pneumonie.

Die Erreger lassen sich von Gewebsmakrophagen aufnehmen und in tiefere Organregionen verschleppen. Innerhalb dieser Zellen können sie sich auch vermehren. Erst die durch T-Lymphozyten bedingte Aktivierung der Makrophagen führt zu einer Elimination der Mykobakterien.

Mykobakterien lassen sich von Gewebsmakrophagen phagozytieren und verhindern in der Zelle die Verschmelzung von Phagosom und Lysosom und somit ihre Inaktivierung. Durch Vermehrung im Phagosom verursachen die Erreger den Zelltod des Makrophagen, nachdem dieser sie möglicherweise in tiefere Organregionen, z. B. den Lymphknoten, transportiert hat. Erst wenn die Makrophagen durch T-Lymphozyten mittels Lymphokine (IFN-γ, TNF etc.) stimuliert werden, kommt es zur Abtötung der phagozytierten Mykobakterien.

D-2.40 Tuberkulöses Granulom

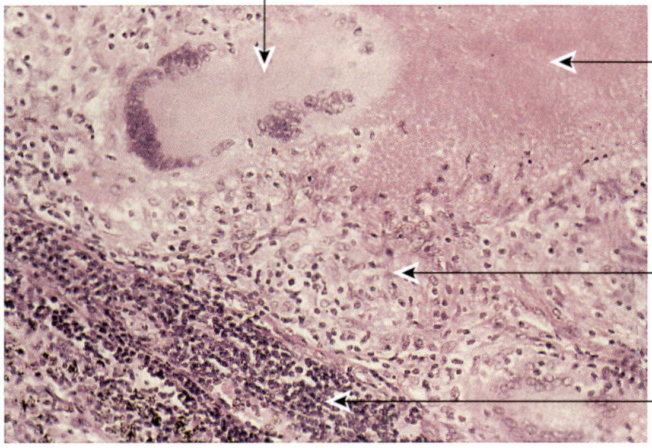

Histologischer Befund (Lymphknotentuberkulose): Im Zentrum der infektiösen Herde findet man eine Verkäsung, d. h. eine vollständige Zerstörung der anatomischen Strukturen; das nekrotische Material färbt sich homogen an. Am Rand der Nekrose geht der Kampf gegen die Erreger weiter, hier findet man mehrere Reihen von hellen Zellen, sog. Epitheloidzellen. Es handelt sich dabei um aktivierte Makrophagen, die gelegentlich Synzytien bilden, dabei entstehen mehrkernige Riesenzellen (Langhans-Riesenzellen). Den äußeren Randwall des Granuloms bilden Lymphozyten, die mittels ihrer Lymphokine die Makrophagen in einen Zustand erhöhter antibakterieller Aktivität bringen.

Die Klinik der Tuberkulose wird bestimmt durch den Wettlauf zwischen Vermehrung und Abtötung der Erreger. Zugrunde gehende Phagozyten setzen lebende Mykobakterien frei, die auf dem Blut- und Lymphweg streuen, bis sie wieder phagozytiert werden und sich in nicht aktivierten Makrophagen weiter vermehren. Ein besonderes Charakteristikum der Tuberkulose ist die Ausbildung von **Tuberkeln**. Es handelt sich dabei um verschmolzene Konglomerate von Makrophagen (Langhans-Riesenzellen), die von Epitheloidzellen (= unbeweglichen Abkömmlingen von Makrophagen), Lymphozyten, Plasmazellen, Fibroblasten und Makrophagen umhüllt werden. Im Zentrum dieses avaskulären **Granuloms** entsteht eine **verkäsende Nekrose**, die schließlich durch Kalziumablagerungen verkalken kann (Abb. **D-2.40**). Die Verkalkungsherde sind röntgenologisch nachweisbar. Dieser Versuch des Organismus, der Infektion Herr zu werden und die eingedrungenen Erreger lokal zu begrenzen, gelingt in über 90 % aller Fälle.

Ein besonderes Charakteristikum der Tuberkulose ist die Ausbildung von **Tuberkeln**. Es handelt sich dabei um verschmolzene, mehrkernige Makrophagen (Langhans-Riesenzellen), die von Epitheloidzellen, Lymphozyten, Plasmazellen, Fibroblasten und Makrophagen umhüllt werden. Im Zentrum dieses avaskulären **Granuloms** entsteht eine **verkäsende Nekrose**, die schließlich durch Kalziumablagerungen verkalken kann (Abb. **D-2.40**).

▶ **Merke:** In solchen Tuberkeln können Tuberkuloseerreger innerhalb der Wirtszellen jahrelang überleben, d. h. es besteht latente Persistenz mit der Möglichkeit einer endogenen Exazerbation.

◀ **Merke**

Eine Verflüssigung der verkäsenden Nekrose geht mit der Zerstörung der histologischen Organstruktur einher. Wenn solche Herde nach außen drainieren, kann es zur massiven Freisetzung von Erregern führen. Bei fehlender oder geschwächter Abwehr (HIV-Infektion, Alkoholismus, geringes oder hohes Alter) kommt es zur ungehinderten Ausweitung der Tuberkulose.

▶ **Merke:** Die immunologischen Abwehrmechanismen des Organismus gegen Tuberkuloseerreger sind **rein zellulärer Natur**; die humorale Abwehr tritt nicht in Erscheinung, wenngleich Antikörper gegen verschiedene Antigene der Erreger gebildet werden.

◀ **Merke**

Klinik: Die Tuberkulose kann praktisch jedes Organ betreffen und ist somit Gegenstand fast jeder klinischen Disziplin. Zu unterscheiden ist zwischen der Primärtuberkulose und den Sekundärtuberkulosen:

- **Primärtuberkulose:** Primäre Ansteckungen mit tuberkuloseerzeugenden Mykobakterien sind in den entwickelten Ländern heute selten und betreffen fast immer die Lunge (Abb. **D-2.41**). Die Infektion erfolgt direkt aerogen durch Tröpfchen. In der Lunge entwickelt sich bei Erstinfektion ein Tuberkelgranulom, das nach Verkalkung als erbsgroßer Schatten röntgenologisch

Klinik: Die Tuberkulose kann jedes Organ betreffen und ist somit Gegenstand fast jeder klinischen Disziplin.

- Die **Primärtuberkulose** betrifft fast ausschließlich die Lunge (Abb. **D-2.41**). Die Infektion erfolgt direkt durch Tröpfchenübertragung offen Tuberkulöser.

nachweisbar bleibt. Meist ist auch eine Ausbreitung entlang der Lymphbahnen in die regionalen Hiluslymphknoten erkennbar, der sog. **Primärkomplex**. Klinisch verläuft eine solche Infektion oft symptomlos.

- **Sekundärtuberkulosen** sind endogene Streuungen der Erreger im abwehrgeschwächten Organismus. Gefürchtet sind die **Miliartuberkulose** und die **tuberkulöse Meningitis**.

- **Sekundärtuberkulosen:** Sekundärtuberkulosen sind immer endogener Natur und können mehrere Ursachen haben: Der in der Regel abwehrgeschwächte Körper (HIV-Infektion, Alkoholismus, Säuglingsalter etc.) kann die Primärtuberkulose nicht lokal begrenzen. Es kommt zur **disseminierten Aussaat des Erregers**. Die Folge ist das massenhafte Auftreten von Tuberkeln im Organismus. Tuberkel innerhalb von Organen haben makroskopisch das Aussehen von Hirsekörnern. Hieraus leitet sich der Begriff **Miliartuberkulose** (milium = lat. das Hirsekorn) für diesen Zustand ab. Je nach Organbefall ist der Zustand des Patienten außerordentlich kritisch. Besonders gefürchtet ist die **tuberkulöse Meningitis**. Sie endet meist letal.

Bei geringer Keimaussaat wird oft nur ein Organ betroffen (Abb. **D-2.42**).

Kann die Infektion einigermaßen unter Kontrolle gehalten werden und ist die Keimaussaat relativ gering, so wird oftmals nur ein Organ betroffen. Abb. **D-2.42** gibt die Häufigkeit der Lokalisationsorte wieder.

Produktive Organtuberkulosen neigen zur Vernarbung und Ausheilung, **exsudative** Formen zur weiteren Keimstreuung.

Diese Organtuberkulosen werden in die **produktive** und die **exsudative** Form unterteilt. Produktive Tuberkulosen bedingen eine starke Proliferation des betroffenen Gewebes mit dem Ziel einer Vernarbung und Ausheilung. Bei exsudativen Tuberkulosen ist die Abwehrbereitschaft des betroffenen Organs geringer. Es kommt zur weiteren Keimstreuung.

75 % aller klinisch manifesten Tuberkuloseerkrankungen sind **Reaktivierungstuberkulosen**, bei denen aus Primärtuberkeln Keime freigesetzt werden.

Eine besondere Form der Sekundärtuberkulosen sind **Reaktivierungstuberkulosen**. Dabei werden aus Primärtuberkeln – oftmals sehr viele Jahre später – Mykobakterien freigesetzt, die zu einer aktiven Tuberkulose führen. Bei uns sind ca. 75 % aller klinisch manifesten Tuberkulosen durch diese Reaktivierung bedingt. Betroffen sind vor allem ältere Menschen.

Eine Tuberkulose wird als **„offen“** bezeichnet, wenn Keime nach außen abgegeben werden und der Patient somit andere anstecken kann. Dies betrifft vor allem die Lungentuberkulose.

Zu unterscheiden ist weiterhin zwischen einer **offenen** und einer **geschlossenen** Tuberkulose. Eine Tuberkuloseerkrankung wird als „offen“ bezeichnet, wenn der betroffene Patient infolge einer nach außen gehenden Keimstreuung anstecken kann. Dies betrifft vor allem die Lungentuberkulose, bei der durch Einbrechen von erregerhaltigen Tuberkeln in die luftführenden Systeme der Lunge ein keimhaltiges Sputum erzeugt wird, das als Tröpfchen an die Außenwelt gelangen kann.

D-2.41

D-2.41 Primärtuberkulose

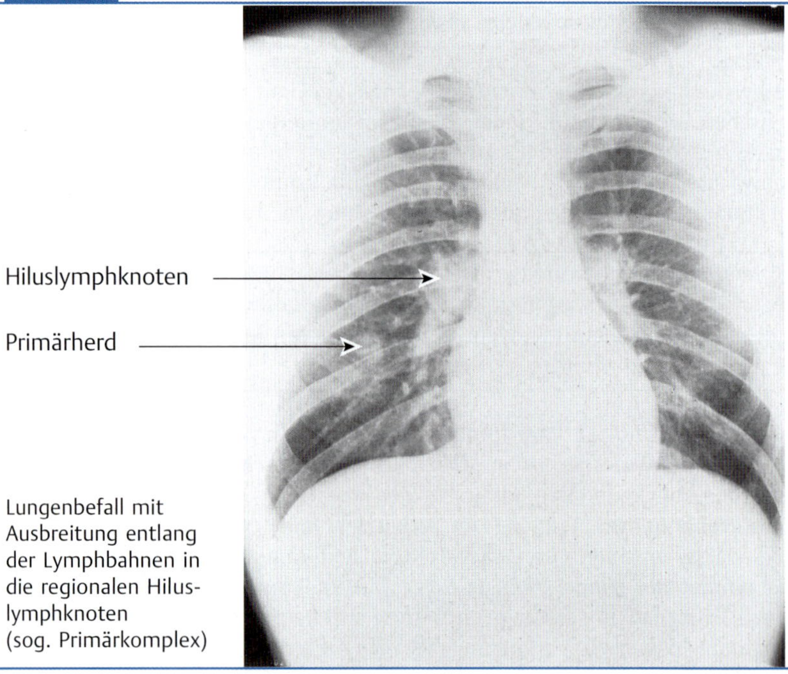

Lungenbefall mit Ausbreitung entlang der Lymphbahnen in die regionalen Hiluslymphknoten (sog. Primärkomplex)

D-2.42 **Manifestationsorte der Sekundärtuberkulosen**

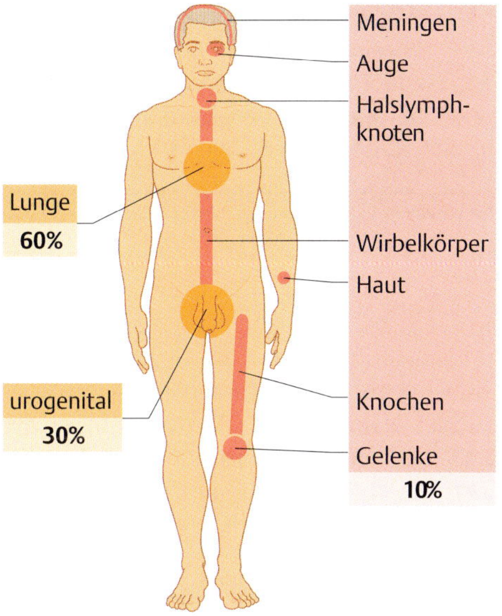

D-2.42

Krankheitsfolgen: Bei 99 % der mit Tuberkuloseerregern infizierten Menschen entwickelt sich eine „Empfindlichkeit". Schon Robert Koch beobachtete, dass nach einer Erstinfektion das Krankheitsgeschehen bei einer erneuten Infektion sehr viel milder verläuft. Der Körper ist dann ganz offensichtlich besser in der Lage, die Erreger zu lokalisieren (Koch-Phänomen). Es handelt sich dabei um die Ausbildung einer **zellulären Immunisierung** im Sinne einer Allergie. Diese Tatsache wird im **Tuberkulintest** für diagnostische Zwecke verwendet.
Tuberkulin ist klassischerweise eine Suspension von hitzeinaktivierten Tuberkuloseerregern in Glycerol (Koch-Alttuberkulin). Heute wird gereinigtes Tuberkulin (GT oder PPD = purified protein derivate of tuberculin) verwendet, eine Mischung von Mykobakterienproteinen geringen Molekulargewichtes. Hatte ein Organismus mit Tuberkuloseerregern Kontakt, so entwickelt sich nach intrakutaner Injektion von Tuberkulin ein makroskopisch sichtbarer Entzündungskomplex (Hautrötung und Induration). Es handelt sich dabei um die Folge einer zellulären Hypersensibilität vom verzögerten Typ. Der Test ist positiv, wenn der Organismus irgendwann Kontakt mit Tuberkuloseerregern hatte, also auch eine Zeit lang nach einer BCG-Impfung. Ein positiver Tuberkulintest gibt keine Auskunft darüber, ob eine klinische Manifestation der Tuberkulose oder – eine eventuell jahrelang zurückliegende, ausgeheilte – klinisch stumme Infektion angezeigt wird. Ein positiver Tuberkulintest kann auch nicht unbedingt im Sinne einer schützenden Allergisierung des Organismus gegenüber Mykobakterien betrachtet werden. Wie schon erwähnt, entstehen 75 % der klinisch manifesten Tuberkuloseerkrankungen endogen durch Reaktivierung alter Tuberkuloseherde bei in der Regel positivem Tuberkulintest.

Krankheitsfolgen: 99 % der mit Tuberkuloseerreger infizierten Menschen entwickeln eine **zelluläre Immunisierung** (Allergie vom verzögerten Typ). Diese Tatsache wird im **Tuberkulintest** für diagnostische Zwecke verwendet.

Heute wird gereinigtes Tuberkulin (GT oder PPD) verwendet, eine Mischung von Mykobakterienproteinen geringen Molekulargewichtes. Hatte ein Organismus mit Tuberkuloseerregern Kontakt, so entwickelt sich nach intrakutaner Injektion ein makroskopisch sichtbarer Entzündungskomplex (Hautrötung und Induration). Der Test ist positiv, wenn der Organismus irgendwann Kontakt mit Tuberkuloseerregern hatte, also auch nach einer BCG-Impfung. Ein positiver Tuberkulintest gibt keine Auskunft darüber, ob eine klinische Manifestation der Tuberkulose oder eine klinisch stumme Infektion angezeigt wird.

▶ **Merke:** Eine wirklich sinnvolle Verwertung des Tuberkulintestes besteht nur bei dessen negativem Ausfall; solche Personen haben noch niemals Kontakt mit Tuberkuloseerregern gehabt (oder er liegt schon sehr lange zurück).

◀ **Merke**

Zwar sind falsch negative Ausfälle bekannt, z. B. im Finalstadium einer aktiven Tuberkulose, bei Masern- und Scharlacherkrankungen, unter Kortikoidtherapie und bei einigen anderen Erkrankungen, in der Praxis stellt der negative Tuberkulintest jedoch eine „Exklusivität" dar, die möglichst erhalten werden sollte. BCG-Impfungen dürfen nur bei tuberkulinnegativen Personen durchgeführt werden. Für eine Person, dessen negativer Tuberkulintest bei Kontrolluntersuchung plötzlich positiv wird, ist eine Infektion mit Mykobakterien anzunehmen. Zur Durchführung des Tests s. S. 357.

Zur Durchführung des Tuberkulin-Tests s. S. 357.

Nachweis: Mit der mikroskopischen Untersuchung (Spezialfärbung, z. B. nach Ziehl-Neelsen) können nur **säurefeste Stäbchen nachgewiesen** werden.

Nachweis: Die Bakterien werden in der Regel durch Zentrifugation angereichert und dann nach Ziehl-Neelsen, Kinyoun oder mit den Fluoreszenzfarbstoffen Auramin-Rhodamin angefärbt. Das Präparat muss mindestens 5 Minuten nach einem mäanderförmigen Muster abgesucht werden. Nachgewiesen werden dabei keine Tuberkuloseerreger, sondern **lediglich säurefeste Stäbchen**. Die mikroskopische Untersuchung kann nur zu einer Verdachtsdiagnostik benutzt werden.

▶ Merke

▶ **Merke:** Negative Befunde bei der mikroskopischen Untersuchung schließen eine Tuberkulose niemals aus!

Die Diagnose „Tuberkuloseerreger" ist nur durch die Kultur (Abb. **D-2.43**) möglich, die allerdings 2–4 Wochen Zeit beansprucht (Tab. **D-2.21**).

Die Kultivierung der Erreger setzt in der Regel eine Probenvorbereitung voraus. Das Untersuchungsmaterial muss homogenisiert und die Begleitflora weitgehend abgetötet werden. Hierzu stehen bewährte Labortechniken zur Verfügung. Die Kultur erfolgt auf lipidhaltigen Nährmedien, z. B. Gylcerol-Eier-Agar nach Löwenstein-Jensen (Abb. **D-2.43**) oder in Flüssigkulturen. Eine 5–10 %ige CO_2-Atmosphäre fördert das Wachstum. Kulturzeit und -morphologie von M. tuberculosis und M. bovis sind Tab. **D-2.21** zu entnehmen.

Zum Schnellnachweis von M. tuberculosis dient die PCR.

Ein Schnellnachweis von M. tuberculosis in Sputum und anderen Proben gelingt mit der **PCR**, womit spezifische Gensequenzen amplifiziert werden. Im positiven Fall hat dieser Test einen hohen prädiktiven Wert.

Tierversuche mit dem empfänglichen Meerschweinchen werden heute nur noch in Ausnahmefällen durchgeführt.

Tierversuche mit Meerschweinchen werden heute nur noch in Ausnahmefällen durchgeführt, z. B. wenn bei bestehendem klinischem Verdacht andere Nachweismethoden mehrfach negative Ergebnisse brachten. Der diagnostische Einsatz von Tieren unterliegt der Anzeigepflicht des Tierschutzgesetzes (§ 8).

Von großer Bedeutung ist das **radiometrische Verfahren Bactec**, bei dem die Umsetzung radioaktiv markierten Kohlenstoffes in Kohlendioxid gemessen wird. Besonders die sehr zeitaufwendige Empfindlichkeitsbestimmung der Erreger wird so bedeutend verkürzt.

Von großer praktischer Bedeutung ist das **radiometrische Verfahren Bactec**. Dabei werden die Mykobakterien in einer Bouillon gezüchtet, die radioaktiv markierte (^{14}C) Palmitinsäure enthält. Wird ^{14}C-Kohlendioxid aus dieser Kohlenstoffquelle freigesetzt, so ist dies ein Beweis für das Wachstum von Mykobakterien. Mit dieser Methode kann nicht nur sehr zuverlässig die Diagnose gestellt werden, es können auch sehr schnell Resistenzbestimmungen durchgeführt werden, ein Vorgang, der mit der konventionellen Methode sehr viel Zeit in Anspruch nimmt.

D-2.43 Kultur von Mycobacterium tuberculosis auf Löwenstein-Jensen-Agar

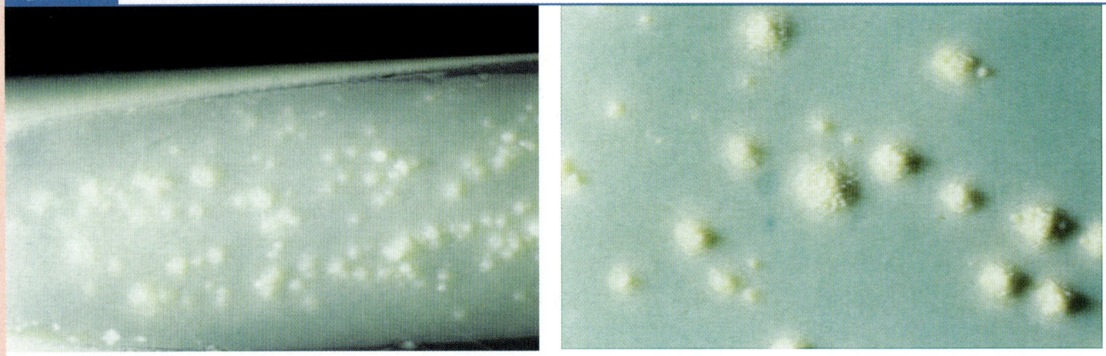

Die farblosen Kolonien sind nicht glatt/glänzend, sondern trocken und rissig (eugones Wachstum).

D-2.21

D-2.21 Differenzierung von M. tuberculosis und M. bovis aufgrund der Kulturbedingungen

Spezies	*Kulturzeit*	*Kulturmorphologie*
M. tuberculosis	ca. 2 Wochen	eugones Wachstum: farblose (Runyon-Gruppe III), trockene, blumenartige Kolonien
M. bovis	3–4 Wochen	dysgones Wachstum: farblose (Runyon-Gruppe III), glatte, feucht-glänzende Kolonien

D-2.22 Bei Infektionen mit Mykobakterien eingesetzte Antibiotika

Medikament	*Erreger*	*Mechanismus*
Streptomycin (Aminoglykosid der ersten Generation)	▪ Einsatz fast nur noch zur Behandlung der Tuberkulose (aber zunehmend seltener) in der akuten Phase mit vielen **extrazellulären** Erregern	▪ rasch bakterizid bei neutralem pH-Wert
Isonikotinsäurehydrazid (INH)	▪ M. tuberculosis und M. bovis mit MHK-Werten von < 0,02 mg/1, in der akuten Phase mit **extrazellulärer** Vermehrung ▪ Die MOTT haben eine 1000fach geringere Empfindlichkeit, ebenso die üblichen Bakterien	▪ bakterizid ▪ die Spezifität für Tuberkelbakterien beruht auf deren spezieller Zellwand, da INH die Synthese von langkettigen Fettsäuren (> 26 Glieder) behindert ▪ Aktivierung durch die Katalase der INH-empfindlichen Mykobakterien
Rifampicin/Rifabutin	▪ viele Mykobakterienarten ▪ **extrazellulär** und **intrazellulär**	▪ bakterizid (auch im sauren Milieu der Phagozytosevakuole) ▪ RNS-Polymerase-Hemmer
Pyrazinamid	▪ M. tuberculosis ▪ **intrazellulär** ▪ nur gegen sich aktiv vermehrende Keime → Pyrazinamid ist bei einer Tuberkulose durch M. tuberculosis in der Anfangsphase (2 Monate lang) wirkungsvoll. Wenn dann später, im sog. paucibacillären Stadium, nur noch ganz wenige, „verschlafene" Keime vorhanden sind, nützt dieses Präparat nicht mehr viel.	▪ bakterizid (nur im sauren Milieu der Phagozytosevakuole) ▪ nach Aktivierung in der Leber entsteht ein Metabolit, der ausschließlich auf M. tuberculosis wirkt
Ethambutol	▪ allein eingesetzt nur geringe Wirkung ▪ in Kombination mit anderen Tuberkulosemedikamenten kann es sowohl die **extra**- wie **intrazelluläre** Vermehrung beeinträchtigen	▪ bakteriostatisch ▪ unterbindet den Einbau von Arabinogalactan in die Zellwand
Protionamid, Ethionamid, Capreomycin und **Cycloserin**		▪ Mittel der 2. Wahl
Makrolide (v. a. Clarithromycin)	▪ MOTT (speziell M. avium und M. intracellulare)	▪ Hemmung der Proteinsynthese
Chinolone	▪ MOTT	▪ Hemmung der Gyrase

Therapie: Wegen der besonderen Zellwandstruktur der Mykobakterien, ihrer geringen Vermehrungsgeschwindigkeit und der teils intrazellulären Lagerung in den Phagozytosevakuolen von Makrophagen ergeben sich einige Unterschiede in der Antibiotikatherapie der Tuberkulose gegenüber anderen bakteriellen Infektionen (Tab. **D-2.22**). Die eingesetzten Präparate finden z. T. nur bei Mykobakterieninfektionen Anwendung.

Therapie: Infektionen mit Mykobakterien verlangen unkonventionelle Therapieansätze: Kombination von mehreren Medikamenten über mehrere Monate hinweg (Tab. **D-2.22**).

▶ **Merke:** Eine **Kombination** von mehreren der aufgeführten Präparate **ist sinnvoll und auch notwendig**, weil diese jeweils unterschiedliche Targets angreifen und auf unterschiedliche extrazelluläre bzw. intrazelluläre Populationen wirken.

◀ **Merke**

Empfohlen wird eine 4er-Kombination (INH, Rifampicin, Pyrazinamid, Ethambutol) für die ersten 2 Monate. Wichtig ist die **Mehrfachkombination** auch, um die Entstehung von resistenten Varianten zu verhindern. Die Wahrscheinlichkeit, dass eine einzelne Bakterienzelle gleichzeitig gegen mehrere Substanzen einen Resistenzmechanismus entwickelt, ist äußerst gering, selbst dann, wenn die Antibiotika über viele, nämlich 6–9 Monate, verabreicht werden müssen, um auch die versteckten und wenig aktiven Erreger zu erfassen. Dennoch muss vor und auch während einer Therapie – spätestens aber bei Therapieversagen – ein **Antibiogramm** der Isolate erstellt werden. Zunehmend wer-

Am Bakterium greifen sie an unterschiedlichen Targets an. Die Entstehung von resistenten Varianten wird somit unterdrückt. Dennoch muss vor und auch während einer Therapie – spätestens aber bei Therapieversagen – ein **Antibiogramm** der Isolate erstellt werden.

den heute Resistenzen gegen einzelne Substanzen und sogar multiresistente Stämme beobachtet, sodass es wieder Tuberkulosefälle gibt, die nicht therapierbar sind. Meistens sind solche Stämme importiert.

Die Kombinationstherapie ermöglicht nach wenigen Wochen eine Entlassung des Patienten aus stationärer Behandlung, wenn die Mehrzahl der Bakterien bereits abgetötet ist und eine Ansteckungsgefahr nicht mehr besteht. Allerdings muss in der **Stabilisierungsphase** weiterhin eine Kombinationstherapie (INH und Rifampicin) für 4–7 Monate erfolgen, um eine endgültige Heilung zu erzielen (selbst dann existiert noch die Möglichkeit, dass einzelne Keime in Nischen überleben und irgendwann exazerbieren). Nach Kontakt mit einem Erkrankten ist eine **prophylaktische Gabe von INH** sinnvoll.

Im Allgemeinen jedoch greift eine Kombinationstherapie bei stationärer Behandlung recht schnell, so dass bei empfindlichen Erregern innerhalb von 2 Monaten eine Elimination der Mehrzahl, vor allem der vermehrenden Keime, stattfindet und somit eine Ansteckungsfähigkeit in 90 % unterbunden wird. Eine stationäre Behandlung – oder sogar eine monatelange Separation in Lungenheilanstalten wie früher – ist dann nicht mehr notwendig. Allerdings muss in der **Stabilisierungsphase** weiterhin eine Kombinationstherapie (INH und Rifampicin) für 4–7 Monate erfolgen, um eine endgültige Heilung zu erzielen. Selbst dann existiert noch die Möglichkeit, dass einzelne Keime in Nischen überleben und irgendwann exazerbieren. Wenn Kontakt mit einem Tuberkulosekranken bestanden und eine Tuberkulinkonversion darauf hindeutet, dass eine Infektion stattgefunden hat – selbst wenn noch keine Krankheitszeichen vorhanden sind – ist eine **prophylaktische Gabe von INH** (allein) über 3 Monate gerechtfertigt.

Prophylaxe: Isolation der offen Tuberkulösen. Die Erkrankung ist meldepflichtig.

Prophylaxe: Wichtig ist die Isolation der Kranken mit Erregerausscheidung (offener Tuberkulose). Die Erkrankung ist nach dem Infektionsschutzgesetz **meldepflichtig**, was beinhaltet, dass in einem solchen Fall sogar das bürgerliche Grundrecht auf Freizügigkeit aufgehoben ist und eine zwangsweise stationäre Behandlung angeordnet werden kann. Der Staat sieht für Tuberkulosekranke nach dem Bundessozialhilfegesetz besondere Leistungen vor. Routinemäßige Röntgenreihenuntersuchungen der Bevölkerung bzw. bestimmter Berufsgruppen (z. B. Lehrer) werden heute nicht mehr praktiziert. (Veterinärmedizinische Regeluntersuchungen schützen vor der Rindertuberkulose.)

Der **BCG-Impfstoff** besteht aus lebenden, attenuierten Mykobakterien, die eine zellvermittelte Immunreaktion induzieren; allerdings verleiht diese Impfung nur eine partielle Immunität.

Die Rolle der **Impfung mit lebenden, attenuierten Bakterien von M. bovis, Stamm BCG** (Bacille-Calmette-Guérin), ist umstritten. Lokal, am Ort der Injektion, kommt es zu einer Keimvermehrung, gefolgt von einer Eiterung, die später zu einer Einschmelzung führt, was hinterher eine Narbe hinterlässt. Meist sind auch die regionalen Lymphknoten befallen, und gelegentlich – bei Abwehrschwäche – kommt es sogar zu einer weiteren Ausbreitung, im schlimmsten Fall zu einer systemischen „BCGitis". Andererseits ist die dadurch ausgelöste zellvermittelte Immunreaktion nicht sicher protektiv, allenfalls entsteht eine partielle Immunität, die vielleicht vor den schlimmsten Folgen einer Tuberkulose, z. B. vor einer tuberkulösen Meningitis, schützt und auch das nur wenige Jahre.

Die BCG-Impfung führt zu einer Tuberkulinkonversion.

Bei einer erfolgreichen Impfung kommt es aber auf alle Fälle zu einer positiven Tuberkulinreaktion, so dass dieser Test dann für die Frühdiagnose einer wirklichen Erkrankung ausfällt.

Die Impfung erfolgt **streng intrakutan**.

Die Impfung muss **streng intrakutan** – meist über dem Trochanter – erfolgen, um größere Schäden zu vermeiden.

Bei Fehlinjektion (zu tief!) ist sofort eine orale Therapie mit INH einzuleiten.

Bei versehentlicher Fehlinjektion (zu tief!) ist sofort eine orale Therapie mit INH einzuleiten.

▶ **Merke**

▶ **Merke:** Nur tuberkulinnegative Personen dürfen mit BCG geimpft werden!

Neugeborene zwischen dem 2. Lebenstag und der 6. Lebenswoche gelten generell als tuberkulinnegativ. Die Impfung der Neugeborenen wird heute nicht mehr allgemein empfohlen. Geimpft werden sollten:

- Kinder, die direkt von einer Infektion bedroht sind
- Kinder, die indirekt konkret bedroht sind, z. B. wenn ihre Eltern aus Ländern mit hoher Tuberkuloseinzidenz stammen.

Neugeborene zwischen dem 2. Lebenstag und der 6. Lebenswoche gelten generell als tuberkulinnegativ. Da die Abwehr ausschließlich zellulärer Natur ist, besteht keine Übertragung zwischen Mutter und Kind (fehlender „Nestschutz"). Ein Tuberkulintest erübrigt sich somit. Die Impfung der Neugeborenen wird heute nicht mehr allgemein empfohlen. Die Impfung sollte nur durchgeführt werden bei:

- Kindern, die direkt von einer Infektion bedroht sind (z. B. wenn sich im engeren Lebensraum des Kindes ein Tuberkulosekranker befindet)
- Kindern, die indirekt konkret bedroht sind, d. h. wenn ihre Eltern aus Ländern mit hoher Tuberkuloseinzidenz stammen (z. B. Türkei).

▶ **Merke:** Die Impfung ist **kontraindiziert** bei Neugeborenen unter 2500 g, bei jeder Schwäche des Immunsystems und bei akuten Erkrankungen jeder Art.
Ältere Kinder und Erwachsene müssen sich vor einer Impfung einer Tuberkulintestung unterziehen. Zur Impfung zugelassen werden nur Personen, die im Intrakutantest nach Mendel-Mantoux auf 50–100 IE nicht reagieren.

◀ Merke

▶ **Exkurs:** Folgende **Tuberkulintests** können durchgeführt werden:

- **Perkutan-Test** für Kinder unter 10 Jahren: Einreiben einer tuberkulinhaltigen Paste (Moro-Test) auf die entfettete Haut – meist über dem Sternum – oder Aufkleben eines mit 1-IE-Tuberkulinsalbe beschichteten Pflasters. Nach 72 Stunden Ablesung; als positiv wird das Auftreten zahlreicher geröteter Knötchen gewertet (wenig zuverlässiger Screening-Test).
- **Stempel-Test** (verschiedene Handelspräparate): Die mit 5–10 IE Tuberkulin imprägnierten vier Spitzen des Teststempels werden 3 Sekunden lang in die Haut der Innenseite des Unterarmes eingedrückt und dann einmal kurz hin und her bewegt. Die Ablesung erfolgt frühestens nach 72 Stunden. Als positiv gilt eine gerötete Einzelinduration von mindestens 2 mm (keine Summation der Einzelspitzen) (Abb. **D-2.44a**) (Screening- Test).

Perkutan-Test und Stempel-Test sind **wenig zuverlässig** und nur als Screening-Methoden geeignet. **Der Intrakutantest erlaubt Hinweise auf eine früher durchgemachte Tuberkulose.**

- **Intrakutantest nach Mendel-Mantoux:** An der Innenseite des Unterarmes werden 0,1ml Tuberkulin einer standardisierten Verdünnung intrakutan injiziert. Die Ablesung erfolgt auch hier nach 72 Stunden. Als positiv gilt eine Induration von mindestens 6mm (Abb. **D-2.44b**). Bei Verdacht auf Vorliegen einer Tuberkulose begnügt man sich mit der Testung von 1 IE; für epidemiologische Fragestellungen erhöht man bei negativen Ergebnissen auf 10 IE. Für Individualtestungen sollten Stärken von 100 IE untersucht werden.

◀ Exkurs

D-2.44 Tuberkulinreaktion

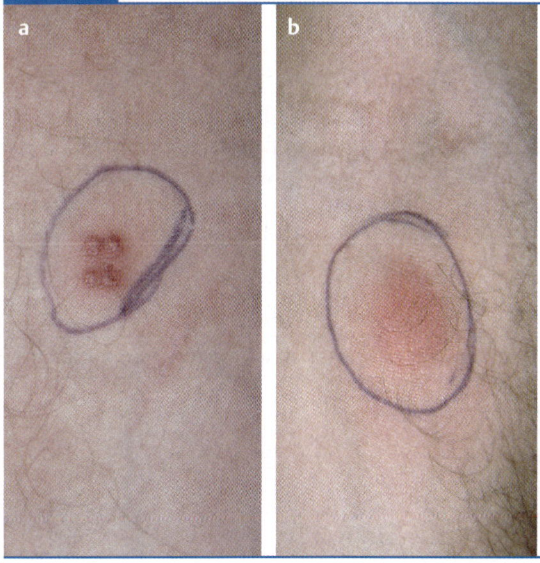

a positiver Stempel-Test (Tine-Test).
b positiver Mendel-Mantoux-Test (mit 10 Testeinheiten durchgeführt). Man kann die Reaktion nach 2–3 Tagen nicht nur sehen, sondern auch fühlen.

D-2.44

2.6.2 MOTT

▶ **Definition:** Mykobakterien, die keine Tuberkulose und keine Lepra erzeugen, werden unter der Bezeichnung MOTT (**m**ycobacteria **o**ther **t**han **t**ubercle bacilli) subsumiert.

▶ **Merke:** Die alte Bezeichnung „atypische Mykobakterien“ sollte endgültig verlassen werden, da die Bakterien dieser Gruppe in keiner Weise atypisch sind!

Klassifikation: s. Tab. **D-2.19**, S. 348.

Klassifikation: Neben mehreren humanpathogenen Spezies gibt es viele Arten, die für den Menschen weniger von Bedeutung sein können (vgl. Tab. **D-2.19**, S. 348).

Bedeutung: Hauptmanifestationen von MOTT-Infektionen finden sich in:
- **Lunge** (nicht von einer wirklichen Lungentuberkulose zu unterscheiden),
- **Lymphknoten**,
- **Haut** (Abb. **D-2.45**), ein spezifischer Erreger ist das in tropischen Gebieten vorkommende **M. ulcerans** (Verursacher des **Buruligeschwürs**, Abb. **D-2.46**).
- **generalisierte Infektion** (v. a. bei Menschen mit herabgesetzter Immunabwehr).

Bedeutung: Hauptmanifestationsorte von MOTT-Infektionen sind die Lunge, die Lymphknoten und die Haut, oder sie betreffen als generalisierte Infektion den gesamten Organismus.
- **Lungeninfektionen** sind klinisch, radiologisch und histologisch nicht von einer wirklichen Lungentuberkulose zu unterscheiden. MOTT-Infektionen sind nicht selten mit einer aktiven Tuberkulose kombiniert oder treten als Folge einer solchen auf.
- **Lymphknoteninfektionen** wurden früher häufig bei Kindern aus bäuerlichen Wohngemeinschaften beobachtet, wobei nicht selten infizierte Hühner Ausgangspunkt der Infektion waren.
- **Hautmanifestationen** finden sich in Form ekzematöser Erscheinungen, die häufig aus Wasserinfektionen entstehen (Abb. **D-2.45**). Ein spezifischer Erreger ist **M. ulcerans**, das in tropischen Gebieten vorkommt und dort das **Buruligeschwür** verursacht (Abb. **D-2.46**).
- **Generalisierte Infektionen** mit MOTT betreffen vor allem Menschen mit herabgesetzter Immunabwehr. So werden häufig AIDS-Patienten durch **M. avium, M. intracellulare** und **M. kansasii** zusätzlich bedroht. Selbst Darminfektionen kommen vor.

Nachweis: Nur durch die Kultur aus geeignetem Untersuchungsmaterial.

Nachweis: Nur durch die Kultur aus geeignetem Untersuchungsmaterial kann die Diagnose gestellt werden. Die Kriterien der Runyon-Gruppenbildung sind von entscheidender Bedeutung (S. 349).

Therapie: MOTT sind oftmals unempfindlich gegen Isoniazid und nur mäßig empfindlich gegen andere Antituberkulotika. Kombinationen von 3, 4, 5 oder gar 6 Chemotherapeutika sind die Regel.

Therapie: MOTT sind oftmals unempfindlich gegen Isoniazid und nur mäßig empfindlich gegen andere Antituberkulotika. Die Chemotherapie ist deshalb oft außerordentlich schwierig. Kombinationen von drei, vier, fünf oder gar sechs Chemotherapeutika (teilweise im Wechsel zwischen parenteraler und oraler Verabreichung) sind nach individueller Austestung angezeigt. Vor allem neuere Makrolide (Clarithromycin), Chinolone und Rifabutin werden dazu eingesetzt.

D-2.45

D-2.45 Schwimmbadgranulom, verursacht durch Mycobacterium marinum

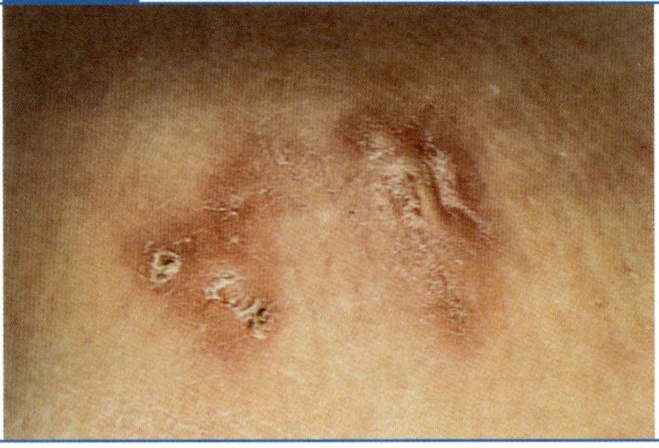

D-2.46 Ulcus tropicum (Ulcus Buruli)

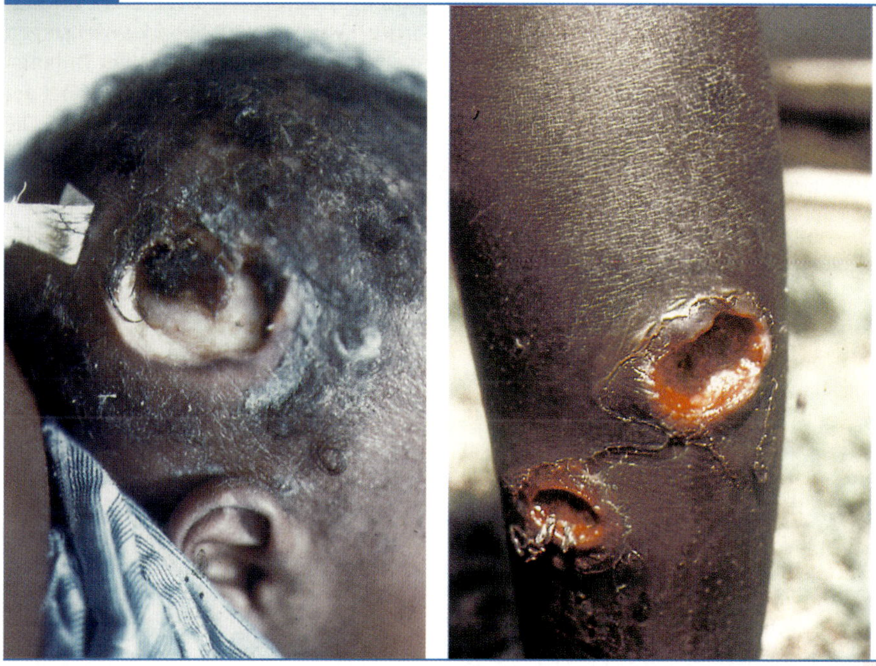

Hervorgerufen durch Mycobacterium ulcerans. Tritt bei Patienten mit Abwehrschwäche (in diesem Fall Unterernährung) auf. Keine spontane Heilung.

Epidemiologie: MOTT werden in der Regel nicht in einer direkten Infektionskette von Mensch zu Mensch übertragen. Meist sind infizierte Tiere oder Umweltmaterialien für die Infektion verantwortlich. MOTT-Infektionen sind nicht meldepflichtig. Andererseits kommt aber auch die gesetzlich verankerte „Tuberkulosefürsorge“ nicht zum Zuge, was unter Umständen zu sozialen Härten führen kann.

Epidemiologie: MOTT werden in der Regel nicht in einer direkten Infektionskette von Mensch zu Mensch übertragen. Meist sind infizierte Tiere oder Umweltmaterialien für die Infektion verantwortlich.

▶ **Klinischer Fall.** Ein 35-jähriger Mann begibt sich wegen nässender, ekzematöser Hauterscheinungen an beiden Händen in dermatologische Behandlung. Nach etlichen therapeutischen Fehlschlägen und einigen bakteriologischen und mykologischen Untersuchungen ohne Befund (der Patient ist zwischenzeitlich in stationärer Betreuung) kommt der Verdacht auf, es könnte sich um eine Hauttuberkulose handeln. Die entsprechende Kultur erfolgt auf einem herkömmlichen Glycerol-Eier-Agar. Nach 6 Wochen Kulturzeit bei 37 °C in Dunkelheit finden sich farblose Kolonien. Eine Belichtung der Kultur bewirkt eine intensiv gelbe Pigmentierung der Kolonien. Es handelt sich somit um Mykobakterien der Runyon-Gruppe I (langsam wachsende, photochromogene Keime). Damit ist eine echte Tuberkulose ausgeschlossen. Nähere Differenzierungen zeigen, dass es sich um M. marinum handelt. Gezielte Fragen ergeben, dass der Patient begeisterter Aquarianer ist. Untersuchungen von Wasserproben aus seinen Aquarien verlaufen positiv; auch hier ist M. marinum nachweisbar. Es handelte sich also um eine klassische MOTT-Infektion, die der Mann sich beim Hantieren in seinen Aquarien zugezogen hatte.

◀ **Klinischer Fall**

2.6.3 Mycobacterium leprae

Geschichtliches: Erhard H. A. Hansen entdeckte 1874 den Erreger der Lepra. Es handelt sich dabei um eine Erkrankung, die im Gegensatz zur weitverbreiteten Meinung vielleicht nicht mit dem biblischen Aussatz identisch ist. Lepra lässt sich im europäischen Kulturraum gesichert nur bis ins 6. Jahrhundert nach Chr. zurückverfolgen. Sie wird im Altdeutschen als Mieselsucht bezeichnet.

2.6.3 Mycobacterium leprae

Geschichtliches

▶ **Definition:** Mycobacterium leprae unterscheidet sich von den übrigen Mykobakterien dadurch, dass es weder in leblosen Nährmedien noch in Zellkulturen oder im Meerschweinchen kultiviert werden kann. Eine künstliche Vermehrung des Erregers ist nur in den Fußsohlen von immungeschwächten Mäusen und Ratten sowie im Armadillo (Gürteltier) möglich.

◀ **Definition**

Pathogenese: M. leprae sind intrazelluläre Parasiten. Die Abwehr findet ausschließlich auf zellulärer Ebene statt.

Pathogenese: Leprabakterien sind wenig aggressiv; nur bei massiver und lang anhaltender Exposition kommt es nach langer Zeit (Jahren) zu einer Erkrankung. M. leprae verhalten sich im Körper genauso wie Tuberkuloseerreger, d. h. sie sind intrazelluläre Parasiten. Auch bei der Lepra versucht der Organismus der Infektion durch Ausbildung von Granulomen zu begegnen. Wie bei der Tuberkulose findet die Abwehr ausschließlich auf zellulärer Ebene statt. Die Sensibilisierung des Organismus auf Mycobacterium leprae kann in Analogie zur Tuberkulinreaktion mit **Lepromin** getestet werden.

Klinik: Zu unterscheiden sind:

- **Lepromatöse Lepra** mit bösartigem, progressivem Verlauf. Hauptsymptom ist der „Löwenkopf“ (knotenartige Hautverdickungen, **Facies leontina,** Abb. **D-2.47a**).
- **Tuberkuloide Lepra** mit benignem Verlauf und guter Heilungstendenz. Typisch sind hier **schmerzlose Extremitätenverstümmelungen** und hypopigmentierte, gefühllose Hautareale (Abb. **D-2.47b**).
- **Borderline-Lepra** bezeichnet die zahlreichen Übergangsformen.

Klinik: Die Inkubationszeit beträgt Monate bis Jahre. Es werden unterschieden:

- **Lepromatöse Lepra:** Die lepromatöse Lepra ist durch einen bösartigen, progressiven Verlauf gekennzeichnet. Es kommt zur ungehemmten Bakterienvermehrung und Absiedlung in zahlreichen Organen. Das klassische Krankheitsbild wird durch knotenartige Hautverdickungen und -schwellungen bestimmt, die dem Gesicht das Aussehen eines Löwenkopfes verleihen (**Facies leontina**, Abb. **D-2.47a**). Der Befall peripherer Nerven ist nicht so gravierend wie bei der tuberkuloiden Lepra.
- **Tuberkuloide Lepra:** Diese zeigt das durch die Medien verbreitete klinische Bild der Lepra. Durch Beteiligung und Ausfall der Nerven kommt es frühzeitig zur **schmerzlosen Verstümmelung der Extremitäten**. Hypopigmentierte, schmerzunempfindliche Hautareale sind typisch (Abb. **D-2.47b**). Tatsächlich ist die tuberkuloide Lepra jedoch die benignere Form der Lepra mit einer guten Heilungstendenz.
- **Borderline-Lepra:** Dieser Begriff bezeichnet die zahlreichen Übergangsformen.

Der Grund für die unterschiedlichen Verlaufsformen der Lepra liegt möglicherweise im Zustand der zellulären Abwehr begründet. Bei der lepromatösen Form liegt eine fehlende oder reduzierte T-Lymphozytenaktivität vor (Immunschwäche). Bei der tuberkuloiden Lepra ist die zelluläre Abwehr intakt, jedoch nicht in der Lage, die Situation unter Kontrolle zu bringen.

Nachweis: Da eine Kultur der Erreger in der Regel nicht möglich ist, kommt dem **mikroskopischen Nachweis säurefester Stäbchen** und dem **Lepromintest** Bedeutung zu.

Nachweis: Da eine Kultivierung der Erreger in der Regel nicht möglich ist, kommt dem **klinischen Befund** und dem **mikroskopischen Nachweis säurefester Stäbchenbakterien** aus entsprechenden Hautläsionen große Bedeutung zu. Mögliches differenzialdiagnostisches Kriterium ist der **Lepromintest**.

D-2.47 Lepra

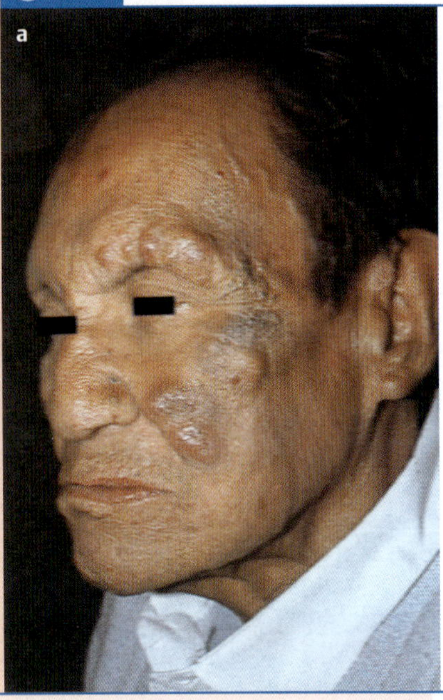

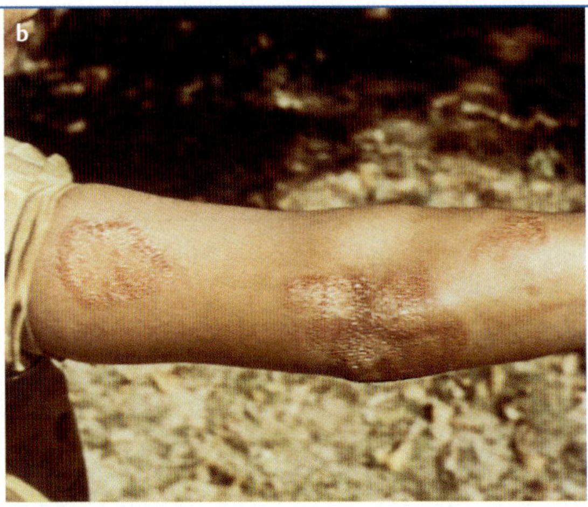

a Charakteristisch für die **lepromatöse Form** sind die knotigen, wulstigen, teils hyperpigmentierten Hautveränderungen im Gesicht.

b Bei der benigneren Form, der **tuberkuloiden Lepra**, herrschen randbetonte, konfluierende, berührungsunempfindliche Papeln vor.

Therapie: Die WHO hat eine Kombination von Chinolonen, Clofazimin, Rifampicin und Dapson empfohlen, die sich inzwischen bewährt hat. Selbst bei optimalen Bedingungen werden für eine kurative Therapie aber mehrere Jahre gebraucht.

Therapie: Kombination von Chinolonen, Clofazimin, Rifampicin und Dapson.

▶ **Merke:** Der Nachweis von M. leprae ist nach Infektionsschutzgesetz **meldepflichtig**.

◀ **Merke**

Epidemiologie: In den entwickelten Ländern ist die Lepra heute ausgerottet. In den Ländern der dritten Welt sind fast 1 Million Menschen erkrankt. Ansteckungsquelle ist der kranke Mensch. Da jedoch die klinisch apparenten Infektionen nur besonders empfindliche Individuen betreffen, wird heute die strenge Isolierung der Kranken nicht mehr gefordert. Engere Kontaktpersonen sollen in regelmäßigen Untersuchungen (alle 6 Monate) getestet werden. Inwieweit eine BCG-Impfung einen Schutz begründet, ist umstritten.

Epidemiologie: Die Isolation der Kranken wird heute wegen der niedrigen Kontagiosität nicht mehr für erforderlich gehalten.

▶ **Merke:** Im Gegensatz zum weitverbreiteten Klischee ist Lepra **keine** hochkontagiöse Erkrankung!

◀ **Merke**

2.7 Gramnegative Kokken

Die gramnegativen Kokken sind in die Familie **Neisseriaceae** subsumiert, der neben der Kokkengattung **Neisseria** und **Moraxella** (früher Branhamella) auch die Gattung der Kurzstäbchen **Acinetobacter** und **Kingella** angehören.

2.7 Gramnegative Kokken

Gramnegative Kokken (Familie **Neisseriaceae**) umfassen die Gattung **Neisseria, Moraxella, Acinetobacter** und **Kingella**.

2.7.1 Gramnegative aerobe Kokken

Klassifikation: Die Gattung **Neisseria** umfasst die in Tab. **D-2.23** aufgeführten Arten. Daneben gibt es noch die Gattung **Moraxella**.

2.7.1 Gramnegative aerobe Kokken

Klassifikation: s. Tab. **D-2.23**

D-2.23 Klassifikation der Gattungen Neisseria und Moraxella

Art	*Standort*	*Bedeutung*
N. gonorrhoeae	Urogenital-, Rektal-, Pharyngeal- und Konjunktivalschleimhaut	Erreger der Gonorrhö
N. meningitidis	Nasopharynx	Erreger der epidemischen Meningitis
N. lactamica	Nasopharynx	*
N. cinerae	Nasopharynx	*
N. sicca	Nasopharynx	*
N. subflava	Nasopharynx	*
N. perflava	Nasopharynx	*
N. flavescens	Nasopharynx	*
N. mucosa	Nasopharynx	*
N. elongata	Urogenitalschleimhaut	*
M. catarrhalis	Nasopharynx	Erreger von Sinusitis, Otitis media, Bronchitis

* = Angehörige der normalen Flora des Menschen, die jedoch gelegentlich Infektionen hervorrufen können

D-2.23

Neisseria gonorrhoeae (Gonokokken)

Geschichtliches

Neisseria gonorrhoeae (Gonokokken)

Geschichtliches: Der Erreger der Gonorrhö wurde 1879 von Albert Neisser erstmals dargestellt. (Die nach Neisser benannte Färbemethode dient jedoch nicht der Darstellung von Neisserien, sondern von Corynebacterium diphtheriae.) 1881 wurde die von dem Gynäkologen Karl Credé propagierte Prophylaxe der Gonokokken-Blennorrhö beim Neugeborenen mit 1 % Argentum nitricum eingeführt.

▶ Definition

▶ **Definition:** Gonokokken sind gramnegative, in Kaffeebohnenform paarweise angeordnete Diplokokken, die Glukose, nicht jedoch Maltose und Saccharose abbauen.

Nachweis: Das mikroskopische Bild zeigt meist intra- und extrazelluläre gramnegative Diplokokken einzeln und in Gruppen (Abb. **D-2.48**).

Nachweis: Während der akuten Phase der Erkrankung findet man im mikroskopischen Präparat von Eiterabstrichen viele Erreger. Sie liegen als Diplokokken einzeln oder in Gruppen und sogar innerhalb von Leukozyten (Abb. **D-2.48**).

▶ Merke

▶ **Merke:** Die in der akuten Phase im Urethralsekret auftretenden, teils intrazellulär gelagerten Diplokokken, die sich in mikroskopischen Direktpräparaten mit Gram- und Methylenblaufärbung darstellen lassen, sind jedoch für eine Gonorrhö **nicht beweisend**.

Zur Sicherung der Diagnose ist der **kulturelle Nachweis** nötig. Gonokokken stellen hohe Kulturansprüche. Eingesetzt werden Spezialmedien. Die Anzucht erfolgt in einer 5–10 %igen CO_2-Atmosphäre.

Zur Sicherung der Diagnose ist der **kulturelle Nachweis** nötig, obwohl dieser nicht immer gelingt, denn Gonokokken stellen hohe Ansprüche an Transport und an die Kultivierung. Geeignet sind Kochblutnährmedien („Schokoladen-Agar") mit Antibiotikazusätzen zur Unterdrückung der Begleitflora (Thayer-Martin-Agar). Die Anzucht erfolgt in einer 5–10 %igen CO_2-Atmosphäre bei 37 °C. Die Gonokokken wachsen dann als kleine farblose Kolonien, die oxidasepositiv sind.

▶ Merke

▶ **Merke:** Gonokokken haben nur eine Chance zu überleben, wenn sie aus einer feuchten, dunklen, warmen Nische sofort in eine andere feuchte, dunkle, warme Nische gelangen. Sie sind außerordentlich empfindlich und gehen außerhalb des menschlichen Körpers rasch zugrunde. Nur die sehr schnelle Einlieferung des Untersuchungsmaterials ins Labor unter Benutzung eines geeigneten Transportmediums sichert den Nachweis.

Bedeutung: Erreger der **Gonorrhö** (GO, Tripper).

Bedeutung: Neisseria gonorrhoeae ist der Erreger der Geschlechtskrankheit **Gonorrhö** (GO, Tripper).

D-2.48

D-2.48 Gonokokken

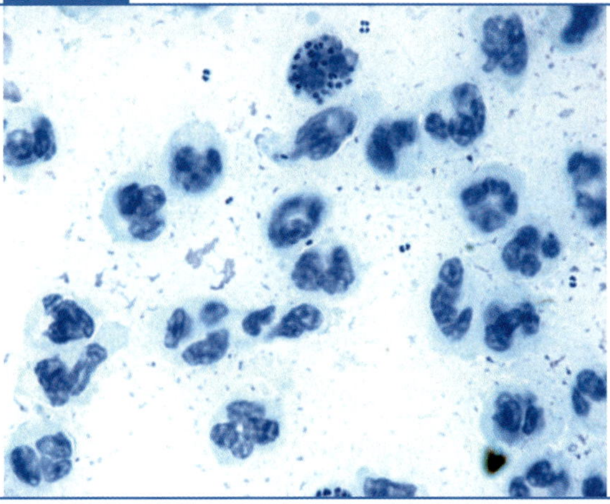

Ausstrichpräparat, Methylenblaufärbung mit Leukozyten und intra- und extrazellulär gelegenen, semmelförmigen Diplokokken

Pathogenese: Die Infektion erfolgt beim Geschlechtsverkehr. Andere Infektionsquellen sind denkbar, in der Praxis jedoch extrem selten, weil Gonokokken außerhalb des Körpers schnell durch Licht, Trockenheit und Kälte inaktiviert werden. Gonokokken besitzen wichtige **Pathogenitätsfaktoren**, die es ihnen gestatten, sich an Epithelzellen des Urogenitaltraktes anzuhaften, durch diese Zellen hindurch ins subseröse Gewebe einzudringen und der zellulären und humoralen Abwehr zu entgehen:

- **Opaque-Protein:** Dieses besondere Protein lagert sich der Zellwand auf.
- **Haftpili:** Gonokokken ohne Pili verlieren ihre Virulenz.
- **IgA-Protease:** Das von den Gonokokken produzierte Enzym zerstört die Schleimhautantikörper vom Typ IgA.
- **Endotoxin:** Das in der äußeren Membran liegende Endotoxin induziert eine heftige Entzündungsreaktion.

Mit den Antigenstrukturen des Opaque-Protein haften sich die Gonokokken an die Epithelzellen des Urogenitaltraktes an. Diese nehmen die Erreger durch Endozytose auf und schleusen sie in einer Vakuole durch die Zelle hindurch in das subepitheliale Gewebe. Dort werden die eingedrungenen Erreger zum Teil von polymorphkernigen Leukozyten phagozytiert und abgetötet. Ein besonderer Schutzmechanismus des Erregers ermöglicht jedoch seine weitere Ausbreitung. Die Haftpili führen bei der Anhaftung der Gonokokken an Phagozyten zu deren Degranulierung (Entleerung der Lysosomen). Werden die Erreger nun in die Zelle aufgenommen, können sie dort nicht nur überleben, sondern sich sogar vermehren.

Das Genom der Gonokokken enthält mehrere Variationen des Opaque-Proteins sowie des Pilins (repetitive Untereinheit der Pili), so dass ein Bakterium durch **Antigenwechsel** der Immunreaktion ausweicht. Die IgA-Protease trägt ebenfalls dazu bei, die lokale Immunität zu zerstören, indem das F_c-Stück vom IgA abgespalten wird. Die Fab-Fragmente können aber immer noch spezifisch mit dem Antigen an der Oberfläche der Bakterien reagieren. So werden die fremden Erreger durch körpereigene Proteine maskiert und entgehen somit weiteren Angriffen. Die Folge ist eine **Chronifizierung**.

Pathogenese: Die Infektion erfolgt bei Intimkontakten. Gonokokken besitzen folgende wichtige Pathogenitätsfaktoren:

- ein besonderes Protein, das sich der Zellwand auflagert (**Opaque-Protein**)
- **Haftpili** (Gonokokken ohne Pili verlieren ihre Virulenz)
- eine **IgA-Protease**, mit der sie die Schleimhautantikörper vom Typ IgA zerstören
- **Endotoxin**, das die Entzündung induziert.

Mit dem Opaque-Protein haften sich die Keime an Zellen des Urogenitaltraktes an, werden von diesen durch Endozytose aufgenommen und in einer Vakuole durch die Zelle in das subepitheliale Gewebe transportiert. Die Haftpili führen bei Kontakt mit Phagozyten zu deren Degranulierung. Werden die Erreger dann in die Zelle aufgenommen, überleben sie und vermehren sich.

Durch **Antigenwechsel** unterlaufen sie die Immunreaktion.

Klinik: Die klassische Gonorrhö wird unterteilt in:

- **Akute Phase:** Sie wird beim Mann als „vordere GO", bei der Frau als „untere GO" bezeichnet. Nach einer Inkubationszeit von 2–7 Tagen kommt es zu einer **Entzündung der Harnröhre** (Urethritis), die mit Rötung und Schwellung des Orificium urethrae sowie Schmerzen beim Urinieren einhergeht. Aus der Urethra entleert sich ein eitriges Sekret. Bei der Frau verläuft die Infektion meist blander und bleibt deshalb häufig unerkannt. Wenn allerdings die Bartholin-Drüse befallen ist, entwickelt sich in diesem stark innervierten Gebiet eine äußerst schmerzhafte Entzündung **(Bartholinitis)**. Rektale und Rachen-Gonorrhö, die durch Analverkehr bzw. durch Cunnilingus oder Fellatio erworben werden, bleiben sehr oft symptomlos.

  Die gonokokkenbedingte **Neugeborenen-Blennorrhö** war noch im 19. Jahrhundert die häufigste Ursache von Erblindung. Die 1881 eingeführte **Credé-Prophylaxe** ist heute nicht mehr obligat. In Kliniken obliegt es dem Chefarzt, durch Dienstanweisung die Hebammen zu dieser Maßnahme zu verpflichten. Das ursprüngliche Verfahren – Einträufeln einer 1 %igen Silbernitratlösung in den Konjunktivalsack des Neugeborenen – wird heute manchmal durch wässrige Penicillinlösungen oder Erythromycin- bzw. Tetracyclinsalben ersetzt.
- **Chronische Phase:** Sie wird beim Mann auch „hintere GO", bei der Frau „obere GO" genannt. Unbehandelt verschwinden die lokalen Symptome, und eine aszendierende Verbreitung der Erreger im Gewebe ist die Folge: Beim Mann dominieren **Prostatitis** und **Epididymitis**; die entzündliche Reaktion ist nur noch schwach und die Eiterbildung gedrosselt, so dass sich allenfalls über Nacht noch etwas Eiter in der Urethra ansammelt und dann noch vor dem ersten Wasserlassen als „Bonjour-Tröpfchen" am Orificium austritt (Abb. **D-2.49**). Bei Frauen sind die Folgen schlimmer; die **Adnexitis**, im

Klinik: Die Gonorrhö wird unterteilt in:

- **Akute Phase:** Während der **akuten Phase** der GO dominiert die **eitrige Entzündung der Harnröhre**, mit Schmerzen beim Urinieren und Abgang von Eiter. Rektale und Rachen-GO bleiben oft symptomlos.

  Die gonokokkenbedingte **Neugeborenen-Blennorrhö** führt zur Erblindung. Die **Credé-prophylaxe** (Einträufeln einer 1 %igen Silbernitratlösung, alternativ Gabe von Antibiotikalösung oder -salbe in den Konjunktivalsack) ist heute nicht mehr obligat.

- **Chronische Phase:** In der **chronischen Phase** breiten sich die Erreger aus. Beim Mann kann es zu **Prostatitis** und **Epididymitis**, bei der Frau zur **Adnexitis** und **Peritonitis** kommen (Abb. **D-2.49**). Seltener ist die hämatogene Streuung der Erreger mit Arthritis und Reiter-Trias.

D-2.49

D-2.49 Urethritis gonorrhoica anterior

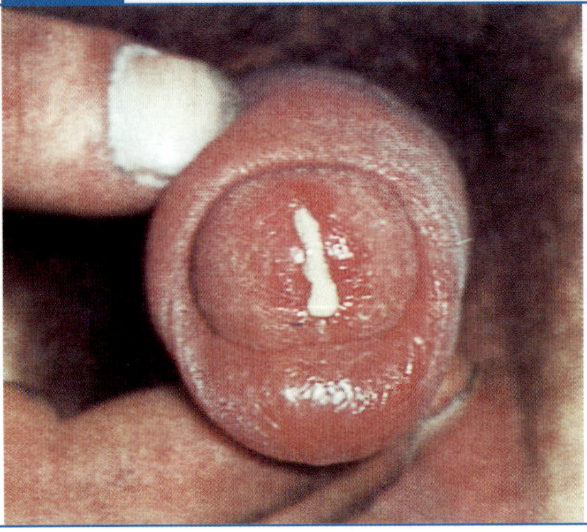

Mit gelbem eitrigem Ausfluss und gerötetem Orificium urethrae und Präputiumödem.

Extremfall auch eine **Peritonitis** sind belastend und schmerzhaft. Oftmals ergibt sich eine Verstärkung der Symptome während der Menstruation, teilweise mit Ausbildung von Exanthemen.
Selten (1–3 %) kommt es zu einer hämatogenen Streuung der Erreger, mit den Folgen einer **Arthritis** (besonderer Manifestationsort Kniegelenk: Vorsicht! Nicht jede Gonarthritis ist gonorrhoisch!), Konjunktivitis, seltener einer Endokarditis. Die **Reiter-Trias** (Arthritis, Konjunktivitis, Urethritis) trifft hauptsächlich Männer.

Krankheitsfolgen: Spätfolge ist bei Männern die Harnröhrenstriktur, bei Frauen Sterilität infolge Tubenverklebung.

Krankheitsfolgen: Spätfolge bei Männern ist die Harnröhrenstriktur. Bei Frauen kommt es nicht selten zu Tubenverklebungen, die zur Sterilität führen können.

Therapie: Mittel der Wahl ist **Benzylpenicillin**, jedoch sind **zunehmende Resistenzen** durch Stämme aus Südostasien zu beobachten. Cephalosporine, Spectinomycin und Chinolone sind Alternativen.

Therapie: Mittel der Wahl wäre **Benzylpenicillin** (Penicillin G). Seit 1976 werden aus Südostasien eingeschleppte Stämme („Sextourismus") isoliert, die **penicillinresistent** sind. Das Antibiogramm ist deshalb unverzichtbar. Cephalosporine, Spectinomycin und Chinolone sind alternative Antibiotika für die Einmaltherapie. Eine Mitbehandlung des Intimpartners sollte versucht werden.

Epidemiologie: Die „GO" ist weltweit verbreitet. Die Dunkelziffer ist hoch.

Epidemiologie: Die Gonorrhö ist weltweit, jedoch mit unterschiedlicher Inzidenz verbreitet. Die Dunkelziffer ist vor allem in der dritten Welt sehr hoch.

Prophylaxe: Der sicherste Schutz liegt in der Benutzung von Kondomen.

Prophylaxe: Die sicherste Prophylaxe einer Gonorrhö liegt in der Benutzung von Kondomen bei Intimkontakten mit wechselnden Partnern, was angesichts der AIDS-Problematik heute eigentlich selbstverständlich sein sollte.
Die Prophylaxe beim Neugeborenen (Credé-Prophylaxe) wurde bereits beschrieben.

▶ **Klinischer Fall**

▶ **Klinischer Fall.** Innerhalb von wenigen Tagen werden drei junge Frauen mit den Symptomen einer hoch schmerzhaften Salpingitis in die gynäkologische Abteilung einer Klinik eingeliefert. Nach notfallmäßiger chirurgischer Intervention finden sich die Patientinnen später auf der Allgemeinstation wieder. Die Diagnose Gonorrhö wird labormäßig aus dem Salpingitiseiter gestellt. Sehr schnell zeigt sich, dass sich alle drei untereinander kennen, zwar nicht persönlich, jedoch vom Sehen. Alle drei besuchten regelmäßig eine bestimmte Diskothek. Die Befragung des Stationsarztes bezüglich der Ansteckungsquelle führt bei allen drei Patientinnen zum gleichen Ergebnis: Sie sind der Meinung, sich die Infektion auf der Toilette eben dieser Diskothek zugezogen zu haben. Dort stünden die Frauen Schlange, da nur eine einzige Toilette vorhanden sei. Eine entsprechende Meldung an die zuständige Gesundheitsbehörde führt zu einer Begehung der Diskothek durch das Gesundheits- und das Gewerbeaufsichtsamt. Die tatsächlich vorhandenen untragbaren sanitären Verhältnisse werden beanstandet. Dem anwesenden Amtsarzt fällt ein überaus attraktiver Diskjockey auf. Durch eine unbestimmte Ahnung inspiriert, kann er in einem „Gespräch unter Männern" erreichen, dass sich der Diskjockey bereit erklärt, sich einer entsprechenden Untersuchung zu unterziehen.

Das Ergebnis dieser Untersuchung wird offiziell niemals bekannt. Eine nochmalige vorsichtige Befragung der Patientinnen durch den Klinikarzt ergibt jedoch, dass alle drei Frauen mit diesem Diskjockey Intimkontakt hatten.

Neisseria meningitidis (Meningokokken)

Geschichtliches: Die epidemische Genickstarre wurde erstmals 1805 von Vieusseux in Genf als eigenes Krankheitsbild beschrieben. **Neisseria meningitidis** wurde 1887 vom Wiener Pathologen Anton Weichselbaum nachgewiesen.

▶ **Definition:** Meningokokken sind gramnegative, semmelförmig angeordnete Diplokokken. Die unbeweglichen, zur Sporenbildung nicht befähigten Keime besitzen eine Polysaccharidkapsel (Abb. **D-2.50a** und **b**).

Klassifikation: Die Antigenstrukturen der Polysaccharidkapsel gestatten eine Unterteilung in 14 Serotypen. Der häufigste Serotyp ist **Typ B**, der für **sporadische Fälle** in Europa verantwortlich ist. **Typ A** und **Typ C** wurden als **Erreger von Epidemien** mehrfach beobachtet. Die anderen Serotypen (X, V, Z, 29E und W135) sind selten isoliert worden.

Bedeutung: Meningokokken sind häufige Erreger der epidemischen Genickstarre **(Meningitis epidemica)** (s. auch. Tab. **D-2.24**) und anderer oft schwer verlaufender Infektionen (z. B. Sepsis, Pharyngitis).

Pathogenese: 5–10 % der Bevölkerung sind symptomlose Keimträger von Meningokokken. Die Übertragung erfolgt durch Tröpfchen oder als Schmierinfektion.
Pathogene Meningokokken besitzen mehrere, entscheidende **Virulenzfaktoren:**
- **Adhäsine** lösen nach Bindung an die Epithelzellen eine Internalisation aus, und die Erreger überwinden diese Barriere auf intrazellulärem Weg (Abb. **D-2.80**, S. 418).
- Ein **Rezeptor für humanes Transferrin** ermöglicht ihnen nach Eintritt in die Zirkulation, essenzielle Eisenionen vom Transferrin zu übernehmen, obwohl sie selbst keine Siderophore bilden.
- Das **Endotoxin** der Meningokokken kann die Zytokinkaskade auslösen und so Fieber, Gerinnungsstörungen und Schock verursachen.
- Die **Polysaccharidkapsel**, von der es 13 verschiedene Serovarietäten gibt, schützt vor Phagozytose und Komplementopsonisation.

Mithilfe der unspezifischen Abwehr, z. B. der Phagozyten und des Komplementsystems, und der spezifischen Immunreaktion gelingt in den meisten Fällen eine frühzeitige Eliminierung (vgl. Immunologie S. 52). Kinder unter 12 Monaten profitieren von einem „Nestschutz".

Neisseria meningitidis (Meningokokken)

Geschichtliches

◀ **Definition**

Klassifikation: Es werden 14 Serotypen unterschieden, von denen die Typen A, B und C die größte epidemiologische Bedeutung haben.

Bedeutung: Meningokokken sind die Erreger der **Meningitis epidemica**.

Pathogenese: 5–10 % der Bevölkerung sind symptomlose Keimträger. Die Übertragung erfolgt durch Tröpfchen oder als Schmierinfektion.
Virulenzfaktoren von pathogenen Meningokokken sind:
- **Adhäsine**, welche eine Internalisation in die Epithelzellen auslösen
- **Rezeptoren für humanes Transferrin**, womit sie sich Fe^{++} besorgen
- **Endotoxin**, welches Entzündung auslöst
- **Polysaccharidkapsel**, die vor Opsonisation und Phagozytose schützt.

In den meisten Fällen wird der Erreger durch das Immunsystem eliminiert.

D-2.50 Neisseria meningitidis

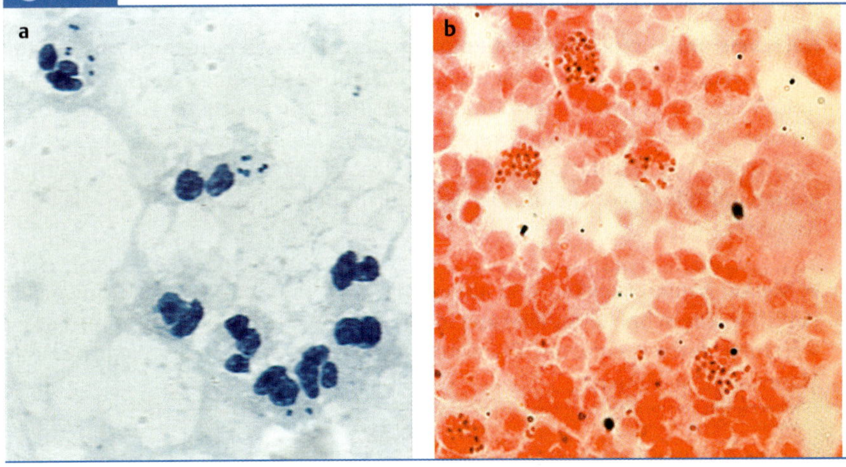

Vorwiegend intrazellulär gelagerte Meningokokken im Liquorausstrich.
a Methylenblaufärbung,
b Gramfärbung

D-2.51

D-2.51 Waterhouse-Friderichsen-Syndrom

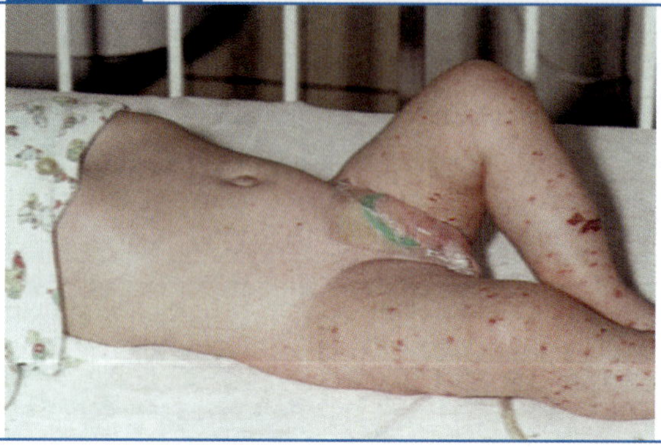

D-2.24 Meningokokken-Meningitis auf einen Blick

Inkubationszeit	*Direkte Ansteckungsfähigkeit von Mensch zu Mensch*	*Meldepflicht*	*Wiederzulassung der Erkrankten zu Gemeinschaftseinrichungen*
2–5 Tage	nach Beginn einer Antibiotikatherapie verschwinden die Erreger innerhalb von 24 Stunden	bei Nachweis in Blut, Liquor und anderen, normalerweise sterilen Substraten	nach Abklingen der klinischen Symptome

Klinik: Nach einer Inkubationszeit von 2–5 Tagen (Tab. **D-2.24**) kommt es zu plötzlich einsetzender Meningitis. Die immer vorhandene Bakteriämie (es handelt sich um eine **Allgemeininfektion!**) kann zu einer schweren Sepsis und zu einem **Waterhouse-Friderichsen-Syndrom** (Endotoxinschock mit Verbrauchskoagulopathie) führen.

Klinik: Nach einer Inkubationszeit von 2–5 Tagen (Tab. **D-2.24**) kommt es zu plötzlich einsetzendem schwerem Krankheitsgefühl mit hohem Fieber, Schüttelfrost, Kopfschmerzen und Nackensteife. Die immer vorhandene Bakteriämie (die Meningokokken-Meningitis ist eine **Allgemeininfektion!**) kann zu einer Infektion der Endothelzellen führen, was zu einer Thrombosierung des kapillaren Gefäßsystems und zu einer Mikrozirkulationsstörung führt. Die Folge ist eine **Purpura fulminans** mit petechialen Blutungen oder Organnekrosen (Nebennierenrinde) oder Nekrosen der Akren, was eine Amputation bedingen kann. Es kann zu einem Endotoxinschock mit Verbrauchskoagulopathie und hämorrhagischer Nekrose der Nebennierenrinden kommen, dem **Waterhouse-Friderichsen-Syndrom** (Abb. **D-2.51**).

▶ **Exkurs**

▶ **Exkurs:** Bei Befall der Haut kommt es durch die Schädigung der Endothelzellen zu einer Extravasation von Blut (petechiale Blutungen unterschiedlicher Ausdehnung vor allem am Stamm). Mit dem Glasspatel lassen sich diese roten Flecken **nicht** wegdrücken, wie das bei einer bloßen Weitstellung der Gefäße der Fall wäre.

Krankheitsfolgen: Die Letalität liegt unbehandelt bei bis zu 70 %.

Krankheitsfolgen: Die Letalität ist sehr unterschiedlich. Sie wird zwischen 20 und 70 % angegeben. Bei rechtzeitiger Behandlung liegt sie unter 1 %.

Nachweis: Kulturell aus Liquor und Blut, seltener aus anderem Material.

Nachweis: Im mikroskopischen Präparat vom Liquor sieht man erst mit zeitlicher Verzögerung von wenigen Stunden nach Invasion eine Zunahme der Granulozyten. Die gramnegativen Diplokokken liegen in Gruppen intra- **und** extrazellulär. Der kulturelle Nachweis erfolgt aus Liquor und Blut, seltener aus Abstrichen von Hautläsionen oder aus dem Nasopharynx. Die Identifikation gelingt mittels bunter Reihe. Die Serotypisierung erfolgt mit entsprechenden Antiseren.

▶ **Merke**

▶ **Merke:** Meningokokken sind außerordentlich empfindlich gegen Umwelteinflüsse. Die schnelle Anlieferung in das mikrobiologische Labor unter Verwendung eines geeigneten Transportmediums ist von großer Wichtigkeit. Material nicht kühlen.

Therapie:

▶ **Merke:** Mittel der Wahl ist die intravenöse Gabe von Benzylpenicillin (**Penicillin G**), denn eine Resistenz ist sehr selten. Extrem wichtig ist, mit der Therapie unverzüglich zu beginnen. Nur so können die Letalität gesenkt und Spätschäden verhindert werden. Aber: Da ein Erregernachweis anfangs oft noch nicht vorliegt, sollte zunächst besser mit einem Antibiotikum therapiert werden, das auch andere Meningitiserreger erfasst, z. B. ein **Cephalosporin** der 3. Generation.

Epidemiologie: Meningokokkeninfektionen treten bevorzugt in der kalten Jahreszeit auf. Bei uns sind meist nur sporadische Erkrankungen, hauptsächlich durch die **Serogruppe B** (ca. 90 %), zu sehen. Kleinkinder im Alter von 1–4 Jahren sind die am häufigsten Betroffenen. In den Ländern der dritten Welt (hauptsächlich in der Sahelzone Afrikas, etwas seltener in Brasilien, Nepal und anderen Ländern dieser Breitengrade; „Meningitisgürtel") kommt es regelmäßig zu epidemieartigen Ausbrüchen, wofür häufig die Serotypen A und C verantwortlich sind.

Prophylaxe: Serumantikörper gegen Kapselantigene und andere Oberflächenstrukturen schützen vor einer Invasion. Solche spezifischen Antikörper werden natürlicherweise im Laufe des Lebens durch Kolonisation mit N. meningitidis, aber auch mit anderen, nicht pathogenen Neisserien (z. B. N. lactamica) induziert.
Für eine aktive Impfung vom Kindern > 2 Jahren und jungen Erwachsenen steht ein Totimpfstoff aus gereinigtem Kapselpolysaccharid zur Verfügung, der jedoch nur Antikörper gegen die Serotypen A, C, Y und W135 induziert. Eine Vakzine gegen die – bei uns zu über 90 % isolierte – **Serogruppe B** existiert nicht! Die **Schutzimpfung** empfiehlt sich also nur für Personen (Entwicklungshelfer, Ärzte etc.), die in Ländern der dritten Welt einem erhöhten Infektionsrisiko ausgesetzt sind. Für Kinder unter 2 Jahren gibt es einen Impfstoff gegen die Serogruppe C, der aber an ein Hapten konjugiert sein muss, damit eine Immunreaktion ausgelöst wird (S. 695).
Da Erkrankte die Erreger oft in großer Menge ausscheiden, kommt es z. B. beim Absaugen der Trachealflüssigkeit oder bei Reanimation zu starker Aerosolbildung. Folglich haben Kontaktpersonen ein 1000fach höheres Risiko zu erkranken. Eine kurzzeitige **Chemoprophylaxe** des medizinischen Personals oder von Angehörigen des Patienten mit Rifampicin bzw. Doxycyclin für 2 Tage wäre sinnvoll. Besonders Chinolone (schon eine Dosis oral) sind hervorragend wirksam (bei Schwangerschaft kontraindiziert).

▶ **Merke:** Eine Chemophrophylaxe im Umfeld von Erkrankten sowie die Sanierung erkannter Keimträger sollte nicht mit Penicillin, sondern mit Rifampicin, Doxycyclin, Chinolon oder einem Cephalosporin der 3. Generation vorgenommen werden, da Penicillin nicht in ausreichender Menge in den Schleim ausgeschieden wird und somit eine Besiedelung der Oberfläche nicht beeinflusst.

Moraxella catarrhalis

Früher, als ihre pathogene Bedeutung noch nicht bekannt war, wurden diese Bakterien als Neisseria catarrhalis bezeichnet und für übliche Flora erachtet, weil sie bei gesunden Trägern vorkommen. Sie sind jedoch durchaus in der Lage, Sinusitis und Otitis media und sogar Bronchitis und Pneumonie hervorzurufen, in seltenen Fällen sogar eine Bakteriämie mit Endokarditis und selbst Meningitis (Abb. **D-2.52**).
Zu bemerken ist, dass diese Keime oft eine Resistenz gegen viele verschiedene Antibiotika, auch gegen Penicillin, besitzen.

Therapie:

◀ Merke

Epidemiologie: Bei uns tritt die Erkrankung sporadisch auf. **Serotyp B** ist dabei der häufigste Erreger. In Ländern der dritten Welt dominieren bei Epidemien Serotypen A und C.

Prophylaxe: Eine **Schutzimpfung** ist nur für besonders exponierte Personengruppen zu empfehlen. Eine Vakzine gegen Serotyp B steht nicht zur Verfügung.

◀ Merke

Moraxella catarrhalis

Moraxella catarrhalis besiedelt nicht nur die oberen Luftwege, sondern verursacht auch Sinusitis, Otitis media, Bronchitis, Pneumonie (Abb. **D-2.52**).

D-2.52

D-2.52 **Mikroskopisches Bild eines eitrigen Sputums bei Infektion mit Moraxella catarrhalis**

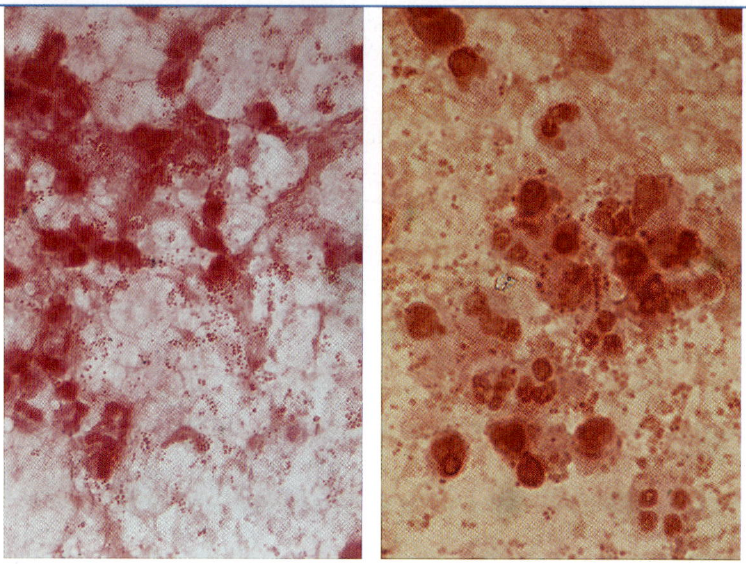

Sowohl intra- als auch extrazelluläre Lagerung der gramnegativen Erreger.

2.7.2 Gramnegative, anaerobe Kokken

2.7.2 Gramnegative, anaerobe Kokken

Keime der Gattung **Veillonella**, Megasphaera und Acidaminococcus besiedeln Oropharynx und Intestinum. Bei einer starken Vermehrung können sie allenfalls als Erzeuger von Mundgeruch in Erscheinung treten; selten sind sie an wirklichen Infektionen beteiligt.

2.7.3 Kokkoide, aerobe Kurzstäbchen

2.7.3 Kokkoide, aerobe Kurzstäbchen

Kokkoide Kurzstäbchen der Gattungen **Acinetobacter** und **Kingella** gehören zur **normalen Körperflora** des Menschen. Sie können gelegentlich an Infektionen beteiligt sein. Insgesamt sind sie als Krankheitserreger nur von nachgeordneter Bedeutung.

Acinetobacter

Acetinobacter können Verursacher von Hospitalinfektionen sein.

Acinetobacter

Wie der Name ausdrückt, sind diese nicht fermentierenden Bakterien unbeweglich, d. h. unbegeißelt. Es handelt sich um kokkoide, gramnegative, oft paarweise auftretende Stäbchenbakterien mit häufigem Vorkommen in der Umwelt. Neben **Acinetobacter calcoaceticus** existieren noch mehrere Spezies, z. B. A. baumanni, A. lwoffi (benannt nach dem Nobelpreisträger André Lwoff). Der kulturelle Nachweis des Keimes aus klinischem Untersuchungsmaterial gelingt problemlos, jedoch ist die Entscheidung, ob einem solchen Isolat eine Infektionsrelevanz zukommt, in der Regel schwierig. Als Erreger von **Hospitalinfektionen** (z. B. Pneumonie nach künstlicher Beatmung oder Wundinfektionen nach Operationen) sind sie allerdings ernst zu nehmen. Eine Therapie gegen Acinetobacter-Infektionen erfordert immer ein Antibiogramm, da der Erreger gegen zahlreiche Antibiotika resistent sein kann.

Kingella

Kingella

Kingella sind prinzipiell gramnegative – in der Praxis jedoch häufig gramlabile – relativ große Stäbchen, die als Krankheitserreger nur sehr selten in Betracht kommen, gelegentlich jedoch aus Blutkulturen isoliert werden und offensichtlich bei Endokarditiden eine Rolle spielen.

2.8 Gramnegative aerobe, nicht fermentierende Stäbchenbakterien (Pseudomonadaceae)

Geschichtliches: Der Arzt Otto Friedrich Müller aus Kopenhagen versuchte 1786 eine Bakteriensystematik mit wissenschaftlicher Nomenklatur zu schaffen. Dabei unterschied er zwischen beweglichen Mikroben, die er als Zittertierchen oder Vibriones bezeichnete, und unbeweglichen „Urkörperchen" oder Monaden (Monas punctum = Kokke). Am Ende des 19. Jahrhunderts erkannte man, dass es bewegliche Stäbchenbakterien gab, die nicht in das Schema der Vibrionen einzuordnen waren. Es handelte sich vielmehr um falsche (weil bewegliche) Urkörperchen", also Pseudomonaden.

▶ **Definition:** Pseudomonaden sind gramnegative, nicht sporenbildende Stäbchenbakterien von unterschiedlicher Größe (0,5–5,0 µm), die leicht gebogen sein können, aber keine Schraubenstruktur besitzen. Mit einer einzigen Ausnahme **(Burkholderia mallei)** sind Pseudomonaden grundsätzlich beweglich, da sie eine oder auch mehrere polar angeordnete Geißeln besitzen (unter Kulturbedingungen können auch peritriche Begeißelungen beobachtet werden). Pseudomonaden sind **obligate Aerobier**, die zur Abdeckung ihres Energiebedarfes Sauerstoff als terminalen Elektronenakzeptor benötigen. Sie besitzen alle das Enzym Katalase.
Weil sie Glukose nicht fermentativ, sondern nur oxidativ verwerten können, werden sie zu den **Nonfermentern** gezählt.

Klassifikation: Die rein mikrobiologische Klassifikation ist sehr kompliziert, es werden sechs verschiedenen Genera der Familie Pseudomonadaceae unterschieden (Tab. **D-2.25**).

2.8 Gramnegative aerobe, nicht fermentierende Stäbchenbakterien (Pseudomonadaceae)

Geschichtliches

◀ **Definition**

Klassifikation: s. Tab. **D-2.25**.

D-2.25 Medizinisch bedeutungsvolle Pseudomonaden

Keim		***Bedeutung/Vorkommen***
Pseudomonas		
a) pathogen	Pseudomonas aeruginosa	Eiter (blaugrün)/Wasser
b) wenig pathogen	Pseudomonas fluorescens	Wasser
	Pseudomonas putida	Wasser
	Pseudomonas stutzeri	Wasser
	Pseudomonas syringae	Wasser
Burkholderia	Burkholderia cepacia (früher: Pseudomonas cepacia)	Bronchitis bei Mukoviszidose/Wasser
	Burkholderia mallei	Eiter bei Einhufern (selten beim Menschen)
	Burkholderia pickettii	Wasser
	Burkholderia pseudomallei	Melioidose/Wasser/Staub
Stenotrophomonas	Stenotrophomonas maltophilia (früher: Xanthomonas maltophilia)	Hospitalinfektion/Wasser
Shewanella	Shewanella putrefaciens	Wasser
Sphingomonas	Sphingomonas paucimobilis	Wasser
Comamonas	Comamonas acidovorans	Wasser
	Comamonas testosteroni	Wasser

D-2.25

2.8.1 Pseudomonas

Pseudomonas aeruginosa

Geschichtliches

2.8.1 Pseudomonas

Pseudomonas aeruginosa

Geschichtliches: P. aeruginosa ist der Verursacher des blaugrünen Wundeiters. Die grünspanartige Verfärbung der Wundverbände (aeruginosus = grünspanartig) hat ihm den Namen gegeben (Abb. **D-2.53**). Gessard gelang 1882 die erste Reinkultur. Er nannte den isolierten Keim „Bakterium des blaugrünen Eiters", Bacterium pyocyaneum.

▶ Definition

▶ **Definition:** Pseudomonas aeruginosa besitzt eine Reihe unverwechselbarer artspezifischer Eigenschaften:

- In Flüssigkulturen wächst er als strikter Aerobier an der äußersten Flüssigkeitsoberfläche. Die Bakterienmasse bildet dabei ein regelrechtes Häutchen (**Kahmhautbildung**).
- Ein eindringlicher süßlich-aromatischer **Geruch**, bedingt durch die Bildung von Aminoacetophenon, lässt sich auch diagnostisch am Krankenbett verwenden.
- In Flüssigkulturen lässt sich das blaugrüne Phenacinderivat **Pyocyanin**, das speziesspezifisch ist, mit Chloroform ausschütteln.
- Ein zweites gelbgrünes Pigment ist wasserlöslich und lässt sich nicht mit Chloroform ausschütteln. Es fluoresziert im UV-Licht und wird deshalb als **Fluoreszein** bezeichnet. Dieser Farbstoff ist jedoch nicht artspezifisch und kann auch bei anderen Vertretern der Gruppe nachgewiesen werden. Die Bildung weiterer roter oder brauner Pigmente ist möglich, aber nicht obligatorisch; in vielen anderen Nährböden kommt es zur Diffusion der Farbstoffe und entsprechender Färbung.
- P. aeruginosa bildet auf bluthaltigen Nährböden in der Regel eine **Beta-Hämolyse** aus.

Klassifikation: Sie ist Spezziallabors vorenthalten.

Klassifikation: Für epidemiologische Zusammenhänge ist eine Typisierung aufgrund von O- und H-Antigenmustern, durch Phagenlysotypie und durch Austestung mit Pyocinen, d. h. speziellen Bacteriocinen, möglich, in der Regel aber Speziallabors vorbehalten.

Bedeutung: P. aeruginosa ist der typische **Nass- oder Pfützenkeim**, der selbst in entionisiertem Wasser noch nachweisbar sein kann. Er ist ein **bedeutender Hospitalismuserreger** mit hoher Umweltpersistenz.

Bedeutung: Die Nährstoffansprüche von P. aeruginosa sind sehr bescheiden. P. aeruginosa ist deshalb der typische **Nass- oder Pfützenkeim**, der selbst in entionisiertem Wasser noch nachweisbar sein kann. Er ist ein **bedeutender Hospitalismuserreger** mit hoher Umweltpersistenz. Gefürchtet ist sein Auftreten in mehrfach verwendbaren Lösungen und Augentropfen sowie in Flüssigseifen und ungenügend konzentrierten Desinfektionsmittellösungen (große Gefahr zentraler Desinfektionsmitteldosieranlagen!).

D-2.53

D-2.53 Reinkultur von Pseudomonas aeruginosa

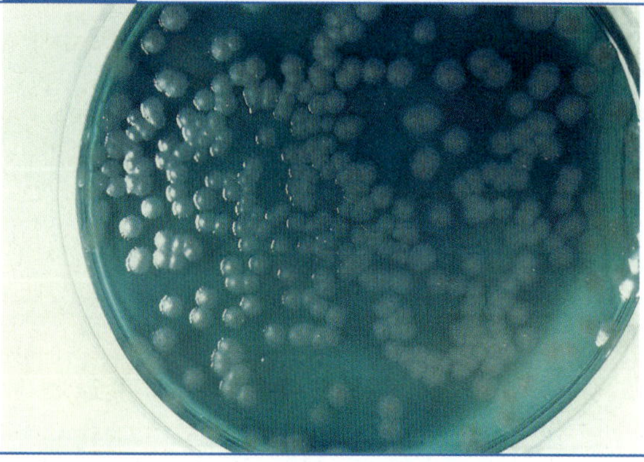

Der von den Bakterien gebildete blaugrüne Farbstoff färbt das Nährmedium an.

▶ **Exkurs:** Genau dieselben Stämme, die beim Menschen Krankheit erzeugen, werden eingesetzt, um Wasser und Böden, die mit Erdöl verunreinigt sind, wieder zu sanieren.

◀ **Exkurs**

Pathogenese: Die Pathogenese von P.-aeruginosa-Infektionen ist je nach Lokalisationsort und Dispositionsrisiko des Patienten sehr komplex. Prinzipiell kann unterschieden werden zwischen dem invasiven Vorgehen des Erregers mit ausgeprägten lokalen Entzündungen bis zur Sepsis und der Produktion von Endo- und Exotoxinen und zahlreichen Enzymen, die lokale und systemische Folgen bewirken.

Das Endotoxin (**LPS**) der Pseudomonaden hat einige strukturelle Unterschiede zu dem der anderen gramnegativen Stäbchenbakterien; es ist weniger toxisch und weniger entzündungsfördernd. Dennoch ist bei lang anhaltender Exposition, z. B. bei Besiedelung der Mukosa von Mukoviszidosepatienten, auch diese Komponente an der Inflammation beteiligt. Von Stamm zu Stamm kann die Polysaccharidkette des LPS unterschiedlich lang ausgebildet werden. Eine lange Kette, wie sie bei glatten Kolonien vorkommt, schützt das Bakterium nach Penetration ins Gewebe vor Opsonisierung durch Komplement. Solche glatten Bakterien können also tiefe Infektionen hervorrufen. Raue Bakterien mit nur kurzen Polysaccharidseitenketten haben einen Vorteil an der Oberfläche von Schleimhäuten, z. B. bei Mukoviszidosepatienten. Sie binden besser an diese Epithelzellen mit den entsprechenden Rezeptoren. Eine extrazelluläre **Schleimschicht** aus Alginat verhindert, dass sie von der Epitheloberfläche vertrieben werden. Weitere extrazelluläre Produkte, z. B. Exotoxin A, ein Zytotoxin, kann nun Schäden an der Schleimhaut auslösen. Selbst wenn bei der Mukoviszidose die Erreger selbst nicht in die Tiefe des Bronchialgewebes vordringen, so können doch bei chronischer Besiedelung bakterielle Produkte in der Schleimhaut eine immunologisch induzierte Entzündung verursachen.

Pathogenese: Es kann zwischen invasivem Vorgehen des Erregers mit lokalen Entzündungen bis zur Sepsis und der Produktion von Exotoxinen und Enzymen mit lokalen und systemischen Folgen unterschieden werden.

Das einzelne **LPS-Molekül** von Pseudomonas ist weniger toxisch und weniger entzündungsfördernd als das Endotoxin von Enterobacteriaceen. Aber bei chronischer Besiedelung, z. B. bei Mukoviszidose, spielt die große Menge doch eine entscheidende Rolle bei der Pathogenese. Weitere Pathogenitätsfaktoren sind eine **Schleimschicht** aus Alginat und ein Exotoxin A, welches als Zytotoxin die Epithelzellen schädigen kann. Im Grunde müssen dann nicht die Bakterien selbst im Gewebe vorrücken, es reicht, wenn antigene Bakterienprodukte ständig eine Immunreaktion unterhalten.

Klinik: Je nach Lokalisationsort bietet die Klinik unterschiedliche Symptome. Typische Krankheiten sind:

- pseudomonasbedingte **Otitis externa** nach Besuch von Schwimmbädern („swimmer's ear"). Ebenfalls papulöse Exantheme der Haut, typischerweise die Badebekleidung nachzeichnend, besonders nach Besuch von Whirlpools,
- Infektionen von Brandwunden und postoperative **Wundinfektionen** (typischer Eiter!),
- Infektionen der **Respirationsorgane** durch kontaminierte Inhalationsgeräte, Ultraschallvernebler, Klimaanlagen, Inkubatoren, Intubation u. ä.,
- **Lungeninfekte** bei zystischer Fibrose (Mukoviszidose) nicht selten in Kombination mit Staph. aureus,
- hartnäckige, rezidivierende **Harnwegsinfekte,**
- toxinbedingte, **anaphylaktische Reaktionen** bei Dialysepatienten,
- **Endokarditiden** und **Septikämien** oft bei Drogenabhängigen.

Klinik: Typische Krankheiten sind:

- Otitis externa nach Schwimmbadbesuch
- Infektionen von Brandwunden und postoperative Wundinfektionen
- Infektionen der Respirationsorgane durch kontaminierte Geräte
- Lungeninfekte bei zystischer Fibrose
- rezidivierende Harnwegsinfekte
- toxinbedingte, anaphylaktische Reaktionen bei Dialysepatienten
- Endokarditiden und Septikämien oft bei Drogenabhängigen

Therapie: P. aeruginosa hat, wie alle gramnegativen Bakterien, eine äußere Membran, welche eine Diffusionsbarriere für Antibiotika darstellt. Wenn überhaupt, dann können diese nur über spezielle Kanäle (Porine, Abb. **D-1.6b**, S. 272) dieses Hindernis überwinden. Nun sind die Porine der Pseudomonaden ganz besonders eng und undurchlässig. Dies bedeutet, dass die meisten der üblichen Antibiotika nicht penetrieren. Allenfalls Imipenem, Azlocillin, Cephalosporine der 4. Generation, Ciprofloxacin und Aminoglykoside haben eine Chance. Im Einzelfall muss man die Auswahl nach Antibiogramm treffen. Evtl. sollten Betalaktame mit einem Aminoglykosid kombiniert werden.

Therapie: P. aeruginosa ist oft wenig empfindlich gegen eine Vielzahl von Antibiotika oder sogar resistent. Daher empfehlen sich Kombinationen, z. B. Betalaktame plus Aminoglykoside.

Prophylaxe: Pseudomonadeninfektionen sind typische **Hospitalinfektionen**. Daher sind die bauliche und technische Sanierung der Krankenzimmer sowie sorgfältige Desinfektion notwendig, um von vornherein eine Exposition zu verhindern.

Prophylaxe: Pseudomonadeninfektionen sind typische Hospitalinfektionen, denen nur durch gezielte Desinfektionsmaßnahmen begegnet werden kann.

▶ Merke

▶ **Merke:** Entgegen einer immer noch weit verbreiteten Meinung stellen Gullys, Waschbeckensiphons, Toiletten u. ä. keine Infektionsquellen dar. Ihre chemische Desinfektion ist unsinnig, kostenintensiv und umweltbelastend. Hingegen sind Dialyse-, Beatmungs-, Inhalations- und ähnliche Geräte stets gründlich (auseinandergebaut), regelmäßig und effizient zu desinfizieren. Thermische Desinfektion ist dabei immer besser als chemische. Luftbefeuchter sind prinzipiell infrage zu stellen und nur ausnahmsweise indiziert. Dann sollten sie als spezielle Infektionsquelle mit besonderer Sorgfalt gewartet werden.

Evtl. passive Immunisierung gegen schwere P.-aeruginosa-Infektionen, z. B. bei Brandverletzten, mit Psomaglobin N.

Dispositionsprophylaktische Maßnahmen: In der Bundesrepublik Deutschland wird eine passive Immunisierung gegen schwere P.-aeruginosa-Infektionen, z. B. bei Brandverletzten, propagiert (Psomaglobin N).

▶ Klinischer Fall

▶ **Klinischer Fall.** Bei einer 68-jährigen multimorbiden Frau wird wegen fortgesetzter Oberbauchbeschwerden eine endoskopisch-retrograde Cholangio-Pankreatikographie (ERCP) vorgenommen. Zu diesem Zweck wird mit einem flexiblen Endoskop die Papilla vateri aufgesucht, und von dort aus werden die Pankreas- und Gallengänge retrograd über den Flüssigkeitskanal des Instruments mit Röntgenkontrastmittel gefüllt. Einige Stunden nach der Untersuchung bekommt die Patientin hohes Fieber und zeigt alle Anzeichen einer massiven Septikämie. Noch ehe ein mikrobiologischer Befund vorliegt, verstirbt die Frau. Die mikrobiologische, pathologische und hospitalhygienische Untersuchung des Falles erbrachte folgende Ergebnisse: In der Blutkultur Nachweis von Pseudomonas aeruginosa. Aus den Gallenwegen und aus dem Lebergewebe kann ebenfalls P. aeruginosa angezüchtet werden. Eine bakteriologische Untersuchung des Röntgenkontrastmittels verläuft negativ. Stichprobenhafte Untersuchungen der Gastroduodenoskope dieser Klinik bringen erneut Keimisolate. Schließlich findet sich der Erreger auch in der Wasserstelle des Raumes, wo die Endoskope nach Gebrauch gereinigt und desinfiziert werden. Alle Isolate stimmen in ihrem Phagen-Lysotypie-Muster überein. Folgende Kontaminationskette ist deshalb anzunehmen: Das flexible Duodenoskop war nach früherem Gebrauch zwar sachgerecht gereinigt und desinfiziert worden, bei der anschließenden Durchspülung der Gerätekanäle (unbedingt nötig zur Entfernung des schleimhautreizenden Desinfektionsmittels) war jedoch jenes Wasser verwendet worden, das P. aeruginosa enthielt. Diese Kontamination der Endoskope blieb unentdeckt, solange mit ihnen keine „invasiven" Eingriffe vorgenommen wurden. Bei ERCP waren die Keime durch das Röntgenkontrastmittel jedoch aus dem Instrument heraus – und unter Druck – in die Gallenwege hineingespült worden. Von dort konnten sie hämatogen streuen und die Septikämie verursachen.

2.8.2 Burkholderia

Burkholderia cepacia

Bei Mukoviszidose kann B. cepacia chronische Atemwegsinfektionen hervorrufen.

Burkholderia mallei

Bedeutung: B. mallei ist der Erreger des Malleus (Rotz), einer Seuche von Einhufern.

Pathogenese: Der Erreger kann bei Tierkontakt oder indirekt über kontaminierte Lebensmittel aufgenommen werden.

Klinik: Man unterscheidet eine akute und eine chronische Form des Malleus. Durch lymphogene und hämatogene Streuung kommt es zu Abszessbildungen in anderen Organen, auch zur Sepsis.

2.8.2 Burkholderia

Burkholderia cepacia

Dieser typische Wasserkeim kann bei Patienten mit Mukoviszidose, ähnlich wie P. aeruginosa, chronische Infektionen der Atemwege hervorrufen.

Burkholderia mallei

Bedeutung: B. mallei ist der Erreger des Malleus (Rotz), einer Seuche von Pferden, Eseln und anderen Einhufern, die heute nur noch in Asien und Nordafrika vorkommt.

Pathogenese: Der Erreger kann nach direktem Kontakt mit erkrankten Tieren oder indirekt über kontaminierte Lebensmittel aufgenommen werden. Eintrittspforten sind Haut und Schleimhäute des Menschen.

Klinik: Wir unterscheiden eine akute und eine chronische Form des Malleus. Bei der **akuten Form** imponieren Geschwürbildungen an der Eintrittspforte, die 3–7 Tage nach der Infektion auftreten. Durch lymphogene und hämatogene Streuung kommt es zu Abszessbildungen in anderen Organen. Bei Sepsis kann der Tod rasch eintreten. Bei der **chronischen Form** sind hauptsächlich Gelenke betroffen. Weichteilabszesse sind in der Regel anzutreffen.

Nachweis: Die Isolation des Erregers hauptsächlich aus Blut und Abszesseiter, je nach Organbefall, aber auch aus Nasenschleim oder Sputum kulturell ist meist problemlos möglich.
Bei serologischen Untersuchungen durch Komplementbindungsreaktion müssen Kreuzreaktionen mit B. pseudomallei berücksichtigt werden.

Nachweis: Isolation des Erregers kulturell meist problemlos möglich.

Therapie: Doxycyclin, Chloramphenicol, Ciprofloxacin.

Therapie: Doxycyclin, Chloramphenicol, Ciprofloxacin.

Prophylaxe: Veterinärmedizinische Überwachung der Tierbestände und Beseitigung erkrankter Tiere.

Prophylaxe: Überwachung der Tierbestände und Beseitigung erkrankter Tiere.

Burkholderia pseudomallei

Geschichtliches: 1913 von Whitmore als Whitmore-Bazillus beschrieben.

Geschichtliches

▶ **Definition:** Lophotrich begeißeltes Stäbchenbakterium, das sich in der Gramfärbung gramnegativ-bipolar anfärbt und deshalb mit Pasteurella oder Yersinia verwechselt werden kann.

◀ **Definition**

Bedeutung: B. pseudomallei ist der Erreger der **Melioidose**, einer dem Malleus (Rotz) ähnlichen Erkrankung von Mensch und Tier.

Bedeutung: Erreger der **Melioidose**.

Pathogenese: Menschliche Infektionen erfolgen über erregerhaltigen Staub, Erde oder Wasser. Die Erreger werden aerogen oder im Sinne von Wund- und Schmierinfektionen aufgenommen.

Pathogenese: Erregeraufnahme aerogen oder durch Wund- und Schmierinfektionen.

Klinik: Ca. 75 % aller Melioidosen manifestieren sich als **Pneumonien**. Bei akuten Verlaufsformen kommt es zu lymphogenen und hämatogenen Streuungen unter Entwicklung einer Sepsis und Absiedelung in verschiedenen Organen, wobei Leber und Milz betroffen sind. Diese akuten Formen sind mit einer hohen Letalität (95 %) behaftet. Subakute, chronisch verlaufende Melioidosen zeigen multiple Hautabszesse oder Lymphadenopathien. Ihre Prognose ist günstiger.

Klinik: Ca. 75 % aller Melioidosen manifestieren sich als **Pneumonien**. Bei akuten Verlaufsformen kommt es zu lymphogenen und hämatogenen Streuungen, bei der chronischen zu multiplen Hautabszessen oder Lymphadenopathien.

Nachweis: Der kulturelle Erregernachweis aus Blut, Sputum oder Abszesseiter gelingt nicht immer. Oftmals ist der diagnostische Tierversuch mit Meerschweinchen, die nach Injektion des Untersuchungsmaterials eine generalisierte Sepsis bekommen, die einzige Möglichkeit zur Sicherung der Diagnose. Serologische Untersuchungen sind wegen auftretender Kreuzreaktionen schwer interpretierbar und Speziallabors vorbehalten.

Nachweis: Der kulturelle Erregernachweis gelingt nicht immer. Serologische Untersuchungen sind wegen auftretender Kreuzreaktionen schwer interpretierbar.

Therapie: Ciprofloxacin, Chloramphenicol oder Doxycyclin in hohen Dosen über mehrere Wochen helfen, schützen jedoch nicht vor Rückfällen oder beim akuten Stadium vor dem Exitus.

Therapie: Ciprofloxacin, Chloramphenicol oder Doxycyclin in hohen Dosen über mehrere Wochen.

Epidemiologie: Die **Melioidose** ist eine Erkrankung der Tropen, hauptsächlich Südostasiens.

Epidemiologie: Die **Melioidose** ist eine Tropenerkrankung.

2.8.3 Stenotrophomonas

Stenotrophomonas maltophilia

S. maltophilia ist als Erreger von **Hospitalinfektionen** gefürchtet, denn dieser Keim ist noch weniger empfindlich als P. aeruginosa, da er typischerweise eine Metallobetalaktamase bildet, die sogar Imipenem spaltet. Somit bleiben in der Praxis nur ganz wenige Antibiotika zur Therapie dieser Infektion übrig. Manchmal ist der Keim noch gegen Co-trimoxazol empfindlich.

S. maltophilia ist ein hochresistenter Hospitalkeim.

2.9 Enterobacteriaceae

2.9 Enterobacteriaceae

▶ Definition

▶ **Definition:** Enterobacteriaceae sind gramnegative, nichtsporenbildende, fakultativ anaerobe, teils bewegliche (begeißelte), teils unbewegliche (unbegeißelte) Stäbchenbakterien, die ein gemeinsames Antigen, das ECA (Enterobacteriaceae-common-Antigen), besitzen.

Bedeutung: Neben den Vertretern klassischer Infektionskrankheiten stellen die Enterobacteriaceae die Hauptgruppe der Erreger **nosokomialer Infektionen** sowie wichtige **bakteriologische Hygieneindikatoren** (Abb. **D-2.54**). Ihre Endotoxine können in der Blutbahn einen **anaphylaktischen Schock** auslösen.

Bedeutung: Neben den Erregern klassischer Infektionskrankheiten, wie Typhus abdominalis, Salmonellenenteritis, bakterieller Ruhr oder Pest, stellt die Familie der Enterobacteriaceae ca. 50 % der Hauptgruppe der Erreger **nosokomialer Infektionen,** sowie mit E. coli und den koliformen Keimen die wichtigsten **bakteriologischen Hygieneindikatoren** (Abb. **D-2.54**). Wie alle gramnegativen Bakterien sind auch die Enterobacteriaceae Endotoxinbildner. Endotoxin ist ein Lipopolysaccharid der äußeren Bakterienmembran, das beim Zerfall der Bakterien (in vivo oder in vitro) frei wird. Bei Einschwemmung in die Blutbahn kann es wirksam werden und durch Induktion der Zytokinkaskade Fieber und ggf. einen **Endotoxinschock** auslösen.

Klassifikation: s. Tab. **D-2.26**.

Klassifikation: Die Systematik dieser Bakterienfamilie war stets sehr wechselhaft und darf auch heute nicht als abgeschlossen betrachtet werden. Tab. **D-2.26** gibt einen Überblick über die humanmedizinisch interessanten Gattungen der Enterobacteriaceae.

Nachweis: Enterobacteriaceae sind aus allen Untersuchungsmaterialien problemlos nachweisbar.

Nachweis: Alle Enterobacteriaceae zeigen auf festen bzw. in flüssigen, relativ einfachen Nährmedien Wachstum. Ihre teilweise Resistenz gegenüber Gallensalzen sowie einigen Farbstoffen und Chemikalien bietet Möglichkeiten zur selektiven Kultivierung.
Einige Gattungen haben eine charakteristische Kulturmorphologie, die der Fachmann zur ersten Verdachtsdiagnose (auf Gattungsebene) nutzen kann (z. B. Schwärmverhalten bei Proteus, Schleimbildung bei Klebsiella, rote Pigmentierung bei Serratia u. a.).

▶ Merke

▶ **Merke:** Eine zuverlässige Klassifikation der einzelnen Spezies ist jedoch weder mikroskopisch noch kulturell möglich.

Die Differenzierung erfolgt aufgrund unterschiedlicher Stoffwechselleistungen in der **„bunten Reihe“** (Abb. **A-4.21**, S. 36). Eine sehr wichtige Stoffwechselleistung stellt der **Abbau von Laktose** dar.

Sie erfolgt aufgrund unterschiedlicher Muster verschiedener Stoffwechselleistungen, die als biochemische Reaktionen in der **„bunten Reihe“** getestet werden (Abb. **A-4.21**, S. 36). Kompliziert wird die Klassifikation dadurch, dass innerhalb einer Spezies einzelne Stämme abweichende Stoffwechselmerkmale besitzen können. Es ist deshalb unverzichtbar, möglichst viele Stoffwechselmerkmale zu erfassen. Die Industrie bietet heute mehrere standardisierte Systeme an, mit denen eine Vielzahl solcher biochemischer Parameter in einem numerischen Code erfasst und anhand von Tabellen bzw. durch Computerlisten der Wahrscheinlichkeit nach zugeordnet werden. Eine sehr wichtige Stoffwechselleistung ist die Frage nach dem Vorhandensein des Enzyms **Beta-Galaktosidase**, das den Abbau von Laktose reguliert.

▶ Merke

▶ **Merke:** Als Faustregel gilt: **Laktosepositive** Enterobacteriaceae, d. h. Bakterien, die Laktose spalten können, sind in der Regel der normalen Darm- oder Umweltflora zuzuordnen und damit **fakultativ pathogen. Laktosenegative** Enterobacteriaceae sind hingegen **immer verdächtig** und müssen differenziert werden, da die humanmedizinisch höchst wichtigen Genera Salmonella und Shigella dazugehören.

Laktosepositive Enterobacteriaceae werden auch als **koliforme Keime** bezeichnet.

Für viele mikrobiologisch-hygienische Fragestellungen genügt diese Feststellung. **Laktosepositive** Enterobacteriaceae werden deshalb ohne weitere Speziesdifferenzierung auch als **koliforme Keime** bezeichnet.

D-2.26 Gattungen der Bakterienfamilie Enterobacteriaceae

Genus	*Spezies*	*Natürliches Habitat*	*Humanpathologische Bedeutung*
Buttiauxella	6	Schnecken	aus menschlichem Untersuchungsgut nur sehr selten isoliert
Cedecea	5	unbekannt	koliformer Keim, extraintestinale Infektion
Citrobacter	3	Darmtrakt	koliformer Keim, intestinale und extratestinale Infektion
Edwardsiella	3	Vögel	unklare Diarrhö, extraintestinale Infektion
Enterobacter	11	Umwelt, Darmtrakt	koliformer Keim, extraintestinale Infektion
Erwinia	15	Umwelt	koliformer Keim, extraintestinale Infektion
Escherichia	4	Darmtrakt	extraintestinale Infektion, Enteropathien, klassischer Fäkalindikator
Ewingella	1	Umwelt	koliformer Keim, extraintestinale Infektion
Hafnia	1	Umwelt	aus menschlichem Untersuchungsgut nur selten isoliert
Klebsiella	7	Darmtrakt	koliformer Keim, extraintestinale Infektion
Kluyvera	2	niedere Tiere	koliformer Keim, intestinale und extraintestinale Infektion
Leclercia	1	unbekannt	koliformer Keim, extraintestinale Infektion
Leminorella	2	unbekannt	koliformer Keim, extraintestinale Infektion
Moellerella	1	unbekannt	koliformer Keim
Morganella	1	Darmtrakt, Umwelt	extraintestinale Infektion
Plesiomonas	1	Umwelt, Darmtrakt	Enteritis, extraintestinale Infektion
Proteus	4	Darmtrakt, Umwelt (Fäulniserreger)	extraintestinale Infektion
Providencia	5	Darmtrakt, Umwelt	extraintestinale Infektion
Rahnella	1	Umwelt	koliformer Keim, extraintestinale Infektion
Salmonella	1	Reptilien, Hühner	je nach Serovar (> 2200): Typhus abdominalis, intestinale und extraintestinale Infektionen
Serratia	10	Umwelt	extraintestinale Infektionen
Shigella	4	Darmtrakt	bakterielle Ruhr (sehr selten extraintestinale Infektionen)
Tatumella	1	unbekannt	extraintestinale Infektionen
Yersinia	11	Tiere	je nach Spezies: Pest, intestinale und extraintestinale Infektionen

Wichtige Vertreter mit eindeutiger humanmedizinischer Bedeutung sind fett hervorgehoben.

D-2.54 Kultur von Enterobacteriaceae auf Endoagar

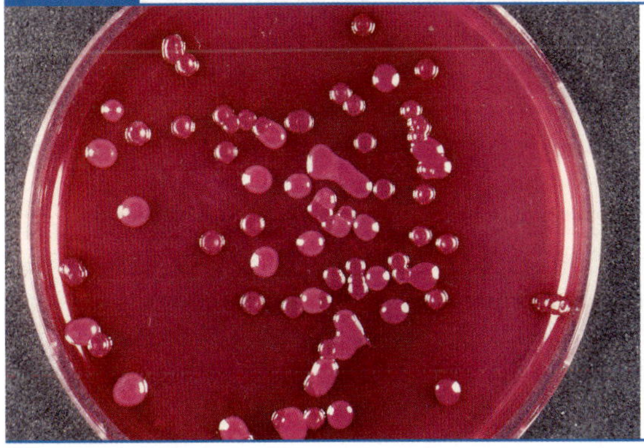

Die rosa, schleimigen, teilweise konfluierenden Kolonien sind **Klebsiella pneumoniae**, die kleineren dunkleren Kolonien mit Doppelrand und zentraler Erhebung **Escherichia coli**.

D-2.54

Serologische Untersuchungsmethoden dienen in erster Linie der **Speziesdifferenzierung**.

Routinemäßig werden **serologische Nachweise** (d. h. Antikörpertiterbestimmungen im Patientenserum) nur selten geführt (z. B. bei typhösen Salmonellen- oder Yersinienerkrankungen). Serologische Laborverfahren dienen jedoch dazu, innerhalb der einzelnen Genera eine **Spezies- bzw. Serovardifferenzierung** vorzunehmen.

Folgende **Antigenstrukturen** sind nachweisbar:

- **O-Antigen:** in der Zellwand lokalisierte Lipopolysaccharide.
- **H-Antigen:** Geißelantigene, verursachen hohe Antikörpertiter.
- **F-Antigene:** Fimbrienantigene.
- **K-Antigene:** Kapselantigene.
- **OMP-Antigene:** outer membrane proteins.

Prinzipiell lassen sich folgende **Antigenstrukturen** nachweisen:

- **O-Antigen** (Oberflächenantigene): Es handelt sich um in der Zellwand lokalisierte, thermostabile Lipopolysaccharide (Endotoxin).
- **H-Antigen** (Geißelantigene): Können als thermolabile Proteine (Flagellin) hohe Antikörpertiter hervorbringen.
- **F-Antigene** (Fimbrienantigene): Fimbrien (Proteine) sind für die Adhärenz an den Zellen der befallenen Organe von besonderer Wichtigkeit.
- **K-Antigene** (Kapselantigene): Einige Enterobacteriaceae sind bekapselt. Es handelt sich um Polysaccharide, die der Oberfläche der Bakterienzelle aufsitzen.
- **OMP-Antigene** (**o**uter **m**embrane **p**roteins): Sie fungieren als Porine zum Durchlass von Stoffen durch die Lipiddoppelschicht. Einzelne Domänen dieser Porine zeigen nach außen und induzieren eine Immunreaktion.

Die Bezeichnung O- und H-Antigene entstammt ursprünglich Untersuchungen beim Bakterium Proteus. Stark begeißelte Stämme bilden auf festen Nährböden keine umschriebenen Kolonien, sondern überziehen ihn mit einem dünnen Film von **h**auchförmigem Aussehen. Geißellose, unbewegliche Stämme wachsen **o**hne Hauch in normalen Kolonien. Isolate, die sich nicht in eine der bekannten Spezies gruppieren lassen, werden in den Centers for Disease Control (CDC, Atlanta, USA) als „Enteric Groups" mit einer fortlaufenden Nummer registriert. Hieraus leiten sich dann gelegentlich neue Gattungen und Arten ab.

▶ Merke

▶ **Merke:** Viele Enterobacteriaceae sind empfindlich gegen Austrocknung. Die Einsendung von Untersuchungsmaterial erfolgt deshalb bei kleinen Mengen – z. B. Tupferabstrich – in einem Transportmedium oder besser durch eine größere Menge (ca. 2 ml) des direkten Untersuchungsmaterials (z. B. Stuhl, Urin, Eiter, Sputum etc.).

2.9.1 Salmonella

2.9.1 Salmonella

Geschichtliches

Geschichtliches: Die Salmonellen sind benannt nach dem amerikanischen Bakteriologen Daniel Salmon. Die wichtigsten Salmonellen, nämlich die Erreger des Typhus abdominalis, waren jedoch bereits 1880 von Robert Koch und Karl Joseph Eberth entdeckt und 1884 von Theodor August Gaffky in Reinkultur gezüchtet worden. Schon 1839 hatte Johannes Lucas Schönlein die Unterscheidung zwischen Typhus abdominalis (engl. typhoid fever) und Typhus exanthemicus (= Fleckfieber, engl. typhus, Erreger sind Rickettsien) vorgenommen.

▶ Definition

▶ **Definition:** Salmonellen sind peritrich begeißelte (bewegliche) gramnegative Stäbchenbakterien, die in der Regel Laktose nicht vergären können und sich mikroskopisch nicht von anderen Enterobacteriaceae unterscheiden lassen.

Klassifikation: Alle Salmonellen sind der Art **Salmonella enterica** zugeordnet. Ihre Einteilung erfolgt biochemisch in Subgenera (I–IV) sowie hauptsächlich serologisch nach dem Antigenmuster der Geißeln:

- O-Antigene,
- H-Antigene, die in Phase 1 und Phase 2 eingeteilt werden,
- Kapsel- oder Vi-Antigene (eigentlich K-Antigene).

Klassifikation: Heute werden alle Salmonellen einer einzigen Art, nämlich **Salmonella enterica**, zugeordnet, die ihrerseits dann auf Grund von biochemischen Unterscheidungsmerkmalen in die **Subgenera I–V** unterteilt wird. Die für den Menschen pathogenen Salmonellen befinden sich im **Subgenus I**. Eine weitere Unterteilung in **Serovare** ergibt sich auf Grund von unterschiedlichen Antigenmustern:

- Von **O-Antigenen** existieren mehr als 60 Typen.
- Die **H-Antigene** können in zwei Phasen unterteilt werden, da die Antigenstruktur der Geißeln sich aus zwei Gruppen unterschiedlicher Proteine herleitet, die in unterschiedlichen genetischen Bereichen determiniert sind und als **H1** und **H2** bezeichnet werden. Die beiden Phasen können gemeinsam

D-2.27 Beispielhafte Darstellung einiger wichtiger Salmonellavarietäten nach dem Kauffmann-White-Schema

Serovar	*Gruppe*	*O-Antigen*	*H-Antigen*	
			Phase 1	*Phase 2*
S. enteritidis	D1	1, 9, 12	g, m	(1, 7)*
S. parathyphi C	C1	6, 7 (Vi)	c	1, 5
S. infantis	C1	6, 7	r	1, 5
S. newport	C2	6, 8	e, h	1, 2
S. panama	D1	1, 9, 12	l, v	1, 5
S. parathyphi A	A	1, 2, 12	a	1, 5
S. parathyphi B	B	1, 4, (5), 12	b	1, 2
S. senftenberg	E4	1, 3, 19	g, s, t	–
S. typhi	D1	9, 12 (Vi)	d	–
S. typhimurium	B	1, 4, (5), 12	i	1, 2
S. oxford	E1	3, 10	a	1, 7
S. arizonae	56–65	56–65	l, v, u. a. m.	e, n, x, z15 u. a. m.

* kein Nachweis des Antigens möglich

D-2.27

oder einzeln vorkommen. Die H1-Antigene werden mit Kleinbuchstaben gekennzeichnet. Diese reichen allerdings nicht aus, deshalb wird z zusätzlich numeriert (z1, z2 usw.). Die H-Antigene der Phase H2 werden durch Kleinbuchstaben und Zahlen gekennzeichnet.

- Die **K-Antigene**, hier in der Regel als **Vi-Antigene** bezeichnet, kommen nur sehr selten vor, kennzeichnen jedoch die besonders humanpathogenen Varietäten Typhi und Paratyphi.

Durch diese Antigenbestimmungen lassen sich die Salmonellen serologisch (Gruber-Agglutinationsreaktion) in mehr als 2200 Serovare, die früher auch als Spezies bezeichnet wurden, unterteilen und im **Kauffmann-White-Schema** auflisten. Nach derzeitigem Stand wäre die korrekte biologische Bezeichnung: Salmonella enterica Serovar Enteritidis. Praktisch und eingebürgert ist allerdings noch immer: Salmonella enteritidis. Tab. **D-2.27** gibt einen kurzen Überblick über die wichtigsten Salmonellavarietäten und ihre Darstellung im Kauffmann-White-Schema.

Maßgeblich für die Klassifizierung der Salmonellen ist das **Kauffmann-White-Schema** (Tab. **D-2.27**).

Nachweis: Salmonellen lassen sich auf gebräuchlichen Nährböden und in Nährbouillons problemlos kultivieren. In der Regel muss der Nachweis aus hoch bakterienhaltigem menschlichem Untersuchungsmaterial (z. B. Stuhl) sowie aus Nahrungsmitteln, Bade- und Abwasser geführt werden, wobei die Begleitflora durch Einsatz spezieller **Selektivnährmedien** unterdrückt werden muss. Dabei macht man sich die Tatsache zunutze, dass Salmonellen gegenüber Gallensalzen, Thiosulfit, dem Farbstoff Brillantgrün u. a. unempfindlich sind, während zahlreiche Darm- und Umweltkeime in Anwesenheit dieser Stoffe kein Wachstum zeigen. Standardverfahren zum Salmonellennachweis sind die Anreicherung in Tetrathionat- oder Natriumbiselenitbouillon und der Direktnachweis auf Natriumdesoxycholatagar (Leifson-Agar) oder Bismutsulfitagar (Wilson-Blair-Agar).

Nachweis: Der kulturelle Nachweis von Salmonellen wird zuverlässig nur durch **Selektivnährmedien** gewährleistet, die so beschaffen sein müssen, dass die im Untersuchungsmaterial in der Regel vorhandene Begleitflora unterdrückt wird.

Der Nachweis von **Antikörpern** im Serum eines Patienten ist nur bei systemischen, d. h. typhösen Salmonellenerkrankungen sinnvoll – durch Nachweis von O- und H-Salmonellantigen-Antikörpern im Patientenserum (Widal-Agglutinationsreaktion). Negative Resultate schließen eine Erkrankung nicht aus. Beweisend für eine typhöse Salmonellose ist ein Titeranstieg mindestens um das 4-fache innerhalb von 8–10 Tagen in der Frühphase der Krankheit.

Ein Anstieg der **Antikörper** gegen Salmonellen-O- und -H-Antigene um mindestens das 4-fache kann zur Diagnostik einer typhösen Salmonellose herangezogen werden.

Bedeutung: Es ist sinnvoll, zwischen **typhösen** und **enteritischen** Salmonelloseerkrankungen zu unterscheiden.

Bedeutung: Die durch Salmonellen verursachten Infektionskrankheiten reichen von relativ harmlosen lokalisierten Enteritiden bis zu schweren septischen und schwersten zyklischen Allgemeininfektionen. Bei der Größe dieser Bakteriengattung ist es deshalb unter praktischen medizinischen Gesichtspunkten sinnvoll, zwischen **typhösen** und **enteritischen** Salmonellosen zu unterscheiden.

Typhöse Salmonellosen

Typhöse Salmonellosen

▶ **Definition**

▶ **Definition:** Erreger der typhösen Salmonellosen (Typhus und Paratyphus) sind:

- Salmonella typhi, der Verursacher des Typhus abdominalis,
- Salmonella paratyphi A,
- Salmonella paratyphi B,
- Salmonella paratyphi C,
- mehrere andere Salmonellavarietäten (S. enteritidis, S. typhimurium, S. hadar) bei älteren und abwehrgeschwächten Patienten.

Pathogenese: Die Infektion erfolgt oral durch kontaminiertes Trinkwasser und Lebensmittel. Die Infektionsdosis (100–1000 Keime) ist klein. Die typhöse Salmonellose ist eine **generalisierte Infektionskrankheit.** Von besonderer Bedeutung sind Darmblutungen und -perforationen.

Pathogenese: Die Infektion erfolgt oral durch Trinkwasser und Nahrungsmittel. Die Infektionsdosis ist klein (100–1000 Bakterien). Die Erreger dringen durch das Epithel des Dünndarmes, gelangen in die regionären Lymphknoten – wo sie sich vermehren – und streuen von dort hämatogen. In dieser bakteriämischen Phase können die Erreger **praktisch alle Organe des Körpers besiedeln.** Von besonderer Bedeutung ist die Vermehrung der Keime in den lymphatischen Systemen des Darmes, da dies nach Aktivierung des Immunsystems zu Nekrotisierungen führt, die dann Darmblutungen und -perforationen verursachen.

Klinik: Inkubationszeit ca. 2 Wochen. Typhus und Paratyphus verlaufen unbehandelt in 3 Stadien (Abb. **D-2.55**):

- **1. Krankheitswoche (Stadium incrementi):** stufenförmiger Fieberanstieg auf 41 °C, Ausbildung der **Typhusroseolen.**
- **2.–3. Krankheitswoche (Stadium acmes):** Fieberkontinuum, Benommenheit (typhos = Rauch), hohe Letalität durch toxische Organschäden und Kreislaufkollaps.
- **4.–5. Krankheitswoche (Stadium decrementi):** amphiboler Fieberanfall. Hohe Letalität durch **Darmnekrosen** und **Perforationsperitonitis.**
- **Ab 5. Krankheitswoche:** Stabilisierung des Allgemeinzustandes, jedoch Gefahr von Rezidiven.

Klinik: Nach einer Inkubationszeit von ca. 2 Wochen beginnt die Krankheit mit unspezifischen, grippeähnlichen Prodromi. Das Krankheitsbild des Typhus und Paratyphus stellt sich unbehandelt so dar (Abb. **D-2.55**):

- **1. Krankheitswoche (Stadium incrementi):** Anstieg der Körpertemperatur stufenförmig auf 39–41 °C (kein Schüttelfrost!). Häufig entwickeln sich eine Angina und Bronchitis (Nachweis der Erreger in Sputum und Rachenabstrich möglich). Auf der Bauchhaut zeigen sich **Roseolen** (infektiöse Metastasen der Haut). Relative Bradykardie (für die erhöhte Körpertemperatur ist die Pulsfrequenz relativ zu niedrig), Leukopenie, besonders Eosinopenie, Milzschwellung (Organbefall) und Obstipation (!) sind charakteristische Befunde.
- **2. und 3. Krankheitswoche (Stadium acmes):** Ein Fieberkontinuum um die 40 °C und häufige erbsbreiartige Stuhlentleerungen (Vermehrung der Erreger in den lymphatischen Systemen des Darms) sind typische klinische Zeichen. Der Kranke leidet unter starken Kopfschmerzen, ist benommen bis zum Delirium. Er nimmt seine Umwelt wie in Nebel verhüllt wahr (daher auch der Name „typhos" = griech. Nebel, Rauch). Das Allgemeinbefinden ist stark reduziert. Pneumonie, Myokarditis und toxischer Kreislaufkollaps können zum Tode führen.
- **4. und 5. Krankheitswoche (Stadium decrementi):** Die Fieberminima fallen, während die Maxima zunächst unverändert hoch bleiben (amphibole Fieberkurve, Abb. **A-4.2**, S. 15). Das Allgemeinbefinden bessert sich. In diesem Stadium wird die Krankheit besonders kritisch, da jetzt infolge der immunbedingten Nekrosenbildung im Bereich der Peyer-Plaques massive Darmblutungen sowie eine Perforationsperitonitis mit Exitus drohen.
- **Jenseits der 5. Krankheitswoche (Relaps)** stabilisiert sich der Allgemeinzustand und die Körpertemperatur normalisiert sich. Nicht selten treten jedoch nach einem mehr oder weniger langen fieberfreien Intervall erneut alle Symptome der Krankheit auf.

Bei Kindern verläuft die Krankheit oftmals milder als bei Erwachsenen.

D-2.55 **Typhus abdominalis**

D-2.55

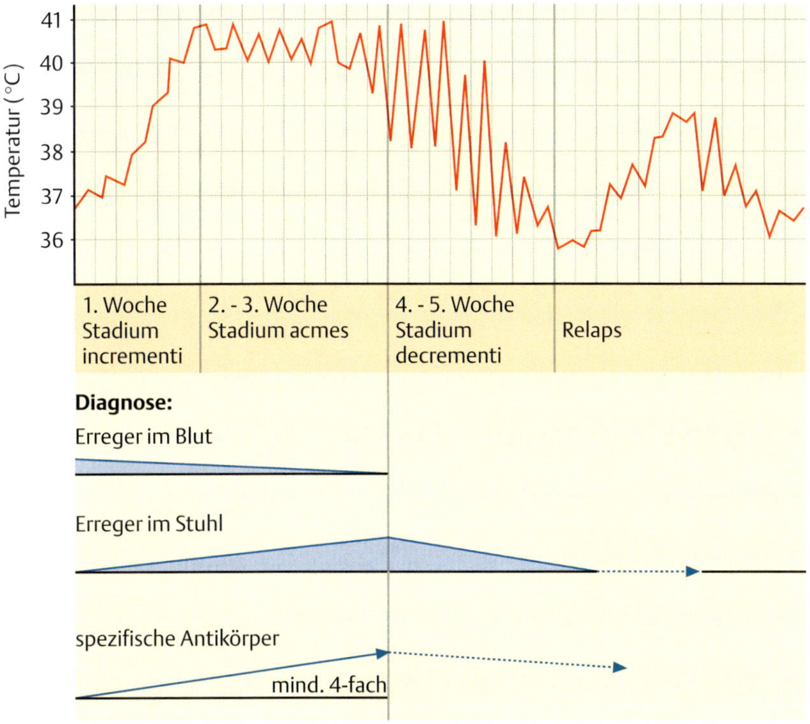

Typische Fieberkurve, Stadieneinteilung der Krankheit und mikrobiologische Diagnostik.

Letalität: Unbehandelt liegt die Letalität des Typhus bei 15 %. Selbst bei adäquater Therapie muss in 1–2 % der Fälle mit dem Tod des Patienten gerechnet werden.

Letalität: 15 % bei unbehandelten Fällen, 1–2 % bei Therapie.

Krankheitsfolgen: Metastatische Erregerabsiedelungen bilden gelegentlich die Grundlage für eine Osteomyelitis bzw. Spondylitis, die erst nach Jahren klinisch manifestiert werden kann. Die Gallenwege, insbesonders die – durch vorausgehende Entzündungen – vernarbte Wand der Gallenblase, können auch nach der Genesung vom Typhus oder Paratyphus noch Keime beherbergen, die dann oft lebenslang mit dem Stuhl ausgeschieden werden. Werden 10 Wochen nach Überstehen der Krankheit noch Erreger im Stuhl nachgewiesen, spricht man von **Dauerausscheidern.** Dies ist bei 2–5 % aller Erkrankungen der Fall. Frauen sind häufiger betroffen als Männer. Dabei können mehr oder minder starke cholezystische Beschwerden auftreten.

Krankheitsfolgen: Bei 2–5 % aller Erkrankungen resultiert eine **Dauerausscheidung** der Erreger über die Gallenblase und Gallenwege, d. h. über 10 Wochen nach der Krankheit sind noch Erreger im Stuhl nachzuweisen. Hier besteht Meldepflicht! Metastatische Absiedelungen können zu Osteomyelitis bzw. Spondylitis führen.

▶ **Merke:** Die Erregerausscheidung über den Stuhl muss nicht kontinuierlich, sondern kann auch schubweise erfolgen; daraus resultieren Schwierigkeiten bei der Erkennung von Ausscheidern. Die Feststellung eines Dauerausscheiders ist **meldepflichtig**!

◀ **Merke**

Sehr selten kann eine Dauerausscheidung auch über den Urin erfolgen, z. B. nach Überstehen einer typhösen Pyelonephritis.

Nachweis: Beste Methode ist die Anzüchtung und Differenzierung der Erreger: In der 1. Krankheitswoche und der ersten Hälfte der 2. Krankheitswoche aus dem Blut, eventuell auch aus Sputum und Rachenabstrich beim Vorliegen einer Bronchitis und Angina. Später erfolgt der Erregernachweis aus dem Stuhl. Auch im Urin kann der Keim eventuell gefunden werden. Serologische Unter-

Nachweis: Anzüchtung des Erregers aus Blut in der 1.–2. Krankheitswoche (evtl. auch aus Sputum und Rachenabstrich), später aus Stuhl und eventuell aus Urin. Serologische Untersuchungen möglichst früh und in der 2. Krankheitswoche können sinnvoll sein (Abb. **D-2.55**).

suchungen sollten zu Beginn der Krankheit und in der 2. Krankheitswoche versucht werden. Ein deutlicher Anstieg (mindestens das 4fache) des H- und O-Antigen-Antikörpertiters innerhalb dieser Zeit ist beweisend für das Vorliegen einer typhösen Salmonellose (Abb. **D-2.55**).

▶ **Merke**

▶ **Merke:** Die Unterscheidung zwischen Paratyphus und Typhus abdominalis ist klinisch nicht möglich (der Paratyphus verläuft insgesamt weniger dramatisch als der Typhus abdominalis), sie ist lediglich eine Frage des Erregernachweises.

Therapie: Mittel der Wahl sind Chinolone, Cephalosporine und Co-trimoxazol. Chloramphenicol ist fast immer wirksam, wird aber wegen seiner Nebenwirkungen nur bei vitaler Bedrohung eingesetzt.

Therapie: Typhöse Salmonellen sind empfindlich gegen Chloramphenicol. Wegen der bekannten Nebenwirkungen wird es jedoch nur bei vitaler Bedrohung eingesetzt. Mittel der Wahl sind Chinolone, Cephalosporine und Co-trimoxazol.
Zur Sanierung von Dauerausscheidern ist oftmals nur das chirurgische Vorgehen (Cholezystektomie) erfolgreich. Durch neue Chinolone (z. B. Ciprofloxacin) können ebenfalls Sanierungserfolge verzeichnet werden.

Epidemiologie: Primäre Infektionsquelle ist immer der Mensch.
In der Bundesrepublik Deutschland ist die Zahl der Erkrankungen seit dem Ende des Krieges kontinuierlich zurückgegangen.

Epidemiologie: S. typhi und S. paratyphi B kommen weltweit vor, S. paratyphi A und C nur in tropischen und subtropischen Regionen. Primäre Infektionsquelle ist immer der Mensch, und zwar sowohl der Erkrankte wie auch der Ausscheider. In der Bundesrepublik Deutschland ist die Zahl der Erkrankungen seit dem Ende des Krieges kontinuierlich zurückgegangen. Bei Katastrophen und in Kriegswirren nimmt diese Infektion oft einen epidemieartigen Charakter an, weil durch die schlechten hygienischen Verhältnisse die Verbreitung der Keime begünstigt wird.

Prophylaxe: In Deutschland steht ein **oraler Lebendimpfstoff** (Typhoral L) zur Verfügung. Die Dauer des **Impfschutzes** wir mit **1 Jahr** angegeben. Auch ein Totimpfstoff (Typhim) steht mittlerweile zur Verfügung.

Prophylaxe: Nach Überstehen einer Typhus- oder Paratyphuserkrankung besteht eine partielle Immunität, die jedoch streng spezifisch ist und nur für den jeweiligen Erreger gilt. Es besteht keine Kreuzimmunität zwischen S. typhi und den drei Paratyphuserregern.
In der Bundesrepublik Deutschland steht ein **oraler Lebendimpfstoff** (Typhoral L) zur Verfügung. Es handelt sich um eine Mangelmutante von S. typhi, die einen irreversiblen Defekt aufweist, wodurch die Virulenz, nicht jedoch die Immunogenität verlorengeht. Die Dauer des **Impfschutzes** wird mit **1 Jahr** angegeben. Die Impfung ist von der STIKO (Ständige Impfkommission des Robert-Koch-Instituts) als Reiseimpfung eingestuft (s. auch S. 622). Neuerdings wird auch ein **Totimpfstoff** (Typhim), der aus dem Kapselantigen Vi besteht, für die parenterale Vakzination angeboten. Beide Impfstoffe vermitteln jedoch nur eine partielle Immunität, die keinen sicheren Schutz bietet.

Die Hauptmaßnahmen zur Verhütung der typhösen Salmonellosen sind expositionsprophylaktischer Natur. Der Nachweis von Salmonellen muss dem zuständigen Gesundheitsamt gemeldet werden.

Die Hauptmaßnahmen zur Verhütung der typhösen Salmonellosen sind expositionsprophylaktischer Natur:

- Das Infektionsschutzgesetzt (IfSG, s. S. 668) schreibt vor, dass der Nachweis von Typhus und Paratyphus sowie gesunde Ausscheider von Salmonellen **dem zuständigen Gesundheitsamt gemeldet** werden müssen.
- Für Typhus- und Paratyphuskranke besteht auf Anordnung des Amtsarztes **Isolationszwang**. Die Patienten werden aus der Isolation entlassen, wenn 3 Stuhluntersuchungen im Abstand von 3 Tagen und die Untersuchung des Gallensekrets negative Ergebnisse zeigen. Ist dies auch 10 Wochen nach Ende der akuten Krankheitssymptome nicht der Fall, so ist der Patient als Dauerausscheider zu entlassen und dies den Gesundheitsbehörden zu melden. Bei Umzug muss ein Dauerausscheider dies dem zuständigen Gesundheitsamt melden.
- Um die Bevölkerung zu schützen, wird weiterhin bestimmt, dass Personen, die **in lebensmittelbearbeitenden Betrieben** tätig sind, **keine Ausscheider** sein dürfen.

▶ **Klinischer Fall.** In Waldrennach, einem kleinen Ort nahe Pforzheim, erkranken im Januar 1919 nach und nach mehrere Geschwister in einer Bauernfamilie an einer „Darmgrippe". Die Ausscheidungen der Familie werden in die Jauchegrube gegeben. Anfang Februar, es liegt noch eine dicke Schneeschicht auf den Feldern, ist die Jauchegrube übervoll. Der Vater bringt sie deshalb „zur Düngung" auf eine Wiese. Bei der folgenden Schneeschmelze läuft das Wasser dem Gefälle nach auf dem immer noch gefrorenen Boden ca. 350 m weit in Richtung eines Brunnens, aus dem ein bestimmter Stadtteil von Pforzheim mit Trinkwasser versorgt wird. Am 10. März werden in eben diesem Stadtteil 19 Fälle von Typhus abdominalis gemeldet, 2 Tage später sind es bereits 500 und am 20. März sogar 1700.
Es handelt sich um eine lehrbuchmäßige Explosivepidemie, die insgesamt 4000 Erkrankte hervorbrachte. Später wurde der Zusammenhang mit der gedüngten Wiese und dem Brunnen festgestellt. Bei Tests zeigte sich, dass die Keime 10 Stunden gebraucht hatten, um den Weg von 350 m zurückzulegen. Bei der Typhusepidemie von Pforzheim verloren etwa 400 Menschen ihr Leben.

◀ Klinischer Fall

Enteritische Salmonellosen

Enteritische Salmonellosen

▶ **Definition:** Alle übrigen Salmonellen außer den zuvor beschriebenen Typhuserregern können Auslöser einer enteritischen Salmonellose sein.

◀ Definition

Pathogenese: Die Infektion erfolgt oral durch Nahrungsmittel, seltener durch Trinkwasser. Die Infektionsdosis ist groß (> 10^5 Bakterien), weil ein Teil der Erreger durch die Magensäure abgetötet wird. Bei Kleinkindern und alten Menschen, wo diese unspezifische Abwehr fehlen kann, ist die Infektionsdosis entsprechend niedriger. Die erforderliche hohe Infektionsdosis ist häufig dadurch gewährleistet, dass sich die Erreger im Lebensmittel vermehren können, bevor die Aufnahme in den Körper erfolgt. Die Enteritis entsteht durch massive Invasion der Dünndarmschleimhaut mit dem Keim. Die Invasion erfolgt einmal durch die M-Zellen der Peyer-Plaques, die nur eine ganz hauchdünne Barriere darstellen (Abb. **D-2.56**); darunter liegen Makrophagen, welche die Salmonellen phagozytieren. Die pathogenen Salmonellen können z. T. in den Makrophagen überleben und sich dort sogar vermehren (Abb. **D-2.57**). Ein weiterer Weg geht direkt durch die Enterozyten. Salmonellen binden an den EGF-Rezeptor (eigentlich Rezeptor für den Epidermal growth factor). Diese Bindung löst eine dramatische Veränderung des Zytoskeletts dieser Epithelzelle aus; sie umschlingt die Salmonella mit Ausläufern (Abb. **D-2.58**) und verschlingt dann die Bakterien; diese wandern transepithelial in die Submukosa, wo

Pathogenese: Die Infektion erfolgt oral durch Nahrungsmittel, seltener durch Trinkwasser. Die Infektionsdosis ist groß (> 10^5 Bakterien). In der Regel bleibt die Infektion lokalisiert, bei Abwehrgeschwächten kann es zur Generalisation kommen.

D-2.56 Ausschnitt aus dem Epithel der Peyer-Plaques

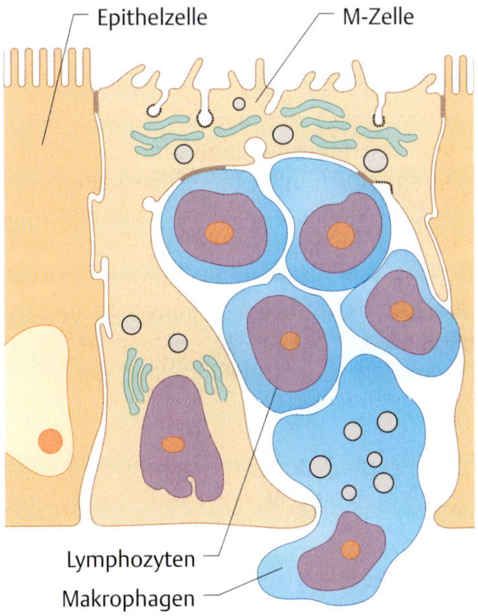

Das Epithel des Dünndarms aus Enterozyten mit Bürstensaum ist unterbrochen durch flache M-Zellen (M) mit glatter Oberfläche. Diese M-Zellen nehmen Partikel, darunter auch lebende Bakterien wie Salmonellen, auf und transportieren sie weiter an die Makrophagen, die zusammen mit Lymphozyten in der subepithelialen Schicht warten.

D-2.56

D-2.57

D-2.57 **Intrazelluläre Salmonellen**

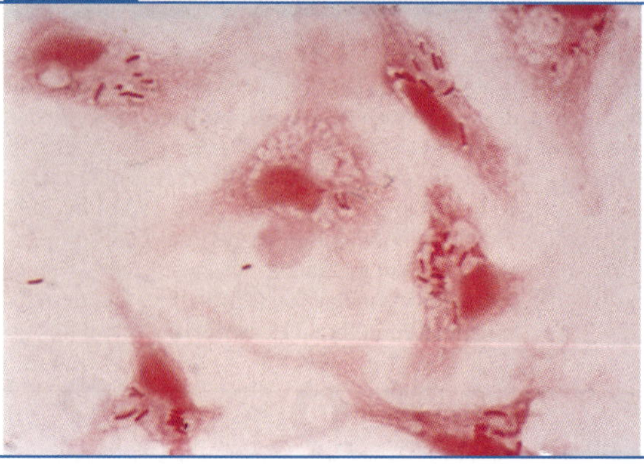

Die gramnegativen S. typhimurium wurden von Makrophagenkulturen phagozytiert und überleben intrazellulär.

D-2.58

D-2.58 **Adhäsion und nachfolgende Penetration von Salmonella durch die Enterozyten des Dünndarmepithels**

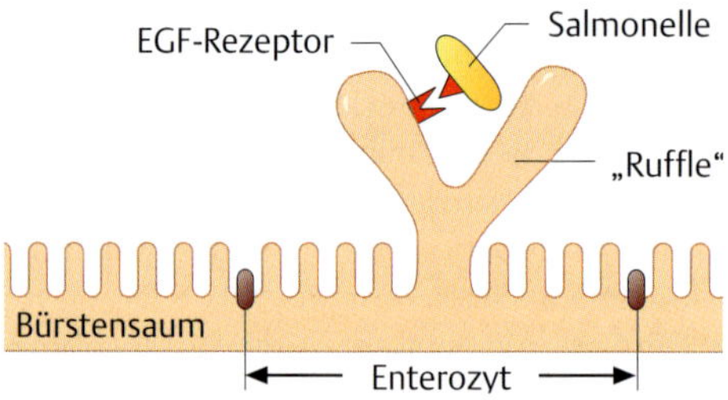

Salmonellen missbrauchen den EGF-Rezeptor und lösen dadurch ein Signal aus, woraufhin die Wirtszelle Ausläufer bildet, die – wie die Halskrause eines evangelischen Pastors (engl. „ruffle“) – die Salmonellen umfassen und verschlingen. Danach wandert die internalisierte Salmonelle durch die Epithelzelle, um auf der anderen Seite wieder freigesetzt zu werden. Dort warten schon Makrophagen, die durch IL-8 angelockt wurden.

Makrophagen warten, die schon von der Epithelzelle mittels IL-8 angelockt wurden.
In der Regel bleibt die Infektion lokalisiert. Bei abwehrgeschwächten Personen und Kindern kann es jedoch zu einer Generalisation kommen. Die Produktion von Enterotoxinen spielt im Pathomechanismus wahrscheinlich nur eine untergeordnete Rolle. Das Überleben der pathogenen Keime in den Wirtszellen ist plasmidgesteuert, wobei für jede Salmonellaserovar ein typisches Plasmid bekannt ist.

Klinik: Nach einer Inkubationszeit von wenigen Stunden plötzlich einsetzender Brechdurchfall und kolikartige Bauchschmerzen. Die Symptome können auch milder verlaufen. Bei unkompliziertem Verlauf Ausheilung innerhalb einer Woche. In ca. $^{1}/_{5}$ aller Fälle kommt es zur hämatogenen Streuung der Erreger mit extraintestinalen Symptomen.

Klinik: Nach einer Inkubationszeit von wenigen Stunden bis einigen Tagen beginnt die Krankheit oftmals plötzlich mit Brechdurchfall und kolikartigen Bauchschmerzen. Die Symptome können jedoch auch milder verlaufen, z. B. als reine Diarrhö. Hohes Fieber bis 40 °C ist häufig, muss aber nicht auftreten. Innerhalb einer Woche stellt sich bei unkompliziertem Verlauf Beschwerdefreiheit ein. In ca. einem Fünftel aller Fälle kommt es zur hämatogenen Streuung der Erreger mit entsprechenden extraintestinalen Symptomen (Sepsis, Osteomyelitis, Endokarditis, Meningitis u. a.).
Die Erregerausscheidung im Stuhl persistiert unterschiedlich lang, im Mittel ca. 6 Wochen.

Letalität: Auch unbehandelt ist die Letalität der Salmonellosen sehr gering.

Letalität: Auch unbehandelt ist die Letalität der Salmonellosen sehr gering. Bei Kleinkindern, alten Menschen und abwehrgeschwächten Personen kann durch Kreislaufversagen der Exitus eintreten.

Krankheitsfolgen: Erregerausscheidungen über Monate oder Jahre sind möglich.

Krankheitsfolgen: Erregerausscheidungen über Monate oder Jahre sind möglich, jedoch selten. Lebenslange Dauerausscheider sind eher uncharakteristisch. Auch nach Ausheilung können anhaltende gastrointestinale Störungen (Reizdarmsyndrom) auftreten.

Nachweis: Einzige Methode ist die Anzüchtung und Differenzierung der Erreger aus dem Patientenstuhl, wo sie im Gegensatz zur Typhuserkrankung vom ersten Krankheitstag an vorkommen.

Nachweis: Durch Anzüchtung und Differenzierung aus Patientenstuhl.

▶ **Merke:** Der Nachweis von Salmonellen ist nach Infektionsschutzgesetz **meldepflichtig**!

◀ **Merke**

Therapie: Im Gegensatz zu den typhösen Salmonellosen ist eine Chemotherapie nicht zwingend angezeigt. Die meisten Antibiotika führen nur zu einer Verlängerung der Ausscheidungsdauer. Allenfalls Chinolone können die Erkrankungsintensität und die Dauer positiv beeinflussen, wobei möglichst frühzeitig, also noch weit **vor** einer bakteriologischen Abklärung, begonnen werden sollte. Da von allen Chinolonen Ciprofloxacin im Darm die höchsten Konzentrationen erreicht, weil es über die Galle, aber auch aktiv über die Darmschleimhaut sezerniert wird, ist diese Substanz bei dieser Indikation vorzuziehen. Die Therapie wird ergänzt durch die symptomatische Behandlung, vor allem zur **Behebung der Elektrolyt- und Wasserverluste.**

Therapie: Die Therapie beschränkt sich normalerweise auf die symptomatische Behandlung, vor allem die **Behebung der Elektrolyt- und Wasserverluste.**

Epidemiologie: Während typhöse Salmonellosen in unseren Breiten heute eine ausgesprochene Seltenheit darstellen, hat die Anzahl der enteritischen Salmonellen seit 1950 stetig und gewaltig zugenommen. Die Zahl der nicht diagnostizierten und damit nicht gemeldeten Erkrankungen dürfte zudem sehr groß sein, da Durchfälle vor allem während und nach Urlaubsreisen vom Patienten oftmals nicht ernst genommen werden **(Problem der unerkannten Ausscheider!).** Primäre Infektionsquelle ist aber nicht der Mensch, sondern tierische Nahrungsmittel. Massentierhaltung und entsprechende Fütterungsmethoden haben zu einer starken Durchseuchung unserer Nutztierbestände mit Salmonellen geführt. Vor allem das Huhn und die Hühnereier sind Hauptinfektionsquelle für S. enteritidis, einem Stamm, der sich speziell an das Huhn adaptiert hat. Fehlerhafte Küchenhygiene ist eine der Ursachen, die dazu führen, dass sich die Erreger in Lebensmitteln vor deren Verzehr vermehren und die Infektion begründen können.

Epidemiologie: Primäre Infektionsquellen sind tierische Nahrungsmittel. Stetige Zunahme der gemeldeten Fälle seit 1950. Massentierhaltung und entsprechende Fütterungsmethoden haben zur extremen Durchseuchung der Nutztierbestände mit Salmonellen geführt.

Prophylaxe: Nach Überstehen einer enteritischen Salmonellose besteht keine Immunität. Eine Immunisierung – d. h. Schutzimpfung – ist nicht möglich.
Die Hauptmaßnahmen zur Verhütung der enteritischen Salmonellosen sind expositionsprophylaktischer Natur. Um die Bevölkerung zu schützen, ist im Infektionsschutzgesetz geregelt, dass Salmonellenträger, die in lebensmittelbearbeitenden Betrieben (dies sind z. B. auch Wasserwerke) tätig sind oder die berufsmäßig mit der Pflege von Säuglingen oder Kleinkindern oder in bestimmten Bereichen der Krankenpflege beschäftigt sind, mit einem Berufsverbot zu rechnen haben. Zu diesem Zweck werden bei Arbeitsaufnahme Stuhluntersuchungen durchgeführt. Es ist sinnvoll, Großküchen und Lebensmittelbetrieben anzuraten, im Zuge der Sorgfaltspflicht ihr Personal jährlich, und zwar nach der Urlaubszeit, freiwillig untersuchen zu lassen, um Neuinfektionen, z. B. während des Urlaubs in südlichen Ländern, rechtzeitig aufzudecken.

Prophylaxe: Nach Überstehen einer enteritischen Salmonellose besteht keine Immunität. Eine Schutzimpfung ist nicht möglich. Die Hauptmaßnahmen zur Verhütung der enteritischen Salmonellosen sind expositionsprophylaktischer Natur (z. B. Küchenhygiene). Nach dem Infektionsschutzgesetz haben Salmonellenträger, die in lebensmittelbearbeitenden Betrieben, in der Krankenpflege u. ä. beschäftigt sind, mit einem Berufsverbot zu rechnen.

▶ **Exkurs:** Kinder sind für Salmonelleninfektionen wesentlich empfänglicher als Erwachsene. Bei Diarrhö, vor allem in der warmen Jahreszeit, sollte immer eine Salmonellendiagnostik vorgenommen werden. Besonders bei Kleinkindern und alten Menschen beobachtet man nicht selten septische Salmonelloseverlaufsformen, die dann wie eine typhöse Salmonellose zu behandeln sind.

◀ **Exkurs**

▶ Klinischer Fall

▶ **Klinischer Fall.** In einer Seniorenwohnanlage erkranken am späten Nachmittag epidemieartig 15 Personen an heftigem Brechdurchfall und hohem Fieber. Der Heimarzt vermutet eine akute Lebensmittelvergiftung und unterrichtet die zuständige Gesundheitsbehörde. Der Amtsarzt kann in der Küche Kartoffelsalat und gebratenes Hähnchen – die letzte Mahlzeit der alten Leute – sicherstellen. Er ordnet weiterhin eine Stuhluntersuchung aller Bewohner des Seniorenheimes sowie des Personals an. Am späten Abend müssen drei Erkrankte wegen massiver Verschlechterung ihres Allgemeinzustandes in intensivmedizinische Behandlung überstellt werden. Eine 79-jährige Frau verstirbt im Laufe der Nacht. Zwei Tage später liegen die ersten mikrobiologischen Befunde vor: Im Stuhl aller Erkrankten konnte S. enteritidis nachgewiesen werden, ebenfalls im Kartoffelsalat. Die Stuhluntersuchungen des Pflege- und Küchenpersonals waren negativ, ebenso die Untersuchung des gebratenen Hähnchens. Während weitere Stuhluntersuchungen vorgenommen wurden, konnte der Amtsarzt durch Befragen des Küchenpersonals und Umgebungsuntersuchungen in der Küche den Infektionsweg aufklären: Die Hähnchen waren als tiefgefrorene Rohware in die Küche angeliefert worden. Das Geflügel wurde in der Küche aufgetaut und bratfertig gemacht. Während die Hühnchen im Grill gebraten wurden, bereitete das Küchenpersonal Kartoffelsalat zu, auf eben jenen Tischen und Brettern, auf denen vorher die – salmonellenhaltigen – Hühner bearbeitet wurden. Der solchermaßen kontaminierte Kartoffelsalat blieb anschließend für ca. eine Stunde bei Raumtemperatur stehen, bis die Hühnchen gar waren. Eine Kühlung des Kartoffelsalates war ausdrücklich unterblieben, da sich die Senioren in der Vergangenheit über die ihrer Meinung nach zu kalten Beilagen ihres Essens beschwert hatten. Während die Salmonellen auf den Hähnchen infolge der Hitzeeinwirkung beim Braten abgetötet wurden, konnten sie sich im Kartoffelsalat vermehren und die Salmonellose begründen. Der Küchenleiter musste sich belehren lassen, dass es eine hygienisch grobe Fahrlässigkeit ist, wenn in einer Großküche Arbeitsplätze zur Bearbeitung von rohem Fleisch und Geflügel nicht von den übrigen Arbeitsplätzen getrennt sind.

2.9.2 Shigella

Geschichtliches

2.9.2 Shigella

Geschichtliches: Das Bakteriengenus Shigella ist benannt nach seinem Entdecker Shiga, einem japanischen Bakteriologen, der 1898 den Erreger der bakteriellen Ruhr nachwies, zwei Jahre bevor dies dem Deutschen Kruse unabhängig davon gelang.

▶ Definition

▶ **Definition:** Shigellen sind gramnegative, sporenlose, unbegeißelte und deshalb unbewegliche Stäbchenbakterien, die weder Laktose vergären noch Citrat und Harnstoff verwerten können und keinen Schwefelwasserstoff produzieren.

Klassifikation: Das Genus Shigella besteht aus 4 Spezies, die durch O-Antigene weiter unterteilt werden (Tab. **D-2.28**).

Nachweis: Ausschließlich aus den Stuhlentleerungen. Auf gebräuchlichen Nährböden und in Nährbouillons. I. d. R. muss die Begleitflora durch Einsatz spezieller Selektivnährmedien unterdrückt werden.

Klassifikation: Das Genus Shigella, das ganz nahe mit Escherichia verwandt ist, besteht aus vier Spezies mit jeweils mehreren Serovaren, die sich durch die O-Antigene ergeben (Tab. **D-2.28**).

Nachweis: Ausschließlich aus den Stuhlentleerungen. Die Erregerzahl und damit die Nachweiswahrscheinlichkeit nehmen mit der Häufigkeit der Stuhlentleerungen ab (je eher die Untersuchung, desto größer die Wahrscheinlichkeit des Erregernachweises). Shigellen lassen sich auf gebräuchlichen Nährböden und in Nährbouillons problemlos kultivieren. In der Regel muss jedoch, ähnlich wie bei Salmonellen, der Nachweis aus hoch bakterienhaltigem menschlichem Untersuchungsmaterial (z. B. Stuhl) sowie aus Nahrungsmitteln, Bade- und Abwasser geführt werden, wobei die Begleitflora durch Einsatz spe-

D-2.28

D-2.28 Arten der Gattung Shigella

S. sonnei	Erreger der relativ harmlosen Sommer- oder E-Ruhr mit nur einem Serovar, Vorkommen in Mitteleuropa
S. flexneri	Erreger der Flexner-Ruhr, Vorkommen in Mitteleuropa und den Tropen mit 13 Serovaren
S. dysenteriae	Erreger der gefürchteten Shiga-Kruse-Ruhr. Vorkommen meist in tropischen Ländern. Produziert das neurotoxische, darmepithelnekrotisierende Shigatoxin. Bekannt sind 10 Serovare
S. boydii	Vorkommen in tropischen Ländern mit 15 Serovaren

zieller Selektivnährmedien unterdrückt werden muss. Dabei können weitgehend die gleichen Nährmedien benutzt werden wie bei der Salmonellendiagnostik (Tetrathionatbouillon und Wilson-Blair-Agar sind nicht geeignet!), so dass der Untersuchungsauftrag an das bakteriologische Labor immer kombiniert gestellt werden kann.

▶ **Merke:** Shigellen, vor allem die bedeutende Spezies S. dysenteriae, sterben in der Außenwelt sehr schnell ab. Bei Fäzesuntersuchungen sollten diese umgehend im Labor verarbeitet werden oder in Transportmedium versandt werden.

◀ Merke

Vom Patienten werden bei Erkrankung nur geringe Antikörper gebildet (Fehlen der sehr immunogenen H-Antigene!), so dass eine **serologische Untersuchung** von Patientenserum **nicht angezeigt** ist. Labormäßig werden die Shigellen jedoch mittels **Objektträgeragglutinationsverfahren** mit bekannten Antiseren differenziert (Speziesbestimmung). Eine Serovarbestimmung wird routinemäßig nicht durchgeführt, sie ist Speziallabors vorbehalten.

Aufgrund geringer Antikörperbildung im Patienten ist eine serologische Untersuchung von Patientenserum nicht angezeigt.
Eine Servovarbestimmung wird routinemäßig nicht durchgeführt.

Bedeutung: Alle Shigellenspezies sind menschenpathogen und verursachen die **bakterielle Ruhr** oder **Dysenterie.**

Bedeutung: Erreger von **bakterieller Ruhr** oder **Dysenterie.**

▶ **Merke:** Die Ruhr ist eine Infektion des **Kolons.** Sie kann durch Shigellen (Bakterien) oder durch Amöben (Protozoen) hervorgerufen werden.

◀ Merke

Pathogenese: Die Infektion erfolgt oral durch Trinkwasser und Nahrungsmittel. Die Infektionsdosis ist sehr klein (< 100 Bakterien), weil diese Erreger relativ säurestabil sind, und somit die Einwirkung der Magensäure gut überstehen. Die besondere Charakteristik der Erreger liegt in ihrer Invasivität. Sie dringen in die Epithelzellen des terminalen Ileums und besonders des Kolons ein, wo sie ausgedehnte ulzeröse Läsionen verursachen. Shigellen können Enterozyten nicht von der Lumenseite her angreifen. Sie nutzen zunächst M-Zellen als Eintrittspforte und von dort greifen sie die Epithelzellen von der lateralen oder basolateralen Seite her an. Auf diese Weise breiten sie sich von Zelle zu Zelle weiter aus (Abb. **D-2.59**).
Diese Nekrotisierungen sind die Ursache von Darmblutungen und -perforationen. Das **Shigatoxin** sowie die **shigaähnlichen** oder **Verotoxine** zeigen zyto-, entero- und neurotoxische Aktivitäten, die als Pathogenitätsfaktoren nicht nur bei Shigellen, sondern auch bei anderen Enterobacteriaceae von Bedeutung sind.

Pathogenese: Die Infektion erfolgt oral durch Trinkwasser und Nahrungsmittel. Die Infektionsdosis ist sehr klein (< 100 Bakterien). Die besondere Charakteristik der Erreger liegt in ihrer Invasivität. Eintrittspforte sind die enteralen M-Zellen (Abb. **D-2.59**).

Das **Shigatoxin** zeigt zyto-, entero- und neurotoxische Aktivitäten.

D-2.59 Schematische Darstellung der Zellinvasion von Shigellen

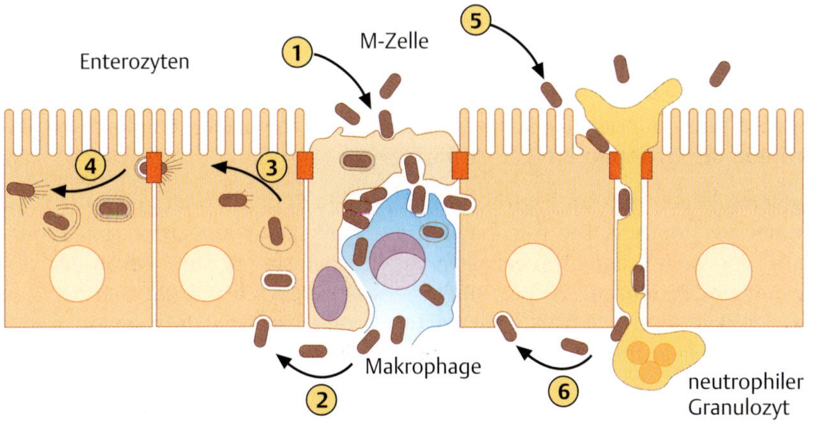

Shigellen müssen zuerst die M-Zellen der Peyer-Plaques überwinden ①, dann können sie von hinten in die Epithelzellen eindringen ②. Anschließend wandern sie von Zelle zu Zelle immer so weiter ③, ④. Durch die intrazelluläre Vermehrung kommt es zur Schädigung der Epithelzellen und zu Nekrosen. Jetzt ist die Bahn frei für den direkten Zugang der Shigellen ⑤, die sich dann von Zelle zu Zelle weiter ausbreiten ⑥. Typisch für die Shigellose ist die Darmulzeration mit Blutungen und schmerzhaftem Stuhldrang (Tenesmen).

D-2.60

D-2.60 Ruhropfer

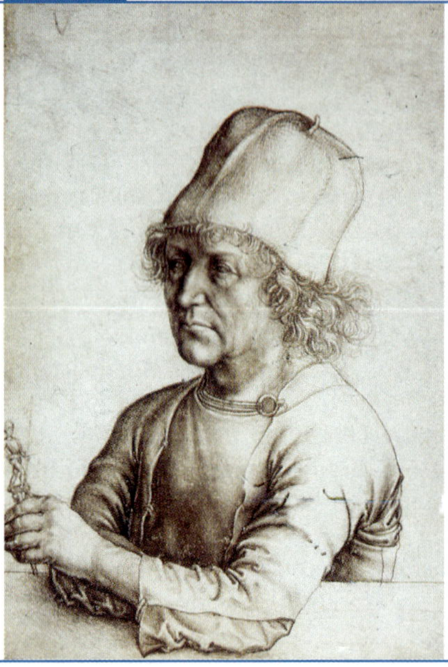

Der Maler Albrecht Dürer ist 1528 im Alter von 57 Jahren vermutlich an einer Ruhr verstorben.

Klinik: Nach einer Inkubationszeit von ca. 2–3 Tagen Beginn mit **kolikartigen Bauchschmerzen** und **Diarrhö.** Die Stuhlentleerung ist häufig (8–30-mal/Tag) und schmerzhaft (Tenesmen). Der Stuhl ist schleimig und hell **(weiße Ruhr)** oder blutig **(rote Ruhr).** Die Lebensbedrohung besteht durch den **hohen Flüssigkeits- und Elektrolytverlust** (Nierenversagen, Kreislaufkollaps).

Klinik: Nach einer Inkubationszeit von ca. 2–3 Tagen (kürzere oder längere Inkubationszeiten sind beschrieben) beginnt die Krankheit mit kolikartigen Bauchschmerzen und Diarrhö. Die Stuhlentleerung ist häufig (8–30-mal/Tag) und schmerzhaft (Tenesmen). Der Stuhl ist entweder schleimig und hell **(weiße Ruhr)** oder blutig **(rote Ruhr).** Fieber kann auftreten, ist aber eher uncharakteristisch. In der Regel tritt nach 4 Tagen (in seltenen Fällen bis zu 14 Tagen) Genesung ein. Die Lebensbedrohung liegt im **starken Flüssigkeits- und Elektrolytverlust,** der – besonders bei Kleinkindern – zu ZNS-Symptomen (Krämpfe, Koma), Nierenversagen und Kreislaufkollaps führen kann. Schwere Verläufe der Ruhr werden durch die toxinbildende Spezies S. dysenteriae verursacht, während S. sonnei nur einen symptomatischen leichten Darminfekt hervorruft. Extraintestinale Infektion können bei Kleinkindern vorkommen, sind ansonsten aber Raritäten.

Krankheitsfolgen: Als Nachkrankheit können sich ein **Reiter-Syndrom** oder eine **Reiter-Trias** entwickeln.

Krankheitsfolgen: Als Nachkrankheit kann sich ein **Reiter-Syndrom** entwickeln. Die **Reiter-Trias** besteht aus entzündlichen Prozessen am Auge (Konjunktivitis, Iritis, Lidschwellungen), an der Urethra und an Gelenken (Arthritis, Bursitis, Synovitis).

▶ **Merke**

▶ **Merke:** Nach überstandener Erkrankung scheiden die Patienten bis ca. 4 Wochen Erreger aus. Gesunde Ausscheider (kurzfristig) sind nicht selten.

Therapie: Neben der symptomatischen Therapie Chinolone, Aminopenicilline, Cephalosporine, Co-trimoxazol, aber auch Tetrazykline.

Therapie: Neben der symptomatischen Therapie sind Chinolone, Aminopenicilline, Cephalosporine und Co-trimoxazol Mittel der Wahl, aber auch Tetrazykline und Sulfonamide können eingesetzt werden. Eine **Empfindlichkeitsprüfung** der isolierten Erreger ist unverzichtbar.

Epidemiologie: Infektionsquelle der Ruhr, die weltweit auftritt, ist immer der Mensch. In Deutschland steigende Tendenz durch zunehmenden Ferntourismus.

Epidemiologie: Infektionsquelle der bakteriellen Ruhr, die weltweit auftritt, ist immer der Mensch. Die Übertragung durch Fliegen (fäkal-oraler Infektionsgang) ist wegen der sehr geringen Infektionsdosis (ca. 100 Bakterien) von besonderer Bedeutung. In der Bundesrepublik Deutschland hat sich die Zahl der Erkrankungen seit 1945 kurzfristig vermindert, ist jedoch heute wieder im Steigen begriffen (Zunahme der internationalen Reiseaktivitäten.)

Prophylaxe: Nach Überstehen einer Ruhrerkrankung entsteht eine allerdings nur mäßige Immunität. In der Bundesrepublik Deutschland steht kein Impfstoff zur Verfügung.
Die Hauptmaßnahmen zur Verhütung der Ruhr sind expositionsprophylaktischer Natur. Das IfSG schreibt vor, dass der Nachweis von Shigellen dem zuständigen Gesundheitsamt gemeldet werden muss. Um die Bevölkerung zu schützen, wird weiterhin bestimmt, dass Personen, die in lebensmittelbearbeitenden Betrieben tätig sind oder die berufsmäßig mit der Pflege von Säuglingen oder Kleinkindern oder in bestimmten Bereichen der Krankenpflege beschäftigt sind, keine Ausscheider sein dürfen.

Prophylaxe: Die Hauptmaßnahmen zur Verhütung der Ruhr sind expositionsprophylaktischer Natur. Der Nachweis von Shigellen ist dem Gesundheitsamt zu melden.

2.9.3 Escherichia

Geschichtliches: 1885 beschrieb Theodor Escherich das später nach ihm benannte Bakterium Escherichia coli als erstes spezifisches Darmbakterium.

2.9.3 Escherichia

Geschichtliches

▶ **Definition:** E. coli ist ein gramnegatives, sporenloses, peritrich begeißeltes und deshalb bewegliches Stäbchen (Abb. **D-2.61**). Es vergärt unter Gasbildung Glukose, Laktose und Mannitol (letzteres sogar bei 44-°C-Bebrütung) und bildet Indol (wichtige Reaktion!), jedoch kein H_2S. Harnstoff und Citrat kann es nicht verwerten.

◀ **Definition**

Klassifikation: Neben E. coli existieren noch drei weitere Escherichia-Spezies, die jedoch nur gelegentlich aus menschlichem Untersuchungsmaterial isoliert werden (E. fergusonii, E. hermanii, E. vulneris).

Klassifikation: E. coli ist die wichtigste Spezies der Gattung Escherichia.

Nachweis: Je nach Manifestationsort der Infektion erfolgt die Erregerisolation unterschiedlich:
- Bei **extraintestinalen Infektionen** erfolgt die Erregerisolation aus dem jeweiligen Material, also z. B. Blut bei Sepsis, Urin bei Harnwegsinfekten, Liquor bei Meningitis, Gallensaft bei Cholangitis, Wundexsudat etc.
- Bei **intestinalen Infektionen** ergeben sich erhebliche Schwierigkeiten, da aus jedem Stuhl E. coli isoliert werden kann. Die Identifizierung von EPEC, ETEC, EIEC und EHEC (vgl. Tab. **D-2.29**) ist für die Routinediagnostik zu aufwändig. Die Diagnose erfolgt in der Regel klinisch, nach Ausschluss anderer Diarrhöverursacher oder durch Toxinnachweis, z. B. von Verotoxin (toxisch für Verozellen, einer Zelllinie aus Affennierenzellen).

Nachweis:
- Bei **extraintestinalen Infektionen** erfolgt die Erregerisolation aus dem jeweiligen Material.
- Bei **intestinalen Infektionen** ergeben sich Schwierigkeiten, da aus jedem Stuhl E. coli isoliert werden kann. Die Identifizierung der Subtypen wird nicht routinemäßig durchgeführt.

D-2.61 E. coli im elektronenoptischen Bild

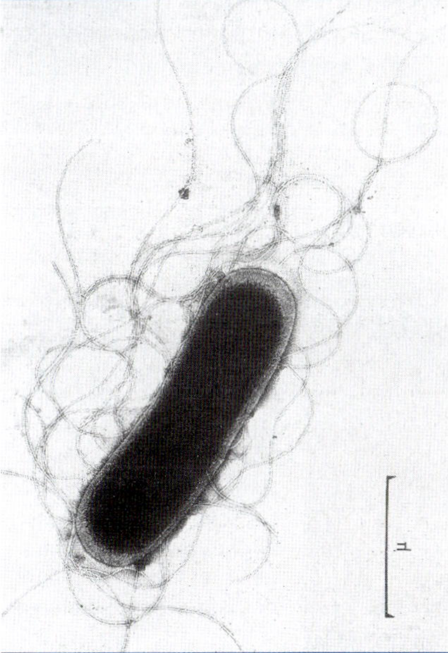

E. coli ist ein peritrich begeißeltes und dadurch bewegliches Stäbchen.
Unter dem Elektronenmikroskop ist die Begeißelung gut zu erkennen.

D-2.61

Der Keimnachweis erfolgt ausschließlich kulturell.
Die endgültige Diagnose wird bei allen Enterobacteriaceae durch die „bunte Reihe“ gestellt.

Der Keimnachweis erfolgt ausschließlich kulturell. Dies ist in der Regel problemlos möglich. Je nach Probenmaterial erfolgen die Untersuchungen im Direktverfahren unter Einsatz von festen Selektivnährböden oder mittels Anreicherung in Flüssigkulturen. Die endgültige Diagnose wird wie bei allen Enterobacteriaceae durch den Ausfall zu überprüfender Stoffwechselleistungen („bunte Reihe“) gestellt.
Durch s**erologische Typisierung** lassen sich bei E. coli 171 O-Antigene, 56 H-Antigene, 72 K-Antigene sowie 12 F-Antigene nachweisen. Für die Routinepraxis des mikrobiologischen Labors hat dies jedoch nur eine untergeordnete Bedeutung, für epidemiologische Fragestellungen kann diese Tatsache aber herangezogen werden. Unter den EHEC findet man häufig O157H7.

Bedeutung: E. coli kommt regelmäßig im Darm von Warmblütern vor. Er ist deshalb der **klassische Fäkalindikator,** d. h. der Nachweis von E. coli in der Umwelt zeugt immer von einer Verunreinigung mit menschlichen oder tierischen Exkrementen.

Bedeutung: E. coli kommt regelmäßig im Darm von Warmblütern vor. Er ist deshalb der **klassische Fäkalindikator,** d. h., der Nachweis von E. coli in Trinkwasser, Lebensmitteln, Bedarfsgegenständen des täglichen Lebens oder auf Gegenständen im Umfeld des Menschen zeugt immer von einer Verunreinigung mit menschlichen oder tierischen Exkrementen und signalisiert die prinzipielle Möglichkeit des Vorkommens anderer Erreger (Viren, Bakterien, Protozoen, Würmer). In 100 ml Trinkwasser darf kein E. coli nachweisbar sein (S. 658).

Klinik extraintestinaler Infektionen: Extraintestinale Infektionen mit E. coli können bei immunsupprimierten Patienten, Säuglingen oder bei entsprechender Disposition auftreten. Häufig betroffen sind die Harnwege mit Urethritis, Zystitis, Ureterozystitis, Zystopyelitis, Pyelonephritis. Ursache hierfür sind Schmierinfektionen aus der Analregion.
E. coli ist nicht selten an Entzündungen im Bauchraum beteiligt.

Klinik extraintestinaler Infektionen: Extraintestinale Infektionen mit E. coli können bei immunsupprimierten Patienten oder im Zuge entsprechender Dispositionen systemisch oder lokalisiert auftreten. Neugeborene können eine Meningitis entwickeln, wenn sie während der Geburt mit E. coli der Mutter kolonisiert werden, speziell wenn diese Kolibakterien ein Kapselantigen K1 tragen. Häufig betroffen sind die Harnwege mit Urethritis, **Zystitis,** Ureterozystitis, Zystopyelitis, **Pyelonephritis.** Ursache hierfür sind Schmierinfektionen aus der Analregion (besonders bei Kindern und Frauen) mit Kontamination des Ostium urethrae. Da Kolibakterien stark begeißelt sein können und somit beweglich sind, gelangen sie bis in die Blase. Da bei Frauen die Urethra nur kurz ist, leiden sie häufiger an Zystitis als Männer. E. coli ist nicht selten an Entzündungen im Bauchraum beteiligt (Appendizitis, Peritonitis, Cholangitis und Cholezystitis).

▶ **Merke**

▶ **Merke:** E. coli ist der häufigste Erreger nosokomialer Infektionen.

Pathogenese extraintestinaler Infektionen: Einige Stämme besitzen **P-Fimbrien,** (**PAP,** pyelonephritisassoziierte Pili) mit denen sie sich am Epithel anhaften (Abb. **D-2.62**). Durch toxinbedingte Schädigung der Blasenwand wird eine Invasion der Bakterien vorbereitet. Es entsteht eine Entzündung (Zystitis) oder Urosepsis.

Pathogenese extraintestinaler Infektionen: Einige E.-coli-Stämme besitzen sogenannte **P-Fimbrien,** auch **PAP** (= pyelonephritisassoziierte Pili) genannt, mit denen sie sich spezifisch am Epithel der harnableitenden Wege anhaften (Abb. **D-2.62**). Wenn ein enger Kontakt zustande gekommen ist, können Bakterientoxine, z. B. Hämolysine, die Zellen der Blasenwand schädigen (Blut im Urin!), wodurch eine Invasion der Bakterien vorbereitet wird und eine eitrige Entzündung (Zystitis) oder sogar eine Urosepsis entsteht.

D-2.62

D-2.62 Adhäsion von E. coli an das Blasenepithel

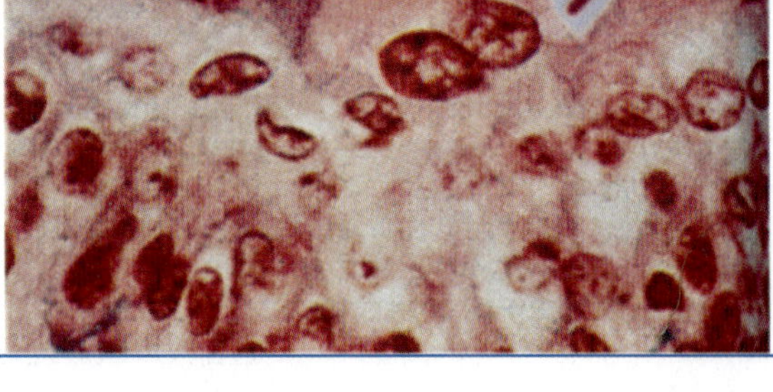

Gramnegative Stäbchenbakterien binden an das Uroepithel (doppelkernige Pflasterepithelzelle). Dies ist der erste Schritt zur Infektion, denn jetzt können die bakteriellen Toxine, z. B. das zytotoxische Hämolysin, das Epithel zerstören, eindringen und eine Entzündung der Blasenwand initiieren.

▶ **Exkurs:** Anomalien, ein vesikoureteraler Reflux, z. B. bei Querschnittsgelähmten, oder medizinische Manipulationen (Katheterisierung, Zystoskopie und Blasenspülungen) fördern die Aszension ins Nierenbecken, wo ebenfalls eine Invasion erfolgen kann. Besonders in der Schwangerschaft droht dies, da der Fetus mechanisch Druck auf die Ureteren ausübt und durch die Hormone eine Weitstellung der Hohlorgane mit glatter Muskulatur (Blase, Ureter) erfolgt. Eine Pyelonephritis wird oft noch durch eine Sepsis kompliziert, vorausgesetzt die Erreger besitzen bestimmte Virulenzeigenschaften, wie z. B. **Serumresistenz.**

◀ Exkurs

Klinik intestinaler Infektionen: Intestinale Infektionen mit E. coli sind gekennzeichnet durch massive Diarrhöen mit ihren Folgeerscheinungen. Als Verursacher sind heute allgemein **vier E.-coli-Subtypen** bekannt, die sich letztendlich durch chromosomal kodierte, phagenkodierte und plasmidkodierte Pathogenitätsfaktoren unterscheiden (Tab. **D-2.29**).

Klinik intestinaler Infektionen: Sie rufen massive Diarrhöen hervor. Als Verursacher sind 4 E.-coli-Subtypen bekannt, die sich durch Pathogenitätsfaktoren unterscheiden (Tab. **D-2.29**).

Pathogenese intestinaler Infektionen: Zur Pathogenese intestinaler Infektionen s. Tab. **D-2.29**.

Pathogenese intestinaler Infektionen: s. Tab. **D-2.29**.

Therapie: Bei **extraintestinalen** E.-coli-Infektionen kann nur die gezielte Chemotherapie nach Austestung der Erregerempfindlichkeit zum Erfolg führen. Co-trimoxazol (z. B. Bactrim), aber auch Chinolone und Cephalosporine sind meist wirksamer als Aminopenicilline. Bei einer unkomplizierten Harnwegsinfektion reicht eine kurzfristige Antibiotikatherapie (1–3 Tage) aus. Nur bei rezidivierenden Erkrankungen muss über einen längeren Zeitraum antibiotisch behandelt werden. Man sollte aber unbedingt versuchen, den Grund für die Rezidive (anatomische Anomalien etc.) zu eruieren. Ob eine ausreichende

Therapie: Bei **extraintestinalen** E.-coli-Infektionen kann nur die gezielte Chemotherapie nach Austestung der Erregerempfindlichkeit zum Erfolg führen.

D-2.29 Pathogenese intestinaler Infektionen mit E.-coli-Subtypen

Subtyp	*Erkrankung*	*Pathomechanismus/Virulenzfaktoren*
EPEC Enteropathogene E. coli (Dyspesie-Coli)	▪ **Diarrhö** (bei Säuglingen mit daraus folgenden Gedeihstörungen und lebensbedrohlichen Zuständen) ▪ betroffen sind vor allem Säuglinge in den Ländern der dritten Welt	▪ besondere Fähigkeit der Erreger zur Adhärenz an die Darmmukosazelle, wo es zur Zerstörung der Mikrovilli kommt. Ein EAF (EPEC-adhesion factor) kann nachgewiesen werden, ist jedoch nicht mit einem bestimmten Antigenmuster des Bakteriums korreliert
ETEC Enterotoxinbildende E. coli	▪ **Reisediarrhöen** („Montezumas Rache" etc.) ▪ in tropischen Ländern weit verbreitet	▪ hitzelabiles Enterotoxin (**LT I**) entspricht der chemischen Struktur und dem Wirkungsmechanismus von Choleratoxin (Pathomechanismus siehe S. 401). ▪ **LT II** hat die gleichen Auswirkungen wie LT I, unterscheidet sich jedoch in seiner chemischen Struktur. ▪ hitzestabiles Enterotoxin (**ST**) kann manchmal nachgewiesen werden, seine Bedeutung im Krankheitsgeschehen ist noch unklar. ▪ durch **Fimbrien** können sich ETEC an die Dünndarmwand relativ fest anheften, so dass sie durch die gesteigerte Darmperistaltik während der Diarrhö nicht eliminiert werden und sie ihr Toxin leicht an die Epithelien abgeben.
EIEC Enteroinvasive E. coli	▪ imitieren eine bakterielle Ruhr (Shigellose)	▪ können in die Darmmukosazelle eindringen und diese damit zerstören
EHEC Enterohämorrhagische E. coli oder verotoxinproduzierende E. coli (VTEC) oder Shiga-like toxin produzierende E. coli (STEC)	▪ **hämorrhagische Kolitis** ▪ **hämolytisch-urämisches Syndrom** mit akutem Nierenversagen, Anämie und Thrombozytopenie	▪ sie tragen chromosomal ein Gen (eae) dessen Produkt die Adhäsion an Epithelzellen vermittelt. Im Kindesalter ist der Rezeptorbesatz der Zellen höher; somit erklärt sich die höhere Anfälligkeit. ▪ **Verotoxin** (toxisch für Verozellen, einer Zelllinie aus Affennierenzellen) kann phagenkodiert produziert werden. Es besitzt Ähnlichkeit mit dem neurotoxischen und nekrotisierenden Toxin, das Shigella dysenteriae produziert (= Shiga-like toxin). ▪ ein **Hämolysin** kann plasmidkodiert produziert werden.

Bei der **intestinalen** Infektion ist eine antibiotische Therapie nicht zwingend angezeigt.

Prophylaxe: Intestinale Infektion mit enteropathogenen E.-coli-Stämmen sind stets exogener Natur (orale Aufnahme!). Zur Enteritis- und Zystitisprophylaxe s. S. 615 und 618.

Substanzmenge appliziert wurde, lässt sich mittels Wirkstofftest im Urin überprüfen.
Bei der **intestinalen** Infektion ist eine antibiotische Therapie nicht zwingend angezeigt, hier steht die Bekämpfung der Diarrhö, besonders des Wasser- und Elektrolytverlustes, im Vordergrund.
Die Therapie mit Hefepräparaten (Perenterol) stößt in der Fachwelt auf geteilte Meinung. Eine symptomatische Therapie mit Loperamid (Imodium), das die Darmperistaltik dämpft, ist zur subjektiven Besserung geeignet.

Prophylaxe: Intestinale Infektionen mit EPEC, ETEC, EIEC, EHEC und eventuell anderen enteropathogenen E.-coli-Stämmen sind immer exogener Natur mit oraler Aufnahme des Erregers. Sie sind besonders in allen Ländern mit geringem Hygienestandard zu befürchten. Zur Enteritisprophylaxe s. auch S. 615, zur Prophylaxe und Diagnostik von Harnwegsinfektionen s. S. 618.

2.9.4 Yersinia

Klassifikation: Das Genus Yersinia beinhaltet 11 Arten. Drei haben humanmedizinische Bedeutung:
- Yersinia pestis
- Yersinia enterocolitica
- Yersinia pseudotuberculosis

2.9.4 Yersinia

Klassifikation: Das Genus Yersinia beinhaltet elf Arten, von denen drei große humanmedizinische Bedeutung haben:
- Yersinia pestis
- Yersinia enterocolitica
- Yersinia pseudotuberculosis

Die anderen Spezies Y. aldovae, Y. bercovieri, Y. frederiksenii, Y. intermedia, Y. kristensenii, Y. mollarettii und Y. rohdei haben nur geringe Bedeutung. Wahrscheinlich können nur einzelne Stämme innerhalb dieser Arten beim Menschen als opportunistisch pathogene Erreger in Erscheinung treten.
Da die Yersiniosen bezüglich ihrer infektionshygienischen Bedeutung, Diagnostik, Epidemiologie und Klinik erhebliche Unterschiede aufweisen, ist es angezeigt, die wichtigsten Yersinienarten und die ihnen zuzuordnenden Krankheitsbilder getrennt zu besprechen.

Yersinia pestis

Geschichtliches

Yersinia pestis

Geschichtliches: Die **Pest** ist eine der ältesten, bekanntesten und gefährlichsten Infektionskrankheiten des Menschen. Der „Schwarze Tod" hat nicht nur erhebliche medizinhistorische Bedeutung (erste Versuche der Individualprophylaxe im Sinne einer „Hygiene" und Erklärungsversuche zum Übertragungsmodus „Kontagium"), er hat seinen kulturhistorischen Niederschlag in zahlreichen Werken der Literatur und der bildenden Kunst gefunden und wie wohl keine andere Infektionskrankheit die Geschichte des Abendlandes sichtbar geprägt. Entdeckt wurde der Erreger 1894 in Hongkong durch den Franzosen Alexandre Yersin.

▶ **Definition**

▶ **Definition:** Yersinia pestis ist ein pleomorphes, kurzes, oft kokkoides, sporen- und geißelloses, immer **unbewegliches** (wichtiges Diagnosekriterium), (un)bekapseltes Stäbchenbakterium, das sich von den anderen medizinisch interessanten Yersinienarten durch die Fähigkeit zur Harnstoffspaltung unterscheidet.

Nachweis: Nachweis Kulturell und mikroskopisch aus Bubonenaspirat, Blut oder Sputum. In festen Nährböden oder Bouillonkulturen.
Mehrere plasmidkodierte Antigene (F1, V, W) können als Pathogenitätsfaktoren nur unter Kulturbedingungen nachgewiesen werden.

Nachweis: Kulturell und mikroskopisch durch Nachweis des Erregers aus Bubonenaspirat, Blut oder Sputum. Yersinia pestis stellt keine besonderen Ansprüche an feste Nährböden oder Bouillonkulturen. Sie wächst bei Temperaturen zwischen 22 und 37 °C mit einem Optimum bei 28–30 °C. Entscheidend für die Virulenz sind 3 charakteristische Plasmide, die für Proteine im Zytoplasma und in der Zellwand kodieren. Wird Yersinia pestis bei 37 °C kultiviert, so bildet sie eine **Kapsel** aus. Diese als F1 (= Fraktion 1) bezeichnete Hülle besteht aus einem löslichen, nicht toxischen Protein, das den Erreger vor der Phagozytose schützt und somit als Pathogenitätsfaktor einzustufen ist. Zwei weitere plasmidkodierte Antigene, die jedoch ebenfalls nur bei 37 °C gebildet werden, haben ebenfalls antiphagozytäre Eigenschaften und werden als **Viru-**

lenzantigene V und **W** bezeichnet. Bei niedrigen Temperaturen, wie z. B. im Floh, werden andere Faktoren produziert.

Bedeutung: Yersinia pestis ist der Erreger der Pest, und zwar sowohl der **Bubonen-** wie der **Lungenpest.**

Bedeutung: Erreger der **Bubonen- und Lungenpest.**

Pathogenese: Die Pest ist primär eine **Zoonose,** bei der verschiedene Nagetierarten – hauptsächlich Ratten – betroffen sind. Die Infektion erfolgt über den **Rattenfloh** (Xenopsylla cheopis) **oder andere Ektoparasiten,** welche bei der Blutmahlzeit an infizierten Tieren den Erreger aufnehmen. Dieser vermehrt sich im Vormagen der Flöhe so rapide, dass bei einem erneuten Stech- und Saugakt der Parasiten eine Regurgitation und damit eine „Injektion" von mehr als 10 000 Bakterien in das Opfer erfolgt. Auf diese Weise wird der Erreger von kranken auf gesunde Ratten übertragen oder eventuell perkutan auf den Menschen, wenn dieser „versehentlich" vom Rattenfloh befallen wird.

Pathogenese: Die Pest ist primär eine **Zoonose der Nagetiere,** hauptsächlich der Ratte. Die Infektion erfolgt perkutan über den **Rattenfloh oder andere Ektoparasiten.** Der Erreger kann so auch auf den Menschen übertragen werden.

Bei niedrigen Temperaturen, z. B. im Floh, sind manche Virulenzfaktoren, z. B. antiphagozytäre Oberflächenstrukturen, nicht exprimiert. Somit wird ein Großteil der injizierten Bakterien durch polymorphkernige Granulozyten sofort vernichtet. Allenfalls in unreifen Monozyten kann die Infektion angehen, wobei diese Erreger sich intrazellulär vermehren und jetzt bei 37 °C ihr genetisches Potenzial für Virulenzfaktoren voll entfalten. An der Infektionsstelle kann ein **Primäraffekt** in Form einer Bläschen- oder Pustelbildung ausheilen. Meist kommt es jedoch zur lymphogenen Streuung. Der regionäre Lymphknoten schwillt an. Die Erregervermehrung führt zu einer hämorrhagischen, bläulichen Verfärbung **(Bubonen,** Abb. **D-2.63**). Über 90 % aller Pestinfektionen verlaufen unter diesem Bild der Bubonenpest. Kommt es zu einem Einbruch in die Blutbahn, was bei ca. 50–90 % aller unbehandelten Infektionen der Fall ist, so resultiert die **Pestsepsis,** die praktisch alle Organe betreffen kann.

Es kommt zum Anschwellen der regionären Lymphknoten, welche sich aufgrund der Erregervermehrung hämorrhagisch bläulich verfärben **(= Bubonen,** Abb. **D-2.63**). Beim Einbruch in die Blutbahn resultiert die **Pestsepsis,** die alle Organe betreffen kann.

Bei einer Erregerstreuung in den Kreislauf kommt es zur **sekundären Lungenpest** mit hochinfektiösem Sputum. Durch direkte aerogene Infektionen kann bei exponierten Kontaktpersonen eine **primäre Lungenpest** induziert werden (Inkubationszeit: wenige Stunden). Da bei der Übertragung von Mensch zu Mensch die Erreger bei 37 °C wachsen und somit volle Virulenz besitzen, reichen wenige Keime aus, eine Infektion mit sofortigem Beginn zu setzen.

Die Erregerstreuung in den Kreislauf bewirkt die **sekundäre Lungenpest** mit hochinfektiösem Sputum. Durch direkte aerogene Infektionen kann eine **primäre Lungenpest** bei Kontaktpersonen induziert werden.

Klinik: Die Infektion mit Yersinia pestis führt zu hohem Fieber, Schüttelfrost, starken Kopfschmerzen und Vernichtungsangst. Die Bubonen sind druckschmerzhaft. Der Patient nimmt deshalb vielfach eine Schutzhaltung ein. Die Pestsepsis zeigt ein schweres toxisch-infektiöses Krankheitsbild, wobei eine schwere hämorrhagische Diathese dominiert. Die Lungenpest wird begleitet von anfangs schleimigem, später hellblutig-dünnflüssigem hochinfektiösem Auswurf. Die Inkubationszeit beträgt im Mittel 5–7 Tage.

Klinik: Hohes Fieber, starke Kopfschmerzen, Vernichtungsangst. Die Bubonen sind druckschmerzhaft. Bei Pestsepsis kommt es zur hämorrhagischen Diathese. Die Inkubationszeit beträgt im Mittel 5–7 Tage.

D-2.63 Yersinia pestis

a
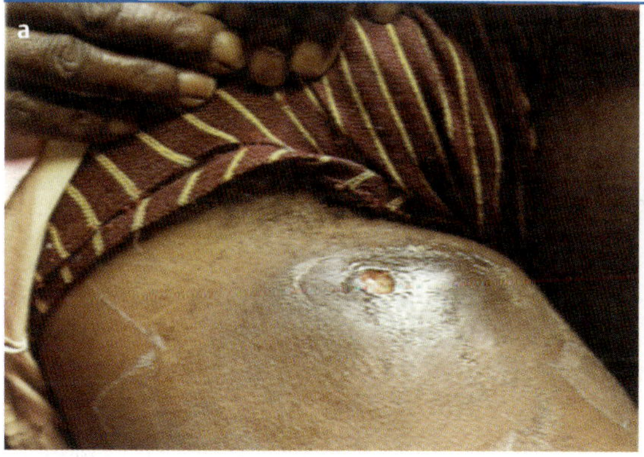

b
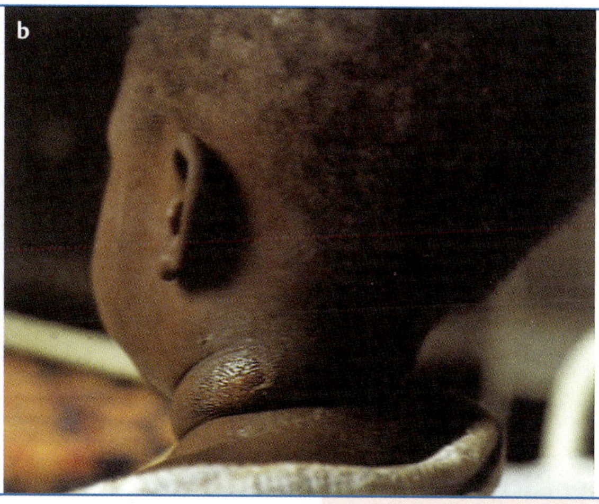

a Bubonen am Oberschenkel (z. T. durchgebrochen).
b Bubo am Hals.

D-2.64

D-2.64 **Derzeitiges Vorkommen von Yersinia pestis nach WHO**

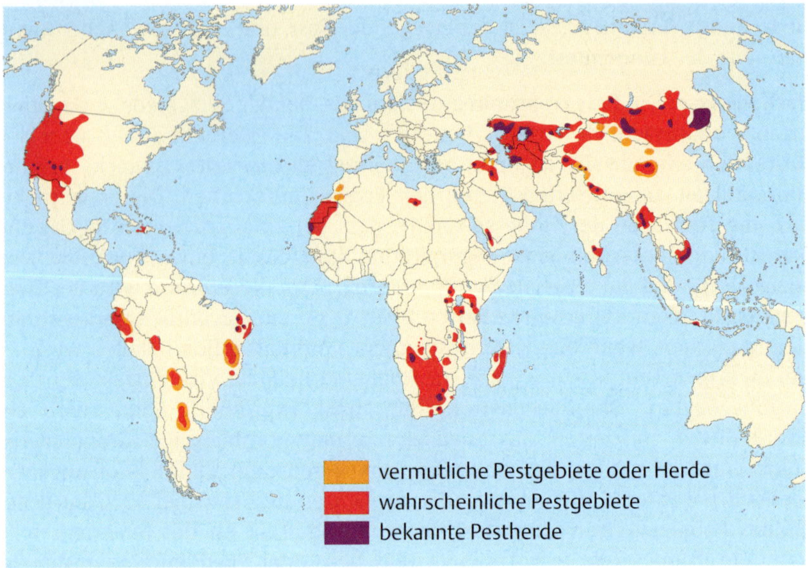

Letalität: Unbehandelte primäre Lungenpest: 100 %. Unbehandelte Bubonenpest: 50–60 %.

Letalität: Die unbehandelte primäre Lungenpest führt praktisch immer zum Tode. Die Letalität bei der unbehandelten Bubonenpest wird mit 50–60 % angegeben.

Krankheitsfolgen: Eine überstandene Pest hinterlässt keine absolute Immunität.

Krankheitsfolgen: Eine überstandene Pest hinterlässt keine absolute Immunität.

Therapie: Streptomycin, Tetrazykline, Chinolone, Co-trimoxazol.

Therapie: Zur Therapie stehen neben Streptomycin Tetrazykline, Chinolone und Co-trimoxazol zur Verfügung.

Epidemiologie: Die Pest als Zoonose ist auch heute noch in Teilen Asiens, Afrikas und Amerikas anzutreffen (Abb. **D-2.64**).

Epidemiologie: Die Pest als Zoonose ist auch heute noch endemisch in Teilen Asiens, Afrikas und Amerikas anzutreffen. Im Jahre 1999 wurden aus 14 Ländern insgesamt 2603 Erkrankte gemeldet (Abb. **D-2.64**), von denen 212 verstorben sind.

Prophylaxe: Der Nachweis ist meldepflichtig. Erkrankte sind zu isolieren, Kontaktpersonen für 6 Tage in Quarantäne zu nehmen.

Prophylaxe: Erkrankte sind zu isolieren, Kontaktpersonen für 6 Tage in Quarantäne zu nehmen. Ein in den USA entwickelter Totimpfstoff schützt nur ungenügend. Die Impfung ist nur in seltenen Fällen bei spezieller Indikation (nachgewiesenes Expositionsrisiko) vertretbar.

▶ **Merke**

▶ **Merke:** Der Nachweis von Yersinia pestis ist nach Infektionsschutzgesetz **meldepflichtig**.

▶ **Exkurs**

▶ **Exkurs:** Mit Yersinia pestis darf nur in Labors gearbeitet werden, die über spezielle Sicherheitsmaßnahmen verfügen und eine spezielle staatliche Genehmigung besitzen.

Yersinia pseudotuberculosis

Yersinia pseudotuberculosis

▶ **Definition**

▶ **Definition:** Der Unterschied zu Yersinia pestis ergibt sich aus einem abweichenden Stoffwechselverhalten („bunte Reihe") sowie aus der Tatsache, dass Yersinia pseudotuberculosis peritrich begeißelt und damit **beweglich** ist. Die Geißeln werden allerdings nur bei Wachstumstemperaturen unter 30 °C ausgebildet.

Nachweis: Die Erregerisolation aus Operationsmaterial (Lymphknoten, Appendix u. ä.) gelingt leicht, aus Stuhl hingegen nur selten. Yersinia pseudotuberculosis stellt keine besonderen Kulturansprüche und kann mittels gängiger fester oder flüssiger Nährmedien zur Enterobacteriaceae-Diagnostik nachgewiesen werden. Serologisch lassen sich Antikörper im Patienten nachweisen. Eine Agglutinationsreaktion mit einem Titer größer 1:80 muss als positiv gewertet werden.
Bei der **serologischen Typisierung** können mehrere O- und H-Antigene nachgewiesen werden.

Nachweis: Die Erregerisolation aus OP-Material gelingt leicht, aus Stuhl hingegen nur selten. Ein Antikörpertiter > 1:80 gilt als positiv.

Bedeutung: Yersinia pseudotuberculosis verursacht eine **Lymphadenitis mesenterica.** Da auch bei einer Darmtuberkulose vergrößerte Mesenteriallymphknoten auftreten, führte dies zur Bezeichnung Pseudotuberkulose.

Bedeutung: Y. pseudotuberculosis verursacht eine **Lymphadenitis mesenterica.**

Pathogenese: Natürlicher Wirt scheinen Ratten zu sein. Yersinia pseudotuberculosis kann jedoch in zahlreichen Säugetieren und Vögeln nachgewiesen werden. Die Infektion des Menschen mit Y. pseudotuberculosis erfolgt mit großer Wahrscheinlichkeit oral. Die Erreger sind aufgrund ihrer Proteinstruktur in der äußeren Zellmembran in der Lage, innerhalb von endozytischen Vesikeln die Epithelzellen des Ileums zu durchdringen. Erreichen sie die Submukosa des Darms, werden sie dort von Gewebsmakrophagen aufgenommen und in die mesenterialen Lymphknoten verschleppt.

Pathogenese: Die Infektion des Menschen mit Y. pseudotuberculosis erfolgt mit großer Wahrscheinlichkeit oral. Die Erreger werden nach Durchdringung der Epithelzellen in der Submukosa des Ileum von Gewebsmakrophagen aufgenommen und zu den Lymphknoten transportiert.

Klinik: Am häufigsten ist die **pseudoappendizitische Verlaufsform,** die bei 75–90 % der Krankheitsfälle zu beobachten ist und vor allem bei Kindern und Jugendlichen auftritt. Seltener ist eine Ileussymptomatik oder ein enteritischer Verlauf. Septikämien werden vereinzelt beschrieben, sie treten in der Regel aber nur bei Patienten mit anderen Grundleiden auf.

Klinik: Am häufigsten ist die **pseudoappendizitische Verlaufsform,** die vor allem bei jungen Menschen auftritt. Seltener ist ein enteritischer Verlauf.

Krankheitsfolgen: Eine reaktive Arthritis, ein Erythema nodosum oder andere Hauterscheinungen können als Begleiterscheinungen oder auch als Folge einer Infektion mit Y. pseudotuberculosis auftreten.

Krankheitsfolgen: Arthritis, Erythema nodosum oder andere Hauterscheinungen sind immunpathologische Reaktionen.

Therapie: Chemotherapeutische Maßnahmen sind nicht zwingend erforderlich. Bei Septikämie und anderen Komplikationen werden Antibiotika nach der Resistenzlage des Erregers eingesetzt.

Therapie: Antibiotikagaben sind zwingend nur bei Sepsis und Komplikationen erforderlich.

Epidemiologie: Bei gesunden Personen ist nur selten ein signifikanter Antikörpertiter nachweisbar was zeigt, dass der Durchseuchungsgrad der Bevölkerung nur gering sein kann. Dies deckt sich mit klinischen Beobachtungen, die eine Pseudotuberkulose nur selten vorfinden.

Epidemiologie: Der Durchseuchungsgrad der Bevölkerung ist nur gering, was auf ein geringes Vorkommen des Erregers deutet.

Yersinia enterocolitica

Yersinia enterocolitica

▶ **Definition:** Yersinia enterocolitica unterscheidet sich von Y. pseudotuberculosis durch spezielle Stoffwechselleistungen („bunte Reihe"). Ebenso wie Y. pseudotuberculosis ist sie bei Wachstumstemperaturen unter 30 °C beweglich, d. h. sie bildet Geißeln aus.

◀ **Definition**

Nachweis: Der kulturelle Erregernachweis aus Operationsmaterial ist in der Regel einfach (mittels gängiger fester oder flüssiger Nährmedien zur Enterobacteriaceae-Diagnostik). Schwieriger ist die Keimisolation aus Stuhl. Hier empfehlen sich eine mehrtätige Kälteanreicherung bei ca. 5 °C sowie der Einsatz spezieller Yersinia-Nährmedien. Zur **serologischen Typisierung** wird in der Literatur häufig ein Schema verwendet, in dem die Serogruppen (O-Antigene) 3 und 9 in Europa, 8 in den USA sowie seltener 5 und 27 als Erreger dominieren.
Serologische Untersuchungen zum Nachweis von spezifischen Antikörpern gegen O3 bzw. O9 sind prinzipiell möglich. Die Interpretation der Ergebnisse ist jedoch nicht immer einfach, da unspezifische und Kreuzreaktionen möglich sind und die Höhe des Titers von den im Labor eingesetzten Antigenen

Nachweis: Der kulturelle Keimnachweis aus OP-Material ist in der Regel einfach. Schwieriger ist die Keimisolation aus Stuhl. Antikörper im Blut helfen bei der Diagnose.

D-2.30

D-2.30 Klinische Manifestationen nach Infektion mit Yersinia enterocolitica

gastrointestinale Infektion	▪ Enterokolitis (speziell bei Kleinkindern) ▪ akute Lymphadenitis der mesenterialen Lymphknoten ▪ terminale Ileitis, Pseudoappendizitis (speziell bei Kindern > 6 Jahre und bei Erwachsenen)
Sepsis	▪ speziell bei abwehrgeschwächten Personen ▪ speziell auch bei Personen mit Eisenüberladung (Behandlung mit Desferrioxamin, Transfusionen)
metastatische Infektionen (nach Sepsis, selten)	▪ fokale Abszesse ▪ Endokarditis ▪ Osteomyelitis
postinfektiöse, immunpathologische Reaktionen (assoziiert mit HLA B27)	▪ Arthritis (einzelner oder mehrerer großer Gelenke) ▪ Myokarditis ▪ Erythema nodosum (Abb. **D-2.65**)

abhängt. Für die Erkennung von Folgekrankheiten sind diese Antikörpernachweise jedoch unerlässlich.

Bedeutung: Akute Enteritiden.

Bedeutung: Es wird geschätzt, dass in Europa ca. 1 % der akuten Enteritiden durch Yersinia enterocolitica verursacht werden.

Pathogenese: Die Aufnahme erfolgt mit der Nahrung. Die Erreger überwinden die Schleimhaut des Dünndarms und vermehren sich in der Submukosa.

Pathogenese: Yersinia enterocolitica ist im Tierreich weit verbreitet. Für das Infektionsgeschehen beim Menschen scheinen Schweine eine besondere Rolle zu spielen. Etwa 60 % aller Yersinia-enterocolitica-Infektionen sind mit dem Genuss rohen Schweinefleisches vergesellschaftet. Das Schicksal von Yersinia enterocolitica im Ileum ist identisch mit dem von Y. pseudotuberculosis. In den Peyer-Plaques können sie viele Tage überleben. Die Virulenz der Erreger ist abhängig von Genen, die auf einem charakteristischen großen Plasmid lokalisiert sind.

Klinik: Akute Enteritis mit dünnflüssigen Stühlen und kolikartigen abdominellen Schmerzen (Tab. **D-2.30**). Die Symptome klingen in der Regel nach wenigen Tagen ab.

Klinik: Nach einer Inkubationszeit von 3–10 Tagen treten die Symptome einer akuten Enteritis mit dünnflüssigen Stühlen und kolikartigen abdominellen Schmerzen auf. Die Darmkoliken treten wiederholt auf. Fieber, Erbrechen und allgemeine Körperschwäche können unterschiedlich stark ausgeprägt sein. Die Symptome klingen in der Regel nach wenigen Tagen ab. Betroffen sind Säuglinge. Bei Kindern > 6 Jahre, sowie bei Erwachsenen führt eine mesenteriale Lymphadenitis ähnlich wie bei Y. pseudotuberculosis zur Pseudoappendizitis (Tab. **D-2.30**).

Krankheitsfolgen: Myokarditis, Arthritiden, Erytheme (Abb. **D-2.65**) oder andere Hauterscheinungen können 1–3 Wochen nach der Krankheit auftreten.

Krankheitsfolgen: Myokarditis, Arthritiden, Erythema nodosum (Abb. **D-2.65**) oder andere Hauterscheinungen können als immunpathologische Folge einer Infektion mit Yersinia enterocolitica 1–3 Wochen nach der Krankheit auftreten. Betroffen sind bevorzugt über 40-jährige Frauen. In Nordeuropa sind solche Komplikationen viel häufiger als in Mitteleuropa, wogegen in Südeuropa diese immunpathologischen Reaktionen nur selten beschrieben werden.

Therapie: Die Gabe von Antibiotika ist nur bei Komplikationen erforderlich.

Therapie: Eine spontane Heilung ist möglich. Bei Septikämie und anderen Komplikationen werden Antibiotika nach der Resistenzlage des Erregers eingesetzt.

Epidemiologie: Infektionen von Mensch zu Mensch sind ungewöhnlich.

Epidemiologie: Die bisherigen Untersuchungen scheinen zu belegen, dass Yersinia enterocolitica für den Menschen nicht sehr infektiös ist. Da der Erreger nur in kleinen Mengen und kurzfristig mit dem Stuhl ausgeschieden wird, sind Übertragungen von Mensch zu Mensch ungewöhnlich. Dennoch ist der Nachweis der Erreger bei einer Enteritis **meldepflichtig**.

D-2.65 Erythema nodosum nach einer Infektion mit Y. enterocolitica

D-2.65

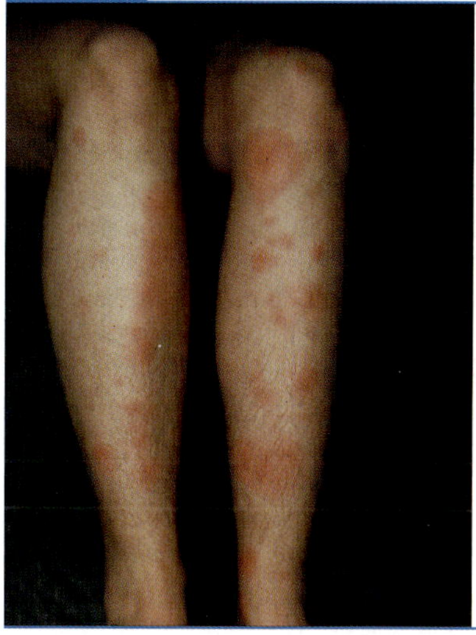

Meistens sind Frauen betroffen. Das rötlich-livide, schmerzhafte, indurierte Erythem manifestiert sich hauptsächlich an den Streckseiten der Unterschenkel; es kann singulär oder multipel vorliegen. Bakterien findet man in diesen Läsionen nicht; vielmehr ist es eine immunpathologische Reaktion, vermutlich eine Kreuzreaktion von Antikörpern, die gegen Bakterienantigene gerichtet sind, mit körpereigenen Strukturen der Haut.

2.9.5 Citrobacter

2.9.5 Citrobacter

▶ **Definition:** Es handelt sich um ein gramnegatives, sporenloses, begeißeltes, also bewegliches Stäbchen, das Laktose – wenn auch verzögert – abbaut und deshalb zu den koliformen Keimen gezählt wird. Der Abbau von Citrat als einziger Kohlenstoffquelle ist charakteristisch und gibt dem Keim den Namen.

◀ Definition

Klassifikation: Es existieren 11 Spezies, von denen **Citrobacter freundii** die größte Rolle spielt.

Klassifikation: Wichtigste Spezies ist **Citrobacter freundii**.

Nachweis: Der Keimnachweis erfolgt ausschließlich kulturell und ist in der Regel problemlos möglich. Je nach Probenmaterial erfolgen die Untersuchungen im Direktverfahren unter Einsatz von festen Selektivnährböden oder mittels Anreicherung in Flüssigkulturen. Die endgültige Diagnose wird wie bei allen Enterobacteriaceae durch den Ausfall zu überprüfender Stoffwechselleistungen („bunte Reihe") gestellt.
Bei Citrobacter lassen sich **serologisch** 42 O-Antigene und mehr als 90 H-Antigene nachweisen. Für die Routinepraxis des mikrobiologischen Labors hat dies jedoch nur eine untergeordnete Bedeutung, zumal Kreuzreaktionen mit Salmonella und Escherichia auftreten.

Nachweis: Der Nachweis erfolgt ausschließlich kulturell.

Bedeutung: Citrobacterspezies können **extraintestinale Infektionen** hervorrufen. Sie werden aus menschlichem Untersuchungsmaterial jedoch nur selten isoliert und treten auch als Hospitalismuserreger nur gelegentlich in Erscheinung.

Bedeutung: Alle drei Citrobacterspezies können **extraintestinale Infektionen** hervorrufen.

Therapie: Je nach Resistenzlage im Antibiogramm. Gute Wirksamkeit zeigen in der Regel Cephalosporine, Ureidopenicilline und Chinolone.

Therapie: Nach Antibiogramm (i. d. R. Cephalosporine, Ureidopenicilline und Chinolone).

2.9.6 Klebsiella

2.9.6 Klebsiella

▶ **Definition:** Klebsiellen sind gramnegative, sporenlose, unbewegliche, bekapselte Stäbchen, die nach dem deutschen Bakteriologen Edwin Klebs benannt sind.

◀ Definition

Klassifikation: Das Genus Klebsiella enthält mehrere Arten mit humanmedizinischer Bedeutung:

Klassifikation: Die wichtigsten Spezies sind:

- Klebsiella pneumoniae
- Klebsiella oxytoca

- Klebsiella pneumoniae,
- Klebsiella oxytoca.

Heute werden von Klebsiella abgegrenzt: Raoultella ornithinolytica, R. terrigena und R. planticola. Auch Pantoea agglomerans ist nahe verwandt.

Nachweis: Der Keimnachweis erfolgt ausschließlich kulturell.
Klebsiellen wachsen auf glukosehaltigen Universalnährböden in typischen schleimigen, großen Kolonien (Abb. **D-2.66**). Die endgültige Diagnose wird durch den Ausfall der „bunten Reihe“ gestellt.

Nachweis: Der Keimnachweis erfolgt ausschließlich kulturell und ist in der Regel problemlos möglich. Je nach Probenmaterial erfolgen die Untersuchungen im Direktverfahren unter Einsatz von festen Selektivnährböden oder mittels Anreicherung in Flüssigkulturen. Klebsiellen wachsen auf glukosehaltigen Universalnährböden in typischen schleimigen, großen Kolonien, die dem erfahrenen Untersucher erste Hinweise zur Bestimmung geben (Abb. **D-2.66**). Die endgültige Diagnose wird jedoch auch hier wie bei allen Enterobacteriaceae durch den Ausfall zu überprüfender Stoffwechselleistungen („bunte Reihe“) gestellt. Klebsiella oxytoca kann dabei leicht durch die Existenz des Enzyms Tryptophanase (= Indolbildung) von den anderen Klebsiellenspezies unterschieden werden.
Zur **serologischen Typisierung** sind bei Klebsiella mehrere O-Antigene bekannt, denen jedoch keine diagnostische Bedeutung zukommt, da sie wegen der Kapsel nicht agglutinierbar sind. Daneben werden > 80 K-Antigene unterschieden. Unterschiedliche Virulenz bestimmter K-Antigene konnte bisher für den Menschen nicht beobachtet werden.

Bedeutung: Klebsiellen sind fakultativ pathogen. Sie sind wichtige nosokomiale Infektionserreger (3. Platz zusammen mit Enterobacter). Klebsiella pneumoniae kommt für Pneumonien, Lungenabszess, Bronchitis, Pleuritis, Sinusitis, Otitis u. v. a. Infektionen in Betracht.

Bedeutung: Klebsiellen sind fakultativ pathogene Erreger. Eine Prädisposition beim Wirt muss in der Regel gegeben sein. Sie nehmen in der Rangfolge nosokomialer Infektionserreger zusammen mit Enterobacter den dritten Platz ein. Bedeutendster Vertreter ist **Klebsiella pneumoniae**, der Erreger der Friedländer-Pneumonie, einer heute selten gewordenen Entzündung der beiden oberen Lungenlappen. Klebsiella pneumoniae und Klebsiella oxytoca können Lungenabszesse, Pleuritis, Bronchitis, Sinusitis, Mastoiditis, Otitis, Cholangitis und Cholezystitis sowie Harnwegsinfektionen ebenso wie Sepsis, Meningitis, Endokarditis und Osteomyelitis verursachen.

Therapie: Wegen einer natürlichen Resistenz gegen Benzyl- und Aminopenicilline und häufiger plasmidbedingter Mehrfachresistenz ist eine sinnvolle Therapieplanung ist erst nach Erregerisolation und Antibiogramm möglich.

Therapie: Die Therapie von Klebsielleninfektionen ist immer **problematisch**, da Klebsiella neben einer natürlichen Resistenz gegen Benzylpenicillin (Penicillin G) und Aminopenicilline nicht selten eine R-Plasmid-bedingte Mehrfachresistenz aufweist. Eine sinnvolle Therapieplanung ist erst nach Erregerisolation und Antibiogramm möglich.

D-2.66

D-2.66 Klebsiella pneumoniae

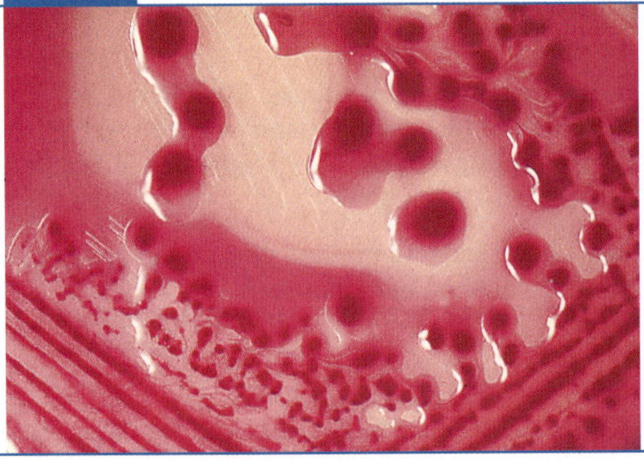

Man erkennt die typischen großen und schleimigen Kolonien.

2.9.7 Calymmatobacterium granulomatis

2.9.7 Calymmatobacterium granulomatis

▶ **Definition:** Dieses gramnegative, kokkoide, bekapselte Bakterium ist genetisch nahe verwandt mit Klebsiella, kommt normalerweise im Darm vor und kann durch Autoinokulation bzw. beim Geschlechtsverkehr in den Genitalbereich gebracht werden.

◀ Definition

Nachweis: In den Infektionsherden findet man die Calymmatobakterien typischerweise innerhalb von Gewebsmakrophagen; bei Anfärbung sieht man eine schmale, ungefärbte Zone als Hinweis für die Kapsel **(Donovan-Körperchen).** Die Erreger lassen sich kulturell nicht anzüchten, so dass die **Mikroskopie die einzige Möglichkeit zur Diagnose** bleibt.

Nachweis: Da die Erreger kaum kultivierbar sind, wird die Infektion durch den **mikroskopischen Nachweis** von intrazellulären Bakterien geführt.

Pathogenese: Über minimale Läsionen in der Haut können die Keime ins Gewebe vordringen und eine entzündliche Reaktion induzieren, die sogar zu einer Ulzeration führen kann (Abb. **D-2.67**). Solche Hautgeschwüre können dann mit anderen, opportunistischen Erregern superinfizieren. Nach Verschleppung der Bakterien in die regionalen, d. h. in die inguinalen Lymphknoten geht dort die Infektion weiter. Eine zellvermittelte Immunität induziert die Granulombildung **(Granuloma inguinalis),** die eine Ausheilung ermöglicht. Bei Abwehrschwäche jedoch wird die Krankheit manifest.

Pathogenese: Die Erreger können sich nach Eintritt in die Haut lokal in den Makrophagen und später in den inguinalen Lymphknoten vermehren und eine Entzündung hervorrufen, die mit lokalen Ulzerationen und regionaler Lymphknotenschwellung einhergeht (Abb. **D-2.67**).

Bedeutung: Diese Erkrankung tritt vor allem in tropischen Ländern bei Menschen in schlechten hygienischen Verhältnissen, bei Unterernährung und sexuellem Fehlverhalten auf.

Bedeutung: Vor allem in tropischen Ländern.

Therapie: Eine Therapie mit Tetrazyklinen oder Makroliden verspricht Hilfe.

Therapie: mit Tetrazyklinen oder Makroliden.

D-2.67 **Granuloma inguinalis: genitale Ulzera**

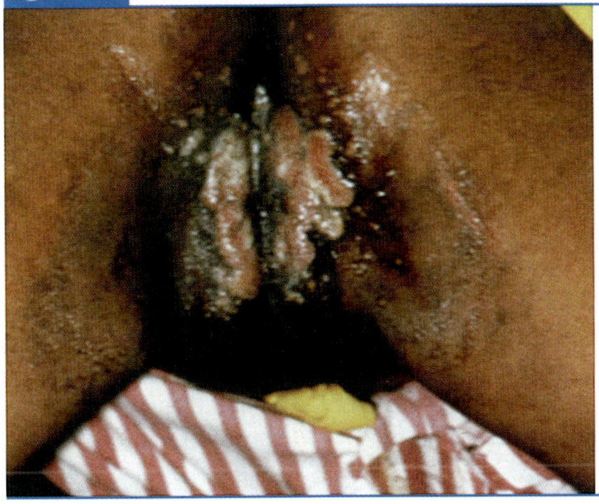

D-2.67

2.9.8 Enterobacter

2.9.8 Enterobacter

▶ **Definition:** Es handelt sich um gramnegative, peritrich begeißelte, bewegliche Stäbchenbakterien, die Laktose vergären und Citrat als alleinige Kohlenstoffquelle verwerten können. Kapselbildung ist möglich, jedoch nicht obligat.

◀ Definition

Klassifikation: Die Gattung Enterobacter ist in sich sehr inhomogen; mehrere Arten sind potenziell pathogen (Tab. **D-2.31**). WichtigsterVertreter der Gattung ist **Enterobacter cloacae.**

Klassifikation: Die Gattung Enterobacter ist sehr inhomogen. (Tab. **D-2.31**).

Nachweis: Der Keimnachweis erfolgt ausschließlich kulturell und ist in der Regel problemlos möglich. Je nach Probenmaterial erfolgen die Untersuchungen im Direktverfahren unter Einsatz von festen Selektivnährböden oder mit-

Nachweis: Der Keimnachweis erfolgt ausschließlich kulturell. Dies ist i. d. R. – mit

D-2.31

D-2.31 Enterobacter-Arten und ihre Bedeutung

Spezies	*Bedeutung*
E. cloacae	wichtigster Vertreter der Gattung
E. aerogenes **E. agglomerans**	wird manchmal aus klinischem Material isoliert
E. asburiae **E. gergoviae** **E. sakazakii** **E. taylorae**	klinische Bedeutung kann nicht verneint werden
E. amnigenus	extrem selten aus klinischem Material isoliert, in Umweltmedien gelegentlich anzutreffen

den oben dargestellten Einschränkungen bei E. agglomerans – möglich.

tels Anreicherung in Flüssigkulturen. Die endgültige Diagnose wird wie bei allen Enterobacteriaceae durch den Ausfall zu überprüfender Stoffwechselleistungen („bunte Reihe") gestellt.

Bedeutung: Enterobacter sind **fakultativ pathogene** Erreger. Sie nehmen in der Rangfolge nosokomialer Infektionserreger einen wichtigen Platz ein.

Bedeutung: Enterobacter sind **fakultativ pathogene** Erreger von Bronchitis, Cholangitis, Harnwegsinfektionen, selten von Sepsis oder Meningitis. Eine Prädisposition beim Wirt muss in der Regel gegeben sein. Als nosokomialer Infektionserreger kommt ihnen zunehmende Bedeutung zu.

Therapie: Gute Therapieerfolge werden mit Chinolonen erreicht. Sinnvolle Therapieplanungen setzen die Empfindlichkeitsprüfung voraus.

Therapie: Ähnlich wie bei Klebsiellen bestehen auch bei Enterobacter natürliche Resistenzen gegen Aminopenicilline und ältere Cephalosporine. Mehrfachresistenzen beruhen auf R-Plasmiden. Gute Therapieerfolge werden in der Regel mit Chinolonen und Aminoglykosiden erreicht. Sinnvolle Therapieplanungen setzen die Empfindlichkeitsprüfung der Keimisolate voraus.

2.9.9 Serratia

2.9.9 Serratia

▶ Definition

▶ **Definition:** Es handelt sich um gramnegative, sporenlose, peritrich begeißelte, deshalb bewegliche Stäbchenbakterien, die als besonderes biochemisches Kennzeichen Desoxyribonuklease produzieren. Der Keim ist benannt nach dem italienischen Physiker Serafino Serrati.

Klassifikation: Die humanmedizinisch wichtigsten Arten sind:

- Serratia marcescens
- Serratia liquefasciens.

Klassifikation: Die Gattung umfasst zehn Arten, davon acht, die beim Menschen gefunden worden sind. Die humanmedizinisch wichtigsten Arten sind:

- Serratia marcescens,
- Serratia liquefaciens.

Nachweis: Der Keimnachweis erfolgt ausschließlich kulturell. Serratien produzieren ein wasserunlösliches, zellständiges rotes Pigment (**Prodigiosin,** Abb. **D-2.68**) bei Zimmertemperatur. Bakterienkolonien auf kohlenhydrathaltigen Nährböden können das Aussehen von Blutstropfen annehmen **(Hostienwunder).**

Nachweis: Der Keimnachweis erfolgt ausschließlich kulturell. Dies ist in der Regel problemlos möglich. Besonderes kulturmorphologisches Kennzeichen der Serratien ist die Produktion eines wasserunlöslichen, zellständigen roten Pigments (**Prodigiosin,** Abb. **D-2.68**) bei Zimmertemperatur. Bakterienkolonien auf kohlenhydrathaltigen Nährböden können das Aussehen von Blutstropfen annehmen **(Hostienwunder).** Die endgültige Diagnose wird wie bei allen Enterobacteriaceae durch den Ausfall zu überprüfender Stoffwechselleistungen („bunte Reihe") gestellt.
21 O- und 25 H-Antigene können zur **Stammtypisierung** bei Hospitalinfektionen zur Aufzeigung von Übertragungswegen hilfreich sein.

Bedeutung: Serratia marcescens ist ein **gefürchteter Erreger nosokomialer Infektionen** wie Harnwegsinfektionen,

Bedeutung: Lange Zeit wurde Serratia als Markerkeim für Hygieneuntersuchungen verwendet, da man das Bakterium als völlig apathogen einstufte. Heute ist Serratia marcescens ein **gefürchteter Erreger nosokomialer Infektio-**

D-2.68 **Reinkultur von Serratia marcescens**

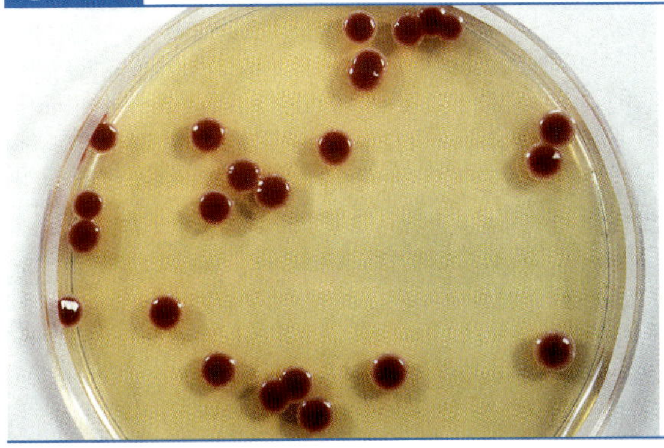

Der von den Bakterien gebildete blutrote Farbstoff bleibt streng auf die Bakterienkolonie beschränkt. Der Nährboden bleibt unbeeinflusst.

D-2.68

nen. Wie bei allen opportunistisch pathogenen Keimen muss eine Disposition beim Empfänger vorhanden sein. Serratia wird bei Harnwegsinfektionen, Sepsis, Endokarditis, Meningitis, Wundinfektionen und bei Osteomyelitis isoliert.

Sepsis, Endokarditis, Meningitis, Osteomyelitis und Wundinfektionen.

Therapie: Viele Serratia-Stämme haben eine natürliche Antibiotikaresistenz gegen zahlreiche Cephalosporine. Sinnvolle Therapiestrategien sind nur bei ausgetesteten Keimisolaten erfolgversprechend. Aminoglykoside, vor allem Amikacin, zeigen teilweise sehr gute Erfolge.

Therapie: Sinnvolle Therapiestrategien sind nur bei ausgetesteten Keimisolaten erfolgversprechend. Aminoglykoside sind hochwirksam.

2.9.10 Proteus

2.9.10 Proteus

Geschichtliches: An Proteus, den griechischen Meeresgott, der die Fähigkeit besaß, seine Gestalt zu verändern, fühlte sich 1885 der Erlanger Pathologe Gustav Hauser erinnert, als er das gar wundersame Bakterium Proteus mirabilis entdeckte.

Geschichtliches

▶ **Definition:** Es handelt sich um ein gramnegatives, sporenloses, aufgrund einer starken peritrichen Begeißelung lebhaft bewegliches Stäbchenbakterium, das Laktose nicht abbauen kann.

◀ **Definition**

Klassifikation: Die Gattung Proteus besteht aus fünf Spezies, von denen drei humanmedizinische Bedeutung haben:
- Proteus mirabilis,
- Proteus vulgaris,
- Proteus penneri.

Klassifikation: Humanmedizinische Bedeutung haben:
- Proteus mirabilis
- Proteus vulgaris
- Proteus penneri

Nachweis: Der Keimnachweis erfolgt ausschließlich kulturell (Abb. **D-2.69**) und ist problemlos möglich. Die kulturmorphologische Besonderheit der Proteus-Bakterien besteht im Phänomen des **„Schwärmens"**, d. h. die Keime bilden auf festen, feuchten Nährböden **keine umschriebenen Kolonien,** sondern überziehen sie flächenhaft als „Hauch" (daher auch der Name H-Antigene generell für alle Geißelantigene). Die endgültige Diagnose wird wie bei allen Enterobacteriaceae durch den Ausfall zu überprüfender Stoffwechselleistungen („bunte Reihe") gestellt. Typisch ist die **Indolbildung** von **P. vulgaris.**
Von Proteus vulgaris und Proteus mirabilis sind 49 O- und 19 H-Antigene bekannt. Von besonderem Interesse sind O-Antigene mit der Bezeichnung OX-2, **OX-19** und OX-K. Diese sind exakt mit Antigenen von Rickettsien identisch. Patienten mit einer Rickettsieninfektion entwickeln Antikörper gegen diese Antigene. In einer Agglutinationsreaktion (Patientenserum gegen Proteus) kann so eine Rickettsiose serologisch nachgewiesen werden **(Weil-Felix-Reaktion).**

Nachweis: Ausschließlich kulturell (Abb. **D-2.69**). Die kulturmorphologische Besonderheit der Proteus-Bakterien besteht im Phänomen des **„Schwärmens"**, d. h. die Keime bilden **keine umschriebenen Kolonien.**

Von besonderem Interesse sind bestimmte O-Antigene (z. B. **OX-19**), die mit Antigenen von Rickettsien identisch sind. In einer Agglutinationsreaktion kann so eine Rickettsiose serologisch nachgewiesen werden **(Weil-Felix-Reaktion).**

Bedeutung: Als opportunistisch pathogene Keime können Proteus-Spezies bei Harnwegsinfekten (nosokomialen Infektionen), Wundinfektionen, Septikämien

Bedeutung: Als opportunistisch pathogene Keime können Proteus-Spezies bei

D-2.69

D-2.69 **Reinkultur von Proteus mirabilis**

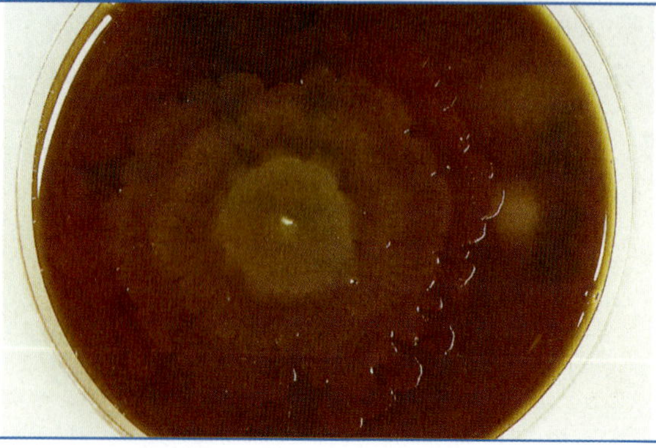

Typisch ist das terrassenförmige Schwärmverhalten des Keimes auf frischen, feuchten Nährböden, die „hauchförmig“ überzogen werden.

vielfältigen (nosokomialen) Infektionen isoliert werden.

und bei Infektionen im Respirationstrakt isoliert werden. Gelegentlich können Gastroenteritiden über verunreinigte Lebensmittel auftreten. Die Entstehung von Nierensteinen wird gefördert, da diese Keime große Mengen von Urease produzieren. Dadurch entsteht aus Harnstoff verstärkt Ammoniak, was den pH im Urin erhöht, so dass Salze auskristallisieren.

Therapie: Ohne Antibiogramm ist eine sinnvolle Therapie nicht möglich.

Therapie: Proteus mirabilis ist in den allermeisten Fällen gegen eine Vielzahl von Antibiotika empfindlich. P. vulgaris (indolpositiv) sind immer resistent gegen Cephalosporine der 1. und 2. Generation (z. B. Cefuroxim), weil sie Betalaktamase produzieren, die diese Antibiotika spaltet. Eine natürliche Resistenz gegen Tetrazykline ist üblich. Für eine gezielte Antibiotikatherapie ist ein Antibiogramm erforderlich.

2.10 Vibrio (Vibrionen)

Geschichtliches

2.10 Vibrio (Vibrionen)

Geschichtliches: Der Arzt Otho Friedrich Müller aus Kopenhagen versuchte 1786 eine Bakteriensystematik mit wissenschaftlicher Nomenklatur zu schaffen. Dabei beschrieb er bewegliche Mikroben, die er als Zittertierchen oder Vibriones (vibrare = sich schnell hin- und herbewegend, vibrierend) bezeichnete. In den Blickpunkt des Weltinteresses traten die Vibrionen 1883, als Robert Koch im griechischen Hospital von Alexandria (Ägypten) einen Vibrio als den Erreger der Cholera entdeckte.

▶ **Definition**

▶ **Definition:** Wir verstehen unter Vibrionen gramnegative, nicht sporenbildende, starre, gerade oder gekrümmte, eine oder mehrere polar angeordnete Geißeln tragende, lebhaft bewegliche Stäbchenbakterien.

Klassifikation: Wichtigste humanpathogene Vertreter sind:

- Vibrio cholerae
- Vibrio parahaemolyticus

Klassifikation: Die Gattung Vibrio enthält mehrere humanpathogene Spezies wie z. B.

- **Vibrio cholerae**
- **Vibrio parahaemolyticus**
- Vibrio alginolyticus
- Vibrio furnissii
- Vibrio metschnikovii
- Vibrio vulnificus

In der Praxis sind nur **Vibrio cholerae** (sowohl O1 wie non O1) und **Vibrio parahaemolyticus** von Bedeutung (weltweit in **Meer- oder Brackwasser** > 10 °C warm).

In der Praxis sind nur **Vibrio cholerae** (sowohl O1 wie non O1, s. u.) und **Vibrio parahaemolyticus** von Bedeutung. Alle anderen humanpathogenen Vibrionen sind nur sehr selten Verursacher von Infektionskrankheiten, z. B. Wundinfektionen. Sie werden weltweit in **Meer- oder Brackwasser** gefunden, soweit dieses mehr als 10 °C warm ist.

Nachweis: Kulturell.

Nachweis: Auf einfachen Nährböden bei 37 °C ohne Schwierigkeiten kultivierbar. Medien mit erhöhtem Kochsalzgehalt (bis zu 10 %) bieten einen selektiven Wachstumsvorteil für Vibrionen (halophile Bakterien).

Vibrio cholerae

Geschichtliches: Der Begriff Cholera kommt aus dem Griechischen und bedeutet „Fluss der gelben Galle“. Die Cholera war schon vor der Zeitenwende in Asien bekannt und gefürchtet. Belegte Fälle von Cholera in Europa finden sich erst im 19. Jahrhundert, wo sie als „Gallenbrechruhr“ oder Cholera asiatica bezeichnet wurde. R. Koch hat 1884 diesen Erreger als erster kultiviert.
M. v. Pettenkofer wollte 1892 in einem Selbstversuch die ursächliche Beteiligung von Vibrio cholerae an der Cholera widerlegen. Vor den Augen seiner Studenten in München trank er eine bakterienhaltige Bouillon, die ihm von Kochs Labor aus Berlin zugeschickt worden war. 2 Tage später traten nur leichte, vorübergehende Diarrhöen auf, aber nicht die typischen massenhaften Flüssigkeitsverluste. Die Ursache hierfür lag vermultich in einer niedrigen Infektionsdosis und einer teilweisen Inaktivierung der Erreger auf ihrer Reise von Berlin nach München.

▶ **Definition:** Choleravibrionen sind in der Regel kommaförmig gebogene, gramnegative, monotrich polar begeißelte Stäbchen, die eine ausgesprochene Alkalitoleranz aufweisen und auch noch bei pH 9 wachsen.

Klassifikation: V. cholerae kann aufgrund von O-Antigenstrukturen in 72 Serotypen unterteilt werden. Dabei werden unterschieden:
- **Vibrio cholerae O1**, wovon es zwei Biovare gibt, nämlich V. cholerae und V. eltor,
- **Vibrio cholerae non O1** („NAG-Vibrionen“).

▶ **Merke:** Serotyp O1 ist der Erreger der klassischen Cholera.

Alle anderen Serotypen werden als **V. cholerae non O1** bezeichnet. Die alte, teilweise auch heute noch benutzte Bezeichnung „NAG-Vibrionen“ (nicht agglutinierende Vibrionen) sollte verlassen werden, da sie irreführend ist. Die Nichtagglutinierbarkeit bezieht sich nur auf das Antigen O1, ein Polysaccharid. Mit anderen Antiseren gegen O-Antigene von V. cholerae tritt selbstverständlich Agglutination auf. In letzter Zeit sind aber in Bangladesh erstmals auch Cholerafälle durch Vibrio cholerae O 139 beschrieben worden.

Nachweis: Aus Stuhl oder Erbrochenem mittels selektiver Bakterienkultur (pH 9) und anschließender serologischer Bestimmung. Vibrio cholerae stellt keine besonderen Kulturansprüche. Er kann auf einfachen Nährböden bei aerober Bebrütung isoliert werden. Aus Bakteriengemischen (Stuhl etc.) kann er durch Alkalisierung bis pH 9 selektioniert werden. Auf Spezialnährböden, z. B. TCBS, wachsen Vibrionen typischerweise als gelbe, flache Kolonien. Vibrionen wachsen auch noch bei 40 °C und bei 10 % NaCl (halophil). Der oft beschriebene Nachweis aus Direktmaterial durch eine „fischzugartige“ Anordnung der Stäbchenbakterien ist theoretischer Natur, da heute durch die Seltenheit der Krankheit entsprechende Laborerfahrungen fehlen.

Bedeutung: Vibrio cholerae O1 ist der hauptsächliche Erreger der **Cholera.** Das klassische Bakterium von Vibrio cholerae spielt heute praktisch keine Rolle mehr. Seit 1960 ist der **Typ Vibrio eltor** weltweit für Choleraerkrankungen verantwortlich. Er ist umweltstabiler als der klassische Vibrio cholerae. Die Krankheitsbilder bei Infektion mit Vibrio cholerae non O1 – außer O 139 – reichen von der völlig inapparenten Infektion bis zum Vollbild der Cholera.

Pathogenese: Die Infektion mit Vibrio cholerae O1 erfolgt immer **oral.** Mit menschlichen Ausscheidungen kontaminiertes Trink- und Oberflächenwasser spielt dabei eine ausschlaggebende Rolle. Die Infektiosität der Choleraerreger ist keineswegs so groß wie in Laienkreisen angenommen. Selbst Erregerdosen von 10^5 führen in über 90 % zu keinen Krankheitserscheinungen. Die besondere Säureempfindlichkeit der Erreger bewirkt häufig eine Inaktivierung im aziden

Vibrio cholerae

Geschichtliches

◀ Definition

Klassifikation: Durch O-Antigenstruktur Unterteilung in 72 Serotypen. Man unterscheidet: **V. cholerae O1** und **V. cholerae non O1**.

◀ Merke

Alle anderen Serotypen werden als **V. cholerae non O1** bezeichnet.

Nachweis: Aus Bakteriengemischen (Stuhl etc.) kann er durch Alkalisierung bis pH 9 selektioniert werden. Vibrionen wachsen auch noch bei 40 °C und bei 10 % NaCl.

Bedeutung: Vibrio cholerae O1 ist der hauptsächliche Erreger der **Cholera.** Der klassische Vibrio cholerae spielt heute praktisch keine Rolle mehr. Seit 1960 ist der **Vibrio eltor** weltweit für Choleraerkrankungen verantwortlich.

Pathogenese: Die Infektion mit Vibrio cholerae O1 erfolgt immer **oral.** Die Infektiosität der Choleraerreger ist nicht sehr groß. Prädisponierende Faktoren (Grunderkrankung, Mangelernährung) spielen für den Ausbruch eine wichtige Rolle.

Das gebildete **Enterotoxin** bestimmt das Krankheitsbild. Es handelt sich um ein Protein, das an die **Dünndarmmukosazelle** bindet. Ein Spaltprodukt (A_1) aktiviert das Enzym Adenylatzyklase. Das dadurch im Übermaß entstehende zyklische ATP bewirkt eine **Hypersekretion** von **Elektrolyten und Wasser** in das Darmlumen.

Magen (eine alte Volksweisheit: „Schnaps ist gut gegen Cholera“). Prädisponierende Faktoren, wie körperliche Schwäche durch hohes oder geringes Alter, Grunderkrankungen, Mangelernährung etc. entscheiden über die Prognose. Die oral aufgenommenen Erreger gelangen in das alkalische **Dünndarmlumen,** wo sie ideale Lebensbedingungen vorfinden. Mithilfe ihrer Geißel nähern sie sich der Darmwand. Muzinolytische Enzyme (Proteasen, Neuraminidasen) helfen beim Vordringen bis an die Enterozyten, wo sich die Erreger anheften. Sie dringen jedoch nie in die Schleimhaut ein! Bei der Vermehrung erzeugen sie ein Exotoxin, das als **Enterotoxin** den Pathomechanismus der Cholera initiiert. Es handelt sich um ein Protein, das in sieben Untereinheiten zerlegt werden kann: zwei schwere A-Proteine (A_1 und A_2), die für das eigentliche Krankheitsbild verantwortlich sind, und fünf leichte B-Einheiten (B_1–B_5). Das Protein bindet mit den B-Einheiten an den GM_1-Gangliosid-Rezeptor der Dünndarmmukosazelle. Dabei werden die A-Fragmente abgespalten. A_1 dringt in die Zelle ein und aktiviert dort die Adenylatzyklase. Das so vermehrt entstehende zyklische ATP bewirkt eine **Hypersekretion von Elektrolyten und Wasser** in das Dünndarmlumen.

▶ **Merke**

▶ **Merke:** Die Choleravibrionen bleiben nur auf der Lumenseite der Enterozyten haften. Sie dringen nicht ins Gewebe ein. Sie erzeugen keine Entzündung oder Nekrose der Epithelien. Allein das Enterotoxin ist auf Grund seiner Eigenschaften für das Krankheitsbild verantwortlich (**Intoxikation!**).

Klinik: Die Cholera hat eine Inkubationszeit von wenigen Stunden bis zu 5 Tagen. Sie ist gekennzeichnet durch den **starken Elektrolyt- und Flüssigkeitsverlust** (bis zu 25 l/Tag). Dies führt zu massiver Exsikkose, Kreislaufinsuffizienz und Nierenversagen. Charakteristische klinische Zeichen sind **„Reiswasserstühle“**, „Waschfrauenhaut“, die „Vox cholerica“ und der „Kahnbauch“.

Klinik: Die klassische Cholera – mit einer Inkubationszeit von wenigen Stunden bis zu 5 Tagen – ist gekennzeichnet durch zahlreiche dünnflüssige, trübe **(„reiswasserartige“) Stuhlentleerungen** sowie durch Erbrechen wässrigen Mageninhaltes mit Galle und Blutbeimengungen. Da der Erreger das Darmlumen nicht verlässt, tritt keine Temperaturerhöhung auf. Das Krankheitsgeschehen wird bestimmt durch den starken **Elektrolyt- und Wasserverlust** (bis 25 l täglich!), was vor allem bei Kleinkindern schnell verheerende Folgen hat. Der Cholerakranke hat ein charakteristisches Aussehen, das den früheren Ärzten eine Prima-vista-Diagnose gestattete: eingefallenes Gesicht mit tief eingesunkenen Augäpfeln, stark exsikkierte Haut und Schleimhäute („Waschfrauenhände“). Der Leib ist eingezogen („Kahnbauch“). Die peripheren Pulse sind nur schwach tastbar. Es bestehen Hypotonie und Tachykardie. Als besonders auffällig wird die hohe Stimme („Vox cholerica“) beschrieben. Oligo- bzw. Anurie sind Folgeerscheinungen des Flüssigkeitsverlustes. Der Tod tritt durch Kreislaufinsuffizienz oder im urämischen Koma auf.

Krankheitsfolgen: Unbehandelt ist die Letalität 50 %.

Krankheitsfolgen: Unbehandelt beträgt die Letalität der Cholera 50 %.

Therapie: In erster Linie **Ersatz der Elektrolyt- und Wasserverluste** durch parenterale Infusionstherapie oder orale **Rehydratation.** Antibiotika sind sekundär.

Therapie: Eine antibiotische Therapie mit Chinolonen muss hinter der symptomatischen Behandlung zum Ausgleich des Wasser- und Elektrolytverlustes zurücktreten. Der Laie kann sich zunächst mit viel Coca Cola, gesüßtem Tee und Salzstangen behelfen. Die WHO empfiehlt zur **Rehydratation** die orale Substitution mit 3,5 g NaCl, 1,5 g KCl, 20 g $NaHCO_3$ und 20 g Glukose pro Liter Trinkwasser. Besser ist jedoch sicherlich die parenterale Applikation von Elektrolyten und Flüssigkeit.

Epidemiologie: Erreger der Cholera ist heute weltweit Vibrio eltor. Der klassische Vibrio cholerae spielt praktisch keine Rolle mehr. In Europa sind Choleraerkrankungen nur selten zu sehen.Bei der letzten großen Choleraepidemie in Deutschland 1892 in Hamburg sind Cholerafälle hauptsächlich in den Stadtvierteln mit Bevölkerung niedrigen Einkommens aufgetreten (Abb. **D-2.70**).

Epidemiologie: Der klassische Vibrio cholerae war in Indien, speziell im Gangesgebiet, endemisch und verbreitete sich von hier aus im 19. Jahrhundert in mehreren Wellen weltweit. Cholera ist die Krankheit der Armen! Bei der letzten großen Choleraepidemie in Deutschland 1892 in Hamburg sind Cholerafälle hauptsächlich in den Stadtvierteln mit Bevölkerung niedrigen Einkommens aufgetreten (Abb. **D-2.70**). Bei diesen Pandemien waren Millionen Tote zu beklagen. Der bereits 1905 von Felix Gottschlich in El-Tor, einem Lager für Mekka-Pilger am Roten Meer, entdeckte Vibrio eltor galt als apathogen, bis er 1937 als Verursacher einer Choleraepidemie mit hoher Letalität in Indonesien (Celebes) erkannt wurde. Seit 1960 befindet sich Vibrio eltor in welt-

D-2.70 Choleraepidemie 1892

Erkrankungen an Cholera und Sterblichkeit auf jeweils 1.000 Steuerzahler

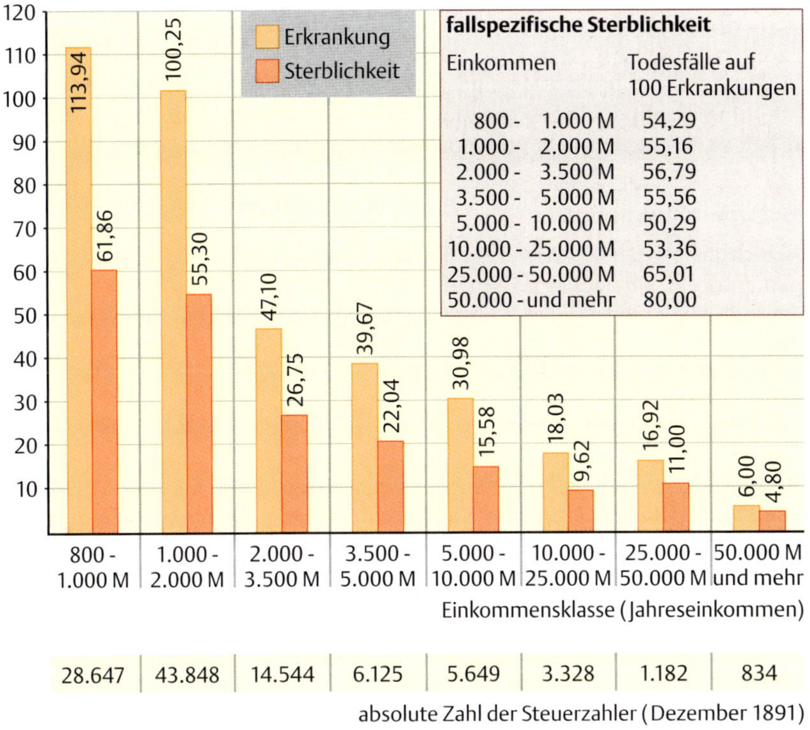

D-2.70

weiter Verbreitung und hat selbst den klassischen Vibrio cholerae aus Indien vertrieben. In Europa wurden bislang nur kleine Ausbrüche der Cholera in Italien und Spanien beobachtet. Neuerdings werden auch Erkrankungen aus Südamerika berichtet. Choleraausbrüche in Bangladesh durch V. cholerae O139 blieben bisher lokal begrenzt.

Prophylaxe: Die Choleraschutzimpfung mit **Totimpfstoff** ist leider **nicht befriedigend.** Die STIKO (Ständige Impfkommission im Nachfolgeinstitut des Bundesgesundheitsamtes) empfiehlt sie nur, wenn das Einreiseland darauf besteht. Zwei Dosen von 0,5 ml und 1,0 ml werden s.c. im Abstand von ca. 10 Tagen appliziert und geben einen Schutz für maximal 6 Monate. Impfkomplikationen wie Fieber, Schmerzen, Anschwellen der Impfstelle und Kreislaufschwäche werden relativ häufig gesehen. Der tatsächliche Infektionsschutz ist unbefriedigend. Er wird in der Literatur auf nur 60 % geschätzt.
Eine **Schluckimpfung mit einem attenuierten Lebendimpfstoff** (Orochol Berna) aus V. cholerae O1, der zwar die immunogene Toxinuntereinheit B, nicht aber die toxigene Untereinheit A bildet, erzeugt einen passablen Schutz.
Infektionsquelle ist der kranke Mensch, selten der Rekonvaleszent. Gesunde Dauerausscheider kommen nicht vor. Expositionsprophylaktisch empfiehlt sich die strikte Meidung von kontaminationsverdächtigen Flüssigkeiten (offenen Limonaden, Trinkwasser, Eiswürfeln im Drink etc.) und Speisen (besonders ungegarten Meerestieren sowie Salaten und ungeschälten Früchten). Europäische Touristen sind auch in Endemiegebieten relativ wenig gefährdet, da sie es sich leisten können, das Trinkwasser in Flaschen aus der Industrieproduktion zu kaufen.

Prophylaxe: Die Choleraschutzimpfung mit einem **Totimpfstoff** ist leider **unbefriedigend** (Komplikationsrate hoch, Schutzwirkung relativ gering). Infektionsquelle ist der kranke Mensch. Es empfiehlt sich die Meidung von kontaminationsverdächtigen Flüssigkeiten (offenen Limonaden, Trinkwasser, Eiswürfeln etc.) und Speisen (ungegarten Meerestieren, Salaten, ungeschälten Früchten).

▶ Merke

▶ **Merke:** Der Nachweis von Cholerabakterien ist **meldepflichtig**. Kranke und Krankheitsverdächtige sind zu isolieren. **Cholera ist eine der vier Quarantänekrankheiten**. Im internationalen Sanitätsreglement ist die Inkubationszeit auf 5 Tage festgelegt.

▶ Exkurs

▶ **Exkurs:** Viele Vibrionaceae sind gegen Austrocknung und gegen längere Abkühlung empfindlich. Die Lagerung von Untersuchungsmaterial im Kühlschrank ist deswegen nicht zu empfehlen.

Vibrio parahaemolyticus

Geschichtliches

Vibrio parahaemolyticus

Geschichtliches: Der Keim wurde 1950 als Erreger einer Enteritisepidemie in Japan entdeckt. Obwohl er zwischenzeitlich weltweit als Verursacher von Gastroenteritiden nachgewiesen worden ist, tritt er besonders häufig in Japan auf, was mit den Eigenheiten der dortigen Küche zu tun hat.

Epidemiologie: Der Keim lebt in Fischen und Schalentieren.

Epidemiologie: Natürlicher Lebensbereich von V. parahaemolyticus sind Küstengewässer mit Temperaturen über 10–15 °C. Das Bakterium lebt in Schalentieren und Fischen.

▶ Merke

▶ **Merke:** Die Unterbrechung der Kühlkette führt zu einer massiven Vermehrung der Vibrionen auf den gefangenen Meerestieren. Wenn diese dann roh verspeist werden, z. B. als Sushi, kommt es zur Erkrankung. Das Erhitzen der Speisen würde die Erreger vernichten. Der Verzehr von ungegartem Fisch und Schalentieren ist aus hygienischer Sicht abzulehnen.

Pathogenese: Ein thermostabiles Toxin (**Kanagawa-Hämolysin**) ist ein Pathogenitätsfaktor.

Pathogenese: Nach Aufnahme in den menschlichen Darm bilden die Bakterien ein thermostabiles Exotoxin mit hämolytischer Aktivität, das **Kanagawa-Hämolysin** genannt wird (nach dem japanischen Regierungsbezirk Kanagawa).

Klinik: Akuter Brechdurchfall, Fieber und Kopfschmerzen.

Klinik: Die Infektion äußert sich als akuter Brechdurchfall mit starken Leibschmerzen, Fieber und Kopfschmerzen.

Krankheitsfolgen. I. d. R. Spontanheilung.

Krankheitsfolgen. In der Regel Spontanheilung, jedoch wird auch über Todesfälle berichtet.

Nachweis: Kulturell aus dem Stuhl der Erkrankten.

Nachweis: Ausschließlich kulturell aus dem Stuhl der Erkrankten. Da der Erreger halophil ist (salzliebend), kann durch Zusatz von NaCl (z. B. 6,5 %) zu den Nährmedien eine Selektionierung vorgenommen werden.

Therapie: Symptomatisch, evtl. Chinolone.

Therapie: In erster Linie symptomatisch. Eine begleitende antibiotische Therapie mit Chinolonen kann versucht werden.

Vibrio vulnificus

Epidemiologie: Standort ist das Meerwasser.

Pathogenese: Beim Baden im Meer erfolgt eine Infektion von Wunden.

Vibrio vulnificus

Wie alle Vibrionen kommt auch diese halophile Art hauptsächlich in Meerwasser vor. Schalentiere sind das Reservoir.
Beim Baden im Meer können diese Bakterien Hautwunden besiedeln und lokale **Eiterungen** hervorrufen. Gelegentlich, vor allem bei alten Menschen, Patienten mit Leberzirrhose und mit Eisenüberladung kann eine systemische Ausbreitung erfolgen. Kommen diese Bakterien in die Nahrung, so können sie auch eine Enteritis bedingen. Die durch V. vulnificus hervorgerufenen Erkrankungen sind im Gegensatz zu V. cholerae Folgen der Infektion und nicht einer Intoxikation.

2.11 Aeromonas

2.11 Aeromonas

▶ Definition

▶ **Definition:** Aeromonaden (= gasbildende Monaden) sind stäbchenförmige bis kokkoide, gramnegative Stäbchen, die sich gegenüber den Vibrionen praktisch dadurch abgrenzen, dass sie gegenüber der vibriostatischen Substanz 2,4-Diamino-6,7-diisopropylpteridin (Vibrostatikum 0/129) resistent sind.

Klassifikation: In der Gattung Aeromonas befinden sich humanpathogene Arten, z. B.
- **A. hydrophila**
- A. caviae
- A. schubertii
- A. sobria

Einige weitere Spezies sind ohne humanpathogene Bedeutung (darunter A. salmonicida, ein gefürchteter Parasit, der in der Edelfischzucht, z. B. von Lachs oder Forellen, große Schäden anrichten kann).

Klassifikation: Humanpathogenetisch wichtig ist **A. hydrophila**.

Bedeutung: Die humanpathogenetisch wichtigste Art ist **A. hydrophila,** die schwere Enteritiden verursachen kann. Extraintestinale Infektionen sind selten, können jedoch vorkommen.

Bedeutung: A. hydrophila verursacht schwere Enteritiden, selten andere Infektionen.

Nachweis: Ausschließlich durch Kultur des Erregers aus geeignetem Untersuchungsgut (z. B. Stuhl, Bronchialsekret, Wundabstrich etc.).

Nachweis: Kulturell.

Therapie: Mittel der Wahl sind Chinolone oder Trimethoprim plus Sulfamethoxazol (Co-trimoxazol).

Therapie: Chinolone oder Co-trimoxazol.

Epidemiologie: Das natürliche Biotop der Aeromonaden sind Oberflächengewässer, wo sie zum Teil in erheblichen Keimzahlen angetroffen werden. Die Infektion erfolgt klassischerweise über Lebensmittel, welche durch Oberflächenwasser verunreinigt sind. Zunehmend werden Aeromonaden als **Hospitalismuserreger** isoliert. Sie finden sich dann in wasserführenden Apparaturen, z. B. Dialysegeräten.

Epidemiologie: Mit Oberflächenwasser verunreinigte Lebensmittel sind Auslöser der Infektionen. Zunehmend gewinnen Aeromonaden als **Hospitalismuserreger** Bedeutung.

▶ **Klinischer Fall.** Ein 10-jähriger Junge wagt sich beim Badevergnügen an der Nordsee zu weit ins Wasser und droht zu ertrinken. Er wird in letzter Minute gerettet, entwickelt jedoch rasch eine Aspirationspneumonie. Eine sofort eingeleitete Ampicillintherapie bleibt erfolglos. Als Erreger wird schließlich A. hydrophila isoliert. Die Therapie mit Co-trimoxazol führt zur Genesung.

◀ **Klinischer Fall**

2.12 Diverse gramnegative aerobe Stäbchenbakterien

2.12.1 Brucella

Geschichtliches: Der englische Militärarzt David Bruce isolierte die nach ihm benannten Erreger 1887 in Malta aus der Milz eines an undulierendem Fieber verstorbenen Soldaten.

2.12 Diverse gramnegative aerobe Stäbchenbakterien

2.12.1 Brucella

Geschichtliches

▶ **Definition:** Brucellen sind sehr kleine, kokkoide, pleomorphe, gramnegative, unbewegliche Stäbchenbakterien. Sie sind strikte Aerobier.

◀ **Definition**

Klassifikation: Von humanpathogener Bedeutung sind vier Arten, die weltweit vorkommen:
- Brucella abortus,
- Brucella melitensis,
- Brucella suis,
- Brucella canis.

Klassifikation: Von Bedeutung sind 4 Arten:
- Brucella abortus,
- Brucella melitensis,
- Brucella suis,
- Brucella canis.

Nachweis: Obwohl Brucellen strikte Aerobier sind, empfiehlt es sich, die Kultur in 5–10 %iger CO_2-Atmosphäre vorzunehmen und dem Untersuchungsmedium 5 % Serum und eine handelsübliche Mischung von Wuchsstoffen (Thiamin u. a.) zuzusetzen. Zum Nachweis von Brucellen sind die Kulturen 5 Tage, gelegentlich auch 2–3 Wochen zu bebrüten. Die Isolation setzt somit immer den gezielten Untersuchungsauftrag voraus, denn sonst bleibt der Erreger unentdeckt.

Nachweis: Brucellen sind anspruchsvolle Keime, die langsam wachsen. Folglich ist eine längere Bebrütungszeit erforderlich.

Als **serologische Nachweismethoden** dienen die Widal-Reaktion, der direkte Coombs-Test und die Komplementbindungsreaktion. Die Bewertung ist nicht immer einfach, da zwischen Brucellen und anderen Bakterien Antigengemeinsamkeiten auftreten.

Serologisch können im Serum infizierter Menschen spezifische Antikörper mit der Widal-Reaktion, dem direkten Coombs-Test und der Komplementbindungsreaktion nachgewiesen werden. Die Bewertung der serologischen Ergebnisse ist jedoch nicht immer einfach, da zwischen Brucellen und anderen Bakterien Antigengemeinsamkeiten auftreten. So führt eine Cholera-Schutzimpfung zu niedrigen Agglutionationstitern.

Bedeutung: Alle vier Brucella-Spezies sind die Erreger der **Brucellose** (undulierendes Fieber). Je nach Erregernachweis wird diese Erkrankung auch als **Morbus Bang** (Bruc. abortus) und als **Maltafieber** (Bruc. melitensis) bezeichnet.

Bedeutung: Alle vier humanpathogenen Brucella-Spezies sind die Erreger der **Brucellose**, einem Krankheitsbild, das als **undulierendes Fieber** bezeichnet wird. Je nach Erregernachweis wird diese Erkrankung auch als **Morbus Bang** und als **Maltafieber** bezeichnet.

- **Brucella abortus** ist der Erreger des Morbus Bang des Menschen, der eigentliche Wirt ist das Rind.
- **Brucella melitensis** ist der Erreger des Maltafiebers beim Menschen. Brucella melitensis kommt hauptsächlich bei Ziegen und Schafen vor, aber auch Rinder und Schweine können infiziert sein.
- **Brucella suis** ist der Erreger der Schweinebrucellose.
- **Brucella canis** kommt bei Hunden vor.

Pathogenese: Brucellosen sind **Anthropozoonosen.** Menschliche Infektionen erfolgen durch direkten oder indirekten Kontakt mit kranken Tieren oder deren Ausscheidungen.

An der Eintrittspforte kommt es zu einer lokalisierten Entzündung. Nach Transport der Erreger durch Granulozyten in die regionalen Lymphknoten kommt es zu einer hämatogenen Streuung mit nachfolgendem Organbefall, wobei im betroffenen Organ typische, nicht verkäsende Granulome entstehen.

Pathogenese: Brucellosen sind klassische **Anthropozoonosen**. Betroffen sind in erster Linie Tiere (s. o.), von denen der Erreger auf den Menschen übertragen werden kann. Menschliche Infektionen erfolgen durch direkten oder indirekten (Milch, Weichkäse) Kontakt mit kranken Tieren oder deren Ausscheidungen.

Je nach Eintrittspforte des Erregers (Schleimhaut des oberen Verdauungs- oder Respirationstraktes, Hautläsionen, Genitalschleimhaut bei Sodomie) kommt es zu einer lokalisierten Entzündung mit uncharakteristischen Beschwerden und Störung des Allgemeinbefindens. Die Erreger werden durch Granulozyten, in denen sie unbeschadet überleben weil sie die Phagosomen-Lysosomen-Fusion hemmen, in die lokalen Lymphknoten (Lymphadenitis) geschleppt und streuen von dort aus hämatogen. Praktisch alle Organe können befallen werden; die Manifestationsorte bestimmen das Krankheitsbild. Brucellen können sich speziell in Zellen des retikuloendothelialen Systems (d. h. Milz, Leber, Knochenmark) und der Reproduktionsorgane beider Geschlechter vermehren. Dort finden sich typische, nicht verkäsende Granulome.

Klinik: Fieber (bis 40 °C) und **Schüttelfrost** (Febris undulans), **Hepatosplenomegalie.** Die Krankheit wird durch die Organmanifestation bestimmt (Osteomyelitis, Meningoenzephalitis, Nephritis, Pneumonie, Endokarditis, Orchitis oder Placentitis).

Klinik: Nach einer Inkubationszeit von ca. 14 Tagen bis 3 Wochen beginnt die Krankheit mit hohen Temperaturen bis **40 °C** und **Schüttelfrost** (Febris undulans, s. S. 15). Regelmäßig kommt es zur **Hepatosplenomegalie.** Daneben kann sich eine Osteomyelitis, Meningoenzephalitis, Nephritis, Endokarditis oder Pneumonie manifestieren. Ein Befall der Geschlechtsorgane äußert sich als Orchitis oder Placentitis, die auch einen Abort bewirken kann. In manchen Fällen kommt es zu einer Chronifizierung, die über Jahre anhält.

Nachweis: Kulturell aus Blut, Lymphknoten- oder Knochenmarkbiopsat bzw. Plazenta.

Nachweis: Kulturell aus Blut, Lymphknoten- oder Knochenmarkbiopsat bzw. Plazenta und serologisch.

Therapie: Tetrazykline in Kombination mit Aminoglykosid.

Therapie: Tetrazykline in Kombination mit einem Aminoglykosid zeigen gute Erfolge. Alternativ kann Trimethoprim plus Sulfamethoxazol gegeben werden.

▶ **Merke**

▶ **Merke:** Die Therapie muss langfristig ausgelegt sein (1 Monat), Rückfälle und Organmanifestationen unter der Therapie sind nicht auszuschließen.

Epidemiologie: Brucellosen sind weltweit verbreitet. In **unpasteurisierter Milch** und daraus hergestellten Produkten (Käse) sind Brucellen wochenlang lebensfähig.

Epidemiologie: Brucellosen sind weltweit verbreitet. In **unpasteurisierter Milch** jeder Art (Kuhmilch, Ziegenmilch) sind Brucellen wochenlang lebensfähig ebenso wie in daraus hergestellten Milchprodukten (Käse). Aus hygienischer Sicht sind deshalb solche Produkte abzulehnen. Besonders Brucella melitensis tritt in Gebieten mit Schaf- und Ziegenhaltung endemisch auf und führt zu den schwersten humanen Infektionen. Der Umgang mit diesem Bakterien im Labor erfordert allerhöchste Sorgfalt, denn sie sind hochkontagiös.

Prophylaxe: Durchuntersuchung der Nutztierbestände (Serologie) und Elimination infizierter Tiere. Der Verbraucher sollte unpasteurisierte Milch und Milchprodukte ablehnen.

Prophylaxe: Keine unpasteurisierte Milch und Milchprodukte verzehren.

▶ **Exkurs:** Bei chronisch Erkrankten herrschen oft sehr uncharakteristische Symptome vor. Bevor die Diagnose „vegetative Dystonie" gestellt wird, sollte auch an eine Brucellose gedacht werden, besonders wenn sich anamnestisch (Mittelmeerbewohner, Biokostanhänger, Globetrotter, Tätigkeit im Mikrobiologie-Labor) dafür Ansatzpunkte ergeben.

◀ **Exkurs**

▶ **Merke:** Der Nachweis ist nach Infektionsschutzgesetz **meldepflichtig.** Isolationsmaßnahmen sind nicht nötig, da eine Übertragung von Mensch zu Mensch normalerweise nicht vorkommt.

◀ **Merke**

2.12.2 Francisella

2.12.2 Francisella

Geschichtliches: 1910 isolierten McCoy und Chapin im kalifornischen Bezirk Tulare aus Erdhörnchen mit pestähnlicher Erkrankung erstmals den Erreger. Nachdem die Infektion auch für Menschen gesichert war (1914), prägte Edward Francis 1919 den Begriff Tularämie.

Geschichtliches

▶ **Definition:** Es handelt sich um sehr kleine, zarte (nur 0,2 µm Durchmesser), unbewegliche, strikt aerobe, gramnegative Stäbchenbakterien.

◀ **Definition**

Klassifikation: Die Gattung Francisella enthält mit **Francisella tularensis** eine humanpathogene Spezies.

Klassifikation: Von medizinischem Interesse ist **F. tularensis.**

Nachweis: Die Isolation des Keimes gelingt nur auf speziellen Nährböden nach langer Kulturzeit (bis 10 Tage) und auch hier oftmals erst nach Einschaltung einer Tierpassage (Maus, Meerschweinchen).
Kreuzreaktionen mit Brucellen und Yersinia enterocolitica erschweren die **serologische** Diagnostik.

Nachweis: Nur auf speziellen Nährböden nach langer Kulturzeit.

Serologisch finden sich Kreuzreaktionen mit Brucellen und Yersinia enterocolitica!

Bedeutung: Francisella tularensis ist der Erreger der **Tularämie.** Es handelt sich dabei um eine pestähnliche Infektionskrankheit.

Bedeutung: F. tularensis ist der Erreger der **Tularämie.**

Pathogenese: Reservoir des Erregers sind hauptsächlich **Nagetiere.** Die Übertragung auf den Menschen erfolgt durch direkten Tierkontakt (erkrankte Wildtiere werden zahm), indirekt über Ektoparasiten oder kontaminierte Nahrungsmittel. Je nach Eintrittspforte des Erregers (Schleimhaut des oberen Verdauungs- oder Respirationstraktes, Hautläsionen, Konjunktiven) kommt es zu einer lokalisierten Entzündung. Die Erreger werden durch Granulozyten, in denen sie unbeschadet überleben, in die lokalen Lymphknoten geschleppt und streuen von dort aus hämatogen; praktisch alle Organe können sekundär befallen werden. Die Manifestationsorte bestimmen das Krankheitsbild. In den befallenen Organen finden sich typische kleine, verkäsende Granulome und eitrige Abszesse.

Pathogenese: Reservoir sind hauptsächlich **Nagetiere.** Die Übertragung auf den Menschen erfolgt direkt oder indirekt. Je nach Eintrittspforte des Erregers kommt es zu einer lokalisierten Entzündung. Die Erreger streuen von den Lymphknoten aus hämatogen. Die Manifestationsorte bestimmen das Krankheitsbild.

Klinik: Nach einer Inkubationszeit von durchschnittlich 5 Tagen (1–10 Tagen) entsteht im Bereich der Eintrittsstelle ein **Primärkomplex** aus einer lokalen ulzerösen Entzündung und einer regionalen Lymphadenitis. Man unterscheidet eine kutano-, okulo- oder tonsilloglanduläre Form, die als **äußere Tularämie** bezeichnet wird, vom Befall der Atemwege oder des Darmes als **innere Tularämie.** Dem Primärkomplex folgt das Stadium der Generalisierung mit intermittierendem hohem Fieber und schwerem Krankheitsgefühl. Je nach Organmanifestation dominieren Symptome, die an Pneumonie, Diphtherie, Tuberkulose, Malaria oder Typhus erinnern und differenzialdiagnostisch abzugrenzen sind.

Klinik: Im Bereich der Eintrittsstelle entsteht ein **Primärkomplex** (lokale ulzeröse Entzündung und regionale Lymphadenitis). Man unterscheidet eine kutano-, okulo- oder tonsilloglanduläre Form (**äußere Tularämie**), vom Befall der Atemwege oder des Darmes als **innere Tularämie.** Dem Primärkomplex folgt das Stadium der Generalisierung.

Krankheitsfolgen: Unbehandelt liegt die Letalität bei 10–15 %, im europäischen Raum bei 1 %.

Krankheitsfolgen: Unbehandelt liegt die Letalität bei 10–15 %. Im europäischen Raum ist die Prognose jedoch sehr günstig. Die Letalität liegt hier bei 1 %. Eine lang andauernde, wenn auch nicht absolute Immunität wird bei Überstehen der Krankheit erworben.

Nachweis: Der kulturelle Erregernachweis gelingt direkt nur sehr selten. Ab der 2. Krankheitswoche können Antikörper im Serum mit dem **Hämagglutinationstest** nachgewiesen werden. Die **Widal-** oder **Komplementbindungsreaktion** bringt erst ab der 3.–4. Krankheitswoche verwertbare Ergebnisse.

Nachweis: Der kulturelle Erregernachweis aus Eiter, Sputum, Gewebebiopsat u. a. ist sehr schwierig und gelingt direkt nur sehr selten. Immunfluoreszenzuntersuchungen in Ausstrichpräparaten sollten versucht werden. Ab der zweiten Krankheitswoche können Antikörper im Serum mit dem **Hämagglutinationstest** nachgewiesen werden. Die **Widal-** oder **Komplementbindungsreaktion** bringt erst ab der 3. bis 4. Krankheitswoche verwertbare Ergebnisse. Nach Überstehen der Krankheit verschwinden die komplementbindenden Antikörper vor den agglutinierenden, die in Titern von 1:80 und darunter jahrelang persistieren können. Kreuzreaktionen mit Brucellen und Yersinia enterocolitica können auftreten.

Therapie: Streptomycin, kombiniert mit Doxycyclin.

Therapie: Mittel der Wahl ist erfahrungsgemäß Streptomycin, kombiniert mit Doxycyclin.

Epidemiologie: In Europa ist die Tularämie selten.

Epidemiologie: In Europa ist die Tularämie selten. Endemiegebiete bestehen in Amerika und in Russland.

▶ Merke

▶ **Merke:** Der Nachweis ist nach Infektionsschutzgesetz **meldepflichtig**.

2.12.3 Bordetella

2.12.3 Bordetella

Geschichtliches

Geschichtliches: Jules Bordet und Gengou konnten 1906 erstmals den Erreger des Keuchhustens als schwer kultivierbares Bakterium identifizieren.

▶ Definition

▶ **Definition:** Bordetellen sind strikt aerobe, kleine kokkoide oder ovoide, gramnegative, bekapselte Stäbchen, die biochemisch relativ inaktiv sind. Bordetella pertussis und Bordetella parapertussis sind unbeweglich, Bordetella bronchiseptica ist begeißelt und damit beweglich.

Klassifikation:
- Bordetella pertussis,
- Bordetella parapertussis,
- Bordetella bronchiseptica.

Klassifikation: Man kennt drei Bordetella-Arten:
- Bordetella pertussis,
- Bordetella parapertussis,
- Bordetella bronchiseptica.

Bedeutung: Bordetella pertussis ist der klassische Erreger des **Keuchhustens.** Bei Infektion mit B. parapertussis (5–20 % der Pertussisfälle) verläuft die Krankheit milder, oftmals klinisch inapparent. B. bronchiseptica verursacht andere Erkrankungen der Atemwege.

Bedeutung: Bordetella pertussis ist der klassische Erreger des **Keuchhustens** (Pertussis) und kommt nur beim Kranken vor. Bordetella parapertussis ist für 5–20 % der Pertussisfälle verantwortlich. Die Krankheit verläuft dann milder, oftmals klinisch inapparent. Der Erreger wird nur beim Menschen isoliert. Bordetella bronchiseptica verursacht keinen Keuchhusten, wohl aber andere Erkrankungen der Atemwege. Der Keim kann auch bei Tieren isoliert werden. Ein Übertragungsmodus Tier – Mensch wird diskutiert.

Pathogenese: Die Infektion erfolgt durch Tröpfchen aus dem Respirationstrakt Kranker. Ein Exotoxin hemmt die Zilienbewegung der Epithelzellen der Atemwege. Verschiedene andere Exotoxine wirken lokal und systemisch (Tab. **D-2.32**).

Pathogenese: Die Infektion erfolgt durch Tröpfchen aus dem Respirationstrakt Kranker. B. pertussis besitzt die Fähigkeit, sich mithilfe von Adhäsionsfaktoren (Tab. **D-2.32**) an die mit Zilien versehenen Epithelzellen der Atemwege anzuheften. Ein kleinmolekulares Exotoxin (tracheales Zytotoxin – TCT) hemmt die Zilienbewegung der Trachealschleimhaut. Weitere Toxine sind wichtige Pathogenitätsfaktoren (Tab. **D-2.32**).

Klinik: Die Krankheit verläuft in 3 Stadien (Abb. **D-2.71**):
- **Stadium catarrhale:** Symptome einer Erkältung mit mäßigem Fieber (1–2 Wochen).
- **Stadium convulsivum:** Typische, krampfartige Hustenanfälle (nach einer

Klinik: Nach einer Inkubationszeit von 10–14 Tagen verläuft die Krankheit in drei Stadien (Abb. **D-2.71**):
- **Stadium catarrhale:** Symptome einer Erkältungskrankheit mit mäßigem Fieber. Dauer 1–2 Wochen.
- **Stadium convulsivum:** Typische, krampfartige Hustenanfälle, bei welchen nach einer tiefen Inspiration ein Hustenstakkato mit Herausstrecken der

D-2.32 Pathogenitäts- und Virulenzfaktoren von Bordetella pertussis

Bezeichnung	*Abkürzung*	*Struktur*	*Funktion*
filamentöses Hämagglutinin	FHA	Adhäsionsprotein an der Zelloberfläche; wird auch sezerniert	*lokal:* Adhäsion an zilienbewehrte Epithelien zusammen mit PT
Pertactin	PER	Protein der äußeren Membran	*lokal:* Adhäsionsfaktor
Fimbrien	FIM	zellwandassoziierte Adhäsionspili (Proteine)	*lokal:* Adhäsionsfaktoren; Einteilung in Serotypen
Pertussistoxin (Lymphocytosis-promotin-factor)	PT (LPF)	Hexamer aus fünf verschiedenen Polypeptiden	*lokal:* Adhäsion zusammen mit FHA. *systemisch:* nach Bindung an Zellrezeptoren penetriert nur ein Teil (A) in die Zelle und bedingt eine ADP-Ribosylierung von G-Proteinen, dadurch Zellschädigung; **Lymphozytose**, Insulinfreisetzung
Adenylatzyklasetoxin	ACT	Proteotoxin mit Enzymwirkung	*lokal:* Intoxikation von Effektorzellen der Wirtsabwehr (z. B. Granulozyten) durch erhöhtes intrazelluläres cAMP
tracheales Zytotoxin	TCT	kleinmolekulares Glykopeptid	*lokal:* Ziliostase
hitzelabiles Toxin	HLT	Proteotoxin	*lokal:* vermutlich Spasmen der glatten Muskulatur
Lipooligosaccharid	LOS	wie Endotoxine	*lokal und systemisch:* Pyrogen, Zytokinfreisetzung

D-2.71 Schematische Darstellung des Infektions- und Krankheitsverlaufs mit Bordetella pertussis

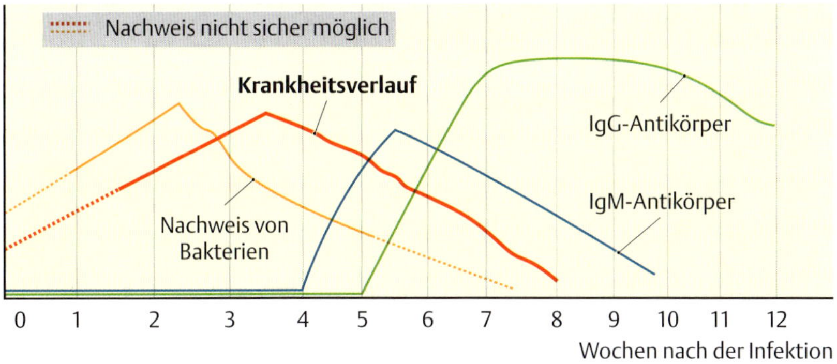

D-2.71

Zunge und Hervorwürgen von zähem Schleim erfolgt. Unterbrochen von hörbarem Einatmen kommt es schließlich zum Stimmritzenkrampf, der zu Apnoe (Zyanose!) führt und mit einem keuchenden Inspirium endet. Unmittelbar danach erfolgt oftmals ein zweiter, meist etwas leichterer Anfall, der als **Reprise** bezeichnet wird. Im Stadium convulsivum ist die Temperatur normal. Dauer 2–6 Wochen.

- **Stadium decrementi:** Abklingen der Krankheit unter den Symptomen einer Bronchitis. Dauer bis zu 6 Wochen.

tiefen Inspiration erfolgt ein Hustenstakkato mit Hervorwürgen von zähem Schleim), evtl. Stimmritzenkrampf, der zu Apnoe (Zyanose!) führen kann (2–6 Wochen).

- **Stadium decrementi:** Abklingen der Krankheit unter Bronchitis-Symptomen (bis zu 6 Wochen).

Krankheitsfolgen: Die Letalität liegt bei 0,6 % und betrifft in mehr als 70 % Säuglinge im ersten halben Lebensjahr. Sie liegt bei Neu- und Frühgeborenen mit 1–2 % höher. In Afrika aber ist Bordetella pertussis neben dem Masernvirus hauptverantwortlich für die hohe Kindersterblichkeit. Als Komplikation werden oftmals Pneumokokken- oder Hämophilus-Pneumonien sowie eine Otitis media beobachtet, weil das sezernierte filamentöse Hämagglutinin von B. pertussis auch von den anderen Bakterien zur Adhäsion verwendet wird. Durch die heftigen Hustenstöße kann es zur Ruptur von Konjunktivalgefäßen kommen (Abb. **D-2.72**). Aspirationspneumonien, Alveolarrupturen und in seltenen

Krankheitsfolgen: Die Letalität liegt bei 0,6 % und betrifft in mehr als 70 % Säuglinge im ersten halben Lebensjahr. Sie liegt bei Neu- und Frühgeborenen höher (1–2 %).
Komplikationen: Otitis media oder Pneumonien. Die Krankheit hinterlässt keine absolute Immunität. Zweiterkrankungen sind möglich (Erwachsenenalter).

D-2.72

D-2.72 Hyposphagma bei Pertussis

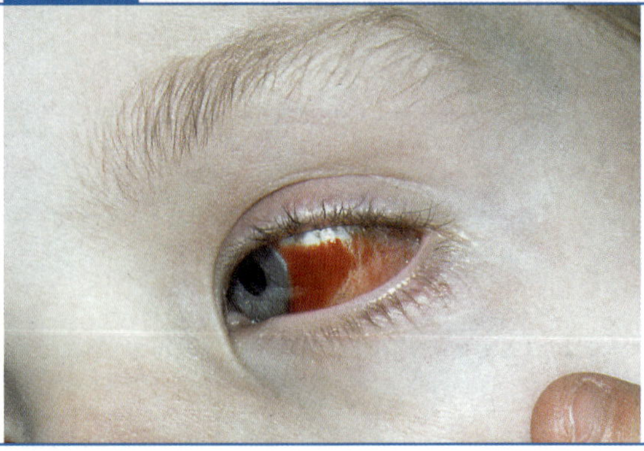

Durch die heftigen Hustenstöße können die Konjunktivalgefäße platzen (so genanntes Hyposphagma).

D-2.73

D-2.73 Pertussis

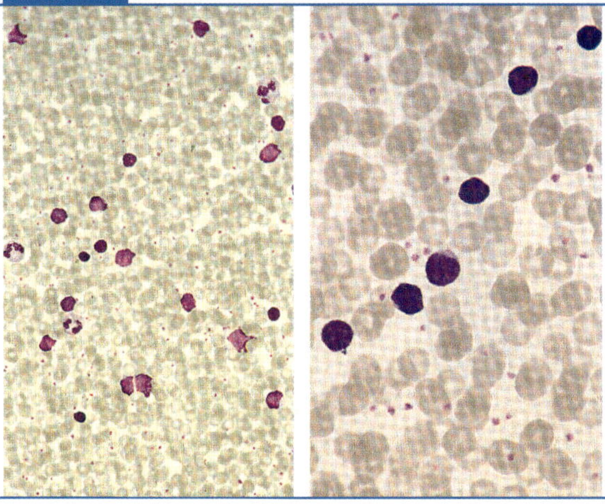

Im Blutbild ist die absolute Lymphozytose ein charakteristischer Befund. Die Kerne der Lymphozyten erscheinen etwas aufgelockert und vergrößert, sonst sind keine wesentlichen qualitativen Veränderungen festzustellen.

Fällen ein Pneumothorax als Folge der Anfälle sind möglich. In 0,4 % der Fälle stellen sich Schäden am ZNS als Spätfolgen ein, deren Pathomechanismus nicht zufriedenstellend erklärt werden kann. Die durchgemachte Krankheit hinterlässt eine fundierte, jedoch nicht absolute Immunität. Zweiterkrankungen, z. B. im Erwachsenenalter, sind prinzipiell möglich.

Nachweis: Die Diagnose erfolgt in erster Linie klinisch (Abb. **D-2.73**).

Nachweis: Die Diagnose erfolgt in erster Linie klinisch. Das Symptom Keuchhusten kann jedoch auch von anderen Erregern (z. B. Adenoviren) ausgelöst sein. Das Blutbild zeigt eine relative und absolute Lymphozytose (Abb. **D-2.73**). Der Erreger kann auch sofort durch direkte Immunfluoreszenz bestimmt werden, was jedoch in der Praxis nicht immer gelingt (falsch-positive und falsch-negative Ergebnisse möglich).

▶ Merke

▶ **Merke:** Der kulturelle Nachweis von Bordetella pertussis oder Bordetella parapertussis gelingt nur im **Stadium catarrhale** (am besten mittels eines tiefen Tupferabstriches aus der Nase).

▶ Exkurs

▶ **Exkurs:** Bei Verdacht auf Keuchhusteninfektion: Den Kalziumalginattupfer zum Abstrich möglichst tief in die Nase einführen. 5–10 Sekunden am Ort belassen. Der Transport zum Labor muss unbedingt (!) in einem speziellen Transportmedium (z. B. Regan-Lowe-Medium) erfolgen. Vorherige Rücksprache mit dem Labor ist unverzichtbar.

Die so genannte Keuchhustenplatte, bei der ein Nährboden nach Bordet-Gengou, ca. 15 cm vor den Mund des Erkrankten gehalten, angehustet wird, wird heute nicht mehr praktiziert.
Bordetella wird auch heute noch auf dem **Bordet-Gengou-Blutagar** angezüchtet, dem Kartoffelextrakt und Glycerol zugesetzt sind. Besser ist jedoch der Holzkohle-Blut-Agar, vor allem wenn ein Cephalosporin (z. B. Cephalexin) zugegeben wird, weil dadurch in einer Mischflora den Bordetellen ein selektiver Vorteil geschaffen wird. Nach einer Kulturzeit von 3–4 Tagen bei 37 °C zeigen sich tröpfchenartige Kolonien. Die drei Bordetella-Arten sind kulturmorphologisch nicht unterscheidbar. Eine biochemische Differenzierung ist möglich. Der Nachweis mittels **PCR** ist schneller und sensitiver.
Die serologische Diagnostik ist prinzipiell möglich, liefert in der Regel aber erst im klinisch eindeutig manifesten Stadium (3–4 Wochen nach Krankheitsbeginn) verwertbare Ergebnisse.

Bordetella wird auf Spezialnährböden angezüchtet. Die drei Bordetella-Arten sind kulturmorphologisch nicht unterscheidbar, lassen sich aber biochemisch differenzieren. Der Nachweis mittels **PCR** ist schneller und sensitiver.

Therapie: Eine Antibiotikatherapie ist nur im **Stadium catarrhale** sinnvoll, hier hat sich Erythromycin bewährt. (Es sollte auch zur Prophylaxe nichtimmuner Kontaktpersonen für 10 Tage appliziert werden.) Im Stadium convulsivum dominieren die Toxinfolgen, hier ist unter Umständen Cortison indiziert. Sonst stehen die Sedierung und die Unterdrückung des Hustens an erster Stelle.

Therapie: Eine Antibiotikatherapie ist nur im **Stadium catarrhale** sinnvoll, z. B. mit Erythromycin. Sonst Hustenstillen!

Epidemiologie: Pertussis kommt weltweit vor. Die Übertragung erfolgt durch Tröpfcheninfektion im Stadium catarrhale direkt von Mensch zu Mensch. Kindergartenkinder verbreiten die Erreger untereinander; danach besteht eine partielle Immunität. Auch Patienten mit subklinischer Erkrankung sind kontagiös. Immer öfter erkranken auch Erwachsene, weil die Immunität nicht lebenslang anhält.

Epidemiologie: Die Übertragung erfolgt durch Tröpfcheninfektion im Stadium catarrhale von Mensch zu Mensch.

Prophylaxe: Kinder, die älter als 3 Monate sind, können geimpft werden (ggf. auch noch später), besonders solche, die in Gemeinschaftseinrichtungen oder unter ungünstigen Familienverhältnissen leben, sowie Kinder mit Grundleiden, bei denen Pertussis eine besondere Gefahr darstellen würde. Auch Personal in Kindergärten soll geimpft werden. In der Bundesrepublik Deutschland ist die **Kombinationsimpfung** mit Diphtherie, Tetanus, Polio, Haemophilus influenzae b und Hepatitis B möglich (s. S. 699).
Neuerdings wird ein **azellulärer Impfstoff** angeboten, der nur noch die Kombination von einigen wenigen bakteriellen Stoffen enthält, nämlich FHA und Pertactin, die beide als Adhäsin wirken, und Pertussistoxin, das für die wichtigsten Krankheitszeichen verantwortlich gemacht wird. Dieser Impfstoff ist protektiv, aber weniger toxisch und wird deswegen heute allgemein empfohlen. Die Immunität nach Impfung lässt nach Jahren nach, so dass auch die Eltern bei Exposition wieder erkranken.
Eine **Chemoprophylaxe** mit Antibiotika, z. B. mit Makroliden, ist nach Exposition bei Familienangehörigen oder Kindergartenkindern sinnvoll.

Prophylaxe: Kinder, die älter als 3 Monate sind, können geimpft werden. In Deutschland ist eine **Kombinationsimpfung** mit Diphtherie und Tetanus möglich.

Eine **Chemoprophylaxe** mit Makroliden nach Exposition ist sinnvoll.

2.12.4 Legionella

2.12.4 Legionella

Geschichtliches: Im Sommer 1976 trat bei einer Zusammenkunft der „American Legion“ in Philadelphia (USA) bei 221 von 4500 Teilnehmern eine schwere Erkrankung des Respirationstraktes auf. 34 der Kriegsveteranen (Legionäre) verstarben. Ohne den Erreger zu kennen, nannte man die Krankheit „Legionaires' Disease“. Im Januar 1977 gelang es McDade, ein gramnegatives Stäbchenbakterium als Verursacher zu isolieren. Die Erstisolation dieses nun Legionella genannten Keimes war jedoch bereits 1944 von Tatlock erfolgt. Nachträglich konnten früher publizierte Krankheitsfälle diesem Erreger zugeschrieben werden.

Geschichtliches

▶ **Definition:** Legionellen sind nur schwach anfärbbare, gramnegative, in der Regel meistens bewegliche Stäbchenbakterien, die Zucker weder fermentativ noch oxidativ verwerten können.

◀ **Definition**

D-2.74

D-2.74 Kolonien von Legionella pneumophila auf BCYE-Agar (gepufferter Holzkohle-Hefe-Extrakt)

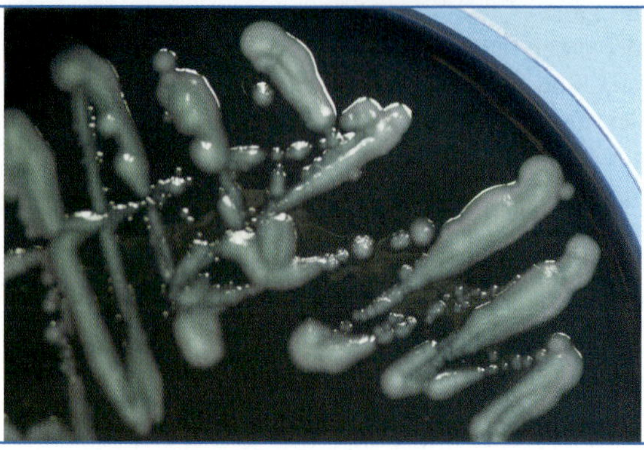

Glatte, konvexe Kolonien mit granulärer Feinstruktur.

Klassifikation: Zur Zeit kennt man über 50 Arten. Humanpathogenetisch am wichtigsten ist **L. pneumophila**, wovon es 14 Serogruppen gibt.

Klassifikation: Im Genus Legionella kennt man zur Zeit über 50 Arten, wovon die meisten apathogene Umweltkeime sind. Einige, wie etwa L. micdadei und L. longbeachae, verursachen leichte Krankheiten. Dagegen können Erreger von **L. pneumophila,** wovon es 14 verschiedene Serogruppen gibt, schwere Verlaufsformen auslösen.

Nachweis: Die Keime wachsen nur auf Spezialnährböden (Abb. **D-2.74**).

Nachweis: Die Keime wachsen nicht auf den üblichen Nährböden, sondern stellen hohe Ansprüche an die Isolation. Sie wachsen z. B. auf Aktivkohle-Hefeextrakt-Agar, bei 35 °C in einer Atmosphäre von 2,5–5 % CO_2 über 2–7 Tage (Abb. **D-2.74**). Da Legionellen zumindest 30 Minuten bei 50 °C überleben, kann man durch eine derartige Vorbehandlung eventuell vorhandene Begleitflora unterdrücken.

Bedeutung: Erreger der **Legionellosen.**

Bedeutung: Als Erreger der **Legionellosen** findet sich am häufigsten Legionella pneumophila der Serogruppe 1.

Pathogenese: Die Infektion erfolgt überwiegend durch **Inhalation keimhaltiger Tröpfchen**, seltener durch Staubpartikel. Legionellen vermehren sich innerhalb von Makrophagen.

Pathogenese: Die Infektion erfolgt überwiegend durch **Inhalation keimhaltiger Tröpfchen,** seltener durch Staubpartikel. Ein wichtiges Pathogenitätsprinzip besteht in der Tatsache, dass Legionellen sich innerhalb von Makrophagen vermehren. Auch die Fähigkeit, Proteasen und Phospholipase zu produzieren, wodurch z. B. Surfactant gespalten wird, spielt im Krankheitsgeschehen eine Rolle. Eine zellvermittelte Immunreaktion ist für die Überwindung entscheidend. Fehlt diese (z. B. im Alter oder unter Kortison-Therapie), sind die betroffenen Menschen stark gefährdet.

Klinik: Man unterscheidet klinisch:
- **Legionärskrankheit: Atypische Pneumonie** mit hohem Fieber (Abb. **D-2.75**). Trockener unproduktiver Husten, Pleuritis, Laryngitis und Rhinitis. Daneben gastrointestinale Symptomatik mit Übelkeit und Diarrhö. Letalität ohne Therapie > 15 %.
- **Pontiac-Fieber:** Wie die Legionärskrankheit, jedoch ohne Pneumonie. Meist komplikationsloser selbstheilender Verlauf.
- **Pittsburgh-Pneumonie:** Krankheitsverlauf wie bei der Legionärskrankheit, betroffen sind vor allem abwehrgeschwächte Patienten.

Klinik: Klinisch werden prinzipiell drei Arten von Legionellosen unterschieden:
- **Legionärskrankheit:** Nach einer Inkubationszeit von 2–10 Tagen kommt es zu grippeartigen Symptomen. Unter raschem Temperaturanstieg bis 40 °C und Schüttelfrost entsteht eine **atypische Pneumonie** (Abb. **D-2.75**). Röntgenologisch finden sich ein- oder beidseitige Lungeninfiltrate, meist in den Unterfeldern. Trockener, unproduktiver Husten, Pleuritis, Laryngitis und Rhinits sind häufig. Daneben besteht eine gastrointestinale Symptomatik mit Übelkeit und Diarrhö. Die Patienten sind verwirrt. Die Letalität ohne Therapie ist größer als 15 %. Männer über 50 Jahre sind häufiger betroffen als andere Bevölkerungsgruppen.
- **Pontiac-Fieber:** Wie die Legionärskrankheit, jedoch ohne Pneumonie. Meist komplikationsloser, selbstheilender Verlauf.
- **Pittsburgh-Pneumonie:** Verursacher ist Legionella micdadei. Krankheitsverlauf wie bei der Legionärskrankheit, betroffen sind jedoch vor allem abwehrgeschwächte Patienten unter Kortikoidtherapie.

Nachweis: Der mikroskopische Direktnachweis der Erreger mittels Immunfluoreszenz ist unsicher. Kulturell lassen sich

Nachweis: Kulturell lassen sich Legionellen aus verschiedenen Sekreten und Patientenmaterialien auf entsprechenden Nährböden kultivieren. Schwierig ist jedoch die genaue Spezies- und Serotypbestimmung, die auch heute nur

D-2.75 **Röntgenbefund bei Legionärskrankheit**

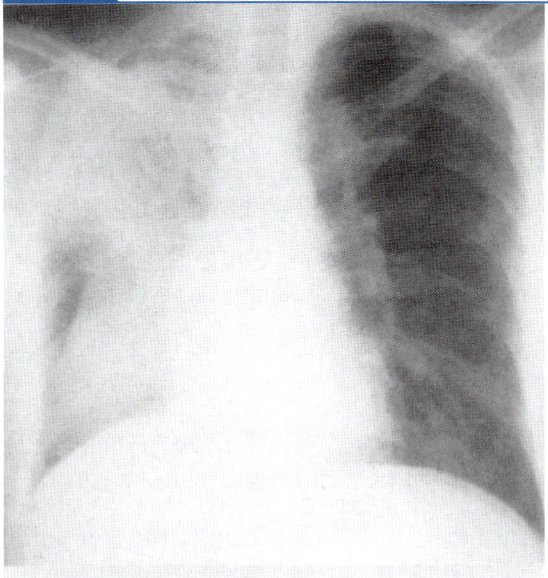

Infiltration der rechten Lunge mit Betonung des Unterfeldes.

D-2.75

in speziell eingerichteten Labors durchgeführt wird. Auch der mikroskopische Direktnachweis der Erreger mittels Immunfluoreszenz ist aus diesem Grunde nur in Spezialzentren möglich. Da Legionella pneumophila Serogruppe 1 ungefähr für die Hälfte aller Legionellosen verantwortlich ist, ist ihr Nachweis noch am ehesten möglich. Die Frühdiagnose erfolgt über **im Urin ausgeschiedene Antigene.** Allerdings kann aus einer Vielzahl von Arten und Serogruppen nur das Serovar 1 so erfasst werden.

Kompliziert gestaltet sich auch der **serologische Antikörpernachweis** im Patientenserum, da hier verwertbare Ergebnisse erst in der **zweiten Krankheitswoche** zu erwarten sind, wenn die akute Phase der Krankheit bereits überwunden ist, so dass damit erst nachträglich die klinische Diagnose gesichert wird. Die Tatsache, dass selbst hohe Antikörpertiter innerhalb eines Jahres fast gänzlich verschwinden, spricht dafür, dass keine dauernde Immunität erworben wird.

Legionellen leicht kultivieren. Schwierig ist die genaue Spezies- und Serotypbestimmung. Da Legionella pneumophila Serogruppe 1 ungefähr für die Hälfte aller Legionellosen verantwortlich ist, ist ihr Nachweis noch am ehesten möglich. In der akuten Phase gelingt der **Antigennachweis im Urin.**

Serologische Antikörpernachweise im Patientenserum sind erst in der **2. Krankheitswoche** zu erwarten, wenn die akute Phase der Krankheit bereits überwunden ist.

Therapie: Mittel der Wahl sind Makrolide (Betalaktame sind unwirksam). Wegen fehlender Korrelation zur In-vivo-Wirkung sind bei Legionellosen Antibiogramme nicht angezeigt. Die Keime haben sich nämlich in Wirtszellen versteckt, wo sie nur schwer von Antibiotika erreicht werden.

Therapie: Mittel der Wahl sind Makrolide.

Epidemiologie: Legionellen sind in natürlichen Feuchtbereichen weit verbreitet. Sie können aus Wasseranlagen von Krankenhäusern, Privathaushalten (Duschköpfen, Kühltürmen, Luftbefeuchtern, Inhalationskammern in Kurbädern, aus zahnärztlichen Behandlungseinheiten usw.) isoliert werden. Legionellen halten sich in Kaltwasser von 5–25 °C; in Warmwassersystemen zwischen 25 und 50 °C vermehren sie sich bei langen Standzeiten. **Bei 60 °C werden sie inaktiviert,** auch durch Chlorung sind sie angreifbar, soweit sie frei vorkommen. Natürlicher Wirt der Legionellen sind freilebende Akanthamöben. In deren Zysten entziehen sich die Bakterien der Chloreinwirkung. Fraglich ist nach wie vor die Infektionsdosis.

Epidemiologie: Legionellen sind in Feuchtbereichen weit verbreitet. Fraglich ist nach wie vor die Infektionsdosis. Sie halten sich in Wassersystemen aller Arten. **Bei 60 °C werden sie inaktiviert,** auch durch Chlorung sind sie angreifbar. Natürlicher Wirt der Legionellen sind Akanthamöben.

Prophylaxe: Warmwassersysteme, in denen Temperaturen von 60–70 °C herrschen, sind praktisch unbedenklich.

Prophylaxe: Warmwassersysteme mit Temperaturen von 60–70 °C sind praktisch unbedenklich.

2.12.5 Bartonella

Klassifikation: Die frühere Gattung Rochalimea wurde wegen hoher Homologie der r-RNA mit der Gattung **Bartonella** verschmolzen. Humanpathogene Arten sind in Tab. **D-2.33** dargestellt.

Klinik:

- **Oroya-Fieber:** Dessen Erreger **Bartonella bacilliformis** kommt in begrenzten Gebieten der Anden vor. Durch Sandfliegen (Lutzomyia) werden diese Erreger von Mensch zu Mensch übertragen. Nach einer Inkubationszeit von 3 Wochen tritt ganz plötzlich eine schwere Krankheit auf (Oroya-Fieber). Fieber, Schüttelfrost, Schweiß, Kopfschmerzen und Bewusstseinsstörungen werden von einer Anämie begleitet. Bei Abwehrschwäche verläuft diese Krankheit oft tödlich. Man findet im Blutausstrich Bakterien, die an den Erythrozyten hängen. Offensichtlich werden diese geschädigt, was zur **Anämie** führt.
  Nach Monaten kann sich eine persistierende Infektion durch warzenartige Haut- und Schleimhauteffloreszenzen (**Verruga peruviana**) manifestieren, was vermutlich durch eine Induktion einer Neoangiogenese bedingt ist.
- **Katzenkratzkrankheit:** Als Erreger gilt **Bartonella henselae.** Nach Kontakt mit einer infizierten jungen Katze (oder auch Hund) entwickelt sich innerhalb einer Woche eine Hautpapel oder -pustel. Der regionale Lymphknoten vergrößert sich und schmilzt evtl. sogar eitrig ein. Fieber ist nicht immer vorhanden. (Neben B. henselae kann auch Afipia felis, ein verwandtes Bakterium, eine Katzenkratzkrankheit auslösen) (Abb. **D-2.76a**).
- **Bazilläre Angiomatose:** Diese durch **Bartonella henselae** hervorgerufene Erkrankung tritt eigentlich nur bei abwehrgeschwächten Patienten, z. B. AIDS-Patienten, auf. Das klinische Bild (Abb. **D-2.76b**) ähnelt der Verruga peruviana. Solche neovaskulären Proliferationen betreffen nicht nur Haut und Schleimhaut, sondern auch innere Organe (z. B. **Peliosis hepatis**).

Nachweis: Gelegentlich gelingt es, die Bartonella henselae im mikroskopischen Präparat mithilfe von Silberimprägnation zu erkennen, doch erfordert diese Technik viel Übung, und auch die Bakteriendichte ist recht gering. Diese anspruchsvollen Erreger können aus Blut oder Lymphknoten nach langer Inku-

D-2.33 Humanpathogene Spezies der Gattung Bartonella und die von ihnen verursachten Erkrankungen

Spezies	*Erkrankung*	*Bemerkung*
Bartonella quintana	Fünftage- oder Wolhynisches Fieber	heute nahezu ausgestorben
Bartonella bacilliformis	Oroya-Fieber	in begrenzten Gebieten der Anden
Bartonella henselae	Katzenkratzkrankheit	
	bazilläre Angiomatose	nur bei abwehrgeschwächten Patienten

D-2.76 Durch Bartonella henselae hervorgerufene Krankheitsbilder

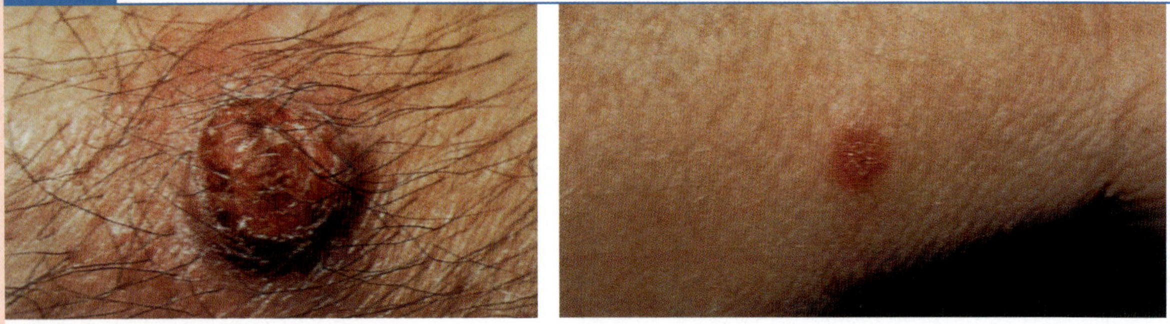

a Katzenkratzkrankheit   **b** Bazilläre Angiomatose

2.12.5 Bartonella

Klassifikation: s. Tab. **D-2.33**.

Klinik:

- **Oroya-Fieber:** Der Erreger **B. bacilliformis** wird durch Sandfliegen übertragen. Nach drei Wochen treten Fieber, Schüttelfrost, Kopfschmerzen, Bewusstseinsstörungen und eine hämolytische **Anämie** auf. Tödliche Verläufe sind bei Abwehrschwäche häufig. Bei persistierender Infektion kommt es zur Bildung warzenartiger Haut- und Schleimhauteffloreszenzen (**Verruga peruviana**).
- **Katzenkratzkrankheit:** Diese durch **B. henselae** hervorgerufene Erkrankung tritt bei ansonsten Gesunden als lokale Hautinfektion mit Lymphknotenschwellung auf (Abb. **D-2.76a**).
- **Bazilläre Angiomatose:** Bei Abwehrschwäche führt **B. henselae** zu einer Neoangiogenese, was in der Haut als **bazilläre Angiomatose** (Abb. **D-2.76b**) bzw. in den inneren Organen als **Peliosis** abläuft.

Nachweis: Gelegentlich gelingt es, die B. henselae im mikroskopischen Präparat mithilfe von Silberimprägnation zu erkennen. Vor allem der Nachweis von Antikörpern im Serum ist eine Hilfe.

D-2.33

bationszeit (30 Tage) isoliert werden. Vor allem der Nachweis von Antikörpern im Serum ist eine Hilfe.

Therapie: Makrolide wären Mittel der ersten Wahl, evtl. durch Tetrazykline zu ersetzen.

Therapie: Makrolide sind Mittel der Wahl, alternativ Tetrazykline.

2.12.6 Coxiella

Coxiella burnetii

2.12.6 Coxiella

Coxiella burnetii

▶ **Definition: Coxiella burnetii** (Abb. **D-2.77**) ist der Erreger des **Q-Fiebers** (Q = Query). Nach dem Aufbau der Zellwand handelt es sich um gramnegative Bakterien, denn sie besitzen eine äußere Membran mit LPS. Diese kommt in 2 Phasen vor, wovon Phase I, die nur in infizierten Organismen produziert wird, etwa 10-mal mehr LPS trägt.

◀ **Definition**

Epidemiologie: Die Erreger sind gegen Umwelteinflüsse resistent und können im trockenen Staub wochen- bis monatelang überleben, denn sie können eine sporenähnliche Struktur ausbilden. Infektionsquelle ist deshalb die Inhalation erregerhaltigen Staubes. Reservoir sind Schafe, Ziegen, Rinder und kleine Beuteltiere. Katzen als asymptomatische Keimträger sind beschrieben. Die Bakterien gelangen über Kot, Urin und Milch infizierter Tiere an die Umwelt. Mit Amnionflüssigkeit und Plazenta können massive Keimmengen verbreitet werden.

Epidemiologie: Coxiella ist gegen Umwelteinflüsse resistent: Die Erreger können im trockenen Staub wochen- bis monatelang überleben und durch Inhalation des Staubes aufgenommen werden.

Klinik: Da die Eintrittspforte des Erregers die Atemwege sind (Inhalation von erregerhaltigem Staub), verläuft das Q-Fieber unter der Symptomatik einer **atypischen Pneumonie,** verbunden mit heftigen **Kopf- und Muskelschmerzen** (Abb. **D-2.78**). Die Prognose ist gut. Die Letalität liegt unter 1 %. Myo- und Endokarditis sowie Hepatitis stellen relativ seltene, jedoch lebensbedrohliche Komplikationen dar. Auch eine Schwangerschaft kann bedroht sein.
Erstaunlich ist, dass die Erreger bei manchen Menschen lange symptomlos persistieren und sich irgendwann schlagartig vermehren und die Krankheit erzeugen.

Klinik: Das Q-Fieber verläuft unter der Symptomatik einer **atypischen Pneumonie** verbunden mit heftigen **Kopf- und Muskelschmerzen.** Die Prognose ist gut. Myo- und Endokarditis sowie Hepatitis sind seltene Komplikationen.

Nachweis: Der Nachweis erfolgt serologisch durch Komplementbindungsreaktion (KBR), wobei es durch geeignete Antigenpräparationen möglich ist, zwischen einer lokalisierten (= akuten) und einer generalisierten (= chronischen, d. h. Gefahr von Herz-, Leber- und anderem Organbefall) Infektion zu unterscheiden. Eine Diagnose ist auch durch indirekte Mikroimmunfluoreszenz möglich.

Nachweis: Der Nachweis erfolgt serologisch durch KBR.

Therapie: Auch hier empfiehlt sich eine Therapie mit Tetrazyklinen, die jedoch mitunter nicht sofort anspricht, weshalb die Therapie über viele Monate durchgeführt werden muss.

Therapie: Tetrazykline über mehrere Monate.

D-2.77 Coxielleninfizierte Zelle

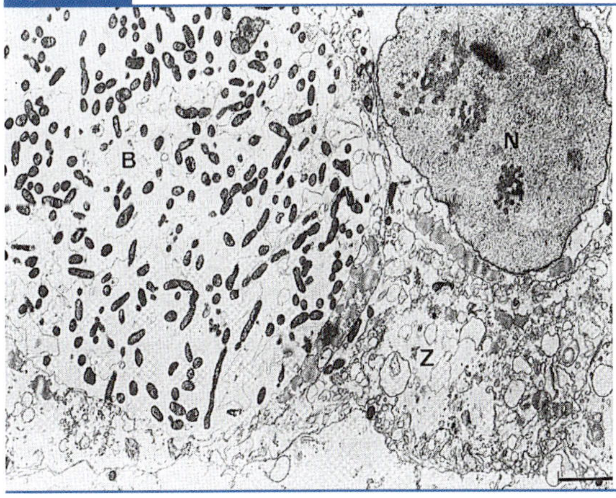

In einem Wirt vermehren sich die Coxiellen obligat intrazellulär.
B = coxiellengefüllte Vakuole
N = Zellkern
Z = Zytoplasma

D-2.77

D-2.78

D-2.78 Atypische Pneumonie bei Q-Fieber

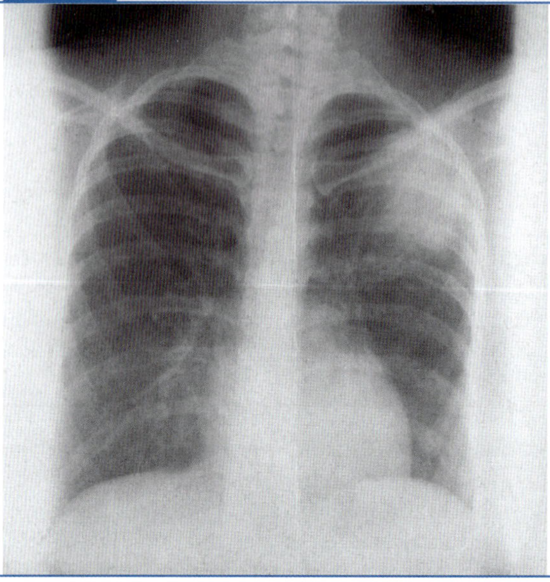

Dichtes Infiltrat im linken Oberfeld, fleckig-streifige Zeichnungsvermehrung in beiden Unterfeldern.

▶ Merke

▶ **Merke:** Erkrankung sowie Tod sind **meldepflichtig**.

Prophylaxe: Bei Exposition (z. B. Schlachthöfe, Landwirtschaft) sollte ein Mundschutz getragen werden.

Prophylaxe: Für Arbeiten im Labor, was extrem kontagiös ist, braucht man eine spezielle Umgangsgenehmigung. Da auch gesunde Tiere Ausscheider sein können, sollte man Milch grundsätzlich nicht roh trinken. Bei Exposition, z. B. in Gerbereien, Schlachthöfen, Landwirtschaft, sollte ein Mundschutz getragen werden.

2.12.7 Hämophilus

2.12.7 Hämophilus

▶ Definition

▶ **Definition:** Hämophilus ist gekennzeichnet durch den Bedarf an verschiedenen Wachstumsfaktoren, die im Blut vorkommen (hämophil!). Es handelt sich um zarte, kokkoide, unbewegliche, nicht sporenbildende, gramnegative, oftmals bekapselte Stäbchen.

Klassifikation: Tab. **D-2.34** gibt einen Überblick.

Klassifikation: Tab. **D-2.34** gibt einen Überblick über die humanmedizinisch relevanten Arten.

D-2.34

D-2.34 Humanmedizinisch relevante Spezies der Gattung Hämophilus

Spezies	*Bedeutung*
H. aegyptius	Verursacher einer infektiösen Konjunktivitis und des brasilianischen Purpura-Fiebers
H. aphrophilus	Wundinfektionen, Abszesse, Periodontalkrankheiten
H. ducreyi	Verursacher des Ulcus molle
H. haemolyticus	apathogener Besiedler des Nasopharynx
H. influenzae	bedeutender Meningitiserreger bei Kindern, chron. Bronchitis
H. parahaemolyticus	Infektionen der Mundhöhle, Endokarditis
H. parainfluenzae	selten bei Endokarditis isoliert
H. paraprophilus	Wundinfektionen, Abszesse, Endokarditis
H. segnis	Wundinfektionen, Abszesse, Periodontalkrankheiten

Haemophilus influenzae

Geschichtliches: Der heute etwas irreführende Name Haemophilus influenzae geht auf Richard Pfeiffer zurück, einen Assistenten Robert Kochs, der 1892 in dem Bakterium den Erreger der Influenza entdeckt zu haben glaubte. Bei seinen Untersuchungen konnte er in allen Fällen aus dem eitrigen Bronchialsekret Grippekranker das Bakterium isolieren. Erst 1933 konnte schließlich von Smith, Andrewes und Laidlaw gezeigt werden, dass der Verursacher der Influenza ein Virus ist. Heute weiß man allerdings, dass die Influenzaviren ebenso wie andere Viren durch ihre Schleimhautschädigung den Boden für Sekundärinfektionen bereiten, unter denen tatsächlich diejenigen mit H. influenzae (neben Staph. aureus) häufig sind.

► **Definition:** Haemophilus influenzae sind kleine, zarte, unbewegliche, oft bekapselte, fakultativ anaerobe Stäbchenbakterien. Unbekapselte Stämme können auch fadenförmige Gebilde oder Ketten ausbilden.

Bakterien der Gattung Haemophilus benötigen bestimmte Wachstumsfaktoren aus dem Blut. Während H. influenzae sowohl von dem Faktor X, nämlich Häm, als auch dem Faktor Y, nämlich NAD bzw. NADP (Nikotinamid-Adenin-Dinukleotid-Phosphat), abhängig ist, brauchen andere Arten nur den einen oder den anderen Faktor. Ein üblicher bluthaltiger Nährboden enthält nicht genügend NAD oder NADP. Manche Bakterien jedoch, z. B. Staph. aureus, bilden bei ihrem Wachstum große Mengen NAD und sezernieren dies in das Nährmedium. Haemophilus influenzae kann deshalb in unmittelbarer Nachbarschaft von Staph.-aureus-Kolonien auch auf einfachem Blutagar wachsen. Dies wird als **Ammen**- oder **Satellitenphänomen** bezeichnet (Abb. **D-2.79**).

Klassifikation: Wichtiges Klassifikationskriterium ist die biochemische Struktur der Polysaccharide, die die Kapsel bilden. Man unterscheidet die Serovare a bis f. Die größte Bedeutung hat **Haemophilus influenzae Typ b,** der für ca. 95 % aller schweren Hämophilusinfektionen bei Kindern verantwortlich ist.

Pathogenese: H. influenzae ist ein Keim der Schleimhaut der oberen Luftwege, der bei Erwachsenen bis zu 50 %, bei Kindern bis zu 75 % nachgewiesen werden kann. Allerdings handelt es sich dabei meistens um unbekapselte und damit gering virulente Stämme. Auch unbekapselte Stämme können zumindest lokal in der Schleimhaut eitrige Infektionen hervorrufen. Über die Pathogenitätsmechanismen bestehen noch Unklarheiten, wobei aber diese Bakterien sich offensichtlich zwischen den Epithelzellen den Weg in die Submukosa bahnen (Abb. **D-2.80**). Begünstigt wird die Invasion der Hämophilus-Bakterien, wenn die Epithelbarriere vorgeschädigt ist, etwa durch Nikotin (Abb. **D-2.81 a** und **b**). Der „Raucherhusten" wird überwiegend durch eine chronische Infektion der Bronchialschleimhaut mit H. influenzae bedingt, die zur natürlichen Flora gehören. Der wichtigste, aber nicht alleinige Pathogenitätsfaktor ist

Haemophilus influenzae

Geschichtliches

◄ Definition

Alle Hämophilusarten benötigen Wuchsfaktoren aus dem Blut (Hämin, NAD, NADP). Manche Bakterien (z. B. Staph. aureus) sezernieren bei ihrem Wachstum viel NAD in das Nährmedium, so dass Haemophilus in Nachbarschaft dieser Kolonien wächst (**Ammen-** oder **Satellitenphänomen,** Abb. **D-2.79**).

Klassifikation: Nach dem biochemischen Aufbau der Bakterienkapsel unterscheidet man die Serovare a–f . Die größte Bedeutung hat **Haemophilus influenzae Typ b.**

Pathogenese: H. influenzae ist ein Keim der Schleimhaut der oberen Luftwege. Die Kapsel ist ein wichtiger, aber nicht der einzige Pathogenitätsfaktor . Auch unbekapselte Stämme können Infektionen hervorrufen. Von Bedeutung ist auch eine IgA-Protease.

D-2.79 Ammenphänomen

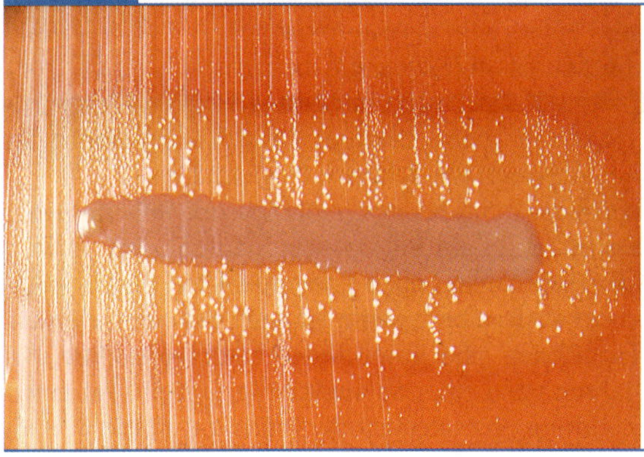

In der Nähe von Staphylococcus aureus (Querstrich) wachsen auch auf einfachem Blutagar Satellitenkolonien von Haemophilus influenzae.

D-2.79

D-2.80

D-2.80 Vergleich der Penetrationsmechanismen von Neisseria meningitidis bzw. Haemophilus influenza in die Bronchialschleimhaut

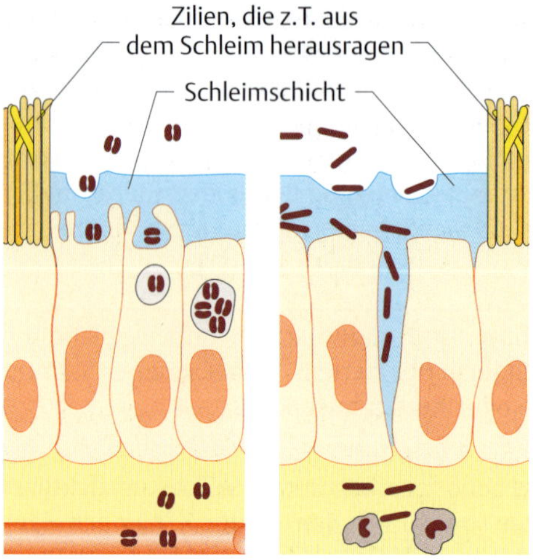

Während Meningokokken (Diplokokken) nach Adhäsion an der Zelloberfläche eine Internalisierung induzieren und transzellulär diese Barriere passieren und bis ins Blut gelangen, können Hämophilus (Stäbchen) sich zwischen den Epithelzellen hindurch einen Weg bahnen. Dort werden sie von Makrophagen attackiert.

D-2.81 Respiratorisches Epithel der Bronchialschleimhaut

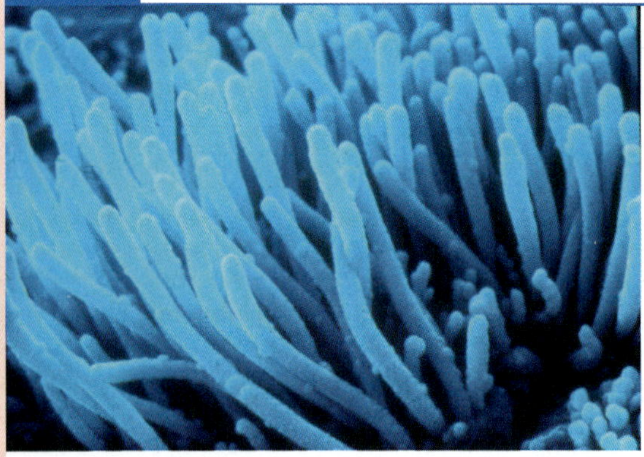

a Normale Zilien

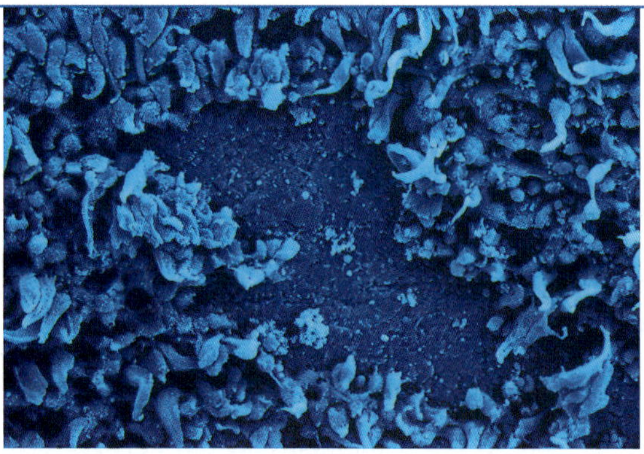

b Schleimhautbefund bei einem starken Raucher. Der Zilienapparat ist weitgehend zerstört, in der Mitte des Bildes fehlt das respiratorische Epithel völlig.

sicherlich die Kapsel, die das Bakterium nach Eindringen in das Gewebe vor der Phagozytose schützt und eine Rolle beim Invasionsverhalten spielt. Wichtig ist aber auch die Bildung einer IgA-Protease, was die lokale Immunabwehr auf der Schleimhaut schwächt.

Klinik: Erkrankungen betreffen **vor allem Kinder zwischen dem 6. Lebensmonat und dem 4. Lebensjahr.** In 95 % ist dabei der Serotyp b der Erreger.

Zwei Krankheitsbilder bestimmen das Infektionsgeschehen:
- **Meningitis**
- **Akute Epiglottitis** (Larynxstenose).

Weitere Erkrankungen: **Osteomyelitis, Perikarditis.**

Klinik: H.-influenzae-Erkrankungen betreffen **vor allem Kinder zwischen dem 6. Lebensmonat und dem 4. Lebensjahr.** In 95 % ist dabei der Serotyp b der Erreger. Kinder unter 6 Monaten haben eine Leihimmunität der Mutter („Nestschutz"), Kinder über 4 Jahren entwickeln eigene Antikörper.
Zwei Krankheitsbilder bestimmen das Infektionsgeschehen:
- **Meningitis:** Sie lässt sich klinisch nicht von der Meningokokken-Meningitis unterscheiden und hat eine sehr hohe Letalität (unbehandelt mehr als 80 %, behandelt 10–20 %) oder hinterlässt schwere Folgeschäden.
- **Akute Epiglottitis** (Larynxstenose): Sie beginnt plötzlich mit hohem Fieber und kann innerhalb kürzester Zeit in ein fulminantes Stadium übergehen.

Bei **Sinusitis** und **Otitis media** findet man neben Pneumokokken und Branhamella auch H. influenzae, wobei auch unbekapselte Stämme gefunden werden. Weitere Erkrankungsmanifestationen sind unter anderem **Osteomyelitis** und **Perikarditis.** In den ersten Jahren nach einer **Splenektomie** sind die Patienten ernsthaft von einer „overwhelming postsplenectomy infection" **(OPSI**, S. 316)

bedroht, da solche Bakterien (wie auch Pneumokokken, Klebsiellen u. a.) eine fulminante Sepsis hervorrufen können.
Bei **Erwachsenen** kommt es überwiegend zu **Sekundärinfektionen**, so z. B. wenn sich im Gefolge einer Influenza eine Bronchopneumonie entwickelt oder eine chronische Bronchitis akut exazerbiert. Bei Rauchern, bei denen durch Nikotin und andere Gifte im Rauch eine Schädigung der Zellen der Bronchialschleimhaut eingetreten ist, können solche parasitären Besiedler der Schleimhaut diese geschwächte Barriere leicht überwinden und eine chronische Bronchitis (**Raucherhusten**) erreichen (vgl. Abb. **D-2.81**). Dabei sind meist unbekapselte, körpereigene Stämme Verursacher. An der exazerbierten **c**hronic **o**bstructive **p**ulmonary **d**isease **(COPD)** sind neben Hämophilus noch andere Bakterien beteiligt.

Bei **Erwachsenen** kommt es überwiegend zu **Sekundärinfektionen** (z. B. Bronchopneumonie nach Influenza und chronische Bronchitis bei Rauchern).

Krankheitsfolgen: Bei Kindern, die eine hämophilusbedingte Meningitis überstanden haben, muss in ca. 30 % der Fälle mit neurologischen Folgeschäden gerechnet werden. Die chronischen Bronchitiden bei Rauchern führen zu einer zunehmenden Verschlechterung der Atmung.

Krankheitsfolgen: 30 % der Kinder mit Meningitis erleiden neurologische Folgeschäden.

Nachweis: Der Erregernachweis erfolgt kulturell aus Liquor, Blut, Sputum etc. Besonders geeignet zur Anzucht ist Kochblutagar. Dabei werden durch vorsichtiges Aufkochen des Blutagars (ca. 80 °C) die Wuchsfaktoren aus den Erythrozyten freigesetzt. Der rote Blutagar nimmt dabei eine mittelbraune Farbe an. Kochblutagar wird deshalb irreführend auch als Schokoladenagar bezeichnet. Nach 1–2-tägiger Bebrütung bei 37 °C entstehen kleine, durchscheinende, glatte Kolonien. Parallel dazu wird in der Regel auch eine Anzucht auf normalem Blutagar zusammen mit Staph. aureus als Amme versucht (vgl. Abb. **D-2.79**).

Nachweis: Der Erregernachweis erfolgt kulturell auf Kochblutagar oder zusammen mit Staph. aureus als Amme.

Therapie: Therapeutikum der Wahl ist klassischerweise Ampicillin. Wichtig ist, dass die Behandlung so früh wie möglich begonnen wird. In letzter Zeit häufen sich Berichte aus den USA über plasmidkodierte Ampicillinresistenzen. In der Bundesrepublik Deutschland werden bei < 5 % der Isolate Ampicillinresistenzen beobachtet. Als Alternativtherapeutika kommen Cephalosporine der dritten Generation in Frage oder Chinolone bzw. sogar moderne Makrolide (Clarithromycin).

Therapie: Mit der Therapie muss möglichst frühzeitig begonnen werden. Mittel der Wahl ist Ampicillin, alternativ Cephalosporine der 3. Generation.

▶ **Merke:** Der Nachweis von H. influenzae in Liquor und Blut ist nach IfSG **meldepflichtig.** Eine Isolation des Erkrankten sollte erwogen werden, wenn sich die Kleinkinder im Lebensbereich des Kranken infizieren können.

◀ **Merke**

Epidemiologie: Unbekapselte H. influenzae gehören zur Normalflora des Menschen. In Abhängigkeit vom Lebensalter stellt der Keim zwischen 1,8 % (bei Kindern) und 0,15 % (bei Erwachsenen) der menschlichen Gesamtflora. Erkrankungen durch bekapselte Stämme werden durch Tröpfchenübertragung initiiert. Infektionsquellen sind kranke und gesunde Keimträger. Nach Einführung der Schutzimpfung ist die Zahl der schweren Infektionen bei Kleinkindern drastisch zurückgegangen.

Epidemiologie: Erkrankungen durch bekapselte Stämme erfolgen durch Tröpfchenübertragung von Kranken oder gesunden Keimträgern.

Prophylaxe: Zur Sanierung von Keimträgern und zur Chemoprophylaxe von Kontaktpersonen hat sich die viertägige Gabe von **Rifampicin** oder die einmalige Gabe von **Ciprofloxacin** bewährt. Splenektomierte und Kinder ab 3 Monaten sollten durch eine aktive **Schutzimpfung** immunisiert werden. Der Impfstoff besteht aus gereinigtem Polysaccharid der Kapsel von H. influenzae Typ b. Eine Immunität entsteht also ausschließlich gegen diese Stämme, die allerdings für die bedrohlichsten Krankheiten verantwortlich sind. Da dieses bakterielle Produkt jedoch nur ein Hapten darstellt, muss es an einen Träger gebunden werden, z. B. an Diphtherietoxoid. Da aber die Menge an Diphtherieantigen sehr klein ist, kommt dadurch keine messbare Immunität – selbst keine Boosterung – gegen Diphtherietoxin zustande. Dabei ist für Kinder unter 18 Monaten eine dreimalige Verabreichung des Impfstoffes nötig, um

Prophylaxe: Kinder sollten durch eine aktive **Schutzimpfung** immunisiert werden. Zur Sanierung von Keimträgern und zur Chemoprophylaxe bei Kontaktpersonen hat sich die Gabe von **Rifampicin** oder von **Ciprofloxacin** bewährt.

eine ausreichende Immunantwort zu erreichen. Bei älteren Kindern genügt eine Impfdosis.

▶ Exkurs

▶ **Exkurs:** Die Hib-Impfung kann als Kombination mit anderen Totimpfstoffen, z. B. Tetanus, Diphtherie, Pertussis, Hepatitis B und Polio, verabreicht werden.

Haemophilus aegyptius

H. aegyptius ist der Erreger der **kontagiösen Konjunktivitis** und des brasilianischen Purpura-Fiebers. Diagnose und Therapie sind mit H. influenzae identisch.

Haemophilus aegyptius

H. aegyptius ist der Erreger einer hauptsächlich im warmen Klima Nordafrikas auftretenden **kontagiösen Konjunktivitis** sowie des so genannten brasilianischen Purpura-Fiebers (hämolytische Purpura), die als fulminante Sepsis imponiert. Diagnose und Therapie sind mit H. influenzae identisch, zumal man annimmt, dass H. aegyptius nur eine biologische Variante dieses Keimes ist.

Haemophilus ducreyi

H. ducreyi ist der Erreger des Ulcus molle, einer bei uns relativ seltenen Geschlechtskrankheit (Abb. **D-2.82**). Die Diagnose wird nach dem klinischen Befund und dem mikroskopischen Bild (bipolar gefärbte Stäbchen) gestellt. Die Therapie erfolgt mit Co-trimoxazol, Chinolonen und Makroliden, die Prognose ist gut.

Haemophilus ducreyi

H. ducreyi ist der Erreger des **Ulcus molle,** einer Geschlechtskrankheit (Abb. **D-2.82**), die in Mitteleuropa und Amerika selten, in Südafrika jedoch häufig anzutreffen ist. Die diagnostische Abgrenzung zum luetischen Primärstadium ist relativ einfach und in Tab. **D-2.37** (S. 427) dargestellt. Die Anzüchtung des Erregers ist prinzipiell möglich, erfordert jedoch den Einsatz von Spezialmedien. Die Diagnose wird deshalb häufig nach der Anamnese, dem klinischen Befund und dem mikroskopischen Bild (bipolar gefärbte Stäbchen) gestellt. Als Therapeutika kommen Co-trimoxazol, Chinolone, Cephalosporine der 3. Generation und Makrolide in Frage. Die Prognose der Krankheit ist gut.

D-2.82 Ulcus molle

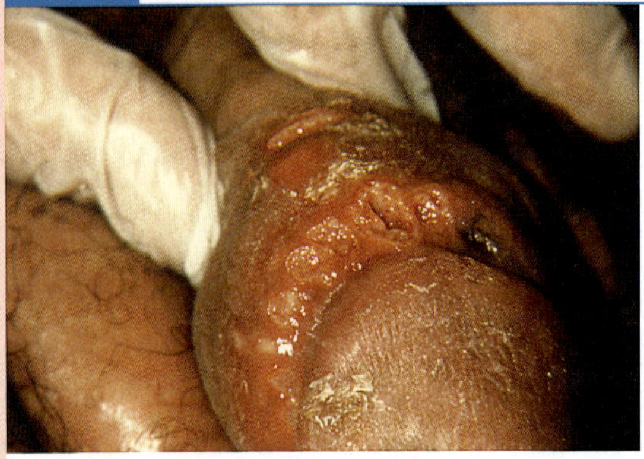

a Multiple, oberflächliche und tiefer reichende Ulzera des Präputiums.

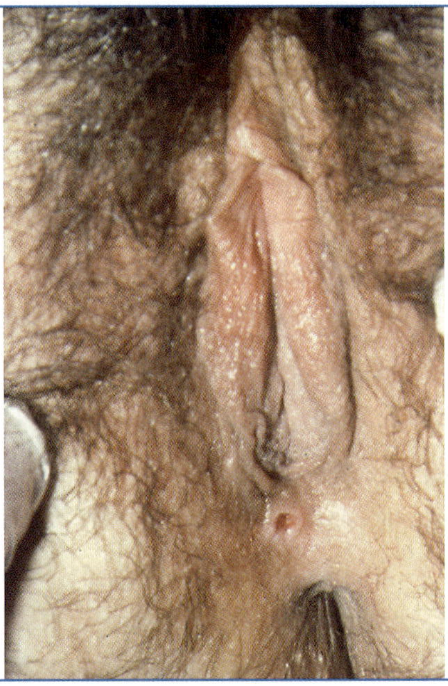

b Weiches Geschwür mit unterminierten Rändern am Übergang hintere Kommissur – Damm. ▶

Haemophilus aphrophilus und weitere

Diese Keime der Mundflora und der oberen Luftwege sind wenig pathogen. Bei entsprechender Gelegenheit können sie sich systemisch ausbreiten und eine **Endokarditis**, Osteomyelitis und lokale Entzündungen hervorrufen. Bei Bisswunden findet man sie als Infektionserreger.

Haemophilus aphrophilus und weitere

Diese üblichen Keime der Mundflora und der oberen Luftwege sind wenig pathogen. Bei entsprechender Gelegenheit können sie vereinzelt auch lokale Entzündungen hervorrufen und selten auch ins Gewebe invadieren, so dass sie sich dann sogar systemisch ausbreiten können und **Endokarditis**, Osteomyelitis und andere Eiterungen hervorrufen können.
Bei Bissverletzungen können sie mit Speichel direkt in das Gewebe eindringen, so dass man sie als Infektionserreger von Bisswunden findet. Da im Prinzip

dann auch die Fernkomplikationen (Endokarditis, Osteomyelitis) auftreten könnten, sollte man frühzeitig eine Bissverletzung antibiotisch behandeln.

2.12.8 Pasteurella und Mannheimia

2.12.8 Pasteurella und Mannheimia

▶ **Definition:** Die Keime der Gattung Pasteurella und Mannheimia sind kokkoide, pleomorphe, fakultativ anaerobe, gramnegative, unbewegliche, nicht sporenbildende Kurzstäbchen.

◀ **Definition**

Eine Besonderheit liegt im Färbeverhalten der Bakterien: Die terminalen Bereiche der Keime färben sich polkappenartig stark an, der restliche Zellleib nur schwach. Es entsteht ein Bild, das an eine Sicherheitsnadel erinnert. Lange Zeit glaubte man, dass diese Anfärbbarkeit der Polkappen ein Spezifikum ausschließlich von Pasteurella sei, und hat deshalb auch die Pesterreger diesem Genus zugeordnet. Heute weiß man, dass auch andere Stäbchenbakterien diese Eigenheit besitzen.

Eine Besonderheit liegt im Färbeverhalten der Bakterien: Die terminalen Bereiche der Keime färben sich polkappenartig stark an, der restliche Zellleib nur schwach („Sicherheitsnadel").

Klassifikation: Tab. **D-2.35** gibt einen Überblick über die wichtigsten Spezies der Gattungen Pasteurella bzw. Mannheimia und ihre natürlichen Standorte. Wichtigster und häufigster Vertreter ist P. multocida, der vor allem von Katzen (90 %) und Hunden (50 %) im Rachenraum beherbergt wird.

Klassifikation: Tab. **D-2.35** gibt einen Überblick über die Spezies der Gattungen Pasteurella und Mannheimia.

Pathogenese: Alle Pasteurellen sind Kommensalen im Respirationstrakt von Tieren, selten des Menschen. Die meisten Infektionen beim Menschen entwickeln sich als Folge tierischer **Kratz-** oder **Bissverletzungen,** seltener durch Tröpfchenübertragung. Abwehrschwächen des Empfängers begünstigen das Angehen der Infektion.

Pathogenese: Pasteurellen sind Kommensalen im Respirationstrakt von Tieren, selten des Menschen. Infektionen entwickeln sich als Folge tierischer **Kratz-** oder **Bissverletzungen.**

Klinik: Je nach Eintrittspforte des Erregers resultieren lokal begrenzte Wund- oder Organinfektionen (z. B. Bronchitis, Pneumonie, Otitis, Sinusitis etc.) und eine lokale Lymphadenitis. Als Spätkomplikation nach Verletzungen sind auch entfernte Infektionen, z. B. am Endokard, im Knochen und sogar im ZNS beschrieben.

Klinik: Es resultieren eine lokalisierte Wund- oder Organinfektion und eine lokale Lymphadenitis; darüber hinaus evtl. Endokarditis, Osteomyelitis.

Nachweis: Die Diagnose erfolgt kulturell aus geeignetem Untersuchungsmaterial (Wundabstrichen, Sputum etc.).

Nachweis: Er erfolgt kulturell.

Therapie: Mittel der Wahl ist **Benzylpenicillin** (Penicillin G). Dies ist außergewöhnlich, weil sonst praktisch alle gramnegativen Stäbchenbakterien gegen Penicillin resistent sind, da dieses durch deren äußere Membran nicht diffundiert! Jedoch treten häufig Mischinfektionen auf, an denen noch andere Keime beteiligt sind, die bei der Therapie berücksichtigt werden müssen.

Therapie: Mittel der Wahl ist **Benzylpenicillin**. Mischinfektionen müssen berücksichtigt werden.

Prophylaxe: Angesichts der weiten Verbreitung bei Haustieren und der Tatsache, dass die Pathogenität für den Menschen gering ist, sind prophylaktische Maßnahmen bei Bissverletzungen durch Tiere nicht automatisch angezeigt. Allerdings sollten bei geringstem Hinweis auf eine Infektion durch eine antibiotische Prophylaxe Komplikationen verhindert werden, z. B. mittels Amoxicillin kombiniert mit Clavulansäure, um die evtl. durch Anaerobier gebildete Betalaktamase zu hemmen (ggf. auch an Tetanus- und Tollwutimpfung denken).

Prophylaxe: Eine Prophylaxe nach Tierbiss ist nicht automatisch angezeigt. Jedoch sollte bei Anzeichen von Infektionen frühzeitig eine Antibiotikatherapie eingeleitet werden.

D-2.35 Spezies der Gattung Pasteurella bzw. Mannheimia und ihre natürlichen Standorte

Spezies	*Vorkommen im Respirationstrakt von:*
P. multocida	Katzen, Hunden, Ratten, sehr selten beim Menschen; wichtigste Spezies!
P. pneumotropica	Hunden, Katzen, Ratten, Mäusen, Hamstern, Meerschweinchen
M. haemolytica	Rindern, Schafen, Ziegen und Vögeln

D-2.35

2.12.9 Actinobacillus

▶ Definition

A. actinomycetemcomitans ist häufig an Aktinomykosen sowie bei Wundinfektionen, Bakteriämien und Endokarditiden beteiligt (hohe Letalität!).

Durch tierische Bissverletzung kann es zu Wundinfektion und Bakteriämie mit anderen Aktinobazillen kommen.

Ampicillin, Cephalosporine, Tetrazykline.

2.12.9 Actinobacillus

▶ **Definition:** Aktinobazillen (irreführender Name, da **kein** Sporenbildner!) sind schlanke, kurze, gramnegative Stäbchenbakterien, die kugelige Formen enthalten können, so dass sich im mikroskopischen Bild eine „Morseschrift" darstellt.

A. actinomycetemcomitans ist der wichtigste Vertreter. Dieses Bakterium ist nicht nur, wie der Name verrät, häufiger **Begleitkeim bei Aktinomykosen,** sondern wird auch bei Wundinfektionen, Bakteriämien und Endokarditiden isoliert. Solche Fälle zeichnen sich durch eine relativ hohe Letalität aus (bis 30 %), so dass es gerechtfertigt erscheint, auf diesen Keim besonders hinzuweisen.
A. lignieresii, A. equuli und A. suis können durch tierische Bissverletzungen den Menschen infizieren und zu lokalen Wundinfektionen und Bakteriämien führen.
A. hominis wurde bei Patienten mit chronischen Lungenerkrankungen gefunden, A. ureae bei Sinusitis, Meningitis und Pneumonien isoliert.
Je nach Resistenzlage der Isolate können Ampicillin, Cephalosporine, Tetrazykline u. a. zum Erfolg führen.

2.12.10 Eikenella

▶ Definition

Bei prädisponierenden Faktoren (reduzierter Abwehr) können Infektionen auftreten.

Nachweis des Keimes auf Blutagar; **typischer modriger Geruch.**
Penicillin, Ampicillin und Tetrazykline sind wirksam.

2.12.10 Eikenella

▶ **Definition:** Die einzige Spezies dieser Gattung ist **Eikenella corrodens.** Das gramnegative, unbewegliche, kokkoide Stäbchenbakterium ist normalerweise Bestandteil der Schleimhautflora (Mundhöhle, Respirations-, Intestinal-, Urogenitalbereich).

Bei prädisponierenden Faktoren, wie reduzierter Abwehr oder Traumatisierung, können Infektionen durch den Keim erfolgen, sowohl als Misch- als auch als Monoinfektionen.
Die Diagnose erfolgt durch kulturellen Nachweis des Erregers auf Blutagar, was eine 5 % CO_2-Atmosphäre voraussetzt. Der Name kommt von der charakteristischen Wuchsform der Keime, die die Agaroberfläche „korrodieren", d. h. sich in den Agar eingraben. Selbst in einer Mischkultur kann man Eikenella bereits aufgrund seines **typischen modrigen Geruchs** vermuten. Mit Penicillin, Ampicillin, Tetrazyklinen u. a. kann die Therapie eingeleitet werden, jedoch muss bei Mischinfektionen die Empfindlichkeit der Begleitflora berücksichtigt werden.

2.12.11 Capnocytophaga

▶ Definition

Klassifikation: Bedeutsam sind:
- C. ochracea
- C. gingivalis
- C. sputigena

Bedeutung: Gehört zur Normalflora der Mundhöhle. Zusammen mit anderen Mikroorganismen kann sie an einer Periodontitis, Aktinomykose oder Abszessen beteiligt sein.

2.12.11 Capnocytophaga

▶ **Definition:** Es handelt sich um gramnegative Stäbchenbakterien, die an beiden Enden spitz zulaufen (fusiform) und sich durch eine aktive Flexibilität auszeichnen, die es ihnen gestattet, sich auf glatten Flächen gleitend fortzubewegen (aktive Beweglichkeit ohne Geißeln!).

Klassifikation: Von humanmedizinischem Interesse sind:
- C. ochracea
- C. gingivalis
- C. sputigena

Bedeutung: Capnocytophaga gehört zur Normalflora der Mundhöhle, wo sie im Sulcus gingivalis zu finden ist. Im Zusammenhang mit anderen Mikroorganismen kann sie sich an der Entstehung einer Periodontitis, einer Aktinomykose oder an Abszessen beteiligen. Bei sehr stark abwehrgeschwächten Patienten wurde sie als Sepsis- und Pneumonieerreger isoliert.

Pathogenese: Ein wichtiger Faktor scheint die Fähigkeit zu sein, IgA spalten zu können, so dass die Erreger lokal auf der Schleimhaut überleben können, trotz einer spezifischen Antikörperproduktion.

Pathogenese: Ein wichtiger Faktor ist die Fähigkeit, IgA zu spalten.

Nachweis: Die Anzüchtung des Keimes im mikroaerophilen bis anaeroben Milieu gelingt auf Blutagar meist problemlos. Die Kolonien wachsen als unscheinbare, flache Kolonien, die fast wie Wassertröpfchen aussehen.

Nachweis: Kulturell auf Blutagar.

Therapie: Die Therapie sollte unter Berücksichtigung des klinischen Befundes und des Antibiogrammes erfolgen. In der Regel sind Penicillin, Ampicillin und Makrolide erfolgreich.

Therapie: Penicillin, Ampicillin, Makrolide.

2.12.12 Cardiobacterium

▶ **Definition:** Es handelt sich um gramnegative, unbewegliche, pleomorphe Stäbchenbakterien, die bei der Färbung nicht selten der Alkoholentfärbung trotzen und sich dann als grampositiv darstellen. Im mikroskopischen Bild finden sich häufig kreuz- oder rosettenförmige Anordnungen der Keime. Einziger Vertreter ist **Cardiobacterium hominis**.

◀ **Definition**

Das Bakterium muss zur Normalflora des Nasen-Rachen-Raumes gezählt werden. Von hier aus können die Keime über die Blutbahn streuen und zu Endokarditis führen.
Der Nachweis des Bakteriums erfolgt kulturell in einer feuchten Kammer bei 5 % CO_2-Atmosphäre über mindestens 4 Tage. C. hominis ist in der Regel gegen Penicillin, Tetrazykline und Cephalosporine empfindlich.

Das Bakterium zählt zur Normalflora des Nasen-Rachen-Raumes.Von hier aus können Keime streuen und zu Endokarditis führen. Penicillin, Tetrazykline und Cephalosporine sind wirksam.

2.12.13 Gardnerella

▶ **Definition:** Einziger Vertreter der Gattung ist **Gardnerella vaginalis**. Es handelt sich um ein kleines, pleomorphes, unbewegliches, nicht sporenbildendes, gramnegatives (häufig gramlabiles) Stäbchenbakterium, das in geringen Keimzahlen (100 pro ml Vaginalsekret) zur normalen Vaginalflora gehört.

◀ **Definition**

Wenn die normale Scheidenflora (Laktobazillen) gestört ist und der pH auf > 4,5 ansteigt, vermehren sie sich. Bei der **unspezifischen Vulvovaginitis** (der so genannten **Vaginose**), die sich durch einen dünnflüssigen, nach Fisch riechenden Fluor manifestiert, werden große Keimzahlen (10^7/ml Ausfluss) von Gardnerella vaginalis zusammen mit Anaerobiern gefunden. Es wird deshalb postuliert, dass diese Keime ursächlich für die Entstehung der Erkrankung verantwortlich sind.

Bei der **unspezifischen Vulvovaginitis,** die sich durch einen dünnflüssigen, nach Fisch riechenden Fluor manifestiert, wird Gardnerella vaginalis zusammen mit Anaerobiern gefunden (Abb. **D-2.83**). Es wird deshalb postuliert, dass dieser Keim ursächlich für die Entstehung der Erkrankung verantwortlich ist.

D-2.83 Gardnerella vaginalis

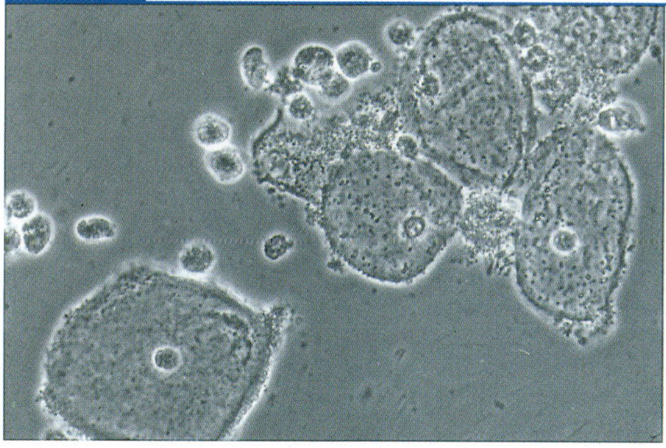

Scheidenabstrich bei bakterieller Vaginose. Im Nativpräparat fallen die sog. „clue cells" auf: Vaginalepithelzellen (große Plattenepithelzellen mit rundem Zellkern und weitem Zytoplasma). Sie sind dicht besiedelt mit kurzen, stäbchenförmigen Bakterien. In diesem Bild sieht man außerdem noch Sprosspilze; häufig sind Mischinfektionen für den Fluor vaginalis verantwortlich.

D-2.83

Therapie: Metronidazol, Tinidazol. Eine Behandlung des Partners sollte in Erwägung gezogen werden.

Diagnostiziert wird die Erkrankung meist durch das klinische Bild und die Mikroskopie des Scheidenabstriches. Hier finden sich als Charakteristikum Vaginalepithelzellen, die über und über mit kleinen gramnegativen Stäbchen besiedelt sind („clue cells", Abb. **D-2.83**). Bei Kultur auf Nähragar mit Menschenblut (nicht jedoch mit Hammelblut) findet man eine feine Hämolysezone um die Kolonien. Die **Therapie** erfolgt mit Metronidazol oder Tinidazol. Eine Behandlung des Partners sollte immer in Erwägung gezogen werden.
Systemische Infektionen mit Gardnerella vaginalis sind beschrieben (Endokarditis, Meningitis, Puerperalsepsis), jedoch sehr selten.

2.13 Spirochäten

2.13 Spirochäten

▶ Definition

▶ **Definition:** Spirochäten sind spiralig gekrümmte, im Vergleich zu ihrem Durchmesser (0,1–3 µm) unproportional lange (bis 250 µm), gramnegative Bakterien. Sie sind in der Regel beweglich, wobei sie sich von den Spirillen dadurch unterscheiden, dass ihr Zellleib nicht starr, sondern als gewundener Zytoplasmaschlauch in sich beweglich ist.

Klassifikation: 2 Familien werden unterschieden:
- **Spirochaetaceae** mit den Gattungen Treponema und Borrelia und die
- **Leptospiraceae** mit der Gattung Leptospira.

Bedeutung. Von humanmedizinischem Interesse sind die Gattungen **Treponema** und **Borrelia**.

Klassifikation: Unter dem Begriff Spirochäten werden zwei Familien zusammengefasst:
- Die **Spirochaetaceae** mit den humanmedizinisch wichtigen Gattungen **Treponema** (Tab. **D-2.36**) und **Borrelia** (Tab. **D-2.39**, S. 431) und
- die **Leptospiraceae** mit der Gattung **Leptospira** (S. 435).

Bedeutung: Von humanmedizinischem Interesse sind die Gattungen **Treponema** und **Borrelia** aus der Familie der Spirochaetaceae. Daneben gibt es zahlreiche im Darm von Tieren, im Boden und Oberflächenwasser lebende Spirochäten, denen keine medizinische Bedeutung zukommt, darunter Spirochaeta plicatilis, eines der größten Bakterien überhaupt, mit einer Abmessung von 0,75 × 250 µm.

2.13.1 Treponema

2.13.1 Treponema

▶ Definition

▶ **Definition:** Treponemen sind dünne (ca. 0,2 µm), 5–20 µm lange Schraubenbakterien mit 10–20 Windungen. Sie können sich in flüssigen Medien rotierend und gelegentlich undulierend fortbewegen.

Klassifikation: s. Tab. **D-2.36**.

Klassifikation: Tab. **D-2.36** gibt einen Überblick über die humanmedizinisch interessanten Arten.

D-2.36

D-2.36 Treponema-Arten von humanmedizinischem Interesse

Spezies	*Vorkommen*	*Infektionskrankheit*
pathogene Arten		
▪ T. carateum	Hautläsionen	Pinta
▪ **T. pallidum subspecies pallidum**	Hautläsionen und innere Organe	**Lues**
▪ T. pallidum subspecies endemicum	Hautläsionen	Bejel
▪ T. pallidum subspecies pertenue	Hautläsionen	Frambösie
▪ T. vincentii	Mundhöhle	Plaut-Vincent-Angina
apathogene Arten		
▪ T. minutum	Genitalschleimhaut	
▪ T. phagedenis	Genitalschleimhaut	
▪ T. denticola	Mundhöhle	

Treponema pallidum subsp. pallidum

Geschichtliches: Der Ursprung der Syphilis liegt im Dunkeln. Während Anhänger der „präkolumbianischen Theorie" immer wieder zu beweisen versuchen, dass die Syphilis schon im Altertum auch in der alten Welt vorgekommen ist, geht die „kolumbianische Theorie" davon aus, dass die Seeleute im Gefolge von Christoph Kolumbus die Erreger aus der Neuen Welt nach Europa brachten. Historisch eindeutig verbürgt ist die sehr schwer verlaufende Syphilis-Epidemie, die 1494/95 bei der Belagerung Neapels durch den französischen König Karl VIII. ausbrach und sich von dort pandemisch über Europa ausbreitete (Französische Krankheit). Der Begriff „Syphilis" wurde 1530 vom Veroneser Gerolamo Fracastoro, „Lues" vom Franzosen Jean Fernel etwa zur gleichen Zeit geprägt. Sie werden seither synonym gebraucht. Die Darstellung der Erreger gelang 1905 dem Zoologen Fritz Schaudinn und dem Dermatologen Erich Hoffmann. 1910 gelang Paul Ehrlich mit der Entwicklung von **Salvarsan** der Durchbruch in der Behandlung des Lues. Wagner v. Jauregg erhielt 1927 den Nobelpreis für seine Empfehlung, die progressive Lues durch eine Fieberkur nach Injektion von Malariaerregern zu bekämpfen.

Bedeutung: Treponema pallidum subspecies pallidum ist der Erreger der Geschlechtskrankheit **Syphilis** (Synonym: **Lues**).

Pathogenese: Die Übertragung erfolgt immer direkt durch Kontakt mit dem Erkrankten, in der Regel beim Geschlechtsverkehr, weil diese Erreger außerhalb des Körpers extrem empfindlich gegenüber physikalischen und chemischen Einflüssen sind. Eintrittspforte für die Ansteckung sind kleinste Läsionen der scheinbar gesunden Haut und Schleimhaut. Betroffen sind der Genital- und Analbereich; selten sind extragenitale Manifestationen, z. B. in der Mundhöhle. Die klinische Manifestation wird wesentlich durch unspezifische und immunspezifische Abwehrreaktionen des Körpers und weniger durch Virulenzfaktoren der Erreger beeinflusst. Eine Sonderform stellt die diaplazentare Übertragung der Erreger nach dem 4. Schwangerschaftsmonat mit Infektion des Feten dar **(Lues connata).** Sofern es nicht zum Absterben der Frucht kommt, erfolgt die Geburt eines – sowohl körperlich als auch geistig – schwer geschädigten Kindes. Wichtig für die Klinik der Erkrankung ist die sehr lange Generationszeit der Erreger von ca. 35 Stunden.

Klinik: Seit 1837 (Ricord) wird der Krankheitsverlauf der Lues in drei Stadien eingeteilt:

- **Lues I (Primärstadium):** Nach einer Inkubationszeit von durchschnittlich 3 Wochen entwickelt sich an der Inokulationsstelle der **Primäraffekt.** Man versteht darunter eine **schmerzlose Induration,** die später geschwürartig zerfällt (so genannter harter Schanker, Abb. **D-2.84a**). Dieses **Ulcus durum** (zur Differenzialdiagnose des Ulcus molle siehe Tab. **D-2.37**) ist hochkontagiös. Aus ihm entsteht durch Streuung der Erreger auf dem Lymphweg der **Primärkomplex,** d. h., es kommt zum – ebenfalls nahezu schmerzlosen – Anschwellen des lokalen Lymphknotens. Nach ca. 4 Wochen verschwindet dieses Stadium I auch ohne Therapie, um nach weiteren 4–8 Wochen in die
- **Lues II (Sekundärstadium)** einzumünden. Trotz einer heftigen humoralen Immunantwort haben sich die Erreger in der Zwischenzeit auf dem Lymph- und Blutweg ausgebreitet, was für den Betroffenen teilweise unbemerkt, teilweise mit uncharakteristischen Beschwerden wie Fieber, Abgeschlagenheit und Kopfschmerz einhergeht. Hauptsymptom der Lues II ist neben einer Polyadenopathie ein nicht juckendes, makulöses, mit dem Glasspatel wegdrückbares **Exanthem,** das neben dem Rumpf und den Beugeseiten der Extremitäten auch die Handflächen und Fußsohlen befallen kann (Abb. **D-2.84b**). **Enanthemische Formen** sind die Plaques muqueuses, mit grauweißen, opaken Flecken auf den Schleimhäuten. In diesen sowie den nässenden Exanthemen finden sich reichlich Erreger. Das Sekundärstadium der Lues ist ebenfalls kontagiös. Das Exanthem klingt nach 2–3 Wochen auch ohne Behandlung ab. Es kann während der folgenden Jahre immer wieder rezidivieren, wobei neben dem „Halsband der Venus", einer Leukodermie im Hals-

Treponema pallidum subsp. pallidum

Geschichtliches

Bedeutung: T. pallidum subsp. pallidum ist der Erreger der **Syphilis (Lues).**

Pathogenese: Die Übertragung erfolgt immer direkt durch Kontakt mit dem Erkrankten, in der Regel beim Geschlechtsverkehr. Eintrittspforte für die Ansteckung sind kleinste Läsionen der scheinbar gesunden Haut und Schleimhaut. Eine Sonderform stellt die diaplazentare Übertragung der Erreger dar **(Lues connata).**

Klinik: Der klinische Verlauf der Lues lässt sich in 3 Stadien unterteilen:

- **Lues I (Primärstadium):** An der Eintrittspforte entwickelt sich **ein Primäraffekt** (Abb. **D-2.84a**) und nach Befall des regionalen Lymphknotens ein **Primärkomplex.** Das Stadium ist hoch kontagiös und verschwindet auch ohne Therapie nach ca. 4 Wochen, um in die
- **Lues II (Sekundärstadium)** einzumünden. Klinisch dominieren **Exanthem** und **Enanthem** (Abb. **D-2.84b**). Die Infektion ist generalisiert, und die Effloreszenzen sind kontagiös. Die Hauterscheinungen klingen nach 2–3 Wochen auch ohne Therapie ab. Die Lues II kann immer wieder rezidivieren oder als **Lues latens** klinisch stumm bleiben. Sie kann schließlich nach Monaten oder Jahren in die
- **Lues III (Tertiärstadium)** übergehen. Dieses Stadium ist nicht mehr infektiös. Gefährlich ist die Ausbildung von **Gummen** (Granulome gummiartiger Konsistenz) subkutan und in inneren Organen und die dadurch eintretende Gewebedestruktion. An der Haut entsteht das serpiginöse Syphilid (Abb. **D-2.84c**), im

kardiovaskulären System eine **Mesaortitis luetica** mit Gefahr einer Aneurysmaausbildung.
Bei Manifestation am ZNS kann es zu einer **progredienten Paralyse** (chron. Enzephalitis, Demenz) und **Tabes dorsalis** (Hyporeflexie, Ataxie) kommen.

bereich, und dem „Stirnband der Venus", einer Anreihung von papulösen Syphiliden an der Stirn-Haar-Grenze, auch Condylomata lata im Genital- und Analbereich auftreten können. Die Lues II kann aber auch als **Lues latens** klinisch stumm enden, um plötzlich nach Monaten oder Jahren die

- **Lues III (Tertiärstadium)** zu begründen. Die Syphilis ist jetzt sowohl an der Haut als auch in fast allen Organen lokalisiert, in diesem Stadium aber nicht mehr infektiös. Die Immunreaktion hat zwar die allermeisten Erreger beseitigt; dennoch haben sich einige wenige Keime in Nischen versteckt, wodurch die Entzündungsreaktion aufrechterhalten wird. An der Haut dominiert das **serpiginöse Syphilid**, eine girlandenförmige Anordnung schmerzloser Granulome, die ulzerieren und dann vernarben (Abb. **D-2.84c**). Subkutan und in den inneren Organen bilden sich Knoten von gummiartiger Konsistenz, die **Gummen**. Die Lues III ist durch eine starke Gewebedestruktion gekennzeichnet, die selbst Knochen einbezieht. Besonders gefürchtet ist u. a. die **Mesaortitis luetica**, die die Gefahr einer Aneurysma-Bildung und einer Aortenruptur mit nachfolgender Massenblutung beinhaltet.
Eine weitere Gefahr liegt in der Beteiligung des Zentralnervensystems. Typische Symptome bei Infektionen des ZNS sind eine **progrediente Paralyse** und die **Tabes dorsalis**. Die **luetische Meningitis** kann bereits im Stadium II auftreten. Die progressive Paralyse ist psychisch durch einen zunehmenden Abbau der intellektuellen Fähigkeiten und physisch durch Ataxie und Sprachstörungen geprägt. Die Tabes dorsalis ist bedingt durch eine Degeneration der Rückenmarkshinterstränge mit den entsprechenden neurologischen Ausfällen (u. a. Hyporeflexie). Auch eine Atrophie des N. opticus kann auftreten.

D-2.84 Lues

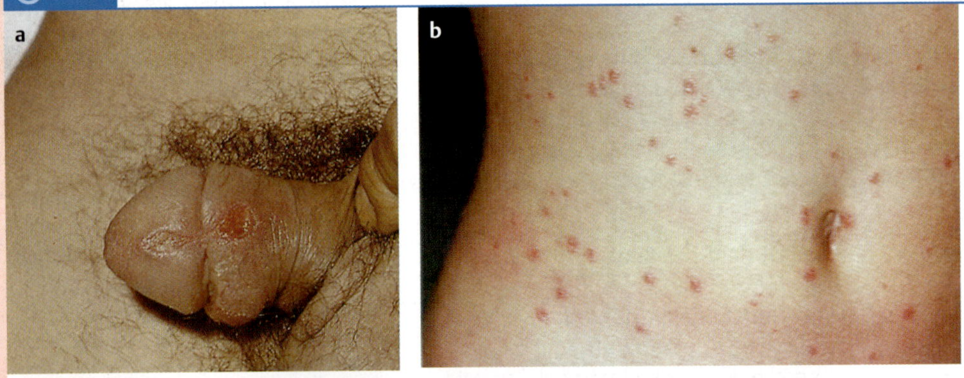

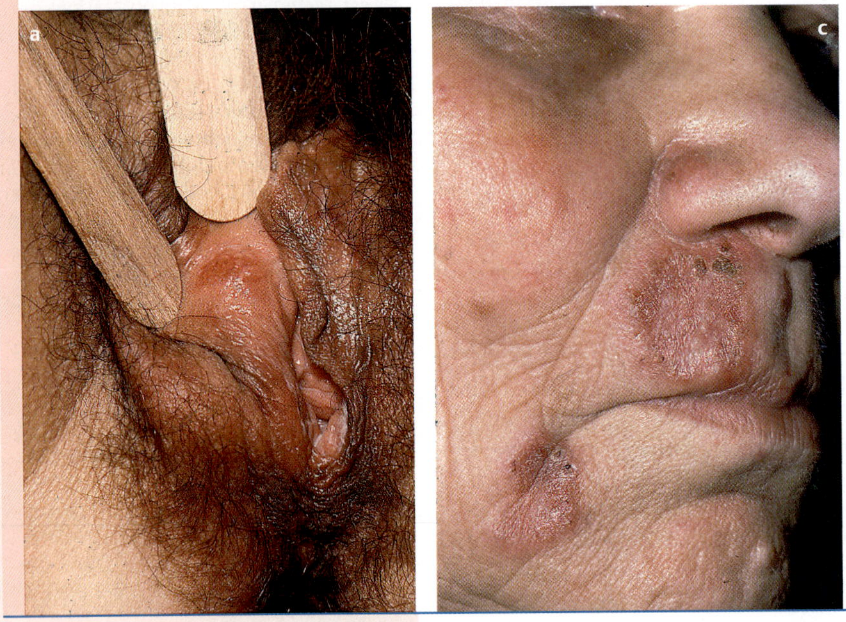

a Ulcus durum als Primäraffekt beim Mann (oben) an Glans und Präputium, bei der Frau (unten) an der Innenseite des Labium minus.
b Hauptsymptom des Sekundärstadiums ist ein papulöses Exanthem.
c Tuberoserpiginöses Syphilid bei Lues

D-2.37 Differenzialdiagnose venerischer Ulzera

	Klinische Erscheinung	*Erreger*
Ulcus durum	▪ schmerzlos ▪ primär erhaben ▪ derbe Konsistenz	Trepomena pallidum subsp. pallidum
Ulcus molle	▪ schmerzhaft ▪ wie „ausgestanzt" ▪ weiche Ränder	Haemophilus ducreyi

D-2.37

Der geschilderte, klassische Verlauf der Lues tritt aber bei weitem nicht bei jedem Patienten auf. In jedem Stadium kann eine Spontanheilung eintreten, so dass etwa nur bei der Hälfte der Infizierten das Spätstadium erreicht wird.

Eine Spontanheilung kann in jedem Stadium auftreten.

Nachweis:

Nachweis:

▶ **Merke:** Treponema pallidum ist in vitro praktisch nicht kultivierbar. Ein direkter Erregernachweis ist nur mikroskopisch im **Dunkelfeld** möglich. Erfolgreich ist dieses Verfahren nur während der **hochkontagiösen Phasen** der Lues, also aus dem Ulcus durum des Stadiums I, aus Hautläsionen des Stadiums II, aus Lymphknotenpunktaten bei Lues connata etc.

◀ Merke

Es wird ein möglichst klares Reizsekret gewonnen und unmittelbar mikroskopiert. In erregerreichen Sekreten sind dann zahlreiche Treponemen pro Gesichtsfeld zu finden. In erregerarmen Sekreten müssen mehrere Gesichtsfelder durchmustert werden, um eine Treponema zu finden. Wie bei allen mikroskopischen Direktuntersuchungen sind falsch-positive Ergebnisse möglich, da **apathogene Treponemen** in der Genital-, Anal- und Oralregion vorkommen können.

Beim mikroskopischen Nachweis im Dunkelfeldmikroskop sind falsch-positive Ergebnisse möglich, da auch **apathogene Treponemen** vorkommen können!

Die **serologische Diagnostik** ist bei Lues vielfältig (Tab. **D-2.38**):

Die **serologische Diagnostik** ist vielfältig (Tab. **D-2.38**).

- **VDRL-Mikroflockungstest:** Der Test ist **nicht spezifisch,** da **Reagine** auch bei anderen Krankheiten mit Gewebedestruktion entstehen, er kann aber sehr gut zur **Verlaufskontrolle** einer Luestherapie dienen.

- **VDRL-Mikroflockungsreaktion** (VDRL = Venereal Disease Research Laboratory): Im Laufe verschiedener Erkrankungen, darunter auch der Lues, treten im menschlichen Organismus Antikörper auf, die gegen Phospholipide gerichtet sind, welche beim Zellzerfall (z. B. Gewebedestruktion bei Syphilis) freigesetzt werden. Diese Antikörper werden **Reagine** genannt. Als Antigen zum Nachweis dieser Antikörper wird **Cardiolipin** verwendet, ein Phospholipid, das aus der inneren Membran von Mitochondrien von Rinderherzen gewonnen werden kann. **Falsch-positive Ergebnisse sind möglich,** da Reagine auch bei Tumor-, Autoimmun- und anderen Erkrankungen auftreten. Da dieser Test jedoch bei Vorliegen einer Lues im Zuge der Therapie negativ wird, eignet er sich in seiner quantitativen Ausführung zur **Therapiekontrolle.**
- **TPHA-Test** (TPHA = Treponema-pallidum-Hämagglutinationstest): Als Antigen dienen hier Proteine und Polysaccharide vom Treponema-pallidum-Stamm Nichols. Dies ist der bisher einzige T.-pallidum-Stamm (aus dem Gehirn eines Syphilitikers), der in Kaninchenhoden fortgezüchtet werden konnte. Die Antigene sind an Schaferythrozyten gekoppelt. Bei Kontakt mit antikörperhaltigem Patientenserum kommt es zur makroskopisch sichtbaren Hämagglutination (Abb. **D-2.85**). Auch nach erfolgreicher Therapie bleibt dieser Test positiv (Seronarbe). Er eignet sich deshalb als spezifischer **Suchtest,** nicht jedoch zur Therapiekontrolle.

- **TPHA-Test:** Der Test ist **spezifisch** und geeignet als **Suchtest** (Abb. **D-2.85**). Eine positive Reaktion bleibt jedoch sehr lange Zeit erhalten, so dass eine Aussage, ob eine behandlungsbedürftige Infektion oder eine ausgeheilte Lues vorliegt, nicht gemacht werden kann.

- **FTA-Abs-Test** (FTA-Abs = Fluoreszenz-Treponema-Antikörper-Absorbens-Test): Als Antigene dienen abgetötete Treponemen, die auf einen Objektträger aufgebracht sind. Diese werden mit Patientenserum überschichtet. Vorhandene Antikörper binden an die Antigene. Serum und nicht gebundene Antikörper werden nun abgespült. In einem zweiten Schritt wird der Objektträger mit einer Lösung überschichtet, die mit Fluoreszein markierte Antikörper gegen Humangammaglobulin enthält. Diese binden an die bereits

- **FTA-Abs-Test:** Dieser Test **sichert die Diagnose bei positivem TPHA-Test.** Nachgewiesen werden Antikörper im Serum durch Fluoreszenzmarkierung (Abb. **D-2.86**).

D-2.85 Treponema-pallidum-Hämagglutinationstest (TPHA)

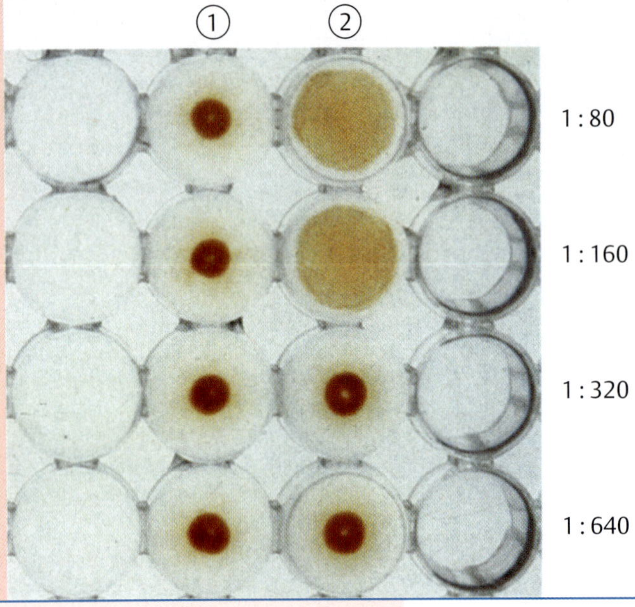

In Reihe ① wurde ein negatives Serum (ohne spezifische Antikörper) getestet. Die antigenbeladenen Erythrozyten werden nicht agglutiniert und sedimentieren knopfförmig. In Reihe ② enthält das getestete Patientenserum Antikörper; in den Verdünnungsstufen 1:80 und 1:160 werden die antigenbeladenen Erythrozyten agglutiniert, so dass ein Netzwerk entsteht.

gebundenen Treponemen-Antikörper und machen sie durch den Fluoreszenzfarbstoff somit sichtbar (Abb. **D-2.86**). Der FTA-Abs-Test **sichert die Diagnose bei positivem TPHA-Test.** Eine Sonderform dieses Tests ist der

- **19S-FTA-IgM-Test,** mit dem spezielle IgM-Antikörper gegen Treponema pallidum nachgewiesen und somit die **Diagnose Neuinfektion** (= Lues I) gesichert wird.

- **19S-FTA-IgM-Test:** Es handelt sich um den FTA-Abs-Test, der jedoch speziell die Frage nach dem Vorkommen von Treponemen-Antikörpern der Immunglobulinklasse M (Indikator für **frische Infektion** Diagnose der Lues I) beantwortet. Zu diesem Zweck werden die IgM entweder aus dem Patientenserum abgetrennt (Ultrazentrifugation u. a.), oder die Markierung der gebundenen Antikörper wird mit einer speziellen Anti-IgM-Antikörper-Präparation durchgeführt.

- **TPI-Test:** Dieser Test wird heute nur noch bei **Spezialfragestellungen** eingesetzt (z. B. Spätstadium der Lues).

- **TPI-Test** (TPI = Treponema-pallidum-Immobilisationstest = Nelson-Test): Als Antigene dienen lebende, bewegliche Treponemen. Bei Kontakt mit antikörperhaltigem Patientenserum werden die Keime immobilisiert, was sich mikroskopisch beobachten lässt. Dieser Test ist technisch sehr aufwändig und wird heute nur noch in einigen **Speziallabors** bei Problemfällen (z. B. Spätstadium der Lues) durchgeführt.

D-2.38

D-2.38 Standard-Lues-Serologie

VDRL	*TPHA*	*FTA-Abs*	*Bewertung*
negativ	negativ	negativ	keine Lues oder absolutes Frühstadium. Bei klinischem Verdacht nach 3 Wochen wiederholen, dann evtl. positiver TPHA und FTA-Abs (TPHA und FTA-Abs werden frühestens 3 Wochen post infectionem positiv)
negativ	positiv	positiv	behandelte Lues („syphilitische Narbe"). Neuinfektion kann nicht absolut ausgeschlossen werden. Bei klinischem Verdacht nach 3 Wochen wiederholen, dann VDRL evtl. positiv (VDRL wird frühestens 6 Wochen nach Infektion positiv)
positiv	positiv	positiv	behandlungsbedürftige Lues

D-2.86 Fluoreszenz-Treponema-Antikörper-Absorptionstest (FTA-Abs-Test)

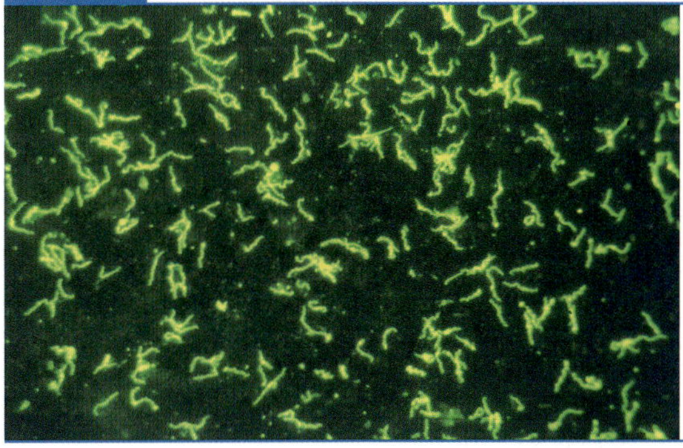

Spezifische Antikörper gegen Treponema pallidum aus dem Patientenserum binden sich an Kulturtreponemen. In einem weiteren Arbeitsgang kann sich nun fluoreszenzmarkiertes Antihumanglobulin an diesen Komplex anlagern und ihn damit (über die Fluoreszenz) sichtbar machen.

D-2.86

Therapie: Mittel der Wahl ist **Penicillin**, da Resistenzen unbekannt sind. Bei Lues I und II werden 2,4 Mio. IE z. B. Depot-Penicillin (Clemizol-Penicillin) 14 Tage lang verabreicht. Bei Lues III muss die Dosis erhöht werden. Alternativ stehen bei Penicillinunverträglichkeit Erythromycin oder Tetrazykline zur Verfügung. Eine besondere Gefahr bei der Luestherapie ist die **Jarisch-Herxheimer-Reaktion**. Sie tritt 1–2 Stunden nach der ersten Applikation der Chemotherapeutika auf. Durch das massenhafte Absterben der Bakterien im Organismus unter der Antibiotikatherapie wird dieser mit Antigenen überschwemmt, was eine anaphylaktische Reaktion nach sich zieht. Durch Verabreichung von Kortikosteroiden kann dieser Gefahr begegnet werden.

Therapie: Mittel der Wahl ist **Benzylpenicillin**. Dabei besteht die Gefahr einer **Jarisch-Herxheimer-Reaktion** (anaphylaktische Reaktion des Organismus, hervorgerufen durch eine massive Antigenüberschwemmung aus zerfallenden Bakterien als Folge der Antibiotikagabe). Durch Verabreichung von Kortikosteroiden kann dieser Gefahr begegnet werden.

▶ **Merke:** Jeder erstmalige Nachweis einer behandlungsbedürftigen Lues ist nach Infektionsschutzgesetz **meldepflichtig** (nicht namentlich).

◀ **Merke**

Epidemiologie: Die Lues ist weltweit verbreitet. Der einzige bekannte Wirt ist der Mensch. Der Durchseuchungsgrad ist regional sehr unterschiedlich. In Europa hat die Inzidenz stetig abgenommen und liegt bei etwa 5 Fällen pro 100 000 Einwohner, in Osteuropa aber deutlich höher.

Epidemiologie: Die Lues ist weltweit verbreitet. Einziger Wirt ist der Mensch.

Prophylaxe: Größte Bedeutung kommt dem Ausfindigmachen der primären Infektionsquelle zu. Blutspenden, Stillen fremder Kinder oder Abgabe von Frauenmilch ist für Infizierte untersagt.

Prophylaxe: Die Quelle der primären Infektion ist unbedingt ausfindig zu machen.

▶ **Klinischer Fall.** Ein junger Mann bemerkt 14 Tage nach einem längeren Auslandsaufenthalt an seinem Penis ein hartes, schmerzloses Knötchen, das er jedoch nicht weiter beachtet. Wochen später ist das Knötchen verschwunden. Dem jungen Mann kommen nun aber Bedenken, und er sucht einen Urologen auf, der ihn an einen Hautarzt überweist. Dieser veranlasst einen TPHA-Test, einen FTA-Abs-Test sowie einen VDRL-Test. Alle Tests sind positiv. Da der junge Mann angibt, auch früher schon „so was Ähnliches" gehabt zu haben, was im Ausland auch mit „irgendwas" behandelt wurde, bleibt unklar, ob eine Neuinfektion vorliegt oder eine „syphilitische Narbe". Es schließt sich ein 19S-FTA-IgM-Test an, der ebenfalls positiv ausfällt. Damit steht eine Lues I fest. Unter der Therapie fällt der VDRL-Test um mehrere Titerstufen ab, was als Erfolg der Therapie zu werten ist.

◀ **Klinischer Fall**

Treponema pallidum subsp. endemicum

In bestimmten Gebieten Asiens und Afrikas wird in Bevölkerungsgruppen, die in niedrigem Hygienestatus leben, Treponema pallidum subsp. endemicum als Erreger von **Bejel** gefunden. Die Hautläsionen ähneln denen der Lues II, aber es kommt nicht zu einer Erregerpersistenz. Diese Krankheit ist **keine venerische Infektion** sondern wird durch eine Schmierinfektion über Gegenstände des täglichen Lebens übertragen. Die serologischen Luesteste werden wegen Kreuzantigenen aber positiv.

Treponema pallidum subsp. endemicum

T. pallidum subsp. endemicum ist Erreger von **Bejel**, einer luesähnlichen Infektion, die in Gebieten Asiens und Afrikas bei niedrigem Hygienestandard auftritt. Im Gegensatz zu Lues erfolgt die Übertragung über Schmierinfektion. Es besteht keine Erregerpersistenz.

Treponema pallidum subsp. pertenue

Die in feuchtwarmen Regionen der Erde mit niedrigem Hygienestandard endemischen Keime sind Erreger der **Frambösie**. Es treten **Epidermisproliferationen** auf (Abb. **D-2.87**). Die Übertragung erfolgt extragenital von Mensch zu Mensch.

Treponema pallidum subsp. pertenue

Treponema pallidum subsp. pertenue ist Erreger der **Frambösie** („Himbeerseuche“, engl. Yaws). Auch diese Krankheit wird in tropischen, feuchtwarmen Gegenden extragenital durch Kontakt von Mensch zu Mensch übertragen. Oft sind ganze Bevölkerungsgruppen betroffen. Es entstehen zunächst Papillome auf der Haut, die geschwürig zerfallen (Abb. **D-2.87**). Auch bei dieser Infektion fallen die serologischen Luesteste positiv aus.

D-2.87

D-2.87 Frambösie

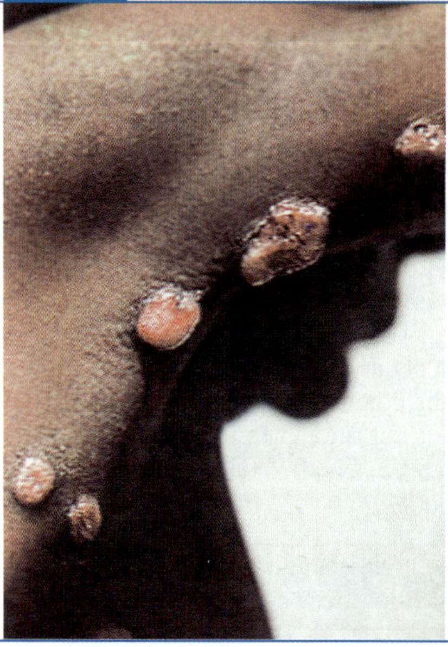

Oberflächlich erodierte Papillome. Das himbeerartige Aussehen der Läsionen gab der Erkrankung den Namen („Himbeerseuche“).

Treponema carateum

Bei der durch T. carateum hervorgerufenen **Pinta** treten Hautflecken charakteristischen Aussehens auf (Abb. **D-2.88**). Innere Organe sind nicht betroffen. Vorkommen in Mittelamerika.

Treponema carateum

In ländlichen Gegenden von Mittelamerika kommt bei der armen Bevölkerung durch Schmierinfektion eine Übertragung von **Treponema carateum** vor. Bei der **Pinta** entstehen der Lues ähnliche Hautläsionen, die aber ausheilen und dann hyperpigmentierte Flecken hinterlassen (Abb. **D-2.88**). Die serologischen Teste auf Lues werden positiv.

D-2.88

D-2.88 Abgeheilte Pinta

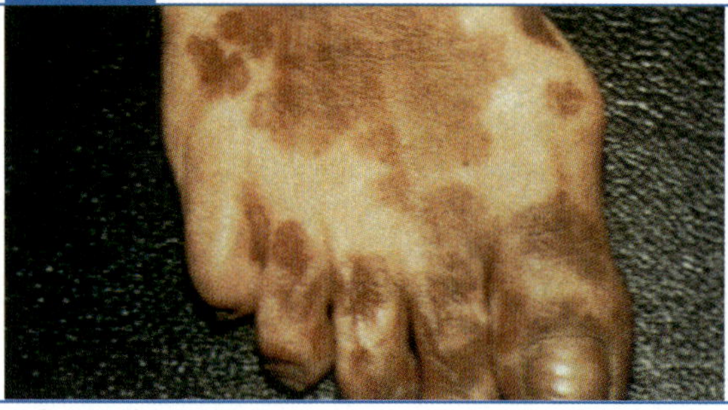

Fleckförmige hyperpigmentierte Hautareale.

Treponema vincentii

Dies ist zusammen mit **Fusobakterien** der Erreger der **Fusospirochätosen.** Die **Plaut-Vincent-Angina** ist die Fusospirochätose der Mundhöhle (Abb. **D-2.89a**). Es handelt sich um eine meist einseitige, **nekrotisierende Tonsillitis** mit guter Prognose. Der Erregernachweis erfolgt

Treponema vincentii

Schon normalerweise kann Treponema vincentii in der Mundhöhle eines gesunden Menschen vorkommen. Wenn sie sich stark vermehren können und gleichzeitig auch anaerob wachsende **Fusobakterien** hinzukommen, kann eine Gingivostomatitis oder auch eine – meist einseitige – ulzerös nekrotisierende Angina (**Angina Plaut-Vincent**, Abb. **D-2.89a**) auftreten. Diese gutartige **Fusospirochätose** spricht gut auf eine Penicillintherapie an, heilt aber auch

D-2.89 Durch Treponema vincentii hervorgerufene Erkrankungen

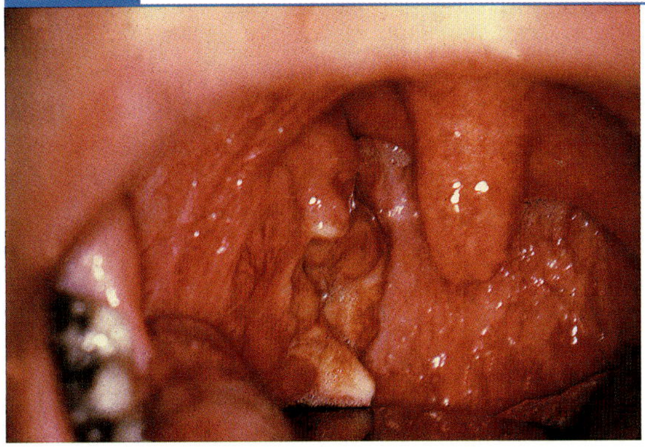

a Angina Plaut-Vincenti: Typisch sind ein massiver Foetor ex ore und ein nur geringes Krankheitsgefühl beim Patienten.

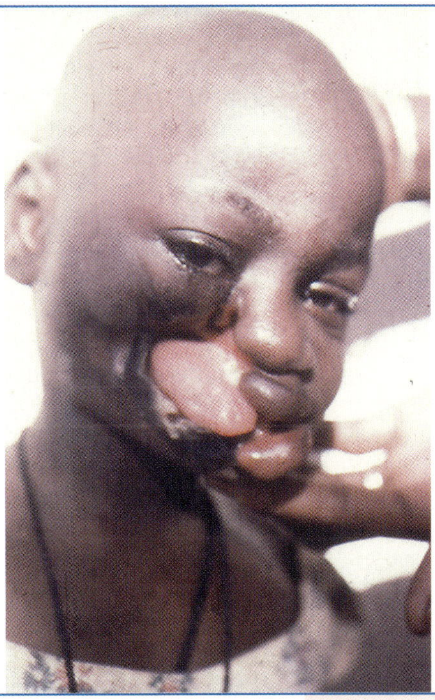

b Noma (Wangenbrand) bei einem unterernährten Kind aus Tschad. Nach anfänglicher Tonsillitis breitete sich die nekrotisierende Infektion aus. Therapie der Wahl wäre Penicillin gewesen. ▶

spontan aus, wenn nicht eine Abwehrschwäche besteht. Dann kann allerdings eine Nekrose entstehen, die auch über anatomische Grenzen hinweg fortschreitet und schwere Destruktionen (**„Noma"**) hinterlässt (Abb. **D-2.89b**). Da keiner der beiden Erreger unter den üblichen Laborbedingungen kultivierbar ist, bleibt allein der mikroskopische Nachweis, eben die gleichzeitige Präsenz von Treponemen und fusiformen Stäbchen.

direkt mikroskopisch. Mittel der Wahl zur Therapie ist Benzylpenicillin. Nicht behandelt können bei Abwehrschwäche die Nekrosen fortschreiten (**Noma**, Abb. **D-2.89b**).

2.13.2 Borrelia

2.13.2 Borrelia

▶ **Definition:** Borrelien sind zarte (0,2–0,5 µm dicke), relativ lange Spirochäten (bis 20 µm), die 3–10 ungleichmäßige Windungen aufweisen und sich durch Rotation lebhaft bewegen.

◀ **Definition**

Klassifikation: Die humanmedizinisch wichtigsten Arten sind in Tab. **D-2.39** dargestellt.

Klassifikation: s. Tab. **D-2.39**.

D-2.39 Übersicht über die Spezies des Genus Borrelia, soweit sie von humanmedizinischem Interesse sind

Art	*Vektor*	*Verbreitung*	*typ. klin. Bild*
Läuserückfallfieber			
▪ B. recurrentis	Pediculus humanus (Kleiderlaus)	„weltweit"	system. Infektion
Zeckenrückfallfieber			
▪ B. duttonii	Lederzecke	Afrika	system. Infektion
▪ B. hermsii	Lederzecke	USA und Kanada	
▪ und andere			
Lyme-Krankheit			
▪ B. burgdorferi	Schildzecke (Ixodes)	Europa, Nordamerika, Australien	Arthritis
▪ B. garinii	Schildzecke (Ixodes)	Europa, Nordamerika, Australien	Neuritis
▪ B. afzelii	Schildzecke (Ixodes)	Europa, Nordamerika, Australien	Dermatitis

Bedeutung: Borrelien sind die Verursacher von:
- Rückfallfieber
- Lyme-Krankheit.

Bedeutung: Borrelien verursachen beim Menschen zwei Arten von Krankheiten (Tab. **D-2.39**):
- Rückfallfieber
- Lyme-Krankheit.

Aus didaktischen Gründen wird beim Rückfallfieber unterschieden zwischen dem Läuse- und dem Zeckenrückfallfieber.

Pathogenese: Die Übertragung erfolgt immer durch Vektoren (Zecken, Läuse).

Pathogenese: Die Übertragung der Borrelien erfolgt immer über lebende Vektoren (Zecken, Läuse).

Borrelia recurrentis

Pathogenese: B. recurrentis ist der Erreger des **Läuserückfallfiebers,** das durch die **Kleiderlaus** übertragen wird.

Veränderungen in den Antigenstrukturen der Erreger sind für die rezidivierenden Fieberschübe verantwortlich.

Pathogenese: Borrelia recurrentis ist der Erreger des **Läuserückfallfiebers.** Die Übertragung der Borrelien erfolgt durch die infizierte **Kleiderlaus.** Der Erreger wird bei Verletzung der Laus mit deren Koxalflüssigkeit freigesetzt. Eintrittspforte ist die unverletzte Haut.
Die Ursache für die wiederkehrenden Fieberschübe sind in veränderten Antigenstrukturen der Erreger zu suchen, die sich damit dem Zugriff durch die – beim vorhergehenden Schub induzierten – Antikörper entziehen.

Klinik: Nach plötzlich einsetzendem, hohem Fieber kommt es nach 6 Tagen zur Entfieberung. Nach einem fieberfreien Intervall werden 1–3 Rückfälle beobachtet, die die Tendenz haben, immer leichter und kürzer zu werden.

Klinik: Nach einer Inkubationszeit von 2 Tagen bis zu 2 Wochen beginnt die Krankheit plötzlich mit hohem Fieber, Lichtscheu, Myalgie, Kopf- und Gelenkschmerzen. In ca. 25 % der Fälle kommt es zu einem kurzzeitigen Exanthem am Rumpf. Nach 6 Tagen klingt das Fieber ab. Es folgt ein fieberfreies Intervall von 9 Tagen. Danach kommt es zu 1–3 Fieberrückfällen (selten mehr), die jeweils 2–3 Tage dauern, mit der Tendenz, leichter und kürzer zu verlaufen.

Krankheitsfolgen: Letalität bis 40 %.

Krankheitsfolgen: Die Letalität wird mit bis zu 40 % angegeben.

Nachweis: Direkter mikroskopischer Nachweis aus dem Blut **während der Fieberschübe.**

Nachweis: Borrelien finden sich im Blut des Patienten **während der Fieberschübe.** Der Nachweis erfolgt im gefärbten Blutausstrich (Giemsa- oder May-Grünwald-Färbung). Die Erregerkultur ist prinzipiell möglich, jedoch ungebräuchlich und auch unzuverlässig.

Therapie: Benzylpenicillin.

Therapie: Mittel der Wahl ist **Benzylpenicillin**, alternativ Tetrazykline.

Epidemiologie: Mit dem Verschwinden der Kleiderlaus ist auch das Läuserückfallfieber heute eine Seltenheit.

Epidemiologie: Die „weltweite" Verbreitung von Borrelia recurrentis ist heute durch die hygienischen Umstände (Verschwinden der Kleiderlaus) nur noch theoretischer Natur. Mit Infektionen ist bei schlechtem Hygienestandard in Ländern Afrikas und Südamerikas zu rechnen.

Borrelia duttonii

Pathogenese: Nach Übertragung durch Zeckenstich erfolgt die Vermehrung in parenchymatösen Organen. Bedeutendster Vertreter ist **B. duttonii** (Tab. **D-2.39**).

Pathogenese: Die Erreger werden durch den Stich von **Lederzecken** (Ornithodorus-Arten) in den Organismus verbracht, wo sie, lymphogen und hämatogen streuend, parenchymatöse Organe befallen und sich dort vermehren. Bedeutendster Vertreter ist **Borrelia duttonii** (Tab. **D-2.39**).

Klinik: Wie beim Läuserückfallfieber, jedoch mit kürzeren Zeitintervallen und geringerer Letalität (2–5 %).

Klinik: Die klinischen Symptome sind mit denen des Läuserückfallfiebers identisch, lediglich die Zeitintervalle bezüglich der Inkubation, der Dauer des ersten Fieberschubes und der Wiederholungsschübe sind im Allgemeinen kürzer. Die Letalität ist mit 2–5 % deutlich geringer als beim Läuserückfallfieber.

Nachweis und Therapie: s. Läuserückfallfieber.

Nachweis und Therapie: Wie beim Läuserückfallfieber.

Epidemiologie: Vorkommen in Südeuropa, Afrika, Amerika und Asien.

Epidemiologie: Zeckenrückfallfieber kommt in Mitteleuropa nicht vor, wohl aber im Mittelmeerraum, auf der iberischen Halbinsel, in Afrika, Asien und Amerika.

Borrelia burgdorferi, garinii und afzelii

Geschichtliches

Geschichtliches: Borrelia burgdorferi ist der Erreger der **Lyme-Krankheit**. Diese Borreliose war 1975 in der Kleinstadt Lyme im US-Bundesstaat Connecticut erstmals beobachtet und als „Lyme-Arthritis" beschrieben worden. Burgdorfer et al. konnten 1982 den klassischen Erreger isolieren.

D-2.90 **Infestation der Haut mit einer Schildzecke (Ixodes spec.)**

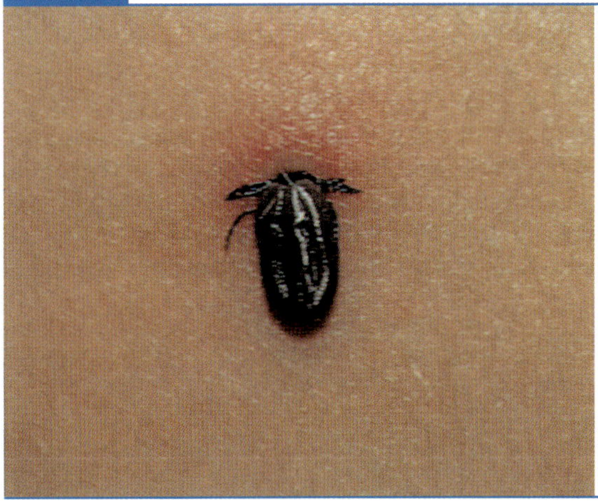

D-2.90

Pathogenese: Die Übertragung erfolgt in der Regel durch den Stich einer **Schildzecke** (Ixodes spec., Abb. **D-2.90**). In der äußeren Membran exprimieren die Borrelien je nach Habitat verschiedene Proteine (Osp = outer surface protein), welche einerseits als Adhäsine dienen, aber andererseits auch proinflammatorische Zytokine induzieren. Im Menschen bilden sie vor allem OspC, das eine humorale Immunreaktion auslöst. Da dieses Antigen verschiedene Epitope besitzt, die von Stamm zu Stamm variieren, ist die Spezifität der gebildeten Antikörper in Patienten verschieden, was vor allem für eine serologische Diagnostik und die Impfstoffentwicklung Konsequenzen hat. Borrelien können extrazellulär von den Kollagenfasern geschützt liegen oder auch intrazellulär in Phagozyten überleben, so dass sie über lange Zeit (Jahre) hinweg im Wirt persistieren können. Auch durch eine Variation von Oberflächenantigenen können sie die Immunreaktion unterlaufen (Immunevasion). Während **B. afzelii** am ehesten mit **Hautaffektionen** korreliert, ist **B. garinii** eher für **neurologische** und **B. burgdorferi** mehr für **arthritische Symptome** verantwortlich.

Pathogenese: Die Übertragung erfolgt durch Zeckenstich. Proteine der äußeren Borrelienmembran dienen der Adhäsion und induzieren die Freisetzung proinflammatorischer Zytokine. Borrelien können extrazellulär durch Kollagenfasern geschützt oder intrazellulär in Phagozyten jahrelang im Wirt überleben.

▶ **Merke:** Zecken können auch Viruskrankheiten übertragen, z. B. **FSME** (Frühsommer-Meningo-Enzephalitis, S. 199). Diese virale Meningitis wird oft mit der Borreliose verwechselt, ist allerdings viel seltener, denn nur etwa jede 1000. Zecke ist in Endemiegebieten mit diesem Virus infiziert. Gegen FSME steht eine Schutzimpfung zur Verfügung, nicht aber für Borreliose.

◀ **Merke**

Klinik: Die Lyme-Borreliose verläuft im klassischen Fall in mehreren Stadien:

- **1. Stadium** (lokal in der Haut): An der Erregereintrittspforte (Zeckenstich) entsteht nach 4–8 Wochen ein **Erythema chronicum migrans** als Primäraffekt (Abb. **D-2.91a**), das in Ausdehnung, Farbintensität und Dauer variieren kann. Manchmal kommt es auch zu einer **Lymphadenosis cutis benigna,** das sind bläuliche, derbe Hautknötchen von mehreren Zentimetern Durchmesser. Das 1. Stadium endet nach durchschnittlich 6 Monaten auch ohne Behandlung.
- **2. Stadium** (Dissemination): Die Generalisation der Erreger beginnt nach etwa weiteren 3 Wochen. Es bestehen **grippeartige Symptome.** Eine kardiale und neurologische Symptomatik wird beobachtet. 80 % der Patienten entwickeln eine **Meningo-Polyneuritis** (Bujadoux-Bannwarth-Syndrom) mit Hirnnervenparesen bzw. radikulären Schmerzen. Andere Patienten entwickeln eine Karditis.
- **3. Stadium** (chronisch, persistierend): Dieses Stadium zeigt regionale Unterschiede. Während in den USA rezidivierende Arthritiden („Lyme-Arthritis")

Klinik: An der Eintrittspforte des Erregers (Zeckenstich) entsteht ein **Erythema chronicum migrans,** das bis zu 6 Monaten bestehen kann (1. Stadium, Abb. **D-2.91a**). Ein 2. Stadium äußert sich grippeartig mit **neurologischen** oder **kardialen Symptomen.** Die 3. Phase der Krankheit ist durch Arthritiden bzw. Hautatrophie gekennzeichnet.

dominieren, stehen in Europa die neurologischen Erkrankungen (Enzephalomyelitis) und die Hautatrophie (s. u.) an erster Stelle.

In jedem Stadium kann auch ohne Therapie eine Spontanheilung eintreten.

In jedem Stadium kann auch ohne Therapie eine Spontanheilung eintreten. Die zeitlichen Abstände zwischen den Stadien können erheblich variieren.

Krankheitsfolgen: Ein chronisches Stadium der Krankheit ist durch chronische **Arthritiden**, **neurologische Ausfälle** und den **Morbus Herxheimer** geprägt (Abb. **D-2.91b**).

Krankheitsfolgen: Es besteht die Möglichkeit eines chronischen Stadiums. Dieses ist gekennzeichnet durch **chronisch-erosive Arthritiden, rezidivierende Neuritiden,** eine **progressive Enzephalomyelitis** und den **Morbus Herxheimer** (Acrodermatitis chronica atrophicans, Abb. **D-2.91b**). Bei Letzterem handelt es sich um eine Atrophie der Haut in blaubrauner Verfärbung, die vor allem die Extremitäten betrifft.

Nachweis: Die zuverlässigste Diagnostik ist der Nachweis von **Antikörpern** in Verbindung mit dem klinischen Befund.

Nachweis: Mikroskopischer Direktnachweis des Erregers oder Kultur sind möglich, aber mit Unsicherheiten behaftet. Zumindest ist die Präsenz von Borrelia burgdorferi im Blut niedriger als die von Borrelia recurrentis. Zuverlässig wird die Diagnose durch den **Antikörpernachweis** im Serum in Verbindung mit dem klinischen Befund gestellt. Während der verschiedenen Stadien dominieren jeweils Antikörper gegen unterschiedliche bakterielle Antigene, z. B. auf den Geißeln oder auf der äußeren Membran, was mithilfe des Immunoblot (Western-Blot) erkannt werden kann. Einzelne Stämme von Borrelia burgdorferi sind heterogen in ihrer Antigenausstattung; die major proteins sind jedoch immer vorhanden. Bei neurologischer Symptomatik kann der IgM-Antikörper auch im Liquor nachgewiesen werden. Umgekehrt gibt es aber auch Fälle, in denen die Serologie trotz Infektion stumm bleibt.

Therapie: Tetrazykline sind die Mittel der Wahl. Alternativ Ampicillin oder Erythromycin, bei Spätmanifestationen Ceftriaxon.

Therapie: Tetrazykline sind Mittel der ersten Wahl zur Behandlung der Hautinfektion. Alternativ kommen Ampicillin oder Erythromycin in Frage, bei Spätmanifestationen Ceftriaxon.

Eine antibiotische Therapie muss mindestens über 14 Tage verabreicht werden. Rezidive sind dennoch möglich, weil die Erreger sich in unzugänglichen Nischen verstecken.

Epidemiologie und Prophylaxe: Weltweites Vorkommen. Eine sichere Prophylaxe gibt es nicht.

Epidemiologie und Prophylaxe: Die Lyme-Borreliose ist eine weltweit vorkommende Krankheit. Eine echte Prophylaxe existiert praktisch nicht. In den Jahreszeiten, in denen die Zecken am aktivsten sind, d. h. im Frühjahr und im Herbst, sollte man in Endemiegebieten bei Waldspaziergängen lange Hosen,

D-2.91 Borreliose

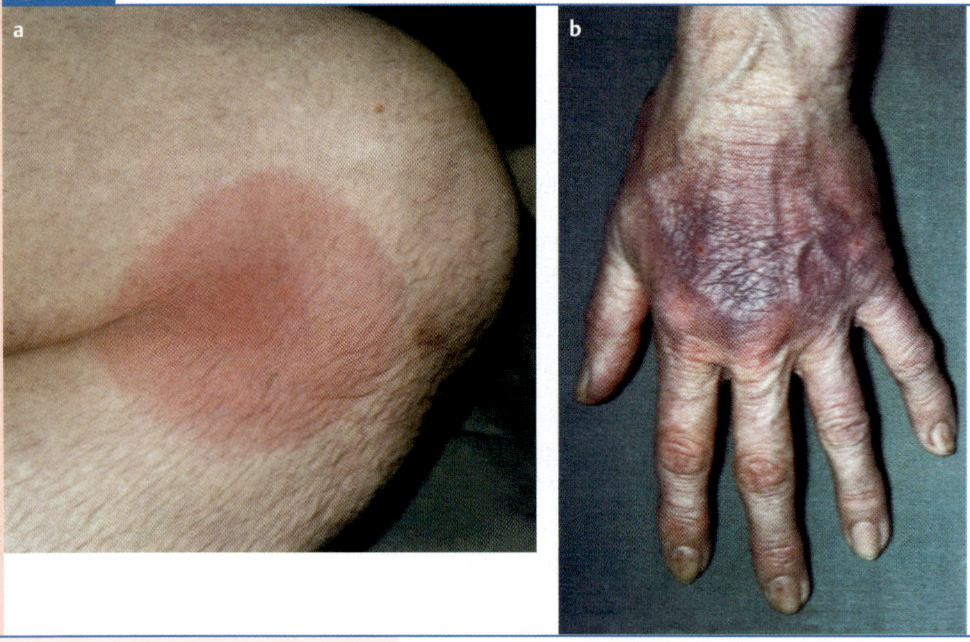

a An der Eintrittspforte entwickelt sich ein Erythema migrans als Primäraffekt.
b Das chronische Stadium ist u. a. gekennzeichnet durch die Acrodermatitis chronica atrophicans.

evtl. mit geschlossenem Bund, und ein langärmeliges Hemd bzw. Bluse tragen. Die Zecken sollten möglichst sofort **mechanisch** entfernt werden, denn in Endemiegebieten ist schon jede 10. Zecke mit Borrelien infiziert, wobei gleichzeitig auch mehrere Borrelia-Arten vorkommen können.

2.13.3 Leptospira

2.13.3 Leptospira

▶ **Definition:** Leptospiren sind bewegliche, sehr feine Spirochäten von nur 0,1–0,2 µm Dicke und 10–20 µm Länge. Sie besitzen 12–24 gleichförmige Windungen und sind an den Enden abgebogen (kleiderbügelförmig).

◀ **Definition**

Klassifikation: Bakterien der Gattung Leptospira, die humanmedizinische Bedeutung haben, werden als **Leptospira interrogans** (sensu lato) bezeichnet. Diese Art unterteilt sich in ca. 200 Serovare. Tab. **D-2.40** gibt einen Überblick über die humanpathogenen Leptospira-interrogans-Serogruppen und die von ihnen hervorgerufenen Infektionskrankheiten.

Klassifikation: Von medizinischem Interesse ist nur **L. interrogans,** die sich in zahlreiche Serovare unterteilt (Tab. **D-2.40**).

Pathogenese: Sowohl die Beweglichkeit als auch das Enzym Hyaluronidase befähigen die Leptospiren, durch kleinste Hautverletzungen oder durch die intakte Konjunktivalschleimhaut in den Körper einzudringen. Die Infektionen erfolgen dabei nicht nur direkt durch Kontakt mit infizierten Tieren (Mäusen, Ratten, Kaninchen, Hunden, Schweinen u. a.), sondern auch indirekt, z. B. durch Wasser, das den Urin infizierter Tiere enthält. Kanal- und Klärwerkarbeiter, Wassersportler, die in natürlichen Oberflächengewässern ihren Sport ausüben, Reisfeldarbeiter, aber auch „Schweinehüter" etc. sind besonders betroffen.

Pathogenese: Die Infektion erfolgt durch Tierkontakt oder indirekt durch Wasser, das mit erregerhaltigem Tierurin kontaminiert ist. Die Keime gelangen über kleinste Hautläsionen oder über die intakte Konjunktivalschleimhaut in den Organismus.

Klinik: Bei Leptospirosen gibt es **keinen Primäraffekt** (Entzündungszeichen an der Eintrittspforte der Erreger). Die Erreger streuen hämatogen und können alle Organe des Körpers befallen, einschließlich des Zentralnervensystems. Aus völligem Wohlbefinden heraus – plötzlich und völlig unerwartet – treten Schüttelfrost und Fieber bis 40 °C auf. Charakteristisch sind Myalgien, z. B. Wadenschmerzen, neben Konjunktivitis, Erbrechen und Diarrhö. Zu unterscheiden sind ikterische (schwere) und nicht ikterische (leichtere) Formen. Der Ikterus ist Ausdruck einer Dysfunktion der Leber ohne Nekrose. Leptospirosen verlaufen in zwei Phasen. Die 3–7 Tage dauernde Septikämie wird vom **Immunstadium** abgelöst, das bis zu 40 Tage währen kann. Während dieser Phase können Organbeteiligungen zu Meningitis, Leber-, Nierenstörungen und kardiovaskulären Symptomen führen. Die schwerste Form einer Leptospirose ist der **Morbus Weil,** bei dem das Immunstadium besonders ausgeprägt ist.

Klinik: Urplötzlich einsetzender Schüttelfrost und Fieber bis 40 °C stehen am Beginn einer Leptospirose. Die Septikämie geht nach ca. 1 Woche in ein **Immunstadium** über, das bis zu 40 Tage dauern kann und in dem Organbefälle dominieren. Man unterscheidet ikterische und anikterische Formen. Die schwerste Form ist der **Morbus Weil,** bei dem die Organbeteiligung besonders ausgeprägt ist.

Nachweis: Im septischen Stadium kann ein direkter mikroskopischer Erregernachweis im Dunkelfeld aus Blut, Urin und Liquor versucht werden. Die Anzüchtung auf speziellen Nährmedien (z. B. in flüssigem Peptonmedium mit 10 % Serumzusatz) ist zeitaufwändig (3–4 Wochen unter aeroben Bedingungen bei 27–30 °C), die Serotypisierung gewachsener Leptospiren nicht einfach. Im

Nachweis: Im septischen Stadium kann ein direkter Nachweis in der Dunkelfeldmikroskopie versucht werden. Kulturelle und serologische Nachweise sind möglich, jedoch kompliziert und werden nur in Speziallabors durchgeführt.

D-2.40 Übersicht (Auswahl) über die Serogruppen von Leptospira interrogans, soweit sie von humanmedizinischem Interesse sind, und die von ihnen hervorgerufenen Infektionskrankheiten

D-2.40

Serogruppe	*Krankheit*	*Schweregrad der Infektion*
L. icterohaemorrhagiae	Morbus Weil	schwerste, meist ikterische Verlaufsform
L. canicola	Canicolafieber	mittelschwere Leptospirose
L. bataviae	Feld-, Schlamm-, Erntefieber	benigne, meist anikterische Leptospirosen
L. pomona	Schweinehüterkrankheit	

Immunstadium kann ein Antikörpernachweis geführt werden. Die empfindlichere und serospezifische Bestimmung der Antikörper mit lebenden Kulturstämmen wird wegen der Vielfalt der zu prüfenden Serotypen nur in Speziallaboratorien durchgeführt.

Therapie. Mittel der Wahl sind Penicillin oder Tetrazykline.

Therapie: Mittel der Wahl sind **Penicillin** oder **Tetrazykline**, die hochdosiert im Frühstadium der Krankheit gegeben werden müssen.

▶ Merke

▶ **Merke:** Eine Therapie, die nach dem 5. Krankheitstag eingeleitet wird, kann den Krankheitsverlauf kausal kaum mehr beeinflussen.

▶ Merke

▶ **Merke:** Nach dem Infektionsschutzgesetz ist der Nachweis von Leptospira interrogans und Tod an Leptospirose **meldepflichtig**.

Epidemiologie: Es handelt sich um **Anthropozoonosen.** Der erkrankte Mensch spielt in der Infektionskette keine Rolle.

Epidemiologie: Leptospiren sind typische **Anthropozoonosen,** die weltweit vorkommen. Die Übertragung erfolgt immer direkt oder indirekt vom Tier auf den Menschen. Der erkrankte Mensch spielt als Infektionsquelle in der Regel keine Rolle.

Prophylaxe: Vermeidung von Feuchtigkeitskontakt für gefährdete Personengruppen.

Prophylaxe: Schutzmaßnahmen für gefährdete Personengruppen (Kanal-, Klärwerkarbeiter, Tierpfleger etc.) ist die Vermeidung von Feuchtigkeitskontakt durch entsprechende Schutzkleidung.

▶ Exkurs

▶ **Exkurs:** Blut, das zum Zwecke eines direkten Erregernachweises entnommen wird, darf **nicht** mit Citrat versetzt werden, da dieses für Leptospiren außerordentlich toxisch ist. Als Antigerinnungsmittel ist 0,2 % Heparin oder 0,1 % Natriumoxalat geeignet.

2.14 Weitere gramnegative, gebogene und schraubenförmige Stäbchenbakterien

2.14 Weitere gramnegative, gebogene und schraubenförmige Stäbchenbakterien

2.14.1 Campylobacter

2.14.1 Campylobacter

▶ Definition

▶ **Definition:** Campylobacter sind schlanke, spiralig gekrümmte, bewegliche, gramnegative, nicht sporenbildende Stäbchen (campylo = griech.: gebogen).

Klassifikation: Tab. **D-2.41**.

Klassifikation: Tab. **D-2.41** gibt einen Überblick über die wichtigsten Arten der Gattung Campylobacter.

D-2.41

D-2.41 Spezies der Gattung Campylobacter und ihre natürlichen Standorte

Spezies	*Vorkommen*	*Klinische Bedeutung*
C. cinaedi	unbekannt	Enteritiserreger
C. coli	Vögel und Schweine	Enteritiserreger
C. hyointestinalis	Schweine	Enteritiserreger
C. jejuni	zahlreiche Säuger und Vögel	Enteritiserreger
C. lari*	Möwen	Enteritiserreger
C. fetus	Schaf und Rind	zahlreiche Organinfektionen
C. concisus	menschliche Mundhöhle	Periodontalkrankheiten
C. sputorum	menschliche Mundhöhle	Periodontalkrankheiten

* so genannte NARTC-Stämme (nalidixic acid resistant thermophilic campylobacter). Sie werden nur selten bei leichten menschlichen Enteritiden isoliert.

Bedeutung: Aus der Gruppe der Enteritiserreger sind **C. jejuni** und **C. coli** am bedeutendsten. Da beide Keime eng miteinander verwandt sind, werden sie aus Praktibilitätsgründen zusammenfassend als C. jejuni diagnostiziert.

Campylobacter-Enteritiden kommen häufig bei Kindern vor, hauptsächlich im Sommer und Herbst. Es handelt sich meistens um lebensmittel- und trinkwasserbedingte Infektionen, jedoch können auch direkte Infektionen in Gemeinschaftseinrichtungen vorkommen, die von erkrankten Personen ausgehen. Dauerausscheider jedoch gibt es nicht.

C. fetus subsp. fetus wurde bei abwehrgeschwächten Patienten als Erreger bei Meningitis, Salpingitis, Peritonitis, Endokarditis, Cholangitis, Sepsis u. a. isoliert.

Bedeutung: Aus der Gruppe der Enteritiserreger sind **C. jejuni** und **C. coli** am bedeutendsten.

Campylobacter-Enteritiden bedrohen häufig Kinder über infizierte Lebensmittel und Trinkwasser.

C. fetus subsp. fetus kann bei abwehrgeschädigten Menschen zu Organinfektionen führen.

Nachweis: Campylobacter können auf Blutagar in einer **mikroaerophilen** Atmosphäre (5 % O_2 und 10 % CO_2) kultiviert werden. Das mikroaerophile Milieu wird in begasbaren Brutschränken oder in so genannten Topfsystemen auf chemischem Wege erzeugt (teilweise Bindung von Luftsauerstoff und Erzeugung von CO_2 in einem hermetisch verschließbaren Topf oder Plastikbeutel). C. fetus benötigt eine Wachstumstemperatur von 25 °C, C. jejuni eine von 42 °C (thermophil). Bei der Isolation aus Stuhl müssen dem Nährmedium Antibiotikamischungen zur Unterdrückung der Begleitflora zugesetzt werden.

Nachweis: Campylobacter können auf Blutagar in einer mikroaerophilen Atmosphäre (5 % O_2 und 10 % CO_2) kultiviert werden. Die Wachstumstemperatur von C. fetus beträgt 25 °C, die von C. jejuni 42 °C.

Pathogenese: Der genaue Pathomechanismus der Infektionen ist nicht völlig geklärt. C. jejuni produziert ein hitzestabiles Enterotoxin, dem hier sicherlich eine Bedeutung zukommt. In Folge einer Immunreaktion gegen bestimmte Strukturen von C. jejuni, wie z. B. gegen Lipopolysaccharide der äußeren Membran der Bakterien, kommt es wegen ähnlicher Strukturmerkmale **(antigenes Mimikry)** der Ganglioside der peripheren Nerven des Patienten zu einer Kreuzreaktion. Diese postinfektiöse Entzündung manifestiert sich als ein **Guillain-Barré-Syndrom.**

Pathogenese: Der genaue Pathomechanismus ist noch ungeklärt. Als immunpathologische Reaktion kann ein **Guillain-Barré-Syndrom** auftreten.

▶ **Exkurs:** Beim Guillain-Barré-Syndrom (GBS) handelt es sich um eine akute Entzündung peripherer Nerven und Nervenwurzeln, die mit progredienten, distal beginnenden Lähmungen der Arme und Beine einhergeht. Neben einer Infektion kommen ursächlich auch Impfungen oder eine idiopathische Entstehung in Frage.

◀ **Exkurs**

Klinik: Die Infektion mit C. jejuni manifestiert sich in **zahlreichen wässrigen, breiigen Darmentleerungen** und **Fieber**. Häufig sieht man auch Blutbeimengungen im Kot.

Klinik: Die Infektion äußert sich in **wässrigen Durchfällen** (oft mit Blutbeimengungen) und **Fieber.**

Therapie: Bei Enteritiden erübrigt sich meistens eine gezielte Antibiotikatherapie, da die Infektion spontan ausheilt. In schweren Fällen und bei systemischen Infektionen ist das Mittel der Wahl Erythromycin. Chinolone sind in diesem Fall nur mäßig wirksam.

Therapie: Bei den Enteritiden erübrigt sich meist eine gezielte Antibiotikatherapie. In schweren Fällen Erythromycin.

▶ **Merke:** Campylobacter-Enteritiden sind nach Infektionsschutzgesetz **meldepflichtig.**

◀ **Merke**

Epidemiologie: Viele Lebensmittel tierischen Ursprungs sind kontaminiert. Auch durch Kontakt mit lebenden Tieren können Campylobacter übertragen werden.

Epidemiologie: Häufige Kontamination von Lebensmitteln tierischen Ursprungs.

Prophylaxe: Gezielte prophylaktische Maßnahmen existieren nicht. Das ausreichende Erhitzen von Nahrungsmitteln ist zu empfehlen.

Prophylaxe: Erhitzen der Speisen.

2.14.2 Helicobacter

2.14.2 Helicobacter

Geschichtliches: Die beiden australischen Wissenschaftler Marshall und Warren von der Universität in Perth hatten im Rahmen einer klinischen Studie 100 Magenbiopsate mikrobiologisch untersucht und dabei stets negative Ergebnisse

Geschichtliches

erhalten. Eine dieser Proben war dann jedoch über die Osterfeiertage des Jahres 1983 im Brutschrank vergessen worden. Nach dieser zufällig 5 Tage langen Kulturzeit fand sich auf dem Nährmedium ein „neues" Bakterium.

▶ Definition

▶ **Definition:** Helicobacter ist ein schwierig zu isolierendes, gramnegatives, mikroaerophiles Stäbchenbakterium mit S- und U-Formen. Biochemisch ist die hohe Aktivität des Enzyms Urease bemerkenswert.

Klassifikation: Wichtigste Spezies ist **H. pylori.**

Klassifikation: Neben der wichtigsten Spezies **Helicobacter pylori** kommen beim Menschen noch H. cinaedi und H. fennelliae vor. Bei Tieren sind noch weitere Arten beschrieben.

Bedeutung: H. pylori gilt als eine Ursache für die Antrumgastritis (**Gastritis Typ B**) und als Wegbereiter für das **Ulcus duodeni und ventriculi**.

Bedeutung: Marshall postulierte einen pathogenetischen Zusammenhang zwischen der Besiedlung des Magens mit **Helicobacter pylori** und dem Auftreten von Gastritis und Ulkusleiden. Die zu diesem Zeitpunkt bestehende Vorstellung von der Genese der Gastritis sowie des Magen- und Duodenalulkus, die sich in der kurzen Formulierung „ohne Säure kein Ulkus" wiederfindet, musste daraufhin von Grund auf neu überdacht werden. Heute wird Helicobacter pylori weltweit als eine Ursache für die **chronische aktive Gastritis vom Typ B** (Antrumgastritis) und als Wegbereiter für das **Ulcus duodeni et ventriculi** angesehen.
Bei chronischen Besiedelungen droht eventuell ein Magenkarzinom; zumindest als Kofaktor bei der Entstehung dieses Malignoms wird H. pylori diskutiert, denn es besteht eine statistische Korrelation.
H. cinaedi und **H. fennelliae** sind nicht im Magen, sondern in distalen Darmabschnitten als Enteritiserreger zu finden (z. B. Proktitis bei Homosexuellen).

Pathogenese: Virulenzfaktoren:

- **Geißeln** befähigen den Erreger sich durch die Schleimschicht der Magenmukosa zu nähern.
- **Proteasen**, **Lipasen** unterstützen den Durchtritt durch die Schleimschicht.
- **Adhäsine** ermöglicht die Anheftung an die Mukosazellen.
- **Urease** dient dem Überleben der Erreger durch Neutralisation der Magensäure in deren Umgebung (Bildung basischer Ammoniumionen).
- **Zytotoxine** (VacA) schädigt die Epithelzellen.
- **Lipid A** (Endotoxin) wirkt ebenfalls inflammatorisch.

Pathogenese: Die Pathogenese der Helicobacter-pylori-assoziierten Gastritis und der peptischen Ulkuskrankheit ist noch teilweise ungeklärt. 4–5 **unipolare Geißeln** verleihen dem Bakterium eine heftige Motilität, so dass es sich durch die Schleimschicht hindurch der Mukosa annähern kann, wo günstigere Bedingungen herrschen, etwa ein höherer pH-Wert als im Magenlumen. Möglicherweise helfen auch **Proteasen** und **Lipasen** die Schleimschicht zu überwinden. Dort kann der Erreger mithilfe von **Adhäsin** (Bab A) an den Magenzellen andocken und über Jahre die Schleimhaut kolonisieren, wodurch zunächst allenfalls eine leichte, unterschwellige Entzündung entsteht. Ein entscheidender Virulenzfaktor beim Überleben auf der Magenschleimhaut ist die massive Produktion von **Urease,** wodurch basische Ammoniumionen gebildet werden, die im unmittelbaren Umkreis des Bakteriums die Magensäure neutralisieren. Eine Steigerung der Erkrankung kann durch die Bildung eines **Zytotoxins** (VacA) geschehen, das die Epithelzellen schädigt. Dies führt zu einem entzündlichen Reiz, was eine Infiltration von Granulozyten und später Makrophagen bedingt. Die Virulenz eines Stammes wird noch gesteigert, wenn ein weiteres Gen (CagA) vorhanden ist. (Das Lipid A im Endotoxin von H. pylori ist aber 1000fach weniger inflammatorisch als das von anderen gramnegativen Bakterien.) Auch das Immunsystem wird angeregt, und es entstehen spezifische Antikörper der Klassen IgA und IgG, ohne dass dadurch aber eine Ausheilung erreicht würde. Eine verstärkte Säureproduktion kann natürlich diese Entzündung aggravieren.

Nachweis: In der Regel erfolgt die Anzüchtung aus **Gewebebiopsien**.

Nachweis: Als Untersuchungsmaterial werden in der Regel **Gewebebiopsien** in das Labor angeliefert, aus denen dann die Anzüchtung erfolgt.

▶ Merke

▶ **Merke:** Zwischen der Biopsie und der Laborverarbeitung sollten höchstens 4 Stunden (besser 2 Stunden) Zeit liegen, da die Anzüchtbarkeit des Keimes mit der Zeit abnimmt.

- **Kultur:** Wegen der Länge der Kulturdauer (5 Tage) und der praktisch kaum realisierbaren Materialsendung (inner-

- **Kultur:** Die Biopsate werden mit dem Transportmedium in ein steriles Zentrifugenglas überführt, und bei ca. 1000 U/min wird ein Sediment gesammelt. Nach Verwerfen des Überstandes wird das Material homogenisiert.

Zur Anzüchtung ist ein **Spezialnährboden** erforderlich. Die Bebrütungstemperatur beträgt 37 °C in einem mikroaerophilen Milieu. Die Bebrütungsdauer für eine Primäranzüchtung beträgt bis zu 5 Tage.
Die Kolonien sind klein (0,5–1 mm), glatt begrenzt, durchsichtig und zeigen eine diskrete **Betahämolyse**.
Die endgültige Diagnose wird gestellt durch das **Grampräparat**, den positiven Ausfall von Oxidase, Katalase und Urease. Weiterhin sollte sich ein Agardiffusionstest mit 30-µg-Blättchen Nalixidinsäure (resistent) und Cefalotin (empfindlich) anschließen.
Insgesamt muss festgestellt werden, dass die klassische mikrobiologische Diagnostik wegen der Länge der Kulturdauer, aber auch wegen der Unmöglichkeit der Materialeinsendung (Biopsat muss spätestens nach 4 Stunden im Labor sein) **für die normale Patienten-Routineuntersuchung nicht ideal** ist.

- **Urease-Schnelltest:** Eine spezifische Eigenheit von Helicobacter pylori ist die sehr große Aktivität des Enzyms Urease, das Harnstoff in Ammoniak und CO_2 spaltet. Die dadurch bedingte pH-Verschiebung vom Neutralen ins Alkalische lässt sich mittels eines üblichen chemischen Farbindikators nachweisen (Abb. **D-2.92**). Ein mit Helicobacter pylori besiedeltes und mit bakterieller Urease förmlich „durchtränktes" Gewebeteilchen eines Biopsiepartikels wird in ein Testmedium mit Harnstoff eingebracht und bei 37 °C für 20 Minuten inkubiert. In aller Regel fällt der Test bereits dann positiv aus. Bei negativem Ergebnis sollte eine nochmalige Ablesung nach ca. 3 Stunden erfolgen. Mit einer Sensitivität von ca. 90 % und einer Spezifität von etwa 95 % stellt dieser in mehreren Versionen handelsübliche Test ein **praktisches Verfahren** dar.
- **PCR:** Ein Nachweis spezifischer DNA-Sequenzen bringt in kürzester Zeit ein zuverlässiges Ergebnis. Auch Resistenz gegen Clarithromycin kann so identifiziert werden.
- **Serologie:** Bei Helicobacter-Infektionen können hauptsächlich IgG- und seltener IgA-Antikörper nachgewiesen werden, während der IgM-Antikörpernachweis sich als nicht sinnvoll erwiesen hat.
- **Atemtest:** Die bereits beschriebene extreme Urease-Aktivität kann auch für eine **nicht invasive,** ebenfalls indirekte Nachweismethode genutzt werden. Der Patient nimmt dabei markierten Harnstoff oral zu sich. Der Harnstoff enthält das Kohlenstoffisotop ^{13}C oder ^{14}C. Befindet sich Helicobacter pylori und damit eine entsprechend hohe Urease-Enzymaktivität im Magenepithel, wird dieser Harnstoff zu Ammoniak und CO_2 abgebaut. Das Kohlenstoffisotop befindet sich im CO_2 und verlässt den Magen mit diesem Gas über die Speiseröhre, um anschließend in der Ausatemluft aufzutauchen.
- **Antigennachweis im Stuhl** (mittels EIA): Dieser Test ist ähnlich empfindlich und spezifisch wie der Atemtest. Da er nicht belastend ist, eignet er sich besonders bei Kindern und als Therapiekontrolle.

halb 4 Stunden!) ist dieses Verfahren **nicht für die Routine geeignet**.

- **Urease-Schnelltest:** Durch die Eigenheit von H. pylori, durch das Enzym Urease Harnstoff in Ammoniak und CO_2 zu spalten (dadurch pH-Verschiebung), kann die Anwesenheit des Erregers meist innerhalb von 20 min durch einen Farbindikator nachgewiesen werden (Abb. **D-2.92**).
- **PCR:** Zuverlässiger und schneller Nachweis spez. DNA-Sequenzen.
- **Serologie:** Durch IgG-, seltener durch IgA-Antikörper.
- **Atemtest:** Die Urease-Aktivität kann auch für einen **nicht invasiven** Test genutzt werden. Nach Einnahme von radioaktiv markiertem Harnstoff spaltet H. pylori durch die Urease Harnstoff zu Ammoniak und CO_2; das CO_2 verlässt den Magen und wird in der Ausatemluft nachgewiesen.
- **Antigennachweis im Stuhl:** Empfindlicher und spezifischer Nachweis mittels EIA.

D-2.92 Urease-Schnelltest auf Helicobacter pylori

D-2.92

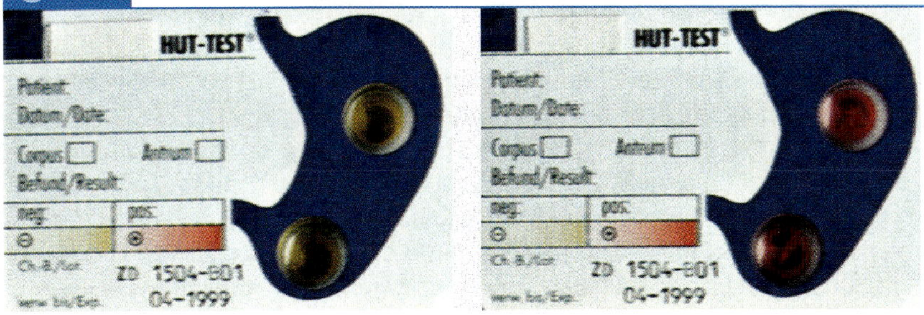

a Negatives Testergebnis. Kein Farbumschlag.

b Positives Testergebnis, angezeigt durch die Rotfärbung, die durch die pH-Verschiebung entsteht.

Therapie: Bei einer manifesten Erkrankung muss zunächst die Hyperazidität durch Antazida, H_2-Blocker oder Protonenpumpenhemmer bekämpft werden. Alternativ zur Antibiotikatherapie kann Wismut eingesetzt werden. Sehr gute Erfolge zeigt die Kombinationstherapie aus **Antibiotika** und **Protonenpumpenhemmer**. Bevorzugt werden Amoxicillin, Metronidazol und Makrolide, z. B. Clarithromycin für 7 Tage.

Therapie: Bei einer manifesten Erkrankung muss zunächst die Hyperazidität durch Antazida, H_2-Blocker oder Protonenpumpenhemmer bekämpft werden. Zusätzlich werden antimikrobielle Wirkstoffe eingesetzt. Erfahrungsgemäß haben Wismutsalze eine starke antibakterielle Aktivität gegen H. pylori. Sie dürfen jedoch nicht länger als 4 Wochen verabreicht werden (zu erwähnen ist auch eine Verfärbung des Stuhls!). Heute wird diese Therapie oft kombiniert mit Antibiotika (Tripeltherapie). Da H. pylori grundsätzlich gegenüber vielen Präparaten empfindlich ist, gibt es mehrere Optionen. Leider haben nur wenige Substanzen in dem sauren Magenmilieu optimale Effizienz. Bevorzugt werden Amoxicillin, Metronidazol und Makrolide, z. B. Clarithromycin für 7 Tage zur **Eradikationstherapie.** Im Falle eines Therapieversagens sollte eine Antibiotikaresistenz der Erreger ausgeschlossen werden.

Epidemiologie: Die Infektion mit H. pylori ist weit verbreitet (50 % der über 50-Jährigen). Sie führt aber nicht in allen Fällen zu manifesten Erkrankungen.

Epidemiologie: In den Industriestaaten ist die Infektion mit H. pylori weit verbreitet. Pro Altersjahrgang nimmt die Prävalenz um ca. 1 % zu, so dass etwa die Hälfte der 50-Jährigen diese Bakterien in der Magenschleimhaut hat, ohne dass dies immer gleich zu einer manifesten Erkrankung führt. In Ländern mit schlechtem Hygienestandard ist die Prävalenz noch höher. Offensichtlich wird der Erreger nur von Mensch zu Mensch übertragen.

2.14.3 Spirillum und Streptobacillus

2.14.3 Spirillum und Streptobacillus

▶ Definition

▶ **Definition:**
- **Spirillum minus,** dessen Zuordnung in der Systematik noch unklar ist, ist gramnegativ, hat 2–6 Windungen, ist dünn (0,2 µm), lang (4 µm), nicht sporenbildend und beweglich.
- **Streptobacillus moniliformis** ist ein gramnegatives, nicht sporenbildendes Stäbchen (irreführender Name: kein Bazillus!). Es ist ca. 4 µm lang, kann aber bis zu 100 µm lange Filamente bilden (Pleomorphismus).

Bedeutung: Erreger des **Rattenbissfiebers.**

Bedeutung: Sowohl Spirillum minus (nicht minor!) als auch Streptobacillus moniliformis sind die Erreger des **Rattenbissfiebers**. Obwohl diese Infektionskrankheit weltweit vorkommt, ist sie besonders in Japan häufig und wird dort Sodoku genannt (Letalität unbehandelt 5–10 %).

Pathogenese: Eintrittspforte ist der Biss von Nagetieren und nagerfressenden Tieren.

Pathogenese: Eintrittspforte der Erreger ist die Bissverletzung durch Nagetiere, zu deren Rachenflora die Erreger gehören, aber auch durch nagerfressende Tierarten, wie Katzen und Hunde.

Klinik: Nach 2 Wochen entwickelt sich an der Bissstelle ein Exanthem. Fieberschübe, Lymphangitis und Leber-/Milzschwellung können auftreten.

Klinik: Ca. 2 Wochen nach dem Tierbiss entwickelt sich an der Wunde ein tief dunkelrotes Exanthem. Fieberschübe von 4–5 Tagen wechseln mit gleich langen fieberfreien Intervallen unbehandelt über Monate. Lymphangitis, Lymphknoten-, Leber- und Milzschwellungen können auftreten.

Nachweis: Der Nachweis von Spirillum minus erfolgt durch das mikroskopische Präparat aus der Hautläsion.

Nachweis: Die Kultivierung von Spirillum minus auf leblosen Nährmedien ist nicht möglich. Die Diagnose wird durch das mikroskopische Präparat aus der Hautläsion gestellt, in dem sich im Dunkelfeld oder Phasenkontrast zahlreiche schraubenförmige Bakterien finden.

Streptobacillus moniliformis: serumhaltige Nährböden.

Streptobacillus moniliformis lässt sich selbst in einer L-Form auf serumhaltigen Nährböden in einer Atmosphäre mit 5 % CO_2 kultivieren. Als Bebrütungsdauer sollten mindestens 3 Tage angesetzt werden.

Therapie: St. moniliformis: Kombinationstherapie (Benzylpenicillin und Aminoglykosid). Sp. minus: Bezylpenicillin, Aminoglykosid

Therapie: Da Streptobacillus moniliformis häufig in penicillinresistente **L-Formen** übergeht, empfiehlt sich eine Kombinationstherapie aus Benzylpenicillin (Penicillin G) und Aminoglykosid. Spirillum minus ist gegen beide Antibiotika empfindlich, bei seiner alleinigen Isolation genügt eine Monotherapie.

2.15 Bacteroidaceae

2.15 Bacteroidaceae

▶ **Definition:** Die Familie Bacteroidaceae besteht aus gramnegativen, nicht sporenbildenden, strikt anaerob wachsenden Stäbchenbakterien.

◀ **Definition**

Klassifikation: Es handelt sich dabei um eine sehr umfangreiche heterogene Gruppe. Die Familie Bacteroidaceae wird in mehrere Genera unterteilt, von denen jedoch nur die ersten vier, nämlich **Bacteroides, Porphyromonas, Prevotella** und **Fusobacterium,** humanpathogene Erreger enthalten (Tab. **D-2.42**). Weitere Gattungen sind – wenn überhaupt – nur von sehr nachgeordnetem medizinischen Interesse.

Klassifikation: Es handelt sich um eine heterogene Gruppe, die in mehrere Genera unterteilt wird. Nur **Bacteroides, Porphyromonas, Prevotella** und **Fusobacterium** sind humanpathogen (Tab. **D-2.42**).

Bedeutung: Während bei Säuglingen die Darmflora hauptsächlich von Laktobazillen geprägt ist, gewinnen nach der Nahrungsumstellung von Milch auf Vegetabilien und Fleisch die Bacteroides-Arten die Oberhand. Zusammen mit anderen anaeroben Bakterien stellen sie die **führende Bakterienart im Kolon** dar (10^{12} Keime/g Stuhl) und verdrängen dabei andere Bakterien (Statthalterfunktion) und sind hauptverantwortlich für die **„Colonization resistance".**
Ihre physiologische Rolle ist kaum zu überschätzen. Sie produzieren **Butyrat** (Buttersäure), welches für die Ernährung der Enterozyten des Darmepithels essenziell ist. Außerdem produzieren sie massenhaft **Glukuronidasen,** welche Medikamente, wie Östrogene und Herzglykoside, die in der Leber glukuronisiert und dadurch inaktiviert mit der Galle ausgeschieden werden, wieder

Bedeutung: Zusammen mit anderen anaeroben Bakterien stellen die Bakteroides-Arten die führende Spezies im Kolon dar (10^{12} Keime/g Stuhl) und sind verantwortlich für die **„Colonization resistance"**.

D-2.42 **Humanmedizinisch relevante Arten der Familie Bacteroidaceae**

Standort	*Gattung*	*Spezies*
Darm	**Bacteroides**	▪ B. caccae ▪ B. distasonis ▪ B. eggerthii ▪ **B. fragilis** ▪ B. stercoralis ▪ **B. thetaiotaomicron** ▪ **B. vulgatus**
	Fusobacterium	▪ F. mortiferum ▪ F. necrophorum
Urogenitaltrakt	**Bacteroides**	▪ B. splanchnicus ▪ B. ureolyticus
	Fusobacterium	▪ F. gonidiaformans ▪ F. necrophorum
Vagina	**Prevotella**	▪ **P. bivia** ▪ **P. disiens**
Mundhöhle	**Bacteroides**	▪ B. capillosus ▪ B. oralis ▪ B. ureolyticus
	Prevotella	▪ **P. buccae** ▪ P. denticola ▪ **P. intermedia** ▪ P. loescheii ▪ **P. melaninogenica** ▪ P. nigrescens ▪ P. oris
	Fusobacterium	▪ F. necrophorum ▪ **F. nucleatum** ▪ F. sulci
	Porphyromonas	▪ P. asaccharolytica ▪ P. endodontalis ▪ **P. gingivalis**

D-2.42

deglukuronisieren und somit erneut resorbierbar machen. Sie ermöglichen damit den enterohepatischen Kreislauf von manchen Stoffen. Wird nun diese normale Darmflora gestört, z. B. durch Antibiotikatherapie, können Probleme entstehen. Aber nicht nur im Darm, sondern auch auf anderen Schleimhäuten, z. B. im Mund, Nasennebenhöhlen und Bronchialtrakt, kommen Bacteroidaceae in immenser Zahl vor.

Pathogenese: Infektionen mit gramnegativen Anaerobiern sind immer **endogene Mischinfektionen** unter Beteiligung weiterer Anaerobier oder fakultativ anaerober Bakterien.

Pathogenese: Infektionen mit gramnegativen Anaerobiern gehen praktisch immer von der eigenen Körperflora aus (endogene Infektionen). Sie sind häufig **Mischinfektionen,** an denen andere Anaerobier oder fakultativ anaerobe Bakterien beteiligt sind. Diese **eitrigen Entzündungen** entstehen, wenn Bacteroidaceae der Normalflora passiv in das Gewebe verschleppt werden und dort anaerobe Verhältnisse (niedriges Redoxpotenzial) vorfinden.
Manche außergewöhnliche Stämme von B. fragilis, die Teil der Normalflora sein können, bilden ein **extrazelluläres Enterotoxin,** welches für Durchfälle verantwortlich sein kann.

Klinik: Häufigste Manifestation von Anaerobierinfektionen sind stinkende nekrotisierende Abszesse.
Die Infektionen können ausgehen
- vom Darm,
- vom Urogenitaltrakt, hauptsächlich der Vagina,
- von der Mundhöhle.
- Bedeutendste Abzessbildner sind dabei B. fragilis, B. thetaiotaomicron, P. bivia, P. oralis, P. melaninogenica u. a.

Klinik: Der klinische Verlauf von Anaerobierinfektionen ist selten akut. Chronische und subakute Verlaufsformen dominieren. Häufigste Manifestationsform ist die Ausbildung stinkender **nekrotisierender Abszesse.** Unter klinischen Gesichtspunkten können solche Infektionen in drei Gruppen eingeteilt werden:
- **Infektionen, die vom Darm ausgehen:** Häufigster Erreger ist hier **B. fragilis,** der subphrenische, Peritoneal- und Retroperitonealabszesse verursacht. Auch an Infektionen im Beckenbereich kann er beteiligt sein. **B. thetaiotaomicron** steht ihm an pathogenetischer Bedeutung als Abszessbildner nicht nach, wohingegen **B. vulgatus,** der im Darm als häufigster Vertreter der Bacteroidaceae anzutreffen ist, selten als Krankheitserreger angeschuldigt wird.
- **Infektionen, die vom Urogenitalsystem (insbesondere der Vagina) ausgehen:** Klassische klinische Manifestationen sind Tuben-, Ovarial- und Douglasabszesse. Aber auch fortschreitende Infektionen, wie Beckenbodenphlegmonen, Endometritis u. a., können auftreten. In der Geburtshilfe ist die Infektion mit Bacteroidaceae bei vorzeitigem Blasensprung gefürchtet (Puerperalsepsis!). Als Erreger wird auch hier häufig **B. fragilis** isoliert, aber auch **Prevotella bivia,** die zur Normalflora der Vagina gehört, und **Prevotella disiens.**
- **Infektionen, die von der Mundhöhle ausgehen:** Die Infektionen werden hauptsächlich durch **B. oralis, B. fragilis, P. melaninogenica** sowie durch **Porphyromonas gingivalis** und **P. buccalis** verursacht. Neben unterschiedlichsten Infektionen in der Mundhöhle können auch tiefere Regionen des Respirationstraktes betroffen werden. Lungenabszesse und nekrotisierende Pneumonien werden häufig von **P. melaninogenica** und **P. intermedia** verursacht.

An der **Fusospirochätose** sind Fusobacterium nucleatum und Treponema vincentii beteiligt.

Eine besondere Erkrankungsform ist die **Fusospirochätose** (Angina Plaut-Vincent, S. 430), an der sich unter anderem **Fusobacterium nucleatum** und **Treponema vincentii** beteiligen.

Nachweis: Die Kultur der Anaerobier ist schwierig und langwierig. Das Untersuchungsmaterial muss in **speziellen Transportmedien** dem Labor rasch zugeleitet werden.

Nachweis: Die erste Verdachtsdiagnose stellt sich durch das fötide Abszesssekret. Die exakte Diagnose muss immer durch den Erregernachweis erfolgen, dabei ergeben sich mehrere Probleme:
- Da alle für die Infektion angeschuldigten Erreger Bestandteil der normalen Schleimhautflora sind, müsste diese bei der Probennahme zuverlässig ausgeschlossen werden. Dies stellt in der Praxis ein sehr großes Problem dar.
- Die entnommenen Proben müssen unbedingt in einem **speziellen Anaerobier-Transportmedium** auf kürzestem Wege dem Labor zugeleitet werden. Die Fragestellung bzw. **klinische Verdachtsdiagnose** ist unbedingt zu nennen.

▶ **Merke**

▶ **Merke:** Kein mikrobiologisches Labor betreibt eine Anaerobierdiagnostik, wenn es dazu nicht aufgefordert wird (auch indirekt durch Angabe des klinischen Befundes!).

D-2.93 Fusobakterien

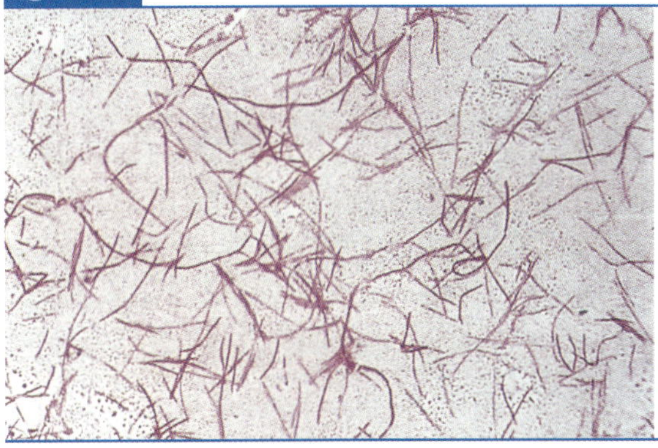

Lange, schlanke, an den Enden spitz zulaufende gramnegative Stäbchen.

D-2.93

Im mikroskopischen Bild relativ leicht zu erkennen sind Fusobakterien, die sich durch die zugespitzten Enden (spindelförmig, fusiform) zu erkennen geben (Abb. **D-2.93**).
Bacteroides sind pleomorphe, kleine, gerade oder gebogene, meist unbewegliche Stäbchen, die sich oft ungleichmäßig anfärben und zentrale oder terminale Anschwellungen zeigen.
Die Differenzierung der Spezies erfolgt teilweise durch das mikroskopische Bild, in der Regel jedoch **gaschromatographisch** durch den Nachweis bestimmter Fettsäuren, die in protein- und kohlenhydrathaltigen Flüssigkulturen produziert werden (z. B. Butter-, Isobutter-, Isovaleriansäuren). Daneben spielen auch Essig-, Milch- und Propionsäuren eine große Rolle. Eine Reihe biochemischer Reaktionen ergänzt die Erkennung.

Im mikroskopischen Bild sind Fusobakterien leicht zu erkennen (Abb. **D-2.93**).

Die Speziesdifferenzierung erfolgt **gaschromatographisch** durch Nachweis bestimmter Fettsäuren.

Therapie: Der **chirurgischen Intervention,** d. h. Spaltung und Drainage der Abszesse (Sauerstoffzuführung), ist die größte Bedeutung zuzumessen. Begleitend dazu sollte eine **Chemotherapie** durchgeführt werden. Alle Anaerobier sind gegen Aminoglykoside resistent. Eine hohe Resistenzquote besteht auch gegenüber Tetrazyklinen. Wegen einer Betalaktamaseproduktion sind diese Erreger zunehmend auch gegen Penicilline (Mezlocillin, Piperacillin) resistent. Gegen andere Chemotherapeutika, vor allem **Metronidazol** und **Chloramphenicol**, aber auch **Clindamycin**, sind die Bacteroidaceae empfindlich, jedoch muss immer die Begleitflora berücksichtigt werden. Resistenzprüfungen sind nicht die Regel, zumal die Anaerobierdiagnostik nicht selten 1–2 Wochen in Anspruch nimmt.

Therapie: Neben der **chirurgischen Intervention** (Abszessspaltung und Drainage) kommt die **Chemotherapie** mit **Metronidazol**, **Chloramphenicol** u. a. in Betracht. Anaerobier sind immer resistent gegen Aminoglykoside und häufig gegen Tetrazykline und Penicilline. Resistenzprüfungen sind wegen der langen Kulturzeiten nicht üblich.

2.16 Rickettsiaceae

2.16.1 Rickettsia

2.16 Rickettsiaceae

2.16.1 Rickettsia

▶ **Definition:** Das Genus Rickettsia umfasst pleomorphe, kokkoide oder kurze Stäbchenbakterien (0,5–1,5 µm), die ausschließlich intrazellulär leben. Menschenpathogene Rickettsia-Spezies werden von Arthropoden übertragen.

◀ **Definition**

Klassifikation: Die humanpathogenen Spezies der Gattung Rickettsia lassen sich in drei Gruppen zusammenfassen. Einen Überblick gibt Tab. **D-2.43**.

Klassifikation: Einen Überblick gibt Tab. **D-2.43**.

Pathogenese: Rickettsia wird mit den Fäzes von **Arthropoden**, bei Zecken auch durch den Speichel (Saugakt), auf den Menschen übertragen. Hier befallen sie die Endothelzellen der kleinen Blutgefäße, in denen sie sich vermehren. Nach Eindringen in die Wirtszelle liegen die Bakterien in einer Vakuole, die nach Fusion der Lysosomen stark angesäuert wird. Dennoch können die Rickettsien sich darin halten und vermehren, so dass allmählich die Vakuole sich ausdehnt und den ganzen Zellleib einnimmt bis schlussendlich die Wirtszelle abstirbt.

Pathogenese: Rickettsia wird von Arthropoden auf den Menschen übertragen. Hier befallen sie die Endothelzellen der kleinen Blutgefäße, in denen sie sich vermehren. Durch die Zerstörung der Wirtszellen können sich die Erreger schubweise mit dem Blutstrom verbreiten und immer neue Zellen befallen.

D-2.43 **Humanmedizinisch wichtige Spezies des Genus Rickettsia**

Spezies	*Krankheit*	*Vektor*	*Erregerreservoir*	*Vorkommen*
Fleckfieber-Gruppe				
R. prowazekii	klassisches Fleckfieber	Läuse	Mensch, Ziege, Schaf, Flughörnchen	heute nur noch in Mittel-, Südamerika und Afrika
R. typhi	murines Fleckfieber	Rattenfloh	Ratte	weltweit
R. canada	Fleckfieber (selten!)	Zecken	Kaninchen	Nordamerika
Zeckenbissfieber-Gruppe				
R. akari	Rickettsienpocken	Milben	Mäuse, Ratten	Nordamerika (Ostküste), Afrika, Korea, Russland
R. australis	Queensland-Zeckenbissfieber	Zecken	kleine Beuteltiere	Australien
R. conorii	Fièvre boutonneuse, Mittelmeerfleckfieber	Zecken	wilde Nagetiere	Mittelmeerraum, Vorderer Orient, Indien, Afrika
R. rickettsii	Rocky Mountain spotted fever	Zecken	Nagetiere, Hunde	Amerika
Tsutsugamushi-Fieber-Gruppe				
R. tsutsugamushi	Japanisches Fleckfieber	Milben	Nagetiere, Vögel	Indien, Ostasien, Nordaustralien

Durch die Zerstörung können sich die Erreger schubweise mit dem Blutstrom verbreiten und immer neue Zellen befallen. Es resultieren zahlreiche kleine Läsionen, wobei das pathologische Geschehen durch Einwanderung von Entzündungszellen, Thrombosierungen von Kapillaren und Hyperplasien der Gefäßendothelien getragen wird. In der Folge entstehen Nekrosen, die als Eschar bezeichnet werden, und petechiale Blutungen.

Klinik:

- **Fleckfieber:** Klassischer Erreger des Fleckfiebers ist **R. prowazekii**. Die Krankheit beginnt mit **grippeartigen Symptomen**. Die Körpertemperatur steigt bis auf 41 °C, um für mindestens 10 Tage als Kontinua so zu bleiben. Das **makulöse Exanthem** breitet sich vom Stamm schnell auf die Extremitäten aus, wobei das Gesicht ausgespart bleibt. Die Letalität liegt bei unbehandelter Krankheit zwischen 10 und 20 % und erhöht sich beim Auftreten von Sekundärinfektionen. Das klassische Fleckfieber kommt heute nur in Ostafrika und in Südamerika endemisch vor.

Klinik:

- **Fleckfieber:** Klassischer Erreger des Fleckfiebers (auch als Läusefleckfieber und im angelsächsischen Schrifttum irreführend als „typhus" oder „typhus fever" bezeichnet) ist **R. prowazekii.** Nach einer Inkubationszeit von 10–14 Tagen beginnt die Krankheit mit **grippeartigen Symptomen.** Innerhalb von 2–4 Tagen steigt die Temperatur bis auf 41 °C, um für mindestens 10 Tage als Kontinua so zu bleiben. Zwischen dem 4. und 7. Krankheitstag tritt ein **makulöses Exanthem** auf, das sich vom Stamm schnell auf die Extremitäten ausbreitet, das Gesicht ausspart und sich als „buntes Bild" (hochrote, livide, blassrosa Flecken, neben Petechien als Ausdruck der Gefäßschädigungen) darbietet. Charakteristisch sind **schwere Kopfschmerzen** sowie mehr oder minder ausgeprägte neurologische und psychiatrische Symptome (Unruhe, Gewalttätigkeit, Tremor, Sprachstörungen, Meningismus u. a.).
  Auf eine 4–5 Tage dauernde Entfieberung folgt die Phase der Rekonvaleszenz, die sich über mehrere Monate erstrecken kann.
  Die Letalität liegt bei unbehandelter Krankheit zwischen 10 und 20 % und erhöht sich beim Auftreten von Sekundärinfektionen, die vor allem bei älteren Menschen nicht selten sind (Meningitis, Pneumonien, Karditiden etc.). Das klassische Fleckfieber hat an Bedeutung heute verloren. Während in Europa zur Zeit der beiden Weltkriege noch Millionen Menschen an Fleckfieber verstarben, ist es heute infolge der Vernichtung der Kleiderlaus (Anwendung von Insektiziden) verschwunden. In Ostafrika und in Südamerika (Schwerpunkt Andentäler) tritt die Krankheit jedoch immer noch endemisch auf.

▶ Merke

▶ **Merke:** Auch nach „Ausheilung" der Krankheit können Erreger im Körper bis zu 30 Jahre unbemerkt persistieren, um dann irgendwann ein Rezidiv der Krankheit im Sinne endogener Zweitinfektion (Absinken des Antikörpertiters) zu bewirken. Dieses Rezidiv wird als **Morbus Brill-Zinsser** bezeichnet und verläuft sehr viel milder als die Ersterkrankung.

D-2.94 **Zeckenbissfieber**

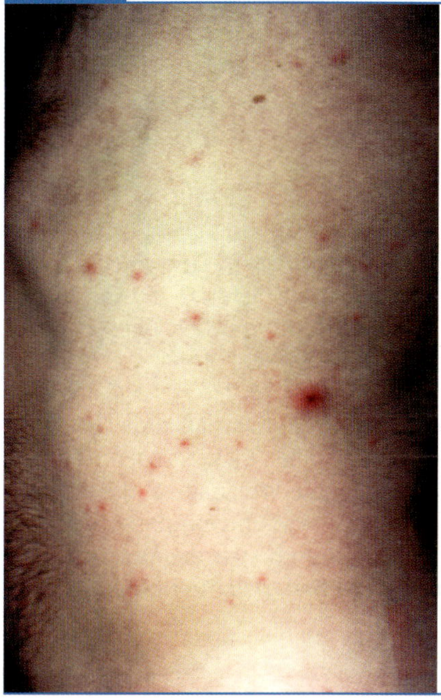

Zeckenbissfieber bei einem Urlaubsheimkehrer: makulopapulöses Exanthem, die Zecken-„Biss"-Stelle ist deutlich zu erkennen.

D-2.94

- **Murines Fleckfieber:** Klassischer Erreger des murinen Fleckfiebers ist **R. typhi.** Die Krankheit kommt zur Zeit in Mitteleuropa nicht vor. Sie ähnelt dem Fleckfieber, ist jedoch kürzer und weniger schwer. Erregerreservoir sind Ratten, die Übertragung auf den Menschen erfolgt durch Flöhe und Läuse.
- **Rocky Mountain spotted fever:** Das Rocky Mountain spotted fever, verursacht durch **R. rickettsii**, ist charakteristischer Vertreter der Zeckenbissfieber-Gruppe (Tab. **D-2.43**). Der Erreger wird durch Zecken-„Biss" (eigentlich ein Stich) auf den Menschen übertragen. Nach ca. einer Woche Inkubationszeit beginnt die Krankheit sehr heftig mit Schüttelfrost. Ähnlich wie beim Fleckfieber kann ein sich ausbreitendes makulopapulöses Exanthem entstehen (Abb. **D-2.94**). Charakteristisch für das Zeckenbissfieber sind ein **Ulkus mit rotem Saum und schwarzer Zentralnekrose** an der Stelle des Zecken-„Bisses" („cigarette burn lesion") sowie eine **regionale Lymphadenopathie**. Der weitere Krankheitsverlauf ist mit dem Fleckfieber vergleichbar, die Fieberkontinua ist jedoch meist länger. Unbehandelt liegt die Letalität bei 20 %.
- **Fièvre boutonneuse:** Dessen Erreger, **R. conori,** wird durch Hunde aus dem Mittelmeerraum eingeschleppt. Die Krankheit und andere Arten des Zeckenbissfiebers verlaufen unter der gleichen Symptomatik wie das Rocky Mountain spotted fever (s. o.), jedoch insgesamt gutartiger.
- **Rickettsienpocken:** Infektionen mit **R. akari** rufen ein Exanthem hervor, dessen Effloreszenzen denen der Windpocken ähneln (daher der Name).
- **Japanisches Fleckfieber:** Das **Tsutsugamushi-Fieber** wird von **R. tsutsugamushi** verursacht. Die Übertragung erfolgt durch blutsaugende Larven verschiedener Milbenarten. Das Krankheitsbild entspricht weitgehend dem des klassischen Fleckfiebers. Das Exanthem ist lediglich großfleckiger und die regionalen Lymphknoten an der Eintrittspforte des Erregers sind schmerzhaft vergrößert. Das Japanische Fleckfieber ist auf Japan, Südostasien und einige Pazifikinseln beschränkt. Die Prophylaxe besteht im Einsatz milbenabtötender Substanzen, mit denen Bettwäsche und Kleidung imprägniert werden.

Nachweis: Methode der Wahl ist der **Antikörpernachweis** im Serum des Patienten. Die klassische Methode ist die **Weil-Felix-Reaktion.** Sie beruht auf der Tatsache, dass Antikörper gegen Rickettsien mit Oberflächenantigen bestimmter Proteusstämme kreuzreagieren. Auf diese Weise können Rickettsien der Fleck-

- **Murines Fleckfieber:** Erreger ist **R. typhi.** Die Erkrankung kommt in Mitteleuropa nicht vor.
- **Rocky Mountain spotted fever:** Nach Übertragung des Erregers (**R. rickettsii**) durch Zeckenstich beginnt die Erkrankung sehr heftig mit Schüttelfrost, es entsteht ein sich ausbreitendes makulopapulöses Exanthem (Abb. **D-2.94**). Typisch sind ein **Ulkus mit rotem Saum und schwarzer Zentralnekrose** an der Stelle des Zeckenstiches („cigarette burn lesion") sowie eine regionale Lymphadenopathie.
- **Fièvre boutonneuse:** Die Krankheit verläuft milder als das Rocky Mountain spotted fever. Erreger ist **R. conori**.
- **Rickettsienpocken: R. akari** ist Erreger eines windpockenähnlichen Exanthems.
- **Japanisches Fleckfieber.** Das **Tsutsugamushi-Fieber** wird von **R. tsutsugamushi** verursacht. Die Übertragung erfolgt durch blutsaugende Larven verschiedener Milbenarten. Das Krankheitsbild entspricht weitgehend dem des klassischen Fleckfiebers.

Nachweis: Methode der Wahl ist der **Antikörpernachweis** im Serum. Die klassische Methode ist die **Weil-Felix-Reaktion.** Für die Komplementbindungsreaktion stehen gruppenspezifische Antigene zur Verfügung.

fiebergruppe mit dem Proteus-Stamm OX 19, Rickettsien der Zeckenbissfieber-Gruppe mit OX-2 (teilweise auch OX-19, negativer Ausfall jedoch bei den Rickettsienpocken durch R. akari) und Rickettsien des Japanischen Fleckfiebers mit OX-K nachgewiesen werden. Für die Komplementbindungsreaktion stehen gruppenspezifische, lösliche Antigene zur Verfügung. Daneben existieren speziesspezifische, unlösliche Antigene, mit denen eine Diagnose mittels EIA oder Immunfluoreszenz möglich ist.
Der direkte Rickettsiennachweis aus Blut und Gewebe ist prinzipiell möglich, jedoch unzuverlässig und mit großer Infektionsgefahr verbunden. Er wird deshalb heute nicht mehr durchgeführt. Die Kultur erfolgt im Tierversuch, wobei Mäusen oder Meerschweinchen das Untersuchungsmaterial intraperitoneal injiziert wird. Die Rickettsien werden dann nach Tötung der Tiere in deren Milz oder im Peritonealexsudat färberisch nachgewiesen.

Therapie: Tetrazykline und Chloramphenicol.

Therapie: Tetrazykline oder **Chloramphenicol** führen innerhalb von 1–2 Tagen zur Entfieberung und sind die Mittel der Wahl bei allen Rickettsiosen. Ketolide, Chinolone und Rifampicin haben ebenfalls eine gute Wirkung auf diesen Erreger. Alkalinisierende, lysosomotrope Substanzen wie Chloroquin können den pH in der Vakuole der Wirtszelle anheben, wodurch sich die Vermehrungsbedingungen für die Rickettsien verschlechtern und gleichzeitig die Aktivität der Antibiotika steigt.

2.16.2 Ehrlichia

2.16.2 Ehrlichia

▶ Definition

▶ **Definition:** Die Ehrlichien sind nahe verwandt mit den Rickettsien und können aufgrund ihres biologischen Verhaltens, nämlich ihrer Affinität für bestimmte hämatopoetische Wirtszellen, in denen sie sich obligat intrazellulär vermehren, in zwei Gruppen eingeteilt werden:

- **Monozytär: humane monozytäre Ehrlichiose,** hervorgerufen durch E. chaffeensis (verwandt mit E. canis).
- **Granulozytär: humane granulozytäre Ehrlichiose,** hervorgerufen durch humane granulozytäre Ehrlichia (verwandt mit **E. phagocytophila**).

Bedeutung: Unter den durch Zecken übertragenen Krankheiten verdienen auch Ehrlichiosen Aufmerksamkeit.

Bedeutung: Die von der Gattung Ehrlichia hervorgerufenen **Ehrlichiosen** spielen neben der FSME und der Borreliose eine Rolle bei den durch Zecken übertragenen Krankheiten des Menschen.

Pathogenese: Die Erreger vermehren sich in Vakuolen der Phagozyten von retikuloendothelialen Organen.

Pathogenese: Nach der Inokulation durch einen Zeckenstich gelangen die Erreger hämatogen in die retikuloendothelialen Organe, wo sie die Phagozyten infizieren. Sie liegen intrazellulär im Zytoplasma der Wirtszelle innerhalb von Vakuolen, die von einer Membran der Wirtszelle umgeben sind, und vermehren sich dort zu Mikrokolonien (Morula).

Klinik: Ein Großteil der Infektionen verläuft klinisch inapparent. Als typische Opportunisten können diese Erreger aber im Alter oder bei Abwehrschwäche eine fieberhafte Allgemeininfektion auslösen. Sogar schwere Komplikationen sind möglich.

Klinik: Ein Großteil der Infektionen verläuft **klinisch inapparent.** Als typische Opportunisten können diese Erreger aber im Alter oder bei Abwehrschwäche eine fieberhafte Allgemeininfektion mit Schüttelfrost, Abgeschlagenheit (Myalgie), Arthralgie, Kopfschmerzen und Übelkeit auslösen. Sogar schwere Komplikationen wie Pneumonie, Sepsis und ZNS-Symptome sind bei Anfälligkeit möglich. Obwohl meistens eine spontane Ausheilung innerhalb einer Woche erfolgt, gibt es letale Verläufe.

Nachweis: Eine Leukopenie und Thrombozytopenie begleitet von erhöhtem CRP und Leberwerten ist ein Hinweis. Indirekt und im Nachhinein lässt sich die Ehrlichiose durch Antikörper im Blut beweisen.

Nachweis: Eine Leukopenie und Thrombozytopenie begleitet von erhöhtem CRP und Leberwerten ist ein Hinweis. Im buffy coat sieht man intrazytoplasmatische Einschlüsse. Auch mit moleklularbiologischen Methoden kann man die Erreger identifizieren. Indirekt und im Nachhinein lässt sich die Ehrlichiose durch Antikörper im Blut beweisen.

Therapie: Tetrazykline, Rifampicin und Chinolone sind wirksam.

Therapie: Betalaktamantibiotika sind gegen diese Erreger unwirksam, nicht zuletzt, weil sie sich auch intrazellulär befinden. Dagegen sind **Tetrazykline, Rifampicin** und **Chinolone** wirksam, wenn die Therapie über 10–14 Tage erfolgt.

2.17 Chlamydiaceae

2.17 Chlamydiaceae

◀ Definition

▶ **Definition:** Chlamydien sind unzweifelhaft Bakterien, da sie sowohl DNA als auch RNA besitzen. Sie unterscheiden sich jedoch von allen anderen Bakterienfamilien durch ihre geringe Größe (kleinste Einheit ca. 0,2 μm), einen speziellen Vermehrungszyklus, der nur innerhalb einer Wirtszelle stattfinden kann (obligater Zellparasitismus) und die Existenz von zwei verschiedenen zellmorphologischen Erscheinungsformen, den Elementar- und Initialkörperchen (s. u.).

◀ Merke

▶ **Merke:** Chlamydien zeigen fast alle Strukturmerkmale von Bakterien, und zwar von gramnegativen Bakterien. Was ihnen aber fehlt, ist ein Peptidoglykansakkulus. Auffällig ist noch eine funktionelle Schwäche: Sie sind völlig abhängig von der Energielieferung durch ATP der Wirtszelle. Daher die **obligat intrazelluläre Vermehrung.**

Klassifikation. Die Gattung Chlamydia unterteilt sich in:
- C. trachomatis,
- C. pneumoniae,
- C. psittaci.

Klassifikation: Innerhalb dieser Gruppe von Bakterien spielen in der Medizin eine Rolle:
- Chlamydia trachomatis,
- Chlamydia pneumoniae,
- Chlamydia psittaci.

Alle Chlamydien besitzen ein zellwandständiges Antigen (Lipopolysaccharid), eine Tatsache, die diagnostisch verwertet werden kann.

Pathogenese: Es gibt zwei Erscheinungsformen:
- **Elementarkörperchen** garantieren das Überleben außerhalb der Wirtszelle und sind die infektiöse Form dieser Bakterien. Nach Phagozytose durch die Wirtszelle liegen sie intrazellulär in einem Phagosom; dort ist ihre Vermehrung erst möglich. Sie beginnen sich als
- **Initialkörperchen** zu teilen. Das dadurch gefüllte Phagosom dominiert als sog. **Einschlusskörperchen.** 2–3 Tage nach der Infektion lysiert die Wirtszelle und setzt die Elementarkörperchen frei, die erneut Zellen befallen.

Pathogenese: Chlamydien treten in zwei Erscheinungsformen auf:
- **Elementarkörperchen:** Sie sind die eigentlich infektiöse Form der Chlamydien. Es handelt sich um sehr kleine, kokkoide Zellen (ca. 0,2 μm), die das Überleben des Keimes außerhalb der Wirtszelle garantieren. Da Chlamydien kein ATP synthetisieren können, ist eine Vermehrung in dieser Form nicht möglich. Das Elementarkörperchen muss Kontakt mit der Wirtszelle gewinnen, an deren Membran es sich anheftet. Es lässt sich von der Wirtszelle phagozytieren, wo es sich dann innerhalb eines Phagosoms befindet. Das Elementarkörperchen wandelt sich nun, es wird ca. 1 μm groß und beginnt sich als
- **Initialkörperchen** zu teilen. Die Phagosomenvakuole füllt sich mit Initialkörperchen und dominiert als sog. **Einschlusskörperchen.** Einige Initialkörperchen wandeln sich langsam wieder in Elementarkörperchen zurück (Kondensation); 2–3 Tage nach Infektion der Wirtszelle geht diese zugrunde, lysiert und setzt Chlamydien frei. Während die Initialkörperchen zugrunde gehen, können Elementarkörperchen erneut Zellen befallen.

Chlamydia psittaci

Chlamydia psittaci

◀ Definition

▶ **Definition:** C. psittaci ist der Erreger der **Psittakose („Papageienkrankheit“).** Der Name ist historisch entstanden, da man ursprünglich nur Papageienvögel als Erregerreservoir kannte. Heute weiß man, dass auch andere Vögel Ausgangspunkt einer humanen Infektion sein können. Es ist deshalb sinnvoller, vom Krankheitsbild der **Ornithose** zu sprechen.

Klassifikation: Es existieren mehrere typspezifische Biovare.

Klassifikation: Die Spezies C. psittaci hat mehrere typspezifische antigene Biovare.

Pathogenese: Die Infektion erfolgt in der Regel durch Einatmen erregerhaltigen Staubes (Vogelkot). Durch Zellschädigung entsteht eine akute entzündliche Reaktion v. a. im Respirationstrakt.

Pathogenese: Der Mensch infiziert sich durch Einatmung erregerhaltigen Staubes (Vogelkot), seltener durch Schmierinfektionen. Neben Vögeln sind auch Säugetiere (Katzen, Rinder, Schafe) als Infektionsquelle beschrieben. Die Bakterien befallen die Zellen des Respirationstraktes, die sie im Zuge ihres Vermehrungszyklus schwer schädigen. Dies führt zu einer akuten, entzündlichen Reaktion.

Klinik: Eine plötzlich oder allmählich beginnende atypische Pneumonie.

Klinik: Die Inkubationszeit beträgt 1–2 Wochen, dann entwickelt sich eine **atypische Pneumonie,** die sich plötzlich mit Schüttelfrost, aber auch nach tagelangem, langsamem Temperaturanstieg entwickelt; manchmal treten Hauterscheinungen auf, die an Typhusroseolen erinnern. Durch hämatogene Streuung können in schweren Fällen auch Leber (Ikterus), Milz und ZNS (Bewusstseinstrübung) betroffen sein.

Nachweis: Die Anzüchtung der Erreger in Hühnerei- oder Zellkulturen wird häufig durch die serologische Diagnostik ersetzt, die jedoch nicht spezifisch ist und auch bei anderen Chlamydieninfektionen positiv ausfällt.

Nachweis: Theoretisch kann der Erreger aus Sputum und anderem Untersuchungsmaterial in Hühnerei- oder Zellkulturen gezüchtet und dann durch spezielle Antiseren bestimmt werden. In der Praxis erfolgt die Diagnose häufig serologisch durch den Nachweis eines hohen Titers von Antikörpern (KBR, Titeranstieg unter der klinischen Symptomatik). Die Serologie erfasst in der Regel jedoch das Gattungsantigen der Chlamydien, ist also nicht speziesspezifisch. Positive Ergebnisse finden sich auch bei anderen Chlamydieninfektionen.

Therapie: Tetrazykline, Makrolide.

Therapie: Tetrazykline und Makrolide sind wirksam. Sulfonamide sind absolut unwirksam, da Chlamydien keine Folsäuresynthese betreiben können, ebenso Betalaktamantibiotika, wegen des Fehlens von Peptidoglykan.

▶ Merke

▶ **Merke:** Der Nachweis von C. psittaci ist nach Infektionsschutzgesetz **meldepflichtig**.

Epidemiologie: Weltweites Vorkommen.

Epidemiologie: Die Krankheit kommt weltweit vor.

▶ Exkurs

▶ **Exkurs:** Exotische Ziervögel müssen vor dem Verkauf veterinärmedizinisch untersucht werden. Befallene Bestände können durch Zusatz von Tetrazyklinen zum Futter saniert werden (mindestens 3 Monate therapieren!).

Chlamydia trachomatis

Klassifikation: Die Gattung C. trachomatis wird in die menschenpathogenen Formen **„trachoma“** und **„lymphogranuloma venerum“** unterteilt (Tab. **D-2.44**).

Chlamydia trachomatis

Klassifikation: Die Gattung Chlamydia trachomatis wird in zwei Biovare unterteilt, nämlich **„trachoma“** und **„lymphogranuloma venereum“.** Bei den menschenpathogenen Biovaren trachoma und lymphogranuloma venereum werden mehrere Serovare unterschieden, die bei den einzelnen Infektionskrankheiten mit unterschiedlicher Häufigkeit gefunden werden. Einen Überblick gibt Tab. **D-2.44**.

D-2.44

D-2.44 Durch C. trachomatis verursachte Infektionskrankheiten

Krankheit	*Biovar*	*Serovare*
Trachom	trachoma	A–C
Einschlusskonjunktivitis	trachoma	D–K
Urogenitalinfektionen	trachoma	D–K
Lymphogranuloma venereum	lymphogranuloma venereum	L_{1-3}

Klinik und Nachweis:

- **Trachom:** Die **chronische follikuläre Keratokonjunktivitis** kommt weltweit vor. 6 Millionen Menschen sind durch diese Infektion erblindet.
  Die Krankheit beginnt schleichend. Die akute Entzündung führt zu zellulären Infiltraten (Follikeln, Abb. **D-2.95**), die zu Vaskularisierungen und Narbenbildungen auf der Kornea führen können und die Gefahr einer **Erblindung** mit

Klinik und Nachweis:

- **Trachom** („Ägyptische Augenkrankheit“): Hierbei handelt es sich um eine **chronische follikuläre Keratokonjunktivitis,** die weltweit vorkommt, jedoch in Nordafrika, dem Vorderen Orient und Indien besonders häufig zu finden ist. 400 Millionen Menschen sollen weltweit betroffen sein, 6 Millionen Blinde gehen auf das Konto dieser Augeninfektion. Betroffen sind vor allem Menschen, die in schlechten hygienischen Verhältnissen leben und über Jahre hinweg exponiert sind. Die Infektion erfolgt sowohl direkt über die eitrig-schleimigen Sekretionen der Entzündung als auch indirekt über Bedarfsgegenstände des täglichen Lebens.

Die Krankheit beginnt schleichend (Inkubationszeit 2–9 Jahre). Die akute Entzündung führt zu zellulären Infiltrationen, den so genannten Follikeln (Abb. **D-2.95**), die zu Vaskularisierungen und Narbenbildung auf der Kornea führen können und die Gefahr einer **Erblindung** nach sich ziehen. Alle Variationen von der völligen komplikationslosen Ausheilung bis zur Ausbildung schwerer Kornealnekrosen sind möglich. Die Krankheit hinterlässt keine Immunität, kann also wiederholt auftreten.

sich bringen. Die Krankheit hinterlässt keine Immunität.

Die Diagnose erfolgt klinisch und durch den **Nachweis von „Einschlusskörperchen“** in Zellen der Konjunktiva (zytologischer Nachweis: Ausstreichen eines Abstriches aus dem Konjunktivalsack auf einem Objektträger und Färbung nach Giemsa). Prinzipiell kann der Erreger auch in Zellkulturen gezüchtet werden, was jedoch sehr aufwändig ist.

Die Diagnose erfolgt klinisch und durch den **Nachweis von „Einschlusskörperchen“** in Zellen der Konjunktiva.

- **Einschlusskonjunktivitis:** Diese Erkrankung ist die „harmlose“ Variante des Trachoms. Sie gehört jedoch letztendlich zu den sexuell übertragenen Infektionen, weil die Serovare D–K beteiligt sind. Betroffen sind vor allem **Neugeborene**, die sich unter der Geburt in den Geburtswegen infizieren. Bis zu 6 % aller Neugeborenen erkranken.
  Erwachsene infizieren sich in Schwimmbädern, wo durch ungenügende Chlorung Chlamydien aus dem Genitalbereich der Badegäste im Wasser überleben können **(Schwimmbadkonjunktivitis,** Abb. **D-2.96)**. Nach einer Inkubationszeit von 2–25 Tagen entwickelt sich eine akute eitrige Konjunktivitis, die mehr oder minder lange bestehen kann, dann aber komplikationslos ausheilt. Nur in seltenen Fällen kommt es zur Narbenbildung und Eintrübung der Kornea. Bei Neugeborenen ist die Gefahr eines Lungen- oder ZNS-Befalls nicht völlig auszuschließen.

- **Einschlusskonjunktivitis:** Betroffen sind vor allem **Neugeborene**, die sich in den Geburtswegen der Mutter infizieren. Erwachsene infizieren sich in Schwimmbädern, wo durch ungenügende Chlorung Chlamydien aus dem Genitalbereich der Badegäste im Wasser überleben können **(Schwimmbadkonjunktivitis,** Abb. **D-2.96)**. Es entwickelt sich eine akute eitrige Konjunktivitis, die aber komplikationslos ausheilt.

- **Genitalinfektionen:** Bis zu 60 % der **Nichtgonokokken-Urethritis (NGU)** des Mannes wird durch C. trachomatis verursacht. Infektionsquelle ist fast immer der weibliche Sexualpartner, der gelegentlich keinerlei Symptome zeigt. Neben der Urethritis können beim Mann **Epididymitis** und **Prostatitis,** bei der Frau neben **Urethritis** auch **Zervizitis, Endometritis** und **Salpingitis**

- **Genitalinfektionen:** Bis zu 60 % der **Nichtgonokokken-Urethritis (GNU)** des Mannes wird durch C. trachomatis verursacht. Infektionsquelle ist fast immer der weibliche Sexualpartner, der oft

D-2.95 Trachom

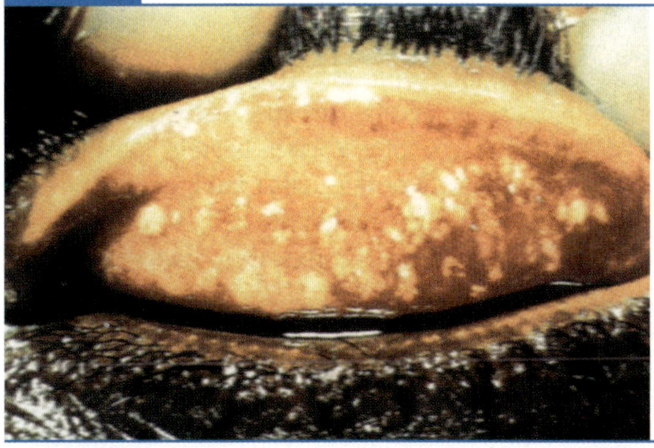

Avaskuläre, gelblich-weiße, leicht erhabene Follikel an der Conjunctiva tarsi des Oberlides.

D-2.95

D-2.96 Schwimmbadkonjunktivitis

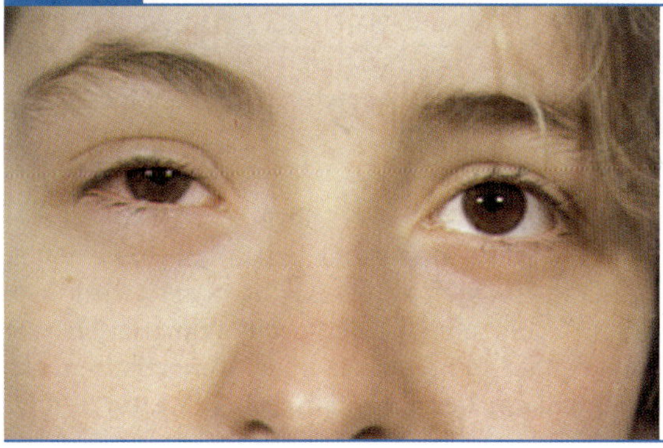

Schwimmbadkonjunktivitis und Lidödem des rechten Auges durch Chlamydia trachomatis.

D-2.96

D-2.97

D-2.97 Folgen einer Infektion mit Chlamydia trachomatis

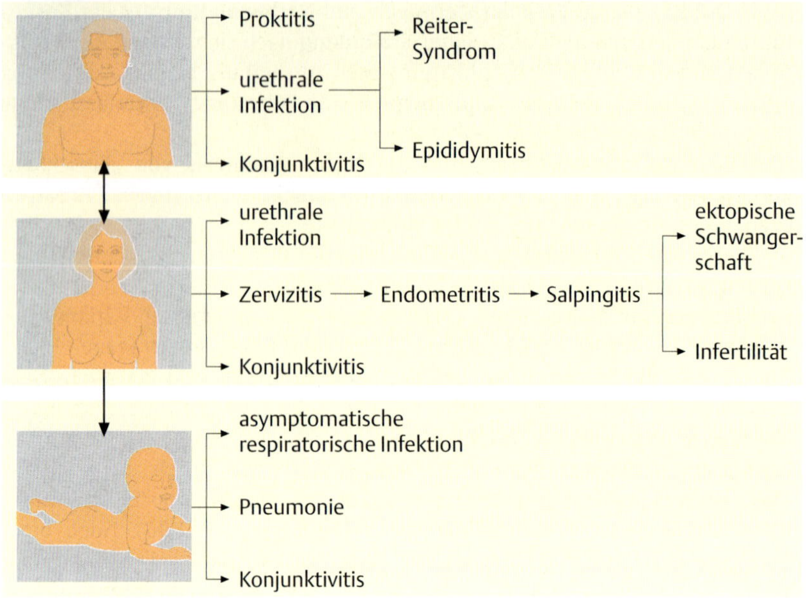

Serovar D – K beim Mann, bei der Frau und beim Neugeborenen.

keinerlei Symptome zeigt. Die Diagnose erfolgt mikroskopisch (Immunfluoreszenz). Einsatz finden auch EIA und PCR.

auftreten. Komplikationen bei der Frau sind – durch die aus dem Genitalbereich aufsteigenden Infektionen – Peritonitis, Perihepatitis und als Folge von Tubenverklebungen **Infertilität** und **ektopische Schwangerschaften** (Abb. **D-2.97**).

Die Labordiagnose erfolgt hier im direkten mikroskopischen Nachweis der Elementarkörperchen durch Immunfluoreszenz, unter Einsatz markierter monoklonaler Antikörper. Auch mittels EIA lässt sich Antigen nachweisen. Weiterhin stehen heute molekularbiologische Methoden wie Gensonden und PCR (amplifiziert wird ein Gen auf einem kryptischen Plasmid, das in wenigen Stämmen fehlen kann) zur Verfügung, um spezifisch, sensitiv und schnell die Infektion zu dokumentieren. Der Vorteil besteht darin, dass eben auch abgestorbene Bakterien erfasst werden, selbst noch nach längeren Transportzeiten. Der kritische Punkt ist, dass möglichst zellreiches Material – evtl. durch Kürettage oder im Abstrich zur Untersuchung kommt.

▶ Exkurs

▶ **Exkurs:** Oft besiedeln Chlamydien gleichzeitig die Urethra und die Genitalschleimhäute (z. B. Zervix). Da die PCR hochempfindlich ist, genügt oft schon die Untersuchung von Urin, selbst wenn dort nur einige wenige Chlamydien vorkommen. Jedoch sollte die 1. Portion („first void urine") und nicht Mittelstrahlurin untersucht werden, weil in der ersten Portion noch eher einige Epithelzellen mit Chlamydien enthalten sind. Der Zervixabstrich ist viel aufwändiger; da die Portio und die Schleimhäute durch die Entzündung auch sehr gereizt und brüchig sind, führt ein Tupferabstrich von der Zervix nach Spekulumeinstellung oft zu blutenden Verletzungen.

- **Lymphogranuloma venereum:** Geschlechtskrankheit, die bevorzugt in warmen Regionen bei Menschen mit niedrigem Sozialstatus vorkommt. An der Eintrittspforte bildet sich eine **herpetiforme Primärläsion**, die ulzerös zerfällt. Im weiteren Verlauf kommt es zu **schmerzhafter, eitriger Einschmel-**

- **Lymphogranuloma venereum** (Lymphogranuloma inguinale): Es handelt sich um eine Geschlechtskrankheit (s. STD, S. 645), die bevorzugt in warmen Regionen bei Menschen mit niedrigem Sozialstatus vorkommt.
Nach einer unbestimmten Inkubationszeit von 2–25 Tagen entwickelt sich an der Eintrittspforte des Erregers eine **herpetiforme Primärläsion**, die ulzerös zerfällt. Im weiteren Verlauf kommt es zu einer **schmerzhaften, eitrigen Einschmelzung des regionären Lymphknotens** (Abb. **D-2.98**). Erfolgt

D-2.98 Lymphogranuloma venereum

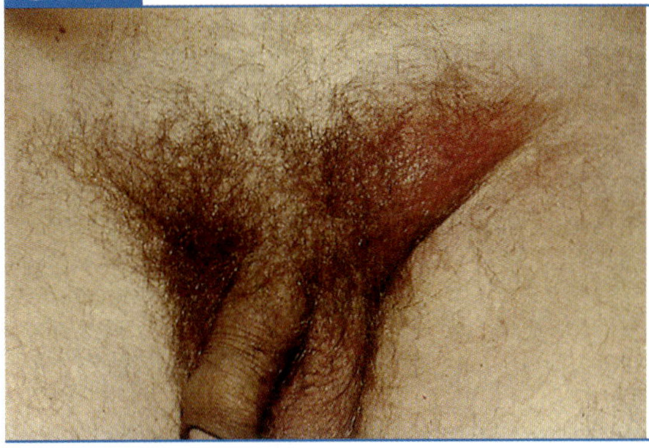

Einseitige Lymphknotenschwellung mit eitriger Einschmelzung.

keine Therapie, geht die Krankheit nunmehr in das chronische Stadium über, bei dem der fibröse Verschluss der Lymphbahnen und das Entstehen einer Elephantiasis der entsprechenden Körperregionen (Labien, Skrotum etc.) im Vordergrund stehen.
Die Diagnose erfolgt durch Isolierung des Erregers in Hühnerei- oder Zellkulturen. Der serologische Nachweis von Antikörpern (KBR) ist nicht spezifisch, er fällt auch bei anderen Chlamydieninfektionen positiv aus.

zung des regionären Lymphknotens (Abb. **D-2.98**). Die Diagnose erfolgt durch Isolierung des Erregers in Hühnerei- oder Zellkulturen.

▶ **Merke:** Das Lymphogranuloma venereum ist nicht zu verwechseln mit Granuloma inguinale (Erreger: Calymmatobacterium granulomatis)!

◀ **Merke**

Therapie: Während bei der Einschlusskonjunktivitis die lokale Applikation von Tetrazyklinen ausreicht, sollte beim Trachom eine 6-wöchige lokale Therapie durch eine systemische Gabe von Tetrazyklinen über 3 Wochen ergänzt werden.
Auch bei den Genitalinfektionen und dem Lymphogranuloma venereum sind **Tetrazykline** und **Makrolide** – systemisch verabreicht – Mittel der Wahl.

Therapie: Bei Chlamydieninfektionen sind **Tetrazykline** und **Makrolide** die Mittel der Wahl. Beim Tracheom sollte zusätzlich und bei der Einschlusskonjunktivitis ausschließlich eine lokale Therapie durchgeführt werden.

▶ **Merke:** Betalaktamantibiotika sind gegen Chlamydien absolut unwirksam, da diese Bakterien kein Pektidoglykan synthetisieren.

◀ **Merke**

Chlamydia pneumoniae

Es handelt sich um Chlamydien, die gewisse Ähnlichkeiten mit C. psittaci aufweisen, jedoch als Besonderheit **von Mensch zu Mensch** übertragen werden. Sie werden heute noch teilweise als **TWAR-Chlamydien** bezeichnet (ein Kunstbegriff aus der Laborbezeichnung der Erstisolate TW 183 und AR 39).
C. pneumoniae verursachen relativ milde verlaufende **Pneumonien**, die sich mit Makroliden oder Tetrazyklinen therapieren lassen. C. pneumoniae kann epidemieartig auftreten und möglicherweise Ursache der häufigsten Chlamydienerkrankungen des Menschen sein. Es wird vermutet, dass ein Viertel bis die Hälfte der erwachsenen Bevölkerung schon einmal Kontakt mit diesen Erregern hatte (positiver Antikörpernachweis.
In atheromatösen Plaques von Blutgefäßen findet man in einem hohen Prozentsatz C. pneumoniae, was die Theorie nährt, dass diese Bakterien bei der Entstehung eines Herzinfarktes ursächlich beteiligt sein könnten.

Chlamydia pneumoniae

Es handelt sich um eine neue Chlamydienspezies (TWAR-Chlamydien), die, durch direkten Kontakt von Mensch zu Mensch übertragen, eine milde Pneumonie verursachen können.
Therapie: Tetrazykline, Makrolide.

2.18 Mycoplasmataceae

▶ Definition

2.18 Mycoplasmataceae

▶ **Definition:** Mykoplasmen sind die kleinsten in zellfreien Nährmedien kultivierbaren Bakterien. Sie besitzen keine Zellwand. Ihre Zellmembran enthält Cholesterol, was für Prokaryonten außerordentlich ungewöhnlich ist. Sie sind ca. 0,3–0,8 µm groß. Mykoplasmen sind filtrierbar (Regelporengröße für bakterielle Filter: 0,45 µm), nicht ausschließlich wegen ihrer Kleinheit, sondern weil sie durch das Fehlen der Zellwand flexibel sind. Sie können beliebige Formen annehmen. Man findet Kugeln, Tropfen, Ringe, Scheiben, vor allem aber lange Fäden, die an Pilze erinnern (Name!) (Abb. **D-2.99**). Mykoplasmen wurden deshalb lange Zeit als Viren angesehen, was jedoch nicht der Fall ist, da sie immer beide Nukleinsäuren (DNA **und** RNA) besitzen. Das Genom ist allerdings sehr klein, was zur Folge hat, dass lebenswichtige Bausteine nicht selbst synthetisiert werden können (z. B. Cholesterol).

Klassifikation: Die Familie Mycoplasmataceae unterteilt sich in
- Mycoplasma,
- Ureaplasma,
- Acholeplasma.

Zu den humanmedizinisch wichtigen Arten s. Tab. **D-2.45**.

Klassifikation: Zellwandlose Prokaryonten finden sich in der Klasse der „Weichhäutigen": **Mollicutes.** Die Familie Mycoplasmataceae unterteilt sich in die Genera:
- Mycoplasma,
- Ureaplasma,
- Acholeplasma.

Die humanmedizinisch interessanten Spezies sind in Tab. **D-2.45** dargestellt.

Nachweis: Mykoplasmen können auf cholesterolhaltigen Spezialnährböden kultiviert werden, sie wachsen dann nach unterschiedlich langen Kulturzeiten (2–20 Tagen) in „spiegeleiförmigen" Kolonien (Abb. **D-2.100**).

Nachweis: Mykoplasmen können Cholesterol nicht selbst synthetisieren. Um ein Wachstum zu ermöglichen, muss es im Kulturmedium enthalten sein. Auf festen Nährmedien wachsen Mykoplasmen als typische „spiegeleiförmige" Kolonien (Abb. **D-2.100**). Mikroaerophiles oder anaerobes Milieu fördert das Wachstum. Die Kulturzeit liegt, je nach Spezies, bei 2–20 Tagen.

D-2.99

D-2.99 Mykoplasmen

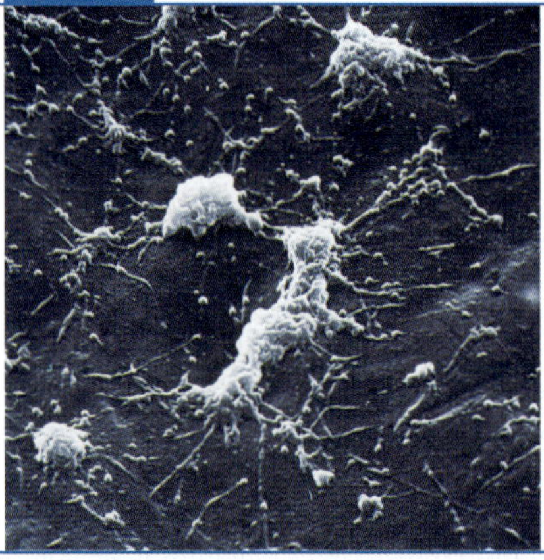

Mykoplasmen sind außerordentlich pleomorph. Hier die verzweigte filamentöse Struktur von M. pneumoniae.

D-2.45

D-2.45 Humanmedizinisch relevante Spezies der Familie Mycoplasmataceae

Spezies	*Vorkommen*	*Bedeutung*
M. buccale	Mundhöhle	opportunistisch pathogen
M. salvarium	Mundhöhle	beteiligt an Periodontalkrankheiten
M. pneumoniae	Respirationstrakt	bedeutendster humanpathogener Vertreter der Mykoplasmen (siehe Text)
M. fermentans	Genitalbereich	Urethritis
M. genitalium	Genitalbereich	Urethritis
M. hominis	Genitalbereich	Urethritis
U. urealyticum	Genitalbereich	Urethritis

D-2.100 **Kultur von Mycoplasma hominis**

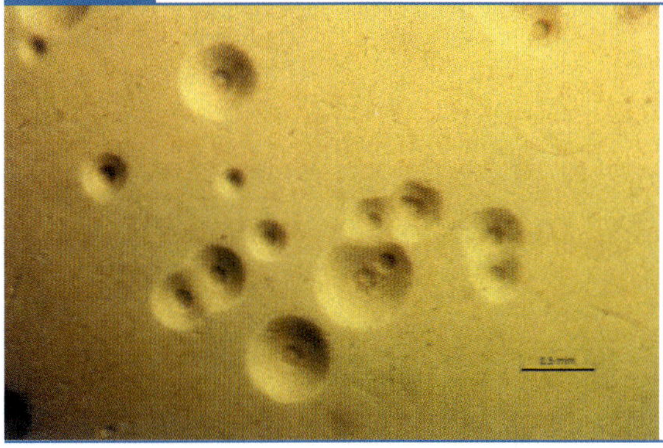

Typisch ist die „Spiegeleierform“ der Kolonien, die jedoch wegen der geringen Größe nur unter Lupenvergrößerung (1:25) beobachtet werden kann.

D-2.100

Mykoplasmen sind im Lichtmikroskop gerade noch sichtbar. Mit der Gramfärbung können sie gramnegativ dargestellt werden. Andere in der Mikrobiologie gebräuchliche Färbungen sind unbefriedigend. Die besten Möglichkeiten zur Betrachtung finden sich in der Phasenkontrast- oder Dunkelfeldmikroskopie.

2.18.1 Mycoplasma

Mycoplasma pneumoniae

Bedeutung: Mycoplasma pneumoniae gehört **nicht** zur normalen Flora des Menschen. Der Keim wird aerogen durch Tröpfchen, seltener durch Schmierinfektion übertragen. Die Kontagiosität von Mycoplasma pneumoniae ist sehr hoch: Bereits 100 Keime, deren Zielorgan der Respirationstrakt ist, können eine Infektionskrankheit verursachen.

Pathogenese: Mycoplasma pneumoniae haftet sich über Neuraminsäurerezeptoren an die Flimmerepithelzellen an. Durch Produktion von H_2O_2 und andere bislang unbekannte Faktoren werden die Zellen zerstört. Diese Bakterien können auch indirekt durch gezielte Störung des Immunsystems Krankheitssymptome auslösen. So produzieren sie **Superantigene,** welche zahllose, nicht nur antigenspezifische, T-Lymphozyten stimulieren, Zytokine zu sezernieren. Weiterhin sind Antigene, die mit körpereigenen Strukturen verwandt sind, kreuzreagierend; sie induzieren Antikörper, die dann für **Autoimmunphänomene** verantwortlich sind; so werden häufig **Kälteagglutinine** bei Infizierten nachgewiesen.

Klinik: Nach einer Inkubationszeit von durchschnittlich 3 Wochen kommt es in drei Viertel aller Fälle zu einer schweren „Erkältungskrankheit“ mit **Pharyngitis** oder **Tracheobronchitis.** Nur in 5–25 % entwickelt sich eine **atypische Pneumonie,** die mit Müdigkeit, Kopfschmerzen, Fieber und hartnäckigem Husten beginnt (Abb. **D-2.101**).

Krankheitsfolgen: Die Prognose ist im Allgemeinen gut. Als Folgeerkrankungen können auftreten: in ca. 3 % Meningitis, Polyradikulitis, Myelitis und andere Erkrankungen des ZNS. Weiterhin Karditiden, Pankreatitis, Erythema nodosum, Otitis media, Arthritiden, Anämie u. a.

Nachweis: Der kulturelle Nachweis von Mycoplasma pneumoniae ist sehr aufwändig und gehört nicht zum Routinebetrieb jeden Labors. Untersuchungsmaterial ist in der Regel ein Tupferabstrich aus dem Rachen. Dieser muss in einem Transportmedium gegen Austrocknung geschützt werden. Durch Zusatz von Penicillin zum Nährmedium wird die begleitende Rachenflora weitgehend eliminiert. Mykoplasmen sind wegen des Fehlens von Peptidoglykan (keine Zellwand!) immer gegen Penicillin unempfindlich.

2.18.1 Mycoplasma

Mycoplasma pneumoniae

Bedeutung: Der Keim wird aerogen durch Tröpfchen übertragen. Die Kontagiosität von Mycoplasma pneumoniae ist sehr hoch.

Pathogenese: Der Erreger heftet sich an die Flimmerepithelzellen des Respirationstraktes und zerstört sie. Durch **Superantigene** stimuliert er auch nicht antigenspezifische T-Lymphozyten, Zytokine zu sezernieren. Antigene, die mit körpereigenen Strukturen verwandt sind, induzieren Antikörper, die dann für **Autoimmunphänomene** verantwortlich sind.

Klinik: In ¾ aller Fälle kommt es zur **Pharyngitis** oder **Tracheobronchitis.** Nur in 5–25 % entsteht eine **atypische Pneumonie** (Abb. **D-2.101**).

Krankheitsfolgen: Die Prognose ist im Allgemeinen gut. Als Komplikationen können u. a. Erkrankungen des ZNS und Karditiden auftreten.

Nachweis: Der kulturelle Nachweis von M. pneumoniae ist sehr aufwändig und gehört nicht zum Routinebetrieb jeden Labors. Neben der Kultur besteht die Möglichkeit, durch kommerziell erhältliche Testkits über DNA-Hybridisierung den Direktnachweis von Mykoplasmen zu führen. Eine weitere Methode ist der Nachweis von Antikörpern durch KBR.

D-2.101

D-2.101 Mykoplasmenpneumonie

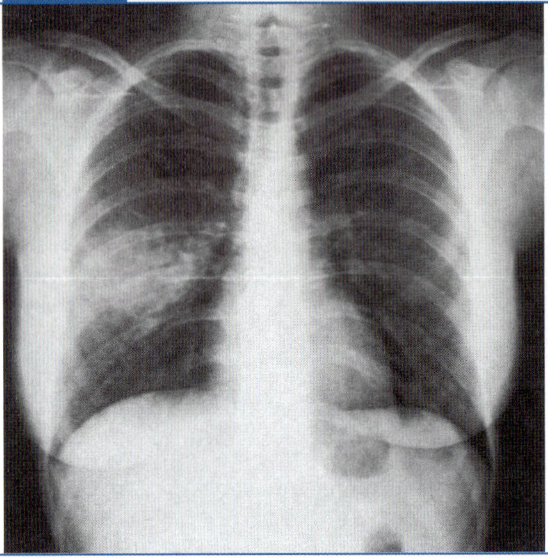

Streifige Verschattung des Mittellappens rechts.

Neben der Kultur besteht die Möglichkeit, über DNA-Hybridisierung oder PCR den Direktnachweis von Mykoplasmen zu führen.
Eine weitere Methode ist der Nachweis von Antikörpern durch KBR (seltener durch andere Verfahren, z. B. Hämagglutinationstest oder Immunfluoreszenz).

Therapie: Tetrazykline oder Makrolide.

Therapie: Die Therapie wird mit Tetrazyklinen oder Makroliden durchgeführt.

Epidemiologie: Schulkinder und junge Erwachsene werden am häufigsten befallen.

Epidemiologie: Schulkinder und junge Erwachsene werden am häufigsten befallen. Familiäre Häufungen und Ausbrüche in Gemeinschaftseinrichtungen erklären sich durch den Infektionsmodus und die hohe Kontagiosität.

Prophylaxe: Eine spezielle Prophylaxe besteht nicht.

Prophylaxe. Spezielle Prophylaxemaßnahmen können nicht durchgeführt werden.

▶ Merke

▶ **Merke:** Die Diagnose ist schwierig. Differenzialdiagnostisch muss immer auch an virusinduzierte Pneumonien, die Ornithose und das Q-Fieber gedacht werden.

Urogenitalmykoplasmen

Vermutlich werden ca. 40 % aller **nichtgonorrhoischen Urethritiden** (NGU) durch Urogenitalmykoplasmen verursacht (Tab. **D-2.46**).

Urogenitalmykoplasmen

Selbst bei gesunden Menschen können Ureaplasmen in der Urethra vorkommen (Tab. **D-2.46**). Unter Umständen, die noch nicht geklärt sind, können sie sich stark vermehren und eine lokale Entzündung induzieren. Angeblich sollen bis zu 40 % der **nichtgonorrhoischen Urethritiden (NGU)** dadurch bedingt sein. Der Beweis der Kultur ist andererseits schwierig und gelingt nur selten.
Gelegentlich werden diese Keime auch als Meningitiserreger bei Neugeborenen isoliert.

D-2.46

D-2.46 Im Urogenitalbereich vorkommende Mykoplasmen

Spezies	*Vorkommen*
Ureaplasma urealyticum	ca. 60 %
Mycoplasma hominis	ca. 20 %
Mycoplasma genitalium	ca. 15 %
Mycoplasma fermentans	ca. 3 %

Bei Mykoplasmeninfektionen im Urogenitalbereich spielt die serologische Diagnostik keine Rolle.
Therapeutisch ist zu berücksichtigen, dass M. hominis resistent gegen Erythromycin und U. urealyticum resistent gegen Lincomycin ist.

Für die Diagnostik spielt die Serologie keine Rolle.

M. hominis ist resistent gegenüber Erythromycin, U. urealyticum gegenüber Lincomycin.

Mundhöhlenmykoplasmen

Die in Tab. **D-2.45** aufgeführten Mykoplasmen, deren natürlicher Standort die Mundhöhle ist, sind primär als **apathogen** einzustufen. Sie können allerdings bestehende Infektionen in der Mundhöhle verschlimmern. Auch **U. urealyticum** und andere Mykoplasmen werden gelegentlich aus Mundhöhleninfektionen isoliert. In diesem Zusammenhang werden auch Keime der Familie **Acholeplasmataceae,** die genau wie die **Mycoplasmataceae** zur Ordnung der **Mycoplasmatales** gehören, interessant. Der Genus **Acholeplasma laidlawii** wird in der Mundhöhle, auch in der Umwelt nachgewiesen und scheint ebenfalls opportunistisch pathogen zu sein (Besiedelung von Brandwunden).

Die in Tab. **D-2.45** aufgeführten Mykoplasmen, die in der Mundhöhle vorkommen, sind primär **apathogen**. Sie können bestehende Infektionen der Mundhöhle verschlimmern.

E

1 Allgemeine Mykologie

1 Allgemeine Mykologie

Pilze sind hoch entwickelte, **eukaryonte** Zellen mit einer **Zellwand**, die Chitin und daneben auch Glukan und Mannan enthalten kann. Die Zellen leben als Einzeller oder im Verband.

Pilze sind eukaryont, d. h. sie haben eine Zellkernmembran, welche das umfangreiche Genom einschließt, sie sind also höher entwickelt als Bakterien. Sie sind eine recht heterogene Gruppe und grundsätzlich **frei von Chlorophyll**. Daher werden die Algen (Prototheca) nicht mehr zum Reich der Pilze gezählt. Die echten Pilze (**Eumyceten**) enthalten in der rigiden Zellwand alle **Chitin**, daneben auch **Glukan** und **Mannan**. Sie können als Einzeller auftreten aber auch im vielzelligen Verband, der gelegentlich auffällige Struktur besitzt.
Man kann Pilze unter anderem nach der Art der Fortpflanzung einteilen. Pilze, deren sexuelle Form bekannt ist, werden als **Fungi perfecti** bezeichnet. Die nur in ihrer asexuellen Form bekannten Pilze nennt man **Fungi imperfecti** (Deuteromyzeten).

1.1 Bedeutung

1.1 Bedeutung

Die Bedeutung von Pilzen in der Umwelt, z. B. für das Pflanzenwachstum in Form der Symbiose mit den Wurzeln von Pflanzen (**Mykorrhiza**), ist immens. Andere sind aber auch Pflanzenschädlinge, die für den Hunger in der Welt mitverantwortlich sind. Anderseits sind sie bei der Verfeinerung von Nahrung geschätzt.

Das Reich der Pilz ist sehr groß und umfasst ca. 300 000 verschiedene Arten. So besteht etwa 1/4 der Biomasse der Erde aus Pilzen, die eine unersetzliche Rolle im ökologischen Gleichgewicht spielen. Sie leben in Symbiose mit den Wurzeln von mehrjährigen Pflanzen als sog. **Mykorrhiza**, und sorgen dabei für die Aufnahme von Nährstoffen aus dem Boden: ohne Pilze gibt es also kein Pflanzenwachstum. Andererseits sind Pilze die einzigen saprotrophen Lebewesen, die Lignin, den wesentlichen Bestandteil von Pflanzen, abbauen können. Manche können aber auch lebende Pflanzen befallen und richten dann erhebliche Schäden an. Eine positive Rolle spielen Pilze dagegen bei der Herstellung und Verfeinerung von Lebensmitteln (z. B. Brot, Bier, Wein).

In der Pharmaindustrie werden Pilze als Produzenten von wichtigen Stoffen gebraucht.

Beim Menschen können Pilze Allergien, Intoxikationen und Infektionen auslösen.

In der Medizin haben Pilze eine große Bedeutung als Produzenten von bestimmten Medikamenten, wie z. B. Antibiotika, Statinen und Cyclosporin oder bei der Herstellung von Impfstoffen (Hepatitis-B-Surface-Antigen, s. S. 695).
Klinische Bedeutung kommt den Pilzen zu als Auslöser von
- Allergien,
- Intoxikationen,
- Infektionen (Mykosen).

1.1.1 Allergie

1.1.1 Allergie

Antigene von vielen Pilzen, vor allem von Speisepilzen und Schimmelpilzen, sind verantwortlich für **Allergien**, die sich z. B. als Asthma bronchiale oder auch nur als Kopfschmerzen äußern.

Bestimmte Speisepilze, aber auch typische, in der Umwelt vorkommende Pilze wie Cladosporium und Alternaria, enthalten Antigene, die Immunreaktionen auslösen können. Bei erneutem Kontakt treten dann allergische Reaktionen auf (z. B. Asthma bronchiale, s. S. 484). Vor allem **Schimmelpilzantigene** sind zahlenmäßig der häufigste Verursacher von Allergien – noch vor den Gräserpollen. Wegen einer starken Kreuzreaktion von Pilzantigenen ist es aber in der Praxis oft schwierig, einen bestimmten Pilz als Auslöser dingfest zu machen. In vielen Situationen des täglichen Lebens ist man diesen Pilzantigenen ausgesetzt, und nicht nur Krankheiten, sondern auch Befindlichkeitsstörungen, wie z. B. Kopfschmerzen, Konzentrationsschwächen, können davon ausgelöst werden.

Maßnahmen zur Reduktion der Allergenexposition bei Schimmelpilzallergien sind auf S. 490 aufgeführt (Tab. **E-2.4**).

Maßnahmen zur Reduktion der Allergenexposition bei Schimmelpilzallergien sind auf S. 490 aufgeführt (Tab. **E-2.4**).

▶ **Klinischer Fall**

▶ **Klinischer Fall.** Eine 30-jährige Schreibkraft arbeitet seit 7 Jahren halbtags im Aktenlager eines Krankenhauses, das in einem feuchten Kellerraum untergebracht ist, der nur durch Oberlichter zu belüften ist. Während die Frau ihre Tätigkeit anfangs mit Zuverlässigkeit und Eifer ausführt, klagt sie nach einiger Zeit über zunehmende Unzufriedenheit und diffuse gesundheitliche Beschwerden wie Unwohlsein, verstopfte Nase und Hautjucken. Die Beschwerden treten nur bei der Arbeit auf und sistieren zu Hause und vor allem im Urlaub. Die Klage der Patientin führt zu Querelen mit dem Vorgesetzten, der ihr zunächst Arbeitsunwilligkeit vorwirft. Als zusätzlich asthmatische Beschwerden auftreten, stellt sich die

Patientin in einer Umweltambulanz vor. Eine Analyse der Arbeitsplatzverhältnisse ergibt eine massive Belastung der Atemluft durch Alternaria und Cladosporium, verursacht durch feuchte, stark verschimmelte weil schlecht isolierte Wände. Im Blut der Patientin werden dann auch spezifische Antikörper gegen Alternaria-Antigene gefunden. Nach technischer Sanierung der Räume kann die Frau ihre Arbeit problemlos fortsetzen.

E-1.1 Hutpilze und Giftpilze

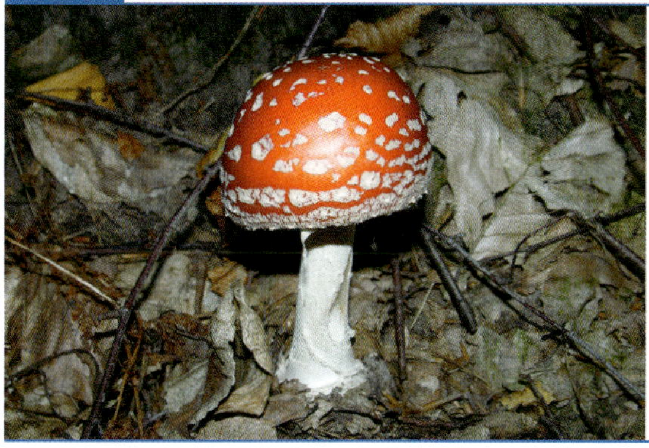

Amanita muscaria „Fliegenpilz"

E-1.1

1.1.2 Intoxikation

1.1.2 Intoxikation

Mykotoxine sind sekundäre Metabolite von Pilzen, die diverse toxische Reaktionen hervorrufen können.

In den Pilzzellen (vor allem in Schimmelpilzen) werden nach der Wachstumsphase sekundäre Metabolite ganz unterschiedlicher chemischer Natur gebildet und entweder nach außen abgegeben oder in den Pilzzellen, z. B. Sporen, angereichert. Folglich können sie **aerogen** oder über **Lebensmittel** aufgenommen werden. Man bezeichnet diese Stoffe als **Mykotoxine**, weil sie für den Menschen toxisch sind.

Allgemein bekannt sind die Gifte mancher Speisepilze (z. B. Fliegenpilz, Abb. **E-1.1**).

Allgemein bekannt sind einige Hutpilze, wie etwa der Fliegenpilz (Amanita muscaria, Abb. **E-1.1**) oder der Knollenblätterpilz (Amanita phalloides), die nach einer Latenzzeit von 8–22 Stunden nach Verzehr akute Vergiftungserscheinungen wie Erbrechen, Diarrhö und schmerzhafte Darmkoliken erzeugen. Nach einigen Tagen treten dann an verschiedenen Organen (Leber, Niere, Herz) durch Hemmung der Nukleinsäuresynthese Nekrosen auf. Nur für wenige dieser Gifte gibt es Antidots.

Viele Schimmelpilze, produzieren Mykotoxine (z. B. **Ochratoxin** und **Aflatoxin B**, s. u.).

Auch viele Schimmelpilze (z. B. Penicillium spp., Aspergillus spp.) können beim Wachstum auf pflanzlichen Substraten, z. B. Getreide, Kaffeebohnen, unter bestimmten Bedingungen Mykotoxine produzieren, deren akute Toxizität meist schwach ist (s. u.).

Darunter sind auch kleine Moleküle, die volatile organic compounds (VOC), z. B. das **Geosmin.**

Der typische modrige Geruch, der von verschimmelten Gegenständen ausgeht, wird durch kurzkettige, flüchtige Metabolite (**volatile organic compounds = VOC**) ausgelöst (z. B. **Geosmin**). Während manche Menschen individuell recht empfindlich mit Kopfschmerzen, Konzentrationsschwäche und ähnlichen Befindlichkeitsstörungen reagieren, merken andere nichts davon.

Mykotoxine

Mykotoxine

◀ **Definition**

▶ **Definition:** Mykotoxine sind Metaboliten des Sekundärstoffwechsels von Schimmelpilzen. Es handelt sich um niedermolekulare Stoffe, die im Menschen keine Immunantwort induzieren. Durch Verzehr verdorbener Lebensmittel oder über Luft gelangen sie in den Organismus und können akute oder chronische Vergiftungserscheinungen hervorrufen. Einige Mykotoxine haben außerdem teratogene, immunsuppressive und kanzerogene Wirkungen.

Nicht jeder Stamm eines Schimmelpilzes kann Toxine produzieren. Und wenn er es kann, so hängt die Menge von äußeren Faktoren ab. Die Belastung ist also kaum vorhersehbar.

Nicht jeder Schimmelpilz hat die genetische Fähigkeit Mykotoxine zu produzieren, anderseits hängt die Produktion von Mykotoxinen von vielen äußeren Faktoren ab, z. B. von der Temperatur, vom Substrat, der Substratfeuchte, vom pH-Wert und von der Wachstumsphase, in der sich der Schimmel befin-

E-1.1

E-1.1 Gefahren durch Mykotoxine

Toxin	*produzierender Pilz*	*Vorkommen*	*Folgen*
Mutterkorn	Claviceps purpurea	Getreide	gefäßschädigend
Äthylalkohol	Saccharomyces cerevisiae	Bier, Wein	neurotoxisch, hepatotoxisch
Aflatoxin B	Aspergillus flavus	Nüsse, Getreide	karzinogen, immunsuppressiv
Ochratoxine	Aspergillus ochraceus	Getreide	hepatotoxisch, nephrotoxisch
Trichotecene	Fusarium spp.	Getreide	neurotoxisch, teratogen
Zearaleone (Nivalenon, Desoxynivalenon)	Fusarium spp.	Getreide	karzinogen, östrogenartig, immunotoxisch
T2	Fusarium spp.	Getreide	immunotoxisch
Patulin	Penicillium spp.	Obst	mutagen, neurotoxisch
Gliotoxin	Aspergillus spp.	Getreide	zytotoxisch, immunsuppressiv

det. Die Belastung von Lebensmitteln ist also variabel; für manche der Mykotoxine sind bestimmte **Grenzwerte** festgelegt.

Tab. **E-1.1** zeigt wichtige Mykotoxine.

In Tab. **E-1.1** sind wichtige Mykotoxine und ihre möglichen Wirkungen im Organismus zusammengefasst.

Einige **wichtige Mykotoxine** sind Aflatoxin, Patulin, Ochratoxin und Trichotecene. Diese Stoffe sollten bestimmte Grenzkonzentrationen in Nahrungsmitteln nicht überschreiten.

Aflatoxin ist vor allem in Erdnüssen, aber auch im Tierfutter und somit in Milch und Milchprodukten nachweisbar. Es wird in der Leber durch Oxygenasen in Epoxide mit kanzerogener Wirkung umgewandelt. Durch Pasteurisierung und mit UV-Strahlen kann Aflatoxin neutralisiert werden. Eine Verordnung legt den Höchstwert in Lebensmitteln für Aflatoxin B auf 2 µg/kg Nahrungsmittel fest.

Patulin ist ein Toxin, das häufig in verschimmeltem Obst nachweisbar ist („Braunfäule" der Äpfel) und somit in Obstsäfte gelangen kann. Zusätze von Vitamin C bewirken die Neutralisation. Auch durch Vergärung werden diese Toxine abgebaut.

Ochratoxine sind in Getreide und in Getreideprodukten, wie z. B. Bier, aber auch in Kaffee, Kakao, Wein und sogar Fleisch von Schlachttieren (außer bei Rindern, weil die Bakterien im Pansen Ochratoxine abbauen) manchmal in hohen Konzentrationen vorhanden. Sie werden weder durch Röstvorgänge noch bei der alkoholischen Gärung neutralisiert. Da sie im Körper nicht degradiert sondern gespeichert werden, sind sie im Blut und Gewebe von Menschen nachzuweisen.

Trichothecene sind sehr hitzeresistent und werden auch beim Backvorgang nicht immer zerstört. Sie sind außerdem stabil gegenüber Laugen und Säuren.

▶ Merke

▶ **Merke:** Das medizinisch wichtigste Mykotoxin dürfte jedoch der Ethylalkohol sein, der von Hefepilzen durch Vergärung von glukosehaltigen Lösungen gebildet wird. Die kulturhistorische Bedeutung dieses Pilzproduktes ist exorbitant.

1.1.3 Infektion

Nur wenige Vertreter der Pilze können einen gesunden Menschen infizieren, eine etwas größere Zahl gehört zu den **Opportunisten**, die zumindest beim

1.1.3 Infektion

Die meisten Pilze sind nur Umweltkeime, ca. 150 Arten können allerdings den Menschen auch besiedeln und infizieren. Aber selbst pathogene Pilze haben nur wenige aggressive Virulenzfaktoren und können daher meist nur bei passenden Bedingungen als **Opportunisten** lokale oder sogar systemische **Mykosen** erzeugen. Bei ausgeprägter **Immunsuppression** können aber selbst harmlose Pilze zur tödlichen Gefahr für den Infizierten werden. Zur ausführlichen Beschreibung der häufigsten klinischen Pilzinfektionen s. S. 470.

abwehrgeschwächten Menschen eine fortschreitende Infektion lokal oder systemsich erzeugen können (s. S. 470).

1.2 Merkmale und Klassifikation

1.2.1 Nomenklatur

Die biologisch richtige Einteilung der echten Pilze erfolgt nach den Regeln der Botanik. Diese beurteilen die Pilze nach deren geschlechtlicher Erscheinungsform, die von manchen Pilzen unter bestimmten Bedingungen vorübergehend ausgebildet wird. Aufgrund der entstehenden Hauptfruchtform (perfekte Form), dem **Ascus** bzw. dem **Basidium**, unterscheidet man die **Ascomyzeten** („Schlauchpilze") von den **Basidiomyzeten** („Ständerpilze"). Diese Taxonomie hat jedoch in der Medizin keine große Bedeutung, da meist nur die **asexuellen Nebenfruchtformen** (imperfekte Formen) zu sehen sind. Außerdem sind bei vielen medizinisch relevanten Pilzen die sexuellen Vermehrungsformen noch gar nicht bekannt, so dass diese Pilze eigentlich in die heterogene Gruppe der **Deuteromyzeten** (Fungi imperfecti) einzureihen wären.

Die Botaniker teilen die Pilze nach ihren Geschlechtsformen ein in **Basidiomyzeten** und **Ascomyzeten**. Dann gibt es mit den **Deuteromyzeten** (Fungi imperfecti) noch eine 3. Gruppe, die keine Geschlechtsformen produzieren.

▶ **Merke:** In der Medizin ist die Einteilung in **Dermatophyten, Hefe- und Schimmelpilze (DHS)** viel gebräuchlicher. Daneben werden einzelne dieser Pilze noch in weiteren Gruppen zusammengefasst, z. B. **dimorphe Pilze** oder **Schwärzepilze (Dematiazeen)**.

◀ **Merke**

1.2.2 Strukturen

Zellulärer Aufbau

Pilze besitzen ein großes Genom mit mehreren Tausend Genen verteilt auf **mehrere Chromosomen**. Deren Zahl variiert von 6 bei Aspergillus niger bis zu 16 bei Saccharomyces (Bäckerhefe). Der Chromosomensatz kann **haploid** (z. B. Candida tropicalis) oder **diploid** sein (z. B. Candida albicans). Kerne perfekter Pilze, die sich sexuell vermehren (z. B. Saccharomyces), durchlaufen einen Wechsel von Haplo- und Diplophase. Im Gegensatz zu den prokaryotischen Bakterien besitzen Pilze (wenige) Introns, und außerdem neben den Protein kodierenden Genen auch noch Zentromere und Telomere. Ebenso wie bei anderen hoch entwickelten, eukaryotischen Zellen grenzt eine **Zellkernmembran** das Erbmaterial, das relativ nahe verwandt mit dem menschlichen Genom ist, vom Zytoplasma ab. Das Zytoplasma enthält die typischen Organellen wie Mitochondrien, Ribosomen, Golgi-Apparat und Peroxisomen.

Pilze sind **eukaryotische Zellen** mit mehreren Chromosomen entweder in haploidem oder diploidem Satz. Sie besitzen Mitochondrien, Ribosomen und Peroxisomen.

Die **zytoplasmatische Membran**, die wie jede andere Biomembran aus einer Lipiddoppelschicht besteht, unterscheidet sich grundsätzlich von tierischen und menschlichen Zellen dadurch, dass nicht Cholesterin sondern das Steroid **Ergosterin** als hauptsächlicher Lipidkörper verwendet wird (vgl. Abb. **E-1.2**).

Die **Zytoplasmamembran** der Pilze enthält kein Cholesterin sondern **Ergosterin.**

Im Gegensatz zur animalischen Zelle ist die Pilzzelle von einer **komplexen Zellwand** umgeben. Vernetzte Fäden aus **Glucan** und **Chitin** bilden das Grundgerüst, in das dann noch Proteine, **Mannane**, Mannoproteine und gelegentlich auch Pigmente, wie etwa Melanin, eingewoben sind (Abb. **E-1.2**).

Die **Zellwand** enthält **Glukane**, **Chitin** und **Mannane** (Abb. **E-1.2**).

Morphologische Grundformen

Die morphologischen Variationen der Pilze sind beeindruckend, lassen sich aber im Prinzip auf wenige Grundstrukturen zurückführen.

Die Einzelzelle kann rund oder gestreckt sein. Bei der Vermehrung der **Hefepilze** stülpt sich die Zellwand der Mutterzelle, der **Sprosszelle** (Blastospore), nach außen und bildet eine Knospe (Sprossung, Abb. **E-1.3a**), in die eine Kopie des Zellkerns einwandert. Diese Tochterzelle wird dann allmählich

Pilze können in verschiedenen morphologischen Formen auftreten, als runde Zelle (**Blastospore**) oder als filamentöse Form, der **Hyphe**.

E-1.2

E-1.2 Aufbau der Zellwand von Pilzen

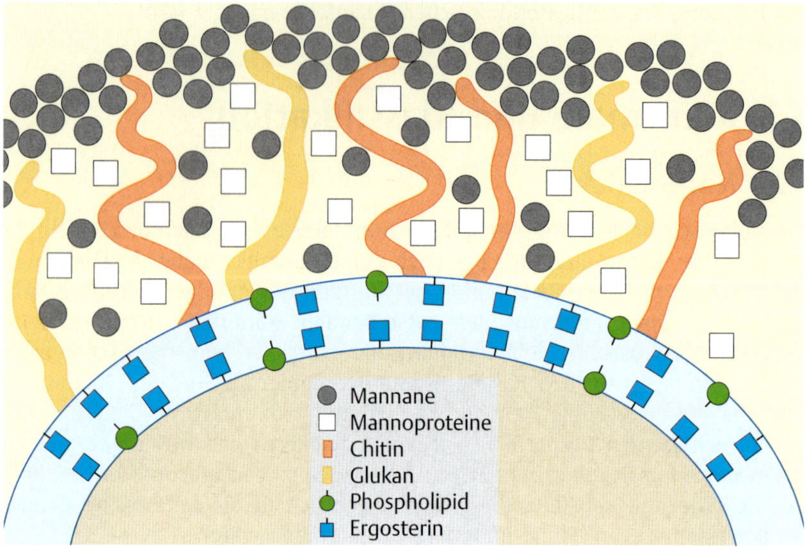

E-1.3

E-1.3 Grundformen der Pilze

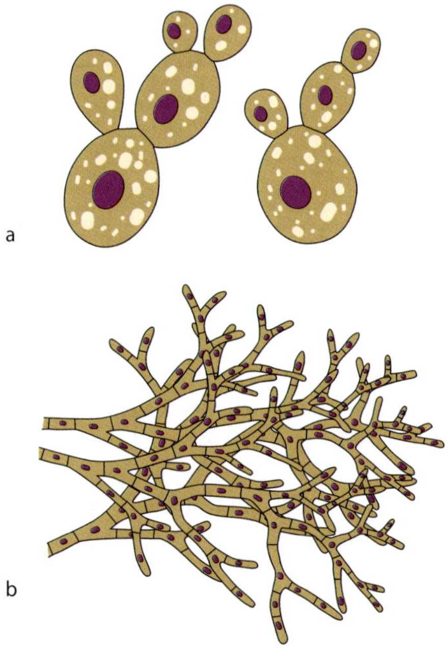

a Sprosszellen
b Hyphen (Pilzfäden), die zu einem Myzel verflochten sind.

größer und nabelt sich regelrecht ab. Wenn sich eine solche Sprossung nicht abnabelt sondern länglich streckt, entsteht eine **Pseudohyphe**, wo die Teile nicht durch ein Septum getrennt sind (Abb. **E-1.4**).

Mehrere Hyphen können zu einem **Myzel**, einem Pilzgeflecht auswachsen (Abb. **E-1.3**, Abb. **E-1.4**).

Mehrere Pilzzellen können auch im Verband bleiben und kommunizieren dann bei den höher entwickelten Pilzen durch Septen über Poren miteinander. Diese fadenförmig ausgebildeten Zellverbände werden als **Hyphe** oder **Pilzfaden** bezeichnet (Abb. **E-1.3b**). Solche Hyphen wachsen durch ungeschlechtliche, vegetative Vermehrung zu einem ganzen Geflecht von verzweigten Fäden, dem **Myzel**.

Dimorphe Pilze können in Blastosporen **und** Hyphenform vorkommen.

Einige Pilze, die sog. **dimorphen Pilze,** wachsen nicht nur als Sprosspilze oder als Hyphenpilze, sondern kommen **alternierend in beiden Formen** vor. Der Phasenwechsel ist dabei von außen gesteuert, etwa durch die Nährstoffbedingungen oder durch die Temperatur. So wird die hefeartige, parasitäre Form von

E-1.4 Sprosspilze und ihre Grundformen

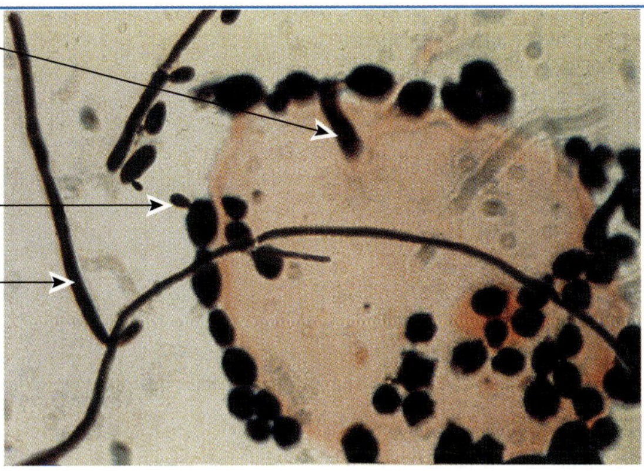

Aus einer rundlich-ovalen Mutterzelle (Blastospore) schnürt sich seitlich nach und nach durch Knospung (Sprossung) eine Tochterzelle ab. Manche Blastosporen haben sich gestreckt und bilden Pilzfäden, die septiert sind (Hyphe) oder nicht (Pseudohyphe). (Gramfärbung eines Vaginalabstriches, große Plattenepithelzelle)

Histoplasma capsulatum erst bei 37 °C – also im Wirt – ausgebildet, während die filamentöse, saprophytäre Variante bei Umweltbedingungen – also bei Zimmertemperatur – entsteht.

Das **Myzel** dient der Nährstoffaufnahme und der Vermehrung. Einzelne Zellen des Verbandes bilden einen spezialisierten Fruchtkörper, ein **Sporangium,** in dem sich dann durch Reduktionsteilung **geschlechtliche Konidien (Sporen)** entwickeln. Wenn sich die Sporen in einem Schlauch (Ascus) bilden, gehören die Pilze zu den **Ascomyzeten**. Entwickeln sich die geschlechtlichen Sporen an einem Ständer (Basidium), so handelt es sich um **Basidiomyzeten**. Von zahlreichen, medizinisch relevanten Pilzen sind bislang aber noch keine Geschlechtsformen beschrieben, so dass sie willkürlich den **Deuteromyzeten** (Fungi imperfecti) zugeteilt werden.

In einen **Sporangium** entwickeln sich die geschlechtlichen **Sporen** (**Konidien**); Davon gibt es 2 Formen, den **Ascus** und das **Basidium.** Sind keine Geschlechtsformen bekannt, wird der Pilz der Gruppe der Deuteromyzeten zugerechnet.

Andere Zellen eines Myzels bilden **ungeschlechtliche Konidien**. Entstehungsweise, Form und Farbe dieser Fruktifikationsorgane sind je nach Pilzart unterschiedlich und manchmal so charakteristisch, dass sie zur Arterkennung herangezogen werden können (Abb. **E-1.5**).

- **Arthrokonidien** bilden sich innerhalb von Hyphen, wobei sich eine ganze Zelle im Verband zu einer Konidie umwandelt (z. B. Geotrichum = Milchschimmel)
- **Phialokonidien** werden von endständig an den Hyphen entstehenden Zellen, den Phialiden, abgesondert (z. B. Penicillium)
- **Blastokonidien** entstehen durch Knospung (Sprossung) aus einer konidiogenen Zelle (z. B. Cladosporium)
- **Zystokonidien** bilden sich innerhalb eines sackförmigen Gebildes, das sich endständig an einer Hyphe entwickelt (z. B. Mucor).

Ungeschlechtliche **Konidien** entwickeln sich in diversen Schritten. Man kann folgende Formen unterscheiden (Abb. **E-1.5**):
- Arthrokonidien
- Phialokonidien
- Blastokonidien
- Zystokonidien.

E-1.5 Verschiedene Typen asexuell gebildeter Pilzsporen (Konidien)

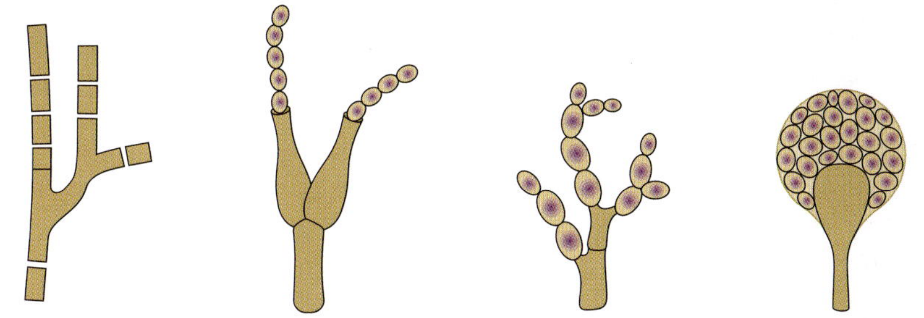

Arthrokonidien **Phialokonidien** **Blastokonidien** **Zystokonidien**

▶ Merke

▶ **Merke:** Konidien – auch Pilzsporen genannt – entstehen oft nur unter ganz definierten Kulturbedingungen und können als Differenzierungsmerkmale herangezogen werden. Es handelt sich um Dauerformen, die für die Verbreitung der Pilze wichtig sind. Im Vergleich zu den richtigen bakteriellen Sporen sind sie jedoch nur relativ stabil gegen Umwelteingriffe und Desinfektionsmaßnahmen.

1.3 Diagnostik

1.3 Diagnostik

1.3.1 Mikroskopischer Nachweis

Ungefärbt werden die Pilzelemente leicht übersehen; mit diversen Färbetechniken kann man sie besser darstellen (vgl. Abb. **E-1.6**).

1.3.1 Mikroskopischer Nachweis

Im Nativzustand werden Pilze leicht übersehen, wenn sie nicht stark pigmentiert sind. Ggf. müssen die Materialien daher vorbereitet werden, z. B. Haut, Haare und Nägel durch 30–40 %ige Natronlauge: tierische und menschliche Zellen werden aufgelöst, die Pilze überstehen dagegen die Behandlung. Günstig ist es, die Materialien z. B. mit Lactophenolblau oder Gramfarbstoff anzufärben. Der Nachweis in Gewebeschnitten wird erleichtert durch Differenzialfärbung mit Perjodsäure-Schiff-Färbung (PAS-Reaktion), mittels Versilberung nach Grocott-Gomori oder mit optischen Aufhellern, z. B. Calcofluor, das an Glucan und Chitin in der Zellwand bindet (Abb. **E-1.6**).

1.3.2 Kultureller Nachweis

Pilze sind adaptationsfähig und können unter recht unterschiedlichen Bedingungen wachsen. Ein gängiger Nährboden ist der Sabouraud-Agar.

1.3.2 Kultureller Nachweis

Die Mehrzahl der medizinisch relevanten Pilze ist adaptationsfähig und stellt keine besonderen Ansprüche an die Nährbodenbedingungen; im Vergleich zu Bakterien **vermehren** sie **sich** jedoch meist **langsamer**. Durch einige Manipulationen, etwa durch einen niedrigen pH, erhalten sie z. B. auf dem Sabouraud-

E-1.6 Histologischer Nachweis von Sprosspilzen im Gewebe

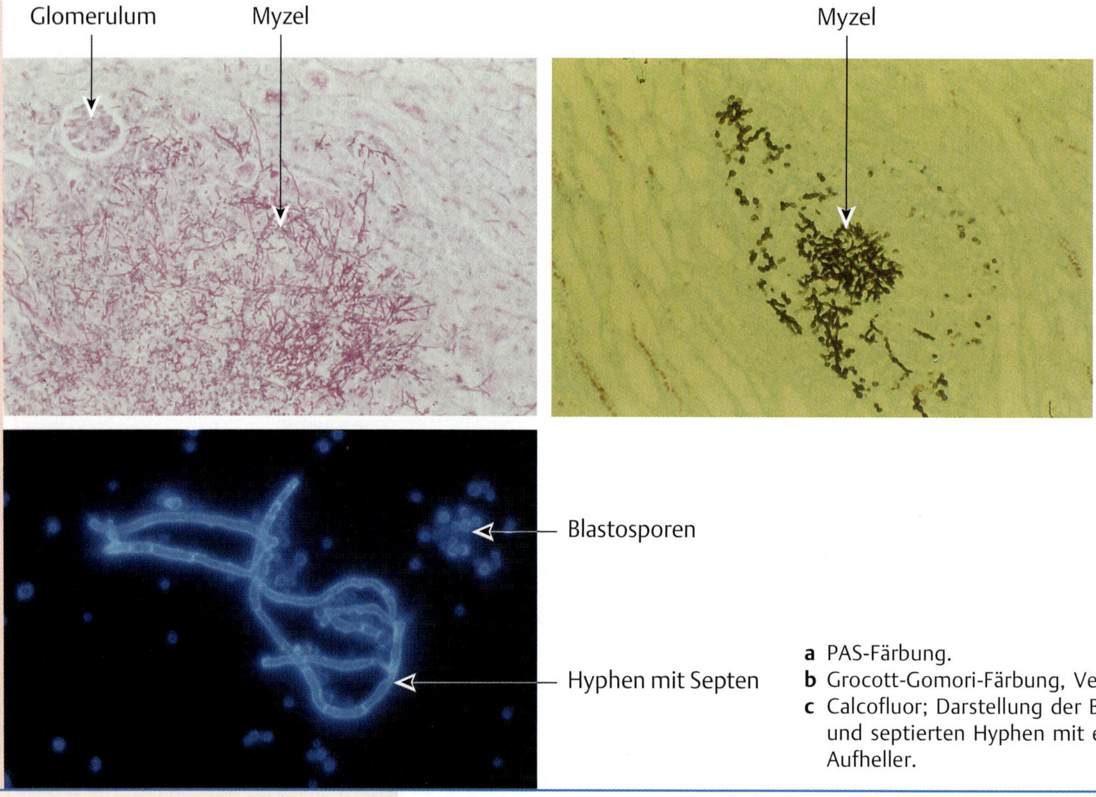

a PAS-Färbung.
b Grocott-Gomori-Färbung, Versilberung.
c Calcofluor; Darstellung der Blastosporen und septierten Hyphen mit einem optischen Aufheller.

E-1.7 Mikromorphologie von Sprosspilzen

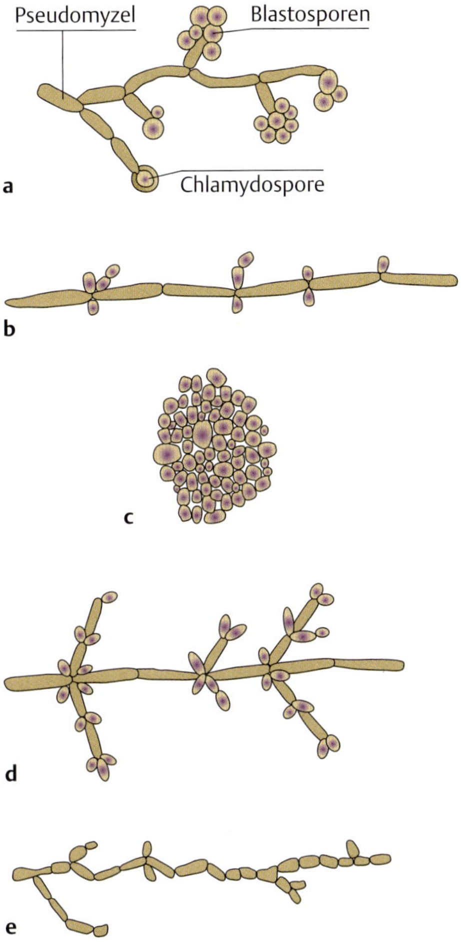

a Candida albicans: Blastosporen, Pseudomyzel und endständige Chlamydosporen (= doppelwandige Mantelsporen)
b Candida tropicalis: runde Blastosporen, Pseudomyzel
c Candida glabrata: nur Blastosporen
d Candida krusei: verzweigtes Pseudomyzel, längliche Blastosporen
e Trichosporon cutaneum: Myzel zerfällt in Arthrosporen

Glukose-Agar oder dem Kimmig-Agar einen Wachstumsvorteil vor dieser Konkurrenz. Das Wachstum kann man dann mit dem bloßen Auge sehen, allerdings oft erst nach Tagen, bei Dermatophyten sogar erst nach Wochen.
Unter solchen Bedingungen bilden sich **mikromorphologische Merkmale** heraus, die wertvolle Hinweise für die Artbestimmung liefern (Abb. **E-1.7**).
Die endgültige Differenzierung von Sprosspilzen wird routinemäßig ergänzt durch die **biochemische Differenzierung**, d. h. durch die Messung artspezifischer Stoffwechselleistungen wie etwa der **Assimilation** von bestimmten Stickstoff- und Kohlenstoffquellen oder der enzymatischen Spaltung von Zuckern (**Auxanogramm** bzw. bunte Reihe, s. S. 35). Bei Dermatophyten und Schimmelpilzen wird keine biochemische Differenzierung durchgeführt.

Die **mikromorphologischen Unterschiede** helfen bei der Identifizierung (Abb. **E-1.7**).

Auch mittels **biochemischer Leistungen** können Pilze differenziert werden (z. B. enzymatische Spaltung von Zuckern, vgl. S. 35).

1.3.3 Molekularbiologischer Nachweis

Der direkte Nachweis von spezifischen Gensequenzen im Untersuchungsmaterial mittels Sonden oder PCR ist noch nicht voll ausgereift. Zunehmend aber erfährt diese Methode Anwendung bei der exakten Keimdifferenzierung.

Molekularbiologische Methoden zum Pilznachweis sind noch nicht ausgereift.

1.3.4 Antigennachweis

Dem Nachweis von pilzspezifischen Antigenen kommt ein gewisser Stellenwert in der Diagnostik zu. Sprosspilze setzen z. B. schon beim Wachstum aber auch beim Zerfall der Zellwand **Mannane** frei, die sonst in der Natur nicht vorkommen. Schimmelpilze produzieren Galactomannane, das Kapsel-

Dem Nachweis von pilzspezifischen Antigenen, vor allem aus der Zellwand **(Mannane)**, kommt ein gewisser Stellenwert in der Diagnostik zu.

material der Kryptokokken besteht aus Glucurono-Xylo-Mannanen. Daneben lässt sich aber auch der Nachweis von **Glucanen** als spezifischer Hinweis für fast alle Pilze werten.
Da die Antigene z. B. durch Makrophagen im Grunde sehr effizient aus der Zirkulation eliminiert werden, fallen die Tests erst bei fortgeschrittener Infektion positiv aus.

1.3.5 Serologischer Nachweis

Der Nachweis von zirkulierenden, pilzspezifischen **Antikörpern** ist von untergeordneter Bedeutung.

1.3.5 Serologischer Nachweis

Verschiedene Verfahren, wie etwa KBR, EIA, Immundiffusion oder Immunhämagglutination, werden eingesetzt, um den Nachweis von zirkulierenden, pilzspezifischen **Antikörpern** zu ermöglichen. In manchen Fällen liefert diese indirekte Methode wertvolle Hinweise. Kritisch beurteilen muss man jedoch immer, ob die gefundenen Antikörper nach aktueller Auseinandersetzung mit dem Pilz vom Immunsystem gebildet wurden oder vielleicht schon seit längerer Zeit bestehen. Manchmal werden spezifische Antikörper schon bei einer bloßen Besiedlung gebildet und sind somit nicht immer Hinweis für eine invasive Infektion. Im Gegensatz hierzu lassen sich beim Abwehrgeschwächten oft keine Antikörper nachweisen trotz Vorliegens einer Pilzinfektion.

1.3.6 Klinische und bildgebende Verfahren

Manche Infektionen, vor allem der Haut und der Schleimhaut, verlaufen so typisch, dass schon die **Inspektion** hilft. Zusätzlich sind oft auch bildgebende Verfahren nützlich.

1.3.6 Klinische und bildgebende Verfahren

Der klinischen Diagnose durch **Inspektion** kommt vor allem bei Haut- und Schleimhautinfektionen eine entscheidende Rolle zu. Die typischen Manifestationen bei den Dermatomykosen (s. S. 470) bzw. dem Soor (s. S. 477) lassen zumindest eine vorläufige Diagnose zu. Bei invasiven Mykosen können u. a. Röntgenbild, CT, HR-CT und die Sonographie entscheidende Hilfe leisten.

1.4 Therapie

1.4.1 Antimykotika

Man unterscheidet Antimykotika, die auf Pilze hemmend wirken **(fungistatisch)** und solche, die Pilze abtöten **(fungizid)**. Das Prinzip beruht auf der Präsenz von speziellen Targets in der Erregerzelle, die in der menschlichen Zelle nicht vorkommen.

1.4 Therapie

1.4.1 Antimykotika

Man unterscheidet Antimykotika, die auf Pilze hemmend wirken **(fungistatisch)** und solche, die Pilze abtöten **(fungizid)**. Im Vergleich zur Zahl der Antibiotika ist die Zahl der angewandten Antimykotika relativ überschaubar. Dies liegt daran, dass antimikrobiell wirksame Medikamente normalerweise ganz spezifische Targets in der Mikrobenzelle aufsuchen und angreifen, die in der menschlichen Zelle nicht vorkommen. Da die eukaryote Pilzzelle in Struktur und Stoffwechsel viel Ähnlichkeit mit einer animalischen Zelle hat, ist es hier sehr viel schwieriger, Substanzen mit selektiven Angriffsorten zu finden.

Polyene

Als Golden standard der antimykotischen Therapie gilt **Amphotericin B**, ein Polyen, weil es ein breites Wirkspektrum hat und fungizid wirkt. Es bindet an Ergosterin und stört die Durchlässigkeit der Membran (s. Abb. **E-1.2**).

Polyene

Zu den Polyenen zählen u. a. die Substanzen **Amphotericin B**, Nystatin und Natamycin. Ihre **Affinität an Ergosterin**, den dominierenden Fettbaustein in der zytoplasmatischen Membran von Pilzzellen, ist 1000fach **höher als an Cholesterin**, den Fettkörper der animalischen Zellen (s. Abb. **E-1.2**). Durch die Bindung an Ergosterin bilden sich Oligomere, die sich in die Lipiddoppelschicht der zytoplasmatischen Membran integrieren und Poren entstehen lassen, welche die Zielzelle zerstören können. Zusätzlich können noch Radikale, die intrazellulär durch Autooxidation von Amphotericin B entstehen, die Pilzzellen schädigen. Im Prinzip ist die Wirkung der Polyene also **fungizid**. Das Wirkspektrum ist sehr breit und erreicht Sprosspilze, Schimmelpilze und dimorphe Pilze, wobei nur ausnahmsweise einzelne Stämme resistent sind.

Konventionelle Präparate verwenden Desochycholat, um Amphotericin B in lösliche Form zu bringen.

Der therapeutische Einsatz wird beeinträchtigt durch die Wasserunlöslichkeit der Substanz, d. h. sie wird bei bei lokaler oder oraler Verabreichung praktisch nicht resorbiert. Als lokales Therapeutikum ist es geeignet; erst nach mizellärer Emulsion in Desochycholat ist es auch parenteral applizierbar. Die Gewebspenetration des recht großen Moleküls ist allerdings begrenzt und die Verträglichkeit ist nicht gut: bei hoher Konzentration werden auch die Membranen von Wirtszellen, speziell in **Niere** und **Innenohr**, attackiert, wozu auch noch der Träger Desochycholat beiträgt. Außerdem ist die Metabolisierung von Polyenen nur gering, daher haben sie eine lange Halbwertszeit.

▶ **Merke:** Wegen der möglichen Nephro- und Ototoxizität kann Amphotericin B parenteral nicht ausreichend hoch dosiert werden.

◀ Merke

Neue Zubereitungsformen, etwa liposomales Amphotericin B, sind nicht nur weitaus weniger toxisch, auch ihre Verteilung im Körper und ihre Pharmakokinetik sind günstiger als von konventionellem Amphotericin B.

Liposomale Präparate sind besser verträglich.

Azole

Azole hemmen die **Ergosterinsynthese**; der Mangel an diesem Baustein der Membran hat eine fungistatische Wirkung.

Angriffsort der Azole an der Pilzzelle ist das **Zytochrom-P450-Isoenzym**, das die Synthese von Ergosterin aus anderen Steroidvorstufen katalysiert. Die Hemmung des Enzyms führt zu einem Mangel dieses essenziellen Bausteines der zytoplasmatischen Membran, wodurch das Wachstum allmählich gestört wird und die Vulnerabilität durch äußere Einflüsse steigt. Die Wirkung der Azole ist also zunächst **fungistatisch**. Durch Akkumulation toxischer Vorstufen des Ergosterins wird die Pilzzelle irreversibel geschädigt und stirbt nach einiger Zeit ab.

Die neuen **Triazole** (z. B. Fluconazol) sind den alten Präparaten überlegen.

Die diversen Azole unterscheiden sich in ihrer chemischen Struktur und biologischen Wirksamkeit deutlich. Man unterscheidet **Imidazole** (z. B. Clotrimazol, Bifonazol, Miconazol, Ketokonazol) und **Triazole** (z. B. Fluconazol, Itraconazol, Voriconazol). Vor allem die neuen Triazole haben erheblich bessere therapeutische Eigenschaften aufgrund ihrer höheren Affinität zum Pilzenzym.

Fluconazol hat eine breite Wirkung auf viele Sprosspilze und Dermatophyten und ist sehr gut verträglich. Es ist somit ein **Basistherapeutikum**.

Fluconazol hat eine gute Wirkung gegen fast alle Sprosspilze (außer Candida krusei und teilweise Candida glabrata, s. S. 477). Auch Dermatophyten sind meist recht empfindlich, dagegen bestehen Schwächen gegen manche Schimmelpilze. Wegen seiner guten pharmakologischen Eigenschaften (Verabreichung oral oder parenteral, hervorragende Gewebegängigkeit, ausgezeichnete Verträglichkeit) wurde es zu einem **Basistherapeutikum** in der Therapie sowie Prophylaxe von Pilzinfektionen.

Itraconazol greift sogar manche Schimmelpilze an. Es muss jedoch durch Trägerstoffe in eine lösliche Form gebracht werden.

Itraconazol hat ein vergleichsweise breiteres Spektrum, wobei vor allem die bessere Wirkung gegen einige Schimmelpilze hervorzuheben ist. Das fettlösliche Präparat wird jedoch kaum intestinal resorbiert, es muss erst in einem Träger, dem **Cyclodextrin,** gelöst werden. So kann es dann sogar parenteral appliziert werden.

Voriconazol hat die stärkste antimykotische Wirkung und wird bei schweren Pilzinfektionen eingesetzt.

Das neue **Voriconazol** übertrifft Fluconazol und Itraconazol noch in seiner Affinität zum Target, so dass die antimykotische Wirkung noch besser und auch breiter ist und nur noch wenige Lücken im Pilzspektrum existieren. Allerdings muss auch diese Substanz für die parenterale Applikation in Cyclodextrin gelöst werden. Die Substanz ist zu einem Eckstein in der Therapie von schweren Pilzinfektionen geworden.

▶ **Merke:** Beim Einsatz von Azolen ist zu beachten, dass alle Azole naturgemäß diverse Interaktionen mit solchen Medikamenten haben können, die wie die Azole selbst über das Zytochrom-P450-System in der Leber abgebaut werden (z. B. Antiepilektika).

◀ Merke

Allylamine

Terbinafin hemmt die Ergosterinsynthese. Es wird überwiegend bei Dermatomykosen eingesetzt.

Obwohl sie eine ganz andere Struktur als Azole besitzen, hemmen auch die Allylamine, z. B. das **Terbinafin**, die Produktion von Ergosterin, wobei jedoch schon frühere Vorstufen gehemmt werden. Obwohl ihr Wirkspektrum beträchtlich ist, werden diese Substanzen praktisch nur zur Behandlung von Dermatomykosen eingesetzt.

Echinocandine

Echinocandine hemmen die Glucansynthese von Spross- und Schimmelpilzen.

Echinocandine sind Lipopeptide, die sich in die Membran der meisten Pilzen integrieren und spezifisch die **Synthese von Glucan hemmen**, welches eben nur in der Zellwand von Pilzen vorkommt. Durch diesen selektiven Wirkmechanismus ist das breite Spektrum auf Sprosspilze und Schimmelpilze und die gute Verträglichkeit der Substanzen, z. B. von Caspofungin, begründet.

Antimetabolite

5-Fluorocytosin (5-FC) ist ein Nukleosidanalogon. Nach Aktivierung durch die Pilzzelle hemmt es das Wachstum von Spross- und Schimmelpilzen. Es wird oft als Kombinationspartner eingesetzt (mit Amphotericin B).

5-Fluorocytosin (5-FC) ist ein Nukleosidanalogon und hemmt die Nukleinsäuresynthese. Mithilfe pilzspezifischer Permeasen gelangt die Prodrug in die Pilzzelle, dort muss sie dann erst noch durch pilzspezifische Desaminasen in das aktive 5-Fluorouracil umgewandelt werden. Dadurch wird die Selektivität auf Pilzzellen gewährt. Wenn die Thymidylatsynthase einer betroffenen Pilzzelle diese metabolisierte Wirksubstanz fälschlicherweise in die entstehende DNA einbaut, so wird die weitere Synthese der Nukleinsäuren blockiert und die Pilzzelle stirbt. Im Prinzip ist 5-FC gegen viele Spross- und Schimmelpilze wirksam, doch kommen primäre **Resistenzen** vor und unter einer Therapie entstehen leicht sekundäre Resistenzen.

Obwohl es oral und parenteral anwendbar und gut gewebegängig ist, hat es nur einen begrenzten Stellenwert in der Therapie von Pilzinfektionen. Allenfalls in der **Kombination** mit anderen Antimykotika wird es noch eingesetzt, wobei es vor allem mit Amphotericin B einen synergistischen Effekt zeigt.

Pyridone hemmen den Eisenstoffwechsel. Sie werden nur lokal verwendet.

Die **Pyridone**, z. B. das **Ciclopiroxolamin**, haben einen komplexen Wirkmechanismus, wobei durch Chelatbildung mit essenziellem Eisen verschiedene Enzymsysteme in der Pilzzelle blockiert werden. In der Praxis ist die Anwendung auf die **lokale Anwendung** bei Dermatomykosen begrenzt (bei parenteraler Gabe wird die Substanz sofort degradiert).

Griseofulvin

Griseofulvin hemmt die Mitose von **Dermatophyten**.

Griseofulvin hemmt die Mitose von **Dermatophyten**. Nach oraler Verabreichung lagert es sich bevorzugt in keratinhaltigem Gewebe ein, weshalb es für die Therapie von Infektionen der verhornten Haut und der Hautanhangsgebilde (Haare und Nägel) geeignet ist. Bis aber eine gesamte Nagelplatte getränkt ist, vergehen oft Monate. Die Heilungsraten von Onychomykosen liegen selbst dann auch nur bei etwa 50 %.

1.4.2 Resistenzen

Mechanismen

Im Prinzip gibt es **2 Resistenzmechanismen** gegen Antimykotika: Änderung des Targets und erschwerter Zugang zum Target.

Einzelne Pilzstämme können eine **erworbene Resistenz** gegen ein Antimykotikum entwickeln, weil sie entweder das Target ändern oder den Zugang zum Target beschränken. Der dritte bei Bakterien übliche Weg, nämlich die enzymatische Attacke der antimikrobiellen Substanz, ist bei Pilzen bislang nicht bekannt. Ein weiterer Unterschied zu den Bakterien liegt darin, dass eine Kodierung von Resistenzen auf übertragbaren Gensequenzen, wie Plasmiden und Transposons, nicht vorkommt. Mit einer explosionsartigen Ausbreitung von Resistenzen ist also nicht zu rechnen.

Resistenzbestimmung

Die Bestimmung der Empfindlichkeit in vitro ist nicht in jedem Fall nötig, da das Spektrum der Wirksamkeit vorhersagbar ist.

Routinemäßig muss die Empfindlichkeit eines Isolates nicht geprüft werden, weil man mit hoher Wahrscheinlichkeit aufgrund von Erfahrungen die Wirksamkeit vorhersagen kann. Im Einzelfall kann dies erforderlich sein, wobei im Prinzip ähnliche Verfahren wie in der Bakteriologie angewendet werden, obwohl die Details weniger gut fundiert sind. Zwar kann man auf speziellen Pilznährböden MHK-Werte mittels Bouillondilution, Agardiffusion oder E-Test erstellen, doch sind die absoluten Werte solcher Ergebnisse stark vom Milieu abhängig. Die klinische Relevanz ist unklar, weil verbindliche Grenzwerte (break-points) nicht existieren.

E-1.8 Spektrum der Antimykotika

E-1.8

	Amphotericin B (Polyen)	Caspofungin (Echinocandin)	Flucytosin* (Pyrimidin)	Voriconazol (Triazol)	Fluconazol (Triazol)	Itraconazol (Triazol)	Ciclopirox** (Pyridon)	Terbinafin (Allylamin)	Griseofulvin (Benzofuran)
Candida albicans	■	■	▪	■	■	■	■	▪	●
Candida glabrata	■	■	▪	▪	▪	■	■	▪	●
Candida krusei	▪	■	▪	▪	●	▪	■	▪	●
Trichosporon asahii	●	▪	▪	■	▪	▪	×	▪	●
Cryptococcus neoformans	■	▪	▪	■	■	▪	×	▪	●
Sporothrix schenkii	■	▪	●	■	▪	■	×	▪	●
Histoplasma	■	▪	●	■	▪	■	×	▪	●
Coccidioides	■	▪	●	■	▪	■	×	▪	●
Pneumocystis jiroveci	●	■	●	●	●	●	×	●	●
Aspergillus fumigatus	■	■	▪	■	▪	▪	×	▪	●
Aspergillus terreus	●	■	▪	■	▪	▪	×	▪	●
Penicillium spp.	■	×	●	■	▪	▪	×	×	●
„Schwärzepilze“	▪	▪	●	■	▪	▪	×	●	●
Fusarium	▪	●	●	▪	▪	▪	×	●	●
Mucoraceen/Zygomyzeten	▪	●	●	●	●	●	×	●	●
Trichophyton spp.	●	●	●	■	■	■	■	■	■
Microsporum spp.	●	●	●	■	▪	▪	■	■	■
Epidermophyton	●	●	●	■	▪	▪	■	■	■

■ gute Wirksamkeit
▪ mäßige Wirksamkeit
● unwirksam
× Wirksamkeit noch nicht bekannt

* 5-Flucytosin hat allein nur schwache Wirkung; als Kombinationspartner von anderen Antimykotika wirkt es oft synergistisch

** wirkt nur bei lokaler Applikation (Haut, Schleimhaut, Vagina), nicht systemisch

Daneben muss man jedoch beachten, dass im Einzelfall ein Isolat durch eine erworbene Resistenz ein verändertes Verhaltensmuster aufweisen kann.

2 Medizinisch relevante Pilze

2 Medizinisch relevante Pilze

2.1 Dermatophyten

Bedeutung: Dermatophyten sind **Fadenpilze**. Sie verwerten **Keratin** und können somit nur in Haut, Haaren und Nägeln wachsen. Man unterscheidet 3 Gattungen (Abb. **E-2.1**):
- Trichophyton,
- Microsporum,
- Epidermophyton.

2.1 Dermatophyten

Bedeutung: Dermatophyten sind **Fadenpilze**, die **Keratin** verwerten und daher fast ausschließlich verhornte Haut, Haare und Nägel, sowie selten auch Dermis und Subkutis von Mensch und Tier befallen. Obwohl die exakte molekularbiologische Typisierung heute möglich ist, werden die Dermatophyten in der Praxis aufgrund der mikroskopisch unterscheidbaren Formen der ungeschlechtlichen Fortpflanzungsorgane (Makro- und Mikrokonidien) in folgende Gattungen unterteilt (Abb. **E-2.1**):
- Trichophyton,
- Microsporum,
- Epidermophyton.

Zur Typisierung können dann noch weitere mikromorphologische Merkmale und das Aussehen der Kolonie herangezogen werden.

Eine weitere Unterteilung erfolgt in **geophile, zoophile bzw. anthropophile** Dermatophyten (Tab. **E-2.1**).

Eine weitere Unterteilung in **geophile, zoophile bzw. anthropophile** Dermatophyten berücksichtigt u. a. Eigenschaften wie Habitat, Erregerreservoir, Infektketten bzw. Anpassung an tierisches oder menschliches Keratin (Tab. **E-2.1**).

E-2.1

E-2.1 Mikroskopische Diagnostik der häufigsten Erreger von Dermatomykosen

Trichophyton mentagrophytes

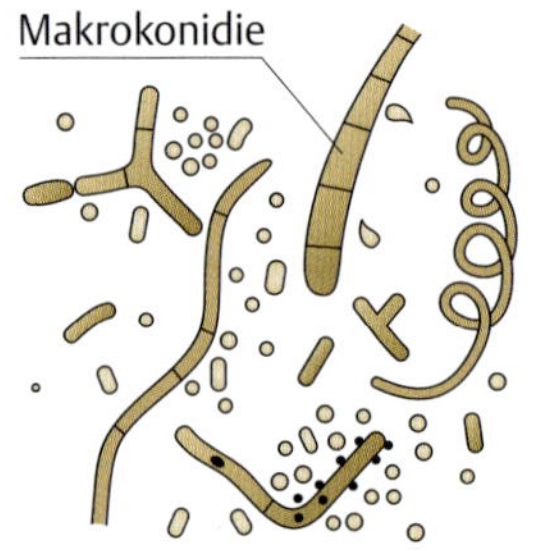

Hyphen:
1–3 μm breit, septiert, gerade, gebogen, spiralig

Makrokonidien:
keulenförmig, 6–8 x 20–50 μm, dünn und glattwandig, mehrkammerig

Mikrokonidien:
überwiegend rund bis keulenförmig, 3–20 μm, traubenförmige Anordnung, polymorph gestaltet

Microsporum canis

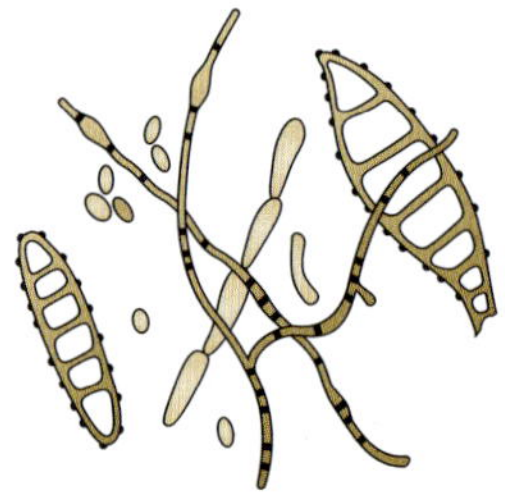

Makrokonidien:
dickwandig, stachelige, spindelförmige Gebilde, bis 40 μm groß

Mikrokonidien:
rund bis elliptisch, ≤ 3–5 μm groß

Epidermophyton floccosum

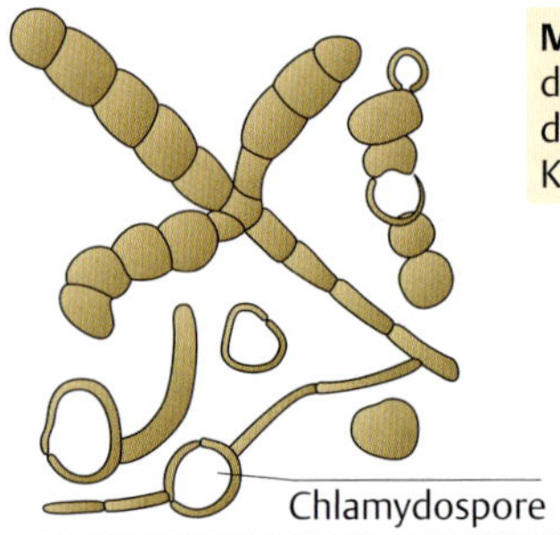

Makrokonidien:
dünnwandig, 6–10 x 8–15 μm,mit abgerundeten distalen Enden, keine Mikrokonidien, bei älteren Kulturen zahlreiche Chlamydosporen (7–5 μm)

Hyphen: Pilzfäden
Makrokonidien: große Sporen
Mikrokonidien: kleine Dauersporen

E-2.1 Einteilung der Dermatophyten nach epidemiologischen Gesichtspunkten

E-2.1

Standort	*Beispiel*	*Infektkette*
Erdboden (geophil)	▪ Microsporum gypseum ▪ Trichophyton terrestre ▪ Trichphyton gypseum	Erde → Mensch
Tier (zoophil)	▪ Microsporum canis ▪ Microsporum equinum ▪ Microsporum gallinae	Tier → Mensch
Mensch (anthropophil)	▪ Epidermophyton floccosum ▪ Trichophyton mentagrophytes ▪ Trichophyton rubrum ▪ Trichophyton tonsurans	Mensch → Mensch

Pathogenese: Die **geophilen** Dermatophyten leben als Saprophyten in der Erde. Zur Kontamination kommt es z. B. bei Gartenarbeiten, was jedoch nicht unweigerlich zu einer Infektion führt. Lokale prädisponierende Faktoren, wie Durchblutungsstörungen („kalte Füße"), mechanische Belastung (enge Schuhe), Feuchtigkeit durch Schweiß etc. erleichtern das Angehen einer Infektion.

Pathogenese: Geophile Dermatophyten leben in der Erde. Die Kontamination führt jedoch nicht unweigerlich zur Infektion, prädisponierende Faktoren müssen hinzukommen.

Zoophile Dermatophyten haben ihren natürlichen Standort auf felltragenden Tieren und werden bei Kontakt übertragen, z. B. von einem infizierten Meerschweinchen auf ein Kind, das damit geschmust hat (s. Abb. **E-2.3**). Manche Dermatophyten sind an bestimmte Tierarten adaptiert und für Menschen wenig infektiös. Andere Arten, etwa Trichophyton verrucosum, befallen Rinder („Rinderflechte") und sind auch auf Menschen übertragbar.

Zoophile Dermatophyten werden von Tier zu Mensch übertragen (s. Abb. **E-2.3**).

Die **anthropophilen** Dermatophyten, wie **Trichophyton rubrum**, Trichophyton mentagrophytes und Trichophyton tonsurans, sind an den Menschen angepasst und können direkt von Mensch zu Mensch, aber auch indirekt über kontaminierte Gegenstände, z. B. in Fitnessbereichen, übertragen werden. Ihre Infektiosität ist also von vorneherein hoch, die Krankheitsfolgen sind jedoch meist nur gering.

Dermatophyten können auch **allergische Reaktionen** hervorrufen (s. S. 458).

Die **anthropophilen** Dermatophyten werden direkt von Mensch zu Mensch übertragen.

Klinik: In der Dermatologie wird der Begriff **Tinea** als Sammelbegriff für oberflächliche Dermatomykosen verwendet, wobei die Lokalisation in die Beschreibung mit eingeht und unabhängig von der verursachenden Pilzspezies ist.

- Tinea pedis: Mykose im Fußbereich.
- Tinea capitis: Mykose im Kopfbereich.
- Tinea inguinalis: Mykose in der Leistenbeuge.
- Tinea corporis: Mykose des Stammbereiches.
- Tinea barbae: Mykose im Bartbereich.

Klinik: Tinea ist der Sammelbegriff für oberflächliche Dermatomykosen.

▶ **Merke:** Tinea pedis, der „Fußpilz", ist die häufigste Dermatomykose in den Industrienationen. 75 % der Bevölkerung leidet zeitweise an diesen juckenden Infektionen z. B. in den Zehenzwischenräumen (Abb. **E-2.2a**), wo es bei ungeeignetem Schuhwerk **feucht, warm und dunkel** ist. Gleichzeitig findet man auch oft einen Befall der Fußnägel, eine **Onychomykose** (Abb. **E-2.2b**). Eine traumatische Schädigung der Nägel durch Sport oder enge Schuhe begünstigt die Enstehung einer Nagelmykose.

◀ Merke

Die klinischen Erscheinungen hängen auch vom Erreger ab:

- **Trichophytie:** Durch Trichophyton-Arten hervorgerufene Infektionen der Haut, Haare und Nägel (Abb. **E-2.3**). Die Infektion kann eine tiefe (Trichophytia profunda) oder oberflächliche (Trichophytia superficialis) entzündliche Reaktion der Haut auslösen. Die Symptome können sich entsprechend nur

- **Trichophytie:** Durch Trichophyton-Arten hervorgerufene Infektionen der Haut, Haare und Nägel (Abb. **E-2.3**).

E-2.2 **Verschiedene Dermatomykosen**

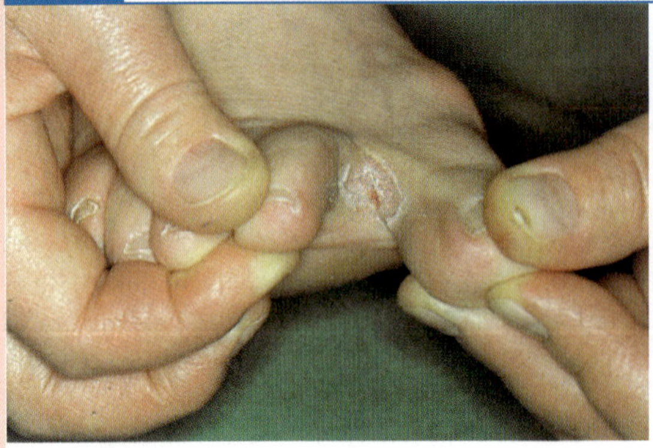

a Tinea pedis („Fußpilz", oberflächlich).

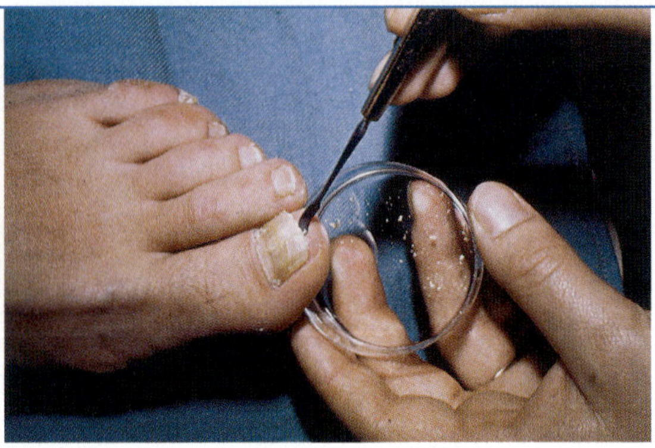

b Nagelmykose: Zum Pilznachweis Nägel erst kurz schneiden, Desinfektion mit 70 % Alkohol, mit scharfem Löffel Material abkratzen und in steriler Schale auffangen.

- **Mikrosporie:** Auslöser von Haarinfektionen.
- **Epidermophytie:** Befall von Nägeln und Haut.

Der Krankheitswert ist meist gering, aber die kosmetischen Folgen können gravierend sein. Außerdem kann die infizierte Stelle Eintrittspforte für andere Krankheitserreger sein.

Nachweis: Auf die **mikroskopische Untersuchung** von Hautschuppen, Haaren und Nagelmaterial folgt der **kulturelle Nachweis,** der allerdings einige Wochen dauert. Da die Infektion zentrifugal fortschreitet, sollten Proben vom Rand der Läsion entnommen werden (Abb. **E-2.3c**).

Der **kulturelle Nachweis** gelingt auf speziellen Pilznährböden. Zur Selektion sind zusätzlich noch Antibiotika zur Unterdrückung der bakteriellen Begleitflora und Actidione zur Unterdrückung der Schimmelpilze enthalten (Abb. **E-2.3e**).

als trockene, schuppende, hyperkeratotische Areale zeigen oder als schwere, granulomatöse Entzündung der Haut imponieren.

- **Mikrosporie:** Verschiedene Arten von Microsporum verursachen Haarinfektionen; dabei umgeben Massen von Pilzsporen außen mantelförmig den Haarschaft, der an Elastizität verliert und schließlich wenige Millimeter über der Kopfhaut abbricht (Zerstörung des Haares von außen = ektothrix). Die Haut darunter kann gerötet sein.
- **Epidermophytie:** Dieser Pilz befällt nur die glatte, unbehaarte Haut und die Nägel (nicht die Haare).

Der Krankheitswert der genannten Infektionen ist meistens gering, aber die kosmetischen Folgen können erheblich sein. Außerdem kann es zu einer bakteriellen **Superinfektion** kommen, da die infizierte Stelle die Eintrittspforte für andere Krankheitserreger bildet (z. B. Erysipel durch A-Streptokokken bei Tinea pedis, S. 311).

Nachweis: Verdächtige Haare werden mit der Epilationspinzette herausgezupft. Nägel und Hautareale werden zunächst mit 70 %igem Alkohol gründlich abgerieben, um vorhandene Bakterien zu beseitigen. Dann werden von der befallenen Hautstelle mittels scharfem Löffel oder Skalpell **Hautschuppen abgekratzt**. Dies sollte möglichst am Übergang von gesunden zu infizierten Arealen geschehen, also **in der Peripherie** und nicht im Zentrum, da dort kaum lebende Pilze zu erwarten sind (Abb. **E-2.3c**).
Infizierte Nägel sind aufgequollen und verdickt, sie werden zunächst kurz geschnitten (distale Anteile enthalten nur tote Pilze); dann erst wird Material zur Untersuchung gewonnen (Abb. **E-2.2b**). Die Hautschuppen bzw. Nagelstücke werden in sterilen Gefäßen aufgefangen. Für die **mikroskopische Untersuchung** der Proben werden die menschlichen Zellen und das Keratin mit 30 %iger Natronlauge aufgelöst; danach kann man im Mikroskop die beständigen Pilzelemente erkennen (Abb. **E-2.3f**). Lactophenolblau oder Calcofluor können die Darstellbarkeit ggf. noch verbessern.
Der **kulturelle Nachweis** gelingt auf Sabouraud-Agar und anderen Pilznährböden, die zur Selektion von Dermatophyten zusätzlich noch Antibiotika zur Unterdrückung der bakteriellen Begleitflora und Actidione zur Unterdrückung der Schimmelpilze enthalten; allerdings dauert es unter Umständen mehrere Wochen bis sichtbare Kolonien wachsen. Größe, Beschaffenheit und Farbe der Kolonien sowie mikromorphologische Kriterien der Form und Lagerung von Mikro- und Makrokonidien werden zur Differenzierung der Pilze herangezogen (Abb. **E-2.3e**). Viel Erfahrung ist dazu notwendig!

E-2.3 Hautpilz (Trichophyton mentagrophytes) bei einem 10-jährigen Kind

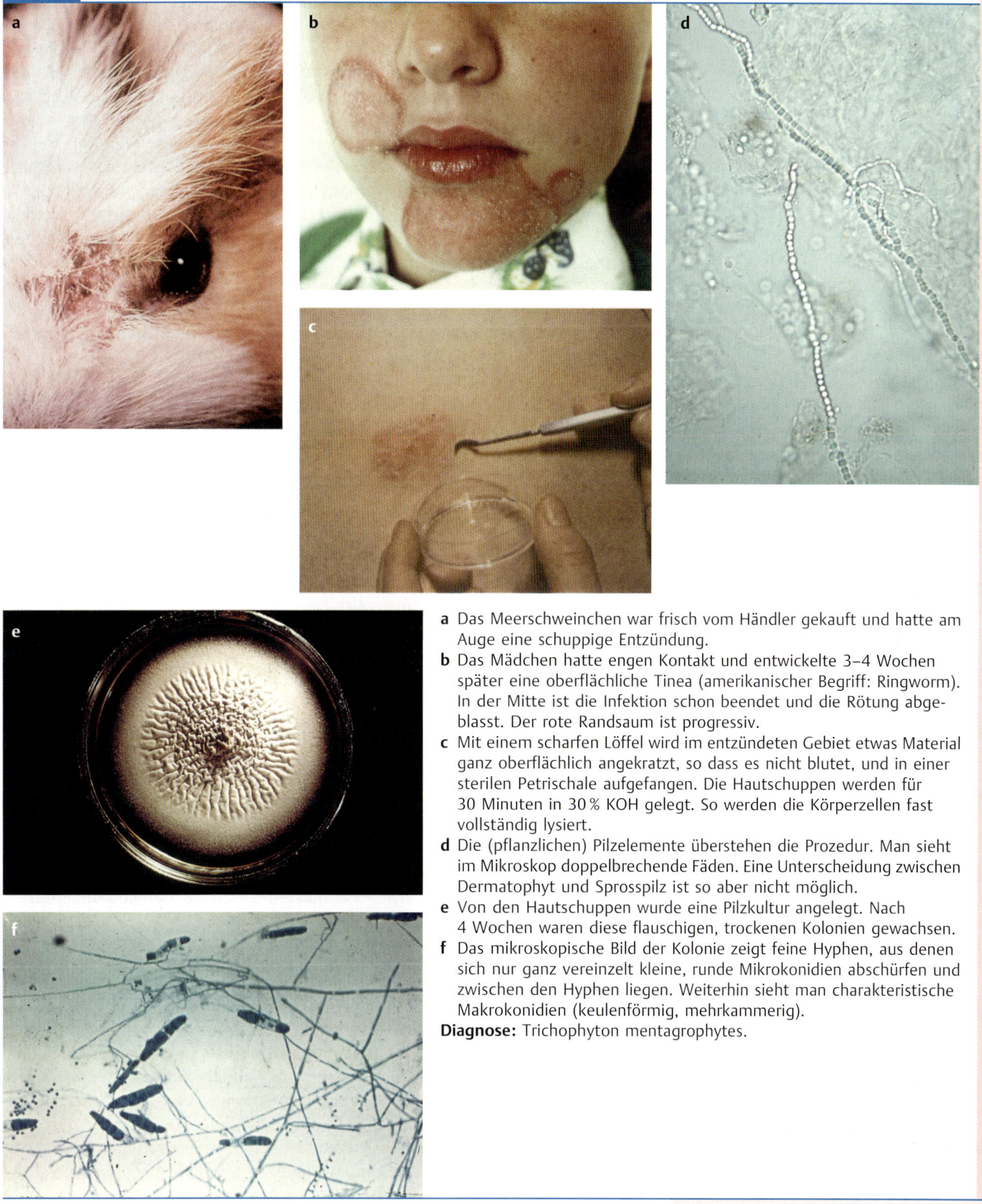

a Das Meerschweinchen war frisch vom Händler gekauft und hatte am Auge eine schuppige Entzündung.
b Das Mädchen hatte engen Kontakt und entwickelte 3–4 Wochen später eine oberflächliche Tinea (amerikanischer Begriff: Ringworm). In der Mitte ist die Infektion schon beendet und die Rötung abgeblasst. Der rote Randsaum ist progressiv.
c Mit einem scharfen Löffel wird im entzündeten Gebiet etwas Material ganz oberflächlich angekratzt, so dass es nicht blutet, und in einer sterilen Petrischale aufgefangen. Die Hautschuppen werden für 30 Minuten in 30 % KOH gelegt. So werden die Körperzellen fast vollständig lysiert.
d Die (pflanzlichen) Pilzelemente überstehen die Prozedur. Man sieht im Mikroskop doppelbrechende Fäden. Eine Unterscheidung zwischen Dermatophyt und Sprosspilz ist so aber nicht möglich.
e Von den Hautschuppen wurde eine Pilzkultur angelegt. Nach 4 Wochen waren diese flauschigen, trockenen Kolonien gewachsen.
f Das mikroskopische Bild der Kolonie zeigt feine Hyphen, aus denen sich nur ganz vereinzelt kleine, runde Mikrokonidien abschürfen und zwischen den Hyphen liegen. Weiterhin sieht man charakteristische Makrokonidien (keulenförmig, mehrkammerig).
Diagnose: Trichophyton mentagrophytes.

Therapie: Als **lokale Therapie** kommen neben Desinfektionsmitteln **antimykotische Mittel** als Lotio, Salbe oder Lack zum Einsatz. Bei Nagelmykosen ist eine mechanische oder chemische Vorbehandlung hilfreich, um das tote Material wegzuräumen und den Antimykotika, darunter Azole, Allylamine und Ciclopiroxolamin, den Zutritt zu erleichtern. Eine längere Behandlung von 4–6 Wochen ist erforderlich.

Therapie: Nach einer mechanischen Entfernung des toten Materials kann man **lokale** oder auch **systemische Antimykotika** einsetzen, oft über längere Zeit.

Alternativ oder auch zusätzlich kann eine **systemische Gabe von Antimykotika** nützlich sein. Mit Rezidiven muss gerechnet werden.

Alternativ oder auch zusätzlich kann eine **systemische Gabe von Antimykotika** nützlich sein. Bis die Medikamente wie Griseofulvin in der Keratinschicht angereichert sind, vergehen allerdings Wochen. Folglich muss von vorneherein eine lange und regelmäßige Medikamenteneinnahme gewährleistet sein. Azole, wie Fluconazol und Itraconazol, müssen in der Regel nur 1–2 Wochen gegeben werden, was die Compliance erleichtert. Mit Rezidiven muss gerechnet werden.

Prophylaxe: Wichtiges Ziel ist die Reduktion der Sporenlast in der Umgebung und die Verhinderung eines weiteren Pilzwachstums, z. b. durch sorgfältige Reinigung oder Desinfektion.

Prophylaxe: Dermatophytensporen sind in der Natur weit verbreitet, so dass eine sichere Expositionsprophylaxe nur schwer zu realisieren ist. Man sollte aber zur Primär- und Sekundärprophylaxe die Masse der Sporen reduzieren, indem z. B. Strümpfe und Schuhe gereinigt und ggf. desinfiziert werden. Umsichtiges Verhalten, z. B. in Schwimmbädern, Sauna und Fitnessbereichen, ist ratsam. Da Pilze auch ein geeignetes Milieu benötigen, bevor eine Besiedelung in eine Infektion übergeht, sollten Haut, Haare und Nägel gepflegt werden. Personen mit bestimmten Grunderkrankungen, z. B. periphere arterielle Verschlusskrankheit oder Diabetes mellitus, sind besonders anfällig und müssen entsprechend sorgfältig bei der Prophylaxe sein.

2.2 Sprosspilze

2.2 Sprosspilze

▶ Definition

▶ **Definition:** Sprosspilze, auch Hefen genannt, sind im Prinzip einzellige Eukaryonten, die primär in einer ovalen Form, der Blastospore, auftreten. Sie vermehren sich durch Sprossung, d. h. aus der Mutterzelle entwickelt sich durch Ausstülpung der Zellwand eine Knospe, in die eine Kopie des Zellkerns einwandert. Die Tochterzelle wächst heran und nabelt sich ab (s. Abb. **E-1.4**). Unter geeigneten Bedingungen können sich bei manchen Hefepilzen die Einzelzellen strecken und einen Keimschlauch bilden. Bleiben diese Zellen zusammen und bilden einen Verband, spricht man von einem Pseudomyzel, obwohl sie nicht – wie bei einem echten Myzel – miteinander über Septen kommunizieren.

Bei einigen Hefepilzen ist auch eine geschlechtliche Form bekannt (z. B. Candida kefyr).

Bei einigen Hefen sind auch geschlechtliche Vermehrungsformen bekannt, z. B. wird Candida krusei zu den Ascomyzeten gerechnet (s. S. 461) und heißt dann Issatchenkia orientalis. Die geschlechtlichen Sporen von Cryptococcus neoformans bilden sich an einem Basidium aus, so dass dieser Pilz eigentlich als Filobasidiella neoformans bezeichnet werden müsste. Hefepilze gehören also im Prinzip zu ganz unterschiedlichen Pilzgruppen. Hefe ist nicht gleich Hefe!

▶ Merke

▶ **Merke:** In der Medizin spielen Hefepilze der Gattung **Candida** die größte Rolle.

2.2.1 Candida

2.2.1 Candida

Bedeutung: Von den 200 verschiedenen Candida-Arten leben viele in der Umwelt. Die wichtigste Art, die beim Menschen vorkommt, ist **Candida albicans.**

Bedeutung: Mit mehr als 200 Arten sind Sprosspilze der Gattung Candida in der Umwelt weit verbreitet (z. B. Candida tropicalis, Candida krusei, Candida parapsilosis, Candida glabrata). Dagegen tritt **Candida albicans**, der wichtigste Erreger von **opportunistischen Sprosspilzinfektionen**, vorwiegend beim Menschen auf. Pilze der Gattung Candida sind sehr heterogen und werden nach rein wissenschaftlichen Regeln zu ganz verschiedenen Gattungen gerechnet. Dies erklärt auch die großen Unterschiede hinsichtlich ihrer medizinischen Bedeutung.

▶ Merke

▶ **Merke:** Beim gesunden Menschen findet sich manchmal Candida albicans in der oralen, gastrointestinalen und vaginalen Flora in geringer Anzahl als bloßer Besiedeler ohne pathogenetische Bedeutung als Krankheitserreger und ohne therapeutische Konsequenz.

Pathogenese: Viele Hefen der Gattung Candida, aber vor allem Candida albicans, sind fakultativ pathogene Keime, d. h. wenn in einem Wirt bestimmte **Milieubedingungen** erfüllt sind, können sich diese Opportunisten entweder **superfiziell** oder sogar **invasiv** in diverse Organe ausbreiten. Faktoren, welche die Infektion mit Sprosspilzen begünstigen, sind z. B.:

- Verminderung oder Beseitigung der physiologischen Bakterienflora auf Haut und Schleimhäuten durch Antibiotika.
- Erhöhung des pH-Wert in der Vagina oder Östrogenüberschuss durch hormonelle Kontrazeption bzw. Gravidität (Vaginalmykose).
- Barriereschäden der Haut, etwa durch großflächige Verbrennungen (lokale Infektionen).
- bei der zarten Haut von Säuglingen kann durch anhaltende Feuchtigkeit und/oder mechanisches Reiben der Windel eine Windeldermatitis entstehen.
- Suppression der unspezifischen bzw. der spezifischen Infektabwehr durch krankhafte (z. B. Leukämie, AIDS) oder iatrogene Prozesse (Transplantation, Bestrahlung, zytostatische Therapie).

Auch eine Stoffwechselentgleisung (z. B. Diabetes mellitus) fördert die Adhäsion von Pilzen (z. B. an die Wangenschleimhaut). Hyperglykämie und Ketoazidose vermindern die Abwehrfunktion der Phagozyten, wodurch eine Disseminierung möglich wird.

Potenziell pathogene Sprosspilze haben ein ganzes Repertoire an Genen, um sich an die jeweiligen Verhältnisse in den verschiedenen Organen anzupassen. Sie nutzen bestimmte **Virulenzfaktoren** (Tab. **E-2.2**): Über adhäsinähnliche Strukturen auf der Oberfläche, z. B. die Mannoproteine (s. Abb. **E-1.2**), Proteinasemoleküle und andere Moleküle heften sich die Pilzzellen fest an Epithelzellen, wenn deren Rezeptoren frei zugänglich sind. Eine solche Besiedelung des Menschen ist nicht selten und findet – zumindest durch Candida albicans – nicht nur transient, sondern bei ca. 30 % auch permanent statt. Die Epithelbarriere kann mittels lytischer Enzyme, Proteinasen und Phospholipasen überwunden werden, indem z. B. die Interzellularbrücken gespalten werden. Manche der dann einsetzenden Abwehrmaßnahmen (z. B. Komplementreaktion) werden unterlaufen. Auch eine Änderung des Phänotypus ist möglich um das Immunsystem abzulenken.

Bei der Abwehr von Sprosspilzinfektionen spielen die **polymorphkernigen Granulozyten** eine ganz entscheidende Funktion. Daneben können außerdem die **T-Lymphozyten** mittels Sekretion von Zytokinen (z. B. IFNγ) Gewebemakrophagen aktivieren und deren Abwehrkapazität steigern. Die humorale Immunität spielt hier nur eine untergeordnete Rolle.

Klinik: Abhängig von der jeweiligen **Prädisposition** bzw. der Grunderkrankung des Patienten verursacht Candida albicans **mukokutane Infektionen** und **tiefe, systemische Mykosen** (Tab. **E-2.3**, Abb. **E-2.4**).

Pathogenese: Damit diese Opportunisten überhaupt eine Infektion erzeugen können, müssen bestimmte **Milieufaktoren** günstig sein, z. B. erhöhter pH, verminderte Konkurrenz der autochthonen Bakterienflora, Diabetes mellitus, Immunsuppression.

Potenziell pathogene Sprosspilze produzieren einige **Virulenzfaktoren,** wie Oberflächenstrukturen und Proteinasen. Damit binden sie an Epithelzellen (Tab. **E-2.2**).

Bei der Abwehr spielen **polymorphkernige Granulozyten** und **T-Lymphozyten** eine wesentliche Rolle.

Klinik: Candida albicans kann **mukokutane** und **systemische Mykosen** verursachen (Tab. **E-2.3**, Abb. **E-2.4**).

E-2.2 Bekannte Virulenzeigenschaften von Candida albicans

Kolonisation	▪ kurze Regenerationszeiten ▪ Resistenz gegenüber Milieuschwankungen (breiter pH- und Temperaturbereich) ▪ Adhärenz an Epithel und Endothel (Mannoproteine)
Gewebeinvasion	▪ Sekretion lytischer Enzyme (Proteinasen, Phospholipasen) ▪ Ausbildung geeigneter morphologischer Strukturen (Keimschläuche)
Gewebepersistenz	▪ Veränderung des Phänotyps („phenotypic switching“) ▪ Maskierung mit körpereigenen Strukturen („antigenic mimicry“) unter Umgehung der körpereigenen Abwehrmechanismen

E-2.2

E-2.3

E-2.3 Klinische Formen einer Infektion mit Candida albicans

mukokutane Formen	▪ Haut- und Nagelinfektionen ▪ Windeldermatitis ▪ Vulvovaginitis ▪ Balanitis ▪ Soor ▪ Ösophagitis ▪ gastrointestinale Infektionen
systemische Formen (isolierter Organbefall oder Dissemination)	▪ Zystitis, Pyelitis, Nierenabszesse ▪ Pneumonie ▪ Meningitis ▪ Uveitis ▪ Perikarditis, Endokarditis ▪ Arthritis ▪ Osteomyelitis ▪ Peritonitis ▪ Infektionen von Leber und Milz ▪ Fungämie, Septikämie

E-2.4 Beispiele für Candida-Mykosen

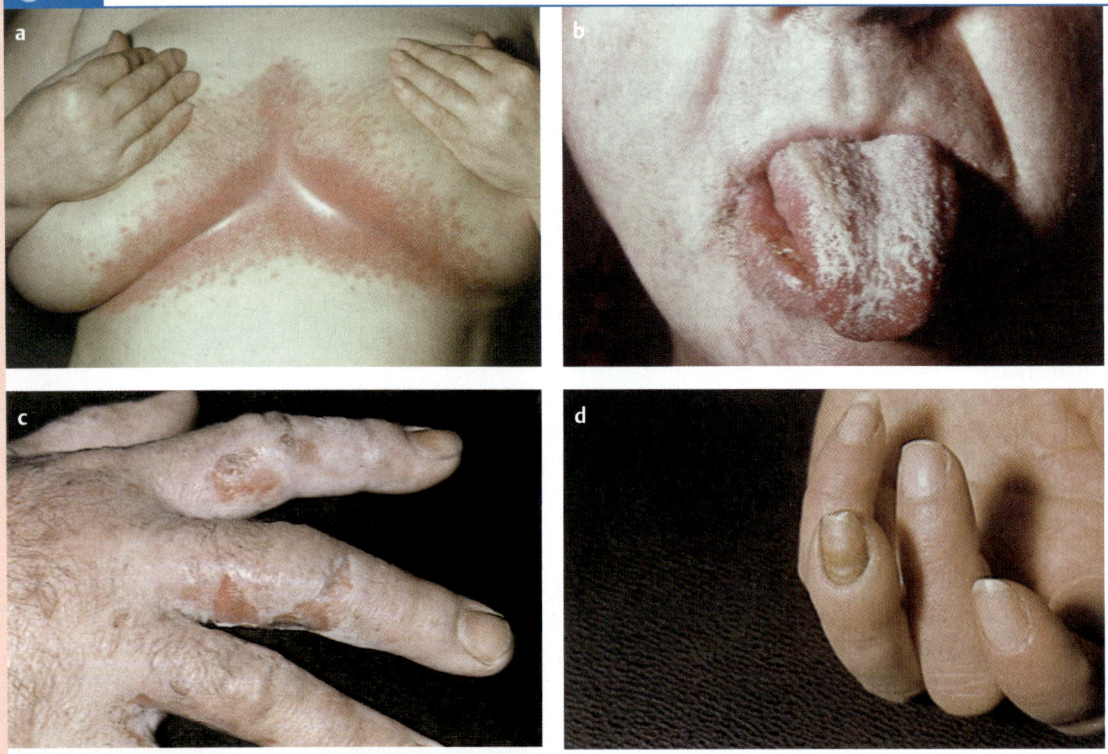

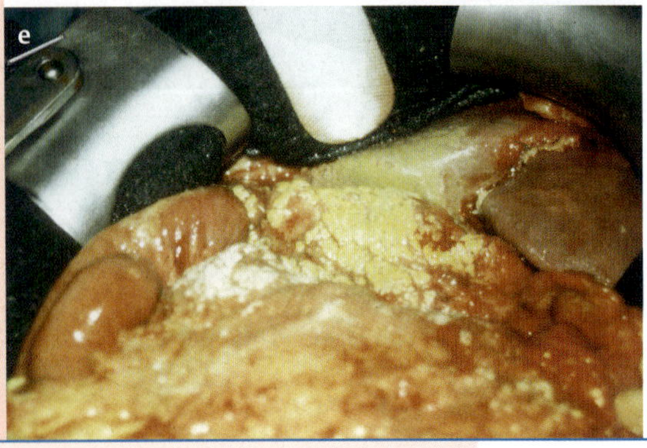

a Submammäre Candidose mit tiefrot verquollener Haut und zahlreichen Papeln an der Peripherie bei einer Patientin mit Diabetes mellitus.
b Orale Candidose (Mundsoor).
c Interdigitale Candida-Mykose mit grauweißlich mazerierter Haut und dunkelrot glänzender Fläche zwischen den Fingern.
d Candida-Paronychie mit Anschwellen und Infiltration der Umgebung der Nagelplatte.
e Candida-Peritonitis, Pilzrasen und eitrige Entzündung.

Da wo es feucht warm und dunkel ist, z. B. bei schlechtem Schuhwerk in den Zehenzwischenräumen oder in den Fingerzwischenräumen (Abb. **E-2.4c**) oder bei Adipositas in den Hautfalten (Abb. **E-2.4a**), entstehen **entzündliche gerötete Läsionen**, die mazerieren und einreißen können, wodurch sich Rhagaden bilden. Bei Säuglingen kann sich so eine Windeldermatitis entwickeln.

Candida kann diverse Krankheiten hervorrufen, wie **Soor**, **Fluor vaginalis**, **Balanitis**, **Hautinfektionen** und **Organmykosen.**

Bei Frauen, speziell unter einer hormonellen Kontrazeption oder in der Schwangerschaft, können Sprosspilze eine **vulvovaginale Candidose** auslösen. Typische Symptome sind Juckreiz und Brennen im Bereich von Vulva und Vagina, auch eine Dyspareunie kann bestehen. Es kommt zu einem weißlichen Ausfluss aus der Scheide, dem **Fluor vaginalis**. Beim Sexualpartner kann so eine **Balanitis** induziert werden, umgekehrt kann ein Mann mit einer solchen Symptomatik die Partnerin anstecken. Bei Schwangeren besteht die Gefahr, dass das Neugeborene unter der Geburt infiziert wird.

Typische Symptome einer **vulvovaginalen Candidose** sind Juckreiz und Brennen im Bereich von Vulva und Vagina, Dyspareunie und weißer, krümeliger Fluor vaginalis. Bei Schwangeren besteht die Gefahr, dass das Neugeborene unter der Geburt infiziert wird.

Bei Säuglingen, AIDS-Patienten, bei Schwerstkranken und nach Antibiotikabehandlung kann auf der Mundschleimhaut, aber auch auf der Ösophagusschleimhaut ein dichter, weißlicher Belag mit Pilzen entstehen **(Soor)** (Abb. **E-2.4b**).

Einen Befall der Mund- bzw. Ösophagusschleimhaut bezeichnet man als **Soor** (Abb. **E-2.4b**).

Sind viele Körperstellen besiedelt, steigt die Gefahr einer Streuung in andere Organe. Eine bloße Besiedelung von Haut und Schleimhäuten bedeutet allerdings nicht zwingend auch eine Mykose. So ist z. B. der Darm häufig besiedelt, die **Darmmykose** ist jedoch selten.

Eine aszendierende Pneumonie nach vorausgehender Besiedlung der Trachea ist sogar sehr selten. Harnwegsinfektionen sind ebenfalls selten, obwohl bei einer massiven Besiedlung häufig auch hohe Keimzahlen im Mittelstrahlurin gefunden werden. Dies ist meist nur Zeichen einer asymptomatischen Besiedelung der Harnblase. Katheterassoziierte Infektionen führen zu Sepsis und zu Leber- und Milzinfektionen, seltener zu Pilzpneumonie. Mit einer Peritonitis (Abb. **E-2.4e**) muss nach anhaltender Leakage des Darmes gerechnet werden. Auch Pankreasnekrosen, die meist im Rahmen einer akuten Pankreatitis auftreten, sind häufig mit Candida albicans infiziert.

Eine bloße Besiedelung von Haut und Schleimhäuten bedeutet nicht zwingend auch eine Mykose. So ist z. B. der Darm häufig besiedelt; die **Darmmykose** ist jedoch sehr selten.
Mit einer Peritonitis (Abb. **E-2.4e**) muss nach anhaltender Leakage des Darmes gerechnet werden.

Im Folgenden sind **weitere klinisch bedeutsame Candida-Arten** aufgeführt. Sie sind Verursacher systemischer Sprosspilzinfektionen bei Immunsupprimierten und von Nosokomialinfektionen.

Weitere Erreger systemischer Sprosspilzinfektionen:

Candida glabrata

- **Candida glabrata** hat eine vergleichsweise niedrige Virulenz. Er ist häufig im Soor bei AIDS-Patienten unter Fluconazol-Therapie nachweisbar, weil diese Art oft resistent ist, und wird manchmal bei Patienten mit soliden Tumoren unter Polychemotherapie in Blutkulturen gefunden. Der Dissemination geht oftmals eine massive Vermehrung des Pilzes auf Haut und Schleimhäuten des Patienten voraus.

Candida parapsilosis

- **Candida parapsilosis** adhäriert an Plastikmaterialien (z. B. an Kathetern und Plastikimplantaten), daher besteht die Gefahr einer nosokomialen Infektion. Typische klinische Manifestationen einer Fungämie mit Candida parapsilosis sind deshalb Endokarditis, Peritonitis nach Peritonealdialyse, postoperative Endophthalmitis (Linsenimplantat) und septische Arthritis.

Candida krusei

- **Candida krusei** (syn. Issatchenkia orientalis) ist ein Pilz mit geringer Virulenz, die Mortalitätsrate bei systemischen Infektionen von immunsupprimierten Patienten ist im Vergleich zu Infektionen mit Candida albicans geringer.

◄ **Klinischer Fall**

► **Klinischer Fall.** Eine 35-jährige Patientin stellt sich mit rezidivierenden Vaginalmykosen vor, die mit einem erheblichen Fluor vaginalis, Brennen und ausstrahlenden Bauchschmerzen einhergehen. Außerdem besteht eine ausgeprägte Dyspareunie, die die Ehe stark belastet. Beim Ehemann kommt es im Verlauf ebenfalls zum Auftreten einer Balanitis, die ihn allerdings nicht stark beeinträchtigt. Durch antimykotische Behandlung beider Partner kann nur eine kurzfristige Heilung erreicht werden, da die Patientin bereits kurz darauf wieder im Darm und am Perineum mit Pilzen kolonisiert ist. Als Folge treten die Beschwerden bald wieder auf. Bei mehr als 4 Rezidiven pro Jahr spricht man von einer chronischen Kandidose. Eine Crux für Patientin wie für den behandelnden Arzt!

E-2.5

E-2.5 **Candida albicans**

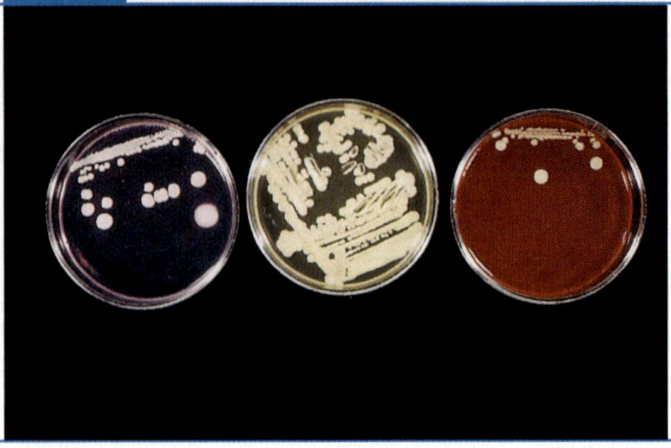

Weiße oder cremefarbene Kolonien auf verschiedenen Nährböden.

Nachweis: Der **Nachweis** von Sprosspilzen gelingt mit der **Mikroskopie** und der **Kultur** (s. Abb. **E-1.4**, **E-1.6**). **Antigennachweise** sind zweitrangig. Die **Serologie** bringt wenig Klärung.

Nachweis: Sprosspilze der Gattung Candida lassen sich aus Abstrichen von Haut und Schleimhaut oft schon mikroskopisch im **Nativpräparat** oder im gefärbten (z. B. Gramfärbung) Objekt nachweisen. Sie kommen entweder in der Blastosporenform oder in der filamentösen Form vor (s. Abb. **E-1.4**). Während die üblichen Färbemethoden, wie etwa die PAS-Färbung (s. Abb. **E-1.6a**) die Pilzelemente nur schwach darstellen, kann die Imprägnation nach Grocott-Gomori mit Silbersalzen (s. Abb. **E-1.6b**) oder noch besser mit optischen Aufhellern, wie Calcofluor (s. Abb. **E-1.6c**), die Kontraste besser darstellen.

Typischerweise entwickeln sich in der Kultur **cremefarbene, porzellanartige Kolonien** (Abb. **E-2.5**).

Der **kulturelle Nachweis** aus verschiedenen Untersuchungsproben, wie Blut, Sekreten, Abstrichen, Punktaten in Bouillon oder festen Nährböden ist auf manchen der üblichen bakteriologischen Nährböden, wie etwa einem Blutagar, möglich, wenn auch die Vermehrungsgeschwindigkeit vergleichsweise langsamer ist. Typischerweise entwickeln sich **cremefarbene, porzellanartige Kolonien** (Abb. **E-2.5**).

Die **Differenzierung** der gezüchteten Sprosspilze ist sinnvoll.

Die exakte Differenzierung der gewachsenen Sprosspilzkolonien erfolgt durch mikroskopische Untersuchung speziestypischer morphologischer Formen und durch Prüfung biochemischer Leistungen (bunte Reihe).

▶ Merke

▶ **Merke:** Die Diagnose einer systemischen Candida-Infektion ist oft schwierig, denn die klinische Symptomatik ist uncharakteristisch und die Labordiagnostik lückenhaft. Gerade der Nachweis von Candida in Haut- und Schleimhautabstrichen, Sputum, Urin und Stuhl ist noch lange kein Beweis für eine Infektion, sondern vielleicht nur Ausdruck einer Besiedelung. Eine Quantifizierung kann weiterhelfen. Umgekehrt zeigt sich der Erreger nicht immer in den Untersuchungsproben.

Ggf. besteht die Möglichkeit eines Antigennachweises (Mannane) (s. Abb. **E-1.2**).

Wenn es nicht gelingt, die Pilze zu sehen bzw. sie anzuzüchten, besteht in einigen Fällen bei einer systemischen Mykose die Möglichkeit eines **Pilzantigennachweises:** Mannane kommen in der Zellwand eines Sprosspilzes (s. Abb. **E-1.2**) zahlreich vor und werden auch schon bei der lebenden Zelle in großer Menge freigesetzt. Diese pilzspezifischen Produkte werden von den Phagozyten normalerweise schnell aus der Zirkulation eliminiert. Ist ihre Kapazität überfordert, kann man Mannane im Blut oder in der Bronchiallavage nachweisen.
Ein molekularbiologischer Nachweis der Nukleinsäure ist im Prinzip möglich, hat aber keine praktische Bedeutung.

Die **Messung von spezifischen Antikörpern** ist möglich, man kann so aber nicht zwischen einer bloßen lokalen Besiedelung und einer systemischen Infektion unterscheiden.

Auch der indirekte Nachweis einer Pilzinfektion durch **Messung von spezifischen Antikörpern** ist möglich, hat aber einen niedrigen Stellenwert, weil man damit kaum eine bloße lokale Besiedelung von einer systemischen Infektion unterscheiden kann. Weiterhin ist der Wert dieser immunologischen Methode dadurch eingeschränkt, dass sich eine Pilzinfektion gerade bei immunkompromittierten Personen entwickelt, die zu einer regelrechten Immunantwort nicht mehr in der Lage sind.

Therapie: Ein erster Schritt in der Behandlung ist die lokale Gabe von Desinfektionsmittel oder von Antimykotika.

Therapie: Die **kutane** Kandidose kann durch topische Applikation von Desinfektionsmitteln, wie z. B. Äthylalkohol, Betaisodona, Octenisept, sowie von

Antimykotika, wie Polyene und Azole, behandelt werden. Die **oropharyngeale** Infektion beim Säugling oder beim abwehrgeschwächten Wirt, etwa einem AIDS-Patienten, erfolgt entweder lokal mit Polyen und Azol oder auch zusätzlich durch systemisch wirksame Azole. Dies gilt auch für die **vulvovaginale Candidose**.

Eine **Organ- bzw. systemische Mykose** ist oft verursacht durch besiedelte Plastikimplantate, weshalb zunächst diese Materialien entfernt werden sollten. Zur Chemotherapie stehen neben den Polyenen (S. 466), evtl. auch in liposomaler Form, auch die hochwirksamen Triazole (S. 467) und neuerdings auch Echinocandine zur Verfügung.

Eine systemische Infektion erfordert auch eine systemische Antimykotikagabe (z. B. Polyene).

Resistenzen gegen Polyene und Echinocandine sind eine Rarität; die allermeisten Stämme von Candida albicans sind auch hochempfindlich gegen Triazole. Bei Candida glabrata und vor allem bei Candida krusei muss man aber mit einer verminderten Wirksamkeit der Triazole rechnen.

Resistenzen gegen Polyene und Echinocandine sind eine Rarität.

2.2.2 Andere Sprosspilze

2.2.2 Andere Sprosspilze

Verschiedene andere Sprosspilze können ausnahmsweise als Krankheitserreger in Erscheinung treten, z. B. Trichosporon und Rhodotorula, Saccharomyces und Geotrichum („Milchschimmel").

Andere Sprosspilze können ebenfalls in Einzelfällen Krankheitserreger sein.

Neben ihrer pathogenen Rolle haben Pilze aber auch ganz andere medizinisch relevante Aspekte. So liegt z. B. die hauptsächliche Bedeutung von Sprosspilzen, zumal von **Saccharomyces cerevisiae**, darin, dass sie als klassischer Hefepilz (**Bäckerhefe**) von immenser Bedeutung für die Ernährung sind. Derselbe Pilz dient auch als **Bierhefe** bzw. **Weinhefe** zur Produktion von alkoholischen Getränken aus zuckerhaltigen Flüssigkeiten. Diese Fähigkeit kann der Grund für den Alkoholismus mit all seinen gesundheitlichen Folgen sein. Saccharomyces boulardii, eine Stammvariante von Saccharomyces cerevisiae, wird als Therapeutikum bei Diarrhöen eingesetzt (Handelsname: Perenterol).

Neben ihrer pathogenen Rolle haben Pilze auch andere medizinisch relevante Aspekte. Die Bäckerhefe, **Saccharomyces cerevisiae** hat z. B. viele Ähnlichkeiten mit Candida albicans, ist aber praktisch apathogen. Andererseits ist die Fähigkeit, aus zuckerhaltigen Getränken Ethylakohol zu produzieren, Grund für schwere Gesundheitsschäden, den **Alkoholismus.**

Cryptococcus neoformans

Cryptococcus neoformans

Bedeutung: Der in der Natur verbreitete Pilz Cryptococcus neoformans hat in der heutigen Zeit als Erreger **opportunistischer Infektionen bei AIDS-Patienten** an Bedeutung gewonnen. Er ist der Erreger der Kryptokokkose, einer Erkrankung, die vor der Verbreitung des HIV nur selten diagnostiziert wurde. Diese **bekapselten Hefen** besitzen eine mehrere µm breite Polysaccharidkapsel als entscheidenden Virulenzfaktor.

Bedeutung: Cryptococcus neoformans ist eine bekapselte Hefe und opportunistischer Erreger bei abwehrgeschwächten Patienten (z. B. AIDS).

Epidemiologie: Natürliches Habitat für Kryptokokken sind Erde, Gräser- und Getreidearten. Dort findet vermutlich auch die geschlechtliche Vermehrung in Form eines Basidiums statt (s. S. 463). In dieser perfekten Form heisst der Pilz dann Filobasidiella neoformans. Die Verbreitung der Kryptokokken erfolgt u. a. durch Vögel. Sie nehmen die mit Pilzen besiedelten Gräser und Samen auf und scheiden über ihre Exkremente die infektionsfähigen Kryptokokken aus, nachdem sie sich im Verdauungstrakt vermehrt haben. Vor allem **Taubenkot** ist eine wichtige Infektionsquelle für den Menschen.

Epidemiologie: Natürliches Habitat sind Erde, Gräser- und Getreidearten. Die Verbreitung erfolgt u. a. durch Vögel, vor allem **Taubenkot** ist eine wichtige Infektionsquelle.

Pathogenese: Humanpathogen ist allein die Spezies **Cryptococcus neoformans**, die mithilfe verschiedener Faktoren im Wirtsorganismus Abwehrmechanismen umgehen kann. Eine ganz wesentliche Funktion dabei haben die **Polysaccharidkapsel** und in die Pilzzellwand eingelagertes **Melanin.** Die Kapsel schützt vor Phagozytose durch Granulozyten und Makrophagen, das Melanin schützt den Pilz vor Oxidation durch Makrophagenprodukte.

Pathogenese: Humanpathogen ist **Cryptococcus neoformans**, der im Wirtsorganismus Abwehrmechanismen umgehen kann (Polysaccharidkapsel und in die Pilzzellwand eingelagertes Melanin).

▶ **Merke:** Humanpathogen ist allein die Spezies Cryptococcus neoformans.

◀ **Merke**

Die Infektion erfolgt **aerogen** durch Inhalation kontaminierten Staubes und manifestiert sich daher zuerst in der **Lunge**, in der Regel mit subklinischen Symptomen. **Beim Abwehrgeschwächten**, vor allem beim AIDS-Patienten, streut der Erreger von der Lunge in andere Organe, hauptsächlich ins **ZNS**. Im Hirngewebe bleibt der **bekapselte Pilz** zunächst liegen, ohne eine akute ent-

Die Infektion erfolgt **aerogen** durch Inhalation kontaminierten Staubes und manifestiert sich daher zuerst in der Lunge. Bei Abwehrschwäche (v. a. beim AIDS-Patienten) streut der Erreger von der Lunge in andere Organe, hauptsächlich ins ZNS.

E-2.6 Mikroskopischer Nachweis von Cryptococcus neoformans im Liquor

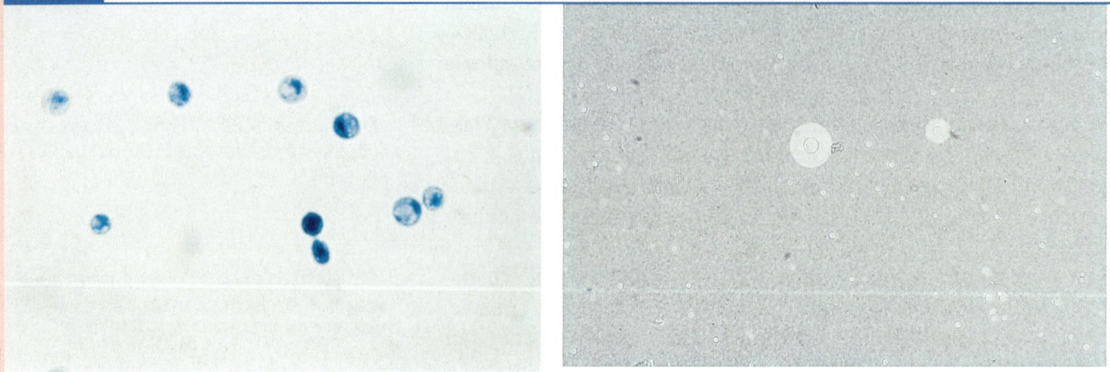

a In der Methylenblaufärbung kann man die Sprosspilzzellen kaum von Lymphozyten unterscheiden. Allenfalls die angedeutete Teilung (Sprossung) ist verdächtig.

b Im Tusche-Präparat sieht man unter den vielen kleinen Aufhellungen (Verdrängung der Tuschepartikel durch korpuskuläre Elemente) durch Entzündungszellen zwei große Aussparungen. Darin erkennt man die Sprosspilze mit einer mehr oder weniger dicken Kapsel.

zündliche Reaktion hervorzurufen, und vermehrt sich so lange „unbemerkt", bis größere Läsionen, dann auch mit Granulombildungen, entstanden sind. Deshalb beginnt eine **Meningoenzephalitis** durch Cryptococcus neoformans schleichend, oft nur mit subakuten und uncharakteristischen Beschwerden (Kopfschmerz).

Klinik: Das dominierende Krankheitsbild der Kryptokokkose ist die **Meningoenzephalitis**.

Klinik: Die Granulombildung in der Lunge ist passager und wird meist gar nicht registriert. Die Kryptokokkose manifestiert sich hauptsächlich als **Meningoenzephalitis** und **Meningitis** beim Abwehrgeschwächten. Heutzutage erkranken 5% der AIDS-Patienten an dieser lebensbedrohlichen Infektion. In wenigen Fällen tritt eine **kutane Kryptokokkose** auf.

Nachweis: Ein **Schnellnachweis** im Liquor gelingt mit der Mikroskopie (**Tuschepräparat**) und dem **Antigennachweis** in Liquor und Blut (Abb. **E-2.6**).

Nachweis: Der **direkte mikroskopische Nachweis** ist besonders für die schnelle Differenzialdiagnose der Meningoenzephalitis wichtig. Dafür wird aus Liquorsediment ein Tusche-Präparat nach Burri hergestellt, worin sich die bekapselten Pilzzellen ganz typisch darstellen. Die Tuschepartikel werden von der Kapsel verdrängt, so dass der Pilz von einem hellen Hof umgeben ist (Abb. **E-2.6**) und sich von Entzündungszellen im Liquor eindeutig abgrenzen lässt. Neben dem mikroskopischen Präparat steht zur Schnelldiagnostik für Liquor-, Serum- und Urinproben ein **Antigen-Test** (Glucurono-Xylo-Mannan) zur Verfügung, der auch zur Therapiekontrolle einsetzbar ist.

Die **Kultivierung** von Cryptococcus neoformans ist problemlos möglich, benötigt aber 3–5 Tage. In der Kultur sieht man braune, schleimige Kolonien (Abb. **E-2.7**).

Die **Kultivierung** von Cryptococcus neoformans ist problemlos möglich, benötigt aber 3–5 Tage. Zur Unterscheidung von anderen, apathogenen Kryptokokken in Umweltisolaten und menschlichen Untersuchungsmaterialien (z. B. Sputum) werden Spezialnährmedien verwendet, auf denen der pathogene Cryptococcus neoformans in **dunkel pigmentierten Kolonien** wächst, weil er mithilfe seines Enzyms Phenoloxidase auf diesem Substrat verstärkt Melanin bilden kann (Abb. **E-2.7**).

▶ **Klinischer Fall**

▶ **Klinischer Fall.** Ein AIDS-Patient befand sich wegen verschiedener Komplikationen über 3 Monate in stationärer Behandlung. Dann fiel er wegen einer zunehmenden Müdigkeit auf, die sich innerhalb einer Woche zur Somnolenz verstärkte. Im Liquor waren stark erhöhte Entzündungsparameter nachweisbar, wobei vor allem lymphozytäre Entzündungszellen überwogen. Auch ein positiver Kryptokokken-Antigennachweis wurde durchgeführt. Nach 4 Tagen war dann auch die Kultur positiv, Diagnose: Cryptococcus neoformans. Die Quelle für diese nosokomiale Infektion war vermutlich der Taubenkot auf dem Balkongeländer vor dem Krankenzimmer. Aufgrund der starken Verschmutzung wurde ein Reinigungsunternehmen beauftragt, den Taubenkot mit Hochdruckgeräten zu entfernen. Der AIDS-Patient hat dieser Aktion vom Zimmer aus interessiert zugesehen und dabei pilzhaltige Aerosole eingeatmet. Nach einer Dreifachkombination von Antimykotika besserte sich der Zustand.

E-2.7 **Kolonien von Cryptococcus neoformans und Candida tropicalis auf Negersaat-Agar (nach Staib)**

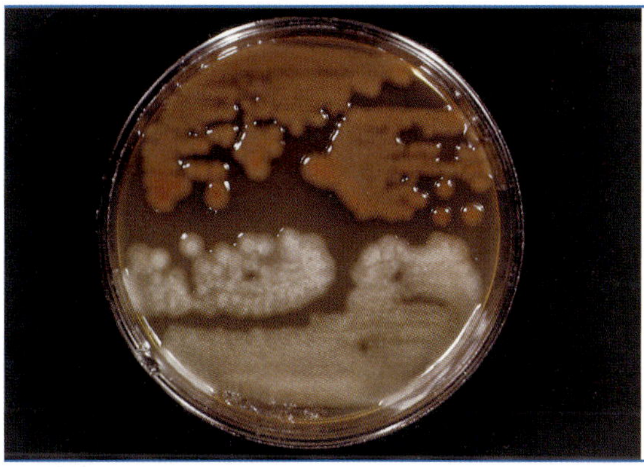

Oben: schleimige, braune Kolonien durch Cryptococcus neoformans.

Unten: helle, trockene Kolonien durch Cryptococcus tropicalis.

E-2.7

Therapie: Die Therapie der Meningoenzephalitis erfolgt mit **Amphotericin B.** Sinnvoll ist die **Kombination mit 5-Fluorocytosin** und mit **Fluconazol**, weil diese Substanzen in wirksamen Konzentrationen auch in den Liquor gelangen. Eine mögliche Resistenz gegenüber 5-Fluorocytosin kann durch Empfindlichkeitstestung geprüft werden. Die Therapie muss über einen Zeitraum von 4–8 Wochen durchgeführt werden; für männliche Patienten schließt sich daran eine **lebenslange Erhaltungstherapie,** z. B. mit Fluconazol, um Reaktivierungen aus der Prostata zu vermeiden.

Therapie: Die optimale Therapie besteht in einer **Dreierkombination**. Da eine endogene Reaktivierung z. B. aus der Prostata möglich ist, müssen männliche Patienten lebenslang eine Erhaltungstherapie mit Fluconazol durchführen.

▶ **Merke:** Cryptococcus neoformans ist auch mit einer adäquaten Therapie meist nicht vollständig aus dem Organismus zu eliminieren, da sich der Pilz in Regionen (z. B. Prostata) zurückziehen kann, wo er von Abwehrzellen und Antimykotika kaum erreichbar ist. Deshalb sind endogene Reinfektionen beim Abwehrgeschwächten immer möglich.

◀ **Merke**

Eine Möglichkeit der **Prophylaxe** besteht durch Eindämmung der Taubenplage. So kann das Infektionsrisiko reduziert werden.

Die Eindämmung der Taubenplage reduziert die Pilzbelastung.

Trichosporon

Bedeutung: Unter den ubiquitär vorkommenden Trichosporon-Arten, die mit den Kryptokokken nahe verwandt sind, hat vor allem **Trichosporon cutaneum** Bedeutung in der Humanmedizin.

Trichosporon

Bedeutung: Trichosporon cutaneum ist potenziell pathogen.

Pathogenese und Klinik: Trichosporon cutaneum und Trichosporon asahii sind die Erreger der **Piedra alba** (weiße Piedra). Der Pilz kolonisiert an vorgeschädigten Haaren (meist im Bartbereich), so dass am **Haarschaft grau-weiße Knötchen** sichtbar werden. Gesundes Haar wird nicht befallen, außerdem fehlen dem Pilz keratinolytische Eigenschaften. Er umlagert das Haar ohne einzuwachsen.

Pathogenese und Klinik: Trichosporon cutaneum und Trichosporon asahii sind die Erreger der **Piedra alba.** Der Pilz kolonisiert an vorgeschädigten Haaren (meist im Bartbereich).

Nachweis: Die Diagnose erfolgt durch **kulturellen Nachweis** der Pilze aus den Knötchen am Haarschaft. Trichosporon wächst auf Sabouraud-Glukose-Agar in weißen, faltigen Kolonien mit strahlenförmigem Rand. **Mikroskopisch** finden sich typischerweise sowohl Sprosszellen als auch Hyphen, die in **Arthrosporen** zerfallen (Abb. **E-1.5**). Die endgültige Differenzierung erfolgt biochemisch.

Nachweis: Die Diagnose erfolgt durch kulturellen Nachweis der Pilze aus den Knötchen am Haarschaft.

Therapie: Piedra alba kann durch lokale Applikation von Azolen behandelt werden.

Therapie: Lokale Applikation von Azolen.

Malassezia

Bedeutung: Der wichtigste Vertreter dieser Gattung ist **Malassezia furfur**. Dieser Pilz existiert in seiner saprophytären Form (Pityrosporum ovale) auf der Haut bestimmter Körperregionen (z. B. Gehörgang, Kopfhaut). In seiner parasi-

Malassezia

Bedeutung: Der wichtigste Vertreter ist **Malassezia furfur**. Er besiedelt bestimmte Hautregionen als Saprophyt (Pityrosporum ovale). In seiner parasitären Form verursacht er die **Pityriasis versicolor (Kleienflechte).**

tären Form verlässt er diese Regionen und ist der Erreger der **Kleienflechte (Pityriasis versicolor).** Auch das Symptom Kopfschuppen wird oft von diesem Pilz ausgelöst.

Pathogenese: Der Pilz wächst im **Stratum corneum** der Haut. Er produziert außerdem zu seinem Schutz Pigmente, die UV-Licht stark absorbieren (Haut wird an den befallenen Stellen nicht braun).

Pathogenese: Malassezia furfur bevorzugt als lipophiler Pilz ein spezielles Milieu, welches von bestimmten **Hautfetten** geprägt wird. Der Pilz wächst oberflächlich im **Stratum corneum** der Haut, wo er sich in Nestern ansammelt. Dort können hyperkeratotische Veränderungen und geringe lymphozytäre Infiltrationen auftreten. Der Pilz produziert außerdem zu seinem Schutz Pigmente, die UV-Licht stark absorbieren. An den Stellen, wo der Pilz sich stark vermehrt, ist daher die Haut „abgeschirmt" und wird nach Sonneneinstrahlung nicht braun.

Klinik: Klinisch sieht man **hypopigmentierte,** abgegrenzte oder konfluierende **Maculae** unterschiedlicher Größe (Abb. **E-2.8**).

Klinik: Klinisch sieht man **hypopigmentierte, abgegrenzte oder konfluierende Maculae** unterschiedlicher Größe (Abb. **E-2.8**), seltener entwickelt sich auch eine Follikulitis, denn diese Pigmente haben auch eine entzündungshemmende Wirkung.
In seltenen Fällen kann Pityrosporum bei Patienten mit parenteraler Ernährung (Lipidlösungen!) eine katheterassoziierte Sepsis verursachen.

Nachweis: Das klinische Bild plus mikroskopischem Nachweis gilt als ausreichend für die Diagnose. Die Kultur auf **lipidhaltigen Spezialnährböden** ist möglich.

Nachweis: Im mikroskopischen Direktpräparat vorbehandelter **Hautschüppchen** stellen sich Gruppen von runden Pilzzellen dar. Wegen der Lipophilie des Pilzes wird zur kulturellen Anzucht der Agar mit Olivenöl überschichtet. Nach ca. 5 Tagen wachsen kleine, auf der Agarfläche verschiebbare Kolonien mit unregelmäßigem Rand. Im mikroskopischen Kulturpräparat zeigen sich ovale Zellen mit einer wulstförmigen Sprossnarbe („Collarette") und oft auch filamentöse Formen.

Therapie: Topische Antimykotika.

Therapie: Als Therapie kommen z. B. Azole oder die lokale Applikation von Tolnaftat infrage.

E-2.8 Pityriasis versicolor

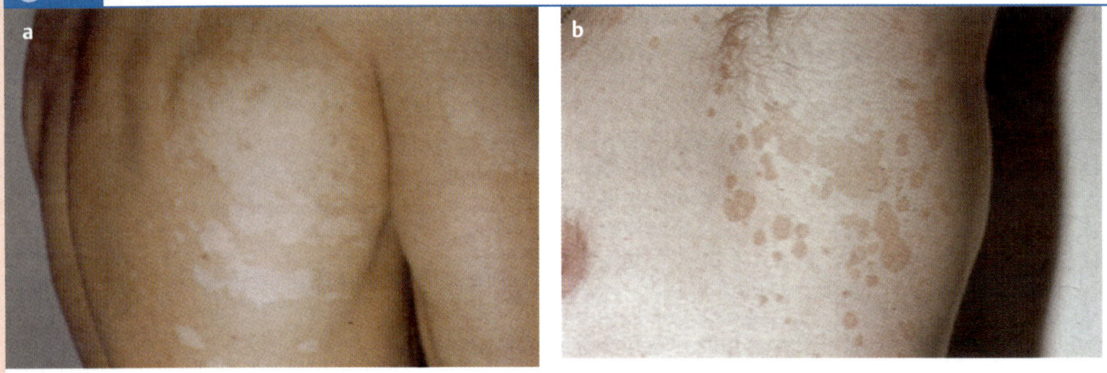

Hypopigmentierte (**a**) bzw. hyperpigmentierte (**b**) Effloreszenzen unterschiedlicher Größe in reizloser, nicht entzündlicher Haut.

2.3 Schimmelpilze

Definition

2.3 Schimmelpilze

Definition: Schimmelpilze sind in vielen Gattungen in der Natur verbreitet. Sie leben meist als Saprophyten auf abgestorbener organischer Substanz, können aber auch lebende Pflanzen (z. B. Getreide) schädigen und so zu erheblichen Ernteausfällen führen mit der Gefahr von Hungersnöten. Einige Schimmelpilze erlangen unter bestimmten Umständen auch direkt klinische Bedeutung als Erreger opportunistischer Infektionen, Mykotoxinbildner (s. S. 459) und Auslöser von Allergien.

2.3.1 Aspergillus

Bedeutung: Schimmelpilze der Gattung **Aspergillus** kommen in mehr als 200 Arten ubiquitär als Saprophyten in der Umwelt vor. Ihr typisches mikromorphologisches Merkmal sind die in eine Vesicula (Blase) endenden Konidienträger, an denen die konidiogenen Zellen (Phialiden, s. S. 463) ihre Konidien (Phialokonidien) ausbilden (Abb. **E-2.9**). Aufgrund der äußeren Ähnlichkeit dieser Strukturen mit einer Gießkanne werden Aspergillen auch als **Gießkannenschimmel** bezeichnet.

Nur wenige Arten von Aspergillen sind klinisch relevant. Eine **Infektion des Menschen** wird hauptsächlich von **Aspergillus fumigatus** verursacht, seltener sind Aspergillus niger, Aspergillus terreus, Aspergillus nidulans oder Aspergillus versicolor verantwortlich. Als **Mykotoxinbildner** (s. S. 459) haben vor allem die Arten Aspergillus parasiticus, **Aspergillus flavus** und Aspergillus ochraceus durch Lebensmittelverderb eine Bedeutung. Das von Aspergillus flavus gebildete Aflatoxin B ist ein starkes Karzinogen und für das primäre Leberzellkarzinom, eines der häufigsten Karzinome in Afrika, verantwortlich. Da dieses **Mykotoxin** stabil ist, gelangt es auf verschiedenen Wegen in die Nahrungskette.

Aspergillussporen sind in der Luft in verschiedenen Konzentrationen vorhanden und stellen potenzielle **Allergene** dar, wobei die allergisierende Wirkung je nach Art unterschiedlich und auf das Vorhandensein bestimmter Proteine zurückzuführen ist.

Pathogenese: Die natürliche Verbreitung von Aspergillen in der Umwelt des Menschen bedingt einen ständigen Kontakt von Haut und Schleimhäuten mit kleinen Mengen von Aspergillussporen. Bei intakter Oberfläche bzw. normaler, unbeeinträchtigter Abwehrlage werden sie stets problemlos eliminiert. Ist aber die Haut geschädigt, können die Sporen persistieren, Pilzkolonien ausbilden und sich im Extremfall wie ein Rasen über die Wundfläche ausbreiten, z. B. in Form einer **Otitis externa.**

Durch Inhalation gelangen die Pilze über den **Respirationstrakt** in den Organismus. Die inhalierten Pilzsporen sind dabei so klein (2–4 µm im Durchmesser), dass sie ungehindert bis in die **Alveolen** vordringen (Abb. **E-2.10**). Sie werden von einem gesunden Menschen meist problemlos aus den Alveolen eliminiert, können aber, wenn sie in entsprechenden Mengen vorhanden sind, eine allergische Reaktion induzieren. Bei abwehrgeschwächten Personen können die Pilze überleben und eine manifeste Infektion der Lunge (Abb. **E-2.11**) mit möglicher **Disseminierung** in andere Organe auslösen. Solche prädisponierenden Faktoren sind neben Lungengewebeschäden (z. B. Kavernenbildung bei Tuber-

2.3.1 Aspergillus

Bedeutung: Aufgrund der Form ihrer Fruktifikationsorgane werden **Aspergillen** auch als **Gießkannenschimmel** bezeichnet (Abb. **E-2.9**).

Von den vielen Arten von Aspergillus erlangen nur wenige medizinische Bedeutung als **Infektionserreger** (Aspergillus fumigatus) oder als Erzeuger von **Mykotoxinen** (Aspergillus flavus und Aspergillus ochraceus) (s. S. 459).

Aspergillussporen können **Allergien** auslösen.

Pathogenese: Bei Vorschädigung können sich die Aspergillen auf Haut oder Schleimhaut vermehren, z. B. als **Otitis externa.**

Nach **Inhalation** von Aspergillus fumigatus können sich bei Abwehrschwäche in der Lunge infektiöse Herde ausbilden. Gelegentlich kommt es von dort zu einer Disseminierung (Abb. **E-2.10**, **E-2.11**).

E-2.9 Mikromorphologie von Aspergillus („Gießkannenschimmel“)

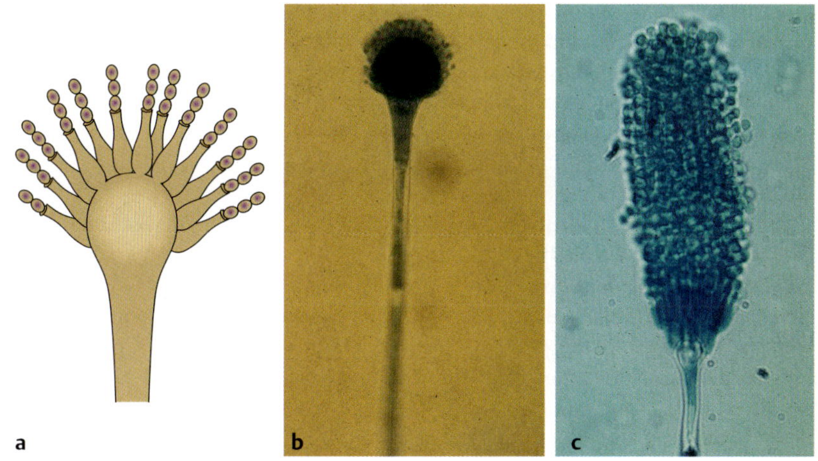

a Schematische Darstellung: Die Hyphe endet in einer aufgequollenen Vesikel, darauf sitzt eine Reihe von flaschenförmigen Phialiden (Sterigmen), aus diesen entstehen durch Knospung die Reihen von Konidien (Pilzsporen).
b Hyphe mit Vesikel und Phialidenreihe (die Konidien sind abgerissen).
c Hyphe mit Vesikel, Phialidenreihe (andeutungsweise) und Konidien.

E-2.10

E-2.10 **Aspergillussporen können bis in die Alveolen vordringen.**

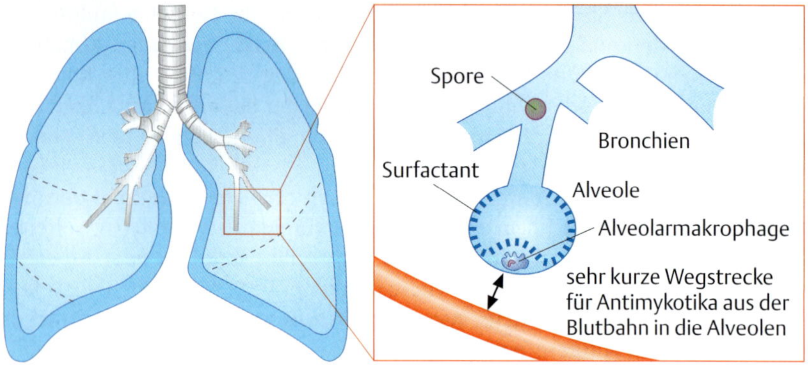

Die Pilze können sich unter bestimmten Voraussetzungen (Immunsuppression) in den Blutgefäßen vermehren und einen Verschluss herbeiführen.

kulose) vor allem Störungen der zellulären und humoralen Infektabwehr, wobei – wie auch bei der systemischen Candidose – Zahl und Funktion der **neutrophilen Granulozyten** von entscheidender Bedeutung sind.

Die verschiedenen Aspergillusarten sind in dem Maße zur Etablierung einer Infektion befähigt, wie sie in der Lage sind, parasitäre Lebensformen anzunehmen. So ist der Pilz **Aspergillus fumigatus** bevorzugt dazu befähigt, an Wirtszellen zu adhärieren, dort zu kolonisieren und sich schließlich im Gewebe auszubreiten. Wenn er aufgrund der bestehenden Immunsuppression vom Immunsystem nicht eliminiert wird, wächst er sogar intravasal, was zu einer Aktivierung des Gerinnungssystems mit der Gefahr des Gefäßverschlusses führt. Der Pilz invadiert außerdem Endothel und Organgewebe.

Klinik: Eine Infektion kann sich auf verschiedene Arten manifestieren.

Klinik: Auf welche Weise sich eine Infektion manifestiert, ist abhängig von der Grunderkrankung des Patienten bzw. von den jeweils vorliegenden prädisponierenden Faktoren.

Aspergillen können **vorgeschädigte Haut infizieren** (z. B. bei großflächigen Verbrennungen). Auch ekzematös veränderte Haut ist gefährdet (z. B. Otitis externa durch Aspergillus niger).

Aspergillen können **vorgeschädigte Haut infizieren.** Dies tritt vor allem bei Polytraumatisierungen nach Unfällen, großflächigen Verbrennungen, Ulzerationen und bei massiven peripheren Durchblutungsstörungen mit nachfolgender Gangrän auf. Auch ekzematös veränderte Haut bietet ein geeignetes Terrain für die Ausbreitung. Typisches Beispiel dafür ist die **Mykose des äußeren Gehörganges (Otitis externa)** durch Aspergillus niger. Auch die Schleimhaut der Nasennebenhöhlen können die Pilze besiedeln und eine **Sinusitis** verursachen. Dabei besteht die Gefahr der Ausbreitung in das ZNS.

In einer vorbestehenden Lungenkaverne kann sich Aspergillus zu einem dichten Geflecht (Pilzball) vermehren **(Aspergillom).**

Ein **Lungen-Aspergillom** entwickelt sich vorzugsweise bei Schädigungen des Lungengewebes, beispielsweise bei vorbestehender Tuberkulose mit Kavernenbildungen, chronischer Bronchitis und Bronchiektasen. Ein solches Aspergillom stellt sich röntgenologisch als kugelförmige Verschattung („Pilzball") mit darüber liegender Luftsichel dar.

Zur **hämatogenen Streuung** in Niere, ZNS, Herz und andere Organe kommt es meist nur bei ausgeprägter Granulozytopenie (Abb. **E-2.11**).

Eine schwere **Aspergillus-Pneumonie** entwickelt sich fast ausschließlich auf dem Boden einer ausgeprägten Granulozytopenie und führt oft zu lebensbedrohlichen Komplikationen (Abb. **E-2.11**). Auch bei einer **hämatogenen Streuung** der Aspergillen in Niere, ZNS, Herz und andere Organe ist die Letalität sehr hoch.

Nach Inhalation von Pilzsporen kann auch eine Immunreaktion in der Lunge ausgelöst werden, was sich als **Asthma bronchiale** oder **Alveolitis** bemerkbar macht. Bei Patienten mit **Mukoviszidose** kann eine Besiedelung die Sauerstoffversorgung stark beeinträchtigen.

Asthma bronchiale, allergische Alveolitis und **chronische Lungenschäden** werden begünstigt durch häufige Inhalation von stark mit Pilzsporen kontaminiertem Material, wie es beispielsweise bei der Verarbeitung von Getreide oder Heu der Fall ist (sog. Malzarbeiter- bzw. **Farmerlunge**). Bei chronisch verlaufenden Schimmelpilzallergien ist aufgrund einer möglichen IgE-Kreuzreaktivität mit humanen Proteinen eine autoimmune Komponente bei der Entstehung der Allergie denkbar. Bei Patienten mit **Mukoviszidose** kann eine solche Reaktion die Sauerstoffversorgung stark behindern.

E-2.11 Lungenaspergillose

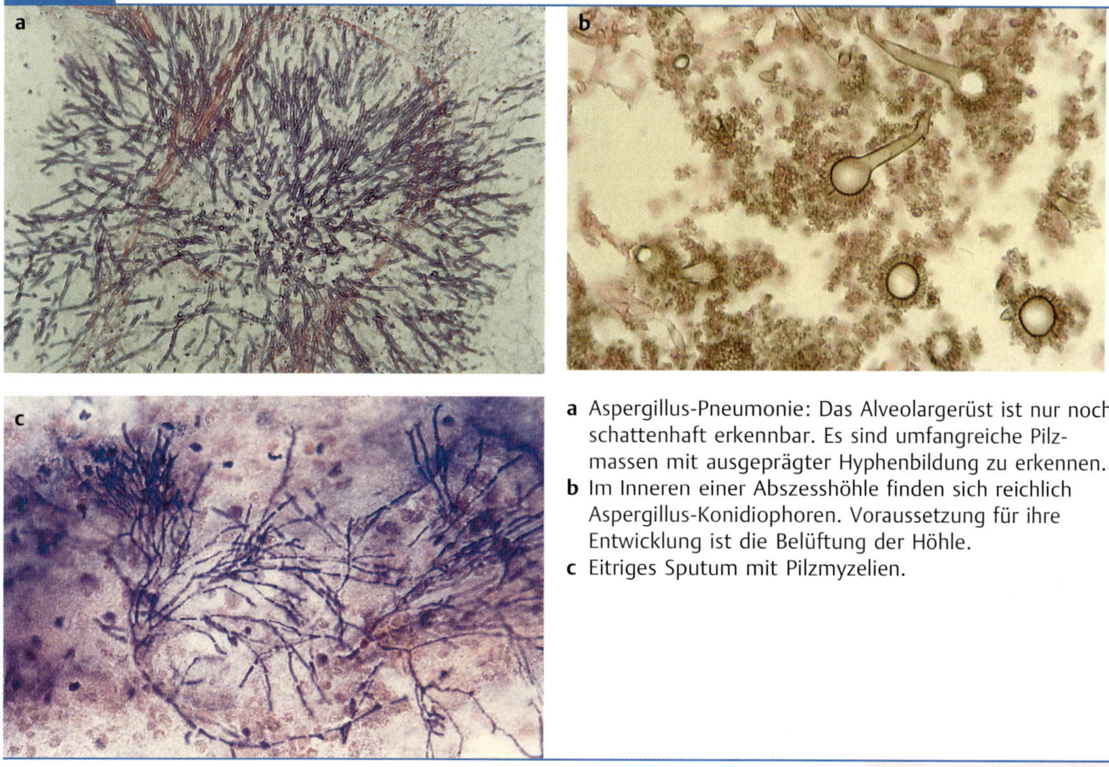

a Aspergillus-Pneumonie: Das Alveolargerüst ist nur noch schattenhaft erkennbar. Es sind umfangreiche Pilzmassen mit ausgeprägter Hyphenbildung zu erkennen.
b Im Inneren einer Abszesshöhle finden sich reichlich Aspergillus-Konidiophoren. Voraussetzung für ihre Entwicklung ist die Belüftung der Höhle.
c Eitriges Sputum mit Pilzmyzelien.

Nachweis: Aspergillen können problemlos auf Sabouraud-Agar angezüchtet werden. Die Kulturen wachsen meist in einem Zeitraum von 2–7 Tagen und können mikroskopisch aufgrund artspezifischer morphologischer Strukturen differenziert werden (Abb. **E-2.12**). Der mit Infektionen am häufigsten assoziierte Schimmelpilz Aspergillus fumigatus toleriert bei der Anzucht Temperaturen > 42 °C und kann bereits über dieses Charakteristikum erkannt werden.

Nachweis: Aspergillen stellen wenig Ansprüche an die Nährbodenzusammensetzung (Abb. **E-2.12**). Aspergillus fumigatus wächst sogar bei > 42 °C. Die Anzucht gelingt aus Material der befallenen Organe (Abstrich, Sekret, Punktat), seltener aus Blut.

▶ **Merke:** Wegen ihres ubiquitären Vorkommens ist der Nachweis von Aspergillen im potenziell kontaminierten Untersuchungsmaterial (Sputum, bronchoalveoläre Lavage, Haut- und Schleimhautabstrich) nicht immer beweisend für eine Infektion.

◀ **Merke**

Nur selten gelingt bei einer disseminierten Mykose oder Organmykose eine Anzucht der Pilze aus dem Blut.
Der Nachweis von **Aspergillus-Antigen** (Galactomannan) im Blut beweist in einigen Fällen die Pilzinvasion. Der serologische Nachweis von **Antikörpern gegen Aspergillen** ist selten bei der Diagnostik chronischer Infektionen und allergischer Aspergillosen hilfreich. Meist findet man erst post mortem **histologisch** Pilzelemente (PAS-Reaktion, Versilberung, Calcofluor, Abb. **E-1.6**, S. 464).

Der Nachweis von Aspergillus-Antigen bzw. von spezifischen Antikörpern und die Histologie bringen zusätzliche Informationen.

▶ **Klinischer Fall.** Ein Patient mit akuter myeloischer Leukämie hatte während einem ersten Zyklus einer stark immunsuppressiven Therapie mit Zytostatika in der lang anhaltenden Leukopeniephase eine schwere Lungeninfektion mit Aspergillus fumigatus erlebt, die nur durch eine intensive Therapie mit liposomalem Amphotericin B überwunden werden konnte. Nach zwei Monaten war wegen der Grundkrankheit ein zweiter Zyklus einer Zytostatikabehandlung notwendig. Der Patient wurde deswegen auf eine Station verlegt, wo eine Umkehrisolation möglich war, d. h. man brachte den Patienten in einem Raum unter, der mit gefilterter Luft versorgt wurde und in dem ein höherer Luftdruck herrschte als in der Umgebung. Auf diese Weise konnte die Belastung mit Luftkeimen, inklusive Schimmelpilzsporen, stark verringert werden.

◀ **Klinischer Fall**

E-2.12 Kulturen verschiedener Aspergillusarten

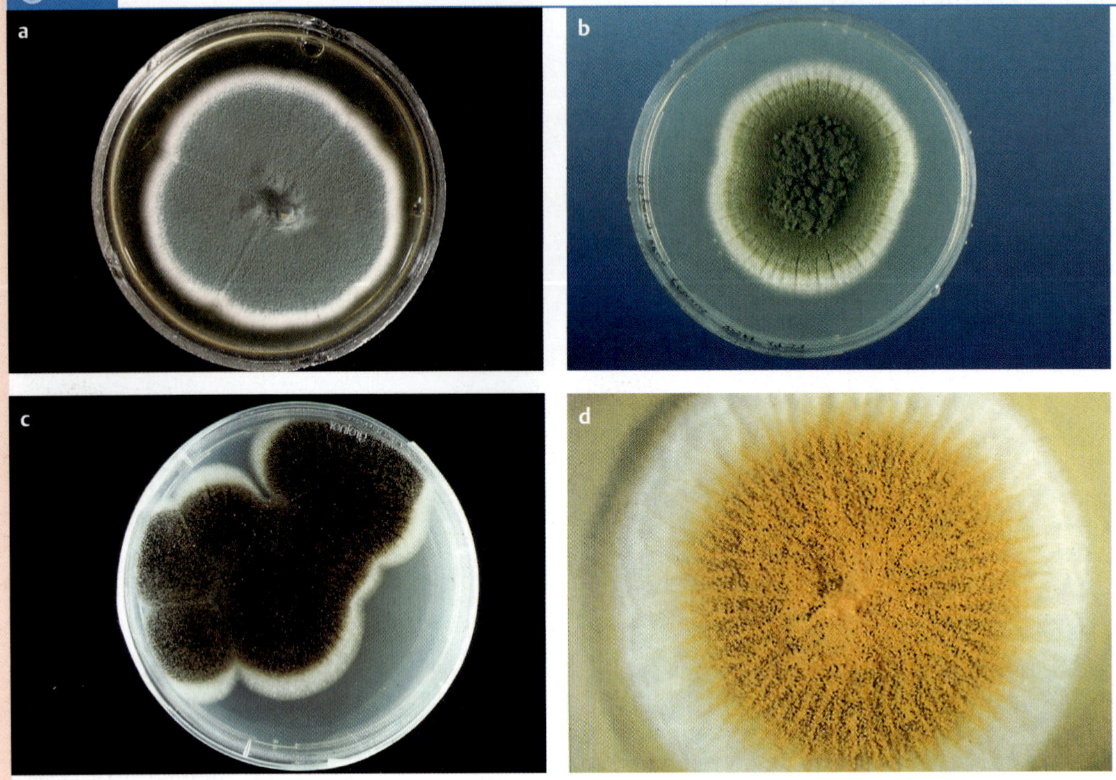

Die Kolonien von verschiedenen Aspergillus spp. auf Sabouraud-Agar unterscheiden sich mehr oder weniger charakteristisch. Der Randsaum aus frischen Hyphen ist ungefärbt. Das Zentrum der Kolonie, wo sich im Laufe von 2–3 Tagen ungeschlechtliche Konidien (Pilzsporen) gebildet haben, ist je nach Art der Kolonie grünlich-grau, schwarz oder weiß gefärbt, was auf eine Einlagerung von jeweils verschiedenen Pigmenten in die Sporen bedingt ist.

a Aspergillus fumigatus.
b Aspergillus flavus.
c Aspergillus niger.
d Aspergillus ochraceus.

Anfangs verlief die Therapie komplikationslos, ab dem 10. Behandlungstag entwickelte der Patient jedoch Fieber, das auf eine Antibiotikatherapie nicht ansprach. Das Röntgenbild zeigte zunächst nur diskrete Lungenveränderungen, im HR-CT allerdings waren multiple Herde, meist pleuranah mit breiter Basis zu erkennen. Innerhalb weniger Tage entwickelten sich diffuse Schatten („Halo sign“) um diese Herde und nach 1 Woche war an einzelnen Stellen eine Luftsichel („Air crescent sign“) erkennbar. Diese typischen Zeichen einer Aspergilluspneumonie werden noch durch einen positiven Aspergillus-Antigennachweis im Blut und durch den mikroskopischen Pilznachweis im Trachealsekret bestätigt. Offensichtlich war es bei der letzten Infektion zu keiner vollständigen Ausheilung gekommen und jetzt unter der erneuten Immunsuppression zu einer Exazerbation, die durch die Isolation nicht verhindert werden konnte.

Die Einleitung einer antimykotischen Therapie mit Voriconazol führte zu einer Besserung, der Patient verstarb dennoch 7 Tage später unerwartet unter Krampfanfällen. Bei der Autopsie zeigte sich ein Aspergillus-Befall des ZNS: die Pilze hatten offensichtlich die Gefäße befallen, was zu einer Gefäßruptur mit tödlicher Hirnblutung geführt hatte.

Therapie: Wenn eine chirurgische Exstirpation nicht möglich ist, muss eine Chemotherapie (Amphotericin B, Triazole, Echinocandin) erfolgen. Die Prognose bleibt schlecht.

Therapie: Das isolierte, abgekapselte **Lungenaspergillom** lässt sich meist **chirurgisch** entfernen. Bei schwerer Pneumonie und invasiver Aspergillose ist **Amphotericin B**, gegebenenfalls kombiniert mit 5-Fluorocytosin oder Voriconazol bzw. Echinocandin, angezeigt. Amphotericin B wird aber aufgrund erheblicher Nebenwirkungen von den meist ohnehin schwerkranken Patienten oft sehr schlecht toleriert, weshalb in ausgewählten Fällen die Therapie mit nebenwirkungsarmem liposomalem Amphotericin B fortgesetzt wird. Einige der neuen Triazole und Echinocandine haben deutlich weniger Nebenwirkung aber ähnlich gute Effizienz. Trotz gezielter Therapie bleibt die **Prognose** einer Orgamykose dennoch **schlecht**; die Mortalität liegt über 40 %!

Prophylaxe: Da die Aspergillose in den meisten Fällen durch Inhalation sporenhaltiger Luft entsteht, sollten Risikopatienten in **Reinlufträumen** untergebracht werden. Bei antibiotikaresistentem Fieber sollte bei Immunsupprimierten immer rechtzeitig an eine mögliche Pilzinfektion gedacht werden, um möglichst frühzeitig mit einer Therapie zu beginnen. Außerdem ist daran zu denken, dass **Kompost** und **Bioabfälle** in der Umgebung große Mengen von Schimmelpilzen enthalten können.

Prophylaxe: Risikopatienten sollten in Reinlufträumen untergebracht werden. Bei antibiotikaresistentem Fieber sollte an eine mögliche Pilzinfektion gedacht werden.

2.3.2 Penicillium

Bedeutung: Schimmelpilze der Gattung Penicillium sind ubiquitär verbreitet und existieren in vielen verschiedenen Arten im Erdboden und auf Pflanzen. Da sie Zellulose abbauen, sind sie für „Aufräumungsarbeiten", z. B. bei der Zersetzung abgestorbenen organischen Pflanzenmaterials, unentbehrlich. Das bekannteste Stoffwechselprodukt von bestimmten Penicillium-Arten ist das Antibiotikum **Penicillin**, welches auch heute noch von speziell gezüchteten Hochleistungsstämmen auf biologischem Wege produziert wird. Die Stoffwechselleistungen von Penicilliumarten werden außerdem zur Lebensmittelveredelung genutzt (Käseherstellung mit Penicillium camemberti und Penicillium roqueforti).

In der Humanmedizin sind Penicilliumarten als Mykotoxinbildner, als Allergene und nur in ganz seltenen Fällen als Erreger einer Infektion von Bedeutung. Mikromorphologisch zeichnen sich Penicillium-Schimmel durch einen **pinselförmigen Aufbau** der Fruktifikationsorgane aus, wobei aus den Phialiden meist lange Ketten von Konidien entstehen (Abb. **E-2.13b**, **c**). Man nennt die Penicillien deshalb auch **Pinselschimmel**.

2.3.2 Penicillium

Bedeutung: In der Umwelt spielen Pilze der Gattung Penicillium eine große Rolle, z. B. beim Abbau von Pflanzen. Nutzen bringen sie bei der Produktion des Antibiotikums Penicillin und bei der Käseproduktion. (Camembert, Roquefort).

Gefährlich sind die Mykotoxine und die Allergene, Infektionen sind selten.

Die Fruktifikationsorgane haben einen **pinselförmigen Aufbau** (Pinselschimmel) (Abb. **E-2.13b**, **c**).

Pathogenese und Klinik: Die **Mykotoxine** gelangen durch Verzehr verdorbener Lebensmittel in den Organismus und können toxische Krankheitsbilder hervorrufen (s. S. 459). Nach Inhalation von Penicilliumsporen sind **allergische Reaktionen** beschrieben vor allem bei berufsbedingtem Umgang mit verschimmel-

Pathogenese und Klinik: Die **Mykotoxine** gelangen durch Verzehr verdorbener Lebensmittel in den Organismus (s. S. 459). Auch **allergische Reaktionen** können auftreten. Gefährdet sind v. a. Personen, die

E-2.13 Penicillium notatum

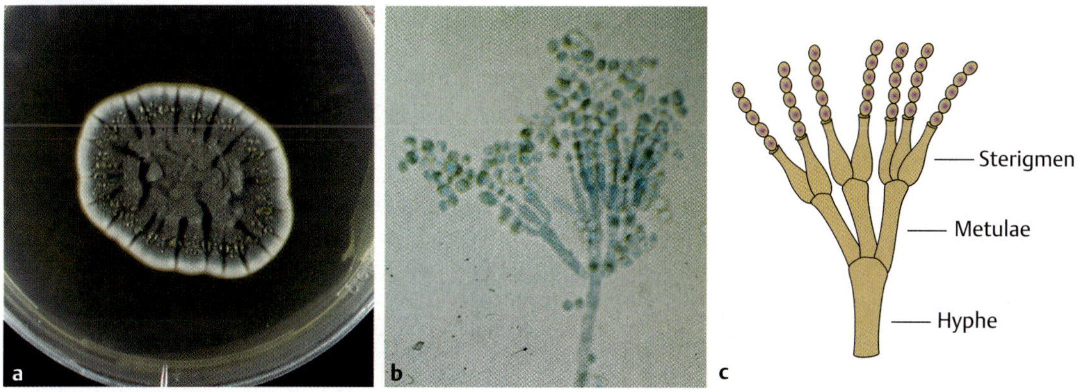

a Nach 3–4 Tagen bilden sich auf Sabouraud-Agar grünlich-graue **Kolonien** mit weißem, flauschigem Saum. Diese Randzone besteht aus frischen Hyphen ohne Konidien. Im Zentrum der Kolonie mit den älteren Anteilen sind massenhaft Konidien gebildet worden, die Pigmente eingelagert haben. Mit der Zeit türmen sich die Hyphen in mehreren Lagen übereinander, wodurch sich Berge und rissige Täler bilden. Die Pilzzellen sezernieren Stoffe, darunter übrigens auch **Penicillin**, die als wässrige Tautröpfchen auf der hydrophoben Oberfläche der Kolonie erscheinen.

b **Mikroskopische Erscheinung** von Penicillium spp.: Am Ende einer Hyphe differenzieren sich Sporenmutterzellen, zunächst in Metulae und dann in Sterigmen, an denen die ungeschlechtlichen Pilzsporen sich abschnüren.

c **Schematische Darstellung** der mikroskopischen Untersuchung.

mit verschimmelten Materialien Kontakt haben (z. B. Tomatenzüchterlunge). Die Sensibilisierung erfolgt durch Eintamung der Pilzsporen.

ten Materialien (Käsewäscherlunge, Paprikaspalterlunge, Korkarbeiterlunge, Tomatenzüchterlunge). Die Sensibilisierung erfolgt bei regelmäßiger Einatmung großer Mengen an Pilzsporen, die nach dem Zerfall aus ihrem Zytoplasma Proteine mit allergisierender Wirkung freisetzen. Die allergische Reaktion kann in Form einer

- Rhinitis,
- Bronchitis,
- Alveolitis

in Erscheinung treten.

Da Penicillium nicht die Fähigkeit zum invasiven Wachstum hat, kann es **keine Organmykosen** verursachen (Ausnahme: Penicillium marneffei in Südostasien).

Im Unterschied zu Aspergillus hat Penicillium nicht die Fähigkeit zum invasiven Wachstum und kann somit **keine Organmykosen** verursachen. Einzig bei der Art **Penicillium marneffei** sind Organmanifestationen (u. a. Lymphknoten, Lunge, Leber, Haut) bei immunsupprimierten Patienten in Südostasien beschrieben worden, die ohne adäquate Therapie letal verliefen. Differenzialdiagnostisch muss bei dieser Infektion an eine Hautmanifestation der Histoplasmose (s. S. 492), Kokzidioidomykose (s. S. 493) und an eine Lungentuberkulose (s. S. 351) gedacht werden.

Nachweis: Penicillium wächst schnell auf üblichen Nährböden. Die Differenzierung erfolgt durch mikromorphologische Merkmale (Abb. **E-2.13a**).

Nachweis: Penicillien wachsen oft schon bei Zimmertemperatur auf den verschiedensten Medien (Abb. **E-2.13a**). Auf Sabouraud-Glukose-Agar kann nach etwa einer Woche von der Pilzkolonie ein **mikroskopisches Präparat** angefertigt werden, worin nach dem typischen pinselförmigen Aufbau der Fruktifikationsorgane gesucht wird. Der Nachweis von Penicillium im Untersuchungsmaterial aus besiedelten Regionen ist ohne Bedeutung, in normalerweise sterilem Material wie Blut und Liquor handelt es sich fast immer um eine sekundäre Verunreinigung.

Penicillium marneffei lässt sich wie ein dimorpher Pilz (s. S. 491) durch zweiwöchige Bebrütung bei 37 °C in einer hefeähnlichen Kultur züchten.

Penicillium marneffei lässt sich wie ein dimorpher Pilz (s. S. 491) durch zweiwöchige Bebrütung bei 37 °C in einer hefeähnlichen Kultur züchten. Die hefeähnlichen Zellen lassen sich auch histologisch in Organschnitten mit PAS-Reaktion oder Versilberung darstellen.

Therapie: Eine antimykotische Therapie ist nur selten nötig.

Therapie: Der Nachweis von Penicillium im Untersuchungsmaterial hat keine therapeutische Konsequenz. Bei Verdacht auf die seltene Infektion mit Penicillium marneffei ist eine Therapie mit Amphotericin B in Kombination mit Flucytosin indiziert.

2.3.3 Andere Schimmelpilze

Andere Schimmelpilze als Aspergillen verursachen beim Menschen nur **extrem selten Infektionen**.

2.3.3 Andere Schimmelpilze

Andere Schimmelpilze als Aspergillen verursachen beim Menschen nur **extrem selten Infektionen**. Meist handelt es sich dabei um Infektionen verletzter Haut, um Inokulation kontaminierten Materials bei Unfällen, um Infektionen nach Verwendung von unsauberem Fixerbesteck und um im Krankenhaus durch invasive Diagnostik und Therapie erworbene Infektionen (Katheter, implantiertes Material). Außerdem liegt meist eine **Immunsuppression** vor.

Folgende Arten können u. U. Infektionen auslösen:

- **Fusarien:** Infektionen sind selten, die Mykotoxine sind jedoch gefährlich. In der Landwirtschaft, bei der Getreideproduktion richten Fusarien großen Schaden an.

Im Folgenden sind einige Schimmelpilzarten beschrieben, die unter Umständen Infektionen beim Menschen auslösen können:

- **Fusarien** sind eine heterogene Gruppe von Schimmelpilzen, die oft auf Pflanzen parasitieren („Welkekrankheit") und so großen Schaden in der Lebensmittelproduktion verursachen können. Sie produzieren außerdem verschiedene Mykotoxine (z. B. Trichotecene, s. S. 460) und spielen gelegentlich auch als Krankheitserreger beim Menschen eine Rolle. Sie wurden bislang von infizierter thermisch geschädigter Haut, von Hautulzera und von der Hornhaut des Auges isoliert. Außerdem wirken Bestandteile dieser Schimmel allergisierend.

  Fusarien werden auch zur Herstellung von **künstlichem Fleisch (Quorn)** verwendet. Hierzu werden sie auf organischen Materialien gezüchtet und bilden Strukturen, die aussehen wie Fleisch, schmecken wie Fleisch aber eben keine tierischen Eiweiße enthalten.

▶ **Klinischer Fall.** Bei drei Patienten, die alle an einem Tag von einem Op-Team wegen einer Katarakt operiert wurden, entstand wenige Tage im Anschluss an die Operation eine eitrige Endophthalmitis. Als Erreger konnte Fusarium aus dem Kammerwasser isoliert werden. Trotz einer gezielten antimykotischen Therapie mit Amphotericin B (intravitreal und systemisch) war letztendlich die Enuklation des Auges erforderlich.

◀ **Klinischer Fall**

- **Scopulariopsis brevicaulis** befällt Nagelsubstanz. Da dieser Schimmelpilz im Gegensatz zu den Dermatophyten Keratin nicht lysieren kann, infiziert er nur traumatisierte Nägel oder solche mit trophischen Störungen.

- **Scopulariopsis brevicaulis** kann die Nägel befallen.

2.3.4 Schwärzepilze (Dematiaceen)

2.3.4 Schwärzepilze (Dematiaceen)

▶ **Definition:** Schwärzepilze (Dematiaceen) sind Schimmelpilze, deren Zellwände aufgrund von Melanineinlagerungen dunkel pigmentiert sind (Abb. **E-2.14**). Sie sind Erreger von sog. **Chromomykosen**, die Hautinfektionen und Gewebemykosen verursachen.

◀ **Definition**

Bedeutung: Schwärzepilze sind an Stoffwechsel- und Abbauprozessen in der Natur beteiligt und können – meist durch Verletzung mit Materialien pflanzlichen Ursprungs (Dornen, Holzsplitter) – in den Organismus gelangen. Melanin spielt bei der Persistenz des Pilzes im Gewebe eine wesentliche Rolle, indem es den Pilz vor der Phagozytose und Abtötung durch Abwehrzellen schützt.

Bedeutung: Schwärzepilze können durch Verletzung mit Materialien pflanzlichen Ursprungs (Dornen) in den Organismus gelangen.

Klinik: Klinisch lassen sich **oberflächliche**, nur auf das Stratum corneum der Haut beschränkte Mykosen **(Tinea nigra)** von **subkutanen und tiefen Phäohyphomykosen** unterscheiden. Zu den tiefen Mykosen zählen auch die so genannten **Myzetome**, eine chronische Infektion des Subkutangewebes und des angrenzenden Knochens nach Hautverletzung. Sie werden auch als Maduramykose oder Madurafuß bezeichnet (Abb. **E-2.15**). Myzetome können sich auch im ZNS manifestieren.

Cladophialophora bantiana und **Exophiala dermatitidis** sind **neurotrope** Schwärzepilze. Sie bilden intrazerebral Abszesse, die im Verlauf der Infektion an Größe zunehmen und schließlich zum Tod führen.

Scedosporium apiospermum lebt als Saprophyt in der Erde, im Abwasser und auf Dornengewächsen. Eine entsprechende Verletzung der Haut kann eine subkutane Mykose zur Folge haben, die progressiv fortschreitet und spontan nicht ausheilt. Auch hier bilden sich – ähnlich wie bei einer Aktinomykose (s.S. 337) – Fisteln, aus denen sich pilzdrusenhaltiges Sekret entleert. Außerdem sind

Klinik: Man unterscheidet **oberflächliche**, nur auf das Stratum corneum der Haut beschränkte Mykosen **(Tinea nigra)** von **subkutanen und tiefen Phäohyphomykosen**. Zu den tiefen Mykosen zählen auch die sog. **Myzetome** (Abb. **E-2.15**).

Cladophialophora bantiana und Exophiala dermatitidis sind **neurotrope** Schwärzepilze.

Scedosporium apiospermum lebt als Saprophyt in der Erde, im Abwasser und auf Dornengewächsen. Eine Verletzung der Haut kann zu einer subkutanen Mykose führen, die fortschreitet und nicht spontan ausheilt.

E-2.14 Mikromorphologie der Schwärzepilze

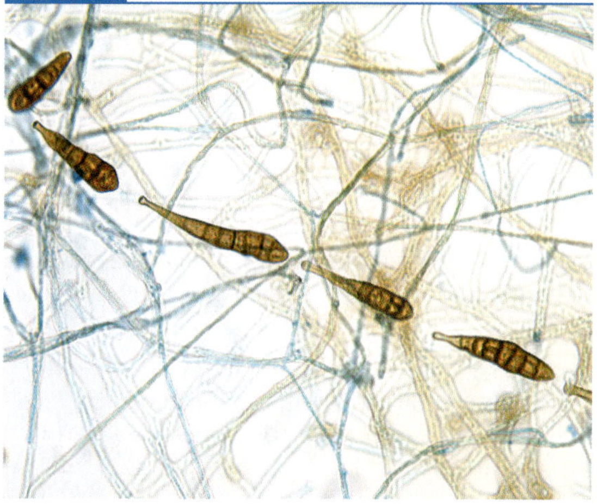

Die Konidien sind aufgrund von Melanineinlagerungen dunkel pigmentiert (z. B. Alternaria).

E-2.15 Maduramykosen

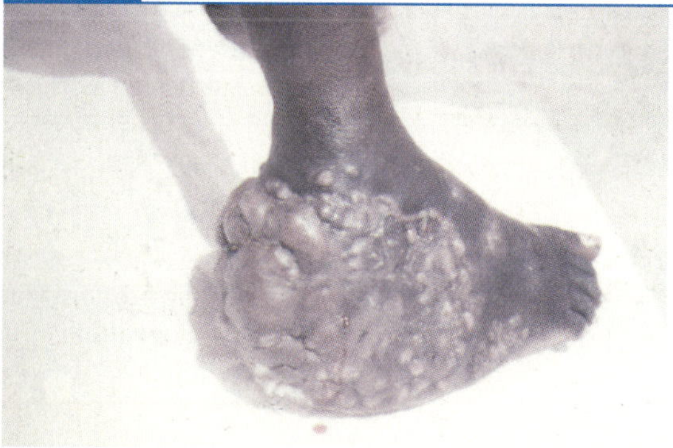

Die chronische granulomatöse Infektion entsteht nach einer Verletzung der Haut. Keime aus der Umwelt, nämlich verschiedene Pilze (hauptsächlich Schwärzepilze) können ursächlich daran beteiligt sein.

E-2.14

E-2.15

E-2.4

E-2.4 Maßnahmen zur Reduktion der Allergenexposition bei Schimmelpilzen

- Der Wohnraum sollte nicht als „Treibhaus“ verwendet werden.
- Reduktion der Luftfeuchtigkeit > 50 % (Reduktion der Luftfeuchtigkeit, weil dies die Voraussetzung für Schimmelwachstum ist). Kurze „Stoßlüftungen“ führen die in den Wänden gespeicherte Wärme nicht ab, so dass der Wärmeverlust gering ist; dennoch wird eine hohe Feuchtigkeit der Innenluft, z. B. in Bad und Dusche, abgeführt. Selbst dauerhaft gekippte Fenster erreichen dies nicht. In der Nacht sowie bei längerer Abwesenheit sollte die Heizung nicht komplett abgestellt werden, weil beim Auskühlen von Räumen sich die Feuchtigkeit an den Wänden niederschlägt.
- Möbel sollten in einem gewissen Abstand von Wänden aufgestellt werden, um die Zirkulation von Luft zu ermöglichen.
- Auf Schimmelpilznester hinter Schränken, Verkleidungen sowie auf Kacheln sollte geachtet werden. Vor allem Fugenmaterial verschimmelt gern, spätestens dann, wenn die oft enthaltenen antimykotischen Wirkstoffe verdunstet sind; alle 5 Jahre sollten sie erneuert werden.
- Sanierung von Wasserschäden.
- Wärmedämmung von Außenwänden.
- Keine Pflanzen im Schlafzimmer; Topfpflanzen sind oft Streuquelle von Schimmelpilzen; deswegen sollte man besser Granulat an Stelle von Erde verwenden.
- Staubentfernung, was vor allem auf glatten Böden besser möglich ist.
- Tragbare HEPA-Luftfilter.
- Matratzen mit Naturstoffbezügen halten viele Sporen zurück; Plastikbezüge können die Sporenzahl senken.

lokale Infektionen der Lunge, z. B. nach Aspiration von Wasser bei Ertrinkungsunfällen und bei Patienten mit Mukoviszidose, aber auch Infektionen von ZNS und Kornea beschrieben.

Cladosporium und **Alternaria** sind verantwortlich für die schwarzen Beläge auf den Wänden von feuchten Kellern (Tab. **E-2.4**).

Die Schimmel **Cladosporium** und **Alternaria** sind typische Umweltkeime; sie sind verantwortlich für die schwarzen Beläge auf den Wänden von feuchten Kellern; Infektionen sind ganz selten – und dann nur sehr schwer zu behandeln – dagegen haben sie eine stark allergisierende Wirkung.
Maßnahmen zur Reduktion der Allergenexposition bei Schimmelpilzallergien sind in Tab. **E-2.4** aufgeführt.

Nachweis: Mikroskopisch dunkle, septierte Hyphen.

Nachweis: Im Nativpräparat sieht man unter dem Mikroskop typischerweise **dunkel pigmentierte, septierte Hyphen**.

▶ **Merke**

▶ **Merke:** Schwärzepilze mit medizinischer Relevanz wachsen – im Gegensatz zu den ubiquitär in der Natur vorkommenden schwarz pigmentierten Saprophyten – in der Kultur bei 37 °C.

Therapie: Am besten wirkt Voriconazol.

Therapie: Die meisten Antimykotika sind gegenüber Schwärzepilzen unwirksam. Am besten wirkt noch Voriconazol.

2.4 Zygomyzeten

2.4 Zygomyzeten

▶ **Definition**

▶ **Definition:** Zygomyzeten sind recht primitive Fadenpilze mit **unseptiertem Myzel**. Gelegentlich differenzieren sich einzelne Hyphen geschlechtlich und die „männlichen“ bzw. „weiblichen“ Zellen verschmelzen zu einer Zygospore.

Bedeutung: Nur wenige Arten aus der Ordnung **Mucorales** haben medizinische Bedeutung.

Bedeutung: Zygomyzeten sind ubiquitär verbreitet. Humanmedizinische Bedeutung haben nur wenige Arten aus der Ordnung der **Mucorales:**
- Rhizopus oryzae
- Mucor circinelloides
- Rhizomucor pusillus
- Absidia corymbifera.

Pathogenese: Zygomyzeten sind nur schwach pathogen. Als typische opportunistische Krankheitserreger können sie also nur bei entsprechender Disposition des Wirtsorganismus eine Infektion erzeugen, z. B. oberflächliche Mykosen durch Anflug und nachfolgender Kolonisierung auf geschädigter Haut (z. B. Verbrennungspatienten). Bei Patienten mit Immunsuppression oder Stoffwechselkrankheiten (z. B. Diabetes mellitus) können durch Inhalation Schleimhäute des Respirationstrakts kolonisiert werden. Bei Einbruch ins Gefäßsystem wachsen diese Pilze intravasal weiter und entwickeln dort »Pseudothromben«.

Pathogenese: Zygomyzeten sind opportunistische Keime, die Haut und Schleimhäute des Respirationstraktes besiedeln können. Gefährlich wird es, wenn sie in die Gefäße einwachsen und sie verschließen.

Klinik: Je nach Grundkrankheit und Infektionsmodus manifestiert sich die Erkrankung als:
- **kutane Mykose** (bei großflächigen Verbrennungen)
- **rhinozerebrale Mykose:** kann – ausgehend von einer Besiedelung der Schleimhäute des Respirationstraktes und der Nasennebenhöhlen – ins ZNS disseminieren (v. a. bei diabetischer Stoffwechsellage)
- **pulmonale Mykose:** v. a. bei leukämischen Patienten nach aerogener Aufnahme der Pilzsporen. Der Pilz wächst in die Lungengefäße ein und verlegt durch Konglomeratbildung das Lumen. Folge sind Lungeninfarkte.
- **gastrointestinale Mykose** (sehr selten): nach oraler Aufnahme der Pilzsporen, wächst ebenfalls in Gefäße ein und führt zu Infarkten des Darmes.

Klinik: Folgende Manifestationen sind möglich:
- kutane Mykose
- rhinozerebrale Mykose
- pulmonale Mykose
- gastrointestinale Mykose (sehr selten).

Nachweis: Histologisch lassen sich die groben, unregelmäßigen und unseptierten Myzelien mit PAS-Reaktion oder Versilberung nachweisen. Die Kultur der anspruchslosen Pilze (Abb. **E-2.16a**) aus dem Organbiopsat kann eine exakte Artdiagnose liefern, wenn man im Mikroskop die typischen Sporangien (Abb. **E-2.16b, c**) erkennt.

Nachweis: Im histologischen Präparat erkennt man das Myzel der Zygomyzeten. In der mikroskopischen Untersuchung von Kulturen lassen sich die Pilze typisieren (Abb. **E-2.16**).

Therapie: Isolierte Herde können in manchen Fällen chirurgisch entfernt werden. Andernfalls wird mit Amphotericin B in Kombiniert mit 5-Fluorocytosin behandelt.

Therapie: Oft hilft nur eine Kombination von Chirurgie und Chemotherapie.

E-2.16 Mucor

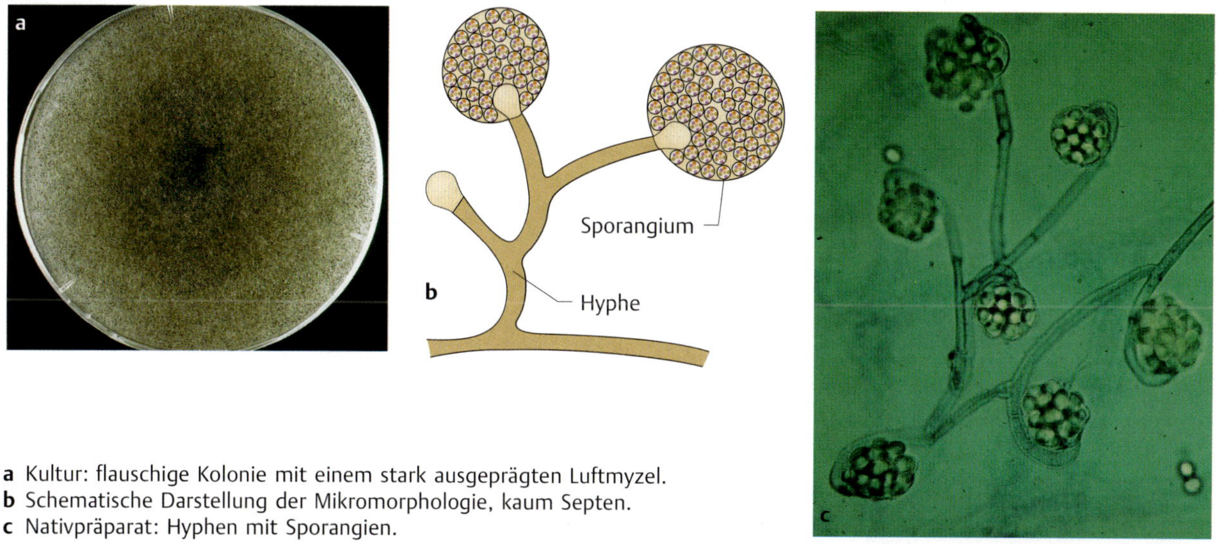

a Kultur: flauschige Kolonie mit einem stark ausgeprägten Luftmyzel.
b Schematische Darstellung der Mikromorphologie, kaum Septen.
c Nativpräparat: Hyphen mit Sporangien.

2.5 Dimorphe Pilze

Als dimorph werden Pilze bezeichnet, die in ihrer **parasitären Form als Hefen** und in ihrer **saprophytären Form als Fadenpilze** wachsen. Bei den humanpathogenen dimorphen Pilzen wird der Wechsel zwischen Hefe- und Myzelphase durch Umweltbedingungen wie Temperatur und Nährstoffquellen induziert. Im Unterschied zu Sprosspilzen und Schimmelpilzen, die beim Menschen Erre-

2.5 Dimorphe Pilze

Als dimorph werden Pilze bezeichnet, die in ihrer parasitären Form als Hefen und in ihrer saprophytären Form als Fadenpilze wachsen. Die humanpathogenen Arten sind die Erreger der **klassischen Systemmykosen**.

ger opportunistischer Infektionen sind, gehören dimorphe Pilze zu den **obligat pathogenen Krankheitserregern**. Sie sind Erreger der **klassischen Systemmykosen**.

2.5.1 Histoplasma capsulatum

Bedeutung: Histoplasma capsulatum ist der Erreger der Histoplasmose. Der Pilz lebt in Regionen mit trockenem, heißen Klima.

Bedeutung: Der natürliche Standort von Histoplasma capsulatum ist die Erde in trocken-heißen Gebieten von Lateinamerika, dem mittleren Westen der USA, Indien und Afrika, nachdem die Sporen durch Vogel- und Fledermauskot eingetragen wurden. In der Umgebung lebt der Pilz saprophytär in Form eines **Myzels**, an dem Makro- und Mikrokonidien entstehen. Die **Mikrokonidien** werden dann mit Staub auf den Menschen übertragen. Da sie **hochkontagiös** sind, werden sie in die **Risikogruppe III** eingestuft.

Pathogenese: Die Infektion erfolgt durch **Inhalation der Pilzsporen**. In der Lunge werden sie von Makrophagen phagozytiert, in denen sie zu Hefezellen auswachsen und sich vermehren. Von hier aus kann der Pilz streuen.

Pathogenese: Nach Inhalation werden die Mikrokonidien von den Alveolarmakrophagen phagozytiert, jedoch nicht mit Sicherheit inaktiviert. In diesen Zellen vermehren sie sich als **Sprosspilze!** Eine Übertragung von Mensch zu Mensch ist damit nicht möglich. Eine zellvermittelte Immunreaktion, gekennzeichnet durch eine **granulomatöse Entzündung**, kann die Infektion stoppen. In Einzelfällen jedoch, besonders bei Abwehrschwäche, vermehren sich die Pilze weiter und es kommt zu einer Verschleppung über infizierte Phagozyten in entfernte Organe, besonders in retikuloendotheliale Organe. Manchmal entstehen nach Kontakt granulomatöse Hautläsionen, die mit der Zeit ulzerieren.

Klinik: Viele Infektionen verlaufen **inapparent**. Beschränkt sich die Infektion auf die Lunge, sind Symptome und klinische Befunde einer Tbc ähnlich. Primäre Manifestationen der Histoplasmose sind außerdem in der Haut und im Knochen möglich. Bei Immunsupprimierten kann der Pilz in Milz, Leber und Knochenmark streuen.

Klinik: Die meisten Infektionen mit Histoplasma capsulatum verlaufen **subklinisch** bzw. inapparent. Wenn sich die **Histoplasmose in der Lunge** manifestiert, tritt sie zunächst als tuberkuloseähnliche Erkrankung in Erscheinung, die spontan ausheilen kann. Bei Inhalation großer Mengen infektiösen Staubes kann sich aber auch eine akute Pneumonie entwickeln. Ein chronischer Verlauf der Pneumonie ist ebenfalls möglich. Vorrangig bei immunsupprimierten Patienten (z. B. AIDS-Patienten) besteht die **Gefahr einer hämatogenen Streuung** aus der Lunge mit nachfolgendem Befall von Lymphknoten, Milz, Leber und Knochenmark. Wird bei dieser Verlaufsform nicht rechtzeitig therapiert, ist die Letalität sehr hoch.

Nachweis: Die akute Lungenhistoplasmose wird meist klinisch als **Ausschlussdiagnose** gestellt, da die Anzucht schwierig ist. Eine Erregeranzüchtung gelingt eher bei chronischen oder disseminierten Verläufen (Abb. **E-2.17**).

Nachweis: Die akute Lungenhistoplasmose wird in der Regel klinisch als **Ausschlussdiagnose** gestellt, da sich der Erreger aus Sputum oder Bronchialsekret nur selten kulturell nachweisen lässt. **Röntgenologisch** stellen sich die Granulome in der Lunge oder auch im Knochen als Rundherde dar, die als Karzinommetastasen fehlgedeutet werden. Bei chronischen oder disseminierten Formen

E-2.17 Histoplasma capsulatum

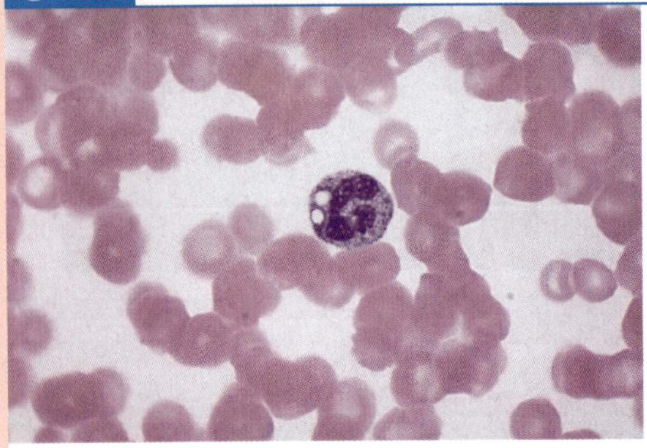

a Im peripheren Blut einer 17-Jährigen aus den Südstaaten der USA konnten Histoplasma-Zellen als Aussparungen im Zytoplasma von Granulozyten nachgewiesen werden.

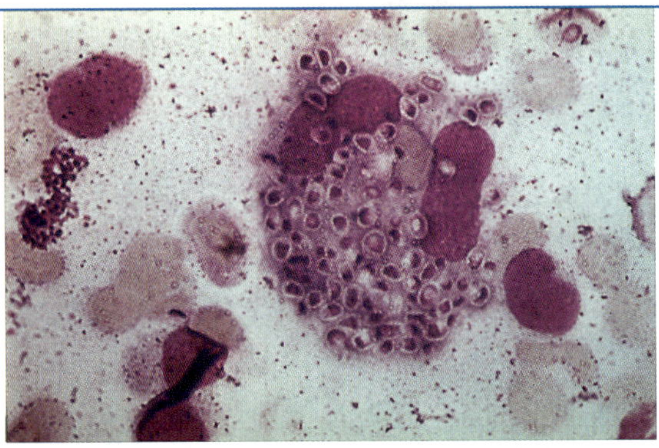

b Zahlreiche Histoplasmen in einem Makrophagen.

kann der **mikroskopische** Direktnachweis aus geeignetem Material (Sputum, Bronchialsekret, Eiter, Urin, Biopsiematerial) versucht werden. Allerdings werden die typischen „Morgenstern"-förmigen Makrokonidien nur selten gefunden. Sehr viel häufiger sind die untypischen Mikrokonidien (Abb. **E-2.17**).

▶ **Merke:** Bei der kulturellen Anzucht ist zu beachten, dass die Kulturen sehr lange bebrütet werden müssen (> 1 Woche) und dass der Pilz dann wieder als Fadenpilz wachsen kann, der Pilzsporen absondert (extreme Infektionsgefahr für das Laborpersonal).

◀ **Merke**

2–5 Wochen nach der Infektion können mit serologischen Methoden (Komplementbindungsreaktion, EIA) **Antikörper** nachgewiesen werden. Diese Untersuchungen sind aber Speziallabors vorbehalten. Darüber hinaus steht ein **Histoplasmin-Hauttest** zur Verfügung (ähnlich dem Tuberkulintest bei Tuberkulose), der außerhalb von Endemiegebieten für die Diagnostik einer Histoplasmose hilfreich sein kann. In Endemiegebieten hilft er nur bei der Feststellung des Durchseuchungsgrades der Bevölkerung.

2–5 Wochen nach der Infektion können **Antikörper** nachgewiesen werden. Der **Histoplasmin-Hauttest** kann für die Diagnostik der Infektion außerhalb von Endemiegebieten eingesetzt werden.

Therapie: Es gibt spontane Heilungen. Schwere und disseminierte Verlaufsformen der Histoplasmose werden mit Amphotericin B, alternativ mit Voriconazol behandelt.

Therapie: Mittel der Wahl bei schweren Verläufen ist Amphotericin B.

2.5.2 Blastomyces dermatitidis

Bedeutung: Blastomyces dermatitidis ist der Erreger der nordamerikanischen Blastomykose. Er lebt im Erdboden als Fadenpilz. Die Blastomykose tritt vor allem im Mississippibecken sowie im Osten und Süden der USA auf. Einzelne Erkrankungen in Afrika und Mittelamerika sind beschrieben. Übertragungen von Mensch zu Mensch sind bisher nur in ganz wenigen Fällen berichtet worden.

Bedeutung: Erreger der nordamerikanischen Blastomykose. Übertragungen von Mensch zu Mensch sind eine Rarität.

Pathogenese: Nach **aerogener Aufnahme** befällt Blastomyces dermatitidis zunächst die Lunge, wo sich der Pilz als Hefe vermehren kann. Eine Infektion kann aber auch **transkutan** bei Verletzung der Haut erfolgen.

Pathogenese: Die Infektion erfolgt entweder **aerogen** oder **perkutan**.

Klinik: Die **pulmonale Form** der Blastomykose beginnt mit uncharakteristischen grippalen Symptomen, im Anschluss daran kann sich eine tuberkuloseähnliche Symptomatik entwickeln. Obwohl es auch symptomlose Verläufe gibt, kommt es häufig zur **Dissemination** vor allem in die **Knochen** mit Ausbildung von **Fisteln in die Haut**. Auch in andere Organe wie ZNS und Urogenitalsystem kann der Erreger streuen. Die **kutane Form** kann entweder durch Erregeraussaat vom primären Herd in der Lunge oder durch direkte Erregerinokulation bei Verletzungen der Haut entstehen. Im Krankheitsverlauf schmelzen die kleinen, granulomartigen Knötchen ulzerös ein, vernarben zentral und hinterlassen ein charakteristisches Bild auf der Haut. Die Letalität der unbehandelten Blastomykose ist hoch.

Klinik: Es entwickelt sich eine **Lungenmykose**, die bevorzugt in **Knochen und Haut** disseminiert. **Hautinfiltrationen** können aber **auch direkt** durch Inokulation kontaminierter Erde entstehen. Die Letalität der unbehandelten Blastomykose ist hoch.

Nachweis: Blastomyces dermatitidis lässt sich aus dem Eiter der Hautläsionen, aus bioptischem Material und Sputum bzw. Bronchiallavage **mikroskopisch im Direktpräparat** als dickwandige, runde Hefezellen nachweisen und auf geeigneten Nährböden anzüchten. Die **Kultur** entwickelt sich dann nach ca. 3–4 Wochen Bebrütungszeit.

Nachweis: Im **Direktpräparat** als dickwandige, runde Hefezellen oder in Kultur.

Therapie: Mittel der Wahl ist Amphotericin B, alternativ Itraconazol.

Therapie: Mittel der Wahl ist Amphotericin B.

2.5.3 Coccidioides immitis

Bedeutung: Coccidioides immitis ist der Erreger der **Kokzidioidomykose**, auch Wüstenrheumatismus genannt. Natürlicher Standort von Coccidioides immitis ist der Erdboden. Dort zerfallen die Hyphen in die infektiösen Arthrosporen.

Bedeutung: Erreger der **Kokzidioidomykose**, die hauptsächlich in den Wüstenregionen Amerikas endemisch ist. Die Kokzidioidomykose ist endemisch im

Südwesten der USA und in Süd- und Zentralamerika. Eine Übertragung von Mensch zu Mensch gibt es nicht.

Die Kokzidioidomykose ist endemisch im Südwesten der USA (Wüstenregionen, z. B. Death Valley), ebenso in Süd- und Zentralamerika. Das Infektionsrisiko ist in diesen Gebieten während Sandstürmen besonders hoch. Eine Übertragung von Mensch zu Mensch gibt es nicht.

Pathogenese: Die Infektion erfolgt **aerogen** durch hochkontagiösen Staub. Aus den Sporen entwickeln sich im Gewebe **Sphärulen**, die mit zahlreichen Endosporen gefüllt sind (Abb. **E-2.18**).

Pathogenese: Die Arthrosporen von Coccidioides immitis werden **mit dem Staub eingeatmet**. In der **Lunge** entwickelt sich dann bei ca. 40 % der exponierten Personen eine primäre Kokzidioidomykose, die entweder spontan ausheilt oder Herd für eine hämatogene Streuung wird. Aus den Sporen entwickeln sich im Gewebe **Sphärulen**. Diese sporangienartigen Pilzgebilde, die von einer dicken Wand umgeben sind und eine Größe von 30–60 µm erreichen, sind mit zahlreichen Endosporen gefüllt. Nach dem Aufplatzen der Sphärulen werden die Endosporen ins umgebende Gewebe freigesetzt, wo sich aus jeder Endospore wieder eine neue Sphärule entwickeln kann (Abb. **E-2.18**).

Klinik: Bei vielen Exponierten verläuft die Infektion **klinisch unauffällig**. Eine primäre klinische Manifestation in der Lunge ist die **Pneumonie**. Chronische Verläufe sind möglich (Differenzialdiagnose: Tuberkulose). Eine **hämatogene Streuung** in andere Organe ist als Komplikation der Pneumonie oder Reaktivierung subklinischer Verläufe (infolge Immunsuppression oder Schwangerschaft) zu werten und mit einer hohen Letalität einhergehend.

Klinik: Ca. 60 % aller Infektionen verlaufen **inapparent** oder **subklinisch** unter den Symptomen einer banalen Erkältung. Bei klinisch manifesten Verläufen kommt es zu einer **schweren Pneumonie mit begleitender Pleuritis** und blutig-eitrigem Auswurf. Diese Pneumonie kann ausheilen oder in weniger als 5 % der Fälle einen chronischen Verlauf mit Lungengewebeuntergang und Kavernenbildung nehmen. Eine **Dissemination** ist als Komplikation der primären Lungenkokzidioidomykose oder als Reaktivierung einer primär subklinischen Infektion in der Folge einer Immunsuppression möglich und mit einer hohen Letalität behaftet. Häufigste Manifestationen bei hämatogener Streuung sind Läsionen der Haut und des subkutanen Gewebes, Osteomyelitis, Arthritis, aber auch Meningitis und Befall der Nebennieren. Bevorzugt bei Frauen findet sich in der Folge der primären Lungenmanifestation ein Erythema nodosum oder Erythema multiforme. In der Schwangerschaft treten disseminierte Verläufe der Kokzidioidomykose häufiger auf.

Nachweis: Das typische morphologische Erscheinungsbild im Untersuchungsmaterial sind die **Sphaerulae** (s. Abb. **E-2.18**).

Nachweis: Die **typischen Sphaerulae** finden sich bei geeignetem Untersuchungsmaterial (Sputum, Bronchialsekret) bereits im mikroskopischen **Direktpräparat** (s. Abb. **E-2.18**). Auch histologisch lassen sich diese Pilzstrukturen in Biopsiematerial mit einfachen Färbetechniken eindeutig nachweisen. Der **kulturelle Nachweis** ist zwar problemlos möglich, die Kulturen sind aber **hochinfektiös**. Der serologische Antikörpernachweis ist ebenfalls möglich, aber Speziallabors vorbehalten. Ein Sphärulin-Hauttest ist von beschränkter diagnostischer Aussagekraft, da in Endemiegebieten bereits 50 % der Schulkinder eine positive Reaktion zeigen und der Test nur den Durchseuchungsgrad der Bevölkerung widerspiegelt.

Therapie: Mittel der Wahl bei Pneumonie und extrapulmonalen Manifestationen ist Amphotericin B.

Therapie: Das Anfangsstadium einer pulmonalen Kokzidioidomykose heilt oftmals spontan aus, weshalb eine spezifische Therapie meist nicht erforderlich ist. Schwere und disseminierte Verlaufsformen werden mit Amphotericin B therapiert.

E-2.18 Sphaerulae bei Kokzidioidomykose (Grocott-Gomori-Färbung)

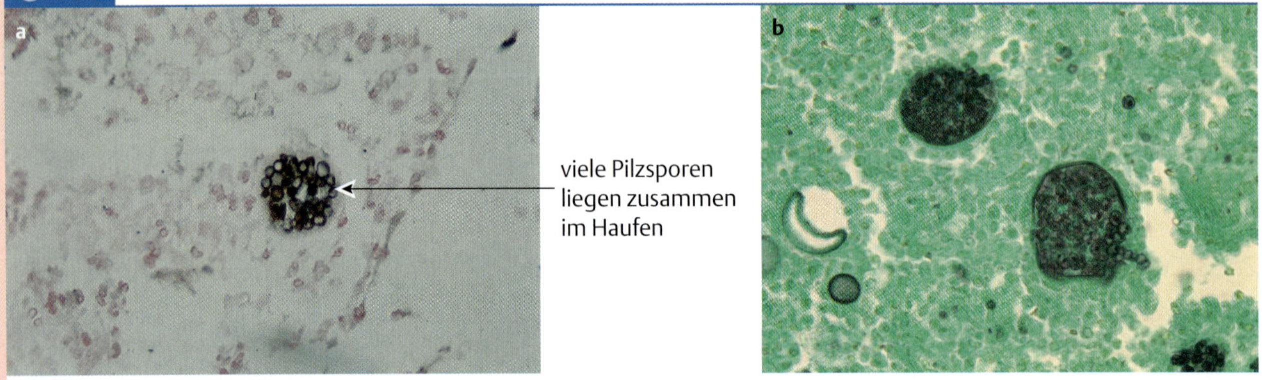

a Sekrekt
b Histologie (Lunge): Sphärulen mit dicker Wand und vielen – auch einzelnen – Endosporen.

2.6 Außergewöhnliche Pilze

2.6.1 Pneumocystis jiroveci (Pneumocystis carinii)

▶ **Merke:** Die Pneumocystis-Spezies Pneumocystis carinii findet sich, wie man inzwischen weiß, ausschließlich bei Ratten. Dagegen tritt beim Menschen Pneumocystis jiroveci auf. Daher wird der Erreger nach seinem Entdecker Otto Jirovec nach neuer Nomenklatur **Pneumocystis jiroveci** heißen.

Bedeutung: Pneumocystis jiroveci ist ein weltweit verbreiteter saprophytär lebender Organismus. Einerseits bildet er in bestimmten Entwicklungsstadien Trophozoiten und Zysten, d h. für Protozoen typische Strukturen (s. S. 501). Andererseits finden sich auf der 16s-ribosomalen RNA in hohem Maße Sequenzhomologien mit Pilzen aus der Gruppe der Askomyzeten. Im Unterschied zur Pilzzelle enthält die zytoplasmatische Membran aber **kein Ergosterin**, was erklärt, dass dieser Organismus gegenüber Antimykotika (Polyene, Azole) unempfindlich ist.

Klinik: Pneumocystis jiroveci kann bei einer bestehenden Abwehrschwäche (Frühgeborene, Organtransplantation, AIDS) als opportunistischer Erreger eine **interstitielle, atypische Pneumonie** hervorrufen (Abb. **E-2.19**).

Nachweis: Die Diagnose einer Infektion mit Pneumocystis jiroveci erfolgt durch eine mikroskopische Untersuchung von Trachealsekret oder Lungenbiopsat.

Therapie: Zur Therapie und Prophylaxe werden Echinocandine, aber auch antiparasitäre Mittel, wie etwa Pentamidin, oder antibakterielle Mittel, wie Cotrimoxazol, eingesetzt.

▶ **Klinischer Fall.** Ein 60-jähriger Patient mit Wegener-Granulomatose und seit 5 Jahren bestehender immunsuppressiver Therapie mit Endoxan und Steroiden wurde wegen einer atypischen Pneumonie mit Fieber, unproduktivem Husten und Thoraxschmerzen hospitalisiert. Bei dem Patienten war ein Jahr zuvor schon einmal eine solche Episode aufgetreten, ausgelöst durch eine Infektion mit dem Zytomegalievirus. Unter der gleichen Verdachtsdiagnose wurde der Patient entsprechend behandelt, jedoch ohne Erfolg. Auch die CMV-Diagnostik blieb stumm. Am 9. Tag konnten dann bei der Suche nach einem Erreger in der Bronchiallavage mittels Immunfluoreszenz Zysten von Pneumocystis jiroveci nachgewiesen werden. Die Therapie mit Echinocandin über 4 Wochen verlief erfolgreich. Auch ein Jahr nach der Infektion kam es – trotz weiter durchgeführter Immunsuppression – zu keinem Rezidiv.

E-2.19 Atypische Pneumonie durch Pneumocystis jiroveci

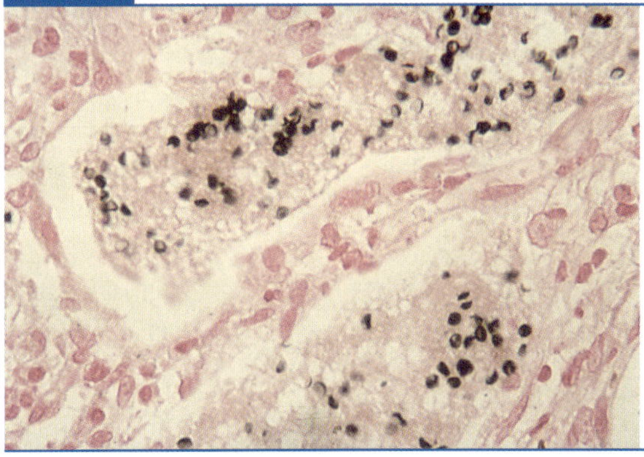

In den Lungenalveolen ist ein entzündliches Exsudat mit schwarz angefärbten Zysten zu erkennen (Grocott-Gomori-Färbung: Versilberung)

2.6 Außergewöhnliche Pilze

2.6.1 Pneumocystis jiroveci

◀ Merke

Bedeutung: Pneumocystis jiroveci ist ein besonderer Pilz, weil er **keine Ergosterinbausteine** in der Zytoplasmamembran besitzt. Er lebt in der Umwelt.

Klinik: Bei Abwehrschwäche (z. B. AIDS) kann Pneumocystis jiroveci eine atypische, interstitielle Pneumonie erzeugen (Abb. **E-2.19**).
Nachweis: Mikroskopische Untersuchung von Trachealsekret oder Lungenbiopsat.

Therapie: Echinocandine aber auch antiparasitäre Mittel oder antibakterielle Mittel.

◀ Klinischer Fall

E-2.19

2.6.2 Sporothrix

Bedeutung: Weltweites Vorkommen auf Holz und Pflanzen, Infektionen treten hauptsächlich in den (Sub-)Tropen auf.

Sporothrix schenckii verursacht **Verletzungsmykosen**.

Pathogenese: Über eine **Verletzung** mit Splittern und Dornen gelangt der Pilz in die Haut. Entlang der Lymphbahnen entwickeln sich geschwürige Herde mit der Tendenz zur Fistelbildung.

Klinik: Die kutane Form verläuft chronisch, ohne Spontanheilung. Die extrakutane Form nach hämatogener Aussaat manifestiert sich in der Regel als Arthritis.

Nachweis: Asteroidkörper im Gewebe sind der Nachweis für eine Infektion mit Sporothrix schenckii.

Therapie: Die kutane Form wird lokal mit Kaliumjodid behandelt (systemische Ausbreitung: Amphotericin B).

2.6.2 Sporothrix

Bedeutung: Sporothrix schenckii ist ein weltweit verbreiteter Pilz, der auf Holz und Pflanzen lebt. Besonders häufig konnte er von Buchenholz und Schachtelhalm isoliert werden. Infektionen treten, von sporadischen Fällen in Südfrankreich und Spanien abgesehen, in der Regel nur in subtropischen und tropischen Regionen auf.
Sporothrix schenckii verursacht nach Inokulation kontaminierten Materials in die Haut eine so genannte **Verletzungsmykose**.

Pathogenese: Der Pilz gelangt durch **Verletzung mit Holzsplittern** (Buchenholz) und **Dornen** in die Haut. Nach einigen Wochen entwickelt sich an dieser Stelle subkutan ein Knoten, der ulzerös einschmilzt, Fisteln in benachbartes Gewebe ausbilden kann und Anschluss an das lokale Lymphsystem findet. Schließlich entstehen entlang der Lymphbahnen Ketten solcher geschwüriger Herde. Eine Dissemination des Pilzes über das Lymph- und Blutsystem in andere Organe ist möglich.

Klinik: Die **kutane Form** der Sporotrichose ist eine chronisch verlaufende, fistelnde Infektion, die differenzialdiagnostisch von einer Aktinomykose abgegrenzt werden muss (s. S. 338). Spontanheilungen sind selten. Eine **extrakutane Manifestation** der Sporotrichose entwickelt sich nach hämatogener Aussaat des Pilzes und betrifft bevorzugt Knochen und Gelenke, seltener auch innere Organe.

Nachweis: Der direkte Nachweis des Erregers im eitrigen Exsudat aus den Läsionen oder im Gewebe gelingt selten aufgrund der geringen Erregerdichte und Unauffälligkeit des Erregers selbst. Dagegen gilt der **Nachweis strahlenförmiger Rundkörper**, sog. Asteroidkörper (Konglomerat aus Pilzzellen und körpereigenen Materialien), als beweisend für eine Infektion mit Sporothrix schenckii. Die kulturelle Anzucht gelingt auf Sabouraud-Glukose-Agar. Nach 3–7 Tagen und einer Bebrütungstemperatur nicht über 35 °C werden Pilzkolonien sichtbar, die später ein dunkles Pigment produzieren.

Therapie: Die Chemotherapie der kutanen Sporotrichose erfolgt lokal mit Kaliumjodid oder systemisch mit Itraconazol über viele Monate, manchmal sind chirurgische Maßnahmen erforderlich. Eine hyperthermische Behandlung der befallenen Hautareale kann eine Ausheilung unterstützen. Bei extrakutaner Manifestation ist Amphotericin B Mittel der Wahl.

F

1 Allgemeines

▶ Definition

1 Allgemeines

▶ **Definition:** Protozoen sind einzellige, eukaryonte Organismen, die bereits dem Tierreich zugeordnet werden.

1.1 Klassifikation

Fast alle Protozoen sind beweglich (Tab. **F-1.1**).

1.1 Klassifikation

Da fast alle Protozoen in irgendeiner Form beweglich sind, ist dies Grundlage für eine systematische Einteilung (Tab. **F-1.1**).

F-1.1

F-1.1 Klassifikation der Protozoen

Sporozoen (Sporentierchen)	Fortbewegung im freien Milieu gleitend und schlängelnd. Sporozoen leben jedoch vorwiegend intrazellulär
Ziliaten (Wimpertierchen)	Fortbewegung mittels eines die ganze Zelloberfläche bedeckenden Flimmerhärchenmantels
Rhizopoden (Wurzelfüßer, Amöben)	Fortbewegung mittels Pseudopodien unter ständiger Gestaltveränderung des Zellleibs
Flagellaten (Geißeltierchen)	Fortbewegung mittels einer oder mehrerer Geißeln

1.2 Nachweis

Protozoenerkrankungen werden entweder mikroskopisch oder serologisch diagnostiziert.

1.2 Nachweis

Es ist zu unterscheiden zwischen
- Protozoen, die sich in Stuhl, Urin oder Genitalsekret mikroskopisch nachweisen lassen,
- Protozoen, die sich im peripheren Blut und/oder im Gewebe aufhalten und sich teils mikroskopisch, teils serologisch nachweisen lassen, und
- Protozoen, die sich nur im Gewebe aufhalten und sich in Gewebebiopsie oder serologisch nachweisen lassen.

Mikroskopische Untersuchungen setzen Kenntnisse über die Zustandsformen der Erreger voraus (Tab. **F-1.2**).

Manche Protozoen treten neben der vegetativen (ungeschlechtlichen) Form auch in einer Geschlechtsform auf. Deswegen erfordert die mikroskopische Untersuchung genaue Sachkenntnis über die zu erwartenden Zustandsformen des Erregers (Tab. **F-1.2**).

F-1.2

F-1.2 Zustandsformen der Protozoen

Trophozoiten	vegetative, meist bewegliche Zustandsform
Gamonten	Anfangsstadien einer geschlechtlichen Entwicklung
Gameten	reife männliche oder weibliche Geschlechtszellen
Zysten oder Oozysten	Dauerformen mit erhöhter Resistenz gegenüber äußeren Einflüssen, Übertragungsform der Erreger von einem Wirt zum anderen

Nicht alle Zustandsformen kommen bei allen Protozoen gleichermaßen vor. Manchmal findet zwischen den verschiedenen Erscheinungsformen ein Wirtswechsel statt.

▶ Merke

▶ **Merke:** Die mikroskopische Untersuchung erfordert sehr viel Geduld. Wegen der oft geringen Erregerdichte muss das Präparat mindestens 10 Minuten durchgemustert werden. Ein negativer Untersuchungsbefund schließt einen Befall nicht aus. Mikroskopische Untersuchungen müssen mindestens ein- bis zweimal wiederholt werden, um eine negative Diagnose zu sichern.

1.3 Bedeutung

Unter klinischen Aspekten können die Protozoen in vier Gruppen eingeteilt werden:

- pathogene Blut- und Gewebeprotozoen (Tab. **F-1.3**)
- pathogene Darmprotozoen (Tab. **F-1.4**)
- pathogene Urogenitalprotozoen (Tab. **F-1.5**)
- „apathogene“ Mundhöhlen- und Darmprotozoen (Tab. **F-1.6**)

„Apathogen“ heißt, dass diese Protozoen keine spezifische Infektionskrankheit verursachen. Das schließt jedoch nicht aus, dass sie an pathologischen Prozessen beteiligt sein können.

1.3 Bedeutung

Unter klinischen Aspekten werden Protozoen eingeteilt in (Tab. **F-1.3** bis **F-1.6**) in:

- pathogene Blut- und Gewebeprotozoen
- pathogene Darmprotozoen
- pathogene Urogenitalprotozoen
- „apathogene“ Darm- und Mundhöhlenprotozoen.

F-1.3 Humanpathogene Blut- und Gewebeprotozoen

Klasse	*Erreger*	*Krankheit*
Sporozoen	Plasmodium falciparum	Malaria tropica (s.S. 501)
	Plasmodium vivax	Malaria tertiana (s.S. 501)
	Plasmodium ovale	Malaria tertiana (s.S. 501)
	Plasmodium malariae	Malaria quartana (s.S. 501)
	Babesia microti	Babesiose (s.S. 508)
	Toxoplasma gondii	Toxoplasmose (s.S. 509)
	Microsporidium	Mikrosporidiose (s.S. 516)
Rhizopoden	Acanthamoeba	Meningoenzephalitis, Keratitis (s.S. 520)
	Naegleria	Meningoenzephalitis (s.S. 520)
Flagellaten	Leishmania donovani	Kala-Azar (s.S. 527)
	Leishmania tropica minor	Orientbeule (s.S. 528)
	Leishmania tropica major	Hautleishmaniose (s.S. 528)
	Leishmania brasiliensis	Hautleishmaniose (s.S. 528)
	Trypanosoma gambiense	Schlafkrankheit (s.S. 522)
	Trypanosoma rhodesiense	Schlafkrankheit (s.S. 522)
	Trypanosoma cruzi	Chagas-Krankheit (s.S. 524)

F-1.3

F-1.4 Humanpathogene Darmprotozoen

Klasse	*Erreger*	*Krankheit*
Sporozoen	Sarcocystis suihominis	Sarkosporidose (s.S. 514)
	Sarcocystis bovihominis	Sarkosporidose (s.S. 514)
	Isospora belli	Kokzidiose (s.S. 514)
	Cryptosporidium	Kryptosporidiose (s.S. 515)
	Blastocystis hominis	Diarrhö (s.S. 516)
Ziliaten	Balantidium coli	Balantidienruhr (s.S. 516)
Rhizopoden	Entamoeba histolytica	Amöbenruhr (s.S. 517)
Flagellaten	Giardia lamblia	Lambliasis, Giardiasis (s.S. 531)
	Dientamoeba fragilis	Diarrhö

F-1.4

F-1.5

F-1.5 Humanpathogene Urogenitalprotozoen

Klasse	*Erreger*	*Krankheit*
Flagellaten	Trichomonas vaginalis	Trichomoniasis (s.S. 530)

F-1.6

F-1.6 „Apathogene" Darmprotozoen

Klasse	*Erreger*
Rhizopoden	Entamoeba coli
	Entamoeba hartmanni
	Entamoeba dispar
	Endolimax nana
Flagellaten	Chilomastix mesnili
	Trichomonas hominis

2 Medizinisch relevante Protozoen

2.1 Sporozoen

2.1.1 Plasmodien

2 Medizinisch relevante Protozoen

2.1 Sporozoen

2.1.1 Plasmodien

◀ Definition

▶ **Definition:** Plasmodien sind die Erreger der Malaria. Die Infektion mit unterschiedlichen Plasmodienarten führt zu unterschiedlichen Krankheitsverläufen und Prognosen. Folgende Erreger und Krankheitsbilder existieren beim Menschen:
- Plasmodium falciparum (Malaria tropica)
- Plasmodium vivax (Malaria tertiana)
- Plasmodium ovale (Malaria tertiana)
- Plasmodium malariae (Malaria quartana).

Entwicklungszyklus: Die weibliche Anophelesmücke ist Hauptwirt für Plasmodien. Hier findet die **sexuelle Vermehrung** statt (Abb. **F-2.1**).

Entwicklungszyklus: Für die Entwicklung der klassischen, die Malaria verursachenden Plasmodien ist der **Mensch Nebenwirt,** in dem ausschließlich asexuelle Vermehrung vorkommt. Hauptwirt ist die weibliche **Anophelesmücke** (s. S. 601), in der die **sexuellen Vermehrungsvorgänge** des Erregers stattfinden. Der Entwicklungszyklus ist somit mit einem Generationswechsel (asexuell/sexuell) und einem Wirtswechsel (Mensch/Mücke) verbunden (Abb. **F-2.1**).

Sexuelle Entwicklung in der Mücke: Die Mücke infiziert sich am malariakranken Menschen, dabei nimmt sie weibliche **Makrogametozyten** und männliche **Mikrogametozyten** auf. Aus den Mikrogametozyten differenzieren sich geschlechtsreife männliche **Mikrogameten,** die die weiblichen **Makrogameten** befruchten und mit ihnen zur **Zygote** verschmelzen. Die Zygote nistet sich als **Ookinet** in die Magenwand der Mücke ein und reift zur **Oozyste**. Sie erzeugt Tausende von **Sporozoiten**, die bei der nächsten Blutmahlzeit der Mücke über deren Speicheldrüse in den Menschen injiziert werden.

Sexuelle Entwicklung in der Mücke: Die weibliche Anophelesmücke nimmt aus dem Blut des Kranken folgende Erregerformen auf:
- **Schizonten:** Zwischenstufen in der Entwicklung des Erregers, die in der Anophelesmücke nicht überleben können.
- **Mikrogametozyten:** Vorstufen männlicher Fortpflanzungszellen. Sie differenzieren sich innerhalb der Mücke zu **Mikrogameten,** den reifen männlichen Fortpflanzungszellen.
- **Makrogametozyten:** Sie reifen zu **Makrogameten**, den weiblichen Fortpflanzungszellen.

Beide Zellen – Mikro- und Makrogameten – verschmelzen und bilden eine **Zygote,** die als **Ookinet** in den Magen der Mücke gelangt und sich in der Magenwand einnistet. Dort reift sie zur **Oozyste** heran, in der sich durch asexuelle Vermehrung Tausende von **Sporozoiten** entwickeln, die sich über die Zirkulation im Körper der Mücke verteilen und dabei auch in ihre Speicheldrüse gelangen. Von hier aus können die Sporozoiten bei der nächsten Blutmahlzeit der Mücke einen Menschen infizieren.

Der Entwicklungszyklus ist **temperaturabhängig** (< 16 °C keine Vermehrung).

Der geschilderte Entwicklungszyklus dauert **4–15 Tage** und ist **temperaturabhängig:** Unter 16 °C findet keine Plasmodienvermehrung mehr statt. Dies erklärt, warum die Malaria nur in bestimmten klimatischen Regionen beheimatet ist.

Asexuelle Entwicklung im Menschen: Die Entwicklung im Nebenwirt Mensch wird unterteilt in
- den **exoerythrozytären** in der Leber und
- den **erythrozytären** Zyklus in den Erythrozyten.

Die Sporozoiten verlassen innerhalb von 30 Minuten die Blutbahn und befallen die Leberzellen, wo sie sich zu **Schizonten** differenzieren, aus denen Tausende von **Merozoiten** entstehen. Diese verlassen die Leber und befallen Erythrozyten. Von nun an heißen sie **Trophozoiten** und stellen wegen ihrer morphologischen Unterschiede ein wichtiges labordiagnostisches Kriterium dar (Abb. **F-2.2**).

Asexuelle Entwicklung im Menschen: Der Mensch ist Nebenwirt in der Plasmodienentwicklung. Hier finden nur **asexuelle Vermehrungsvorgänge** statt, die sich in zwei Entwicklungszyklen aufteilen:
- den **exoerythrozytären** Zyklus in der Leber und
- den **erythrozytären** Zyklus in den Erythrozyten.

Mit dem Stich der Anophelesmücke gelangen die Sporozoiten in die menschliche Blutbahn, wo sie sich nur ca. 30 Minuten aufhalten, um dann die **Leberparenchymzellen** zu befallen. Hier differenzieren sich die Sporozoiten zu **Schizonten.** Aus diesen entstehen wiederum mehrere tausend **Merozoiten.** Artspezifisch nach 1–6 Wochen verlassen die Merozoiten die Leber und dringen in **Erythrozyten** ein, wo sie nunmehr als **Trophozoiten** bezeichnet werden. Während ihrer intraerythrozytären Vermehrung verbrauchen sie das Hämoglobin zu 80 %. Diese Degradation geschieht in sauren, lysosomalen Organellen (Verdauungsvakuolen). Das dabei frei werdende Häm kann allerdings nicht abge-

F-2.1

F-2.1 **Entwicklungszyklus der Malariaplasmodien**

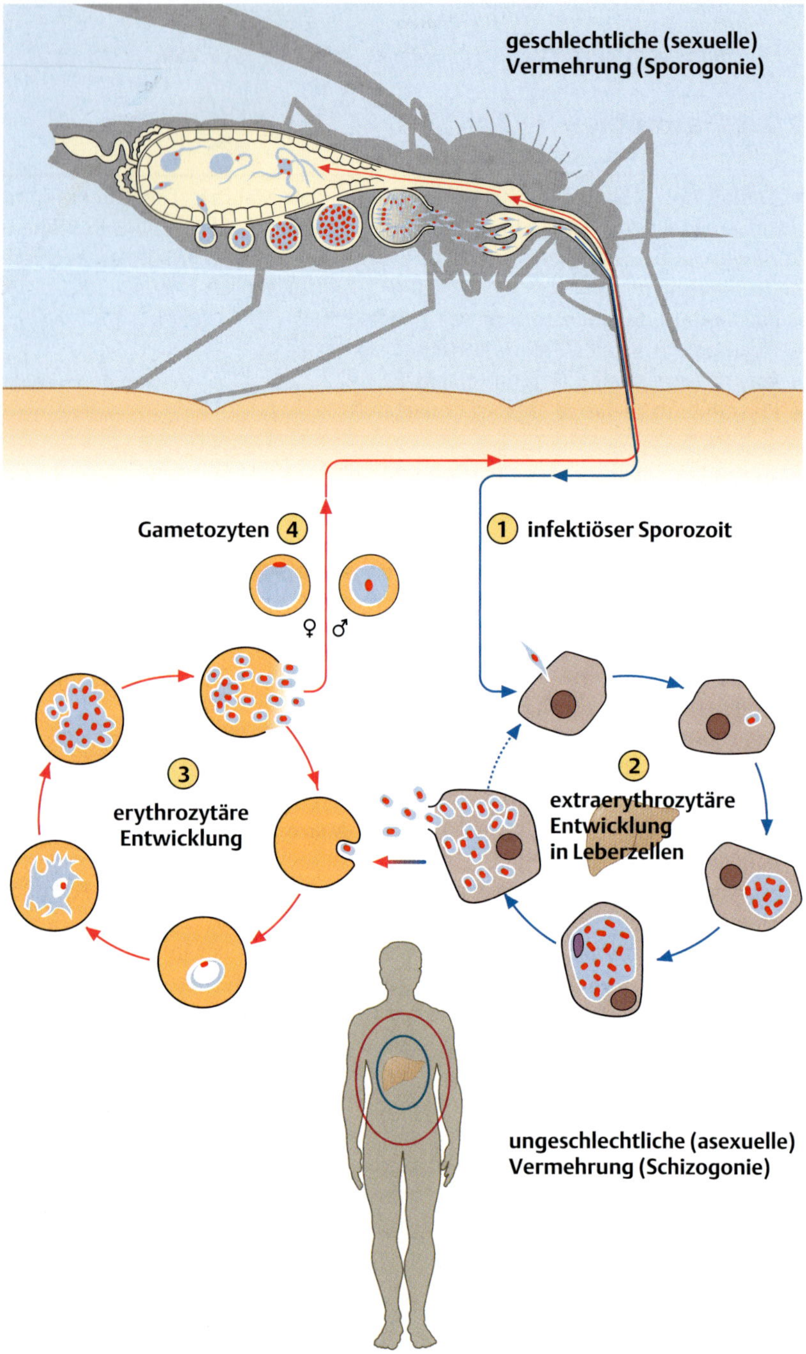

Aus den Trophozoiten entwickeln sich **Schizonten** und daraus **Merozoiten.**

baut werden und würde für Plasmodien toxisch wirken, wenn es nicht zu einem unlöslichen Pigment, dem Hämozoin, polymerisiert würde. (Das Antimalariamittel Chloroquin hemmt diese Polymerisierung, als Folge werden die Parasiten durch das Häm vergiftet, s. S. 506.)

Die Trophozoiten der einzelnen Plasmodienspezies unterscheiden sich in ihrer Morphologie. Damit ist ein wichtiges labordiagnostisches, mikroskopisches Kriterium zur Identifizierung der Erregerspezies gegeben. Abb. **F-2.2** zeigt schematisch die Trophozoiten der einzelnen Plasmodienarten.

Aus den Trophozoiten, die oft die Form eines Siegelringes haben **(Ringformen),** entwickeln sich **Schizonten,** die sich wiederum in mehrere **Merozoiten** teilen

F-2.2 Erscheinungsformen der verschiedenen Plasmodiumarten im Blutausstrich

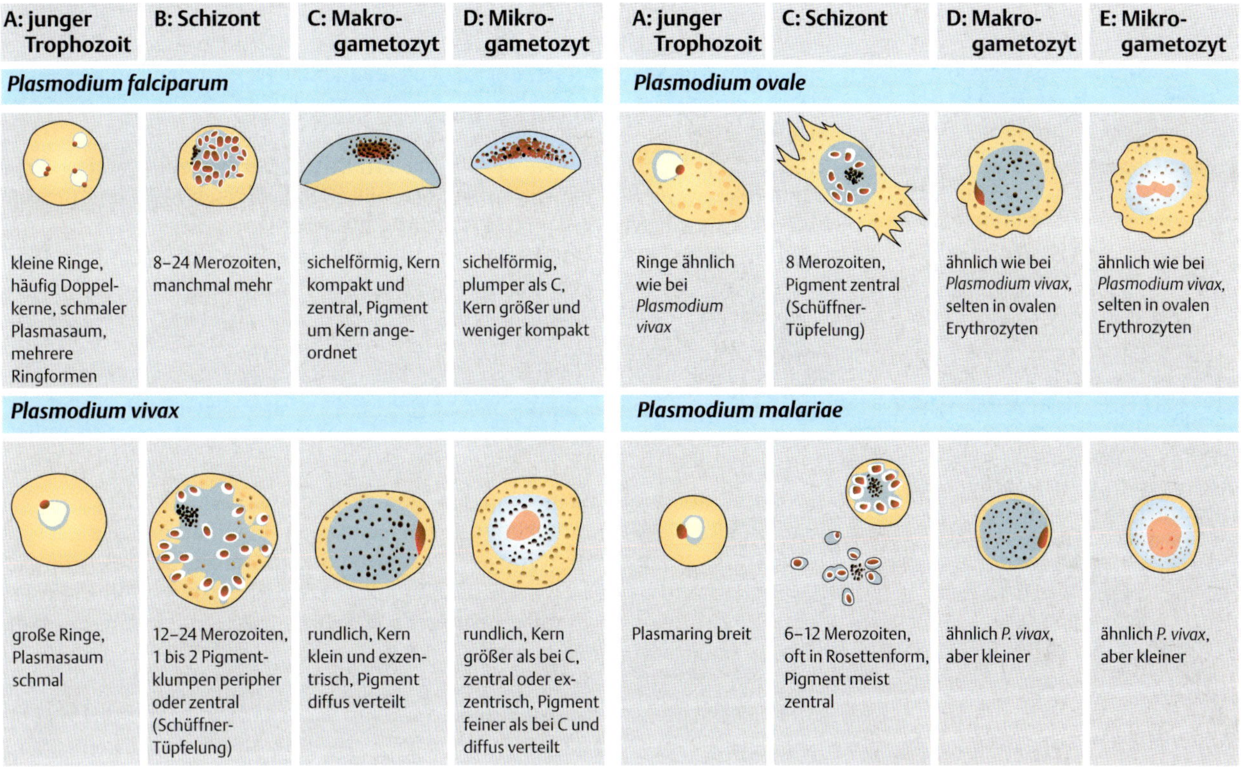

(8–32 bei Plasmodium falciparum, 12–24 bei Plasmodium vivax und 6–12 bei Plasmodium malariae). Diese Merozoiten befallen wiederum Erythrozyten und beginnen den erythrozytären Vermehrungszyklus von neuem. Nach 2–3 solcher Schizogoniezyklen entwickeln sich auch weibliche Makrogameten und männliche Mikrogametozyten, die jedoch im menschlichen Organismus zugrunde gehen, es sei denn, sie werden von einer Blut saugenden Anophelesmücke aufgenommen.

Der erythrozytäre Schizogoniezyklus (Merozoit – Trophozoit – Schizonten – Merozoiten) synchronisiert sich bei Plasmodium malariae in einem **72-Stunden-Rhythmus**: der Fieberschub erfolgt am 4. Tag, deswegen: **Malaria quartana.** Bei Plasmodium ovale und Plasmodium vivax ist es ein **48-Stunden-Rhythmus**: der Fieberschub erfolgt am 3. Tag, deswegen: **Malaria tertiana**. Der Entwicklungszyklus bei Plasmodium falciparum ist nicht synchronisiert.

Bei Plasmodium falciparum und Plasmodium malariae wird der exoerythrozytäre Zyklus mit dem Ausbrechen der Merozoiten aus der Leber beendet. Bei Plasmodium vivax und Plasmodium ovale verbleiben auch während des erythrozytären Zyklus Schizonten in der Leber. Diese sind jedoch nicht aktiv und werden deshalb als **Hypnozoiten** bezeichnet.

Letztere befallen erneut Erythrozyten und beginnen den Vermehrungszyklus von neuem. Daneben werden auch Makrogametozyten und Mikrogametozyten gebildet, die jedoch zugrunde gehen.

Der erythrozytäre Zyklus dauert bei Plasmodium malariae 72 Stunden, bei Plasmodium ovale bzw. vivax 48 Stunden **(Malaria quartana, Malaria tertiana).**

Der exoerythrozytäre Zyklus endet bei P. falciparum und P. malariae mit dem Ausbrechen aus der Leber. Bei P. vivax und P. ovale verbleiben inaktive Schizonten **(Hypnozoiten)** in der Leber.

▶ **Merke:** Hypnozoiten können jederzeit wieder aufleben und sind Ursache für Malariarezidive, die oft Jahre nach der Primärerkrankung entstehen können. Solche Rezidive entstehen also nur nach Infektion mit Plasmodium vivax und Plasmodium ovale; es gibt jedoch auch bei diesen Formen Spontanheilungen.

◀ **Merke**

Klinik: Die Inkubationszeit der Malaria ist variabel und richtet sich nach der Art des Erregers, einer medikamentösen Prophylaxe und anderen Faktoren. In der Regel tritt sie nach 7–14 Tagen, bei Plasmodium-malariae-Infektionen nach 4–5 Wochen mit grippeartigen Prodromalerscheinungen auf. Das Fieber ist

Klinik: Die Inkubationszeit der Malaria beträgt üblicherweise 7–14 Tage, bei Infektionen mit Plasmodium malariae 4–5 Wochen. Klassischerweise tritt bei Malaria tertiana der **Fieberschub mit Schüttelfrost** am 3., bei Malaria quartana am 4. Tag auf.

zu diesem Zeitpunkt remittierend, aber unregelmäßig. Erst nach einer Woche entwickelt sich der **klassische Rhythmus für die Malaria tertiana und quartana.** Die **Fieberschübe** mit Temperaturen bis 40,5 °C und heftigem Schüttelfrost treten jeweils **am dritten oder vierten Tag** auf. Klassischerweise beginnt der Fieberschub mit Schüttelfrost, der ca. 1 Stunde andauert und dann in das 2- bis 6-stündige Fieberstadium übergeht, nach dessen Ende sich der Patient wieder wohl fühlt.

Die **Malaria tropica** ist nicht synchronisiert, das **Fieber** besteht **kontinuierlich**. Auch fieberarme oder -freie Formen kommen vor. In 4 % der Fälle besteht eine Mischinfektionen (häufig P. falciparum und P. vivax).

Die **Malaria tropica** ist nicht synchronisiert. Das **Fieber** besteht praktisch **kontinuierlich**. Dies führt leicht zu verspäteten oder Fehldiagnosen, was für den Patienten tödlich sein kann. In 4 % der Fälle kommen Mischinfektionen mit unterschiedlichen Plasmodienarten – häufig Plasmodium falciparum und Plasmodium vivax – vor, aber auch Mehrfachinfektionen durch denselben Erreger. Der Fieberrhythmus ist dann unregelmäßig oder kontinuierlich, was die klinische Verdachtsdiagnose außerordentlich erschwert.

Malaria tropica ist mit **hoher Letalität** behaftet. Die infizierten **Erythrozyten** bilden an ihrer Oberfläche sog. **Knobs** (Knöpfchen) und neigen zu **Aggregation und Anlagerung an die Gefäßendothelien**. Mikrozirkulationsstörungen in Hirn und Herz sind die Folge. Weitere Komplikationen sind intravasale Hämolyse mit Hämoglobinurie und Nierenversagen **(Schwarzwasserfieber)**, Hepatitis oder Pneumonie.

Gefährlichste Form der Malaria ist die **Malaria tropica,** die durch **Plasmodium falciparum** verursacht wird. Obwohl sie nur 15 % aller Malariafälle ausmacht, gehen fast alle Todesfälle und schweren Verläufe auf ihr Konto. Die infizierten **Erythrozyten** bilden an ihrer Oberfläche bestimmte Strukturen aus, so genannte **Knobs** (Knöpfchen) und neigen zu **Aggregation und Anlagerung an die Gefäßendothelien**. Wichtigste Todesursachen bei Malaria tropica sind daher Mikrozirkulationsstörungen im Gehirn und am Herzen. Schwere Komplikation ist eine massive, intravasale Hämolyse, die zur Hämoglobinurie führt und deshalb **Schwarzwasserfieber** genannt wird. Die Hämoglobinurie kann über ein akutes Nierenversagen zum Tode führen. Daneben können auch schwere Leberschäden im Sinne einer Hepatitis mit Ikterus auftreten. Eine Mikrozirkulationsstörung im Darm führt zu einer Schädigung der Schleimhaut, so dass eine Translokation von Bakterien mit Sepsis und Pneumonie stattfindet. Kleinkinder, Schwangere und abwehrgeschwächte Personen sind besonders anfällig.

▶ **Merke**

▶ **Merke:** Die Malaria ist ein internistischer Notfall! Ein Verdacht muss sofort abgeklärt werden, selbst nachts.

Krankheitsverlauf: Die Malaria tropica kennt keine Rezidive. Bei Malaria tertiana können Rezidive innerhalb von 3 Jahren auftreten.

Im Laufe der Malariaerkrankung setzen **Immunitätsmechanismen** ein, die jedoch nur einen **begrenzten Schutz** bieten. Die Menschen in den Endemiegebieten erkranken deshalb meist nur im Kindes- oder Jugendalter schwer.

Krankheitsverlauf: Das Malariafieber zieht sich unbehandelt über viele Wochen hin. Die Malaria tropica heilt nach einem Jahr aus. Rezidive kommen nicht vor. Bei einer Infektion mit Plasmodium vivax, mit 80 % die häufigste Ursache der Malaria, kommen Rückfälle bis zu 3 Jahren nach der Infektion vor.

Im Laufe der Malariainfektion setzen **Immunitätsmechanismen** ein, die jedoch nur **begrenzten Schutz** bieten. Aus diesem Grund sind Malariaerkrankungen in den Endemiegebieten hauptsächlich auf das Kindes- und Jugendalter beschränkt (in Gambia sterben z. B. jährlich 1 % der Kinder unter 5 Jahren an Malaria) und treten im höheren Lebensalter meist nur in milden Verlaufsformen auf. Säuglinge haben durch mütterliche Antikörper einen bedingten „Nestschutz". Touristen ohne diesen Immunschutz haben bei einer Infektion häufig einen schweren Verlauf mit Enzephalitis.

Vor Malaria **geschützt** sind Personen mit:
- Sichelzellenanämie
- Glukose-6-Phosphat-Dehydrogenase-Mangel
- fehlenden „Duffy"-Blutgruppenantigenen.

Bestimmte **genetische Dispositionen schützen** vor Malaria:
- Personen mit **Sichelzellenanämie** (Bildung von Hämoglobin S) sind gegen Plasmodium falciparum widerstandsfähiger als die Normalpopulation
- **Glukose-6-Phosphat-Dehydrogenase-Mangel** schützt vor Malaria tropica
- Personen, denen die **„Duffy"-Blutgruppenantigene** fehlen, sind gegen Plasmodium vivax resistent.

Nachweis: Die Labordiagnose stützt sich bei akuten Fällen auf den direkten **mikroskopischen Erregernachweis in den Erythrozyten** (Blutausstrich, „dicker Tropfen", Abb. **F-2.3**).

Nachweis: Patienten mit Fieber, Leukopenie, relativer Monozytose und vergrößerter, druckempfindlicher Milz (die allerdings erst im späteren Verlauf der Erkrankung entsteht) müssen stets nach Aufenthalten in möglichen Malariagebieten befragt werden. Ergeben sich anamnestische Anhaltspunkte, muss eine Malariadiagnose eingeleitet werden. Diese besteht in der mikroskopi-

F-2.3 Blutausstrich bei Malaria tropica

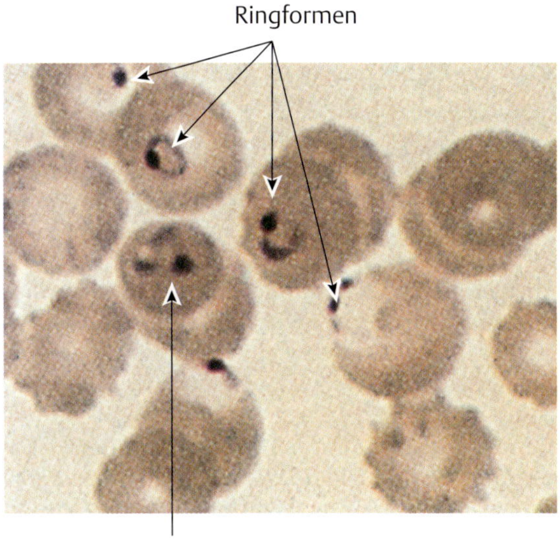

a Typisch sind die „Siegelringe“, das sind Trophozoiten von Plasmodium falciparum in befallenen Erythrozyten.

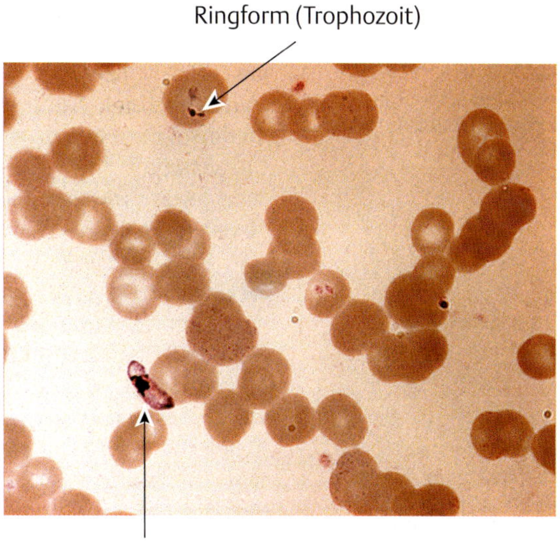

b Gametozyten sind nur selten nachweisbar.

schen Begutachtung mehrerer mit **Giemsa gefärbter Blutausstriche** bzw. **„dicker Tropfen“** (Abb. **F-2.3**).

▶ **Merke:** Der Ausdruck „dicker Tropfen“ ist in diesem Zusammenhang insofern nicht richtig, als der „dicke Tropfen“ nicht allzu dick sein darf, um die in den Erythrozyten eingeschlossenen Parasitenstrukturen erkennen zu können. Bei einem Blutausstrich liegen die Erythrozyten **nebeneinander**, nur in ganz wenigen von ihnen kommen Plasmodien vor und Leukozyten sind nur gelegentlich pro Blickfeld zu sehen.
Beim „dicken Tropfen“ werden die Erythrozyten, die vorher in mehreren Schichten **übereinander** lagen, durch destilliertes Wasser lysiert. Die Plasmodien liegen also jetzt nicht mehr **in** den Erythrozyten. Weiterhin sieht man jetzt mehrere Leukozyten pro Blickfeld als Zeichen, dass kein dünner Ausstrich vorlag. Der „dicke Tropfen“ eignet sich also zum Screening, zum Durchmustern von relativ großen Mengen Blut. Dagegen ist der Blutausstrich eher geeignet, die Art der Plasmodien zu erkennen.

◀ Merke

Zu beachten ist, dass bei der Malaria tertiana und quartana der **Erregernachweis** am besten **vor dem Fieberschub** erfolgen sollte, nicht jedoch während oder kurz danach, da dann nur die sehr kleinen Merozoiten anzutreffen sind. Bei der Malaria tropica spielt der Zeitpunkt keine Rolle, da die Erregerformen unsynchronisiert auftreten. Allerdings findet man im peripheren Blut meist nur Erythrozyten, die mit jungen Trophozoiten infiziert sind, da Erythrozyten mit späteren Formen aufgrund veränderter Oberflächen (Knobs) meist in den Kapillaren haften bleiben.

Bei der Malaria tertiana und quartana sollte der **Erregernachweis** am besten **vor dem Fieberschub** erfolgen, da dann nur die sehr kleinen Merozoiten anzutreffen sind. Bei der Malaria tropica spielt der Zeitpunkt keine Rolle.

Für den Nachweis **chronischer Infektionen** können **serologische Methoden** (indirekte Immunfluoreszenz, EIA oder DNA-Sonden) versucht werden. Für den Nachweis von Plasmodium-falciparum-Antigen steht ein einfacher **Schnelltest** zur Verfügung.

Serologische Methoden können bei **chronischen Verlaufsformen** hilfreich sein. Für Plasmodium-falciparum-Antigen gibt es einen **Schnelltest**.

Therapie: Die Therapeutika zur Behandlung und Prophylaxe der Malaria richten sich gegen die **Schizonten**, da sie die Symptome hervorrufen. Es stehen ver-

Therapie: Die Therapeutika richten sich gegen die **Schizonten**, da sie die Symptome hervorrufen (Tab. **F-2.1**) Mit **Resistenzen** ist zu rechnen.

Ist kein Arzt verfügbar, sollte schon bei Verdacht (erste Symptome wie Fieber, Kopf-, Gliederschmerzen) eine notfallmäßige Selbstmedikation **(„stand-by"-Therapie)** durchgeführt werden (Tab. **F-2.1**).

schiedene Mittel zur Wahl, bei denen jedoch immer mit **Resistenzen** gerechnet werden muss. Teilweise können sie wegen **Nebenwirkungen** nur eingeschränkt eingesetzt werden (Tab. **F-2.1**).
Praktisch wichtig ist eine notfallmäßige Selbstmedikation (**„stand-by"-Therapie,** Tab. **F-2.1**), wenn ein ärztlicher Beistand nicht möglich ist. Diese Therapie sollte möglichst frühzeitig beginnen, also nicht erst nach einer exakten Diagnose sondern allein schon bei typischen Zeichen wie Fieber, Kopfschmerzen, Gliederschmerzen („eine komische, schwere Grippe") evtl. Durchfall. Eine Entscheidungshilfe aber nicht ganz zuverlässig sind Schnellteste aus dem Blut (s. o.).

Prophylaxe: Reisende sollten sich durch **Chemo-** und **Expositionsprophylaxe** schützen.

Die **Expositionsprophylaxe** besteht in der Vermeidung von Insektenstichen durch Fliegengitter, Moskitonetze, möglichst wenig „nackte Haut" und Gebrauch von Repellents. Es gibt zur Zeit keine Impfung gegen Malaria.

Prophylaxe: Reisende sollten sich durch **Chemo-** und **Expositionsprophylaxe** vor einer Infektion schützen. Für Reisende in Malariaendemiegebiete (Abb. **F-2.4**) ist eine **Chemoprophylaxe** dringend zu empfehlen, obwohl Nebenwirkungen nicht ausgeschlossen werden können und eine absolute Sicherheit wegen der lokalen Resistenzsituationen nie gegeben werden kann.
Neben der Chemoprophylaxe sollten auch individuelle **expositionsprophylaktische Maßnahmen** zum Zuge kommen: Vermeidung von Mückenstichen durch Fliegengitter, Moskitonetze, helle Bekleidung, die möglichst wenig nackte Haut präsentiert und die Verwendung von Repellents (s. S. 589). Übrigens sind die Malariamücken nachtaktive Insekten und nur in der Abenddämmerung und ersten Nachthälfte unterwegs. Ein Impfstoff gegen Malaria existiert zur Zeit nicht.

F-2.1 Malariamedikation (für Erwachsene)

Substanz	***Prophylaxe***	***„stand-by"*** *(notfallmäßige Selbstmedikation)*	***Therapie*** *(spezielle Dosierungen beachten)*	***Besonderheiten***
Chloroquin (Resochin)	++ 1 × pro Woche 2 Tabl. Beginn 1 Woche vor der Reise, während und 4 Wochen hinterher.	–	++	zahlreiche Resistenzen bei Plasmodium falciparum
Chloroquin (Resochin) **+ Proguanil** (Paludrine)	+++ einzunehmen wie Chloroquin + 2 Tabl. Paludrine pro Tag	–	–	gut verträglich für Schwangere
Mefloquin (Lariam)	+++ 1 Woche vorher, während und 4 Wochen nach der Reise je 1 Tabl. pro Woche	+++ 3 Tabl.; nach 8 h 2 Tabl.; nach 8 h 1 Tabl.	++	schwerwiegende psychische und neurologische Störungen möglich; evtl. vorher austesten
Atovaquone + Proguanil (Malarone)	+++ 1 Tag vor der Reise, während und bis zu 7 Tagen nachher je 1 Tabl. pro Tag	+++ an drei aufeinanderfolgenden Tagen je 4 Tabletten	–	gut verträglich aber teuer
Artemeter + Lumefantrin (Riamet)	–	+++ an drei aufeinanderfolgenden Tagen 6 × 4 Tabl.	+++	nicht wirksam bei Malaria tertiana
Doxycyclin (Vibramycin)	+++ 1 Tabl. pro Tag vor, während und 4 Wochen nach der Reise	–	–	Vorsicht: Lichtexposition; nicht für Kinder und Schwangere
Chinin	–	–	+++	zur i. v. Behandlung von komplizierten Verläufen
Primaquin	–	–	+	erfasst auch die Gewebsschizonten bei P. vivax und P. ovale, also nur zur Behandlung von Rezidiven

▶ **Exkurs:** Einheimische Produkte der bereisten Länder zur Mückenabwehr sind den westlichen Industriepräparaten oft überlegen, vorausgesetzt man stört sich nicht an den intensiven Geruchsentwicklungen dieser Mittel.

◀ **Exkurs**

Epidemiologie: Die Malaria ist in Gebieten unter 1500 m Höhe einiger tropischer Länder (Abb. **F-2.4** bzw. www.who.int/ith/chapter07_01.html.) eine der am meisten verbreiteten Infektionskrankheiten, der weder durch Immunisierungsmaßnahmen, Chemoprophylaxe (Nebenwirkungen und Resistenzentwicklung) noch durch groß angelegte Ausrottungsversuche des Vektors (weibliche Anophelesmücke) bislang begegnet werden konnte. Die Zahl der Infizierten wird von der WHO weltweit auf 300 Millionen, die Zahl der Malariatoten auf > 1 Million pro Jahr geschätzt.

In der Regel erfolgt die Infektion durch den Stich der weiblichen Anophelesmücke in die Blutgefäße (männliche Mücken saugen nur Gewebeflüssigkeit). Bei tropischen Temperaturen braucht die Mücke alle zwei Tage eine Blutmahlzeit. Sie bricht in der Abenddämmerung auf und sucht bis nach Mitternacht. Über-

Epidemiologie: Die Malaria ist eine der am meisten verbreiteten Infektionskrankheiten dieser Erde (Abb. **F-2.4**).

Die Infektion erfolgt meist durch den Stich der Anophelesmücke. Übertragungen durch Blutkonserven und -produkte werden durch Testung verhindert. Fixerbesteck ist eine mögliche Infektionsquelle.

F-2.4 Endemiegebiete bzw. Risikozonen für Malaria (nach WHO 2003)

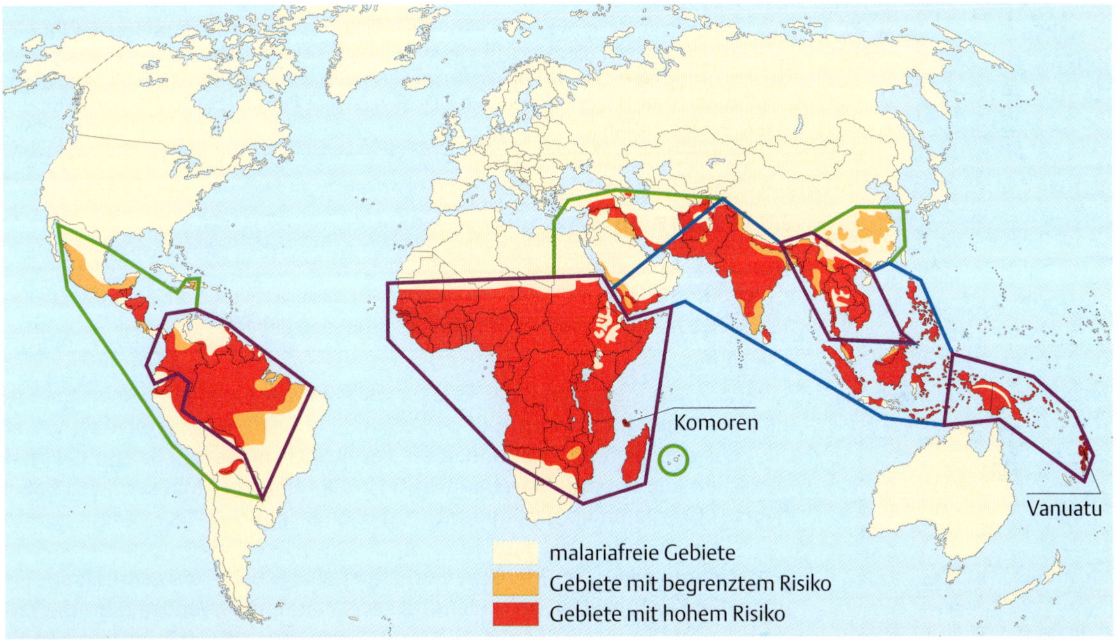

Zone	Charakterisierung	Empfehlung zur Prophylaxe und „Stand-by"-Therapie
A	- Risiko im allgemeinen sehr gering und saisonal - kein Risiko in bestimmten Gebieten (z.B. in Städten) - Plasmodium falciparum kommt nicht vor oder ist empfindlich gegen Chloroquin	- entweder: Chloroquinprophylaxe - oder (bei sehr geringem Risiko): keine Prophylaxe und „Stand-by"-Therapie im Erkrankungsfall
B	- geringes Risiko in den meisten Gebieten - Chloroquin (mit oder ohne Proguanil) schützt gegen Plasmodium vivax - Chloroquin mit Proguanil schützt nur unvollkommen gegen Plasmodium falciparum, hat aber günstigen Einfluss auf den Verlauf der Krankheit	Prophylaxe: - Chloroquin + Proguanil - Mefloquin, Atovaquone + Paludrine - „Stand-by"-Therapie: Mefloquin
C	- hohes Risiko in fast allen Gebieten Afrikas, mit Ausnahme sehr hochgelegener Regionen - relativ geringes Risiko in den meisten Gebieten Asiens und Amerikas, sehr hohes Risiko in Teilen des Amazonasbeckens	Prophylaxe: - Mefloquin, Atovaquone + Paludrine, Doxycyclin - Chloroquin + Proguanil - „Stand-by"-Therapie: Mefloquin, Atovaquone + Paludrine, Artemeter + Lumefautrin

In Deutschland ist Malaria gemäß § 7 IfSG **meldepflichtig** (Erkrankung und Tod).

tragungen durch Blutkonserven und Blutprodukte sollten durch entsprechende Kontrollen nicht möglich sein. Infektionen durch gemeinsam benutzte Injektionskanülen (Drogenszene) sind beschrieben.
Von den annähernd 400 Anophelesarten sind ca. 60 als Malariaüberträger von Bedeutung. Da die sexuelle Vermehrung der Erreger in der Mücke bis 16 °C erfolgen kann und Anophelesmücken auch in unseren Breiten keine Seltenheit sind, sind theoretisch auch bei uns Malariainfektionen denkbar (Malariaerkrankungen sind bis zu Beginn des 19. Jahrhunderts in Deutschland belegt). Voraussetzung wäre allerdings, dass die einheimischen Anophelesmücken sich an einem malariakranken Menschen erst einmal selbst anstecken. Um dies zu verhindern, besteht eine **Meldepflicht** nach § 7 des IfSG, wonach der Nachweis der Erreger nicht namentlich an das Robert-Koch-Institut zu melden ist. Pro Jahr werden rund 1000 Fälle gemeldet, wovon etwa ein Dutzend tödlich endet.

▶ Klinischer Fall

▶ **Klinischer Fall.** Zwei Belgier erkranken zur gleichen Zeit nachweislich an Malaria. Beiden ist gemeinsam, dass sie Belgien nie verlassen haben, dass ihnen keinerlei Blutkonserven und Medikamente aus Blutprodukten verabreicht wurden, dass sie nicht der Drogenszene angehören und dass sie beide als Transportarbeiter auf dem internationalen Flughafen Brüssel arbeiten.
Dieser und andere ähnlich gelagerte Fällen lassen sich nur so erklären: Infizierte Anophelesmücken werden in den Frachträumen von Flugzeugen transportiert, gelangen am Zielflughafen in die Freiheit und stechen – bevor sie wegen der niedrigen Temperaturen wahrscheinlich verenden – einen Menschen, der nunmehr an Malaria erkrankt.
Zur Verhütung dieser **Flughafenmalaria** wurden internationale Richtlinien erlassen, die dazu verpflichten, dass Flugzeuge aus Malariagebieten einer entsprechenden Desinfektion unterzogen werden müssen.

2.1.2 Babesia

2.1.2 Babesia

▶ Definition

▶ **Definition:** Babesien sind Blutprotozoen und werden von Schildzecken auf den Menschen übertragen. Sie sind Erreger der Babesiose.

Für den Menschen können pathogen sein **Babesia microti** (Mäuse) und **Babesia diversus** (Rinder).

Babesia-Arten hielt man lange Zeit für nicht humanpathogen. Inzwischen sind mehrere schwer, teilweise tödlich verlaufende Babesiosen publiziert worden. Die Zahl der leichten Infektionen ist vermutlich höher als bekannt. Für den Menschen können z. B. **Babesia microti** (Vorkommen bei Mäusen) und **Babesia diversus** (Vorkommen bei Rindern) pathogen sein.

Entwicklungszyklus: Vektor ist die **Schildzecke**. Im Menschen erfolgt eine asexuelle Vermehrung der Erreger **in den Erythrozyten.**

Entwicklungszyklus: Im Menschen erfolgt eine asexuelle Vermehrung der Erreger **in den Erythrozyten.** Im Gegensatz zur Malaria findet jedoch nur eine Zweiteilung statt. Hauptwirt könnte die Schildzecke sein, obwohl eine sexuelle Vermehrung nicht gesichert ist. Vektor ist jedoch mit Sicherheit die **Schildzecke**.

Klinik: Die Babesiose äußert sich in uncharakteristischen, **grippeartigen Symptomen.**

Klinik: Die Babesiose äußert sich in uncharakteristischen, **grippeartigen Symptomen,** die einige Wochen andauern. In der Regel heilt sie aus, jedoch kann sie bei Immunschwäche, hohem Lebensalter oder nach Splenektomie tödlich enden, weil die infizierten Erythrozyten nicht mehr eliminiert werden können.

Nachweis: Die Diagnose wird **mikroskopisch** (Blutausstrich, Tierversuch) gestellt.

Nachweis: Die Diagnose wird **mikroskopisch** aus dem Blutausstrich gestellt. Auch ein diagnostischer Tierversuch (intraperitoneale Applikation in die Maus führt zur Parasitämie) ist möglich, liefert jedoch erst nach 4–6 Wochen Ergebnisse.

Therapie: Kombination von Chinin und Clindamycin.

Therapie: Die Therapie erfolgt durch die orale Gabe einer Kombination aus Chinin und Clindamycin.

2.1.3 Toxoplasma gondii

2.1.3 Toxoplasma gondii

▶ **Definition:** Toxoplasma gondii ist ein intrazellulärer Gewebsparasit und der weltweit vorkommende Erreger der **Toxoplasmose.** Hauptwirt des Erregers ist die Katze (sexuelle Vermehrung), Nebenwirt ist der Mensch (asexuelle Vermehrung der Erreger). Man kennt weltweit über 200 Vogel- und Säugetierarten, die als Zwischenwirte auftreten können.

◀ **Definition**

Entwicklungszyklus: In den **Darmepithelzellen** einer infizierten **Katze** findet die geschlechtliche Vermehrung des Erregers statt. Die Katze scheidet mit ihrem Kot unreife **Oozysten** als Dauerformen von Toxoplasma gondii aus. In der Regel sind junge Kätzchen betroffen, da nach einer Erstinfektion durch Genuss einer infizierten Beute eine bleibende Immunität entsteht, d. h. alte Katzen sind in der Regel bereits immun. Die Ausscheidung hält allenfalls 14 Tage an, wobei pro Tag 10 Millionen Oozysten ausgeschieden werden.

Entwicklungszyklus: Die infizierte Katze scheidet unreife **Oozysten** mit dem Kot aus. Diese reifen innerhalb von 48–72 Stunden zu infektiösen Einheiten heran.

Innerhalb von 48–72 Stunden reifen diese Oozysten außerhalb des Katzenorganismus zu infektiösen Einheiten heran (Überlebenszeit Monate bis 2 Jahre), die bei oraler Aufnahme den Menschen infizieren. Aus einer Oozyste werden zwei **Sporozysten** mit je vier bogenförmigen **Sporozoiten** freigesetzt (toxon griech. Bogen), die die Darmwand penetrieren (Abb. **F-2.5**), Zellen des retikuloendothelialen Systems befallen und sich dort durch **Endodyogenie** teilen. Man versteht darunter die Entstehung von zwei Tochterzellen in einer Mutterzelle. Werden diese freigesetzt, so sind sie in Blut, Lymphe und Liquor nachweisbar. Sie infizieren als **Endo- oder Tachyzoiten** (weil die Vermehrung zu diesem Zeit-

Werden diese Oozysten oral aufgenommen, so werden jeweils 8 bogenförmige **Sporozoiten** freigesetzt (Abb. **F-2.5**), die die Darmwand penetrieren, Zellen des RES befallen und sich dort jeweils in 16–32 Tochterzellen teilen. Diese **Endo-** oder **Tachyzoiten** befallen weitere Körperzellen (Abb. **F-2.6**), was zu **Gewebeschäden** an Herz, Skelettmuskulatur, ZNS, Leber, Plazenta etc. führt.

F-2.5 Entwicklungszyklus von Toxoplasma gondii

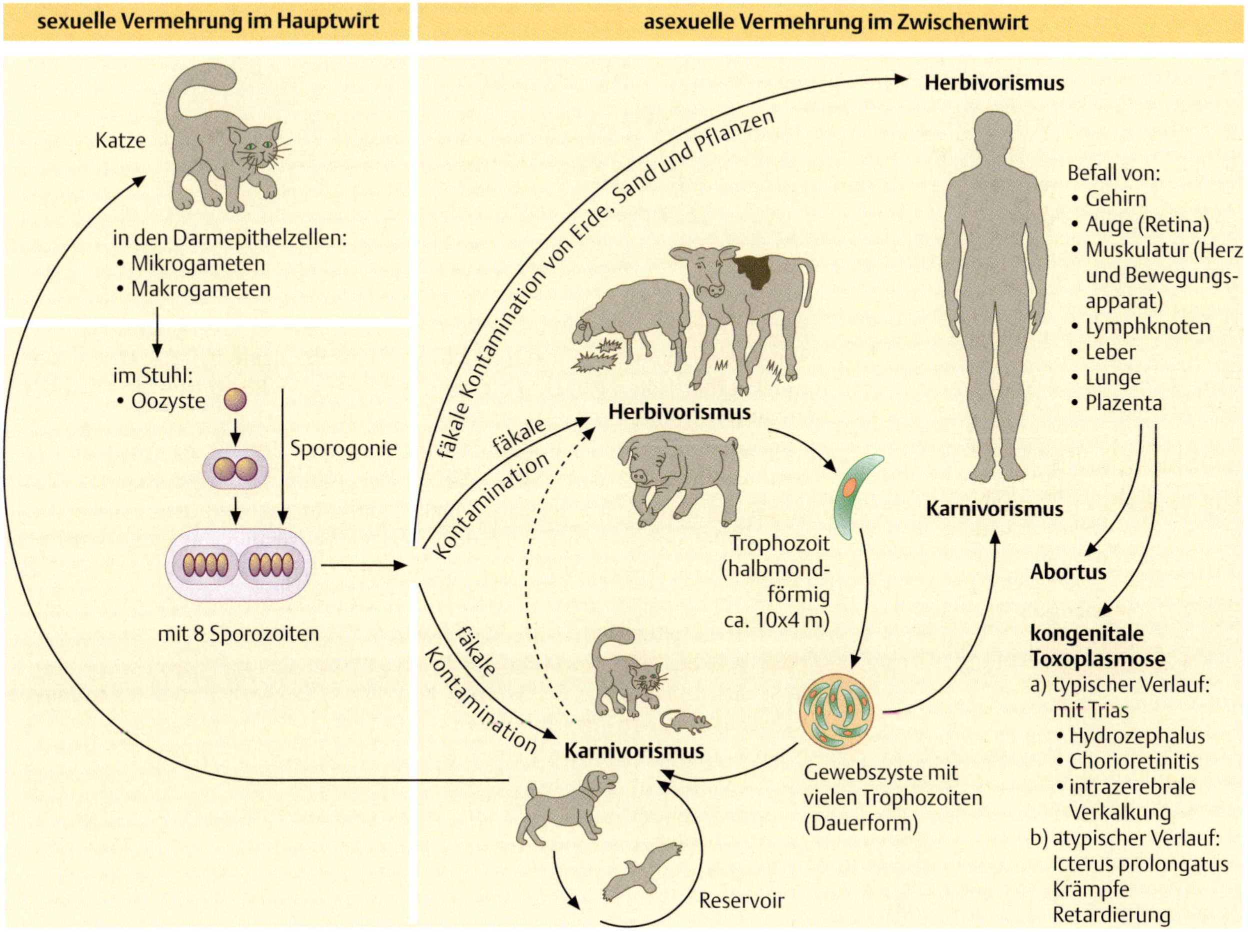

F-2.6

F-2.6 Vermehrung von Toxoplasma gondii in Makrophagen

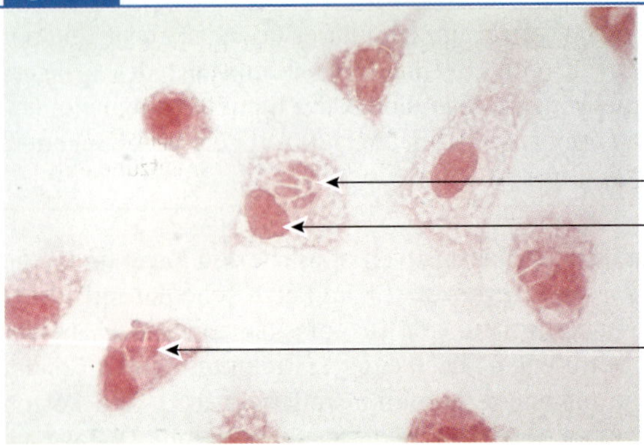

12 Stunden nach Infektion haben sich die Toxoplasmen nach Penetration einmal oder sogar zweimal verdoppelt.

F-2.7 Pseudozyste im Gehirn einer Maus

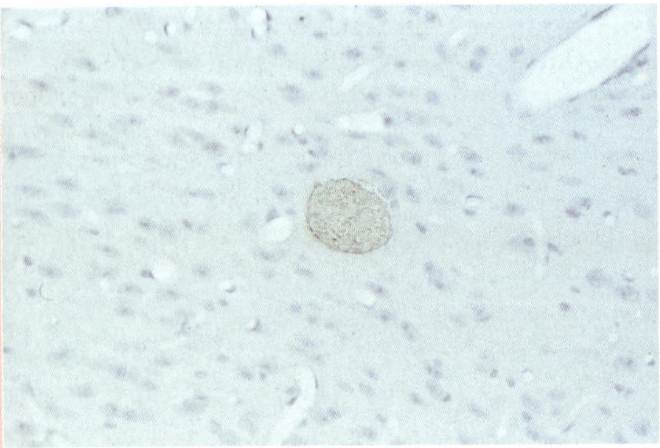

a Histologisches Präparat.

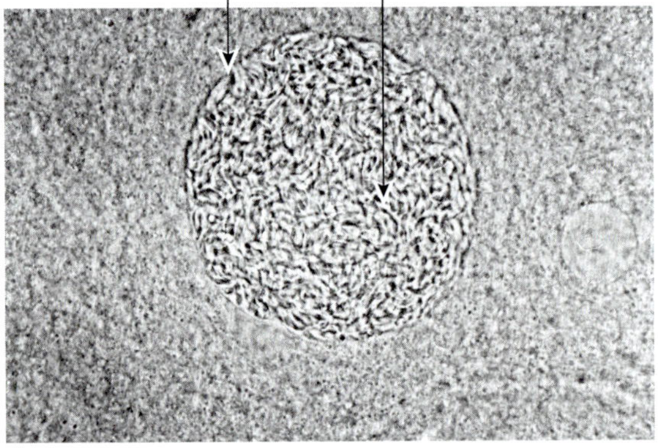

b Natives Material, aus dem Gehirn präpariert.

178 Tage nach Infektion: Es finden sich Tausende von Bradyzoiten von Toxoplasma gondii.

punkt sehr schnell abläuft) weitere Körperzellen und beginnen den Vermehrungszyklus von vorne (Abb. **F-2.6**). Zellschädigungen an ZNS, Herz, Skelettmuskulatur, Leber, Plazenta etc. sind die Folge. Die Erreger werden diaplazentar übertragen.

Mit dem Einsetzen der Immunantwort wird die Vermehrung der Erreger unterbunden (**Brady-** oder **Zystozoiten**). Sie leben aber noch Jahre im Gewebe, wo sie **Pseudozysten** bilden, die den Wirt nicht schädigen, aber für andere infektiös sind (Abb. **F-2.7**). Die **endogene Reaktivierung** ist noch nach Jahren möglich, v. a. wenn das Immunsystem geschwächt ist.

Mit dem Einsetzen der Immunantwort wird die Vermehrung von Toxoplasma gondii gedrosselt. Die Erreger – sie werden nunmehr **Bradyzoiten** oder **Zystozoiten** genannt – werden jedoch nicht inaktiviert, sondern leben in den befallenen Zellen weiter, wo sie Pseudozysten mit Tausenden von Bradyzoiten (Abb. **F-2.7**) bilden, die den Wirt jedoch nicht mehr schädigen. Während einige dieser Pseudozysten absterben und evtl. verkalken, können einige über Jahre hinweg – z. T. sogar lebenslang – infektiös bleiben. Wenn durch Nachlassen der Immunität (z. B. bei AIDS, Leukämie) die Bradyzoiten in den Pseudozysten nicht mehr in Schach gehalten werden können, kommt es gelegentlich zu einer **endogenen Reaktivierung** der Infektion.

Die Toxoplasmen durchdringen oft schon im Pharynx die Schleimhaut. Spätestens im Darm gelingt ihnen die Passage.

Nach oraler Aufnahme durchdringen die Toxoplasmen oft schon im Pharynx die Schleimhaut und lösen eine entzündliche Reaktion im dränierenden Lymphknoten im Halsbereich aus. Spätestens aber im Darm gelingt die Passage, denn die Toxoplasmen in den Pseudozysten sind gut vor der Magensäure geschützt.

F-2.8 Toxoplasmose bei einem AIDS-Kranken

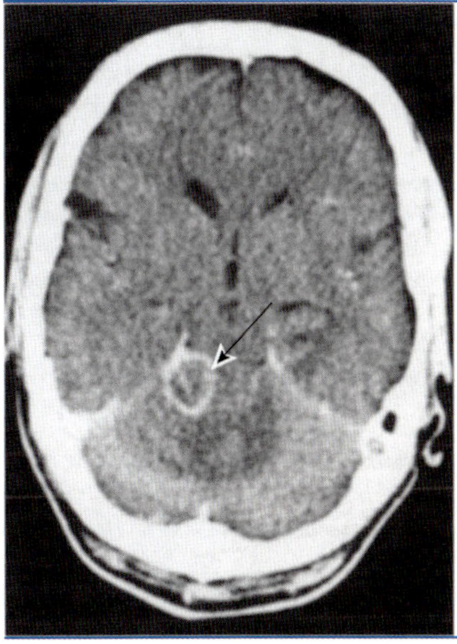

Im CT zeigt sich eine ringförmige Kontrastmittelanreicherung in der rechten Kleinhirnhemisphäre (Pfeil) als Folge eines lokalen Rezidivs einer Toxoplasmainfektion, die zu einer heftigen entzündlichen Reaktion geführt hat.

F-2.8

Klinik: Die 3 Erscheinungsformen der Toxoplasmose sind:

- **postnatale Toxoplasmose:** Toxoplasma gondii ist ein typischer Opportunist. Beim immunkompetenten Menschen verläuft eine Infektion meist inapparent oder subklinisch mit unspezifischen Symptomen wie **Lymphknotenschwellungen,** Abgeschlagenheit, Gliederschmerzen und Fieber. Schwere Fälle können eine Hepatitis, Myokarditis, Pneumonie oder Enzephalitis verursachen und mit Splenomegalie einhergehen.

Klinik: 3 Erscheinungsformen

- **postnatale Toxoplasmose:** Beim Immunkompetenten meist inapparent oder subklinisch mit unspezifischen Symptomen (z. B. **Lymphknotenschwellungen,** Abgeschlagenheit, Fieber).

▶ **Merke:** Die Infektion mit Toxoplasma gondii ist recht häufig (mehr als 50 % der Erwachsenen haben Antikörper). Die Toxoplasmose ist selten! Einmal infiziert – immer infiziert bis ans Lebensende; die Reaktivierung ist möglich.

◀ **Merke**

- **reaktivierte Toxoplasmose:** Eine latente, klinisch unauffällige Toxoplasma-Infektion kann bei Immunsuppression (z. B. AIDS), aber auch aus anderen Ursachen als klinisch manifeste Erkrankung in Erscheinung treten (endogene Reinfektion; Abb. **F-2.8**). **Enzephalitis,** Pneumonie und Myokarditis sind die häufigsten Manifestationen.
- **konnatale Toxoplasmose:** Kommt es im **ersten Trimenon** einer Schwangerschaft zu einer Toxoplasma-Infektion, so führt dies zum **Abort**. Infektionen mit Toxoplasma gondii **im zweiten oder dritten Trimenon** einer Schwangerschaft sind Ursache **schwerer Erkrankungen des Fetus**, die nicht mit der Schwere der klinischen Symptome bei der Mutter korrelieren. In 50 % aller Toxoplasmainfektionen während der Schwangerschaft treten Fetopathien auf. Kommt es nicht zum Abort (ca. 10 %), so zur Frühgeburt. Das Kind wird im Generalisationsstadium der Krankheit (ca. 60 % der Fälle) mit einer Pneumonie, Myokarditis, Nephritis, Hepatitis oder hämorrhagischer Gastroenteritis geboren.
  Ist bereits eine Organmanifestation erfolgt (ca. 30 % der Infizierten), so kommt es zur Enzephalitis und später zum **Hydrozephalus mit zerebralen Verkalkungsherden**, Epilepsie, Großhirnatrophie und geistiger Retardierung. Weiterhin sind Optikusatrophie, Iritis, Katarakt oder **Chorioretinitis** häufig. Liegt die Primärinfektion der Mutter kurz vor dem Geburtstermin, wird das Kind scheinbar gesund geboren, entwickelt dann aber über Jahre die oben beschriebene Symptomatik.
  Die konnatale Toxoplasmose ist eine der wichtigsten konnatalen Infektionen (Abb. **F-2.9**, vgl. S. 630) und **meldepflichtig.**

- **reaktivierte Toxoplasmose:** Klinisch stumme Toxoplasmosen können bei Immunschwäche (AIDS!) manifest werden (endogene Reinfektion; Abb. **F-2.8**).
- **konnatale Toxoplasmose:** Im 1. Trimenon der Schwangerschaft führt eine Toxoplasmainfektion zum Abort, im 2. oder 3. Trimenon je nach Schwere zum **Abort, zur Frühgeburt und zur Fetopathie**. Gefürchtet sind vor allem die Organmanifestationen, die besonders das ZNS (Hydrozephalus, geistige Retardierung etc.) und das Auge (Katarakt, Optikusathropie etc.) betreffen. **Hydrozephalus, intrazerebrale Verkalkungen** und **Chorioretinitis** bilden die klassische Trias.
  Die konnatale Toxoplasmose ist eine der wichtigsten konnatalen Infektionen und ist **meldepflichtig** (Abb. **F-2.9**, vgl. S. 630).

F-2.9 Die konnatale Toxoplasmose gehört zu den wichtigsten konnatalen Infektionen

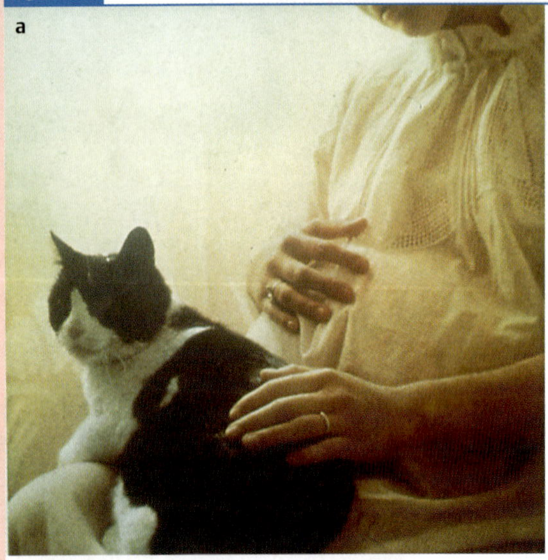

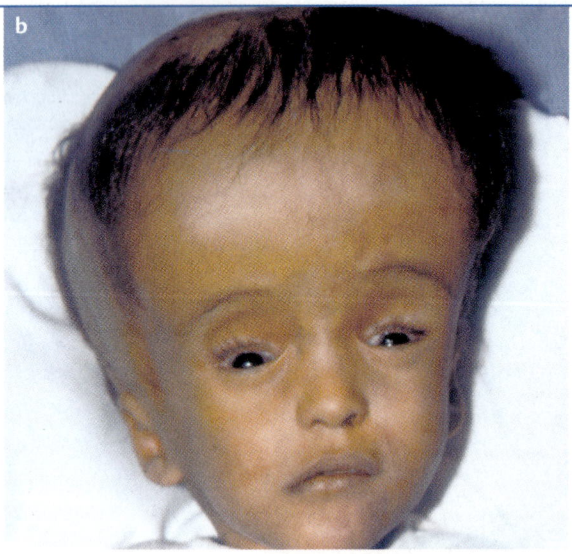

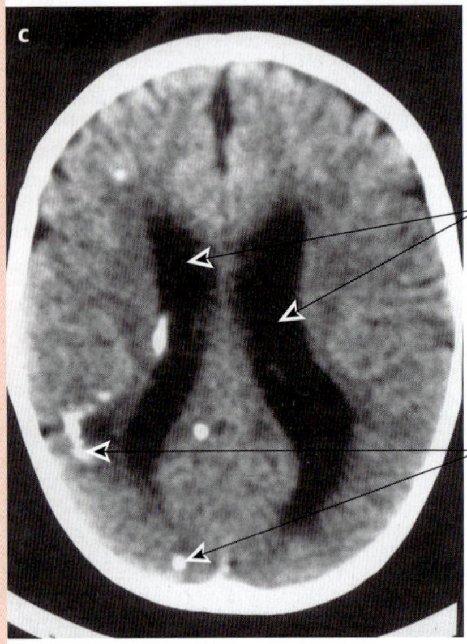

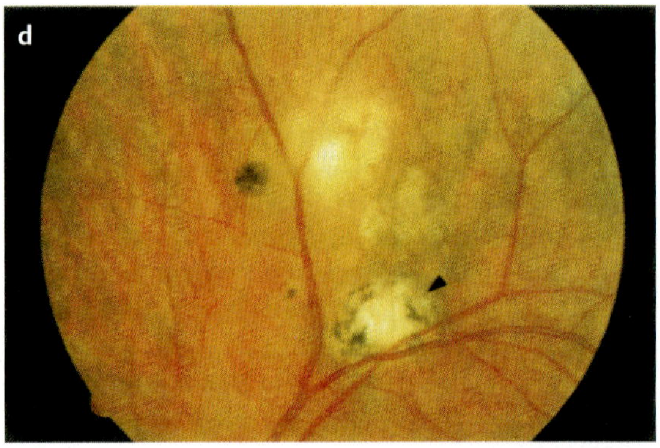

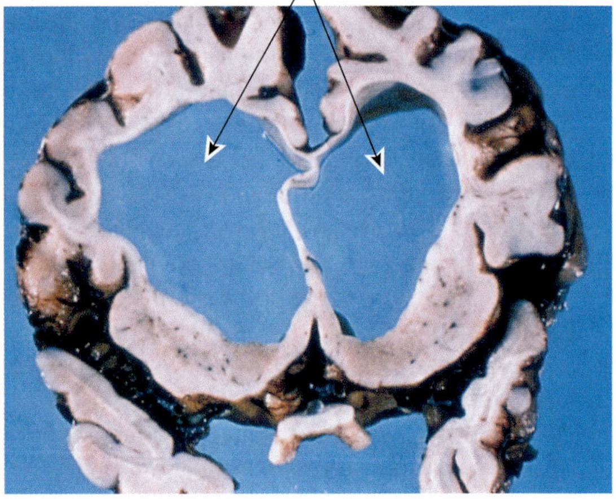

a Die Katze stellt eine wichtige Infektionsquelle dar.
b Dreijähriges Kind mit einer erheblichen Vergrößerung des Schädels. Die Vergrößerung des Kopfes ist Folge eines Hydrozephalus bei dem jungen Kind, bei dem die Schädelnähte noch nicht geschlossen waren.
c CT-Aufnahme des Schädels einer 38-jährigen Patientin mit pränataler zerebraler Toxoplasmose. Durch eine entzündliche Verklebung der Liquorabflusswege ist ein Hydrozephalus enstanden: Beide Seitenventrikel sind deutlich erweitert. Des Weiteren fallen typische Verkalkungen im Gehirnparenchym als Residuen der Enzephalitis auf.
d Augenhintergrund: Chorioretinitis mit grauweißen, frischen Herden (langer Pfeil) und braunweißen Narben (kurzer Pfeil).
e Frontalschnitt durch das Gehirn eines Patienten mit Hydrozephalus. Beide Seitenventrikel sind stark erweitert. Das umgebende Gehirngewebe, vor allem das Marklager der Großhirnhemisphären, ist deutlich verschmälert.

▶ Merke

▶ **Merke:** Die klassische Trias bei pränatal erworbener Toxoplasmose sind Hydrozephalus, intrazerebrale Kalkherde und Chorioretinis.

Nachweis: Toxoplasma-Infektionen werden überwiegend **serologisch** diagnostiziert. Antikörper können mit routinemäßigen Tests mittels Immunfluoreszenz (IFT), indirekter Hämagglutination, Immunosorbent-Agglutinationsassay (ISAGA) und EIA nachgewiesen werden. KBR und „Sabin-Feldman-Test" (antikörperbeladene Toxoplasmen lassen sich nicht mehr mit Methylenblau anfärben) werden heute nur noch selten eingesetzt. Die **akute Infektion** kann auch durch den direkten **mikroskopischen Nachweis** (Giemsafärbung oder durch markierte Antikörper) oder durch Kultur in der Maus diagnostiziert werden, was jedoch schwierig ist.

Der **IgM-Nachweis** im **IFT** oder EIA kann eine akute Infektion aufzeigen. IgM treten ca. eine Woche nach der Infektion auf, erreichen nach ca. einem Monat Maximalwerte und sinken dann aber nicht rasch ab, sondern persistieren über Monate. Beim IgG-EIA sprechen hohe Titer für eine frische Infektion. IgG persistieren über viele Jahre.

Nachweis: Antikörper können mit verschiedenen Testverfahren bestimmt werden. Der „Sabin-Feldman-Test" wird nur noch selten eingesetzt.

Der **IgM-Nachweis** im **IFT** oder EIA kann eine akute Infektion aufzeigen.

Therapie: Mittel der Wahl ist **Pyrimethamin** in Kombination mit einem **Sulfonamid** (Sulfadiazin), wobei jedoch Nebenwirkungen in Form von Blutbildungsstörungen und teratogene Wirkungen zu beachten sind. In der Schwangerschaft darf es deshalb erst nach der 20. Woche eingesetzt werden. Eine Alternative stellt **Spiramycin** dar.

Therapie: Pyrimethamin in Kombination mit **Sulfonamiden** (Sulfadiazin). Cave: Schwangerschaft wegen der Nebenwirkungen. Alternative ist **Spiramycin.**

Prophylaxe: Schwangere und Immunsupprimierte sollten auf den Verzehr von rohem oder unvollständig gegartem Fleisch verzichten (s. u.). Als Ansteckungsquellen besonders zu beachten sind Rind- und Schaffleisch (seltener Schweinefleisch). Normales Braten oder Kochen tötet die Erreger zuverlässig ab. Auch Tiefgefrieren bei –20 °C über mindestens 3 Tage überstehen die Sporozoiten nicht. Nach Kontakt mit rohem Fleisch sollten schwangere Frauen die Hände sorgfältig waschen.

Es ist aus ärztlicher und psychologischer Sicht nicht zu verantworten, Schwangeren, HIV-Infizierten, Malignompatienten u. a. die Freude an einer Katze als Haustier zu nehmen, zumal wenn diese schon alt ist und somit immun. Wenn junge Katzen mit abgekochter Nahrung gefüttert werden, besteht ebenfalls keine Gefahr. Auf alle Fälle sollten gefährdete Personen das Katzenklosett nur mit Handschuhen reinigen.

Prophylaxe: Schwangere und Immunsupprimierte sollten kein rohes oder ungenügend gegartes Fleisch verzehren und sich im Umgang mit Katzen besonders hygienebewusst verhalten.

Epidemiologie: Der Mensch kann sich auf verschiedenen Wegen mit Toxoplasmen infizieren. Wenn Salate und Gemüse, die auf dem Feld mit Oozysten aus Katzenkot kontaminiert wurden, roh verspeist werden **(Herbivorismus),** so kann dadurch eine Infektion ausgelöst werden. Isst ein Mensch andererseits rohes oder ungenügend erhitztes Fleisch **(Carnivorismus),** so sind womöglich die Schlachttiere, vor allem diejenigen, die auf der Weide mit kontaminiertem Gras Kontakt hatten, mit Toxoplasmen infiziert und tragen erregerhaltige Pseudozysten in ihrer Muskulatur und in inneren Organen.

Die **Exposition** ist bei uns recht **häufig**, denn mit zunehmendem Alter steigt die Zahl der infizierten Personen stetig an. In manchen Regionen sind bis zu 90 % der Erwachsenen bereits durchseucht. Frauen im gebärfähigen Alter sind zu 20–40 % bereits infiziert und dadurch geschützt vor einer Zweitinfektion. Bei einer Erstinfektion während einer Schwangerschaft – und nur dann – können die Toxoplasmen auch die Plazentabarriere überwinden und den Fetus in utero befallen, wo sie sich dann fast ungebremst vermehren können. Eine Infektion des Fetus tritt aber nicht immer ein, sondern nur etwa in 50 % der Fälle einer Erstinfektion der Schwangeren. Bei eineiigen Zwillingen kann also nur der eine Zwilling infiziert und der andere gesund geboren werden. Etwa 25 Fälle pro Jahr treten von dieser konnatalen Toxoplasmose, die nach dem Infektionsschutzgesetz **meldepflichtig** ist, in Deutschland auf.

Epidemiologie: Die Toxoplasmen können über kontaminierte Salate und Gemüse **(Herbivorismus)** oder infiziertes Fleisch **(Carnivorismus)** übertragen werden.

Die **Exposition** ist recht häufig, im Erwachsenenalter sind mehr als 50 % bereits infiziert. Frauen im gebärfähigen Alter haben allerdings nur in 20–40 % der Fälle diese Infektion bereits durchgemacht. Erleidet eine Mutter in der Schwangerschaft eine Erstinfektion, so tritt in etwa 50 % der Fälle eine Infektion des Fetus in utero auf.

Die Erkrankung ist **meldepflichtig.**

2.1.4 Sarcocystis

▶ Definition

2.1.4 Sarcocystis

▶ **Definition:** Sarcocystis-Infektionen werden durch den Verzehr rohen oder ungenügend gegarten Schweine- oder Rindfleisches initiiert. Für den Menschen von Bedeutung sind einerseits Sarcocystis-Arten, die als Schleimhaut bewohnende Darmparasiten auftreten, andererseits der sehr seltene Erreger der Sarkozystose (oder auch Sarkosporidose), einer systemischen Infektion. Für die schleimhautbewohnenden Sarcocystis-Arten ist der Mensch Endwirt. Humanpathogene Sarcocystis-Arten und ihr Zwischenwirt (Infektionsquelle) sind:

- Sarcocystis suihominis: Schwein
- Sarcocystis bovihominis: Rind
- Der Erreger infiziert den Darm.

Entwicklungszyklus: Auch bei Sarcocystis liegt eine orale Infektion zugrunde, der Zwischenwirt ist jedoch unbekannt. In allen Fällen handelt es sich um Darmparasiten.

Entwicklungszyklus: In Schweinen (Sarcocystis suihominis) und Rindern (Sarcocystis bovihominis) findet eine ungeschlechtliche Vermehrung statt, die zum Entstehen von zahlreichen infektiösen **Merozoiten** führt. Die Merozoiten befinden sich in der Muskulatur der Tiere in Gewebezysten. Werden sie vom Menschen durch rohes oder unzureichend gegartes Fleisch aufgenommen, findet im Darm eine geschlechtliche Differenzierung statt (Gamogonie), aus der eine Oozyste resultiert. Platzt die Oozyste, werden Sporozysten frei, die ihrerseits jeweils vier Sporozoiten enthalten. Diese können Zwischenwirte infizieren. Im Menschen finden **keine asexuellen Vermehrungsstufen** statt. Dies ist ein besonderes Charakteristikum der Infektion mit Sarcocystis.

Klinik: Infektionen mit Sarcocystis verlaufen inapparent oder mit kurz dauernder Diarrhö.

Klinik: Nach dem Verzehr größerer Mengen rohen oder ungenügend gegarten Schweinefleisches, das mit Sarcocystis suihominis infiziert ist, treten kurzzeitig Symptome einer Darminfektion mit Übelkeit, Erbrechen, Diarrhö und Fieber auf. Die Aufnahme von Sarcocystis bovihominis bleibt in der Regel symptomlos.

Nachweis: Oozysten und Sporozoiten im Stuhl.

Nachweis: Mikroskopischer Nachweis der Oozysten und Sporozoiten im Stuhl.

Therapie: ggf. Sulfonamide.

Therapie: Soweit eine Therapie nötig ist, werden Sulfonamide (z. B. Cotrimoxazol) eingesetzt.

Prophylaxe: Verzicht auf rohes, ungenügend gegartes Fleisch.

Prophylaxe: Eine absolut sichere Prophylaxe besteht im Verzicht auf rohes oder ungenügend gegartes Fleisch.

Epidemiologie: Ca. 7 % der Deutschen sind Ausscheider.

Epidemiologie: Eine Studie belegt, dass ca. 7 % der deutschen Bevölkerung Ausscheider von Sarcocystis sind.

2.1.5 Isospora

▶ Definition

2.1.5 Isospora

▶ **Definition:** Isospora ist der seltene Erreger der Isosporose, einer bevorzugt in tropischen Ländern auftretenden Dünndarminfektion. Erreger sind **Isospora belli** (Abb. **F-2.10**) und **Isospora natalensis.**

Entwicklungszyklus: Orale Aufnahme von Oozysten.

Entwicklungszyklus: Die Infektion erfolgt durch orale Aufnahme von Oozysten, die sich im Dünndarm sowohl sexuell wie asexuell vermehren. Der Zwischenwirt ist unbekannt.

Klinik: Rezidivierende Diarrhöen.

Klinik: Infizierte leiden unter rezidivierenden Diarrhöen, die oft jahrelang anhalten können. Todesfälle sind bekannt geworden; die Mehrzahl der Erkrankungen heilt jedoch von selbst aus.

Nachweis: Nachweis der Oozysten im Stuhl.

Nachweis: Mikroskopischer Nachweis der Oozysten und Sporozoiten im Stuhl.

Therapie: Cotrimoxazol oder Roxithromycin.

Therapie: Zur Therapie eignen sich Cotrimoxazol (Trimethoprim plus Sulfamethoxazol) oder Roxithromycin.

F-2.10 **Isospora belli (Oozysten in Stuhlaufschwemmung)**

F-2.10

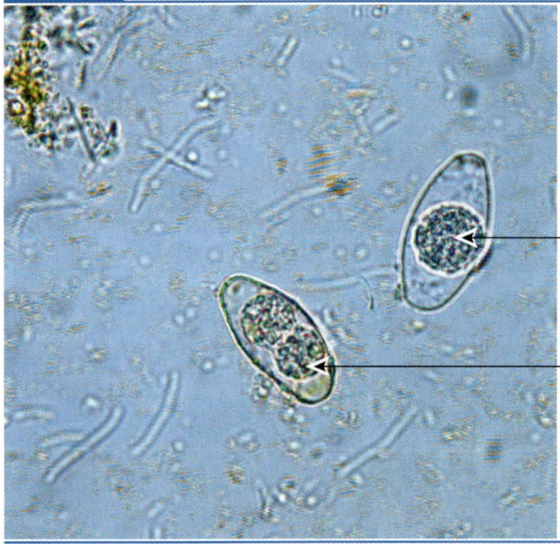

2.1.6 Cryptosporidium

2.1.6 Cryptosporidium

▶ **Definition:** Wichtigster Vertreter der Kryptosporidien ist **Cryptosporidium parvum.** Es ist ein obligat intrazelluläres Protozoon und ein Schleimhautparasit. Bei immunsupprimierten Patienten (z. B. AIDS) kann der Erreger schwere Diarrhöen auslösen.

◀ **Definition**

Entwicklungszyklus: Die Infektion erfolgt in der Regel **fäkal-oral.** Sie wird durch Kontakt mit Tieren übertragen (Zoonose), es sind jedoch auch Fälle bekannt, bei denen eine Ansteckung in den Geburtswegen oder beim Geschlechtsverkehr erfolgte. Nach der oralen Aufnahme werden aus den Sporozysten im Verdauungstrakt jeweils vier Sporozoiten freigesetzt. Diese dringen in die Mikrovilli des Darmepithels ein, um sich dort asexuell und sexuell zu vermehren. Der sexuelle Entwicklungszyklus (Gamogonie) führt zur Bildung von Oozysten. Diese werden entweder im Darm freigesetzt und befallen neue Zellen, oder sie werden ausgeschieden und „suchen" einen neuen Wirt. Sie sind sehr stabil und können in der Umwelt über Monate infektiös bleiben.

Entwicklungszyklus: Die Infektion erfolgt durch **orale Aufnahme** von Sporozysten, aus denen im Verdauungstrakt jeweils vier Sporozoiten freigesetzt werden. Diese dringen in die Mikrovilli des Darmepithels ein, um sich dort asexuell und sexuell zu vermehren.

Klinik: Nach einer Inkubationszeit, die bis zu 20 Tagen dauern kann, kommt es zu **Diarrhö** und **kolikartigen Abdominalkrämpfen.** Während die Krankheit bei immunkompetenten Menschen leicht verläuft und spontan ausheilt, nimmt sie bei Immunschwäche (z. B. AIDS) einen schweren Verlauf, der sich über Monate hinziehen kann. Klinisch dominiert ein hoher **Flüssigkeitsverlust** (bis zu 10 l pro Tag).

Klinik: Symptome sind **Diarrhö** und **kolikartige Abdominalkrämpfe.** Die Krankheit verläuft bei Immunkompetenten leicht und heilt spontan aus. Bei Immunschwäche kann sie einen schweren Verlauf nehmen.

Nachweis: Die akute Infektion kann durch den **mikroskopischen Direktnachweis** der im Stuhl reichlich ausgeschiedenen Oozysten diagnostiziert werden (Abb. **F-2.11**). Für langfristige Verlaufsbeobachtungen ist der **serologische** Nachweis von IgA und IgM im Immunofluoreszenztest wichtig.

Nachweis: Die Diagnose erfolgt **mikroskopisch** (Abb. **F-2.11**) oder **serologisch** durch IgM- und IgA-Nachweis.

Therapie: Eine kausale Therapie existiert nicht. Ein Versuch mit Spiramycin ist besonders bei Immunschwäche indiziert.

Therapie: Es gibt keine kausale Therapie, evtl. Spiramycin.

Epidemiologie: Man schätzt, dass ca. 1,5 % aller Durchfallerkrankungen durch Cryptosporidium verursacht werden.

Epidemiologie: Für ca. 1,5 % der Diarrhöen verantwortlich.

F-2.11 **Oozysten von Kryptosporidien (Stuhlaufschwemmung nach Anreicherung)**

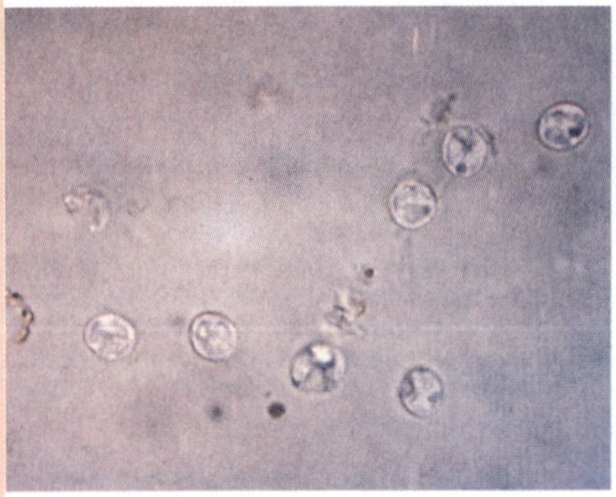

a Ungefärbtes Präparat, man sieht die deutlich lichtbrechenden, runden Zysten mit scharfem Rand.

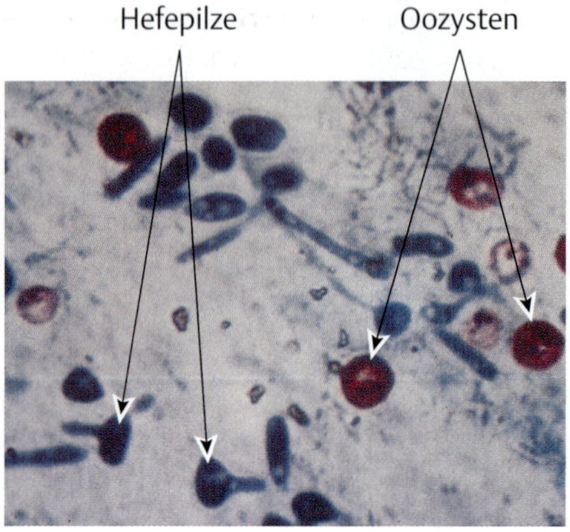

b Modifizierte Ziehl-Neelsen-Färbung: Die Oozysten sind rot angefärbt (partielle Säurefestigkeit der wachshaltigen Zellwand), andere Bestandteile im Stuhl wie Bakterien und Sprosspilze werden hier blau gefärbt.

2.1.7 Blastocystis hominis

Blastocystis hominis ist ein anaerob lebender Darmparasit, der bei exzessiver Vermehrung zu Diarrhöen führen kann. Die Therapie erfolgt z. B. mit Metronidazol oder Iodoquinol.

2.1.7 Blastocystis hominis

Blastocystis hominis wurde lange Zeit als Pilz klassifiziert, ist jedoch ein fakultativer, strikt anaerob lebender Darmparasit, der bei ca. 15 % der Normalbevölkerung in geringer Anzahl nachgewiesen werden kann. Exzessive Vermehrung führt zu Diarrhö. Man schätzt, dass Blastocystis an 1 % aller Durchfallerkrankungen in irgendeiner Form beteiligt ist. Zur Therapie wird Metronidazol verwendet.

2.1.8 Microsporidia

Menschenpathogene Arten von Microsporidia wurden vor allem bei AIDS-Patienten und bei Korneadefekten isoliert. Auch innere Organe können befallen sein.

2.1.8 Microsporidia

Microsporidien sind Einzeller ohne Mitochondrien und mit bakterienähnlichen Ribosomen. Sie sind bei niederen Tieren als intrazellulärer Parasit häufig anzutreffen. Menschenpathogene Arten wurden bei Korneaerosionen und vor allem bei AIDS-Patienten isoliert, bei denen dann innere Organe befallen sind (Enterocytozoon bieneusi, Encephalitozoon cuniculi, Micorosporidium africanum). Bei Befall des Intestinum vermehren sich die Erreger in den Epithelzellen auf ungeschlechtliche Weise und führen zu einer Diarrhö; die Erreger werden damit ausgeschieden und verbreitet. Vor allem im abwehrgeschwächten Menschen, z. B. an AIDS Erkrankten, können sie die Schleimhautepithelien hauptsächlich vom Darm aber auch von anderen Organen infizieren und je nach Lokalisation unterschiedliche Störungen hervorrufen. Eine wirksame Therapie existiert nicht. Die Diagnose erfolgt histologisch.

2.2 Ziliaten

Einziges humanpathogenes Wimpertierchen (Ziliat) ist **Balantidium coli.**

2.2 Ziliaten

Ziliaten oder Wimpertierchen sind frei in Meer- und Süßwasser, aber auch ekto- und endokommensal lebend in der Natur weit verbreitet. Einziger humanpathogener Zilia ist **Balantidium coli.**

2.2.1 Balantidium coli

▶ **Definition**

2.2.1 Balantidium coli

▶ **Definition:** Balantidium coli ist der Erreger der Balantidienruhr. Der natürliche Standort von Balantidium coli ist der Dickdarm von Schwein, Ratte und Affe. Menschen infizieren sich hauptsächlich bei niedrigem Hygienebewusstsein durch intensiven Kontakt mit Schweinen, selten durch erkrankte Menschen.

Klinik: Der Mensch nimmt die infektiösen, kugelförmigen Zysten oral auf. Die akute Form der Krankheit ist durch ruhrartige, **blutig-schleimige Diarrhöen** bestimmt (s. S. 518). Sie kann aber auch inapparent verlaufen. Extraintestinale Infektionen sind extrem selten, jedoch beschrieben (Peritonitis, Urogenitalinfektionen).

Klinik: Bei der akuten Form bestehen **blutig-schleimige Diarrhöen**, die Infektion kann aber auch inapparent verlaufen.

Nachweis: Der Nachweis erfolgt mikroskopisch im Stuhl.

Nachweis: Mikroskopisch.

Therapie. Empfohlen werden Tetrazykline, Metronidazol und Paromomycin.

Therapie: Tetrazykline, Metronidazol und Paromomycin.

2.3 Rhizopoden

Amöben sind primitive Eukaryonten, die noch keine Mitochondrien besitzen. Ihre Zellwand ist nicht starr sondern ständig in Änderung. Eine solche Zelle hat also vielfältige Formen. Typisch sind lange Ausläufer (Wurzelfüßler = Rhizopoden), die urplötzlich aus der Zellmasse ausgestoßen werden. Der Rest der Zelle wandert dann zähfließend (amöboid) hinterher.
Unter humanmedizinischen Gesichtspunkten können die Amöben in drei Gruppen eingeteilt werden:

- pathogene Darmamöben
- pathogene frei lebende Amöben
- „apathogene“ Schleimhautamöben.

2.3 Rhizopoden

Man unterscheidet pathogene Darmamöben, pathogene frei lebende Amöben und „apathogene“ Schleimhautamöben.

2.3.1 Pathogene Darmamöben

Entamoeba histolytica

2.3.1 Pathogene Darmamöben

Entamoeba histolytica

▶ **Definition:** Die weltweit vorkommende **Entamoeba histolytica** ist der Erreger der Amöbenruhr, einer Infektion des Dickdarmes (Amöbisiasis).

◀ **Definition**

Morphologisch sind zwei Formen von Entamoeba histolytica zu unterscheiden (Abb. **F-2.12**):

- **Magnaform:** Die vegetative Form ist mit 20–60 µm recht groß und wird auch als Gewebeform bezeichnet, weil sie in Gewebe eindringen und sich dort vermehren kann. Die Magnaform hat die Eigenschaft, Erythrozyten zu phagozytieren.
- **Zysten:** Sie entstehen aus der vegetativen Form, sind nur unwesentlich kleiner als diese, jedoch kugelig. Die Zysten enthalten ursprünglich einen Kern. Durch isolierte Kernteilung entstehen zwei, später vier Kerne innerhalb der Zelle. Vierkernige Zysten sind infektionsfähig.

Morphologisch wird bei Entamoeba histolytica unterschieden (Abb. **F-2.12**):

- die **Magnaform,** die in das Gewebe eindringt und sich dort vermehren kann, und
- **Zysten,** die die infektiöse Einheit der Amöbiasis darstellen.

Entwicklung: Im Dickdarm entwickelt sich aus der Zyste die vegetative Form der Amöbe, die sich vermehren und wiederum Zysten hervorbringen kann. Für die Initiierung dieses Vorgangs ist ein niedriges Redoxpotenzial notwendig, das im **Dickdarm** durch die Bakterienbesiedelung gegeben ist. Einige Stämme der Darmbakterien haben dadurch entscheidenden Einfluss auf die Virulenz

Entwicklung: Im **Dickdarm** entwickelt sich aus der Zyste die vegetative Form, die sich vermehren und wiederum Zysten hervorbringen kann. Die vegetative Amöbe besitzt die Fähigkeit, in das Gewebe einzudringen.

F-2.12 Entamoeba histolytica

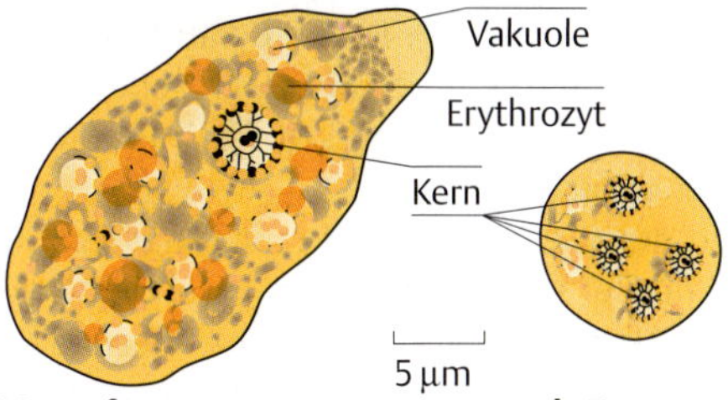

a Magnaform **b** Zyste

F-2.12

F-2.13 Amöbenruhr

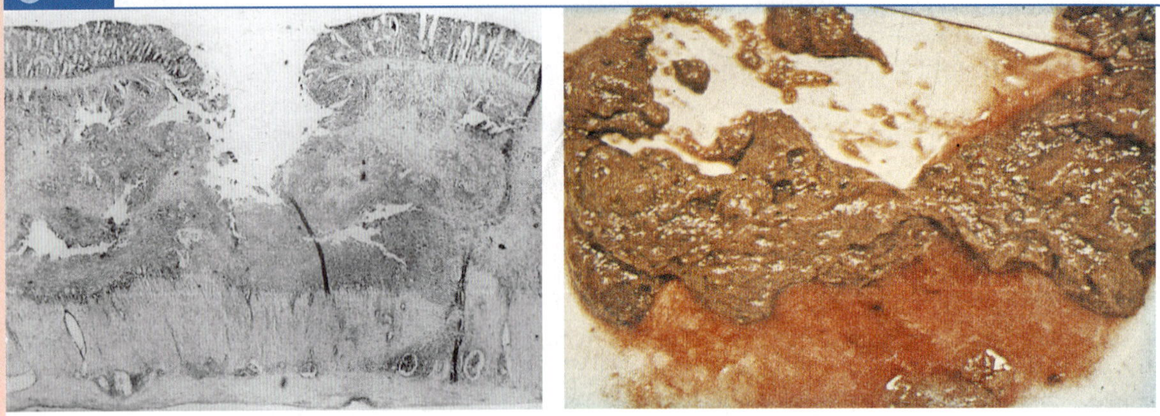

a Histologisches Bild der Perforation der Dickdarmschleimhaut und der Lamina muscularis mucosae, die heftige Schmerzen (Tenesmen) auslöst.

b Breiiger Durchfall mit Blutauflagerungen.

der Amöben. Durch Ausbildung verschiedener Enzyme (Kollagenase, „pore forming protein" u. a.) sind die Magnaformen in der Lage, in das **Gewebe** einzudringen und es **aufzulösen** (Name: histolytica!). Dadurch kommt es zur Auflagerung von hellrotem Blut auf dem Stuhl (Abb. **F-2.13**)

Neben den **lokalen Gewebeschäden in der Darmwand**, die sich als herdförmige Nekrosen und Ulzerationen darstellen (Abb. **F-2.13a**), kann Entamoeba histolytica durch hämatogene Streuung auch andere Organe besiedeln.

Neben den **lokalen Gewebeschäden in der Darmwand**, die sich als herdförmige Nekrosen und Ulzerationen darstellen, was heftige Schmerzen (Tenesmen) auslöst, können die Erreger auch Anschluss an Blutgefäße finden. Die Amöben haben damit auch Zugang zur Blutzirkulation und können sich in andere Organe absiedeln. Durch die anatomischen Verhältnisse ist hauptsächlich die Leber betroffen, jedoch können auch Milz, Gehirn, Haut u. a. befallen werden.

Klinik: Die Infektion erfolgt im Regelfall durch **orale Aufnahme** der Zysten.

Klinik: Die Infektion des Menschen erfolgt in der Regel **oral** durch Aufnahme der vierkernigen Zysten. Auch die Übertragung des Erregers durch Analverkehr ist gelegentlich möglich. Die Inkubationszeit beträgt meist mehrere Monate (4 Tage–1 Jahr, meist 8–12 Wochen).

Klinisch treten folgende Formen auf:

- **intestinale, invasive Form:** Charakteristisch ist die blutig-schleimige, **himbeergeleeartige Diarrhö,** die rasch zu bedrohlichen Situationen führen kann (Abb. **F-2.13b**)
- **Extraintestinale Formen** treten nach Darmperforation als **Peritonitis** auf oder betreffen nach hämatogener Streuung hauptsächlich die **Leber**. Dort entwickeln sich Gewebsnekrosen, die als **Leberabszesse** dominieren (Abb. **F-2.14**). Unbehandelt sind sie mit hoher Letalität behaftet. Die Diagnose wird dadurch erschwert, dass in den überwiegenden Fällen keine Darmbefunde vorliegen. Der Befall anderer Organe (Pleura, Lunge, Milz, Hirn oder Haut) ist selten.

Klinisch treten folgende Formen auf:

- Die **intestinale, invasive Form** der Amöbiasis ist gekennzeichnet durch blutig-schleimige **himbeergeleeartige Durchfälle** (Invasion von Magnaformen in die Dickdarmschleimhaut). Bei Kindern und körperlich geschwächten Menschen können infolge von Exsikkose und Elektrolytverschiebung rasch bedrohliche Komplikationen auftreten. Die Symptome können spontan sistieren, nicht selten entwickelt sich jedoch eine rezidivierende, über längere Zeit anhaltende Kolitis. In ca. 25 % der Krankheitsfälle verläuft die Infektion atypisch, mit Obstipation, Tenesmen, Übelkeit und Appetitlosigkeit.
- Ungefähr 30 % der Infektionen bleiben (vor allem bei Europäern) nicht auf den Darm beschränkt. Es treten **extraintestinale Formen** auf. Unmittelbare Folge einer Amöbeninvasion kann die Darmperforation mit anschließender **Peritonitis** sein, die mit einer sehr hohen Letalität behaftet ist.

  Häufigste Komplikation (bei ca. 20 % der Betroffenen) ist die **hämatogene Streuung** der Amöben **in die Leber** (Abb. **F-2.14**). Durch Befall der Leberparenchymzellen entstehen Nekroseherde. Im Inneren der Nekroseherde befindet sich eine bräunlich-gelbe Masse, die bakteriologisch steril ist und auch nicht als Eiter bezeichnet werden kann.

  Diese **Leberabszesse** verursachen meist nur geringe Entzündungsreaktionen im Gewebe; die Erreger sind oft nur im Randbereich zum gesunden Gewebe anzutreffen. Fieber, Oberbauchbeschwerden, Lebervergrößerung und Zwerchfellhochstand sind klinische Symptome. Die Diagnose wird dadurch erschwert, dass nur 9 % der Patienten gleichzeitig unter einer Amöbenkolitis

F-2.14 Amöbenleberabszess

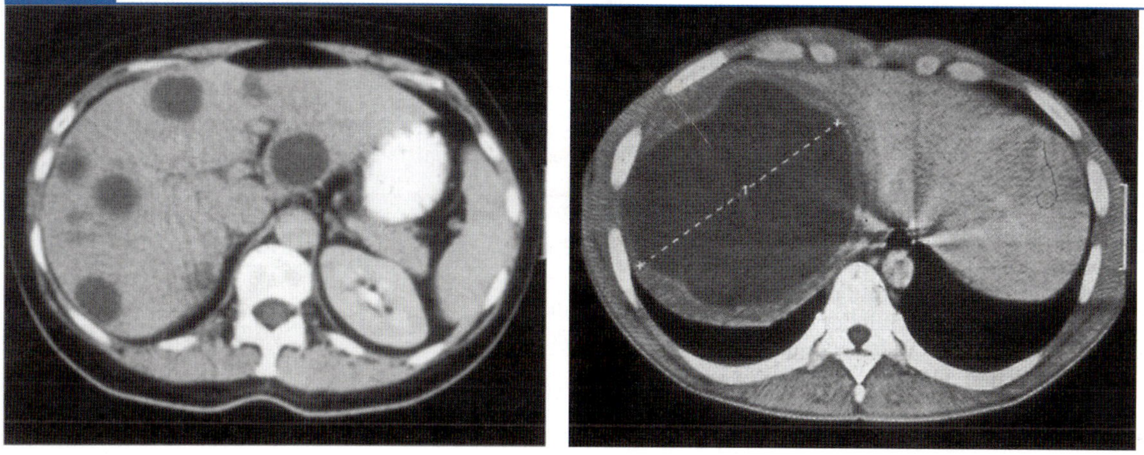

a Multiple Leberabszesse im CT.

b Singulärer Leberabszess. Hier besteht die Gefahr der Ruptur mit nachfolgender subphrenischer Ausbreitung des Abszessinhalts.

leiden. Wird der Leberbefall nicht rechtzeitig erkannt und entsprechend behandelt, ist die Letalität hoch. Funktionsstörungen der Leber und eine Hepatitis werden meist nur durch sekundäre Einwirkungen leberschädigender Noxen verursacht. Ein Einbruch der Leberabszesse in die Pleurahöhle, Befall der Lunge oder hämatogene Absiedelung in andere Organe (Milz, Hirn) sind selten.

Nachweis: Die intestinale, invasive Amöbiasis wird am besten durch den **mikroskopischen Direktnachweis** von Magnaformen im **Stuhl** diagnostiziert. Zu diesem Zwecke muss körperwarmer Stuhl (spätestens 10 Minuten nach Absetzen), besser noch Schleimflocken untersucht werden. Da Magnaformen der **Amöben** die Eigenschaft haben, **Erythrozyten zu phagozytieren** (Abb. **F-2.15 a**), ist das Auffinden von erythrozytenbeladenen großen Zellen, die lebhafte amöboide Fließbewegungen vollführen, pathognomonisch für die Amöbiasis vom invasiven Typ. In einem Teil der Fälle gelingt der Nachweis erst nach wiederholten Untersuchungen. Das Auffinden von Zysten bei symptomlosen Patienten spricht für das Vorliegen einer nicht invasiven Darmamöbiasis (Abb. **F-2.15 b**). Das exakte Erkennen der charakteristischen Formen ist extrem schwierig und sollte erfahrenen Untersuchern überlassen werden.

Nachweis: Die intestinale, invasive Amöbiasis wird durch den **mikroskopischen Direktnachweis** von Magnaformen im körperwarmen **Stuhl** diagnostiziert. Die **Magnaform phagozytiert Erythrozyten** und ist daher durch die intrazelluläre Erythrozytenbeladung zu erkennen. Bei intestinalen nicht invasiven Erkrankungen finden sich nur Zysten (Abb. **F-2.15**).

F-2.15 Amöbenformen

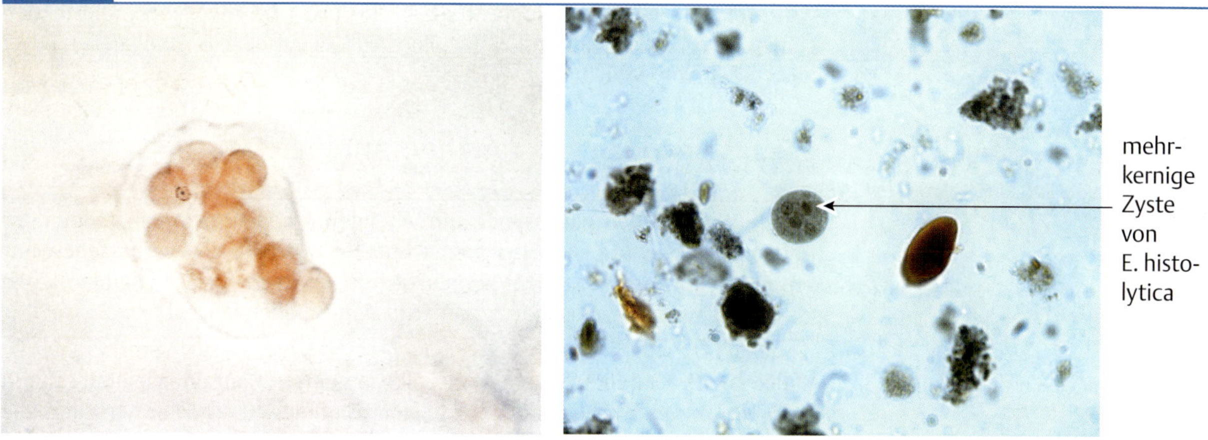

a Vegetative Amöbenform mit phagozytierten Erythrozyten.

b Zyste von Entamoeba histolytica.

Serologische Untersuchungen sind bei der **extraintestinalen Amöbiasis** angezeigt. Es finden sich fast immer spezifische Antikörper, die bei reinen Darminfektionen nicht immer nachgewiesen werden können.

Serologische Untersuchungen sind vor allem bei Verdacht auf **invasive Verlaufsformen** wichtig. Bei extraintestinalem Amöbenbefall findet sich fast immer eine positive Serologie, die hier neben klinischen Untersuchungsmethoden (Ultraschall, Computertomogramm der Leber etc.) einen wertvollen Beitrag zur Diagnose leisten kann. Zum Vergleich: Bei akuter invasiver Darmamöbiasis findet nur in ca. 50 % eine nachweisbare Antikörperbildung statt, bei nicht invasiver Darmamöbiasis nur in ca. 10 %.

▶ Exkurs

▶ **Exkurs:** Ist die unmittelbare mikroskopische Untersuchung körperwarmen Stuhls nicht möglich, so kann dieser auch konserviert einem Labor zugeführt werden. Für die Konservierung eignen sich:
- Mittel der 1. Wahl: Sublimatalkohol (1 Teil 96 %iger Ethylalkohol auf 2 Teile 5,7 %iger wässriger $HgCl_2$-Lösung)
- Mittel der 2. Wahl: 4 %ige Formaldehydlösung

Die Dauerformen (Zysten) sind auch ohne Konservierung nach dem Transport immer noch nachweisbar.

Therapie: Mittel der Wahl bei allen klinisch manifesten Erkrankungen ist **Metronidazol.**

Therapie: Mittel der Wahl für alle klinisch manifesten Formen von Amöbiasis ist ein 5-Nitroimidazol, z. B. **Metronidazol,** weil sie einen anaeroben Stoffwechsel besitzen (s. S. 287).

Prophylaxe: Die Infektion erfolgt **fäkal-oral.** Die in solchen Fällen üblichen Verhaltensweisen bei Lebensmitteln und Trinkwasser sind die beste Prophylaxe.

Prophylaxe: Die Infektion erfolgt in klassischer Weise **fäkal-oral. Erregerreservoir** ist vor allem der befallene **Mensch**. Die Infektionskette beinhaltet kontaminierte Lebensmittel, vor allem solche, die vor dem Verzehr nicht gegart werden (Obst, Salat, Speiseeis etc.) und Trinkwasser (inklusive Eiswürfel zum Kühlen von Getränken). Fliegen, Schaben und kontaminierte Hände sind eine weitere Möglichkeit, mit den Zysten in Kontakt zu kommen. Diese besitzen eine beachtliche Tenazität und überleben bei Raumtemperatur etwa eine Woche, bei Kühlschranktemperatur etwa einen Monat! Sie werden durch die übliche Trinkwasserchlorierung nicht sicher inaktiviert, wohl aber durch Erhitzen (mindestens 60 °C).

▶ Merke

▶ **Merke:** Für Tropenreisende bewahrheitet sich auch hier die alte Hygieneregel: Koch es, schäl es oder vergiss es! Im Klartext: keinen Salat, kein Speiseeis, keine eisgekühlten Drinks, keine „einheimischen" Mixgetränke, kein Obst, das nicht geschält wurde, Trinkwasser nur nach „Behandlung" (Abkochen, Filtrieren, chemisches oder physikalisches Desinfizieren).

Epidemiologie: Infektionen mit Entamoeba histolytica werden hauptsächlich in tropischen und subtropischen Regionen beobachtet. Die in gemäßigten Zonen vorkommenden Formen der Amöbiasis sind meist nicht invasiver Natur.

Epidemiologie: In tropischen und subtropischen Regionen kommt die Infektion am häufigsten vor, hier können bis zu 70 % der jeweiligen Bevölkerung Träger von Entamoeba histolytica sein. In Mitteleuropa und Nordamerika beträgt die Rate ca. 1 %. Weltweit muss mit jährlich ca. 450 Millionen Darminfektionen durch Entamoeba histolytica gerechnet werden. Die Anzahl der Todesfälle wird von der WHO mit mindestens 40 000 pro Jahr angegeben. Die in den gemäßigten Zonen vorkommenden Formen der Amöbiasis sind in der Regel nicht invasiver Natur.

2.3.2 Pathogene frei lebende Amöben

2.3.2 Pathogene frei lebende Amöben

▶ Definition

▶ **Definition:** Zu den pathogenen frei lebenden Amöben gehören Amöben der Gattungen **Naegleria, Acanthamoeba und Hartmanella.** Sie verursachen nur selten Infektionen. Außerdem können sie als Reservoir für Legionellen dienen (s. S. 411), weil sich diese intrazellulär in den Amöben vermehren.

Klinik: Amöben können eine **sklerosierende Keratitis** hervorrufen.

Klinik: Durch kontaminierte Reinigungslösungen von **Kontaktlinsen** oder durch Speichel können solche Amöben eine **sklerosierende Keratitis** hervorrufen, die sich klinisch nur schwer von einer bakteriellen Keratitis unterscheidet.

Beim Baden in stehenden Gewässern werden solche Amöben aufgenommen und in wenigen Fällen können sie dann über die Nasenschleimhaut entlang der Nervenbahnen in das ZNS eindringen und innerhalb von wenigen Tagen eine **Meningoenzephalitis** auslösen, die eine schlechte Prognose hat.

Die Amöben können auch über die Nasenschleimhaut eindringen und eine schwere **Meningoenzephalitis** auslösen.

Nachweis: Wichtig ist eine Verdachtsdiagnose des Klinikers, damit eine direktmikroskopische Untersuchung von Patientenmaterialien (Liquor, Abstriche) oder Umweltproben (Wasser) auf Amöben erfolgt. Eine Anzüchtung auf Spezialnährböden ist nur in wenigen Labors möglich.

Nachweis: Mikroskopischer Nachweis der Amöben.

Therapie: Eine kausale Therapie existiert nicht. Ein Versuch mit Amphotericin B i. v. oder sogar intrathekal bei Meningoenzephalitis ist bei der schlechten Prognose erlaubt. Eine Keratitis kann mit Neomycin oder Natamycin behandelt werden oder mittels einer Spülung mit einem Desinfektionsmittel wie etwa Polyhexanid (Lavasept).

Therapie: Es gibt keine kausale Therapie. Ein Versuch, mit Amphotericin B i. v. oder sogar intrathekal ist möglich.

Epidemiologie: Weltweit kommen pathogene frei lebende Amöben in feuchter Erde und im Wasser vor, z. B. in Biofilmen von maroden Wasserleitungen oder in Baggerseen und Teichen bzw. in Whirlpools (nicht jedoch in salzhaltigem Meerwasser!). Vorübergehend können sie sich sogar in Nasen- und Mundschleim von Tier und Mensch aufhalten. Unter schlechten Umweltbedingungen können sie in Form von Zysten lange Zeit im Staub überleben und damit übertragen werden.

Epidemiologie: Weltweit kommen pathogene frei lebende Amöben in feuchter Erde und im Wasser vor. Die Zysten können lange im Staub überleben.

2.4 Flagellaten

Alle Flagellaten haben die Fähigkeit, eine oder mehrere **Geißeln** zu bilden, was ihnen eine starke Beweglichkeit verschafft. Manchmal sind diese Fortsätze jedoch nicht exprimiert (z. B. bei Leishmanien im Gewebe).
Humanmedizinisch wichtige Flagellaten gibt es in der Gruppe der:

- Trypanosomen
- Leishmania
- Trichomonaden
- Giardien.

In tropischen Gewässern (z. B. Karibik) leben Dinoflagellaten, die das sog. Ciguatoxin produzieren. Bestimmte Fische, wie Muränen oder Red Snapper, fressen diese Protozoen und reichern das Toxin an. 5–7 Stunden nach dem Verzehr solcher Fische, die selbst völlig unauffällig bleiben, entsteht **Ciguatera, die Fischesserkrankheit.** Neben Schwindel, Übelkeit und Diarrhö fällt eine Umkehr der Sinnesempfindung von heiß und kalt auf. Durch Mannitol-Infusionen können die neurologischen Symptome gebessert werden.

2.4 Flagellaten

Alle Flagellaten haben die Fähigkeit, eine oder mehrere **Geißeln** zu bilden.

Humanmedizinisch relevant:

- Trypanosomen
- Leishmania
- Trichomonaden
- Giardien.

2.4.1 Trypanosoma

Protozoen der Gattung **Trypanosoma** gehören zur Familie der Trypanosomatidae (zu dieser Gruppe gehören auch die Leishmanien, s. S. 525). Es handelt sich dabei um Blut- und Gewebeparasiten, die in einigen Entwicklungsformen eine Geißel besitzen. Die Geißel hat ihren Ursprung im Basalkörper, der in der Zelle nahe dem DNA-haltigen Kinetoplasten lokalisiert ist. Sie flottiert nicht frei, sondern zieht sich am Zellkörper entlang, wo sie sich stellenweise auch anheften kann. Im lichtmikroskopischen Bild entsteht dabei der Eindruck einer undulierenden (= gewellten) Membran (Abb. **F-2.16**).
Während des Entwicklungszyklus der Erreger treten **amastigote, promastigote, epimastigote und trypomastigote Formen** auf (Abb. **F-2.17**). Weitere Einzelheiten zu den verschiedenen Formen sind den folgenden Unterkapiteln zu entnehmen.

2.4.1 Trypanosoma

Protozoen der Gattung **Trypanosoma** gehören zur Familie der Trypanosomatidae (zu dieser Gruppe gehören auch die Leishmanien, s. S. 525) (Abb. **F-2.16**).

Während des Entwicklungszyklus treten verschiedene Formen auf (Abb. **F-2.17**).

F-2.16 Trypanosomen im Blutausstrich

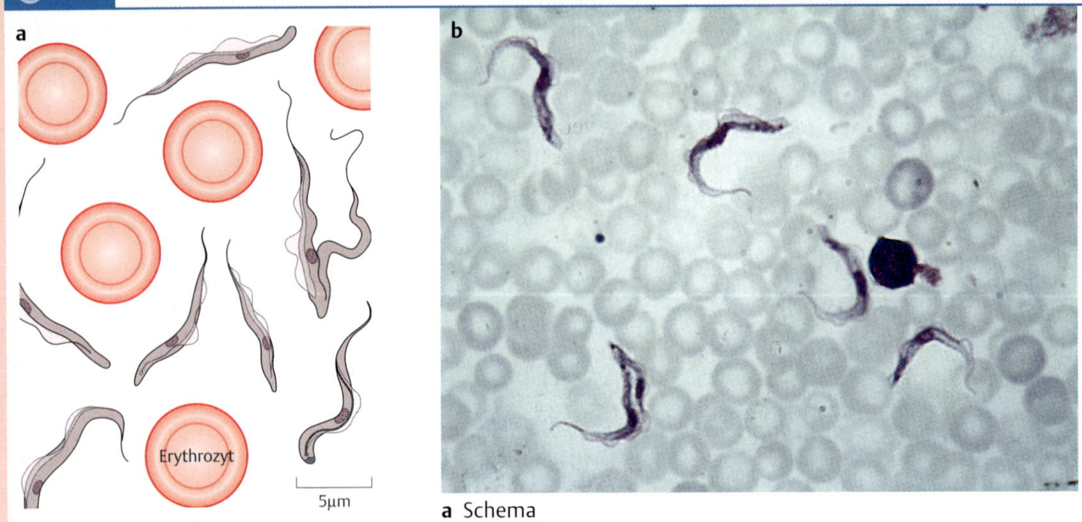

a Schema
b Typanosoma brucei

F-2.17

F-2.17 Entwicklungsformen der Trypanosomatidae (Trypanosoma und Leishmania)

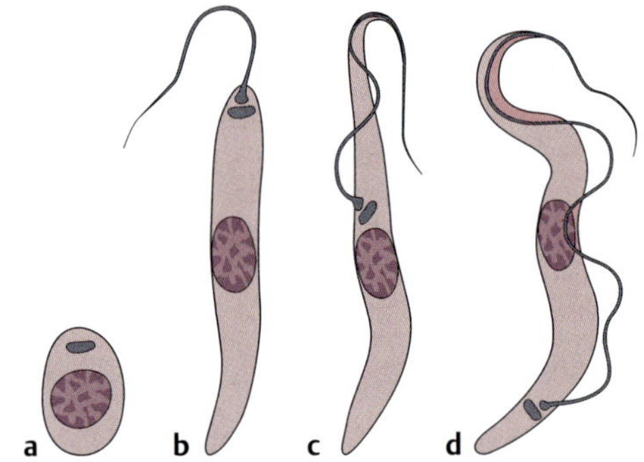

a amastigot
b promastigot
c epimastigot
d trypomastigot

Trypanosoma brucei

Trypanosoma brucei

▶ Definition

▶ **Definition: Trypanosoma brucei rhodesiense** und **Trypanosoma brucei gambiense** sind Verursacher der afrikanischen Trypanosomiasis **(Schlafkrankheit).** Beide Erreger (Abb. **F-2.16b**) unterscheiden sich weder untereinander noch von anderen Trypanosoma-brucei-Spezies, die für Haustiere, nicht jedoch für den Menschen, infektiös sind, weil die von menschlichem Serum abgetötet werden.

▶ Merke

▶ **Merke:** Reservoir für Trypanosoma brucei gambiense ist hauptsächlich der kranke Mensch. Zwar wurden die Erreger auch aus Tieren isoliert, die epidemiologische Bedeutung dieser Befunde ist jedoch umstritten. Trypanosoma brucei rhodesiense kann hingegen auch über infizierte Haus- und Wildtiere (Rinder, Schweine, Ziegen, Antilopen, Giraffen, Warzenschweine, Löwen, Hyänen) übertragen werden.

Entwicklungszyklus: Vektor ist die Blut saugende männliche und weibliche **tagaktive Tsetse-Fliege (Glossina).**

Entwicklungszyklus: Vektor ist die Blut saugende männliche und weibliche **Tsetse-Fliege (Glossina).** Diese treten als so genannte Savannen- oder Uferglossinen auf. Typisch sind die zungenförmigen Deckflügel (Name! glossa = Zunge) der **tagaktiven Insekten.** Sie stechen bevorzugt im Freien an schattigen Orten (gern aber auch in schattigen Fahrzeugen!).

Die bei den Blutmahlzeiten aufgenommenen Erreger durchlaufen in den Tse-Tse-Fliegen einen **temperaturabhängigen**, 2–4 Wochen dauernden **Entwicklungszyklus.** Zunächst wandeln sie sich im Mitteldarm der Fliegen in nicht infektiöse, so genannte **prozyklische Formen** um, die sich durch Längsteilung vermehren. Nach Durchdringen der Darmwand gelangen diese Formen über die Hämolymphe des Insekts in dessen **Speicheldrüsen.** Hier verändert sich ihre Form **(epimastigote Form).** Es schließt sich ein weiteres Entwicklungsstadium an, in dem sich die Erreger als kleine, plumpe, **metazyklische** Form präsentieren. Diese gelangen mit dem nächsten Stich der Fliege in den Menschen und sind infektiös.

Nach der Inkorporation der Erreger in den Menschen vermehren sich diese lokal an der Einstichstelle. Von hier aus streuen sie hämato- und lymphogen. Nach dieser hämolymphatischen Phase dringen die Trypanosomen in das **ZNS** ein, wo sie die typischen Symptome der mit hoher Letalität behafteten Schlafkrankheit verursachen.

Auffällig ist die oft **jahrelange Persistenz der Erreger im Blut**, was durch eine **Immunevasion** im Rahmen eines **Antigenwechsels** erklärt werden kann: An der Oberfläche der Trypanosomen sind die entscheidenden Antigene in Form von Glykoproteinen lokalisiert. Während Teile dieser Antigene ziemlich konstant sind, liegen für manche Abschnitte variable Gensequenzen vor. Auf diesen variablen Abschnitten befinden sich die immundominanten Epitope. Die Konsequenz ist ähnlich der Geschichte vom Wettlauf zwischen Hase und Igel: Kaum hat eine spezifische Immunantwort den entsprechenden Klon eliminiert, wird ein neuer Klon mit neuen Epitopen gebildet.

Die bei den Blutmahlzeiten dieser Fliegen aufgenommenen Erreger durchlaufen in den Insekten einen **temperaturabhängigen Entwicklungszyklus**, an dessen Ende eine infektiöse Form steht, die sich im Speichel der Stechfliege findet und von dort aus beim Stich in den Menschen gebracht wird.

Die Erreger vermehren sich zunächst lokal an der Einstichstelle, werden dann in einer 2. Phase hämatogen und lymphogen gestreut und befallen im Finalstadium das **ZNS.**

Auffällig ist die oft jahrelange Persistenz der Erreger im Blut, was auf einer **Immunevasion** durch **Antigenwechsel** beruht: Hat eine spezifische Immunantwort den entsprechenden Klon eliminiert, wird ein neuer Klon mit neuen Epitopen gebildet.

Klinik: Die Schlafkrankheit manifestiert sich in drei Stadien (einige Autoren fassen Stadium 1 und 2 zusammen, was jedoch unter pathophysiologischen, klinischen oder labordiagnostischen Aspekten wenig sinnvoll ist):

- **1. Stadium:** Nach einer Inkubationszeit von 1–2 Wochen entwickelt sich an der Insektenstichstelle eine ödematöse Schwellung **(Trypanosomenschanker).** Diese Phase der Krankheit ist gekennzeichnet durch die lokale Vermehrung der Erreger an der Eintrittspforte in den Körper. Nur dort sind Trypanosomen nachweisbar. Afrikaner erleben dieses Initialstadium meist symptomlos; Nichtafrikaner klagen über lokale Schmerzen, Fieber und Appetitlosigkeit
- **2. Stadium:** Dieses Stadium wird charakterisiert durch die hämatogene und lymphogene Streuung der Erreger im Organismus. 2–3 Wochen nach der Infektion sind sie im Blut nachweisbar. Klinisch sind eine ca. einwöchige Fieberphase zu Beginn und eine Lymphknotenschwellung im hinteren Halsdreieck auffällig. Später können weitere Schwellungen von Lymphknoten und eine Vergrößerung von Leber und Milz beobachtet werden. Neurologische Auffälligkeiten, wie Polyneuritis, zerebrale Krampfanfälle, gesteigertes Schmerzempfinden bei verlangsamten Reflexen in den Extremitäten sowie Dyspnoe, Anämie, Pulsanstieg auf über 100/min, stenokardische Beschwerden, Nephritis und bei Frauen Dysmenorrhö sind weitere unspezifische Symptome dieser Krankheitsphase. Auch dieses Stadium kann bei Afrikanern unbemerkt, weil symptomarm verlaufen.
- **3. Stadium:** Die **meningoenzephalitische Phase** wird bei Trypanosoma rhodesiense bereits nach einigen Wochen, bei Trypanosoma gambiense frühestens nach einem halben Jahr erreicht. Die Patienten leiden unter Schlafstörungen und Kopfschmerzen. Sie sind außerordentlich reizbar; die Hände zittern, neurologische Symptome wie Koordinations- und Reflexstörungen gehen einer fortschreitenden Lethargie voraus. Die terminale Schlafphase geht in das letal endende Koma über.

Klinik: Die Schlafkrankheit manifestiert sich in drei Stadien:

- **1. Stadium:** lokale Vermehrung an der Stichstelle der Insekten, ödematöse Schwellung **(Trypanosomenschanker).**
- **2. Stadium:** hämatogene und lymphogene Streuung der Trypanosomen, Fieber, Lymphknotenschwellung und neurologische Symptomatik (verlangsamte Extremitätenreflexe bei gesteigertem Schmerzempfinden) neben anderem klinische Zeichen (u. a. Dyspnoe, Anämie, Tachykardie).
- **3. Stadium: Meningoenzephalitische Phase** u. a. mit Schlafstörungen, Kopfschmerzen, Reizbarkeit. Im Finalstadium bestehen Lethargie, erhöhtes Schlafbedürfnis. Schließlich kommt es zum letalen Koma.

Nachweis: Besonders wichtig ist der **direkte mikroskopische Erregernachweis** im Blut (dicker Tropfen, Blutausstrich, Abb. **F-2.16b**), Lymphknotenpunktat oder Liquor. Die Trypanosomen können auch in Versuchstieren und auf mikrobiologischen Nährböden gezüchtet werden. Die klinische Diagnose kann noch

Nachweis: Besonders wichtig ist der **direkte mikroskopische Nachweis** der Trypanosomen im Blut (Abb. **F-2.16b**),

Lymphknotenpunktat oder Liquor. Erregeranzucht und Serologie sind nachrangig.

durch **serologische Methoden** (EIA und Immunfluoreszenz) ergänzt werden. Diese haben jedoch nicht dieselbe Bedeutung wie der Direktnachweis, da die Infektion im Menschen durch eine Aufeinanderfolge von Trypanosomengenerationen mit jeweils unterschiedlichen Antigenmustern gekennzeichnet ist.

Therapie: Suramin und Pentamidin sind nicht liquorgängig und deshalb nur zur Therapie des 1. und 2. Stadiums geeignet sowie in wirklich begründeten Fällen zur Prophylaxe. Ein Therapieversuch im Finalstadium kann mit Arsenverbindungen oder Nitrofurazon erfolgen.

Therapie: Die Therapie der Schlafkrankheit gehört in die Hand des Spezialisten. Die zur Verfügung stehenden Mittel sind mehr oder weniger stark toxisch: Suramin (Germanin) und Pentamidin (Letzteres ist nur bei Trypanosoma-gambiense-Infektionen wirksam) sind nicht liquorgängig und können lediglich zur Therapie des 1. und 2. Stadiums sowie zur Prophylaxe (aber nur bei wirklich bestehendem hohem Infektionsrisiko!) eingesetzt werden. Ein Therapieversuch im Finalstadium kann mit Arsenverbindungen (Melarsoprol) oder mit Nitrofurazon (Furacin) erfolgen. 2–3 Jahre nach einer erfolgreichen Therapie sollte sicherheitshalber eine Kontrolle durchgeführt werden.

Epidemiologie: Infektionen mit T. gambiense kommen überwiegend in West- und Zentralafrika, mit T. rhodiense in Ostafrika vor. Die Infektionshäufigkeit nimmt in den letzten Jahren wieder stark zu.

Epidemiologie: Die Schlafkrankheit tritt in 36 Ländern Afrikas auf. Infektionsgefährdet sind etwa 60 Millionen Menschen. Infektionen mit Trypanosoma brucei gambiense kommen vor allem in West- und Zentralafrika vor, Infektionen mit Trypanosoma brucei rhodiense überwiegen in ostafrikanischen Ländern. Die WHO schätzt die jährliche Rate an Neuerkrankungen auf ca. 200 000 Menschen pro Jahr. Die Infektionshäufigkeit nimmt in den letzten Jahren wieder stark zu.

Trypanosoma cruzi

▶ **Definition**

▶ **Definition:** Trypanosoma cruzi ist der Erreger der **Chagas-Krankheit** (nach dem Erstbeschreiber Chagas 1908) oder amerikanischen Trypanosomiasis.

Entwicklungszyklus: Reservoir von Trypanosoma cruzi sind Haus- und Wildtiere. Vektoren sind **Raubwanzen,** die die Erreger bei der Blutmahlzeit aufnehmen.

In der Wanze durchläuft der Mikroorganismus einen Entwicklungszyklus, an dessen Ende eine infektiöse Form steht, die mit dem **Kot der Raubwanze** ausgeschieden wird. Diese Form gelangt über Mikroläsionen der Haut in den Menschen und erreicht die Blutbahn, wo jedoch keine Vermehrung stattfindet. Die Trypanosomen befallen Körperzellen der **glatten Muskulatur, Zellen des RES und der Neuroglia**, wo sie sich in einem neuen Entwicklungszyklus vermehren.

Am Ende stehen wiederum infektiöse Trypanosomen, die erneut Körperzellen befallen.

Entwicklungszyklus: Erregerreservoir sind Haus- (Hund, Katze) und Wildtiere (Affen, Fledermäuse, Füchse, Gürteltiere, Ratten, Opossums, Waschbären). Vektoren sind **Raubwanzen** (z. B. Triatoma infestans). Das Verbreitungsgebiet reicht vom Süden der USA bis Argentinien und Chile. Die Raubwanzen leben in dunklen Schlupfwinkeln in den Elendshütten der einheimischen Bevölkerung und nehmen den Erreger nachts mit ihrer Blutmahlzeit auf.
In der Wanze durchlaufen die Trypanosomen einen Formenwechsel, der sich von dem der Schlafkrankheit dadurch unterscheidet, dass die im Mittel- und Enddarm gebildeten epimastigoten Stadien nach ihrer Wandlung als metazyklische Formen mit dem Kot (und nicht mit dem Speichel wie bei der Trypanosoma-brucei-Infektion) des Insekts ausgeschieden werden. Der eigentliche Infektionsakt für den Menschen ist somit der **Kontakt mit dem Kot der Wanze** und nicht deren Biss. Die Trypanosomen können von hier aus durch kleine Hautläsionen eindringen und Anschluss an das Blutgefäßsystem des Menschen erlangen. Dort vermehren sie sich nicht, sondern dringen in Körperzellen ein, vor allem in die glatte **Muskulatur des Herzens**, in Zellen des **retikuloendothelialen Systems** und der **Neuroglia** („Pseudozysten" sind befallene Körperzellen). Hier wandeln sie sich in amastigote Formen und vermehren sich durch Zweiteilung.
Nach ungefähr 5 Tagen nehmen die Erreger über eine Zwischenform (epimastigotes Stadium) wieder ihre Trypanosomenform an und infizieren auf dem Blutweg weitere Zellen. Werden die befallenen Zellen vorher zerstört, gehen die darin enthaltenen amastigoten Formen zugrunde, sofern sie es nicht schaffen, neue Zellen zu infizieren.

Klinik: Nach einer Inkubationszeit von ca. 3 Wochen entsteht eine **lokale Hautreaktion (Chagom). Konjunktivitis** und Lidödeme sind häufig (Romaña-Zeichen). Nach weiteren 1–2 Wochen setzt die **akute Chagas-Krankheit** mit Fieber, Lymphadenitis und Hauterscheinungen ein.

Klinik: Nach einer Inkubationszeit von ca. 3 Wochen kommt es an der Eintrittspforte zu einer **lokalen Hautreaktion (Chagom).** In ungefähr 30–50 % erfolgt die Infektion transkonjunktival. Dann kommt es zur **Konjunktivitis** mit ein- oder beidseitigem Lidödem (Romaña-Zeichen). Nach weiteren 1–2 Wochen ist das Stadium der hämatogenen und lymphogenen Streuung erreicht und die Symptomatik verstärkt sich durch kontinuierliches oder remittierendes Fieber, generalisierte Lymphadenitis und urtikariaartige Hauteffloreszenzen mit subkuta-

F-2.18 **Chronische Myokarditis bei Chagas-Krankheit**

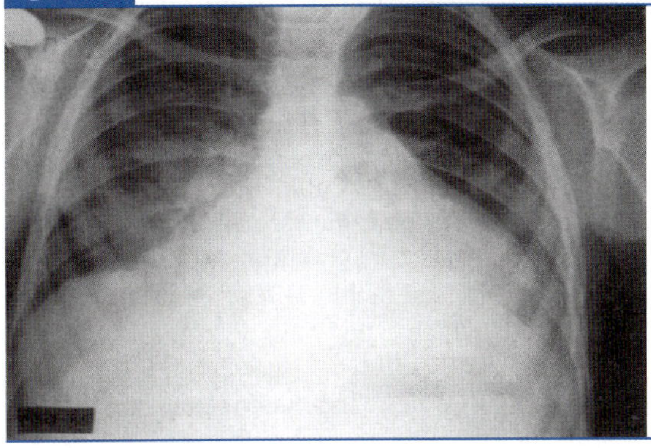

Die chronische Myokarditis hat zu einer massiven Herzvergrößerung geführt.

F-2.18

nen Knötchen (Lipochagome). Diese Phase wird auch als **akute Chagas-Krankheit** bezeichnet.
Das **chronische Chagas-Leiden** schließt sich der akuten Phase als Folge der Organmanifestation der Erreger an. Nach Eindringen in die glatte Muskulatur kommt es zu massiven Vergrößerungen der betroffenen Organe (Megakor Abb. **F-2.18**, Megaösophagus, Megakolon u. a.). Hepatosplenomegalie, Anämie und neurologische Symptome beherrschen das Krankheitsbild. Eine Myokarditis mit AV-Block und Adam-Stokes-Anfällen ist häufig und kann bei körperlicher Anstrengung den plötzlichen Herztod verursachen.

Das **chronische Chagas-Leiden** manifestiert sich an inneren Organen, die massive Vergrößerungen erfahren (Megakor Abb. **F-2.18**, Megaösophagus, Megakolon etc.). Der Befall des Herzens kann zum plötzlichen Herztod führen.

Nachweis: Im akuten Stadium können die Erreger im **gefärbten Blutausstrich** (Giemsafärbung) **mikroskopisch** nachgewiesen werden. Eine Vermehrung der Trypanosomen auf Nährböden, in geeigneten Zellkulturen oder Versuchstieren (Meerschweinchen) ist prinzipiell ebenfalls möglich. Eine Besonderheit stellt die **Xeno-** (= Fremd-)**Diagnostik** dar: Im Labor steril gezüchtete Raubwanzen werden mit dem Blut des Patienten in Kontakt gebracht (tatsächliche „Blutmahlzeit" der Tiere oder künstliche Zuführung des Blutes über hautimitierende Membranen). Nach ca. 3 Wochen wird der Kot dieser Wanzen auf die Anwesenheit von Trypanosomen untersucht. Serologische Nachweise sowie Differenzierung der Erreger mit DNA-Sonden sind möglich, die dafür benötigten Präparationen sind bei uns jedoch in der Regel für das Routinelabor nicht verfügbar.

Nachweis: Im akuten Stadium können die Erreger **mikroskopisch im gefärbten Blutausstrich** nachgewiesen werden. Eine Besonderheit stellt der **Xenotest** dar: Sterile Raubwanzen inkorporieren das Blut eines Kranken. Lassen sich nach ca. 3 Wochen im Kot der Insekten Trypanosomen nachweisen, können sie nur vom Patienten stammen.

Therapie: Für die Behandlung wird Nifurtimox (Lampit) oder Benznidazol empfohlen.

Therapie: Nifurtimox (Lampit), Benznidazol.

Prophylaxe: Chemoprophylaxe und Impfung existieren nicht. Einzige prophylaktische Möglichkeit ist die **Bekämpfung der Vektoren** (Raubwanzen). Zu diesem Zweck wurden sprühfähige, insektizide Farbstoffe entwickelt, die in den Elendsquartieren als Wandfarbe eingesetzt werden und die Raubwanzen dezimieren sollen. Besser wäre natürlich eine Veränderung der Wohnverhältnisse.

Prophylaxe: Einzige Möglichkeit ist die **Bekämpfung der Raubwanzen**, z. B. durch insektizide Wandanstriche.

Epidemiologie: Hauptendemiegebiete für die Chagas-Krankheit sind Peru, Brasilien, Uruguay und das nördliche Argentinien. Die Zahl der Infizierten wird auf 24 Millionen, die der Infektionsgefährdeten auf 65 Millionen geschätzt. Hauptsächlich betroffen sind die Kinder in den Slums der Großstädte, die dort auf dem Boden schlafen, wo nachts die Raubwanzen über sie hinweg kriechen und dabei ihren Kot ablassen.

Epidemiologie: Hauptendemiegebiete für die Chagas-Krankheit sind Peru, Brasilien, Uruguay und das nördliche Argentinien.

2.4.2 Leishmania

Die 1903 von Leishman und Donovan entdeckten Flagellaten zählen zur Familie der Trypanosomatidae. Sie sind die Erreger der **Leishmaniosen.** Es handelt sich dabei um mehrere Krankheitsbilder, die sich bezüglich ihres Manifestationsortes, ihrer Prognose und ihres geographischen Auftretens erheblich voneinander unterscheiden. Die Klassifikation ist in Tab. **F-2.2** dargestellt.

2.4.2 Leishmania

Leishmanien gehören zu den Flagellaten und zählen ebenfalls zur Familie der Trypanosomatidae. Sie sind die Erreger der **Leishmaniosen** (Klassifikation Tab. **F-2.2**).

Entwicklungszyklus: Vektor sind weibliche Schmetterlingsmücken (**„Sandmücken"**, „sand flies"), die nachts stechen und dabei die Erreger inkorporieren. Nach der Vermehrung des Erregers in der Mücke erfolgt die Übertragung auf den Menschen mit dem Stich des Insekts oder durch Mikroläsionen der Haut, wenn die Mücke zerdrückt wird.

Im Menschen werden die Leishmanien hauptsächlich von **Makrophagen** aufgenommen, wo sie sich vermehren können. Durch Zerstörung der Wirtszellen werden Erreger frei und können neue Zellen befallen.

Entwicklungszyklus: Die in Abb. **F-2.17** (S. 522) dargestellten Entwicklungsformen gelten auch für Leishmanien. Zahlreiche Tierarten und infizierte Menschen können Leishmanien beherbergen. Vektoren sind weibliche Schmetterlingsmücken, hauptsächlich der Gattung Phlebotomus und Lutzomyia (**„Sandmücken"**, „sand flies"), die nur im tropischen und subtropischen Klima vorkommen. Sie stechen **nachts** und nehmen dabei die Erreger auf, die im Darm der Mücken einen temperaturabhängigen Entwicklungszyklus durchmachen. Am Ende stehen promastigote Formen, die sich im Stechrüssel der Mücke sammeln, diesen verstopfen und die Nahrungsaufnahme stören.
Die solchermaßen in eine Hungersituation gebrachte Mücke wird immer wieder Stichversuche unternehmen und dabei die Erreger auf den Menschen übertragen. Auch beim Zerdrücken der Insekten auf der Haut werden Erreger freigesetzt und können über Mikroläsionen in den Organismus eindringen. Dort werden sie innerhalb von Stunden von **Gewebsmakrophagen**, Histiozyten und Endothelzellen aufgenommen. Hier wandeln sie sich in amastigote Formen, vermehren sich durch Zweiteilung und zerstören damit die Wirtszelle, nach deren Platzen sie freigesetzt werden.

Nachweis: Größte Bedeutung kommt dem **direkten mikroskopischen Nachweis** der Erreger im histologischen Präparat aus Organbiopsaten oder im Blutausstrich zu (Abb. **F-2.19**). Anzucht, serologische Methoden oder der Intradermaltest können hilfreich sein.

Kutane und mukokutane Leishmaniosen werden meist **klinisch** diagnostiziert.

Nachweis: Die Diagnose der **viszeralen Leishmaniose** erfolgt durch **direkten mikroskopischen Erregernachweis** im gefärbten Blutausstrich (Giemsa-Präparat), besser noch histologisch aus Organbiopsaten (**Knochenmark,** Leber, Milz), wobei die **Erreger innerhalb von Makrophagen** liegen (Abb. **F-2.19**). Der Nachweis von Antikörpern mittels EIA, indirekter Hämagglutination oder Immunfluoreszenz ist mit Fehlerquoten behaftet (Kreuzreaktionen mit Trypanosomen). Erregeranzucht und Intradermaltest mit Leishmanin sind selten eingesetzte diagnostische Ergänzungsmethoden.
Die Diagnose **kutane und mukokutane Leishmaniose** wird meist **klinisch** gestellt. Ein Erregernachweis aus der Peripherie der Hautläsionen kann versucht werden, ebenso serologische Untersuchungen.

Klinik: s. u.

Klinik: siehe einzelne Erreger.

F-2.2

F-2.2 Humanmedizinisch relevante Leishmanien

Spezies	***Krankheit***	***Besonderheit***
Leishmania donovani	Kala-Azar	systemisch
Leishmania tropica	Orientbeule	kutan
Leishmania aethiopica	Hautleishmaniose	kutan
Leishmania mexicana	Hautleishmaniose	kutan
Leishmania brasiliensis	Espundia, Uta	mukokutan

F-2.19

F-2.19 Nachweis von Leishmania in einem Makrophagen im giemsagefärbten Knochenmarkausstrich

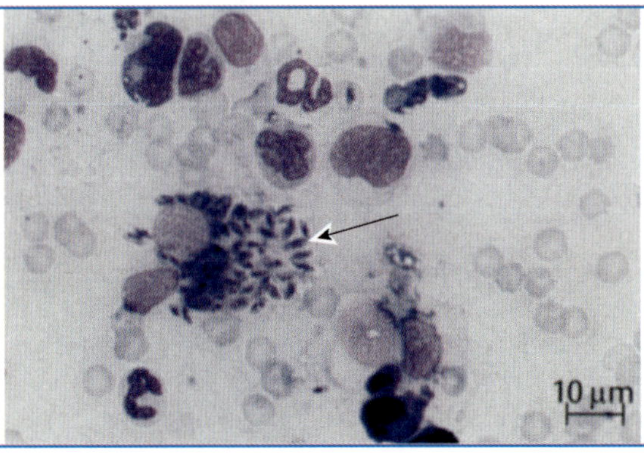

Therapie: Häufig wird neben Pentamidin noch das relativ toxische, fünfwertige Antimon eingesetzt. Auch das Antimykotikum Amphotericin B ist – zumindest in der modernen, liposomalen Form – wirksam. Diese partikuläre Präparation wird verstärkt von Makrophagen phagozytiert, so dass an dem Ort, wo die Leishmanien sich aufhalten, hohe Wirkstoffkonzentrationen entstehen. Zur Behandlung der viszeralen Leishmaniose hat sich neuerdings **Miltefosin**, ein Inhibitor der intrazellulären Signaltransduktionskaskade, als Mittel der Wahl durchgesetzt.

Therapie: Neben fünfwertigem Antimon wird Pentamidin oder Amphotericin B eingesetzt. Mittel der Wahl bei viszeraler Leishmaniose ist **Miltefosin.**

Prophylaxe: Einzige Prophylaxe besteht in der Bekämpfung der Vektoren durch Beseitigung ihrer Brutstätten oder durch Verwendung von Repellents (s. S. 589).

Prophylaxe: Bekämpfung der Vektoren (Beseitigung der Brutstätten).

Epidemiologie: siehe einzelne Erreger.

Epidemiologie: s. u.

Leishmania donovani

▶ **Definition:** Leishmania donovani ist Verursacher der **viszeralen Leishmaniose** oder **Kala-Azar** („schwarze Krankheit").

◀ **Definition**

Klinik: Nach einer Inkubationszeit von unbestimmter Dauer (10 Tage bis mehr als 1 Jahr) entwickelt sich die Krankheit langsam. Unspezifische Symptome, wie Müdigkeit, gastrointestinale Störungen und Kopfschmerzen, verdichten sich schließlich mit remittierenden Fieberschüben, Hepatosplenomegalie und Lymphadenitis. Charakteristischerweise ist die **Haut fahlgrau** und teilweise **schwärzlich pigmentiert**, was der Krankheit ihren Namen gab (Abb. **F-2.20**). Sekundärinfektionen und Kachexie führen in der Regel zum Tod. Spontanheilungen sind belegt. Betroffen sind meist unterernährte Kinder oder Erwachsene. Die klinisch manifeste Form der Krankheit ist selbst in Endemiegebieten selten.

Klinik: Innerhalb eines Jahres nach Infektion beginnt die Krankheit schleichend mit unspezifischen Symptomen (Müdigkeit, Fieberschübe, Hepatosplenomegalie, Lymphadenitis). Die Haut ist **fahlgrau** und stellenweise **schwärzlich pigmentiert** (Abb. **F-2.20**). Sekundärinfektionen und fortschreitende Kachexie führen zum Tod.

Epidemiologie: Leishmania donovani ist verbreitet in Indien, China, Afrika, aber auch im Mittelmeerraum (Kroatien, Süditalien, Südspanien).

Epidemiologie: Indien, China, Afrika, aber auch im Mittelmeerraum.

▶ **Klinischer Fall.** Ein Kind macht mit seinen Eltern im August Strandurlaub in Jugoslawien. Während die Eltern meistens auf Strohmatten ruhen, liegt das Kind oft direkt im Sand. Nach Rückkehr und nach Schulbeginn treten im Oktober Fieber, Müdigkeit, Leistungsunfähigkeit auf, die der Hausarzt zunächst erfolglos symptomatisch behandelt. Im November wird das Kind zur Abklärung von Splenomegalie und Fieber stationär aufgenommen. Sowohl eine bakterielle Sepsis als auch eine Brucellose werden ausgeschlossen, eine antibiotische Therapie hat keinen Erfolg. Im Dezember werden bei dem schwerkranken Kind vom Pathologen in den aktivierten Makrophagen einer Knochenmarkbiopsie Parasiten nachgewiesen (z. T. auch extrazellulär, nachdem die vollen Makrophagen geplatzt waren). Die Serologie bestätigt den Verdacht einer Infektion mit Leishmania donovani. Nach Therapie mit liposomalem Amphotericin B kann das Kind an Weihnachten geheilt entlassen werden.

◀ **Klinischer Fall**

F-2.20 Hautveränderungen bei Leishmaniose

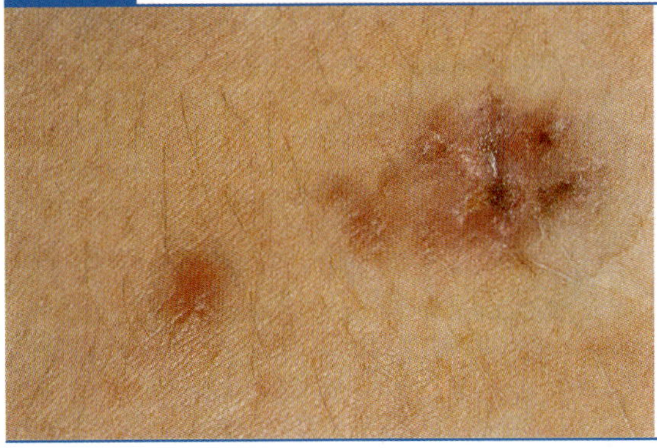

Erythematöse Infiltrate am Oberschenkel eines 12-jährigen Mädchens nach einem Urlaub in Südspanien. Die größere Effloreszenz zeigt den Zustand nach Probeexzision.

F-2.20

Leishmania tropica, Leishmania major

▶ Definition

Klinik: An der Eintrittsstelle der Erreger bilden sich ulzerierende Papeln mit entzündetem Randwall (Abb. **F-2.21**), die nach einiger Zeit spontan abheilen. Es entsteht eine dauerhafte Immunität.

Nachweis: In giemsagefärbten Biopsaten sind intrazelluläre Erreger zu sehen.

Therapie: Lokale Behandlung mit Paromomycin.

Epidemiologie: Das Reservoir bilden v. a. streunende Hunde, die Übertragung erfolgt durch Mückenstich. Vorkommen in den Mittelmeerländern und Vorderasien.

F-2.21

▶ Klinischer Fall

Leishmania mexicana, Leishmania brasiliensis, Leishmania peruviana

▶ Definition

Klinik: Die Erreger bleiben – insbesondere bei abwehrgeschwächten Patienten – nicht auf ihren Eintrittsort beschränkt und

Leishmania tropica, Leishmania major

▶ **Definition:** Diese beiden Arten erzeugen die **kutane Leishmaniose** (Aleppobeule bzw. Orientbeule).

Klinik: Die Vermehrung der Erreger bleibt auf die Haut beschränkt, zumindest beim abwehrtüchtigen Patienten. Die einzelnen Papeln, deren Zahl abhängig von der Zahl der Mückenstiche ist, werden langsam größer und ulzerieren im Verlauf von Wochen und Monaten. Das Ulkus ist verschorft und mit einem entzündeten Randwall abgegrenzt (Abb. **F-2.21**). Durch bakterielle Superinfektionen kann es verschlimmert werden. Mit der Zeit heilt es auch spontan ab und vernarbt. Die Infektion hinterlässt eine andauernde Immunität.

Nachweis: Die histologische Untersuchung von Biopsien zeigt in giemsagefärbten Proben intrazelluläre Protozoen. Nur in Speziallabors kann auch eine PCR oder sogar eine Kultur durchgeführt werden.

Therapie: Wenn nötig kann eine lokale Behandlung mit Paromomycin, einem nicht resobierbaren Aminoglykosid, helfen.

Epidemiologie: Verschiedene Säugetiere, vor allem streunende Hunde, bilden das Reservoir. Beim Stechen der Tiere nehmen Phlebotomusmücken (Sandfliegen) mit der Blutmahlzeit solche Erreger auf und übertragen sie auf den Menschen. Diese Arten kommen in den Mittelmeerländern und Vorderasien vor.

F-2.21 Aleppobeule

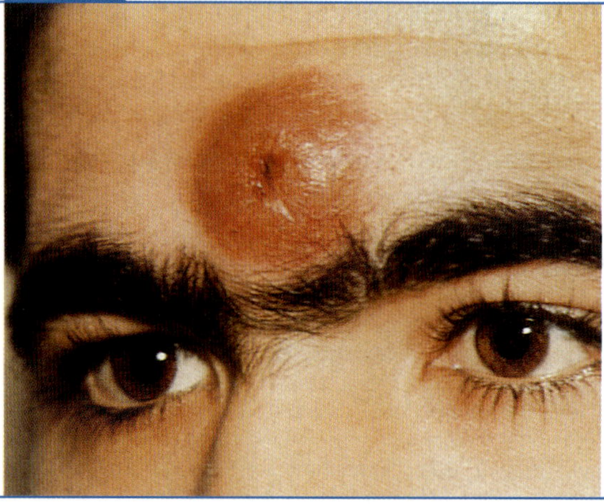

Schmerzlose, rötliche Schwellung mit zentraler Ulzeration bei kutaner Leishmaniose.

▶ **Klinischer Fall.** Karl May beschreibt in seinen Büchern auch Reisen in den Vorderen Orient, auf welchen der Held aus Deutschland (Kara Ben Nemsi) eines Tages auf einen britischen Exzentriker (Sir David Lindsay) trifft. Dieser führte Grabungen nach einem Pegasus durch und steckte dabei immer seine Nase in den Sand. Diese Gelegenheit nutzte offensichtlich eine Phlebotomusmücke für einen Stich, worauf sich an der Nasenspitze eine typische Orientbeule bildete, woraus sich dann im Laufe von Wochen eine knallrote Entzündung entwickelte, was zu Neckereien Anlass gab.

Leishmania mexicana, Leishmania brasiliensis, Leishmania peruviana

▶ **Definition:** Diese und noch andere Arten erzeugen die mukokutane Leishmaniose (Chiclerogeschwür, Espundia, Uta).

Klinik: Die Erreger bleiben nach dem Stich nicht auf die Haut beschränkt sondern disseminieren und befallen auch die Schleimhäute und schreiten voran, wenn die Abwehr geschwächt ist. Die Zahl der Läsionen steht also nicht mit der Anzahl der Stiche im Zusammenhang. Je nach Ausdehnung sind die Folgen viel schwerer als bei der kutanen Leishmaniose und die fortschreitenden Destruktionen führen zu Beschwerden.

rufen fortschreitende Destruktionen hervor.

Nachweis: Der Nachweis erfolgt analog zur kutanen Leishmaniose.

Nachweis: Wie bei der kutanen Leishmaniose.

Therapie: Da Selbstheilungen kaum zu erwarten sind, muss eine Therapie z. B. mit liposomalem Amphotericin B versucht werden.

Therapie: Liposomales Amphotericin B.

Epidemiologie: Neben Hunden sind v. a. Kleinnager die Reservoire. Auch andere Mücken, nämlich Lutzomia, sind Überträger.

Epidemiologie: Reservoir sind Hunde und Kleinnager.

2.4.3 Trichomonaden

Trichomonaden sind **mehrgeißelige, birnenförmige Protozoen.** Am Vorderpol treten fünf Geißeln aus, die aus einem Parabasalapparat in der Nähe des ovalen Zellkerns entspringen. Vier Geißeln flottieren frei, die fünfte schmiegt sich dem Zellkörper an und bildet den Rand einer undulierenden Membran. Ein Achsenstab tritt am entgegengesetzten Zellende als Spitze hervor (Abb. **F-2.22**). Mitochondrien kommen in diesen primitiven Eukaryonten nicht vor. Dafür besitzen sie ein Hydrogenosom, eine spezielle Organelle, in dem die Energiegewinnung auf anaeroben Stoffwechselwegen erfolgt.
Die Vermehrung erfolgt durch einfache **Längsteilung.** Entwicklungsformen wie bei anderen Protozoen kommen nicht vor. Bei den so genannten **Rundformen** (bewegungslosen Zellen) handelt es sich um Alters- oder Degenerationsstadien, die bei manchen Protozoen wie z. B. Ziliaten häufig anzutreffen sind und keine Bedeutung bei der Übertragung und Pathogenese von Infektionskrankheiten haben.
Von humanmedizinischer Bedeutung sind die in Tab. **F-2.3** aufgeführten Arten.

2.4.3 Trichomonaden

Trichomonaden sind **mehrgeißelige, birnenförmige Protozoen.** Am Vorderpol treten fünf Geißeln aus. Vier Geißeln flottieren frei, die fünfte schmiegt sich dem Zellkörper an und bildet den Rand einer undulierenden Membran (Abb. **F-2.22**).

Trichomonaden vermehren sich durch **Längsteilung.** Entwicklungsformen wie bei anderen Protozoen kommen nicht vor.

Wichtige Arten s. Tab. **F-2.3**.

F-2.22 Trichomonas vaginalis

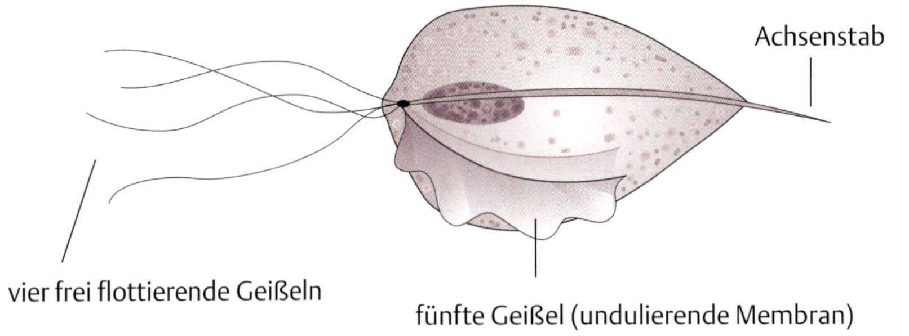

F-2.22

F-2.3 Humanmedizinisch wichtige Trichomonaden

Art	*Standort*	*Bedeutung*
Trichomonas vaginalis	Urogenitalbereich	pathogen
Trichomonas hominis	Darm	„apathogen“*
Trichomonas tenax	Mundhöhle	„apathogen“*

* „apathogen“ heißt, dass diese Protozoen keine spezifische Infektionskrankheit verursachen. Das schließt jedoch nicht aus, dass sie an pathologischen Prozessen beteiligt sein können.

F-2.3

Trichomonas vaginalis

▶ Definition

Trichomonas vaginalis

▶ **Definition:** Trichomonas vaginalis ist der Verursacher entzündlicher **Urogenitalinfektionen**, die hauptsächlich Frauen betreffen und unter dem unspezifischen Begriff „Trichomonadenkolpitis“ bekannt sind. Männer sind evtl. Träger.

Epidemiologie: Die Übertragung erfolgt meist durch Sexualkontakt. Andere Infektionswege (ungechlortes Thermalbadewasser etc.) können nicht völlig ausgeschlossen werden, sind jedoch sicherlich die große Ausnahme.

Epidemiologie: Die Übertragung erfolgt fast immer direkt von Mensch zu Mensch durch **Sexualkontakt**. Da der Erreger sehr temperaturempfindlich ist, kommen andere Ansteckungsquellen nur selten und ausnahmsweise in Betracht. Am wahrscheinlichsten sind noch Infektionen in ungechlortem Thermalbadewasser. Sonstige angeschuldigte Infektionsherde, wie ungechlortes Schwimmbadwasser, feuchte Schwämme, Handtücher, Badekleidung und Ähnliches dürften nur sehr selten wirklicher Ausgangspunkt einer Genitalinfektion sein, z. B. auch bei Neugeborenen und Kleinkindern.

Klinik: Das akute Krankheitsbild äußert sich bei der Frau durch eine **akute Vulvovaginitis** sowie durch einen **schaumigen** weißlichen bis gelbgrünen **Fluors** (Abb. **F-2.23**).

Klinik: Etwa eine Woche nach der Infektion entwickelt sich bei der Frau eine **akute Vulvovaginitis** mit **schaumigem**, weißlichem bis gelbgrünem, faulig riechendem **Fluor**, brennenden Schmerzen und Pruritus und zwar zyklusbegleitend mit der intensivsten Symptomatik kurz vor der Menstruation. Das akute Krankheitsbild geht unbehandelt nach 1–4 Wochen in ein chronisches Stadium über, das jederzeit exazerbieren kann (Abb. **F-2.23**).

F-2.23

F-2.23 Verlauf und klinisches Bild bei Infektion mit Trichomonas vaginalis

Verlauf:

Die Trichomoniasis verläuft bei der Frau zyklusabhängig. Im Anfangsstadium der Infektion sind viele Granulozyten zu finden, später ist ihre Zahl geringer und sie liegen in ganzen Verbänden.

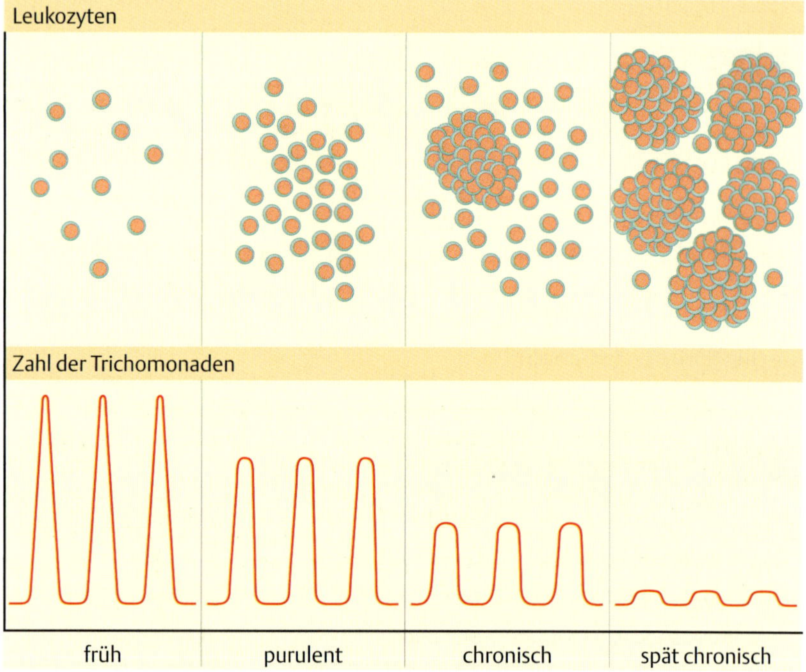

Klinisches Bild:

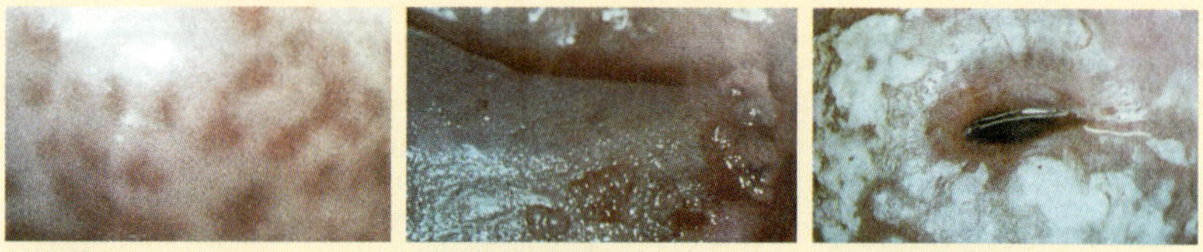

initial: Fleckige Ecchymosen der Scheidenhaut und der Portiooberfläche

subchronisch: Granulöse Entzündungsherde der Vaginalhaut

chronisch: Ausgedehnte Leukoplakien der gesamten Portiooberfläche

▶ **Merke:** Dysplasien der Vaginalschleimhaut und Präkanzerosen kommen bei Frauen mit chronischem, unbehandeltem Trichomonadeninfekt dreimal häufiger vor als bei nicht infizierten Frauen.

◀ Merke

Beim Mann verläuft die Infektion meist inapparent, sehr selten verursacht Trichomonas vaginalis eine Urethritis, Epididymitis oder Prostatitis.

Beim Mann verläuft die Infektion meist inapparent.

Nachweis: Der Erregernachweis erfolgt im ungefärbten Direktpräparat aus Genitalsekreten. In der **akuten Phase** sind im **mikroskopischen Präparat**, welches meistens der Frauenarzt direkt neben dem Untersuchungsstuhl durchmustert (40er Objektiv; Blende ziemlich geschlossen), neben vielen einzelnen Granulozyten zahlreiche Trichomonaden zu sehen, welche – bedingt durch die Geißeln – an einer charakteristischen zappelnden Bewegung erkennbar sind. Nach dem Transport des Materials ins Labor sind die Trichomonaden meist tot. Im **chronischen Stadium** nimmt die Zahl der Granulozyten ab und sie liegen zunehmend in ganzen Verbänden. Die Zahl der zappelnden Trichomonaden wird zunehmend kleiner. In solchen Fällen ist eventuell nur noch nach Anzüchtung ein Nachweis von Trichomonaden möglich.

Nachweis: Der Erregernachweis erfolgt im ungefärbten Direktpräparat aus Genitalsekreten. Unter dem **Mikroskop** erkennt man die Trichomonaden in der **akuten Phase** an zappelnden Bewegungen.

Im **chronischen Stadium** nimmt die Zahl der zappelnden Trichomonaden ab. Der Nachweis ist evtl. nur durch Anzüchtung möglich.

Therapie: Da es sich um anaerobe Protozoen handelt, ist **Metronidazol** (Halbwertszeit 6 h) Mittel der Wahl. Alternativ können andere Nitroimidazole, wie Ornidazol oder Tinidazol (Halbwertszeit 12 h) zur Anwendung kommen. Wichtig ist stets die **Mitbehandlung des Sexualpartners.** Während der ersten Schwangerschaftsmonate ist eine Lokaltherapie mit einem Nitroimidazol oder Natamycin empfehlenswert.

Therapie: Mittel der Wahl sind Nitroimidazolpräparate **(Metronidazol)**. Wichtig ist die **Mitbehandlung des Sexualpartners.**

▶ **Exkurs:** Oftmals sind neben Trichomonaden auch andere Erreger an der Fluorbildung beteiligt, z. B. Pilze und Gardnerella vaginalis (s. S. 423). Ggf. müssen gleichzeitig auch diese Erreger therapiert werden.

◀ Exkurs

Prophylaxe: Da die Trichomoniasis zu den sexuell übertragbaren Krankheiten gehört, entsprechen die Vorbeugemaßnahmen denen bei anderen venerischen Infektionen (safer sex!).

Prophylaxe: Safer sex.

Trichomonas hominis

Trichomonas hominis kommt besonders in warmen Ländern vor, wo er mit einer Häufigkeit um 10 % im Kolon vor allem bei Kindern nachgewiesen werden kann. Klinische Symptome bestehen nicht.

Trichomonas hominis

Trichomonas hominis kommt v. a. in warmen Ländern vor und besiedelt das Kolon. Der Erreger ist apathogen.

Trichomonas tenax

Trichomonas tenax wird nur bei Menschen mit natürlichen Zähnen und nicht optimaler Mundhygiene beobachtet. Bei zahnlosen Säuglingen, Totalprothesenträgern etc. ist kein Nachweis möglich. Eine Mitbeteiligung bei Gingivitis und Parodontitis wird diskutiert. Weltweit sind einige Dutzend Berichte von Lungenbefall durch Trichomonas tenax bei abwehrgeschwächten Patienten bekannt, so dass die Klassifizierung „apathogen" nur bedingt gilt.

Trichomonas tenax

Trichomonas tenax wird nur bei Menschen mit natürlichen Zähnen und schlechter Mundhygiene beobachtet. Selten kann der Erreger die Lunge befallen.

2.4.4 Giardia lamblia

2.4.4 Giardia lamblia

▶ **Synonym:** Giardia intestinalis, Lamblia intestinalis.

◀ Synonym

▶ **Definition:** Giardia lamblia ist ein Dünndarmparasit und beim Menschen Erreger einer Enteritis.

◀ Definition

F-2.24 **Giardia lamblia**

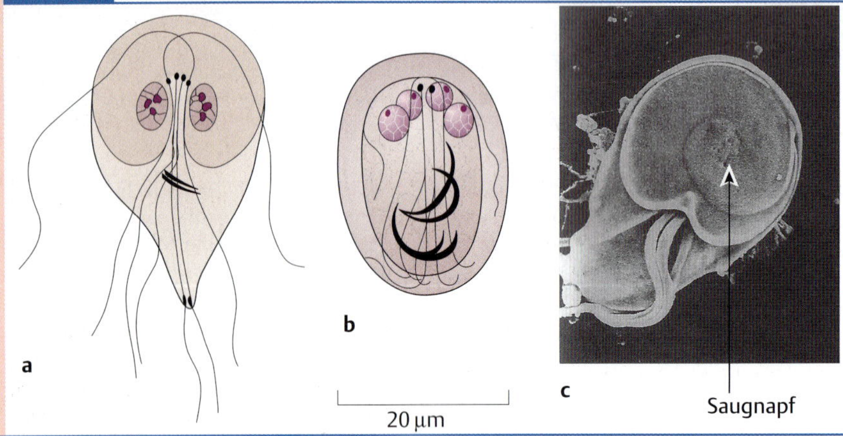

a Vegetative Form (Trophozoit)
b Zyste.
c Auf der Ventralseite besitzt dieser Flagellat eine Saugplatte, mit der er sich an den Zellen des Dünndarmepithels festsaugt.

Der Trophozoit, d. h. die vegetative Form, ist erkennbar an den **8 Geißeln** und der **ventralen Saugplatte** (Abb. **F-2.24 a, c**).

Die vegetative Form (Trophozoit) von Giardia lamblia hat eine birnenförmige Gestalt mit 2 Kernen, 2 median gelegenen Achsenstäben und **8 Geißeln** (Abb. **F-2.24 a, c**). Charakteristischerweise besitzen Giardien auf der ventralen Seite eine **Saugplatte.**

Giardien haben einen haploiden Chromosomensatz mit 5 Chromosomen. Sie besitzen **keine Mitochondrien** und betreiben **anaeroben Stoffwechsel**.

Giardien besitzen einen haploiden Chromosomensatz mit 5 verschiedenen Chromosomen. Eigentümlicherweise besitzt die rRNA sowohl Charakteristika von Prokaryonten als auch von Eukaryonten. Damit stellt Giardia lamblia das fehlende Glied in der entwicklungsgeschichtlichen Kette der Lebewesen dar. Weiterhin ist auffallend, dass sie **keine Mitochondrien** besitzen und **anaeroben Stoffwechsel** betreiben.

Entwicklungszyklus: Die **Trophozoiten** leben **nur im Dünndarm.** Dort vermehren sie sich rasch durch Zweiteilung. Die dickwandige **Zyste** ist als Dauerform **im Dickdarm** zu finden (Abb. **F-2.24 b**).

Entwicklungszyklus: Die **Trophozoiten** können nur im **Dünndarm** überleben. Im Milieu des Dünndarmes bei **Anwesenheit von Gallensäure** (Lamblien fressen Gallensalze) vermehren sich die Trophozoiten rasch durch Zweiteilung, wobei sie Phospholipide und Sterole als Vorstufen für die Synthese ihrer eigenen zytoplasmatischen Membran aus dem Darminhalt verwenden. Nimmt z. B. die Konzentration von konjugierten Gallensalzen im distalen Darm zu, wird eine dichte, beständige Zellwand ausgebildet. Die so entstehenden vierkernigen **Zysten** erscheinen dann im **Dickdarm** und sind auch in der Umwelt überlebensfähig (Abb. **F-2.24 b**).

Die rasche Vermehrung hat Folgen:

- Die konfluierende Schicht von Trophozoiten kann die Resorption von Nahrung stören; Folgen sind **Malabsorption** und **Steatorrhö.**

Die massive Vermehrung hat Folgen:

- Eine konfluierende Schicht von Trophozoiten entsteht auf der Oberfläche der Dünndarmzotten. Diese wirkt wie eine mechanische Barriere und stört die Resorption von Nahrungsbestandteilen **(Malabsorption).** Folge sind voluminöse, speckig glänzende Fettstühle **(Steatorrhö).**
  (Da eine Invasion in die Schleimhaut oder sogar eine Dissemination nicht stattfindet, kann man im Grunde nicht von einer wirklichen Infektion sprechen.)

- Die Besiedelung der Dünndarmoberfläche führt nach Tagen zu einer **Atrophie der Mikrovilli** und einer Störung der Enterozytenfunktion. Die Malabsorption verstärkt sich.

- Durch die Anheftung der Lamblien mithilfe ihrer Saugplatte (Abb. **F-2.24c**) an die Oberfläche der Enterozyten kommt es nach einigen Tagen zu einer **Atrophie der Mikrovilli.** Diese morphologische Änderung, die mit einer gröberen Oberflächenfelderung einhergeht, bedingt eine Verminderung der Resorptionsoberfläche und verstärkt die Malabsorption. Auch die Funktion der Enterozyten, speziell die Bildung von Laktase, wird eingeschränkt. Die Alteration der Enterozyten induziert die Zytokinproduktion, welche wiederum Entzündungen fördern.

- Die Trophozoiten leben von den **konjugierten Gallensalzen** im Dünndarm. Diese fehlen dann als Emulgatoren der fetthaltigen Nahrung, wodurch die Steathorrhö verstärkt wird. Durch das

- Lamblien fressen **konjugierte Gallensalze.** Wenn nun ihre Zahl im Dünndarm stark erhöht ist, kommt es zu einem **Mangel** an diesen Emulgatoren, so dass die Verdauung der Nahrung erschwert und so die Malabsorption und speziell die Steatorrhö verstärkt wird. Die Stoffwechselprodukte der Lamblientrophozoiten hemmen zusätzlich die Funktion der Verdauungsenzyme im

Dünndarm. Dieses veränderte Milieu ist wiederum günstig für eine bakterielle Besiedelung, und es kommt als Folge der Lamblienvermehrung zu einer Vermehrung der Bakterien in diesem Darmabschnitt **(„bacterial overgrowth")**, der sonst nur geringe Bakterienzahlen enthält. Dies verstärkt den entzündlichen Prozess.

- Die **entzündliche Reaktion** der betroffenen Schleimhautareale wird durch humorale wie auch zelluläre **Immunreaktionen** gegen einzelne, lösliche Antigene der intraluminalen Lamblien unterhalten. Andererseits vermittelt diese Immunität zumindest einen **partiellen Schutz** vor einem Fortschreiten und auch vor einer Reinfektion: Menschen, die häufig exponiert sind, besitzen erhöhte Resistenz gegen den Erreger.

veränderte Milieu kommt es zu einer Vermehrung der Bakterien im Dünndarm **(„bacterial overgrowth")**.

- Eine **Immunreaktion** unterhält die leichte **Entzündung** der Dünndarmschleimhaut, vermittelt aber auch einen **partiellen Schutz** vor dem Fortschreiten der Erkrankung.

Klinik: Die mit dem Stuhl ausgeschiedenen, infektiösen Zysten werden mit Lebensmitteln oder Trinkwasser verbreitet. Meistens sind Kinder betroffen, während der ersten 6 Lebensmonate – zumal bei Brustmilchernährung – ist die Infektion jedoch selten. Nach einer Inkubationszeit von ca. 1 Woche treten **Symptome im rechten Oberbauch** auf. Die Betroffenen klagen über Druckgefühl und leichte Übelkeit. Der Stuhl ist voluminös und fettreich (keine Blutbeimengung). Komplikationen vonseiten der Gallenwege sind selten. Nur wenn die Krankheit lange persistiert, kommt es wegen der Malabsorption zu einem Gewichtsverlust bzw. bei Kindern zu Gedeihstörungen. Spontane Heilungen sind häufig, und nicht jede Besiedelung führt zu auffälligen Symptomen. Fieber fehlt meistens, da ja keine Invasion der Schleimhaut erfolgt.

Klinik: Meist sind Kinder betroffen, die über unklare **Beschwerden im rechten Oberbauch** klagen mit Übelkeit, Diarrhö, Malabsorption, Steatorrhö. Der Verlauf ist meist gutartig und spontane Heilungen sind häufig.

Nachweis: Im **nativen Duodenalsekret** lassen sich die begeißelten Trophozoiten an ihren zappelnden Bewegungen leicht **mikroskopisch** identifizieren. Meist steht jedoch nur Stuhl zur Untersuchung zur Verfügung. Allenfalls im akuten Stadium bei beschleunigter Darmpassage gelangen noch einige lebende, bewegliche Trophozoiten in den Dickdarm. Im Allgemeinen werden aber die **Zysten im Stuhl** gesucht, meist nach Anreicherung, wobei die partikulären Anteile zuerst ausgewaschen und dann zentrifugiert werden. Die Suche kann durch Verwendung von fluoreszenzmarkierten monoklonalen Antikörpern erleichtert werden. Der Nachweis von Antikörpern im Serum, z. B. mithilfe von EIA, KBR oder IFT, ist wenig aussagekräftig.

Nachweis: Da der Nachweis von zappelnden Trophozoiten in Dünndarmflüssigkeit nur schwer zu bekommen ist, bleibt der mikroskopische Nachweis von **Zysten im Stuhl.**

▶ **Exkurs:** Der Nachweis von Giardiazysten im Stuhl muss nicht unbedingt für eine Darmsymptomatik beweisend sein. Da die Zahl der symptomlos Infizierten relativ groß ist, muss ein positiver Befund kritisch mit dem klinischen Erscheinungsbild in Einklang gebracht werden. Negative Befunde sind nur aussagekräftig, wenn sie mehrfach erstellt werden.

◀ **Exkurs**

Therapie: Da Lamblien einen anaeroben Stoffwechsel besitzen, werden Nitroimidazole (Metronidazol, Ornidazol, Tinidazol) durch Reduktion der Nitrogruppe in die aktive Form überführt, welche tödlich für Lamblien ist.

Therapie: Nitroimidazole sind für die anaeroben Lamblien Mittel der Wahl.

Prophylaxe: Da die Übertragung oral erfolgt, wobei geringe Erregermengen (10^3) ausreichen, eine Infektion zu erzeugen, vor allem bei Kleinkindern, sind meistens Fehler bei der Lebensmittelhygiene die Ursache. Eine Sanierung der Trinkwasserversorgungsanlagen ist ebenfalls angezeigt.

Prophylaxe: Sanierung der Trinkwasserversorgungsanlagen.

Epidemiologie: Die Erreger sind weltweit verbreitet. Im Kindesalter werden sie durch Schmierinfektion direkt von Mensch zu Mensch übertragen, sonst nur noch bei oroanalem Geschlechtsverkehr. Erwachsene erwerben die Zysten durch Lebensmittel, Trinkwasser und selten durch Oberflächenwasser, wenn diese durch infizierte Tiere kontaminiert sind. Reisende, die aus Gebieten mit hohem sanitärem Standard in Gebiete mit schlechteren Verhältnissen (Campingreisen) kommen und somit noch keine stille Feiung mitbringen, sind besonders gefährdet.

Epidemiologie: Die Infektion erfolgt über Zysten in Wasser und Nahrungsmittel. Bei schlechten sanitären Verhältnissen ist das Infektionsrisiko entsprechend hoch.

G

1 Allgemeines

1.1 Einführung

▶ Definition

▶ Merke

Zur Klassifikation humanpathogener Stämme s. Tab. **G-1.1**.

G-1.1

1.2 Diagnose von Wurminfestationen

Die Diagnose humaner Wurminfestationen kann mithilfe des Nachweises von vollständigen Würmern, Teilen, Larven oder auch Eiern gestellt werden (Tab. **G-1.2**, Abb. **G-1.1**).

1 Allgemeines

1.1 Einführung

▶ **Definition:** Unter Parasiten versteht man heute all jene Organismen, die auf Kosten eines Wirtsorganismus leben. Als Helminthen bezeichnet man parasitisch lebende Würmer (helmis, gr. Wurm). Würmer sind vielzellige (Metazoen), eindeutig dem Tierreich zugeordnete Organismen.

▶ **Merke:** Im Unterschied zu den infektiösen Mikroorganismen spricht man bei einem Wurmbefall nicht von einer Infektion, sondern von einer **Infestation.** Unter **Präpatenzzeit** versteht man jene Zeitspanne, die zwischen der Infestation und der Geschlechtsreife der Würmer liegt.

Neben der klassischen intestinalen Manifestation können manche Würmer auch extraintestinale Infestationen zeigen.Die Präpatenzzeit ist wichtig für die Diagnose (Eiernachweis im Stuhl), darf aber nicht im Sinne der Inkubationszeit verstanden werden, da auch die nicht geschlechtsreifen Wurmformen Krankheitssymptome verursachen können.
Die Klassifikation der humanpathogenen Vertreter der Würmer ist in Tab. **G-1.1** dargestellt.

G-1.1 Klassifikation humanpathogener Helminthen

Stamm	*Klasse*
Nemathelminthes (= Rund- oder Schlauchwürmer)	▪ Nematoda (= Fadenwürmer) ▪ Acanthocephala (= Kratzer)
Plathelminthes (= Plattwürmer)	▪ Trematodes (= Saugwürmer) ▪ Cestodes (= Bandwürmer)

1.2 Diagnose von Wurminfestationen

Die Diagnose einer Wurminfestation wird beim Menschen durch den Nachweis des vollständigen Wurmes oder seiner Teile (Glieder) bzw. der Larve gesichert. Auch ein mikroskopischer Einachweis kann zur Diagnose dienen (Abb. **G-1.1**). Eine Übersicht der Diagnosemöglichkeiten für die in diesem Kapitel besprochenen Helminthen gibt Tab. **G-1.2**. Zusätzlich gelingt in einigen Fällen der Nachweis von spezifischen Antikörpern. Als **Hinweis** für Wurminfestationen gelten Eosinophilie und eine globale IgE-Erhöhung im Blut.

G-1.2 Übersicht zur Diagnose von Wurminfestationen

Wurm	*Nachweis von Wurm bzw. Larve*	*Einachweis*
Nematoden		
Enterobius	Stuhl, Vaginalsekret	im Abklatsch von Perianalhaut
Ascaris	Stuhl, Erbrochenes	Stuhl
Anisakis	bei Gastroskopie in der Magenwand sichtbar	entfällt
Ancylostoma	bei Endoskopie in der Dünndarmwand sichtbar	Stuhl
Strongyloides	evtl. Larven im Stuhl	Stuhl (Larven oft schon geschlüpft!)
Trichuris	bei Endoskopie in der Darmwand sichtbar	Stuhl
Trichinella	abgekapselte Larven im Muskelbiopsat	entfällt
Filarien	Larven evtl. in der Blutbahn (Wuchereria und Brugia nachts, Loa mittags) Onchocercanachweis im „skin snip"	entfällt
Dracunculus	Austritt des adulten Wurms aus Hautwunde	entfällt
Trematoden		
Schistosoma	theoretisch durch Biopsie möglich (wird in der Praxis nicht durchgeführt)	Stuhl, Urin
Opisthorchis		Stuhl, Duodenalsaft
Fasciola		Stuhl, Duodenalsaft
Paragonimus		Sputum
Zestoden		
Diphyllobothrium	Wurm bzw. Proglottiden im Stuhl	Stuhl
Taenia	Wurm bzw. Proglottiden im Stuhl (viele Uterusverzweigungen bei T. saginata, wenige bei T. solium)	Stuhl (keine artspez. Unterschiede)
Echinococcus	Finnen in Biopsie bzw. in OP-Material	entfällt
Hymenolepis	entfällt	Stuhl

G-1.1 Mikroskopischer Einachweis

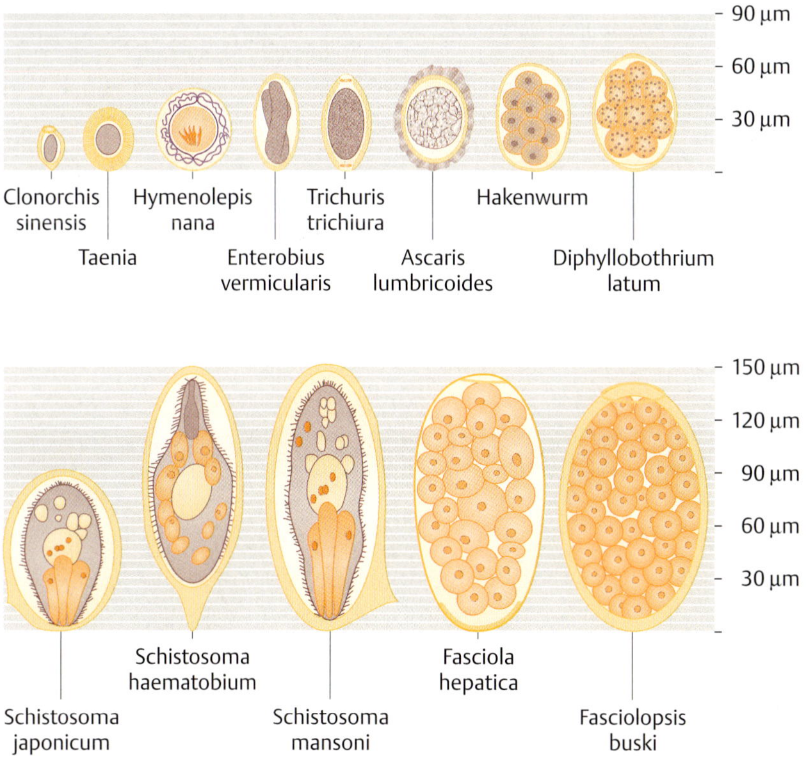

G-1.1

1.3 Anthelminthika

Nicht resorbierbare Anthelminthika eignen sich nur für Darminfestationen, bei systemischen Infestationen müssen resorbierbare Wirkstoffe eingesetzt werden.

1.3 Anthelminthika

Bei einer Infestation des Darmes liegen die Würmer zumeist im Darmlumen, wo sie für oral aufgenommene Anthelminthika leicht zugänglich sind, selbst wenn diese gar nicht resorbierbar sind. Einige diese Medikamente lähmen den Energiestoffwechsel, die Muskulatur oder die Nerven der adulten Würmer im Darmlumen. Die inaktivierten Würmer werden dann mit dem Kot ausgeschieden. Bei einer systemischen Infestation ist dagegen nur die Verabreichung resorbierbarer Medikamente sinnvoll, welche die Würmer abtöten.

G-1.3

G-1.3 Wirkspektrum verschiedener Anthelminthika

Wirkstoff	*Wirkspektrum*	
Piperazin	Nematoden	▪ Enterobius
Pyrantel	Nematoden	▪ Enterobius ▪ Ascaris
Pyrvinium	Nematoden	▪ Enterobius
Mebendazol	Nematoden	▪ Enterobius ▪ Ascaris ▪ Trichuris ▪ Ancylostoma
	Zestoden	▪ Echinococcus
Albendazol	Nematoden	▪ Ascaris ▪ Trichuris* ▪ Ancylostoma*
	Zestoden	▪ Echinococcus
Diethylcarbamazin	Nematoden	▪ Toxocara ▪ Filarien
Ivermectin	Nematoden	▪ Filarien
Praziquantel	Trematoden	▪ alle
	Zestoden	▪ Taenia ▪ Diphyllobothrium ▪ Hymenolepis
Niclosamid	Zestoden	▪ Taenia ▪ Diphyllobothrium

* nur bedingt wirksam

2 Nematoda (Fadenwürmer)

2 Nematoda (Fadenwürmer)

▶ **Definition:** Nematoden (nema, gr. Faden) sind langgestreckte, fadenförmige, im Querschnitt **runde Würmer** von wenigen Millimetern bis zu einem Meter Länge. Nematoden können sich mit Hilfe ihrer Längsmuskulatur schlängelnd fortbewegen. Sie besitzen einen kompletten Intestinaltrakt mit Exkretionsorgan und ein primitives Nervensystem. Nematoden sind getrenntgeschlechtlich und besitzen charakteristische Begattungsorgane. Die Vermehrung erfolgt vom Ei über ein einheitliches Prinzip von **vier Larvenstadien** (L1 bis L4). Erfolgt im Entwicklungszyklus ein Wirtswechsel, so findet dieser in der Regel zwischen L1 und L2 oder L3 und L4 statt.

◀ Definition

Klassifikation: Tab. **G-2.1** gibt einen Überblick über die humanmedizinisch relevanten Familien der über 30000 Arten enthaltenden Würmerklasse der Nematoden.

Klassifikation: s. Tab. **G-2.1**.

G-2.1 **Familien und Vorkommen humanmedizinisch relevanter Nematoden**

Familie	***Vorkommen in Europa****
Ancylostomatidae	einige Arten
Ascarididae	fast alle Arten
Filariidae	keine
Metastrongylidae	nur Metastrongylus elongatus
Oxyuridae	alle Arten
Rhabditidae	einige Arten
Spiruridae	wenige Arten
Strongylidae	keine
Trichostrongylidae	nur Haemonchus contortus
Trichuridae	fast alle Arten

* nicht alle Arten werden im Text besprochen

G-2.1

2.1 Nematoden mit Darminfestationen

2.1 Nematoden mit Darminfestationen

2.1.1 Oxyuridae

2.1.1 Oxyuridae

▶ **Definition:** Oxyuren sind kleine, madenartige Würmer und werden deshalb auch so bezeichnet (Madenwürmer). Die männlichen Individuen sind maximal 5 mm lang, die Weibchen 9–12 mm. Typisch sind die dünnen, spitz auslaufenden hinteren Körperenden **(„Pfriemenschwänze")** und die auffallend weiße Färbung.

◀ Definition

Klassifikation: Es existieren zahlreiche Arten. Für den Menschen von Bedeutung ist hauptsächlich **Enterobius vermicularis.**

Klassifikation: Von humanmedizinischem Interesse ist nur die Art **Enterobius vermicularis**.

Enterobius vermicularis

Bedeutung und Epidemiologie: Der weltweit verbreitete **Madenwurm** (Abb. **G-2.1**) ist einer der häufigsten Infektionserreger. Man schätzt, dass ca. 400 Millionen Menschen betroffen sind. Er ist auch in den Industrienationen weit verbreitet und Verursacher der **Enterobiose** (Madenwurmbefall). Frauen sind häufiger betroffen als Männer, Kinder und Jugendliche mehr als ältere Menschen.

Enterobius vermicularis

Bedeutung und Epidemiologie: Der weltweit verbreitete **Madenwurm** ist der Erreger der **Enterobiose** (auch Oxyurose oder schlicht Madenwurmbefall).

G-2.1

G-2.1 Steckbrief von Enterobius vermicularis (Madenwurm)

Größe	♂ 2–5 mm ♀ 9–12 mm
Lebenserwartung	ca. 100 Tage
Präpatenzzeit	ca. 2 Wochen
Eier	ca. 30 × 50 μm

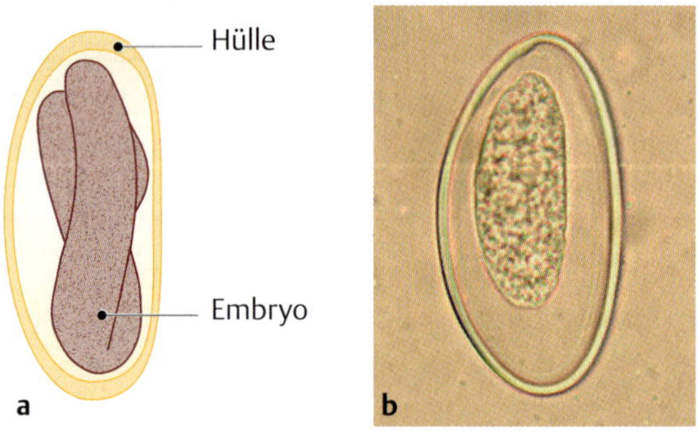

Ei mit Embryo.
a Schema
b lichtmikroskopische Aufnahme

Entwicklungszyklus: Die adulten Würmer leben auf der Dickdarmschleimhaut des Menschen, der Hauptwirt ist. Die befruchteten Weibchen wandern zum Anus. Nachts überwinden sie den Sphinkter und legen Eier ab, in denen sich die infektiösen Zweitlarven entwickeln (Abb. **G-2.1**). Nach oraler Aufnahme der Eier reifen diese im Darm durch mehrfache Häutung zum geschlechtsreifen Wurm.

Entwicklungszyklus: Der Mensch ist Hauptwirt. Die adulten Würmer leben auf der Dickdarmschleimhaut sowie im Bereich des Zäkums. Nach der Kopulation sterben die männlichen Würmer ab, während das Weibchen zum Anus wandert. Nachts überwindet es den Sphinkter und legt mehr als 10000 Eier auf die Perianalhaut. Die Eier sind mit einer klebrigen Eiweißhülle versehen, die dafür sorgt, dass sie auf der Haut und anderen Gegenständen fest haften. In den Eiern kann sich bei Hauttemperatur innerhalb von 4–6 Stunden aus der infektionsfähigen Erstlarve die Zweitlarve entwickeln (Abb. **G-2.1**). Die Eier bleiben in feuchter Umgebung 2–3 Wochen lebensfähig. Aus den oral aufgenommenen Eiern (auch fäkal-oraler Kurzschluss möglich) schlüpfen die Larven im Wirtsdarm. Sie machen mehrere Häutungsstadien (Larvenstadien 3 und 4) durch und erreichen so innerhalb von 5–6 Wochen die Geschlechtsreife. Möglicherweise können die auf der Perianalhaut freigesetzten ersten Larven auch retrograd vom Anus in den Darm zurückwandern und damit das Infektionsgeschehen unterhalten.

Transmission: Die auf der Perianalhaut kriechenden Würmer verursachen einen Pruritus, der zu unbewusstem Kratzen im Schlaf mit nachfolgender fäkal-oraler Übertragung führt. Auch Kontaktinfektionen durch kontaminierte Gegenstände spielen eine Rolle.

Transmission: Die auf der Perianalschleimhaut herumkriechenden, eiablegenden Würmer erzeugen einen heftigen Pruritus, der zu unbewusstem Kratzen im Schlaf führt. Bei jüngeren Kindern erfolgt die Übertragung noch in derselben Nacht durch den digitalen Transfer (Fingerlutschen) vom Anus zum Mund. Bei älteren Kindern und Erwachsenen spielt die Kontaktinfektion eine wichtige Rolle. Die klebrigen Wurmeier bleiben auf Spielzeug und Bedarfsgegenständen (z. B. Bettwäsche) haften oder werden selbst auf dem Luftweg via Staubaufwirbelung (z. B. Bettenmachen) verbreitet.

Klinik: Gedeih- und Verhaltensstörungen sind bei Kleinkindern mögliche Folgen des Analpruritus. Der Befall der weiblichen Genitalorgane führt zu Entzündungen. Nur bei massivstem Wurmbefall sind Darmentzündungen, Appendizitis und Peritonitis zu befürchten. Im Regelfall ist die Enterobiose **harmlos**.

Klinik: Der durch den Wurmbefall hervorgerufene starke Juckreiz führt den Patienten in der Regel zum Arzt. Bei Kleinkindern kann er Gedeih- und Verhaltensstörungen, z. B. indirekt durch Schlafstörung, bewirken. Bei Mädchen und Frauen besteht die Gefahr, dass die Würmer die Genitalorgane befallen und dort Entzündungsreaktionen verursachen. Bei massivstem Befall können die Würmer auch entzündliche Läsionen in der Darmwand, Appendizitis und in schlimmsten Fällen auch Darmperforationen mit letal endender Peritonitis verursachen. Im Regelfall ist die Enterobiose aber eine **harmlose** Erkrankung.

Nachweis: Im Blutausstrich ist eine **Eosinophilie** oft schon ein erster Hinweis für einen Wurmbefall. Auch **IgE** kann im

Nachweis: Im Blutausstrich ist eine **Eosinophilie** oft schon ein erster Hinweis für einen Wurmbefall. Auch **IgE** kann im Serum deutlich erhöht sein. Bei sehr starkem Befall können die adulten Madenwürmer im Stuhl nachgewiesen werden. Auf dem Kot erkennt man bereits ohne Hilfsmittel die kleinen weißlichen Würmchen, die sich peitschenartig hin- und herbewegen. Methode der Wahl ist der mikroskopische Eiernachweis auf der Perianalhaut, wobei frühmorgens die Chance am größten ist, Eier zu finden. Die Perianalhaut wird mit einem durchsichtigen Klebefilm kurz beklebt. Der Film wird dann abgezogen und auf einen Objektträger gebracht **(Abklatsch)**. Die Eier von Enterobius vermicularis sind längsoval und dünnschalig. Die Larve ist im Ei erkennbar (Abb. **G-2.1**).

Serum deutlich erhöht sein. Methode der Wahl ist der mikroskopische Nachweis der Wurmeier auf der Perianalhaut durch **Klebestreifenabklatsch**. Die Wurmeier sind dünnschalig und lassen die Larve erkennen (Abb. **G-2.1**).

Therapie: Zur Therapie eignen sich Mebendazol, Tiabendazol, Piperazinderivate, Pyrantel oder Pyrvinium. Eventuell sollte die Therapie nach 14-tägiger Pause wiederholt werden.

Therapie: Mebendazol, Tiabendazol, Pyrantel.

▶ **Exkurs:** Pyrviniumverbindungen färben den Stuhl rot. Vorherige Aufklärung verhindert Panikreaktion!

◀ **Exkurs**

Prophylaxe: Wurmbefall innerhalb einer Familie und in Kinderkollektiven sollte zu besonderen Hygienemaßnahmen führen, um eine Ausstreuung der Eier zu unterbinden. Hierzu zählen:
- Behandlung der Analhaut sowie der Vaginalhaut mit Skinsept mucosa,
- Tragen enganliegender Unterhosen, um das nächtliche Kratzen zu unterbinden und um das Eintragen der Wurmeier in die Bettwäsche zu verhindern,
- Kürzen der Fingernägel,
- Auskochen von Unter- und Bettwäsche, Handtüchern, Waschlappen etc.,
- Reinigung von Spielzeug und möglichen kontaminierten Gegenständen mit heißem Wasser,
- strengste Händehygiene, wobei in diesem Falle nur chlorhexidinhaltige Mittel wirksam sind.

Der Einsatz von Flächendesinfektionsmitteln wie Biguanide und Phenole ist effektiv. Gewöhnliche Haushaltsstaubsauger dagegen verteilen nur die Eier!

Prophylaxe: Eine Streuung der infektiösen Wurmeier muss verhindert werden. Als Hygienemaßnahme empfehlen sich enganliegende Unterhosen, Auskochen von Wäsche, Kürzen der Fingernägel, sorgfältigste Händehygiene und Abwaschen von möglicherweise kontaminierten Gegenständen mit heißem Wasser.

2.1.2 Ascarididae

2.1.2 Ascarididae

▶ **Definition:** Askariden oder **Spulwürmer** sind große Rundwürmer. Die männlichen Individuen können bis zu 25 cm, die weiblichen bis zu 40 cm lang werden.

◀ **Definition**

Klassifikation: Tab. **G-2.2** gibt einen Überblick über die humanmedizinisch relevanten Askaridenarten.

Klassifikation: s. Tab. **G-2.2**.

Bedeutung: Obwohl sicherlich **Ascaris lumbricoides** die größte humanmedizinische Bedeutung zukommt, da dieser Askaride der einzige ist, bei dem der Mensch als Hauptwirt auftritt, dürfen die anderen in Tab. **G-2.2** aufgeführten Arten nicht völlig außer Acht gelassen werden. Zwar werden diese Askariden im Menschen nicht geschlechtsreif, sie können jedoch auch als Larven in verschiedenen Organen nicht unerhebliche Schäden verursachen.

Bedeutung: Hauptvertreter mit der größten humanmedizinischen Relevanz ist **Ascaris lumbricoides**.

G-2.2 Humanmedizinisch relevante Arten der Askariden*

Art	*Hauptwirt*	*Klinische Bedeutung*
Ascaris lumbricoides	Mensch	sehr groß
Ascaris suum	Schwein	gering
Anisakis marina	Meerestiere	nicht unerheblich
Toxocara canis	Hund	nicht unerheblich
Toxocara cati	Katze	nicht unerheblich

* nicht alle werden im Folgenden besprochen

G-2.2

Ascaris lumbricoides

Bedeutung und Epidemiologie: Ascaris lumbricoides ist weltweit verbreitet. In den Entwicklungsländern muss mit hoher Letalität gerechnet werden, die vor allem durch den Larvenbefall der Lunge verursacht wird. In Mitteleuropa ist der Spulwurmbefall rückläufig.

Ascaris lumbricoides

Bedeutung und Epidemiologie: Ascaris lumbricoides ist mit ca. 1 Milliarde Infestationen einer der weltweit häufigsten Erreger von Infektionskrankheiten. Hauptendemiegebiete finden sich in Ländern Ostasiens, Afrikas und Lateinamerikas. In diesen Ländern werden – besonders bei Kindern – hohe Raten an wurmbedingten **Pneumonien** beobachtet (Ascarislarven plus bakterielle Superinfektion bei reduziertem Allgemeinzustand!). Die Zahl der Todesfälle wird auf ca. 20000 geschätzt. In Mitteleuropa ist seit den 50er Jahren der Spulwurmbefall deutlich zurückgegangen.

Entwicklungszyklus: Die adulten Spulwürmer sind bleistiftdick, gelblichrosa und leben im Dünndarm (Abb. **G-2.2** und **G-2.3**). In den mit den Fäzes an die Umwelt verbrachten Eiern entwickelt sich eine infektionsfähige Larve. Nach oraler Aufnahme der Eier schlüpft diese Larve im oberen Dünndarm, durchdringt die Darmwand und findet Anschluss an das Blutgefäßsystem und gelangt über die Leber in die **Lunge**. In der Lunge häuten sich die Larven in den Alveolen und wandern zur Trachea, durch Verschlucken wiederum in den Darm, wo die Reifung zum adulten Wurm erfolgt.

Entwicklungszyklus: Die geschlechtsreifen getrenntgeschlechtlichen **Spulwürmer** (Abb. **G-2.2** und **G-2.3**) sind bleistiftdick, von gelblich rosa Färbung und leben im Dünndarm (ascaris: Eingeweidewurm). Die weiblichen Individuen produzieren täglich bis zu 200000 Eier, die mit den Fäzes an die Umwelt verbracht werden. Im feuchten, sauerstoffhaltigen und warmen Milieu (ca. 25 °C) entwickelt sich in den Eiern (ca. 50 µm) innerhalb von 2–6 Wochen die infektionsfähige L2-Generation. Werden die Eier oral aufgenommen, schlüpfen diese Larven (260 µm) im oberen Dünndarm. Sie dringen in die Darmwand ein, finden Anschluss an das venöse Blutgefäßsystem und gelangen über die Leber (dort Häutung zum Larvenstadium 3) in die **Lunge**. Für diesen Weg benötigen sie 4–7 Tage. In der Lunge verlassen sie das Gefäßsystem und häuten sich in den Alveolen zum Larvenstadium 4 (Länge 1,4 mm). Diese Larve wandert in den luftführenden Systemen der Lunge zur Trachea und gelangt über den Pharynx nach reflektivem Verschlucken (nachts, im Schlaf) wiederum in den Dünndarm, wo die Reifung zum adulten Wurm erfolgt. Etwa 10–12 Wochen nach der Infestation werden Spulwürmer im Stuhl ausgeschieden. Adulte Askariden werden ca. 18 Monate alt.

Transmission: Klassischer Weg der Wurminfestation ist der Genuss **kopfgedüngten Salates.** Die mit einer klebrigen Proteinschicht versehenen Wurmeier haften an der Pflanze, die mit Fäkalien gedüngt wurde. Die Wurmeier sind sehr widerstandsfähig und können monatelang überleben.

Transmission: Die Eier von Spulwürmern sind außerordentlich widerstandsfähig. Sie können im feuchten Erdmilieu monatelang überleben. Eine klebrige, äußere Proteinhülle verschafft ihnen eine gute Haftungsfähigkeit. Klassischer Weg einer Infestation ist der Verzehr von mit Fäkalien **„kopfgedüngtem" Salat.** Die Salatpflanzen werden mit Jauche zum Zwecke der Düngung übergossen. Wurmeier haften auf den Salatblättern und werden durch den sanften Reinigungsprozess bei der Zubereitung weder entfernt noch inaktiviert. Eine Kontamination ist auch möglich, wenn Anpflanzungen mit fäkalienhaltigem Oberflächenwasser (Flusswasser) bewässert werden.

G-2.2

G-2.2 Steckbrief von Ascaris lumbricoides

Größe	♂ 25 cm lang, ca. 6 mm dick
	♀ 40 cm lang, ca. 6 mm dick
Lebenserwartung	1–1,5 Jahre
Präpatenzzeit	ca. 3 Monate
Eier	45 × 60 µm, dickschalig

a Ei
b Wurm

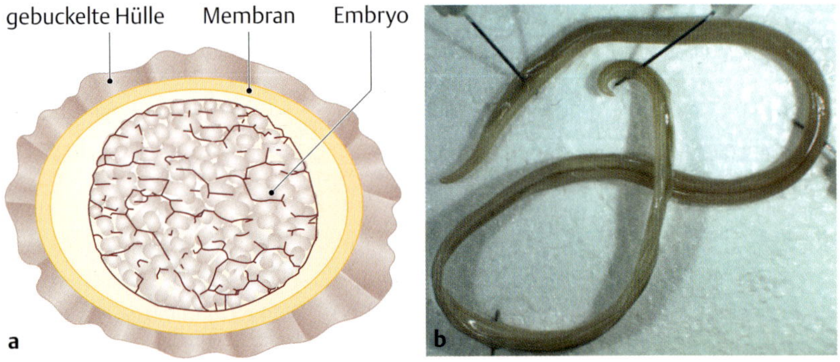

G-2.3 Ascaris lumbricoides

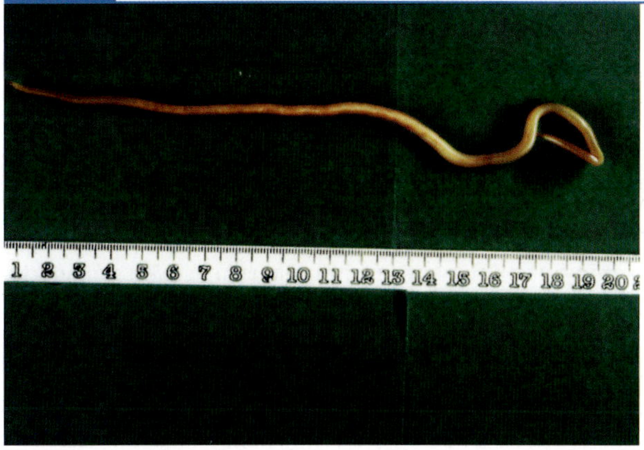

a Mehrere adulte Spulwürmer können bei einem Patienten gleichzeitig vorkommen. Sie bewirken dann als Bezoar eine mechanische Blockade der Darmpassage, was zu einem Ileus führen kann.

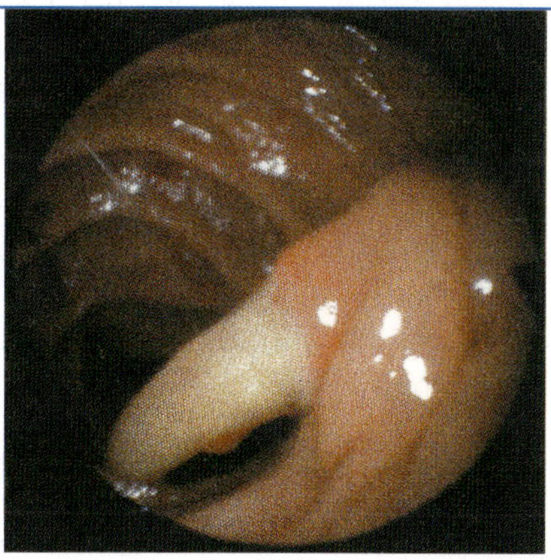

b Endoskopische Aufnahme eines adulten Ascaris lumbricoides, der durch die Papilla Vateri in den Ductus choledochus eindringt. Als Folge kann eine Cholestase auftreten.

Klinik: Die Infestation führt zur **Askariose** (Spulwurmbefall), einer meist latent verlaufenden Krankheit.

Die **wandernden Larven** können zu entzündlichen, eosinophilen Infiltrationen in der Lunge führen (Löffler'sches Infiltrat) und Ursache von Husten, Dyspnoe und leichtem Fieber sein.

Konglomerate **adulter Würmer** (Abb. **G-2.3a**) bewirken einen Darmverschluss (Wurmileus), der einer dringlichen chirurgischen Intervention bedarf. Wandern die Würmer in die Gallenwege (Abb. **G-2.3b**), ins Prankreas oder in den Magen, resultieren entsprechende klinische Erscheinungsbilder (z. B. Ikterus durch Abflussstörungen der Gallenwege etc.).

Ob die Würmer im Darm als „Mitesser" einen Einfluss auf die Nahrungsbilanz haben, ist umstritten. Gewichtsverlust bei Wurminfestation ist meist eine Sekundärerscheinung, die durch Abdominalbeschwerden, Übelkeit oder Erbrechen erklärt werden kann. Diese Symptome sind häufig Ausdruck einer Allergie gegen Wurmantigene oder gegen von Würmern ausgeschiedene Stoffwechselmetaboliten.

Klinik: Die **Askariosen** verlaufen meist latent. Wandernde Larven führen zu Lungeninfiltraten. Würmerkonglomerate im Darm (Abb. **G-2.3a**) können Ursache eines Ileus sein. Der Befall von Gallengang (Abb. **G-2.3b**), Pankreas oder Magen, führt zu entsprechenden klinischen Erscheinungsbildern.

Allergien gegen Wurmantigene oder Stoffwechselmetaboliten erzeugen Abdominalbeschwerden.

Nachweis: Die mikrobiologische Diagnostik beruht hauptsächlich auf dem Nachweis der **Wurmeier** im Stuhl. Diese sind dickschalig, von höckerigem, zitronenförmigem Aussehen. Durch den Stuhl sind die Eier in der Regel dunkelbraun angefärbt. Eine Infektion mit ausschließlich männlichen oder weiblichen Würmern ist so aber nicht zu erfassen.

Der Abgang ganzer Würmer ist auch möglich. Nicht selten werden Askariosen bei der Röntgenaufnahme des Darmes oder bei Endoskopien diagnostiziert. Gleiches gilt für den Larvenbefall der Lunge, wo sich im Röntgenbild wolkenartige Verschattungen zeigen.

Im Blutbild fällt eine **Eosinophilie** auf. Der Befall mit Larven führt zur Produktion spezifischer IgE-Antikörper. Zusätzlich kommt es jedoch auch zu einer polyklonalen IgE-Produktion und folglich zu **hohen IgE-Titern** im Serum. Solche begleitenden Immunreaktionen können erstaunliche immunpathologische Komplikationen auslösen, die sich an Haut (Urtikaria), Gelenken oder inneren Organen manifestieren.

Nachweis: Die mikrobiologische Diagnose beruht auf dem Nachweis der **Wurmeier** im Stuhl. Diese sind zitronenförmig, höckerig und von dunkelbrauner Färbung.

Bei der Blutuntersuchung fallen eine **Eosinophilie** und **hohe IgE-Titer** auf.

Therapie: Eine einzige Dosis von Pyrantel ist in 90 % der Fälle gegen adulte Stadien effektiv. Mebendazol ist ebenfalls anwendbar.

Therapie: Pyrantel oder Mebendazol.

▶ Merke

▶ **Merke:** Pyrantelverbindungen sowie Mebendazol sind als Mittel der Wahl nur darmwirksam. Die Larvenstadien während der Körperwanderung werden nicht erfasst. Eine Wiederholung der Behandlung nach ca. 3 Wochen ist deshalb dringend zu empfehlen.

Prophylaxe: Pflanzliche Nahrungsmittel, die in ungegartem Zustand verzehrt werden, sollten einer sorgfältigen Reinigung unterzogen werden.

Prophylaxe: Als generelle Hygienemaßnahme kann nur die sorgfältige Reinigung von pflanzlichen Lebensmitteln empfohlen werden, die im rohen Zustand verzehrt werden (Salate, Gemüse, Obst). Besondere Vorsicht ist angezeigt in Regionen, in denen Abwasserverrieselung, Kopfdüngung („biologische" Düngung) und Bewässerung von Pflanzungen mit Oberflächenwasser praktiziert wird. Reisende sollten auch hier den Spruch beherzigen: Koch es, schäl es oder vergiss es!

Anisakis marina

Bedeutung: Anisakis-Spezies und andere Spulwurmgattungen sind Erreger der **Heringswurmerkrankung (Anisakiasis).** Die Larven finden sich in den Bauchlappen von Seefischen.

Pathogenese: Durch den Genuss von rohem oder ungenügend zubereitetem Fisch gelangen sie in den Menschen (Fehlwirt), bohren sich in die Darmwand und erzeugen **Granulome**, in denen sie zugrunde gehen.

Klinik: Selten kommt es zu einer Perforation der Magenwand mit anschließender Peritonitis.

Nachweis: Bei der Gastroskopie fallen die Würmer auf, die in der Schleimhaut stecken.

Therapie: Tiabendazol.

Prophylaxe: Eine Fisch-Hygieneverordnung sieht als Schutzmaßnahme das 24-stündige Tieffrieren (–20 °C) des Fisches und die Entfernung der Bauchlappen vor.

Anisakis marina

Bedeutung: Anisakis-Spezies und andere Spulwurmgattungen (Contracaecum, Phocanema, Terranova) sind Erreger der **Anisakiasis** oder **Heringswurmerkrankung.** Hauptwirt der erwähnten Spulwürmer sind Meeressäugetiere (Robben, Wale, Delphine). Ihre Larven besiedeln auf noch nicht völlig geklärten Wegen Seefische, in deren Bauchlappen sie sich einnisten. Bis zu 50 % der Heringe können Träger sein.

Pathogenese: Werden die Larven vom Menschen aufgenommen, was ausschließlich über rohen (z. B. Sushi) oder ungenügend gesalzenen, geräucherten oder erhitzten Fisch (hauptsächlich Hering) möglich ist, bohren sie sich in die Darmwand, wo sie **entzündliche Granulome** erzeugen, wodurch diese Parasiten zugrunde gehen (Mensch = Fehlwirt).

Klinik: Im Vordergrund stehen die Beschwerden, die durch die entzündliche Reaktion in der Magenwand hervorgerufen werden. In seltenen Fällen kommt es zu einer Perforation mit nachfolgender Peritonitis**.** Eventuell werden diese Magenbeschwerden aber als Appendizitis fehldiagnostiziert.

Nachweis: Bei der Gastroskopie fallen die Würmer auf, die in der Schleimhaut stecken. Der Nachweis von Serumantikörpern ist erst spät möglich, so dass er nicht zur Klärung der akuten Beschwerden herangezogen werden kann.

Therapie: Neben der chirurgischen Intervention, die aufgrund der klinischen Symptomatik manchmal notwendig ist, kann Tiabendazol eingesetzt werden.

Prophylaxe: Eine Fisch-Hygieneverordnung schützt den Verbraucher: Entfernung der Bauchlappen und Einfrieren von Heringen über 24 Stunden bei –20 °C (in zoologischen Gärten zum Schutz der Tiere eine altbekannte Methode) machen den Fischverzehr unbedenklich. Süßwasserfische und gegarte Seefische sind generell unbedenklich.

Toxocara canis und Toxocara cati

Bedeutung und Epidemiologie: Toxocara canis et cati sind die weltweit verbreiteten Spulwürmer von Hunden und Katzen. Der Befall mit ihren Larven ruft beim Menschen das **Larva-migrans-visceralis-Syndrom** hervor. Serologische Untersuchungen ergaben, dass ca. 10 % der europäischen Bevölkerung Kontakt hatten.

Pathogenese: Nach oraler Aufnahme der Eier, durchbrechen die geschlüpften Larven die Darmwand. Die Larven können alle Organe des Menschen besiedeln, der einen Fehlwirt darstellt. Die absolute

Toxocara canis und Toxocara cati

Bedeutung und Epidemiologie: Toxocara canis und **Toxocara cati** sind weltweit verbreitete Spulwürmer der Hunde und Katzen. Befallen ihre Larven den Menschen, entwickelt sich das **Larva-migrans-visceralis-Syndrom.** Serologische Untersuchungen belegen, dass ca. 10 % der europäischen Bevölkerung Kontakt hatten. Damit ist die **Toxocariasis** nach der Toxoplasmose die häufigste Gewebeparasitose. Durch die Unsitte, Spielplätze als Hunde- und Katzenklosetts zu missbrauchen, stellen diese eine wichtige Infektionsquelle dar. So konnte eine Studie zeigen, dass sich in West-Berlin auf 10 % der untersuchten Kinderspielplätze Toxocara-Eier nachweisen ließen.

Pathogenese: Die Infektion wird durch die orale Aufnahme von Wurmeiern initiiert, die mit dem Kot von Hunden oder Katzen ausgeschieden werden, dann allerdings ca. 1 Monat an der Umwelt reifen müssen. Die Larven können die Darmwand durchbrechen. Da aber der Mensch für sie ein Fehlwirt darstellt, sind sie auf die Anatomie des menschlichen Körpers nicht „programmiert" und erreichen die für ihre Weiterentwicklung richtigen Organe (Leber und Lunge) nicht zielsicher. Sie irren im Körper umher und landen mehr oder weniger zufällig in praktisch allen Organen des Menschen. Klinische Symptome entstehen allerdings nur, wenn mehrere hundert Larven – die alle nach wenigen Monaten zugrunde gehen – ein Organ befallen.

Mehrheit der Infestationen verläuft inapparent.

Transmission: Ein direkter Übertragungsweg besteht im intensiven Kontakt zu Hunden und Katzen, in deren Fell die Eier persistieren können. Eine besondere Infektionsquelle stellen Sandkästen auf Kinderspielplätzen dar. Auch Rollstuhlfahrer haben eine erhöhte Durchseuchungsrate, weil sie offensichtlich mit ihren Händen die Eier aufnehmen.

Transmission: Übertragungsquellen sind der intensive Kontakt zu Hunden und Katzen, in deren Fell die Eier persistieren können, und Sandkästen auf Kinderspielplätzen.

Klinik: Etwa die Hälfte aller klinisch manifesten Fälle betrifft das **Auge.** Ein Visusverlust führt den Patienten zum Augenarzt. Lunge, Leber, ZNS und Muskulatur sind weitere Lokalisationsorte.

Klinik: In ca. 50 % der klinischen Fälle ist das **Auge** betroffen (Visusverlust).

Nachweis: Der Nachweis von Eiern bzw. adulten Würmern ist nicht möglich, da im Menschen als Fehlwirt diese Stadien nicht gebildet werden. Serologische Untersuchungen können die klinische Diagnose stützen.

Nachweis: Serologische Untersuchungen können die klinische Diagnose stützen.

Therapie: Tiabendazol oder Diethylcarbamazin sind die Mittel der Wahl.

Therapie: Tiabendazol oder Diethylcarbamazin.

Prophylaxe: Neben der **regelmäßigen Entwurmung** von Hund und Katze muss vor allem sichergestellt werden, dass diese Haustiere nicht die Sandkästen auf Kinderspielplätzen als Klosett benutzen. Da dies nur unzureichend durchgesetzt werden kann, ist der regelmäßige Austausch des Sandes in den Spielkästen unabdingbar.

Prophylaxe: Hund und Katze müssen deshalb regelmäßig entwurmt werden. Der regelmäßige Austausch des Sandes auf Spielplätzen ist daher aus hygienischer Sicht unabdingbar.

2.1.3 Ancylostomatidae

2.1.3 Ancylostomatidae

▶ **Definition:** Ancylostomatidae oder Hakenwürmer sind 0,7–1,8 cm lange Fadenwürmer, deren Vorderende hakenartig abgebogen ist (ankylos: krumm). Charakteristisch für die Würmer ist weiterhin eine Mundkapsel mit zahnartigen Strukturen (stoma: Mund).

◀ **Definition**

Klassifikation: Von humanmedizinischer Bedeutung sind **Ancylostoma duodenale** und **Necator americanus**.

Klassifikation. Von Bedeutung sind **Ancylostoma duodenale** und **Necator americanus**.

Bedeutung: Ancylostomatidae können beim Menschen zwei Krankheitsbilder initiieren: Ancylostoma duodenale und Necator americanus sind Ursache der **Ancylostomatidose** oder Hakenwurmkrankheit; die primär tierpathogenen Arten können beim Befall des Menschen das **Larva-migrans-cutanea-Syndrom** erzeugen (Abb. **G-2.5**).

Bedeutung: Ancylostomatidose und **Larva-migrans-cutanea-Syndrom** (Abb. **G-2.5**) sind Krankheitsbilder, die von Hakenwürmern verursacht werden.

Ancylostoma duodenale, Necator americanus

Ancylostoma duodenale, Necator americanus

Bedeutung und Epidemiologie: Ancylostoma duodenale (Abb. **G-2.4**) und Necator americanus sind die Verursacher der **Ancylostomatidose,** Haken- oder Grubenwurmerkrankung. Klassischerweise ist das Verbreitungsgebiet von Ancyclostoma duodenale die Alte Welt, das von Necator americanus die Neue Welt. Ancylostoma duodenale war früher in Bergwerken, bei Großtunnelbauten u. ä. Untertagebauten wegen der schlechten hygienischen Verhältnisse in diesen Anlagen weit verbreitet (aber auch wegen der höheren Temperatur im Erdinneren, die zur Reifung der Eier unabdingbar ist!) und Ursache der „Grubenwurmerkrankung". Heute beschränkt sich seine Verbreitung, ebenso wie bei Necator americanus, auf tropische und subtropische Regionen. Die Zahl der Infizierten wird auf ca. 500 bis 900 Millionen geschätzt. Endemiegebiete sind Afrika, Asien, Südeuropa, Zentral- und Südamerika sowie der Süden der USA. Die Wurminfestation erfolgt hauptsächlich bei Arbeiten in Reisfeldern und beim Barfußgehen auf anderen kontaminierten, d. h. abwässerbelasteten Böden. Häufigste Eintrittspforte der infektiösen dritten Larven ist die untere Extremität.

Bedeutung und Epidemiologie: Ancylostoma duodenale (Abb. **G-2.4**) und Necator americanus sind die Verursacher der **Ancylostomatidose** (Hakenwurmerkrankung). Ihre Verbreitung beschränkt sich auf tropische und subtropische Regionen. Häufigste Eintrittspforte sind die Füße (Arbeiten auf kontaminierten Böden bei unzureichendem Schuhwerk).

G-2.4

G-2.4 Steckbrief von Ancylostoma duodenale

Größe	♂ 8–10 mm lang ♀ 10–12 mm lang
Mundwerkzeug	zahnähnlich
Lebenserwartung	4–7 Jahre
Präpatenzzeit	ca. 6 Wochen
Eier	40 × 60 µm, dünnschalig

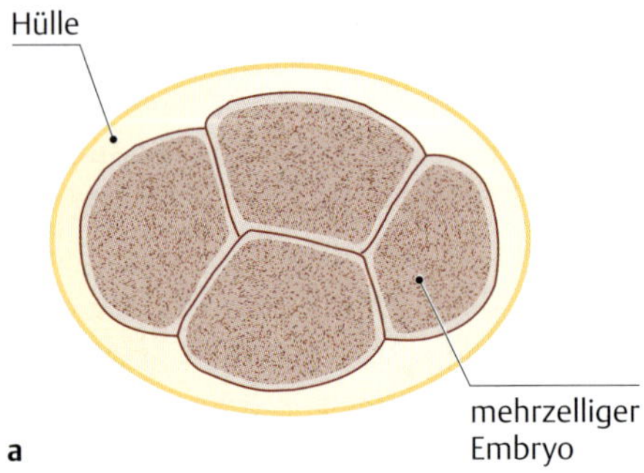

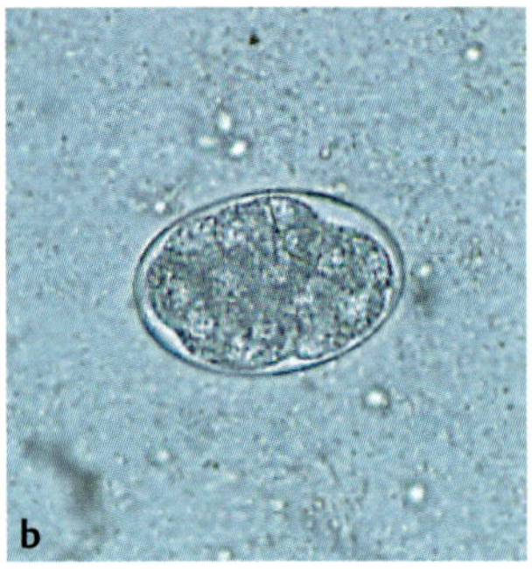

Ei
a Schema

b Nativpräparat (lichtmikroskopische Aufnahme)

Entwicklungszyklus: Aus den mit den Fäzes des Wirts in die Umwelt gelangten Eiern schlüpfen nach 1–2 Tagen erste Larven, die sich zum Stadium L2 und L3 weiterentwickeln. Letzteres kann perkutan in den menschlichen Körper eindringen. Über Lymphe und Blut gelangt die L3 in die Lunge, wo sie das Gefäßsystem verlässt, den Luftwegen folgend den Pharynx erreicht, um nach Verschlucken in den Dünndarm zu gelangen, wo sie zur Geschlechtsreife heranwächst.

Entwicklungszyklus: Die weiblichen Hakenwürmer geben täglich ca. 20000 Eier ab, die mit den Fäzes an die Umwelt gelangen. Die Eier brauchen zur Reifung Temperaturen von mindestens 20 °C, Feuchtigkeit und Sauerstoff. Bei Temperaturen um 28 °C entstehen bereits nach 1–2 Tagen erste Larven, die das Ei verlassen und sich über eine Zwischenhäutung (L2) zur **infektionsfähigen dritten Larve** ausbilden. Diese dritte Larve ist zwar gehäutet, hat die Kutikula aber nicht abgeworfen, d. h., sie wird von einer Hülle oder „Scheide" umgeben. Diese Larven können im feuchtwarmen Milieu ca. 1 Monat überdauern.

Die Infektion erfolgt klassischerweise perkutan. Während des Eindringens in den Körper entledigen sich die Larven endgültig ihrer Haut. Über Lymphe und Blut gelangen sie in die Lunge, wo sie das Gefäßsystem verlassen, den Luftwegen folgend den Pharynx erreichen, um nach Verschlucken in den Dünndarm zu gelangen, wo sie zur Geschlechtsreife heranwachsen. Der gesamte Vorgang dauert ca. 5 Wochen und ist offensichtlich auch nach oraler Aufnahme der Larven (kontaminierte Lebensmittel) ohne Körperwanderung möglich.

Klinik: Lokale Reaktionen an der Eintrittspforte der Larven sind häufige klinische Befunde. Die Besiedelung der Rachenschleimhaut führt zu Heiserkeit, Husten, Brechreiz u. a.. Die im Darm lebenden Würmer saugen Blut, was langfristig zur **Eisenmangelanämie** führt.
Zudem können Bauschmerzen, Blähungen, Appetitlosigkeit und Gewichtsverlust auftreten.

Klinik: Beim kutanen Eintritt der Larven (ca. 0,6 mm) in die Haut treten **Juckreiz, Rötung** und **Hauteffloreszenzen** auf. Besonders Necator americanus wandert oft tagelang in der Haut, bevor er Anschluss an das Lymph- oder Blutgefäßsystem findet.

Die Lungenpassage zeigt sich in einem eosinophilen, röntgenologisch wolkenartigen Infiltrat. Werden die im Pharynx befindlichen Larven nicht verschluckt, besiedeln sie die Rachenschleimhäute und verursachen Heiserkeit, Brechreiz, Speichelfluss, Husten, Dyspnoe etc..

Die im Jejunum und Ileum lebenden adulten Würmer **(der Name „duodenalis" ist absolut irreführend!)** beißen sich in die Darmwand und saugen täglich bis zu 0,2 ml Blut. Die Anwesenheit der Würmer erzeugt Bauchschmerzen, Blähungen, Appetitlosigkeit, Gewichtsverlust, vor allen Dingen jedoch im Lauf der Zeit bei massivem Befall eine **Eisenmangelanämie,** was die Leistungsfähigkeit der meist unterernährten Menschen weiter beeinträchtigt.

Nachweis: Die mikrobiologische Untersuchung beschränkt sich auf den Nachweis der Wurmeier im Stuhl. Diese sind dünnschalig und enthalten im frisch abgesetzten Stuhl nur wenige (2–8) Furchungszellen (Abb. **G-2.4**).

Therapie: Neben der Behandlung der Anämie empfehlen sich Mebendazol, Thiabendazol oder Pyrantel.

Prophylaxe: Wenn in den tropischen Ländern einer breiten Bevölkerungsschicht die Benutzung von Wasserklosetts möglich wäre, könnte man dadurch die Verbreitung der Wurmeier stoppen. Neben der Individualhygiene ist hier vor allem das Tragen festen Schuhwerkes bei Arbeiten auf kontaminierten Böden zu empfehlen.

Nachweis: Methode der Wahl ist der mikroskopische Nachweis der Wurmeier im Stuhl (Abb. **G-2.4**).

Therapie: Mebendazol, Thiabendazol, Pyrantel.

Prophylaxe: Individualhygiene, Tragen von festen Schuhen.

Sonstige humanpathologische Hakenwurmlarven

Sonstige humanpathologische Hakenwurmlarven

▶ **Definition:** Es handelt sich um prinzipiell verschiedene tierpathogene Ancylostomatidae, für die der Mensch ein Fehlwirt ist. Dennoch können die Larven dieser Hakenwürmer den Menschen befallen und an der Eintrittspforte lokale Krankheitserscheinungen hervorrufen.

◀ Definition

Klinik: Nach Eindringen der Larven bohren diese über Wochen und Monate hinweg serpiginöse Gänge in die Haut (einige Millimeter pro Tag). Diese entzünden sich und verursachen einen starken Juckreiz. Die älteren Teile verkrusten und trocknen ein. Diese lokalen Hauterscheinungen werden unter dem Namen **Larva-migrans-cutanea-Syndrom** (auch: LMC, Larva migrans externa, „Hautmaulwurf", „creeping eruption") zusammengefasst (Abb. **G-2.5**).

Klinik: Nach Eindringen der Larven bohren sie über Wochen und Monate Gänge in die Haut, die sich entzünden und stark jucken. Diese lokalen Hauterscheinungen werden unter **Larva-migrans-cutanea-Syndrom** zusammengefasst (Abb. **G-2.5**).

Nachweis: Die Diagnose erfolgt aufgrund des typischen Erscheinungsbildes in der Haut.

Nachweis: Die Diagnose erfolgt durch das klinische Bild.

Therapie: Lokale Applikation von Tiabendazol ist das Mittel der Wahl, wenn die Larve in der Haut nicht lokalisiert werden kann oder wenn ein Mehrfachbefall zu vermuten ist. Bei Einfachbefall und Lokalisierbarkeit – die Larve befindet sich meistens 5–10 mm vor der Entzündungsstelle in der Haut – empfiehlt sich die schlichte Vereisung mit Ethylchlorid-Spray oder die lokale Applikation von Tiabendazol.

Therapie: Mittel der Wahl ist die Vereisung der Larven (5–10 mm vor der Entzündungsstelle in der Haut) oder die lokale Applikation von Tiabendazol.

Prophylaxe: Eine wirkliche Prophylaxe ist nicht möglich. Badestrände, die mit Hundekot verunreinigt sind, sollten gemieden werden.

Prophylaxe: Zur Prophylaxe sollten hundekotverschmutzte Badestrände gemieden werden.

G-2.5 Larva migrans cutanea („Hautmaulwurf") an der Fußsohle

G-2.5

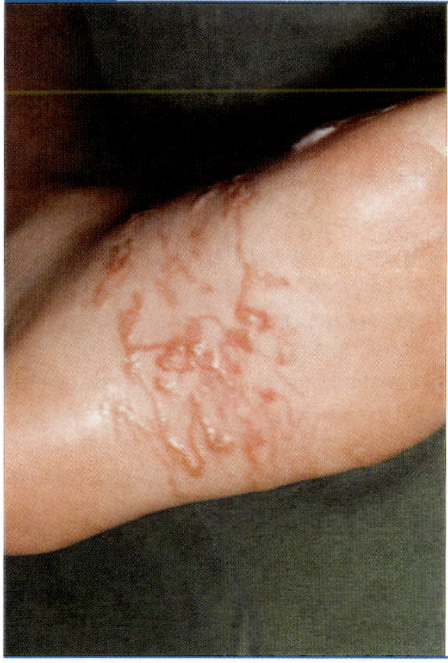

Kurz nach der Rückkehr von der ostafrikanischen Küste entwickelte sich bei diesem Patienten die charakteristische, langsam fortschreitende, mäandrierende Rötung, hervorgerufen durch eine im Hautgewebe wandernde Hakenwurmlarve.

▶ Merke

▶ **Merke:** Das Larva-migrans-cutanea-Syndrom ist nicht spezifisch für Hakenwurmlarvenbefall, auch die Larven anderer Parasiten können die Ursache sein.

2.1.4 Rhabditidae

2.1.4 Rhabditidae

▶ Definition

▶ **Definition:** Rhabditidae (Zwergfadenwürmer) sind kleine Nematoden (ca. 2 mm lang), die zeitweise auch saprophytär in der Umwelt leben können.

Klassifikation: s. Tab. **G-2.3**.

Klassifikation: Einige Vertreter dieser Wurmfamilie sind humanpathogen (Tab. **G-2.3**).

G-2.3

G-2.3 Arten, Hauptwirt und medizinische Bedeutung der Rhabditiden

Art	***Hauptwirt***	***Bedeutung***
Strongyloides stercoralis	Mensch	sehr groß
Strongyloides fuelleborni	Mensch	groß, kommt in Europa aber nicht vor

Bedeutung und Epidemiologie: Zwergfadenwürmer – v. a. **Strongyloides stercoralis** – haben in den feuchtwarmen Regionen der Erde ca. 80 Millionen Menschen infiziert.

Bedeutung und Epidemiologie: Die Zwergfadenwürmer der Gattung Strongyloides kommen hauptsächlich in den feuchtwarmen Regionen der Erde vor, wo sie ca. 80 Millionen Menschen infiziert haben. Hauptvertreter sind **Strongyloides stercoralis** und Strongyloides fuelleborni, wobei letzterer in Europa primär nicht auftritt.

Strongyloides stercoralis

Strongyloides stercoralis

Entwicklungszyklus: Die in die Haut eingedrungenen Larven (L3) erreichen über die Blutgefäße die Lunge, von wo aus sie den Atemwegen folgend den Pharynx und nach Verschlucken den Darm erreichen.Im menschlichen Darm leben ausschließlich weibliche Würmer (Abb. **G-2.6**), die täglich ca. 1000 parthenogenetisch erzeugte Eier produzieren. Bereits im Darm schlüpfen infektionsfähige Larven, welche entweder sofort in die Darmwand eindringen **(Endo-Autoinvasion)** oder nach Verlassen des Darms die Analschleimhaut und umliegende Hautareale befallen **(Exo-Autoinvasion)** können. Gelangen sie ins Freie, entwickeln sich getrenntgeschlechtliche Würmer, die wiederum Eier und infektionsfähige Larven hervorbringen.

Entwicklungszyklus: Strongyloides stercoralis (Abb. **G-2.6**) kann sowohl parasitieren wie auch frei im Boden vorkommen. Die Larven (L3) bohren sich perkutan in das Gewebe des Wirts, finden Anschluss an das Blutgefäßsystem und erreichen auf diesem Wege die Lunge. Hier verlassen sie die Blutbahn in die Alveolen. Von hier aus folgen sie den Luftwegen kranial, um nach Verschlucken endlich den Darm des Menschen zu erreichen. Dort entwickeln sich ausschließlich weibliche Individuen. Sie sind ca. 2,5 mm lang und legen täglich 1000 Eier, die **parthenogenetisch** (Parthenogenese: spontane Embryobildung aus einer nicht befruchteten Eizelle) erzeugt wurden. Da die Larvenbildung in diesen Eiern sauerstoffunabhängig abläuft, schlüpft bereits im Darm die erste Larvengeneration. Dieser stehen zwei Entwicklungsmöglichkeiten zur Verfügung (Abb. **G-2.6**).

- **Autoinvasion:** Durch weitere Häutung entstehen infektionsfähige dritte Larven, die entweder sofort in die Darmwand eindringen **(Endo-Autoinvasion)** oder den Darm verlassen, um sich in der Analschleimhaut oder in angrenzende Hautareale einzubohren **(Exo-Autoinvasion)**.
- **Entwicklung im Freien:** Im Freien entwickeln sich aus den Larven getrenntgeschlechtliche Würmer, die mit ca. 1 mm Länge bedeutend kleiner sind als die parasitierenden Formen im menschlichen Darm. Die befruchteten Eier können infektionsfähige dritte Larven hervorbringen.

Klinik: Die Larven wandern in der Haut sehr schnell („racing larva") und erzeugen eine **Larva-migrans-cutanea-Symptomatik.** Die Lungenpassage verursacht eine **Pneumonie, chronische Bronchitis** oder **akute Atemnotanfälle.** Der Befall des Darms ist abhängig von der Abwehrlage des Patienten. Bei Immunschwäche können zahlreiche Larven und mit ihnen auch Darmbakterien in andere Organe ver-

Klinik: Das Eindringen der Larven in die Haut verursacht eine **Larva-migrans-cutanea-Symptomatik** (S. 547). Strongyloideslarven dringen in der Haut mit ca. 10 cm/Std. sehr rasch voran. Man spricht deshalb auch von der „racing larva" oder „Larva currens".
Die Lungenpassage verursacht bei massivem Befall eine **Pneumonie, chronische Bronchitis** oder **akute Atemnotanfälle.**
Die Schwere des Darmbefalls und der daraus resultierenden Autoinfektionen ist abhängig von der Gesamtabwehrlage des Körpers. Bei Immunschwäche (AIDS, Kortikoid- und anderen immunsuppressiven Therapien) können chro-

G-2.6 Steckbrief von Strongyloides stercoralis

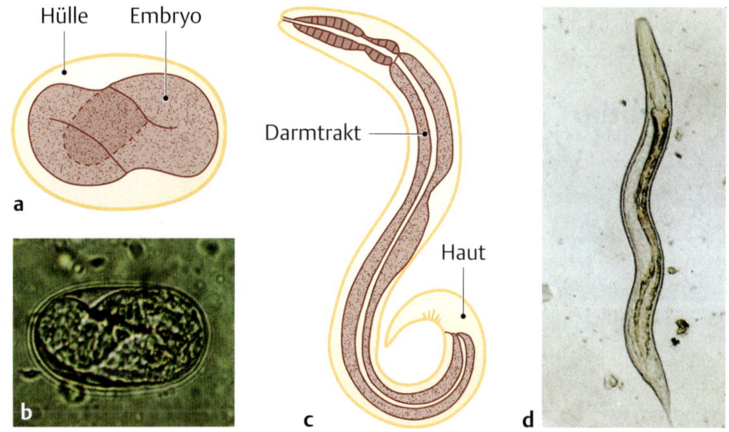

Größe	♀ 2–2,5 mm (nur weibliche Individuen besiedeln den Dünndarm)
Präpatenzzeit	> 17 Tage
Larven	0,5 mm lang
Eier	50 × 30 µm

a,b Ei mit Larve
c,d Im Stuhl finden sich häufiger rhabditiforme Larven.

nische Verlaufsformen in Hyperinfektionen münden. Bei den Autoinfektionen können sich dann zahlreiche Larven in Darmwand, Mesenterialgefäße, Gallengänge und andere Organe absiedeln und entsprechende Beschwerden hervorrufen, zumal mit den Larven auch Darmbakterien in diese Körperregionen verschleppt werden können. Durch den Befall der Milchgänge konnte auch eine Übertragung von Larven über die Muttermilch beobachtet werden.

schleppt werden und entsprechende klinische Befunde erzeugen.

Nachweis: Die Diagnose erfolgt durch mikroskopischen Direktnachweis der Larven im Stuhl oder anderen Körpersekreten (Liquor, Bronchialsekret, Sputum, Aszitesflüssigkeit etc.). Die Larven sind ca. 0,5 mm groß und stark beweglich. Bei der üblichen Stuhlanreicherung, wobei die groben Bestandteile durch Gazefilter zurückgehalten werden sollen, verbleiben auch die Larven in der Gaze! Damit entgehen sie der mikroskopischen Untersuchung des Sediments. Strongyloideseier sind sehr selten zu finden, weil die Larven schon vorher geschlüpft sind.

Nachweis: Die Diagnose erfolgt durch den mikroskopischen Direktnachweis der lebhaft beweglichen Larven in den entsprechenden Untersuchungsmaterialien.

Therapie: Tiabendazol oder Mebendazol sind Mittel der Wahl.

Therapie: Thia- und Mebendazol.

▶ **Merke:** Vor einschneidenden immunsuppressiven Maßnahmen, z. B. vor Organtransplantationen, sollten Patienten mit Tropenreisen in der Anamnese auf Strongyloidesbefall untersucht werden, da chronische Infektionen in eine Hyperinfektion übergehen können.

◀ **Merke**

Strongyloides fuelleborni

Dieser Zwergfadenwurm ist ein verbreiteter Parasit von Altweltaffen. Er kann aber auch den Menschen befallen. Humaninfektionen sind besonders in Staaten des tropischen Afrikas, aber auch aus Südostasien bekannt.

Strongyloides fuelleborni

Strongyloides fuelleborni wird von Altweltaffen beherbergt und verursacht Humaninfektionen im tropischen Afrika und Südostasien.

2.1.5 Trichuridae

2.1.5 Trichuridae

▶ **Definition:** Trichuridae (Peitschenwürmer) sind aphasmidische Würmer (Adenophorea); ihnen fehlen die Phasmiden, das sind drüsenartige Sinnesorgane.

◀ **Definition**

Klassifikation: Tab. **G-2.4** gibt einen Überblick über die humanmedizinisch relevanten Spezies der Trichuridae.

Klassifikation: s. Tab. **G-2.4**

G-2.4

G-2.4 Humanmedizinisch relevante Trichuridae-Arten

Art	***Hauptwirt***	***Klinische Bedeutung***
Trichuris trichiura	Mensch	groß
Trichuris suis	Schwein	gering
Trichuris vulpis	Hund	gering

Bedeutung und Epidemiologie: Trichuris trichiura (Abb. **G-2.7**), suis und vulpis sind die Erreger der **Trichuriose,** einer weltweit vorkommenden Wurmerkrankung.

Bedeutung und Epidemiologie: Trichuris trichiura (Abb. **G-2.7**), Trichuris suis, Trichuris vulpis sind die Erreger der **Trichuriose,** einer weltweit verbreiteten Wurmerkrankung mit ca. 500 Millionen Infestationen. Obwohl Trichuris ubiquitär vorkommt, sind die tropisch und subtropisch (Türkei) feuchtwarmen Regionen der Erde die Hauptendemiegebiete. Morphologisch charakteristisch ist das peitschenförmige Aussehen der Würmer: sehr dünnes Vorderteil, dickes (peitschenstielartiges) Hinterteil.

Trichuris trichiura

Entwicklungszyklus: Die adulten Würmer leben bevorzugt im Zäkum. Die Larvenentwicklung findet an der Umwelt statt (Sauerstoffzutritt). Wird das Ei mit infektiöser Larve oral aufgenommen, schlüpft diese und dringt in das Darmepithel ein. Nach 6 Wochen ist der Wurm geschlechtsreif. Er ist mit dem dünnen, blutsaugenden Vorderende in der Darmmukosa verankert.

Entwicklungszyklus: Die ca. 4 cm langen geschlechtsreifen Würmer leben bevorzugt im Zäkum, können jedoch auch im unteren Ileum, Appendix, Kolon und Rektum angetroffen werden. Die weiblichen Tiere scheiden pro Tag ca. 10 000 Eier aus (Abb. **G-2.7**). Zur Larvenentwicklung im Ei sind Sauerstoff und ein feuchtwarmes Klima notwendig. Werden die infektionsfähigen Eier oral aufgenommen, schlüpfen die Larven und dringen in das Dickdarmepithel ein. Nach etwa 6 Wochen, in denen sich die Reifung der Larven durch mehrmalige Häutung vollzieht, sind die Würmer geschlechtsreif. Sie sind nunmehr mit ihrem hauchdünnen, blutsaugenden Vorderteil in der Darmmukosa verankert, während das dicke Hinterteil im Darmlumen freiliegt.

Klinik: Nur der Massenbefall führt zu Koliken, hämorrhagischen Diarrhöen und Anämien.

Klinik: Nur der Massenbefall führt zu klinischen Symptomen. Die Schäden entstehen an der Darmschleimhaut durch die Wurmenzyme. Als Folge treten hämorrhagische Diarrhöen und Koliken auf. Hohe Besiedelungszahlen führen zur Anämie und bei Kindern zu Gedeihstörungen.

Nachweis: Trichuriseier können im Stuhl leicht nachgewiesen werden.

Nachweis: Die Diagnose wird durch den Einachweis im Stuhl gestellt. Trichuriseier sind unverwechselbar durch ihre zitronenförmige Gestalt, der bipolar Schleimpfröpfchen aufgelagert sind (Abb. **G-2.7**).

Therapie: Mebendazol, Tiabendazol.

Therapie: Mebendazol und Tiabendazol sind geeignete Mittel. Die Totalsanierung gelingt jedoch nicht immer (ca. 10 % Therapieversager).

G-2.7

G-2.7 Steckbrief von Trichuris trichiura

Größe	♂ 4 cm lang, 0,1–0,2 mm dick ♀ 4 cm lang, 0,1–0,2 mm dick
Lebenserwartung	3 Jahre
Präpatenzzeit	6 Wochen
Eier	25 × 55 µm, dickschalig

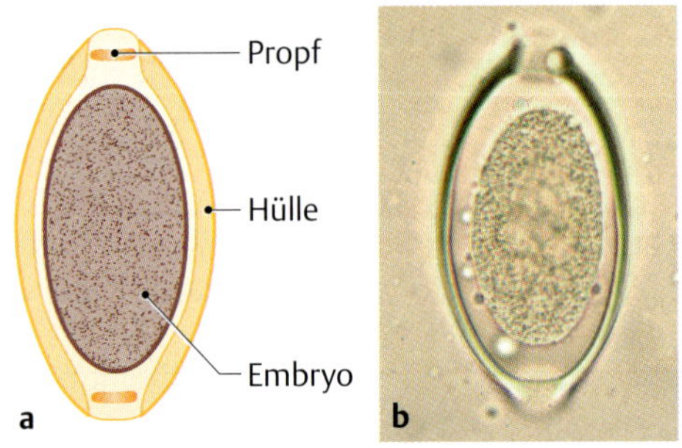

Zitronenförmiges Ei mit bipolaren Schleimpfröpfen.

2.2 Nematoden mit extraintestinalen Infestationen

Die Einteilung der Nematoden in solche mit hauptsächlich intestinaler und solche mit hauptsächlich extraintestinaler Manifestation ist fließend. Wie in den vorherigen Kapiteln bereits gezeigt, sind extraintestinale Larvenbewegungen bei sehr vielen Nematodenarten Ursache klinischer Symptome. Für diagnostische Überlegungen ist die Zuordnung Darmbefall – Gewebemanifestation jedoch von entscheidender Bedeutung (Stuhluntersuchung? Blutuntersuchung? Histologie? etc.), so dass wir hier dieser Einteilung folgen wollen.

2.2 Nematoden mit extraintestinalen Infestationen

2.2.1 Trichinella

Trichinella spiralis

Bedeutung und Epidemiologie: Trichinella spiralis (Abb. **G-2.8a**) ist der Erreger der Trichinose, einer Erkrankung des Menschen und zahlreicher Tiere. Die Trichinose ist weltweit verbreitet, bevorzugt jedoch die gemäßigten Klimazonen. Das Wirtsspektrum von Trichinella ist sehr weit und umfasst in erster Linie Fleisch- und Allesfresser, kann aber auch Pflanzenfresser, z. B. Rinder, Kamele, Pferde, Rehe, Hirsche etc. betreffen. Die meisten menschlichen Infektionen stammen von Schweinen. Mit Einführung der amtlichen Fleischbeschau in Deutschland (seit 1877) sind die Erkrankungen drastisch zurückgegangen. Die letzte große Epidemie ereignete sich im Februar 1977 in Nordbayern durch Wildschweinwurst. In den USA, wo es keine Trichinenschau gibt, liegt die Infektionshäufigkeit bei 4 % der Einwohner. Hohe Infektionsraten werden auch aus Osteuropa gemeldet.

2.2.1 Trichinella

Trichinella spiralis

Bedeutung und Epidemiologie: Trichinella spiralis (Abb. **G-2.8a**) ist der Erreger der bevorzugt in gemäßigten Klimazonen vorkommenden Trichinose. Die meisten menschlichen Infektionen stammen vom Schwein.

Entwicklungszyklus: Ausgangspunkt der Infestation sind eingekapselte infektiöse Larven, welche sich in der quergestreiften Skelettmuskulatur von Tieren finden. Wird solches Fleisch im rohen oder ungenügend erhitzten Zustand verzehrt, werden diese Larven im Zuge der Verdauung freigesetzt und besiedeln das Dünndarmepithel. Innerhalb von 1–2 Tagen häuten sich die Larven und sind dann geschlechtsreif (Darmtrichinen). Nach der Kopulation sterben die Männchen, die Weibchen werden 4–6 Wochen alt und setzen täglich ca.

Entwicklungszyklus: Wird Fleisch mit verkapselten Trichinenlarven verzehrt, besiedeln diese Larven das Dünndarmepithel, wo sie Geschlechtsreife erlangen (Darmtrichinen). Die weiblichen adulten Würmer setzen Larven ab, die Anschluss an das Blut-Lymph-System finden und so die **quergestreifte Muskulatur** erreichen.

G-2.8 Steckbrief von Trichinella spiralis

Größe	♂ 1,2–1,6 mm ♀ 2,2–3,5 mm (vivipar)
Lebenserwartung	1 Monat
Präpatenzzeit	2 Tage
Larven	100 µm lang, 6 µm dick
Zysten	0,25 × 0,5 mm
Lebenszeit	bis 30 Jahre

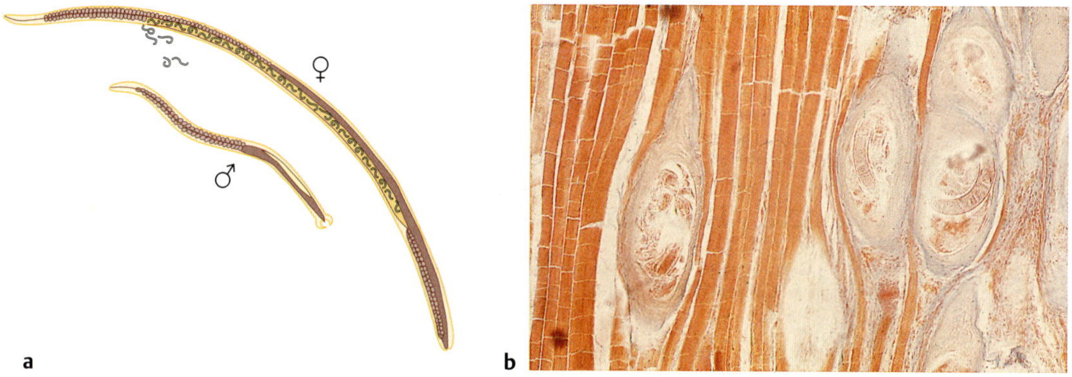

a adulte Würmer
b in der Herzmuskulatur in einer Bindegewebskapsel (Zyste, im Präparat bläulich gefärbt) aufgerollte Larven („Muskeltrichinen")

Die Trichinenlarven dringen in die Muskelzelle ein, diese kapselt den Parasiten durch Ablagerungen hyalinen und fibrillären Materials ab. Allmählich **verkalkendes Granulationsgewebe** gibt der Kapsel Stabilität (Muskeltrichinen, Abb. **G-2.8b**). Mit der oralen Aufnahme dieser verkapselten Larve beginnt der Infektionszyklus erneut.

1000 Larven ab (Vivipara). Diese dringen im selben Wirt in die Lamina propria ein, wo sie Anschluss an das Blut-Lymph-System finden. Auf diesem Weg erreichen sie die **quergestreifte Muskulatur.** Die Trichinenlarven dringen in die Muskelzelle ein, die dadurch meistens nicht zerstört wird. Die Larve liegt zunächst gestreckt in der Zelle, um sich dann spiralförmig aufzurollen. Die Muskelzelle kapselt den Parasiten während dieser Zeit durch Ablagerungen hyalinen und fibrillären Materials ab. Allmählich **verkalkendes Granulationsgewebe** gibt der Kapsel Stabilität und eine ovale, zitronenförmige Gestalt (Muskeltrichinen, Abb. **G-2.8b**). Mit der oralen Aufnahme dieser verkapselten Larve beginnt der Infektionszyklus erneut.

Klinik: Die Krankheit beginnt mit den Symptomen einer Lebensmittelvergiftung. Mit der Aussaat der Larven in das Gewebe kommt es dann zu Fieber, Gesichtsödem, Schwellung der Augenlider und Lymphknoten, Konjunktivitis und Myalgien. Gefürchtete Komplikationen sind eine letal endende Myokarditis, Pneumonie, Enzephalitis und Meningitis. Neben letalen Verläufen kommen auch die völlige Genesung oder chronische Verläufe mit rheumatoiden Beschwerden vor.

Klinik: Der klinische Verlauf der Trichinose ist abhängig von der Anzahl der inkorporierten Trichinenlarven. Schon 50 solcher Larven können Symptome verursachen, jedoch ist bei schweren und tödlich verlaufenden Trichinosen eine große Anzahl von Larven (> 2000) notwendig.

Die Krankheit beginnt mit den Symptomen einer Lebensmittelvergiftung: Innerhalb von 24 Stunden nach Nahrungsaufnahme kommt es zu Übelkeit, Erbrechen, Diarrhö und kolikartigen Abdominalbeschwerden; Fieber tritt jedoch nicht auf. Vom 7. bis 11. Tag nach der Infektion beginnt die Aussaat der Larven in das Gewebe. Typisch sind Gesichtsödeme, Schwellung der Augenlider und Konjunktivitis. Muskelschmerzen, Lymphknotenschwellungen und Fieber bis 41 °C kennzeichnen die Schwere der Infektion. Gefürchtete Komplikationen sind eine häufig letal endende Myokarditis, Pneumonie, Enzephalitis oder Meningitis.

Die akute Phase der Trichinose dauert 4–6 Wochen. Innerhalb dieses Zeitraums enden auch die letalen Verläufe. Völlig Genesung oder über längere Zeiten bestehende rheumatoide Beschwerden sind möglich.

Nachweis: Neben der klinischen Symptomatik und einer Reihe charakteristischer biochemischer Marker ist der histologische Nachweis der Muskeltrichinen aus **Biopsiematerial** beweisend (Abb. **G-2.8b**).

Nachweis: Der Nachweis von Trichinen und ihren Larven im Stuhl gelingt nur selten. Auch im peripheren Venenblut lassen sich Larven nur im Invasionsstadium finden. Die sicherste Diagnose ist der histologische Nachweis der Larven in **Muskelbiopsaten** (Abb. **G-2.8b**). Daneben ist eine Reihe biochemischer Marker für die Diagnosefindung von Bedeutung: Kreatinurie, Erhöhung der Kreatinphosphokinase, Myokinase und Laktatdehydrogenase. IgE-Erhöhung und **Eosinophilie** lenken den Verdacht auf eine parasitäre Infektion. Ab der 3. Infektionswoche treten auch Serumantikörper auf, deren Nachweis jedoch wegen Kreuzreaktionen nicht unbedingt beweisend sein muss.

Therapie: Tiabendazol und Mebendazol mit Kortikosteroiden.

Therapie: Tiabendazol und Mebendazol in Kombination mit Kortikosteroiden sind erfolgreich.

▶ **Merke**

▶ **Merke:** Nach dem Infektionsschutzgesetz ist die diagnostizierte Erkrankung **meldepflichtig.**

Prophylaxe: Im lebenden Gewebe können die Trichinen 10–30 Jahre überleben. Hitze > 60 °C inaktiviert sie zuverlässig. Tieffrieren, Trocknen und Pökeln sind unsicher.

Prophylaxe: Eingekapselte Trichinenlarven (Muskeltrichinen) sind im lebenden Gewebe 10–30 Jahre infektionsfähig. In Lebensmitteln werden sie bei Garungstemperaturen > 60 °C zuverlässig inaktiviert. Tieffrieren (–15 °C) bietet keine Sicherheit. Ein Trichinellaisolat aus Kanada überlebte ein 12-monatiges Tieffrieren. Auch Trockenfleisch und gepökelte Wurstwaren können Trichinen enthalten.

2.2.2 Filiariidae

2.2.2 Filiariidae

▶ **Definition**

▶ **Definition:** Filarien oder Fadenwürmer (filum, lat.: Faden) sind sehr dünne 2–50 cm lange Parasiten, deren Larven als **Mikrofilarien** bezeichnet werden und in der Regel von blutsaugenden Arthropoden auf den Menschen übertragen werden. Sie sind die Ursache einer Reihe spezifischer und unspezifischer Symptome.

Klassifikation: Tab. **G-2.5** gibt einen Überblick über jene wichtigen Filarienarten, für die der Mensch Hauptwirt ist.

Klassifikation: s. Tab. **G-2.5**.

G-2.5 Durch Filarien verursachte Erkrankungen; Vektoren und Vorkommen der Erreger

Art	*Vorkommen*	*Klinik*	*Vektor*	*Lokalisation der Würmer*	*Lokalisation der Mikrofilarien*	*Periodizität*
Wuchereria bancrofti*	Asien, Afrika Pazifik, Mittel- und Südamerika	Elephantiasis Lymphangitis/-adenitis	Culex, Anopheles, Aedes	Lymphsystem	Blut	überwiegend nachtperiodisch
Brugia malayi*	Südostasien	Elephantiasis Lymphangitis/-adenitis	Anopheles, Aedes, Mansonia	Lymphsystem	Blut	nachtperiodisch
Brugia timori*	Indonesien	Elephantiasis Lymphangitis/-adenitis	Anopheles	Lymphsystem	Blut	nachtperiodisch
Loa loa*	Zentralafrika	Befall der Konjunktiven Hautschwellungen	Chrysops	subkutanes Bindegewebe	Blut	tagperiodisch
Onchocerca volvulus	Mittel- und Südamerika, Afrika	„Flussblindheit" Dermatitis	Simulium	subkutanes Bindegewebe	Haut	keine Periodizität

* gescheidete Mikrofilarien

Nachweis: Die Diagnostik aller Filariosen erfolgt durch das klinische Bild (hier kann unter Umständen auch der adulte Wurm makroskopisch zutage treten) und in der Regel durch den Nachweis der jeweils charakteristischen Mikrofilarien. Ein besonderes Phänomen besteht darin, dass die Mikrofilarien einer Filarienspezies die tageszeitlichen Stechgewohnheiten ihrer Vektoren angenommen haben und periodisch entweder am Tag (tagesperiodisch, Abb. **G-2.9**) oder in der Nacht (nachtperiodisch) im peripheren Blut des Infizierten auftauchen. Während der übrigen Zeit halten sie sich in den zentralen Blutgefäßen innerer Organe auf. Die Mikrofilarien einiger Filarienarten sind zum Teil noch von der dünnen Eihülle umgeben. Diese werden als **„gescheidete Mikrofilarien"** bezeichnet und differenzialdiagnostisch von den **„ungescheideten Mikrofilarien"** unterschieden. Tab. **G-2.5** gibt einen Überblick über die diagnostisch verwertbaren Unterschiede der einzelnen Erreger.

Nachweis: Neben dem klinischen Bild ist der Nachweis der Mikrofilarien von Bedeutung. Als diagnostische Kriterien dienen die jeweilige Lokalisation, die Periodizität (Auftreten im peripheren Blut zu bestimmten Tageszeiten, Abb. **G-2.9**) und die Frage, ob die Mikrofilarien noch Reste der Eihäute aufweisen (gescheidete und ungescheidete Mikrofilarien). Tab. **G-2.5** gibt einen Überblick.

Therapie: Für alle Filariosen war lange Zeit Diethylcarbamazin das Mittel der Wahl, **Ivermectin** hat aber heute den ersten Rang inne.

Therapie: Ivermectin.

G-2.9 Periodizität des Auftretens von Mikrofilarien von Loa loa im peripheren Blut eines Patienten

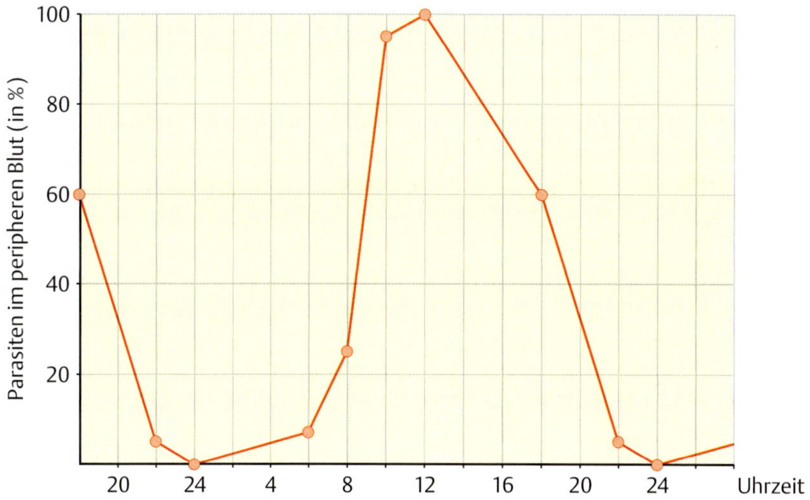

G-2.9

Prophylaxe: Verhinderung der Infektion durch expositionsprophylaktische Maßnahmen (Moskitonetz, Repellents, hautbedeckende Bekleidung).

Prophylaxe: Die Vorbeugemaßnahmen gegen Filariosen sind in erster Linie expositionsprophylaktischer Natur: Verhinderung der Infektion durch Moskitonetze, Repellents und hautbedeckende Bekleidung.

Wuchereria bancrofti, Brugia malayi, Brugia timori

Bedeutung: Die Erreger, obwohl morphologisch unterschiedlich (Abb. **G-2.10** und **G-2.11**), sind Ursache der „lymphatischen Filariose“.

Bedeutung: Obwohl es sich um morphologisch unterschiedliche Filarien handelt, ist die von ihnen hervorgebrachte klinische Symptomatik so ähnlich, dass sie hier gesammelt besprochen werden können. Wuchereria bancrofti (Abb. **G-2.10**), Brugia malayi und Brugia timori (Abb. **G-2.11**) sind Verursacher der **„lymphatischen Filariose“**, die sich u. a. als Elephantiasis manifestieren kann.

Entwicklungszyklus: Die Mikrofilarien werden durch verschiedene Stechmücken übertragen. Im Körper werden sie nach ca. 9 Monaten geschlechtsreif. Die adulten Würmer leben in den Lymphgefäßen, die sie durch Knäuelbildung verstopfen.

Enwicklungszyklus: Die gescheideten Mikrofilarien werden von unterschiedlichen Stechmücken übertragen (Tab. **G-2.5**, vgl. Tab. **H-1.4** S. 587). Aus diesem Grunde ist die Periodizität, d. h. das Vorkommen der Erreger im peripheren Blut, variabel. Bei den meisten Infektionen findet sich eine Nachtperiodizität. Die Mikrofilarien werden nach ca. 9 Monaten geschlechtsreif und leben dann als adulte Würmer in den Lymphgefäßen und -knoten, wo sie dichte Knäuel ausbilden und so zu einer Stenose führen können. Wuchereria ist etwas größer als Brugia. Die weiblichen Würmer – die wie üblich größer sind als die männlichen – können bis zu 10 cm lang und 0,3 mm dick werden. Ihre Lebenserwartung beträgt 8 Jahre. In dieser Zeit produzieren sie ständig Mikrofilarien, die ins Blut gelangen, wo sie von Mücken aufgenommen werden.

Klinik: Unspezifische allergische Reaktionen stehen am Anfang der Infektion und äußern sich in Fieber, Kopf- und Gelenkschmerzen. Im Spätstadium dominiert der **Lymphstau,** der im Extremfall die Formen der **Elephantiasis** annehmen kann. Die untere Extremität ist am häufigsten betroffen.

Klinik: Im Anfangsstadium der Infektion stehen die immunologischen Prozesse beim Versuch, die Mikrofilarien zu eliminieren, im Vordergrund. Unspezifische allergische Reaktionen, die sich in Fieber, Kopfschmerzen und Arthralgien äußern, sowie Lymphangitis und -adenitis dominieren. Im späteren Verlauf der Infektion dominiert der **Lymphstau** durch Verlegung der Abflussbahnen infolge der Wurmknäuel. Im Extremfall entwickelt sich eine **Elephantiasis,** die durch bakterielle Superinfektion kompliziert werden kann. Betroffen sind häufig die untere Extremität und die Leistenregion (Hydrozele im Skrotum).

Nachweis, Therapie, Epidemiologie, Prophylaxe: S. 553.

Nachweis, Therapie, Epidemiologie und Prophylaxe: Siehe S. 553.

G-2.10 Steckbrief von Wuchereria bancrofti

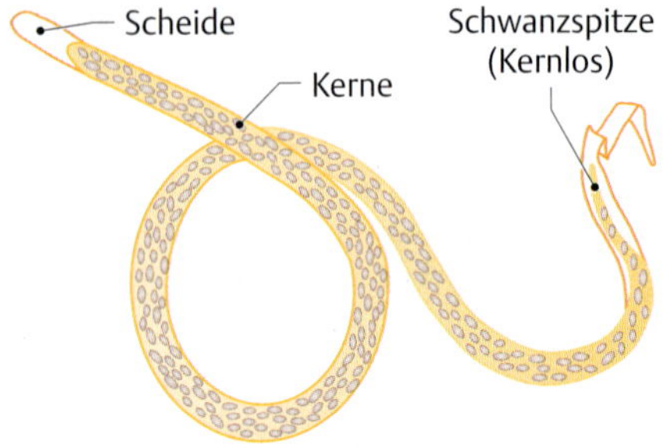

Größe	♂ 2,4–4 cm lang, 0,1–0,3 mm dick ♀ 5–10 cm lang, 0,1–0,3 mm dick
Lebenserwartung	8 Jahre
Präpatenzzeit	ca. 9 Monate
Mikrofilarien	250–300 µm, gescheidet

Gescheidete Mikrofilarie mit kernlosem Schwanzende.

G-2.11 Steckbrief von Brugia malayi/timori

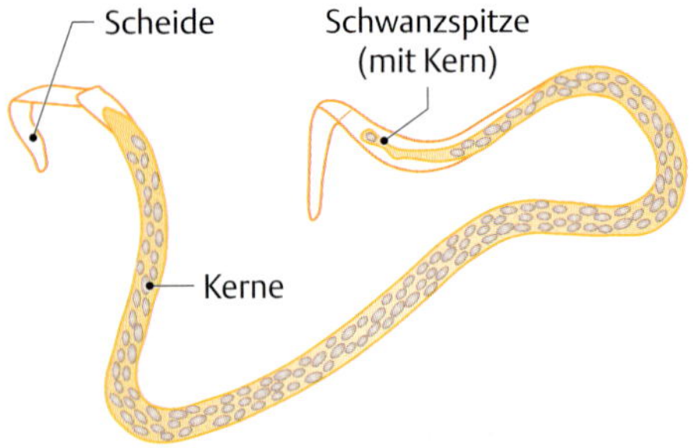

Größe	♂ 2,2–2,5 cm lang, 0,1–0,3 mm dick ♀ 4–6 cm lang, 0,1–0,3 mm dick
Lebenserwartung	8 Jahre
Präpatenzzeit	ca. 9 Monate
Mikrofilarien	180–240 µm, gescheidet

Gescheidete Mikrofilarie.

G-2.12 Steckbrief von Loa loa

G-2.12

Größe	♂ 30–35 mm lang, 0,4 mm dick ♀ 40–70 mm lang, 0,5 mm dick
Lebenserwartung	17 Jahre
Präpatenzzeit	ca. 6 Monate
Mikrofilarien	220–300 µm, gescheidet

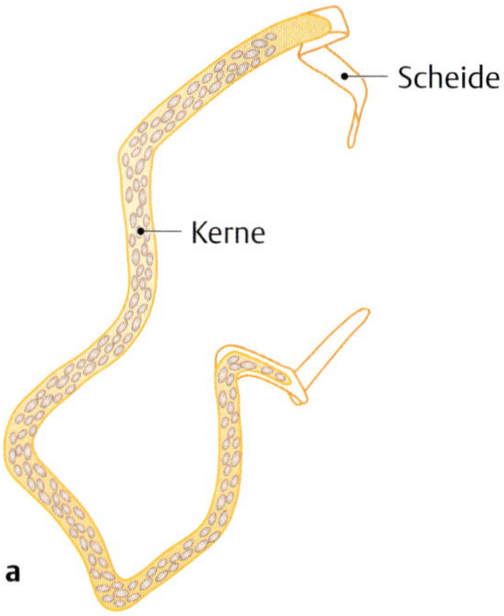

a

Schematische Darstellung

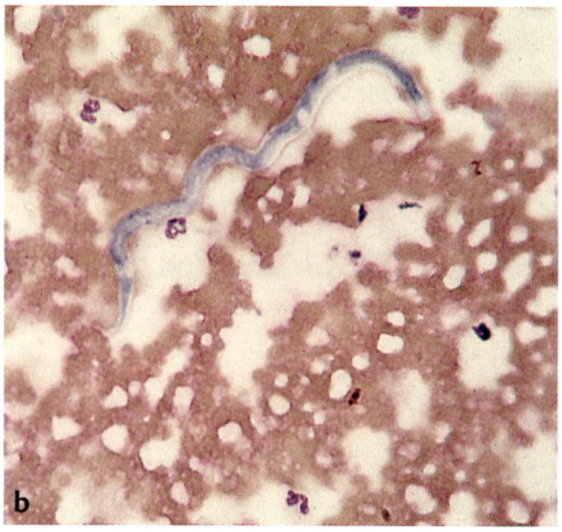

b

Mikrofilarie (blau gefärbt) von Loa Loa im dicken Blutausstrich eines Patienten (20er-Objektiv).

Loa loa

Bedeutung: Der **westafrikanische Augenwurm** (Abb. **G-2.12**) ist eine Wanderfilarie, aber auch die adulten Würmer wandern ihr Leben lang (Lebenserwartung 17 Jahre) im subkutanen Bindegewebe ihres Wirtes. Loa loa ist der Erreger der Loiasis, Kalabarschwellung oder Kamerunbeule.

Entwicklungszyklus: Die Übertragung erfolgt durch Stechmücken der Gattung Chrysops („Bremsen“, s. S. 603). Die tagperiodischen, gescheideten Mikrofilarien werden nach ca. 6 Monaten geschlechtsreif. Die männlichen adulten Würmer sind 35 mm, die weiblichen 70 mm lang. Sie leben im Unterhautbindegewebe und produzieren viele Mikrofilarien, die um die Mittagszeit im zirkulierenden Blut erscheinen (Abb. **G-2.9**).

Klinik: Die Wanderung der adulten Würmer führt zu hühnereigroßen, juckenden Entzündungsherden in der Haut – meist der unteren Extremität –, die nach wenigen Tagen wieder verschwinden und an anderer Stelle erneut auftreten (Kalabarschwellung, Kamerunbeule). Wandert der Wurm durch die Sklera oder Konjunktiva, so wird er sichtbar (Augenwurm). Die Prognose der Erkrankung ist gut, lediglich bei Befall des Kehlkopfes können schwere Verläufe mit lebensbedrohlichem Glottisödem auftreten.

Therapie: Tritt der Wurm am Auge sichtbar zutage, sollte er durch einen kleinen chirurgischen Eingriff entfernt werden. Bei der Chemotherapie ist zu beachten, dass die Behandlung mit Diethylcarbamazin mit geringer Dosierung begonnen werden muss, um eine Herxheimer-Reaktion zu verhindern. Die Gabe von Kortikosteroiden zur Unterdrückung der entzündlichen Gewebereaktionen ist sinnvoll.

Nachweis, Epidemiologie und Prophylaxe: Siehe S. 553.

Onchocerca volvulus

Bedeutung: Onchocerca volvulus (Abb. **G-2.13**) ist der Erreger der **Onchozerkose.** Eine spezielle Form ist die Flussblindheit. Onchocerca ist eine **Knäuelfilarie,** d. h. die Erreger bilden im subkutanen Bindegewebe Konglomerate. Etwa 200

Loa loa

Bedeutung: Der **westafrikanische Augenwurm** (Abb. **G-2.12**) ist der Erreger der Loiasis, Kalabarschwellung oder Kamerunbeule.

Entwicklungszyklus: Die Übertragung erfolgt durch Stechmücken. Die Mikrofilarien sind gescheidet und tagperiodisch. Die adulten Würmer leben im subkutanen Bindegewebe.

Klinik: Die Wanderung der Würmer führt zu juckenden Beulen in der Haut (Kalabarschwellung, Kamerunbeule). Wandert der Wurm durch Sklera oder Konjunktiva, wird er sichtbar (Augenwurm). Die Prognose ist insgesamt gut.

Therapie: Chirurgische Entfernung des Wurmes am Auge. Chemotherapie mit Diethylcarbamazin.

Nachweis, Epidemiologie und Prophylaxe: Siehe S. 553.

Onchocerca volvulus

Bedeutung: Onchocercavolvulus (Abb. **G-2.13**), eine **Knäuelfilarie,** ist der Erreger der **Onchozerkose,** die besonders als „Flussblindheit“ in Erscheinung tritt.

G-2.13 Steckbrief von Onchocerca volvulus

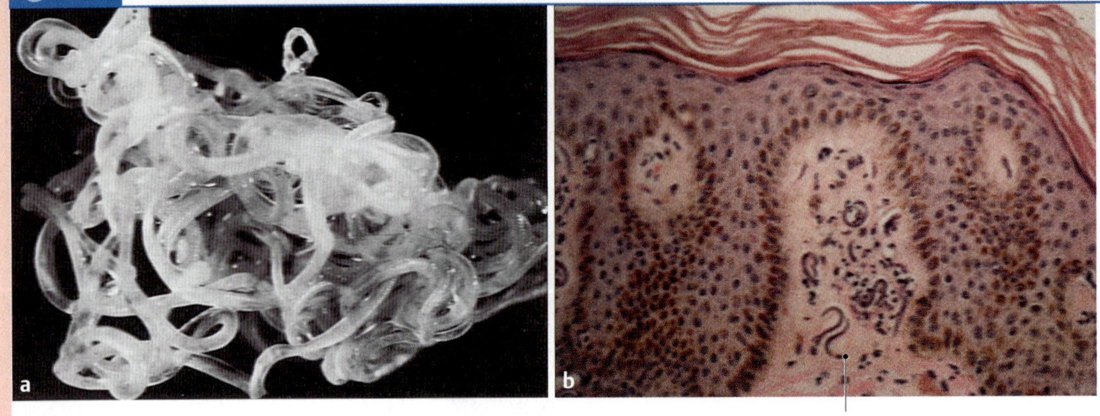

Größe	♂ 2–4,5 cm lang, 0,2–0,4 mm dick ♀ 23–50 cm lang, 0,2–0,4 mm dick
Lebenserwartung	15 Jahre
Präpatenzzeit	ca. 1 Jahr
Mikrofilarien	220–360 µm, ungescheidet

a Knäuel aus adulten Filarien, das aus einem Onchozerkom isoliert wurde.
b Mikrofilarien von Onchocerca volvulus können in Hautbiopsaten nachgewiesen werden.

Millionen Menschen sind im tropischen Afrika infiziert und mehr als 1 Milliarde exponiert.

Entwicklungszyklus: Die Mikrofilarien werden durch **Kriebelmücken** (S. 602) übertragen. Die adulten Würmer siedeln sich in Knäueln im subkutanen Bindegewebe an.

Entwicklungszyklus: Die Mikrofilarien werden durch Mücken der Gattung Simulium (**Kriebelmücken,** black flies, s.S. 602) übertragen. Sie unterliegen keiner Periodizität. Nach ca. 1 Jahr sind die Würmer geschlechtsreif. Die adulten Würmer siedeln sich in Knäueln im subkutanen Bindegewebe an und produzieren massenhaft Mikrofilarien, die in die **Kutis** (nicht ins Blut) eindringen, zuerst in den unteren Extremitäten. Nach Jahren steigt die Infektion mit Mikrofilarien im Körper auf; einige gelangen in den Kopf und dort sogar ins Auge, wo es zur heftigen entzündlichen Reaktion kommt.

Klinik: Typisch für die Erkrankung sind **schmerzlose Knoten** in der **Subkutis,** sowie **Dermatitiden,** die die Haut zerstören. Papier- oder Greisenhaut (Abb. **G-2.14**) und Leopardenfellmuster (d. h. hypo- und hyperpigmentierte Hautareale nebeneinander) sind Ausdruck der Infektion.

Manifestationen am Auge führen zur **„Flussblindheit“** (Endemiegebiete entlang von Flussläufen, da dort der Lebensraum des Vektors ist).

Klinik: Typisch für die Erkrankung sind **schmerzlose Knoten in der Subkutis.** Später entwickeln sich juckende, ekzematöse, hyperpigmentierte, hypertrophische, lichenifizierte **Dermatitiden** an den Stellen, wo die Mikrofilarien Entzündungen induzieren. Im Laufe der Zeit entsteht eine Papier- oder Greisenhaut (Abb. **G-2.14**). Ursache hierfür sind Zerstörungen im Bereich der elastischen Bindegewebsbestandteile und chronisch allergische Reaktionen, die durch die Antigene abgestorbener Würmer unterhalten werden. Hypopigmentierungen der Haut manifestieren sich gelegentlich als Leopardenfellmuster.
Die Entzündung im Auge, die durch wandernde Mikrofilarien ausgelöst wird, führt zur Erblindung (**Flussblindheit,** da die Erkrankung in den Endemiegebieten herdförmig entlang von Flussläufen auftritt – Lebensraum der Kriebelmücken). Die Erblindung kündigt sich durch „schneeflockenartige“ Hornhauttrübungen und eine von den Seiten her fortschreitende sklerosierende Keratitis an.

Nachweis: Neben dem klinischen Bild erfolgt die Diagnose anhand des histologischen Nachweises adulter Würmer aus Operationspräparaten (Hautknoten) oder dem direkten Nachweis von Mikrofilarien mit der Spaltlampe am Auge oder im „skin snip“ (Hautbiopsat).

Nachweis: Neben dem klinischen Bild wird die Diagnose durch den Nachweis der adulten Würmer oder der Mikrofilarien gestellt. Die Würmer werden histologisch nach chirurgischer Entfernung von Hautknoten nachgewiesen.
Mikrofilarien können auch in Hautbiopsaten gesehen werden. Bei diesen oberflächlichen „skin snips“ sollten möglichst keine Blutungen auftreten. In 1 cm^2 Haut, die in physiologische NaCl-Lösung gelegt wird, wandern in wenigen Minuten bis zu 1 Dutzend Mikrofilarien aus, die man unter dem Mikroskop sehen kann.

G-2.14 Papier- oder Greisenhaut bei Onchozerkose

G-2.14

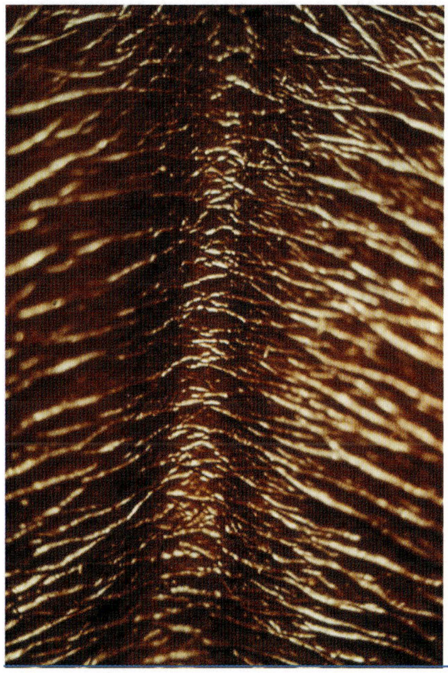

„Papierhaut“ bei chronischer Dermatitis einer 25-jährigen Afrikanerin, infiziert mit **Onchocerca volvulus.** In der Subkutis findet man massenhaft Mikrofilarien.

Bei Augenbefall können Mikrofilarien mit der Spaltlampe in der vorderen Augenkammer direkt gesehen werden (16–25-fache Vergrößerung).

Therapie: Die Mikrofilarien werden mit Diethylcarbamazin oder besser mit **Ivermectin** bekämpft. Beim Zerfall der Massen von Mikrofilarien wird mit einem Mal so viel Antigen bei den immunisierten Patienten frei, dass eine heftige immunologisch ausgelöste Entzündung in der Haut abläuft; dabei wird der Juckreiz unerträglich. Deswegen muss während der antimikrobiellen Therapie zusätzlich Cortison verabreicht werden, um die Überreaktion zu hemmen. Gegen adulte Würmer kommt Suramin zum Einsatz, das jedoch toxisch ist und Nebenwirkungen hat. Der operativen Entfernung von Hautknoten mit den adulten Würmern wird deshalb der Vorzug gegeben, da nur das eine wirkliche Ausheilung bringt.
Eine neue, intelligente Strategie ist die Vernichtung der Endosymbionten der Gattung Wolbachia durch Antibiotika, z. B. **Doxycyclin.** Das Fehlen dieser Bakterien führt zur Sterilität der Mikrofilarien und die Infektion wird danach beendet.

Therapie: Ivermectin ist neben chirurgischen Interventionen das Mittel der Wahl. Ein neuer Therapieansatz ist die Gabe von Doxycyclin, welches die endosymbiontische Bakteriengattung Wolbachia abtötet. Dies führt zur Sterilität der Mikrofilarien und somit zu einer Beendigung der Infektion.

2.2.3 Spiruridae

2.2.3 Spiruridae

▶ **Definition:** Die Spiruridae sind Nematoden, deren Entwicklung eines Zwischenwirtes – häufig Kleinkrebse der Gattung Cyclops – bedarf. Die Infektion erfolgt teils direkt über die Zwischenwirte, z. B. Flohkrebs, teils über „Transportwirte“, z. B. Fische.

◀ **Definition**

Bedeutung: Etwa 50 Millionen Menschen auf der Welt leiden an einem Befall durch Spiruridae, deren wichtigster Vertreter **Dracunculus medinensis** ist.

Bedeutung: Infektionen mit Spiruridae sind weltweit sehr häufig. Wichtigster Vertreter ist **Dracunculus medinensis.**

Dracunculus medinensis

Dracunculus medinensis

Bedeutung und Epidemiologie: Dracunculus medinensis (Abb. **G-2.15**), auch Medina-, Guinea- oder Drachenwurm genannt, ist der Erreger der **Drakunkulose.** Klassische Verbreitungsgebiete von Dracunculus medinensis sind Afrika, der Vordere Orient, Vorderasien und Indien, es sind jedoch auch Fälle aus Südamerika, der Karibik, Indonesien und Indochina dokumentiert.

Bedeutung und Epidemiologie: Der in Afrika, dem Vorderen Orient, Vorderasien und Indien vorkommende Dracunculus medinensis (Abb. **G-2.15**) ist der Erreger der **Drakunkulose.**

G-2.15 **Steckbrief von Dracunculus medinensis**

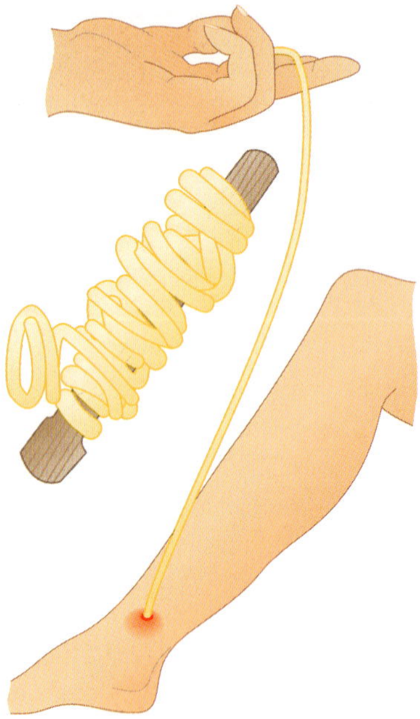

Größe	♂ 2–4 cm lang, 1–2 mm dick
	♀ 70–120 cm lang, 1–2 mm dick
Lebenserwartung	6–12 Monate
Präpatenzzeit	ca. 1 Jahr
Larven	650 µm lang, 20 µm dick

Traditionelle Methode der Wurmextraktion. Das adulte Weibchen wird aus einer Wunde am Fuß langsam herausgezogen und auf ein Hölzchen aufgerollt.

Entwicklungszyklus: Die weiblichen, im **subkutanen Bindegewebe** des Wirts wandernden Würmer werden durch einen Kältereiz veranlasst, die Haut zu penetrieren und ihre Larven in das Wasser abzugeben. Dort reifen sie im Flohkrebs **Cyclops** (Zwischenwirt). Der Mensch infiziert sich durch kontaminiertes Trinkwasser. Im Duodenum werden die infektiösen Larven freigesetzt. Sie durchbohren die Darmwand und wandern im Wirt umher, um sich nach der Geschlechtsreife und Befruchtung im Unterhautbindegewebe zu manifestieren.

Entwicklungszyklus: Die weiblichen Würmer können innerhalb weniger Tage bis zu 2 Millionen Larven absetzen. Der Wurm wandert im **subkutanen Bindegewebe** seines Wirtes. Durch eine lokale Abkühlung angelockt – in der Regel steht der Wirt im Wasser – penetriert der Wurm die Haut, tritt zutage und entlässt seine Nachkommen direkt in das Gewässer. Dort erreichen sie den Flohkrebs **Cyclops**, in dem sich die weitere Entwicklung der Larven vollzieht. Der Mensch infiziert sich durch orale Aufnahme der Flohkrebse, z. B. mit kontaminiertem Trinkwasser. Im Duodenum werden die infektiösen Larven freigesetzt, durchbrechen die Darmwand und wandern im Körper des Wirtes. Nach ca. 12 Monaten werden sie geschlechtsreif. Die nur 2 cm langen Männchen sterben nach der Begattung ab, die Weibchen wandern in das subkutane Bindegewebe der unteren Extremität, da hier die Wahrscheinlichkeit eines Wasserkontaktes am größten ist. Nach der Freisetzung der Larven sterben auch sie, können jedoch im Körper verbleiben und verkalken.

Klinik: Typisch sind die **Ulzera mit dem makroskopisch sichtbaren Wurm.** Die eigentliche Gefahr liegt in der bakteriellen Superinfektion **(Tetanus!).**

Klinik: Der erste Temperaturreiz, der den Wurm anlockt, führt zu einer Bläschenbildung, die mit Erythem und Hypersensibilität der betroffenen Hautregionen verbunden sein kann. Klassisches Symptom ist das sich nun bildende **Ulkus,** das Markstückgröße erreichen kann. Der Wurm ist einige Tage nach der Ausbildung **makroskopisch sichtbar.** Die eigentliche Gefahr besteht in der bakteriellen Superinfektion, besonders mit **Clostridium tetani** (s. S. 339).

Nachweis: Die Diagnose erfolgt durch den klinischen Befund.

Nachweis: Der Befund stellt sich aus der klinischen Gegebenheit durch Erkennen des Wurmes. Serologische Untersuchungen sind möglich, bleiben jedoch Speziallabors vorbehalten. Provokationstests, bei denen mittels Kältereiz der Wurm ausbricht, sind beschrieben.

Therapie: Die klassische Therapie besteht im langsamen Aufrollen des Wurmes auf ein Holzstäbchen. Chemotherapie mit Tiabendazol oder Mebendazol.

Therapie: Die klassische Therapie besteht in der Entfernung des Wurmes. Zu diesem Zweck wird das Ulkus mit kaltem Wasser begossen, um den Wurm aus der Tiefe des Gewebes zu locken. Mit einem aufgespaltenen Holzstäbchen wird er gefasst, langsam aufgerollt und so aus dem Körper entfernt. Die Prozedur erstreckt sich über mehrere Tage. Reißt der Wurm ab, kommt es leicht zu septischen Prozessen. Eine Chemotherapie kann mit Tiabendazol oder Mebendazol durchgeführt werden.

▶ **Exkurs:** Es wird vermutet, dass der **Äskulapstab,** das Symbol des Arztes – eine „Schlange", die sich um einen in einer Wasserschale stehenden Stab windet – seinen Ursprung in dieser uralten Heilmethode hat.

◀ **Exkurs**

Prophylaxe: Abkochen oder Filtern des Trinkwassers zur Elimination des Flohkrebses sind die besten vorbeugenden Maßnahmen.

Prophylaxe: Abkochen oder Filtern des Trinkwassers.

3 Trematoda (Saugwürmer)

3 Trematoda (Saugwürmer)

▶ Definition

▶ **Definition:** Trematoden **(Saugwürmer** oder **Egel)** sind mit wenigen Ausnahmen dorsoventral abgeplattete Würmer. Sie zählen neben den Cestodes (Bandwürmern) deshalb zu den Plathelminthes (Plattwürmern). Alle Trematoden

- besitzen eine Mundöffnung in Form eines **Saugnapfes**, der in ein blind endendes Darmsystem übergeht, sowie oft einen ventral gelegenen Bauchsaugnapf (trema, lat.: Loch, Öffnung!)
- weisen **zwittrige Geschlechtsorgane** auf (Ausnahme: Schistosoma),
- sind **digen**, d. h. neben dem Endwirt, der in der Regel nicht unbedingt der Mensch ist (Ausnahme: Schistosoma), muss es mindestens einen Zwischenwirt geben, in dem sich der Erreger entwickeln kann,
- leben ausschließlich **parasitär**.

Entwicklungszyklus: Aus den an die Umwelt abgegebenen Eiern schlüpfen **Mirazidien** (Wimpernlarven). Diese infizieren den Zwischenwirt, in welchem sie sich ungeschlechtlich vermehren. Die so entstandenen **Zerkarien** (Ruderschwanzlarven) können entweder direkt in ihren Endwirt eindringen oder als **Metazerkarien** einen zweiten Zwischenwirt aufsuchen. Die Infektion erfolgt dann durch orale Aufnahme dieses 2. Zwischenwirtes.

Entwicklungszyklus: Die von adulten Trematoden im Endwirt abgegebenen Eier gelangen über dessen Ausscheidungen an die Umwelt. Aus den Eiern entwickelt sich – in der Regel im Wasser – eine Wimperlarve **(Mirazidium).** Diese dringt in eine (Wasser-) Schnecke ein, wo sie sich ungeschlechtlich vermehren kann. Diese Formen werden **Zerkarien** (Ruderschwanzlarven) genannt. Sie können entweder direkt in den Endwirt eindringen oder einen Zwischenwirt aufsuchen. Dann kapseln sie sich gewöhnlich unter Verlust ihres Ruderschwanzes ein **(Metazerkarien).** Der Endwirt infiziert sich durch orale Aufnahme dieses zweiten Zwischenwirtes.
Humane Infektionen mit Trematoden sind aufgrund dieser Eigenheit geographisch auf solche Gebiete begrenzt, in denen der Zwischenwirt Lebensraum findet. Für die Prophylaxe und Bekämpfung der Infektionen ist die Ausschaltung des Zwischenwirtes von entscheidender Bedeutung.

Klassifikation: s. Tab. **G-3.1**.

Klassifikation: Tab. **G-3.1** gibt einen Überblick über jene Trematoden, die bislang als Erreger humaner Infektionen bekannt geworden sind.

G-3.1

G-3.1 Übersicht über Trematoden mit humanmedizinischer Bedeutung

Familie	*Gattung*	*Organmanifestation*	*Übertragung durch*
Schistosomatidae	Schistosoma	Mesenterial-, Becken-, Blasenvenen	Süßwasserschnecken
Opisthorchiidae	Opisthorchis Clonorchis	Leber Leber	Fische Fische
Dicrocoeliidae	Dicrocoelium	Leber	Ameisen
Fasciolidae	Fasciola Fasciolopsis	Leber Darm	Wasserpflanzen Wasserpflanzen
Paragonimidae	Paragonimus	Lunge	Schalentiere, Krabben, Krebse

3.1 Schistosomatidae

3.1 Schistosomatidae

▶ Definition

▶ **Definition:** Schistosomen sind getrenntgeschlechtliche Saugwürmer, die primär einen runden Querschnitt aufweisen. Das sehr viel dickere Männchen (1 mm Durchmesser) formt durch Ausstülpung und Faltung seiner Seiten eine ventrale Rinne, in die er das dünnere (0,25 mm Durchmesser), aber längere (bis 25 mm) Weibchen aufnimmt (Pärchenegel). Der Körper des männlichen Wurmes erscheint längsgespalten (schizein: spalten, soma: Körper).

G-3.2 Humanpathogene Schistosoma-Arten und ihr geographisches Vorkommen

Art	*Vorkommen*
Schistosoma haematobium	Gesamtafrika, Vorderer Orient, Indien
Schistosoma mansoni	Gesamtafrika, Vorderer Orient, Zentral- und Südamerika
Schistosoma japonicum	Ostasien
Schistosoma mekongi	Südostasien
Schistosoma intercalatum	Zentralafrika

G-3.2

Bedeutung: Schistosomen sind die Erreger der **Schistosomiasis** oder **Bilharziose** (nach dem deutschen Arzt Theodor Bilharz, der 1851 als Leibarzt des ägyptischen Khediven Schistosoma haematobium entdeckte). Es handelt sich dabei um eine schwere Erkrankung, von der weltweit mehr als 200 Millionen Menschen betroffen sind.

Bedeutung: Schistosomen sind Erreger der **Schistosomiasis** oder **Bilharziose,** einer der schweren, weltweiten Infektionskrankheiten.

Klassifikation: Tab. **G-3.2** gibt einen Überblick über Vorkommen und Nomenklatur der wichtigsten Schistosoma.

Klassifikation: s. Tab. **G-3.2**.

Entwicklungszyklus: Aus den vom befallenen Hauptwirt (z. B. Mensch) ausgeschiedenen Eiern – die je nach Schistosoma-Art ein charakteristisches Aussehen haben – schlüpfen im Wasser **Mirazidien,** die sich in verschiedenen Wasserschnecken ungeschlechtlich vermehren und als **Gabelschwanzzerkarien** innerhalb weniger Minuten die Epidermis des Menschen durchdringen können, die sie mittels Chemorezeptoren im Wasser aufspüren (Abb. **G-3.1**). Bei der Penetration werfen die Zerkarien ihren Schwanz ab und werden nunmehr als **Schistosomulum** bezeichnet. Diese suchen Anschluss an eine periphere Vene (was jedoch oft nicht gelingt), gelangen von hier aus in das Pfortadersystem, wo sie mehrere Wochen verbleiben und heranwachsen. Dann wandern

Entwicklungszyklus: Aus den Eiern schlüpfen **Mirazidien,** die eine Wasserschnecke als Zwischenwirt aufsuchen und sich dort ungeschlechtlich vermehren (Abb. **G-3.1**). Die so entstandenen **Gabelschwanzzerkarien** können die menschliche Epidermis unter Abwerfen ihres Schwanzes durchdringen und als **Schistosomulum** Anschluss an eine Vene finden. Nach Reifung im Pfortadersystem wandern diese Larven in die Venen ihres Zielorgans,

G-3.1 Entwicklungszyklus der Schistosomen

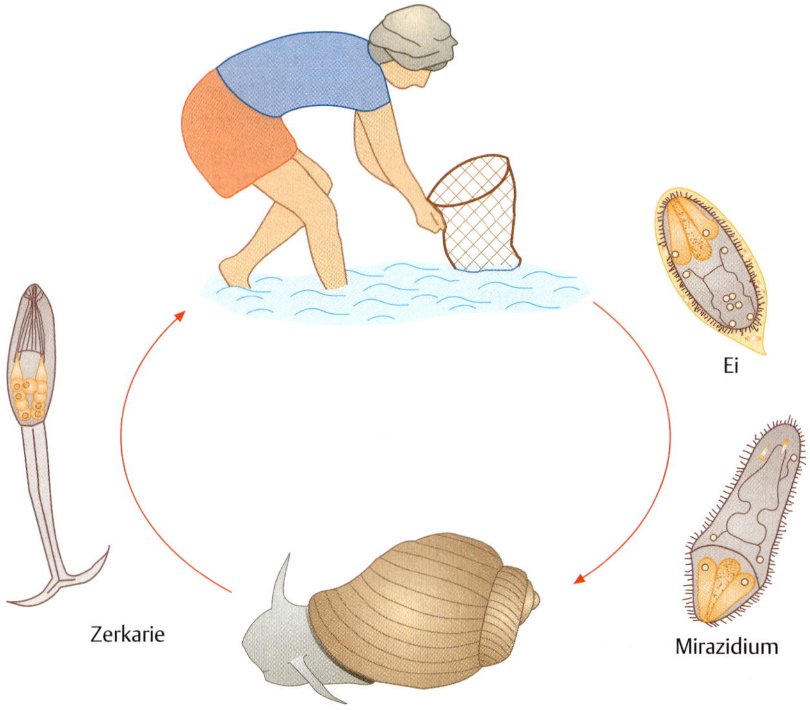

Aus den Schistosomen-Eiern schlüpfen im Wasser Mirazidien, die sich Süßwasserschnecken als Zwischenwirt suchen. Nach ungeschlechtlicher Vermehrung in der Schnecke schlüpfen Zerkarien, die durch die menschliche Haut eindringen können.

wo sie die Geschlechtsreife erlangen. Sie entziehen sich der Körperabwehr, indem sie sich dem Antigenmuster ihres Wirtes anpassen.

die Larven in die Venen ihrer Zielorgane, wo sie sich festsaugen und geschlechtsreif werden. Sie entziehen sich der Körperabwehr, indem sie ihre Oberfläche dem Antigenmuster des Wirtsorganismus anpassen („surface coat" mit Blutgruppenantigenen). Die Lebenserwartung der adulten Würmer beträgt 20–30 Jahre. Zur Eiablage verlassen die Weibchen die Bauchfalte der männlichen Tiere und kriechen in die Endkapillaren, z. B. der Arteria mesenterica inferior, die den **Mastdarm** und die **Harnblase** versorgt. Die Eier gelangen also vorzugsweise in diese Organe. Nur ein geringer Teil davon erreicht das Lumen und kann dann mit Urin oder Kot ausgeschieden werden, womit sich der Zyklus schließt. Die meisten Eier verbleiben im Gewebe und verursachen eine Entzündung, die durch eine zellvermittelte Immunreaktion unterhalten wird.

Klinik: Die Bilharziosen verlaufen in drei Phasen:

- **Penetrationsphase:** Entstehung einer lokalen, **flohstichartigen Dermatitis**
- **akute Phase** (Katayama-Syndrom): **generalisierte Urtikaria, Fieber, Diarrhö,** Bronchitis, Hepatitis, u. a. können auftreten
- **chronische Phase:** Ausscheiden und Streuung der Wurmeier in andere Organe, wo sie Grundlage **granulomatöser „Pseudotuberkel"** sind. Die Granulome führen zu **fibrös-zirrhotischen Gewebsveränderungen** und engen Hohlsysteme ein.

Klinik: Die Klinik verläuft bei allen menschlichen Bilharziosen ähnlich. Zu unterscheiden sind drei Stadien:

- **Penetrationsphase:** Innerhalb weniger Stunden nach dem Eindringen der Zerkarien entsteht eine lokale, **flohstichartige Dermatitis,** die nach wenigen Tagen wieder verschwindet.
- **akute Phase** (Katayama-Syndrom): Gewöhnlich nach 4 Wochen tritt eine **generalisierte Urtikaria** auf. **Fieber,** Ödeme, **Diarrhö,** Bronchitis, akute Hepatitis, eosinophile Lungeninfiltrate können je nach Schistosoma-Art dominieren. Klinisch finden sich eine vergrößerte Leber, Milz und Lymphknoten.
- **chronische Phase:** Mit dem Auftreten der adulten Würmer beginnt die Streuung der Eier. Diese werden sowohl im umgebenden Gewebe, als auch über den Blutstrom in entfernteren Organen abgelagert. Die Eier sind Grundlage granulomartiger Wucherungen, die als **„Pseudotuberkel"** bezeichnet werden. Die Eier sterben ab und verkalken; der granulomatöse Herd wird durch Bindegewebe ersetzt. In den befallenen Organen entstehen dadurch **fibrös-zirrhotische Veränderungen,** die das Lumen von Gefäßen und Hohlorganen einengen. Betroffen sind häufig **Leber, Harnblase** und **Mastdarm.**

Prophylaxe:

- Verzicht auf Baden in Oberflächengewässern und strenge Trinkwasserhygiene in den Schistosoma-Endemiegebieten.
- Verhinderung der Kontamination von Gewässern mit Schistosoma-Eiern durch hygienische Maßnahmen.
- Bekämpfung der Wasserschnecken als Zwischenwirte (ökologisch nicht vertretbar).

Prophylaxe: Als individuelle Schutzmaßnahmen in Schistosoma-Endemiegebieten sind der Verzicht auf Baden in natürlichen Gewässern und eine strenge Trinkwasserhygiene (wenigstens filtrieren, besser abkochen) sinnvoll. Bei unvermeidlichem Kontakt mit Oberflächenwasser sollte eine entsprechende Schutzkleidung, z. B. lange Gummistiefel, getragen werden.
Eine wirksame Vorbeugung gegen Bilharziose könnte erreicht werden, wenn durch Erziehung („Nicht ins Wasser pinkeln") und durch hygienische Maßnahmen eine Kontamination von Gewässern mit Schistosoma-Eiern verhindert würde (Bau von Toiletten, Anlegen einer Kanalisation etc.).
Der häufig beschrittene zweite Weg, nämlich die Vernichtung der Zwischenwirte (Wasserschnecken) auf chemischem Wege (Molluskiziden), ist zwar sehr wirksam, aber ökologisch nicht vertretbar, da von solchen Methoden auch andere Wassertiere – einschließlich Fische – betroffen werden.

Schistosoma haematobium

Geschichtliches

Schistosoma haematobium

Geschichtliches: Die Blasenbilharziose und ihre Symptome sind seit dem Altertum bekannt und beschrieben (a-a-a-Krankheit des Papyrus Ebers, 1500 v. Chr.). 1851 wurde der Erreger vom deutschen Arzt Theodor Bilharz erkannt.

Bedeutung: Schistosoma haematobium (Abb. **G-3.2**) ist der Erreger der **Blasenbilharziose.**

Bedeutung: Schistosoma haematobium (Abb. **G-3.2**) ist der Erreger der **Blasenbilharziose.** Diese Erkrankung findet sich bei ca. 80 Millionen Menschen. Besonders Kinder zwischen 10 und 14 Jahren sind betroffen.

Pathogenese: Zielorgan von Schistosoma haematobium sind die Venen der harnableitenden Organe. Die Eier werden mit dem Urin ausgeschieden.

Pathogenese: Zielorgan von Schistosoma haematobium sind die Venen der harnableitenden Organe, besonders der Blase und der Ureteren. Die abgelegten Eier können mithilfe eines Sporns und wahrscheinlich unter Absonderung lytischer Enzyme in die Hohlorgane eindringen und gelangen allderdings nur z. T. mit dem Urin an die Umwelt.

G-3.2 Steckbrief von Schistosoma haematobium

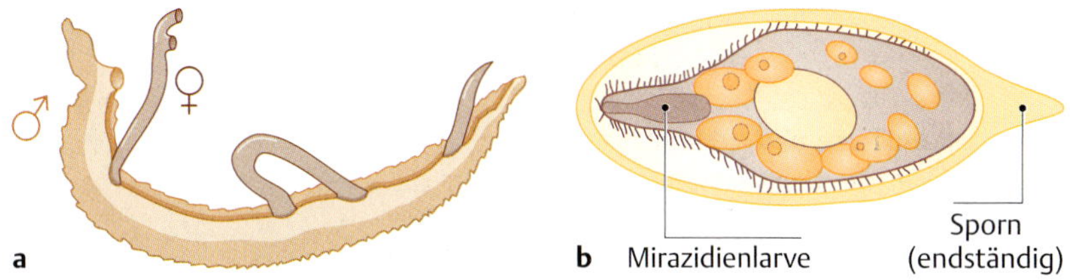

a Pärchenegel
b Ei mit großem, endständigem Sporn

Größe	♂ 0,4–1 mm dick, bis 15mm lang ♀ 0,25 mm dick, bis 20 mm lang
Lebenserwartung	ca. 20–30 Jahre
Präpatenzzeit	ca. 12 Wochen
Eier	50 × 170 µm (groß!) großer, **endständiger Sporn** Nachweis im Urin

G-3.3 Zytoskopischer Befund bei Schistosoma haematobia

G-3.3

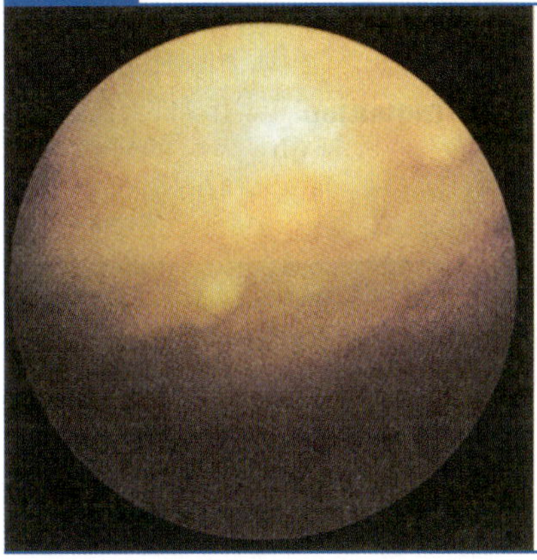

Die Blasenwand ist nicht glatt. Man sieht 1–2 mm große, weißliche Knötchen.

Klinik: Ca. 3 Monate nach der Infektion – manchmal auch erst viel später – treten unspezifische Symptome wie leichtes Fieber, Nachtschweiß, Übelkeit, Kopf- und Gliederschmerzen, jedoch kein voll ausgeprägtes Katayama-Syndrom auf. Nach Monaten und Jahren führen schmerzhafte Pollakisurie und Hämaturie, später eitriger Ausfluss aus der Harnröhre den Patienten zum Urologen. Zystoskopisch finden sich an der Blasenwand Eigranulome (1–2 mm große, weiße Knötchen, „Sandkornzystitis", Abb. **G-3.3**) und Mikroabszesse, Fibrosierungen, Hydronephrose, Lymphstau und Hyperplasien nach 10 Jahren und mehr. **Kanzerogene Entartungen** sind als Spätkomplikationen der Urogenitalbilharziose beschrieben.

Klinik: Ca. 3 Monate nach der Infektion treten unspezifische Symptome auf, von denen eine schmerzhafte Pollakisurie und Hämaturie am ausgeprägtesten sind. Fibrosierungen, Hydronephrose, Lymphstau. Hyperplasien und **kanzerogene Entartungen** können die Urogenitalbilharziose komplizieren.

Nachweis: Beweisend ist der Nachweis der charakteristischen Eier, die im Urin oder in Biopsaten gefunden werden können.

Nachweis: Nachweis der Eier im Urin oder Biopsaten.

Therapie: Neben Metrifonat, das nur gegen die Urogenitalbilharziose wirksam ist, gilt Praziquantel als Mittel der Wahl.

Therapie: Praziquantel (Metrifonat ist nur gegen die Urogenitalform wirksam).

Schistosoma japonicum, Schistosoma mekongi

Bedeutung: Obwohl sich die Erreger (Abb. **G-3.4**) morphologisch unterscheiden, können sie gemeinsam besprochen werden. Beide kommen in Ostasien vor und verursachen die klinisch oft schwer verlaufende **asiatische Darmbilharziose.** Ca. 50 Millionen Menschen sind betroffen.

Schistosoma japonicum, Schistosoma mekongi

Bedeutung: Beide in Ostasien vorkommenden Erreger (Abb. **G-3.4**) verursachen die **asiatische Darmbilharziose**.

Entwicklungszyklus: Zielorgan für die adulten Würmer sind Mesenterialvenen des unteren Dünndarms. Nur ein Teil der abgesetzten Eier kann die Darmwand durchwandern und gelangt mit den Fäzes an die Umwelt, wo sie ihren Zwi-

Entwicklungszyklus: Zielorgan sind die Mesenterialvenen des unteren Dünndarms. Ein Teil der Eier wird mit den Fäzes

G-3.4 Steckbrief von Schistosoma japonicum

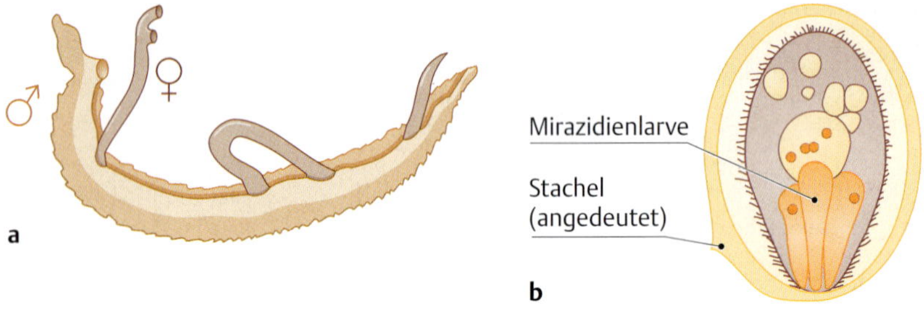

a Pärchenegel
b Ei mit sehr kleinem Seitenstachel

Größe	♂ 0,4–1 mm dick, bis 20 mm lang ♀ 0,25 mm dick, bis 22 mm lang (größte Schistosoma-Art)
Lebenserwartung	ca. 20–30 Jahre
Präpatenzzeit	ca. 10 Wochen
Eier	50 × 90 µm (groß) kleiner, **seitlicher**, knopfartiger **Sporn** Nachweis im Stuhl

ausgeschieden, der andere Teil hämatogen in andere Organe (Leber, Lunge, ZNS) verschleppt.

schenwirt finden müssen. Dies sind bei Schistosoma japonicum Wasserschnecken der Gattung Onchomelania sowie Katayama. Die übrigen Eier gelangen über die Mesenterialvenen in die Leber und von hier aus in Lunge und Hirn, wo sie Ursache vielgestaltiger pathologischer Prozesse sind.

Klinik: In der akuten Phase ist das Katayama-Syndrom voll ausgeprägt. Organmanifestationen an Leber, Lunge und ZNS komplizieren die Erkrankung und führen zu einem vielgestaltigen klinischen Bild.

Klinik: Die akute Phase der Schistosomiasis ist als Katayama-Syndrom voll ausgeprägt. Die chronische Phase äußert sich zunächst in unspezifischen Darmbeschwerden wie Diarrhö, Flatulenz und leichten Blutungen. Der Befall der Leber führt zu einer Hepatosplenomegalie und manifestiert sich klinisch in Leberzirrhose, Aszites und Ösophagusvarizenblutungen. In 20 % der Krankheitsfälle ist die Lunge befallen. Neben Bronchitis treten dann Rechtsherzinsuffizienz und Eiembolien auf. Selten (ca. 3 %) wird das ZNS betroffen. Lähmungen, Psychosen, Krämpfe und epileptische Anfälle sind die Folge.

Nachweis: Nachweis der charakteristischen Eier im Stuhl.

Nachweis: Der Nachweis der charakteristischen Eier in den Fäzes, seltener aus Sputum oder Biopsiematerial sind beweisend für eine Darmschistosomiasis.

Therapie: Praziquantel.

Therapie: Mittel der Wahl ist Praziquantel.

Schistosoma mansoni, Schistosoma intercalatum

Bedeutung: Beide Erreger (Abb. **G-3.5** und **G-3.6**) sind Verursacher der **afrikanischen Darmbilharziose**. Allerdings kommt Schistosoma mansoni auch in Mittel- und Südamerika vor.

Schistosoma mansoni, Schistosoma intercalatum

Bedeutung: Beide Erreger (Abb. **G-3.5** und **G-3.6**) verursachen die **afrikanische Darmbilharziose.** Allerdings kommt Schistosoma mansoni als einziger direkter Bilharzioseerreger (d. h. Mensch als Hauptwirt) auch in Mittel- und Südamerika vor. Etwa 80 Millionen Menschen sind weltweit betroffen. Ein deutlicher Erkrankungsgipfel liegt bei jungen Menschen zwischen 10 und 24 Jahren.

Entwicklungszyklus: Zielorgan der Würmer sind die Mesenterialvenen des (oberen) Dünndarms.

Entwicklungszyklus: Zielorgan der adulten Erreger sind die Mesenterialvenen des (oberen) Dünndarms. Zwischenwirte sind für Schistosoma mansoni Biomphalaria-, für Schistosoma intercalatum Bulinus-Arten.

Klinik: Die akute Phase verläuft sehr heftig, im Sinne eines anaphylaktischen Schocks. Die chronische Phase ist weniger schwer ausgeprägt als bei der asiatischen Bilharziose.

Klinik: Im Gegensatz zur asiatischen Darmbilharziose dominiert hier im klinischen Bild die akute Phase. Diese verläuft im Sinne eines anaphylaktischen Schocks. Die chronische Phase ist hingegen bei Schistosoma mansoni weniger schwer ausgeprägt. Bei Schistosoma intercalatum muss mit prognostisch ungünstigeren Verläufen gerechnet werden.

Nachweis: Nachweis der charakteristischen Eier im Stuhl.

Nachweis: Nachweis der charakteristischen Eier im Stuhl, seltener in Biopsaten oder Sputum.

Therapie: Praziquantel.

Therapie: Mittel der Wahl ist Praziquantel.

G-3.5 Steckbrief von Schistosoma mansoni

Größe	♂ 0,4–1 mm dick, bis 10mm lang ♀ 0,25 mm dick, bis 15 mm lang
Lebenserwartung	ca. 20–30 Jahre
Präpatenzzeit	ca. 7 Wochen
Eier	50 × 60 µm (groß!) großer, **seitlicher Sporn** Nachweis im Stuhl

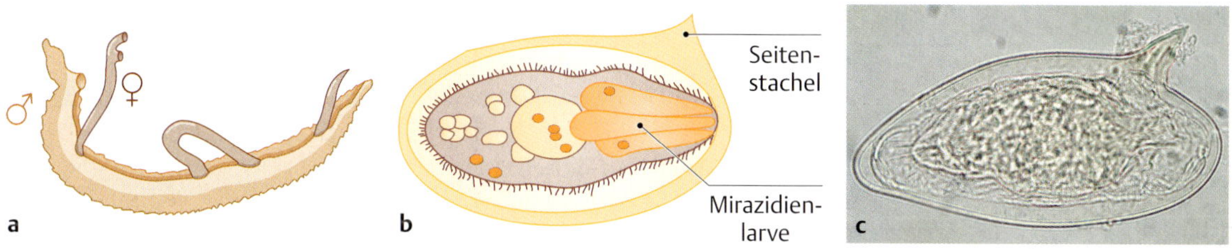

a Pärchenegel
b,c Ei mit großem Seitenstachel

G-3.6 Steckbrief von Schistosoma intercalatum

Größe	♂ 0,4–1 mm dick, bis 15mm lang ♀ 0,25 mm dick, bis 25 mm lang
Lebenserwartung	ca. 20–30 Jahre
Präpatenzzeit	ca. 7 Wochen
Eier	35 × 200 µm (groß!) großer, **endständiger Sporn** Nachweis im Stuhl

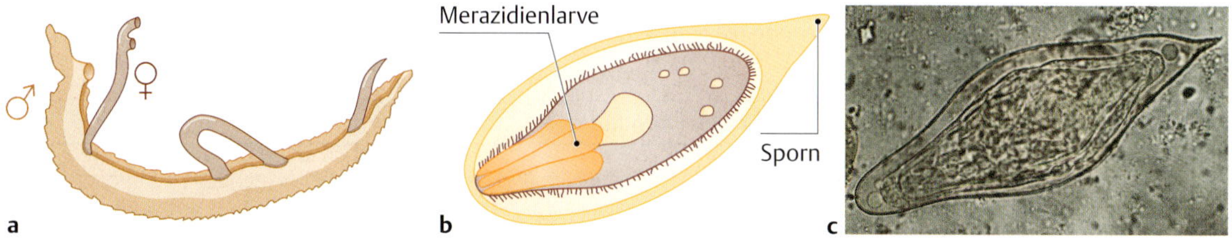

a Pärchenegel
b,c Ei mit großem, endständigen Sporn

Schistosomatidae als Erreger der Zerkariendermatitis

Etliche Schistosomatidae (z. B. Giganto-, Hetero-, Oriento-, Ornitho- oder Trichobilharzia spp.) haben ihren Hauptwirt in Wasservögeln. Die von diesen abgesonderten Zerkarien befallen den Menschen als Fehlwirt, wenn er in belasteten Gewässern badet. Die Zerkarien sterben in der Epidermis ab und verursachen eine **Dermatitis.** Besonders bei wiederholtem Kontakt mit den Zerkarien (Sensibilisierung) kann diese sehr heftig verlaufen. Die Therapie ist unspezifisch und besteht in der Applikation von Antihistaminika. Diese Schwimmbaddermatitis oder **„swimmer's itch"** wird regional auch als Weiherhippel bezeichnet.

Schistosomatidae als Erreger der Zerkariendermatitis

Die in Wasservögeln parasitierenden Schistosomen belasten Oberflächengewässer mit Zerkarien, die beim Eindringen in die menschliche Epidermis absterben und dort eine Allergisierung hervorrufen, die vor allem bei erneutem Kontakt zu einer **heftig verlaufenden Dermatitis** führt (Schwimmbaddermatitis, „swimmer's itch" usw.).

3.2 Leberegel

▶ Definition

3.2 Leberegel

▶ **Definition:** Die Gruppe der Leberegel ist inhomogen. Das einzige Charakteristikum, das sie verbindet, ist der Befall der Leber oder der Gallenwege. Von humanmedizinischem Interesse sind Vertreter der Familien **Opisthorchiidae, Dicrocoeliidae** und **Fasciolidae.**

3.2.1 Opisthorchiidae

▶ Definition

3.2.1 Opisthorchiidae

▶ **Definition:** Mitglieder dieser Familie sind lanzettförmige Würmer, ca. 2 mm breit und ca. 10–25 mm lang. Es handelt sich um Zwitter. Anhand der Lage und Form des Hodens (orchis, lat.: Hoden) lassen sich unterscheiden:
- Opisthorchis (opisten: hinten) und
- Clonorchis (clon: Zweig, Abb. **G-3.7**).

Klassifikation: Tab. **G-3.3**.

Klassifikation: Tab. **G-3.3** zeigt die verschiedenen humanpathogenen Spezies und ihr Verbeitungsgebiet.

Bedeutung und Epidemiologie: Ca. 40 Millionen Menschen leiden unter Opisthorchis und Clonorchis.

Bedeutung und Epidemiologie: Bis zu 90 % der Landbevölkerung in Thailand sind mit Opisthorchis felineus befallen. 40 Millionen Menschen in Ostasien leiden unter Clonorchis sinensis.

Entwicklungszyklus: Die Eier, aus denen die Mirazidien schlüpfen, werden fäkal ausgeschieden. 1. Zwischenwirt ist eine Wasserschnecke, 2. Zwischenwirt ein Süßwasserfisch. Die aufgenommenen Zerkarien besiedeln die Gallenwege.

Entwicklungszyklus: Die Erreger parasitieren neben dem Menschen in fleischfressenden Säugetieren, von denen vor allem Hunde und Katzen bedeutende Glieder in der Infektionskette sind. Die Eier, aus denen die Mirazidien schlüpfen, werden fäkal ausgeschieden. Erster Zwischenwirt sind Wasserschnecken der Familie Hydrobiidae. Die dort entstehenden Zerkarien suchen einen Süßwasserfisch, meist Karpfen, als zweiten Zwischenwirt auf. Die mit dem zweiten Zwischenwirt aufgenommenen Zerkarien besiedeln über den Ductus choledochus die Gallengänge, wo sie nach ca. 4 Wochen geschlechtsreif werden.

G-3.7 Steckbrief von Clonorchis sinensis (chinesischer Leberegel)

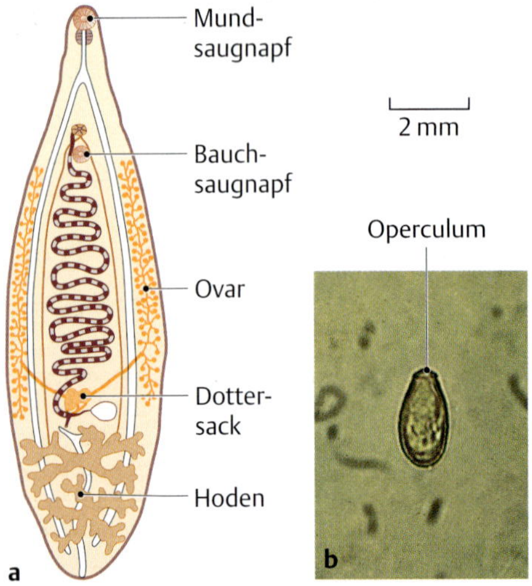

Größe	ca. 4 mm breit, bis 25 mm lang, lanzettförmig
Lebenserwartung	15–20 Jahre
Präpatenzzeit	ca. 4 Wochen
Eier	birnenförmig 15 × 30 µm **Mirazidium sichtbar** charakteristisch ist das Operculum, ein deckelförmiges Gebilde am schlanken Pol

a Schematische Darstellung eines adulten Wurms
b Ei

G-3.3

G-3.3 Humanpathogene Opisthorchiidae und ihr Verbreitungsgebiet

Art	*Verbreitungsgebiet*
Opisthorchis felineus (Katzenleberegel)	Osteuropa, Asien
Opisthorchis sinensis	Ostasien (Japan, Korea, China, Taiwan)
Clonorchis sinensis (chinesischer Leberegel)	Ostasien (Japan, Korea, China, Taiwan)

Transmission: Die Infektion des Menschen erfolgt durch den Verzehr von rohem oder ungenügend gegartem Fisch (z. B. gepökeltem Karpfen).

Klinik: Klinische Symptome treten nur bei massivem Befall (mehrere hundert Würmer) auf. In den Gallengängen kommt es zu eosinophilen Entzündungsreaktionen, die Ursache für Cholezystitis, Hepatitis, Zirrhose und bösartige Neubildungen sein können. Verschlussikterus, Hepatosplenomegalie, Diarrhö u. a. sind klinische Zeichen.

Nachweis: Nachweis der charakteristischen Eier im Stuhl oder im Duodenalsekret.

Therapie: Mittel der Wahl ist Praziquantel.

Prophylaxe: Fische nur im gut gegarten Zustand verzehren.

Transmission: Der Mensch infiziert sich über den Verzehr von rohem Fisch.

Klinik: Klinische Symptome treten nur bei massivem Befall auf. Cholezystitis, Hepatitis, Zirrhose und bösartige Neubildungen sind dann möglich.

Nachweis: Nachweis der Eier im Stuhl oder Duodenalsekret.

Therapie: Praziquantel.

Prophylaxe: Keinen rohen Fisch essen!

3.2.2 Dicrocoeliidae

▶ **Definition:** Dicrocoeliidae werden wegen ihrer Form auch als **Lanzettegel** bezeichnet. Der Wurm hat zwei Saugnäpfe und ist mit ca. 15 mm Länge relativ klein **(Kleiner Leberegel).**

Klassifikation: Wichtigster Vertreter ist **Dicrocoelium dentriticum** (Abb. **G-3.8**).

Entwicklungszyklus: Die mit den Fäzes ausgeschiedenen Eier werden von gehäusetragenden Landschnecken (Zebrina-, Helicella-, Cochlicopa-Arten) gefressen. In diesen vollzieht sich die ungeschlechtliche Vermehrung der Zerkarien, die mit dem Schneckenschleim ausgeschieden werden. Zweiter Zwischenwirt sind Ameisen, die die Zerkarien zusammen mit dem Schneckenschleim fressen. Die aufgenommenen Zerkarien werden alle – bis auf eine – zu Metazerkarien verkapselt. Diese eine dringt in das Unterschlundganglion der Ameise **(„Hirnwurm")** ein und verändert deren Verhalten. Die Ameise kehrt nicht mehr in ihren Bau zurück, sondern klettert an die äußerste Spitze eines Grashalmes, wo sie sich festbeißt und darauf wartet, von einem Grasfresser verspeist zu werden. Auf diese Weise gelangt Dicrocoelium dentriticum in seinen Endwirt. Im Dünndarm werden die Larven der Erreger freigesetzt und wandern über den Ductus choledochus in die Gallenwege, wo sie nach ca. 10 Wochen geschlechtsreif werden.

3.2.2 Dicrocoeliidae

◀ **Definition**

Klassifikation: Wichtigster Vertreter ist **Dicrocoelium dentriticum** (Abb. **G-3.8**).

Entwicklungszyklus: Die mit den Fäzes ausgeschiedenen Eier werden von einer Landschnecke (1. Zwischenwirt) gefressen. Hier entwickeln sich die Zerkarien, die mit dem Schneckenschleim von Ameisen (2. Zwischenwirt) aufgenommen werden. Eine dieser Zerkarien befällt das Unterschlundganglion und verändert das Verhalten der Ameise: Sie klettert an die Spitze eines Grashalmes und lässt sich von einem Grasfresser (Endwirt) verspeisen. Die Larven des Erregers wandern über den Ductus choledochus in die Gallenwege.

G-3.8 Steckbrief von Dicrocoelium dentriticum (Kleiner Leberegel)

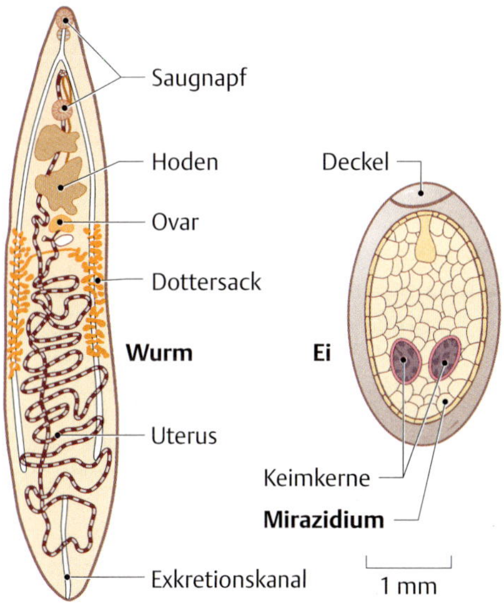

Größe	ca. 2 mm breit, bis 15 mm lang
Präpatenzzeit	ca. 10 Wochen
Eier	ca. 25 × 40 µm typisch sind zwei „Keimkerne", die durch die Schale sichtbar sind, und ein Deckel (Operculum)

Transmission: Die Infektion erfolgt über die orale Aufnahme von Ameisen (z. B. über Salat).
Klinik: Geringe Oberbauchsymptomatik.

Nachweis: Wurmeier im Stuhl oder Duodenalsekret.

Therapie: Praziquantel.

Transmission: Der Mensch infiziert sich durch die orale Aufnahme von Ameisen, z. B. beim Verzehr von Salatpflanzen.

Klinik: Da der Wurmbefall in der Regel zahlenmäßig gering ist, treten entweder keine oder nur geringe Oberbauchbeschwerden auf.

Nachweis: Nachweis der charakteristischen Wurmeier in Fäzes oder Duodenalsekret.

Therapie: Mittel der Wahl ist Praziquantel.

3.2.3 Leberegel der Familie Fasciolidae

3.2.3 Leberegel der Familie Fasciolidae

Arten dieser Familie sind teilweise Leber-, teilweise Darmegel (S. 569). Hier soll nur Fasciola hepatica als bedeutendster Vertreter besprochen werden.

Fasciola hepatica

Fasciola hepatica

▶ Definition

▶ **Definition:** Der **Große Leberegel** (Abb. **G-3.9**) ist abgeplattet und hat die Form eines Lorbeerblattes. Die verwandte, in Afrika heimische Art **Fasciola gigantea** bringt es sogar auf 7 cm.

Entwicklungszyklus: Die aus den fäkal ausgeschiedenen Eiern ausgeschlüpften Mirazidien haben eine Wasserschnecke als 1. Zwischenwirt, in welchem sich über Sporozysten und Redien Metazerkarien entwickeln. Diese werden freigesetzt und haften sich an Wasserpflanzen, die vom Endwirt oral aufgenommen werden. Die Erreger durchdringen die Darmwand und erreichen die Leber, wo sie sich im Parenchym und in den Gallenwegen festsetzen.

Entwicklungszyklus: Aus den mit den Fäzes ausgeschiedenen Eiern schlüpfen **Mirazidien**, welche eine Süßwasserschnecke als Zwischenwirt aufsuchen. Dort entwickelt sich aus dem Mirazidium eine **Muttersporozyste**, aus der Tochtersporozysten und/oder Redien entstammen können. **Redien** sind noch keine Zerkarien (z. B. haben sie keinen Schwanz), sind aber höher entwickelt als Sporozysten (z. B. haben sie einen Darmtrakt). Aus dem Nebeneinander von Redien und Tochtersporozysten entstehen **Zerkarien**, die sich als Metazerkarien auf Wasserpflanzen festsetzen, um von ihrem Endwirt oral aufgenommen zu werden. Die im Dünndarm freigesetzten Erreger durchdringen die Darmwand und erreichen über das Peritoneum die Leber. Nach mehrwöchiger Wanderung durch das Leberparenchym gelangen sie in die Gallenwege, wo sie geschlechtsreif werden.

Transmission: Hauptinfektionsquelle für den Menschen sind Wasserkresse und rohe Leber.

Klinik: Bei Befall der Gallengänge resultiert eine entsprechende Symptomatik mit **Verschlussikterus** u. a.

Werden die adulten Würmer direkt aufgenommen (rohe Leber), kommt es zu akuten Pharynxerkrankungen.

Nachweis: Einachweis aus Gallensaft oder Duodenalsekret.

Transmission: Hauptinfektionsquelle für den Menschen ist neben dem Verzehr von Wasserkresse auch rohe, egelhaltige Leber von Schaf oder Ziege.

Klinik: Zwei Krankheitsbilder können auftreten:
- Bei Befall der Gallengänge kann es zur Cholangitis und zum **Verschlussikterus** kommen. Eosinophilie**,** Fieber, Diarrhö und Urtikaria sind klinische Zeichen
- Werden adulte Leberegel direkt aufgenommen (rohe Leber), so siedeln sich diese im Pharynx an, wo sie für Schluckbeschwerden und Dyspnoe bis zur akuten Atemnot verantwortlich zeichnen.

Nachweis: Nur der Einachweis aus Gallensaft oder Duodenalsekret ist beweisend.

G-3.9 Steckbrief von Fasciola hepatica (Großer Leberegel)

adultes Stadium
(eingeschlechtlich)

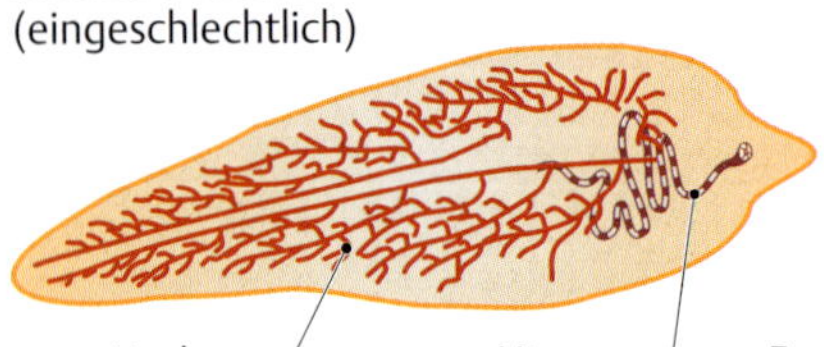

Ei

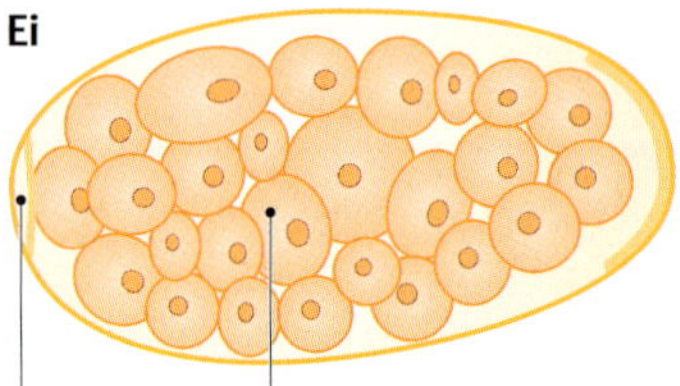

Größe	2–4 cm lang, lorbeerblattförmig
Lebenserwartung	ca. 10 Wochen
Präpatenzzeit	ca. 10 Stunden
Eier	80 × 140 µm goldgelb, gedeckelt

▶ **Merke:** Da die Eier dem zur gleichen Familie gehörenden Darmegel Fasciolopsis buski sehr ähnlich sind, sichert ein Einachweis in den **Fäzes** die Diagnose nicht.

◀ Merke

Therapie: Mittel der Wahl ist Triclabendazol.

Prophylaxe: Verzicht auf den Genuss roher Wasserkresse und roher Tierleber.

Therapie: Triclabendazol.

Prophylaxe: Verzicht auf rohe Wasserkresse und rohe Leber.

3.3 Darmegel der Familie Fasciolidae

Ebenso wie die Leberegel stellen die Darmegel eine inhomogene Gruppe von Trematoden dar, der verschiedene Familien angehören. Medizinisch wichtig sind Vertreter der Familien Fasciolidae, Heterophyidae, Echinostomatidae und Paraamphistomatidae. Hier soll der aus dieser Familie bedeutende Darmegel **Fasciolopsis buski** besprochen werden.

3.3 Darmegel der Familie Fasciolidae

Bedeutender Vertreter dieser Familie ist **Fasciolopsis buski**.

Fasciolopsis buski

▶ **Definition:** Der **Riesendarmegel** (Abb. **G-3.10**) ist mit 7,5 cm Länge der größte humanpathogene Egel. Er kommt nur in Südostasien (China, Taiwan, Indonesien, Indochina, Ostindien) vor. In seinen Eiern, seinem Entwicklungszyklus und seinem Aussehen gleicht er Fasciola hepatica (S. 568). Im Gegensatz zu diesem ist sein Zielorgan jedoch der Dünndarm des Wirtes.

◀ Definition

Entwicklungszyklus: Der Entwicklungszyklus entspricht dem von Fasciola hepatica (S. 568). Die mit der Nahrung aufgenommenen Larven werden nach ca. 6 Wochen geschlechtsreif und saugen sich im oberen Duodenum fest.

Transmission: Die Infektion des Menschen erfolgt durch metazerkarienhaltige Wasserpflanzen, die als Gemüse oder Salat roh verzehrt werden. Dies sind in Asien beliebte Speisen, wie z. B. der Wasserbambus, die Lotuswurzel oder die Wassernuss. Deshalb wird in den betroffenen Ländern mit ca. 10 Millionen Wurminfestationen gerechnet.

Entwicklungszyklus: Nach ca. 6 Wochen werden die oral aufgenommenen Larven geschlechtsreif und saugen sich im oberen Duodenum fest.
Transmission: Die Infektion des Menschen erfolgt durch Genuss von rohem Salat oder Gemüse.

Klinik: Der Wurmbefall löst primär Diarrhö, Hämorrhagien und Schleimhautulzera aus. Sekundär kommt es durch abgesonderte Toxine zu allergischen Reaktionen, die sich als Gesichtsödeme, Aszites und starke Abdominalschmerzen manifestieren. Der Stuhl ist gelbgrün und enthält unverdaute Nahrung. Bei starkem Wurmbefall sind Todesfälle möglich.

Klinik: Neben Darmbeschwerden allgemeiner Art können die durch die Würmer erzeugten Toxine systemische allergische Reaktionen mit Todesfällen hervorrufen.

Nachweis: Der Nachweis der Eier im Stuhl und die darmbezogenen klinischen Symptome, verbunden mit einer entsprechenden Anamnese (Nahrungsgewohnheiten, Aufenthalt in Südostasien etc.), sichern den Befund.

Nachweis: Durch Nachweis der Eier im Stuhl, die klinische Symptomatik und Anamnese.

Therapie: Mittel der Wahl ist Praziquantel.

Therapie: Praziquantel.

G-3.10 Steckbrief von Fasciolopsis buski (Riesendarmegel)

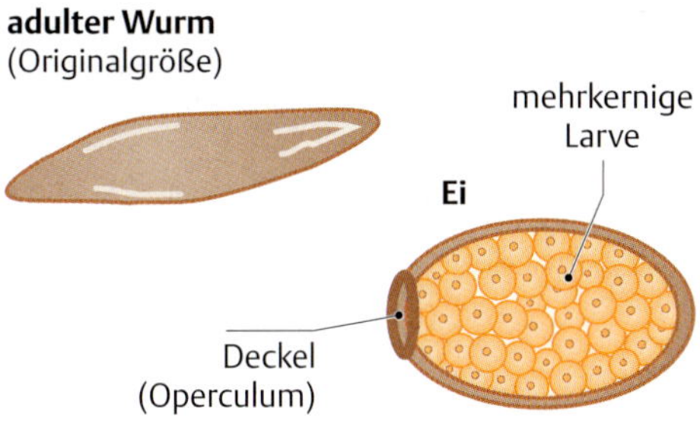

Größe	bis zu 7,5 cm lang, lorbeerblattförmig
Lebenserwartung	ca. 10 Jahre
Präpatenzzeit	ca. 6 Wochen
Eier	ca. 80 × 135 µm goldgelb, gedeckelt

3.4 Lungenegel

3.4.1 Paragonimidae

3.4 Lungenegel

3.4.1 Paragonimidae

▶ Definition

▶ **Definition:** Paragonimidae sind dickleibige (kaffeebohnenförmig), abgeplattete Trematoden mit Mund- und Bauchsaugnapf, die bei Karnivoren (Fleischfressern) und beim Menschen die Lunge befallen und deshalb generell als „Lungenegel" (Abb. **G-3.11**) bezeichnet werden.

Klassifikation: Wichtigster Vertreter ist **Paragonimus westermani**.

Klassifikation: Unter den humanpathogenen Spezies der Paragonimidae ist der wichtigste Vertreter **Paragonimus westermani**, der in Ost-Südostasien verbreitet ist.

Entwicklungszyklus: Eier der Würmer werden teils mit dem Sputum, teils mit den Fäzes ausgeschieden. 1. Zwischenwirt ist eine Wasserschnecke, 2. Zwischenwirt sind Krebse und Krabben. Bei Aufnahme des 2. Zwischenwirtes wandern die freigesetzten Larven über den Darm in die Lunge oder in andere Organe.

Entwicklungszyklus: Die Eier der in der Lunge der Endwirte (Fleischfresser) lebenden Parasiten werden teils über das Sputum, teils über die Fäzes an die Umwelt verbracht. Im Wasser schlüpfen nach ca. 2 Wochen die Mirazidien, die eine Wasserschnecke als ersten Zwischenwirt aufsuchen (Thiara-, Potadoma sp. u. a.). Die entstehenden Zerkarien besiedeln Süßwasserkrabben und Krebse als zweiten Zwischenwirt. Der Mensch infiziert sich durch den Genuss roher Krabben und Krebse, die in vielen Ländern der dritten Welt eine wichtige Proteinquelle darstellen. Die im Darm freigesetzten Larven wandern primär in die Lunge, aber auch in andere Organe.

Klinik: Bei Befall der Lunge finden sich Tbc-ähnliche Symptome. Ein Darmbefall äußert sich in Diarrhö und Tenesmen. Besiedelung des ZNS führt zu Meningitis, Enzephalitis, epileptischen Anfällen oder zur spinalen Paragonimiasis. Kardiale Manifestationen enden häufig tödlich.

Klinik: Bei Befall der Lunge dominiert eine tuberkuloseähnliche Symptomatik mit Nachtschweiß, Hämoptoe und Brustschmerz. Klinisch finden sich eine Pleuritis mit Erguss, eine Bronchopneumonie, Bronchiektasen u. a. Der Darmbefall äußert sich relativ unspezifisch mit Diarrhö und Tenesmen. Der Befall des ZNS bewirkt Enzephalitis, Meningitis und epileptische Anfälle. Spastische Paraplegie stellt sich als Folge einer spinalen Paragonimiasis ein. Gefürchtet ist die Beteiligung des Herzens, die häufig mit dem Exitus endet. In der Haut sind die Würmer für subkutane Granulome verantwortlich.

Nachweis: Durch Einachweis im Sputum und serologische Methoden.

Nachweis: Nachweis der charakteristischen Eier im Sputum, seltener aus anderen Körpersekreten. Serologische Untersuchungen im Sinne der indirekten Hämagglutination oder eines EIA sind bei extrapulmonaler Infestation in Erwägung zu ziehen.

Therapie: Praziquantel.

Therapie: Mittel der Wahl ist Praziquantel.

Prophylaxe: Verzicht auf rohes Krebsfleisch und ungenügend gegarte Krabben.

Prophylaxe: Verzicht auf rohes Krebsfleisch und ungenügend gegarte Krabben.

G-3.11 Steckbrief des Lungenegels (Paragonimus spec.)

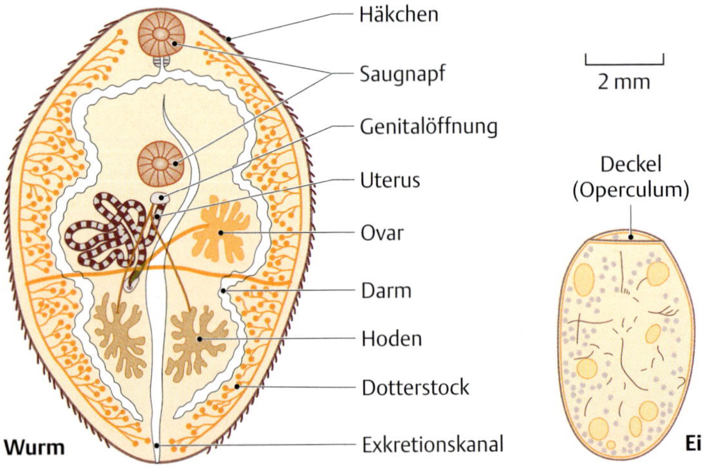

Größe	bis 5 mm dick, bis 12 mm lang kaffeebohnenförmig
Lebenserwartung	bis 20 Jahre
Präpatenzzeit	2–3 Monate
Eier	ca. 60 × 120 µm gelbbraun, gedeckelt

3.5 Blutegel

Die Blutegel (Hirudinea) gliedern sich in mehrere Familien. **Hirudo medicinalis** wird seit dem Altertum in der Volksmedizin zur Behandlung diverser Leiden eingesetzt. Blutegel sind jedoch auch noch heute als schädliche Parasiten von medizinischem Interesse. Wichtig sind vor allem die im Wasser lebenden Arten, da diese den Menschen sowohl äußerlich wie auch innerlich befallen können. Beim Trinken von Oberflächenwasser können die sehr kleinen Egel in den Nasen-Rachen-Raum, das Bronchialsystem und den Ösophagus gelangen, wo sie sich festsetzen, sehr schnell wachsen und entsprechende Beschwerden verursachen. Der Befall der Atemwege kann lebensbedrohend sein.

Einige pathogene Arten der Gattung **Limnatis** kommen in tropischen Ländern vor.

Klinische Leitsymptome sind Blutungen aus Nase und Mund (schon Hippokrates empfahl, in solchen Fällen nach Blutegeln zu suchen). Die Therapie besteht in der endoskopischen Entfernung der Parasiten, wobei jedoch darauf zu achten ist, dass die Würmer nicht zerrissen werden. Der Egel saugt auch noch im zertrennten Zustand und kann dabei starke Blutungen verursachen.

3.5 Blutegel

Hirudo medicinalis wird seit dem Altertum zur Behandlung diverser Leiden eingesetzt. Blutegel sind jedoch auch als schädliche Parasiten von medizinischem Interesse. Sie können den Menschen äußerlich und innerlich befallen. Durch Blutungen aus Nase und Mund können sie auf sich aufmerksam machen.

4 Cestoda (Bandwürmer)

▶ Definition

Klassifikation: Tab. G-4.1 gibt einen Überblick über humanpathogene Vertreter.

G-4.1

4.1 Pseudophyllidae

Diphyllobothrium latum

▶ Definition

Epidemiologie: Infektionen in Mitteleuropa sind heute sehr selten.

Entwicklungszyklus: Aus den Eiern schlüpfen Korazidien. 1. Zwischenwirt ist ein Kleinkrebs, 2. Zwischenwirt ein Süßwasserfisch. Infektionsform ist das Plerozerkoid.

4 Cestoda (Bandwürmer)

▶ **Definition:** Bei Zestoden oder **Bandwürmern,** die den menschlichen Darm besiedeln, werden die niederen (**Pseudophyllidae**) und die höheren Formen (**Cyclophyllidae**) unterschieden. Alle Bandwürmer haben gemeinsam:

- **Endoparasitäre Lebensweise:** Bandwürmer besitzen keinen Darm, sondern nehmen Nährstoffe direkt über ihre Körperoberfläche auf.
- **Zwittrige Geschlechtsorgane**.
- **Aufbau:** Bandwürmer besitzen einen Kopf **(Skolex)** mit Saugnäpfen und teilweise einem Hakenkranz **(Rostellum)** und bestehen aus einer Reihe von **Proglottiden** (Bandwurmgliedern), die bis zu mehreren tausend eine Kette **(Strobila)** bilden. Diese ist je nach Art zwischen 2 mm und 20 m lang.
- **Farbe:** Bandwürmer sind weiß bis leicht gelblich.
- **Zwischenwirte:** Bandwürmer benötigen für ihren Entwicklungszyklus einen oder zwei Zwischenwirte.

Klassifikation: In Tab. **G-4.1** sind humanpathogene Vertreter zusammengestellt, auch solche, die im Text nicht ausführlich behandelt werden können.

G-4.1 Übersicht über die wichtigsten humanpathogenen Cestoda

Art	*Länge*	*Vorkommen*	*Übertragung durch*
Pseudophyllidae			
▪ Diphyllobothrium latum	bis 20 m	weltweit	Fische
▪ andere Diphyllobothrium sp.			
Cyclophyllidae			
▪ Taenia solium	2–7 m	weltweit	Schwein
▪ Taenia saginata	6–10 m	weltweit	Rind
▪ Echinococcus granulosus	ca. 5 mm	weltweit	Hund
▪ Echinococcus multilocularis	ca. 2 mm	Europa	Fuchs
▪ Vampirolepis nana	ca. 4 cm	weltweit	Insekten
▪ Hymenolepis diminuta	ca. 50 cm	weltweit	Insekten

4.1 Pseudophyllidae

Diphyllobothrium latum

▶ **Definition:** Diphyllobothrium latum (Abb. **G-4.1**) ist der **Fischbandwurm.** Er kommt weltweit vor und ist mit bis zu 20 m Länge der größte Parasit des Menschen. Seinen Namen verdankt er einerseits der Tatsache, dass menschliche Infektionen durch den Genuss ungenügend gegarter Fische zustande kommen (Fischbandwurm), andererseits den beiden schlitzförmigen Sauggruben am Skolex. Typisch ist auch das Aussehen der mehr als 3000 Proglottiden, die breiter als lang sind).

Epidemiologie: Weltweit wird mit über 10 Millionen Fischbandwurmträgern gerechnet. Infektionen in Mitteleuropa sind heute jedoch eine Rarität.

Entwicklungszyklus: Aus den Eiern, die aus dem Uterus einzeln ausgestoßen und mit dem Stuhl ausgeschieden werden, schlüpfen im Süßwasser bewimperte Larven **(Korazidien).** Diese suchen einen Kleinkrebs als ersten Zwischenwirt auf, wo sie sich zum **Prozerkoid** und nach Aufnahme in den zweiten Zwischenwirt (einen Süßwasserfisch) zum **Plerozerkoid** (2 cm lang) entwickeln.

G-4.1 Steckbrief von Diphyllobothrium latum (Fischbandwurm)

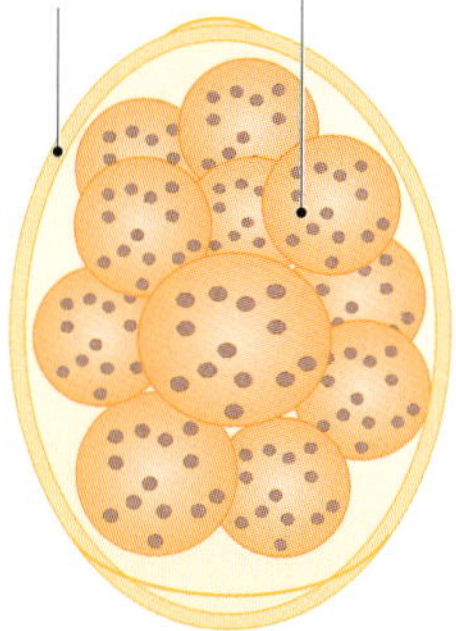

a Ei

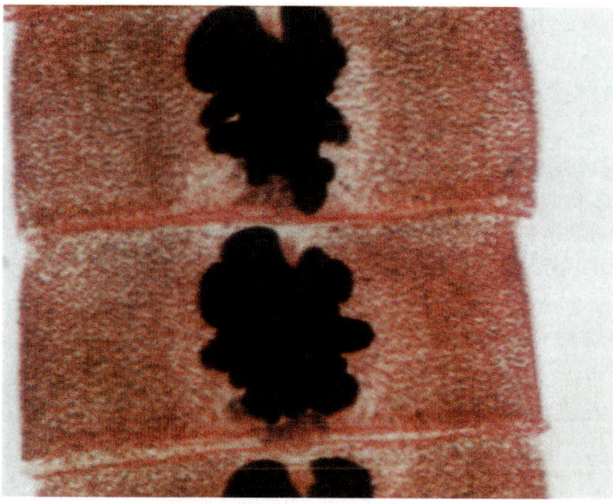

b Proglottiden mit Uterus

Größe	Skolex: 1 × 1 × 2,5 mm ca. 3000 Proglottiden Länge bis 20 m
Lebenserwartung	10 Jahre
Präpatenzzeit	18 Tage
Eier	ca. 70 × 50 μm gedeckelt

Transmission: Der Mensch infiziert sich durch den Genuss ungenügend gegarter **Süßwasserfische,** wie Hechte, Forellen, Aale u. a.

Transmission: Der Mensch infiziert sich durch ungenügend gegarte **Süßwasserfische.**

Klinik: Der Befall mit Diphyllobothrium bleibt klinisch oft stumm oder äußert sich in leichten, unspezifischen, gastrointestinalen Beschwerden, die sich bei Infestation mehrerer Bandwürmer bis zum mechanischen Ileus steigern. Durch den Entzug von Vitamin B_{12} entwickelt sich bei ca. 2 % der Bandwurmträger eine Anämie.

Klinik: Die meisten Infektionen bleiben symptomlos. Ca. 2 % der Bandwurmträger zeigen eine Vitamin-B_{12}-Mangelanämie.

Nachweis: Die Diagnose erfolgt durch den Ei- oder seltener durch den Proglottidennachweis im Stuhl. Die Eier können leicht mit denen von Trematoden verwechselt werden.

Nachweis: Die Diagnose erfolgt durch den Einachweis im Stuhl.

Therapie: Zur Therapie werden Praziquantel und Niclosamid eingesetzt.

Therapie: Praziquantel, Niclosamid.

Prophylaxe: Tieffrieren der Fische bei −18 °C über 24 Stunden sowie Kochen tötet die Plerozerkoide.

Prophylaxe: Tieffrieren (−18 °C über 24 h) und Kochen der Fische.

4.2 Cyclophyllidae

4.2.1 Taeniidae

Die Cyclophyllidaefamilie Taeniidae enthält die meisten und bedeutendsten humanpathogenen Bandwurmarten. Zwischenwirte sind hier ausschließlich Säugetiere.

Taenia saginata

▶ **Definition:** Taenia saginata (Abb. **G-4.2**) ist der weltweit verbreitete **Rinderbandwurm** (taenia: Band, saginatus: gemästet). 50 Millionen Infestationen werden weltweit angenommen. Der adulte Wurm im Menschen wird in der Regel 6–10 m, in Ausnahmefällen auch bis zu 25 m lang. Er hat dann 1000–2000 Proglottiden. Sein Skolex hat vier Saugnäpfe (aus der Türkei und Korea sind Formen mit sechs Saugnäpfen beschrieben) und keinen Hakenkranz.

Entwicklungszyklus: Ungefähr das letzte Fünftel des Bandwurmes besteht aus reifen Proglottiden, die jeweils ca. 105 Eier in Uterusverzweigungen enthalten (Abb. **G-4.3**). Täglich werden bis zu sieben Endglieder abgestoßen und überwinden sowohl mit dem Stuhl als auch durch aktive Beweglichkeit den Anus. Die so

Entwicklungszyklus: Die mit dem Stuhl ausgeschiedenen Eier (frei oder innerhalb von Proglottiden) müssen von einem Rind als Zwischenwirt oral aufgenommen wer-

G-4.2 **Steckbrief von Taenia saginata (Rinderbandwurm)**

Größe	Skolex: 2 mm breit mit 4 Saugnäpfen 1000–2000 Proglottiden Länge 6–10 m, maximal 25 m
Lebenserwartung	bis 20 Jahre
Präpatenzzeit	5–12 Wochen
Proglottiden	12 mm breit, bis zu 2 cm lang Uterus **15–30 Ausstülpungen**
Eier	30 × 35 µm, dickwandig

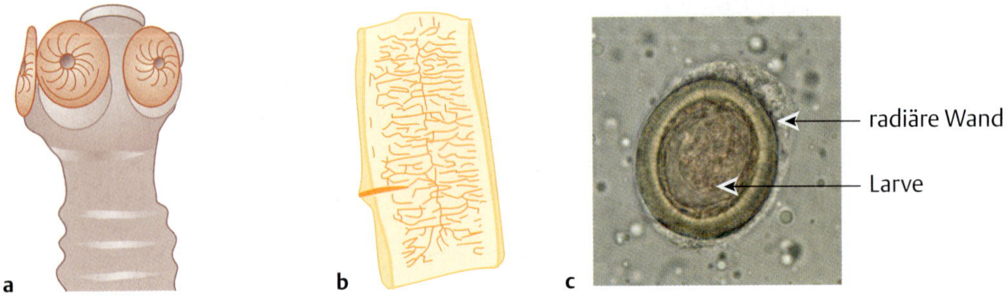

a Skolex mit vier Saugnäpfen, ohne Hakenkranz.
b Proglottide. Der Uterus hat mehr Seitenäste als der von Taenia solium. Jede Uterusverzweigung ist gefüllt mit Eiern.
c Ei mit dicker, radiär strukturierter Membran.

G-4.3

G-4.3 **Uterusverzweigungen in Proglottiden von Taenia saginata (Rinderbandwurm), vollgepackt mit runden Eiern**

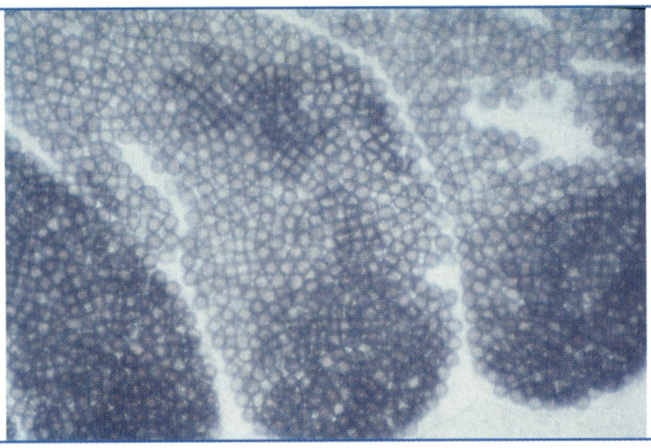

G-4.4

G-4.4 **Rindfleisch mit Finnenblasen (Zystizerkus) von Taenia saginata (Rinderbandwurm)**

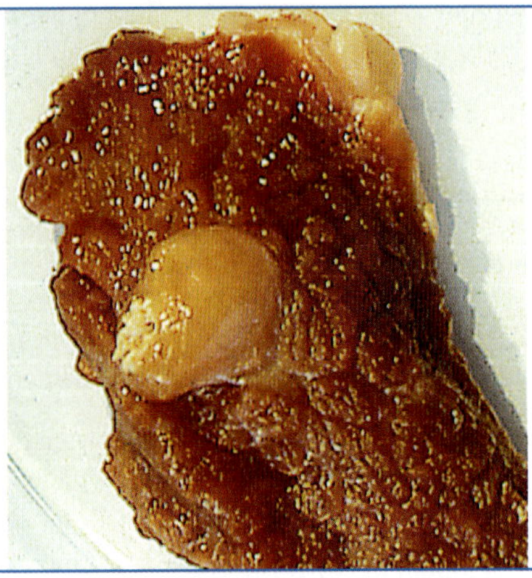

teils bereits im Darm, teils an der Umwelt freigesetzten Eier müssen von Rindern als Zwischenwirt aufgenommen werden. Die Tenazität der Eier ist erheblich. Sie können monatelang in Feuchtmilieu überdauern. Im Darm des Rindes schlüpfen die Sechshakenlarven **(Onkosphären),** die die Darmwand durchwandern und über die Pfortadergefäße in den großen Körperkreislauf gelangen. Von hier aus befallen sie die quergestreifte Muskulatur, wo sich nach ca. 5 Monaten eine infektionsfähige Blasenlarve oder Finne (Abb. **G-4.4**), die im Fall von Taenia saginata **Cysticercus bovis** genannt wird, bildet. Dies ist ein in das Innere einer Blase eingestülpter Bandwurmkopf (Skolex). Im Dünndarm des Menschen stülpt sich der Skolex aus seiner Blase nach außen und heftet sich an die Darmwand an. Anschließend setzt das Längenwachstum des Wurmes ein. Nach 9 Wochen können die ersten eiertragenden Proglottiden abgehen.

den. Hier entwickeln sich im Darm die Sechshakenlarven **(Onkosphären),** aus denen nach Durchdringen der Darmwand in der quergestreiften Muskulatur die infektiöse Finne oder Blasenlarve **(Cysticercus bovis)** entsteht. Die Larve besiedelt den Dünndarm, wo der Wurm nach ca. 9 Wochen geschlechtsreif wird.

Transmission: Der Mensch als Hauptwirt infiziert sich durch die orale Aufnahme rohen, finnenhaltigen Rindfleisches (Tatar).

Transmission: Durch den Verzehr rohen, finnenhaltigen Rindfleisches (Tatar).

Klinik: Lediglich in der Phase, in der der Wurm zur Geschlechtsreife auswächst, kommt es zu starkem Hungergefühl, Gewichtsabnahme und Diarrhö. Dann verläuft die Wurminfestation symptomlos. Nur sehr selten ist eine Appendizitis aufgrund von Proglottiden beschrieben, die es in den Blinddarm verschlagen hatte.

Klinik: In der Regel bleibt die Infestation symptomlos.

Nachweis: Der Nachweis der Eier im Stuhl gestattet nur die Diagnose „Taenia-Infestation".

Nachweis:

▶ **Merke:** Eine Speziesdiagnostik durch Einachweis ist nicht möglich, da sich die Eier aller Taeniaspezies gleichen.

◀ **Merke**

Eine Artdiagnostik kann nur über die **Proglottiden** erreicht werden, die jedoch der Patient nur selten beobachtet, weil sie in einer modernen Toilette schnell weggespült werden. Makroskopisch stellen sich die Proglottiden wie Stücke einer Bandnudel dar. Nach Aufschwemmung des Stuhles oder auch direkt durch Auffinden in der Nachtwäsche werden Proglottiden isoliert und zwischen zwei Objektträger gelegt. Diese werden leicht zusammengedrückt **(Quetschpräparat)** und dann im Mikroskop begutachtet. Entscheidend ist die Uterusform.

Die sichere Diagnose wird durch mikroskopische Begutachtung der Proglottiden gestellt.

▶ **Merke:** Der Uterus des Rinderbandwurms hat viele (15–30) Ausstülpungen, der differenzialdiagnostisch in Frage kommende Schweinebandwurm nur wenige (9–13).

◀ **Merke**

Therapie: Mittel der Wahl sind Praziquantel und Niclosamid. Die Therapie kann als erfolgreich beendet betrachtet werden, wenn der Skolex des Bandwurmes nachweislich abgegangen ist (eine Forderung, deren Überprüfung in der Praxis erhebliche Schwierigkeiten hervorruft. Schon das Beibringen einer einfachen Stuhlprobe ist in Anbetracht der Verbreitung von Tiefspülklosetts problematisch).

Therapie: Praziquantel und Niclosamid.

Prophylaxe: Veterinärmedizinisch ist durch serologische Untersuchungen der Schlachttiere ein Finnenbefall feststellbar. Durch Tieffrieren des Fleisches (−20 °C über 24 Stunden) kann eine Inaktivierung der Finnen erfolgen. Verzicht auf den Genuss rohen Rindfleisches (Tatar) ist auch aus anderen infektionshygienischen Gründen anzuraten.

Prophylaxe: Tieffrieren des Fleisches (−20 °C über 24 Std.) oder Kochen inaktiviert die Finnen. Verzicht auf den Genuss rohen Fleisches.

Taenia solium

Taenia solium

▶ **Definition:** Der **Schweinebandwurm Taenia solium** (Abb. **G-4.5**) ist weltweit verbreitet. Er ist in Deutschland heute nicht mehr endemisch. Hauptverbreitungsgebiet ist Südamerika. Taenia solium ist im Darm des Menschen mit 3–7 m Länge kürzer als der Rinderbandwurm. Auch die Proglottiden sind kleiner, und der Uterus weist weniger als 15 Verzweigungen auf. Der Skolex trägt neben den vier Saugnäpfen ein Rostellum mit 22–36 kleinen Haken.

◀ **Definition**

G-4.5 Steckbrief von Taenia solium (Schweinebandwurm)

Größe	Skolex: 2 mm breit, Rostellum mit 22–36 Haken, 4 Saugnäpfe < 1000 Proglottiden Länge 2–7 m
Lebenserwartung	bis 20 Jahre
Präpatenzzeit	8–12 Wochen
Proglottiden	12 mm breit, bis zu 1,5 cm lang Uterus < **15 Ausstülpungen**
Eier	30 × 35 µm, dickwandig, **infektiös!**

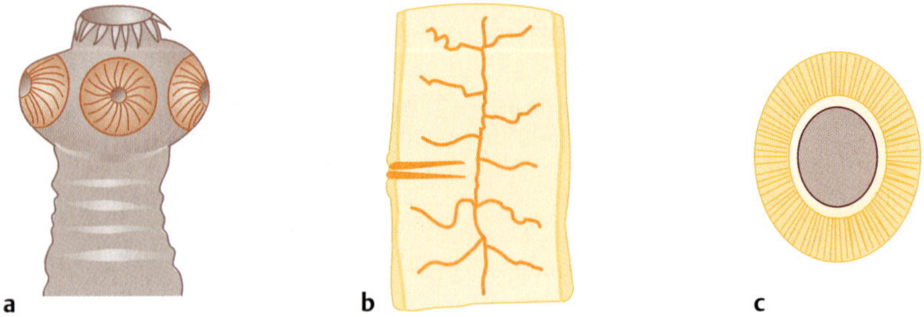

a b c

a Skolex mit vier Saugnäpfen und Häkchenkranz
b Proglottide mit wenig verzweigtem Uterus
c Parasitenei mit dicker, radiär strukturierter Membran

Entwicklungszyklus:

▶ Merke

Die Larve von Taenia solium reift innerhalb kurzer Zeit im Ei heran. Sie kann schon im Zwischenwirt schlüpfen und nach Wanderung zur Ausbildung von Zystizerken führen. Der Zwischenwirt ist dann zugleich Hauptwirt. Bei der **Zystizerkose** sind zu unterscheiden:

- Zystizerkosen mit **Cysticercus cellulosus,** erbsengroßen solitären Finnenbläschen, die verkalken können.
- Zystizerkosen mit **Cysticercus racemosus,** einem traubenförmigen Gebilde, das vor allem im ZNS eine erhebliche Raumforderung hervorruft.

Entwicklungszyklus:

▶ **Merke:** Im Gegensatz zu Taenia saginata kann bei Taenia solium auch der **Mensch** als Zwischenwirt fungieren!

Da die Larve im Ei von T. solium rasch reift, kann eine infektiöse Larve noch während der Zeit im Menschen entstehen und eine endogene Autoinfektion auslösen. Dann ist dasselbe Individuum **Hauptwirt** und auch gleichzeitig **Nebenwirt.** Innerhalb von zwei Monaten nach Aufnahme der Bandwurmeier kann es so nach Wanderung der Larven zur Ausbildung von Zystizerken und zum Krankheitsbild der **Zystizerkose** kommen. Bei den Zystizerken unterscheidet man:

- **Cysticercus cellulosus:** Dieses erbsengroße Finnenbläschen kann sich zu Hunderten oder Tausenden in der Haut, der Skelettmuskulatur, im Auge oder ZNS absiedeln. Die Finnen sterben nach einigen Jahren ab, verkalken und werden im Röntgenbild sichtbar.
- **Cysticercus racemosus:** Er wird hauptsächlich im Gehirn und anderen Teilen des ZNS gefunden. Es handelt sich um eine traubenähnliche Ansammlung von Finnenbläschen, die erhebliche Größe (mehr als 60 ml) annehmen kann.

Transmission: Infektionen sind möglich durch:

- Verzehr finnenhaltigen Schweinefleisches (Bandwurmbefall)
- orale Aufnahme der Eier (Zystizerkose ohne Bandwurmbefall)
- Reifung der Eier im Mensch (Zystizerkose bei bestehendem Bandwurmbefall).

Transmission: Je nach aufgenommenem Stadium resultieren unterschiedliche Formen der Infestation:

- **Bandwurmbefall** nach Fremdinfektion durch Verzehr finnenhaltigen Schweinefleisches,
- **Zystizerkose ohne Bandwurmbefall** nach Fremdinfektion oder exogene Autoinfektion durch orale Aufnahme der Bandwurmeier,
- **Zystizerkose bei bestehendem Bandwurmbefall** nach endogener Autoinfektion durch frühzeitige Reifung der Larve im Ei noch im Hauptwirt.

Klinik: Der Wurmbefall im Darm bleibt symptomlos. Cysticercus cellulosus verursacht rheumatoide Beschwerden. Cysticercus racemosus führt zu neurologischen Symptomen und endet nicht selten letal.

Klinik: Der Bandwurmbefall selbst bleibt in der Regel klinisch stumm. Bei der Zystizerkose bestimmt der Organbefall die Symptomatik. Kopfschmerzen, Schwindel und Erbrechen sprechen für einen Cysticercus. Der Befall des ZNS mit Cysticercus racemosus endet nicht selten letal. Der Haut- und Muskelbefall mit Cysticercus cellulosus führt zu rheumatoiden Beschwerden.

Nachweis: Die Uterusform der Proglottiden (weniger als 15 Ausstülpungen) ist für

Nachweis: Der Bandwurmbefall wird analog wie bei Taenia saginata diagnostiziert (mikroskopische Begutachtung eines Quetschpräparates mit Proglottiden). Die Zystizerkose kann in der Regel endgültig erst nach Exzision der Larve diagnostiziert werden. Bildgebende Verfahren, vor allem die Computertomographie, sowie serologische Untersuchungen (EIA, „Western Blot") sind wertvolle Hilfsmittel, um den klinischen Verdacht einer Zystizerkose zu erhärten. Die Eosinophilie lenkt den Verdacht auf diese Diagnose.

den Schweinebandwurm beweisend. Bildgebende Verfahren und serologische Untersuchungen zeigen Zystizerkosen auf.

▶ **Merke:** Die Differenzialdiagnose von T. saginata und T. solium ist sehr wichtig, da bei Infektion mit T. solium eine Spätfolge in Form einer Zystizerkose auftreten kann. Deswegen sollte man den Patienten auf diese Komplikationsmöglichkeit hinweisen und evtl. eine Nachuntersuchung nach einigen Monaten empfehlen.

◀ **Merke**

Therapie: Die chirurgische Entfernung lebender Finnen, soweit möglich, und eine Chemotherapie mit Praziquantel in Kombination mit Kortikosteroiden haben sich bewährt.

Therapie: Wenn möglich chirurgische Entfernung der Finne und Praziquantel mit Kortikosteroiden.

Prophylaxe: Kochen oder Tieffrieren (–20 °C über mindestens 24 Stunden) von Schweinefleisch verhindert die Wurminfestation. Gegen die Zystizerkose können nur individuelle Hygienemaßnahmen wirksam werden.

Prophylaxe: Kochen oder Tieffrieren (–20°C über 24 Std.) inaktivieren die Finnen.

4.2.2 Echinococcus

4.2.2 Echinococcus

▶ **Definition:** Bandwürmer der Gattung Echinococcus sind sehr klein (maximal 6 mm Länge) und haben nur wenige Proglottiden. Sie sind in ihrem Endwirt in sehr großer Zahl (100000 und mehr) anzutreffen.

◀ **Definition**

Klassifikation: Folgende Arten sind von humanmedizinischer Bedeutung:
- Echinococcus granulosus (Hundebandwurm),
- Echinococcus multilocularis (Fuchsbandwurm).

Klassifikation: Von humanmedizinischer Bedeutung sind E. granulosus (Hundebandwurm) und E. multilocularis (Fuchsbandwurm).

Echinococcus granulosus

Echinococcus granulosus

▶ **Definition:** Der weltweit verbreitete **Hundebandwurm** ist 3–6 mm lang und hat nur 3–4 Proglottiden (Abb. **G-4.6a**). Sein Skolex hat vier Saugnäpfe und ein Rostellum. In Europa sind Griechenland und die dalmatinische Küste Endemiegebiete. Hauptwirt ist der Hund. Ausnahmsweise kann ein Mensch als Zwischenwirt bzw. Endwirt fungieren, d. h. im Menschen kommt nur die Finne, nicht der adulte Wurm vor.

◀ **Definition**

Entwicklungszyklus: Die Eier werden mit dem Kot des Hundes (Hauptwirt) ausgeschieden. Zwischenwirte sind normalerweise Rinder, Schafe, Schweine und andere Hufnutztiere des Menschen. Der Zwischenwirt nimmt die Eier über kontaminiertes Futter auf. Im Darm schlüpfen die Sechshakenlarven (Onkosphären), durchdringen die Darmwand und gelangen über die Mesenterialgefäße in andere Organe. Hier entwickelt sich ein blasenförmiger Herd, die **Hydatide** (hydatis, lat.: Wasserblase), die immer größer wird und das umliegende Gewebe verdrängt (Abb. **G-4.6b**). Sie ist mit klarer, als Antigen wirkender Flüssigkeit gefüllt und mit einer Keimschicht ausgekleidet, von der aus sich Finnen bilden, die eigentlich infektiösen Larven **(Protoskolizes).** Der Infektionszyklus schließt sich, wenn Hunde infizierte Schlachtabfälle dieser Tiere fressen.

Entwicklungszyklus: Zwischenwirte sind normalerweise Hufnutztiere des Menschen, deren Innereien als Schlachtabfälle von Hunden gefressen werden. Aus den vom Hund ausgeschiedenen Eiern schlüpfen im Zwischenwirt die Sechshakenlarven und gelangen über die Mesenterialgefäße in andere Organe, wo sie die **Hydatide** bilden, eine mit Flüssigkeit und zahlreichen infektiösen **Protoskolizes** gefüllte Blase.

Pathogenese: Der Mensch infiziert sich durch die orale Aufnahme der Eier. Befallen werden dann zu 60 % die Leber, zu 30 % die Lunge und zu 5 % das Peritoneum. Die restlichen 5 % verteilen sich auf Milz, Nieren, Muskulatur, Knochen und ZNS (in dieser Reihenfolge). In der überwiegenden Mehrzahl ist nur ein Organ betroffen.

Pathogenese: Der Mensch infiziert sich durch orale Aufnahme der Eier. Befallen werden neben anderen Organen zu 60 % die Leber, zu 30 % die Lunge.

Klinik: Die Hydatide entwickelt sich beim Menschen meist sehr langsam über einen Zeitraum von mehreren Jahren. Die Symptomatik ist dabei relativ unspe-

Klinik: Da sich die Hydatide nur langsam entwickelt (mehrere Jahre), sind die kli-

G-4.6 Echinococcus granulosus

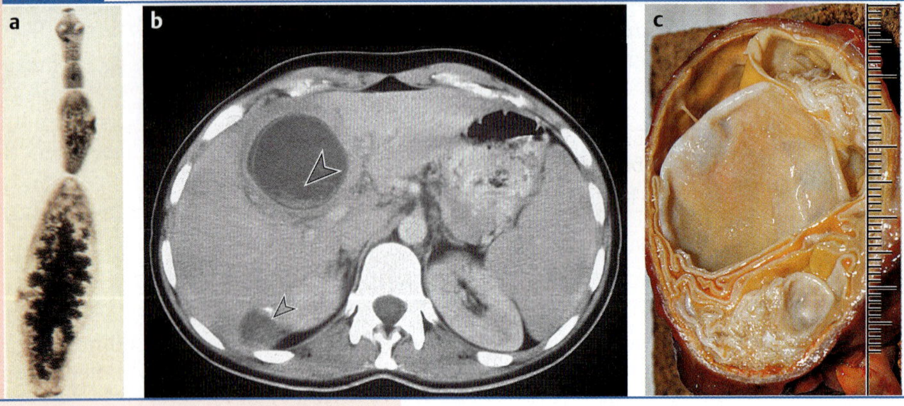

a adulter Wurm
b CT einer Echinokokkose: Zysten von E. granulosus in der Leber (Pfeile)
c Operativ entfernte und eröffnete Zyste

nischen Zeichen gering und unspezifisch. Bei **Befall der Leber** kann es durch Kompression der Gallenwege zum Verschlussikterus kommen. Die **Lungenmanifestation** äußert sich in Druckschmerzen, (Blut-)Husten.

zifisch. Beim Befall der **Leber** (typischer Lokalisationsort: rechter Leberlappen) kommt es zu Oberbauchbeschwerden und eventuell zum Verschlussikterus bei Kompression der großen Gallengänge.

Der Befall der **Lunge** bleibt ebenfalls in vielen Fällen symptomlos oder äußert sich in Reizhusten, Hämoptysis und Druckschmerzen.

Oft sterben die Parasiten ab, und die Echinokokkusblase verkalkt.

▶ Merke

▶ **Merke:** Gefährlich ist die Ruptur der Hydatide, da die austretende Flüssigkeit zum anaphylaktischen Schock und ohne sofortige Therapie zum Tode führen kann. Außerdem kommt es zur massiven Ausschwemmung der Larven mit entsprechenden Neubildungen von Hydatiden. Rupturen können aber auch zur Spontanheilung führen. Insgesamt wird das Krankheitsbild als **zystische Echinokokkose** bezeichnet.

Nachweis: Bildgebende Verfahren führen zu einer Verdachtsdiagnose, die dann durch serologische Tests (immer zwei verschiedene parallel durchführen!) erhärtet werden kann.

Nachweis: Bildgebende Verfahren führen häufig zu einer Verdachtsdiagnose, die dann durch gezielte serologische Untersuchungen bestätigt werden kann (EIA, indirekte Immunfluoreszenz, Immunelektrophorese, Nachweis parasitenspezifischer IgE). Zum Ausschluss von Kreuzreaktionen sollten dabei zwei unterschiedliche serologische Methoden parallel zum Einsatz kommen. Biopsien sind wegen der Gefahr der Blasenruptur und ihrer Folgen nicht angezeigt.

Therapie: Radikale operative Entfernung der Hydatide.

Therapie: Mittel der Wahl ist die radikale operative Entfernung der Hydatide. Bei inoperablen Echinokokkuszysten oder Hydatidenruptur ist eine Chemotherapie mit Mebendazol oder Albendazol zu versuchen.

Prophylaxe:

Prophylaxe:

▶ Merke

▶ **Merke:** Innereien von Schlachttieren, die als Hundefutter verwendet werden sollen, müssen gekocht oder für mindestens 3 Tage bis –18 °C tiefgefroren werden.

Die Eier sind gegen chemische Desinfektionsmittel resistent. Nur Austrocknung und Erhitzen (> 75°C) inaktivieren sicher!

Echinokokkuseier (Infektionsquelle für den Menschen) sind im feuchten Milieu der Umwelt monatelang haltbar und können auch überwintern. Herkömmliche chemische Desinfektionsmittel sind wirkungslos. Nur Austrocknung und Erhitzen auf mindestens 75 °C inaktivieren die Eier sicher. Eine regelmäßige Entwurmung der Hunde im Haushalt sowie Füttern mit gekochtem Fleisch reduziert die Infektionsgefahr.

▶ Merke

▶ **Merke:** Ein direkter oder indirekter Nachweis ist nach Infektionsschutzgesetz nicht namentlich **meldepflichtig**.

G-4.7 **Echinococcus multilocularis, Leberbefall**

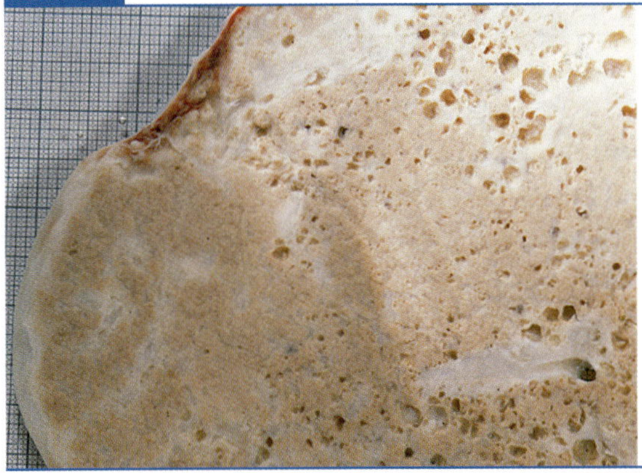

Der Befall mit Echinococcus multilocularis führt durch kleinzystische Veränderungen zu einer Destruktion des Lebergewebes (formaldehydfixiertes Präparat).

G-4.7

Echinococcus multilocularis

Echinococcus multilocularis

▶ **Definition:** Echinococcus multilocularis, der **Fuchsbandwurm,** ist mit 1–3 mm Länge und 3–5 Proglottiden ein sehr kleiner Bandwurm. Sein Vorkommen ist auf die nördliche Hemisphäre beschränkt. Er ist in Deutschland in der Rhön und südlich des Mains, z. B. Schwarzwald, verbreitet. Daneben findet man ihn häufig in Ostfrankreich, der Schweiz und in Teilen Österreichs.

◀ Definition

Entwicklungszyklus: Der Entwicklungszyklus unterscheidet sich von dem des Hundebandwurms dadurch, dass als Zwischenwirte Mäuse und andere Kleinnager fungieren. Neben dem Fuchs können gelegentlich auch Hunde befallen werden.

Entwicklungszyklus: Zwischenwirte sind Kleinnager.

Pathogenese: Der Mensch infiziert sich mit den vom Fuchs ausgeschiedenen Eiern durch orale Aufnahme. Hauptinfektionsquelle sind **kontaminierte Waldbeeren.** Im Gegensatz zum Hundebandwurm entsteht keine geschlossene Blase, sondern die sich vermehrenden Larven infiltrieren das befallene Organ (nicht Verdrängung, sondern **Invasion**). Es entstehen Konglomerate von haselnussgroßen Zysten, die von Binde- und Granulationsgewebe umschlossen und miteinander verbunden werden. Dieses schlauchförmige, alveoläre Gebilde zerstört das Organ und macht auch vor Nachbarorganen nicht halt; auch entfernte Organe können durch Metastasierung betroffen sein. Man spricht beim Krankheitsbild von der **alveolären Echinokokkose** (Abb. **G-4.7**).

Pathogenese: Hauptinfektionsquelle für den Menschen sind **kontaminierte Waldbeeren.** Im Gegensatz zum Hundebandwurm entsteht keine Blase, sondern ein schlauchförmiges, **alveoläres Gebilde,** das das befallene Organ infiltriert und zerstört und auch auf Nachbarorgane übergreifen kann **(alveoläre Echinokokkose).**

Klinik: Das klinische Bild und die Prognose gleichen dem eines langsam, aber unaufhaltsam wachsenden Karzinoms.

Klinik: Ähnlich der eines langsam wachsenden Karzinoms.

Diagnose und Therapie: wie bei Echinococcus granulosus.

Diagnose und Therapie: wie bei Echinococcus granulosus.

4.2.3 Hymenolepidae

4.2.3 Hymenolepidae

Die Familie Hymenolepidae (Zwergbandwürmer) umfasst zahlreiche Spezies. Für den Menschen sind nur **Vampirolepis nana** und **Hymenolepis diminuta** von Bedeutung.

Für Menschen sind **Vampirolepis nana** und **Hymenolepis diminuta** von Bedeutung.

Vampirolepis nana

Vampirolepis nana

▶ **Definition:** Der **Zwergbandwurm** ist mit einer Länge von bis zu 9 cm keineswegs der kleinste Bandwurm des Menschen (Echinococcus multilocularis ist mit maximal 3,7 mm Länge sehr viel kleiner, kommt aber beim Menschen als adulter Wurm nicht vor). Er ist weltweit verbreitet, findet sich jedoch bevorzugt in warmen Regionen.

◀ Definition

G-4.8

G-4.8 Ei von Vampirolepis nana mit Sechshakenlarve (Oncosphaera) und Polfäden

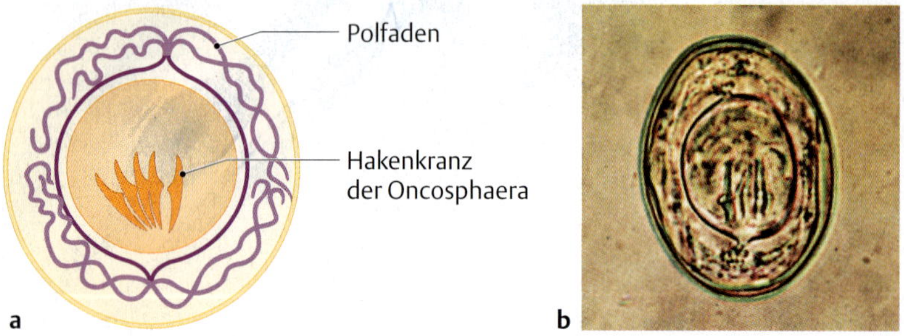

a schematische Darstellung
b Ei im Stuhl eines Patienten

Entwicklungszyklus: Der Mensch kann sowohl Zwischen- als auch Endwirt sein. Die orale Infektion erfolgt durch:
- **Eier:** Autoinfektion besonders bei Kindern (Anus – Finger – Mund).
- **Larven:** Insekten fungieren als Zwischenwirt. Der Mensch infiziert sich durch die orale Aufnahme dieser larvenhaltigen Insekten.
  Eier und Larven werden im Darm geschlechtsreif.

Entwicklungszyklus: Der Entwicklungszyklus von Vampirolepis nana ist insofern bemerkenswert, als der Mensch sowohl Zwischenwirt als auch Endwirt sein kann. Folgende Möglichkeiten sind zu unterscheiden:
- **Orale Aufnahme der Eier:** Diese Autoinfektion (Anus – Finger – Mund) findet sich besonders bei Kindern. Werden die Eier direkt oral aufgenommen, entwickeln sich in den Dünndarmzotten die Larven, die in das Darmlumen zurückkehren und dort nach 2–3 Wochen geschlechtsreif werden.
- **Orale Aufnahme der Larven:** Die aus dem Darm freigesetzten Eier werden von Flöhen, Ameisen, Mehl-, Speckwürmern und anderen Insekten als Zwischenwirt aufgenommen. Hier entwickeln sich die Larven, der Mensch infiziert sich durch die orale Aufnahme der Insekten z. B. über pflanzliche Trockennahrung (Müsli, Cornflakes etc.). Bei Aufnahme der Larven entwickeln sich diese direkt im Darmlumen zu adulten Würmern.

Klinik: Uncharakteristische gastrointestinale Beschwerden.

Klinik: Die meisten Infestationen verlaufen latent oder unter den Symptomen uncharakteristischer gastrointestinaler Beschwerden.

Nachweis: Nachweis der charakteristischen Eier im Stuhl (Abb. **G-4.8**).

Nachweis: Im Stuhl der Befallenen finden sich die charakteristischen aber glasig-durchsichtigen Eier. Sie sind elliptisch, 40 × 60 µm groß und durch so genannte **Polfäden** eindeutig zuzuordnen. Es handelt sich dabei um fadenförmige Gebilde, die von einer Kapsel im Inneren des Eies ausgehen. In dieser Kapsel befindet sich die **Onkosphäre** (Sechshakenlarve). Kapsel und Fäden sind durch die transparente Außenhülle hindurch sichtbar (Abb. **G-4.8**).

Therapie: Niclosamid, Praziquantel.

Therapie: Niclosamid und Praziquantel sind wirksam, müssen jedoch höher dosiert werden als bei Taenienbefall. Eine Wiederholung nach 3 Wochen ist ratsam.

Prophylaxe: Nicht möglich.

Prophylaxe: Eine spezifische Vorbeugung ist nicht möglich.

Hymenolepis diminuta

Der **Rattenzwergbandwurm** wird von Ratten und Mäusen durch orale Aufnahme von Insekten auf den Menschen übertragen. Klinik und Therapie siehe V. nana.

Hymenolepis diminuta

Der **Rattenzwergbandwurm** parasitiert weltweit bei Ratten und Mäusen. Insekten sind die natürlichen Zwischenwirte. Der Mensch infiziert sich durch orale Aufnahme dieser Zwischenwirte. Klinik und Therapie sind identisch mit dem Befall mit Vampirolepis nana. Bei der Diagnose ist zu berücksichtigen, dass die „Polfäden“ im Ei fehlen.

H

1 Allgemeines

▶ Definition

1 Allgemeines

▶ **Definition:** Die **Arthropoda** (Gliederfüßler) gehören zum Tierstamm der Gliedertiere (Articulata, Arthros: Gelenk) mit starrem Ektoskelett. Sie beinhalten als artenreichste Klassen die **Arachnida** (Spinnentiere) und **Hexapoda** (Insekten). Bisher wurden mehr als 1 Million Arten beschrieben. Eine Bedeutung als Krankheitserreger oder Krankheitsüberträger besitzen nur sehr wenige Arten.

1.1 Biologie der Arthropoden

Die hochgradige Anpassung der Arthropoden an die parasitäre Lebensweise geht mit erheblichen Modifikationen der normalen Morphologie und Entwicklung einher.

Entwicklungszyklus: Das starre Ektoskelett der Arthropoden erfordert während der Entwicklung vom **Ei** über die **Larve** zum adulten Tier **(Imago)** eine Reihe von **Häutungen**.

- Die Wachstumsstadien der **holometabolen Insekten** haben keine Ähnlichkeit mit der Imago (Abb. **H-1.1a**).
- **Hemimetabole Insekten** (z. B. Wanzen, Läuse) haben Nymphenstadien, die der Imago ähneln (Abb. **H-1.1b**). Bei den **Spinnentieren** schlüpft beim normalen Entwicklungsgang aus dem Ei eine der Imago ähnliche Nymphe. Bei den **Milben** und **Zecken** (Abb. **H-1.1c**) hat das erste Larvenstadium nur 3 Beinpaare; diese 6-Bein-Larve häutet sich dann zur Nymphe mit 4 Beinpaaren.

1.1 Biologie der Arthropoden

Der große Artenreichtum der Arthropoden wurde durch die erfolgreiche Adaptation an sehr verschiedene Umweltbedingungen ermöglicht. Während die wichtigsten Merkmale des Grundbauplans, wie die Gliederung von Körper und Körperanhängen, meist ohne weiteres zu erkennen sind, geht die hochgradige Anpassung an sehr spezielle Lebensbedingungen mit erheblichen Modifikationen der normalen Morphologie und Entwicklung einher.

Entwicklungszyklus: Die meisten Arthropoden legen **Eier**. In einigen Fällen reifen die Eier jedoch bereits im Weibchen heran und werden dann als **Larve** (z. B. Tse-Tse-Fliege) oder **Nymphe** (viele Spinnentiere) lebend geboren. Das allen Arthropoden gemeinsame, mehr oder weniger starre, chitinisierte Ektoskelett erfordert während der Entwicklung zum adulten Tier **(Imago)** eine Reihe von **Häutungen.**

- Bei **holometabolen Insekten** (z. B. Käfer, Flöhe, Zweiflügler) besitzen die juvenilen Wachstumsstadien (Larve, Raupe) keine Ähnlichkeit mit der Imago und zur Häutung wird ein Ruhestadium (Puppe) eingenommen (Abb. **H-1.1a**).
- **Hemimetabole Insekten** (z. B. Wanzen, Schaben, Läuse) hingegen besitzen Wachstumsstadien (Nymphen), die der Imago ähneln (Abb. **H-1.1b**). Bei der Mehrzahl der **Spinnentiere** geht aus dem Ei direkt eine der Imago ähnliche Nymphe hervor (Abb. **H-1.1c**). **Milben** und **Zecken** weisen eine komplexere Abfolge der Wachstumsstadien auf. Hier schlüpft aus dem Ei ein Larvenstadium mit 3 Beinpaaren (sog. 6-Bein-Larve). Nach der ersten Häutung geht aus der Larve eine Nymphe mit 4 Beinpaaren hervor. Aus der Nymphe entwickelt sich nach einer (Schildzecken) oder mehreren Häutungen (Lederzecken) die Imago (Abb. **H-1.1c**). Für den Übergang zum nächsten Entwicklungsstadium bzw. zur Eiablage benötigen die Zecken weitere Blutmahlzeiten.

H-1.1 Homometaboler und hemimetaboler Entwicklungsgang

H-1.1

a Holometabole Entwicklung bei Insekten
Beispiel Stubenfliege (Musca domestica)

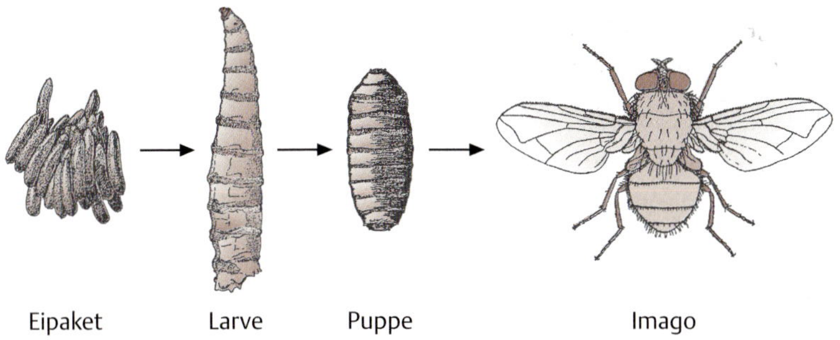

b Hemimetabole Entwicklung bei Insekten
Beispiel Schabe (Blatta germanica)

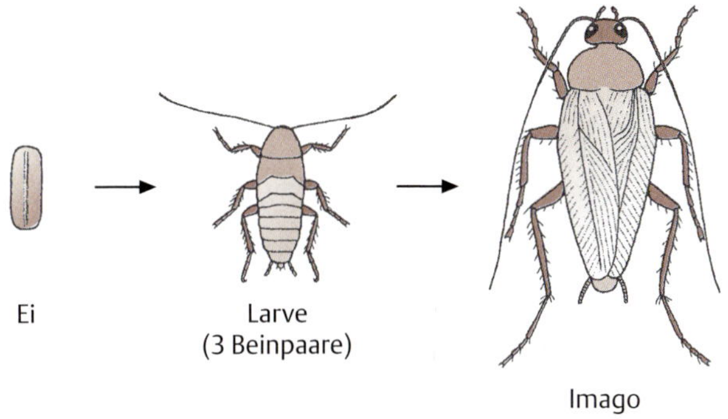

c Hemimetabole Entwicklung bei Spinnentieren
Beispiel Schildzecke (Ixodes ricinus)

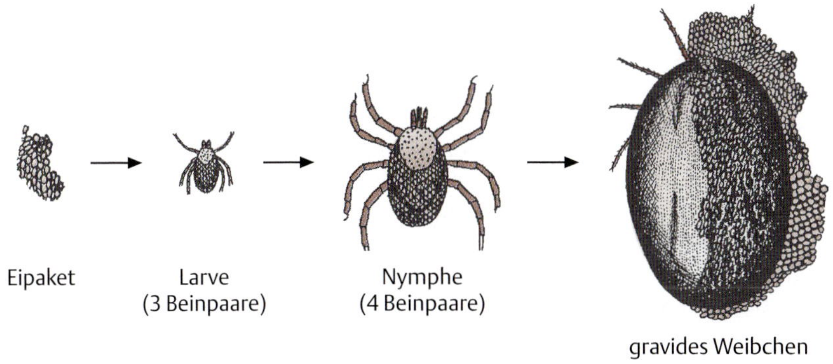

Die Entwicklungsgänge sind vereinfacht dargestellt, in der Regel werden mehrere Larven- bzw. Nymphenstadien durchlaufen.

1.2 Medizinische Bedeutung der Arthropoden

Giftige oder parasitäre Arthropoden können den Menschen direkt schädigen. Von größerer Bedeutung ist aber eine indirekte Schädigung durch die Übertragung von Infektionserregern. Zu den möglichen indirekten Schädigungen kann ebenfalls die Auslösung von allergischen oder phobischen Reaktionen beim Menschen gerechnet werden.

1.2 Medizinische Bedeutung der Arthropoden

Schädigung des Menschen:
- direkt durch Gift oder Parasitismus,
- indirekt durch die Übertragung von Infektionserregern oder Auslösen von allergischen Reaktionen.

1.2.1 Giftwirkung

Aktiv giftige Arthropoden
- Spinnen,
- Skorpione,
- Hautflügler (Hymenoptera).

In Mitteleuropa sind nur die zu den Hymenoptera zählenden Bienen-, Wespen- und Hornissenarten von medizinischer Bedeutung.

1.2.1 Giftwirkung

Die meisten der ca. 25000 Spinnenarten sowie der ca. 700 Skorpionarten sind aktiv giftig. In den weitaus meisten Fällen sind Aktivität und Menge des Giftes aber zu gering, um beim Menschen ernsthafte medizinische Komplikationen hervorzurufen. Im Gegensatz zu den Tropen und Subtropen kommt Giftspinnen und Skorpionen in Mitteleuropa keine medizinische Bedeutung zu. In Mitteleuropa verursachen Bienen, Wespen und Hornissen (Ordnung Hautflügler, Hymenoptera) die meisten Todesfälle. Zahlreiche Bienen- und Wespenarten besitzen einen hochentwickelten Giftapparat für die Produktion, Aufbewahrung und Ejektion des Giftes. Besonders gefährlich können Hymenopterenstiche durch die Auslösung einer anaphylaktischen Reaktion werden.

Arthropodengifte: Skorpiongifte wirken meist neurotoxisch, Spinnengifte daneben auch kardiotoxisch und hämolytisch. Hymenopterengifte bestehen vorwiegend aus biogenen Aminen und Kininen, die eine ausgeprägte Wirkung auf die glatte Muskulatur der Blutgefäße haben.

Arthropodengifte: Die Zusammensetzung und die Wirkung der Arthropodengifte ist heterogen. Die **Gifte der Skorpione** besitzen meist eine neurotoxische Wirkung. Die speziesspezifische Struktur der verantwortlichen neurotoxischen Polypeptide ist zum Teil aufgeklärt, und es stehen für die Behandlung teilweise spezifische Antisera zur Verfügung. **Spinnengifte** enthalten neben neurotoxischen und kardiotoxischen Polypeptiden zusätzlich hämolytische Enzyme und biogene Amine wie Histamin und Serotonin. **Hymenopteren-Gifte** bestehen überwiegend aus biogenen Aminen und Kininen. Die ausgeprägte Wirkung der biogenen Amine und Kinine auf die glatte Muskulatur der Blutgefäße ist für die Lokalsymptome eines Wespen- oder Bienenstichs verantwortlich.

1.2.2 Parasitismus

Nach Verweildauer und Lokalisation unterscheidet man (Tab. **H-1.1**):

- **Temporäre Ektoparasiten**, die den Wirt nach der Blutmahlzeit wieder verlassen, wie z. B. die Stechmücken. Durch den häufigen Wirtswechsel sind sie ideale Vektoren für Infektionserreger (Tab. **H-1.2–H-1.5**).
- **Stationäre Ektoparasiten**, die den Wirt anhaltend befallen (= Infestation), z. B. Läuse.
- **Stationäre Endoparasiten** des Menschen sind z. B. das Weibchen des Sandflohs und die Haarbalgmilbe.
- **Pseudoparasitismus:** Insektenlarven in frischen Stuhlproben finden sich gelegentlich nach sekundärer Besiedlung.

1.2.2 Parasitismus

Nach der Verweildauer und der Lokalisation des Parasiten auf einem Wirt kann zwischen temporären oder stationären bzw. zwischen Ekto- oder Endoparasiten unterschieden werden (Tab. **H-1.1**):

- **Temporäre Ektoparasiten:** Parasitäre Arthropoden sind meist temporäre Ektoparasiten, die für ihre Entwicklung Blutmahlzeiten benötigen, so z. B. die **Stechmücken**. Die Parasiten verlassen den Wirt nach der Blutmahlzeit sofort wieder; die Entwicklung findet nicht im oder am Wirt statt. Die Schädigung des Wirtes durch die einzelne Blutmahlzeit ist minimal. In Abhängigkeit von der Stärke der Stichreaktion können sich lokal Juckreiz und Hautsymptome entwickeln. Aufgrund des häufigen Wirtswechsels sind temporäre Ektoparasiten die idealen Vektoren für verschiedene Infektionserreger (Tab. **H-1.2–H-1.5**).
- **Stationäre Ektoparasiten:** Sie durchlaufen ihre ganze Entwicklung auf dem Wirt und rufen so einen anhaltenden Befall **(Infestation)** hervor. Die wichtigsten stationären Ektoparasiten des Menschen sind die **Läuse** (Kopflaus, Kleiderlaus und Filzlaus) und **Grabmilben**, wobei Letztere schon den Übergang zum Endoparasitismus darstellen.
- **Stationäre Endoparasiten:** Nur sehr wenige parasitäre Arthropoden sind stationäre Endoparasiten des Menschen. Das Weibchen des tropischen **Sandflohs** (Tunga penetrans) persistiert in der Haut des Menschen. Die **Haarbalgmilbe** (Demodex folliculorum) ist ein weiterer obligater Endoparasit der menschlichen Haut, dessen medizinische Bedeutung nicht vollständig geklärt ist. In seltenen Fällen kann es zu der als Myiasis (Madenfraß) genannten Besiedlung des Lebenden mit Fliegenlarven (Ordnung Diptera) kommen.
- **Pseudoparasitismus:** Gelegentlich werden Insektenlarven in frischen Stuhlproben gefunden. Hierbei handelt es sich um einen Pseudoparasitismus **nach sekundärer Besiedlung der Stuhlprobe** oder nach dem Ausscheiden einer verschluckten Insektenlarve.

H-1.1 Parasitäre Arthropoden

Gruppe/Art	*Krankheitsbild*	*Art und Dauer des Parasitismus*	*Hauptwirte*	*Verbreitung*
Arachnida (Spinnentiere)				
Metastigmata (Zecken)				
▪ Ixodes ricinus (Holzbock)	Stich	obligat, temporär	Nager	Europa
▪ Argas persicus (Vogelzecke)	Stich (Mensch Fehlwirt)	obligat, temporär	Vögel	weltweit
Acari (Milben)				
▪ Sarcoptes scabiei (Krätzemilbe)	Krätze	obligat, stationär	Mensch	weltweit
▪ Demodex folliculorum (Haarbalgmilbe)	Rosacea (?)	obligat, stationär	Mensch	weltweit
▪ Neotrombicula autumnalis (Herbstmilbe)	Gebüsch-Krätze	obligat, temporär	Säuger, Vögel	weltweit
Insecta (Insekten)				
Anoplura (Läuse)				
▪ Pediculus humanus capitis (Kopflaus)	Dermatitis	obligat, stationär	Mensch	weltweit
▪ Pediculus humanus corporis (Kleiderlaus)	Dermatitis	obligat, stationär	Mensch	weltweit
▪ Phthirus pubis (Filzlaus)	Dermatitis	obligat, stationär	Mensch	weltweit
Diptera (Zweiflügler)				
▪ Musca spp. (Stubenfliegen)	Myiasis durch Larven	fakultativ, stationär	verschieden	weltweit
▪ Gasterophilus spp. (Magendasselfliege)	Hautmaulwurf (Mensch als Fehlwirt)	obligat, stationär	Rinder, Schafe	weltweit
▪ Hypoderma lineatum, H. bovis (Rinderdasselfliegen)	Hautmaulwurf (Mensch als Fehlwirt)	obligat, stationär	Rinder	weltweit
▪ Cordylobia anthropophaga	Myiasis	obligat, stationär	Mensch, Haustiere	Afrika
▪ Dermatobia hominis	Myiasis	obligat, stationär	Mensch, Haustiere	Südamerika
▪ Culex, Anopheles, Simulium, Aedes etc. (Stechmücken), Stomoxys calcitrans (Wadenstecher)	Stich	obligat, temporär	Mensch, Säugetiere	weltweit
Hemiptera (Wanzen)				
▪ Reduviidae (Raubwanzen)	Quaddel	obligat, temporär	Mensch, Säugetiere	Südamerika
▪ Cimex lectularius (Bettwanze)	Quaddeln, Juckreiz	obligat, temporär	Mensch	weltweit
Siphonaptera (Flöhe)				
▪ Pulex irritans (Menschenfloh)	Flohstich	obligat, temporär	Mensch	weltweit
▪ Tunga penetrans (Sandfloh)	Tungiasis, Hautulzeration	obligat, stationär	Mensch, Haustiere	Tropen

1.2.3 Vektorfunktion

Zahlreiche Infektionskrankheiten, deren Erreger durch Arthropoden auf den Menschen übertragen werden, kommen in geographisch eng begrenzten Arealen, so genannten **Naturherden** vor. Diese regionale Beschränkung wird durch mehrere Faktoren bedingt. Da – mit Ausnahme der Malaria – die wichtigsten durch Arthropoden übertragenen Infektionen Zoonosen sind, muss neben einem geeigneten Vektor immer auch ein **natürliches Erregerreservoir** vorhanden sein. Das Erregerreservoir kann durch den Vektor selbst und/oder andere Tiergruppen gebildet werden. Zusätzlich müssen die Klimaverhältnisse die Weiterentwicklung des Erregers im Vektor zulassen. Den Vektoren kommt damit eine entscheidende Rolle bei der Übertragung von zoonotischen Infektionserregern auf den Menschen zu. Insbesondere bei der Besiedlung von bisher naturnahen Lebensräumen durch den Menschen (z. B. Plantagen in tropischen Urwäldern) können „neue“ Erreger auf den Menschen übertragen werden.

1.2.3 Vektorfunktion

Die regionale Beschränkung **(Naturherde)** vieler Infektionskrankheiten beruht auf dem Verbreitungsgebiet des Vektors und dem natürlichen Erregerreservoir, die beide von bestimmten Klimaverhältnissen abhängen.

Die Übertragung der Erreger kann erfolgen durch:

- **Aktive Übertragung:** Während der Blutmahlzeit kann es zur aktiven Übertragung von Infektionserregern kommen (Tab. **H-1.2–H-1.5**). Bei manchen Vektoren ist eine vertikale Transmission auf die Nachkommen möglich. In diesen Fällen ist der Vektor gleichzeitig Erregerreservoir.
  In Mitteleuropa werden **Borrelia burgdorferi** (S. 432) und das **FSME-Virus** (S. 199) durch Arthropoden (Zecken) übertragen .
- **Passive Übertragung:** Durch Verschlucken eines infizierten Zwischenwirtes (Mehlkäfer, Mehlmotten) können Bandwürmer auf den Menschen übertragen werden.
- **Passiv-mechanische Übertragung:** Die Erreger werden nur verschleppt, eine Weiterentwicklung von Erregern findet im Transportwirt nicht statt.

Die Übertragung der Infektionserreger kann auf unterschiedlichen Wegen erfolgen:

- **Aktive Übertragung:** Während die direkte Schädigung durch den Ektoparasiten meist gering ist, können während der Blutmahlzeit des Parasiten Krankheitserreger auf den Menschen (oder umgekehrt) übertragen werden. Bedingt durch den häufigen Wirtswechsel und die hohe Beweglichkeit kommt den temporären Ektoparasiten als so genannten **Vektoren** eine große Bedeutung bei der Übertragung und Verbreitung von Infektionserregern zu (Tab. **H-1.2–H-1.5**). Vektoren zeichnen sich dadurch aus, dass der Erreger im Vektor einen Teil seiner Entwicklung durchmacht, wobei der Wirt nicht oder allenfalls gering beeinträchtigt wird. Der infizierte Vektor bleibt nach der Aufnahme meist lebenslang infektiös. Bei einigen Arten ist zusätzlich eine vertikale Transmission auf die Nachkommenschaft möglich. In diesem Falle ist der Vektor gleichzeitig Erregerreservoir. Da die tierischen Wirte bei viralen Infektionen nur während der kurzen virämischen Periode infektiös sind, kommt diesem permanenten Erregerreservoir eine wichtige Bedeutung für die Verbreitung des Erregers zu. In Mitteleuropa werden nur zwei Infektionserreger – **Borrelia burgdorferi** (Erreger der Borreliose, S. 432) und das **FSME-Virus** (Erreger der Frühsommer-Meningoenzephalitis, S. 199) – regelmäßig durch Arthropoden (Zecken) auf den Menschen übertragen.
- **Passive Übertragung:**Neben der aktiven Übertragung durch blutsaugende Vektoren ist die passive Übertragung des Infektionserregers durch das Verschlucken eines infizierten Zwischenwirtes möglich. Durch eine versehentliche Aufnahme von Flöhen oder von bestimmten Vorratsschädlingen wie Mehlkäfern oder Mehlmotten können auch in Mitteleuropa Zwergbandwürmer auf den Menschen übertragen werden.
- **Passiv-mechanische Übertragung:** In diesem Fall werden die Erreger – häufig Fäkal- oder Wundkeime – nur passiv mechanisch übertragen und es findet nicht unbedingt eine Weiterentwicklung im Transportwirt statt. Beispiele für Arthropoden, die eine hygienische Bedeutung als passive Überträger von Erregern haben, sind z. B. die Stubenfliegen oder Hausschaben.

H-1.2 Arthropoden als Vektoren für Viren

Vektor	*Erreger*	*Krankheit*	*Natürliches Reservoir*
Arachnida (Spinnentiere)			
Ixodidae (Schildzecken)			
▪ Ixodes ricinus	westliches FSME-Virus (Flavivirus)	Frühsommer-Meningo-Enzephalitis	Nager, Vögel
▪ Ixodes persulcatus	östliches FSME-Virus	russische Frühsommer-Meningo-Enzephalitis	Nager, Vögel
▪ verschiedene Schildzeckenarten	Nairovirus	Hämorrhagisches Krim-Kongo-Fieber	Zecken, Vögel, Nager, Haustiere
Insecta (Insekten)			
Diptera (Zweiflügler)			
▪ Stechmücken (Aedes, Haemagogus, Anopheles, Culex)	Dengue-Virus, Gelbfieber-Virus	Dengue-Fieber, Gelbfieber	Mücken, Affen, Mücken, Nager, Affen
	Equines Enzephalitis-Virus,	Equine Enzephalitis	Nager, Pferde
	Japanisches Enzephalitis-Virus	Japanische Enzephalitis	Vögel, Schweine
	West-Nil-Virus	West-Nil-Fieber	Vögel
▪ Sandfliegen (Phlebotomus)	Phlebovirus	Pappataci-Fieber	Kleinsäuger: Gerbils, Mäuse, Ratten

H-1.3 Arthropoden als Vektoren für Bakterien

Vektor	*Erreger*	*Krankheit*	*Natürliches Reservoir*
Arachnida (Spinnentiere)			
Ixodidae (Schildzecken)			
▪ Ixodes ricinus, I. damnii	Borrelia burgdorferi u. a.	Lyme-Borreliose	Nager, Wild
	Ehrlichia granulocytophaga	humane granulozytäre Ehrlichiose	Nager, Rotwild, Schafe
▪ Dermacentor	Francisella tularensis	Tularämie	Nager
	Rickettsia rickettsii	Rocky Mountain spotted fever	Kleinsäuger, Zecken
▪ Amblyomma	Coxiella burnetii	Q-Fieber	Kleinsäuger, Haustiere
▪ Rhipicephalus sanguineus	Rickettsia conorii	Mittelmeerfleckfieber („Fièvre boutonneuse")	Zecken, Nager
Argasidae (Lederzecken)			
▪ Ornithodorus	Borrelia duttoni	afrikanisches Zecken- Rückfallfieber	Zecken
Acari (Milben)			
▪ Leptotrombidium	Borrelia spp.	Zecken-Rückfallfieber	Kleinsäuger, Vögel
	Rickettsia tsutsugamushi	Japanisches Fleckfieber	Kleinsäuger, Vögel, Milben
Insecta (Insekten)			
Anoplura (Läuse)			
▪ Pediculus humanus corporis (Kleiderlaus)	Rickettsia prowazekii	epidemisches Fleckfieber	nur Mensch
	Bartonella quintana	Fünf-Tage-Fieber	nur Mensch
	Borrelia recurrentis	Läuse-Rückfallfieber	nur Mensch
Diptera (Zweiflügler)			
▪ Chrysops	Francisella tularensis	Tularämie	Nager
▪ Sandfliegen (Lutzomyia)	Bartonella bacilliformis	Bartonellose	unbekannt
Siphonaptera (Flöhe)			
▪ Xenopsylla cheopis (Pestfloh)	Yersinia pestis	Pest	Ratte
	Rickettsia typhi	murines Fleckfieber	Ratte
▪ Nosopsyllus fasciatus (Europ. Rattenfloh)	Rickettsia typhi	murines Fleckfieber	Ratte
▪ Ctenocephalides (Hunde- und Katzenflöhe)	Rickettsia typhi	murines Fleckfieber	Ratte

H-1.4 Arthropoden als Vektoren für Protozoen

Vektor	*Erreger*	*Krankheit*	*Natürliches Reservoir*
Insecta (Insekten)			
Diptera (Zweiflügler)			
▪ Stechmücken (nur Anopheles)	Humanpathogene Plasmodien	Malaria	Mensch
▪ Tsetsefliegen (Glossina)	Trypanosoma brucei	Schlafkrankheit (Afrika)	Antilopen, Schweine, Mensch
▪ Sandfliegen (Plebotomus, Lutzomyia)	Leishmanien	kutane und viszerale Leishmaniasis (Tropen, Subtropen)	Hunde, Nager
Raubwanzen (Tritoma)	Trypanosoma cruzi	Chagas-Krankheit (Südamerika)	Mensch, Hunde, Haustiere

H-1.5 Athropoden als Vektoren für Helminthen

Vektor	***Erreger***	***Krankheit***	***Natürliches Reservoir***
Crustacea (Krebse)			
Decapodenarten	Paragonimus spp.	Lungenegel	Carnivoren
Copepodenarten	Diphyllobothrium spp.	Fischbandwurm	Mensch u. a.
	Dracunculus medinensis	Medinawurm	Carnivoren
Insecta (Insekten)			
Diptera (Zweiflügler)			
▪ Aedes, Anopheles, Culex (Stechmücken)	Wuchereria bancrofti	lymphatische Filariasis	Mensch, Affen?
	Brugia malayi	lymphatische Filariasis	Mensch, Affen?
▪ Chrysops	Loa Loa	Loasis	nur Mensch
▪ Kriebelmücken (Simulium)	Onchocerca volvulus	Onchozerkose	nur Mensch
Coleoptera (Käfer)			
▪ Tenebrio molitor (Mehlkäfer)	Hymenolepis nana	Zwergbandwurm	Nager
▪ Tribolium confusum (Kornkäfer)	Hymenolepis diminuta	Rattenbandwurm	Nager
Siphonaptera (Flöhe)			
▪ Ctenocephalides (Hunde- und Katzenflöhe)	Hymenolepis nana	Zwergbandwurm	Nager
Lepidoptera (Schmetterlinge)			
▪ Anagasta kühniella (Mehlmotte)	Hymenolepis diminuta	Rattenbandwurm	Nager

1.2.4 Allergische Reaktion

Hierzu gehören:
- Hymenopteren-Allergie
- Hymenopteren-Anaphylaxie
- Hausstaubmilben-Allergie
- Vorratsmilben-Allergie (z. B. als Bäckerkrätze)

1.2.4 Allergische Reaktion

Eine allergische Reaktion auf Bestandteile des Wespen- oder Bienengiftes kann nach einem Stich als akuter anaphylaktischer Schock lebensbedrohlich sein. Eine besondere Rolle als chronische Allergenquelle kommt den Hausstaubmilben und verschiedenen Vorratsmilben zu. Die Allergie gegen Vorratsmilben ist in bestimmten Berufsgruppen (z. B. die Bäckerkrätze) als Berufskrankheit anerkannt.

1.2.5 Psychische Reaktionen

Entomophobie ist die nicht kontrollierbare Angst vor Spinnen oder Insekten. Beim **„Parasitenwahn“** ist in der Regel kein „Auslöser“ der Phobie festzustellen.

1.2.5 Psychische Reaktionen

Die „normale“ Reaktion auf Spinnen oder Insekten beinhaltet einen gewissen Respekt. Kommt es in dieser Situation jedoch zu einer nicht kontrollierbaren Angst, wird diese Reaktion als **Entomophobie** bezeichnet. Im Gegensatz zur Entomophobie, die durch ein Vermeidungsverhalten kontrolliert werden kann, ist es beim **„Parasitenwahn“** meist nicht möglich, einen „Erreger“ festzustellen. Beispielhaft werden unspezifische Hautveränderungen mit nachtaktiven Schaben oder Spinnen assoziiert. Die Betroffenen können meist nicht vom Gegenteil überzeugt werden.

1.2.6 Prophylaktische Maßnahmen und Bekämpfung

Moskitonetz: Ein feinmaschiges, evtl. zusätzlich mit Repellents imprägniertes Moskitonetz ist besonders in malariagefährdeten Gebieten unabdingbar. Vor Sandfliegen (Phlebotomus) schützen ohne Imprägnierung nur sehr feinmaschige Netze (< 1 mm).

1.2.6 Prophylaktische Maßnahmen und Bekämpfung

Moskitonetz: Die Bedeutung physikalischer Schutzmaßnahmen zur Expositionsprophylaxe wird vielfach unterschätzt. Insbesondere in malariagefährdeten Gebieten muss das Moskitonetz für Reisende und ständige Bewohner zur Grundausstattung gehören. Auf ein Moskitonetz kann nur in klimatisierten Räumen mit niedrigen Temperaturen verzichtet werden, die von den meisten Arthropoden gemieden werden. Das Moskitonetz muss – in ausreichendem Abstand zum Schlafenden – dicht mit der Matratze abschließen. Da Stechmücken sich auch durch kleinste Öffnungen durchzwängen, muss das Netz feinmaschig sein und regelmäßig auf Risse kontrolliert werden. Ein zuzätzliches

H-1.6 Repellents

Substanz	*Präparat*	*Zubereitung*
Diethylbenzamid (DEET)	zahlreiche Präparate	Lotion
Bayrepel	Autan	Lotion
Dimethylphthalat	z. B. Bonomol	Lotion
Permethrin (auch insektizid wirksam)	z. B. NoBite	1–4 %ige Lösung zum Imprägnieren von Kleidung und Moskitonetzen

H-1.6

Imprägnieren mit Repellents oder Insektiziden verbessert die Schutzwirkung. Dazu eignet sich eine Lösung von 1–4 % Permethrin in Wasser. Vor Sandfliegen schützen ohne Imprägnierung nur sehr feinmaschige Netze (< 1 mm).

Kleidung: Zahlreiche Insekten (Stechmücken, Tsetsefliegen, Kriebelmücken) fliegen warme, d. h. bevorzugt dunkle Flächen an. Lange, helle, nicht anliegende, geschlossene Kleidung gewährleistet den besten Schutz. Zusätzlich kann die Kleidung mit Repellents imprägniert werden.

Kleidung: Sie sollte hell, geschlossen und nicht anliegend sein, da zahlreiche Insekten warme und daher bevorzugt dunkle Flächen anfliegen.

Repellents: Repellents werden extern auf Kleidung oder unbedeckte Hautstellen aufgetragen und können bei einer geringen bis mittelgradigen Exposition gut vor verschiedensten Insekten und Arachniden schützen. Grundsätzlich beträgt die Wirkdauer auf der Haut nur wenige Stunden. Einen über Monate anhaltenden Schutzeffekt bietet das Imprägnieren von Moskitonetzen oder Kleidungsstücken mit Permethrin, das sowohl als Repellent als auch als Insektizid wirkt. Bei der großflächigen Verwendung von Repellents können jedoch – insbesondere bei Säuglingen und Kleinkindern – Vergiftungen auftreten. Von den zur Verfügung stehenden Substanzen mit gesicherter Wirksamkeit besitzt Bayrepel die geringste Toxizität. Die wichtigsten Präparate sind in Tab. **H-1.6** angegeben.

Repellents: Die meisten Präparate (Tab. **H-1.6**) haben nur eine geringe Wirkdauer. Bei großflächiger Anwendung können – insbesondere bei Säuglingen und Kleinkindern – Vergiftungen auftreten.

Insektizide: Die eingehende Kenntnis von Ökologie, Entwicklung und Verbreitung eines Arthropoden sind notwendige Voraussetzungen für die Einleitung von gezielten Schutz- und Bekämpfungsmaßnahmen in der Umwelt. Neben der Beseitigung von Brutstätten, z. B. durch die Trockenlegung von Sümpfen kommen verschiedene Kontaktinsektizide sowie Bacillus-thuringiensis-Toxine zur Anwendung. Das grampositive Bakterium Bacillus thuringiensis produziert Toxine, die den Insektendarm schädigen und sich durch eine sehr hohe Wirtsspezifität für einzelne Insektengruppen auszeichnen. Einige Insektizide können bei Parasitenbefall zur äußerlichen Behandlung direkt am Menschen angewendet werden. Eine Übersicht der in Deutschland zur Behandlung der Skabies (Milbenbefall) und Pediculosis (Läusebefall) zugelassenen Wirkstoffe findet sich in Tab. **H-1.7**.

Insektizide: Die wichtigsten zur Behandlung am Mensch zugelassenen Insektizide sind in Tab. **H-1.7** aufgeführt.

Insektizidresistenzen: Resistenzen gegen verschiedene Insektizide stellen ein zunehmendes Problem dar. Krätzmilben und auch Kopfläuse sind häufig resistent gegen Lindan; letztere zunehmend auch gegen Malathion oder Permethrin. Inzwischen sind auch einige Fälle von multiplen Insektizidresistenzen bekannt geworden.

Insektizidresistenzen: stellen ein zunehmendes Problem dar. Krätzmilben, die Erreger der Skabies und Kopfläuse sind häufig resistent gegen Lindan; Letztere zunehmend auch gegen Malathion und Permethrin.

Ungeeignete Maßnahmen: Die Wirksamkeit von Ultraschall-Mückenscheuchen ist fraglich. Die Einnahme von Vitamin B_6 führt aber mit Sicherheit nicht zu einer signifikanten Reduktion von Insektenstichen.

Symptomatische Lokaltherapie: Crotamiton (Euraxil-Creme) oder Isoprenalinsulfat (Ingelan-Gel) sind zur lokalen Behandlung des oftmals quälenden Juckreizes nach Insektenstichen oder bei Skabiesbefall geeignet.

Therapie: Juckreiz nach Insektenstichen kann mit Crotamiton oder Isoprenalinsulfat behandelt werden.

H-1.7 Insektizide zur Anwendung am Menschen

Substanz	*Präparate*	*Zubereitung*	*Anwendung*
Lindan	z. B. Jacutin, Quellada, Delitex	Gel, Shampoo, Emulsion	Pedikulosis (Gel, Shampoo), Skabies (Emulsion)
Benzylbenzoat	z. B. Antiscabiosum	Emulsion	Skabies
Pyrethrum	z. B. Goldgeist forte	Waschlösung	Pedikulosis
Malathion	z. B. Organoderm	Waschlösung	Pedikulosis
Permethrin	z. B. Infectopedicul, 25 % Rezepturkonzentrat Infectopharm	Waschlösung, Creme (5 % Permethrin in Unguentum emulsificans)	Pedikulosis, Skabies (Creme)
Allethrin + Piperonylbutoxid	z. B. Spregal, Jacutin-N	Spray	Skabies (Spregal), Pedikulosis (Jacutin-N)

2 Wichtige, medizinisch relevante Arthropoden

2 Wichtige, medizinisch relevante Arthropoden

2.1 Klasse Arachnida (Spinnentiere)

Klassifikation: Die Spinnentiere sind mit rund 60 000 Arten die größte und wichtigste Gruppe der Überklasse **Chelicerata** (Scherenträger). Die Bezeichnung leitet sich vom Bau der scherenartigen Mundwerkzeuge (Chelicera: Schere) ab. Die Klasse Arachnida beinhaltet 10 Ordnungen, wobei den Milben und Zecken (Ordnung **Acari**) – mit über 40 000 Arten die mannigfaltigste und ökologisch erfolgreichste Arachnidenordnung – bedingt durch ihre Lebensweise die größte medizinische Bedeutung zukommt. Während echte Spinnen (Ordnung **Araneae**) und Skorpione (Ordnung **Scorpiones**) meist räuberisch leben, finden sich unter den Milben und Zecken zahlreiche Ektoparasiten und sogar einige obligate Endoparasiten.

2.1 Klasse Arachnida (Spinnentiere)

Klassifikation: Mit ca. 60 000 Arten sind die Spinnentiere die wichtigste Gruppe der Überklasse **Chelicerata** (Scherenträger). Medizinisch relevant sind die Ordnungen **Acari**, **Araneae** und **Scorpiones**.

2.1.1 Zecken

Bedeutung: Die Zecken sind in den gemäßigten Zonen die wichtigsten Überträger von Infektionserregern unter den Arthropoden. Ihnen kommt neben Kleinsäugern (Mäuse, Ratten etc.) eine wichtige Rolle als Erregerreservoir für B. burgdorferi und das FSME-Virus zu, da beide Erreger transovariell auf die Nachkommenschaft übertragen werden können. In Mitteleuropa überträgt der **gemeine Holzbock (Ixodes ricinus)** die Erreger der **Lyme-Borreliose** (Borrelia burgdorferi, B. afzelii, B. garinii), der **Frühsommer-Meningoenzephalitis** (westl. Typ des FSME-Virus) und der humanen granulozytären Ehrlichiose (Ehrlichia granulocytophaga). Ixodes persulcatus, eine nahe verwandte Art, grenzt an das Verbreitungsgebiet von I. ricinus im Osten an und überträgt dort den östlichen Typ des FSME-Virus, dem Erreger der russischen Früsommer-Meningoenzephalitis.

2.1.1 Zecken

Bedeutung: Der gemeine Holzbock **(Ixodes ricinus)** besitzt als Erregerreservoir für B. burgdorferi und das FSME-Virus eine wichtige Vektorfunktion bei der Übertragung der **Lyme-Borreliose**, der **Frühsommer-Meningoenzephalitis** und der humanen granulozytären Ehrlichiose. Ixodes persulcatus ist Überträger der russischen Frühsommer-Meningoenzephalitis.

Epidemiologie: Das FSME-Virus wird nur in lokal begrenzten FSME-Naturherden in Zecken gefunden und kann dort nach einem Zeckenstich auf den Menschen übertragen werden. In Deutschland befinden sich die wichtigsten Naturherde in Bayern und Baden-Württemberg (www.zecke.de/fsme/fsme_p2002.html). In den FSME-Naturherden im Bayerischen Wald und Kärnten sind bis zu 5 % der Zecken infiziert. Für die Persistenz eines Naturherdes ist wichtig, dass Zecken ohne Blutmahlzeiten mehrere Jahre überleben können, ohne ihre Infektiosität zu verlieren. Das Infektionsrisiko wird in Hochendemiegebieten auf ca. 1:1000 geschätzt. In den Endemiegebieten der russischen FSME kann die Durchseuchung des Vektors 50–100 % betragen.

Epidemiologie: Die FSME-Naturherde sind lokal begrenzt (www.zecke.de/fsme/fsme_p2002.html). Die FSME-Virus-Durchseuchung von I. ricinus beträgt bis 5 %, das Infektionsrisiko in Hochendemiegebieten liegt bei ca. 1:1000.

Die Borrelien (S. 431) sind nicht auf die FSME-Naturherde begrenzt, sondern weiter verbreitet. Auch ist die Durchseuchung der Zecken mit bis zu 30 % weitaus höher.

Die Durchseuchung von I. ricinus mit B. burgdorferi ist weit verbreitet und beträgt bis 30 %.

Für das Infektionsrisiko im Freiland ist die **saisonale Zeckenaktivität** ausschlaggebend. In Mitteleuropa besitzen die Larven und Nymphen von I. ricinus eine zweigipflige saisonale Aktivität mit einem Hauptgipfel in den Monaten Mai, Juni und einem kleineren Gipfel in den Monaten September und Oktober.

Die **saisonalen Aktivitätsgipfel** von I. ricinus liegen in den Monaten Mai/Juni und September/Oktober.

Merkmale: Die verschiedenen Ixodes-Arten sind nur für den Spezialisten unterscheidbar. In Mitteleuropa ist Ixodes ricinus die häufigste am Menschen saugende Zecke. Die Größe der Imago beträgt 3–4 mm, vollgesogen 10–15 mm (Abb. **H-1.1**, S. 583). Ixodes ricinus besiedelt bevorzugt tierreiche, gemischte offene Biotope wie Wegränder, Waldränder, Flussufer und Hecken (Abb. **H-2.1**). Die Verbreitung ist nicht auf die Naturherde beschränkt. Ixodes ricinus besiedelt Europa und dringt nach Osten bis Rußland vor.

Merkmale: Ixodes ricinus ist in Mitteleuropa die häufigste am Menschen saugende Zecke. Sie ist weit verbreitet und besiedelt v. a. Weg- und Waldränder, Flussufer und Hecken.

H-2.1 Ixodes ricinus

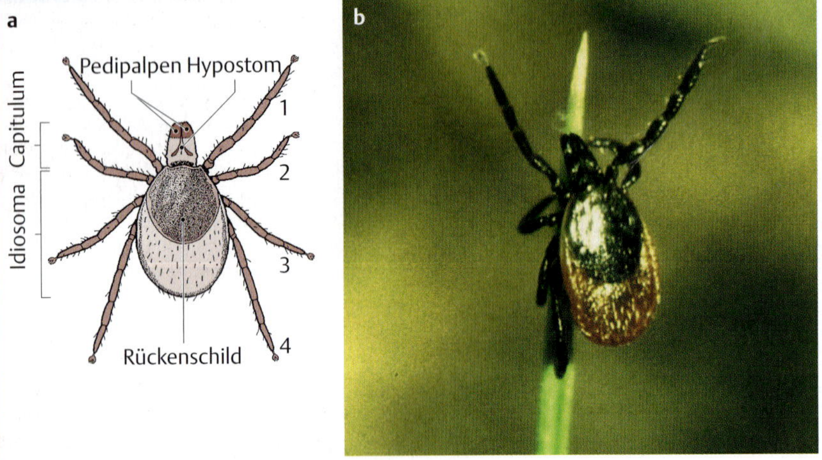

Ixodes ricinus (gemeiner Holzbock): Die Größe der Imago beträgt ca. 3–4 mm. Der Körper ist zweigegliedert in Capitulum und Idiosoma. Das Hypostom, der eigentliche Stechapparat, wird in Ruhestellung durch die Pedipalpen verdeckt. Adulte Zecken und Nymphen besitzen 4 Beinpaare, nutzen das vorderste Beinpaar aber nicht zur Fortbewegung sondern als Tastorgan. Die Vordertarsen besitzen ein spezielles sensorisches Organ, das Hallersche-Organ, das Chemo- und Mechanorezeptoren enthält. Bei der Wirtssuche erklimmen Zecken die niedere Vegetation (z. B. Grashalme) und klammern sich mit den zu einem Klammerapparat ausgebildeten Klauen an ein vorbeistreifendes Opfer an.

a Schematische Darstellung von Ixodes ricinus
b Ixodes ricinus auf Nahrungssuche

Zecken sind sog. **pool feeder**, da sie mit ihrem Hypostom eine Grube erzeugen, die mit Blut vollläuft. Im Gegensatz zu Larven, Nymphen und adulten weiblichen Zecken saugen adulte männliche Zecken nicht.

Zecken stechen bei der Blutmahlzeit nicht wie andere Blutsauger kleine Adern an, sondern erzeugen mit ihrem Stechapparat eine Grube, die mit Blut vollläuft und über Stunden oder Tage ausgesaugt wird **(„pool feeder“)**. Larven, Nymphen sowie adulte weibliche Zecken benötigen jeweils eine Blutmahlzeit für die Fortsetzung des Entwicklungszyklus bzw. für die Eiablage. Adulte männliche Zecken saugen nicht.

Entwicklungszyklus: Ixodes-Arten sind nur wenig wirtsspezifisch. Bei der Erregerübertragung kommt dem Nymphenstadium die größte Bedeutung zu.

Entwicklungszyklus: Ixodes-Arten sind in der Wirtswahl relativ unspezifisch. Grundsätzlich gilt jedoch, dass spätere Entwicklungsstadien größere Wirte bevorzugen als frühere Stadien. Ein typischer dreiwirtiger Zyklus für Ixodes wäre z. B. Maus (Larve) → Kaninchen (Nymphe) → Rind (Imago). Eine Zecke, die als Larve infiziert wurde, kann die Infektion im aufsteigenden Wirtswechsel als Nymphe oder Imago an den Menschen weitergeben, wobei den Nymphen die größte Bedeutung zukommt. Im Freiland kommen auf eine adulte Zecke 50-100 Nymphen.

Klinik: Unabhängig von der Übertragung eines Infektionserregers kann es nach einem Zeckenstich zu einer akuten Intoxikation mit aufsteigender schlaffer Paralyse kommen, die nach Entfernung der Zecke rasch reversibel verläuft. In Europa wurde die **Zeckenparalyse** bislang nicht beobachtet. Zur Klinik der **Borreliose,** der **FSME** und der humanen granulozytären Ehrlichiose s. S. 433, S. 200 und S. 446.

Klinik: Zur Klinik der **Borreliose** s. S. 433, der **FSME** s. S. 200 und der humanen granulozytären Ehrlichiose s. S. 446. Unabhängig von der Übertragung eines Infektionserregers kann es nach einem Zeckenstich zu einer **akuten Intoxikation** mit aufsteigender schlaffer Paralyse kommen, die als **Zeckenparalyse** bezeichnet wird. Nach der vollständigen Entfernung der Zecke kommt es zu einer raschen und vollständigen Rückbildung der Symptomatik. Eine Zeckenparalyse kann durch verschiedene Zeckenarten ausgelöst werden, tritt aber nur in der Spätphase des Stechaktes eines adulten Zeckenweibchens auf. In Europa wurde die Zeckenparalyse bisher nicht beobachtet. Zahlreiche Fälle sind jedoch aus Nord- und Südamerika, Afrika und Australien beschrieben worden.

Therapie und Prophylaxe: Entfernung der Zecke, in FSME-Endemiegebieten evtl. aktive Immunisierung.

Therapie und Prophylaxe: Um das Risiko einer Wundinfektion bzw. der Übertragung von Infektionserregern zu minimieren, muss die Zecke schonend entfernt werden, ohne dass dabei durch Druck der Körperinhalt der Zecke in die Stichstelle exprimiert wird. Zur Entfernung sollte die Zecke daher mit einer spitzen Pinzette oder einer feinen Schlinge möglichst hautnah an der Basis des Stechapparates erfasst und durch vorsichtiges Ziehen (nicht Drehen!) entfernt werden. Neben der Entfernung der Zecke kann in FSME-Endemiegebieten eine Prophylaxe mit aktivem FSME-Impfstoff sinnvoll sein (S. 200). Die postexpositionelle passive Immunisierung gegen das FSME-Virus ist hingegen umstritten. Ein sich um die Stichstelle ausbreitendes Erythema migrans als Primärmanifestation einer Borrelieninfektion muss antibiotisch behandelt werden (S. 434).

2.1.2 Milben

Die Übertragung von Infektionserregern steht bei den Milben im Hintergrund. Die Schädigung des Menschen durch Milben geschieht direkt durch den Milbenbefall oder indirekt durch allergische Reaktionen.

2.1.2 Milben

Milben haben als Ektoparasiten und durch Auslösen von Milbenallergien eine Bedeutung.

Sarcoptidae (Grabmilben)

Zur Familie Sarcoptidae zählen neben **Sarcoptes scabiei (Krätzmilbe)**, dem Erreger der **Skabies** (Abb. **H-2.2**), zahlreiche veterinärmedizinisch bedeutsame Arten. Bei Tieren wird das durch diese Milben hervorgerufene Krankheitsbild als **Räude** bezeichnet. Der Befall des Menschen mit Räudeerregern der Tiere führt zu einer zwar ähnlichen, aber schwächer ausgeprägten und selbstlimitierenden Symptomatik.

Sarcoptidae (Grabmilben)

Sarcoptes scabiei verursacht beim Menschen **Skabies** (Krätze). Beim Tier wird das Krankheitsbild als **Räude** bezeichnet.

Merkmale und Entwicklungszyklus: S. scabiei ist eine 0,3–0,4 mm große Milbe mit charakteristischem Habitus (Abb. **H-2.2**). Die beiden vorderen und das hintere Beinpaar tragen spezielle Saugnäpfe. Das Weibchen legt in der Hornschicht der Haut waagrechte, gewundene, bis 1 cm lange Gänge an. Am Ende der Gänge werden zahlreiche Eier abgelegt. Die Entwicklung geht über ein Larvenstadium und zwei Nymphenstadien und dauert 10–14 Tage.

Merkmale und Entwicklungszyklus: S. scabiei ist 0,3–0,4 mm groß (Abb. **H-2.2**). Das Weibchen gräbt waagerechte Gänge in der Hornschicht und legt dort Eier ab, die sich über ein Larven- und zwei Nymphenstadien zur Imago entwickeln.

Klinik: Dispositionsstellen sind die Interdigitalräume der Hände, Streckseiten der Handgelenke, Axillen, Periumbilikalregion sowie die Genitalien (Abb. **H-2.3**), insbesondere das Skrotum. Das Gesicht ist nie betroffen. Im Vordergrund der Symptomatik steht meist starker **Juckreiz**. Die Bettwärme verstärkt den Bewegungstrieb der Milben, wodurch der Juckreiz noch größer wird. Nach einer sekundären Allergisierung kann ein generalisiertes urtikarielles Erythem hinzukommen. In diesen Sekundäreffloreszenzen können Erreger aber nicht mehr nachgewiesen werden, was die richtige Diagnose erschwert. Zusätzlich können bakterielle Superinfektionen das Bild komplizieren. Grundsätzlich hängt die Stärke der Ausprägung des Krankheitsbildes von der Parasitenzahl ab. Bei alten, vernachlässigten und insbesondere dauerhaft immunsupprimierten Patienten (AIDS) kann die Parasitenzahl sehr groß sein. Dies führt

Klinik: Dispositionsstellen sind Intergiditalräume der Hände, Streckseiten der Handgelenke, Axillen, Periumbilikalregion und das Genitale (Abb. **H-2.3**). Leitsymptom ist ein sich wärmeabhängig verstärkender **Juckreiz**. Sekundär kann es zur Allergisierung mit generalisiertem Erythem oder auch zu bakteriellen Superinfektionen kommen. Insbesondere bei immunsupprimierten Patienten kann sich durch eine hohe Parasitenzahl mit bakterieller Superinfektion eine hochkontagiöse Erkrankungsform ausbilden (norwegische oder krustöse Skabies).

H-2.2 Skabies

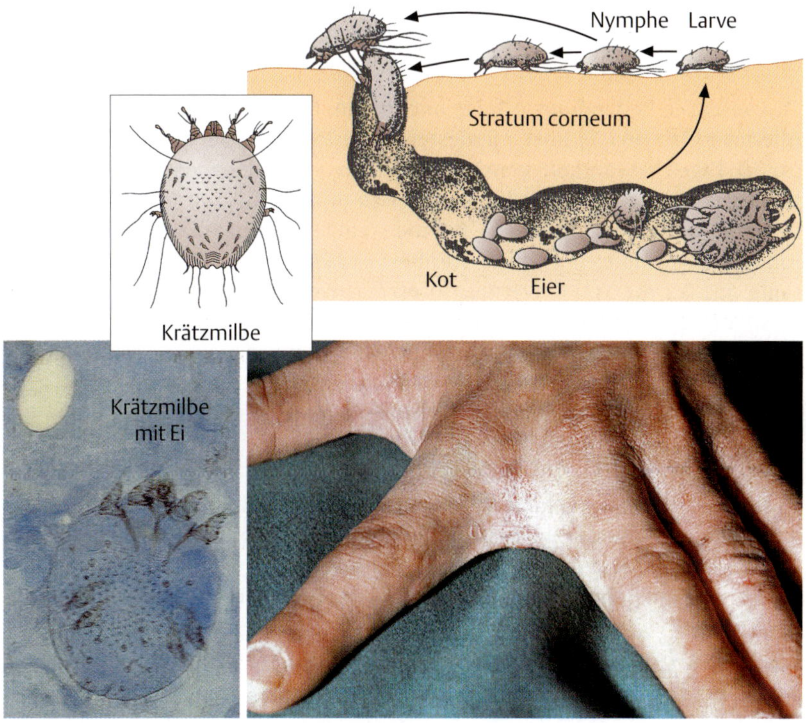

Habitus und Entwicklungszyklus von Sarcoptes scabiei sowie klinisches Bild der Krätze. Das Weibchen legt im Stratum corneum waagrechte Gänge an, in die es zahlreiche Eier ablegt. Das klinische Bild ist charakterisiert durch gangartige Effloreszenzen, hier in den Interdigitalfalten.

H-2.3

H-2.3 **Typische Effloreszenzen am Penis bei Skabies**

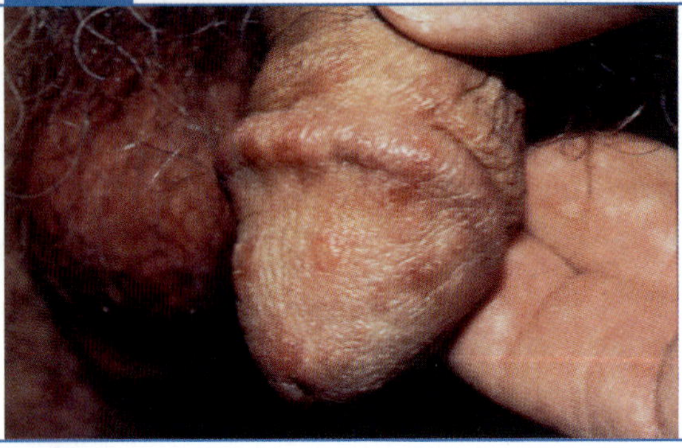

dann zusammen mit bakteriellen Superinfektionen zu einer starken Entzündung der befallenen Hautareale. Diese Form wird als **norwegische** oder **krustöse Skabies** bezeichnet und ist hochgradig kontagiös.

Skabies führt zur **partiellen Immunität**.

Skabies führt zu einer **partiellen Immunität**. Auf diese Immunität wird der periodische Verlauf der Skabiesinzidenz mit einem verstärkten Auftreten alle 10–20 Jahre zurückgeführt.

Nachweis: Direkter Milbennachweis.

Nachweis: Die Diagnose erfolgt durch den direkten Milbennachweis in der Haut.

▶ Merke

▶ **Merke:** Nach dem Infektionsschutzgesetz besteht **Meldepflicht** beim Auftreten von Skabies in Schulen, Kindergärten und sonstigen Gemeinschaftseinrichtungen.

Transmission: Die Übertragung erfolgt durch gravide Weibchen und ist abhängig von der Zahl der Parasiten (geringe Kontagiosität bei geringer Anzahl, hohe Kontagiosität bei hoher Anzahl).

Transmission: Die Übertragung erfolgt durch gravide Weibchen, am leichtesten, aber keinesfalls ausschließlich in der Bettwärme. Die Kontagiosität der Skabies hängt grundsätzlich von der Parasitenzahl ab und ist bei der „gepflegten Skabies", die mit einer geringen Parasitenzahl einhergeht sehr gering, bei der krustösen Skabies mit hohen Parasitenzahlen hingegen sehr groß. Zunehmend treten Skabiesausbrüche in Altenpflegeheimen und AIDS-Hospizen aber auch Schulen auf. Die Kontrolle dieser Ausbrüche ist schwierig. Meist wird die Diagnose Skabies erst verzögert gestellt. Wichtig ist dann die Suche nach einzelnen Indexpatienten, die eine hohe Parasitenzahl beherbergen und hochkontagiös sind.

Therapie: Lindan, Benzylbenzoat, Permethrin oder Allthrin (Tab. **H-1.7**) am ganzen Körper über mindestens 3 Tage und Wiederholung nach 10 Tagen. Ggf. ist auch eine Behandlung von Kontaktpersonen angezeigt. Krätzmilben zeigen zunehmend eine Resistenz gegen Lindan.

Therapie: Die Behandlung erfolgt mit Lindan, Benzylbenzoat, Permethrin oder Allethrin (Tab. **H-1.7**) über mindestens drei Tage. Die Behandlung sollte nach ca. 10 Tagen wiederholt werden um einen 100 % Behandlungserfolg sicherzustellen. Partner und Familienangehörige müssen auf Symptome kontrolliert und ggf. mitbehandelt werden. Bei mangelnder Compliance oder sehr schweren Formen (Scabies norvegica) werden gute Erfolge mit der oralen Einmaltherapie mit 0,2 mg/kg KG Ivermectin erzielt. Ivermectin ist in Deutschland für diese Indikation aber bisher nicht zugelassen. Zusätzlich sind hygienische Maßnahmen (Wechsel der Bett- und Körperwäsche etc.) erforderlich. Die Therapie wird dadurch erschwert, dass Krätzmilben zunehmend eine Insektizidresistenz, insbesondere gegen Lindan, entwickeln.

Staubmilben

Bedeutung: Dermatophagoides pteronyssinus ist die wichtigste Art in Europa. Teile der Milbe und Milbenexkremente werden als Hauptallergene des Hausstaubs angesehen.

Staubmilben

Bedeutung: **Hausstaubmilben** sind weltweit verbreitete, 0,1–0,5 mm große, blass durchscheinende Milben (Abb. **H-2.4**). In Europa ist **Dermatophagoides pteronyssinus**, die europäische Hausstaubmilbe, die wichtigste Art. Teile der Milbe und Milbenexkremente werden als Hauptallergene des Hausstaubs angesehen.

Epidemiologie: Das wichtigste anthropogene Biotop der Hausstaubmilbe ist das Bett. Die Milben ernähren sich von Pilzen, die auf abgelösten Hautschuppen wachsen. Für die Hausstaubmilben ist ein feuchtes Raumklima günstig. Entsprechend treten sie in den Wintermonaten zahlreicher auf. Die Milben können nichtfressende, bewegungslose Dauerstadien ausbilden, die länger andauernde Trockenheit überstehen können.

Epidemiologie: Matratzen, Teppichböden, besonders bei feuchtem Klima. Bei andauernder Trockenheit werden Dauerstadien ausgebildet.

Klinik: Symptome der **Hausstauballergie** sind allergische Rhinitis, Dermatitis und Asthma bronchiale. Da Milbenantigene in den infestierten Wohnungen ganzjährig vorhanden sind, ist die Symptomatik der Hausstauballergie im Gegensatz zur Pollenallergie nicht saisonal. Die Allergie kann durch Intrakutantestung festgestellt werden.

Klinik: Symptome sind allergische Rhinitis, Dermatitis und allergisches Asthma. Die Allergie kann durch Intrakutantestung festgestellt werden.

Nachweis: Milbenantigene können im Hausstaub mittels eine EIA-Tests nachgewiesen werden (Acarex-Test).

Nachweis: Nachweis der Antigene mit EIA.

Therapie: Es besteht die Möglichkeit einer Hyposensibilisierung. Hygienische Maßnahmen können die Milbenzahl und die Antigenbelastung reduzieren. Teppiche, Matratzen und Polstermöbel können mit Benzylbenzoat-Schaum (Acarosan-Schaum) behandelt werden.

Therapie: Hyposensibilisierung, hygienische Maßnahmen zur Reduktion der Antigenbelastung durch Benzylbenzoat-Schaum, Behandlung von Möbeln.

Vorratsmilben

Vertreter der Acaridae (**Vorratsmilben**) finden sich auf allen Vorräten pflanzlicher Herkunft (Tab. **H-2.1**). Sie zeichnen sich durch einen langovalen Körperumriss und deutliche Behaarung aus. Die Generationsdauer beträgt lediglich 1–4 Wochen. Der Kontakt mit infestierten Materialien führt bei sensibilisierten Personen zu einer **allergischen Akrodermatitis (Scheinkrätze)**, die bei beruflich bedingter Exposition als Berufskrankheit anerkannt werden kann, z. B. die Bäckerkrätze, verursacht durch die Mehlmilbe **Tyrophagus putrescentiae** (Abb. **H-2.4**). Die Symptome werden durch eine lokale Kortikoidtherapie gelindert. Prophylaxe durch das Tragen von Schutzhandschuhen bzw. Mundschutz.

Vorratsmilben

Der Kontakt mit infestierten Materialien führt bei sensibilisierten Personen zu einer allergischen Acrodermatitis **(Scheinkrätze)** die bei beruflich bedingter Exposition als Berufskrankheit anerkannt werden kann, z. B. Bäckerkrätze, verursacht durch die Mehlmilbe **Tyrophagus putrescentiae**.

H-2.1 Allergene Vorrats- und Staubmilben

Art	*Vorkommen auf*	*Symptome*
Acarida (Vorratsmilben)		
Tyrophagus putrescentiae	Mehl	Akrodermatitis
Tyrophagus casei	Käse	Akrodermatitis
Acarus siro	Mehl	Akrodermatitis
Carpoglyphus lactis	Backobst	Akrodermatitis
Pyroglyphidae (Staubmilben)		
Dermatophagoides pteronyssinus	Hausstaub	Allergie, Rhinitis, Asthma

H-2.1

H-2.4 Allergien auslösende Milben

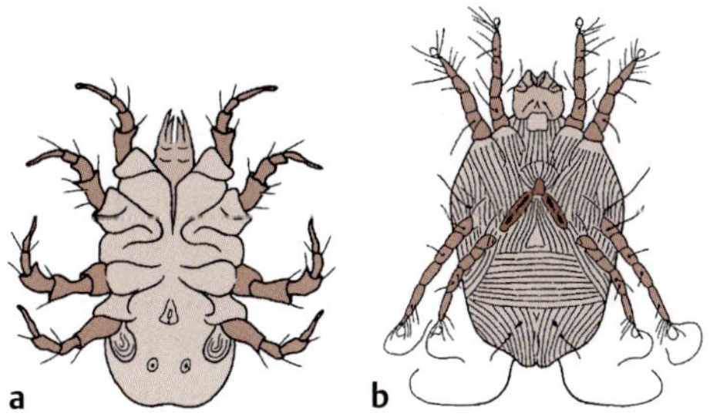

a Mehlmilbe (Tyrophagus putrescentiae), Ventralansicht
b Hausstaubmilbe (Dermatophagoides pteronyssinus), Ventralansicht

H-2.4

2.2 Klasse Hexapoda

2.2.1 Ordnung Heteroptea (Wanzen)

Medizinische Bedeutung haben die **Raubwanzen** (Reduviidae) und die **Bettwanzen** (Cimicidae). In Mitteleuropa spielt die Bettwanze **Cimex lectularius** (Abb. **H-2.5a**) eine Rolle als Verursacher juckender Stiche. Südamerikanische Arten (Triatoma sp., Abb. **H-2.5b**) sind Vektoren für Trypanosoma cruzi, den Erreger der Chagas-Krankheit (S. 524).

2.2 Klasse Hexapoda (Insekten)

2.2.1 Ordnung Heteroptea (Wanzen)

Von den zahlreichen Wanzenarten haben nur zwei Gruppen von blutsaugenden Formen – die **Raubwanzen** (Reduviidae) und **Bettwanzen** (Cimicidae) – medizinische Bedeutung. Die auch in Mitteleuropa heimische gemeine Bettwanze **Cimex lectularius** (Abb. **H-2.5a**) ist nachtaktiv und tagsüber in Ritzen und Spalten versteckt. Die Stiche treten bevorzugt an unbedeckten Körperpartien auf, sind meist linear gruppiert und rufen einen deutlichen Juckreiz hervor. Eine Übertragung von Infektionserregern ist bisher nicht beobachtet worden. Raubwanzen (v. a. Gattung Triatoma, Abb. **H-2.5b**) besitzen in Südamerika als Vektoren von Trypanosoma cruzi, dem Erreger der Chagas-Krankheit (S. 524), eine große medizinische Bedeutung.

H-2.5 Wanzen

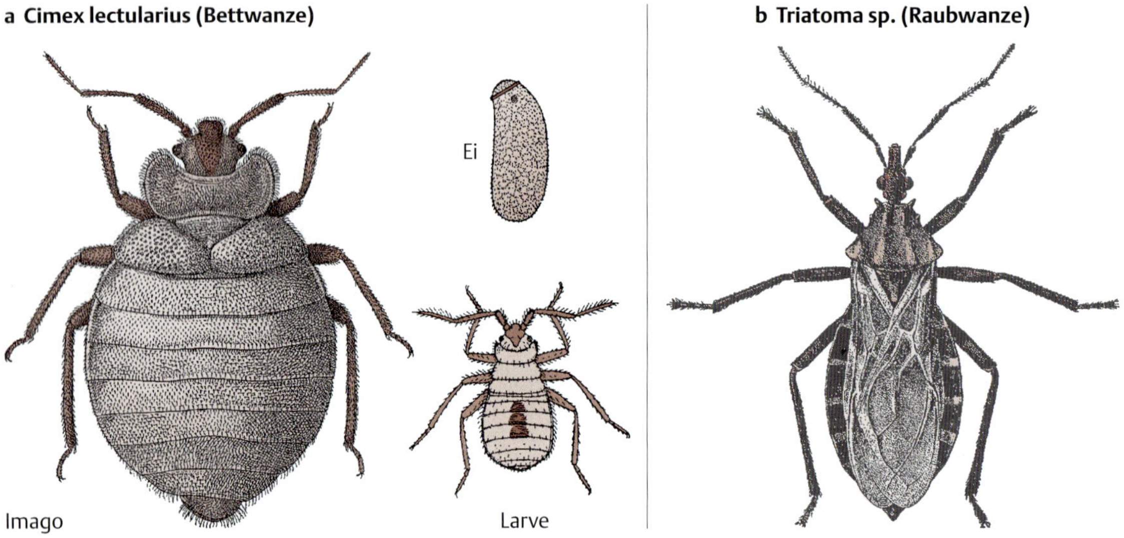

a Cimex lectularius (Bettwanze): Die Imago ist hellbraun bis dunkelbraun gefärbt, 4–5 mm lang, 2,5–3,5 mm breit und dorsoventral abgeflacht.
b Triatoma sp. (Raubwanze): Diese Raubwanze ist einer der wichtigsten Vektoren von Trypanosoma cruzi, dem Erreger der Chagas-Krankheit. Die Raubwanzen erreichen eine Länge von bis zu 2,5 cm und sind bevorzugt nachtaktiv.

2.2.2 Ordnung Siphonaptera (Flöhe)

Merkmale: Der Körper der Flöhe ist seitlich abgeflacht und flügellos (Abb. **H-2.6**). Alle Arten sind obligate temporäre Ektoparasiten, die Wirtsspezifität ist nur gering. Die holometabole Entwicklung findet nicht auf dem Wirt statt.

Bedeutung und Epidemiologie: Der **Hunde-** und der **Katzenfloh (Ctenocephalica canis bzw. felis)** sind die in Mitteleuropa am häufigsten beim Menschen angetroffenen Flöhe.

2.2.2 Ordnung Siphonaptera (Flöhe)

Merkmale: Flöhe sind seitlich abgeflachte, 2–6 mm große, flügellose, bräunlich gefärbte Insekten (Abb. **H-2.6**). Die Imagines besitzen durch das zu Springbeinen ausgebildete dritte Beinpaar eine enorme Sprungfähigkeit. Alle Arten sind obligate, temporäre Ektoparasiten von Säugern und Vögeln. Die Wirtsspezifität der Flöhe ist bei Nahrungsmangel gering. Flöhe werden bis zu zwei Jahre alt. Die Entwicklung ist holometabol und findet bei allen Arten nicht auf dem Wirt statt.

Bedeutung und Epidemiologie: Der **Hundefloh** und der **Katzenfloh (Ctenocephalides canis** und **felis)** sind häufige Parasiten von Hunden und Katzen und sind die in Mitteleuropa am häufigsten am Menschen nachgewiesenen Flöhe (Abb. **H-2.6**). In ganzjährig warmen Wohnungen können sich die Flöhe zeitweise auch in Abwesenheit der Hauptwirte fortpflanzen. Die Kontrolle dieser Flöhe ist daher schwierig.

H-2.6 Katzenfloh (Ctenocephalides felis) mit Entwicklungsstadien

H-2.6

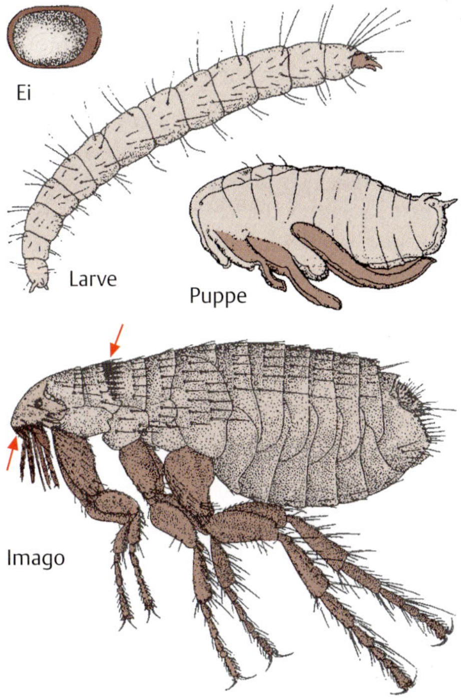

Die Entwicklungsstadien der Flöhe sind nicht parasitär, sie werden deshalb nie auf einem Wirt gefunden. Katzen- und Hundeflöhe sind bei uns in Wohnungen die am häufigsten anzutreffenden Flöhe. Sie sind durch das Vorhandensein von zwei charakteristischen Zahnkränzen an Kopf und Hals (Pfeile) gekennzeichnet.

H-2.7 Flohstiche am Unterschenkel

H-2.7

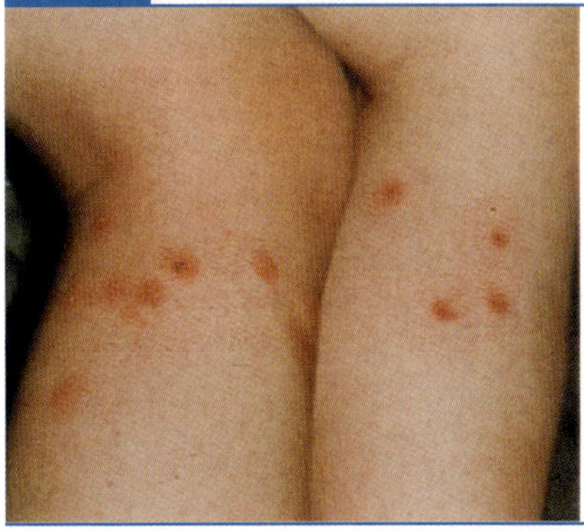

Charakteristisch ist das gruppierte Auftreten an bedeckten Körperstellen.

Der **Menschenfloh (Pulex irritans)** ist weltweit über die Tropen bis in die gemäßigten Zonen verbreitet. Hauptwirte sind schwächer behaarte Haustiere, insbesondere Hunde und Schweine. Eine Übertragung von Infektionserregern ist nicht bekannt.

Hauptwirt des **Pestflohs (Xenopsylla cheopis)** ist die Wanderratte (Rattus rattus). Menschen werden in ratteninfestierten Gebäuden befallen. In Europa ist Xenopsylla cheopis heute selten. Xenopsylla cheopis ist der Haupüberträger des Pesterregers Yersinia pestis (S. 390).

Der **Pestfloh (Xenopsylla cheopis)** ist der Hauptüberträger von Yersinia pestis (S. 390), dem Erreger der Pest.

Klinik und Therapie: Flohstiche treten meist mehrfach, in asymmetrischer Gruppierung auf (Abb. **H-2.7**). Der antikoagulierend wirkende Speichel bedingt Juckreiz und Hautreaktionen. Bei zahlreichen Stichen kann eine antipruriginöse Lokaltherapie der Flohstiche z. B. mit Crotamiton notwendig sein. Entscheidend ist die Prophylaxe durch Behandlung der Hauptwirte (Haustiere) sowie die Populationskontrolle von Ratten und Mäusen. Ganze Räume können durch Verneblung eines geeigneten Insektizids (z. B. Permethrin) mit einem Sprühautomaten („Fogger") behandelt werden.

Klinik und Therapie: Typisch für Flohstiche ist die asymmetrische Gruppierung. Der antikoagulierend wirkende Speichel bedingt Juckreiz und Hautreaktionen. Entscheidend ist die Prophylaxe durch Behandlung der Haustiere.

Tungidae (Sandflöhe)

Bedeutung und Epidemiologie: Auf Tropen begrenzte, stationäre Parasiten an Warmblütern. Häufigste am Menschen zu beobachtende Art ist **Tunga penetrans**.

Bedeutung und Epidemiologie: Die Verbreitung der Sandflöhe ist auf tropische Regionen Afrikas, Süd- und Mittelamerikas und des indischen Subkontinents beschränkt. **Tunga penetrans** ist die häufigste am Menschen beobachtete Art. In der direkten Umgebung des Menschen sind Haustiere wie Schweine und Hunde das wichtigste tierische Reservoir.

Merkmale: Die Weibchen bohren sich in die Haut ein, schwellen bei Geschlechtsreife an und geben regelmäßig Eier nach außen. Die Männchen leben als temporäre Ektoparasiten.

Merkmale: Der Sandfloh (engl. jigger) ist im Gegensatz zu den meisten Floharten ein stationärer Parasit an verschiedenen Warmblütern. Die ca. 1 mm langen Männchen leben als temporäre Ektoparasiten, die Weibchen dagegen bohren sich meist an den Fußsohlen ein und verbleiben dann permanent in der Haut des Wirtes. Dort entwickeln sich die Ovarien und die Tiere schwellen bis zur Erbsengröße an. Das Weibchen gibt dann regelmäßig Eier nach außen ab (Abb. **H-2.8**).

Klinik und Nachweis: Einzelne hyperkeratotische Herde an den Fußsohlen (DD: Plantarwarzen). Diagnose durch Nachweis der Floheier im Exprimat.

Klinik und Nachweis: Sandflöhe imponieren an der Fußsohle als einzeln stehende, runde hyperkeratotische Herde. Verwechslungsmöglichkeit besteht mit Plantarwarzen. Im Exprimat lassen sich aber die typischen Eier nachweisen.

Therapie und Prophylaxe: Entfernen des Flohs und Tragen von geschlossenen Schuhen. Tetanusschutz überprüfen!

Therapie und Prophylaxe: Die Therapie besteht in der stumpfen Entfernung des Flohweibchens, die Prophylaxe im Tragen von geschlossenen Schuhen. Der Tetanusimpfschutz sollte überprüft werden, da die nach der Extraktion des Flohs verbleibende Wunde am Fuss schnell kontaminiert und eine mögliche Eintrittspforte für Tetanussporen darstellt.

H-2.8

H-2.8 Tunga penetrans

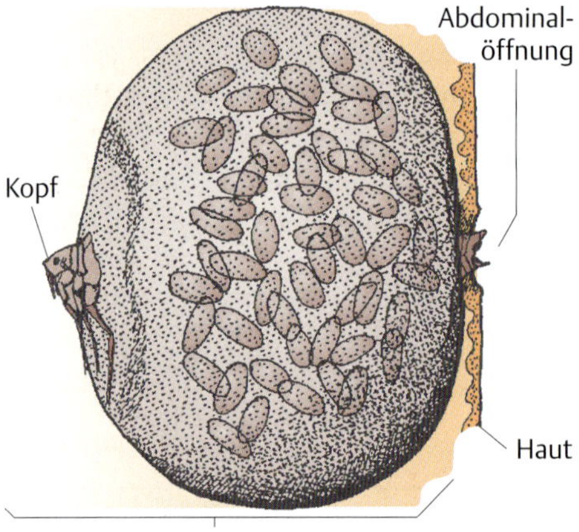

Das Weibchen des Sandflohs ist ein obligater Endoparasit. Kopf und Körper des aufgeblähten erbsengroßen graviden Weibchens liegen im Unterhautfettgewebe. Atmung und Eiabgabe erfolgen über die Abdomenspitze durch eine Öffnung in der Haut. Die Larvenentwicklung findet wie bei allen Flöhen außerhalb des Wirts statt.

2.2.3 Ordnung Anoplura (Läuse)

Merkmale: Obligate stationäre ungeflügelte Ektoparasiten mit hemimetaboler Entwicklung. Alle Stadien (Ei, Nymphe, Imago) finden sich am Wirt. Die zahlreichen bekannten Arten besitzen eine ausgesprochene Wirtsspezifität, so dass der Befall des Menschen mit Tierläusen nur sehr selten vorkommt.

Merkmale: Die humanparasitären Läuse sind obligate stationäre Ektoparasiten. Sie lassen sich von den ähnlichen Tierläusen der Ordnung Mallophaga an den saugenden Mundwerkzeugen unterscheiden. Sie sind ungeflügelt, besitzen Punktaugen und eine Klammereinrichtung an den Beinen (Abb. **H-2.9**). Die Entwicklung ist hemimetabol. Alle Stadien finden sich am Wirt, Nymphe und Imago sind hämatophag. Die zahlreichen bekannten Arten besitzen eine ausgesprochene Wirtsspezifität, so dass der Befall des Menschen mit Tierläusen nur sehr selten vorkommt. Da sich Läuse ausschließlich in der Körperwärme aufhalten, sind sie von der Außentemperatur weitgehend unabhängig und treten weltweit ganzjährig auf.

Bedeutung: Humanmedizinisch wichtige Arten sind die

- **Kopflaus (Pediculus humanus capitis):** Die 2–4 mm große Laus befällt den behaarten Kopf (Abb. **H-2.9**). Die Übertragung erfolgt aktiv beim Körperkontakt oder passiv, z. B. beim gemeinsamen Benutzen von Kämmen. Kopflausbefall kann infolge von Kratzen und Sekundärinfektionen zu großflächigen, nässenden Ekzemen mit begleitender Lymphangitis führen. Epidemisches Auftreten – z. B. in Kindergärten und Schulen – ist häufig.
- **Kleiderlaus (Pediculus humanus corporis):** Die im Vergleich zur Kopflaus heute seltene Kleiderlaus (3–5 mm, Abb. **H-2.9**) lebt an Säumen, Nähten und Falten der Kleider. 50 % der Patienten beherbergen weniger als 10 Tiere. Die ca 0,5–0,8 mm großen Eier (Nissen) werden ebenfalls auf der Kleidung abgelegt. Der Befall mit Kleiderläusen kann am einfachsten durch den Nachweis der Nissen an Kleidungsstücken nachgewiesen werden. Der Stich der Kleiderlaus führt zu einem starken Juckreiz im Bereich der Stichstellen. Die Kleiderlaus ist ein **Vektor** für Rickettsia prowazekii (S. 444), Bartonella quintana (S. 414), Borrelia recurrentis (S. 432) und Francisella tularensis (S. 407). Die Erreger werden mit dem Kot ausgeschieden. Die eigentliche Infektion erfolgt dann durch Kratzen und Reiben über Hauterosionen oder die Konjunktiven.
- **Filzlaus (Phthiris pubis):** Filzläuse sind im Vergleich zur Körper- und Kopflaus kleiner (1,3–1,6 mm) und gedrungen gebaut (Abb. **H-2.9**) Sie besiedeln den Schambereich, sowie Augenbrauen und Augenlider, wo Larven, Imagines und die ca. 1 mm großen Nissen zu finden sind. Die Übertragung findet überwiegend beim Geschlechtsverkehr statt. Die Stiche führen zu blauunterlaufenen, stark juckenden Stichstellen im Schambereich. Im Vergleich zur Körperlaus spielen Kopflaus und Filzlaus als Überträger von Infektionserregern nur eine untergeordnete Rolle.

▶ **Merke:** Ein gesicherter Läusebefall in öffentlichen Gemeinschaftseinrichtungen (z. B. Schulen, Heimen) ist nach Infektionsschutzgesetz durch die Leiter der Einrichtung **meldepflichtig.**

Bedeutung: Humanmedizinisch wichtige Arten sind (Abb. **H-2.9**):

- **Kopflaus (Pediculus humanus capitis):** Bevorzugt am behaarten Kopf, epidemisches Auftreten. Die Übertragung erfolgt aktiv beim Körperkontakt oder passiv, z. B. beim gemeinsamen Benutzen von Kämmen.
- **Kleiderlaus (Pediculus humanus corporis):** Heute selten. Die Übertragung von Mensch zu Mensch geschieht durch engen Körperkontakt oder gemeinsam genutzte Kleidungsstücke. Der Stich der Kleiderlaus führt zu einem starken Juckreiz im Bereich der Stichstellen. Die Kleiderlaus ist Vektor für Rickettsia prowazekii (S. 444), Bartonella quintana (S. 414), Borrelia recurrentis (S. 432) und Francisella tularensis (S. 407).
- **Filzlaus (Phthiris pubis):** Gedrungen gebaut, bevorzugt im Schambereich und an den Augenbrauen. Übertragung beim Geschlechtsverkehr.

◀ **Merke**

H-2.9 Läuse des Menschen

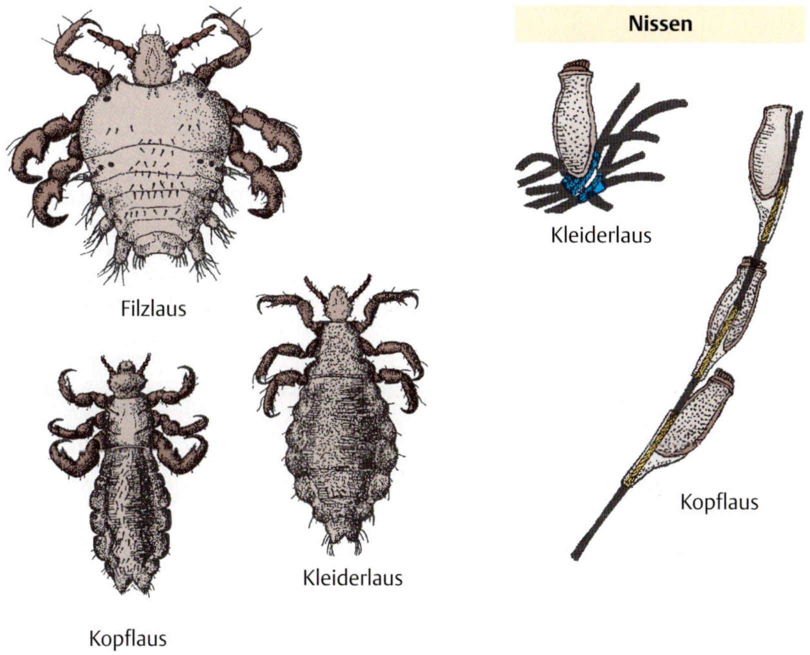

Phthiris pubis (Filzlaus), Pediculus humanus capitis (Kopflaus) und Pediculus humanus corporis (Kleiderlaus). Die sicherste Methode zur Unterscheidung eines Befalls mit Kopf- bzw. Kleiderläusen ist der Nachweis von zahlreichen Nissen im Kopfhaar bzw. an der Kleidung. Die Unterscheidung zwischen Kopf- und Kleiderläusen nach den Imagines ist unsicher.

Therapie und Prophylaxe: Die Mitbehandlung von Kontaktpersonen ist grundsätzlich nötig. Kleider müssen gewechselt werden, frische Kleider sollten prophylaktisch mit Lindan in Puderform behandelt werden. Alte Kleider, Wäsche und Matratzen müssen desinfiziert werden. Nicht desinfizierte Gegenstände sollten mit Lindan behandelt und mindestens eine Woche an einem kalten Ort aufbewahrt werden. Eine zusätzliche Behandlung des Patienten mit Lindan, Pyrethrum, Permethrin oder Malathion (Tab. **H-1.7**) ist bei Kopf- und Filzlausbefall angezeigt. Eine Wiederholung der Behandlung nach 8–10 Tagen ist obligat!

Therapie und Prophylaxe: Personen, von denen eine Weiterverbreitung der Verlausung zu befürchten ist, sind vom Besuch dieser Einrichtungen auszuschließen. Kontaktpersonen müssen grundsätzlich untersucht und mitbehandelt werden. Kleider müssen gewechselt werden, frische Kleider sollten prophylaktisch mit Lindan in Puderform behandelt werden. Alte Kleider, Wäsche und Matratzen müssen durch Kochen bzw. Dampfsterilisation desinfiziert werden. Nicht desinfizierte Gegenstände sollten mit Lindan behandelt und mindestens eine Woche an einem kalten Ort unter Quarantäne aufbewahrt werden. Eine zusätzliche Behandlung des Patienten mit Lindan, Pyrethrum, Permethrin, Allethrin oder Malathion (Tab. **H-1.7**) in Form von Shampoo ist bei Kopf- und Filzlausbefall angezeigt. Die Behandlung sollte nach 8–10 Tagen unbedingt wiederholt werden, da über diesen Zeitraum in den Nissen noch Larvenembryos überdauern können. Zunehmend wird bei Kopfläusen eine Resistenz gegen einzelne oder multiple Insektizide beobachtet. Bei Therapieversagen sollte daher der zweite Therapieversuch mit einem zu einer anderen Wirkgruppe zugehörigen Mittel unternommen werden.

2.2.4 Ordnung Diptera (Zweiflügler)

Als Vektoren für Viren, Bakterien, Protozoen und Helminthen besitzen die Diptera **große humanmedizinische Bedeutung** (vgl. Tab. **H-1.2**–**H-1.4**, S. 586).

2.2.4 Ordnung Diptera (Zweiflügler)

Den Diptera kommt als **Vektoren** von Viren, Bakterien, Protozoen und Helminthen eine **große medizinische Bedeutung** zu (vgl. Tab. **H-1.2**–**H-1.4**, S. 586). Gemeinsames Merkmal der ca. 120 000 Arten sind die zu Schwingkölbchen (Halteren) reduzierten Hinterflügel.

Phlebotominae (Sandfliegen)

Epidemiologie: Tropen und Subtropen, nur wenige Arten im südlichen Mitteleuropa.

Epidemiologie: Sandfliegen kommen in den Tropen und Subtropen weltweit vor; nur einige Arten dringen bis in das südliche Mitteleuropa vor. Sandfliegen stellen artspezifische Habitatanforderungen. Über die Brutstätten und den Entwicklungszyklus der meisten Arten ist wenig bekannt. Die Larvenentwicklung findet bei einigen Arten in Tierhöhlen und bei Fledermäusen statt.

Bedeutung: Sandfliegen dienen als Vektor für Leishmania sp. (S. 525), Phlebovirus (Pappataci-Fieber, S. 209) und Bartonella bacilliformis (S. 414).

Bedeutung: Sandfliegen übertragen verschiedene Leishmania-Arten (S. 525), ein Phlebovirus, das das im Mittelmeerraum vorkommende Pappataci-Fiebers verursacht (S. 209), sowie in Südamerika das Bakterium Bartonella bacilliformis (S. 414).

Merkmale: Sandfliegen sind klein und stark behaart mit V-Haltung der Vorderflügel.

Merkmale: Sandfliegen **(Phlebotomus sp., Lutzomyia sp.)** sind kleine, 1,5–3 mm lange, stark behaarte Zweiflügler. Von kleinen Moskitos lassen sie sich im Freiland durch die Haltung der Vorderflügel unterscheiden, die in Ruhe ein nach oben geöffnetes V formen (Abb. **H-2.10**).

H-2.10

H-2.10 Phlebotomus sp.

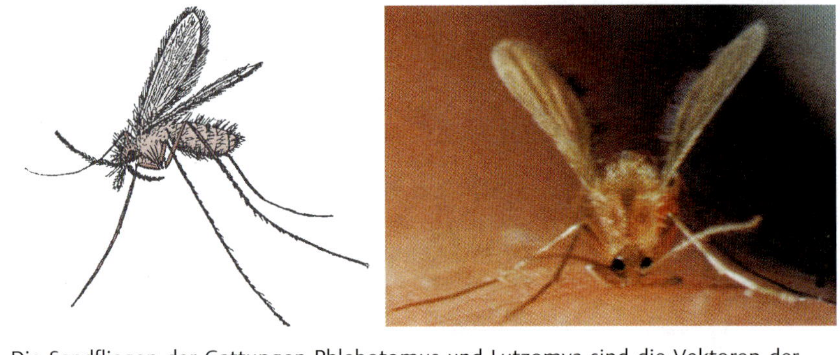

Die Sandfliegen der Gattungen Phlebotomus und Lutzomya sind die Vektoren der verschiedenen Formen der Leishmaniose. Im Mittelmeerraum wird der Erreger des Sandfliegenfiebers (Pappataci-Fieber) durch diese Insekten übertragen. Von kleinen Moskitos lassen sich Sandfliegen durch die V-förmige Haltung der Vorderflügel unterscheiden.

Prophylaxe: Aufgrund der geringen Größe werden Sandfliegen durch übliche Moskitonetze nicht sicher abgehalten. Zum Schutz sollten daher feine Spezialnetze oder mit chemischen Repellents imprägnierte Netze verwendet werden (S. 588).

Prophylaxe: Der Schutz durch einfache Moskitonetze ist unzureichend. Es werden feinere Spezialnetze empfohlen (S. 588).

Culicidae (Stechmücken, Moskitos)

Bedeutung und Epidemiologie: Stechmücken sind die häufigsten Ektoparasiten unserer Breiten. Während in Mitteleuropa Stechmücken nur als Lästlinge einzustufen sind, kommt ihnen in den Tropen als Vektoren von humanpathogenen Viren, Protozoen und Helminthen eine eminente Bedeutung zu. Folgenden **Gattungen** sind von humanmedizinischem Interesse:

- **Anopheles:** Die Gattung Anopheles der Unterfamilie Anophelinae beinhaltet mehr als 400 Arten. Die humanpathogenen **Plasmodium-Arten** (S. 501) werden weltweit nur von Anopheles-Mücken übertragen. Der Übertragung von Arboviren durch Anopheles-Mücken kommt nur eine geringe Bedeutung zu. Die als Vektoren bedeutsamen Arten sind lokal verschieden (Tab. **H-1.2**–**H-1.5**, S. 586). Wuchereria bancrofti und Brugia malayi werden von Anopheles-Mücken und von Mücken der Unterfamilie Culicinae (s. u.) übertragen.

Culicidae (Stechmücken, Moskitos)

Bedeutung und Epidemiologie: In Mitteleuropa nur Lästlinge, in den Tropen als Vektoren von Viren, Protozoen und Helminthen von großer Bedeutung.
Von humanmedizinischem Interesse sind die Gattungen:

- **Anopheles:** Sie sind Überträger von humanpathogenen **Plasmodium-Arten** (S. 501), Wuchereria bancrofti und Brugia malayi.

▶ **Exkurs:** Anopheles-Mücken werden regelmäßig mit dem Flugverkehr verschleppt. Dies führte sogar schon zu gesicherten autochthonen Malaria-tropica-Infektions-Fällen in mitteleuropäischen Großstädten! (vgl. S. 508)

◀ **Exkurs**

- **Aedes:** Aedes ist die wichtigste und größte Gattung der Unterfamilie Culicinae. Einige der über 1000 bekannten Aedes-Arten sind Vektoren von **Arboviren**, insbesondere des Gelbfieber-Virus (S. 201) und des Dengue-Virus (S. 202). Experimentell konnte z. B. A. albopictus mit mehr als 30 verschiedenen Arboviren infiziert werden. Zusätzlich wird von einigen Arten **Wuchereria bancrofti** (S. 554) oder **Brugia malayi** (S. 554) übertragen. Im Gegensatz zu den Anopheles-Arten ist eine Reihe von Arten der Gattung tagaktiv. Die Kontrolle der Aedes-Arten und der durch Aedes übertragenen Erreger wird durch einige spezifische Eigenschaften erschwert. Aedes-Mücken stellen sehr geringe Ansprüche an die Brutstätten. Larven entwickeln sich z. B. in Trinkwassertanks, Latrinen oder in kurzzeitigen Wasseransammlungen, die sich nach Regenfällen (z. B. in Reifenspuren, ausrangierten Autoreifen, Astlöchern oder Kokosnussschalen) bilden können. Zusätzlich sind Aedes-Eier widerstandsfähig gegen Austrocknung und können so nach der Eiablage den nächsten Regen abwarten. Aedes-Mücken sind für viele Arboviren (z. B. Gelbfieber-Virus) nicht nur Vektoren, sondern bilden, da die Viren transovariell auf die Nachkommenschaft übertragen werden, ein zusätzliches **Erregerreservoir**.
- **Culex:** Culex-Mücken gehören ebenfalls zur Unterfamilie Culicinae und übertragen neben verschiedenen **Arboviren** auch die Filarie **Wuchereria bancrofti** (S. 554). Sie stellen ähnlich geringe Umweltansprüche wie Aedes, die Eier können aber nicht längere Zeiträume überdauern. Culex pipiens ist verantwortlich für die derzeitige explosionsartige Ausbreitung des West-Nil-Virus in den Vereinigten Staaten von Amerika. Die Ursache für die häufige Übertragung auf den Menschen sind dort Culex-pipiens-Hybriden, die sowohl am Menschen wie auch an Vögeln, dem wichtigsten Reservoir des Erregers, Blut saugen. Da die in Europa vorkommenden Culex-Mücken einen strengen Wirtstropismus zeigen, kommt es hier vergleichsweise selten zur Übetragung des Virus auf den Menschen.

- **Aedes:** Sie sind für viele **Arboviren** (z. B. Gelbfieber-Virus) nicht nur Vektoren, sondern bilden, da die Viren transovariell auf die Nachkommenschaft übertragen werden, ein zusätzliches **Erregerreservoir**. Außerdem sind sie Überträger von Wuchereria bancrofti und Brugia malayi. Einige Arten sind tagaktiv.
- **Culex:** Culex-Mücken übertragen Arboviren (z. B. das West-Nil-Virus und Filarien (W. bancrofti).

Merkmale: Stechmücken sind 4–18 mm lange Mücken (mitteleuropäische Arten maximal bis 5 mm lang), die sich durch einen langen Stechrüssel und deutliche Behaarung von Körper, Beinen und Flügelgeäder auszeichnen. Die meisten Moskitoweibchen benötigen für die Eiablage Blut. Die meisten Moski-

Merkmale: Bei einer Körperlänge von 4–18 mm sind Stechmücken an Körper und Flügeladern behaart und besitzen einen Stechrüssel. Sie sind meist nachtaktiv, Aedes-Arten teilweise tagaktiv.

H-2.11

H-2.11 Charakteristische Unterschiede der Eier, Larvenstadien, Puppen und Imagines der Unterfamilien Anophelinae und Culicinae

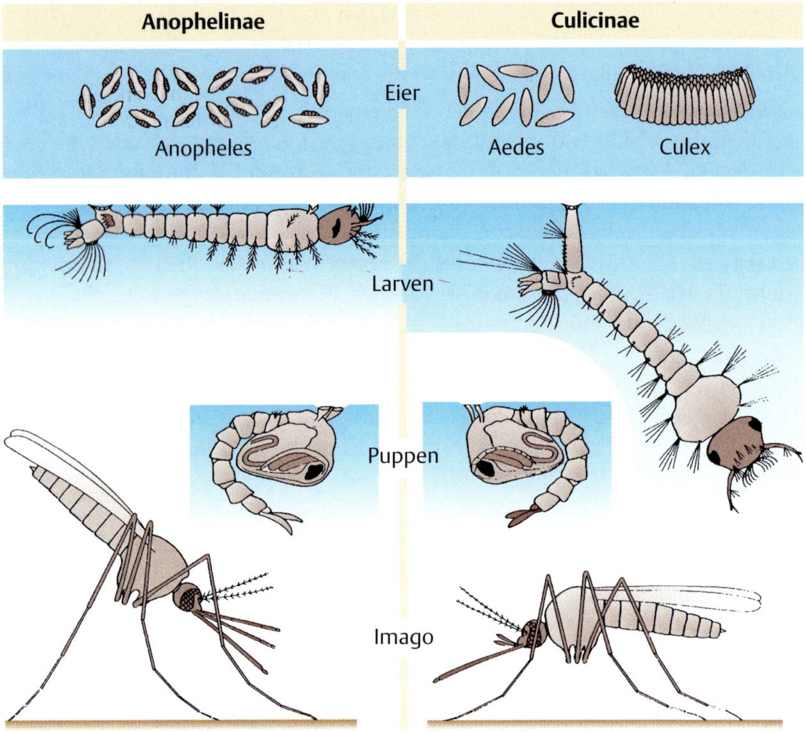

tos – u. a. alle Arten der Gattung Anopheles – sind nachtaktiv, nur einige Arten insbesondere der Gattung Aedes stechen tagsüber. Stechmücken besitzen olfaktorische Sinnesorgane zur Lokalisierung eines potenziellen Wirtes.

▶ Merke

▶ **Merke:** Anopheles-Mücken können im Freiland durch die typische Ruhehaltung von Arten der Unterfamilie Culicinae unterschieden werden. Während letztere das Abdomen parallel zur Oberfläche halten, steht das Abdomen bei Anopheles-Arten meist in einem spitzen bis rechten Winkel zur Oberfläche und der Stechrüssel liegt in der Körperlängsachse.

Zu Unterschieden zwischen den Unterfamilien s. Abb. **H-2.11**.

Weitere typische Unterschiede zwischen den Unterfamilien finden sich an Eiern und Larven (Abb. **H-2.11**).

Prophylaxe: Moskitonetz, Repellents, geschlossene Kleidung nach Einbruch der Dämmerung. Um das Durchschlüpfen der Mücken durch kleine Schadstellen im Netz zu vermeiden, kann zusätzlich eine Imprägnierung mit einem chemischen Repellent vorgenommen werden (S. 588).

Prophylaxe: Da die meisten Stechmücken nachtaktiv sind, ist die Verwendung eines Moskitonetzes über dem Bett in den Tropen die wichtigste persönliche Schutzmaßnahme. Nur in klimatisierten Räumen, die schon wegen der relativen Kälte von den Mücken gemieden werden, kann auf ein Moskitonetz verzichtet werden. Um das Durchschlüpfen der Mücken durch kleine Schadstellen im Netz zu vermeiden, kann zusätzlich eine Imprägnierung mit einem chemischen Repellent vorgenommen werden (s. S. 588). Repellents auf der Haut wirken nur wenige Stunden. Zusätzlich sollte nach Einbruch der Dämmerung geschlossene, helle Kleidung getragen werden.

Simuliidae (Kriebelmücken)

Bedeutung: Simulium sp. überträgt den Erreger der **Flussblindheit** (Onchocerca volvulus).

Simuliidae (Kriebelmücken)

Bedeutung: In Afrika, Mittel- und Südamerika wird der Erreger der **Flussblindheit** (Onchocerca volvulus, S. 555) durch Kriebelmücken der Gattung Simulium übertragen. Die Bindung der Larven an Flusskrebse in sauerstoffreichen Fließgewässern bestimmt die Verbreitung der Flussblindheit in den betroffenen Ländern.

H-2.12 Schematische Darstellung einer Kriebelmücke (Simuliidae)

H-2.12

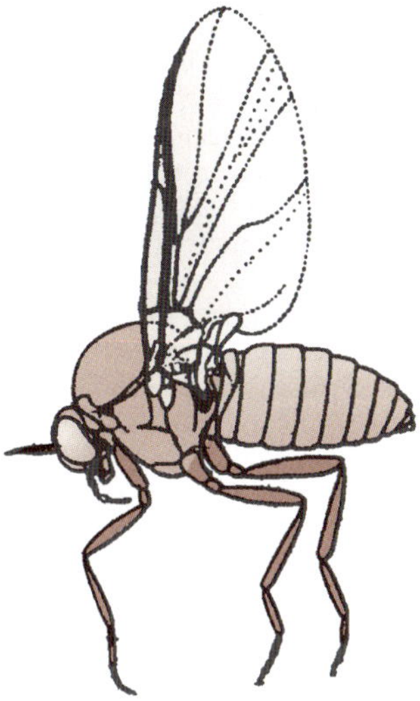

Der bucklige Thorax ist charakteristisch für diese nur 2–6 mm großen Mücken, die auch in den gemäßigten Breiten zahlreich in der Nähe von Fließgewässern vorkommen können. Der Stich dieser Mücken ist nach dem Bau der Mundwerkzeuge mehr ein Biss und im Verhältnis zur Körpergröße des Tieres recht schmerzhaft.

Merkmale: Kriebelmücken sind 2–6 mm lange, dunkel gefärbte Mücken mit einem charakteristischen buckligen Thorax (Abb. **H-2.12**). Die Weibchen attackieren ihre Opfer nur im Freien und sind ausschließlich tagaktiv. Ca. 30 Arten dringen bis nach Mitteleuropa vor und können im Frühjahr und Herbst entlang von Flussläufen außerordentlich häufig sein. Sie besitzen hier eine veterinärmedizinische Bedeutung, da nach sehr zahlreichen Stichen Todesfälle von Vieh auftreten können.

Merkmale: Thorax mit typischem Buckel (Abb. **H-2.12**), ausschließlich tagaktiv. Sie können im Frühjahr und Herbst entlang von Flussläufen sehr häufig sein und besitzen hier eine veterinärmedizinische Bedeutung (Todesfälle von Vieh nach zahlreichen Stichen).

Tabanidae (Bremsen)

Bedeutung: Bremsenarten sind als passive Überträger von Viren, Bakterien und Protozoen bekannt. Ca. 20 der über 3000 bekannten Arten kommen auch in Mitteleuropa vor. Dort können gelegentlich **Francisella tularensis** (S. 407) und **Bacillus anthracis** (S. 330) übertragen werden. Die Übertragung dieser Erreger erfolgt passiv mechanisch und es findet keine Vermehrung oder längere Persistenz des Erregers in den Bremsen statt.
Afrikanische **Chrysops-Arten** übertragen die Wanderfilarie (**Loa loa**, S. 555). Die Mikrofilarien finden sich am Tage in der Lymphflüssigkeit, so dass der Zyklus der Mikrofilarie mit der Aktivitätsphase der tagaktiven Chrysops korrespondiert. C. silaceus ist der wichtigste Vektor für Loa loa in den westafrikanischen Regenwäldern. Diese Art hält sich meist in den Baumkronen auf, wird jedoch durch Rauch angelockt und dringt dann auch in Häuser ein.

Bedeutung: Passiv mechanische Übertragung von Viren, Bakterien und Protozoen. In Europa werden gelegentlich **Francisella tularensis** (S. 407) und **Bacillus anthracis** (S. 330) übertragen.

In Afrika fungieren **Chrysops-Arten** als Vektoren für **Loa loa** (S. 555).

Merkmale: Zu den Bremsen gehören die größten blutsaugenden Fliegen. Die bis zu 25 mm langen Imagines erreichen eine Flügelspannweite von bis zu 60 mm. Bremsenweibchen sind obligate temporäre Ektoparasiten und können mit ihren kurzen stechenden Mundwerkzeugen Mensch und Vieh Stiche zufügen. Da der Bremsenstich sehr schmerzhaft ist, wird das Insekt sofort in seiner Blutmahlzeit unterbrochen und es finden zahlreiche Wirtswechsel statt. Die meisten Bremsenarten sind tagaktiv.

Merkmale: Die tagaktiven Bremsen erreichen eine Länge von bis zu 25 mm. Weibchen sind obligate temporäre Ektoparasiten und können mit ihren kurzen stechenden Mundwerkzeugen Mensch und Vieh sehr schmerzhafte Stiche zufügen.

Glossinidae (Tsetsefliegen)

Bedeutung: Die ca. 30 bekannten Arten kommen ausschließlich im tropischen Afrika zwischen 30° südlicher und 15° nördlicher Breite vor. Glossina-Arten sind die einzigen Vektoren der zentralafrikanischen **Trypanosoma brucei**, dem Erreger der Schlafkrankheit (S. 522). Neben diesen humanpathogenen Trypanosomen besitzen die tierpathogenen Arten **T. vivax** und **T. congolense** eine enorme wirtschaftliche Bedeutung. Die Übertragung dieser Trypanosomen macht in weiten Teilen Zentralafrikas die Rinderzucht unmöglich. Die Durch-

Bedeutung: Die ausschließlich im tropischen Afrika vorkommenden Glossina-Arten sind die einzigen Vektoren für **Trypanosoma brucei**, den Erreger der Schlafkrankheit. Die Übertragung von tierpathogenen Trypanosoma-Arten macht in weiten Teilen Zentralafrikas die Rinderzucht unmöglich.

H-2.13

H-2.13 Tsetsefliege: Imago und Larve

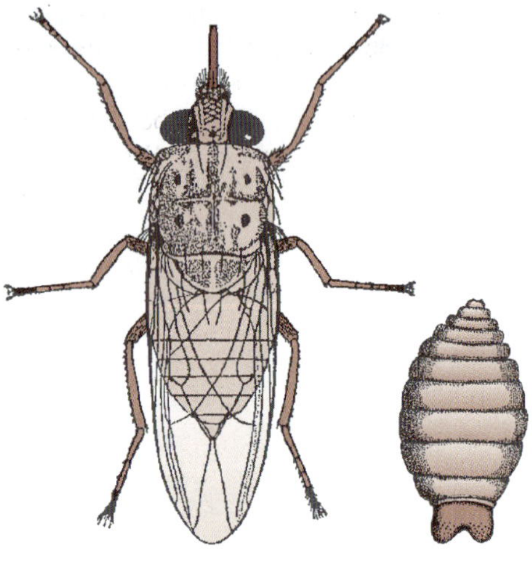

Den Tsetsefliegen der Gattung Glossina kommt als Vektor der afrikanischen Schlafkrankheit erhebliche medizinische und wirtschaftliche Bedeutung zu. Die natürliche Größe der Imago beträgt 6–14 mm. Charakteristisch für die Tsetsefliegen sind der gerade nach vorne gerichtete Stechrüssel sowie die in Ruheposition vollständig scherenartig übereinanderliegenden Flügel. Die Weibchen gebären eine einzelne Larve, die sich nach der Geburt sofort in der Erde verpuppt. Nach nur 4–5 Tagen Puppenruhe schlüpft die Imago.

seuchung der Fliegen mit T. brucei beträgt meist nur 0,1 %. Bei den tierpathogenen Arten können hingegen bis 75 % der Fliegen infiziert sein.

Merkmale: Stechrüssel gerade nach vorn gerichtet (Abb. **H-2.13**). Beide Geschlechter saugen Blut. Die Weibchen sind vivipar. Tsetsefliegen sind ausschließlich tagaktiv.

Merkmale: Die 6–15 mm langen Fliegen besitzen einen charakteristischen, gerade nach vorn gerichteten Stechrüssel (Abb. **H-2.13**). Beide Geschlechter ernähren sich von Blut. Die Weibchen sind vivipar und gebären eine einzelne, lebende Larve. Tsetsefliegen sind ausschließlich tagaktiv und ziehen sich nachts in geschützte Verstecke zurück.

Prophylaxe: Repellents reduzieren die Stichhäufigkeit. Ein Infektionsrisiko besteht in Westafrika und in Teilen Ostafrikas.

Prophylaxe: Ein Infektionsrisiko besteht in Westafrika und in Teilen Ostafrikas, insbesondere in wildreichen Gebieten (Tierparks). Repellents reduzieren die Stichhäufigkeit um bis zu 90 %.

Muscidae (echte Fliegen)

Viele Fliegenlarven gehören zu den **fakultativen Myiasis-Erregern** (Madenfraß).

Die echten Fliegen besitzen nur eine untergeordnete medizinische Bedeutung. Einige Arten wie die **„gemeine Stechfliege" (Stomoxys calcitrans)** sind temporäre Ektoparasiten des Menschen. S. calcitrans und auch die **Stubenfliege** (**Musca domestica)** sowie viele weitere Arten können als passive Überträger von Infektionserregern fungieren und gehören zu den **fakultativen Myiasis-Erregern.**

Erreger der Myiasis (Madenfraß)

Bedeutung: Einige Dipterenlarven können zum Krankheitsbild der **Myiasis** (Madenfraß) führen. Man unterscheidet:
- **Obligate Myiasis-Erreger** sind hochangepasste Fliegenlarven, die ihre Entwicklung nur in einem geeigneten Wirt vollenden können. In Mitteleuropa ist der Mensch lediglich Fehlwirt für die heimischen **Dassel-** oder **Biesfliegen**, deren Larven in Haustieren parasitieren. Wichtige Arten sind die **Rinderdasselfliege** (Gattung Hypoderma) und die **Magendasselfliege** (Gattung Gasterophilus).
- **Fakultative Myiasis-Erreger** entwickeln sich in Aas, können aber gelegentlich Wunden oder Körperhöhlen **(Kavitarmyiasis)** besiedeln. Nekrophage Dipte-

Bedeutung: Einige Dipterenlarven besiedeln den Menschen und führen dann zu dem Krankheitsbild der **Myiasis** (Madenfraß). Da die Myiasis-Erreger verschiedenen Dipterenfamilien angehören, werden sie hier zusammengefasst abgehandelt. Aus parasitologischer Sicht können unterschieden werden:
- **Obligate Myiasis-Erreger:** Hierbei handelt es sich um hochangepasste Fliegenlarven, die ihre Entwicklung nur in einem geeigneten Wirt vollenden können. In Mitteleuropa und weltweit ist die **Dermalmyiasis** durch obligat parasitäre Dipterenlarven die häufigste Form der Myiasis. Spezialisierte humanparasitäre Myiasis-Erreger kommen nicht in Mitteleuropa vor. Allerdings können die heimischen **Dassel- oder Biesfliegen,** deren Larven in Schafen, Rindern, Pferden und anderen Säugetieren parasitieren, den Menschen befallen. Im natürlichen Wirt machen die Larven komplizierte Wanderungen durch und können erhebliche Schäden – z. B. beim Durchqueren von Hirnstrukturen – verursachen. Die Entwicklung der Larve verläuft im Fehlwirt Mensch aber nur bis zum ersten oder zweiten Larvenstadium und bleibt auf die Haut beschränkt. In Mitteleuropa werden am Menschen am häufigs-

ten Larven der **Rinderdasselfliegen (Gattung Hypoderma)** und der **Magendasselfliegen (Gattung Gasterophilus)** festgestellt.
- **Fakultative Myiasis-Erreger:** Sie entwickeln sich in Aas, können aber gelegentlich Wunden oder Körperhöhlen (**Kavitarmyiasis**) besiedeln. Besonders gefährdet sind zerfallende Tumormassen im Nasen-Rachen-Raum. Da die Maden bevorzugt im nekrotischen Gewebe fressen, können bestimmte Larven auch gezielt zur **Wundtherapie** eingesetzt werden. Ihr Nachweis wird außerdem in der Gerichtsmedizin zur Feststellung des Todeszeitpunktes verwendet.
- **Akzidentielle Myiasis-Erreger:** Bei der akzidentiellen Myiasis handelt es sich um einen Pseudoparasitismus nach dem versehentlichen Verschlucken von Insektenlarven.

renlarven können menschliche Wunden besiedeln und ernähren sich von nekrotischen Gewebe, weswegen sie auch zur **Wundbehandlung** eingesetzt werden. Ihr Nachweis wird in der Gerichtsmedizin zur Feststellung des Todeszeitpunktes verwendet.
- **Akzidentielle Myiasis-Erreger** gelangen nach Verschlucken in den Wirt.

Merkmale: Die Larven der Myiasis-Erreger besitzen Madenform. Der Kopf ist im Vorderende der Made eingewachsen (Abb. **H-2.14b**).

Merkmale: Die Larven sind madenförmig. Kopf und Beine sind reduziert (Abb. **H-2.14b**).

Klinik: Bleibt die Larve stationär, kommt es zur Bildung eines furunkulösen **Geschwürs** (Abb. **H-2.14a**). Bei beweglichen Larven kann es zum Bild der wandernden **furunkulösen Dermalmyiasis** („creeping" Myiasis, „Hautmaulwurf") kommen. Dieses Krankheitsbild muss von der Larva migrans durch Nematodenlarven unterschieden werden (S. 547). Die Diagnose wird meist erst nach der Inzision durch den Larvennachweis gestellt (Abb. **H-2.14b**).

Klinik: Bleibt die Larve stationär, bildet sich ein furunkulöses **Geschwür** (Abb. **H-2.14a**). Bei beweglichen Larven kommt es zum sog. Hautmaulwurf (DD: Larva migrans, S. 547).

H-2.14 Myiasis der Kopfhaut

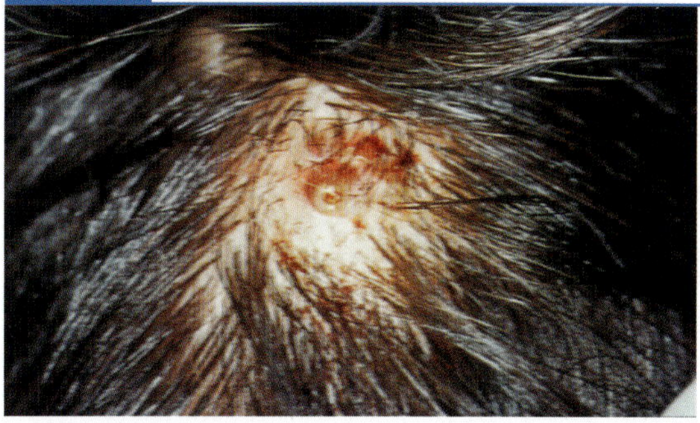

a Furunkelartige Knoten.

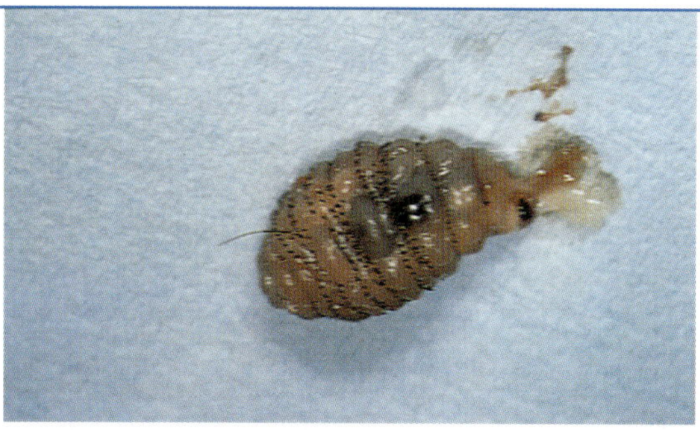

b Nach Inzision können die Larven nachgewiesen werden.

1 Einführung

Das klinische Erscheinungsbild einer Infektionskrankheit hängt ab von der

- Aggressivität des Erregers und von der
- Abwehrtüchtigkeit des Wirtes; diese ist beeinflusst durch die genetische Prädisposition, dem sozialen Stand, dem Alter, der Vorgeschichte sowie Umweltbedingungen.

▶ Merke

Kenntnisse der **Epidemiologie** und der **Pathophysiologie** sind Grundvoraussetzungen. **Individuelle Gegebenheiten** sind aber immer zu berücksichtigen.

Berücksichtigt werden müssen die direkte antimikrobielle Wirkung, die pharmakologischen Eigenschaften und die möglichen Interaktionen der jeweiligen Substanz.

1 Einführung

Die Beziehungen zwischen Wirt und Parasit sind komplex. Das von einem Erreger ausgelöste Krankheitsbild ist variabel und hängt ab von der

- **Pathogenität** und **Virulenz** des Erregers und der
- **Abwehrtüchtigkeit** des Wirtes; diese wird wiederum beeinflusst von genetischer Disposition, Alter, individueller Krankheitsvorgeschichte, sozialem Status und individuellen Umweltbedingungen.

Ein Erreger befällt nicht immer nur die gleichen Organe und löst nicht immer die gleichen Symptome aus. Die Lokalisation und Manifestation einer Infektion mit demselben Erreger variiert deshalb von Patient zu Patient. Ein Erreger kann bei einem Patienten auch mehrere Organe gleichzeitig in Mitleidenschaft ziehen.

▶ **Merke:** In der Praxis führt eine erregerbezogene Betrachtungsweise, wie in den vorausgegangenen Kapiteln dargestellt, nicht unmittelbar zum Ziel. In der Klinik geht man deshalb meist von den betroffenen Organen aus, wobei ein spezielles Krankheitsbild, wie etwa eine Meningitis, durch mehrere unterschiedliche Erreger verursacht sein kann.

Die ersten Hinweise für die Ätiologie einer Infektionskrankheit ergeben sich aus der **Anamnese**, die speziell Fragen nach Risikofaktoren, inklusive der aktuellen epidemiologischen Situation, dem sozialen Status und der beruflichen Disposition enthält. Darüber hinaus sind Kenntnisse aus der gesamten Medizin und der Natur und der biologischen Eigenschaften der Erreger erforderlich, um die zahlreichen unterschiedlichen Wirkungen von Mikroorganismen zu begreifen. Im Einzelfall kann der Verlauf einer Infektion erst im Kontext vorhandener Grundkrankheiten und -konstellationen richtig interpretiert werden.

Die Infektion ist neben der Intoxikation und der allergischen Reaktion gegen mikrobielle Bestandteile nur eine Konsequenz. Eine Besonderheit der Infektionskrankheiten liegt darin, dass von ihnen nicht nur für das betroffene **Individuum** eine Gefahr ausgeht. Da im Prinzip viele dieser Krankheiten ansteckend sind, besteht die Möglichkeit, dass ganze Bevölkerungsgruppen erfasst werden. Somit besteht ein großes Interesse der **Allgemeinheit**, diese Risiken zu erfassen (z. B. Infektionsschutzgesetz, S. 668) und einzudämmen.

Bei der Wahl der besten Therapie muss man neben der direkten antimikrobiellen Wirkung einer Substanz auch ihre Pharmakologie, Verträglichkeit und Interaktionen mit Begleitmedikamenten berücksichtigen.

2 Arthritis

2 Arthritis

▶ **Definition:** Eine Arthritis ist die Entzündung eines Gelenks und beruht entweder auf einer Infektion (meist eine akut eitrige, bakterielle Entzündung, Tab. **I-2.1**) oder auf einer immunpathologischen Ursache, die meist chronisch verläuft und mit einem serösen Infiltrat einhergeht (Tab. **I-2.2**).

◀ **Definition**

▶ **Merke:** Im Gegensatz dazu ist die **Arthrose** Folge einer degenerativen Veränderung eines Gelenks.

◀ **Merke**

Epidemiologie: Das Geschlecht hat einen ganz erheblichen Einfluss auf solche Reaktionen; besonders Frauen im Alter > 40 Jahre sind betroffen. Im Norden Europas (Finnland) sind manche dieser Komplikationen viel häufiger als in den Mittelmeerländern. Die Inzidenz beträgt etwa 2–10/100 000 Einwohner jährlich.

Epidemiologie: Besonders Frauen im Alter > 40 Jahre sind betroffen. 2–10/100 000 Einwohner jährlich.

Ätiologie:
- Für die **akute eitrige Arthritis** sind meist Bakterien verantwortlich. Mögliche Erregerquellen sind vorausgegangene Infektionen des Gastrointestinal-, Urogenital- und Respirationstraktes sowie der Haut, wobei jeweils charakteris-

Ätiologie: Eine Entzündung der Gelenke kann durch eine zumeist **bakterielle Infektion** oder durch eine kreuzreagierende **Immunreaktion** bedingt sein.

I-2.1 Akute, eitrige Arthritis (Arthritis purulenta)

Erreger	*Ursachen*
S. aureus	posttraumatisch, postoperativ, fortgeleitet von Osteomyelitis bzw. Weichteilinfektion
Borrelia burgdorferi	Zeckenstich
Pasteurella	Menschen- und Tierbiss
Haemophilus	Menschen- und Tierbiss
N. gonorrhoeae	septische Streuung
Enterobacteriaceen	posttraumatisch, postoperativ
Pseudomonas	posttraumatisch, postoperativ
Mischinfektion (Anaerobier)	posttraumatisch
Candida	postoperativ

I-2.1

I-2.2 Reaktive, seröse Arthritis als häufige postinfektiöse Komplikation

Erreger	*asoziierte Erkrankung*	*Diagnose*
S. pyogenes	Rheumatisches Fieber	Serologie
Yersinia	Frauen > 40Jahre, Erythema nodosum	Serologie
Shigella	frühere Enteritis	Anamnese
Salmonella	frühere Enteritis	Anamnese, Serologie
Campylobacter	Guillain-Barré-Syndrom	Anamnese
Borrelia	Erythema migrans	Anamnese, Serologie
Mykoplasma	Urethritis, Uveitis	Anamnese, Serologie
Chlamydia	Urethritis, Uveitis	Anamnese, PCR
Arboviren	Meningitis	Anamnese, PCR
Coxsackievirus	Herpangina	Anamnese, Serologie
Parvovirus B19	Exanthem	Anamnese, Serologie

I-2.2

tische Erreger als Auslöser in Frage kommen (Tab. **I-2.1**). Ca. 60 % entstehen hämatogen, 30 % postoperativ und 10 % posttraumatisch.

- Bei der **reaktiven, serösen Arthritis** ist die Gelenkkapsel Ort einer Immunreaktion mit kreuzreagierenden Antigenen zwischen Erregern und humanem Gewebe. Mögliche Ursachen sind in Tab. **I-2.2** aufgeführt; darüber hinaus gibt es noch viele andere Ursachen z. B. Autoimmunkrankheiten aus dem „rheumatischen Formenkreis": Morbus Still, chronische Polyarthritis, Psoriasis, Spondylitis ankylosans (Morbus Bechterew), Kollagenose, Morbus Wegener.

Symptomatik: v. a. Schmerzen, Funktionseinschränkung, Schwellung, Rötung.

Symptomatik: Schmerzen, Funktionseinschränkung, Rötung, Schwellung, Überwärmung, ggf. Fieber.

Allgemeine Diagnostik:
- **Anamnese:** z. B. Anzahl der Gelenke, Verlauf, Vorerkrankungen?
- **Klinisch:** typische Symptomatik (s. o.).
- **Radiologisch:** Im Röntgenbild sieht man einen verbreiterten Gelenkspalt als Folge der Ergussbildung, später Arrosionen des Knorpels und knöcherne Veränderungen (Abb. **I-2.1**).

Allgemeine Diagnostik:
- **Anamnese:** Ist nur ein Gelenk (Monarthritis) oder sind mehrere Gelenke (Polyarthritis) gleichzeitig betroffen (gelegentlich „springt" die Entzündung von einem zum anderen Gelenk)? Sind die großen oder die kleinen Gelenke entzündet? Auch die zeitlichen Verhältnisse (chronisch/akut) müssen eruiert werden. Begleitumstände (Erkrankungen/Eingriffe wie etwa Gelenkersatz, Punktion, vorangegangene Infektionen), Alter, Beruf und Lebensverhältnisse?
- **Klinisch:** s. Symptomatik; das Gelenk ist gerötet und geschwollen; evtl. ist ein Gelenkerguss tastbar.
- **Röntgenologisch:** Der Gelenkspalt erscheint verbreitert und evtl. ist bereits eine Arrosion der Knorpel und Knochen festzustellen (Abb. **I-2.1a**).

Mikrobiologische Diagnostik: Bei der **mikroskopischen Untersuchung** sieht man die für eine akute Entzündung typischen Granulozyten und ggf. auch Bakterien. Bei chronischen Entzündungen und bei immunpathologischen Reaktionen dominieren die Lymphozyten. Die **Kultur** von Bakterien erlaubt eine exakte Diagnose. Die Bestimmung von spezifischen **Antikörpern** im Serum gibt indirekte Hinweise auf die Ätiologie.

Mikrobiologische Diagnostik:
- **Mikroskopische Untersuchung:** Bei der mikroskopischen Untersuchung von Gelenkpunktat erkennt man Entzündungszellen (entweder polymorphkernige Granulozyten bei einer akut eitrigen Infektion bzw. Lymphozyten bei immunologischer Genese) und ggf. im Grampräparat auch Bakterien.
- **Kulturelle Nachweisverfahren:** Zum kulturellen Nachweis von Borrelien, Gonokokken und Anaerobiern müssen ggf. Spezialnährböden verwendet werden; sonst reichen die Standardverfahren aus. Evtl. kann auch die Blutkultur positiv sein.
- **Serologische Nachweisverfahren:** Serologische Tests gibt es für den Nachweis von früheren Infektionen mit Streptokokken („Rheuma-Serologie"), Yersinia, Mykoplasma, Shigella, Salmonella, Campylobacter und virale Erreger.

▶ Merke

▶ **Merke:** Insgesamt bleibt in vielen Fällen die Ursache vage.

I-2.1

I-2.1 Akute eitrige Arthritis

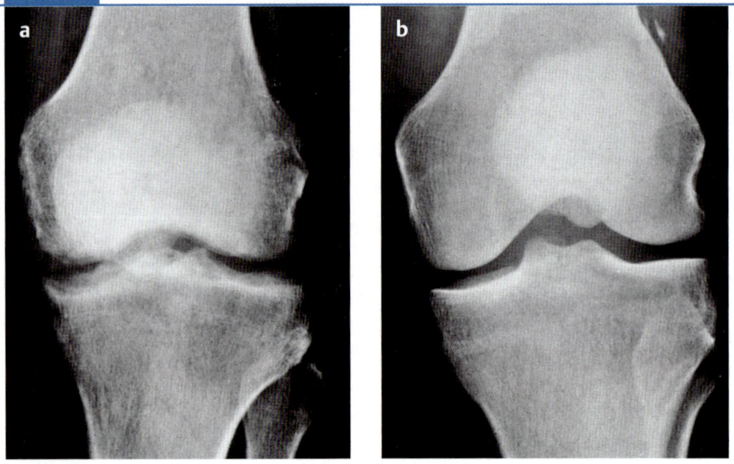

a Röntgenbild eines arthritisch veränderten Kniegelenks nach postoperativer Infektion.
b Zum Vergleich das gleiche Kniegelenk präoperativ.

Therapie: Bei der **akuten eitrigen Arthritis** ist die Kombination aus chirurgischer und antibiotischer Therapie wesentlich. Eine geeignete **kalkulierte parenterale Therapie** bei einer akuten eitrigen Arthritis wäre z. B. Amoxicillin plus Clavulansäure, Flucloxacillin oder Clindamycin. Oft werden auch Antibiotika-Kombinationen verabreicht, z. B. ein Chinolon (Moxifloxacin) plus Rifampicin. Sonst muss die Wahl **gezielt nach Empfindlichkeit** der Erreger getroffen werden. Die lokale Instillation von Antibiotika ist nicht sinnvoll. Operative Maßnahmen sind – abhängig vom Schweregrad der Infektion – die arthroskopische Spülung, Spül-Saug-Drainage, u. U. Synovektomie. Meist reicht eine antibiotische Therapie über 4–6 Wochen aus. Bei infizierten Gelenkprothesen muss eine Therapie über viele Wochen und selbst Monate erfolgen. Parallel dazu kann die überschießende entzündliche Reaktion mit steroidalen oder nichtsteroidalen Antiphlogistika in Schach gehalten werden, weil sonst irreversible Gewebeschäden die Folge sein können.
Bei einer **reaktiven serösen Arthritis** ist eine Antibiotikatherapie nicht hilfreich.

Therapie: Bei der **akuten eitrigen Arthritis** erfolgt immer die Kombination aus chirurgischer (Gelenkspülung, Drainage) und antibiotischer Therapie (zunächst kalkuliert, dann gezielt)!
Bei einer **reaktiven serösen Arthritis** sind Antibiotika nutzlos.

Prognose: Frühzeitig muss eine kausale Therapie einsetzen, damit nicht eine Destruktion von Knorpelgewebe und ein Umbau von Knochen eintritt; Folge ist sonst eine dauerhafte Funktionseinschränkung.

Prognose: Bei chronischen Verläufen kommt es zu irreversiblen Schäden an Knorpel und Knochen.

3 Enteritis

▶ Definition

Epidemiologie: Der Infektionsort (Ausland/zu Hause), die mögliche Infektionsquelle (Essen, Kontakt mit Erkrankten) und die bisherige Dauer (akut/chronisch) sollten anamnestisch erfragt werden.

Formen:
- **Intoxikation** (durch von den Erregern produzierte Toxine).
- **Infektion** (Vermehrung der Erreger im Intestinaltrakt).

Je nach Art des Erregers sind unterschiedliche Darmabschnitte betroffen (Tab. **I-3.1**).

I-3.1

3 Enteritis

▶ **Definition:** Durch eine Infektion hervorgerufene akute (< 14 Tage) oder chronische (> 4 Wochen) Durchfallerkrankung. Mehr als 3 ungeformte Stuhlentleerungen täglich gelten als Durchfall (Diarrhö).

Epidemiologie: Schon die Anamnese klärt, ob diese Erkrankung von einer Auslandsreise, etwa unter eingeschränkten hygienischen Verhältnissen, mitgebracht wurde oder ob sie zu Hause entstanden ist. Dann könnte sie akut, evtl. nach einem Essen oder auch Kontakten mit Erkrankten, aufgetreten sein oder auch evtl. schon länger andauern, wobei in diesem Fall verstärkt nach nicht infektiösen Ursachen gesucht werden muss.

Formen: Prinzipiell müssen folgende Formen unterschieden werden:
- **Intoxikation:** Nur die Toxine werden aufgenommen.
- **Infektion:** Die Erreger vermehren sich im Intestinalrakt.

In Einzelfällen, etwa bei Infektion mit EHEC, C. botulinum und C. perfringens, besteht eine Kombination aus beiden Phänomenen. Je nach Art der Erreger sind jeweils unterschiedliche Darmabschnitte betroffen (Tab. **I-3.1**).

I-3.1 Enteritis

Lokalisation	***Erreger***
Ösophagus	Candida
Magen	Helicobacter
Dünndarm	Salmonella, Yersinia, Plesiomonas, ETEC, EPEC, Vibrio, Rotaviren, Norwalkvirus, Enteroviren, Coxsackievirus, ECHO-Viren, Lamblia, Ankylostoma, Ascaris
Kolon	Shigella, EHEC, Campylobacter, Clostridium, Amoeba, Balantidium, Cryptosporidia, Enterobius
Appendix	vergrünende Streptokokken (!), Pneumokokken, Anaerobier, Mischinfektion

Durchfälle treten auch bei einer Vielzahl von extraintestinalen Infektionen (Otitis, Pyelonephritis, ZNS) auf.

Erreger	***typische Quellen***
Enteroviren, Coxsackie, ECHO-Viren	Fäkalien, seltener Lebensmittel bzw. Wasser
Rotaviren, Norwalkviren, Adenoviren, Astroviren, Salmonella	Eier, Fleisch, Wurst, andere Lebensmittel, selten Fäkalien von Mensch und Echsentieren
Campylobacter	Geflügelleber, Fleisch, Haustiere
Yersinia	Fleisch, Gemüse
Vibrio	Wasser, Lebensmittel
Shigella	Fäkalien
Clostridium	Staub, Fäkalien
Escherichia	Milch, Lebensmittel, Fäkalien
Helicobacter	Kontakt mit anderen Menschen
Candida (selten)	endogen
Lamblia	Wasser
Amoeba	Wasser, Lebensmittel
Cryptosporidia	Fäkalien von Tieren
Balantidium	Fäkalien von Schweinen
Ascaris	Salat
Taenia	Fleisch (Rind, Schwein)

Ätiologie: Ursachen sind meist Lebensmittel und Wasser, seltener Fäkalien von Mensch und Tier.

Symptomatik: siehe Tab. **I-3.2**.

Ätiologie: Meist diverse Lebensmittel und Wasser.

Symptomatik: s. Tab. **I-3.2**.

I-3.2 Klinische Manifestationen

Symptome, Befunde	*typische Erreger*
Fieber, Bauchkrämpfe (Tenesmen)	
Übelkeit	
Dehydratation (Wasser- und Elektrolytverluste): Hypokaliämie mit Muskelhypotonie, Somnolenz, Krampfanfall, Rhythmusstörungen	Symptome bei Infektionen mit allen unten aufgeführten Erregern
Diarrhö	
▪ wässrig	Cholera, ETEC
▪ breiig	Salmonella, Yersinia
▪ schleimig	Clostridium
▪ blutig	Amöben, Balantidium, Shigella, Campylobacter (Salmonella)
▪ voluminös, fettglänzend, stinkend	Lamblien
extraintestinale Manifestationen	
▪ mesenteriale Lymphadenitis	Yersinia, Salmonella
▪ Osteomyelitis	Salmonella
▪ Leberabszesse	Amoeba
▪ perniziöse Anämie	Taenia
▪ Arthritis	Yersinia, Campylobacter, Shigella
▪ Guillain-Barré-Syndrom	Campylobacter
▪ Erythema nodosum	Yersinia, Campylobacter

I-3.2

Selbst bei einer transienten Entzündung während einer bakteriellen Gastroenteritis kann es zu einer Schädigung des enteralen Nervensystems kommen, die zu einer anhaltenden Funktionsstörung führen kann – bei 14 % der Patienten tritt danach das sog. **Reizdarmsyndrom** auf.

Nach einer akuten Gastroenteritis kann als Folgeschaden ein **Reizdarmsyndrom** bleiben.

Allgemeine Diagnostik:

Allgemeine Diagnostik:

▶ **Merke:** Aufgrund der zahlreichen möglichen Ursachen dieses Symptomenkomplexes muss man vorab **überlegen**, um die ökonomisch vertretbaren und die richtigen diagnostischen und therapeutischen Schritte einzuleiten.

◀ Merke

- **Klinisch:** s. Tab. **I-3.3**.

- **Klinisch:** Tab. **I-3.3**.

Mikrobiologische Diagnostik:
- **Erregersuche:** s. Tab. **I-3.4**.

Mikrobiologische Diagnostik: Tab. **I-3.4**.

Differenzialdiagnose: siehe Tab. **I-3.5**.

Differenzialdiagnose: Tab. **I-3.5**.

Symptomatische Therapie:
- **Allgemein:** Antiemetika, Peristaltikhemmer (z. B. Loperamid; Vorsicht: eine längere Verweildauer von Darminhalt kann eher schädlich sein; Gefahr von Ileus), Adstringenzien, Perenterol. Adsorbierende Präparate, die Toxine binden sollen (z. B. Pektin, Carbo medicinalis [Aktivkohle], Kaolin) sind wenig wirksam.

Die **symptomatische Therapie** wie etwa die Ruhigstellung des Darmes oder der Ausgleich des Wasserverlustes (Rehydratation) stehen meist im Vordergrund.

I-3.3

I-3.3 Klinische Diagnostik bei Enteritis

Anamnese	▪ Auslandsaufenthalt, Vorliegen einer Epidemie, ähnliche Erkrankungen in der Umgebung ▪ Verzehr bestimmter Speisen, Essgewohnheiten, Trinkwasserversorgung, soziale Verhältnisse, Jahreszeit (Grillfeste) ▪ Zeitpunkt des Auftretens der Erkrankung nach Exposition ▪ Art der Beschwerden (z. B. Brechdurchfall, Übelkeit, Krämpfe) ▪ Aussehen von Erbrochenem ▪ Häufigkeit des Stuhlgangs, Schmerzen beim Stuhlgang (Tenesmen), Flatulenz ▪ Aussehen des Stuhls: – Konsistenz: dünnflüssig, wässrig, trüb, breiig, schaumig, geformt, mit Schleim, mit Schleimhautfetzen, mit Blut auf bzw. im Kot – Farbe: weiß, hell, grau, braun, schwarz – Geruch: ekelhaft, stinkend, aromatisch
klinische Untersuchung	▪ Allgemeinzustand, Bewusstseinslage (unauffällig, somnolent, soporös, Koma?) ▪ gespanntes Abdomen, geblähter Bauch ▪ Austrocknung, Hautturgor

I-3.4

I-3.4 Erregersuche bei Enteritis

Methode	***Beispiele***
makroskopisch	adulte Würmer bzw. Proglottiden
mikroskopisch	Wurmeier, vegetative Parasitenformen bzw. Zysten
elektronenmikroskopisch	(kaum routinemäßig, eher für Forschung: Viren)
Antigennachweise mittels IFT bzw. ELISA	Amöben, Lamblien, Rotaviren, Helicobacter
molekularbiologisch	PCR (für Norwalkvirus)
kulturell	▪ Verwendung von Elektivnährböden für Salmonellen, Shigellen, E.coli, etc. bzw. Selektivnährböden z. B. für Choleravibrionen oder Campylobacter oder Helicobacter oder E.coli O157H7 ▪ Toxinnachweis: im Stuhl (z. B. C.-difficile-Toxin), in Lebensmitteln (z. B. EHEC-Toxin), im Erbrochenen (z. B. Botulinustoxin) ▪ serologisch: spezifische Antikörper, z. B. Yersinia, Helicobacter, Salmonella, Amöben

I-3.5

I-3.5 Differenzialdiagnose bei Enteritis

mögliche Ursache	***wegweisende Befunde/Diagnostik***
Colitis ulcerosa, Morbus Crohn (chronisch entzündliche Darmerkrankungen)	chronische Diarrhö (bei Kolitis häufig blutig), Bauchschmerzen, Endoskopie, Biopsie (Histologie)
Reizdarmsyndrom	Wechsel von Obstipation und Diarrhö, Bauchschmerzen, Anamnese
Sprue (tropisch; heimisch = Zöliakie)	voluminöse Duchfälle, Fettstühle (Steatorrhö), Mangelerscheinungen, Anamnese, Serologie, Biopsie.
Lebensmittelvergiftungen	Anamnese
Hyperthyreose	Anamnese, Labor (TSH)
Karzinoid	chronische wässrige Durchfälle
Laxanzienabusus	Anamnese

- **Rehydratation** (oral oder ggf. parenteral): Für die **orale** Rehydratation empfiehlt die WHO eine Lösung von 90mval/l Na^+, 20mval/l K^+, 80mval/l Cl^-, 30mval/l HCO_3^- und 111mval/l Glukose. Für die Praxis gibt es entsprechende vorgefertigte Präparate, die in Wasser aufgelöst werden (z. B. Oralpädon 240 bzw. Elotrans-Beutel). Im Notfall hilft gesüßter Tee oder Coca Cola (classic), weil die Glukose im Dünndarm resorbiert wird und Wasser nachströmt. Wasser alleine (ohne Zucker) wird nicht gut resorbiert und verstärkt sogar das Durchfallvolumen. Bei schwerer Dehydratation muss eine **intravenöse** Zufuhr von Volumen und Elektrolyten erfolgen. Nach erreichter Rehydratation wird unverzüglich auch eine Realimentation begonnen.

Kausale Therapie:
- **Antibiotika:** Ciprofloxacin (nicht bei Kindern), Metronidazol.
- **Antihelminthika**
- **Antiparasitär:** Metronidazol.

Kausale Therapie: Gegen die meisten bakteriellen Infektionserreger hilft Ciprofloxacin, gegen Anaerobier und manche Parasiten Metronidazol. Evtl. Wurmmittel.

Prophylaxe: In vielen Fällen, wo die Erreger über Fäkalien bzw. Lebensmittel übertragen werden, hängt das Risiko vom Hygieneverhalten bzw. den Essgewohnheiten ab (z. B. „blutiges" Steak, Tartar). Die wichtigste Prophylaxe liegt in der strikten Vermeidung ungekochter Nahrung, die mit fremden Händen in Berührung gekommen ist („cook it, peel it or forget it"). Hierzu gehören Salate, Eis (auch Eiswürfel zur Kühlung von Getränken!), ungeschältes Obst, Süßspeisen etc. Trinkwasser sollte nur nach entsprechender Aufbereitung durch Erhitzen, Filtrieren oder chemische Desinfektion (z. B. mit Micropur) verwendet werden. Ein Aperitif oder eine heiße Suppe kann die Magensäureproduktion anregen, wodurch einige Erreger abgetötet werden, bevor sie in den Darm gelangen. Vor dem Essen sollte man nicht allzu viel trinken, weil dadurch die Magensäure verdünnt wird und damit die Anfälligkeit gegenüber oralen Infektionen steigt. Der Kontakt zu infizierten Menschen und Tieren sollte vermieden werden bzw. sollte nach Kontakt zumindest eine intensive Reinigung (besser Desinfektion) der Hände erfolgen. Eine Chemoprophylaxe der Reisediarrhö ist nicht sinnvoll.

Prophylaxe: Quellen für Enteritiserreger, d. h. hauptsächlich Nahrungsmittel inklusive Wasser, seltener infizierte Menschen oder Tiere, sollten gemieden werden.

4 Harnwegsinfektionen

Ätiologie, Pathogenese: Die häufigste Ursache für eine Harnwegsinfektion ist die Aszension von Keimen aus dem Darm.

Epidemiologie: Frauen > Männer.

Formen: Man unterscheidet eine Zystitis (auf Blase beschränkt) und Pyelonephritis (auch Nierenparenchym betroffen).

Symptomatik: Die Leitsymptome sind Harndrang, Brennen beim Wasserlassen und Schmerzen; dazu kommen evtl. auch Fieber und Übelkeit und Schwäche.

Klinische Diagnostik:

▶ Merke

Man unterscheidet Spontanurin, Katheterurin und durch eine suprapubische Blasenpunktion gewonnenen Urin.

I-4.1

4 Harnwegsinfektionen

Ätiologie, Pathogenese: In der überwiegenden Mehrzahl entsteht eine Infektion durch Aszension von Keimen meist aus dem Darm (Tab. **I-4.1**), nur sehr selten geht eine solche Infektion von einer hämatogenen Streuung aus.

Epidemiologie: Frauen sind häufiger betroffen als Männer.

Formen: Im Prinzip kann man eine Blasenentzündung (**Zystitis**) von einer **Pyelonephritis** mit einer Invasion der Bakterien ins Nierenparenchym unterscheiden. Diese geht mit deutlich stärkeren entzündlichen Reaktionen einher. Der Verlauf kann noch kompliziert werden durch anatomische und funktionelle Störungen, wie z. B. Abflussbehinderungen durch Nierensteine oder Schwangerschaft, Reflux, Restharn oder Katheterisierung.

Symptomatik: Eine akute Zystitis ist begleitet von heftigen, krampfartigen Schmerzen im Unterbauch (Achtung: diese können mit einer Divertikulitis, Appendizitis oder Adnexitis verwechselt werden!). Der Harndrang ist verstärkt – der Patient hat das Gefühl häufig Wasser lassen zu müssen (Pollakisurie) und klagt dabei über Schmerzen bzw. „Brennen" (Dysurie). Darüber hinaus können Allgemeinsymptome wie Schwäche, Übelkeit und evtl. auch Fieber auftreten.

Klinische Diagnostik:

▶ **Merke:** Die Unterscheidung von Zystitis und Pyelonephritis ist rein klinisch nicht immer möglich; klopfschmerzhafte Nierenlager sind ein Zeichen für Beteiligung des Nierenparenchyms.

Bezüglich der „Urinqualität" ist zu unterscheiden zwischen Spontanurin, Katheterurin und durch eine suprapubische Blasenpunktion gewonnenem Urin:
- **Spontanurin** (Mittelstrahlurin): siehe folgenden Exkurs.
- Bei der Entnahme von **transurethralem Katheterurin** wird die Kontamination mit passagerer Hautflora vermindert, allerdings steigt die Gefahr der Verschleppung von Keimen vom Orifizium in die Blase. Diese Probenentnahme sollte also unter strenger Sorgfalt erfolgen.
- Die Gewinnung von **suprapubischem Punktionsurin** unter sterilen Kautelen ist zur Klärung von Problemfällen notwendig.

I-4.1 Erreger von Harnwegsinfektionen

Erreger	*Anteil in %*	*Quelle/Infektionsweg*
Escherichia coli	50–70	aus der Darmflora
andere gramnegative Enterobacteriaceen	10–20	aus der Darmflora
Enterokken	10–20	aus der Darmflora
Pseudomonas aeruginosa	5	aus Wasser
Staphylococcus aureus	5	von der Hautflora; hämatogen
Pilze*	< 5	von der Haut; aus der Darmflora
Enterobius	< 1	aus dem Darm

* Pilze im Urin sind meist nur Zeichen einer bloßen Hohlraumbesiedelung

◀ Exkurs

▶ **Exkurs:** Bei der **Diagnostik von Harnwegsinfekten** spielt die Koloniezahl im Urin eine erhebliche Rolle. In den meisten Fällen liefert der Patient das Untersuchungsmaterial in Form von Spontanurin; Begriffe wie „Mittelstrahlurin" und „sterile Probennahme" werden aber nicht immer verstanden. Vor allem bei Frauen wird der Urin leicht durch Bakterien der Hautflora kontaminiert. Deshalb sollten die Patienten eine detaillierte Anleitung erhalten über die Reinigung des Orificium urethrae, das Spreizen der Labien, das Verwerfen der ersten Portion des Urins und Sammeln des „Mittel"strahlurins in einem sterilen Gefäß. Der Urin sollte bald untersucht werden, da sonst nachträglich eine Keimvermehrung stattfinden und das Ergebnis verfälschen könnte. Besser ist die Verwendung von Eintauchobjektträgern (Abb. **I-4.1**). Ein Harnwegsinfekt wird erst bei Koloniezahlen ab 10^5/ml im **Morgenurin** angenommen. Kleinere Koloniezahlen gelten als Kontamination.

Die Urindiagnostik beinhaltet verschiedene Methoden:

- **Inspektion:** Sichtprüfung auf Trübungen oder Blutbeimengungen.
- **Mikroskopische Untersuchung:** Der Nachweis von Leukozyten und von Nitrit ist neben dem Keimnachweis ein wichtiges Kriterium für die Diagnose einer Harnwegsinfektion.
- **Teststreifen**.
- **Kulturelle Nachweisverfahren:** Eine semiquantitative Keimzahlbestimmung (Abb. **I-4.1**) im Morgenurin erhöht die Aussagekraft.

Zur Urindiagnostik werden verschiedene Methoden angewendet:

- **Inspektion:** Trübungen oder sogar Blutbeimengungen sind Hinweise auf Infektionen.
- **Mikroskopische Untersuchung:** Eine quantitative Bestimmung der Leukozyten, z. B. in der Zählkammer, zeigt das Ausmaß der entzündlichen Reaktion an. Bei einer Leukozyturie ist eine Harnwegsinfektion recht wahrscheinlich. Das Vorliegen von Leukozytenzylindern im Urinsediment ist ebenfalls ein deutlicher Hinweis. Oft kommt es bei einer akuten Zystitis zu einer Schleimhautschädigung mit Erosionsblutungen, so dass dann Erythrozyten im Urin zu finden sind. Auch eine Abschätzung der Menge und der Art der Bakterien ist möglich.
- **Teststreifen:** Da viele der uropathogenen Bakterien in der Lage sind, Nitrit aus Nitrat im Urin zu bilden, ist die **Nitritprobe** hilfreich; Voraussetzung ist allerdings, dass die Bakterien ausreichend Zeit hatten für diese Umsetzung.
- **Kulturelle Nachweisverfahren:** Speziell der semi-quantitativen Keimzahlbestimmung (Abb. **I-4.1**) kommt eine große Bedeutung zu; praktisch ist das Eintauchverfahren von agarbeschichteten Objektträgern (S. 617) Die Keimdifferenzierung erlaubt eine Wertung der Ursache bzw. der Prognose.

◀ Merke

▶ **Merke:** Meistens ist ein einziger, spezieller Keim der Erreger einer Harnwegsinfektion. Wenn gleichzeitig mehr als drei verschiedene Keimarten gefunden werden, muss im Allgemeinen eine falsche Probenentnahme unterstellt werden!

- Eine **Resistenzbestimmung** der Erreger ist auf jeden Fall bei einem Rezidiv sinnvoll.

- Eine **Resistenzbestimmung** der Erreger ist bei einem unkomplizierten Harnwegsinfekt nicht unbedingt angezeigt, aber erforderlich, wenn Rezidive auftreten, um dann eine gezielte Antibiotikatherapie einzuleiten.

Therapie: Während eine unkomplizierte Zystitis oft schon auch ohne Antibiotikatherapie ausheilt, sollte sonst zunächst eine kurzzeitige kalkulierte oder besser gezielte Antibiotikatherapie eine rasche Ausheilung erzwingen. In Einzelfällen aber muss eine langanhaltende Therapie erfolgen

Therapie: Eine erste, unkomplizierte Harnwegsinfektion, die sich auf eine Blasenentzündung beschränkt, heilt oft schon spontan ohne antibiotische Therapie aus; der Patient kann durch reichliche Flüssigkeitszufuhr (> 2 Liter täglich) den Heilungsprozess begünstigen. Ansonsten ist eine kurzfristige – ein- bis dreitägige – antibiotische Therapie ausreichend. Bei wiederholten Infektionen und vor allem wenn eine Beteiligung des Nierenbeckens (Pyelonephritis) vorliegt, ist eine längere Antibiotikatherapie angebracht.
Da die Erregerdiagnose und die Resistenzbestimmung meist erst verzögert vorliegt, muss zunächst mit einer kalkulierten Therapie begonnen werden. Colibakterien sind am häufigsten, gefolgt von Enterokokken (Tab. **I-4.1**), hier gelten Ampicillin oder Cotrimoxazol oder Chinolone als Mittel der Wahl.
Bei komplizierten und chronischen Verläufen muss ggf eine längerfristige Antibiotikagabe erfolgen, z. B. mit Nitrofurantoin.

I-4.1

I-4.1 Semiquantitative Keimzahlbestimmung im Urin

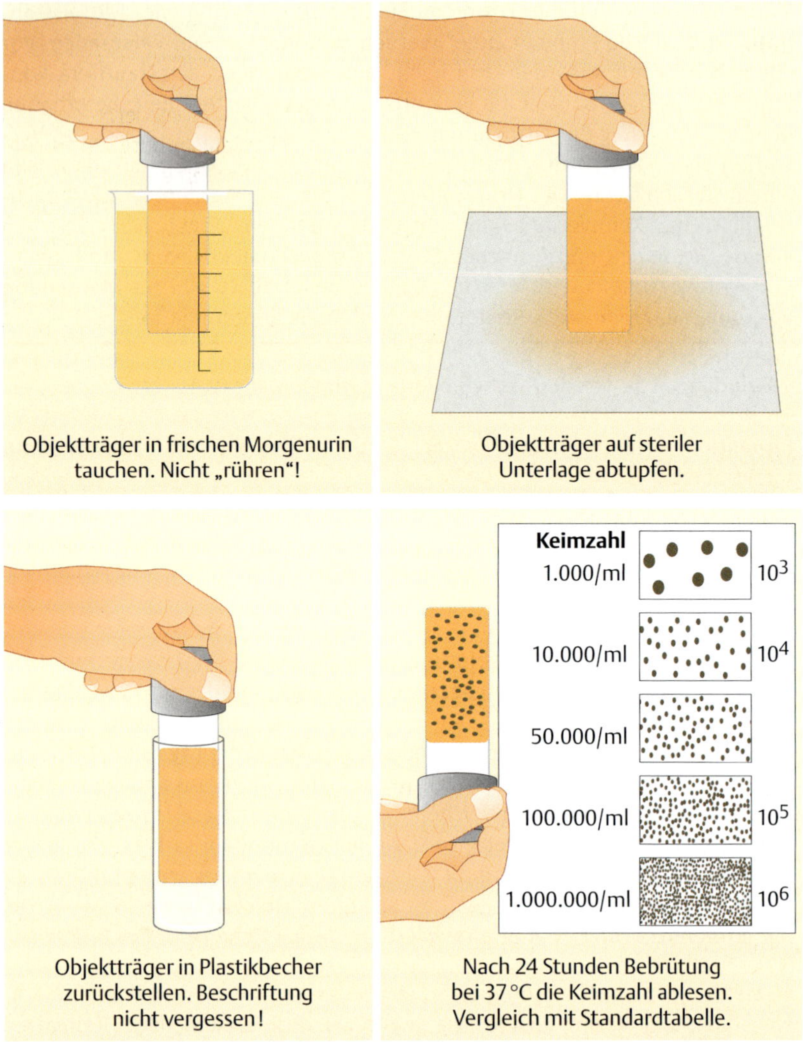

Prognose: Eine entzündliche Reaktion kann zu Narbenbildungen führen, was schlussendlich zu einem bindegewebigen Umbau der Blase und Niere führen kann.

Prognose: Während eine unkomplizierte Zystitis wenig Beschwerden macht und meist spontan wieder ausheilt, droht bei einer Pyelonephritis eine septische Streuung (sog. **Urosepsis**). Bei Rezidivneigung muss nach anatomischen bzw. funktionellen Ursachen gefahndet werden. Bei einer Pyelonephritis ist mit einer Defektheilung zu rechnen. Chronische Grunderkranknungen wie z. B. eine chronische Entzündung durch Schistosoma oder eine Querschnittslähmung führen oft zu einer fortschreitenden, destruierenden Entzündung mit Gefahr einer narbigen Schrumpfblase bzw. -niere.

Prophylaxe: Körperhygiene verhindert die Aszension; ein großes Harnvolumen ebensowie eine Ansäuerung des Urins verhindern eine massive Keimvermehrung.

Prophylaxe: Da die meisten Erreger von Harnwegsinfektionen aus der Darmflora stammen, sollte nach dem Stuhlgang von vorne nach hinten gewischt werden, um die Darmflora nicht in die Nähe des Orificium urethrae zu bringen. Darüber hinaus tragen auch eine regelmäßige Körperhygiene und das Tragen von sauberer Unterwäsche zu einer Verhinderung der Keimvermehrung bei. Während einer Infektion, aber auch zur Verhinderung von Rezidiven, gilt der Rat: viel trinken! Oft ist gerade in der heißen Jahreszeit die Urinmenge aufgrund anderweitiger Feuchtigkeitsabgabe vermindert. Auch die Ansäuerung des Harns mittels oraler Gabe von Mandelamin trägt dazu bei, die Keimvermehrung zu stoppen. Dagegen erscheint die angebotene Impfung mit toten Colibakterien (z. B. Uro-Vaxom) wenig aussichtsreich, Rezidive zu verhindern.

5 Hepatitis

5 Hepatitis

▶ **Definition:** Entzündung des Lebergewebes.

◀ **Definition**

Ätiologie: Neben den eigentlichen „Hepatitisviren", von denen derzeit 5 (Typ A–E) charakterisiert sind (Tab. **I-5.1**), können noch viele andere Viren und andere Mikroorganismen eine Entzündung der Leber hervorrufen (Tab. **I-5.2**). Während die Hepatitisviren primär die Leber befallen, ist die Hepatitis durch andere Erreger eher eine Begleiterscheinung. Auch manche Autoimmunerkrankungen sowie Intoxikationen können unter dem Bild einer Hepatitis verlaufen.

Ätiologie: Neben den eigentlichen Hepatitisviren A–E (Tab. **I-5.1**) gibt es noch andere Ursachen für eine Begleithepatitis (Tab. **I-5.2**).

▶ **Merke:** Die Hepatitisviren gehören in ganz verschiedene Virusgruppen und unterscheiden sich in Übertragungsweg, Inkubationszeit, Verlauf und Prognose (Tab. **I-5.1**).

◀ **Merke**

Pathophysiologie: In einigen Fällen kommt es zu einer direkten Schädigung der Leberzellen durch den Erreger. Bei den typischen Hepatitisviren ist es die Immunreaktion gegen die Viren, gekennzeichnet durch eine Invasion von Lymphoyzten, die zur eigentlichen Leberzellschädigung führt (dabei kommt es zur Freisetzung von intrazellulären Enzymen – vor allem ALT und AST – die für diagnostische Zwecke gemessen werden können). Während es meistens zu einer Regeneration der Leberzellen kommt, sind schwere Verläufe bis zum Leberversagen möglich. Dabei sind die wichtigen Syntheseleistungen der Leber reduziert, z. B. die Produktion der Gerinnungsfaktoren mit erhöhter Blutungsgefahr. Die Hyperbilirubinämie ist ein frühes Zeichen einer Leberschädigung; diese Gallenfarbstoffe werden dann vermehrt in die Haut und Schleimhäute (speziell im weichen Gaumen) abgelagert und führen zum **Ikterus**. Bei Beeinträchtigung des intrahepatischen Galleflusses kommt es zur sog. Cholestase, wobei auch Gallensalze nicht mehr in den Darm ausgeschieden, sondern in der Haut abgelagert werden, was **Juckreiz (Pruritus)** auslöst. Der Mangel an Gallensalzen im Dünndarm führt zu einer verminderten Aufschlüsselung der Nahrungsbestandteile (**Maldigestion**). Eine chronische Hepatitis (länger als 6

Pathophysiologie: Meistens erfolgt die Schädigung der Leberzellen nicht durch eine direkte Attacke sondern durch die Immunreaktion gegen den Erreger. Bei einem anhaltenden Reiz erfolgt ein bindegewebiger Umbau, eine Leberzirrhose.

I-5.1 Charakteristika der Hepatitis-Viren

Virus	*Gruppe (Genom)*	*Transmission*	*Inkubationszeit*	*Verlauf*	*Prognose*
A	Picorna (RNA)	fäkal-oral	4(–6) Wochen	akut	gut
B	Hepadna (DNA)	parenteral, vertikal	(2–)3 Monate	oft chronisch	kritisch
C	Flavi (RNA)	parenteral, vertikal	2 Monate	schleichend	kritisch
D	Virusoid (RNA)	parenteral, vertikal	3 Monate	chronisch	kritisch
E	Calici (RNA)	fäkal-oral	1 Monat	akut	meist gut außer während Schwangerschaft

akut = 0–6 Monate; chronisch = länger als 6 Monate

I-5.2 Weitere, unkonventionelle Hepatitis-Erreger

Viren	CMV, EBV, Gelbfieber, Enterovirus
Bakterien	Listerien, Mykobakterien, Leptospiren, Treponemen, Aktinomyzeten, Anaerobier
Pilze	Candida, Histoplasma, selten Aspergillus
Protozoen	Amöben, Toxoplasmen, Plasmodien, Leishmanien
Würmer	Echinokokken, Ascaris (Gallengänge), Schistosomen, Toxocara

I-5.2

I-5.1

I-5.1 **Typische klinische Befunde bei akuter Hepatitis**

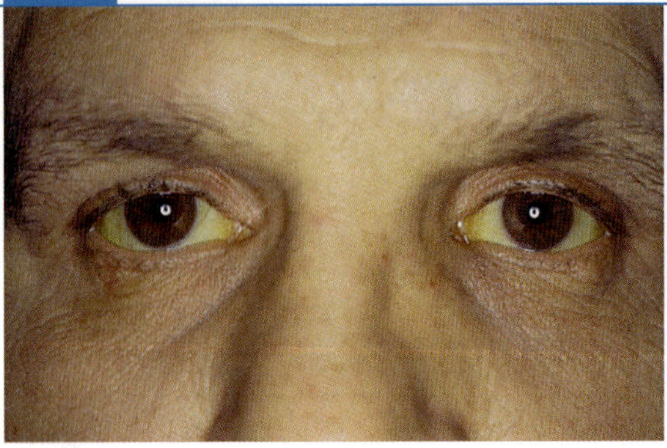

a Ikterus

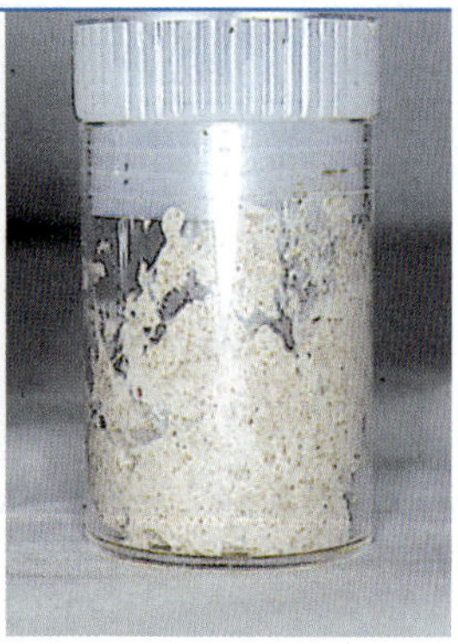

b Acholischer Stuhl

Monate) kann durch den anhaltenden entzündlichen Reiz zu einem narbigen Umbau des Organs bis hin zur Leberzirrhose führen.

Symptomatik: Ikterus (Abb. **I-5.1a**) ist nicht immer das führende Zeichen; oft bestimmen nur uncharakteristische Oberbauchbeschwerden das Bild. Der Stuhl wird weiß (Abb. **I-5.1b**) und der Urin wird dunkel.

Symptomatik: Bereits in der Inkubationszeit können Prodromalerscheinungen, wie Fieber, Inappetenz, Druckgefühl im Oberbauch, Übelkeit und Durchfall auftreten, oft auch Gelenkbeschwerden. Bei der akuten Erkrankung ist der **Ikterus** das klassische Zeichen (Abb. **I-5.1a**), das jedoch nicht immer auftritt – **anikterische** Verläufe sind vor allem im Kindesalter nicht selten. Ein starker **Pruritus** spricht für eine Cholestase. Durch den Mangel an Gallenfarbstoffen **verliert der Stuhl an Farbe** und wird grau bis weiß (Abb. **I-5.1b**). Der Urin dagegen wird dunkel, weil diese Pigmente vermehrt über die Niere eliminiert werden müssen. Die reduzierte Leberfunktion kann verschiedene Folgeschäden haben (z. B. Gerinnungsstörung).

Allgemeine Diagnostik: Entscheidend ist der Nachweis von Enzymen (ALT und AST) und Bilirubin im Blut.

Allgemeine Diagnostik:
- Bei der **klinischen Untersuchung** findet man in der akuten Phase eine vergrößerte Leber und eine leichte Splenomegalie. (Bei einem chronischen Umbau ist die Leber hart und verkleinert).
- **Labor** – erhöhte Serumenzyme: leberspezifische ALT (Alanin-Aminotransferase, früher GPT) und AST (Aspartat-Aminotransferase, früher GOT), Bilirubin.
- Eine **Leberbiopsie** mit histologischer Untersuchung ist im Allgemeinen nicht erforderlich; im Einzelfall können aber die entzündlichen Infiltrate sowie die Leberzellnekrosen die ätiologische Einteilung und die Prognose erleichtern.

Mikrobiologische Diagnostik: Die Bestimmung von mikrobiellen Antigenen und spezifischen Antikörpern beweist die Ätiologie.

Mikrobiologische Diagnostik: Der Nachweis von mikrobiellen **Antigenen** und spezifischen **Antikörpern** erlaubt in vielen Fällen eine exakte Diagnose. Zusätzlich kann bei Hepatitis B und C eine quantitative Bestimmung der Viruslast mittels PCR (S. 39) eine prognostische Aussage erlauben.

Therapie: Bei Hepatitis B und C gibt es heute eine spezifische Therapiemöglichkeit.

Therapie:
- **Hepatitis A und E:** Eine gezielte antivirale Therapie ist nicht möglich und auch nicht (unbedingt) erforderlich, weil sie fast immer spontan ausheilt.
- **Hepatitis B und D:** Antivirale Substanzen, wie Vidarabin, sind nur mäßig wirksam und allenfalls in Kombination mit Interferon sinnvoll. Lamivudin, ein Nukleosid-Analogon (vgl. S. 173), welches die reverse Transkriptase des Hepatitis B-Virus hemmt, kann die Viruslast senken, aber keine Heilung herbeiführen.
- **Hepatitis C:** Ribavirin in Kombination mit Interferon kann in vielen Fällen den Verlauf günstig beeinflussen. Interferon hemmt dabei kaum die Virusvermehrung aber die Proliferation von Fibroblasten, so dass der fibrotische Umbau der Leber unterbleibt bzw. verzögert wird. Durch eine Stimulation der Lymphozyten kann die Virusvermehrung reduziert werden. Durch die

Einführung von z. B. Hemmstoffen der viralen Transkriptase sind zukünftig Fortschritte zu erwarten.
- Bei **nicht durch Viren hervorgerufenen** infektiösen Hepatitiden muss gezielt eine antibakterielle, antimykotische oder antiparasitäre Therapie eingeleitet werden.

Ansonsten zielt die Therapie auf die Milderung der Symptome, z. B. durch körperliche Schonung und ggf. Bettruhe und die Behebung von Schäden, z. B. Bekämpfung von Gerinnungsdefiziten.

Prognose: Eine Hepatitis A heilt normalerweise immer aus und hinterlässt dann eine lebenslange Immunität. Nur wenn große Teile der Leber ausgefallen sind, droht ein Koma.
Bei lang anhaltenden entzündlichen Reizen, etwa bei einer Erregerpersistenz von Hepatitis-B-, -D- und -C-Viren, kommt es im Laufe von Jahren zu einem narbigen Umbau des Parenchyms. Das Endstadium ist eine Leberzirrhose. Nach vielen (> 20) Jahren, vor allem wenn zusätzliche Belastungen wie Alkohol oder Toxine dazukommen, kann auf dem Boden einer chronischen Hepatitis auch ein primäres Leberzellkarzinom entstehen.
Die gezielte antivirale Therapie führt nicht in allen Fällen zu einer kompletten Ausheilung, aber doch häufig zumindest zu einer Remission.

Die **Prognose** kann je nach Ätiologie recht unterschiedlich sein. Fulminante Verläufe mit Leberversagen sind eher selten. Manche Erreger neigen zur Induktion von chronischen Verläufen, was dann zu einem Gewebsumbau führt bis hin zur Leberzirrhose. Auf einem solchen Boden kann dann auch nach Jahren sogar ein primäres Leberzellkarzinom entstehen.

Prophylaxe: Da die verschiedenen Hepatitiden unterschiedliche Entstehungsweisen haben, ist auch die Prävention von Fall zu Fall unterschiedlich. Aufgrund der fäkal-oralen Übertragung von Hepatitis A und E verhindert die strikte Einhaltung der Hygieneregeln (z. B. Händedesinfektion, kein direkter körperlicher Kontakt, getrennte Toiletten) eine Ausbreitung. Bei Übertragung durch Lebensmittel gilt der Spruch „cook it, peel it or forget it". Bei anderen Infektionswegen ist die Expositionsprophylaxe entscheidend, z. B. die Verwendung eines Kondoms bei Sexualkontakten bzw. neuer Injektionskanülen durch i. v. Drogenabhängige (kein „needle-sharing").
Der aktiven bzw. passiven Impfung gegen Hepatitis A und B kommt eine ganz entscheidende Rolle zu (für Details siehe auch www.rki.de/GESUND/IMPFEN/IMPFEN.HTM).

Prophylaxe: Die Prävention richtet sich nach den Übertragungswegen. Gegen Hepatitis A und B gibt es die Möglichkeit der Impfprophylaxe.

6 Importierte Infektionen

6 Importierte Infektionen

▶ Definition

▶ **Definition:** Einige Infektionserreger sind bei uns so unbekannt, dass man an einen „Import" dieser Erreger aus dem Ausland denken muss (Reisende, Einwanderer), wenn sie hier auftreten.

Erreger: s. Tab. **I-6.1**.

Diagnostik: Wenn ein Verdacht vorliegt, kann eine gezielte Untersuchung einsetzen. Eine gezielte **Anamnese** trägt hier wesentlich zur Klärung bei.

Erreger: siehe Tab. **I-6.1**.

Diagnostik: Auf Grund der Anamnese und mancher klinischer Zeichen können Verdachtsdiagnosen gestellt werden, die dann durch Laboruntersuchungen bestätigt werden müssen. Die **Reiseanamnese** wird oft vernachlässigt; dabei können allein schon Angaben über den Aufenthaltsort und die Jahreszeit Klarheit über den Erreger verschaffen, da die geographische Verteilung bzw. die Klimaabhängigkeit von manchen Vektoren bzw. Mikroorganismen ganz charakteristisch sind. Darüber hinaus sind der zeitliche Abstand zur Reise, die Dauer des Aufenthaltes, die „Luxuskategorie" sowie das Verhalten (Essgewohnheiten) zu erfragen.

▶ Merke

▶ **Merke:** Sowohl für die gezielte Therapie als auch für die Prognose und evtl. auch für die Abschätzung des Risikos für die Umgebung ist die rechtzeitige Erkennung dieser außergewöhnlichen Krankheiten von großer Bedeutung.

Therapie: Eine effektive Therapie hängt von einer exakten Diagnose ab.

Prophylaxe: Solche exotischen Infektionen können durch **Expositionsprophylaxe**, **Impfprophylaxe**, **Chemoprophylaxe** und **Quarantäne** verhindert werden.

Therapie: Neben einer symptomatischen Behandlung der Beschwerden gibt es bei einer Reihe von Infektionen auch gezielte kausale Therapiemöglichkeiten.

Prophylaxe: Eine gute Reisevorbereitung beinhaltet eine Risikoabschätzung; wenn das Problem erkannt ist, kann eine **Expositionsprophylaxe** die Akquirierung verhindern.
An erster Stelle steht die **Impfprophylaxe.** Neben den Standardimpfungen, wie Tetanus, Diphtherie und Poliomyelitis (bei Kindern auch noch Mumps, Masern, Röteln), sollten Reisende aus den Industrieländern noch gegen Hepatitis A und ggf. auch gegen Hepatitis B geimpft sein. Bei Reisen in bestimmte Länder von Zentralafrika und Lateinamerika ist die Gelbfieberimpfung vorgeschrieben (eine Lebendvakzine, die nur in ermächtigten Impfzentren vorgehalten wird) und muss im gelben, internationalen Impfbuch dokumentiert sein.
Die Indikation für andere Impfungen gegen Typhus, Cholera, Meningokokken, Japan B-Meningitis müssen im Einzelfall besprochen bzw. gestellt werden.
Darüber hinaus sollten in einer **Reiseapotheke** essenzielle Medikamente mitgeführt werden, um evtl. auch eine **Chemoprophylaxe** durchzuführen oder die Krankheit im Keim zu ersticken.
Bei „pressewirksamen" Epidemien wird von den Behörden gelegentlich eine Einschränkung der Reisemöglichkeiten empfohlen oder auch verordnet. Zumindest aber das individuelle Verhalten, wie etwa Tragen von Mundschutz (Abb. **J-2.5**, S. 666) oder das Meiden bestimmter Getränke und Speisen sollte die möglichen Gefahren berücksichtigen.
Eine **Quarantäne** von Erkrankten oder Krankheitsverdächtigen oder Ansteckungsverdächtigen wird von Fall zu Fall erörtert (S. 666).

I-6.1 Typische Erreger importierter Infektionen

Erreger	*klinische Manifestationen*
Viren	
Hepatitis A	Ikterus (4 Wochen nach Aufenthalt)
Dengue	Fieber, „Grippe“, Exanthem
Gelbfieber	Fieber, Ikterus, Enzephalitis
Bunyaviren	Fieber, Enzephaltis
hämorrhagisches Fieber (Filo-, Bunya- und Arenaviren)	Fieber, schlechter AZ, hämorraghische Blutungen
Japan-B-Enzephalitis	Fieber, Enzephalitis
Hepatitis C	Ikterus (mehrere Monate nach Aufenthalt)
Hantavirus	Fieber, Muskelschmerzen, Dyspnoe, Nierenversagen
Poliomyelitis	Durchfall, Meningitis, Paralysen
Coronaviren	schweres akutes respiratorisches Syndrom (SARS)
Affenpocken	Fieber, vesikuläres Exanthem
Bakterien	
Salmonella typhi und paratyphi	Husten (!), Obstipation, Durchfall erst später, Fieber (Continua), Benommenheit, relative Bradykardie, Leukopenie, Hepatosplenomegalie
Shigellen	Fieber, Tenesmen, blutige Stühle
Brucellen	lange Inkubationszeit; Fieber, Hepatosplenomegalie
Vibrio cholerae	massive wässrige Stühle, Dehydratation
Tbc	nach Exposition (im Flugzeug, bei Umgang mit Erkrankten), monatelange Inkubationszeit, Fieber, Nachtschweiß, Gewichtsabnahme, Lungenherde (Vorsicht: Multiresistenz!)
Meningokokken A und C	hohes Fieber, Meningitis, Sepsis, Schock (nach Aufenthalt im „Meningitisgürtel“ oder nach Mekkapilgerreise)
Pilze	
Histoplasma	ähnlich Tbc, nur nach Reisen in bestimmte Länder
Coccidioides	ähnlich Tbc, nur nach Reisen in bestimmte Länder
Cryptococcus neoformans var. gattii	Lungenherde nach Tropenaufenthalt
Protozoen	
Plasmodium spp.	Malaria, Fieberanfälle, Kopfschmerzen, Gliederschmerzen, („komische, schwere Grippe“), ggf. Durchfall
Entamoeba histolytica	ähnlich Shigellenruhr
Lamblia intestinalis	voluminöse, fettreiche, stinkende Stühle, Bauchgrimmen, Gewichtsverlust
Leishmania donovani	Fieber, Hepatosplenomegalie Monate nach Aufenthalt.
Würmer	
Ankylostoma	Enteritis, allmählich Gewichtsverlust, Anämie
Strongyloides	wie Ankylostomiasis, bei Abwehrschwäche (z. B. HIV) droht Disseminierung
Schistosoma	lange nach Aufenthalt: Blut im Urin, Darmentleerungsstörungen, Leberwerte
Trichinella	Schluckbeschwerden, Atembeschwerden
Taenia	leichte Beschwerden, später perniziöse Anämie; ggf. Zystizerkose
Ascaris	anfangs Fieber und Husten, später Darmbeschwerden. Evtl. Komplikationen als Gallenstau und/oder Pankreatitis
Ektoparasiten	
Tunga	Maden in Haut
Dasselfliege	Maden in Haut und Schleimhaut (z. B. Konjunktiva)

7 Infektionen bei Abwehrschwäche

Grundlagen: Bei einer **angeborenen** oder **erworbenen Abwehrschwäche** nutzen **opportunistische Keime** die Chance, sich in einem solchen Wirt zu vermehren (Tab. **I-7.1**).

7 Infektionen bei Abwehrschwäche

Grundlagen: Neben den wenigen obligat pathogenen Keimen, die schon im normalen, abwehrtüchtigen Wirt eine Infektion auslösen können, gibt es noch die große Gruppe der **Opportunisten**, die sich bei „passender Gelegenheit" ausbreiten und Schaden anrichten können.

Angeborene, genetisch determinierte **Immundefekte** sind eher selten (Tab. **I-7.1**). Dagegen gibt es mehrere klinische Situationen mit **erworbenener Abwehrschwäche**: Gefährdet sind vor allem **Frühgeborene** und **Alte**, aber auch durch **Krankheit** (z. B. Leukämie) bzw. moderne **immunsuppressive Therapieverfahren** (Kortisontherapie von Autoimmunkrankheiten, zytostatische und strahlentherapeutische Therapie bei onkologischen Erkrankungen, Immunsuppression von Organtransplantierten) geschwächte Personen. Auch im Verlauf von Infektionen, z. B. mit HIV, EBV oder Tbc, kann sich eine Immunschwäche entwickeln.

Der **Grad der Abwehrschwäche** kann stark variieren – von einer **selektiven** Schwäche einer einzelnen Infektabwehrmaßnahme, z. B. ein Defekt im Komplementfaktor C8 oder eine lokale Störung der Barriere, bis hin zu einer **generellen** Schwäche, die mehrere Mechanismen der unspezifischen wie der spezifischen Abwehr gleichzeitig betrifft. Selbst prinzipiell völlig harmlose Erreger können dann den Körper befallen („wie einen lebenden Nährboden").

I-7.1

I-7.1 Immundefekte

angeborene, primäre Defekte	
unspezifische Abwehr	▪ Komplementdefekte: erhöhte Anfälligkeit gegen Meningokokken und bekapselte Erreger ▪ Phagozytendefekte, z. B. Chédiak-Higashi und chronische Granulomatose: erhöhte Anfälligkeit gegenüber intrazellulären Erregern, z. B. S. aureus.
spezifische Abwehr	▪ B-Zell-Mangel, z. B. IgA-Mangel: erhöhte Anfälligkeit gegenüber Schleimhautinfektionen ▪ T-Zell-Mangel, severe immunodeficiency syndrome: erhöhte Anfälligkeit gegenüber diversen Erregern
erworbene, sekundäre Störungen	
unspezifische Abwehr	▪ vor allem nach Bestrahlung und zytostatischer Chemotherapie tritt häufig eine Neutropenie (< 500 Granulozyten/mm^3) auf. Vor allem bakterielle und mykotische Infektionen treten dann (low risk < 10 Tage; high risk > 10 Tage) gehäuft auf. ▪ nach Splenektomie fehlt ein Teil der phagozytierenden Kapazität, so dass eine hohe Anfälligkeit gegenüber bekapselten Bakterien auftritt (Gefahr der OPSI*)
spezifische Abwehr	▪ vor allem nach allogener Transplantation, wenn eine Abstoßungsreaktion durch Immunsuppressiva erzwungen wird, oder bei einer Autoimmunkrankheit das Abwehrsystem lahmgelegt wird, ist auch die Infektabwehr betroffen.

* OPSI = overwhelming post-splenectomy infection

Ätiologie: Erreger aus allen Gruppen von Mikroorganismen stellen eine Bedrohung dar. Auch solche, die sonst als apathogen gelten (Abb. **I-7.1**).

Ätiologie: Verschiedene opportunistische Keime – Viren (Herpes simplex, EBV, CMV, VZV), Bakterien (Legionellen, Listerien, Nocardien), Pilze (Aspergillen, Zygomyzeten), Protozoen (Toxoplasmen) und Würmer (Strongyloides) – sind eine Bedrohung für abwehrgeschwächte Patienten. Der Zeitpunkt des Erscheinens von infektiösen Komplikationen ist von Erreger zu Erreger verschieden (Abb. **I-7.1**).

Diagnostik: Durch die große Vielfalt der in Frage kommenden Erreger kommen die verschiedensten Tests und Untersuchungsmaterialien zum Einsatz.

Diagnostik: Einer breiten Palette von Erregern ist es möglich, in den abwehrgeschwächten Patienten eine Infektion auszulösen, so dass auch die anzufordernden Tests aus ganz unterschiedlichen Untersuchungsmaterialien umfangreich sind. Bei hochgefährdeten Patienten wird sogar vorsorglich und regelmäßig eine Surveillance – bestehend aus klinischen, röntgenologischen, laborchemischen und mikrobiologischen Methoden – gefordert.

I-7.1 Häufigkeit und Zeitpunkt des Auftretens von Infektionen nach allogener Stammzelltransplantation

I-7.1

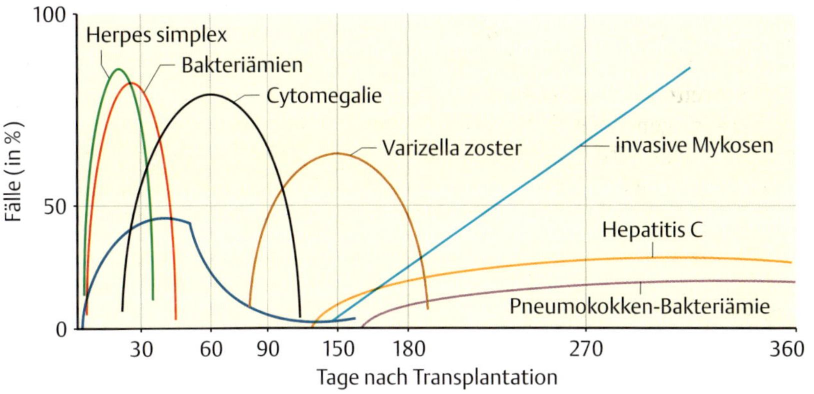

Therapie:

- **Präemptive Therapie:** Ziel ist, das Aufflackern von Infektionen frühzeitig zu bekämpfen, d. h. noch bevor überhaupt Symptome voll ausgeprägt sind, oder die Reaktivierung einer Infektion zu verhindern.
- **Empirische (kalkulierte) Therapie:** Schon bei den ersten, oft uncharakteristischen Zeichen einer Infektion und noch vor einer Diagnose werden antimikrobielle Medikamente verabreicht. Ziel ist, eine Infektion im „Keime zu ersticken", die Auswahl der Wirkstoffe erfolgt entsprechend der klinischen Erfahrung. Die Indikation für eine solche aufwendige und möglicherweise auch nebenwirkungsreiche Maßnahme muss jedoch gut abgewogen werden. (In der Praxis gehen die präemptive und empirische Therapie sowie die Chemoprophylaxe [s. u.] fließend ineinander über).
- **Gezielte Therapie:** bei exakter Klärung der Ätiologie und beim Vorliegen eines Antibiogramms kann man die Therapie optimieren; wenn das Risiko, das von einer bestimmten Infektion ausgeht, abschätzbar ist, so kann eine nebenwirkungsreiche, belastende und teure Therapie gerechtfertigt sein.

Therapie:

- Die **präemptive Therapie** hat das Ziel, eine Infektion im Keim zu ersticken.
- Die **empirische (kalkulierte) Therapie** beruht auf einer generellen Erfahrung.
- Die **gezielte Therapie** wäre die optimale Behandlung.

Prophylaxe:

- Eine aufwendige **Umkehrisolation** schützt nicht vor der eigenen Flora, aber vor der Umwelt. Auch einfache aber hilfreiche Maßnahmen, wie etwa die Entfernung von Topfpflanzen, müssen ergriffen werden.

Prophylaxe:

- Umkehrsolation.

▶ **Definition:** Gesunde Menschen müssen durch **Isolation** eines infizierten, kontagiösen Patienten vor einer Krankheit geschützt werden. Eine **Umkehrisolation** hat das Ziel, gesunde aber infektanfällige Personen vor den Gefahren durch Umweltkeime und Mikroorganismen von Mitmenschen zu bewahren.

◀ **Definition**

- Eine **„barrier isolation"**, d. h. Kittelpflege, Mundschutz bei Kontaktpersonen, ist gedacht als Schutz vor resistenten Keimen.
- Eine **antimikrobielle** Prophylaxe (Chemoprophylaxe) zielt darauf ab, eine Infektion von vornherein zu verhindern, indem die Anflugkeime – aber auch Keime der endogenen Flora – in Schach gehalten werden. Einerseits werden nicht absorbierbare **Antibiotika** (z. B. Aminoglykoside, Vancomycin, Polymyxin) oral verabreicht, andererseits werden auch systemisch wirksame Präparate (z. B. Cotrimoxazol und Chinolone) zur Darmdekontamination eingesetzt. Auch **Antimykotika** und **antivirale** Mittel kommen zum Einsatz.
- **Impfungen** sollten – soweit möglich – immer rechtzeitig aufgefrischt werden. Einzelne Impfstoffe sind speziell bei Abwehrgeschwächten zu empfehlen z. B. eine aktive Impfung gegen Pneumokokken oder auch passive Impfungen mit Gammaglobulin als Ersatz bzw. Hyperimmunglobuline.
- Die Gabe von **Immunmodulatoren** (z. B. Zytokine) zur Stärkung des Immunsystems hat allenfalls supportiven Charakter.

- „Barrier isolation"
- Chemoprophylaxe.
- Impfungen.
- Immunmodulatoren.

8 Infektionen im Alter

Grundlagen: Häufigkeit, Symptome, Verlauf und Prognose von Infektionskrankheiten können im Alter variieren.

Altersabhängige Veränderungen des Immunsystems: Komorbidität und veränderte Körperabwehr begünstigen in vielen Fällen den Verlauf von Infektionen bei alten Menschen.

▶ Merke

8 Infektionen im Alter

Grundlagen: Die Lebenserwartung ist zumindest in den industrialisierten Ländern stark angestiegen, folglich wird in den nächsten Jahrzehnten voraussichtlich auch die Zahl der alten Menschen noch weiter zunehmen. Damit wird die Konstellation „Infektion im Alter" an Bedeutung gewinnen. Im Laufe des Lebens verändern sich viele Parameter im Körper, die Einfluss nehmen auf die Körperabwehr und damit auf die Infektanfälligkeit und den Verlauf von Infektionen.

Altersabhängige Veränderungen des Immunsystems: Die Infektionsabwehr besteht aus einem komplexen, gestaffelten System aus vielen Einzelkomponenten. Nicht alle, aber zumindest einzelne davon unterliegen einem Alterungsprozess, der in individuell unterschiedlicher Ausprägung zumeist eine Deaktivierung der unspezifischen und spezifischen Abwehr beinhaltet:

- Einschränkung der zellulären Infektabwehr, z. B. die Phagozytoseleistung der Granulozyten oder die Zytokinproduktion der Makrophagen.
- Veränderte humorale Immunreaktion im Sinne einer veränderten Zusammensetzung der Immunglobulinklassen im Serum, z. B. erhöhte IgA-Spiegel.
- Die Reagibilität der peripheren Lymphozyten gegenüber primären und auch sekundären Antigenexpositionen kann reduziert sein, obwohl deren Gesamtzahl sowie die Relationen von Untergruppen, wie etwa CD4- und CD8-T-Lymphozyten, normalerweise nicht auffällig verändert ist.

Darüber hinaus gibt es weitere körperliche und soziale Faktoren mit Einfluss auf die Infektionsabwehr:

- reduzierte Sekretproduktion, erhöhter pH.
- eingeschränkte Integrität der Epithelien, die normalerweise eine wesentliche Infektbarriere darstellen.
- zunehmende Komorbidität.
- familiäre und soziale Situation: Armut, Vernachlässigung und nicht zuletzt eine falsche Ernährung, etwa Protein- oder Selenmangel, fördert oft die Entstehung bzw. Ausbreitung von Infektionen.

▶ **Merke:** Eine generelle Verschlechterung der Abwehrleistung im Alter kann nicht konstatiert werden; zum einen hängt die individuelle Situation nicht nur vom kalendarischen Alter ab, zum anderen kann das Alter in Bezug auf einzelne Infektionskrankheiten sogar von Vorteil sein: dann nämlich, wenn durch eine vorausgegangene Exposition bereits eine tragfähige Immunität erworben wurde.
In vielen Fällen ist jedoch eine deutliche Risikosteigerung zu beobachten, weil z. B. eine frühere Exposition zu einer latenten Erkrankung geführt hat, die erst im Alter ausbricht. Symptomatik, Verlauf und Prognose können unterschiedlich sein – mit entsprechenden Konsequenzen für Diagnostik und Therapie.

Beispiel Salmonellainfektion: Bei Kindern und jungen Menschen manifestiert sie sich meistens als banale Enteritis mit Spontanheilung. Bei alten Menschen jedoch, wo durch Mangel an Magensäure die Anfälligkeit gegenüber oral aufgenommenen Salmonellen steigt, entwickelt sich häufig eine systemische Ausbreitung mit einem typhösen Verlauf (Abb. **I-8.1**), der oft tödlich endet. Bei der Indikationsstellung für eine Antibiotikatherapie müssen diese Veränderungen berücksichtigt werden: während junge Menschen nach kurzzeitigem Brechdurchfall die Infektion spontan überwinden, so dass eine Antibiotikatherapie nicht immer indiziert ist, benötigen alte Menschen diese externe Hilfe.

I-8.1 Häufigkeit von Todesfällen an Salmonellose abhängig vom Alter

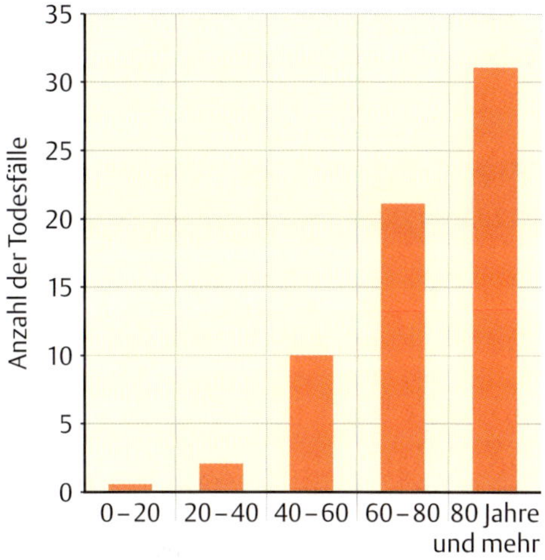

I-8.1

▶ **Fallbeispiel** In einem Altenheim erkrankten fast alle Bewohner nach einem sommerlichen Grillfest an einer akuten Gastroenteritis, während das Pflegepersonal fast ganz verschont blieb, obwohl auch dieses von den nicht ausreichend erhitzten Bratwürsten gegessen hatte. Etwa die Hälfte der über 70-Jährigen musste hospitalisiert werden. Mehrere der Erkrankten starben an einer Sepsis – bedingt durch Salmonella enteritidis Serovar Hadar –, da eine gezielte Antibiotikatherapie zu spät begonnen wurde. Dagegen überlebten alle Erkrankten, wenn sofort mit einer parenteralen Therapie mit Ciprofloxacin die Disseminierung unterbunden wurde.

◀ Fallbeispiel

Im Alter besonders häufige Infektionen:

- **Haut- und Weichteilinfektionen**, besonders bei Altersdiabetes, verlaufen oft chronisch und sind therapieresistent, weil die Durchblutung vermindert und somit die lokale Infektabwehr geschwächt ist. Nicht zuletzt weil alte Menschen sich nicht mehr gut bücken können und das Sehvermögen nachlässt, ist die **Nagelmykose** der Zehen eine häufige Erkrankung.
- Infektionen im **Mund** und an **Zähnen** sind vor allem bei unterernährten, verwahrlosten Menschen häufig und können zu Komplikationen führen. Zahninfektionen werden häufig erst in fortgeschrittenem Stadium bemerkt.
- Die Funktion der Atemwege ist physiologischerweise im Alter zunehmend eingeschränkt, stark beeinflusst durch einen evtl. langjährigen Nikotinabusus. Chronische **Bronchitis** und **Pneumonie** (speziell eine Pneumokokken-Pneumonie) sind im Alter problematisch. Speziell die Tuberkulose ist heute ein Problem der alten Menschen.
- **Enteritiden** durch pathogene Darmkeime sind häufiger und vor allem auch schwerwiegender. Daneben sind Cholangitis und Divertikulitis – ausgelöst durch die residente Flora des Darmes – oft gravierend, nicht zuletzt wegen atypischer Verläufe. Die Appendizitis beginnt oft schleichend mit der Gefahr einer Perityphlitis, bei der die Entzündung auch noch auf das Zäkum und Colon ascendens übergreift und sich ggf. eine Peritonitis entwickeln kann.
- **Harnwegsinfektionen** zeigen häufig einen atypischen Verlauf.
- Da Infektionserreger offensichtlich von alten Menschen nicht effektiv eingedämmt werden, entwickelt sich schnell eine **Sepsis**, gegen die dann die Abwehr versagt.
- Die **Listeriose** ist eine typische Erkrankung im hohen Alter (Abb. **I-8.2**).
- Nicht zuletzt eben wegen der Multimorbidität und der dadurch bedingten häufigen Hospitalisation sind natürlich auch **Katheterinfektionen** relativ häufig.
- Andere Krankheiten, wie etwa Tetanus, treten heute fast nur noch bei alten Menschen auf.

Im Alter besonders häufige Infektionen:

- Haut- und Weichteilinfektionen.
- Infektionen im Mund und an Zähnen.
- Infektionen der Atemwege, problematisch sind v. a. die chronische Bronchitis und Pneumonie.
- Enteritis.
- Harnwegsinfektionen.
- Entwicklung einer Sepsis.
- Listeriose.
- Katheterinfektionen.

I-8.2 Inzidenz der Listeriose in Deutschland in Abhängigkeit vom Alter (2001)

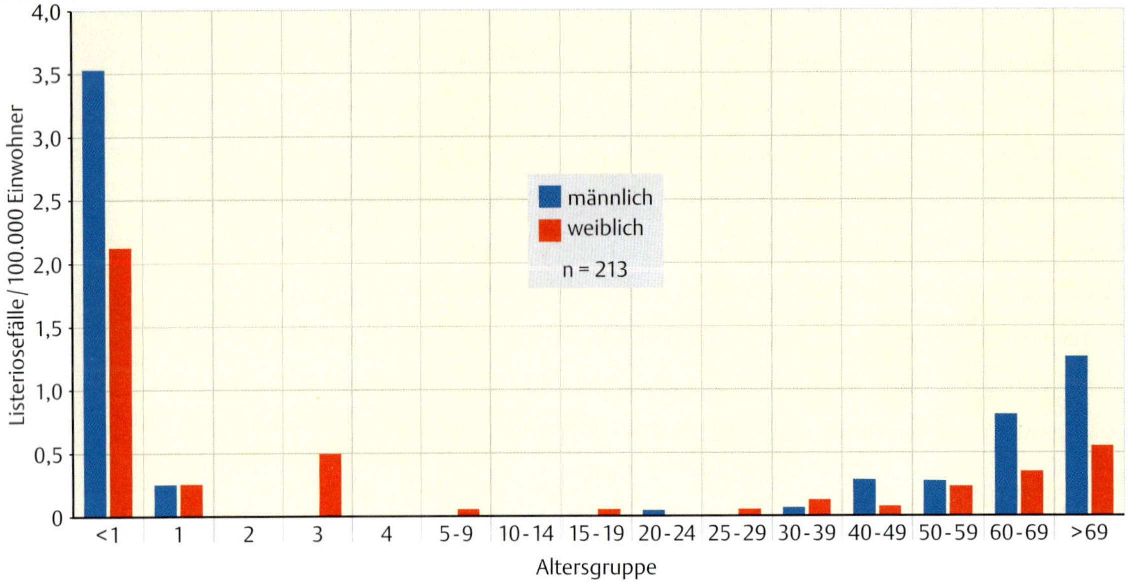

Symptomatik, Diagnostik: Das klinische Erscheinungsbild einer Infektion im Alter kann **atypisch** sein. Die Diagnose ist dadurch erschwert.

Symptomatik, Diagnostik: Aufgrund der im Alter veränderten Reaktion des Körpers auf die Herausforderung durch Keime treten **oft asymptomatische oder atypische** Verläufe auf. So ist oftmals z. B. trotz ausgedehnter mikrobieller Infiltrationen, z. B. bei nekrotisierender Cholezystitis oder Typhlitis, kein Fieber als Warnhinweis auf eine Infektion zu beobachten. Man darf also Zeichen des veränderten Allgemeinzustandes nicht als eine Alterserscheinung abtun, sondern muss u. U. gezielt nach Infektionserregern suchen.

▶ Merke

▶ **Merke:** Fieber als Leitsymptom für Infektionen kann im Alter fehlen.

Therapie: Bei der Antibiotikatherapie im Alter ist bereits schon die Indikationsstellung anders, dann kommt noch die veränderte Pharmakologie (Resorption, Verteilung, Metabolisierung) und Verträglichkeit dazu, wobei vor allem die Überlegungen wegen möglicher Interaktionen mit anderen Medikamenten bei diversen Begleiterkrankungen komplex sind.

Therapie: Einerseits ist der alte Mensch in erhöhtem Maße von therapeutischen Eingriffen abhängig, wenn sein körpereigenes Abwehrsystem schwächer ist, und andererseits muss man mit einem anderen Wirkungsgrad der antimikrobiellen Chemotherapie rechnen. Die allgemein verfügbaren pharmakologischen Daten basieren auf Untersuchungen an jungen Probanden. Die Bioverfügbarkeit z. B. von oral verabreichten Medikamenten ist bei den physiologischen Veränderungen des pH und der Schleimhautaktivitäten möglicherweise modifiziert. Die Menge des Körperfetts und die intra-/extrazelluläre Wasserverteilung ist im Alter oft verschoben, so dass auch die Pharmakologie von fett- bzw. wasserlöslichen Medikamenten betroffen ist. Auch der Metabolismus von Antibiotika in Leber und Niere ist von der Organfunktion abhängig.

▶ Merke

▶ **Merke:**

- Da evidenzbasierte Angaben zur optimalen Dosierung bei alten Menschen weitgehend fehlen, muss man die Therapie individuell und mit „Fingerspitzengefühl" steuern!
- Auch auf die Verträglichkeit von Antibiotika, nicht zuletzt wegen der Interaktion mit anderen Medikamenten bei Multimorbidität, muss besonders geachtet werden.

Prophylaxe: Das gesamte Repertoire der Infektionsprophylaxe sollte genutzt werden. Dennoch greifen manche Maßnahmen, wie etwa Impfung, nicht immer mit der gewohnten Zuverlässigkeit.

Prophylaxe: Eine ausgewogene **Ernährung** mit qualitativ hochwertigen Produkten wäre wünschenswert, denn Mangelernährung, etwa Zink- und Selenmangel, erhöht die Anfälligkeit. Schlechte Nahrungsmittel, die z. B. lange und falsch gelagert sind, können auch selbst gefährliche Krankheitserreger oder deren

I-8.3 Altersabhängiges Mortalitätsrisiko bei einer ambulant erworbenen Pneumonie

I-8.3

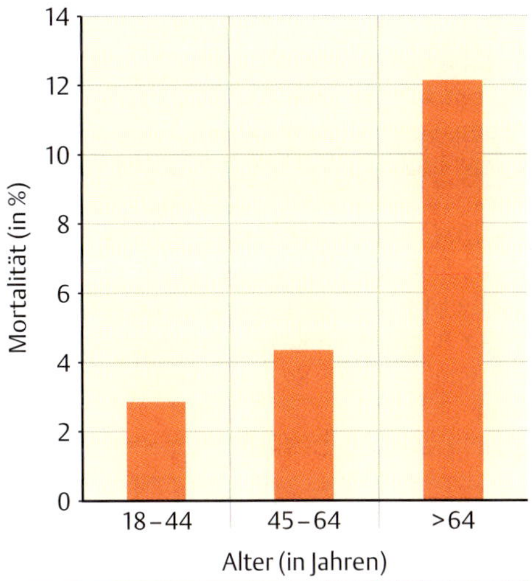

Toxine enthalten. Eine adäquate **Körperpflege** inklusive der Haut und der Mundschleimhaut verhindert diverse Infektionen. Die gesamten sozialen Umstände, vor allem die Wohnverhältnisse, haben einen entscheidenden Einfluss auf das Infektionsrisiko.

Auch **Impfungen** haben einen besonderen Stellenwert. Während bei jungen Menschen eine **Pneumokokkeninfektion** meist glimpflich verläuft, sind alte Menschen stark gefährdet (Abb. **I-8.3**); aus diesem Grund wäre eine entsprechende Impfung im höheren Lebensalter besonders wichtig. Dasselbe gilt für die jährliche **Grippeimpfung**. Die **Tetanusimpfung** wäre einerseits ganz wichtig, weil gerade im hohen Alter die Mortalität und auch die Letalität am größten ist, aber andererseits ist die Immunantwort von alten Menschen auf diesen Impfstoff deutlich reduziert, so dass man wiederholt impfen muss, ggf. mit einer Überprüfung des Impferfolges mittels Antikörperbestimmung.

9 Infektionen während der Schwangerschaft/Geburt

9 Infektionen während der Schwangerschaft/Geburt

Veränderungen, Risiko: Das Risiko für manche Infektionskrankheiten – aber nicht generell für alle – ist in der Schwangerschaft erhöht.

Veränderungen, Risiko: Die Infektanfälligkeit von Schwangeren ist nicht generell erhöht. Die Auseinandersetzung mit den meisten Krankheitserregern, z. B. mit Staphylokokken und Streptokokken, verläuft regelrecht. Die Einschränkungen der Infektabwehr sind eher dezent und werden nur in manchen Situationen relevant:

- Mit Fortschreiten der Schwangerschaft kommt es durch Kompression der Ureteren zu einer rein mechanischen Behinderung des Harnabflusses. Darüber hinaus führt die hormonelle Umstellung dazu, dass die glatte Muskulatur erschlafft und Hohlorgane (z. B. die Harnblase) sich nicht mehr kräftig entleeren können; es entsteht eine erhöhte Restharnmenge und damit das Risiko einer Harnwegsinfektion.
- Auch die spezifische, zelluläre Abwehr wird durch die hormonellen Veränderungen während der Gravidität geschwächt, was von bestimmten Erregern ausgenutzt wird.

Gefahren für die Mutter: Vor allem Harnwegsinfektionen treten gehäuft auf.

Gefahren für die Mutter:

- Harnwegsinfektionen treten gehäuft auf, verlaufen schwerer und sind schwer zu therapieren, weil sie zu Rezidiven neigen.
- Malaria verläuft sehr viel schwerer, oft tödlich.
- Hepatitis E: fulminante Verläufe sind beschrieben worden.
- Amnioninfektionen und auch manche Keimbesiedelungen mit potenziell pathogenen Bakterien führen zu Infektionen post partum.

Gefahren für das Kind:

- Frühgeburtlichkeit.
- Intrauterine Infektionen (Tab. **I-9.1**).
- Perinatale Infektionen (Tab. **I-9.1**).

Gefahren für das Kind:

- Die **Frühgeburtlichkeit** ist ein sehr ernstes Problem, weil Frühgeborene aus vielerlei Gründen ein erhöhtes Krankheitsrisiko haben. Eine veränderte Scheidenflora – wenn die physiologischen Laktobazillen von Gardnerella, Mobiluncus, Bacteroides und anderen Bakterien zurückgedrängt und evtl. lokal Entzündungen ausgelöst werden – führt zu einem erhöhten Frühgeburts-Risiko. Auch schwere Allgemeininfektionen mit Sepsis und Fieber können eine frühzeitige Wehentätigkeit auslösen.
- **Intrauterine Infektionen:** Verschiedene Mikroorganismen (Tab. **I-9.1**) können über die Plazenta hinweg in den Fetus eindringen und sich in diesem immunkompromittierten Wirt vermehren, wodurch je nach Entwicklungszustand Defekte drohen.
- **Perinatale Infektionen:** Wenn ein Kind direkt während der Geburt bzw. kurz danach („peri-natal“) mit potenziell pathogenen Keimen (Tab. **I-9.1**) exponiert wird und keine Leihimmunität durch vorausgegangene Immunreaktionen der Mutter besteht, so verlaufen solche Infektionen bei dem Neugeborenen möglicherweise viel schwerer.

Zur **Meldepflicht** s. Tab. **I-9.2**.

Einige dieser – eher seltenen – konnatalen Infektionen sind **meldepflichtig** (Tab. **I-9.2**).

Mikrobiologische Diagnostik: In den **Mutterschaftsrichtlinien** sind bestimmte **Vorsorgeuntersuchungen** empfohlen.

Mikrobiologische Diagnostik: Vorsorgeuntersuchungen der Schwangeren schließen den **Nachweis von Antikörpern** gegen Röteln, Treponema pallidum sowie Hepatitis B ein. Darüber hinaus kann bei Verdacht eine serologische Untersuchung auf Toxoplasma, Parvoviren, HIV und Hepatitis C sinnvoll sein. Antikörperbestimmungen gegen Listerien sind unsinnig (s.S. 321)!

Der **Nachweis von Antigen bzw. Nukleinsäure** von Chlamydia trachomatis ist ebenfalls in den **Mutterschaftsrichtlinien** vorgesehen. **Surveillance-Kulturen** von B-Streptokokken und Candida im Vaginalabstrich am Ende der Schwangerschaft erscheinen ebenfalls sinnvoll, um ein Risiko der Infektion des Kindes unter der Geburt bzw. kurz danach abzuschätzen.

I-9.1 Intrauterine und perinatale Infektionen

Erreger	*Quelle*	*Zeitpunkt*	*Folgen*
intrauterine Infektionen			
Röteln	erkrankte Menschen	1. Trimenon	Embryopathie
Parvovirus	erkrankte Menschen	jederzeit	Hydrops fetalis, Abort
Varizellen	erkrankte Menschen	1. Trimenon	Embryopathien
Zytomegalie	erkrankte Menschen, Träger	1. Trimenon	Embryopathien
Lues	Geschlechtsverkehr	jederzeit	Abort, konnatale Infektion
Listeria	Lebensmittel	jederzeit	Abort, konnatale Infektion
Coxiella	Tierkontakt	jederzeit	Abort
Toxoplasma	Lebensmittel, Tierkontakt	jederzeit	Abort, konnatale Infektion
perinatale Infektionen			
Hepatitis B	Mutter	unter der Geburt	chronische Hepatitis
Hepatitis C	Mutter (sehr selten)	unter und nach der Geburt	chronische Hepatitis
HIV	Mutter	unter der Geburt	systemische Infektion
Herpes	erkrankte Menschen	variabel	Meningitis, Enzephalitis
Varizellen	erkrankte Menschen	kurz nach Geburt	Meningitis, systemisch
Zytomegalie	erkrankte Menschen, Träger	unter der Geburt	diverse Manifestationen
Tetanus	Umwelt	Nabelinfektion	Tetanus neonatorum
Listeria	Mutter, nosokomial	kurz nach Geburt	Sepsis, Meningitis
B-Streptokokken	Mutter	unter der Geburt	Sepsis, Meningitis
E. coli (K1*)	Mutter	unter der Geburt	Meningitis
Gonokokken	Mutter	unter der Geburt	Blennorrhö
Chlamydia	Mutter	unter der Geburt	Blennorrhö
Salmonellen	Unterwassergeburt	unter der Geburt	Enteritis
Candida	Mutter	unter der Geburt	Soor

* K1 = Kapselantigen 1

I-9.2 Häufigkeit und Meldepflicht einiger konnataler Infektionen in Deutschland

Erreger/Erkrankung	*Häufigkeit pro Jahr*	*Meldepflicht*
Listerien	30–40	ja
Toxoplasmose	18–33	ja
Zytomegalie	15–30	nein
Lues	3–7	ja
Röteln	1–7	ja

I-9.2

Prophylaxe: Am wichtigsten ist die **Expositionsprophylaxe**, indem man durch richtiges Verhalten das Risiko z. B. einer Toxoplasmose und Listeriose (Tab. **I-9.3**) reduziert.
Durch rechtzeitige **Impfungen** der Mutter gegen Röteln kann eine intrauterine Infektion und eine Embryopathie mit Sicherheit verhindert werden. Der Tetanus neonatorum, der in Afrika immer noch an erster Stelle der Todesursachen von Neugeborenen steht, kann durch die Tetanusimpfung der Mutter (mütterliche Antikörper) verhindert werden.

Prophylaxe: Der **Expositionsprophylaxe** kommt eine entscheidende Rolle zu.

Die **Impfprophylaxe** schützt vor einigen, gefährlichen Krankheiten, darunter Röteln und Tetanus.

I-9.3 Maßnahmen zur Vermeidung intrauteriner Infektionen

Toxoplasma gondii	*Listeria monocytogenes*
▪ Umgang mit **Katzen** meiden (v. a. junge Kätzchen, denn alte Katzen sind meist schon immun, ggf. den Immunstatus beim Tierarzt prüfen lassen) ▪ Katzentoilette mit Handschuhen leeren ▪ Katzen nur mit Dosenfutter bzw. gekochtem Fleisch füttern (nicht mausen lassen) ▪ kein **rohes Fleisch** essen oder das Fleisch vorher bei −18 °C einfrieren (Schweine sind heute nur noch selten mit Toxoplasma infiziert, weil sie nicht freilaufend sind, sondern im Stall mit industriell gefertigter Nahrung gefüttert werden)	**möglicherweise mit Listerien kontaminierte Lebensmittel meiden:** ▪ Frischwurst, Aufschnitt, Fleischpasteten, Sandwich ▪ rohes Fleisch (Tartar), speziell Hühnerfleisch ▪ grüner Salat, rohe Pilze ▪ angebrochene Proben von Mayonnaise und Salatdressing ▪ Speisen, die nach dem Kochen lange (> 24 h) aufbewahrt wurden ▪ rohe Milch und deren Produkte ▪ Weichkäse wie Romadur, Münster, Roquefort, Camembert, Brie (v. a. die Rinde davon) ▪ Muscheln und andere Meeresfrüchte wie Lachs **weitgehend listerienfreie Lebensmittel bevorzugen:** ▪ frisch geöffnete Konserven ▪ frisch abgekochte und erhitzte Speisen ▪ frisch pasteurisierte Milch ▪ Hartkäse ▪ Joghurt (aus Industrieproduktion) ▪ Schokolade, Kekse, Marmelade ▪ rohe Karotten, Tomaten, Äpfel

Eine **Frühdiagnostik** hilft, Komplikationen zu minimieren.

Eine weitere Maßnahme ist die **frühzeitige Diagnose**, damit eine Ausbreitung der Infektion durch antimikrobielle Medikamente unterbunden werden kann, wie z. B. bei der Toxoplasmose (auch ein Abbruch der Schwangerschaft muss u. U. in Betracht gezogen werden). Bei einer Besiedelung der Geburtswege mit B-Streptokokken oder Candida kann eine entsprechende Chemotherapie die Gefahr beseitigen. Bei Varizellenverdacht kann die Geburt verzögert werden bis die Mutter Antikörper entwickelt hat, die dann das Kind passiv schützen.
Durch eine **Sectio caesarea** (Kaiserschnitt) kann die Übertragung von HI-, Hepatitis-B-, Hepatitis-C-Virus sowie von Salmonella von der Mutter auf das Kind während der Geburt vermieden werden.
Die Einhaltung der Grundregeln der **Hygiene** kann die Übertragung von potenziell pathogenen Keimen (z. B. Listerien) auf das Kind im Kreißsaal bzw. in der neonatologischen Station weitgehend verhindern.

I-9.4

I-9.4 Antibiotika in der Schwangerschaft

möglich	*kontraindiziert*
▪ Penicillin	▪ Aminoglykosid
▪ Ampicillin	▪ Cotrimoxazol
▪ Tazobactam	▪ Chinolone
▪ Cephalosporine	▪ Tetracycline
▪ Meropenem	▪ Chloramphenicol
▪ Makrolide	▪ Metronidazol
▪ INH, Pyrazinamid	▪ Rifampicin

Therapie: Die Wahl eines Antibiotikums unterliegt während einer Schwangerschaft besonderen Überlegungen bezüglich Nebenwirkungen und Wirksamkeit (Tab. **I-9.4**).

Therapie: Die Auswahl eines geeigneten Antibiotikums zur Anwendung bei einer Schwangeren ist erschwert:
- Einige Wirkstoffe sind aufgrund evtl. embryotoxischer Nebenwirkungen kontraindiziert (Tab. **I-9.4**).
- Normalerweise tolerierte Nebenwirkungen können während der Schwangerschaft zu einer Gefährdung des Kindes führen. So kann es z. B. bei einer durch Ampicillin gestörten Scheidenflora (Lactobazillen) zu einer Vermehrung von Sprosspilzen kommen, die das Kind bei der Geburt gefährden können.
- Das Antibiotikum muss transplazentar übertragen werden können, damit es überhaupt für die Therapie einer kindlichen Infektion angewendet werden kann.

10 Osteomyelitis

10 Osteomyelitis

▶ **Definition:** Entzündung des Knochenmarks, in den meisten Fällen verbunden mit einer Ostitis bzw. Periostitis.

◀ Definition

Ätiologie: Die Entstehungsweise ermöglicht Rückschlüsse auf die Ätiologie (Tab. **I-10.1**).

Ätiologie: Die Entstehungsweise ermöglicht Rückschlüsse auf die Ätiologie (Tab. **I-10.1**).

I-10.1 Osteomyelitis

Entstehungsweise	*Ätiologie (Erreger)*
traumatisch	Staphylokokken, Enterokokken, Enterobacteriaceae, Pseudomonas, Anaerobier, Mischinfektionen
septisch	Staphylococcus aureus, Tbc, Salmonella, Brucella, Haemophilus, Pasteurella, Eikenella, Candida
per continuitatem	Staphylokokken, Enterobacteriaceae, Anaerobier, Mischinfektionen
iatrogen/postoperativ	Staphylococcus aureus, Mischinfektionen

I-10.1

▶ **Fallbeispiel** Ein 43-jähriger Polizeibeamter stellte sich zunächst beim Hausarzt wegen Rückenschmerzen vor. Da diese Symptome im Laufe von wenigen Tagen ständig zunahmen und auch noch Fieber, Schüttelfrost und Gewichtsabnahme hinzukamen, wurde er stationär aufgenommen. Im Röntgenbild zeigten sich im Bereich der Lendenwirbelsäule osteolytische Herde. Bei der Operation konnte daraus Eiter entnommen werden, der Haemophilus aphrophilus enthielt. Es wurde anamnestisch geklärt, dass der Polizist 4 Wochen zuvor bei der Festnahme eines Kriminellen von diesem an der Hand gekratzt und gebissen worden war. Die oberflächlichen Entzündungen wurden damals nicht ernst genommen.

◀ Fallbeispiel

Symptomatik: Fieber, Schmerzen (v. a. wenn das Periost befallen ist), Funktionseinschränkungen.

Symptomatik: Fieber, Schmerzen.

Allgemeine Diagnostik:
- **Klinisch:** Fieber, evtl. Destabilisierung und Funktionseinschränkung mit neuronalen Schäden, evtl. Fistelung nach außen.
- **Labor:** Entzündungsparameter wie CRP bzw. BSG sind erhöht, evtl. besteht auch eine Leukozytose und Hyposiderinämie.
- **Bildgebende Verfahren:** Im Röntgenbild, MRT (Abb. **I-10.1**) oder in der Szintigraphie mit ^{99m}Tc kann man einen knöchernen Umbau der Knochenstruktur, Fistelgänge oder Sequester erkennen, die sich bei chronischen Prozessen bilden.

Allgemeine Diagnostik: Zur Diagnose tragen vor allem der klinische Befund, Laboruntersuchungen und bildgebende Verfahren (Abb. **I-10.1**) bei.

Mikrobiologische Diagnostik:
- **Erregernachweis** durch Blutkultur, evtl. Abstrich bzw. Punktion (Biopsien sind auch sinnvoll, um die Differenzialdiagnose, wie Sarkom, abzuklären).
- **Serologie** – Nachweis von spezifischen Antikörpern, z. B. gegen Brucella oder Staphylolysin.

Mikrobiologische Diagnostik: Erregernachweis, Serologie.

Therapie:
- **Operativ:** Entlastung, Entfernung von Sequestern soweit möglich, Stabilisierung.
- **Antimikrobiell:** Am besten ist eine **gezielte** Antibiotikatherapie nach Erreger und Austestung der Empfindlichkeit; ansonsten **kalkulierte** Therapie, wobei Staphylococcus aureus bei weitem der häufigste Erreger ist. Diese Bakterien können mit Oxacillin oder Cephalosporin der 1. Generation (z. B. Cefazolin) behandelt werden.

Therapie: Neben der operativen Behandlung kommt der richtigen Antibiotikatherapie ein hoher Stellenwert zu.

I-10.1 MRT einer frischen bakteriellen Spondylodiszitis im Segment LWK 1/2.

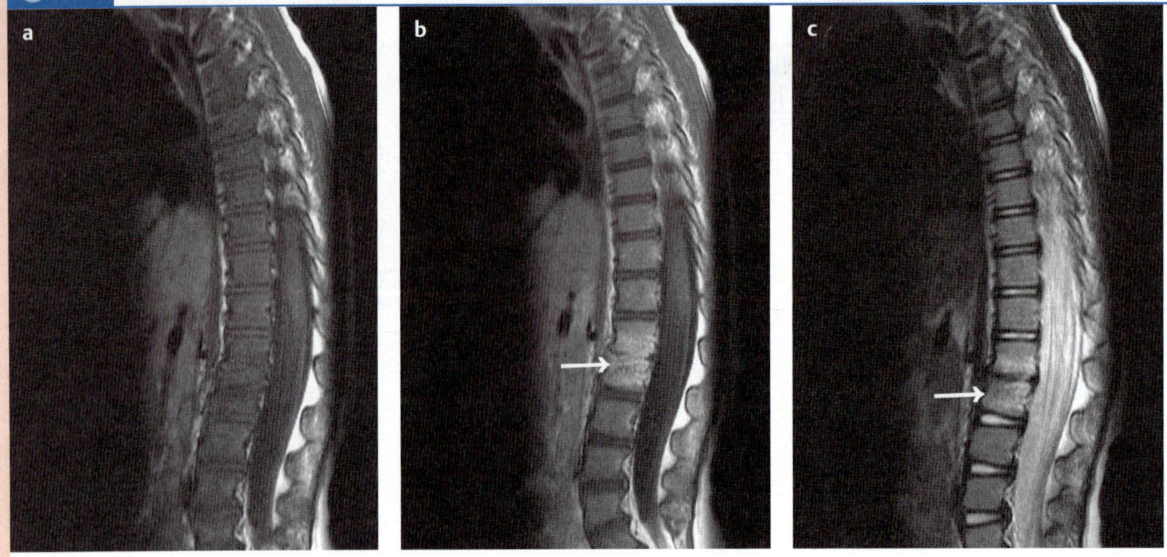

Bei einem 1½-jährigen Jungen mit einer bakteriellen Infektion – ausgehend von der Wirbelzwischenscheibe – kam es zu einer Destruktion der Bandscheibe LWK 1/2 unter Beteiligung der angrenzenden Grund- und Deckplatten (Aufnahmen von Prof. Düber/Mannheim)

a T1-gewichtete Sequenz vor Gabe eines MRT-Kontrastmittels

b T1-gewichtete Sequenz nach Gabe eines MRT-Kontrastmittels (Zunahme der Signalintensität in den angrenzenden Wirbelkörpern als Zeichen der entzündungsbedingten Hyperämie)

c T2-gewichtete Sequenz (wasserhaltige Bandscheibenscheiben stellen sich signalreich = weiß dar)

Da Fosfomycin hervorragend in den Knochen penetriert, wäre es als Kombinationspartner mit einem der Betalaktamantibiotika gut geeignet. Alternativ käme Clindamycin oder ein Makrolid in Frage. Bei resistenten Erregern, z. B. ORSA, evtl. Linezolid. Vancomycin dagegen ist zwar nominell gut gegen Staphylokokken wirksam, aber das „sperrige" Molekül penetriert nur schlecht ins Gewebe und speziell in den Knochen.

▶ Merke

▶ **Merke:** Insgesamt muss eine lange Behandlungszeit eingehalten und mit einer relativ großen Wahrscheinlichkeit eines Rezidivs gerechnet werden. Kontrollen sind also erforderlich.

Bei spezieller Genese, z. B. nach Menschenbiss, muss mit anderen Keimen, etwa Pasteurella oder Haemophilus, gerechnet werden und entsprechend auch die Therapie angepasst werden, z. B. Ciprofloxacin. Bei Annahme oder Beleg einer Mischinfektion müssen Antibiotika kombiniert werden, um das Spektrum zu erweitern, z. B. Cephalosporin der 2. Generation (z. B. Cefuroxim) plus Clindamycin *oder* Ciprofloxacin plus Clindamycin.

Die Einlage von antibiotikagetränkten Kugeln/Fäden in das infizierte Gebiet ist nicht ratsam, weil die Diffusionsstrecke nur sehr kurz ist.

Prognose: v. a. bei chronischen Verläufen drohen Defektheilungen.

Prognose: Vor allem bei chronischen Verläufen muss mit einer Defektheilung gerechnet werden.

▶ Exkurs

▶ **Exkurs:** Ausgehend von einer Osteomyelitis kommt es gelegentlich zu einer Entzündung der benachbarten Gelenke.

11 Peritonitis

11 Peritonitis

▶ **Definition:** Eitrige Entzündung des Bauchfells und damit der Bauchhöhle.
- **Primäre Peritonitis:** ohne Perforation eines intraabdominellen Hohlorgans.
- **Sekundäre Peritonitis:** nach Perforation eines intraabdominellen Hohlorgans.
- **Tertiäre Peritonitis:** Verselbständigung der Inflammation in der Peritonealhöhle.

◀ **Definition**

Ausdehnung: Eine Peritonitis kann diffus die gesamte Fläche betreffen („4-Quadranten-Peritonitis") oder durch das Omentum lokal begrenzt sein. Im Prinzip ist auch der Douglas-Abszess eine lokale Peritonitis.

Ausdehnung: Die Peritonitis kann diffus auftreten oder lokal begrenzt sein.

Einteilung: Eine geläufige Einteilung beruht auf der Pathogenese (Tab. **I-11.1**).

Einteilung: Einteilung aufgrund der Pathogenese (Tab. **I-11.1**).

I-11.1 Einteilung der Peritonitis nach der Pathogenese

Form	*mögliche Ursachen*
spontan	▪ Leberzirrhose mit portaler Hypertension und Aszites ▪ Tuberkulose ▪ Salpingitis (z. B. Gonokokken, Chlamydien) ▪ Durchwanderungsperitonitis ▪ perforierte Appendizitis, Divertikulitis, Cholezystitis
traumatisch	▪ postoperative Peritonitis nach Anastomosen-Insuffizienz ▪ chronisch ambulante Peritonealdialyse (CAPD) ▪ perforierende Verletzung

I-11.1

Spontan:
- Als Folge einer perforierten **Appendizitis, Divertikulitis** oder **Cholezystitis** können massenhaft Keime der gesamten Darmflora in großer Menge in die Bauchhöhle gelangen, wenn der Defekt nicht durch das Omentum gedeckt werden kann. Zumeist findet man also eine Mischinfektion aus vorwiegend Enterobacteriaceae, Enterokokken und Anaerobiern. Im Laufe der Infektion setzen sich die virulentesten Keime durch und andere werden verdrängt.
- Bei **Durchblutungsstörungen**, z. B. im Rahmen einer **Mesenterialvenenthrombose**, kann die Barrierenfunktion der Darmwand gestört sein und eine Translokation von Keimen der Darmflora nicht nur in die Zirkulation sondern auch in die Bauchhöhle geschehen (**Durchwanderungsperitonitis**).
- Die Erreger einer **Salpingitis**, also hauptsächlich Neisseria gonorrhoeae oder Chlamydia trachomatis, können die anatomischen Strukturen zerstören und in die Bauchhöhle gelangen.
- In ganz seltenen Fällen findet man heute noch bei einer Disseminierung von Mycobacterium tuberculosis eine **Peritonealtuberkulose**.

Traumatisch:
- Bei einer **penetrierenden Verletzung** der Bauchwand können Keime aus der Hautflora (v. a. S. aureus) sowie Umweltkeime in die Bauchhöhle gelangen; während die meisten apathogen sind und nach kurzer Zeit durch das unspezifische Abwehrsystem eliminiert sind, können andere Erreger eine Infektion auslösen. Bei einer zusätzlichen Verletzung der Darmwand muss man mit einer breiten Anzahl von Keimen der Darmflora rechnen.
- **CAPD-assoziiert:** Bei der chronisch ambulatorischen Peritonealdialyse besteht das Risiko, dass durch Hygienefehler Hautkeime vom Patienten selbst oder vom Pflegepersonal über den Katheter in die Bauchhöhle gelangen. In erster Linie ist mit S. aureus zu rechnen, seltener mit Umweltkeimen, darunter auch Schimmelpilzen.
- **Postoperativ:** Bei Dehiszenzen nach abdominalchirurgischen oder auch gynäkologischen Operationen können diverse Bakterien – darunter Enterobacteriaceae, Enterokokken sowie Anaerobier – eine primäre Peritonitis ver-

ursachen. Bei persistierenden Nahtinsuffizienzen oder wiederholten Leckagen entwickeln sich sekundäre oder tertiäre Peritonitiden, die dann oft nicht mehr durch ein Potpourri von diversen Erregern bedingt sind, sondern wo einige wenige selektionierte Keime, darunter auch Sprosspilze, sich durchsetzen.

Symptomatik, allgemeine Diagnostik:
- **Klinisch:** lokaler Schmerz, **Abwehrspannung,** oft hohes **Fieber** und **Hypotension**. Darüber hinaus kommt es zu einer **Darmatonie**.
- **Labor:** Infektionsparameter im Blut (CRP ↑ Serumeisen ↓ Leukozytenzahl ↑)

Symptomatik, allgemeine Diagnostik: Die Art und Menge der eingeschleppten bakteriellen Produkte und die Dauer des anschließenden inflammatorischen Geschehens bestimmen die Symptomatik.
- **Klinisch** imponiert eine Peritonitis durch lokalen Schmerz und eine **Abwehrspannung** bei Druck auf die Bauchdecken. Da in den meisten Fällen bakterielle Pyrogene (Endotoxin, Peptidoglykan, Teichonsäuren und Lipoteichonsäuren) in den Organismus gelangen bestehen oft hohes **Fieber** und **Hypotension**. Darüber hinaus kommt es zu einer **Darmatonie** bzw. einem **Subileus**, wodurch durch Translokation noch mehr Keime in das Kreislaufsystem gelangen.
- **Labor:** Selbst bei einer lokalisierten Peritonitis sind im Blut die Infektionsparameter wie hohes CRP, niedriges Serumeisen und Leukozytose zu erheben.

Mikrobiologische Diagnostik:
Die mikroskopische Untersuchung bringt schnell wertvolle Hinweise über die Art und Menge der beteiligten Erreger.
Die Kultur, wobei man an Anaerobier und Sproßpilze denken muss, bringt die exakte Klärung, wobei mit einer Mischinfektion gerechnet werden muss. Bei sekundärer Peritonitis muss man auch mit Sproßpilzen rechnen.

Mikrobiologische Diagnostik:
- Die **mikroskopische** Untersuchung von Abstrichen ergibt schnell einen wertvollen Hinweis auf das Vorliegen von Eiterzellen (deren Zusammensetzung sagt etwas aus über die Dauer der Infektion) und von Mikroorganismen, darunter Bakterien (Form, Färbbarkeit) und ggf. Sprosspilze.
- Die **Kultur**, wobei man auch an Anaerobier und Sprosspilze denken muss, bringt die eigentliche Aufklärung. Ein Antibiogramm gibt Aufschluss über die Wirksamkeit der Antibiotika. Allerdings liegt das Ergebnis erst nach 2–3 Tagen vor.
- Der Nachweis von Candida-Antigen im Blut ist in einigen Fällen ein frühzeitiger Beleg für eine Komplikation durch Pilze, speziell bei sekundärer und tertiärer Peritonitis.

Therapie: Die kalkulierteAntibiotikatherapie besteht oft in einer Kombination von verschiedenen Medikamenten.

Therapie: Wichtigstes Ziel ist eine möglichst kausale Therapie, um die „Erregerzufuhr“ zu stoppen. Eine zunächst **kalkulierte Antibiotikatherapie** muss ganz breit angelegt sein, damit möglichst alle denkbaren Bakterien erreicht werden. Enterokokken und Anaerobier sind zwar häufig beteiligt, ihre „Durchsetzungskraft“ ist jedoch begrenzt. Deshalb müssen vor allem die Enterobacteriaceae bekämpft werden. Entweder Imipenem oder eine Kombination von Cefotaxim bzw. Ciprofloxacin mit Metronidazol wäre empfehlenswert. In weniger schweren Fällen wäre auch noch Amoxicillin kombiniert mit Clavulansäure ergänzt durch Gentamicin sinnvoll.
Bei Sprosspilzinfektionen wäre zunächst Fluconazol Mittel der Wahl.

Prognose: Wenn die Ausheilung nicht gelingt, droht entweder eine schwere lokale Nekrose oder auch eine Sepsis. Die resorbierten Bakterienprodukte können den Kreislauf schwer belasten und Allgemeinreaktionen hervorrufen.

Prognose: Die lokale entzündliche Reaktion kann schwere Nekrosen auslösen, die zu lokalen Komplikationen führen. In vielen Fällen kommt es auch zu einer septischen Ausbreitung, was die Mortalität deutlich steigert. Allein aber die großen Mengen von anfallenden Bakterienprodukten verursachen hohes Fieber und belasten den Kreislauf, was mit SIRS (**s**ystemic **i**nflammatory **r**esponse **s**yndrome; s. Sepsis S. 642) beantwortet wird, so dass oft eine intensivmedizinische Überwachung nötig ist, vor allem wenn die Erregerquellen nicht schnell beseitigt werden. Als Spätfolge können sich Briden ausbilden, die dann narbig schrumpfen und Störungen der Peristaltik nach sich ziehen.

12 Pneumonie

12 Pneumonie

Definition:
- **Ambulant erworbene Pneumonie** (community acquired pneumonia, CAP), auch eine innerhalb von < 48 Stunden nach stationärer Aufnahmen auftretende Pneumonie.
- **Nosokomiale Pneumonie:** Im Krankenhaus erworbene Pneumonie (hospital acquired pneumonia, HAP), die > 48 Stunden nach Aufnahme auftritt.

Epidemiologie: Nach Angaben der WHO ist die Pneumonie eine der häufigsten Todesursachen weltweit. In den industrialisierten Ländern ist die Sterblichkeit gering außer in Zeiten von Epidemien, z. B. der Influenzaepidemie von 1957, bei der in den USA ca. 70 000 Personen verstarben. Meistens treten aber solche Infektionen sporadisch auf oder allenfalls in Cluster. Bei uns gewinnt das Risiko einer Aspirationspneumonie bzw. einer nosokomialen Pneumonie postoperativ bei künstlicher Beatmung zunehmend an Bedeutung.

Epidemiologie: Die Pneumonie ist laut WHO weltweit eine der häufigsten Todesursachen. Meist tritt sie nur sporadisch auf. Von zunehmender Bedeutung sind Aspirationspneumonien und nosokomiale Pneumonien nach künstlicher Beatmung.

Erreger und Pathophysiologie: Bei den unterschiedlichen Pneumonie-Arten sind auch ganz unterschiedliche Erreger beteiligt (Tab. **I-12.1**, **I-12.2**). Im klassischen Fall führt die entzündliche Reaktion zu einer Invasion von Entzündungszellen – je nach Erregerart können Granulozyten oder Lymphozyten überwiegen. Ein gleichzeitig bestehendes variabel ausgeprägtes Ödem erschwert die Diffusion von Sauerstoff aus den Lungenalveolen in die Arterien. Außerdem entwickelt sich zusätzlich noch ein seröses oder mehr eitriges Exsudat in den Lungenalveolen, was die Hyperkapnie und die Hypoxämie noch verstärkt. Im fortgeschrittenen Stadium enthält die Lunge kaum mehr luftgefüllte Alveolen, sondern erscheint als massives Organ; man spricht deshalb auch von einer „Hepatisation".

Erreger und Pathophysiologie: Die entzündliche Reaktion führt zu einer Verschlechterung des Gasaustausches in der Lunge.
Das Erregerspektrum ist bei der ambulant erworbenen Pneumonie (**community acquired pneumonia**) anders als bei der im Krankenhaus erworbenen (**nosokomialen**) Pneumonie.

I-12.1 Erreger der ambulant erworbenen Pneumonie

Bakterien	▪ *häufig:* Diplococcus pneumoniae, Mycoplasma pneumoniae, Chlamydia pneumoniae ▪ *mäßig:* Klebsiella pneumoniae (bei Alkoholikern!), Staphylococcus aureus (meist nach vorausgegangener Virusinfektion) ▪ *selten:* Mycobacterium tuberculosis, Legionella pneumophila, B. catarrhalis, H. influenzae, Chlamydia psittaci, atyp. Mykobakterien*, Coxiella burneti, Francisella tularensis, Nocardia spp.
Pilze	▪ *selten**: Candida albicans, Aspergillus fumigatus, Pneumocystis jiroveci, Cryptococcus neoformans; nach Auslandsaufenthalt: Coccidiodes immitis, Histoplasma capsulatum
Viren	▪ Influenza, Masern, RSV, CMV*
Parasiten	▪ Amöbenabszesse
Würmer	▪ Ascaris lumbricoides (passager), Echinococcus multilocularis (zystische Veränderungen)

* eigentlich nur bei Abwehrschwäche

I-12.1

I-12.2 Erreger der nosokomialen Pneumonie

gramnegative Bakterien	▪ Enterobacteriaceae, Pseudomonas aeruginosa, Acinetobacter spp., Xanthomonas maltophilia ▪ bei Aspirationspneumonie muss mit Anaerobiern gerechnet werden
grampositive Bakterien	▪ Staphylococcous aureus (darunter auch ORSA) ▪ Enterokokken werden oft gefunden, haben aber fast nie Krankheitswert

I-12.2

Die Erreger erreichen die Lunge entweder hämatogen oder durch Aszension nach Einatmen, wobei zunächst meist eine **Bronchitis** vorausgeht. Manche gehören zur physiologischen Flora der Atemwegsschleimhaut und können exazerbieren, wie bei der akuten **Exazerbation einer COPD**.

Manche dieser Erreger, wie z. B. Haemophilus, Branhamella, S. aureus und Pneumocystis, sind schon als Kommensalen auf den Schleimhäuten der Luftwege vorhanden und können sich bei günstiger Gelegenheit, d. h. bei Vorschädigung, zunächst lokal z. B. eine **Bronchitis** induzieren und sich dann ausbreiten. Die **akute Exazerbation einer COPD** (chronic obstructive pulmonary disease) durch H. influenzae ist geradezu klassisch. Andere Erreger, wie Influenza, Mycoplasma und M. tuberculosis werden bei schicksalhafter Exposition aus der gewohnheitsmäßigen Umgebung aufgenommen („community acquired“, Tab. **I-12.1**).
Bei stationärem Aufenthalt eines Patienten, speziell bei der Verwendung von Beatmungshilfen, ist besonders damit zu rechnen, dass Keime aus der Flora des Menschen, sogar aus der Darmflora, mechanisch in die Atemwege verschleppt werden. Daneben sind aber bei diesen nosokomialen Pneumonien auch Keime aus der Flora von benachbarten Patienten oder aus der unbelebten Umgebung, besonders aus Feuchtbereichen, beteiligt (Tab. **I-12.2**).
Neben der aszendierenden Infektion, wo die Eintrittspforte eben nach Aspiration über die Atemwege erfolgt, gibt es auch eine Absiedelung von Erregern in der Lunge während einer hämatogenen Aussaat.

Symptomatik: Typisch sind Husten, Auswurf, hohes Fieber und Tachypnoe.

Symptomatik: Die typischen Symptome einer Pneumonie sind Husten und Auswurf begleitet von hohem Fieber und Tachypnoe. Gelegentlich klagt der Patient über Pleuraschmerzen.

Allgemeine Diagnostik:
- **Klinisch:** Der Patient klagt über Atemnot. Bei der Auskultation sind die feuchten Rasselgeräusche typisch.

Allgemeine Diagnostik:
- **Klinisch:** Der hochfieberhafte Patient klagt über Atemnot evtl. begleitet von schmerzhaften Atembewegungen. Beim tachypnoischen Patienten sind verstärkte Atemgeräusche zu hören und bei der **Auskultation** sind feuchte Rasselgeräusche zu vernehmen (ein Zeichen für Flüssigkeit in den Alveolen).

▶ Merke

▶ **Merke:** Häufig kommt es während einer fieberhaften Pneumonie zu einer Reaktivierung von Herpes-simplex-Viren in Form von Herpesbläschen an den Lippen, den sog. „Fieberbläschen“.

- **Bildgebende Verfahren** zeigen das Ausmaß der Infiltration der Lunge. Neben der „typischen“, zumeist bakteriellen Pneumonie, wird die „atypische“ Pneumonie beschrieben (Abb. **I-12.1** und **I-12.2**).

- **Bildgebende Verfahren:** Röntgenbilder und besser noch computertomographische Aufnahmen zeigen klassische Bilder von sog. typischer bzw. atypischer Pneumonie (Abb. **I-12.1**). In Spezialfällen, etwa einer Aspergilluspneumonie (Abb. **I-12.2**), kann man mithilfe des HR-CT (High-Resolution-Computertomographie) noch genauere Hinweise über die Ätiologie erhalten.

Mikrobiologische Diagnostik: Der Nachweis der Erreger gelingt kulturell aus Blut und Bronchialsekret. Der mikroskopische Nachweis ist nur supportiv. Manchmal gelingt ein Antigennachweis oder die Diagnose beruht indirekt auf dem Nachweis von Antikörpern.

Mikrobiologische Diagnostik: Da es im Rahmen einer Pneumonie oft auch zu einer Bakteriämie kommt, gehört eine **Blutkultur** unbedingt zur Abklärung einer Pneumonie. Daneben sind natürlich auch **Sputum** bzw. Trachealsekret oder bronchoalveoläre Lavage oder sogar Materialgewinnung mittels geschützter Bürste zur **mikroskopischen** und **kulturellen** Untersuchung geeignet. Für einzelne Erreger, wie etwa Influenza, RSV, Mycoplasma, Legionella, Pneumokokken und Pneumocystis, gibt es auch Antigennachweise in diesen Untersuchungsproben. Pilzpneumonie durch Candida ist sehr selten. Dagegen muss man beim Abwehrgeschwächten an eine Aspergilluspneumonie denken. (Legionella-Antigen lässt sich im Urin eines Erkrankten feststellen). Ein Antikörpernachweis spielt eine additive Rolle.

▶ Merke

▶ **Merke:** Einige Erreger sind so anspruchsvoll und „raffiniert“, dass ihr Nachweis nicht gelingt und die Ursache unbekannt bleibt.

Therapie: Zunächst muss der Sauerstoffmangel behoben werden.
Für die ambulant erworbene und nosokomiale Pneumonie gibt es jeweils unterschiedliche Strategien für die kalkulierte Antibiotikatherapie (Tab. **I-12.3**, **I-12.4**).

Therapie:
- **Allgemein:** Die symptomatische Therapie versucht den Sauerstoffmangel zu beheben, was durch pflegerische oder durch maschinelle Assistenz bis hin zur ECMO (extrakorporale Membranoxygenierung) erfolgt. Ohne eine antimikrobielle Therapie verläuft eine schwere Pneumonie oft tödlich, vor

I-12.1 Typische und atypische Pneumonie

	typische Pneumonie (meist Bakterien)	***atypische Pneumonie*** (Viren, Mykoplasmen, Chlamydien, Pilze, Protozoen)
Symptome		
▪ Beginn	▪ schlagartig	▪ schleichend
▪ Fieber	▪ hoch	▪ mäßig
▪ Husten	▪ stark	▪ mäßig
▪ Dyspnoe	▪ deutlich	▪ mäßig
▪ Auswurf	▪ rostfarben	▪ mäßig
▪ Leukozytose	▪ stark	▪ mäßig
▪ BSG	▪ hoch	▪ mäßig
▪ Krankheitsgefühl	▪ ausgeprägt	▪ mäßig
Diagnostik		
▪ Röntgen	▪ lobäre Verschattung	▪ streifige Verschattung (broncholobulär)
▪ Histologie	▪ alveoläre, leukozytäre, mononukleäre Infiltration	▪ interstitielle, plasmazelluläre Infiltration

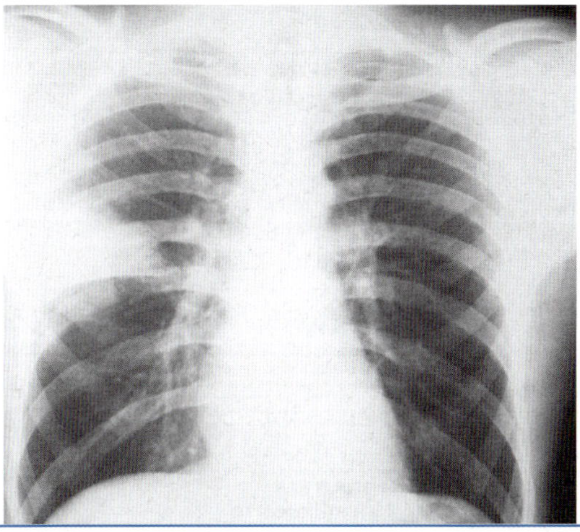

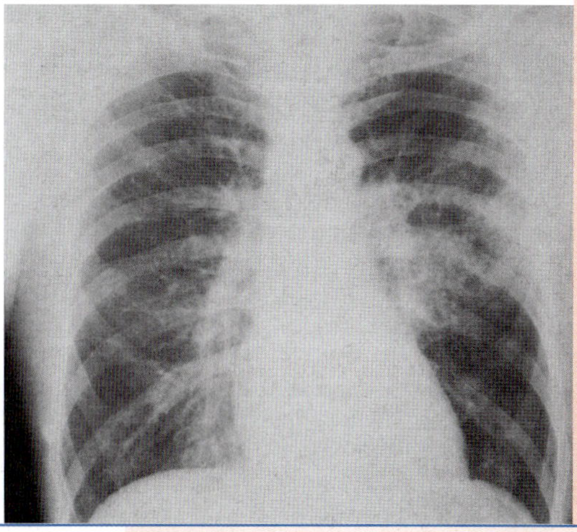

I-12.2 Aspergillus-Pneumonie

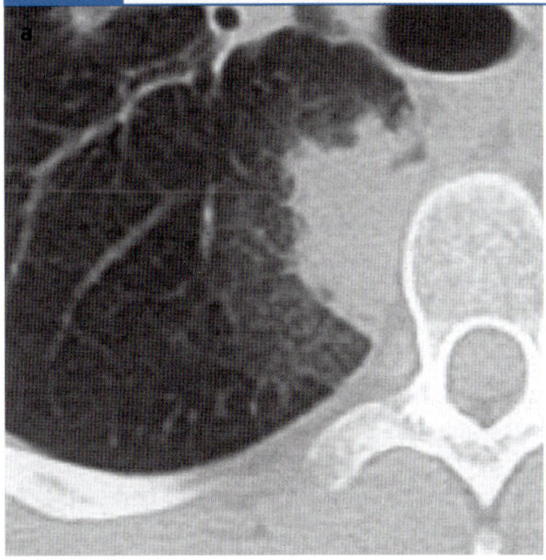

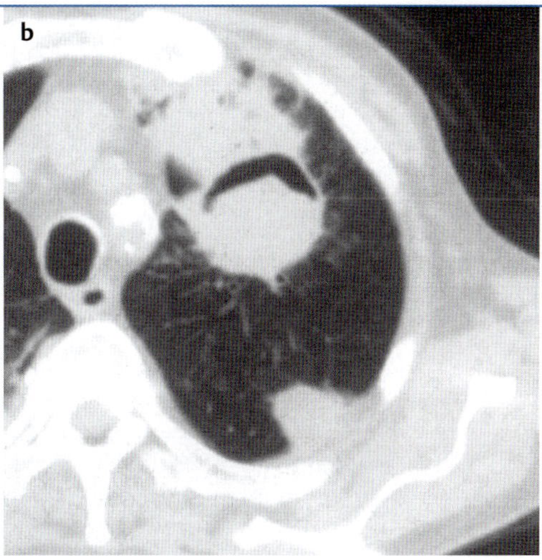

HR-CT einer Aspergillus-fumigatus-Pneumonie bei einem Leukämie Patienten.

a Anfangs sieht man eine pleuranahe Verschattung mit milchglasartigem Randsaum („Halo"), der auf eine Infarzierung des Gewebes durch Penetration der Pilze in die Gefäße zurückzuführen ist.

b Später entsteht als Restfolge durch Nekrosenresorption ein Aspergillom mit einer Luftsichelbildung („air crescent sign")

allem beim vorgeschädigten Patienten. Deswegen wäre eine exakte Erregerdiagnose wichtig für eine gezielte Therapie.

- **Ambulant erworbene Pneumonie:** Die Therapie richtet sich nach dem Alter, den Begleitumständen (ggf. Hinweis auf eine bestimmte Ätiologie, Reiseanamnese), dem Schweregrad (als kritische Grenze gelten Fieber > 39,5°C, Atemfrequenz > 39/min; Pulsfrequenz > 125/min) und den Komplikationen (Tumor, Organinsuffizienz). Schwere Formen sollten stationär behandelt werden (Tab. **I-12.3**).
- **Nosokomiale Pneumonie:** Eine initiale, kalkulierte Therapie muss die Umstände der Erkrankung berücksichtigen und evtl. auch Resistenzdaten der jeweiligen Klinik (Tab. **I-12.4**).

I-12.3 Empfehlungen der Paul-Ehrlich-Gesellschaft (PEG) für die Therapie der ambulant erworbenen Pneumonie

Klinik	*Erreger*	*kalkulierte Initialtherapie*	*Dauer*
Patient < 65 Jahre ohne Begleiterkrankungen leichte Pneumonie	Pneumokokken Mykoplasmen Chlamydien Haemophilus	Cephalsoporine 2. Generation Ampicillin + Sulbactam Makrolid (Azithomycin) Chinolon (Moxifloxacin)	7–10 Tage
Patient > 65 Jahre mit Begleiterkrankung leichte Pneumonie	Pneumokokken Haemophilus Enterobakterien Staphylokokken	Cephalosporine der 3.Gen. Ampicillin + Sulbactam Chinolon (Moxifloxacin)	7–10 Tage
Patient > 65 Jahre mit Begleiterkrankung schwere Pneumonie	Pneumokokken Haemophilus Staphylokokken Enterobakterien Legionella	Cephalosporin 3.Gen. + Makrolid Chinolon + Clindamycin Carbapenem + Makrolid	7–10 Tage

I-12.4 Empfehlungen der Paul-Ehrlich-Gesellschaft (PEG) zur kalkulierten Antibiotikatherapie von nosokomialen Pneumonien je nach Schweregrad

Schweregrad	*Definition*	*kalkulierte Therapie*
Kategorie I	leichte bis mittelschwere Pneumonie ohne Risikosituation	Amoxicillin/Clavulansäure oder Cefuroxim oder Moxifloxacin
Kategorie II	leichte bis mittelschwere Pneumonie bei einzelnen Risikosituationen (Störungen des Schluckaktes, Koma, antibiotische Vorbehandlung, langer Aufenthalt auf Intensivstation, Abwehrschwäche, Organversagen)	Piperacillin/Tazobactam oder Cefotaxim oder Levofloxacin oder Imipenem
Kategorie III	schwere Pneumonie > 5 Tage bei schwerwiegender Risikosituation	Kombination von Piperacillin/Tazobactam oder Cefotaxim oder Imipenem plus Levofloxacin bzw. Ciprofloxacin oder Aminoglykosid

- Bei Infektionen mit ORSA wäre am besten mit Linezolid zu behandeln
- Paul-Ehrlich-Gesellschaft im Internet: www.p-e-g.de

Prophylaxe: Die Expositionsprophylaxe, z. B. Tragen von Atemschutzmasken, schützt vor einer aerogenen Infektion. Die Impfung ist in wenigen Fällen möglich (z. B. Influenza, Pneumokokken).

Zur Verhinderung der nosokomialen Pneumonie kommt der Pflege eine besondere Bedeutung zu. Aufbereitung und Handling von Intubationsmaterialien,

Prophylaxe: Die sozio-ökonomische Situation beeinflusst die Exposition mit Erregern. In Ballungsgebieten wird sich die Influenza eher ausbreiten, eine Fahrt in öffentlichen Transportmitteln oder das Arbeiten in einem Großraumbüro erhöht das Risiko der Aufnahme von aerogen übertragenen Erregern. Dagegen schützt die Separation von solchen Quellen oder auch das Tragen von **Atemschutz** (s. Hygiene S. 667). Eine individuelle **Impfung**, z. B. gegen Influenza oder gegen Pneumokokken, ist für Risikogruppen angebracht.

Ein Hygienekonzept mit einer Optimierung der baulichen Situation und Aufbereitung und Handling von Intubationsmaterialien, evtl. Verwendung von Beatmungsfiltern, reduziert die Häufigkeit für nosokomiale Pneumonien. Auch der Pflege kommt eine erhebliche Bedeutung zu; Maßnahmen wie Händedesinfektion, eine frühzeitige enterale Ernährung oder eine aufrechte Lagerung bzw. Bauchlagerung des Patienten helfen, Atemwegsinfektionen zu verhindern. Dagegen sind Maßnahmen wie die orale Dekontamination oder selektive Darmdekontamination nur in einzelnen Zentren erfolgreich.

evtl. Verwendung von Beatmungsfiltern, reduziert die Häufigkeit für nosokomiale Pneumonien.

13 Sepsis

13 Sepsis

▶ Definition

▶ Definition:
- **SIRS:** Systemisch-entzündliches Reaktions-Syndrom (**s**ystemic **i**nflammatory **r**esponse **s**yndrome) mit
  - Veränderungen der Körpertemperatur (> 38°C oder < 36°C),
  - erhöhter Herzfrequenz (> 90/min),
  - erhöhter Atemfrequenz (> 20/min oder pCO_2 < 32mmHg)
  - Veränderung der Leukozytenzahl (> 12/nl oder < 4/nl oder < 10% Stabkernige)
  - Ein SIRS entsteht, wenn eine Reaktion auf einen lokalen Gewebeschaden eskaliert bzw. entgleist und kann verschiedene Ursachen haben.
- **Sepsis = 2 der bei SIRS genannten Kriterien + Infektion!**

Beide Verläufe können zu einem Multiorganversagen (MODS = multi organ dysfunction syndrome) führen.

Erreger: Je nach Lokalisation der Infektionsquelle sind bestimmte Keime beteiligt (Tab. **I-13.1** und **I-13.2**).

Erreger: Solange die Erregernatur noch nicht bekannt ist, kann man je nach Lokalisation der Infektionsquelle mit bestimmten Keimen rechnen. Die Prävalenz bestimmter Keime hängt auch von der Art der Grundkrankheit bzw. der Aufgabenstellung des Krankenhauses ab (Tab. **I-13.1** und **I-13.2**).

▶ Merke

▶ Merke: Das sog. OPSI (overwhelming post splenectomy infection) stellt eine spezielle Situation dar: Wenn ein Teil des phagozytierenden Systems nach Splenektomie ausfällt, so sind die Personen in den ersten Jahren danach sehr anfällig gegen bekapselte Bakterien, vor allem gegen Pneumokokken, Klebsiella pneumoniae, und Haemophilus influenzae. Es kann sich eine fulminante Sepsis entwickeln. Deshalb sollte man rechtzeitig an eine Impfung gegen Pneumokokken und H. influenzae denken!

Symptomatik: s. Definition SIRS.

Allgemeine Diagnostik:

Symptomatik: s. o. Definition SIRS.

Allgemeine Diagnostik:
- **Klinisch:** Regelmäßig Blutdruck und Herzrhythmus messen; ggf. APACHE-Score bestimmen.
- **Labor:** CRP quantitativ, Procalcitonin, Laktat, pH, pO_2, Zytokine.

I-13.1

I-13.1 Sepsis-„Herde" und Erregerspektrum

Ursprung	*Erreger*
Harnwege	E. coli, andere Enterobacteriaceae, P. aeruginosa, Enterokokken
Gallenwege	E. coli, andere Enterobacteriaceae, Enterokokken, Candida
Lunge	Pneumokokken, S. aureus, Klebsiella, P.aeruginosa, Anaerobier
Darm	E. coli, Salmonella, andere Enterobacteriaceae, Enterokokken, Anaerobier, Listeria, Candida
Katheter	koagulasenegative Staphylokokken, S. aureus, Enterobacteriaceae, Enterokokken, Candida, Corynebakterien, Propionibakterien (man muss ggf. nach der Entfernung von infizierten Kathetern noch einmal kontrollieren)
Haut	S.aureus, S. pyogenes, S. agalactiae
Herz (Endokarditis)	„vergrünende" Streptokokken, S. aureus
Eiterherd	entsprechende Eitererreger
Fremdkörper	Mischinfektion

I-13.2 Häufigkeit von Sepsis-Erregern

Erreger	*Anteil in %*
Escherichia coli	15–20
Staphylococcus aureus	10–15
Pseudomonas aeruginosa	5–10
Streptococcus pneumoniae	5–10
Enterokokken	5–10
Enterobacteriaceae	5
koagulasenegative Staphylokokken	5
Anaerobier	3
Pilze	2

I-13.2

Mikrobiologische Diagnostik: Blutkulturen (s. folgendes „Merke"), Endotoxinmessungen (nicht Standard).

Mikrobiologische Diagnostik: Blutkulturen.

▶ **Merke:** Eine venöse Blutentnahme ist genauso gut wie eine arterielle. Die Punktionsstelle muss sorgfältig desinfiziert werden – Einwirkzeit der Desinfektionsmittel beachten! Man sollte möglichst nicht aus liegenden Kathetern Blut entnehmen, da hierbei oft Kontaminationen auftreten. Mehr als 3 Probenentnahmen pro Tag sind selten gerechtfertigt (auf dem Begleitschein sollte die Uhrzeit angegeben werden). Am besten untersucht man das Blut bei Beginn eines Fieberschubes. Im Allgemeinen sollte man gleichzeitig eine aerobe und eine anaerobe Kultur entnehmen. Pro Kultur sollte man 5ml (bei Kindern, wo die Bakteriendichte meist höher ist, reichen 2ml) verwenden. Wenn ein Transport ins Labor nicht unmittelbar möglich ist, sollten die Flaschen zwischenzeitlich bei Zimmertemperatur gelagert werden.

◀ Merke

- Die Standardverfahren sind für sehr anspruchsvolle Bakterien nicht geeignet; u. U. kann man durch Verlängerung der Bebrütungsdauer über die üblichen 7 Tage hinaus noch Erfolg haben, indem z. B. vorgeschädigte Bakterien „aufgeweckt" werden. Auch Mykobakterien können in den üblichen Nährmedien nicht wachsen – dafür stehen Spezialflaschen zur Verfügung. Pilze können auch in den bakteriellen Nährböden angezüchtet werden.
- Die Anzucht wird durch Antibiotika im Blut behindert. Zwar wird durch Verdünnung mit dem Nährmedium eine Reduktion der Konzentration erzielt, aber die Zugabe von Kunstharzen, welche eine Reihe von Antibiotika – aber nicht alle – binden, erhöht die Ausbeute. Wenn klinisch vertretbar, sollte deswegen die antibiotische Therapie vor Blutentnahme eine Zeit lang ausgesetzt werden.
- Das Lysis-Zentrifugationssystem (Isolator) hat den Vorteil, dass in einem ersten Schritt die partikulären Bakterien von den Flüssigkeiten getrennt werden; danach können die Bakterien dann ohne Antibiotika auf entsprechende Nährböden – auch auf Spezialnährböden – aufgebracht werden. Nach Anwachsen ist sogar eine Quantifizierung möglich.

▶ **Merke:** Ein negativer Befund schließt eine Sepsis nicht aus, weil die Streuung in die Blutbahn nicht kontinuierlich, sondern intermittierend sein kann und die Keimdichte variiert. Ein positiver Befund muss kritisch interpretiert werden: der Nachweis von koagulasenegativen Staphylokokken, Propionibakterien, Corynebakterien, vergrünenden Streptokokken sowie von Mischinfektionen ist zunächst verdächtig auf eine Kontamination.

◀ Merke

Therapie: Sicherung der Vitalfunktionen durch intensivmedizinische Maßnahmen unter antibiotischer Therapie.

Therapie: Intensivmedizinische Maßnahmen zur Sicherung der Vitalfunktionen stehen im Vordergrund. Eine kalkulierte Antibiotikatherapie muss die Infektionsquelle und Umstände berücksichtigen. Die gezielte Therapie nach Erreger und Antibiogramm muss hoch dosiert werden.

Prognose: Ein septischer Schock ist eine gefürchtete Komplikation und vital gefährdend.

Prognose: Der septische Schock ausgelöst durch mikrobielle Bestandteile, wie Endotoxin, Peptidoglykan, Teichonsäuren, Lipoteichonsäuren und Toxine ist die gefürchtete Folge und entscheidet oft über Leben und Tod. Multiorganversagen kann mit aufwendigen, modernen Verfahren der Intensivmedizin überbrückt werden.

▶ **Fallbeispiel**

▶ **Fallbeispiel** Eine 42-jährige Augenärztin – Landesmeisterin im Tennis – kommt sonntagabends wegen akuter Unterbauchbeschwerden ins Krankenhaus. Der Frauenarzt entfernt die intrauterine Spirale, findet dabei eine starke Eiterbildung und ordnet eine bakteriologische Untersuchung an. Das Ergebnis der mikroskopischen Untersuchung liegt am Montag um 12.00 Uhr vor, das der kulturellen Untersuchung erst am Dienstag um 12.00 Uhr. Es handelt sich um Streptococcus pyogenes. (14 Tage später liegt die Typisierung aus dem Referenzlabor vor: Der Keim bildet M-Protein Typ 1 – welches sehr wirksam vor Phagozytose schützt – und STSS-Toxin, ein Streptokokken-toxic-shock-Toxin (Superantigen), das eine intensive Zytokinstimulierung induziert.) Am nächsten Morgen sind mehrere periphere Blutgefäße thrombotisch verschlossen und es bilden sich blutige, gangränöse Flecken auf der Haut, speziell an den Akren, die sich schwarz verfärben. Die Patientin entwickelt einen septischen Schock mit Multiorganversagen. Bakterien können aus dem Blut, aus dem Peritonealexsudat und den peripheren Nekrosen kultiviert werden. Unter einer massiven Antibiotikatherapie mit Penicillin G, Imipenem und Linezolid gelingt erst nach 8 Tagen eine allmähliche Entfieberung. Die Patientin ist so geschwächt, dass sie für mehrere Wochen eine Kur benötigt.

14 STD (sexually transmitted diseases)

14 STD (sexually transmitted diseases)

▶ **Merke:** Mit Einführung des Infektionsschutzgesetzes (IfSG) wurde das Gesetz zur Bekämpfung der Geschlechtskrankheiten abgeschafft, in dem 4 Krankheiten aufgeführt waren. Seitdem trifft der Begriff „Geschlechtskrankheiten" eigentlich nicht mehr zu.

◀ Merke

Dagegen gibt es zahlreiche „beim Geschlechtsverkehr übertragene Krankheiten".

Erreger: s. Tab. **I-14.1**.

Allgemeine Diagnostik:
- **Anamnese:** Angaben über Familienstand, Sexualverhalten, Reisegewohnheiten, etc. zeigen auf Risiken hin.
- **Klinisch:** Die Manifestationen sind sehr variabel und nicht immer auf die Geschlechtsorgane beschränkt.

Mikrobiologische Diagnostik:
- **Direktnachweis:** s. Tab. **I-14.2**.
- **Serologisch:** Der Nachweis von Infektionen vor allem mit Treponemen, HIV, Hepatitis-B-Virus und Herpes-simplex-Virus erfolgt über den Nachweis von spezifischen Antikörpern im Blut.

Therapie: Je nach Erregerart erfolgt eine entsprechende Therapie, soweit möglich.

Prävention: Vor allem bei außergewöhnlichen Sexpraktiken und bei unbekannten und wechselnden Partnern muss man mit einem erhöhten Risiko rechnen. Information und Erziehung sind ein erster Schritt zur Vermeidung solcher Situationen. Bei sachgemäßer Verwendung von **Kondomen** kann das Risiko deutlich minimiert werden. Manche spermizide Chemikalien haben auch eine zumindest mäßige antimikrobielle Wirkung,

Erreger: s. Tab. **I-14.1**.

Allgemeine Diagnostik: Anamnese, klinischer Befund.

Mikrobiologische Diagnostik:
- **Direktnachweis:** Tab. **I-14.2**.
- **Serologisch**.

Therapie: Sie ist je nach Erregerart unterschiedlich.

Prävention: Information und Erziehung können helfen, das Risiko zu meiden. Kondome und manche Chemikalien können die Übertragung von Erregern verhindern.

I-14.1 Erreger von STD

Viren	Papilloma, Herpes simplex, Hepatitis B, HIV, Molluscum contagiosum
Bakterien	Treponema pallidum, Neisseria gonorrhoeae, Haemophilus ducreyi, Gardnerella vaginalis, Calymmatobacterium granulomatis, Chlamydia trachomatis, Ureaplasma, Mycoplasma
Pilze	Candida
Protozoen	Trichomonas vaginalis

I-14.1

I-14.2 Direktnachweis von Erregern bei STD

mikroskopisch	Candida und Trichomonas erkennt man meist schon bei der mikroskopischen Untersuchung der Nativpräparate; in gefärbten Präparaten lassen sich dann auch Gonokokken, Haemophilus, Gardnerella und Calymmatobacterium vermuten
kulturell	Im Routinelabor ist der kulturelle Nachweis von Viren nur selten möglich; auch Trichomonaden, die zwar prinzipiell gut anzüchtbar sind, werden im Routinelabor so kaum nachgewiesen. Candida und die Bakterien außer Treponema und Calymmatobacterium sind gut zu erfassen
molekularbiologisch	zunehmend gibt es PCR-Verfahren zum Nachweis einzelner oder auch von Gruppen der Erreger

I-14.2

15 ZNS-Infektionen

15 ZNS-Infektionen

▶ Definition

▶ **Definition:**
- **Meningitis:** Entzündung der Hirnhäute.
- **Enzephalitis:** Entzündung von Hirnparenchym.
- **Meningoenzephalitis:** Oft besteht eine Kombination aus Meningitis und Enzephalitis.

Erreger: s. Tab. **I-15.1**.

Erreger: s. Tab. **I-15.1**.

▶ Merke

▶ **Merke:** Bakterien induzieren ganz überwiegend eine Meningitis und keine Enzephalitis (Ausnahme: Listeria, die sowohl Meningitis als auch Enzephalitis erzeugt). Viren können beides hervorrufen.

Symptomatik: Kopfschmerzen, Fieber, bei Enzephalitis ggf. Bewusstseinsstörungen.

Symptomatik: Kopfschmerzen, Fieber, bei Enzephalitis ggf. zusätzlich Orientierungs- und Bewusstseinsstörungen, neurologische Ausfälle.

Allgemeine Diagnostik:
- **Klinisch:** Fieber, Kopfschmerzen und Nackensteifigkeit sind typische Zeichen einer **Meningitis**; Nervenausfälle, Desorientierung bis hin zu Bewusstlosigkeit sind Hinweise auf eine **Enzephalitis**.
- **Anamnese:** Auslandsaufenthalt, Epidemien, Kontakt, Grundkrankheiten?
- **Labor:** Erhöhtes CRP, niedrige Eisenkonzentration und Leukozytose, bei Zystizerkose auch Eosinophilie.
- **Liquordiagnostik:** s. Tab. **I-15.3**.

Allgemeine Diagnostik:
- **Klinisch:** Bei **Meningitis:** Kopfschmerzen, Nackensteifigkeit, positives Lasègue- und Bragard-Zeichen. Bei tuberkulöser Meningitis ist der Verlauf schleichend und betrifft in erster Linie die Hirnbasis. Bei **Enzephalitis:** Ausfälle je nach Lokalisation, z. B. Ataxie bei Kleinhirnbefall, Orientierungsstörungen, Bewusstlosigkeit; in einigen Fällen (z. B. Toxoplasmose, CMV-Infektion) kann man auch eine Beteiligung der Retina, die entwicklungsgeschichtlich zum Gehirn gehört, in Form von Entzündungsherden erkennen.
- Die **Anamnese** kann Hinweise auf die Erreger bringen, z. B. Auslandsaufenthalt, Epidemien oder Kontakt mit Erkrankten, Grundkrankheiten (z. B. Malignom bei Listerien). Zur typischen Altersverteilung bei Meningitis s. Tab. **I-15.2**.
- **Labor:** Im Blut findet man die charakteristischen Entzündungszeichen wie erhöhtes CRP, niedriges Eisen und Leukozytose. Bei einer Zystizerkose wäre nach einer Eosinophilie im Blutbild zu suchen.
- **Liquordiagnostik:** Zu Befunden bei **Meningitis** s. Tab. **I-15.3**. Bei **enzephalitischen** Herden tritt – wenn überhaupt – meist nur eine leichte mononukleäre, lymphozytäre Reaktion auf.

Die **mikroskopische Untersuchung** bringt in vielen Fällen eine rasche Klärung, die dann noch durch die **Kultur** bestätigt wird. PCR und Serologie sind hilfreich.

Mikrobiologische Diagnostik: Die **mikroskopische Erkennung** von manchen Erregern (Meningokokken, Pneumokokken, Listerien, Haemophilus, Kryptokokken, Amöben) bringt eine schnelle Hilfe; der **Nachweis von Antigen** ist in einigen solcher Fälle (Meningokokken, Pneumokokken, Kryptokokken) möglich, ist aber der sorgfältigen mikroskopischen Diagnose kaum überlegen. Der **kulturelle Befund** ist für die Bestätigung wichtig. Der PCR kommt zunehmend Bedeutung zu, vor allem bei viralen Infektionen. Der Quotient aus spezifischen Antikörpern in Liquor und Serum (bei gleichzeitigem Vergleich von Albumin in beiden Kompartimenten) ist sehr hilfreich.

Differenzialdiagnose: Als DD für eine infektiöse Meningitis bzw. Enzephalitis kommen degenerative Erkrankungen und Malignome in Frage.

Differenzialdiagnose: Neben den klassischen Erregern von ZNS-Infektionen kommt es bei mehreren anderen Infektionen im Rahmen einer Disseminierung zu Meningismus und zu zentralnervösen Ausfallserscheinungen. Verwirrend ist auch die Tatsache, dass bei einigen Patienten chronische, aseptische, idiopathische Meningitiden, z. B. die Mollaret-Meningitis, auftreten, deren pathophysiologische Ursachen ungeklärt sind. Auch Metastasen von Malignomen erzeugen oft ähnliche Symptome wie eine Enzephalitis. Degenerative Erkrankungen, wie etwa die multiple Sklerose, müssen abgegrenzt werden.

I-15.1 Erreger von Enzephalitis bzw. Meningitis

Erreger	*Meningitis*	*Enzephalitis*
Prionen: BSE		++
Viren:		
▪ Entero	+++[1]	+
▪ Varizellen	+++[1]	
▪ Mumps	+++[1]	
▪ Masern	+++[1]	+[2]
▪ Herpes	+	+++
▪ FSME		++
▪ JC		+++
▪ HIV		+++
▪ Corona		+++
▪ CMV		++ (chronisch)
▪ Bunya		+++
▪ Rabies		+++
Bakterien:		
▪ Meningokokken	+++	
▪ Pneumokokken	+++	
▪ Streptococcus agalactiae	++	
▪ Haemophilus influenzae	+++[3]	
▪ Borrelia burgdorferi	+	
▪ Mycobacterium tuberculosis	+++ (chronisch)	
▪ Staphylococcus aureus	++ (postoperativ)	++
▪ Listeria monocytogenes	+++	+++
▪ Treponema pallidum		+
▪ Mycoplasma pneumoniae		++
▪ Anaerobier (oft als Mischinfektion)		+++ (Hirnabszess)
▪ Brucella melitensis	+	
▪ Leptospira icterohaemorrhagica	++	
▪ E. coli (K1)	++	
Pilze:		
▪ Cryptococcus neoformans	++	++
▪ Histoplasma capsulatum		++
▪ Coccidioides immitis		++
▪ Aspergillus (bei Abwehrschwäche)		+
Protozoen:		
▪ Toxoplasma gondii		++
▪ Plasmodium falciparum	+	++
▪ Trypanosoma	+	++
▪ Encephalitozoon bieneusii		+
▪ Naegleria fowleri	+	++
▪ Acanthamoeba	+	+
Würmer:		
▪ Taenia solium (Zystizerkose)		+ (chronisch)
▪ Toxocara canis		+ (chronisch)

[1] Gehören zu den häufigsten Erregern von Meningitis; die Verläufe sind aber meist blande.
[2] Bei Masern kann gelegentlich bei akuter Infektion ein schwerer Verlauf beobachtet werden; Jahre später kann die gefürchtete SSPE (subakut sklerosierende Panenzephalitis) auftreten.
[3] Seit Einführung der Impfung von Kleinkindern ist diese Infektion fast verschwunden.

I-15.1

I-15.2

I-15.2 Typische Altersverteilung bei Meningitis

Erreger	*typisches Alter*
Listeria	Neugeborene, alte Menschen > 60 Jahre
Meningokokken	1–4 Jahre, ein zweiter Gipfel 14–20 Jahre
Masern, Mumps, Varizellen	Kinder

I-15.3

I-15.3 Typische Liquorbefunde bei bakterieller und viraler Meningitis

Parameter	*bakterielle Meningitis*	*virale Meningitis*
Zellzahl	↑↑↑ in der akuten Phase überwiegen die polymorphkernigen **Granulozyten**; nach einigen Tagen und vor allem nach Überwindung der Infektion erscheinen Makrophagen bei der chronisch verlaufenden tuberkulösen Meningitis sind weniger Granulozyten und dafür relativ mehr Makrophagen	↑ überwiegend **Lymphozyten**
Eiweiß	↑	↑
Glukose	↓	–
Laktat	↑	–

Therapie:
- Bei der kalkulierten Antibiotikatherapie von **bakteriellen Infektionen** wird oft eine Kombination verwendet.
- Auch für **virale Infektionen** stehen einige wirksame Präparate zur Verfügung, z. B. Aciclovir bei Herpes-simplex-Enzephalitis.
- **Kortikoide** tragen dazu bei, eine überschießende entzündliche Reaktion zu drosseln.

Prophylaxe:
- Die **medikamentöse** Prophylaxe einer Meningokokkenmeningitis, z. B. mittels Ciprofloxacin, ist für Kontaktpersonen essenziell.

Therapie:
- **Bakterielle Infektionen:** Bei der Auswahl der Medikamente muss neben der direkten antibakteriellen Wirkung auch die Liquorgängigkeit berücksichtigt werden. Die Betalaktamantibiotika z. B. gehen im Prinzip nur schlecht über eine intakte Blut-Hirn-Schranke. Bei einer Schrankenstörung dagegen – erkennbar an einem hohen Albumingehalt im Liquor – ist die Penetration deutlich besser. Oft wird eine Kombination von mehreren Antibiotika verabreicht.
- **Virale Infektionen:** Hier stehen nur wenige Medikamente zur Verfügung. Bei einer Herpes-Enzephalitis kann Aciclovir lebensrettend sein. Die gut wirksamen antiretroviralen Medikamente penetrieren z. T. schlecht in das ZNS, so dass sich trotz einer guten systemischen Wirkung während einer rationalen Therapie eine HIV-Enzephalitis entwickeln kann.
- Bei ganz akuten, schweren Entzündungen des ZNS werden additiv **Kortikoide** zur Senkung der überschießenden, zytokinbedingten Reaktionen verordnet, weil dadurch auch die Spätfolgen in Form von narbigen Verklebungen reduziert werden. Dies stellt eine Gratwanderung dar, denn die körpereigene Infektabwehr wird dadurch behindert.

Prophylaxe:
- **Medikamentös:** Patienten mit einer manifesten **Meningokokken**erkrankung scheiden mit ihrem Trachealsekret große Mengen von Bakterien in Form von Tröpfchen aus. Personen, die damit Kontakt haben, also Angehörige, Kameraden, medizinisches Personal, haben ein etwa 1000fach höheres Risiko an einer Meningitis zu erkranken als sonst und können als Träger die Erreger auch auf weitere Personen übertragen. (Eine Krankenschwester, die Kontakt hatte, kann die Meningokokken mit nach Hause bringen und ihre Kinder, die ja weitaus anfälliger sind, damit gefährden.) Eine frühzeitige, kurzfristige Antibiotikabehandlung kann schon die Besiedelung der Schleimhäute effektiv unterbinden und die Infektion natürlich auch ein Trägerstadium und eine Übertragung verhindern. Obwohl Penicillin gut gegen Meningokokken wirkt,

ist es als Prophylaktikum nicht geeignet, da es nicht in den Schleim der oberen Luftwege penetriert und somit ein Trägerstadium nicht unterbindet. Dagegen ist eine einmalige Gabe von Ciprofloxacin ausreichend, weil dieses Medikament sehr niedrige MHK-Werte gegen Meningokokken hat und in hoher Konzentration in der epithelial lining fluid der Trachea erscheint. Alternativ käme Rifampicin oder auch Tetrazyklin in Frage, die aber 2 Tage lang verabreicht werden müssen.

- **Impfung:** Imfungen gegen Mumps, Masern, (Röteln) sowie Poliomyelitis und auch gegen Haemophilus influenzae b (Hib) gehören heute zur Standardversorgung von Kindern, so dass die zentralnervösen Folgen vermieden werden können. Die FSME-Impfung ist zumindest sinnvoll bei Aufenthalten in Hochrisikogebieten. In bestimmten Situationen verhindert auch eine Impfung gegen Meningokokken (Serogruppe A und C) und Pneumokokken eine kritische Situation.

- **Impfungen** schützen gegen Meningitiden durch Mumps-/Masern-Viren, FSME, Pneumokokken, Haemophilus und manche Meningokokken.

Prognose: Die hohe Sterblichkeit, die früher bei bakteriellen Meningitiden beobachtet wurde, ist heute wegen Impfungen und antimikrobieller Therapie deutlich gesunken. Andererseits bleibt diese Lokalisation eine schwere Bedrohung und in vielen Fällen, z. B. Malaria, fatal. Die meisten viralen ZNS-Infektionen, wie Mumps, Masern und Varizellen und auch FSME, verlaufen dagegen blande vor allem im Kindesalter.

Prognose: Trotz guter antimikrobieller Medikamente gegen manche Erreger bleibt die Bedrohung vieler manifester Erkrankungen ernst. Einige virale Infektionen verlaufen dagegen meist blande.

J

1 Einführung

1 Einführung

1.1 Grundlagen

1.1 Grundlagen

▶ Definition

▶ Definition: Die Hauptaufgabe der Feuerwehr ist nicht, Feuer zu löschen, sondern dafür Vorbereitungen zu treffen, dass es erst gar nicht ausbricht. Der Mediziner sieht heute seine eigentliche Aufgabe in der Diagnostik und Behandlung von Krankheit. Ziel der Hygiene ist es dagegen, die Gesundheit zu erhalten und Krankheit zu verhüten. Die **Prävention** setzt dabei nicht nur am Menschen selbst an, sondern auch in seiner Umgebung. Durch die Behebung von Risiken werden nicht nur Einzelne profitieren, sondern auch ganze Kollektive. Im engeren Sinne kümmert sich die Hygiene um die Prävention von übertragbaren Krankheiten, d. h. Infektionskrankheiten. Im weiteren Sinne ist diese Grundhaltung anwendbar auf andere Gebiete der Medizin, z. B. Verhinderung von Asthma oder Leberkrebs durch Verminderung der Exposition gegen Allergene bzw. Mykotoxin, Schadstoffen etc. (sog. Umwelthygiene). Hygiene ist also eine interdisziplinäre Aufgabe.

Eigentlich ist es die vornehmliche Aufgabe eines Arztes, die **Gesundheit** der Menschen zu erhalten und zu pflegen. In der Praxis jedoch kümmert sich ein Arzt in erster Linie um die Diagnostik und Therapie von **Krankheiten**.

▶ Merke

▶ Merke: Die Hauptaufgabe der Hygiene ist die **Prävention** von Infektionskrankheiten (Abb. **J-1.1**). Insofern unterscheidet sich dieses Fachgebiet von den meisten anderen Gebieten in der medizinischen Ausbildung.

J-1.1

J-1.1 Chinesischer Leitspruch

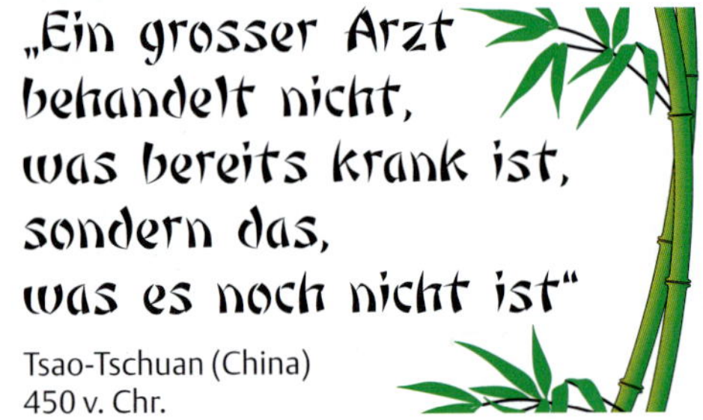
„Ein grosser Arzt
behandelt nicht,
was bereits krank ist,
sondern das,
was es noch nicht ist“
Tsao-Tschuan (China)
450 v. Chr.

Formen der Prävention:
- primäre Prävention.
- sekundäre Prävention.
- tertiäre Prävention.

Formen der Prävention (hier angewendet auf die Hygiene):
- **Primäre Prävention:** Verhinderung des erstmaligen Auftretens von Krankheiten, z. B. von Infektionskrankheiten.
- **Sekundäre Prävention:** Verhinderung des erneuten Auftretens von Krankheiten, z. B. von Infektionskrankheiten.
- **Tertiäre Prävention:** (zumindest) Unterbindung weiterer Risiken, um eine Verschlimmerung zu vermeiden.

Die Hygiene vermittelt vornehmlich eine Haltung („attitude“), weniger dagegen Fähigkeiten („skills“) und Wissen („knowledge“).

Während sich ein Medizinstudent in den anderen Fächern in erster Linie Fachwissen („knowledge“) und erst nachgeordnet Fertigkeiten („skills“) und eine innere Einstellung/Haltung („attitude“) aneignet, hängt der Erfolg der Hygiene vor allem von der Einsicht des Arztes in die Notwendigkeit des präventiven Denkens ab. Die hierfür zu erlernenden Fakten erscheinen gegenüber anderen Fächern, darunter auch der Medizinischen Mikrobiologie, wenig umfangreich. **„Die Hygiene ist die Anwendung des gesunden Menschenverstandes“** (Kantz, München). Man muss nicht viel lernen, aber man muss sich an die Grundregeln halten und diese auch umsetzen!

J-1.1 Anteil von ausgewählten Todesursachen

	Länder der Dritten Welt (in %)	*Industrienationen (in %)*
Gefäßerkrankungen*	5	45
Tumoren	5	25
Verkehr/Unfälle	3	5
Unterernährung	40	ca. 1
Infektionen	40	ca. 1

* bei vielen dieser Krankheiten spielt Überernährung (Hypercholesterinämie) eine Rolle

Erfolge durch Hygiene: Während in den Tropen Infektionen die führenden Todesursachen sind, spielen Infektionen bei uns als Todesursache heute eine untergeordnete Rolle, weil viele Ziele der Hygiene verwirklicht sind (Tab. **J-1.1**).

Erfolge durch Hygiene: Die Erfolge durch hygienische Maßnahmen sind kaum zu überbieten. Die Bedeutung von Infektionskrankheiten als Todesursache ist in den modernen Industrienationen deutlich zurückgegangen – noch vor 100 Jahren standen sie an erster Stelle der Todesursachen wie heute noch in Ländern der Dritten Welt (Tab. J-1.1). Neben der Politik, den Ingenieur- und den Agrarwissenschaften ist diese Entwicklung zu einem Großteil der Hygiene zu verdanken – der Rückgang war nämlich schon lange vor den Fortschritten der Medizin im Wissen um die Pathogenese von Infektionen und deren medikamentöser Bekämpfung eingeleitet.

1.1.1 Grundvoraussetzungen für eine hohe Lebenserwartung

Die Hygiene hat durch die Reduktion der Morbidität von Infektionskrankheiten wesentlich zur höheren Lebenserwartung in den industrialisierten Ländern beigetragen (Tab. **J-1.1**).

Die hohe Lebenserwartung in den hoch entwickelten Industrienationen von ca. 70 Jahren ist wesentlich auf den Rückgang der Infektionskrankheiten (Tab. J-1.1) zurückzuführen. Neben der Hygiene haben dazu aber auch Leistungen außerhalb der Medizin beigetragen; der hohe Lebensstandard in diesen privilegierten Ländern beruht auch auf klimatischen und geographischen Gegebenheiten sowie auf gesellschaftlichen und technischen Errungenschaften.

Lebensmittel: Ein wesentlicher Faktor für Gesundheit ist ausreichende, hochwertige und hygienisch einwandfreie **Nahrung**. **Trinkwasser** ist das wichtigste Lebensmittel!

Lebensmittel: Die Versorgung mit ausreichend qualitativ und hygienisch einwandfreier **Nahrung** ist eine Grundvoraussetzung für diesen Erfolg, wobei **Trinkwasser** das wichtigste Nahrungsmittel darstellt. Nicht nur bei der Herstellung, sondern auch bei einer unsachgemäßen Lagerung von Lebensmitteln kommt es zu einer mikrobiellen Kontamination und zur Belastung mit gesundheitsschädigenden Giften, darunter solche mikrobiellen Ursprungs, Schwermetallen oder Pestiziden.

◀ **Klinischer Fall**

▶ **Klinischer Fall.** Im Sommer 1892 erkrankten in Hamburg während einer verheerenden Epidemie mehr als 17 000 Menschen an der **Cholera** und 8605 verstarben. Das Elbwasser, das in Hamburg – als einziger Großstadt in Europa – aus Gründen der Kostenersparnis ohne vorherige Aufbereitung über Sandfilter in die öffentliche Versorgung eingespeist wurde, war durch russische Emigranten, die auf Schiffen in der Elbe auf die Überfahrt nach Amerika warteten, mit Choleravibrionen verseucht worden. In den Stadtteilen mit niedriger sozialer Struktur, etwa in der Altstadt, Billwärder Ausschlag, St. Georg, Hamm und Barmbek traten die meisten Fälle auf, weil die Menschen dort dieses Oberflächenwasser aus der städtischen Wasserleitung als **Trinkwasser** nutzten; in den vornehmen Stadtgebieten wie Harvestehude und Rotherbaum waren dagegen deutlich weniger Opfer zu beklagen; diese Haushalte verwendeten das Leitungswasser allenfalls als **Brauchwasser**, als Trinkwasser wurde einwandfreies Mineralwasser zugekauft.

▶ Merke

▶ **Merke:** In Afrika ist das primäre Leberzellkarzinom – hervorgerufen durch Aflatoxin B – die häufigste Karzinomart. Aflatoxin kann z. B. in verschimmelten Erdnüssen und Pistazien in hoher Konzentration vorkommen, weil die Lebensmittel vor Verbrauch nicht sachgerecht (d. h. gekühlt) gelagert werden können und diese Menschen auf den Verzehr selbst von verschimmelten Nahrungsmitteln angewiesen sind.

Wohnverhältnisse: sie bestimmen das Risiko für manche Infektionskrankheiten, wie etwa Tuberkulose.

Wohnverhältnisse: Die Bereitstellung von ausreichend und geeignetem **Wohnraum** trägt ganz wesentlich zu einer gehobenen Lebensqualität bei.

▶ Klinischer Fall

▶ **Klinischer Fall.** Friedrich Ebert, als Sohn eines Schneidermeisters 1871 geboren, lebte in ganz beengten Wohnverhältnissen in der Heidelberger Altstadt, nämlich mit seinen Eltern, seinen 5 Geschwistern und 3 Gesellen in einer Wohnung mit 46 m^2 und einer Raumhöhe von nur 2 m, die nur über einen Hinterhof erreichbar war.

Bei solchen Wohnverhältnissen können sich aerogen übertragene Erreger (z. B. Mycobacterium tuberculosis) rasch ausbreiten. Wenn die Eltern an einer offenen Tuberkulose erkrankten und – wie früher üblich – im selben Zimmer schliefen wie die Kinder, dann wurden diese meist ebenfalls infiziert.

Aber auch technisch nicht einwandfreie **Klimaanlagen** sind ein Risiko für aerogene Infektionen und starke Antigenexposition

Heute treten andere Probleme auf, wenn z. B. über eine **Klimaanlage** mikrobielle Erreger (z. B. Legionella pneumophila) oder nur Antigene (z. B. von Schimmelpilzen) aerogen verstreut werden und zu Pneumonien bzw. Asthma führen.

Öffentliche Gesundheit: Die Lebensverhältnisse im sozialen Umfeld sind entscheidend für die Erhaltung der Gesundheit.

Öffentliche Gesundheit: Die Lebensverhältnisse sowie der Zugang zu medizinischer Versorgung sind in starkem Maße abhängig von Arbeit, Verdienst und sozialer Sicherheit („**Public health**"). Die soziale Verelendung, das Leben in Slums und Arbeitslosigkeit gehen in vielen Fällen den Infektionen voraus und bahnen sie.

Katastrophen und Kriege: In diesen Situationen gehen die Errungenschaften der Hygiene verloren.

Katastrophen und Kriege: Die etablierten Standards der Hygiene sind unter chaotischen äußeren Verhältnissen gefährdet; Infektionserreger können dann wieder ihre wahre Gefährlichkeit zurückerlangen.

1.1.2 Aktueller Stellenwert der Hygiene

1.1.2 Aktueller Stellenwert der Hygiene

Viele Erkenntnisse und Forderungen der Hygiene sind bei uns schon längst umgesetzt.

Die wichtigsten Erkenntnisse und Regeln der Hygiene werden heute in den entwickelten Industrienationen schon routinemäßig umgesetzt. In Standardsituationen sind Mediziner bzw. Hygieniker meist nicht mehr involviert – hier entscheiden Handwerker, Ingenieure und Verwaltungen über die praktische Anwendung.

Dieses hohe Niveau muss ständig aufrechterhalten werden, um nicht nur dem Einzelnen damit zu helfen, sondern ganzen **Bevölkerungskollektiven.**

Es gibt aber immer noch mehrere Bereiche, wo durch neue Entwicklungen Fortschritte zu erwarten sind oder eine Nichteinhaltung der Regeln zu Komplikationen führt, so dass dann auch Hygieniker gefordert sind. Die Effizienz von Hygienemaßnahmen ist auch in solchen Situationen immer noch unübertroffen, weil diese Aufwendungen eben nicht nur Einzelnen zu Gute kommen, sondern ganzen Bevölkerungsgruppen (**Kollektiven**).

▶ Merke

▶ **Merke:** Ein guter Teil der öffentlichen Gesundheitsvorsorge („public health") besteht in der Anwendung von Hygienegrundsätzen.

Die Akzeptanz der Hygiene leidet darunter, dass die Präventionsmaßnahmen zunächst Kosten verursachen, die nicht immer unmittelbar positive Wirkung zeigen. Eine erfolgreiche Prävention wird aber nicht automatisch auf die Hygiene-Maßnahmen zurückgeführt, weil – so das Argument – das Risiko ja auch ohne diese Aufwendungen gar nicht reell geworden wäre. Darüber hinaus macht sich der Erfolg häufig erst spät bemerkbar, so dass der kausale Zusammenhang nicht mehr erkannt wird. (Die vornehmliche Aufgabe der Feuerwehr ist es, einen Brand zu verhüten; wenn es jedoch zum Brand kommt, so kann man doch der Feuerwehr dies nicht anlasten.)

2 Aufgabengebiete der Hygiene

2 Aufgabengebiete

2.1 Gesundheitserziehung

2.1 Gesundheitserziehung

Gesundheitserziehung von Erwachsenen ist schwierig; allenfalls unter einem Leidensdruck besteht erhöhte Bereitschaft. Erziehung beinhaltet neben der reinen Sachinformation auch noch die Notwendigkeit der Überzeugungskraft (Tab. **J-2.1**).

Erziehung gelingt am leichtesten bei Kindern, deshalb sollte die Gesundheitserziehung möglichst frühzeitig in Familie oder Schule beginnen. Krankheit und Leid machen den Menschen selbst im Erwachsenenalter noch offen für solche Anliegen. Diese Notlage sollten Ärzte im Sinne des Patienten nutzen! Gerade Mediziner sind am besten dafür geeignet, weil vor allem sie die richtige Sachinformation als ersten wesentlichen Schritt jeder Erziehung liefern können (Tab. **J-2.1**). Dieser ersten kognitiven Phase sollte immer eine Phase der Vertiefung erfolgen, indem der Patient auch emotional gefordert wird.

J-2.1 Phasen der Gesundheitserziehung

kognitiv-intellektuell	▪ Interesse wecken ▪ informieren: aufklären (allgemeine Information) ▪ beraten (individuelle Information)
emotional-affektiv	▪ überzeugen (Einsichten und Einstellungen erzeugen) ▪ motivieren zum Handeln ▪ stabilisieren (Gewohnheiten prägen)

J-2.1

Durch Darstellung der Biologie und Epidemiologie von Krankheitserregern sowie durch Schilderung der Vorteile, die eine rationale Unterbindung der Ausbreitung erbringen, können Einzelpersonen, Organisationen aber auch ganze Bevölkerungsgruppen zu Verhaltensänderungen gebracht werden. Eine dauerhafte Veränderung von Verhaltensweisen ist aber mitunter nur sehr schwierig zu erreichen.

Manche Gesellschaftsformen schreiben auch allgemeinverbindliche Normen vor und verhängen sogar Sanktionen.

In einer liberalen Gesellschaft ist das Verhalten weitgehend von der Wertung des Individuums abhängig, obwohl dies durchaus Konsequenzen für andere oder sogar für Kollektive haben kann. Beispiel: Die Solidargemeinschaft einer Krankenversicherung erzwingt keine erhöhten Beitragsleistungen für Mitglieder mit erkennbarem Risikoverhalten, z. B. bei längeren Rucksackreisen durch malariagefährdete Urwaldgebiete ohne medikamentöse Prophylaxe.
In anderen Gesellschaftsformen gibt es häufig stringente Normen für gesundheitsrelevantes Verhalten und ggf. Sanktionen bei Verstoß gegen diese Regeln.

2.2 Lebensmittelhygiene

2.2 Lebensmittelhygiene

Lebensmittel können schon bei der Entstehung, der Prozessierung oder der Lagerung mit Keimen kontaminiert werden, darunter können auch potenziell pathogene Keime sein (Tab. **J-2.2**).

Schon bei der Entstehung, Prozessierung oder Lagerung eines Lebensmittels kann über die Umwelt, über Tiere oder über Menschen ein Keimeintrag erfolgen. Bei manchen Produkten muss man immer mit einer mehr oder weniger starken Kontamination rechnen (Tab. **J-2.2**). Manche Spezialitäten, z. B. Sauerkraut, Blauschimmelkäse etc., sind typischerweise mit Mikroorganismen vergesellschaftet, und diese verfeinern die Qualität und den Geschmack. In manchen Fällen können sie allerdings das Produkt verderben (**Lebensmittelverderb**). Zumeist sind diese Besiedler jedoch nur apathogene, harmlose Keime. Bei Unachtsamkeit und Fehlern können sich jedoch ausnahmsweise Krankheitserreger darunter mischen.
Weitere mögliche Ursachen für den Verderb von Lebensmitteln sind chemische Prozesse (z. B. Oxidation – „ranziges Fett“), physikalische Vorgänge (z. B. Austrocknung), biologische Vorgänge (z. B. Fraß von Insekten, Ratten). Durch Wachstumsbedingungen oder durch nachträgliche Behandlung können Schadstoffe (Kadmium, Blei, Pflanzenschutzmittel, Konservierungsstoffe) eingetragen werden.

J-2.2

J-2.2 Natürliche Keimbelastung im Lebensmittelbereich

Lebensmittel	*Keimzahl/cm²*
Kopfsalat (ungewaschen)	10^4–10^6
Kopfsalat (gewaschen)	10^3–10^5
Frischfleisch	ca. 10^5
Fleisch abgehangen	ca. 10^8 (!)
Waagschale in Metzgerei	ca. 10^3
	Keimzahl/g
Pfeffer, gemahlen	10^4–10^7
Currypulver	ca. 10^6
Zwiebel, gehackt	ca. 10^4
Milch (pasteurisiert)	$< 10^3$

▶ Merke

▶ **Merke:** Von kontaminierten Lebensmitteln können ganz unterschiedliche Gefahren ausgehen:
- **Intoxikation:** Nicht die Erreger selbst, sondern nur ihre giftigen Produkte sind präsent und stellen eine Gefahr dar, z. B. Mykotoxine von diversen Schimmelpilzen oder bakterielle Toxine von Clostridium botulinum, Staphylococcus aureus, Bacillus cereus, Escherichia coli.
- **Infektion:** Die Erreger sind in vermehrungsfähigem Zustand präsent, z. B. Prionen, Hepatitis A, Salmonella, Listeria, Yersinia, Vibrio cholerae, Brucella, Tuberkelbakterien, Toxoplasma; Taenia, Ascaris, Anisakis.

Verschiedene **Konservierungsmethoden** bewahren die Lebensmittel vor Kontamination (Tab. **J-2.3**).

Methoden zur Lebensmittelkonservierung: Schon die Naturvölker haben Methoden entwickelt, Nahrung zu konservieren. Heute stehen darüber hinaus moderne, industrielle Verfahren zur Verfügung (Tab. **J-2.3**). In erster Linie soll dadurch der Verderb durch ein Überwuchern der Kontaminanten verhindert, außerdem auch die Vermehrung von gesundheitsschädlichen Keimen unterdrückt werden.

Für einzelne Lebensmittel, wie etwa Hühnereier, gibt es spezielle amtliche **Verordnungen**.

Sonstige Hygienemaßnahmen: Für einzelne Lebensmittel, von denen in besonderem Ausmaß Gefahren ausgehen könnten, sind detaillierte **Verordnungen** für Herstellung, Umgang und Handel erlassen worden. Beispielsweise fordert die **Hühnereiverordnung** eine Kennzeichnung mit dem Legedatum und eine Lagerungshaltung bei Zimmertemperatur allenfalls bis zum 18. Tag, danach muss eine Kühllagerung erfolgen. Aufgrund der Möglichkeit einer Salmonellen-Kontamination (hier liegen die Keime hauptsächlich unter der Schale) sollte die Eischale nicht mit dem Finger ausgewischt werden, die Eier sollten in Kantinen in einem separaten Raum getrennt von anderen Prozessen aufgeschlagen werden, die Schalen müssen sorgfältig entsorgt und die Hände müssen gründlich gewaschen werden.

Großküchen, von denen im Prinzip für breite Bevölkerungsschichten potenzielle Risiken ausgehen, unterliegen strengen Auflagen.

Bei der Risikokontrolle von Lebensmitteln wird nicht nur das Endprodukt untersucht, sondern auch verschiedene, kritische Punkte im Herstellungsprozess (**HACCP**).

Großküchen, speziell auch in Krankenhäusern, unterliegen rigorosen Auflagen im Umgang mit Lebensmitteln. So genannte Rückstellproben von den angebotenen Speisen sollten im Falle eines Ausbruchs die Ursachenklärung ermöglichen.

Zum Schutz der Verbraucher kontrollieren Hersteller regelmäßig die Lebensmittel und zwar nicht nur in Form von Stichproben des Endprodukts, sondern mittels der **HACCP** (**H**azard **A**nalysis of **C**ritical **C**are **P**oints) bereits während des Herstellungsprozesses. Dabei werden an kritischen Stellen Proben entnommen, um einen möglichen Keimeintrag zu erfassen. Auch das mit den Lebensmitteln in Kontakt tretende Personal wird regelmäßig untersucht.

J-2.3 **Methoden zur Lebensmittelkonservierung**

Technik	*Wirkungsweise*	*Vorteil/Nutzen*	*Nachteile/Beschränkung*
Pasteurisierung (60–100 °C)	Schäden an Membran, Enzymen und DNA	geringe Veränderung	nicht steril, Sporen überleben, muss gekühlt gelagert werden; Verfallsdatum!
Sterilisation (100–140 °C)	Schäden an Membran, Enzymen und DNA	tötet auch Sporen, lange Haltbarkeit	Qualitätsänderung
Ansäuerung	pH, Homöostase	kostengünstig, gewünschte Geschmacksänderung	Nicht für alle Lebensmittel geeignet
Einsalzen	Osmoregulation	ohne technischen Aufwand	geschmackliche Veränderung
Zugabe von Chemikalien	unterschiedlich	oft lange Haltbarkeit	geschmackliche Veränderung, Toxizität, gesetzliche Grenzwerte
Trocknung, Räuchern	Osmoregulation, Homöostase	ohne technischen Aufwand	Qualitätsänderung, manche Erreger überleben; Mykotoxin
Kühlen	reduzierter Stoffwechsel	weit verfügbar; kaum Qualitätsänderungen	kurzfristig; manche Erreger überleben
Gefrieren	Unterbindung des Stoffwechsels	wenig Qualitätsänderung, lange Haltbarkeit	manche Produkte werden durch Eiskristalle verändert
Bestrahlung	DNA-Schäden	keine Qualitätsänderung	technisch aufwendig, gesetzliche Beschränkungen

2.3 Trinkwasserhygiene

Der allergrößte Teil des „Trinkwassers“ wird in der Industrie, Gewerbe und Landwirtschaft sowie für Reinigungszwecke im privaten Haushalt als sog. Brauchwasser verwendet. Nur ein kleiner Anteil wird wirklich als Trinkwasser, d. h. also als Nahrungsmittel, aufgenommen. Der tägliche Bedarf (Minimum zwischen 1,5 und 2,5 l pro Person) ist abhägnig vom Alter und von den gesundheitlichen Bedingungen sowie vom Klima.

2.3 Trinkwasserhygiene

Den größten Teil des Wasserbedarfs macht Brauchwasser aus, nur ein kleiner Anteil wird als Nahrungsmittel verwendet.

2.3.1 Natürliche Wasserquellen

2.3.1 Natürliche Wasserquellen

▶ **Merke:** Natürliche Wasserquellen sind nicht automatisch als Trinkwasser-Quellen geeignet (Abb. **J-2.1**).

◀ **Merke**

J-2.1 **Siegfrieds Ermordung**

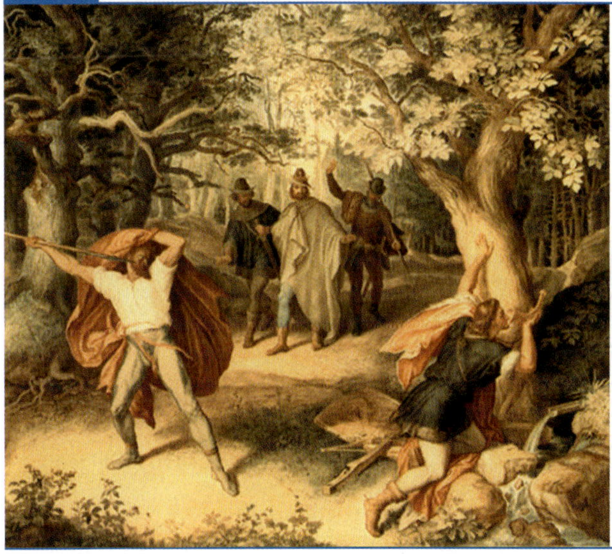

Als Siegfried sich im Odenwald nach einer anstrengenden Jagd zur Quelle neigte, um Wasser zu trinken, war er mehreren Risiken ausgesetzt, denn Quellwasser genügt unseren heutigen Ansprüchen auf hygienische Sicherheit bei weitem nicht, selbst wenn es schmackhaft, geruchlos, kühl und klar, d. h. ohne Schwebstoffe, ist.

J-2.1

Regenwasser kann Keime enthalten.

Regenwasser ist mikrobiologisch nicht immer einwandfrei, denn es kann Staub aus der Luft mitnehmen und mit dem Staub eben auch Mikroorganismen. Wenn es dann im Boden versickert, so werden je nach Bodenbeschaffenheit die Keime und gelösten Stoffe mehr oder weniger schnell absorbiert.

Grundwasser ist im Allgemeinen durch Filtration keimarm.

In tieferen Schichten, im Bereich des **Grundwassers**, sind die Problembestandteile weitgehend entfernt und gegen andere Mineralstoffe ausgetauscht. Auf dem Weg zu einer natürlichen Quelle kann das Wasser wieder verkeimen.

Bei **Brunnenwasser** muss sorgfältig darauf geachtet werden, dass nicht nachträglich von außen ein Keimeintrag erfolgt.

Durch künstlich angelegte **Brunnen** droht die Gefahr der nachträglichen Kontamination – (pathogene) Keime können von oben (bei einer defekten Abdeckung) oder von der Seite (Sickerwasser bei defekter Anlage) eindringen.

▶ **Klinischer Fall**

▶ **Klinischer Fall.** In Afrika gibt es noch viele Dorfbrunnen. Wenn diese nicht ganz dicht mit einem Deckel verschlossen sind können sich die Agamen (Eidechsen) auf der Suche nach Feuchtigkeit darunter zwängen; sie fallen in den Brunnen und kommen nicht mehr heraus. Da solche Echsentiere in ihrem Darm immer (!) Träger von Salmonellen sind, gelangen auf diese Weise pathogene Keime in das Brunnenwasser.

Oberflächenwasser aus Seen und Flüssen gelten prinzipiell nicht als sicher.

Mit hoher Wahrscheinlichkeit kommen unter natürlichen Bedingungen im **Oberflächenwasser** von Flüssen und Seen Krankheitserreger vor.

2.3.2 Trinkwasser

2.3.2 Trinkwasser

Nach Trinkwasserverordnung (**TVO**) gelten für Bakterien wie für chemische Stoffe bestimmte Grenzwerte (Tab. **J-2.4**).

Die oben beschriebenen natürlichen Wasserquellen genügen also unseren heutigen Ansprüchen nach einer zuverlässigen, konstant risikoarmen Wasserversorgung nicht. In aufwendigen, mehrstufigen Aufbereitungsschritten wird unser Trinkwasser heute im Wasserwerk an den geforderten Qualitätsstandard angepasst, welcher in der **Trinkwasserverordnung (TVO)** festgelegt ist (Tab. **J-2.4**).

Für die Beurteilung der technischen Wasserqualität werden außerdem noch der pH (Sollwert 6,5–9,5), der Eisengehalt (Grenzwert 0,2 mg/l) und die Wasserhärte bestimmt.

Für die Beurteilung der technischen Qualität von Wasser werden noch weitere Eigenschaften bestimmt, wie etwa der pH (Sollwert 6,5–9,5), Eisengehalt (Grenzwert 0,2 mg/l) und Härte (bedingt durch den Gehalt an Ca- und Mg-Salzen von Kohlen und Schwefelsäure). Durch besondere Aufbereitungsmethoden

J-2.4

J-2.4 Qualitätsmerkmale für Trinkwasser

Parameter	***Grenzwerte***
mikrobiologisch:	
Gesamtkeimzahl	100KBE/ml
Escherichia coli	in 100 ml nicht vorhanden
Pseudomonas aeruginosa	in 100 ml nicht vorhanden
Enterokokken	in 100 ml nicht vorhanden
Legionella pneumophila	in 100 ml nicht vorhanden*
chemisch:	
Nitrat	50 mg/l
Nitrit	0,1 mg/l
polyzyklische aromatische Kohlenwasserstoffe	0,0001 mg/l
organische Chlorverbindungen	0,01 mg/l
Fluorid	1,5 mg/l
Cadmium	0,005mg/l
Pflanzenschutzmittel insgesamt	0,0005mg/l

* für Intensiv-, Transplantations- und Verbrennungseinheiten gelten niedrigere Grenzwerte: in 1ml nicht vorhanden
KBE = Koloniebildende Einheit

wie Entsäuerung, Enteisung, Enthärtung kann die Qualität verbessert werden. Wenn z. B. durch Ionenaustauscher die Ca-Ionen gebunden und durch Na-Ionen ersetzt werden, so steigt dabei der NaCl-Gehalt an, sollte aber den Wert von 200 mg/l nicht überschreiten.

Trinkwasser-Quellen

Die Herkunft des Trinkwassers ist je nach Standort verschieden.

- **Quellwasser** steht heute kaum mehr in ausreichender Menge zur Verfügung, zumindest nicht in den Ballungsgebieten.
- Alternativen sind **Grundwasser** und **Oberflächenwasser** (z. B. aus Flüssen, natürlichen Seen, Stauseen), die in mehreren Schritten aufbereitet werden (Tab. **J-2.5** S. 660).
- **Mineralwasser** ist ein Grundwasser mit einem erhöhten Gehalt an gelösten geogenen Stoffen, nämlich > 1 g/kg.
- **Tafelwasser** ist Trinkwasser, welches noch Zutaten enthält, z. B. Carbonate oder Kohlenstoffdioxid.

Trinkwasser-Quellen

- Quellwasser.
- Grundwasser und Oberflächenwasser (Tab. **J-2.5** S. 660).
- Mineralwasser.
- Tafelwasser.

Erreger im Trinkwasser

In den Industriestaaten ist das Trinkwasser, das in den öffentlichen Leitungen verteilt wird, stets kontrolliert und einwandfrei; nur gelegentlich, bei Pannen, wird diese Sicherheit durchbrochen. Nur durch hohen technischen Aufwand, durch ständige Aufsicht und Qualitätskontrolle ist dieser Standard zu halten!

Erreger im Trinkwasser

▶ **Fallbeispiel** In Ismaning im Jahre 1978. Kurz vor Pfingsten kommt ein Ehepaar von einer Indonesienreise mit schwerem Durchfall nach Hause; wie sich später herausstellt war Shigella dysenteriae die Ursache. Aus Versehen hat ein Techniker im Wasserwerk einen Schieber geöffnet, der Abwasser von der Zuleitung trennt; so konnte für kurze Zeit bakterienhaltiges Abwasser in die Trinkwasserversorgung gelangen. Wenige Stunden später erkrankten schlagartig 1324 Bürger an Ruhr.

◀ **Fallbeispiel**

Vor allem nachträgliche fäkale Verunreinigungen müssen verhindert werden. Bei den regelmäßigen Kontrolluntersuchungen gilt dafür vor allem **Escherichia coli als Indikatorkeim**, aber auch Enterokokken und Clostridien können darauf hinweisen. Wenn eine solche Gefahr droht, dann muss z. B. durch Chlorierung oder Ozonisierung in den Wasserleitungen eine Keimarmut erzwungen werden.

Escherichia coli im Wasser gelten als **Indikator** für die Verunreinigung mit **Fäkalien.** Solches Wasser muss vor der Nutzung durch Ozon oder Chlor aufbereitet werden.

▶ **Exkurs:** Im Einzelfall, z. B. im Urlaub in Ländern der Dritten Welt oder beim Camping, ist u. U. eine Desinfektion des Trink- und Brauchwassers sinnvoll. Abkochen ist immer richtig; aber auch eine Filtrierung mit geeigneten Geräten ist möglich, aber aufwendig und es droht die Gefahr der Verkeimung der Filter! Auch mit Hilfe von chemischen Zusätzen wie Chlor (Clorina) oder Silbersalzen (Micropur) ist eine Gefahrenabwehr möglich – vorausgesetzt, dass das Wasser nicht allzu stark mit organischen Stoffen belastet ist. Chlor wirkt schnell, die Wirkung lässt aber auch wieder schnell nach. Silber benötigt eine Einwirkzeit von > ½ Stunde, wirkt dann aber 1 Woche. Deswegen ist die Kombination (Certisil Argento) vorteilhaft.

◀ **Exkurs**

In der Endstrecke zum Verbraucher droht jedoch in **stagnierendem** Wasser in **Totleitungen** oder in verrosteten Rohren (Abb. **J-2.2**) oder bei verkalkten Wasserhähnen eine Kontamination mit typischen sog. **Pfützenkeimen**, wie **Pseudomonas**, Burkholderia, Acinetobacter und **Legionella**. Bakterien vermehren sich aber nicht nur in Suspension, also planktonisch, sondern auch in **Biofilmen**, wo sie vor widrigen Umwelteinflüssen geschützt sind; dort leben sie vergesellschaftet mit anderen. In Warmwasser verbreiten sich die anspruchslosen Legionellen. Die **Trinkwasserverordnung** (TVO) enthält Vorschriften, die diese Risiken verhindern sollen.

In stehendem Wasser können sich nachträglich manche Keime vermehren, vor allem sog. **Pfützenkeime**, wie **Pseudomonas**, Acinetobacter und **Legionella**.

J-2.2

J-2.2 Wasserrohr

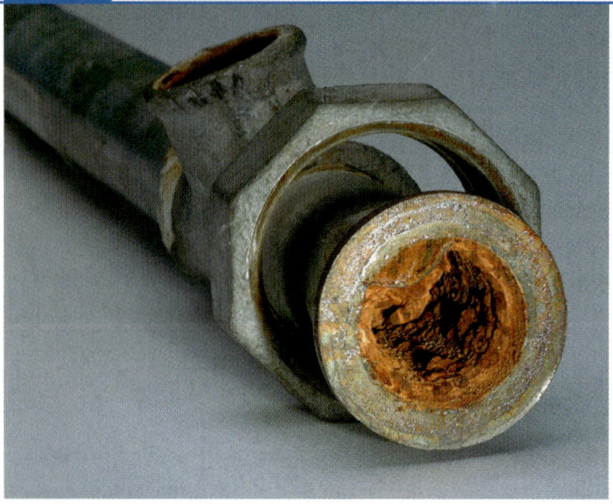

Dieses Wasserrohr aus verzinktem Eisen war wenige Jahre nach Installation bereits ziemlich verrostet und hat das Lumen fast verschlossen. Aus dem Wasserhahn floss braunes, rostiges Wasser, in dem Pseudomonas und Legionella gezüchtet wurden, denn in diesen zerklüfteten Oberflächen bilden sich leicht Biofilme. Wasserrohre aus Kupfer oder Edelstahl sind dagegen weniger anfällig.

Schadstoffe im Trinkwasser

Die Qualität von Trinkwasser hängt neben den mikrobiellen Belastungen auch noch von dem Gehalt an **chemischen Schadstoffen** ab (Tab. **J-2.4**). Die TVO sieht dafür jeweils Grenzwerte vor.

Schadstoffe im Trinkwasser

Schadstoffe im Trinkwasser lassen sich nicht ganz vermeiden; allerdings sind bestimmte Grenzwerte für viele einzelne Stoffe festgelegt, darunter Nitrat, Schwermetalle, Tenside. Gerade umweltstabile Verbindungen, wie polyzyklische bzw. halogenierte Kohlenwasserstoffe, können über Luft und Boden ins Trinkwasser gelangen (Tab. **J-2.4**).

Nitrate, die entweder aus natürlicher Produktion im Boden, meistens aber aus übermäßiger **Düngung** der Felder stammen, sind vor allem für Säuglinge schädlich. Nach Umwandlung in **Nitrit**, welche spontan oder durch Bakterien in der Nahrung oder im Körper selbst erfolgt, entsteht bei diesen Personen akut dadurch **Methämoglobin**, so dass die Sauerstoffversorgung der Gewebe abnimmt. Darüber hinaus stehen Nitrat bzw. Nitrit im Verdacht, im Magen eines Menschen in Nitrosamin, ein starkes Kanzerogen, umgewandelt zu werden.

▶ Merke

▶ **Merke:** In gefährdeten Gebieten sollte die Nahrung für Säuglinge und Kleinkinder besser mit Mineral- oder Tafelwasser zubereitet werden, wofür geringere Grenzwert (0,02 mg/l) für Nitrat gelten.

Die anderen Schadstoffe haben vor allem bei längerfristiger Aufnahme – selbst bei nur geringen Mengen – vor allem Spätfolgen an unterschiedlichen Organen. Zudem besteht die Gefahr, dass solche Stoffe über Tiere in die Nahrungskette gelangen, z. B. in die Milch.

Aufbereitungsmethoden

Aufbereitungsmethoden

J-2.5

J-2.5 Trinkwasser-Aufbereitungsverfahren

Verfahren	*Merkmale*
Flockung	nach Einleitung von Aluminium- oder Eisensalzen bilden sich Flocken aus organischen bzw. anorganischen Trübstoffen; diese können als Schlamm entfernt werden
Filtration	Trennung von festen (z. T. auch gelösten) Stoffen mit Sandfiltern, Aktivkohlefiltern
Desinfektion	mit Chlor, Ozon, UV-Bestrahlung
Ionenaustauschverfahren	zur Enthärtung des Wassers

2.4 Hygiene von Badewasser und Abwasser

2.4.1 Badewasserhygiene

In den Richtlinien über die Qualität von Badegewässern sind Leitwerte bezüglich der mikrobiellen und chemischen Beschaffenheit festgelegt, um eine Gesundheitsgefährdung der Bevölkerung auszuschließen.

Auch für **Badewasser** gibt es Qualitätsstandards

▶ **Fallbeispiel** Über den Rundfunk wird alljährlich davor gewarnt, in **Baggerseen** zu baden, wo bei routinemäßigen Kontrollen durch das Gesundheitsamt ein erhöhter **Coli-Titer** oder sogar pathogene Keime, wie etwa Salmonellen und Norwalkviren, festgestellt wurden. In der Tat können sich in den warmen Jahrszeiten bei erheblicher organischer Belastung der Oberflächengewässer Fäkalkeime, die durch Mensch oder Tier ins Wasser gelangt sind, rasch vermehren und dann beim Baden übertragen werden.

◀ **Fallbeispiel**

Für **Schwimmbäder** sowie für **Therapiebäder** werden noch höhere Ansprüche gestellt. Um eine Keimbesiedelung zu unterbinden, wird das Wasser durch Ozon und Chlor vorbehandelt. Jedoch muss hinterher ggf. mehrmals am Tag kontrolliert werden, dass Ozon vollständig wieder entfernt ist und der Gehalt an freiem und gebundenem Chlor innerhalb einer Untergrenze von 0,2/0,3 mg/l und einer Höchstgrenze von 0,5/0,6 mg/l liegt. Speziell in den Warmsprudelbecken (Whirlpool, Jaccuzzi) droht sonst die Gefahr, dass sich pathogene Keime, wie etwa Staphylococcus aureus und Legionella pneumophila, gut vermehren und dann per Kontakt oder Aerosol auf die Benutzer übertragen werden.
So genannte **Thermalbäder** werden aus Quellen gespeist, die schon natürlicherweise eine Temperatur > 20 °C haben.

In **Schwimm**- und **Therapiebädern** muss der Chlorgehalt zwischen 0,2 und 0,6 mg/l liegen.

2.4.2 Abwasserhygiene

Eine weitere Quelle für Infektionen kann das **Abwasser** werden, wenn es durch pathogene Keime wie etwa Salmonellen oder vancomycinresistente Enterokokken (VRE) kontaminiert ist. Mögliche Quellen sind Abfälle z. B. aus Schlachthöfen. In **Kläranlagen** muss deshalb solches Abwasser von pathogenen Keimen (und zusätzlich von bestimmten organisch-chemischen Belastungen) befreit werden, bevor dieses Abwasser in natürliche Oberflächengewässer, die sog. **Vorfluter**, eingeleitet werden darf.
Viele Schadstoffe wie Schwermetalle und Pestizidrückstände gelangen mit Abwasser in den Wasserkreislauf und sollten deswegen vorsorglich eliminiert werden.

Auch im **Abwasser** können pathogene Keime verbreitet werden; deswegen muss es in einer **Kläranlage** gereinigt werden, bevor es in Oberflächengewässer eingeleitet wird.

2.5 Umwelthygiene

▶ **Definition:** Umwelthygiene ist ein Teil der Umweltmedizin bzw. des ökologischen Stoffgebietes. Das Ziel dieser interdisziplinären Fachrichtung ist, für die Gesundheit schädliche Faktoren physikalischen, chemischen, biologischen oder sozialen Ursprungs aus dem Umfeld des Menschen zu vermindern oder zu vermeiden.

◀ **Definition**

Bei uns werden die meisten Umweltprobleme heutzutage durch chemische und physikalische (Lärm, Strahlung) Faktoren verursacht. Die Beseitigung von Abfällen und Müll aus Haushalten – vor allem aber aus Industrieanlagen – muss unter geordneten Bedingungen erfolgen und kontrolliert werden, um Umweltschäden zu vermeiden. Das **Immissionsschutzgesetz** setzt dafür den gesetzlichen Rahmen.
In den Ländern der Dritten Welt sind Infektionskrankheiten neben der Unterernährung immer noch das größte medizinische Problem (Tab. **J-1.1**, S. 653), weil die klimatischen Bedingungen und auch die sanitären und sozialen Ver-

Während die Gesundheitsrisiken durch Mikroorganismen aus der Umwelt vermindert sind, wachsen die Belastungen durch physikalische und chemische Faktoren.

J-2.6

J-2.6 Sick-building-Syndrom

Symptome	*Ursachen/Begleitumstände*
▪ Irritationen der Schleimhäute von Mund, Rachen, Nase und Auge ▪ Kopfschmerzen, Müdigkeit ▪ Konzentrationsschwäche	▪ Allergische Reaktion gegen Milben, Bakterien- und Pilzantigene ▪ Intoxikation durch Gase, Lösungsmittel, Aldehyde, Zigarettenrauch, flüchtige Stoffe von Mikroorganismen. ▪ Irritationen durch physikalische Einflüsse wie Lärm, Vibrationen, Licht, Zugluft ▪ Psychogen durch Stress, Unzufriedenheit, Überforderung

hältnisse eine Ausbreitung von Infektionserregern in der Umgebung des Menschen begünstigen. Wenn die Standards in den Hygienevorschriften nicht eingehalten werden, kommt es zu – begrenzten – Katastrophen.

Selbst harmlose, d. h. nicht-infektiöse Umweltkeime können wegen ihrer toxigenen und allergenen Wirkung der Gesundheit Schaden zufügen (Tab. **J-2.6**).

Viele Mikroorganismen, und zwar nicht nur pathogene Keime, sondern manchmal auch ganz harmlose Arten, können durch ihre antigene Wirkung Folgen für die Gesundheit haben. Bakterien und Pilze finden speziell in den Befeuchtungsanlagen von Klimaanlagen günstige Bedingungen, wodurch hohe Belastungen auftreten, die dann das **Sick-building-Syndrom** (Tab. **J-2.6**) auslösen können.

2.6 Epidemiologie

2.6.1 Grundlagen

2.6 Epidemiologie

2.6.1 Grundlagen

▶ Definition

▶ **Definition:**
- **Epidemiologie** ist die Lehre vom Auftreten häufiger Krankheiten (Volkskrankheiten) – infektiöser aber auch nichtinfektiöser Natur – innerhalb festgelegter Zeiträume, bezogen auf eine definierte Bevölkerungsgruppe.
- Die **Infektionsepidemiologie** (Seuchenlehre) beschäftigt sich mit den geographischen und zeitlichen Ausbreitungen von Infektionskrankheiten. Neben dem **sporadischen Auftreten** von Infektionskrankheiten können diese als **Endemie, Epidemie** oder **Pandemie** in Erscheinung treten.

Endemie: Geographisch, nicht aber zeitlich begrenzt auftretende Infektionskrankheit (Abb. **J-2.3**).

Endemie: Eine Infektionskrankheit ist endemisch, wenn sie innerhalb einer Region dauernd anzutreffen ist (nur örtlich begrenzt, nicht aber zeitlich). Durch nachträgliche Bestimmung von Antikörpern lässt sich die Durchseuchung einer Bevölkerung feststellen (z. B. Masern, Toxoplasma, Chlamydia pneumoniae, Abb. **J-2.3**).

▶ Merke

▶ **Merke:** Das Wissen um Endemiegebiete (z. B. Malariagebiete) ist im Zuge des internationalen Tourismus von entscheidender hygienischer Bedeutung geworden – Expositionsrisiko!

Epidemie: Geographisch und zeitlich begrenzt auftretende Infektionskrankheit.

- **Explosivepidemie:** Explosionsartiges Auftreten einer Infektionskrankheit in einer Bevölkerung
- **Tardivepidemie:** Schleichende Vermehrung augenscheinlich sporadischer Krankheitsfälle.

Epidemie. Bei einer Epidemie tritt eine Infektionskrankheit innerhalb einer begrenzten geographischen Region in einem begrenzten Zeitraum auf. Zwei Arten der Epidemie werden unterschieden:
- **Explosivepidemie:** Der Krankheitserreger wird so gestreut, dass ihn eine große Bevölkerungsgruppe zur gleichen Zeit aufnimmt (z. B. Cholera-Erreger im Trinkwasser) und die Erkrankung explosionsartig bemerkbar wird.
- **Tardivepidemie:** Der Krankheitserreger wird durch persönlichen Kontakt des Infizierten mit anderen Menschen gestreut, so dass die Erkrankungen längere Zeit als sporadisch angesehen werden, bevor der Epidemiecharakter erkannt wird.

J-2.3 Durchseuchung der Bevölkerung mit einigen Krankheitserregern

J-2.3

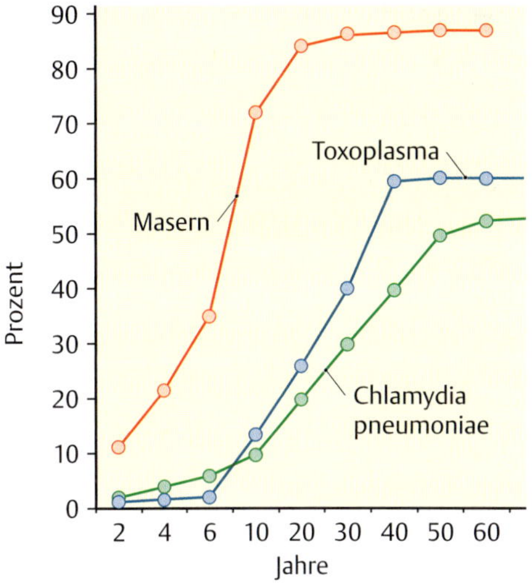

Masernviren sind hochkontagiös; sie werden schon im Kindergarten oder spätestens in der Schule übertragen. Deswegen sind Erwachsene zum Großteil immun. Chlamydia pneumoniae wird weitaus weniger effektiv übertragen. Die Durchseuchung beginnt im Kindesalter und steigt mit zunehmendem Alter stetig an. Toxoplasma gondii wird vor allem durch rohes Fleisch übertragen. Folglich sind Kinder nur wenig betroffen, und selbst unter Erwachsenen ist der Verzehr von rohem Fleisch nicht allgemein üblich, so dass ein Teil der Bevölkerung keinen Kontakt mit diesen Erregern hat.

Pandemie. Weitet sich eine Epidemie weltweit aus, so spricht man von einer Pandemie. Es handelt sich um das zwar zeitlich, nicht aber örtlich begrenzte Auftreten einer bestimmten Infektionskrankheit.

Pandemie: weltweit, aber zeitlich begrenzt auftretende Infektionskrankheit

Unabhängig von diesen Einteilungen kann man Seuchen dadurch charakterisieren, mit welcher **Extensität** (wie viele Menschen erkranken) und mit welcher **Intensität** (wie viele Erkrankte sterben) sie auftreten. Bei der Beobachtung von Seuchen ist weiterhin die **jahreszeitliche Häufung** von großem Interesse (Frühsommer-Meningoenzephalitis etc.). Ein besonderes Phänomen stellen **säkulare Schwankungen** beim Auftreten von Seuchen dar. Das „Kommen und Gehen" von Infektionskrankheiten über Jahre hinweg kann dabei nicht durch ärztliche oder allgemeinhygienische Maßnahmen allein erklärt werden; so spielen z. B. klimatische Veränderungen eine Rolle.

Zur Beschreibung der epidemiologischen Situation einer Krankheit werden folgende Termini verwendet:

Kontagiosität (contingere = berühren): Die Ansteckungsfähigkeit eines Erregers hängt von mehreren, verschiedenen biologischen Eigenschaften ab, wie etwa die Beständigkeit in der Umwelt („Fitness"), Übertragungswege, Virulenz (Aggressivität). Kontagiosität ist also ein Maß für die Wahrscheinlichkeit, mit der eine Krankheit bei Exposition übertragen wird.

Kontagiosität: Maß für die Ansteckungsfähigkeit

Morbidität (morbus = die Krankheit): Anzahl der an einer bestimmten Erkrankung leidenden Personen einer Bevölkerung innerhalb eines definierten Zeitraumes (z. B. innerhalb eines Kalenderjahres) bezogen auf 10 000 oder 100 000 Personen dieser Bevölkerung. Es können zusätzliche Kriterien eingeführt werden, etwa Geschlecht und bestimmte Altersgruppen. Morbidität ist also ein Maß für die Häufigkeit und Bedeutung einer Krankheit.

Morbidität: Anzahl der an einer bestimmten Krankheit leidenden Personen pro Bevölkerung in einem bestimmten Zeitraum.

Prävalenz: Anzahl aller von einer bestimmten Erkrankung Betroffenen an einem festgelegten Stichtag (in der Praxis bezogen auf 10 000 oder 100 000 Einwohner).

Prävalenz: Anzahl an einer definierten Krankheit leidenden Personen an einem Stichtag

Inzidenz: Anzahl der Personen, die innerhalb des Beobachtungszeitraumes eine bestimmte Erkrankung erstmals erlitten (wird in der Praxis oftmals auf 1000, 10 000 oder 100 000 Einwohner bezogen.).

Inzidenz: Anzahl an Personen, die innerhalb eines bestimmten Zeitrahmens erstmals eine bestimmte Krankheit erlitten

Mortalität (mortalitas = das Sterben): Anzahl der an einer bestimmten Erkrankung verstorbenen Personen einer Bevölkerung innerhalb eines definierten Zeitraums (z. B. innerhalb eines Kalenderjahres), bezogen auf 10 000 oder 100 000 Personen dieser Bevölkerung. Es können zusätzliche Kriterien eingeführt werden, etwa Geschlecht und bestimmte Altersgruppen.

Mortalität: Zahl der an einer bestimmten Krankheit gestorbenenen Personen einer Bevölkerung innerhalb eines bestimmten Zeitraumes.

Die **Säuglingssterblichkeit**, d. h. die Zahl der innerhalb des ersten Lebensjahres verstorbenen Kinder, bezogen auf 1000 Lebendgeborene.

Eine Untergruppe der Mortalität stellt die **Säuglingssterblichkeit** dar. Man versteht darunter die Mortalität der Säuglinge innerhalb des ersten Lebensjahrs, bezogen auf 1000 Lebendgeborene einer Bevölkerung innerhalb des Beobachtungszeitraumes (z. B. verstarben 1950 von 1000 Lebendgeborenen innerhalb des ersten Lebensjahres in Baden-Württemberg im statistischen Mittel 50,9, im Jahr 1975 nur 16,9 und im Jahr 2000 nur noch 3,9).

Letalität: Sterberate (in %) der von einer bestimmten Krankheit betroffenen Personen.

Letalität (letalis = tödlich): Dieser Begriff beinhaltet die Sterberate (in Prozent) der von einer bestimmten Erkrankung betroffenen Personen. Beispiel: Die Mortalität der Listeriainfektion ist niedrig, denn weit unter 0,1 % der Bevölkerung sterben an dieser Infektionskrankheit, weil selbst nach Exposition nur wenige Individuen wirklich krank werden. Die Listeriose ist also keine Volksseuche. Aber eine Listeriose ist sehr gefährlich, d. h. die Letalität ist sehr hoch, immerhin erliegen 30 % derjenigen Personen, die eine manifeste Krankheit entwickeln, dieser Infektion.

2.6.2 Persistenz von Erregern in der Umwelt und spezielle Reservoire

Die Biodiversität der Mikroorganismen ist gewaltig. Manche der unzähligen Keime haben sich an spezielle, auch extreme Bedingungen angepasst. Die meisten dieser Keime der **unbelebten Umwelt** sind für den Menschen apathogen.

2.6.2 Persistenz von Erregern in der Umwelt und spezielle Reservoire

Das Überleben von lebenden Mikroorganismen in der **unbelebten Umwelt** ist begrenzt und hängt ganz wesentlich von den Bedingungen ab. Einige Spezialisten haben sich selbst an extreme Situationen angepasst: so gibt es Keime, die im siedenden Wasser eines Geysirs überleben und sich vermehren können, und andere, die im Gletschereis leben. Die **Biodiversität** ist immens groß. Solche Umweltspezialisten sind jedoch praktisch immer apathogen.
Unter für den Keim günstigen Verhältnissen können aber auch pathogene Keime in der unbelebten Umwelt, z. B. in Wasser, Lebensmitteln, Staub, Erde oder Luft persistieren.

2.6.3 Infektionsquellen bzw. Übertragungswege

Einige Keime haben sich an **Tiere** adaptiert und können ggf. auch einen Menschen befallen. Einige Keime, wie etwa das VZV, T. pallidum und N. gonorrhoeae, kommen ausschließlich nur beim **Menschen** vor.

2.6.3 Infektionsquellen bzw. Übertragungswege

Andere pathogene Keime haben jedoch auch Nischen in der **belebten Umwelt** außerhalb des Menschen gefunden; sie können in Insekten (z. B. Borrelien), in Amphibien (z. B. Salmonellen) oder in Säugetieren (Toxoplasma gondii) überleben. Gegebenenfalls ist also eine Ausrottung dieser Quelle (z. B. eine Mückenbekämpfung) oder zumindest ein Schutz (z. B. durch ein Moskitonetz) oder die Verwendung von Repellents sinnvoll. Pflanzenpathogene Keime sind nur selten auch humanpathogen. Typischerweise sind manche Keime speziell auf den Menschen adaptiert, wie etwa das Varicella-Zoster-Virus, Treponema pallidum und Neisseria gonorrhoeae und werden also nur von Mensch zu Mensch übertragen.

Auch von der körpereigenen Flora kann Gefahr für das Individuum selbst wie für Mitmenschen ausgehen.

Auf der Haut und auf den Schleimhäuten des Menschen existiert eine für das Individuum recht typische Flora, die wenig Schaden anrichtet und sogar eine Reihe von wichtigen, physiologischen Funktionen erfüllt, solange sie nur am autochthonen Standort residieren. Aber wenn die Keime dieser **körpereigenen Flora** in andere Körperteile oder auf andere Menschen verschleppt werden, können sie Quelle für eine **endogene** Infektion werden.

J-2.7 Beispiele für bevorzugte Übertragungswege einiger Infektionserreger

aerogen	*Kontakt/Schmierinfektion*	*Lebensmittel*	*Wasser*	*Tier*
▪ Influenza	▪ Herpesviren	▪ Hepatitis A	▪ Enteroviren	▪ Rabies
▪ Mykobakterien	▪ HIV	▪ Salmonella	▪ Vibrio	▪ Ch. psitacci
▪ Meningokokken	▪ Gonokokken	▪ Campylobacter	▪ Pseudomonas	▪ Bartonella
▪ Bordetella	▪ Treponema	▪ Listeria	▪ Legionella	▪ Borrelia
▪ Aspergillus	▪ Staphylokokken	▪ Toxoplasma	▪ Leptospira	▪ Toxoplasma
▪ Coccidioides	▪ Ch. trachomatis	▪ Taenia	▪ Lamblia	▪ Plasmodium

Im Prinzip gibt es also diverse Übertragungswege – Luft, Wasser, Lebensmittel sowie Tiere können von Fall zu Fall Quelle sein (Tab. **J-2.7**). Gelegentlich sind nicht die ursprünglichen Quellen direkt Ausgangspunkt für Infektionen, manchmal schalten sich noch belebte oder unbelebte **Vektoren** bzw. Vehikel dazwischen. In anderen Fällen ist dagegen der Mensch selbst oder sein Mitmensch die hauptsächliche Infektquelle.

Infektionen gehen also von verschiedenen Quellen der unbelebten wie der belebten Umwelt sowie von anderen Menschen wie auch vom Individuum selbst aus (Tab. **J-2.7**). Gelegentlich treten Vektoren ins Spiel, die selber gar nicht primär die Quelle darstellen.

Infektionswege und Infektionsketten

Infektionswege und Infektionsketten

▶ **Merke:** Die genaue Kenntnis der Infektionswege ist der erste Schlüssel für eine sinnvolle Bekämpfung von Infektionskrankheiten. ◀ Merke

▶ **Definition:** Unter einem **Infektionsweg** versteht man die Übertragung von der Infektionsquelle auf den Patienten, der Begriff **Infektionskette** beinhaltet daneben noch die weitere Übertragung von Patienten zu Patienten. ◀ Definition

- **Homogener Infektionsweg:** Ein Infektionsweg wird als homogen bezeichnet, wenn an der Ausbreitung der Infektion nur Wirbeltiere und Menschen beteiligt sind, keine Insekten oder Spinnentiere.
- **Heterogener Infektionsweg:** Wirken auch Insekten oder Spinnentiere bei der Ausbreitung einer Infektionskrankheit mit, bezeichnet man dies als einen heterogenen Infektionsweg.
- **Homonome Infektionskette:** Sind von der Infektionskrankheit nur Menschen betroffen, spricht man von einer homonomen Infektionskette.
- **Heteronome Infektionskette:** Sind von der Infektion neben dem Menschen auch noch Tiere betroffen, so liegt eine heteronome Infektionskette vor.

Aus der Kombination dieser vier Definitionen lässt sich eine Zuordnung der bekannten Infektionskrankheiten zu folgenden vier Infektionsketten vornehmen:

Homogen-homonome Infektionskette: Übertragung von Mensch zu Mensch: Nur der Mensch ist betroffen. *Beispiele:* alle sexuell übertragbaren Krankheiten, alle durch Tröpfcheninfektion übertragbaren Krankheiten, aber auch viele Infektionskrankheiten, die durch kontaminierte Lebensmittel oder Trinkwasser verbreitet werden. Auch nosokomiale Infektionen durch infizierte Blutprodukte oder Instrumente (Endoskope) zählen dazu.

Homogen-homonome Infektionskette: Übertragung von Mensch zu Mensch, nur der Mensch ist betroffen (z. B. sexuell übertragbare Krankheiten).

Homogen-heteronome Infektionskette: Übertragung von Tier zu Mensch (ohne Insektenbeteiligung). Von der Krankheit betroffen sind Mensch und Tier. *Beispiel:* Tollwut; Wildtier (z. B. Fuchs) infiziert Haustier (z. B. Hund). Dieses infiziert den Mensch. Alle Beteiligten erkranken.

Homogen-heteronome Infektionskette: Übertragung von Tier zu Mensch, beide sind betroffen (z. B. Tollwut).

Heterogen-homonome Infektionskette: Übertragung einer Infektionskrankheit von Mensch zu Mensch, wobei ein Insekt oder Spinnentier, das selbst nicht erkrankt, als Überträger (Vektor) fungiert. *Beispiel:* Malaria, FSME.

Heterogen-homonome Infektionskette: Übertragung von Mensch zu Mensch mit Zwischenschaltung eines Insekts, das als Vektor nicht selbst erkrankt (z. B. Malaria).

Heterogen-heteronome Infektionskette: Übertragung einer Infektionskrankheit von Tier zu Mensch unter Einschaltung eines Insekts. *Beispiel:* Pest. An einer erkrankten Ratte infiziert sich der Rattenfloh, der seinerseits als Vektor einen Menschen infizieren kann.

Heterogen-heteronome Infektionskette: Übertragung von Tier zu Mensch unter Einschaltung eines Insekts als Vektor (z. B. Pest).

▶ **Merke:** Ein ganz wichtiger Schritt in der Prävention von Epidemien ist die Unterbrechung der Infektionskette. ◀ Merke

Aerogen

Aerogen

▶ **Definition:** Übertragung von Erregern über in der Luft schwebende Staubpartikel, Dunst- oder Sekrettröpfchen (Abb. **J-2.4**). ◀ Definition

Hygienemaßnahmen: Eine aerogene Übertragung kann primär dadurch verhindert werden, dass gar keine Ausbreitung stattfindet, indem man die Quelle von

Hygienemaßnahmen: Aerogene Infektionen werden durch Isolation der Infizierten

J-2.4

J-2.4 **Tröpfcheninfektion**

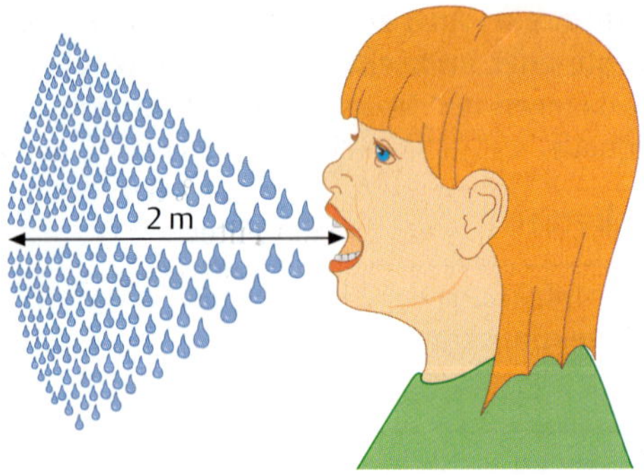

Beim Husten (aber auch beim Niesen und Sprechen) werden keimhaltige Sekrettröpfchen meterweit verbreitet. Die größeren fallen schnell zu Boden, die kleineren (Durchmesser < 4 µm) halten sich stundenlang in der Schwebe.

(**Quarantäne**) oder durch Fernbleiben vom Infektionsherd vermieden.

Raumlufttechnische (**RLT**) Anlagen schaffen in bestimmten Bereichen (z. B. Op) günstige Verhältnisse.

Während beim **Kehren** und **Staubsaugen** der bakterienhaltige Staub nur aufgewirbelt wird, werden beim **feuchten Wischen** potenzielle Erreger entfernt, was durch

der Umgebung trennt. Eine **Quarantäne**, d. h. die räumliche Trennung (Isolation oder **Absonderung**) der Infizierten von anderen Menschen einerseits oder die Flucht vor der Gefahr andererseits sind erste wichtige Schritte.

Eine aerogene Keimverbreitung wird durch raumlufttechnische (**RLT-**)**Anlagen** unterbunden. Mit großem technischen Aufwand wird die Luft gefiltert und dann mit Überdruck in Op-Säle bzw. Isolierstationen für infektgefährdete Patienten abgegeben. Dadurch wird der Zustrom von erregerhaltiger Luft verhindert. Umgekehrt kann ein Unterdurck in den Patientenzimmern auf Infektionsstationen erzeugt werden, um das Entweichen von gefährlichen Infektionserregern zu vermeiden.

Im Krankenhaus sind **Kehren** und **Staubsaugen** grundsätzlich verpönt, denn normalerweise findet dabei nur eine Verwirbelung statt – die enthaltenen Keime werden nicht beseitigt, sondern nur verteilt. Besser ist **feuchtes Wischen**, weil hier die Keime mit dem Wischwasser beseitigt werden. In kritischen Berei-

J-2.5 **Atemschutzmaske**

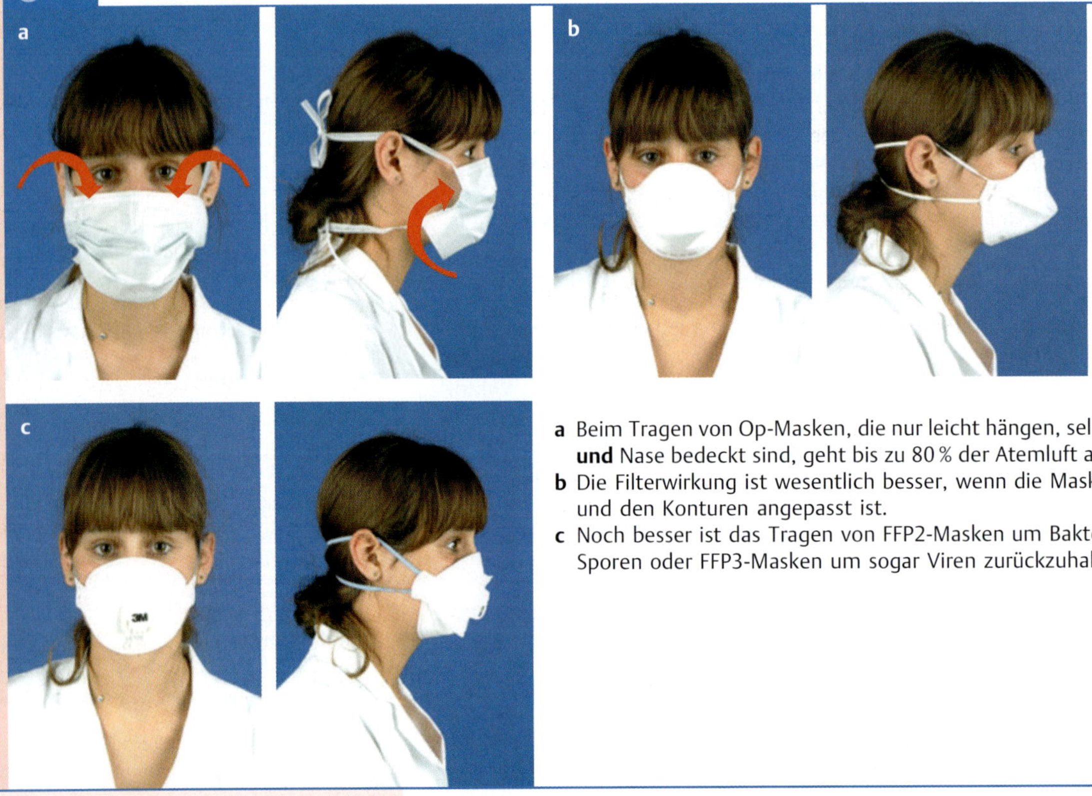

a Beim Tragen von Op-Masken, die nur leicht hängen, selbst wenn Mund **und** Nase bedeckt sind, geht bis zu 80 % der Atemluft am Filter vorbei!
b Die Filterwirkung ist wesentlich besser, wenn die Maske fest aufsitzt und den Konturen angepasst ist.
c Noch besser ist das Tragen von FFP2-Masken um Bakterien, Pilze und Sporen oder FFP3-Masken um sogar Viren zurückzuhalten.

chen, wie etwa Intensiv- und Infektionsstationen, ist zusätzlich noch die Zugabe von Desinfektionsmittel in ausreichender Konzentration (nach DGHM- bzw. RKI-Liste, s.S. 685) sinnvoll, um vegetative Keime und Sporen zu eliminieren.
Eine weitere wirksame Maßnahme zur Prävention von aerogenen Infektionen ist der **Atemschutz** von Personal und Patienten. Das Tragen von Mundschutz, im Chargon oft „OP-Maske" genannt, wobei zusätzlich möglichst auch die Nase bedeckt sein sollte, ist kein sicherer Schutz, denn bis zu 80 % der Atemluft gehen im Bypass am Filter vorbei (Abb. **J-2.5**).Und auch der Filter selbst ist kein unüberwindliches Hindernis für Bakterien und Viren, vor allem wenn der Stoff mit der Zeit durchfeuchtet ist.
Der relativ beste Schutz ist eine sog. „high risk"-Maske. Ein Äquivalent ist die Feinstaubmaske, die primär von der Industrie entwickelt wurde, wobei es Masken mit verschiedenen Abscheidegraden gibt, nämlich die FFP-1-, -2- und -3-Masken. Voraussetzung ist aber immer, dass sie dicht auf der Haut aufsitzen. Ein Nachteil dieser Masken ist ein starker Ausatemwiderstand. Dieser Atemschutz kann gesunden Personen deshalb nur nach vorausgegangener betriebsärztlicher Prüfung zugemutet werden.
Normalerweise werden die eingeatmeten Erreger durch die unspezifischen Abwehrmechanismen der Schleimhäute der oberen Luftwege eliminiert. Bei Vorschädigung aber, z. B. bei Rauchern, gelingt dies weniger gut.

Zugabe von Desinfektionsmittel noch verstärkt wird.

Atemschutzmasken, sofern sie richtig eingesetzt werden, sind hilfreich (Abb. **J-2.5**).

Kontakt

▶ **Definition:** Keimübertragung durch direkten Kontakt mit dem Erreger.

◀ **Definition**

Ursachen: Kontaminierte **Gegenstände** der Umwelt, darunter auch medizinische Instrumente, sind eine bedeutende Infektionsquelle.
Die Finger der **Hände** sind die „10 wichtigsten Risikofaktoren" bei der Verbreitung von Keimen, z. B. von Staphylococcus aureus, von einem Menschen auf den anderen, speziell bei nosokomialen und iatrogenen Infektionen (Abb. **J-2.6**).
Manche Erreger haben sich so spezialisiert, dass sie praktisch nur bei **engem körperlichem Kontakt** also z. B. beim Geschlechtsverkehr von einem Menschen auf einen nächsten übertragen werden, z. B. Treponema pallidum, Neisseria gonorrhoeae, HIV, Trichomonas vaginalis.
Von Körperteilen, die normalerweise mit einer **mikrobiellen Flora** besiedelt sind, kann bei einem Individuum eine Verschleppung von Krankheitserregern auf andere, nicht besiedelte Gebiete erfolgen. Vor allem die oro-anale Schmierinfektion spielt eine immense Rolle, häufig bei Kindern und alten Menschen.
Manche Erreger residieren primär in der **Tierwelt** und werden von dort bei passender Gelegenheit auf den Menschen übertragen.

Kontakt(Schmier)infektionen gehen von verschiedenen Quellen aus:
- kontaminierte, unbelebte Gegenstände
- besiedelte Körperteile von Mensch und Tier
- speziell **Hände** (Abb. **J-2.6**)
- Geschlechtsverkehr

Hygienemaßnahmen: Von entscheidender Bedeutung vor allem zur Prävention von Infektionen durch Gegenstände und Hände sind die Desinfektion und – besser noch – die Sterilisation (S. 674).

J-2.6 Die 10 wichtigsten Risikofaktoren für nosokomiale Infektionen

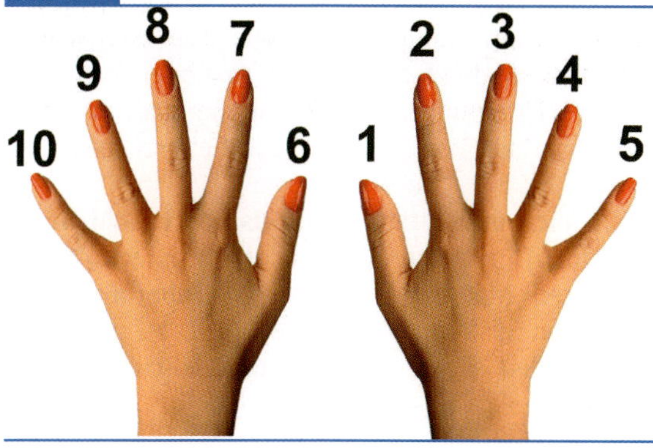

Auch „gepflegte" Hände sind eine wichtige Infektionsquelle.

J-2.6

2.7 Infektionsschutzgesetz (IfSG)

Zur Definition der unterschiedlichen Regelungen s. Tab. **J-2.8**.

2.7 Infektionsschutzgesetz (IfSG)

Zur Verhütung bzw. Bekämpfung von Epidemien, die die Gesundheit ganzer Bevölkerungskollektive bedrohen, gibt es eine Reihe von Regelungen, die in ihrer Stringenz und Bedeutung stark differieren (Tab. **J-2.8**). Das alte Bundesseuchengesetz von 1962 sowie das Gesetz zur Bekämpfung von Geschlechtskrankheiten von 1953 wurden am 1. Januar 2001 durch das neue IfSG abgelöst. Ziel ist die Verhinderung der Verbreitung von übertragbaren Krankheiten.

▶ Definition

▶ **Definition:** Das Infektionsschutzgesetz ist ein bundesweit geltendes Gesetz mit dem Ziel, die Verbreitung von übertragbaren Krankheiten zu verhindern.

Diesbezügliche Internetadressen: http://bundesrecht.juris.de/bundesrecht/ifsg und www.rki.de/INFEKT/IFSG/IFSG.HTM

Im Internet ist der gesamte Gesetzestext nachlesbar unter http://bundesrecht.juris.de/bundesrecht/ifsg. Details und Formulare sind unter www.rki.de/INFEKT/IFSG/IFSG.HTM zusammengestellt.

J-2.8

J-2.8 Übersicht über Regelungen

Gesetze	gehen vom Staatssouverän aus; Pflicht; strafbewehrt
Verordnungen	amtliche Verfügungen; Überschreitungen werden geahndet
Richtlinien	gehen von Behörden oder Institutionen aus; müssen nicht unbedingt eingehalten werden, wenn man eine Alternative gut begründen kann
Empfehlungen	z. B. Leitlinien; gehen von Expertengruppen aus; sind evidenzbasiert; sollen Richtschnur sein, sind aber rechtlich nicht verbindlich
Lehrmeinungen	gehen von Einzelnen aus; sind zunächst plausibel, aber ändern sich, müssen kritisch hinterfragt werden; „auch Experten können sich täuschen"

2.7.1 Meldepflicht

Die Meldepflicht soll helfen, die Häufigkeit von bestimmten Infektionen und ihre Verbreitung zu erfassen und in Einzelfällen gezielt zu intervenieren. Zu Begriffen s. Tab. **J-2.9**.

Die ärztliche **Schweigepflicht** (§ 203 StGB) wird durch die Bestimmungen des IfSG aufgehoben und in eine **Offenbarungspflicht** umgewandelt!

2.7.1 Meldepflicht

Die frühzeitige Erkennung von Risiken soll durch die Zusammenarbeit von Behörden und Einrichtungen des Gesundheitswesens verbessert werden. Die Meldepflicht soll helfen, die Häufigkeit von bestimmten Infektionen und ihre Verbreitung zu erfassen und in Einzelfällen gezielt zu intervenieren. Um Missverständnissen vorzubeugen, sind Begriffsbestimmungen eingeführt worden (Tab. **J-2.9**).
Die ansonsten übliche **Schweigepflicht** des Arztes (§ 203 StGB) wird durch dieses Gesetz punktuell aufgehoben und in eine **Offenbarungspflicht** umgewandelt, weil das Recht der Allgemeinheit auf Schutz vor übertragbaren Krankheiten höher gewertet wird als das Interesse des Einzelnen an der Geheimhaltung seines Gesundheitszustandes.

▶ Merke

▶ **Merke:** Das **Meldesystem basiert auf 3 Säulen:**
- Meldung von **Krankheiten**, die in § 6 IfSG (http://bundesrecht.juris.de/bundesrecht/ifsg) aufgeführt sind (einschließlich Verdachtsfällen bzw. Tod oder z. B. eine Verletzung durch ein tollwutverdächtiges Tier oder Verdacht auf einen Impfschaden), **durch den feststellenden Arzt** oder sonstige meldepflichtige Personen. Diese Meldungen erfolgen **namentlich** an das zuständige **Gesundheitsamt** innerhalb von 24 Stunden auf einem speziellen Formular.
- Meldung von direktem oder auch indirektem **Nachweis von Krankheitserregern**, die in § 7 IfSG (http://bundesrecht.juris.de/bundesrecht/ifsg) aufgeführt sind, in bestimmten Materialien **durch das Laboratorium**. Auch das **gehäufte Auftreten** von nicht gelisteten Erregern ist zu melden. Diese Meldungen erfolgen in den meisten Fällen **namentlich an das**

J-2.9 Begriffsbestimmungen im IfSG

Krankheitserreger	ein vermehrungsfähiges Agens (Virus, Bakterium, Pilz, Parasit) oder ein sonstiges biologisches transmissibles Agens, das bei Menschen eine Infektion oder übertragbare Krankheit verursachen kann
Infektion	die Aufnahme eines Krankheitserregers und seine nachfolgende Entwicklung und Vermehrung im menschlichen Organismus
übertragbare Krankheit	eine durch Krankheitserreger oder deren toxische Produkte, die unmittelbar oder mittelbar auf den Menschen übertragen werden, verursachte Krankheit
Kranker	eine Person, die an einer übertragbaren Krankheit erkrankt ist
Krankheitsverdächtiger	eine Person, bei der Symptome bestehen, welche das Vorliegen einer bestimmten Krankheit vermuten lassen
Ausscheider	eine Person, die Krankheitserreger ausscheidet und dadurch eine Ansteckungsquelle für die Allgemeinheit sein kann, ohne krank zu sein
Ansteckungsverdächtiger	eine Person, von der anzunehmen ist, dass sie Krankheitserreger aufgenommen hat, ohne krank, krankheitsverdächtig oder Ausscheider zu sein
nosokomiale Infektion	eine Infektion mit lokalen oder systemischen Infektionszeichen als Reaktion auf das Vorhandensein von Erregern oder ihrer Toxine, die in zeitlichem Zusammenhang mit einem Krankenhausaufenthalt oder einer ambulanten medizinischen Maßnahme steht, soweit die Infektion nicht bereits schon vorher bestand
Schutzimpfung	die Gabe eines Impfstoffes mit dem Ziel, vor einer übertragbaren Krankheit zu schützen
andere Maßnahmen der spezifischen Prophylaxe	die Gabe von Antikörpern (passive Immunprophylaxe) oder die Gabe von Medikamenten (Chemoprophylaxe) zum Schutz vor Weiterverbreitung bestimmter übertragbarer Krankheiten.
Impfschaden	die gesundheitliche und wirtschaftliche Folge einer über das übliche Ausmaß einer Impfreaktion hinausgehenden gesundheitlichen Schädigung durch die Schutzimpfung; ein Impfschaden liegt auch vor, wenn mit vermehrungsfähigen Erregern geimpft wurde und eine andere als die geimpfte Person geschädigt wurde.
Gesundheitsschädling	ein Tier, durch das Krankheitserreger auf Menschen übertragen werden können

Gesundheitsamt, bei einigen Infektionen, wie z. B. mit HIV oder konnatal erworbenen Röteln oder Toxoplasmen, jedoch **nicht namentlich an das Robert-Koch-Institut** (RKI).

- Meldung von gehäuft auftretenden, **nosokomialen Infektionen**, bei denen ein epidemiologischer Zusammenhang wahrscheinlich ist oder vermutet wird. Diese Information soll unverzüglich nicht namentlich dem Gesundheitsamt mitgeteilt werden.

2.7.2 Quarantänekrankheiten

Als internationale Quarantänekrankheiten gelten nach den International Health Regulations (1971) **Cholera, Gelbfieber und Pest** (die **Pocken** wurden 1981 aus dem Text entfernt). Der Begriff „Quarantäne" ist im IfSG §30 geregelt. Auf Beschluss der Behörde, d. h. in der Regel des dem für den Aufenthaltsort zuständigen Amtsarztes, kann eine Person zwangsweise abgesondert werden. Das bedeutet also praktisch **Freiheitsentzug** ohne gerichtliche Verurteilung!

2.7.2 Quarantänekrankheiten

Als internationale Quarantänekrankheiten gelten nur noch **Cholera, Gelbfieber** und **Pest**.

2.7.3 Umgang und Transport von infektiösem Material

Da bei unsachgemäßem Umgang mit infektiösem Material – vor allem bei der Kultivierung – riesige Mengen von hochpathogenen Keimen produziert werden können, ist eine behördliche Anmeldung bzw. Genehmigung erforderlich. Die Behörde erteilt dann eine **Umgangsgenehmigung** (§ 44 IfSG).
Da im Falle eines Missgeschickes beim Transport von menschlichem Untersuchungsmaterial eine Gefahr für die Umgebung durch vorhandene Infektionserreger entstehen kann, gibt es genaue **postalische Vorschriften für den Ver-**

2.7.3 Umgang und Transport von infektiösem Material

Wer mit pathogenen Keimen arbeiten will, braucht eine behördliche **Umgangsgenehmigung.**

Um versehentliche Verschleppung von pathogenen Keimen zu verhindern, müssen beim **Transport** von potenziell infektiösen Proben bestimmte Vorschriften über Kennzeichnung und Verpackung eingehalten werden.

sand; sowohl die Verpackung als auch die Kennzeichnung muss dieser möglichen Gefahr Rechnung tragen.

2.7.4 Weitere Bestimmungen

Wer selbst Träger von pathogenen Keimen ist, muss mit einem beruflichen **Tätigkeitsverbot** rechnen.

2.7.4 Weitere Bestimmungen

Das IfSG enthält auch Ausführungen zu Impfungen und zur Regulation von Impfschäden. Die Behörde kann außerdem auch ein berufliches **Tätigkeitsverbot** erlassen (§ 31 IfSG), wenn eine Person z. B. Salmonellenausscheider ist und im Gaststättengewerbe arbeitet oder Hepatitis-B-Träger ist und als Zahnarzt arbeitet.

2.8 Krankenhaushygiene bzw. nosokomiale Infektionen

2.8.1 Grundlagen

▶ Definition

2.8 Krankenhaushygiene bzw. nosokomiale Infektionen

2.8.1 Grundlagen

▶ **Definition:** Nosokomiale Infektionen sind im Krankenhaus erworbene Infektionen, die als Folge und in zeitlich engem Zusammenhang mit einer medizinischen Maßnahme entstehen.

Etwa 30 % der jährlich 500 000 Fälle in Deutschland wären vermeidbar.

Mehr als 500 000 Fälle treten in Deutschland pro Jahr auf, wovon etwa 30 % durch hygienische Maßnahmen vermeidbar wären.

Erregerquellen: Entweder die körpereigene Flora des Menschen (**endogen**) oder **exogen** erworben (Tab. **J-2.10**).

Erregerquellen (Tab. **J-2.10**):
- **Exogen:** Die Erreger stammen aus der Umgebung und zwar aus der unbelebten Umwelt, aber auch von **Keimträgern**.
- **Endogen:** Quelle ist hier die körpereigene Flora.

Da gerade im Krankenhaus häufig Antibiotika verwendet werden, existiert dort ein **Selektionsdruck**, bei dem die empfindlichen Keime vernichtet werden, die resistenten Keime aber überleben. Deshalb muss im Krankenhaus mit solchen, oft multiresistenten Keimen gerechnet werden. Wenn diese Resistenzeigenschaften plasmidkodiert sind, droht eine explosionsartige Ausbreitung.

J-2.10 Häufigste nosokomiale Infektionen

Manifestation	***Erreger***	***Quelle***
Harnwegsinfektion	E. coli, Enterokokken, P. aeruginosa	endogen, Katheter
Wundinfektion	S. aureus, Enterobacteriaceae, P. aeruginosa, Acinetobacter, Enterokokken, S. pyogenes, Sprosspilze, Schimmelpilze	endogen, Personal, Wasser, Instrumente, Verbände, Luft
Pneumonie	S. aureus, Enterobacteriaceae, P. aeruginosa, Legionella	endogen, Beatmungssystem, Wasser
Katheterinfektion/Sepsis	S. aureus, S. epidermidis, Enterokokken	Hautflora des Patienten, Hände des Personals; Infusionen
Peritonitis (nach Darmoperation bzw. CAPD)	Enterobacteriaceae, Anaerobier, S. aureus, Enterokokken	endogen (Haut- bzw. Darmflora), Katheter, Instrumente, Infusion
Meningitis (nach Operation, Shunt, endogener Ventrikeldrainage)	S. aureus, S. epidermidis, Enterokokken, P. aeruginosa, Enterobacteriaceae, Candida	Hautflora, Haare, Katheter

CAPD = chronische ambulatorische Peritonealdialyse

▶ **Fallbeispiel** Nach einem Autounfall kommt ein 67-jähriger Mann mit einer Rippenserienfraktur, Lungenkontusion und einer offenen Unterschenkelfraktur zunächst auf die Intensivstation eines Krankenhauses der Maximalversorgung, wo er 4 Tage behandelt wird, bevor er auf eine chirurgische Allgemeinstation verlegt werden kann. Dort wird eine eitrige Wundheilungsstörung am Unterschenkel festgestellt; die mikrobiologische Untersuchung ergibt eine Besiedlung mit einem oxacillinresistenten Staphylococcus aureus (**ORSA**), der gleichzeitig auch gegen viele andere Antibiotika unempfindlich ist und dasselbe Resistenzmuster aufweist wie der typische Hospitalkeim auf der Intensivstation. Als der Patient dann wenige Tage später ein septisches Krankheitsbild entwickelt, kann dieser ORSA auch aus mehreren Blutkulturen isoliert werden. Obwohl der Patient bereits Einschränkungen der Nierenfunktion und eine geringgradige Schwerhörigkeit hat, wird eine Antibiotikatherapie mit Vancomycin begonnen. Als sich nach 14 Tagen die Nierenwerte deutlich verschlechtern und im Röntgenbild auch eine Osteomyelitis erkennbar ist, wird auf Linezolid umgestellt, was nach 20-tägiger Behandlung schließlich zu einer klinischen Heilung führt. Allerdings wird auch danach in einzelnen Abstrichen von Nase und Rachen ORSA isoliert. Wegen dieser Besiedlung lehnen zunächst viele Pflegeheime ab, diesen Keimträger zu übernehmen. Insgesamt entstehen dem Krankenhaus erhebliche Kosten durch diese nosokomiale Infektion.

◀ **Fallbeispiel**

2.8.2 Prophylaxe

Hygiene ist die Anwendung des gesunden Menschenverstandes, viele Probleme sind recht banal und eigentlich leicht einsichtig. Wenn man sich der Gefahr bewusst ist und die Infektketten kennt, kann man – mit dem Willen zur Umsetzung – wirkungsvoll intervenieren.

2.8.2 Prophylaxe

Die wirksamen Maßnahmen zur Vermeidung nosokomialer Infektion müssen umgesetzt werden.

▶ **Merke:** Trägheit, Schlamperei, Disziplinlosigkeit und Desinteresse sind die gefährlichsten Quellen für Infektionen im Krankenhaus!

◀ **Merke**

Bauliche Maßnahmen

Wasserqualität: Die Qualität des Wassers hängt stark vom technischen Zustand des Leitungssystems in einem Krankenhaus ab. Die Materialbeschaffenheit der Rohre, die Zusammensetzung des Leitungswassers sowie die Nutzung haben Einfluss auf die Qualität. Rostige und verkalkte Rohre (Abb. **J-2.2**) neigen zur bakteriellen Besiedlung. Auch stagnierendes Wasser, z. B. in selten benutzten Rohrstrecken oder gar in Totleitungen, sind besonders anfällig. Nach der Trinkwasserverordnung (aus dem Jahr 2001) muss das Brauchwasser, egal ob es zum Trinken oder zu sonstigem Gebrauch im Krankenhaus, wie Duschen oder Toilettenspülen, verwendet wird, gewissen Ansprüchen genügen und regelmäßig daraufhin kontrolliert werden. Bei Überschreiten bestimmter Grenzwerte von mikrobiellen und chemischen Parametern muss entsprechend reagiert werden. Speziell geachtet wird auf die Indikatorkeime oder gefährliche Hospitalerreger **E. coli, Enterokokken, Pseudomonas aeruginosa** und **Legionella pneumophila**.

Bauliche Maßnahmen

Der **Qualität des Wassers** im Krankenhaus kommt ein hoher Stellenwert zu.

Räumliche Unterbringung der Patienten: Früher waren die Krankenzimmer große Säle, wo Patienten mit ganz unterschiedlichen, auch infektiösen Krankheiten auf engem Raum zusammen untergebracht waren, so dass Krankheitserreger leicht durch direkten Kontakt oder über die Luft übertragen werden konnten. Die räumliche Unterbringung beeinflusst also wesentlich das Übertragungsrisiko. Heute sollten kontagiöse Patienten isoliert werden, allein oder in Kohorten. Auch die sanitären Einrichtungen sollten – je nach Risiko – individuell nutzbar sein. Bei besonders gefährdeten Patienten wie z. B. Knochenmarktransplantierten muss ggf. auch die Luft durch Filter von pathogenen Keimen weitgehend befreit werden.

Der **räumlichen Unterbringung** kommt ebenfalls Bedeutung zu.

Funktionsräume: Nicht nur die Krankenzimmer, sondern auch die Funktionsräume unterliegen hohen Anforderungen an die Bausubstanz sowie an die organisatorische Verwendung. Ganz speziell ist in Op-Bereichen ein erheblicher baulicher Aufwand erforderlich, um postoperative Infektionen zu verhüten. Diese Sterilbereiche müssen klar von den anderen Hospitalräumen abgetrennt sein. Neben dem eigentlich Operationssaal sind noch andere Räume not-

Neben der Gestaltung der Krankenzimmer ist die bauliche Struktur sowie die Organisation der Funktionsräume wichtig. Manche operativen Eingriffe sollen in einem **Op-Saal** erfolgen, die eine besondere, d.h 3-stufige Luftfilteranlage mit

J-2.7

J-2.7 Filter und Luftführung im OP

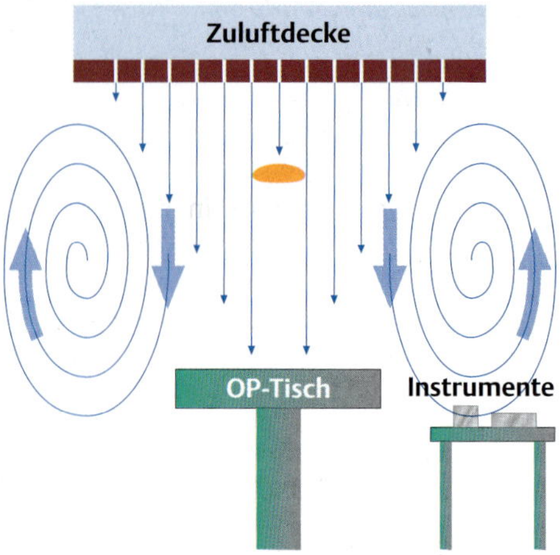

Außerhalb des Feldes mit Laminarstrom entstehen Luftwirbel, die möglicherweise Partikel und Bakterien von der Umgebung enthalten. Oft ist z. B. der Instrumententisch außerhalb des Sicherheitsbereiches.

Laminarstrom, haben, während andere auch in sog. **Eingriffsräumen** ausgeführt werden dürfen (Abb. **J-2.7**).

wendig, wo das Personal sich einschleusen und vorbereiten kann, die Patienten umgelagert werden und die Op-Tische wieder aufbereitet werden. Im Prinzip unterscheidet man zwei **Risikokategorien**:

- so genannte **Eingriffsräume** mit 2 Luft-Filterstufen zur Reinigung der Luft.
- eigentliche **Op-Säale** mit einer 3fachen Filterung der Raumluft, wodurch die **Reinheit der Luft** verbessert wird und im Prinzip nahezu keimfrei ist (Abb. **J-2.7**). Der laminare Luftstrom, der mit Überdruck aus der Op-Decke austritt, soll evtl. noch vorhandene Keime, die vom Personal eingeschleppt oder vom Patienten freigesetzt werden, verdrängen. Aus diesem Grund sollte das Operationsgebiet immer unter dem **Laminarstrom** liegen. Durch Gegenstände im Luftstrom, z. B. Op-Lampen, können jedoch Turbulenzen entstehen. Auch der Instrumentiertisch liegt bei kleinen Decken gelegentlich außerhalb der Sicherheitszone.

Eine genaue Definition derjenigen operativen Maßnahmen, die in dem einen oder dem anderen Bereich erfolgen dürfen, ist in den RKI-Richtlinien festgelegt.

▶ Fallbeispiel

▶ **Fallbeispiel** Nach Glaukom-Operationen in einem neuen, technisch einwandfreien Op-Saal der Augenklinik traten gehäuft Fälle von intraokularen Schimmelpilzinfektionen auf. Wie sich herausstellte, war die Laminardecke vom Architekten in der Mitte des Raumes angebracht, weil dieser Saal zunächst für die Abdominalchirurgie vorgesehen war; erst später wurde dann dieser Raum der Augenklinik zugeordnet. Mit großem Aufwand musste der Op-Tisch versetzt werden, damit der Kopfbereich des Patienten unter dem Laminarstrom positioniert war.

Organisatorische Maßnahmen

Organisatorische Maßnahmen

Ausreichend Personal: Die finanzielle Situation eines Krankenhauses hat großen Einfluss auf die Häufigkeit des Auftretens nosokomialer Infektionen; allein die Anzahl der Pflegekräfte ist ein Gütesiegel: Wenn aus Eile – bei einer zu dünnen Personaldecke – die Sorgfalt bei der Ausübung der notwendigen Arbeiten nachlässt, steigt das Infektionsrisiko für die Patienten.

Ein Bestandteil der organisatorischen Maßnahmen der Infektionsverhütung im Krankenhaus ist der **Hygieneplan**.

Schulung des Personals: ständige Schulungsmaßnahmen erhöhen die Aufmerksamkeit, wodurch Gefahren frühzeitig erkannt werden. Entscheidend sind verbindliche Standards, z. B. in Form eines **Hygieneplans** (s. u.), deren Einhaltung kontrolliert werden muss, denn das Wissen allein ist noch kein Garant für richtiges Handeln.

TRBA 250 und **BGV A1** enthalten Vorschriften zur Verhütung von Infektionen beim medizinischen Personal.

Die technischen Regeln für Biologische Arbeitsstoffe (**TRBA 250** vom November 2003), die vom Ausschuss für Biologische Arbeitsstoffe (ABAS) vom Bundesministerium für Wirtschaft und Arbeit aufgestellt wurden, sowie die Vorschriften der Berufsgenossenschaft für Gesundheitsdienst und Wohlfahrtspflege

(BGW), dem Träger der gesetzlichen Unfallversicherung für nichtstaatliche Einrichtungen im Gesundheitsdienst und in der Wohlfahrtspflege, nämlich die **BGV A1** (Grundsätze der Prävention) vom 1.1.2004 enthalten Anweisungen, die befolgt werden sollten, um Infektionen des Personals im Labor, in der Arztpraxis sowie auf Station zu verhüten.

▶ **Merke:**

◀ **Merke**

- Wegen Verletzungsgefahr **Injektionskanülen** niemals in die Schutzhülle zurückstecken, sondern sofort in einen durchstichsicheren und unzerbrechlichen Behälter abwerfen.
- In der Kantine eines Krankenhauses ist der Zugang für Personal in Arbeitskleidung kaum zu verhindern; gerade hier kommt es jedoch zu einem Austausch von Hospitalkeimen.
- Der Zugang zu den Op-Sälen ist eigentlich nur in Bereichskleidung gestattet, weil an Straßenkleidung immer zahlreiche Pilzsporen und Bakterien in den Sterilbereich eingeschleppt werden können; die spezielle Bereichskleidung wird durch Hitzebehandlung keimreduziert.
- Falsches Verhalten im Op kann den großen technischen Aufwand zunichte machen: wenn z. B. Außenluft durch offene Türen eindringen kann oder der Laminarstrom (s. o.) durch ständiges Kommen und Gehen gestört wird.

Hygiene-Kommission: Diese Kommission als Teil des **Qualitätsmanagements** in der Klinik ist für die Struktur der Hygiene im Krankenhaus unablässig. Sie besteht aus dem ärztlichen Direktor, dem Hygienearzt, den Hygienebeauftragten der einzelnen Klinikbereiche, den Hygienefachkräften und der Verwaltung. Ihre Aufgabe ist es, einen maßgeschneiderten **Hygieneplan** zu entwerfen, worin festgelegt wird, wie im Einzelnen mit der Umsetzung der Maßnahmen verfahren werden soll – im Normalfall wie in speziellen Situationen.

Die **Hygiene-Kommission** ist ein wesentlicher Teil des **Qualitätsmanagements**.

Surveillance: Durch mangelnde Aufmerksamkeit werden Hygieneprobleme oft übersehen. Deshalb ist es ratsam, in bestimmten gefährdeten Bereichen regelmäßig gezielte Inspektionen vorzunehmen und ggf. auch Untersuchungsproben (z. B. Abklatsche) an kritischen Stellen zu entnehmen. Durch die Führung einer Keim- und Resistenzstatistik ist es möglich, Entwicklungen objektiv zu dokumentieren und Trends festzustellen. Wenn die Erfassung von Hospitalinfektionen systematisch und nach allgemein verbindlichen Vorgaben betrieben wird, kann man die Qualität der Hygiene daran messen. Gehäuftes Auftreten von Hospitalinfektionen ist nach IfSG sogar meldepflichtig.

Surveillance: Mithilfe von gezielten Untersuchungen und mittels der Statistik können Schwachstellen und Trends ermittelt werden.

▶ **Fallbeispiel** Eine 42-jährige Frau aus Kuweit wurde zur strahlentherapeutischen Behandlung eines Mammakarzinoms in ein Universitätsklinikum nach Deutschland verlegt. Da sie bei Aufnahme eine manifeste Harnwegsinfektion hatte, wurde der Mittelstrahlurin mikrobiologisch untersucht, wobei Escherichia coli und Enterococcus faecium als Ursache dingfest gemacht wurden. In der Resistenzbestimmung zeigten diese Keime ein ganz auffälliges Muster: die Colibakterien waren resistent gegen Cefotaxim – bedingt durch **ESBL** (extended spectrum betalactamase) – und die Enterokkoken Vancomycin resistent (**VRE**). Solche Erreger, die in Deutschland im Gegensatz zu manchen anderen Ländern noch relativ selten sind, neigen zur raschen Ausbreitung in einem Hospital. Aus diesem Grund ist ein Screening auf nosokomiale Keime bei Patienten aus exotischen Ländern – aber auch aus USA und Japan – angebracht, um gegebenenfalls strenge Isolierungen anzuordnen.

◀ **Fallbeispiel**

Abfall: Eine spezielle Situation ist beispielsweise die Beseitigung des **infektiösen Mülls.** Papier, Verpackungsmaterialien und Küchenabfälle (also Hausmüll = Abfallkategorie A) sowie Verbandsmaterial und z. B. blutige Tupfer (= Abfallkategorie B) können mit der städtischen Müllabfuhr entsorgt werden, weil davon kaum eine Infektionsgefahr ausgeht; Voraussetzung ist allerdings, dass sorgfältig damit umgegangen wird. Dagegen muss die Müllkategorie C, zu der z. B. hochkontagiöse Tuberkuloseerreger gehören, in speziellen Sicherheitsbehältern als Gefahrgut transportiert und danach verbrannt werden.

Abfall: Müll im Krankenhaus wird in verschiedene Kategorien (A,B,C) eingeteilt. Die Beseitigung des **infektiösen Mülls** (Kategorie C) erfordert besondere Aufmerksamkeit.

3 Sterilisation und Desinfektion

3.1 Sterilisation

▶ Definition

3 Sterilisation und Desinfektion

3.1 Sterilisation

▶ **Definition:** Sterilisation ist die irreversible Inaktivierung aller vermehrungsfähigen Mikroorganismen.

„Irreversible Inaktivierung" ist im einfachen Sprachgebrauch gleichbedeutend mit Abtötung. Da allerdings nur etwas Lebendes abgetötet werden kann, würden streng genommen Viren und Bakteriensporen, beides Lebensformen ohne eigenen Stoffwechsel und damit nicht lebend im biologischen Sinn, von dieser Definition nicht erfasst werden. Besonders Viren und Bakteriensporen sind jedoch bei einer Sterilisation zuverlässig zu inaktivieren, und zwar „irreversibel". Ein Wiederaufleben muss absolut ausgeschlossen werden, was vor allem für die sporenbildenden Bakterien von Bedeutung ist.
Die manchmal verwendete Formulierung „Sterilisieren heißt keimfrei machen" ist falsch. Im Regelfall werden vorhandene Mikroorganismen nicht entfernt (Ausnahme bei Filtration), sondern meist nur inaktiviert, d.h. die „Leichen" dieser Mikroorganismen sind immer noch vorhanden. Solche abgetöteten Bakterien oder deren Stoffwechselprodukte werden als Pyrogene (fiebererzeugende Stoffe) bezeichnet.

Selbst wenn alle infektiösen Agenzien inaktiviert sind, so können evtl. Bestandteile biologisch aktiv bleiben, z.B. als **Pyrogene**.

▶ Merke

▶ **Merke:** Gelangen Pyrogene in größeren Mengen in den menschlichen Körper, dann reagiert dieser auf diese Stoffe mit einer Kaskade von Entzündungsmediatoren, die über das ZNS Fieber und in anderen Organen dramatische Veränderungen auslösen. Alles Material, das direkt oder indirekt in den Körper gelangt, muss deshalb nicht nur steril, sondern auch pyrogenfrei sein (z.B. Implantate, Infusions- und Injektionslösungen, aber auch Spritzen, Kanülen, Venenkatheter und Infusionsschläuche etc.).

3.1.1 Sterilisationstechniken

Thermische Sterilisation mit trockener Luft (Heißluftsterilisation)

Methode:
- 180 °C für 30 Minuten
- oder: 200 °C für 10 Minuten

Geeignetes Material: nur thermostabiles Material kann so sterilisiert werden.

Verpackung: hitzebeständig.

3.1.1 Sterilisationstechniken

Thermische Sterilisation mit trockener Luft (Heißluftsterilisation)

Methode: Heißluft von 180 °C kann innerhalb von 30 Minuten die Inaktivierung aller Mikroorganismen herbeiführen. Bei 200 °C verkürzt sich die Sterilisationszeit auf 10 Minuten. Bei einer Temperatur von 160 °C hingegen ist eine Einwirkungszeit von 3,5 Stunden nötig.

Geeignetes Material: Die Heißluftsterilisation ist ein technisch einfaches Verfahren, kann aber nur dort eingesetzt werden, wo hitzestabile Materialien behandelt werden sollen, also Glas-, Keramik- und Metallartikel. Flüssigkeiten, Textilien und Kunststoffe sind einer solchen Prozedur nicht zugänglich.

Verpackung: Das Sterilgut muss in ebenfalls hitzestabilen Behältnissen verpackt werden – Metallbehälter und Metallfolien (Alufolie). Glaswaren (Messzylinder, Flaschen etc.), bei denen nur der Innenraum steril sein soll, werden nicht eingepackt, sondern mit Metallkappen oder Metallfolien abgedeckt.

Thermische Sterilisation mit feuchter Luft (Wasserdampf): Autoklavieren

Methode: Thermische Sterilisation mit feuchter Luft (Wasserdampf): Autoklavieren – heißer Wasserdampf ist wesentlich wirksamer als heiße Luft gleicher Temperatur, weil der Energiegehalt größer ist und Bakteriensporen in der Feuchtigkeit quellen und dann anfälliger werden.

Thermische Sterilisation mit feuchter Luft (Wasserdampf): Autoklavieren

Methode: Heißer Wasserdampf ist wesentlich wirksamer als trockene Wärme gleicher Temperatur, weil sein Energiegehalt (Wärmekapazität) größer ist. Bakteriensporen quellen durch die Feuchtigkeit und werden damit empfindlicher. Wenn Wasserdampf von 100 °C zu Wasser von 100 °C kondensiert, so werden dabei 2252 Joule/Gramm freigesetzt, ohne dass sich die Temperatur

geändert hat. Wenn 100 °C heiße Luft um 1 °C abkühlt, so werden dabei nur 0,992 Joule/Gramm an Energie frei.
Diese physikalischen Phänomene hat sicherlich schon jeder erfahren. Es ist ohne weiteres möglich, in die Backröhre eines Heißluftherdes mit 250 °C zu fassen, ohne die geringste Verletzung und den kleinsten Schmerz zu erfahren (natürlich darf man nicht berühren, was sich durch die Hitze erwärmt hat!). Der Energiegehalt der heißen Luft ist zu gering, um die menschliche Haut zu verletzen. Eine kurze Berührung mit heißem Wasserdampf, etwa beim Anheben eines Kochtopfdeckels, ist hingegen eine äußerst schmerzhafte Angelegenheit.
Um die Temperatur des gesättigten Wasserdampfes auf die erforderliche Sterilisationstemperatur von mehr als 100 °C zu bringen, muss er unter Druck gesetzt werden. Hierzu bedarf es eines **Druckkessels**, eines **Autoklaven**:

- Bei einem Druck von ca. **2 bar** (= 1 atü) erhitzt sich der Dampf auf **121 °C**. Die **Einwirkzeit** beträgt **10–20 Minuten**.
- Wird der Druck auf **3 bar** erhöht (**134 °C**), verkürzt sie sich auf **5 Minuten**.

Im **Autoklaven** wird der Wasserdampf unter **Druck** auf **höhere Temperaturen** gebracht:

- **2 bar, 121 °C, 10–20min**
- **3 bar, 134 °C, 5min**

Resistenzstufen: Nicht alle Mikroorganismen sind jedoch gleichermaßen empfindlich. Man unterscheidet die Mikroorganismen nach ihrer **Thermoresistenz**, eingeteilt in **vier Resistenzstufen** gegen Wasserdampf (Tab. **J-3.1**). Man versteht darunter kochendes Wasser, das unter Normalbedingungen bei 100 °C in die Dampfphase übergeht. Der Dampf ist gesättigt, wenn noch Wasser (als Flüssigkeit) vorhanden ist, das verdampfen kann.

Resistenzstufen: s. Tab. **J-3.1**. Gesättigter Wasserdampf erreicht 100 °C. Damit können allenfalls vegetative Keime (Viren, Bakterien, Protozoen) abgetötet werden, nicht jedoch Sporen, die dagegen resistent sind.

▶ **Merke:**

- Die Bakterien der Resistenzstufe IV (thermophile) werden für die Praxis der Sterilisation außer Betracht gelassen, weil sie für den Menschen apathogen sind.
- Ganz besondere Resistenzeigenschaften besitzen die Prionen, die nicht von Wasserdampf geschädigt werden.

◀ **Merke**

Von einer Sterilisation kann nur dann gesprochen werden, wenn Bakterien der Resistenzstufe III – und hier konkret die humanpathogenen Gasbrand- und Tetanuserreger-Sporen – irreversibel inaktiviert werden. Praktisch bedeutet dies, dass es unmöglich ist, durch Auskochen bei 100 °C Sterilität zu erzielen (Tab. **J-3.1**).
Das Autoklavieren ist ein technisch relativ einfaches Verfahren, allerdings müssen die Vorschriften der Arbeitssicherheit eingehalten und die Geräte regelmäßig technisch kontrolliert werden.

J-3.1 Resistenzstufen von Mikroorganismen gegen Wasserdampf

Resistenzstufe	*Mikroorganismen*	*Inaktivierung*
Resistenzstufe I	▪ alle Viren ▪ alle vegetativen Bakterien, also alle Keime, die nicht zur Sporenbildung befähigt sind ▪ alle Pilze inklusive ihrer Sporen ▪ alle Protozoen und höheren Organismen	▪ bei 100 °C in Sekunden bis Minuten
Resistenzstufe II	▪ Milzbrandsporen	▪ bei 100 °C in 5 Minuten
Resistenzstufe III	▪ mesophile native Erdsporen inklusive pathogener anaerober Sporenbildner (Clostridien der Gasbrandgruppe, Tetanuserreger)	▪ bei 100 °C, 1 bar, nach 10 Stunden ▪ bei 121 °C, 2 bar, in 10–20 Minuten ▪ bei 134 °C, 3 bar, in 5 Minuten
Resistenzstufe IV	▪ thermophile native Erdsporen	▪ bei 100 °C, 1 bar, nach 2 Tagen ▪ bei 134 °C, 3 bar, in 30 Minuten

J-3.1

J-3.1 Autoklaviertes OP-Besteck

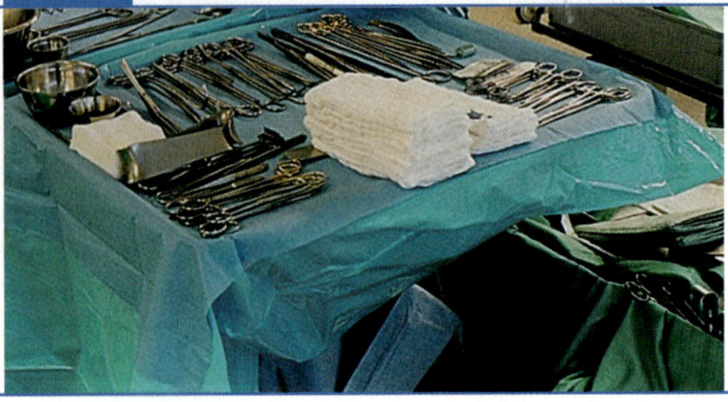

Geeignete Materialien: manche Textilien, Kunststoffe und Flüssigkeiten, Glas und Metall (Abb. **J-3.1**).

Geeignete Materialien: Autoklavieren ist die Methode der Wahl bei Flüssigkeiten, Kunststoffartikeln und Textilien. Natürlich können auch Metalle und Glaswaren autoklaviert werden (Abb. **J-3.1**).

Verpackung: Metallbehälter mit Dampf-Aus- und Einlassöffnungen sowie dampfdurchlässige Papiere, Folien oder Tücher.

Verpackung: Es eignen sich Metallbehälter, die allerdings Öffnungen zum Auslass der Luft und zum Einlass des Dampfes haben müssen (Ventile bzw. durch Filter oder dichte Einlagen gesicherte Löcher) sowie dampfdurchlässige Papiere, Folien oder Tücher.

Phasen des Sterilisierungsprozesses: Zunächst muss in der **Anheizzeit** die Solltemperatur erreicht werden. Dann muss die **Ausgleichszeit** abgewartet werden, bis diese Temperatur wirklich an allen Stellen vorhanden ist. Jetzt erst beginnt die eigentliche **Einwirkzeit**, in der die Keime vernichtet werden. Bis das Sterilgut genutzt werden kann vergeht noch eine **Kühlzeit** (Abb. **J-3.2**).

Phasen des Sterilisierungsprozesses (Abb. **J-3.2**):
- **Anheizzeit**: Zeit zum Aufheizen der Luft auf die Solltemperatur.
- **Ausgleichszeit**: Bei allen thermischen Sterilisationsverfahren muss berücksichtigt werden, dass der thermische Zustand des Sterilisationsraumes, der durch ein Thermometer am Gerät angezeigt wird, nicht unbedingt mit der thermischen Situation unmittelbar am Sterilgut identisch sein muss. Die Hitze muss beim Heißluftsterilisator erst die Verpackung durchdringen, und beim Autoklaven muss der Dampf durch die Verpackung an das Sterilgut gelangen. Die unbekannte Ausgleichszeit muss durch einen Sicherheitszuschlag abgeglichen werden.
- **Einwirkzeit**: In dieser Phase werden die Keime vernichtet.
- **Kühlzeit**: Abkühlen des Sterilgutes auf Raumtemperatur.

▶ Merke

▶ **Merke:** Ein Sterilisationseffekt ist nur zu erwarten, wenn keine Luft (oder nur in ganz geringer Menge) vorhanden ist. Die Entfernung der Luft aus dem Sterilisationsbereich durch Absaugen oder Austreiben gehört zum technischen Vorgang des Autoklavierens. Ein häufiger Fehler ist eine Überladung des Apparates.

J-3.2

J-3.2 Teilabschnitte der Betriebszeit von Sterilisatoren

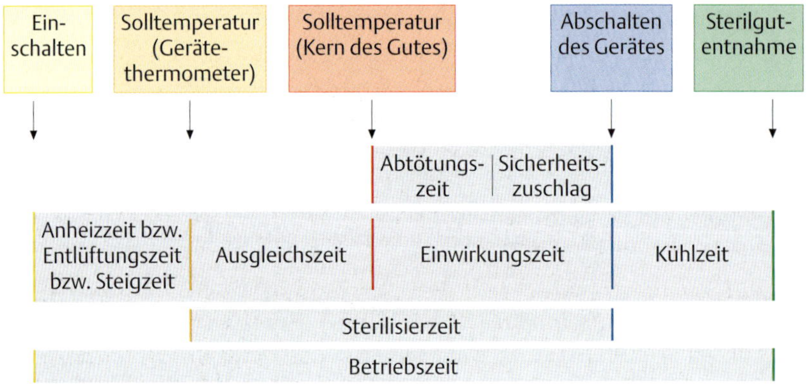

Nachteil des Autoklavierens ist, dass das Sterilgut durch den Wasserdampf feucht wird und unbedingt vor der Lagerung getrocknet werden muss.

Nachteil beim Autoklavieren: Die Materialien werden feucht und müssen danach getrocknet werden.

Gassterilisation

Methode: Thermolabiles Material kann mit **Ethylenoxid** (EO) sterilisiert werden. Ethylenoxid (C_2H_4O) ist ein sehr starkes Gift und reaktives Gas, das mit Luft explosive Gemische bildet. Größte Vorsicht, entsprechende Spezialausrüstung und Kompetenz im Umgang mit dieser Substanz sind deshalb angezeigt. Eine Temperatur von 25 bis 55 °C und eine relative Luftfeuchtigkeit von 20 bis 90 % sind Voraussetzung für einen Sterilisationserfolg. Die Einwirkzeit kann materialabhängig bis zu 6 Stunden betragen. Bemerkenswert ist, dass Kokken diesem Verfahren weitaus resistenter gegenüberstehen als sporenbildende Bakterien.

Gassterilisation

Methode: Zur **Gassterilisation** wird das hochtoxische **Ethylenoxid** verwendet. (bei 25–55 °C und 20–90 % Luftfeuchtigkeit).
Vorteil: auch thermolabiles Material kann sterilisiert werden.

Nachteile: Es muss unbedingt sichergestellt sein, dass das Ethylenoxid nach der Sterilisation restlos aus dem Sterilgut entfernt wird, da es sonst ein erhebliches Risiko für den Patienten darstellt. Diese Entlüftung (= Desorption) beträgt je nach Material bis zu 2 Wochen! Für die Klinik ist dieses Verfahren nur geeignet, wenn eine entsprechende Anzahl von Geräten bzw. Materialien vorhanden ist, mit denen die Desorptionszeit der aufbereiteten Geräte überbrückt werden kann. Für die ärztliche bzw. zahnärztliche Praxis ist das Verfahren zu aufwendig. Es wird großtechnisch in der Industrie für die Sterilisation von Einmalartikeln eingesetzt.

Nachteile: Gefahr durch das Gift und lange **Desorptionszeit**.

Verpackung: Geeignet sind gas- und wasserdampfdurchlässige Folien.

Verpackung: Folien.

Sterilisation mittels energiereicher Strahlung

Methode: Prinzipiell lassen sich Mikroorganismen durch Kathoden-, Röntgen-, Gamma- und Betastrahlen inaktivieren. In der Praxis werden Kathodenstrahlen und ^{60}Co-Quellen benutzt. Als eingesetzte Strahlendosis werden 25 kGy (1 Gray [Gy] = 1 Joule/ kg) empfohlen.

Sterilisation mittels energiereicher Strahlung

Methode: Kathoden-, Röntgen-, Gamma- und Betastrahlen.
Vorteil: keine erhöhten Temperaturen.
Nachteil: nur großtechnisch einsetzbar.
Verpackung: keine Einschränkung.

Geeignete Materialien: Diese Form der Sterilisation wird ausschließlich großtechnisch eingesetzt, z. B. zur Sterilisation von Verbandsmaterial, chirurgischem Nahtmaterial, Kunststoffartikeln etc.

Verpackung: bei diesem Verfahren bestehen keine Probleme.

3.1.2 Sonstige Verfahren mit eingeschränktem Einsatz

3.1.2 Sonstige Verfahren mit eingeschränktem Einsatz

Sterilisation mit Formaldehyd-Wasserdampf-Gemischen: Dieses Verfahren stellt eine Alternative zur Ethylenoxid-Sterilisation dar. Die Desorptionszeit entfällt praktisch, und die Sterilisation wird bei 60 °C betrieben, eine für viele thermolabile Materialien noch tolerierbare Temperatur. Die Sterilisationserfolge sind jedoch zweifelhaft, da das Gas wegen seines schlechten Diffusionsvermögens in kleine Lumina und poröses Material nur schlecht oder gar nicht eindringen kann.

Sterilisation mit Formaldehyd-Wasserdampf-Gemischen: ebenfalls eine Gassterilisation; Erfolg aber zweifelhaft.

Sterilisation mit Alkohol-Aldehyd-Gemischen: Mit dieser Mischung werden Klein-Autoklaven, besonders in Zahnarztpraxen betrieben (z. B. Harvey-Chemiclave). Der Vorteil liegt darin, dass Metalle nicht korrodieren, was wegen der Feuchtigkeit mit reinem Wasserdampf beim Autoklavieren der Fall sein kann. Ob mit diesem Gerät die strenge Forderung der Sterilisation im Hinblick auf die Mikroorganismen der Resistenzstufe III erfüllt werden kann, ist in der Fachwelt nicht unumstritten.

Sterilisation mit Alkohol-Aldehyd-Gemischen: Ähnlich wie ein Autoklav, aber geringere Korrosion der Materialien, weil der Wassergehalt niedrig ist.

Niedrigtemperatur-Plasmasterilisation: In geeigneten Apparaturen können bei niedriger Temperatur (44 °C) und Trockenheit bestimmte, thermolabile Materialien, wie Kunststoffe (nicht jedoch Papier, Zellstoff, Watte, Leintücher) sterilisiert werden, indem in einem hochenergetischen elektrischen Feld H_2O_2 in die Plasmaphase überführt wird. Hydroperoxidradikale, die dabei entstehen, haben eine breite mikrobizide Wirkung. Allerdings gehört Erfahrung dazu,

Niedrigtemperatur-Plasmasterilisation: In einem hochenergetischen Feld wird H_2O_2 in die Plasmaphase überführt. Bei den dabei entstehenden Hydroperoxidradikalen lassen sich thermolabile Materialien (Kunststoffe) sterilisieren.

die geeigneten Instrumente zu definieren. Englumige, lange Katheter werden z. B. nicht mit Sicherheit sterilisiert, da das Plasma die entfernten Streckenabschnitte möglicherweise nicht erreicht.

Filtration: Bakterien, Pilze und Partikel (auch tote Keime) nicht aber Viren können aus Flüssigkeiten und Gasen entfernt werden.

Filtration: Durch Verwendung von Filtern mit kleinen Porengrößen (0,45–0,22 μm) können Bakterien, Bakteriensporen, Pilze, Pilzsporen und größere Partikel aus Flüssigkeiten (z. B. Infusionen) und Gasen (Anästhesie) entfernt werden. Im Gegensatz zu den anderen Verfahren werden hierbei die Keime nicht inaktiviert, sondern beseitigt; sogar tote Partikel werden damit entfernt, so dass auch Pyrogene verschwinden. Ein Problem stellen jedoch Viren dar, die wegen ihrer geringen Abmessungen in der Regel nicht erfasst werden können. Da alle Viren jedoch der Resistenzstufe I angehören, kann die Filtration, die für sich alleine wohl kein Sterilisationsverfahren darstellt, in Verbindung mit einer nachfolgenden Hitzebehandlung (die dann nur bei relativ geringen Temperaturen zu erfolgen braucht) für bestimmte Materialien, wie Medikamente etc., eingesetzt werden.

Ausglühen – Abflammen – Verbrennen: Mikroorganismen werden irreversibel inaktiviert.

Ausglühen – Abflammen – Verbrennen: Durch die Behandlung mit der Flamme werden Mikroorganismen selbstverständlich irreversibel inaktiviert. Im mikrobiologischen Labor ist das Arbeiten mit der zur Rotglut erhitzten und damit sterilisierten Öse die Methode der Wahl.

Tyndallisieren (= fraktioniertes Sterilisieren): Mehrfaches Erhitzen auf 65–110 °C von Lösungen zur Abtötung von vegetativen Keimen. In den Zwischenzeiten wird wieder bei 37 °C bebrütet, um evtl. vorhandene Sporen zum Auskeimen zu bringen.

Tyndallisieren (= fraktioniertes Sterilisieren): Hitzelabile Materialien (z. B. Nährlösungen) werden über 60 Minuten auf 65–110 °C erhitzt und damit die vegetativen Keime inaktiviert. Anschließend wird das Material mikrobiologisch bebrütet, um die evtl. vorhandenen Bakteriensporen zur Auskeimung zu bringen. Dann wird das Sterilgut abermals auf 65 °C erwärmt und die nunmehr vegetativen Formen der ehemaligen Bakteriensporen werden abgetötet. Der ganze Vorgang wird dann aus Sicherheitsgründen nochmals wiederholt. Das Verfahren ist aufwendig und zeitintensiv, oftmals aber die einzige Möglichkeit, empfindliche Materialien zu sterilisieren.

„Kaltsterilisation“, bei der das Material nur in Desinfektionslösungen eingelegt wird, erfüllt nicht das Kriterium der Sterilisation.

„Kaltsterilisation“: Das Sterilgut (meistens handelt es sich um Instrumente) wird langzeitig in eine hochprozentige Desinfektionsmittellösung eingelegt. Eine keiminaktivierende Wirkung kann selbstverständlich nur ohne Verpackung erfolgen, und das Sterilgut muss nach der Prozedur vom Desinfektionsmittel befreit werden (Abspülen); damit ist die Sterilität immer aufgehoben. Solche Verfahren stellen eine sehr gute Möglichkeit einer außerordentlich effektiven **Desinfektion** (s.S. 679) dar. Es wäre ein absoluter Kunstfehler, ein solches »kaltsterilisiertes« Instrument im wirklichen Sterilbereich einzusetzen.

3.1.3 Kontrolle der Sterilisiervorgänge

Der Erfolg der Sterilisationsmaßnahme muss kontrolliert werden. **Farbindikatoren** sollten jedes Mal mitgeführt werden. Mit **Sporenstreifen muss** die Funktionstüchtigkeit des Apparats nach bestimmten Perioden kontrolliert werden

3.1.3 Kontrolle der Sterilisiervorgänge

Überprüfung des Sterilisierguts: Regelmäßig mit jedem Sterilisiervorgang sollten **Farbindikatoren** mitgeführt werden. Sie zeigen an, ob in der Tat auch die geforderte Temperatur über einen ausreichend langen Zeitraum hinweg im Sterilisiergut vorhanden war. Weiterhin sollten in regelmäßigen Abständen **Stichproben** mikrobiologisch untersucht werden.

Überprüfung der Apparate: Weiterhin müssen die Apparate mindestens zweimal pro Jahr, oder aber nach 400 Läufen und auch nach jeder größeren Reparatur mikrobiologisch überprüft werden, wobei **Sporenstreifen** (Sporenpäckchen) mitgeführt werden, die entweder Bacillus subtilis (für Heißluft- und Plasmasterilisatoren) bzw. Bacillus stearothermophilus (für Autoklaven) enthalten. Bei einem ordentlichen Prozess müssen die enthaltenen Sporen zu 100 % abgetötet sein, so dass bei einem nachfolgenden Kulturversuch kein Wachstum dieser Bioindikatoren mehr beobachtet wird.

3.1.4 Verpackung des sterilisierten Materials

Der technische Vorgang der Sterilisation und der Einsatz des sterilisierten Materials (Sterilguts) werden im Regelfall sowohl räumlich wie zeitlich getrennt sein. Nur in wenigen Ausnahmefällen wird z. B. ein chirurgisches Instrument unmittelbar im Operationstrakt sterilisiert werden. Im Regelfall wird das Material in einer zentralen Sterilisationsanlage (die in der ärztlichen oder zahnärztlichen Praxis auch klein sein kann, bei industrieller Ware [Einmalartikeln] riesig dimensioniert sein muss) aufbereitet, dann gelagert und irgendwann später an einem anderen Ort zum Einsatz kommen. Die unverzichtbare Folge dieser Überlegung ist, dass das Sterilgut immer verpackt sein und diese Verpackung bereits vor der Sterilisation erfolgen muss, weil jede Manipulation nach der Sterilisation (Einpacken, Abspülen etc.) diese wieder aufhebt. Angebliche Sterilisationsgeräte oder -verfahren, die diese Forderung nicht erfüllen können, die also eine Verpackung des Sterilisationsgutes nicht zulassen, sind als Sterilisationsmöglichkeiten unbrauchbar.

3.1.4 Verpackung des sterilisierten Materials

Da nach der Sterilisierung und bei der Lagerung eine Rekontamination droht, muss das Sterilgut sicher verpackt werden.

3.2 Desinfektion

3.2 Desinfektion

▶ **Definition:** Desinfizieren ist eine gezielte Entkeimung bestimmter, unerwünschter Mikroben mit dem Zweck, die Übertragung von Krankheitserregern zu verhindern bzw. eine Reduktion der Keimzahl auf dem Objekt um mindestens 5 log-Stufen zu erreichen, so dass von dort im Prinzip keine Infektion mehr ausgehen kann.

◀ **Definition**

Im Gegensatz zur Sterilisation wird hier die **Inaktivierung auf vegetative Krankheitserreger beschränkt**. Die für die Sterilisation zum Maß aller Dinge werdende Inaktivierung der Tetanus- und Gasbrandsporen (Bakterien der Resistenzstufe III) ist praktisch ausgeklammert. Das heißt umgekehrt, dass desinfizierte Materialien mit Gasbrand- oder Tetanuserregern kontaminiert sein können. Daraus folgt:

Die **Desinfektion** hat die Reduktion der Zahl der vegetativen Keime zum Ziel. Sporen werden nicht zuverlässig eliminiert.

▶ **Merke:** Alle Materialien, die das äußere oder innere Integument des Menschen durchdringen (Kanülen, Skalpelle, Akupunkturnadeln etc.) oder mit der verletzten Haut oder Schleimhaut (Wunde) in Berührung kommen (Verbandmaterial, Salben etc.) oder in den Körper verbracht werden (Infusions- und Injektionslösungen, Venenkatheter, Implantate usw.), **müssen steril sein.** Auch das Vordringen in sterile Körperregionen ohne Verletzung von Haut und Schleimhaut (Harnwege: Katheter, Zystoskope, Kontrastmittel etc., Lunge: Bronchoskope) **muss unter sterilen Bedingungen erfolgen. Desinfektion reicht nicht aus!**

◀ **Merke**

Die beste Desinfektion ist ohne Zweifel die Sterilisation. Bei Materialien, die bewusst nur desinfiziert werden, kann auf eine Verpackung verzichtet werden. Bei der anschließenden Lagerung muss jedoch eine Kontamination mit Krankheitserregern ausgeschlossen sein.

3.2.1 Arten der Desinfektion

3.2.1 Arten der Desinfektion

Desinfektionsmaßnahmen am Patienten

Desinfektionsmaßnahmen am Patienten

Bei ärztlichen Eingriffen in natürlicherweise unsterile Körperregionen, wie die Mundhöhle, der gesamte Nasen-Rachen-Bereich, der Magen-Darm-Trakt, das Genitale und die unverletzte Haut, ist eine Sterilität nicht zu erreichen und auch nicht zwingend erforderlich; es genügt, dass die eigene Flora reduziert wird und dass nicht Krankheitserreger von außen auf den Patienten übertragen werden.

Die **Antisepsis** hat als Ziel, die Besiedelung von Haut und Schleimhaut zu reduzieren, damit von dort eine verringerte Infektionsgefahr ausgeht.

J-3.2

J-3.2 Desinfektionsmittel für Hände, Haut bzw. Schleimhaut und Wunden

Region	*geeignete Desinfektionsmittel*	*Beispiele*
Haut und Hände	▪ Alkohole	▪ Aseptoman, Frekasteril, Desderman N, Sterilium virugard
	▪ Jodverbindungen	▪ Betaisodona, Braunol
	▪ Guanidinderivate	▪ Skinsept F, Spitaderm, Desmanol
	▪ Quaternäre Ammoniumverbindungen	▪ Freka Derm, Cutasept G
	▪ NaOH 0,4 % (bei Verdacht auf CJD)	▪ Maranon
Schleimhaut und Wunden	▪ Pyridinderivate	▪ Octenisept
	▪ Jodverbindungen	▪ Betaisodona
	▪ H_2O_2	
	▪ Benzalkonium	▪ Lysoform, Killavon
	▪ Ethacridinlactat	▪ Rivanol
	▪ Chloramin (in Ausnahmefällen)	▪ Chloramin T

Für die **Haut**- bzw. **Schleimhautdesinfektion** werden z. T. andere Mittel verwendet als zur **Flächen**- und **Instrumentendesinfektion** (Tab. **J-3.2**).

Die lokale Gabe von Antibiotika ist in einigen Fällen hilfreich. Eine Waschung bzw. Spülung mit Wasser kann schon eine geringe Verminderung der Besiedlung erreichen. Aber wirkungsvoller ist die **Antisepsis** unter Verwendung von **Haut-** bzw. **Schleimhautdesinfektionsmitteln** (Tab. **J-3.2**).
Je nach Situation muss man differenziert vorgehen:

▶ Exkurs

▶ **Exkurs:** Vorgehen bei Hautantiseptik:
- **bei Venenpunktion:** Der Ausführende soll sich zumindest die Hände desinfizieren und zwar in Form einer hygienischen Händedesinfektion (Tab. **J-3.3** und Abb. **J-3.4**) oder Handschuhe anlegen. Die Punktionsstelle satt mit Alkohol einsprühen und dann mit einem **sterilisierten** Zellstofftupfer unter leichtem Druck abreiben. Noch einmal einsprühen und 30 Sekunden warten.
- **vor Punktionen von sterilen Höhlen:** Der Ausführende sollte Kopfschutz und **sterile** Handschuhe tragen. Punktionsstelle satt mit Alkohol einsprühen und 60 Sekunden einwirken lassen. Dann mit einem **sterilen** Tupfer unter leichtem Druck abreiben. Noch 1–3-mal wiederholen.
- **vor operativen Eingriffen:** Der Ausführende muss eine chirurgische Händedesinfektion (Tab. **J-3.3**) durchführen und sterile Kleidung und Handschuhe tragen. Das Desinfektionsmittel mit **steriler** Klemme und **sterilem** Tupfer oder Kompresse und mit kreisenden Bewegungen **von innen nach außen** auftragen. Nach einer Einwirkungszeit von mindestens 3 Minuten wiederholen. Eine **Rasur** des Patienten sollte, wenn nötig, **kurz** vor dem Eingriff erfolgen, aber nicht auf dem Op-Tisch bzw. im Op! Hautverletzungen sollten vermieden werden.
- **bei Wunden:** Der Ausführende sollte zumindest Handschuhe tragen. Das Desinfektionsmittel mit einem sterilen Tupfer mit kreisenden Bewegungen **von außen nach innen** auftragen.

Die meisten **Fremdkörperinfektionen** (z. B. Venenkatheter, Kunststoffimplantate, etc) gehen von Keimen der Haut aus (Abb. **J-3.3**). Daraus folgt, dass eine Verringerung dieser Flora ein wichtiger Schritt in der Prävention ist.

Die **Fremdkörperinfektion** (z. B. Venenkatheter, Herzklappen und Kunststoffimplantate) geht meistens von Keimen der Haut aus (Abb. **J-3.3**); deswegen ist eine Verhinderung des Eintritts durch sorgfältige Desinfektion der Haut des Patienten eine extrem wichtige präventive Maßnahme neben der Desinfektion der Haut des Personals sowie der Infusion von infizierten Lösungen, was z. B. durch Bakterienfilter verhindert werden kann.

J-3.3 Infektionsgefahr durch Venenkatheter

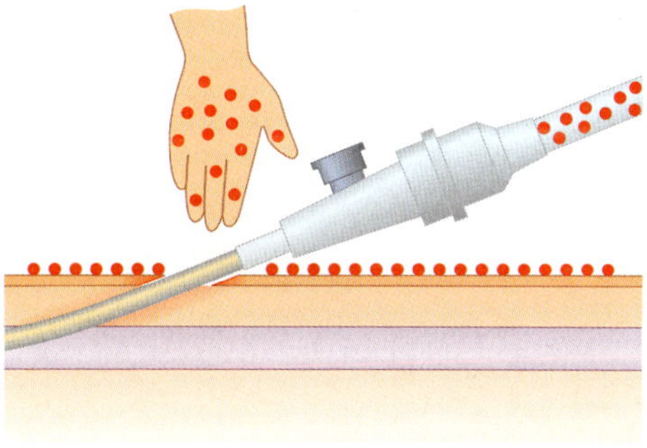

J-3.3

Desinfektionsmaßnahmen am medizinischen Personal

Eine sorgfältige – nicht übertriebene – Körperhygiene ist eine Grundvoraussetzung für den patientennahen Einsatz von medizinischem Personal. **Sauberkeit** von Kleidung, Haaren und Haut vermindert die Keimbelastung, sie ist eine Vorbedingung für gute hygienische Verhältnisse, ist aber alleine nicht ausreichend.
Wenn die Kleidung bei 90 °C gewaschen wurde oder nach dem Bügeln, sind keine vegetativen Keime mehr zu erwarten. Je nach den äußeren Bedingungen sind jedoch die Fasern bald wieder mit Keimen behaftet. Vor dem Betreten eines Sterilbereiches, d. h. Operationssaal (Op), muss deshalb die Straßenkleidung abgelegt werden.

Waschen der Haut mit warmem Wasser und Seife hat nur einen Verdünnungseffekt auf die **transiente Flora** (zufällig von außen eingetragene Keime). Die **residente Flora** (ständige körpereigene Standortkeime), die bei jedem Menschen physiologischerweise in mehr oder weniger großer Zahl vorhanden ist, wird durch diese Maßnahme kaum getroffen.
Wenn die Haut vorgeschädigt ist, z. B. durch eine Neurodermitis oder durch Piercing, erhöht sich das Risiko einer Besiedelung mit pathogenen und evtl. auch mit nosokomialen Erregern, z. B. ORSA (S. 304).

Hygienische Händedesinfektion: Eine kontaminierte Hand muss zuerst desinfiziert werden, erst dann wird sie gewaschen (= hygienische Händedesinfektion). Diese Regel gilt also **immer nach Berühren** von infektiösem Material bzw. Menschen und **vor Manipulation** an Infusionsbestecken und zwar für das gesamte medizinische Personal! Auch Chefärzte sind nicht steril! Am allerbesten ist dafür ein alkoholisches Mittel geeignet, womit die **trockene Haut** benetzt wird. Das **Händedesinfektionsmittel** (Tab. **J-3.3**) soll nicht nur die Handinnenfläche, sondern immer auch die Fingerzwischenräume, den Nagelfalz, den Daumen und ggf. auch das Handgelenk erreichen (Abb. **J-3.4**). Wenn diese Routinemaßnahme richtig ausgeführt wird, kann man die Hautbesiedelung sehr deutlich reduzieren (Abb. **J-3.5**). Da aber der Alkohol nicht in die Hautkrypten eindringt, ist also nur mit einer vorübergehenden Keimreduktion zu rechnen.

▶ **Merke:** Fingerringe, Schmuck und Armbanduhren sowie Nagellack behindern die desinfizierende Wirkung von Alkohol und sollten deshalb entfernt werden (TRBA 250).

Chirurgische Händedesinfektion: Vor Eingriffen am Patienten muss eine noch gründlichere Händedesinfektion erfolgen – die chirurgische Händedesinfektion (Tab. **J-3.3**). Ziel dieser Maßnahme ist, nicht nur die transiente Flora zu vernichten sondern auch die residente Flora nachhaltig einzudämmen. Sie beginnt

Desinfektionsmaßnahmen am medizinischen Personal

Sauberkeit ist eine Voraussetzung für Hygiene, aber nicht ausreichend.

Die Kleidung kann Krankheitserreger übertragen und muss daher bei Patientenkontakt und vor allem in Sterilbereichen aufbereitet werden, um vegetative Keime zu vernichten.

Waschen mit warmem Wasser und Seife hat nur einen recht geringen Effekt auf die physiologische Standortflora. Eine Vorschädigung der Haut erhöht noch die Infektionsgefahr.

Die **hygienische Händedesinfektion**, die immer nach Berühren von infektiösem Material bzw. Menschen und vor Manipulationen an Patienten durchgeführt werden soll, wird immer vor dem Waschen durchgeführt (Abb. **J-3.4**). Meistens verwendet man **60–70 % Ethanol oder Propanol**). Die Einwirkzeit beträgt ca. 30 Sekunden (Abb. **J-3.5**).

◀ Merke

Die **chirurgische Händedesinfektion** dient der stärkeren und anhaltenderen Reduktion der Keimzahl (Tab. **J-3.3**). Die Fingernägel sollten schon gereinigt sein. Zunächst wird mit warmem Wasser und

J-3.4

J-3.4 Händedesinfektion

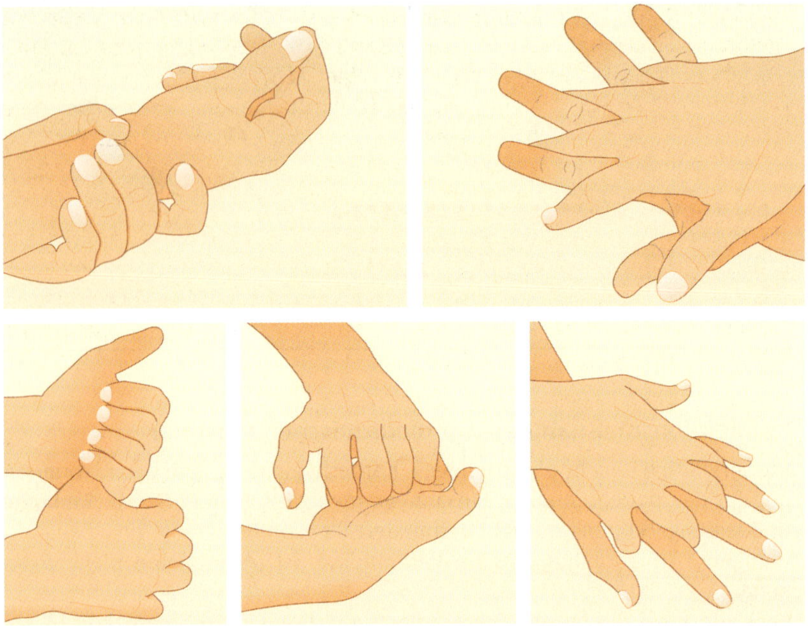

Richtige Technik der Händedesinfektion: sorgfältiges Benetzen nicht nur der Handinnenfläche sondern auch der Interdigitalfalten, der Fingerkuppen mit Nagelfalz, des Daumens und des Handgelenkes.

J-3.5

J-3.5 Durchschlagender Erfolg der Händedesinfektion mit einem alkoholischen Mittel bei einem Arzt. (Einwirkzeit 30 Sekunden)

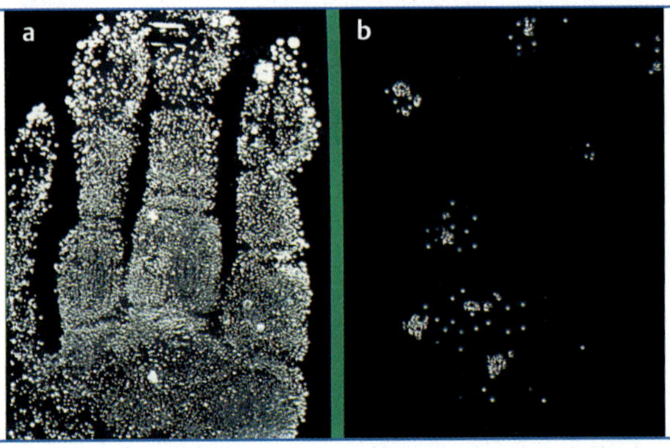

Keimbelastung der Finger (Abklatsche)
a Vorher
b Nachher

J-3.3 Händedesinfektion

	1. Schritt	*2. Schritt*	*3. Schritt*	*4. Schritt*	*5. Schritt*
hygienische Händedesinfektion	3ml Alkohol 30–60 sek	waschen	trocknen	–	–
chirurgische Händedesinfektion	waschen mit Flüssigseife 1 min	trocknen	5ml Alkohol 3min (auch Unterarme)	5ml Alkohol 3min (auch Unterarme)	trocknen

Seife gewaschen, dann mit Papierhandtüchern trocknen. Danach Desinfektion mit alkoholischem Desinfektionsmittel mit auf 3 Minuten verlängerter Einwirkzeit. Diese alkoholische Desinfektion wird einmal wiederholt. Dann erst Handschuhe anlegen!

mit einer gründlichen Waschung mit warmem Wasser und Flüssigseife; heftiges Bürsten der Hände und Arme birgt die Gefahr der Reizung und Verletzungen und sollte deswegen nur auf Nägel und Nagelfalz begrenzt sein. **Fingernägel** sollten nicht erst im Op, sondern bereits zu Hause gereinigt werden! Im Vergleich zur hygienischen Händedesinfektion ist die Einwirkzeit von Alkohol verlängert und die Prozedur verdoppelt (Tab. **J-3.3**). Auch sollte das Mittel die Unterarme benetzen.

▶ **Exkurs:** Verhalten bei Nadelstichverletzungen oder Haut- bzw. Schleimhautkontakt mit HIV- und anderen hochkontagiösen Erregern: Als Sofortmaßnahme sollte bei blutenden Verletzungen der Blutfluss sogar noch gefördert werden, um so die infektiösen Erreger mechanisch zu entfernen. Anschließend sollte man möglichst mit einem Tupfer, der mit einem alkoholischen Desinfektionsmittel getränkt ist, die Wunde abwischen. Der Mund sollte mit 20ml 80% Alkohol gespült werden, ggf. mehrmals. Am Auge kann man PVP-Jod zum Spülen verwenden.

◀ **Exkurs**

Danach sollte evtl. beim D-Arzt eine Unfalldokumentation erfolgen und diagnostische Maßnahmen beim Patienten wie beim Personal vorgenommen werden. Je nach Situation kann eine vorsorgliche Therapie, z. B. der **PEP** (postexpositionelle Prophylaxe) bei HIV oder Hyperimmunglobulin gegen Hepatitis B bei Nichtgeimpften eingeleitet werden.

Evtl. D-Arzt-Meldung und ggf. vorsorgliche Therapie, z. B. der **PEP** (postexpositionelle Prophylaxe) bei HIV oder Hyperimmunglobulin gegen Hepatitis B bei Nichtgeimpften.

Desinfektionsmaßnahmen in der Umgebung

Instrumente: Medizinische **Instrumente** – darunter auch **Endoskope** –, die mehrfach am Patienten zur Anwendung kommen, müssen ebenfalls manuell oder besser noch maschinell desinfiziert werden (Mittel aus der DGHM-Liste, s. u.).

Desinfektionsmaßnahmen in der Umgebung

Instrumente: Die **Instrumentendesinfektion** hat als Ziel, die Übertragung von Keimen bei Mehrfachbenutzung zu verhindern.

▶ **Merke:**

- So ist es eigentlich selbstverständlich, dass die Membran eines Stethoskopes desinfiziert wird, bevor es bei einem weiteren Patienten eingesetzt wird! Ein Thermometer soll entweder mittels Plastikhülle, die nach Gebrauch verworfen wird, geschützt oder eben desinfiziert werden.
- Alles, was kontaminiert ist oder vermutlich kontaminiert sein könnte, muss **sofort** desinfiziert werden. Jede Verzögerung bringt die Gefahr einer Keimverschleppung mit sich. Durch das Antrocknen von biologischem Material (Blut, Serum, Sekret, Stuhl etc.) wird die Desinfektion erschwert und unter Umständen unmöglich gemacht.
- Ein gebrauchtes und damit kontaminiertes Instrument muss **zuerst desinfiziert** werden, erst dann kann es gereinigt und weiterbearbeitet, z. B. sterilisiert werden.

◀ **Merke**

Flächen: Viele potenziell pathogene Keime können sich mehr oder weniger lang auf Flächen, z. B. Bettgestell oder auch Fußboden, in der Umgebung des Patienten halten und evtl. sogar vermehren. Selbst wenn der Patient nicht direkten Kontakt damit hat, so kann doch indirekt über Gegenstände oder über Staub eine Übertragung erfolgen. Betten müssen nach Belegung entweder manuell oder maschinell wieder aufbereitet werden, um evtl. vorhandene Keime des Patienten zu beseitigen. Im Krankenhaus ist es verpönt, mit Besen zu kehren, weil damit die Keime nur aufgewirbelt werden und sich danach wieder anderswo durch Sedimentation niederlassen; auch ein normaler Haushaltsstaubsauger ist untauglich. Vielmehr sollte feucht gewischt werden – in kritischen Bereichen mit einem geeigneten Zusatz von **Flächendesinfektionsmittel** (Tab. **J-3.4**) zum Reinigungsmittel (nur kaltes Wasser verwenden!). Die Mittel sollten nach standardisierten Prüfbedingungen getestet und in der DGHM-Liste aufgeführt sein. Zu beachten ist eine exakte Einhaltung der jeweiligen Konzentration und Einwirkzeit.

Flächen: Alle Gegenstände in der Umgebung eines Patienten, darunter speziell die **Flächen**, müssen von Infektionserregern entlastet werden.
Für die **Instrumenten**- bzw- **Flächendesinfektion** sollten geprüfte Präparate aus der **DGHM-Liste** verwendet werden, wobei die vorgeschriebene **Konzentration** und **Einwirkzeit** eingehalten werden muss (Tab. **J-3.4**).

Die Erfahrung lehrt, dass die Desinfektionsmittel jeweils unterschiedliche Wirklücken haben, d. h. dass einzelne Gruppen von Mikroorganismen dagegen relativ stabil sind. Andererseits kann die Wirkung im Einzelfalle auch noch durch die bestehende Situation negativ beeinflusst sein, wenn z. B. Eiweißreste auf den Instrumenten bzw. Flächen die Wirksubstanz binden, so dass die Mikroorganismen selbst unbeschädigt bleiben (**Eiweißfehler**) oder dass die physikochemischen Eigenschaften der Mittel verändert werden, z. B. durch Seifen (**Seifenfehler**) oder pH-Wert (Tab. **J-3.4**).

Die Wirksamkeit von Desinfektionsmitteln kann durch die Anwesenheit von Proteinen, die die Wirksubstanz binden (**Eiweißfehler**) oder durch Veränderung ihrer physikochemischen Eigenschaften z. B. durch Seifen (**Seifenfehler**) vermindert sein (Tab. **J-3.4**).

J-3.4 Flächendesinfektionsmittel

chemische Struktur	*Lücke im Wirkspektrum*	*Versagensgründe*
Aldehyde	klein	wenige, z. B. Eiweißfehler
quaternäre Ammoniumverbindungen	gramnegative Bakterien	Seifenfehler, Eiweißfehler
Alkylamine	klein	wenige
Guanidinderivate	Sporen, einige Viren	wenige
Sauerstoff abspaltende Verbindungen (Peroxide)	klein	wenige, aber korrosiv
Phenole	Sporen, einige Viren	wenige, aber Geruch
Alkohole	Sporen, einige Viren	Eiweißfehler, Verdünnung

Es ist praktisch sinnvoll, stets Desinfektionsmittel zur Instrumenten-, Haut- und Flächendesinfektion in gebrauchsfertiger Lösung mit exakter Konzentration griffbereit, z. B. in wandmontierten Spendern (Desinfektionsmittelzumischanlage), anzubieten.

▶ Merke

▶ **Merke:** Um einer Keimverschleppung in Klinik und Praxis vorzubeugen, sind bestimmte Desinfektionsmaßnahmen, z. B. der Hände, der Instrumente und der Flächen, laufend vorzunehmen (= **laufende Desinfektion**).

Eine **Schlussdesinfektion** von Zimmern ist nur nach Belegung mit hochkontagiösen Patienten sinnvoll, wobei im Allgemeinen die **Scheuer-Wisch-Desinfektion** ausreicht.

Als **Schlussdesinfektion** wird eine ausgedehnte Desinfektion bezeichnet, bei der ein Bereich so aufbereitet wird, dass er wieder ohne Infektionsgefährdung zur Pflege und Behandlung eines Patienten genutzt werden kann. Eine Schlussdesinfektion ist also immer erforderlich nach der Behandlung oder Pflege eines Patienten mit hochkontagiösen Erregern. Zumeist reicht dazu eine **Scheuer-Wisch-Desinfektion** aus. Nur ganz selten muss eine Vernebelung von bestimmten Desinfektionsmitteln, z. B. Aldehyden, durchgeführt werden, wozu aber speziell geschultes Personal erforderlich ist.

3.2.2 Desinfektionsverfahren

Die Desinfektionsmittel und -verfahren sind jeweils für bestimmte Wirkungsbereiche geeignet (Tab. **J-3.5**).

3.2.2 Desinfektionsverfahren

Entsprechend den jeweiligen Voraussetzungen werden für die Praxis in Anlehnung an die Resistenzstufen mehrere Anwendungsbereiche unterschieden (Tab. **J-3.5**).

J-3.5 Wirkungsbereiche der Desinfektionsmittel und -verfahren

Wirkungsbereich A	Abtötung von vegetativen Bakterien einschließlich Mykobakterien sowie von Pilzen und deren Sporen
Wirkungsbereich B	wie A, zusätzlich Inaktivierung von Viren
Wirkungsbereich C	wie A+B, zusätzlich Abtötung von Bakteriensporen einschließlich der Resistenzgruppe des Milzbranderregers
Wirkungsbereich D	wie A+B, zusätzlich Abtötung der Sporen des Gasbrand- und Tetanuserregers

Thermische Desinfektionsverfahren

Der thermischen Desinfektion sollte – wo immer möglich – der Vorzug gegeben werden. Sie ist die sicherste, billigste und umweltschonendste Technik. Aufgekochtes Wasser sowie erhitzte Lebensmittel sind eigentlich frei von pathogenen Keimen. In der Klinik werden so Betten, Mat-

Thermische Desinfektionsverfahren

Die zu inaktivierenden Mikroorganismen der Wirkungsbereiche A–C können mit 100 °C heißem Dampf innerhalb kürzester Zeit irreversibel geschädigt werden. Die thermische Desinfektion mit strömendem Wasserdampf oder heißem Wasser ist auch die sicherste, billigste und umweltschonendste Möglichkeit. Aufgekochtes Trinkwasser und hitzebehandelte (gekochte, gebackene oder gebratene) Lebensmittel sind deshalb primär frei von Krankheitserregern und können unbesehen verzehrt werden. Im klinischen Bereich werden Matratzen,

Betten, Decken, kochfeste Wäsche, Essgeschirr, Steckbecken u.ä. auf diese Weise desinfiziert. Bei Wäsche steigert der Zusatz von 0,5 % Soda (oder anderen Waschhilfsmitteln) zum Waschwasser die Desinfektionskraft. In besonderen Apparaten können Betten, Matratzen etc. durch Anlegen eines Vakuums bereits mit 75 °C heißem Dampf desinfiziert werden. Babyflaschen, Anästhesiezubehör, Geschirr und Laborglaswaren werden in speziellen Waschmaschinen, die vom Robert-Koch-Institut zugelassen sind, aufbereitet. Infektiöse Abfälle, die ausreichend Flüssigkeit enthalten, können mithilfe von Mikrowellen so stark erhitzt werden, dass zumindest vegetative Keime und Viren abgetötet werden. Thermische Desinfektionsverfahren können je nach Verfahren die Wirkungsbereiche A, B und C (vgl. Tab. **J-3.5**) umschließen.

ratzen sowie kochfeste Wäsche und Geschirr desinfiziert.

Chemische Desinfektionsverfahren

Der Einsatz der chemischen Desinfektion setzt erhebliche Sachkenntnisse voraus, wenn sie effektiv sein soll. Prinzipiell sollten **vor jeder Desinfektionsmaßnahme folgende Fragen abgeklärt** sein:

Chemische Desinfektionsverfahren

Vor jeder Desinfektionsmaßnahme sollte man folgende Fragen klären:

Ist die angestrebte Desinfektionsmaßnahme überhaupt sinnvoll?

Eine Fußbodendesinfektion im viel begangenen Verwaltungstrakt einer Klinik ist sicherlich nicht sinnvoll, da von einer solchen Fläche keine höhere Infektionsgefahr ausgeht als von jedem anderen Fußboden. Der Einsatz von Desinfektionsmitteln im häuslichen Bereich (z. B. Küche oder Toilette) kann nur sinnvoll sein, wenn ein Familienmitglied als Keimausscheider erkannt ist oder sonstige besondere Umstände dies gerechtfertigt erscheinen lassen (z. B. Abwehrschwäche eines Familienmitgliedes). Die totale Raumdesinfektion (Vernebelung) ist nur sinnvoll, wenn einer Infektionsgefahr nicht durch Scheuer-Wisch-Desinfektion begegnet werden kann.

Ist die angestrebte Desinfektion überhaupt sinnvoll?
Im häuslichen Bereich (Küche, Toilette) ist nur selten eine Desinfektion sinnvoll, z. B. wenn ein Dauerausscheider im Haushalt lebt.

Was soll desinfiziert werden?

Für die menschliche Haut müssen andere chemische Bedingungen erfüllt sein als für eine Arbeitsfläche. Ein ärztliches Instrument aus Kunststoff und optischen Teilen (z. B. Endoskop) muss anders behandelt werden als ein Instrument aus Metall (z. B. Scheidenspekulum).

Was soll desinfiziert werden?
Unterscheidung zwischen Hände-, Haut-, Schleimhaut-, Instrumenten- und Flächendesinfektion.

Wogegen soll das Desinfektionsmittel wirken? Ist das Desinfektionsmittel überhaupt in dieser Situation wirksam?

Sollen besondere Krankheitserreger, etwa Hepatitis-B-Viren oder Tuberkulosebakterien, inaktiviert werden, so kann nur ein Mittel eingesetzt werden, das solche Keime nachweisbar zu inaktivieren vermag. Manche kompakte Viren, wie etwa Rotaviren, Noroviren und Adenoviren, sind z. B. gegen den üblichen 60–70 %igen Alkohol resistent. Bei Infektionen mit solchen Viren muss 80 %iger Alkohol für die Händedesinfektion verwendet werden.

Wogegen soll das Mittel wirken?
Beispielsweise Tuberkulose und Hepatitis-, Rota-, Norwalk- und Adenoviren erfordern spezielle Mittel und Konzentrationen.

Darf das Desinfektionsmittel behördlich eingesetzt werden?

Bei **behördlich angeordneten Desinfektionsmaßnahmen**, welche sich auf das Infektionsschutzgesetz (§ 18) stützen, dürfen nur solche Desinfektionsmittel und -verfahren eingesetzt werden, die in der **Liste des Robert-Koch-Instituts (RKI)** aufgeführt sind. Diese Liste wird regelmäßig aktualisiert – aktuell gilt die Fassung vom 31.5.2002 (Bundesgesundheitsblatt 46 (2003) 72–95). Die Liste ist untergliedert in Verfahren zur Hände-, Wäsche- und Scheuerdesinfektion sowie zur Desinfektion von Auswurf, Stuhl, Harn und Abwasser. Im Vergleich zu den Angaben der DGHM-Liste sind hier z. T. andere Konzentrationen und Einwirkzeiten vorgegeben.

Für **alle anderen** – besonders chemische **Desinfektionen** – , welche in Klinik und Praxis durchgeführt werden, bleibt es dem Verantwortlichen überlassen, zu wählen, welches der zahlreichen im Handel erhältlichen Präparate er einsetzen möchte. Es ist dringend zu empfehlen, nur solche Mittel zu verwenden, deren Wirksamkeit durch eine unabhängige Begutachtung festgestellt wurde. Die Deutsche Gesellschaft für Hygiene und Mikrobiologie (DGHM) hat Richtlinien

Darf das Desinfektionsmittel behördlich eingesetzt werden?
Bei bestimmten Erregern darf nicht die DGHM-Liste, sondern muss die RKI-Liste zur Anwendung kommen.

erarbeitet, die Einzelheiten solcher Prüfungen enthalten. Die von der **DGHM** geprüften und als wirksam befundenen Präparate werden in einer regelmäßig aktualisierten Liste (aktuell gilt die vom 31.12.2003) aufgeführt. Sie ist unterteilt in Hände-, Flächen-, Instrumenten- und Wäschedesinfektion. Auch beim Einsatz dieser „gelisteten Desinfektionsmittel" muss sich der Anwender jedoch informieren: Desinfektionsmittel, die beim Menschen zur Anwendung kommen, gelten juristisch als Arzneimittel. Solche Mittel, die zur Instrumentendesinfektion verwendet werden, unterliegen dem Medizinproduktegesetz. Flächendesinfektionsmittel werden nach dem Biozidgesetz beurteilt.

In welcher Konzentration ist das Mittel wirksam?

In welcher Konzentration ist das Mittel wirksam?
Liegt das Mittel gebrauchsfertig vor oder muss die Gebrauchslösung aus einem Konzentrat erst hergestellt werden (z. B. 0,5 % oder 1 %)?

Wie lange muss das Mittel einwirken?

Wie lange muss das Mittel einwirken?
Beispeilsweise 30 Minuten, 1 Stunde oder mehr?

Welche Maßnahmen der Arbeitssicherheit sind beim Umgang zu beachten?

Welche Maßnahmen der Arbeitssicherheit sind beim Umgang zu beachten?
Beispielsweise aufgrund von möglichen Dämpfen, Hautreizungen, Feuergefahr.

3.2.3 Substanzen zur Desinfektion

Alkohole

Verwendete Substanzen: Ethanol, Isopropanol und N-Propanol besitzen starke antimikrobielle Wirkung. Reiner Alkohol (99 %ig) ist wirkungslos. Meist werden 60–70 %ige Alkohole verwendet.

Wirkmechanismus: Eiweißfällung und die Lösung von Fett.

Einsatzgebiete: Hände- und Hautdesinfektion. Auf Hautarealen mit starker Talgproduktion muss die Einwirkzeit auf bis zu 10 Minuten verlängert werden (Abb. **J-3.6**).

J-3.6

3.2.3 Substanzen zur Desinfektion

Alkohole

Verwendete Substanzen: Ethanol, Isopropanol und N-Propanol besitzen starke antimikrobielle Wirkung. Reiner Alkohol (99 %ig) ist wirkungslos (s. u.). Da 80 %iger Alkohol die Haut stark austrocknet, wird diese Konzentration nicht regelmäßig verwendet, sondern allenfalls kurzfristig beim Auftreten von stabilen Erregern wie z. B. Rota- und Norwalkviren. Ansonsten werden 60–70 %ige Alkohole verwendet. Oft werden noch andere Desinfektionsmittel kombiniert.

Wirkmechanismus: Entscheidend sind die Eiweißfällung und die Lösung von Fett, wodurch die Erreger irreversibel geschädigt werden. Reiner Alkohol schafft durch Gerbung undurchlässige Zellwände, die sogar eine Desinfektion verhindern.

Einsatzgebiete: Die klassische Domäne der Alkohole ist die Hände- und Hautdesinfektion. Alkohole besitzen ein breites Wirkungsspektrum und können im Prinzip auch Hepatitis-B-Viren und HIV inaktivieren, jedoch keine Bakterien-

J-3.6 Lokalisation der Hautflora, die nur schwer einer Hautdesinfektion zugänglich ist.

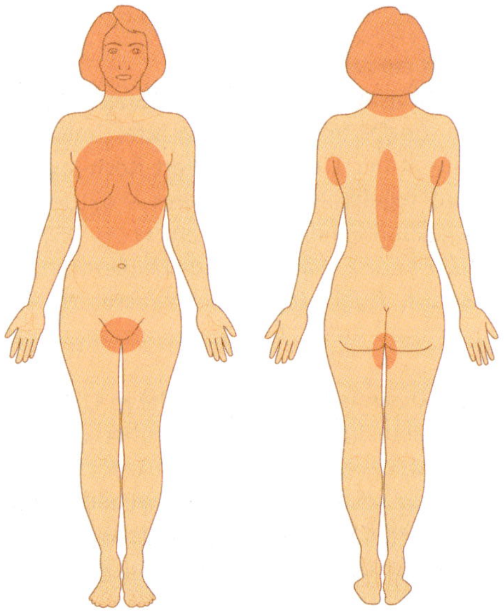

An diesen Stellen sind die Keime durch starke Talgproduktion vor alkoholischen Desinfektionsmitteln ziemlich geschützt. Während Hände bereits nach 30 Sekunden desinfiziert sind, müssen diese Mittel an den markierten Stellen vor einer Punktion bis zu 10 Minuten einwirken, um eine starke Keimreduktion zu erreichen.

sporen. Normaler Alkohol, der z. B. zur Hautdesinfektion vor Injektionen eingesetzt wird, könnte also Gasbrand- oder Tetanussporen enthalten. Alkohol, der für solche Zwecke verwendet wird, muss deshalb durch Filtration sterilisiert werden. Sie wirken sehr schnell, was für die Händedesinfektion vorteilhaft ist. Auf Hautarealen mit starkem Talgdrüsenbesatz, etwa Stirn, Rücken, Perineum, ist die Wirkung verzögert, so dass das Desinfektionsmittel bis zu 10 Minuten einwirken muss (Abb. **J-3.6**).

Nachteile: Alkohole haben keine allergisierende Wirkung, sie entfetten jedoch die Haut und schädigen sie dadurch. Durch Zusatz so genannter rückfettender Substanzen in den Desinfektionspräparaten soll dieser Effekt umgangen werden. Wegen der leichten Entflammbarkeit sind Alkohole nicht zur Flächen- oder Instrumentendesinfektion in größerem Umfang geeignet. Kleinere Flächen, z. B. die Fläche eines Stethoskops oder eines Schallkopfes können dagegen gut damit desinfiziert werden.

Nachteile: Entfettung/Austrocknung der Haut.

Aldehyde

Verwendete Substanzen: Formaldehyd, Glutaraldehyd und Glyoxal sind diejenigen Aldehyde, die als Desinfektionsstoffe eingesetzt werden.

Wirkmechanismus: Die Wirkung beruht auf chemischen Wechselwirkungen mit den Zelleiweißen. Dieser Wirkungsmechanismus ist jedoch störanfällig. Proteinhaltiges Material (Blut, Sekrete) behindert den Desinfektionsvorgang. Man spricht vom „Eiweißfehler" (S. 683).

Einsatzgebiete: Das Wirkspektrum der Aldehyde ist sehr groß und umfasst auch Viren und Bakteriensporen (bei hoher Konzentration und langer Einwirkzeit). Aus diesem Grunde kann vor allem auf Formaldehyd nicht verzichtet werden, obwohl es als potenzielles Karzinogen eingestuft ist und als starkes Allergen gilt. Das Haupteinsatzgebiet der Aldehyde ist die Instrumentendesinfektion. Sie werden jedoch auch Flächen- und Wäschedesinfektionsmitteln zugesetzt und gasförmig zur Gerätedesinfektion verwendet.

Aldehyde

Verwendete Substanzen: Formaldehyd, Glutaraldehyd und Glyoxal.

Wirkmechanismus: Chemische Wechselwirkungen mit Zelleiweißen. Bei proteinhaltigem Material kann es zum „Eiweißfehler" kommen.

Einsatzgebiete: Haupteinsatzgebiet der Aldehyde ist die Instrumentendesinfektion; darüber hinaus in Flächen- und Wäschedesinfektionsmitteln enthalten.

Phenole

Verwendete Substanzen: Abkömmlinge des Phenols, das als Carbolsäure bereits 1867 von Lister zur Desinfektion eingeführt wurde.

Wirkmechanismus: Nach Bindung an die Bakterienzelle können Phenole rasch in die Zelle eindringen, wo sie als Protoplasmagift bakterizid wirken.

Einsatzgebiete: Breites Wirkungsspektrum, inaktivieren jedoch keine Hepatitis-B-Viren, Mykobakterien und Bakteriensporen. Phenole sind toxisch und können durch die Haut aufgenommen werden. Ihre Anwendung am Menschen verbietet sich dadurch. Ihr Einsatz ist heute nur noch von untergeordneter Bedeutung. Da die Phenolderivate (es handelt sich um halogenierte Verbindungen) durch Eiweiße nicht behindert werden, können sie als Bestandteil von Flächendesinfektionsmitteln und zur Desinfektion von Ausscheidungen eingesetzt werden, wegen des toxischen Effekts jedoch nicht im Umfeld von Früh- und Neugeborenen.

Phenole

Verwendete Substanzen: Derivate des Phenols.

Wirkmechanismus: Eindringen in die Bakterienzelle und Wirkung als Protoplasmagift.
Einsatzgebiete: Flächendesinfektion und Desinfektion von Ausscheidungen; heute nur noch von untergeordneter Bedeutung.

Halogene

Von den Halogenen werden Chlor, Jod und Brom zur Desinfektion eingesetzt. Fluor ist wegen seiner Toxizität nicht für Desinfektionszwecke geeignet.

Halogene

Chlor

Verwendete Substanzen: Chlor wird entweder gasförmig (Cl_2 = Chlorgas – oder ClO_2 = Chlordioxid) oder in Form chlorabspaltender Verbindungen (Chlorkalk, Chloramine, Hypochlorit) eingesetzt.

Wirkmechanismus: Der Wirkmechanismus besteht sowohl in der Denaturierung von Proteinen als auch in einer starken oxidierenden Wirkung in wässrigen Lösungen (Entstehung von unterchloriger Säure = HOCl, die in HCl und O zerfällt).

Chlor

Verwendete Substanzen: Chlorgas oder chlorabspaltende Verbindungen.

Wirkmechanismus: Denaturierung von Proteinen, starke oxidierende Wirkung.

Einsatzgebiete: Desinfektion von Trink-, Bade- und Abwasser, Wäschedesinfektion.

Einsatzgebiete: Chlor hat ein weites Wirkungsspektrum, eingeschlossen Viren und Bakteriensporen, bindet jedoch an organische Substanzen (Chlorzehrung), was zu Wirkungsverlusten führt.

- Gasförmiges Chlor wird zur Desinfektion von Trink-, Bade- und Abwasser eingesetzt.
- Chlorkalk (eine Mischung aus Calciumhypochlorit, Calciumchlorid und Calciumhydroxid) kann für die Desinfektion von Ausscheidungen verwendet werden.
- Andere chlorabspaltende Desinfektionsmittel wie Chloramine und Hypochlorid, werden hauptsächlich bei der Wäschedesinfektion eingesetzt. Selten sind sie Bestandteile von Instrumenten- oder Flächendesinfektionsmitteln. Da Chlor zu Hautschäden führt, ist der regelmäßige Einsatz in der Haut- und Schleimhautdesinfektion nicht zu empfehlen. (Dies gilt nicht für Chlorhexidin, das nicht zu den chlorabspaltenden Verbindungen zählt und weiter unten (S. 691) besprochen wird.)

Jod- oder bromabspaltende Verbindungen

Verwendete Substanzen: Polyvinylpyrrolidon-Jod **(PVP-Jod)**.

Wirkmechanismus: ähnlich dem von Chlor.

Einsatzgebiete: Haut-, Hände- und Schleimhautdesinfektion.

Nachteile: Jodtinktur (Jod + Jodkalium + Alkohol) allergisiert und „brennt".

Jod- oder bromabspaltende Verbindungen

Verwendete Substanzen: Jodophore sind komplexe Verbindungen des Jods mit Polyvinylpyrrolidon **(PVP-Jod)**. Durch Freisetzung von elementarem Jod aus der Verbindung wird die Wirkung erzielt.

Wirkmechanismus: Die Wirkungsweise von Jod bzw. Brom ist ähnlich wie die von Chlor.

Einsatzgebiete: Jod und Brom haben eine sehr gute bakterizide, sporozide, fungizide und viruzide Wirkung. Wegen der färbenden Wirkung beschränkt sich der Einsatz von Jod auf die Haut-, Hände- und Schleimhautdesinfektion. Der Einsatz von bromabspaltenden Verbindungen beschränkt sich auf die Desinfektion kleiner Wunden und der Schleimhaut.

Nachteile: Jodtinktur (Jod + Jodkalium + Alkohol) allergisiert jedoch und erzeugt auf Wunden den bekannten brennenden Schmerz. Toxische Reaktionen sind in der Literatur beschrieben. Der Eiweißfehler ist sehr groß. Vor dem Einsatz bei großflächigen Hautläsionen (z. B. Verbrennungen), an Neugeborenen und bei Patienten mit Jodstoffwechselstörungen (z. B. Struma) wird gewarnt.

Sauerstoffabspaltende Verbindungen (Oxidanzien)

Wirkmechanismus: Durch Freisetzung von Sauerstoffradikalen werden irreversible Schäden an Strukturen der Mikroorganismen hervorgerufen.

Sauerstoffabspaltende Verbindungen (Oxidanzien)

Wirkmechanismus: Diese Substanzen setzen spontan hochaktive Sauerstoffradikale frei, die dann mit diversen Zielsubstanzen der Mikroorganismen, z. B. DNA und Proteine, reagieren und dadurch irreversible Veränderungen herbeiführen, die sich toxisch auswirken.

Persäuren

Verwendete Substanzen: Peressigsäure, Perameisen- und Perpropionsäure.

Einsatzgebiete: Desinfektion von Plastikmaterial (Tierkäfige), Leitungen und Maschinen.

Persäuren

Verwendete Substanzen: Persäuren sind organische Säuren, deren Carboxylgruppe ein zusätzliches Sauerstoffatom trägt. Neben Peressigsäure werden Perameisen- und Perpropionsäure für Desinfektionszwecke eingesetzt.

Einsatzgebiete: Ihr Wirkspektrum ist außerordentlich breit und umfasst neben Viren, Pilzen, Pilzsporen und Bakterien auch Bakteriensporen. Vegetative Bakterien werden bereits in sehr niedrigen Konzentrationen (0,05-0,005 %) abgetötet, Hepatitis-B-Viren in 5 %igen Lösungen. Organisches Material und pH-Wert-Verschiebungen beeinträchtigen die Desinfektionswirkung nur unbedeutend. Dennoch werden Persäuren in der Praxis nur selten eingesetzt. Grund hierfür ist die **chemische Instabilität** der Lösungen, die bei Raumtemperatur zerfallen. **Hochkonzentrierte Lösungen sind brennbar und explosibel.** Korrodierende Eigenschaften beschränken das Anwendungsspektrum auf die Desinfektion von Plastikmaterial (Tierkäfige), Instrumenten und kleineren Flächen.

Ozon

Verwendete Substanzen: Ozon (O_3)

Ozon

Verwendete Substanzen: Ozon (O_3) wird durch elektrische Entladungen, durch UV- oder Kathodenbestrahlung aus Sauerstoff gebildet.

Einsatzgebiete: Ozon-Luft-Gemische haben keinerlei mikrobiziden Effekt. Wird Ozon hingegen in Wasser eingeleitet, ist das Desinfektionsspektrum ähnlich groß wie bei den Persäuren, Ozon wird deshalb ausschließlich zur Trink- und Badewasserdesinfektion eingesetzt. Es wird durch organische und anorganische Belastungen verbraucht (Ozonzehrung) und durch Lichteinwirkung und Wärme zerstört.

Einsatzgebiete: Trink- und Badewasserdesinfektion.

Peroxide

Verwendete Substanzen: Gebräuchlich ist Wasserstoffperoxid (H_2O_2), das in 0,5 %iger Lösung als Gurgelwasser und in 3 %iger Konzentration für die Wunddesinfektion eingesetzt wird.

Wirkmechanismus: Abspaltung naszierenden Sauerstoffs bei Kontakt mit Körpergewebe.

Einsatzgebiete: Wunddesinfektion – das mikrobizide und viruzide Spektrum ist groß. Zur Haut- und Händedesinfektion wird die Anwendung von Wasserstoffperoxid nicht empfohlen, da hier mit Alkoholen und PVP-Jod bessere Substanzen zur Verfügung stehen. Andere Peroxidverbindungen werden für die Flächendesinfektion (z. B. Dismozon) oder für die Wäschedesinfektion (z. B. Purwash) eingesetzt.

Peroxide

Verwendete Substanzen: Wasserstoffperoxid (H_2O_2).

Wirkmechanismus: Sauerstoff-Abspaltung.

Einsatzgebiete: Wunddesinfektion.

Permanganat

Verwendete Substanzen, Wirkmechanismus: Kaliumpermanganat (KMnO4) setzt sich in wässriger Lösung unter Abspaltung naszierenden Sauerstoffs zu Mangandioxid um.

Einsatzgebiete: Die gute bakterizide und viruzide Wirkung wird in Anwesenheit organischer Stoffe vermindert. Eine 0,5 %ige Lösung (rosa Farbe) kann zum Gurgeln oder für die Wunddesinfektion verwendet werden.

Permanganat

Verwendete Substanzen, Wirkmechanismus: Kaliumpermanganat (KMnO4).

Einsatzgebiete: zum Gurgeln oder für die Wunddesinfektion.

▶ **Exkurs:** Eine 0,5 %ige Kaliumpermanganatlösung ergibt einen rosa Farbton; sie eignet sich sehr gut zur Desinfektion von Früchten und Gemüsen (z. B. Tomaten). Auf Reisen in Ländern mit geringem Hygienestandard kann dies sehr nützlich sein.

◀ Exkurs

Oberflächenaktive Substanzen

Wirkmechanismus: Oberflächenaktive Stoffe (= Tenside) bewirken durch Anreicherung an den Grenzflächen zwischen zwei Medien eine Verminderung der Grenzflächenspannung. Lipidhaltige Biomembranen, wie etwa die zytoplasmatische Membran einer Bakterienzelle oder eine lipidhaltige Virushülle, werden dadurch destabilisiert und ggf. sogar lysiert. Prinzipiell lassen sich unterscheiden:

- anionische Tenside.
- kationische Tenside.
- nichtionogene Tenside.
- amphotere Tenside.

Nur bei kationischen und amphoteren Tensiden kann eine, wenn auch mittelmäßige, antimikrobielle Wirkung beobachtet werden.

Oberflächenaktive Substanzen

Wirkmechanismus: Tenside bewirken eine Abnahme der Grenzflächenspannung. Eine antimikrobielle Wirkung haben

- kationische Tenside und
- amphotere Tenside.

Amphotere Substanzen

Verwendete Substanzen: Tenside, die als so genannte Zwittermoleküle elektropositive und elektronegative Gruppen in ihrem Molekül vereinigen, heißen Amphotenside.

Einsatzgebiete: Wegen der geringen Toxizität werden Amphotenside in der Lebensmittelindustrie und im Küchenbereich eingesetzt, außerdem zur Fußpilzprophylaxe im Schwimmbad, deren Anwendung jedoch nicht unumstritten ist, und zur Wäschedesinfektion.

Amphotere Substanzen

Verwendete Substanzen:

Einsatzgebiete: Lebensmittelindustrie, Fußpilzprophylaxe in Bädern und Wäschedesinfektion.

Nachteile: schmales Wirkungsspektrum, lange Einwirkzeiten, Eiweißfehler, Seifenfehler.

Nachteile: Ihr Wirkungsspektrum ist schmal; Bakteriensporen und viele Virusarten werden nicht erfasst. Die Einwirkzeiten sind lang, und der Eiweißfehler ist beträchtlich. Auch die Anwesenheit von Seife stört (Seifenfehler).

Quarternäre Verbindungen

Verwendete Substanzen: Sagrotan Med, Quartamon Med, Neoquat S.

Einsatzgebiete: Flächendesinfektion.

Verwendete Substanzen: Sagrotan Med, Quartamon Med, Neoquat S.

Einsatzgebiete: Wegen ihrer Waschwirkung werden diese kationenaktiven Substanzen (Invertseifen, Quats) fast allen Flächendesinfektionsmitteln zugesetzt. Der Eiweiß- und Seifenfehler ist groß und die Einwirkzeit lang. Wegen ihrer geringen Toxizität und ihrer Geruchsneutralität werden quarternäre Ammoniumverbindungen als Konservierungs- und Desinfektionsmittel in der Lebensmittel-, Pharma- und Kosmetikindustrie eingesetzt.

Nachteile: Sehr schmales Wirkspektrum, großer Eiweiß- und Seifenfehler, lange Einwirkzeit.

Nachteile: Ihr Wirkspektrum ist sehr schmal, besonders im Bereich der gramnegativen Bakterien, die sich in solchen Lösungen teilweise sogar vermehren können. Viele Viren (z. B. Polioviren), Bakteriensporen und Mykobakterien werden überhaupt nicht inaktiviert. Der Eiweiß- und Seifenfehler ist groß und die Einwirkzeit lang.

Guanidine, Biguanide, Polyhexanid

Verwendete Substanzen: Biguamed.

Einsatzgebiete: Flächen- und Instrumentendesinfektion.

Nachteile: Enges Wirkungsspektrum.

Verwendete Substanzen: Biguamed.

Einsatzgebiete: In Kombination mit anderen Wirkstoffen, hauptsächlich Aldehyden, finden sie Anwendung in Flächen- und Instrumentendesinfektionsmitteln.

Nachteile: Das Wirkungsspektrum der Biguanidine (oder Diguanide), die ebenfalls zu den kationenaktiven Oberflächensubstanzen gerechnet werden, ist sehr eng. Besonders gegenüber Viren, Mykobakterien und Bakteriensporen ist die Desinfektionskraft schwach.

Metalle und Metallsalze

Verwendete Substanzen: Quecksilbersalz, Silbersalz, seltener Zinn- oder Kupfersalz. Kolloidales Silber (Micropur) wird zur Wasserentkeimung eingesetzt.

Verwendete Substanzen: Metallsalze finden in Form von Quecksilbersalz (z. B. Phenylquecksilberborat), Silbersalz (Silberacetat, -nitrat) und seltener als Zinn- oder Kupfersalz als Desinfektionsstoffe Verwendung. Auch kolloidales Silber (Micropur) hat eine zuverlässige Wirkung. 1 g entkeimt 100 l Trinkwasser.

▶ Exkurs

▶ **Exkurs:** Seit mehr als 100 Jahren wird die **Credé-Prophylaxe** ausgeführt. Dabei wird eine 1 %ige Silbernitratlösung in die Augen eines Neugeborenen geträufelt, um der Ophthalmia neonatorum, speziell der gonorrhoischen Blennorrhö, vorzubeugen. Da in ca. 10 % der Anwendungsfälle eine Reizung entsteht, wird diese Maßnahme manchmal sträflicherweise ganz vernachlässigt, oder es werden ersatzweise antibiotikahaltige Lösungen, z. B. Makrolide oder Tetrazykline, verwendet.

Wirkmechanismus: Mikrobizider Effekt in wässriger Lösung (Oligodynamie).

Wirkmechanismus: Einige elementare Metalle (z. B. Cadmium, Silber, Kupfer, Quecksilber) oder Metalllegierungen, wie Messing (Kupfer und Zink), zeigen in wässrigem Milieu einen mikrobiziden Effekt, der als Oligodynamie bezeichnet wird. Wahrscheinlich kommt er durch winzigste Konzentrationen an Metallionen zustande, welche essenzielle Proteine blockieren.

Einsatzgebiete: Dünne Silberfolien zur Wundabdeckung, Trinkwasserdesinfektion, Spülung von Hohlorganen.

Einsatzgebiete: In der Praxis nützt man diesen Effekt durch Anwendung von dünnen Silberfolien zur Wundabdeckung, durch Einsatz kolloidalem Silber zur Trinkwasserdesinfektion oder zur Spülung von Hohlorganen. Kupfersalze werden besonders wegen ihrer fungistatischen Wirkung geschätzt.Türklinken, Haltestangen oder Toilettenspülgriffe aus Messing zeigen stets geringere Keimzahlen als solche aus Kunststoff oder Holz.

Nachteile: eingeschränktes Wirkspektrum, später Wirkungseintritt.

Nachteile: Sie haben ein eingeschränktes Wirkspektrum und der Wirkungseintritt ist erst nach 1–2 Stunden zu beobachten.

Säuren und Laugen (Alkalien)

Verwendete Substanzen: Praktisch alle Säuren, die einen pH < 4,5 erzeugen, hemmen das Wachstum von Bakterien. In hoher Konzentration hat Natronlauge eine desinfizierende Wirkung besonders gegen gramnegative Bakterien. Wenn „gelöschter Kalk“, d. h. $Ca(OH)_2$ mit Wasser vermischt wird, entsteht Kalkmilch. Soda (Na_2CO_3) hat allein nur eine schwache Wirkung.

Wirkmechanismus: Essenzielle Proteine werden irreversibel denaturiert.

Einsatzgebiete: Diese Stoffe sind zwar prinzipiell geeignet, Mikroorganismen zu inaktivieren, sie schädigen jedoch in der Regel das Desinfektionsgut, so dass sie nur in den seltenen Fällen Verwendung finden, in denen dieser Effekt erwünscht ist (z. B. Desinfektion von Ausscheidungen oder Abfallstoffen). Zur Reinigung und Desinfektion von Dentalinstrumenten werden sie noch oft verwendet. Organische Säuren werden in entsprechenden Konzentrationen zur Konservierung eingesetzt (z. B. mikrobistatische Eigenschaften der Ameisensäure).

Alkylamine

Verwendete Substanzen: u. a. Glucoprotamin (Incidin plus).

Wirkmechanismus: Der Mechanismus ist noch nicht exakt geklärt.

Einsatzgebiete: Glucoprotamin hat ein breites Wirkspektrum, was auch Problemkeime, wie TBC-Bakterien und Rotaviren, einschließt. Dabei hat es keine allergenen Eigenschaften und auch eine gute Materialverträglichkeit, so dass es bei der Instrumenten- und Flächendesinfektion eingesetzt wird.

Verschiedene

Eine Besonderheit stellt das **Chlorhexidin** aus der Gruppe der Guanidinderivate dar, das als Schleimhautantiseptikum oder als Hautdesinfektionsmittel eingesetzt wird. Neuerdings wird wegen der breiten antimikrobiellen Wirkung und der guten Gewebeverträglichkeit **Octenidin** (ein Pyridinderivat) zur Wund- und Schleimhautdesinfektion propagiert.

Säuren und Laugen (Alkalien)

Verwendete Substanzen: Natronlauge in hoher Konzentration, Kalkmilch, Soda (nur schwache Wirkung).

Wirkmechanismus: Denaturierung essenzieller Proteine.

Einsatzgebiete: Desinfektion von Ausscheidungen oder Abfallstoffen und Dentalinstrumenten.

Alkylamine

Verwendete Substanzen: u. a. Glucoprotamin.

Wirkmechanismus: noch nicht exakt geklärt.

Einsatzgebiete: sehr breites, Spektrum, zuverlässige Wirkung, sehr gute Materialverträglichkeit; eignet sich für Instrumenten- und Flächendesinfektion.

Verschiedene

Chlorhexidin zur Schleimhautantiseptik und Hautdesinfektion; **Octenidin** zur Wund- und Schleimhautdesinfektion.

4 Impfungen

4 Impfungen

▶ Definition

▶ Definition: Nach IfSG besteht eine Schutzimpfung in der Gabe eines Impfstoffes mit dem Ziel, vor einer übertragbaren Krankheit zu schützen.

Geschichtliches

Geschichtliches: Die Vakzinierung als prophylaktische Maßnahme wurde schon vor etwa 2000 Jahren im Nahen und Fernen Osten praktiziert, um die Folgen einer Infektion mit dem damals gefürchteten Pockenvirus zu mildern. Dies war natürlich eine empirische Maßnahme, ohne dass über die Natur des Erregers noch über die Wirkungsweise der Impfmaßnahme Klarheit bestand. Immerhin können diese Impfungen als eine der ersten uns bekannten aktiven Impfungen mit Lebendimpfstoff verstanden werden. Es wurde nämlich Wildtyp-Pockenvirus in Form von eingetrocknetem Pustelmaterial von Erkrankten entweder oral gegeben oder durch Verletzung der Haut in den Impfling eingebracht. Diese unüblichen Invasionswege für das Pockenvirus haben wohl Impfzwischenfälle im großen Ausmaß vermieden. Die so genannte **„Variolation"** wurde Anfang des 18. Jahrhunderts auch an Europäern praktiziert und 1725 in Deutschland eingeführt.

Ein wesentlicher Schritt hin zum adaptierten Lebendimpfstoff, d. h. Passage des Virus in einem anderen Wirt, wurde durch **Edward Jenner** (Abb. **J-4.1a**) getan, der 1796 von der an **Kuhpocken** erkrankten Magd Sarah Nelmes den Inhalt einer Pustel entnahm und dem Jungen James Phipps in die Haut applizierte. Dieser Impfstoff von der Kuh (lat. *vacca* → Vakzinierung) enthielt einen Lebendimpfstoff, die wenig pathogenen Vaccinia-Viren, die nach einer leichten Impferkrankung eine Kreuzimmunität gegen die Pocken hinterließen. Nach Abheilen der Kuhpocken wurde James Phipps einer Infektion mit dem Wildtyp-Pockenvirus ausgesetzt und erkrankte nicht. In den darauffolgenden 100 Jahren wurden parallel zu den rasch fortschreitenden Entdeckungen in den Grundlagen der Mikrobiologie ständig neue Impfstoffe entwickelt.

Impfungen verleihen einen **Individualschutz** oder auch einen **Kollektivschutz** gegen viele Infektionen.

Wie kaum eine andere medizinische Maßnahme hat die Immunprophylaxe die größten Erfolge in der Geschichte der Medizin erzielt. Besonders bei viralen Infektionen, wo es noch keine wirksamen Gegenmittel gibt, kommt der Immunprophylaxe ein erhöhter Stellenwert zu. Nicht nur einzelne Personen profitieren von dieser Maßnahme (**Individualschutz**); wenn hohe Durchimpfungsraten erreicht werden, ist es manchmal möglich, ein ganzes Kollektiv (**Kollektivschutz**) davor zu bewahren, selbst wenn darunter einige Personen nicht geimpft sind. Wenn aber immer noch breite Impflücken bestehen, wie etwa gegen Masern, so droht immer wieder ein Ausbruch, denn nur wenn eine **Herdimmunität** etabliert ist, wird die epidemische Ausbreitung von Erregern unterbrochen.

▶ Fallbeispiel

▶ Fallbeispiel Als am 22.10.1977 Ali Maow Maalin (Abb. **J-4.1b**) geheilt aus dem Krankenhaus entlassen wurde, war damit die Welt für immer befreit von der schlimmsten Geißel der Menschheit, nämlich den **Pocken**. Mit dem von Edward Jenner entwickelten Impfstoff (s. o.) wurden praktisch in allen Ländern der Welt Menschen geimpft, wodurch diese Virusinfektion, die ausschließlich nur von Mensch zu Mensch übertragen wird, nach und nach ausgerottet wurde, weil es keine empfänglichen Wirte mehr gab. Im hintersten Winkel der Erde – im Dorf Merka in Somalia – war Ali Maow Maalin nicht geimpft worden und erkrankte als letzter Mensch. Heute existieren in der Natur keine infektiösen Pockenviren mehr, nur noch in zwei Laboratorien der Welt werden lyophilisierte Pockenviren aufbewahrt.

Auch Polio und Masern könnten im Prinzip durch weltweite Impfkampagnen ausgerottet werden.

Weitere spektakuläre Erfolge sind demnächst zu erwarten, wenn mithilfe der Impfung die Poliomyelitis weltweit ausgerottet sein wird. Andere schwere Infektionskrankheiten wie Masern werden folgen.

J-4.1 Wohltäter und Nutznießer

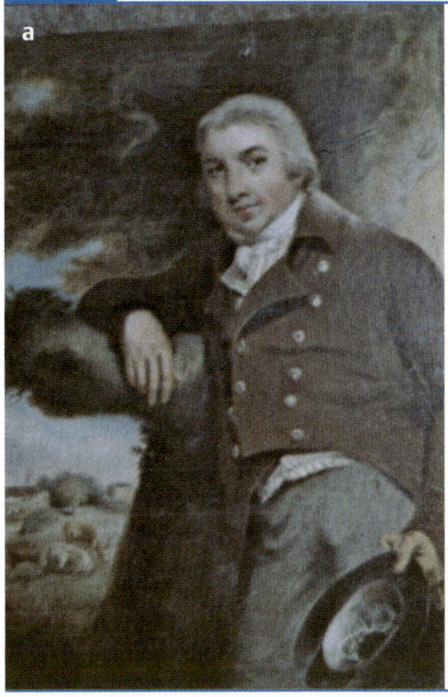

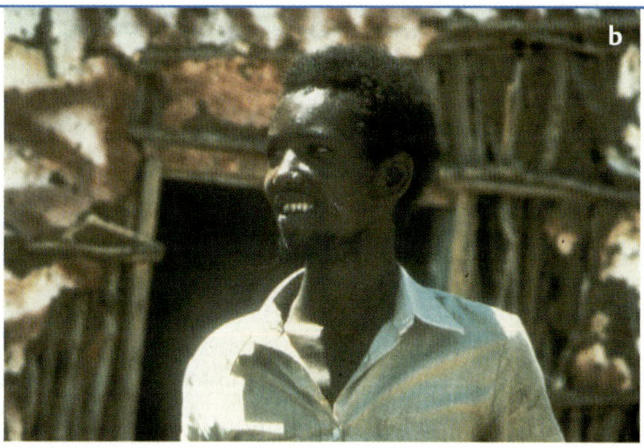

a 1796 legte Edward Jenner den Grundstein zur Pockenimpfung (Portrait von William Pearce, 1801).
b 1977 erkrankte Ali Maow Maalin als weltweit letzter Mensch an den Pocken.

4.1 Passive Immunisierung

▶ **Definition:** Die **passive Immunisierung** besteht in der Injektion von **Gammaglobulin** – also von Antikörpern, die von Spendern gewonnen wurden und überwiegend der Klasse IgG angehören.

Bei menschlichen Spendern handelt es sich um **homologe Antikörper**, bei tierischen Spendern um **heterologe Antikörper**. Die heterologen Antikörper enthalten artfremdes Eiweiß und sind somit selbst immunogen: es droht die Gefahr, dass bei Geimpften Antikörper gegen tierische Antikörper und weitere Eiweiße entstehen, die eine **Serumkrankheit** auslösen können; diese kann mit Fieber, Kreislaufreaktionen, Exanthem (exanthème du 9ième jour), Konjunktivitis und Arthritis einhergehen. Aus diesem Grund wird heute – wenn möglich – nur noch homologes Immunglobulin verwendet.

Der **Vorteil** der passiven Immunisierung ist, dass der Schutz sofort nutzbar ist; allerdings ist diese **humorale Immunität** gegen viele Infektionserreger nicht protektiv. In der Praxis gibt es nur noch wenige Beispiele, wo eine solche Impfung angebracht ist (Tab. **J-4.1**). In einigen Fällen ist jedoch eine **Simultanimpfung** notwendig, bei der mit der ersten Gabe des Immunglobulinpräparates gleichzeitig eine aktive Impfung begonnen wird, um den passiven Schutz durch Antikörper zum Aufbau einer eigenen Immunantwort durch den Infizierten zu nutzen. Beispiele dafür sind die Tollwutimpfung oder die HBV-Impfung bei Säuglingen HBV-infizierter Mütter.

Ein **Nachteil** der passiven Immunisierung ist die nur kurze Zeit, in der sie schützen. Mit einer Halbwertszeit von 21 Tagen sind die IgG-Antikörper bald eliminiert. Darüber hinaus müssen diese Präparate parenteral appliziert werden, wobei darauf geachtet werden sollte, dass sie körperwarm injiziert werden.

Die Hersteller achten bei der Gewinnung und bei der Prozessierung durch ausgefeilte Verfahren auf eine hohe **Virussicherheit** dieser natürlichen Produkte. Dennoch sollte man aus Prinzip die Indikation für solche Medikamente immer kritisch überdenken.

Im Prinzip enthalten diese **Gammaglobulinpräparate** neben den gewünschten Antikörpern auch solche, die gegen viele und ganz andere Antigene gerichtet sind. Die Menge des gewünschten Antikörpers kann gering sein, vor allem wenn ein Pool von diversen Spendern verwendet wird. Besser ist daher ein

4.1 Passive Immunisierung

◀ **Definition**

Bei der passiven Impfung werden die humoralen Immunprodukte, d. h. die Antikörper aus der Gammaglobulinfraktion des Serums von Spendern übertragen. **Homologe Antikörper** sind gut verträglich; dagegen kann nach Gabe von **heterologen** (tierischen) Antikörpern eine **Serumkrankheit** auftreten.

Vorteil ist die sofortige Schutzwirkung, **Nachteil** die nur kurze Wirkdauer.

Der Hersteller gewährleistet eine hohe **Virussicherheit** der Gammaglobuline.

Normale **Gammaglobuline** enthalten eine durchschnittliche Mischung von verschiedenen Antikörpern; **Hyperimmunglobuline** dagegen sind ausgesucht von Spen-

J-4.1 Beispiele für Anwendungen von passiver Immunisierung

Erkrankung	
Tetanus	direkt nach einer Verletzung gegeben kann das humane Hyperimmunglobulin (Tetagam) die Toxinmoleküle neutralisieren.
Diphtherie	schon bei Verdacht auf Diphtherie muss eine passive Impfung erfolgen, um die Toxine zu neutralisieren; leider ist das humane Antiserum nicht immer und überall verfügbar. Deswegen muss mit einem tierischen Hyperimmunglobulin vorlieb genommen werden.
Hepatitis A	es gibt auf dem Markt sowohl humane Gammaglobuline, die eben einen mehr oder weniger hohen Anteil an spezifischen Antikörpern enthalten als auch ein humanes Hyperimmunglobulin. Kurz vor einer Auslandsreise ist eine Injektion bei fehlender natürlicher Immunität sinnvoll (Personen >60 Jahre haben in hohem Prozentsatz eine Infektion bereits früher durchgemacht und sind lebenslang immun).
Hepatitis B	innerhalb von 48 Stunden nach Exposition von Hepatitis B Virus kann ein Nicht-Immuner durch die Injektion von Hyperimmunserum vor einer Erkrankung geschützt werden. Also nach einem **Nadelstich** behaftet mit Blut eines verdächtigen Patienten oder bei einem **Neugeborenen** einer Hepatitis-B-positiven Mutter ist die Gabe sinnvoll.
FSME	derzeit wird von der passiven Impfung eher abgeraten.
Varizella-Zoster-Virus	bei einer Schwangeren, die selbst noch keine Antikörper hat, kann nach Exposition ein humanes Hyperimmunglobulin eine Erkrankung des Kindes verhindern. Auch Abwehrgeschwächte können bei Exposition durch die rechtzeitige passive Impfung geschützt werden.
Zytomegalie	für Organ- und Knochenmarktransplantierte stehen solche Antiseren zur Verfügung.
Tollwut	nach einem Biss durch ein auffälliges Tier sollte die passive Impfung innerhalb von 72 Stunden zusammen mit einer aktiven Impfung erfolgen. Das Hyperimmunglobulin wird lokal um die Bisswunde injiziert.
Rh-Inkompatibilität	eine nichtinfektiöse Indikation für eine passive Impfung. Wenn die Mutter Rh– und das Kind Rh+ ist, sollte die Mutter sofort nach der Geburt mit **Anti-D** geimpft werden, um eine Immunreaktion gegen diese fremden Erythrozyten des Kindes, die unter der Geburt in den Kreislauf der Mutter gelangt sein konnten, zu unterbinden.

dern mit hohem **Antikörpertiter** gegen einen bestimmten Infektionserreger.

Hyperimmunserum zu verwenden, welches von ausgewählten Spendern stammt, die alle einen hohen Titer gegen den bestimmten Erreger entwickelt haben. In großen Mengen sind solche Impfstoffe nicht verfügbar.

Eine passive Übertragung einer zellvermittelten Immunität ist praktisch nicht möglich.

Eine passive Übertragung einer zellvermittelten Immunität durch Transfer von Lymphozyten ist wegen des komplexen Antigenaufbaus der Spenderzellen praktisch nicht möglich.

4.2 Aktive Immunisierung

4.2 Aktive Immunisierung

▶ Definition

▶ **Definition:** Im Gegensatz zur passiven Immunisierung, wo der Impfling das Immunprodukt schon fertig erhält, wird bei der aktiven Immunisierung das Antigen (Impfstoff) appliziert und das körpereigene Immunsystem dadurch stimuliert.

Die aktive Impfung hat als Voraussetzung ein funktionstüchtiges Immunsystem des Impflings. Es muss gegen Tot- bzw. Lebendimpfstoff reagieren.

Der Aufbau einer messbaren und belastbaren Immunität dauert mindestens 7–10 Tage und manchmal erfolgt eine effiziente Immunrektion erst nach zweimaliger oder mehrfacher Gabe. Der Vorteil liegt darin, dass dann der Impfschutz meist längere Zeit anhält, u. U. sogar lebenslang. Die Impfung muss also erst in größeren Abständen wiederholt werden.

Voraussetzung ist jedoch, dass der Geimpfte (sog. Impfling) immunkompetent ist; bei Krankheit, z. B. bei iatrogener Immunsuppression, bei Leukämie oder speziell nach einer EBV-Infektion aber auch bei HIV-Infektion versagt die aktive Impfung. Auch alte Menschen reagieren nicht mehr regelrecht.

4.2.1 Totimpfstoffe

4.2.1 Totimpfstoffe

▶ **Definition:** Totimpfstoffe sind durch verschiedene Maßnahmen **inaktiviert** und **nicht mehr vermehrungsfähig** (Tab. **J-4.2**).

◀ Definition

J-4.2 Beispiele für Impfungen mit Totimpfstoff

Erkrankung/Erreger	*Impfstoff*
Tetanus	der Schutz richtet sich nicht gegen das Bakterium, sondern gegen sein Toxin; folglich besteht der Impfstoff aus dem Toxin; da aber die immunogene Dosis höher ist als die letale, muss das Toxin vorher mithilfe von Formalin zu einem **Toxoid** inaktiviert werden. Dies ist aber wenig immunogen, so dass es mit einem Adjuvans zu einem **Adsorbatimpfstoff** vermischt wird
Diphtherie	ganz ähnlich wie beim Tetanus (s. o.) wird auch hier das Toxin zuerst inaktiviert und dann mit Adsorbat kombiniert. Erwachsene erhalten nur eine niedrige Impfdosis (d), nämlich etwa nur 1/10 der Dosis für Kinder (D)
Pertussis (Keuchhusten)	heute werden keine partikulären Impfstoffe mehr verwendet, die eben aus ganzen, toten Bakterien inklusive Endotoxin der Zellwand bestehen; vielmehr werden heute mehrere gereinigte Bakterienprodukte vermischt, die an und für sich wenig toxisch sind – aber immunogen. Besonders Kleinkinder bedürfen des Impfschutzes
Haemophilus influenzae Typ b (Hib)	seit Einführung dieser Impfung im Kleinkindesalter kommt die Meningitis mit H. influenzae praktisch nicht mehr vor. Der Impfstoff besteht aus einem gereinigten Kapselpolysaccharid des Serovars b, das aber an einen Proteinträger (als Hapten) gebunden sein muss
Pneumokokken	Der Impfstoff besteht nicht aus Protein, sondern aus gereinigtem Polysaccharid aus der Kapsel von Pneumokokken. Er ist hoch wirksam und gut verträglich. Allerdings gibt es 80 verschiedene Antigenvariationen, von denen aber nur die 24 epidemiologisch wichtigsten in dem polyvalenten Impfstoff enthalten sind. Vor allem alte Menschen und Personen nach Splenektomie sollen geimpft werden. Alle 6 Jahre erfolgt eine Auffrischung. Für Kleinkinder (< 2 Jahre) gibt es einen Impfstoff, der 7 Antigene gebunden an Protein enthält
Meningokokken	auch dieser gut verträgliche und wirksame Impfstoff besteht aus dem Polysaccharid der Kapsel von Neisseria meningitidis. Das Kapselantigen B ist allerdings nicht immunogen; somit wirkt der Impfstoff hauptsächlich nur gegen die Serotypen A und C, die eben in bestimmten Gebieten (Meningitisgürtel) der Erde prävalent sind. Touristen sollten geimpft sein
Typhus	ein gereinigtes Kapselpolysaccharid von Typhusbakterien, das Vi-Antigen, ist gut verträglich; es ist auch immunogen; aber diese humorale Immunreaktion hat nur einen geringen protektiven Effekt
Cholera	ganze, tote Bakterien werden injiziert; das enthaltene Endotoxin führt zu starken Nebenreaktionen; die entstehenden Antikörper der Klasse IgG gegen die somatischen Antigene der Bakterien schützen kaum; wünschenswert wären Antikörper der Klasse IgA gegen das Choleratoxin; aber diese entstehen nicht!
FSME	nur bei Aufenthalt in Hochrisikogebieten ist ein Impfschutz erforderlich. Der Impfstoffe besteht aus toten, kompletten Viren
Poliomyelitis	heute wird die Totimpfung (nach Salk) bevorzugt, weil die Verträglichkeit deutlich besser ist. Der Impfstoff besteht aus einer Mischung von abgetöteten, ganzen Polioviren der 3 Serotypen der Polioviren, die in Zellkulturen angezüchtet wurden. Solange noch auf der Welt irgendwo Poliomyelitis vorkommt und die Gefahr der Einschleppung von Wildviren droht, sollte regelmäßig geimpft werden. Gerade Erwachsene sind weitaus mehr gefährdet als Kleinkinder, nach Infektion mit Wildviren Lähmungen zu entwickeln!
Influenza	da ganze Influenzaviren auch Lipide aus der Membran der Wirtszelle (das sind meist Hühnerzellen) enthalten, die toxische Reaktionen auslösen könnten, werden Spaltvakzinen verwendet. Nur die wichtigen Immunogene, nämlich das Hämagglutinin und die Neuraminidase, werden gereinigt; eine Spur von Hühnereiweiß ist jedoch noch im Impfstoff und könnte bei allergischen Personen akute Reaktionen hervorrufen. Da die Wildviren bestimmte immunogene Epitope ständig durch **Antigenshift** und **Antigendrift** ändern (S. 211), muss der aktuell wirksame Impfstoff immer dem Muster der neusten Epidemiestämme angepasst werden. Vor allem Alte und Kranke sollten von dieser Impfung profitieren und jedes Jahr geimpft werden
Hepatitis A	die abgetöteten Viren sind stark immunogen, so dass schon nach einer Injektion ein tragfähiger Schutz entsteht. Aber erst nach einer weiteren Injektion hält der Schutz auch über Jahre an. Für Reisende und für medizinisches Personal ist diese Impfung dringlich empfohlen, wenn vorher keine natürliche Immunität erworben wurde
Hepatitis B	dieser rekombinante Impfstoff, der in einem Hefepilz produziert wird, enthält Teile des Surface-Antigen. Antikörper gegen diese Strukturen neutralisieren das Virus. Dieser gut verträgliche Impfstoff kann Kindern wie Erwachsenen appliziert werden. Auf jeden Fall sollten Personen mit Risikoverhalten (Drogenabhängige, Prostituierte, Freier) sowie Angehörige von Infizierten und Personal geimpft werden. Schützende Antikörper entstehen erst nach Mehrfachgabe. Ggf. muss nach Jahren eine Auffrischung erfolgen. Etwa 5 % der Bevölkerung sind Non-responder
Tollwut	die Impfstoffe gegen Tollwut, die derzeit in Europa auf dem Markt angeboten werden, sind in humanen diploiden Zelllinien (**HDC**) gezüchtet und dann inaktiviert; sie überzeugen durch ihre gute Verträglichkeit. Sie eignen sich sowohl für die präexpositionelle als auch für die **postexpositionelle Impfung**, die allerdings in einem schnelleren Rhythmus erfolgen muss und evtl. gleichzeitig von einer passiven Impfung begleitet wird

Die Intensität der Immunreaktion ist limitiert. Oft muss eine **Mehrfachgabe** erfolgen, um eine messbare Antwort zu erzielen. Später müssen dann **Auffrischimpfungen** erfolgen, um den Erfolg zu erhalten.

Die Impfstoffe unterscheiden sich in ihrer chemischen Struktur (Protein oder Polysaccharid). Einige bestehen aus ganzen Erregern, andere enthalten nur gereinigte Anteile.

Da ein Teil des injizierten Totimpfstoffes rasch abgebaut werden kann, reicht oft die **Erstimpfung** nicht aus, um eine starke Immunreaktion zu stimulieren. Vielmehr müssen die Antigene **wiederholt** und in **bestimmten Abständen** appliziert werden. Um einen bleibenden Erfolg zu erzielen, müssen in bestimmten Abständen nach erfolgter **Grundimmunisierung** erneut **Auffrischimpfungen** folgen.
Meist handelt es sich bei den antigenen Strukturen um **Proteine**, aber in einigen Fällen sind es auch **Polysaccharide.** Diese Antigene sind entweder aus natürlichen Erregern isoliert oder aber rekombinant gewonnen, wobei eine andere Wirtszelle, z.B der Hefepilz Saccharomyces cerevisiae, das Genom für dieses Antigen erhält und dieses fremde Antigen produziert. Früher wurden noch häufig **partikuläre Antigene**, d. h. ganze Erreger, mit vielen diversen Antigenen eingesetzt, darunter eben auch durchaus manche Komponenten mit proinflammatorischer oder toxischer Eigenschaft, was die **Verträglichkeit** beeinträchtigte. Heute gibt es meist **gereinigte Antigene**; aber auch die haben auf dem großen Molekül unterschiedliche **Epitope**, die mehr oder weniger immunogen sind (je nach individueller genetischer Prädisposition).
Daneben gibt es noch viele Impfstoffe mit Spezialindikation; so werden manche Soldaten und andere Personen mit einem relativ hohen Expositionsrisiko gegen Milzbrand geimpft. Auch in der Veterinärmedizin gibt es eine Reihe von weiteren Impfstoffen.

Immunologische Adjuvanzien: Wenn die Immunogenität des Impfstoffes gering ist, kann der Impferfolg durch Zugabe von **Adjuvanzien** verbessert werden. **Adsorbatimpfstoffe** spielen eine große praktische Rolle.

Immunologische Adjuvanzien: Da die Impfstoffe aus ihrer natürlichen Umgebung herausgenommen sind und, wie im Falle von Tetanus- und Diphtherietoxin, durch Chemikalien, z. B. Formalin, inaktiviert und dadurch verändert sind, haben sie z. T. ihre starke Immunogenität verloren. Erst durch die gemeinsame Applikation mit **Adjuvanzien** reagiert das Immunsystem adäquat.

J-4.2

J-4.2 Adsorbatimpfstoff nicht mit derselben Nadel aufziehen und spritzen!

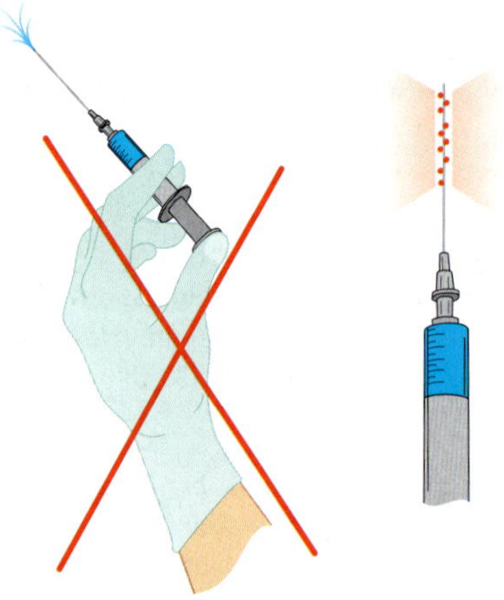

Material, was außen an der Nadel hängt, verursacht lokale Reaktionen!

▶ Exkurs

▶ **Exkurs:** Die unerwünschte Nebenreaktion, wie Rötung, Schwellung und Schmerz, ist umso stärker, je mehr von dem Impfmaterial im Stichkanal in der Haut deponiert wird. Folglich gilt, dass man nach dem Aufziehen des Impfstoffes aus einer Ampulle die Nadel wechseln soll. Oder man verwendet gleich eine Fertigspritze. Vor allem darf man dann nicht noch versuchen, die Durchgängigkeit der Nadel zu überprüfen oder evtl. vorhandene minimale, irrelevante Luftmengen vorher auszuspritzen, wie das oft standardmäßig geübt wird. Denn dabei geschieht meistens, dass wieder eine gewisse Menge des Impfstoffes an der Außenseite der Nadel herunterfließt und in den Stichkanal gelangt (Abb. **J-4.2**).

Die größte praktische Bedeutung besitzt bisher noch das Alumiumhydroxid. Bei den **Adsorbatimpfstoffen** werden die Impfstoffe zusammen mit Aluminiumsalz injiziert. Solche Antigendepots bleiben länger bestehen; auch werden verstärkt die bei der Immunreaktion beteiligten Zellen angelockt. Andererseits können solche Adsorbatstoffe aber für eine überschießende lokale Entzündung verantwortlich sein.
Weitere Ingredienzien wie etwa Substanzen von der Impfstoffgewinnung (z. B. Hühnereiweiß bei Züchtung von Viren im Hühnerei) oder **Konservierungsstoffe** (Thiomersal u. a.) können enthalten sein und somit für unerwünschte Nebenwirkungen verantwortlich sein. Eine ausführliche Anamnese kann solche Probleme klären und verhindern.

Impfstoffe können dann noch weitere **Zusatzstoffe** enthalten, wie etwa Konservierungsstoffe, die Allergien auslösen können.

4.2.2 Lebendimpfstoffe

4.2.2 Lebendimpfstoffe

▶ **Definition:** Praktisch handelt es sich um **attenuierte**, d. h. in ihrer Virulenz geschwächte Erreger, die aber durchaus noch vermehrungsfähig sind (Tab. **J-4.3**). Diese genetischen Veränderungen sind zumeist durch spontane Mutationen entstanden, z. B. durch mehrfache Passagen unter speziellen Bedingungen. Im Prinzip könnten es aber auch gentechnisch veränderte Erreger sein, bei denen gezielt Genabschnitte eliminiert sind oder die fremde Genabschnitte durch Rekombination erhalten haben.

◀ **Definition**

Der **Vorteil** der Lebendimpfstoffe liegt darin, dass sie eine natürliche Infektion imitieren und ggf. eine lokale Immunität und eine generelle Immunität induzieren können; diese Immunreaktion kann eine humorale oder auch eine zellvermittelte sein. Und meistens ist die Reaktion so stark, dass eine lange, vielleicht sogar lebenslange Immunität folgt. Der **Nachteil** besteht darin, dass der Immunschutz erst nach einer Zeit, in der das körpereigene Immunsystem reagiert hat, verfügbar ist. Und dieses Immunsystem muss reagieren können, denn bei Abwehrschwäche könnten die Impferreger explodieren. Im Allgemeinen sind die Impfstoffe zwar stark attenuiert gegenüber den eigentlichen Krankheitserregern, indem einige Virulenzfaktoren ausgeschaltet sind, so dass die Reaktion auf den Impfstoff zumeist blande ist – aber gelegentlich doch symptomatisch wird. Wenn das Gleichgewicht verschoben ist, also bei Abwehrschwäche, können diese eigentlich gutartigen Erreger sogar auch eine fortschreitende, schwere Infektion auslösen. Vor der Impfung muss also eine krankhafte Abwehrschwäche ausgeschlossen sein. Andererseits droht bei manchen dieser Impfstoffe eine **Rückmutation**, so dass diese wenig gefährlichen Varianten wieder an Aggressivität gewinnen und dann auch für den normalen Menschen gefährlich werden.

Lebendimpfstoffe sind **attenuiert,** d. h. sie haben manche Virulenzeigenschaften verloren. Aber solche Defekte sind manchmal nicht stabil; dann sind **Rückmutationen** denkbar. Es besteht die prinzipielle Gefahr, dass bei Abwehrschwäche schon die attenuierten Impfstoffe eine schwere Infektionskrankheit erzeugen.

J-4.3 Beispiele für Impfungen mit Lebendimpfstoff

Erkrankung/Erreger		*Applikationsform*	*Name des Impfstoffs*
Salmonellose	die lebenden Typhusbakterien werden in Kapseln oral aufgenommen; entsprechend dem natürlichen Infektionsweg infizieren sie die Dünndarmschleimhaut. Da sie aber 2 genetische Defekte haben, können sie nur kurzfristig überleben. Einerseits haben sie eine raue Zellwand und können somit anstandslos von der unspezifischen Abwehr eliminiert werden und anderseits können sie Laktose, die sie im menschlichen Körper immer vorfinden, nicht abbauen. Die Massen an gespeicherter Laktose bringen die Bakterien um. Der Impfstoff ist also auch im abwehrgeschwächten Wirt ungefährlich; aber die Immunreaktion ist nicht protektiv, denn selbst nach Infektion mit virulenten Typhusbakterien entwickelt sich keine sichere Immunität	p. o.	Thyphoral

Fortsetzung ▶

J-4.3 Beispiele für Impfungen mit Lebendimpfstoff (Fortsetzung)

Erkrankung/ Erreger		*Applikations-form*	*Name des Impfstoffs*
Cholera	diese lebenden Cholerabakterien werden oral aufgenommen und imitieren eine natürliche Infektion. Im Darm entsteht eine lokale Immunität gegen die Untereinheit B des Choleratoxins, denn nur dieses nichttoxische Teilfragment wird von diesen Impfstämmen gebildet. Weil sie die Untereinheit A nicht bilden, sind sie nicht in der Lage eine wässrige Enteritis auszulösen. Die Antikörper gegen Untereinheit B, die für die Bindung des Gesamtmoleküls an die Wirtszellen verantwortlich ist, verhindern die Penetration des Toxins von den Wildstämmen in die Wirtszelle	p. o.	Orochol Berna
Tuberkulose	Bacille-Calmette-Guérin ist ein Stamm von Mycobacterium bovis, der an und für sich schon wenig pathogen für den Menschen ist. Zusätzlich ist dieser Stamm noch weiter durch Laborpassagen attenuiert. Auf dem Markt sind Varianten mit unterschiedlicher Restvirulenz, manche davon sind fast apathogen, andere sind durchaus noch gefährlich. Die Effizienz eine Immunreaktion auszulösen hängt eben sehr stark von der Restvirulenz ab und je nachdem variieren die Ergebnisse. Nach lokaler Injektion **intradermal** zumeist über dem Trochanter kommt es lokal zu einer Vermehrung, Eiterung, Einschmelzung, Narbenbildung und Immunreaktion, die partiell protektiv ist. Ist die Virulenz weitgehend verschwunden, treten keine Komplikationen auf, aber es entsteht auch keine Immunität. Bei Abwehrschwäche und auch bei falscher Injektion, z. B. subkutan, kann sich eine mehr oder weniger progressive BCGitis entwickeln. Der Schutz ist unbefriedigend und wird nicht empfohlen. Evtl. entsteht nach einer Impfung eine positive Tuberkulinreaktion	intradermal	
Pocken	heute würde dieser Impfstoff aus attenuierten Vacciniaviren sicher nicht mehr zugelassen, denn selbst wenn man in der Anamnese schon Risikopersonen von der Erstimpfung ausgeschlossen hat, sind immer wieder Einzelne an einer Disseminierung und **Pockenenzephalitis** verstorben. Da die Krankheit ausgerottet ist, besteht auch keine Notwendigkeit mehr	Skarifikation	nicht im Handel erhältlich
Poliomyelitis	Sabin hat bei den Wildviren der Typen 1–3 spontane Mutationen induziert, die zu einer Attenuierung geführt haben, so dass diese Impfviren nicht mehr in der Lage sind, das ZNS zu infizieren aber durchaus noch den Darm. Nach **Schluckimpfung** vermehren sie sich dort massenhaft und induzieren eine Immunreaktion, die dann vor den Wildviren schützt. Aber in einem bedenklichen Maße kommt es dabei zu Rückmutationen, so dass Kontaktpersonen Gefahr laufen, mit virulenten Viren aus dem Darm von Geimpften infiziert zu werden und zu erkranken. Nachdem mithilfe der Impfung die Polio in Europa weitgehend ausgerottet war, gab es schlussendlich mehr solcher **impfassoziierten Poliomyelitisfälle** als eigentliche Polio. Folglich ist es richtig, dass heute die Impfung mit diesen attenuierten Polioviren nicht mehr empfohlen wird	oral	nicht im Handel erhältlich
Gelbfieber	manche Länder in Afrika und Südamerika schreiben diese Impfung für Einreisende vor; sie ist andererseits auch sinnvoll für Aufenthalte in endemischen Gebieten, denn die Impfung schützt vor der sonst oft tödlichen Infektion. Die attenuierten Viren werden injiziert und erzeugen eine passagere Infektion der Leber mit gelegentlich fieberhaften, grippeähnlichen Beschwerden. Bei gesunden Personen wird die Virusvermehrung durch das Immunsystem innerhalb von 7–10 Tagen beendet; bei abwehrgeschwächten Personen jedoch droht eine ungebremste Ausbreitung mit schweren Folgen. Die Impfung ist 10 Jahre gültig, vorausgesetzt, dass sie von einem Arzt durchgeführt wird, der von der WHO für diese Aufgabe akkreditiert ist (siehe folgendes Merke)	i. m. oder s. c.	Stamaril
Masern, Mumps, Röteln (MMR)	Die Viren von Mumps, Masern und Röteln sind so stark attenuiert, daß sie von fast allen Menschen gut vertragen werden. Selbst bei einer Schwangeren dürften die Rötelnviren keine intrauterine Infektion mehr verursachen. Anderseits induzieren sie eine heftige Immunreaktion, die lange persistiert	i. m. oder s. c.	MMR Triplovax
Varizellen	Diese Impfung mit den attenuierten Viren ist für Kinder eine Standardimpfung sowie für bestimmte Populationen mit besonderen Gesundheitsrisiken empfohlen, z. B. für seronegative Personen, die anfällig sind (Leukämie) oder deren Angehörige bzw. Personen, die Kontakt mit Erkrankten hatten	s. c.	Varilix

▶ **Merke:** Die Gelbfieberimpfung ist die einzige Impfung, die nicht von jedem approbierten Arzt durchgeführt werden darf! Die Anerkennung durch die WHO muss beantragt werden. Aber dann gilt diese Impfbescheinigung weltweit.

◀ Merke

4.2.3 Kombinations-Impfstoffe

Aus verschiedenen praktischen Gründen ist es sinnvoll, die Zahl der Impfungen zu reduzieren, indem man mehrere Impfstoffe kombiniert, z. B. Tetanus, Diphtherie, Hib, Pertussis, Polio und Hepatitis B. Die Angst, das Immunsystem könnte bei gleichzeitiger Herausforderung überfordert sein, ist völlig unberechtigt. Dennoch gibt es gegenseitige Beeinflussungen der Immunreaktionen, so dass nicht grundsätzlich jede beliebige Kombination ohne Überprüfung möglich wäre. Die gleichzeitige Gabe von Lebend- und Totimpfstoff stellt kein Problem dar. Lebendimpfstoffe, speziell die viralen, induzieren jedoch **Interferon**, was das Angehen einer weiteren Infektion unterdrückt. (**Interferenz**). Deshalb sollten solche Impfungen gleichzeitig erfolgen, damit alle gleiche Startbedingungen haben.

4.2.3 Kombinations-Impfstoffe

Kombinationen von Impfstoffen sind möglich.

4.3 Impfpflicht

In Deutschland gibt es im Gegensatz zu fast allen Industrienationen keine **generelle Impfpflicht**; vielmehr ist jeder mündige Bürger aufgefordert, sich zu informieren und für sich und für andere Familienmitglieder die geeigneten Impfungen im Gespräch mit dem Hausarzt zu definieren. Leider gibt es in der Laienpresse einige Unruhestifter, die in unobjektiver Weise die Impfprophylaxe verteufeln. Dabei ist das Nutzen/Risiko-Verhältnis der so genannten **„öffentlich empfohlenen Impfungen"** unbestreitbar günstig. Als Folge der fehlenden Impfpflicht ist die Rate der geschützten Personen in manchen Bereichen niedrig.

Ausnahmsweise gibt es eine **Impfpflicht** nach §17, Abs. 4 des **Soldatengesetzes**; bei **Fernreisen** greift ggf. die Vorschrift des Internationalen Sanitätsreglements, wonach eine Impfung gegen **Gelbfieber** (und Cholera) von manchen Staaten bei der Einreise verlangt werden darf. Im Falle einer drohenden Gefahr für die Volksgesundheit kann aber auch nach Vorgaben des **IfSG** durch die Behörde eine selektive Impfpflicht erlassen werden. Somit wäre die persönliche Entscheidung eingeschränkt. Auch für die Berufsgruppe des medizinischen Personals gilt eine Empfehlung der Berufsgenossenschaft (BGV A1), wonach bestimmte Impfungen angeraten sind. Als Arzt sollte man die „öffentlich empfohlenen Impfungen" der Bundesländer entsprechend den Angaben im §20 Abs. 3 des IfSG kennen und anwenden.

Einige dieser öffentlich empfohlenen Impfungen sind auch Leistungen der gesetzlichen Krankenversicherung (GKV); andere dagegen, wie etwa Hepatitis und Typhus, werden privat berechnet.

4.3 Impfpflicht

In Deutschland gibt es **keine generelle Impfpflicht.** Es gibt jedoch eine ganze Reihe von **öffentlich empfohlenen Impfungen**.

In speziellen Situationen gibt es eine Impfpflicht.

4.4 Impfempfehlungen

▶ **Merke:** Die Empfehlungen der Ständigen Impfkommission (**STIKO**) beim RKI werden regelmäßig aktualisiert, derzeit gilt die vom Juli 2004. (www.rki.de/GESUND/IMPFEN/IMPFEN.HTM).

◀ Merke

Dort wird detailliert ein **Impfkalender für Kinder** (Tab. **J-4.4**) vorgelegt, wo die Begründungen sowie die günstigsten Zeitpunkte der **Indikationsimpfungen** und der **Auffrischimpfungen** genannt sind.

4.4 Impfempfehlungen

J-4.4

J-4.4 Impfkalender für Kinder

Alter	***Impfung***
3. Lebensmonat	**D**TP, Hib, Polio, HB
4. Lebensmonat	**D**TP, Hib, Polio
5. Lebensmonat	**D**TP, Hib, Polio, HB
2. Lebensjahr	**D**TP, Hib, Polio, HB
ab 12. Lebensmonat	MMR (2. Impfung 8 Wochen später); Varizellen
ab 6.Lebensjahr	T**d**
11–18. Lebensjahr	**d**TP, HB

DTP Diphtherie/Tetanus/Pertussis-Kombinationsimpfstoff (CAVE: „**D**" = Diphtherieimpfstoff für Kinder enthält etwa 10fach mehr Antigen als „**d**" für Erwachsene!)
Td Diphtherie/Tetanus-Kombinationsimpfstoff
Hib Haemophilus influenzae b
HB Hepatitis B
IPV injizierbare Poliovaccine
MMR Mumps/Masern/Röteln

Ist einmal eine Grundimmunisierung im Kindesalter erfolgt, so muss bei den Auffrischimpfungen von Td, die bis ins hohe Alter regelrecht alle 10 Jahre stattfinden soll, nur noch 1 Injektion erfolgen – selbst wenn die letzte Impfung mehr als 10 Jahre zurückliegt.
Zwar sollte man sich an den generellen **Impfplan halten**, doch je nach Alter, Umständen, Beruf oder Reiseziel kann man durchaus auch individuelle Anpassungen vornehmen. So sind **Impfungen aus beruflichen Gründen** insbesondere bei Personen in medizinischen Berufen angezeigt. Hier sind die Impfungen gegen HBV und HAV zu erwähnen, bei Tierärzten sicherlich eine Impfung gegen Tollwutvirus. Diese Impfung empfiehlt sich im Übrigen auch für Berufe im Forstwesen, wie Waldarbeiter oder Förster. Sie sollte in den Naturherden für die Frühsommer-Meningoenzephalitis noch durch eine Impfung gegen diesen durch Zecken übertragenen Erreger ergänzt werden.

4.5 Impfdokumentation

Die Impfung muss formal richtig **dokumentiert** werden. Vorher sollte eine **Aufklärung** erfolgen.

4.5 Impfdokumentation

Jede Impfung muss von dem impfenden Arzt in ein Impfbuch eingetragen werden oder es muss eine formlose Impfbescheinigung ausgestellt werden. Aber kein anderer Arzt darf die Daten über Impfungen, die er selbst nicht durchgeführt hat, einfach in ein neues **Impfbuch** übertragen. Diese Dokumentation ist auch wichtig für den Fall von Regressen nach **Impfschäden** (Folgen, die über eine leichte, vorübergehende, lokale Reaktion hinausgehen), weil das jeweilige Bundesland diese finanziellen Forderungen übernimmt, sofern eben die Impfung *lege artis* erfolgte.
Mündige Patienten fordern heute auch eine ausführliche **Aufklärung** über Hintergründe und evtl. Nebenwirkungen. Diese Aufklärungspflicht des Arztes kann in Schriftform erfolgen; Info-Broschüren mit den wichtigsten Hinweisen für die gängigen Impfungen, die der Patient signieren soll, liefert das Grüne Kreuz (Marburg).

4.6 Unkonventionelle Impfungen

Auf dem Markt gibt es eine Reihe von unkonventionellen Impfstoffen. Auch wird versucht durch **Immunmodulatoren** Infektabwehr zu steigern.

4.6 Unkonventionelle Impfungen

Neben den anerkannten und öffentlich empfohlenen Impfungen gibt es noch eine Reihe von Impfstoffen, die in Deutschland nicht zugelassen sind und nur für ganz selektionierte Fälle in Frage kommen, wie etwa die Impfung gegen Japan-B-Enzephalitis oder etwa gegen die Pest.

Darüber hinaus werden von manchen Seiten unkonventionelle Methoden ins Spiel gebracht, wie etwa **Autovakzine** oder wenig definierte Antigengemische. Solche umstrittenen Praktiken sind wenig rational und Teil der Pseudomedizin. Noch nicht praktikabel ist die Anwendung von **Immunmodulatoren**, wie etwa von Zytokinen, welche die körpereigene Abwehr unspezifisch aktivieren und evtl. auch die spezifische Immunreaktionen verstärken.

4.7 Zukünftige Entwicklungen

Nachdem schon heute rekombinante Totimpfstoffe in der täglichen Impfpraxis verwendet werden, ist absehbar, dass zukünftig bei der Entwicklung neuer viraler Impfstoffe **gentechnologische Verfahren** in den Vordergrund rücken. Ein Grund dafür ist sicherlich die sehr viel bessere Kontrolle der Kontaminationen von Impfstoffen durch Fremdsubstanzen, wie zellulären Proteinen, aber auch Verunreinigungen mit anderen unbekannten Viren, wie es bei der Herstellung der ersten Poliovirusvakzinen geschah. Das Impfvirus wurde in Affenzellen attenuiert, wobei ein bis dahin nicht gekanntes Affenvirus, das Polyomavirus SV40, in die Impfchargen gelangte. Weiterhin lassen sich durch gentechnische Methoden auch Kombinationsimpfstoffe gezielt zusammenbauen („**Designervakzine**"), in denen von verschiedenen infektiösen Erregern immunogene Teile enthalten sind, so dass sich mit einer einzigen Impfung ein Schutz gegen mehrere Erreger erreichen lässt. Vielversprechende experimentelle Ansätze sind zur Zeit auf folgenden Gebieten zu verzeichnen:

4.7 Zukünftige Entwicklungen

Zukünftig werden bei der Entwicklung neuer viraler Impfstoffe **gentechnologische Verfahren** in den Vordergrund rücken. Durch gentechnische Methoden werden auch Kombinationsimpfstoffe möglich sein („**Designervakzine**"), in denen von verschiedenen infektiösen Erregern immunogene Teile enthalten sind, so dass sich mit einer einzigen Impfung ein Schutz gegen eine Vielzahl von Erregern erreichen lässt.

Rekombinante Lebendvakzine als Vektor: Ziel dieser Versuche ist es, ein Virus mit möglichst geringer Pathogenität als lebenden Vektor zum Einbringen eines immunogenen Teilprodukts eines anderen Virus zu nutzen. Die Konstruktion solcher Chimärenviren ist vielfach gelungen, und experimentelle Untersuchungen in Tiermodellen haben ihren immunisierenden Charakter erwiesen. So wurde z. B. in das Virusprotein VP1 des Polioimpfvirus eine Sequenz des HIV-env-Proteins kloniert, von der bekannt war, dass sie neutralisierende Antikörper gegen HIV induziert. Andere Viren, die als Vektoren zur Diskussion stehen, sind das **Adenovirus** und das **Vacciniavirus**. Diese Viren haben gegenüber Poliovirus den Vorteil, dass sie größere Insertionen von fremden Nukleotidsequenzen ohne Verlust ihrer Infektiosität verkraften.
Auch der Gedanke, den Organtropismus eines Virus als Vektor zu nutzen, um z. B. eine besonders gute Schleimhautimmunität im Respirationstrakt gegen ein anderes Virus zu erzielen, spielt zunehmend beim Entwurf solcher potenziellen Vakzine eine Rolle.

Rekombinante Lebendvakzine als Vektor: Ziel bei der Herstellung einer rekombinanten Lebendvakzine, die als Vektor genutzt werden kann, ist es, ein Virus mit möglichst geringer Pathogenität als lebenden Vektor zum Einbringen eines immunogenen Teilprodukts eines anderen Virus zu nutzen.

DNA-Vakzine: Ein völlig neuer experimenteller Weg wurde mit der DNA-Vakzinierung beschritten, bei der **Plasmide als Vehikel** benutzt werden, um die Expression bestimmter Virusproteine im immunisierten Tier hervorzurufen. Das bekannteste Beispiel ist die Klonierung des Hämagglutinins von Influenzavirus in ein Plasmid und seine Expression durch einen starken viralen Promoter. Solche in die Haut von Mäusen applizierten Plasmide werden offensichtlich von Muskelzellen endozytiert, und es kommt zur Expression des Hämagglutiningens. In der Folge entsteht eine starke humorale und zelluläre Immunantwort gegen das Hämagglutinin, die sogar bei der Exposition der Tiere mit einer letalen Dosis von Influenzavirus protektiv ist.

DNA-Vakzine: Ein völlig neuer Weg der Vakzineentwicklung wurde mit dem Weg des DNA-Impfstoffes beschritten, bei der **Plasmide als Vehikel** benutzt werden, um die Expression bestimmter Virusproteine im immunisierten Tier hervorzurufen.

5 Biologische Kriegführung bzw. Bioterrorismus

Verschiedene Mikroorganismen könnten theoretisch als Waffe gebraucht werden; die praktische Anwendung ist jedoch kompliziert und auch für den Anwender gefährlich (Tab. **J-5.1**).

5 Biologische Kriegführung bzw. Bioterrorismus

Neben Explosionsstoffen und chemischen Kampfmittel könnten im Prinzip auch Mikroorganismen als Mittel zur Bedrohung des Lebens von ganzen Bevölkerungskollektiven willkürlich eingesetzt werden. Vor allem solche **Erreger**, die in kurzer Zeit zu einer hohen Mortalität führen und die nur schwer zu behandeln sind, würden in erster Linie dafür in Betracht kommen (Tab. **J-5.1**). Einerseits sind solche Kampfmittel international geächtet. Anderseits dürften diese Mittel in der praktischen Anwendung aus ganz verschiedenen Gründen scheitern – nicht zuletzt, weil auch für den Anwender eine unabschätzbare Gefahr droht. Auch **mikrobielle Toxine** von Bakterien und Pilzen erscheinen für den Einsatz als Massenvernichtungsmittel wenig geeignet. Das Botulinustoxin, das im Einzelfall recht schwere, leicht fehldeutbare klinische Symptome hervorruft, ist kaum einsetzbar, um damit das Leben größerer Bevölkerungsgruppen akut zu bedrohen. Anders ist der Einsatz von solchen Mitteln zu bewerten, wenn dadurch nicht der Tod, sondern nur eine kurz- oder langfristige Beeinträchtigung der Gesundheit oder des Wohlbefindens von Bevölkerungsgruppen erreicht werden soll.

J-5.1 Potenzielle mikrobielle Kampfmittel

Erreger	*Übertragungswege*	*Manifestation*	*„Praktikabilität"*
Viren			
Pocken	Aerosole	Exanthem, Enzephalitis, Hämorrhagien	weltweit ausgerottet; steht nicht zur Verfügung
Ebola	Nagetiere, direkter Kontakt	Exanthem, Thrombozytopenie	extreme Gefahr für Hersteller, nicht umweltstabil; UV-anfällig
Lassa	Ratten, Aerosole	Hämorrhagien	nicht umweltstabil; wird durch Desinfektionsmittel schnell inaktiviert
Bakterien			
Yersinia pestis	Ratten, Aerosole	Pneumonie, Lymphadenitis	mäßige Kontagiosität; Therapie mit Antibiotika möglich
Francisella tularensis	Kontakt → Hautpenetration, Aerosole	Pneumonie, Sepsis	Therapie mit Antibiotika möglich
Bacillus anthracis	Sporen, Aerosole	Hautulkus, Sepsis	Ausbreitung gering; Therapie mit Antibiotika möglich
Rickettsia prowazeki	Läuse	Exanthem, Enzephalitis	Vektor ist zu wenig verbreitet

Quellennachweis

Abbildungen

A-Teil

A-4.3 Klinische Visite, Thieme, Stuttgart, © Boehringer Ingelheim Pharma KG, KV 131, Bronchopulmonale Infektionen 1988
A-4.17 Kayser, F.H, Bienz, K.A., Eckert, J., Zinkernagel, M.M.: Medizinischen Mikrobiologie, 10. Auflage, Thieme, Stuttgart 2001
A-4.18 Kayser, F.H, Bienz, K.A., Eckert, J., Zinkernagel, M.M.: Medizinischen Mikrobiologie, 10. Auflage, Thieme, Stuttgart 2001
A-4.23 Hof, H.: Mykologie fr Mediziner, Thieme, Stuttgart 2003

B-Teil

B-1.24 Jung, E.G., Moll, I.: Duale Reihe Dermatologie, 5. Auflage, Thieme, Stuttgart 2003

C-Teil

C-2.2a Klinische Visite, Thieme, Stuttgart, © Boehringer Ingelheim Pharma KG, KV 134, Tonsillenerkrankungen 1989
C-2.4 Sitzmann, F.C.: Duale Reihe Pdiatrie, 2. Auflage, Thieme, Stuttgart 2002
C-2.6 Klinische Visite, Thieme, Stuttgart, © Boehringer Ingelheim Pharma KG, KV 125, Bronchopulmonale Infektionen 1986
C-2.7 Sitzmann, F.C.: Duale Reihe Pdiatrie, 2. Auflage, Thieme, Stuttgart 2002
C-2.9 Rossi, E., Engeler, E., Vassella, F.: Pdiatrie, 3. Auflage, Thieme, Stuttgart 1997
C-2.10 Sitzmann, F.C.: Duale Reihe Pdiatrie, 2. Auflage, Thieme, Stuttgart 2002
C-2.11a Klinische Visite, Thieme, Stuttgart, © Boehringer Ingelheim Pharma KG, KV 132, Bronchopulmonale Infektionen 1989
C-2.11b Lang, G.K.: Augenheilkunde, Thieme, Stuttgart 1998
C-2.12a Sitzmann, F.C.: Duale Reihe Pdiatrie, 2. Auflage, Thieme, Stuttgart 2002
C-2.14 Petersen, E.E.: Infektionen in der Gynkologie und Geburtshilfe, 3. Auflage, Thieme, Stuttgart 1997
C-2.15 White, G.: Levenes Farbatlas der Dermatologie, Enke, Stuttgart 1998
C-2.16 Sitzmann, F.C.: Duale Reihe Pdiatrie, 2. Auflage, Thieme, Stuttgart 2002
C-2.17 Sitzmann, F.C.: Duale Reihe Pdiatrie, 2. Auflage, Thieme, Stuttgart 2002
C-2.19 Klinische Visite, Thieme, Stuttgart, © Boehringer Ingelheim Pharma KG, KV 124, Bakterielle Infektionen
C-2.20 Lang, W., Lscher, T.: Tropenmedizin in Klinik und Praxis, 3. Auflage, Thieme, Stuttgart 2000
C-2.22 Sitzmann, F.C.: Duale Reihe Pdiatrie, 2. Auflage, Thieme, Stuttgart 2002
C-2.23 Jung, E.G., Moll, I.: Duale Reihe Dermatologie, 5. Auflage, Thieme, Stuttgart 2003
C-2.24 Sitzmann, F.C.: Duale Reihe Pdiatrie, 2. Auflage, Thieme, Stuttgart 2002
C-2.26 Kimmig, J., Jnner, M.: Taschenatlas Dermatologie, Thieme, Stuttgart 1975
C-2.27 Kimmig, J., Jnner, M.: Taschenatlas Dermatologie, Thieme, Stuttgart 1975
C-2.28 Jung, E.G., Moll, I.: Duale Reihe Dermatologie, 5. Auflage, Thieme, Stuttgart 2003
C-2.29 Jung, E.G., Moll, I.: Duale Reihe Dermatologie, 5. Auflage, Thieme, Stuttgart 2003
C-2.30 Klinische Visite, Thieme, Stuttgart, © Boehringer Ingelheim Pharma KG, KV 76, Klinische Hepatologie 1972

D-Teil

D-2.2 Klinische Visite, Thieme, Stuttgart, © Boehringer Ingelheim Pharma KG, KV 112, Bakterielle Infektionen 1985
D-2.3 Klinische Visite, Thieme, Stuttgart, © Boehringer Ingelheim Pharma KG, KV 112, Bakterielle Infektionen 1985
D-2.4 Klinische Visite, Thieme, Stuttgart, © Boehringer Ingelheim Pharma KG, KV 114, Bakterielle Infektionen 1985
D-2.5 Klinische Visite, Thieme, Stuttgart, © Boehringer Ingelheim Pharma KG, KV 112, Bakterielle Infektionen 1985
D-2.6 Voigtlnder, V., Maaen, D.: Dermatologie und Innere Medizin, Hippokrates, Stuttgart 1995
D-2.7 Klinische Visite, Thieme, Stuttgart, © Boehringer Ingelheim Pharma KG, KV 112, Bakterielle Infektionen 1985
D-2.8 Voigtlnder, V., Maaen, D.: Dermatologie und Innere Medizin, Hippokrates, Stuttgart 1995
D-2.10 Klinische Visite, Thieme, Stuttgart, © Boehringer Ingelheim Pharma KG, KV 112, Bakterielle Infektionen 1985
D-2.14 Klinische Visite, Thieme, Stuttgart, © Boehringer Ingelheim Pharma KG, KV 118, Bakterielle Infektionen 1985
D-2.15c Jung, E.G., Moll, I.: Duale Reihe Dermatologie, 5. Auflage, Thieme, Stuttgart 2003
D-2.16 Jung, E.G., Moll, I.: Duale Reihe Dermatologie, 5. Auflage, Thieme, Stuttgart 2003
D-2.17 Henne-Bruns, D., Drig, M., Kremer, B.: Duale Reihe Chirurgie, 2. Auflage, Thieme, Stuttgart 2003
D-2.18a Klinische Visite, Thieme, Stuttgart, © Boehringer Ingelheim Pharma KG, KV 118, Bakterielle Infektionen 1985
D-2.18b Voigtlnder, V., Maaen, D.: Dermatologie und Innere Medizin, Hippokrates, Stuttgart 1995
D-2.19 Klinische Visite, Thieme, Stuttgart, © Boehringer Ingelheim Pharma KG, KV 129, Bronchopulmonale Infektionen 1988
D-2.21 Klinische Visite, Thieme, Stuttgart, © Boehringer Ingelheim Pharma KG, KV 126, Bakterielle Infektionen 1986
D-2.22 Klinische Visite, Thieme, Stuttgart, © Boehringer Ingelheim Pharma KG, KV 120, Bakterielle Infektionen 1983
D-2.24 Klinische Visite, Thieme, Stuttgart, © Boehringer Ingelheim Pharma KG, KV 120, Bakterielle Infektionen 1983
D-2.26 Jung, E.G., Moll, I.: Duale Reihe Dermatologie, 5. Auflage, Thieme, Stuttgart 2003
D-2.29 Klinische Visite, Thieme, Stuttgart, © Boehringer Ingelheim Pharma KG, KV 128, Bronchopulmonale Infektionen 1987
D-2.30 Klinische Visite, Thieme, Stuttgart, © Boehringer Ingelheim Pharma KG, KV 114, Bakterielle Infektionen 1985
D-2.31 Klinische Visite, Thieme, Stuttgart, © Boehringer Ingelheim Pharma KG, KV 115, Bakterielle Infektionen 1985
D-2.33 Klinische Visite, Thieme, Stuttgart, © Boehringer Ingelheim Pharma KG, KV 106, Bakterielle Infektionen 1983
D-2.34 Klinische Visite, Thieme, Stuttgart, © Boehringer Ingelheim Pharma KG, KV 114, Bakterielle Infektionen 1985
D-2.39 Henne-Bruns, D., Drig, M., Kremer, B.: Duale Reihe Chirurgie, 2. Auflage, Thieme, Stuttgart 2003
D-2.41 Klinische Visite, Thieme, Stuttgart, © Boehringer Ingelheim Pharma KG, KV 130, Bronchopulmonale Infektionen 1988
D-2.43 Klinische Visite, Thieme, Stuttgart, © Boehringer Ingelheim Pharma KG, KV 130, Bronchopulmonale Infektionen 1988
D-2.44 Klinische Visite, Thieme, Stuttgart, © Boehringer Ingelheim Pharma KG, KV 130, Bronchopulmonale Infektionen 1988
D-2.45 Jung, E.G., Moll, I.: Duale Reihe Dermatologie, 5. Auflage, Thieme, Stuttgart 2003
D-2.47a Jung, E.G., Moll, I.: Duale Reihe Dermatologie, 5. Auflage, Thieme, Stuttgart 2003
D-2.47b Klinische Visite, Thieme, Stuttgart, © Boehringer Ingelheim Pharma KG, KV 116, Bakterielle Infektionen 1985
D-2.49 Jung, E.G., Moll, I.: Duale Reihe Dermatologie, 5. Auflage, Thieme, Stuttgart 2003
D-2.50a White, G.: Levenes Farbatlas der Dermatologie, Enke, Stuttgart 1998
D-2.51 Sitzmann, F.C.: Duale Reihe Pdiatrie, 2. Auflage, Thieme, Stuttgart 2002
D-2.52 Klinische Visite, Thieme, Stuttgart, © Boehringer Ingelheim Pharma KG, KV 126, Bakterielle Infektionen 1986
D-2.61 Klinische Visite, Thieme, Stuttgart, © Boehringer Ingelheim Pharma KG, KV 105, Bakterielle Infektionen 1983
D-2.63 Lang, W., Lscher, T.: Tropenmedizin in Klinik und Praxis, 3. Auflage, Thieme, Stuttgart 2000
D-2.66 Klinische Visite, Thieme, Stuttgart, © Boehringer Ingelheim Pharma KG, KV 127, Bakterielle Infektionen 1987
D-2.67 Lang, W., Lscher, T.: Tropenmedizin in Klinik und Praxis, 3. Auflage, Thieme, Stuttgart 2000
D-2.72 Klinische Visite, Thieme, Stuttgart, © Boehringer Ingelheim Pharma KG, KV 125, Bronchopulmonale Infektionen 1986

D-2.73 Klinische Visite, Thieme, Stuttgart, © Boehringer Ingelheim Pharma KG, KV 125, Bronchopulmonale Infektionen 1986
D-2.75 Klinische Visite, Thieme, Stuttgart, © Boehringer Ingelheim Pharma KG, KV 132, Bronchopulmonale Infektionen 1989
D-2.76 White, G.: Levenes Farbatlas der Dermatologie, Enke, Stuttgart 1998
D-2.77 Klinische Visite, Thieme, Stuttgart, © Boehringer Ingelheim Pharma KG, KV 127, Bakterielle Infektionen 1987
D-2.78 Klinische Visite, Thieme, Stuttgart, © Boehringer Ingelheim Pharma KG, KV 131, Bronchopulmonale Infektionen 1988
D-2.79 Klinische Visite, Thieme, Stuttgart, © Boehringer Ingelheim Pharma KG, KV 126, Bakterielle Infektionen 1986
D-2.81 Klinische Visite, Thieme, Stuttgart, © Boehringer Ingelheim Pharma KG, KV 125, Bronchopulmonale Infektionen 1986
D-2.82 Klinische Visite, Thieme, Stuttgart, © Boehringer Ingelheim Pharma KG, KV 115, Bakterielle Infektionen 1985
D-2.84a (links) Jung, E. G., Moll, I.: Duale Reihe Dermatologie, 5. Auflage, Thieme, Stuttgart 2003
D-2.84a (rechts) Klinische Visite, Thieme, Stuttgart, © Boehringer Ingelheim Pharma KG, KV 115, Bakterielle Infektionen 1985
D-2.84b Jung, E. G., Moll, I.: Duale Reihe Dermatologie, 5. Auflage, Thieme, Stuttgart 2003
D-2.84c Klinische Visite, Thieme, Stuttgart, © Boehringer Ingelheim Pharma KG, KV 116, Bakterielle Infektionen 1985
D-2.85 Klinische Visite, Thieme, Stuttgart, © Boehringer Ingelheim Pharma KG, KV 117, Bakterielle Infektionen 1985
D-2.86 Klinische Visite, Thieme, Stuttgart, © Boehringer Ingelheim Pharma KG, KV 117, Bakterielle Infektionen 1985
D-2.87 Kimmig, J., Jnner, M.: Taschenatlas Dermatologie, Thieme, Stuttgart 1975
D-2.88 White, G.: Levenes Farbatlas der Dermatologie, Enke, Stuttgart 1998
D-2.89a Klinische Visite, Thieme, Stuttgart, © Boehringer Ingelheim Pharma KG, KV 134, Tonsillenerkrankungen 1989
D-2.90 White, G.: Levenes Farbatlas der Dermatologie, Enke, Stuttgart 1998
D-2.91 Voigtlnder, V., Maaen, D.: Dermatologie und Innere Medizin, Hippokrates, Stuttgart 1995
D-2.94 Voigtlnder, V., Maaen, D.: Dermatologie und Innere Medizin, Hippokrates, Stuttgart 1995
D-2.95 Sachsenweger, M.: Duale Reihe Augenheilkunde, 2. Auflage, Thieme, Stuttgart 2003
D-2.96 Jung, E. G., Moll, I.: Duale Reihe Dermatologie, 5. Auflage, Thieme, Stuttgart 2003
D-2.99 Klinische Visite, Thieme, Stuttgart, © Boehringer Ingelheim Pharma KG, KV 127, Bakterielle Infektionen 1987
D-2.100 Klinische Visite, Thieme, Stuttgart, © Boehringer Ingelheim Pharma KG, KV 127, Bakterielle Infektionen 1987
D-2.101 Klinische Visite, Thieme, Stuttgart, © Boehringer Ingelheim Pharma KG, KV 131, Bronchopulmonale Infektionen 1988

E-Teil

E-1.7 Hof, H.: Mykologie fr Mediziner, Thieme, Stuttgart 2003
E-2.2a Jung, E. G., Moll, I.: Duale Reihe Dermatologie, 5. Auflage, Thieme, Stuttgart 2003
E-2.4 a,b,d Jung, E. G., Moll, I.: Duale Reihe Dermatologie, 5. Auflage, Thieme, Stuttgart 2003
E-2.8 Jung, E. G., Moll, I.: Duale Reihe Dermatologie, 5. Auflage, Thieme, Stuttgart 2003
E-2.11 a,b Klinische Visite, Thieme, Stuttgart, © Boehringer Ingelheim Pharma KG, KV 128, Bronchopulmonale Infektionen 1987
E-2.11c Klinische Visite, Thieme, Stuttgart, © Boehringer Ingelheim Pharma KG, KV 129, Bronchopulmonale Infektionen 1988

F-Teil

F-2.8 Masuhr, K. F., Neumann, M.: Duale Reihe Neurologie, 4. Auflage, Hippokrates, Stuttgart 1998
F-2.14 Lang, W., Lscher, T.: Tropenmedizin in Klinik und Praxis, 3. Auflage, Thieme, Stuttgart 2000
F-2.15a Lang, W., Lscher, T.: Tropenmedizin in Klinik und Praxis, 3. Auflage, Thieme, Stuttgart 2000
F-2.16b Lang, W., Lscher, T.: Tropenmedizin in Klinik und Praxis, 3. Auflage, Thieme, Stuttgart 2000
F-2.18 Lang, W., Lscher, T.: Tropenmedizin in Klinik und Praxis, 3. Auflage, Thieme, Stuttgart 2000
F-2.20 Jung, E. G., Moll, I.: Duale Reihe Dermatologie, 5. Auflage, Thieme, Stuttgart 2003
F-2.21 Klinische Visite, Thieme, Stuttgart, © Boehringer Ingelheim Pharma KG, KV 113, Bakterielle Infektionen

G-Teil

G-2.1a Kayser, F.H, Bienz, K.A., Eckert, J., Zinkernagel, M.M.: Medizinischen Mikrobiologie, 10. Auflage, Thieme, Stuttgart 2001
G-2.3b Thiemes Innere Medizin (TIM), Thieme, Stuttgart 1999
G-2.5 Jung, E. G., Moll, I.: Duale Reihe Dermatologie, 5. Auflage, Thieme, Stuttgart 2003
G-2.6 b,d Thienpont, D., Rochette, F., Vanparijs, O. F. J.: Diagnose von Helminthosen durch koproskopische Untersuchung, © Janssen Pharmaceutics, 1999
G-2.13 Lang, W., Lscher, T.: Tropenmedizin in Klinik und Praxis, 3. Auflage, Thieme, Stuttgart 2000
G-2.14 Lang, W., Lscher, T.: Tropenmedizin in Klinik und Praxis, 3. Auflage, Thieme, Stuttgart 2000
G-3.3 Lang, W., Lscher, T.: Tropenmedizin in Klinik und Praxis, 3. Auflage, Thieme, Stuttgart 2000
G-3.6c Thienpont, D., Rochette, F., Vanparijs, O. F. J.: Diagnose von Helminthosen durch koproskopische Untersuchung, © Janssen Pharmaceutics, 1999
G-3.7d Thienpont, D., Rochette, F., Vanparijs, O. F. J.: Diagnose von Helminthosen durch koproskopische Untersuchung, © Janssen Pharmaceutics, 1999
G-4.1b Kayser, F.H, Bienz, K.A., Eckert, J., Zinkernagel, M.M.: Medizinischen Mikrobiologie, 10. Auflage, Thieme, Stuttgart 2001
G-4.6a Kayser, F.H, Bienz, K.A., Eckert, J., Zinkernagel, M.M.: Medizinischen Mikrobiologie, 10. Auflage, Thieme, Stuttgart 2001
G-4.6b,c Hirner, A., Weise, K.: Chirurgie Schnitt fr Schnitt, Thieme, Stuttgart 2004
G-4.7 Hirner, A., Weise, K.: Chirurgie Schnitt fr Schnitt, Thieme, Stuttgart 2004
G-4.8b Thienpont, D., Rochette, F., Vanparijs, O. F. J.: Diagnose von Helminthosen durch koproskopische Untersuchung, © Janssen Pharmaceutics, 1999

H-Teil

H-2.2 nach Jung, E. G., Moll, I.: Duale Reihe Dermatologie, 5. Auflage, Thieme, Stuttgart 2003
H-2.3 White, G.: Levenes Farbatlas der Dermatologie, Enke, Stuttgart 1998
H-2.7 Jung, E. G., Moll, I.: Duale Reihe Dermatologie, 5. Auflage, Thieme, Stuttgart 2003
H-2.10 Kayser, F.H, Bienz, K.A., Eckert, J., Zinkernagel, M.M.: Medizinischen Mikrobiologie, 10. Auflage, Thieme, Stuttgart 2001
H-2.14 White, G.: Levenes Farbatlas der Dermatologie, Enke, Stuttgart 1998

I-Teil

I-1.1 Niethard, F. U., Pfeil, J.: Duale Reihe Orthopdie, 4. Auflage, Thieme, Stuttgart 2003
I-1.3 Fel, H. S., Midekke, M.: Duale Reihe Anamnese und Klinische Untersuchung, Thieme, Stuttgart 2002
I-1.4 nach Schimpf, S. C.:Principles and Practice of Infectious Disease. Churchill Livingstone, New York 1995
I-1.10 Hof, H.: Mykologie fr Mediziner, Thieme, Stuttgart 2003

J-Teil

J-1.2 Julius Schnorr von Carolsfeld, „Siegfrieds Ermordung", Residenz Mnchen, mit freundlicher Genehmigung der Bayerischen Verwaltung der staatlichen Schlsser, Grten und Seen, Mnchen
J-1.9 Paetz, B., Benzinger.Knig, B.: Chirurgie fr Pflegeberufe, 20. Auflage, Thieme, Stuttgart 2004
J-1.15a William Pearce (ca. 1801), mit freundlicher Genehmigung des Edward-Jenner-Museums, Berkeley, Gloucestershire GL13 9BH, England
J-1.15b mit freundlicher Genehmigung der World Health Organization, 1211 Genf, Schweiz

Sachverzeichnis

Halbfette Seitenzahl...: Auf dieser Seite wird das Stichwort ausführlicher besprochen.

A

B

C

D

E

F

G

H

I

J

K

N

O

Q

R

S

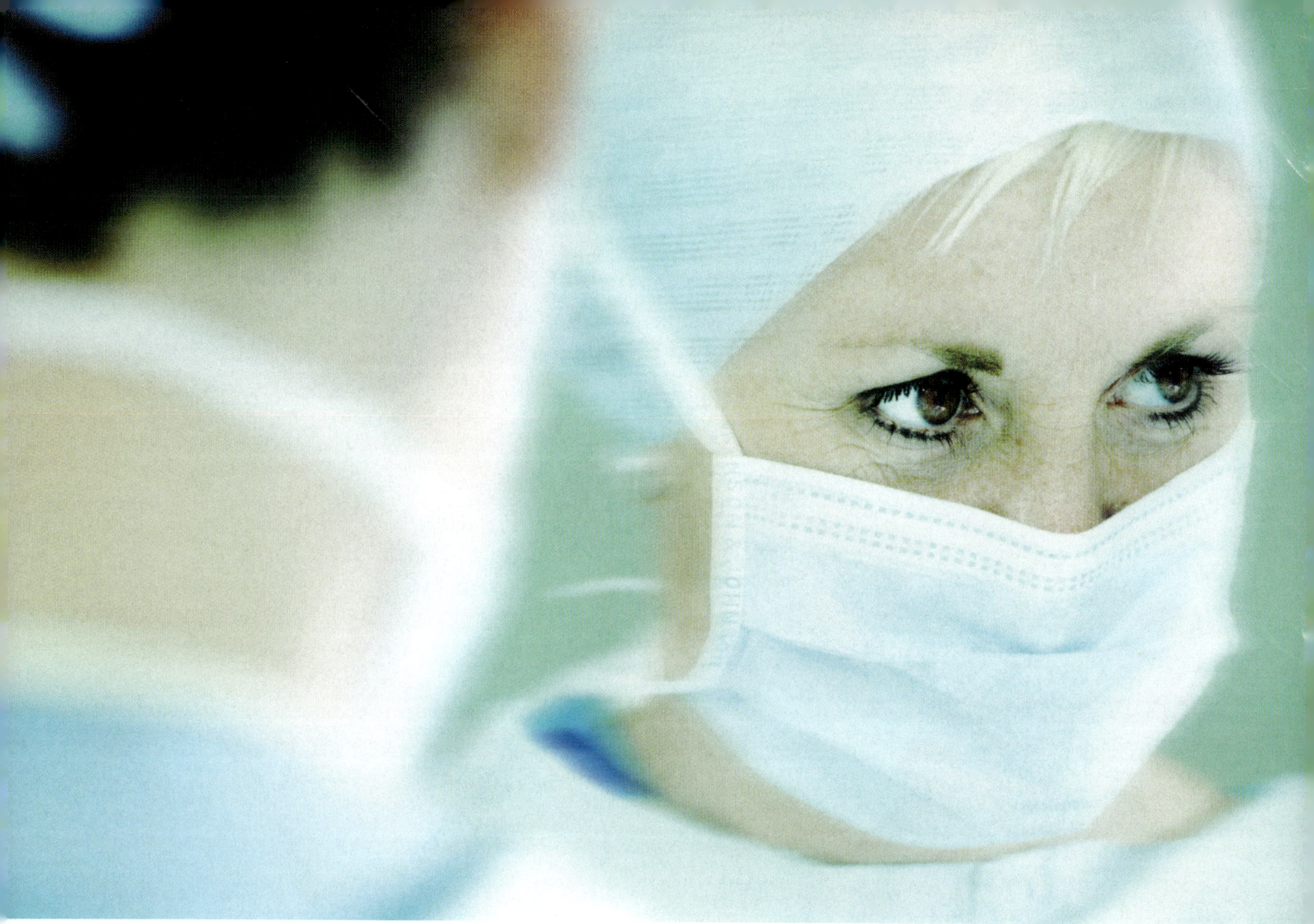